AF840371

Brakemeier • Jacobi (Hrsg.)

Verhaltenstherapie in der Praxis

Eva-Lotta Brakemeier • Frank Jacobi (Hrsg.)

Verhaltenstherapie in der Praxis

2., vollständig überarbeitete und erweiterte Auflage

BELTZ

Prof. Dr. Eva-Lotta Brakemeier
Lehrstuhl für Klinische Psychologie und Psychotherapie
Direktorin des Zentrums für Psychologische Psychotherapie (ZPP)
Universität Greifswald
Franz-Mehring-Str. 47 | 17489 Greifswald

Prof. Dr. Frank Jacobi
Klinische Psychologie und Psychotherapie
Psychologische Hochschule Berlin (PHB)
Am Köllnischen Park 2 | 10179 Berlin

Das Werk einschließlich aller seiner Teile ist urheberrechtlich geschützt. Jede Verwertung ist ohne Zustimmung des Verlags unzulässig. Das gilt insbesondere für Vervielfältigungen, Übersetzungen, Mikroverfilmungen und die Einspeicherung und Verarbeitung in elektronische Systeme. Die Beltz Verlagsgruppe behält sich die Nutzung ihrer Inhalte für Text und Data Mining im Sinne von § 44b UrhG ausdrücklich vor.
Trotz sorgfältiger inhaltlicher Kontrolle übernehmen wir keine Haftung für die Inhalte externer Links. Für den Inhalt der verlinkten Seiten sind ausschließlich deren Betreiber verantwortlich.

MIX
Papier | Fördert gute Waldnutzung
FSC® C089473
www.fsc.org

Dieses Buch ist erhältlich als:
ISBN 978-3-621-29097-5 Print
ISBN 978-3-621-29098-2 E-Book (PDF)

2. Auflage 2025

© 2025 Programm Beltz Psychotherapie & Psychologie
Beltz Verlagsgruppe GmbH & Co. KG
Werderstraße 10, 69469 Weinheim
service@beltz.de
Alle Rechte vorbehalten

Lektorat: Sandra Schönfelder, Andrea Glomb
Umschlagbild: jon_olmstead (Getty Images)
Herstellung: Uta Euler
Satz: WMTP Wendt-Media Text-Processing GmbH, Birkenau
Druck und Bindung: Beltz Grafische Betriebe, Bad Langensalza
Beltz Grafische Betriebe ist ein Unternehmen mit finanziellem Klimabeitrag (ID 15985-2104-1001).
Printed in Germany

Weitere Informationen zu unseren Autor:innen und Titeln finden Sie unter: www.beltz.de

Inhalt

Vorwort zur 2. Auflage

Herzlich willkommen bei »Verhaltenstherapie in der Praxis«!

Angenommen, Sie begrüßen eine neue Patientin oder einen neuen Patienten – worauf wird sie oder er achten? Auf das Ambiente, in dem Sie empfangen? Auf das, was Sie sagen? Oder auf Sie als Person?

Wenn wir Sie als Leser:in dieses Praxis-Lehrbuchs willkommen heißen, stellen Sie sich vielleicht ganz ähnliche Fragen: Wie ist dieses Buch »gestaltet«? Was kann es mir Neues sagen? Wer sind die Menschen, die es geschrieben haben? Und: Warum überhaupt ein weiteres Lehrbuch zur Verhaltenstherapie?

Mit diesem Vorwort möchten wir genau diesen berechtigten Fragen nachgehen – und Ihnen erläutern, was dieses Buch auszeichnet und wofür es stehen soll. Die nun vorliegende 2., vollständig überarbeitete und erweiterte Auflage unseres Lehrbuchs weist einige Besonderheiten auf und setzt folgende inhaltliche und konzeptionelle Schwerpunkte:

- **Konsequent praxisorientiert.** Im Zentrum dieses Buches steht der Praxisbezug. Alle Kapitel enthalten Fallbeispiele, konkrete Formulierungen und Dialoge aus Psychotherapiestunden sowie klare Hinweise zur Umsetzung zentraler Strategien – ergänzt durch hilfreiche »Dos and Don'ts«, die typische Stolpersteine benennen. Die Auswahl und Darstellung der beschriebenen Methoden, Techniken und Strategien basiert auf einer soliden wissenschaftlichen Fundierung. Zugunsten der Praxisnähe wird auf eine umfassende Zitierung der Forschungsliteratur verzichtet; stattdessen finden interessierte Leser:innen gezielte Hinweise auf zentrale Studien, Übersichtsarbeiten und weiterführende Literatur.
- **Breiter Überblick über klassische und aktuelle Entwicklungen der Verhaltenstherapie.** Verhaltenstherapie ist ein sich dynamisch weiterentwickelnder Ansatz – mittlerweile die wissenschaftlich am robustesten abgesicherte Form der Psychotherapie und bei vielen Störungen Therapie erster Wahl. Dennoch sind Betroffene, Fachleute und Administrationen häufig unzureichend informiert, sodass kompetente Verhaltenstherapie nach wie vor zu selten durchgeführt wird. Dieses Lehrbuch intendiert, sowohl die klassischen verhaltenstherapeutischen Methoden und Techniken umfassend darzustellen als auch die neueren Entwicklungen seit den 1990er Jahren ausführlich zu präsentieren und (kritisch) zu diskutieren.
- **Vertiefung transdiagnostischer und allgemeintherapeutischer Aspekte.** Übergreifende Prinzipien wie Beziehungsgestaltung, Motivierung, das Eingehen auf die Lebenswelt der Patient:innen oder die kontextuelle Einbettung psychischer Störungen erhalten im Buch bewusst viel Raum – da sie für eine wirksame Psychotherapie unabhängig von Diagnose und Setting entscheidend sind.
- **Vielfältig einsetzbar in Studium, Aus- und Weiterbildung.** Die Kapitel dieses Buches decken zentrale Inhalte der universitären Lehre sowie der psychotherapeutischen Aus- und Weiterbildung ab. Dank ihrer kompakten Struktur, der klaren Sprache und gezielter Verweise auf vertiefende Inhalte eignet sich das Werk gleichermaßen als

Lernplattform für Lehrveranstaltungen, Seminare, Prüfungen und eigenständige Fortbildung.

- **Ergänzt durch anschauliche Videobeispiele.** Psychotherapeutische Expertise lässt sich nicht allein durch Lesen erwerben – auch praktische Anschauung ist, abgesehen von eigenem praktischem Training, ein wertvolles Lernmedium. Ergänzende Videobeispiele mit direktem Bezug zu den jeweiligen Buchkapiteln finden Sie auf psychotherapie.tools/videos (Brakemeier & Jacobi, 2017). Zahlreiche Autor:innen demonstrieren hier als Video-Therapeut:innen zentrale Interventionen und Techniken und machen diese so auf lebendige und anschauliche Weise erfahrbar.
- **Besonderheiten der neuen Auflage.** Alle Kapitel wurden inhaltlich überarbeitet und auf den neuesten Stand der Forschung und Praxis gebracht. Dabei wurden zahlreiche neue therapeutische und wissenschaftliche Quellen integriert. Darüber hinaus wurden mehrere zusätzliche Kapitel aufgenommen, die oftmals konzeptioneller Natur sind und aus unserer Sicht zentrale Ergänzungen darstellen, um die Vielfalt und Tiefe verhaltenstherapeutischen Arbeitens noch besser abzubilden. Zudem orientiert sich die Neuauflage bereits an der aktuellen ICD-11, um die Leser:innen frühzeitig mit den neuen diagnostischen Standards vertraut zu machen.

An wen richten wir uns?

Anhand dieser Besonderheiten wird deutlich, dass unsere Zielgruppe prinzipiell alle Menschen sind, die sich für die Verhaltenstherapie bzw. Klinische Psychologie, Psychotherapie, Psychiatrie oder Psychosomatik interessieren. Auch sind natürlich Kolleg:innen aus Nachbardisziplinen eingeladen, dieses Werk zu rezipieren. Insbesondere richtet es sich an

- **Psychologiestudierende** in den Bachelor- und Masterstudiengängen mit Schwerpunkt Klinische Psychologie und Psychotherapie. Im Kontext der Novellierung des Psychotherapeutengesetzes (2019) sei darauf hingewiesen, dass dieses Buch in besonderer Weise für die in der Approbationsordnung für Psychotherapeutinnen und Psychotherapeuten (PsychThApprO) geforderte spezielle Störungs- und Verfahrenslehre (vgl. dort Anlage 2, Punkt 3) geeignet ist. Darüber hinaus bietet es eine fundierte Grundlage für die Vertiefung im Gebiet Verhaltenstherapie im Rahmen der fachpsychologischen Weiterbildung.
- **Psycholog:innen oder Ärzt:innen in psychotherapeutischer Aus- und Weiterbildung**, die grundlegende klinisch-psychologische Kenntnisse (z. B. Störungslehre und Klassifikationssysteme, Einführung in psychotherapeutische Verfahren) bereits erworben haben,
- **erfahrene Praktiker:innen,** die sich kompakt über neuere Entwicklungen informieren und bereits erworbenes Wissen auffrischen möchten,
- **Supervisor:innen und Dozierende**, die Anregungen und Materialien für Lehre und Supervision erhalten möchten,
- **Wissenschaftler:innen** (ggf. auch Kliniker:innen), die den Praxisbezug nicht verlieren möchten,

- **Interessent:innen aus dem Gesundheitswesen**, zum Beispiel von Kostenträgern sowie aus der Verwaltung und der (Gesundheits-)Politik.
- **Betroffene und ihre Angehörige.** Möglicherweise vermag ein solches Lehrbuch auch, Betroffene und Angehörige über die Verhaltenstherapie samt ihrer verschiedenen Methoden und Strategien zu informieren und nützliche Hilfen für Entscheidungen bereitzustellen. Ansonsten stehen im deutschsprachigen Raum natürlich eine Vielzahl an Selbsthilfe-Büchern und Ratgebern (unterschiedlicher Qualität) sowie digitale Tools zur Verfügung. In jedem Fall wird es für Betroffene in Therapie sinnvoll sein, die schriftlichen Informationen noch einmal persönlich mit dem Therapierenden zu besprechen.

In den Kapiteln werden zwar überwiegend Situationen aus ambulanten Psychotherapien beschrieben, jedoch werden stets auch stationäre Konzepte sowie die Umsetzung in Gruppentherapien einbezogen.

Wer sind wir – und wer sind unsere Autor:innen?

Wir Herausgeber:innen haben uns 2012 im Rahmen unserer gemeinsamen Tätigkeit an der Psychologischen Hochschule Berlin (PHB) kennen und schätzen gelernt. Dort haben wir gemeinsam den postgradualen Studiengang Verhaltenstherapie aufgebaut, geleitet und kontinuierlich weiterentwickelt.

Unsere psychotherapeutischen Wurzeln liegen in der empirisch fundierten Verhaltenstherapie, mit der wir uns auch heute noch identifizieren. Gleichzeitig vertreten wir ein modernes, flexibles Verständnis dieses Ansatzes, das offen ist für Weiterentwicklungen und neue wissenschaftliche Impulse.

Zugleich denken und arbeiten wir schulenübergreifend und integrativ. An unseren jeweiligen Wirkungsstätten schätzen wir die Bereicherung durch Verfahrensvielfalt: An der Universität Greifswald streben wir im approbationskonformen Masterstudiengang Psychologie mit Schwerpunkt Klinische Psychologie und Psychotherapie aktiv an, Verhaltenstherapie, psychodynamische und systemische Verfahren in Lehre, Forschung und Praxis gleichermaßen zu berücksichtigen. Die PHB blickt bereits auf eine langjährige Tradition zurück, in der alle drei Verfahren im »Haus der Psychologie« gleichberechtigt gelehrt, beforscht und angewendet werden.

Von Beginn unserer eigenen psychotherapeutischen Ausbildung und Tätigkeit an haben wir uns dem Selbstverständnis des »Scientist-Practitioner-Modells« verpflichtet gefühlt – einer Haltung, die wissenschaftliches Denken und klinische Praxis eng miteinander verknüpft. Bei der Auswahl unserer Autor:innen war es uns daher ein besonderes Anliegen, Kolleg:innen zu gewinnen, die diesen Anspruch teilen und mit fachlicher Tiefe und Praxisnähe zugleich überzeugen.

Glücklicherweise konnten wir auf viele langjährige Wegbegleiter:innen und kollegiale Freund:innen zurückgreifen – und zugleich im Rahmen dieses Projekts zahlreiche neue Autor:innen kennenlernen, deren Expertise und Perspektiven das Werk bereichert haben. Für die erste Auflage konnten wir insgesamt 105 Autor:innen gewinnen – eine Zusammensetzung, die in mehrfacher Hinsicht Vielfalt widerspiegelt:

- 50 % Frauen, 50 % Männer, Altersdurchschnitt: 44 Jahre (Spanne: 26–73)
- Ø 14 Jahre Praxiserfahrung in den jeweiligen Spezialgebieten
- 70 % approbierte Psychologische Psychotherapeut:innen (VT), ergänzt durch TP-Therapeut:innen, Fachärzt:innen, Psycholog:innen in Ausbildung sowie Fachvertreter:innen angrenzender Disziplinen
- Rund 50 % mit Zusatzqualifikationen, z. B. in Methoden der sogenannten dritten Welle oder traumatherapeutischer Ansätze
- Rund 40 % mit wissenschaftlicher Verankerung als Professor:innen sowie zahlreiche promovierte oder habilitierte Kolleg:innen

Für die vorliegende 2. Auflage konnten wir gezielt weitere Autor:innen mit spezifischer klinischer und forschungsmethodischer Expertise gewinnen – etwa im Bereich Systemischer Therapie, Kinder- und Jugendlichenpsychotherapie oder diversitätssensibler Psychotherapie. Dadurch wird das inhaltliche Spektrum nochmals erweitert und weiter an aktuelle Entwicklungen angepasst.

In memoriam

Mit großer Betroffenheit nehmen wir Abschied von Ulrich Schweiger und Andreas Poldrack, die beide an der ersten Auflage mitgewirkt haben und zwischenzeitlich viel zu früh verstorben sind. Ihr Fachwissen, ihr Engagement und ihre menschliche Wärme haben unser Projekt nachhaltig geprägt. Wir widmen ihnen diese Neuauflage in dankbarer Erinnerung.

Besondere Anliegen

- **Gendersensibilität.** Wir verwenden den Gender-Doppelpunkt (z. B. Psychotherapeut:innen, Patient:innen). Indem wir eine diskriminierungssensible Sprache verwenden, sollen möglichst alle Menschen sprachlich sichtbar sein und angesprochen werden.
- **Fallbeispiele.** Unsere Fallbeispiele orientieren sich an realen Beispielen, die natürlich ausreichend anonymisiert wurden, sodass die Patient:innen nicht mehr erkannt werden können.
- **Gliederung des Buches.** Dem Umfang sowohl »traditioneller Verhaltenstherapie« als auch »neueren Ansätzen« geschuldet haben wir folgende Gliederung vorgenommen:

Teil I:	Zum Einstieg: Die aktive Gestaltung der therapeutischen Beziehung
Teil II:	Vom Erstkontakt zur Fallkonzeption
Teil III:	Basistechniken der Verhaltenstherapie
Teil IV:	Integrative Techniken in der Verhaltenstherapie
Teil V:	Störungsorientierte Behandlung
Teil VI:	Integrative Weiterentwicklungen und die »dritte Welle« der Verhaltenstherapie
Teil VII:	Verschiedene Gruppen, Probleme, Settings: Diversität in der Verhaltenstherapie
Teil VIII:	Weitere Aspekte professioneller Praxis

Jedem dieser Teile ist ein einführendes Editorial vorangestellt, das dabei unterstützen soll, sich kurz hinsichtlich der vielfältigen Inhalte zu orientieren. Besondere Aufmerksamkeit möchten wir auch auf die in allen Kapiteln angegebene weiterführende und vertiefende Literatur lenken – das Buch kann durchaus somit auch als »Plattform« für weitergehende Beschäftigung genutzt werden.

Wem möchten wir danken?

Das vorliegende Werk markiert den (vorläufigen) Endpunkt eines langen und intensiven Prozesses. Es konnte nur durch die engagierte Mitwirkung und vielfältige Unterstützung zahlreicher Menschen und Institutionen verwirklicht werden. Unser aufrichtiger und herzlicher Dank gilt daher:

- **Zuallererst unseren Autor:innen**, die unsere frühen wie späteren konzeptionellen Vorgaben mit großer Sorgfalt, Kreativität und Professionalität umgesetzt haben und damit den Kern dieses Lehrbuchs entscheidend geprägt haben.
- **Dem Beltz Verlag**, insbesondere **Andrea Glomb** und **Sandra Schönfelder** für ihre durchweg wohlwollende, geduldige und hochkompetente Begleitung. Ihre klugen Anregungen bei der Konzeptualisierung, die verlässliche Koordination sowie das sorgfältige Lektorat waren für die Umsetzung von unschätzbarem Wert.
- **Unseren Mitarbeiterinnen Sarah Stapel und Sarah Schulte**, die uns bei vielen redaktionellen, inhaltlichen und organisatorischen Aufgaben mit großem Engagement und Sorgfalt unterstützt haben.
- All **den Betroffenen**, die sich auf verhaltenstherapeutische Prozesse eingelassen und uns Einblicke in ihre Lebensrealitäten ermöglicht haben. Ihre anonymisierten Beispiele tragen erheblich dazu bei, dass dies kein theoretisches Lehrbuch, sondern ein wirkliches *Praxis*buch geworden ist.
- Unseren **wichtigen beruflichen Wegbegleiter:innen und Mentor:innen**, die uns über viele Jahre hinweg begleitet, inspiriert und unterstützt haben. Auch wenn sie hier nicht einzeln genannt werden können, sind sie in unserem Denken und Arbeiten deutlich spürbar.
- Den **Kolleg:innen aus Fachgesellschaften und psychotherapierelevanten Gremien,** insbesondere aus der Fachgruppe Klinische Psychologie und Psychotherapie der DGPs, der DGPPN sowie den Psychotherapeutenkammern, mit denen wir in einem stets bereichernden Austausch stehen und von deren Impulsen wir vielfach profitieren durften. Eva-Lotta Brakemeier dankt in diesem Zusammenhang auch ausdrücklich dem Wissenschaftsrat für seine wichtigen Impulse.
- **Und schließlich: Wir danken uns gegenseitig.** Dieses Lehrbuch – das uns auch in der 2. Auflage streckenweise wie ein Mammutprojekt erschien – wäre ohne unsere gegenseitige Motivation, unser geteiltes Durchhaltevermögen und unsere immer wieder neu entfachte Begeisterung vermutlich nicht (fristgerecht) vollendet worden. Was uns verbunden hat, war und ist das gemeinsame Herzblut für dieses Projekt – ein Engagement, das hoffentlich auch für Sie als Leser:in spürbar und auf Resonanz stoßen wird.

Was gute Therapeut:innen ausmacht, ist Gegenstand intensiver Forschung. Neben der Fähigkeit zur kritischen Selbstreflexion gehört die fortlaufende theoretische Auseinandersetzung – insbesondere durch Fachlektüre – zu den am besten belegten Einflussfaktoren. Dieses Werk soll genau hier ansetzen: Es möchte Ihnen einen fundierten, praxisnahen Überblick über die Vielfalt moderner verhaltenstherapeutischer Ansätze bieten und Sie dabei unterstützen, Ihre therapeutische Expertise gezielt weiterzuentwickeln – ganz gleich, ob Sie sich am Beginn Ihrer Ausbildung befinden oder bereits auf eine langjährige Praxis zurückblicken.

Wir hoffen, dass dieses Buch Sie darin bestärkt, in der Vielfalt verhaltenstherapeutischer Strategien die jeweils passenden für Ihre Patient:innen zu identifizieren – und zu verstehen, warum sie wirken. Denn davon profitieren nicht nur Patient:innen. Auch Therapeut:innen erleben dadurch mehr Klarheit, Wirksamkeit und Zufriedenheit in ihrer Arbeit – und genau dazu möchten wir mit diesem Werk beitragen.

In diesem Sinne wünschen wir Ihnen eine anregende Lektüre und viel Freude bei der Erweiterung Ihrer verhaltenstherapeutischen Praxis!

Greifswald und Berlin, im Sommer 2025

Eva-Lotta Brakemeier
Frank Jacobi

Was wir tun, wie wir es tun – und warum: Verhaltenstherapie in der Praxis

Frank Jacobi • Eva-Lotta Brakemeier

Die Verhaltenstherapie verfügt heute über ein beeindruckend breites Repertoire: Von den klassischen verhaltensbasierten und kognitiven Techniken bis hin zu integrativen Strategien der dritten Welle, von störungsspezifischen Manualen bis hin zu allgemeinen Achtsamkeits- und Akzeptanzmethoden sowie interpersonellen Modulen, von Einzel- und Gruppensettings bis hin zu digitalen Tools – ergänzt um wachsende Erkenntnisse zu Prozess- und Wirkfaktoren, aus denen wir unsere Therapien entwickeln. Genau hier setzt »Verhaltenstherapie in der Praxis« an. Unser Buch verfolgt drei ineinandergreifende Anliegen, die sich wie Leitmotive durch alle Kapitel ziehen.

- *Was?* Wir öffnen den »Werkzeugkasten« und zeigen, was verhaltenstherapeutisch möglich ist – vom Erstgespräch bis zur Rückfallprophylaxe, vom Expositionstraining bis zur Emotionsfokussierung, von Einzel- über Gruppen- bis zu Online-Settings.
- *Wie?* Ein Praxiskompendium bleibt wertlos, wenn es nicht den Weg vom Lehrbuch ins Therapiezimmer ebnet. Deshalb beschreiben wir das »How to« mit didaktischer Klarheit: Schritt-für-Schritt-Anleitungen, Fallvignetten, Dos & Don'ts, typische Stolpersteine – immer mit Blick auf reale Behandlungsverläufe.
- *Warum?* Der Einsatz therapeutischer Methoden benötigt Sinn und Begründung, also einen konzeptionellen Blick auf das therapeutische Tun. Wir laden dazu ein, das eigene Handeln dahingehend zu reflektieren: Wozu wähle ich gerade diese Intervention für diesen Menschen in diesem Moment? Welche Mechanismen setze ich in Gang, welche Wirkfaktoren will ich zur Entfaltung bringen?

Um die letzte Frage stets im Blick zu behalten, denken wir in den Kapiteln zu Techniken und Strategien die Indikationen, Nebenwirkungen und eine kritische Einordnung stets mit. Darüber hinaus greifen wir in Editorials und einigen eigenen Kapiteln Metafragen auf: Welche Bedeutung haben Psychopathologie und Störungsorientierung für die Fallkonzeption? Welche Chancen und Risiken bergen integrative Weiterentwicklungen der Kognitiven Verhaltenstherapie – und was genau meint eigentlich »Psychotherapie-Integration«? Was kennzeichnet gute Therapeut:innen, was macht schlechte therapeutische Qualität und therapeutisches Fehlverhalten aus, und wie kann man die eigene therapeutische Entwicklung aktiv gestalten?

Verhaltenstherapie: Praxis und Wissenschaft

Wir möchten an dieser Stelle einführend einen kurzen Überblick über einige fachliche und gesellschaftliche Rahmenbedingungen geben, die aktuell die Praxis der Psychotherapie im Allgemeinen und die Verhaltenstherapie im Besonderen prägen. Diese spielen für das vorliegende Werk eine bedeutsame Rolle. Fragen zum Verhältnis von Wissenschaft und Praxis sind in der Psychotherapie – als akademischer Profession in selbstständiger und eigenverantwortlicher Tätigkeit (vgl. Lilienfeld, 2005) – per se relevant. Dies betrifft unter anderem die folgenden vier Themenbereiche:

(1) Wirksamkeit der Verhaltenstherapie im Wandel
(2) Bedeutung allgemeiner Wirkfaktoren
(3) Kluft zwischen Forschung und Praxis
(4) Personalisierte Psychotherapie

Wirksamkeit der Verhaltenstherapie im Wandel. Wie im deutschen Sprachraum Mitte der 1990er Jahre in der Übersichtsarbeit »Psychotherapie im Wandel – Von der Konfession zur Profession« umfassend dargestellt wurde (Grawe et al., 1994), ist die Verhaltenstherapie in vielen Anwendungsbereichen und Varianten effektiv und hat gegenüber anderen Verfahren die meisten Wirksamkeitsstudien vorzuweisen. Sie darf damit schon lange den Anspruch erheben, in der Gesundheitsversorgung eine prominente Rolle einzunehmen. Seitdem sind viele weitere Studien hinzugekommen, was dazu führt, dass die Verhaltenstherapie in vielen Behandlungsleitlinien Eingang als (oftmals erste) Behandlungsmethode der Wahl gefunden hat. Auch jenseits der einzelnen Therapie, auf der übergeordneten Ebene der der Gestaltung der Versorgung (Integrating evidence-based psychological interventions into existing services; WHO, 2024) spielt die kognitiv-behaviorale Perspektive international eine so entscheidende Rolle, dass man sich sogar fragen mag, ob hier nicht eine Gefahr dahingehend besteht, dass andere, durchaus ebenfalls evidenzbasierte Traditionen zu stark in den Hintergrund treten (Leichsenring et al., 2024).

Gleichwohl müssen wir feststellen, dass eine wissenschaftliche Bewertung der Wirksamkeit der Verhaltenstherapie heute nicht ganz so optimistisch ausfällt, wie dies noch vor 30 Jahren der Fall war. Das zeigen neuere Metaanalysen, die anhand moderner Konventionen und Methoden den Forschungsstand zusammenfassen – und dabei auch die Studienqualität bzw. *risk of bias*, Kontrollgruppenwahl, Therapieabbrüche, Publikations-Bias, Langzeit-Effekte und viele weitere Faktoren bei den Analysen berücksichtigen. So ist etwa bei der Depressionsbehandlung die Kognitive Verhaltenstherapie zweifellos effektiv, aber ihre Wirkungen wurden vermutlich früher etwas überschätzt, und auch die zunächst festgestellte Überlegenheit gegenüber anderen Verfahren lässt sich nicht mehr so eindeutig aufrechterhalten (z. B. Cuipers et al., 2023; Barkham, Lutz & Castonguay, 2021). Insbesondere weist die Befundlage zum Anteil erfolgreich behandelter Patient:innen mit Remissions- und Responseraten von 30 bis 60% (z. B. Cuipers et al., 2024; Springer et al., 2018) darauf hin, dass dringender Forschungsbedarf herrscht, um psychotherapeutische Behandlungen zu verbessern.

Bedeutung allgemeiner Wirkfaktoren. Zudem muss bei der wissenschaftlichen Bewertung der Verhaltenstherapie berücksichtigt werden, dass die Psychotherapieforschung seit langem kontinuierlich Befunde dahingehend liefert, dass psychotherapeutische Verfahren, Methoden und Techniken gegenüber sogenannten *common factors* und individueller Qualität der Therapeut:innen vergleichsweise kleinere Effekte aufwiesen (vgl. Wampold et al., 2018). Auch die Verfahrensorientierung, wie sie in Deutschland in den letzten Jahrzehnten in Forschung, Lehre und Praxis stärker als international gepflegt und gelebt wird, weicht – zumindest in der verhaltenstherapeutischen Community – mittlerweile eher verfahrensübergreifenden und transtheoretischen Sichtweisen (z. B. Lutz & Rief, 2024).

Kluft zwischen Forschung und Praxis. Ein dritter Befund, der an dieser Stelle mitgedacht werden muss, betrifft eine schon seit Jahrzehnten beklagte, aber weiterhin vorhandene Kluft zwischen Forschung und Praxis (vgl. Bohus, 2015; Eiling et al., 2014; Speers et al., 2022). Dies betrifft sowohl Probleme auf Forschungsseite, z. B. mangelnde Kooperation mit Praktiker:innen und Patient:innen (»Erfahrungsexpert:innen«) hinsichtlich der Entwicklung von Therapien und deren Evidenzbasierung oder die mangelhafte Vermittlung von Forschungsergebnissen; auf Seiten der Therapeut:innen finden sich gelegentlich wissenschaftsablehnende Haltungen oder Tendenzen, (evidenzbasierte) Methoden, in denen sie ausgebildet wurden, nicht einzusetzen. Auch seitens der Patient:innen kann es Haltungen geben, die den Einsatz (evidenzbasierter) Psychotherapie erschweren (z. B. vermeintlich entstigmatisierende Verbreitung des biomedizinischen Modells »Psychische Störungen haben biologische Ursachen wie andere Erkrankungen auch«).

Wichtig • Diskussion dieser Befunde

Wir nehmen diese Befunde zur Kenntnis, ziehen daraus allerdings *nicht* den Schluss, dass im Grunde eine (störungsspezifische) Verhaltenstherapie mit ihren »klassischen« Techniken nunmehr austauschbar oder gar obsolet geworden sei. Auch gehen wir nicht davon aus, dass es in der Psychotherapie ausschließlich auf gute Beziehungsgestaltung ankomme oder dass eine Verschränkung von Wissenschaft und Therapiepraxis (Scientist-Practitioner-Prinzip) auf verlorenem Posten stünde.

- Erstens ist der Erfahrungsschatz, der im vorliegenden Werk zur Praxis der Verhaltenstherapie zusammengefasst ist, durchaus empirisch bewährt, worauf in den einzelnen Kapiteln stets mit entsprechenden Referenzen verwiesen wird. Die Wirksamkeit vieler verhaltenstherapeutischer Methoden und Programme steht mittlerweile (bzw. nach wie vor) für viele Betroffene außer Frage.
- Zweitens sind die Befunde zum vergleichsweise kleinen Beitrag therapeutischer Methoden und Techniken keineswegs »in Stein gemeißelt«, denn auch die Protagonisten dieser Auffassung räumen ein, dass es methodisch noch längst nicht gelungen ist, den Einfluss von Technik, therapeutischer Beziehung (die möglicherweise den Technik-Effekt mediiert), Therapeuten-, Patienten- und Kontext-Faktoren zu trennen bzw. unabhängig voneinander zu betrachten. Eine valide Quantifizierung der entsprechenden Wechselwirkungen steht noch aus. Auch gibt es verfahrensspezifische Unterschiede des Einflusses der Techniken (größerer Einfluss im psychodynamischen Bereich; Grevenhaus et al., 2024). Allgemeine Wirkfaktoren werden (bei bestimmten Patient:innen) anhand bestimmter Therapietechniken aktiviert oder gefördert – z. B. verbessert sich die therapeutische Allianz, wenn Techniken wie »Explorieren der Problemsicht«, »Verbalisieren emotionaler Erlebnisinhalte«, »treffende Interpretationen liefern« oder »Förderung des Emotionsausdrucks« eingesetzt werden (Ackerman &

Hilsenroth, 2003). Umgekehrt können allgemeine (z. B. motivierende) Faktoren die Wirkung bestimmter Therapietechniken zur Entfaltung bringen. Therapietechniken und allgemeine Faktoren wirken also zusammen. Die Erkenntnis, dass auch in der Verhaltenstherapie Therapeuten- und Beziehungsfaktoren eine bedeutende Rolle spielen, ist aus unserer Sicht somit trivial und keinesfalls neu. Diesem Aspekt wird hier auch dadurch Rechnung getragen, dass ein gesamter Teil zur therapeutischen Beziehungsgestaltung das Buch einleitet.

- Und drittens möchten wir trotz der bestehenden Probleme im Dialog zwischen Psychotherapieforschung und -praxis und bestehenden Defiziten im systematischen Einbezug von Patient:innen in eine partizipative Psychotherapieforschung (Lipinski et al., 2024) dafür werben, als Verhaltenstherapeut:in wissenschaftlich zu denken, im Sinne von: das eigene Tun systematisch zu hinterfragen bzw. zu reflektieren, wissenschaftliche Erkenntnisse zu nutzen, bei der Interpretation von »wissenschaftlichen« oder »praxisbasierten« Befunden die diesen Befunden zugrundeliegende Methodik zu berücksichtigen, gemeinsam mit unseren Patient:innen in unseren Therapien Daten zu sammeln und auszuwerten (zum Beispiel in Verhaltensexperimenten), oder vielleicht auch selbst in irgendeiner Form zur Erweiterung der wissenschaftlichen Fundierung von Psychotherapie beizutragen. Es mag wie eine »Glaubensfrage« anmuten – aber eine schlüssige Begründung dafür, in der Praxis *nicht* auch eine theoretische und empirische Haltung einzunehmen, ist uns nicht bekannt. Gleichwohl ist der Versorgungsdruck im Praxisalltag (zum Teil bereits in der Ausbildung) als Argument für eine niedrige Priorisierung der Beschäftigung mit wissenschaftlichen Fragen nicht einfach von der Hand zu weisen.

Personalisierte Psychotherapie. Die genannten Befunde in der Zusammenschau weisen auch auf die Bedeutung einer personalisierten bzw. individualisierten Psychotherapie hin. Eine der wichtigsten, jedoch auch schwierig zu beantwortenden Psychotherapie-Forschungsfrage lautet bereits seit Jahrzehnten: »What works for whom?« (u. a. Paul, 1967; Moggia et al., 2024). Diese Frage impliziert die Zuweisung von Patient:innen zu bestimmten Behandlungsformen via Stratifizierung (Schichtung im Sinne von Zuordnung zu Klassen) und gestufter Versorgung (Delgadillo et al., 2022), sowie eine datenunterstützte Personalisierung im Therapieverlauf (auf die wir in einem eigenen Kapitel eingehen). Um Antworten auf diese Fragen zu finden, sollten zur Untersuchung der differenziellen Indikation und Wirksamkeit zukünftig vermehrt Prozess- sowie Moderator- und Mediatoranalysen durchgeführt werden (vgl. Brakemeier & Herpertz, 2019; Benecke, 2014). Interessant scheinen uns in diesem Zusammenhang die metatheoretischen Integrationsbemühungen, wie sie die – ebenfalls im Buch vertretene – Prozessbasierte Therapie vornimmt. Anhand netzwerkanalytischer und evolutionswissenschaftlicher Prinzipien wird dort die flexible Anpassung an den jeweiligen Kontext für den Einzelfall als Therapieleitlinie in den Mittelpunkt gestellt (vgl. Hofmann & Hayes,

2019); und dies hilft zu systematisieren, was in der Praxis ohnehin bereits intuitiv versucht wird.

Auf zwei Risiken sei allerdings hierbei hingewiesen. Auch wenn die Verhaltenstherapie aus guten Gründen ein besonderes Augenmerk auf die aufrechterhaltenden Bedingungen von psychischen Problemen legt, darf dies keinen »Abschied von der Störungstheorie« bedeuten. Netzwerkanalysen in der Therapie etwa müssen aus unserer Sicht bestenfalls eingebettet werden in theoretische psychologische Modelle (z. B. kognitive, entwicklungspsychologische), um der Komplexität individueller Problemgenese gerecht zu werden. Und: Wir hielten es für eine Fehlentwicklung, wenn – wie in manchen Bereichen der Personalisierten Medizin angestrebt – eine datengestützte »Algorithmenbasierung« das therapeutische Handeln determiniert. Gleichwohl plädieren wir dafür, die Vielfalt unserer Patient:innen und ihr unterschiedliches Ansprechen auf Psychotherapie stärker zu berücksichtigen – und unsere therapeutischen Interventionen sowohl datenbasiert als auch auf Grundlage klinisch-psychotherapeutischer Expertise individuell anzupassen.

»Psychotherapie als Profession«: Über den Einzelfall hinaus

Die Alltagspraxis der Verhaltenstherapie ist hoch komplex und erfordert Fallkonzeptionen und Indikationsentscheidungen, die einerseits bewährtes störungs- und behandlungsspezifisches Wissen nutzen, aber in der Regel bei der »Individualisierung« oder »Personalisierung« im Einzelfall diesbezüglich auch Abstriche machen oder darüber hinausgehen müssen. Eine schöne Darstellung in Fallgeschichten findet sich bei Rehahn-Sommer (2015).

Psychotherapeut:innen sollten sich zum Beispiel stets der Gefahr bewusst sein, die sozialen Rahmenbedingungen der Patient:innen zu vernachlässigen: Jemand ist nicht einfach »in Therapie«, sondern die Therapie findet immer im Kontext der Lebenswelt der Beteiligten statt (vgl. Orlinski, 2004). Dies betrifft übrigens auch die Behandlungsgeschichte, also die notwendige Vernetzung mit Vor-, Mit- und Nachbehandler:innen. Die Einlösung des VT-Versprechens, Hilfe zur Selbsthilfe zu leisten, ist hierbei besonders gefordert (z. B. Rückfallprophylaxe bzw. Rückfall-Management), auch wenn eine »kausale Heilung der psychischen Erkrankung« häufig kein realistisches Therapieziel darstellt. In solchen Fällen kann es nicht darum gehen, Vulnerabilitäten komplett zu beseitigen (z. B. Impulskontrolldefizite bei Menschen mit Borderline- oder erhöhte Angstsensitivität bei Menschen mit Panikstörung), sondern es stehen eher Management und Bewältigung dieser Vulnerabilitäten im Vordergrund. Therapieziele können dann vielmehr die Erhöhung der Lebensqualität, Lebenszufriedenheit und des hedonistischen wie eudämonischen Wohlbefindens sein. Zentrale verhaltenstherapeutische Grundhaltungen wie Optimismus, Zuversicht, Ressourcenorientierung und »Augenhöhe« sind hierbei sehr hilfreich.

Die heilkundliche Behandlung psychischer Störungen, aber auch deren Prävention sowie insbesondere die Begrenzung der Folgen psychischer Störungen haben große Relevanz für Gesundheitswesen und »Public Health« (vgl. Jacobi, 2012). Es spricht viel dafür, dass verhaltens-, gesprächs- und zuwendungsorientierte Gesundheitsleistungen hier besonders kosteneffektive Maßnahmen darstellen, um vor dem Hintergrund begrenzter Ressourcen die Qualität der Versorgung zu sichern und zu verbessern (übrigens auch im Rahmen des Managements körperlicher Erkrankungen). Welche Potenziale von KI als Therapieassistenz oder gar eigenständiges therapeutisches Medium sich entfalten werden, bleibt dabei eine dynamische Entwicklung (vgl. Jacobi, 2024).

Somit möchten wir bereits sich in Aus- und Weiterbildung befindende Therapeut:innen dazu ermutigen, als *health care professionals* Verantwortung nicht nur für ihre individuellen Patient:innen, sondern auch für Versorgungsstrukturen und Organisation von Versorgungsabläufen zu übernehmen. Wir sind uns darüber im Klaren, dass wir mit diesem Anliegen nichts grundlegend Neues präsentieren und dass viele Kolleginnen und Kollegen im Prinzip bereits auf diese Weise arbeiten. Einige zugehörige, über den Einzelfall hinausreichende Fragen sind:

- Wie kann ich meine begrenzte Zeit, die ich der Gesundheitsversorgung zur Verfügung stellen kann, so nutzen, dass möglichst viele Patient:innen möglichst gut genug davon profitieren?
- Was kann ich dazu beitragen, dass sektorenübergreifende Versorgungsketten und kooperative (Komplex-) Versorgung besser funktionieren?
- Wie kann ich die Arbeitsteilung und Vernetzung mit außerklinischen Hilfe-Instanzen wie zum Beispiel Beratungsstellen (oder auch Selbsthilfe-Optionen) optimieren?
- Wie tausche ich mich kollegial über gesundheitspolitische Themen aus, und in welche Gremien kann ich meine Gedanken und Erfahrungen hinsichtlich Versorgungsgerechtigkeit und Behandlungsbedarfen einbringen (z. B. Mitwirkung in Psychotherapeutenkammern)?
- Wie kann ich meiner in der Berufsordnung und Weiterbildungsordnung verankerten Verantwortung gerecht werden und mich als Psychotherapeut:in angesichts aktueller Krisen sinnvoll einbringen?

Auch Grundsatzfragen der Gesundheitsversorgung werden damit angesprochen, etwa, was eigentlich als krankheitswertige Störung und was als »normatives Lebensproblem mit psychologischem Leid« betrachtet werden sollte. Dies erscheint besonders wichtig in Zeiten von Social Media, verstärkter Wahrnehmung globaler Krisen und allgemeiner Sensibilisierung für die psychische Gesundheit. Einerseits kann eine gestärkte Gesundheitskompetenz (»mental health literacy«) Emanzipation und Fortschritt darstellen – die andere Seite dieser Medaille gibt es aber auch: »Medikalisierung« (im allgemeinen Sinne einer Delegation eigentlich sozialer oder normaler Lebensprobleme an das Gesundheitssystem ohne klinisch-fachliche Indikation), »Psychiatrisierung der Gesellschaft« (vgl. Beeker et al., 2021), oder die Entwicklung von »Looping-Effekten«, für die wir eigentlich schon längst psychologische Konzepte auch jenseits der Richtlinienpsychotherapie zur Hand haben (vgl. Padberg, 2025).

Und noch ein Aspekt (selbst-)kontrollierter Praxis: Auch für erfahrene Praktiker:innen kann es – nicht zuletzt aus Gründen der Selbstfürsorge (vgl. Jaeggi, 2004) – hilfreich sein, bisweilen einen distanzierten Blick auf das eigene psychotherapeutische Handeln zu werfen.

Weiterführende Literatur

Barkham, M., Lutz, W. & Castonguay, L.G. (Eds.). (2021). Bergin and Garfield's handbook of psychotherapy and behavior change. Hoboken: Wiley.

Beeker, T., Mills, C., Bhugra, D., te Meerman, S., Thoma, S., Heinze, M. & von Peter, S. (2021). Psychiatrization of society: a conceptual framework and call for transdisciplinary research. Frontiers in Psychiatry, 12, 645556.

Bohus, M. (2015). Elfenbeintürme im Treibsand oder: Was macht es so schwierig, Erkenntnisse aus der Forschung in der therapeutischen Praxis umzusetzen? Verhaltenstherapie, 25, 145–155.

Brakemeier, E.L. & Herpertz, S.C. (2019). Innovative Psychotherapieforschung: auf dem Weg zu einer evidenz- und prozessbasierten individualisierten und modularen Psychotherapie. Der Nervenarzt, 90(11), 1125–1134.

Cuijpers, P., Miguel, C., Harrer, M., Plessen, C. Y., Ciharova, M., Ebert, D. & Karyotaki, E. (2023). Cognitive behavior therapy vs. control conditions, other psychotherapies, pharmacotherapies and combined treatment for depression: A comprehensive meta.analysis including 409 trials with 52,702 patients. World Psychiatry, 22(1), 105–115.

Hofmann, S.G. & Hayes, S.C. (2019). The Future of Intervention Science: Process-Based Therapy. Clinical Psychological Science, 7(1), Article 1.

Jacobi, F. (2012). Warum sind psychische Störungen Volkskrankheiten? In Vorstand des BDP (Hrsg.), Die großen Volkskrankheiten (S. 16–24). Berlin: Deutscher Psychologen Verlag.

Jaeggi, E. (2004). Und wer therapiert die Therapeuten? München: dtv.

Lutz, W. & Rief, W. (2024). Transtheoretical Psychological Therapy–New Perspectives for Clinical Training and Practice. Clinical Psychology in Europe, 6, e13891.

Moggia, D., Lutz, W., Brakemeier, E.L. & Bickman, L. (2024). Treatment Personalization and Precision Mental Health Care: Where are we and where do we want to go? Administration and Policy in Mental Health and Mental Health Services Research, 51(5), 611–616.

Orlinski, D. (2004). Der menschliche Kontext von Psychotherapien. Psychotherapeut, 49, 167–181.

Padberg, T. (2025). Die Macht der Diagnosen – Looping-Effekte und die Folgen für die Psychopathologie. Psychotherapeutenjournal, 1, 4–11.

Rehahn-Sommer, S. (2015). Verhaltenstherapeutische Praxis in Fallbeispielen: Leben statt Überleben und andere Geschichten. Heidelberg: Springer.

Saxon, D., Barkham, M., Foster, A. & Parry, G. (2017). The contribution of therapist effects to patient dropout and deterioration in the psychological therapies. Clinical Psychology & Psychotherapy, 24(3), 575–588.

Wampold, B. E., Imel, Z.E. & Flückiger, C. (2018). Die Psychotherapie-Debatte: Was Psychotherapie wirksam macht. Göttingen: Hogrefe.

World Health Organization (2024). Psychological interventions implementation manual: integrating evidence-based psychological interventions into existing services. World Health Organization.

I Zum Einstieg: die aktive Gestaltung der therapeutischen Beziehung

Editorial

Zum Einstieg: die aktive Gestaltung der therapeutischen Beziehung

Frank Jacobi • Eva-Lotta Brakemeier

Die therapeutische Beziehung und ihre Gestaltung sind große, geradezu ausufernde Gebiete, für die ganze Handbücher existieren, wie etwa das über 1.500-seitige Werk von Hermer und Röhrle (2008). Hierbei wird auch deutlich, dass unterschiedliche Verfahren dieselben klinischen Phänomene erkennen (wie etwa »Widerstand« als etwas, das die Beziehung färbt und – unter Umständen unerkannt bleibend – behindert). Solche Phänomene werden in verschiedenen Therapieverfahren jedoch häufig auf unterschiedliche Weise beschrieben, konzeptualisiert und technisch bearbeitet. Fragen wie zum Beispiel »Was verbindet und unterscheidet den Begriff der (Gegen-)Übertragung in der Kognitiven Verhaltenstherapie und der Psychoanalyse?« eröffnen spannende Themenfelder integrativen Denkens in der Psychotherapie (vgl. Kap. 85; Storck, 2025b).

Seit Jahrzehnten wird in der Psychotherapieforschung und -praxis intensiv diskutiert, ob die Wirksamkeit klinisch-psychologischer Interventionen *entweder* primär auf spezifischen Behandlungsansätzen *oder* eher auf unspezifischen Faktoren beruht. Als Verhaltenstherapeut:innen sind wir heute überzeugt, dass beide Perspektiven essenziell sind: Einerseits spielt ein störungsorientiertes Vorgehen mit problemspezifischem Know-how eine zentrale Rolle als Wirkfaktor. Andererseits ist eine effektive Beziehungsgestaltung – basierend auf ausgeprägten zwischenmenschlichen Kompetenzen und gut geschulten Techniken – unverzichtbar, um nachhaltige Therapieerfolge zu erzielen (vgl. Schulte, 1998). In diesem Sinne integrieren wir die Bedeutung der sogenannten »Common Factors« (vgl. Wampold, 2015) in unser therapeutisches Handeln und schaffen so eine Brücke zwischen spezifischen und allgemeinen Wirkfaktoren.

Merkmale effektiver Psychotherapeut:innen

Wampold (2011) identifizierte 14 psychotherapeutische Kompetenzen, die durch die Psychotherapieforschung gut belegt erscheinen.

Effektive Therapeut:innen …

(1) … verfügen über zwischenmenschliche Fertigkeiten (u. a. gute sprachliche Ausdrucksfähigkeit, gute zwischenmenschliche Wahrnehmung, affektive Schwingungsfähigkeit, Akzeptanz, Empathie, Fokus auf den anderen richten können).

(2) … erzeugen Vertrauen und Zuversicht, demonstrieren Verständnis, auch durch nonverbales Verhalten. Dies gilt für den ganzen Therapieprozess, aber insbesondere für Erstkontakt und Therapiebeginn.

(3) … können mit den verschiedenen Patient:innen ein gutes Arbeitsbündnis (*working alliance*) entwickeln, das auf zwischenmenschlicher Verbundenheit, aber vor allem auch auf Einigkeit über die therapeutischen Ziele und das therapeutische Vorgehen beruht.
(4) … stellen ein für den / die jeweilige:n Patient:in plausibles, konsistentes, akzeptables – und somit individuell angepasstes – psychologisches Erklärungsmodell für dessen Beschwerden bereit.
(5) … leiten aus diesem Störungsmodell stringent einen Behandlungsplan ab und legen für Patient:innen nachvollziehbar nahe, was getan werden kann, um Leiden und Beeinträchtigung zu minimieren und die psychische Gesundheit zu steigern.
(6) … verhalten sich glaubhaft und überzeugend, wecken Hoffnung und positive Erwartungen und motivieren damit Patient:innen zur Mitarbeit.
(7) … haben stets den Therapiefortschritt im Blick (z. B. mit einer Verlaufsmessung, die gemeinsam besprochen wird) und erkundigen sich dazu bei Patient:innen regelmäßig in authentischer Weise. Hierbei ist besonders wichtig, auch Verschlechterungen im Zuge der Therapie zu beachten.
(8) … sind flexibel und können ihr Erklärungsmodell und ihren Behandlungsplan anpassen, wenn patientenseitig Widerstände auftreten oder erwartete Fortschritte ausbleiben (was zunächst einmal feinfühlig wahrgenommen werden muss).
(9) … vermeiden schwierige und schmerzhafte Themen nicht – was bisweilen durchaus auch ein konfrontatives Vorgehen erfordert, wenn eine Patientin oder ein Patient (störungsbedingt oder aufgrund bestimmter Persönlichkeitseigenschaften) zur Vermeidung neigt. Hierbei kommen oft rasch heftige Emotionen ins Spiel, womit effektive Therapeut:innen aber gut umgehen können. Schwierigkeiten in der therapeutischen Beziehung (z. B. *alliance ruptures*) werden nicht ausgeblendet, sondern unmittelbar therapeutisch genutzt und bearbeitet.
(10) … vermitteln Hoffnung und Optimismus – auch bei »schwierigen«, demoralisierten Patient:innen mit langer Leidens- und Behandlungsgeschichte. Sie trauen sowohl ihren Patient:innen zu, in der Therapie vereinbarte Ziele erfolgreich erreichen zu können als auch sich selbst, mit diesen Patient:innen erfolgreich zu arbeiten. Es werden Ressourcen und Stärken mobilisiert, damit die notwendige Überzeugung gefördert wird, dass Patient:innen selbst für Fortschritte und Therapieerfolg verantwortlich sind.
(11) … sind sich der Diversität auf Patientenseite bewusst (z. B. hinsichtlich Alter, Geschlecht, (sub-)kulturellem Hintergrund, sozioökonomischem Status, sexueller Orientierung, Veränderungsmotivation, interner und externer Ressourcen) und berücksichtigen diese bei ihren Indikationsentscheidungen (einschließlich der Vernetzung mit oder Überweisung zu anderen Hilfesystemen). Hierbei müssen Therapeut:innen sich ihres eigenen entsprechenden Hintergrunds, ihrer eigenen Persönlichkeit und ihrer Rolle im therapeutischen Prozess bewusst sein.
(12) … kennen sich selbst und ihre eigenen psychologischen Prozesse gut und bringen keine eigenen Anteile und persönliches Material in die Therapie ein (es sei denn, sie tun es zielgerichtet für definierte therapeutische Zwecke). Hierbei wird hin-

sichtlich eigener Reaktionen auf das interaktionelle Patientenverhalten (»Gegenübertragung«) reflektiert, inwieweit diese in erster Linie patientenseitig ausgelöst werden, oder ob sie auch durch eigene, persönliche Anteile geprägt sind.

(13) … kennen die beste wissenschaftliche Evidenz, die für die Behandlung relevant ist und haben ein gutes Verständnis für die biopsychosozialen Grundlagen des Problemverhaltens (auf allen Ebenen des Erlebens und Verhaltens) bzw. der präsentierten Störung.

(14) … entwickeln sich fortlaufend psychotherapeutisch weiter, nutzen hierbei Modelllernen und Feedback (z. B. in Super- und Intervision oder beim Monitoring von Therapiefortschritt und -Ergebnis). Dies wird genutzt, um ein kohärentes Modell für die eigene Behandlungsdurchführung zu entwickeln und adaptiv einzusetzen, regelmäßig auf den Prüfstand zu stellen und zu verfeinern.

Viele dieser Faktoren sind eng miteinander verknüpft, und die Wechselwirkung zwischen unspezifischen und spezifischen Therapieelementen sollte dabei stets mitgedacht werden. *Responsivität* (Caspar, 2024b; Stiles & Horvath, 2017) ist hierbei eine besondere therapeutische Kompetenz, die mehrere der genannten Faktoren vereint. Sie ermöglicht unter anderem eine individuelle Anpassung der Therapie von Moment zu Moment – insbesondere bei »schwierigen« Patient:innen.

Ein Beispiel: Eine Verhaltenstherapeutin bietet einer Patientin in zwischenmenschlich adäquater Weise sowie stringent und glaubwürdig eine störungsspezifische Therapie an, die sie selbst für aussichtsreich hält und in der sie Expertise entwickelt hat. Sie erklärt ihr Vorgehen anhand eines für die Patientin stimmigen Störungsmodells (bzw. erarbeitet dies kollaborativ), führt sie dann gemeinsam konsequent durch, passt die Behandlung bei Bedarf individuell an und erörtert dabei den Therapiefortschritt kontinuierlich mit der Patientin. Solches würden wir für »typisch verhaltenstherapeutisch« halten – und fast alle zuvor angeführten Punkte wären darin berücksichtigt. Die Nutzung sozialer Kompetenzen und eine aktive Beziehungsgestaltung passen hervorragend zur Verhaltenstherapie, auch wenn dies in der Vergangenheit im Vergleich zu manchen anderen Psychotherapieverfahren weniger explizit herausgestellt wurde.

Aktive und differentielle Beziehungsgestaltung in der Verhaltenstherapie: Wann, warum und wie?

Das Ausmaß der aktiven Beziehungsgestaltung in einer Psychotherapie und der Raum, den die Beziehungsgestaltung bei der Reflexion der eigenen Therapiedurchführung einnehmen sollte, hängen maßgeblich von der Art und dem Ausmaß der interpersonellen Schwierigkeiten der Patient:innen ab (Bollmann et al., 2021; Lazarus, 1993). Besonders bei ausgeprägten interpersonellen Problemen sollte die therapeutische Beziehungsgestaltung auf die spezifische Störung ausgerichtet oder sogar als zentrales Element der Therapie genutzt werden.

Die wichtigsten, in Abhängigkeit der Problematik unterschiedlichen Begründungen für den Einsatz aktiver Beziehungsgestaltung in der Verhaltenstherapie sind folgende:

- **Korrigierende Beziehungserfahrungen:** Ein Grundprinzip der Psychotherapie ist die Vermittlung korrigierender Erfahrungen. Die Therapie kann gezielt genutzt werden, um heilsame Beziehungserfahrungen zu ermöglichen (wobei sich hierbei die (verhaltens-)therapeutische Beziehungsgestaltung zum Teil bedeutsam von alltäglicher Beziehungsgestaltung unterscheidet; vgl. Kap. 1 und 5). Im Folgeschritt können die Patient:innen in der Therapie ihr bisheriges Problemverhalten (wie z. B. sich generell zu verschließen) »im richtigen Leben« modifizieren oder aufgegeben zugunsten von zielführenden Verhalten (z. B. sich bestimmten Menschen vertrauensvoll zu öffnen).

- **Motivation und Verhaltensänderung:** Es bedarf ein hohes Maß an Motivation auf Patient:innenseite, sich anders zu verhalten als bisher und neue Verhaltensmuster zu erlernen. Das fällt angesichts eingefahrener, automatisierter Schemata und Verhaltensweisen naturgemäß schwer – auch wenn diese mittlerweile langfristig dysfunktional geworden sind und gar nicht mehr den eigentlich legitimen Bedürfnissen der Patient:innen dienen (vgl. Kap. 4). Eine Arbeit an derartigen Veränderungen kann durchaus konfrontativ sein, zum Beispiel wenn die Wahrnehmung der Patientin oder des Patienten gezielt auf aversive, bislang vermiedene Aspekte gelenkt oder die Nachteile des bisherigen Problemverhaltens thematisiert werden. Hierfür benötigen Therapeut:innen, insbesondere bei Patient:innen mit hohem Reaktanzlevel und ausgeprägtem Autonomie-Bedürfnis, oft einen »Beziehungskredit« (vgl. den entsprechenden Ansatz von Sachse, z. B. 2006b), der initial aufgebaut wird und dann zu einem späteren Zeitpunkt (»wenn es wirklich unangenehm wird«) eingesetzt werden kann (vgl. Kap. 3).
- **Förderung sozialer Kompetenzen**: Bei einigen Patient:innen konnten sich wichtige soziale Kompetenzen nie richtig entwickeln, so dass sie schwerwiegende interpersonelle Defizite aufweisen. Hier sind aus verhaltenstherapeutischer Perspektive interpersonelle Lerntherapien indiziert, bei denen Therapeut:innen gezielt und wohlüberlegt auch ihre eigenen ausgelösten Emotionen und Reaktionstendenzen den Patient:innen rückmelden. Dabei fungieren sie als zwischenmenschliches Modell und sorgen in der Therapie stets für einen sicheren und verlässlichen zwischenmenschlichen Raum.
- **Differenzierung und Kontraindikation**: Zum angemessenen Einsatz muss auch bedacht werden, wann welche Beziehungsgestaltungskompetenzen *nicht* zum Einsatz kommen sollten. Beispielsweise kann bei der Therapie von Patient:innen mit Borderline- oder psychopathischen Zügen, schizoiden oder paranoiden Patient:innen das Zeigen von viel Empathie kontraindiziert sein (Norcross, 2011).

Eine gute Beziehungsgestaltung folgt also einerseits allgemeinen Regeln, muss andererseits aber auch differenziell bzw. personalisiert ausgestaltet werden. Dies gilt nicht nur hinsichtlich der Motive, Ziele und dem Ausmaß der interpersonellen Probleme der Patient:innen, sondern auch der Therapiephase (z. B. nach einführendem Beziehungsaufbau zunehmende aktive Arbeit an Symptomen und dysfunktionalen Verhaltensweisen, dann De-Intensivierung mit schrittweiser Rücknahme der therapeutischen Aktivität gegen Therapieende).

Wichtig

Im Rahmen einer Verhaltenstherapie ist nicht unbedingt durchgehend eine aktive Beziehungsgestaltung erforderlich: Meist laufen Entwicklung und Aufrechterhaltung eines tragfähigen Arbeitsbündnisses spontan so gut, dass nicht ständig nachgesteuert werden muss. Zudem bringen nicht alle Patient:innen behandlungsbedürftige interpersonelle Defizite und krankheitswertige Interaktionsstörungen mit in die Therapie.

Um im folgenden Teil I einen sehr guten Einstieg in zentrale Aspekte von Kommunikation und Beziehungsgestaltung – gewissermaßen als Voraussetzung gelingender (Verhaltens-)Therapie – bieten zu können, geben wir neben einer einführenden Abgrenzung von Alltags- und therapeutischer Kommunikation (Kap. 1) einen umfangreichen Überblick über Kompetenzen der Kommunikation, Gesprächsführung und Beziehungsgestaltung mit praktischen Lernzielen (Kap. 2). Denn Anforderungen an therapeutische Kommunikations- und Beziehungsfertigkeiten sind vielseitig und anspruchsvoll – aber auch durchaus lern- und trainierbar. Ziel ist es, die Leser:innen dazu anzuregen, ihren eigenen Kompetenzstand kritisch zu reflektieren und mögliche Entwicklungsbedarfe zu identifizieren.

Weiterführende Literatur

Bollmann, S., Köhler, S., Guhn, A., Schamong, I., Sterzer, P. & Brakemeier, E.-L. (2021). Differentielle Beziehungsgestaltung in der Verhaltenstherapie: Auf dem Weg zu einer evidenzbasierten individualisierten Beziehungsgestaltung. Verhaltenstherapie, 31(4), 267–285.

Caspar, F. (2018). Beziehungen und Probleme verstehen. Eine Einführung in die psychotherapeutische Plananalyse (4. Aufl.). Göttingen: Hogrefe.

Caspar, F. (2024b). Responsivität. Die Psychotherapie, 69(1), 40-48.

Hermer, M. & Röhrle, B. (Hrsg.). (2008). Handbuch der therapeutischen Beziehung. Band I: Allgemeiner Teil & Band 2: Spezieller Teil. Tübingen: dgvt.

Lazarus, A. (1993). Tailoring the therapeutic relationship, or being an authentic chameleon. Psychotherapy, 30(3), 404–407.

Norcross, J.C. (2011). Psychotherapy relationships that work: Evidence-based responsiveness. Oxford: Oxford University Press.

Sachse, R. (2006). Therapeutische Beziehungsgestaltung. Göttingen: Hogrefe.

Schulte, D. (2015). Therapiemotivation. Göttingen: Hogrefe.

Stiles, W.B. & Horvath, A.O. (2017). Appropriate responsiveness as a contribution to therapist effects. In: L.G. Castonguay & C.E. Hill (Eds.), How and why are some therapists better than others? Understanding therapist effects (pp. 71–84) Washinton, D.C.: American Psychological Association.

Storck, T. (2025b). Übertragung und Gegenübertragung. Ein Leitfaden für die psychotherapeutische Praxis. Göttingen: Hogrefe.

Wampold, B.E. (2011). Qualities and actions of effective therapists. Continuing Education in psychotherapy of the American Psychological Association (APA, Education Directorate). URL: http://linfraser.com/wp-content/uploads/2015/05/effective-therapists.pdf [13.1.2025]

Wampold, B.E. (2015). How important are the common factors in psychotherapy? An update. World Psychiatry, 14 (3), 270–277.

1 Beziehungsgestaltung in der Psychotherapie

Agnes Justen-Horsten

1.1 Therapeut:innen als Motivator:innen, Expert:innen und aktive Beziehungsgestalter:innen

Herstellung von patientenseitigem »Basisverhalten«

Am Beginn eines therapeutischen Prozesses steht die / der Therapeut:in gleich vor drei wesentlichen Aufgaben, die die Voraussetzung für Veränderung schaffen. Diese drei Aufgaben sind unabhängig vom Problem, das jemanden zur Therapie geführt hat, haben aber maßgeblichen Einfluss auf die Problembearbeitung. Sie beginnen mit dem Erstkontakt und verlieren nicht an Brisanz bis zum letzten Gespräch:

- Wie kann die Motivation zur Therapie in Motivation für Veränderung umgewandelt werden und was kann getan werden, damit diese Motivation auch bei Krisen und Misserfolgen fortbesteht? *(Therapeut:innen als Motivator:innen)*
- Wie entsteht bei Menschen die Überzeugung, dass Expert:innen bzw. »Therapeut:innen« ihnen helfen können? Wie geht man mit seinem Expertentum so um, dass die Asymmetrie akzeptiert und dennoch nicht »folgsam«, sondern selbstbestimmt reagiert wird? *(Therapeut:innen als Expert:innen für psychologisches Wissen, psychotherapeutische Methoden und Techniken)*
- Wie kann die Beziehung zu Patient:innen so gestaltet werden, dass sie sich öffnen und ein funktionierendes Arbeitsbündnis entsteht, innerhalb dessen sie neue Verhaltens- und Erlebensweisen erproben können? *(Therapeut:innen als Expert:innen für den Prozess der Beziehungsgestaltung)*

Parallele Bearbeitung des Problem- und des Basisverhaltens

Schulte (1996) macht in seinem »dualen Prozessmodell« einen Unterschied zwischen der Beziehungsgestaltung zur Erreichung von Therapiemotivation bzw. einem »Basisverhalten« des Patienten oder der Patientin einerseits und der Anwendung spezifischer therapeutischer Methoden durch die Therapeut:innen andererseits. Ziel der Behandlung ist die Veränderung von »Problemverhalten« durch kunst- bzw. regelgerechte Anwendung von Methoden zur Veränderung der Bedingungen, die das Problemverhalten aufrechterhalten. Umsetzen kann ein:e Patient:in dies aber nur, wenn er / sie sich wirklich zur Therapie entschließt (Therapienachfrage) und diese auch nicht abbricht, aktiv mitarbeitet und dabei zu Selbstöffnung und Erprobung neuer Verhaltensweisen bereit ist, d. h. »Basisverhalten« zeigt. Dies kann hergestellt und gefördert werden, wenn der Behandelnde durch die Anwendung von »Beziehungsregeln« (z. B. Kanfer et al., 2012; Motivorientierte Beziehungsgestaltung,

s. Kap. 3) eine Therapiebeziehung anbietet, die zu therapeutischen Veränderungsschritten motivieren kann.

Auf der Seite der Bearbeitung des Problemverhaltens wiederum besteht die therapeutische Aufgabe darin, abzuwägen, welche Methode, mit welchen individuellen Abwandlungen zu welchem Zeitpunkt zu den Klient:innen und ihren jeweils spezifischen Bedingungen passt (vgl. Teil II, insb. Kap. 13 zur Fallkonzeption).

Feinfühligkeit und therapeutische Basisvariablen zum Aufbau einer positiven Erwartungshaltung

Beziehungsgestaltung ist wesentlicher Bestandteil professioneller Kompetenz und Basistechnik psychotherapeutischen Handelns. In der Regel bringen Patient:innen Motivation aus Leidensdruck und Wunsch nach Veränderung mit. Ein Ziel der therapeutischen Beziehungsgestaltung ist es, diese Motivation für Veränderung zu nutzen, indem der / die Therapeut:in mit Mitteln der Gesprächsführung und durch Interventionskompetenz erste Erfahrungen von Veränderung ermöglicht und damit die Motivation stärkt. Eine positive Erwartungsinduktion (Frank, 1961; Grawe, 2000, S. 36) entsteht zunächst durch bestätigende Äußerungen des Therapeuten bzw. der Therapeutin, durch kleine Selbstbeobachtungsaufgaben zu Beginn oder durch Ansprechen und Aktivieren von Ressourcen (Kap. 16). Dafür brauchen Therapeut:innen *Feinfühligkeit* (vgl. Ainsworth & Bowlby, 2001), um alle Interventionen, ganz besonders die anfänglichen, individuell auf das Gegenüber abzustimmen.

Feinfühligkeit im Kontakt bedeutet, dass Therapeut:innen »bedürfnisbefriedigende Erfahrungen« vermitteln. Das geschieht, wenn sie in der Beziehung zum Patienten oder zur Patientin zentrale Motive erkennen und diesen entsprechen (Kap. 3). Eine wertschätzende und nicht-wertende Art der Gesprächsführung (orientiert an den Basisvariablen von Rogers; s. a. Kriz, 2014) sowie Interesse, das sich in mentaler Präsenz und Signalen von Zugewandtheit und menschlicher Wärme zeigt, bedient grundlegende Bedürfnisse eines jeden Menschen, der Hilfe sucht. Inhaltlich bestätigend sind therapeutische Interventionen, die auf der Ziel- und Wertebene Verständnis und Zustimmung signalisieren und damit Patient:innen validieren (vgl. Selbstmanagementtherapie, Kap. 25). Ein:e Therapeut:in kann somit die erworbene fachliche Kompetenz dazu nutzen, Patient:innen durch eine den Einzelfall abgestimmte Auswahl von Methoden zu ersten Erfolgserlebnissen zu verhelfen und gleichzeitig deren zentrale Motive befriedigen.

Wichtig

Allein dadurch, dass jemand den Therapeuten bzw. die Therapeutin als feinfühlig (d. h. aus seiner Sicht warmherzig, sympathisch, empathisch) empfindet (»die Chemie stimmt«), kann keine Veränderung bewirkt werden. Wechselseitige Sympathie ist zwar ein motivierender Faktor in der Entwicklung einer Beziehung, kann in bestimmten Fällen ein Arbeitsbündnis jedoch erschweren, wenn der Behandelnde dadurch daran gehindert wird, eine professionelle Distanz einzunehmen (vgl. Kap. 83 zu Nebenwirkungen).

Aus der Expert:innenrolle ergibt sich eine Asymmetrie, deren Ausgestaltung ebenso der Feinfühligkeit bedarf. Unter motivationalen Gesichtspunkten fühlen sich Patient:innen unterstützt, wenn sie realisieren, dass Expertenwissen für sie und ihre Ziele eingesetzt und auf sie angepasst wird. Auch der Lerneffekt, der sich langfristig aus der Erkenntnis ergibt, dass eine distanzierte und reflexive Haltung gegenüber dem eigenen Problem möglich ist, ist motivierend.

Dissens und Gespür für Unterschiedlichkeit auf der Problembearbeitungsebene

Eine Asymmetrie in der therapeutischen Beziehung kann aber auch patientenseits zur Aufgabe von Selbstverantwortung verführen. Das behindert dann die Entwicklung eines belastbaren Arbeitsbündnisses, wenn eine solche Entwicklung nicht angesprochen wird. Werden solche Friktionen (»Dissense«) thematisiert, sind sie für die Entwicklung der therapeutischen Beziehung außerordentlich hilfreich, weil sie Hinweise darauf liefern, dass und welche Kurskorrekturen auf dem Weg zur erwünschten Veränderung vorgenommen werden müssen. Gelingt es dem / der Behandler:in, sensibel mit dem Dissens umzugehen, ihn nicht zu negieren, sondern sowohl die Unterschiedlichkeit zu akzeptieren als auch einen konstruktiven Weg der Anpassung an veränderte Zielvorstellungen zu finden, geht das Arbeitsbündnis gestärkt aus dem Dissens – bzw. einer Störung der therapeutischen Beziehung – hervor (vgl. »alliance ruptures«, erforscht insbesondere in der psychodynamischen Therapie; Safran & Muran, 2000).

Der Fokus bei der Etablierung eines Arbeitsbündnisses (vgl. Kanfer et al., 2012; Hoyer et al., 2004) liegt auf den Unterschieden, die erfragt und wahrgenommen werden – auch auf der Problembearbeitungsebene. Denn jeder thematisierte Unterschied (z. B. früher / heute, Ausnahme / Regel, Gegenwart / Zukunft) deutet Lösungsoptionen an (vgl. von Schlippe & Schweitzer, 2016). Derartige Unterschiedsfragen werden im weiter unten stehenden Fallbeispiel praxisnah wiedergegeben. Beziehungsgestaltungskompetenz heißt somit, die Bedeutung und das Ausmaß der Unterschiede einschätzen und auf den Patienten / die Patientin jeweils feinfühlig abstimmen zu können. Die Feinfühligkeit für die Angemessenheit von Unterschieden, die zur Problemlösung herangezogen werden können, ist also der Schritt auf der Problembearbeitungsebene, der der Bestätigung auf

Motivierung

↓

feinfühlige Beziehungsgestaltung

↙ ↘

auf der Problembearbeitungsebene

- für den Umgang mit Unterschieden und Dissens
- Etablierung eines Arbeitsbündnisses
- Ziel: Veränderung
- Haltung: lösungsorientiert

auf der emotionalen (Beziehungs-)Ebene

- für das Einfühlen in die Sicht- und Ausdrucksweisen des Patienten
- therapeutische Gesprächsführung
- Ziel: Bestätigung
- Haltung: klientenorientiert

Abbildung 1.1 Beziehungsgestaltung auf Problembearbeitungs- und Beziehungsebene. Weitere allgemeine hilfreiche Strategien zur Gesprächsführung finden sich im Kapitel 4.

der Beziehungsebene zeitlich folgt. Erlebt sich der Patient oder die Patientin als maßgebliche:r und selbstwirksame:r Partner:in in einem Arbeitsbündnis, stärkt das immer wieder die Motivation.

1.2 Unterschiede zwischen Gesprächsgestaltung im Alltag und in der Psychotherapie

Während Alltagskommunikation zwischen Gesprächspartner:innen spontan und situativ verläuft, haben Therapeut:innen ihr Vorgehen – nicht nur im Erstgespräch – geplant und vielfach erprobt. Die Übernahme von Verantwortung für den Ablauf und die Struktur des Gesprächs liegt auf Therapeutenseite. Zu Beginn einer Psychotherapie geht es um die Anliegenklärung mit dem Ziel, dass der / die Patient:in am Ende des Gesprächs ein (wenn auch vorläufiges) Ziel benennen kann, das mithilfe der Therapie erreicht werden soll. Durch zielgerichtetes und strukturiertes Handeln definiert der / die Therapeut:in die Beziehung zum Patienten als asymmetrisch. Diese Asymmetrie schafft eine nützliche Distanz, die bei aller menschlichen Anteilnahme am Leid des Hilfesuchenden bewirken kann, dass die Gesprächssituation nicht durch persönliche Motive beeinflusst wird.

Andererseits darf die Asymmetrie weder dazu führen, dass Patient:innen auf die Beantwortung von Fragen warten, um sie beantworten zu »dürfen«, noch dazu, dass die Distanz es dem Therapeuten / der Therapeutin erschwert zu spüren, was das Gegenüber jenseits der Worte bewegt. Das erste wäre schädlich für die Entwicklung eines Arbeitsbündnisses, das auf Eigeninitiative und der Erfahrung von Selbstwirksamkeit bei Patient:innen aufbaut. Das zweite würde dem / der Behandler:in Empathie und Feinfühligkeit erschweren. Das wiederum hätte negative Auswirkungen auf die Entwicklung einer vertrauensvollen und tragfähigen therapeutischen Beziehung. Eine so verstandene Asymmetrie öffnet und weitet den Spielraum für eine emotionale Annäherung, wobei die relative Distanz dem / der zu Behandelnden Sicherheit und Vertrauen vermittelt und ihm / ihr damit die Chance zur Selbstöffnung gibt. Als dynamisches, rückgekoppeltes Reglersystem verstanden, können Therapeut:innen sich, ihrer Einschätzung der therapeutischen Notwendigkeit entsprechend, weit (auch persönlich) öffnen und emotionale Anteilnahme zeigen, aber sich auch im Sinne der neutralen, teilnehmenden Beobachtung die Freiheit nehmen, alternative Perspektiven auf das Problem einzunehmen. Letztlich streben auch viele der KVT-Ansätze auf korrigierende heilsame Beziehungserfahrungen innerhalb der Patienten-Therapeuten-Dyade ab, wobei der Grad des persönlichen Einlassens variiert; am stärksten ist persönliches Einlassen in der Dialektisch-Behavioralen Therapie (DBT), im Cognitive Behavioral Analysis System of Psychotherapy (CBASP) und der Schematherapie erwünscht (vgl. Kap. 5).

Akzeptanz und Wertschätzung der Person gegenüber führt wie in einer Alltagsbeziehung auch in der Psychotherapie zur Parteinahme für den Patienten bzw. die Patientin, allerdings mit dem Unterschied, dass Sichtweisen, Verhaltensweisen, Wünsche und Bedürfnisse, die mit den therapeutischen Zielen nicht im Einklang stehen, vom Behandelnden wahrgenommen und zu einem Zeitpunkt, an dem sich die Tragfähigkeit der Beziehung bewiesen hat (»timing«), angesprochen und bearbeitet werden können.

Ausgehend von diesen grundlegenden Unterschieden soll anhand eines Erstgesprächs mit der Patientin Frau A. und ihrer Therapeutin deutlich gemacht werden, wie sich die drei Aufgaben der Motivierung, der feinfühligen Beziehungsgestaltung und der Übernahme der Expertenrolle zu einem Arbeitsbündnis verdichten können. Übrigens sind solche – aus unserer Sicht mittlerweile verfahrensübergreifenden – Prinzipien insbesondere in der Systemischen Therapie entwickelt und elaboriert worden (vgl. z. B. von Schlippe & Schweitzer, 2016; von Sydow & Borst, 2018).

»Guten Tag, Frau A. Wir hatten bis jetzt nur kurzen telefonischen Kontakt, um den Termin zu vereinbaren. Sie mussten leider zwei Monate auf den Termin warten. Ich freue mich, dass wir uns jetzt endlich persönlich kennenlernen. Ich vermute, Sie sind hier, weil Sie etwas in Ihrem Leben verändern wollen. Was genau ist denn Ihr Anliegen, das Sie zu mir führt und bei dem ich Sie unterstützen kann?«	Die Therapeutin zeigt sich **gut informiert**. Sie hat sich **vorbereitet** und weiß, wie es zur Anmeldung kam. Sie ist **freundlich, höflich und empathisch**. Sie erwähnt schon im ersten Gesprächsbeitrag den **Gedanken der Veränderung** und impliziert so deren Möglichkeit, und zwar als Veränderung, die die Patientin bewirken kann (Selbstwirksamkeit). Sie nutzt das Wort »Anliegen«, um vorzubereiten, dass aus dem Problem ein Auftrag für Veränderung werden kann (zu den Begriffen »Anliegen« und »Auftrag« vgl. z. B. von Schlippe & Schweitzer, 2016). Sie weiß, dass die ersten Gespräche der Auftragsklärung und der Zielformulierung dienen werden. Sie spricht von »Unterstützung«, weil sie hier andeuten und später verständlich machen will, dass die **Hauptarbeit von der Patientin selbst geleistet** werden muss.
»Frau A., ich kann Ihre Sorge sehr gut verstehen, dass die Angst sich verfestigt und Sie weiterhin daran hindert, sich frei und ungezwungen überall so zu bewegen, wie Sie es bisher selbstverständlich gemacht haben. Das wäre tatsächlich eine große Einschränkung in Ihrem Leben. Die ›Kugel am Bein‹, so haben Sie die Angst genannt, ist ein sehr anschauliches Bild. Bitte erzählen Sie noch ein bisschen mehr darüber, wie Sie die Angst als ›Kugel am Bein‹ erleben.«	Die Therapeutin hat **gut zugehört** und kann das, was sie als das Wesentliche verstanden hat, **zusammenfassen** (aktives Zuhören). Damit gibt sie der Patientin die Möglichkeit, Zuhörerin ihrer eigenen Gedanken zu werden und mit Abstand zu prüfen, ob die Therapeutin sie richtig verstanden hat und ob das, was sie selbst gesagt hat, wirklich das benennt, was sie fühlt und meint. Die Therapeutin **»tuned« sich in den Sprachgebrauch und die Struktur der Gedanken der Patientin ein**. Sie kann ihre Feinfühligkeit an den Rückmeldungen der Patientin testen und entwickeln. Die Therapeutin **äußert Anteilnahme aus der Haltung einer Beobachterin**, indem sie Verständnis zum Ausdruck bringt und Partei für die Sichtweise der Patientin ergreift. Sie hat darauf geachtet, wo im Beitrag von Frau A. besonders Emotionen zum Ausdruck kamen. Sie hat nonverbale emotionale Signale registriert und **sprachliche »Verdichtungen«**, wie Redewendungen, Bilder und Metaphern, hinter denen sie emotionale Beteiligung vermutet, aufgegriffen. Sie fragt an solchen **emotionalen »Hot-Spots«** genauer nach.

»Wenn Sie einmal die letzte Woche Revue passieren lassen, gab es da auch Situationen, in denen Sie die ›Kugel am Bein‹ als weniger belastend erlebt haben?«	Dadurch, dass die Therapeutin nach **Unterschieden** (hier nach Veränderungen zum Positiven) fragt, impliziert sie, dass der jetzige Zustand nicht ein dauerhaft anhaltender, sondern ein sich in steter Veränderung befindender ist. Der Problemfokus führt meist zu einem »Einfrieren« der Zeit und zu einer Generalisierung des Leidens (»Es ist schlimm, war schlimm und wird immer schlimm bleiben«). **Fragen nach Veränderungen und Unterschieden** sind: hypothetische Fragen, Zukunftsfragen, Fragen nach Unterschieden in Bezug auf den Ausprägungsgrad des Symptoms, Fragen nach Unterschieden in anderen Lebensbereichen, Fragen nach Unterschieden in der Vergangenheit, Skalierungsfragen, Wunderfrage usw. Sie **»verflüssigen« den Problemfokus** (vgl. von Schlippe & Schweitzer, 2016) und machen der Patientin deutlich, dass, wenn jetzt schon Unterschiede erkennbar sind, eine langfristige Veränderung oder gar Lösung des Problems in der Zukunft vorstellbar und erreichbar wird.
»An dem, was Sie sagen, fällt mir auf, dass Sie nicht aufhören zu versuchen, trotz der Angst aus dem Haus zu gehen. Sie sagen, dass Ihnen und Ihrer Tochter das Zusammensein mit Freunden und deren Kindern so viel mehr Spaß macht, als allein zu Hause zu sein. Das finde ich richtig großartig und bewundernswert, das zeigt Ihre Lebensfreude. Und das ist eine gute Voraussetzung dafür, dass Sie die Angst besiegen können. Aber erklären Sie mir doch noch ein bisschen genauer, wie Sie es schaffen, dass die Angst weniger wird, wenn Sie Ihre Freundin besuchen.«	Die Therapeutin **bestätigt alle Aktionen der Patientin in Richtung auf Veränderung** und zwar **bereits den Versuch**, nicht nur den Erfolg (vgl. hier auch die Motivierende Gesprächsführung; Miller & Rollnick, 2015; Kap. 3). Bestätigung verdient auch jede Art der **Selbstöffnung**. Die Patientin erlebt schon allein das Interesse der Therapeutin als unterstützend, das sich dann zeigt, wenn sie sie zum Weiterreden ermuntert (»Und was war dann?«). Die **Frage nach Details in der Situation, als die Angst geringer wurde,** dient dem Zweck der **Konkretisierung** und damit wiederum einer Herausarbeitung von Unterschieden (vgl. Bateson, 1987). Was die Patientin anderes getan, gedacht oder gefühlt hat, wodurch der Unterschied im Erleben entstand, liefert erste Spuren zu alternativem Verhalten oder neuen Perspektiven auf das Problem.

»Wüssten Sie eigentlich, was Sie zu tun hätten, um die Angst sozusagen absichtlich zu erzeugen?«	Zu viele Fragen nach Unterschieden könnten bei Frau A. den Gedanken nahelegen, die Therapeutin sei an ihrem Leid gar nicht interessiert oder könnte damit nicht umgehen. Zusätzlich zu Aufforderungen, problematische Situationen (z. B. für Verhaltensanalysen) zu schildern, kann diese Frage den Blick der Patientin darauf schärfen, was in ihr vorgeht, wenn die Angst entsteht. Schon die **Ungewöhnlichkeit einer solchen Frage** (z. B. Erickson & Rossi) kann einen Perspektivwechsel bewirken. Was die Beziehungsgestaltung anbelangt, erweitert die Therapeutin damit das Spektrum ihrer Interventionen und gelangt so über das vorhersagbare bestätigende Therapeutenverhalten hinaus. Damit erzeugt sie »Spannung«, die die Patientin »aufhorchen« lässt. Das Gespräch wird, wenn Frau A. bereit ist, sich auf eine so »freche« Frage einzulassen, engagierter und unterhaltsamer.
P: »Sie wollen doch damit hoffentlich nicht sagen, dass ich die Angst absichtlich herstelle?« T: »Ich kann mir beim besten Willen nicht vorstellen, dass Sie sich aus eigenem Entschluss in eine so unangenehme, bedrohliche und hilflose Situation bringen wollten. Ich bin mir sicher, dass Sie das niemals tun würden. Wenn ich das frage, meine ich damit, dass es Sinn macht, die Entstehung und Entwicklung der Angst einmal rückwärts zu betrachten. Dann ist es vielleicht möglich aufzuschlüsseln, was dabei eine Rolle spielt, z. B. wie Gefühle Gedanken und Gedanken Gefühle beeinflussen. Bei welchem Gedanken oder bei welcher Erinnerung ist das Gefühl der Angst denn am unerträglichsten?«	Auch hier kann nützlicher Dissens entstehen. Dann bietet sich die Chance, ohne Abwertung (und bei manchen Patient:innen ist auch die Vermutung, dass etwas »unbewusst« passiert, eine Abwertung) psychoedukativ den Gedanken der Dualität von Denken und Fühlen einzuführen. Ungewöhnliche Fragen zu stellen, überhaupt Sprache angemessen ungewöhnlich zu nutzen, wirkt sich in der Regel positiv auf die Beziehungsgestaltung aus. So gewinnt Frau A. nicht den Eindruck, die Sätze seien schon tausendmal benutzt. Die »Freiheiten«, die man sich als Therapeut:in in dieser Hinsicht selbst erlaubt, ermutigen via Modelllernen die Patientin zu mehr Selbstvertrauen im eigenen Ausdrucksverhalten. Das wiederum aktualisiert ihre emotionale Beteiligung.

»Am Ende unseres Gespräches für heute angekommen, möchte ich Ihnen zwei Fragen stellen. Gibt es etwas, was Sie gerne gesagt oder gefragt hätten und noch nicht angesprochen haben? Und: Was war für Sie heute das Wichtigste an unserem Gespräch?«	Die Patientin soll immer wieder aufs Neue die Gelegenheit bekommen, sich aktiv in den Therapieprozess einzuschalten und ihn mitzubestimmen. Entsprechende Fragen sollten offen gestellt werden, sodass Antworten auf Problembearbeitungsebene und Beziehungsebene möglich werden. Wird die Zeit am Ende der Stunde knapp, sollte die Therapeutin sicherstellen, dass sie Reaktionen und Fragen der Patientin am Anfang der nächsten Stunde anspricht. Mit diesen oder ähnlichen Fragen am Ende des Gesprächs führt man die Patientin in eine regelmäßige Struktur der therapeutischen Sitzungen ein. Das schafft einen **sicheren (inhaltlich und ausdrucksmäßig aber variablen) Rahmen**, auf den die Patientin sich einstellen kann. Wenn die Einschätzung, was in der Stunde wichtig war, zwischen Patientin und Therapeutin unterschiedlich bewertet wird, ist die Antwort ein Hinweis auf mögliche Korrekturen des Fokus der Interventionen oder der Beziehungsklärung. Die Patientin sollte möglichst das letzte Wort haben.

Exkurs

Bestätigung ist ein wesentlicher Baustein im Aufbau einer tragfähigen therapeutischen Beziehung. Im Bestätigen reguliert der / die Therapeut:in die jeweilige Intensität des emotionalen Ausdrucks an der wahrgenommenen Emotionalität des Patienten / der Patientin. Beim Bestätigen besteht die Passung dann darin, dass Therapeut:innen ein merkliches, aber nicht zu deutlich unterschiedliches Maß über dem emotionalen Level des Patienten / der Patientin wählen (vgl. die Begriffe »Stärkung der Annäherungstendenz« und »Bearbeitungsangebot« bei Sachse, 2006b). Bestätigung und Lob sollten hierbei kontingent auf Bemühen erfolgen, also zum Beispiel nicht davon abhängig sein, ob Patient:innen eine Situation gut oder weniger gut gemeistert haben. Bestätigung ist auch nonverbal durch einen besonderen Blick, durch eine Geste (z. B. der erhobene Daumen oder ein Kopfnicken) oder durch eine anerkennende Pause zu vermitteln.

Natürlich spielt die Therapeutenpersönlichkeit und die mögliche Extraversion im Ausdruck von Bestätigung eine große Rolle. Aber auch Therapeut:innen, für die im privaten Alltag die Aussage »Da kannste nicht meckern« die höchste Form des Lobes und der Bestätigung ist, sollten in ihrer professionellen Rolle mit unterschiedlichen Ausprägungen im Ausdruck experimentieren. Dabei gemeinsam zu schmunzeln oder zu lachen, stärkt die therapeutische Beziehung und motiviert. Denn Humor ermöglicht es, Leiden zu relativieren und ist eine wichtige Ressource für die Akzeptanz des Unveränderbaren. Therapeut:innen, die über sich lachen können oder Patient:innen, die über sich selbst schmunzeln, besitzen eine wertvolle Ressource für die Problemlösung: Sie können eine distanzierte Perspektive auf sich selbst einnehmen (Wild, 2016).

Fühlen sich Patient:innen in der Bestätigung jedoch nicht ernst genommen, kann das ein früher Anlass zur Beziehungsklärung werden.

P: Ich kann auf Ihre Schönrederei verzichten.

T: Es tut mir sehr leid, dass ich Sie verletzt habe. Mir ist es wichtig, dass Sie wissen, dass jeder Versuch von Ihnen, anders mit dem Problem umzugehen, und wenn es auch nur ein ganz kleines bisschen besser dadurch wird, wertvoll ist. Weil es zeigt, dass Sie sich bemühen und dass durch Ihr Zutun Veränderung möglich wird. Sehen Sie das anders?

P: Ah okay, so kann ich das jetzt besser annehmen.

Solche Situationen des »Dissens« sollten dazu genutzt werden, die Motive eines Patienten bzw. einer Patientin besser zu verstehen, um komplementär darauf reagieren zu können (s. Kap. 3). Im therapeutischen Umgang mit Dissens offenbart sich den Patient:innen die Belastbarkeit und das Engagement ihrer Therapeut:innen. Deshalb ist es wichtig, sich diesen Situationen zu stellen und nicht auszuweichen.

1.3 Fazit: Wechselwirkungen zwischen Motivierung, Expertise und Beziehungsgestaltung

Am Ende des Erstgesprächs angekommen, gehen wir zurück zu den drei Fragestellungen am Anfang:
(1) Wie schaffen Therapeut:innen Motivation?
(2) Wie stellen sie sich als Expert:innen dar?
(3) Wie bauen sie einen tragfähigen emotionalen Kontakt auf?

Im dem therapeutischen Gespräch mit Frau A. lassen sich die Interventionen – beispielhaft und nicht mit Anspruch auf Vollständigkeit – auf diese drei Aspekte verteilen:
(1) Motivierung:
- Bestätigung, Akzeptanz, Wertschätzung verbalisieren
- (wohlwollende und je nach Patient:in distanzierte) Anteilnahme ausdrücken
- angemessene »Ungewöhnlichkeit« zeigen, indem klischeehaften Rollenerwartungen bewusst nicht entsprochen wird
- auf humorvolle, persönliche Art und Weise reagieren
- Patient:innen Unterschiede wahrnehmen lassen
- erste (kleine) Veränderungen ermöglichen
- therapeutische Kompetenz in die Hand des Patienten bzw. der Patientin legen und damit Selbstwirksamkeit ermöglichen

(2) Expertise:
- Sitzungen und therapeutische Prozesse gut planen, vorbereiten und strukturieren
- Patient:innen über Störungsbild und mögliche therapeutische Maßnahmen gut informieren
- Methodenkenntnis und Kompetenz im »Maßschneidern« therapeutischer Interventionen unter Beweis stellen
- Kompetenz in therapeutischer Gesprächsführung (vgl. Kap. 2): Gedanken der Veränderung früh einführen, Auftragsklärung, Fragen nach Unterschieden und Veränderungen, Problem »verflüssigen«, Fragen zur Konkretisierung, offen fragen, eigenen Sprachgebrauch an Sprache und Bildlichkeit im Ausdruck des Patienten / der Patientin ausrichten

(3) Beziehungsgestaltung:
- gut (aktiv) zuhören
- jeden Versuch in Richtung der gewünschten Veränderung bestätigen
- in Sprachgebrauch und Struktur der Gedanken eines Patienten / einer Patientin »eintunen«
- emotionale »Hot Spots« erkennen und ihnen besondere Aufmerksamkeit schenken
- Unterschiede ansprechen, ohne sie nivellieren zu wollen
- im fortschreitenden Verlauf zunehmend in Opposition zum Problemverhalten treten, d. h. konfrontieren, wenn dies im Hinblick auf die vereinbarten Ziele nötig und im Rahmen des etablierten Arbeitsbündnisses möglich ist
- offen für Beziehungsklärung sein, ggf. auf die Metaebene gehen (»Was passiert hier und jetzt gerade zwischen uns?«)
- alle inhaltlichen Entscheidungen explizit dem Patienten bzw. der Patientin überlassen (und ggf. die Konsequenzen gemeinsam reflektieren)

Diese Aspekte sind also nicht voneinander zu trennen, sondern eng ineinander verwoben. Zunächst ist es die bestätigende Beziehungsgestaltung, die Patient:innen Sicherheit und Halt gibt. Dadurch entsteht Motivation zur Selbstöffnung. Als Expert:innen in Beziehungsgestaltung können Therapeut:innen einschätzen, wann Bestätigung allein nicht zur Veränderung führt, sondern ein wertschätzender Hinweis auf Dissens und damit Konfrontation notwendig ist. Auf dem Boden einer tragfähigen Beziehung wird die zunächst möglicherweise aversiv erlebte Konfrontation als Veränderung der Perspektive wahrgenommen (vgl. hierzu auch die speziellen Beziehungsgestaltungstechniken aus Kap. 5). Schätzen Patient:innen diese Veränderung als nützlich ein, verstärkt das die Motivation, weil zunehmend der Kompetenz des Behandlers / der Behandlerin vertraut wird. Gelingt es weiterhin, die Interventionen individuell so auf die jeweiligen Patient:innen anzupassen (»maßzuschneidern«), dass sie umgesetzt werden können, weil sie ihnen sinnvoll und ungewohnt, aber nicht fremd vorkommen, erleben die Patient:innen, dass sie selbst die Veränderung bewirken. Dann sind die Motivation zur Arbeit an der Veränderung und damit auch ein Arbeitsbündnis geschaffen.

Wichtig

In der Psychotherapie kommt es besonders auf den Umgang mit Unterschiedlichkeit an. Eine Beziehungsgestaltung, die auf Feinfühligkeit in der Wahrnehmung (Beobachtung, relative Distanz), der Akzeptanz (Bestätigung, Wertschätzung) und der Nutzung der Unterschiedlichkeit (Intervention, Konfrontation) basiert, ist tragfähig und schafft damit eine Basis für ein therapeutisches Arbeitsbündnis.

FAQ

Was mache ich, wenn mein Patient auf meine Fragen und Kommentare skeptisch reagiert und dann abschließend sagt: »Ich glaube, Sie wissen es auch nicht besser als ich«?

Grundtendenz einer Reaktion: sich nicht rechtfertigen und dem Patienten gegenüber nicht vorwürflich werden, denn er hat etwas Wichtiges erkannt! Eine mögliche Entgegnung: »Sie haben vollkommen Recht! Ich kann und möchte es auch nicht besser wissen als Sie. Was ich aber kann und möchte, ist, Sie durch meine Fragen und Kommentare dazu anzuregen, auf Ideen zu kommen, wie Sie bessere Lösungen für die Probleme, die Sie belasten, finden können. Betrachten Sie mich bitte nicht als jemanden, der Ihnen Lösungswege vorschlägt, sondern der Ihnen dabei assistiert, Ihre neuen Wege zu gehen.«

Weiterführende Literatur

Frank, R. (2016). Therapieziel Wohlbefinden (3. Aufl.). Heidelberg: Springer.

Hoyer, J., Jacobi, F. & Leibing, E. (2004). Gesprächsführung in der Verhaltenstherapie. In E. Leibing, W. Hiller & S. Sulz (Hrsg.), Lehrbuch der Psychotherapie, Band 3: Verhaltenstherapie (4. Aufl., S. 85–102). München: CIP-Medien.

Sachse, R. (2006). Therapeutische Beziehungsgestaltung. Göttingen: Hogrefe.

Schulte, D. (1996). Therapieplanung. Göttingen: Hogrefe.

Schulte, D. (2015). Therapiemotivation. Göttingen: Hogrefe.

2 Schlüsselkompetenzen psychotherapeutischer Kommunikation und Beziehungsgestaltung

Frank Jacobi • Katrin Hötzel

»Was müssen gute Psychotherapeut:innen können?« ist sicherlich eine große Frage – nicht nur für diejenigen, die Psychotherapie lehren und prüfen. Kompetenzprofile stimulieren den Fortschritt der Klinischen Psychologie als Profession (EACLIPT Task Force On »Competences of Clinical Psychologists«, 2019). Wir möchten an dieser Stelle auf die Arbeit einer 2020 durch das Institut für medizinische und pharmazeutische Prüfungsfragen (impp) initiierte Expert:innenkommission hinweisen, die sich mit dem Bereich »Gesprächsführung und Beziehungsgestaltung« auseinandergesetzt hat. Ergebnisse daraus präsentieren wir hier. Unser Ziel dabei ist es, dafür zu sensibilisieren, dass im Grunde allein in diesem Bereich die Anforderungen an Psychotherapeut:innen sehr umfangreich sind.

Nach der Novelle des Psychotherapeutengesetzes 2020 sollen nach dem Studium frisch Approbierte bereits »fit for the first day« sein, um unmittelbar klinisch arbeiten zu können. Sie sollen ein großes Kompetenzprofil für den Kernbereich heilkundlicher psychotherapeutischer Tätigkeit vorweisen und sogenannte EPAs (*Entrustable Professional Activities*) selbstständig durchführen können. EPAs bezeichnen therapeutische Tätigkeiten, die entsprechend der erworbenen Kompetenz Studierenden im neuen Approbationsstudium sowie Therapeut:innen in der alten Aus- und neuen Weiterbildung anvertraut und übertragen werden. Diese EPAs sollen den Ausgangspunkt dafür darstellen, im Beruf im Rahmen von Weiterbildung weitere Behandlungskompetenzen, z. B. zur eigenverantwortlichen, leitliniengerechten Anwendung von psychotherapeutischen Verfahren, zu erwerben.

Kompetenzhierarchie bei Kliniker:innen und deren »verborgene Seite« der Vulnerabilität

Spätestens seit den 1990er Jahren gewinnt *Kompetenzorientierung* in akademischen Studiengängen, insbesondere in medizinischen und mit etwas Verzögerung auch in psychotherapeutischen Ausbildungen (einschließlich des neuen Psychotherapiestudiums), zunehmende Bedeutung. Die Operationalisierung von »Wissen« und »Können« wurde und wird weiter differenziert und in Lernziele übersetzt. Miller (1990) benutzt in seinem einflussreichen Artikel *The Assessment of Clinical Skills/Competence/Performance* das Bild einer Pyramide, in der Kompetenzen hierarchisch geordnet werden (Abb. 2.1): Entlang von Faktenwissen (*knows*), Handlungs-, Entscheidungs- und Begründungswissen (*knows how*) über prinzipielle Handlungskompetenz (*shows*) bis hin zum souveränen routinemäßigem Alltagshandeln (*shows and does*). Es geht folglich also nicht nur um eine reine Wissensabfrage, sondern letztlich um die praktische Umsetzung bzw. Anwendung des erworbenen Wissens.

Diese Pyramide hat auch eine »dunkle Seite« der Nicht-Kompetenz. Ferguson (2021) weist hierauf im Kontext der kollegialen ärztlichen Begutachtung und Unterstützung hin, wie sie in England mit sogenannten *Appraisal Services* gepflegt wird, um die ärztlichen Kompetenzen kontinuierlich während der beruflichen Entwicklung aufrechtzuerhalten bzw. zu fördern (Brennan et al., 2017; vgl. »Supervision und Intervision« sowie Qualitätssicherung und unethisches Verhalten in Kap. 81). Bestenfalls erkennt man bei sich, wenn ein professionelles Problem bzw. eine Kompetenzlücke vorliegen, und kann dies reflektieren und selbst beheben. Sollte man nicht eigenständig zu einer Lösung finden, kann Unterstützung hinzugezogen werden. Kritisch ist es, wenn derartige Probleme verleugnet und verdrängt werden. Wenn – z. B. in (ungünstig verlaufenden) ärztlichen Coachings oder in dysfunktionaler psychotherapeutischer Supervision und Selbsterfahrung – eher auf einer vordergründigen Ebene »Spielchen gespielt« als tiefgründigere Problembearbeitung vorangetrieben wird, ist dies wiederum stark mit Burnout assoziiert.

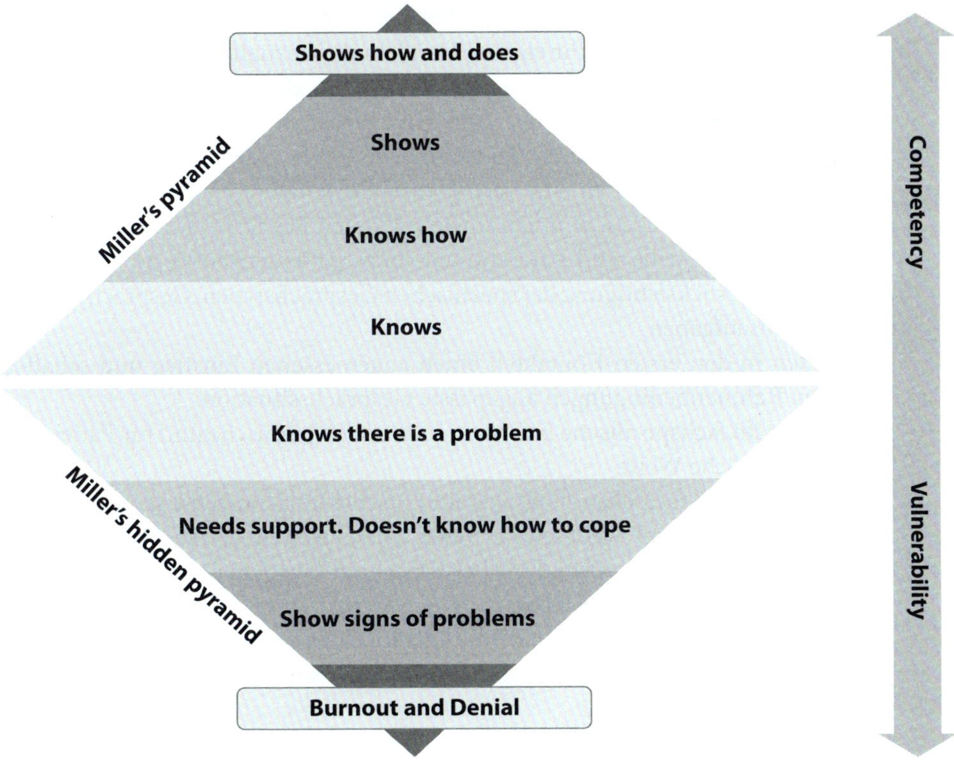

Abbildung 2.1 Pyramide von Kompetenzen und Vulnerabilitäten bei Kliniker:innen (Ferguson, 2021)

In der Expert:innenkommission wurden für relevant erachtete Lernziele zum Thema Kommunikation und Beziehungsgestaltung erarbeitet und operationalisiert:

An dieser Stelle möchten wir lediglich die obersten Ebene der Kompetenzen und Teilkompetenzen aufführen, aus denen dann konkrete Lernziele abgeleitet werden. Wir möchten damit zum Nachdenken anregen, worauf sowohl Lehrende als auch Lernende achten und sich fragen mögen, was gewusst und gekonnt werden muss, bzw. an welchen Stellen bei – nicht nur angehenden – Psychotherapeut:innen möglicher individueller Förderungsbedarf oder potenzielle Entwicklungsaufgaben bestehen. Diese oberen Ebenen von sieben Kompetenzen und zugehörigen Teilkompetenzen sind:

(1) Die Absolvent:innen erkennen die zentrale Bedeutung der Beziehungsgestaltung und Kommunikationsfähigkeit insbesondere für die Psychotherapie und für die Gesundheitsversorgung an und wissen, dass Beziehungsgestaltung und Kommunikation lernbar sind.
   - Sie reflektieren und begründen ihr Handeln in Interaktion mit den Patient:innen auf der Grundlage von Konzepten und Modellen der psychologischen bzw. psychotherapeutischen Beziehungsgestaltung.
   - Sie reflektieren und begründen ihr interaktionelles Handeln auf der Grundlage von Konzepten und Modellen der psychologischen bzw. psychotherapeutischen Kommunikation.

(2) Die Absolvent:innen kennen schädliche Formen der Kommunikation und Beziehungsgestaltung und können ihr eigenes Handeln diesbezüglich reflektieren.
   - Sie kennen das Schadenspotenzial von Fehlern in der therapeutischen Beziehungsgestaltung und sind in der Lage, solche bei sich selbst wahrzunehmen und – ggf. unter Hinzuziehung supervisorischer Hilfe – zu vermeiden (Tab. 2.1).

(3) Die Absolvent:innen gestalten eine vertrauensvolle, kooperative und stabile therapeutische Beziehung zu Patient:innen sowie ggf. deren Bezugspersonen. Sie beherrschen eine professionelle und patientinnen- bzw. patientenzentrierte Gesprächsführung unter Berücksichtigung der spezifischen Gesprächstypen, Gesprächsphasen und Gesprächsaufgaben.
   - Sie finden in den ersten Kontakten einen angemessenen Einstieg und schaffen eine den Rahmenbedingungen angepasste Gesprächssituation.
   - Sie vermitteln fachspezifische Informationen auf empathische und für Patient:innen verständliche Weise.
   - Sie gestalten auch im Behandlungsverlauf Entscheidungsprozesse gemeinsam mit Patient:innen oder ggf. weiteren Personen. Dabei werden Voraussetzungen und mögliche Folgen der Urteilsbildung berücksichtigt (Partizipative Entscheidungsfindung / *Shared Decision Making*).
   - Sie sind in der Lage, durch ihr kommunikatives Handeln eine tragfähige, vertrauensvolle und dem Kontext angemessene Beziehung zu Patient:innen aufzubauen und zu erhalten.
   - Sie sind in der Lage, Verantwortung für den therapeutischen Prozess zu übernehmen und diesen adäquat von Beginn bis zum Ende einer Behandlungsmaßnahme zu strukturieren.

(4) Die Absolvent:innen reflektieren typische sensible Themenfelder im psychotherapeutischen Berufsalltag und gestalten ihre Kommunikation auch in herausfordernden Situationen angemessen.
   - Sie sind in der Lage, sowohl bei Patient:innen als auch bei deren Bezugspersonen / Sorgeberechtigten Emotionen sowie Störungen der Kommunikation zu erkennen und im Gespräch entsprechend darauf einzugehen.
   - Sie können Veränderungsmotivation fördern und dabei motivationale Ambivalenzen einschätzen und dementsprechend reagieren.
   - Sie kennen und benennen typische sensible Themenfelder, die im psychotherapeutischen Berufsalltag auftreten können, und sie können entsprechende Gespräche bzw. Beratungen sensibel und gemäß aktuellen Standards durchführen.
   - Sie können mit aggressivem oder übergriffigem Patient:innenverhalten umgehen.
   - Sie können mit genereller Ungewissheit von Diagnosen und Prognosen und individueller Unsicherheit umgehen und diese unter Berücksichtigung der eigenen Rolle in angemessener Weise kommunizieren.
   - Sie pflegen einen angemessenen Umgang mit eigenen Fehlern und Fehlern anderer an der Versorgung beteiligter Instanzen (»Fehlerkultur«) und beherrschen eine situationsspezifisch angemessene Fehlerkommunikation.

(5) Die Absolvent:innen gestalten ihr kommunikatives Handeln durch den gezielten Einsatz von Kommunikationsstrategien in verschiedenen klinischen Kontexten und Konstellationen erfolgreich.
   - Sie kennen in typischen herausfordernden Akut-Kontexten (z. B. Akutpsychiatrie, Krisendienst) benötigte Kommunikationsstrategien und können diese anwenden.
   - Sie sind in der Lage, ein angemessenes Gespräch im Mehrpersonen-Setting zu führen.
   - Sie kennen spezielle Anforderungen und spezielle Gesprächsführungsstrategien für den Kontext der Arbeit mit Behinderungen und chronischen und schweren somatischen Erkrankungen (z. B. Onkologie, Palliativmedizin, Transplantationsmedizin.)

(6) Die Absolvent:innen analysieren und reflektieren soziodemografische und sozioökonomische Einflussfaktoren auf die Kommunikation und kommunizieren entsprechend.
   - Sie reflektieren und berücksichtigen alters-, entwicklungs-, behinderungs- und geschlechterbezogene Einflussvariablen auf die Inanspruchnahme von Psychotherapie, die Beziehungsgestaltung und die Kommunikation.
   - Sie sind sich der soziokulturellen Vielfalt, sozialer Ungleichheit und der Werte- und Normenpluralität in der Gesellschaft bewusst und berücksichtigen diese in psychotherapeutischen Situationen angemessen.
   - Sie sind sich der Konsequenzen sprachlicher Barrieren für die Interaktion mit Patient:innen und deren Bezugspersonen bewusst und berücksichtigen diese bei der Planung und Durchführung des Gesprächs.

- Sie gestalten den Umgang mit Patient:innen, deren Wahrnehmung und Kommunikationsfähigkeit eingeschränkt und / oder gestört ist, den besonderen Anforderungen entsprechend.

(7) Die Absolvent:innen reflektieren die spezifischen Anforderungen der mündlichen, schriftlichen und elektronischen Kommunikation sowie der öffentlichen Kommunikation und interagieren unter Einhaltung des Datenschutzes kontextspezifisch.
- Sie passen ihre Kommunikation den spezifischen Anforderungen verschiedener Arten mündlicher Kommunikation in ihrem Arbeitsfeld an.
- Sie verfassen unterschiedliche Formen von Berichten und schriftlicher Kommunikation fachlich und sprachlich angemessen.
- Sie beherrschen und reflektieren den Umgang mit psychotherapeutischen Informationstechnologien.
- Sie beherrschen und reflektieren die angemessene Kommunikation mit Medienvertreter:innen und in der Öffentlichkeit.

Exemplarisch stellen wir für einen Bereich (2. Schädliche Formen der Kommunikation und Beziehungsgestaltung) sechs abgeleitete Lernziele dar, die jeweils mit Beispielen zur Illustration versehen sind (Tab. 2.1).

Die Expert:innenkommission (Vorsitz: Frank Jacobi und Rike Pedersen), die dies 2020/21 erarbeitete, war übergreifend besetzt hinsichtlich Alter und Geschlecht, akademischem Hintergrund (Psycholog:innen und Mediziner:innen), Behandlungsgebiet (Erwachsene und Kinder / Jugendliche) und Psychotherapieverfahren (verhaltenstherapeutisch, psychodynamisch, systemisch).

Wichtig

Die umfangreiche Aufstellung der Kompetenzen, Teilkompetenzen und Anwendungsbeispiele findet sich bei:
https://www.impp.de/Ergebnisse-Expertengruppe-PT.html

Tabelle 2.1 Abgeleitete Lernziele mit Beispielen zur Illustration

Die Absolventin und der Absolvent kennen schädliche Formen der Kommunikation und Beziehungsgestaltung und können ihr eigenes Handeln diesbezüglich reflektieren.					
Sie kennen das Schadenspotenzial von folgenden Fehlern in der therapeutischen Beziehungsgestaltung und sind in der Lage, solche bei sich selbst wahrzunehmen und – ggf. unter Hinzuziehung supervisorischer Hilfe – zu vermeiden. Die Absolventin und der Absolvent…					
… weiß um schädliches therapeutisches Verhalten und dysfunktionale Kommunikation.	… lässt sich nicht unbemerkt und unreflektiert verstricken, nimmt Dinge nicht persönlich und agiert in der therapeutischen Arbeit nicht eigene Probleme aus. Sie / er kann den eigenen Anteil an möglichen dysfunktionalen Interaktionsmustern erkennen und reflektieren, sowie professionell mit herausfordernden Beziehungsangeboten umgehen.	… kann mit Abneigung gegenüber Patient:innen (einschließlich dem Entwickeln eigener feindseliger Gefühle gegenüber Patienten) angemessen umgehen.	… erkennt, hemmt und bearbeitet eigene Impulse zu grenzüberschreitendem Verhalten.	… vermeidet Rigidität beim Einsatz von aus eigener Sicht indizierten Interventionen und erkennt, wo von üblichem Vorgehen individualisiert abgewichen werden muss.	… erkennt, reflektiert und bearbeitet unkollegiales Verhalten bei sich und anderen.
Beispiele für potenziell schädliche Beziehungsgestaltung und Kommunikation sind: ▶ uninformiert bzw. unvorbereitet in Gespräch gehen, abgelenkt sein, (zu frühes) Unterbrechen	*Beispiele für ungünstiges Verhalten:* ▶ Therapeutin oder Therapeut lässt sich von der Ängstlichkeit einer Patientin oder eines Patienten anstecken	*Beispiele für ungünstiges Verhalten:* ▶ Auf vermeintlichen Angriff (z.B. »Wie alt sind Sie eigentlich? Haben Sie überhaupt genug Erfahrung?«) mit Rechtfertigung oder Gegenangriff reagieren ▶ (auch innerliches) Abwerten der Patientin oder des Patienten bei Einstellungs-Differenzen (z.B. Werte, Zielfragen) ▶ Auf Ablehnung therapeutenseitiger Vorschläge mit bedrohlichen Schilderungen oder Strafandrohung antworten.	*Beispiele für ungünstiges Verhalten:* ▶ Nähe und Distanz werden nicht reguliert ▶ »Ausbeutung« der Therapie für eigene (narzisstische) Bedürfnisse	*Beispiele für günstiges Verhalten:* ▶ Anpassung eines bewährten, evidenzbasierten Therapiemanuals im Rahmen eines konkreten Einzelfalls	*Beispiele für unkollegiale Verhaltensweisen:* ▶ mangelnde Wertschätzung gegenüber anderen Berufsgruppen und Therapieschulen zeigen (insbes. vor Patientin oder Patient)

Tabelle 2.1 (Fortsetzung)

Beispiele für potenziell schädliche Beziehungsgestaltung und Kommunikation sind (Forts.):	*Beispiele für ungünstiges Verhalten (Forts.):*	*Beispiele für angemessenes Verhalten:*	*Beispiele für ungünstiges Verhalten (Forts.):*	*Beispiele für günstiges Verhalten (Forts.):*	*Beispiele für unkollegiale Verhaltensweisen (Forts.):*
▶ übermäßiges therapeutisches Engagement (z.B. Empathie allzu sehr als »Mitleiden« praktizieren) und daraus erwachsende Überforderung ▶ lediglich eigene Lösungswege präsentieren (anstatt die Patientin oder den Patienten zu eigenen Ideen zu befähigen) ▶ rigides Beharren auf vorgefertigter Behandlungsstrategie, auch wenn diese nicht bei Patientin oder Patient »ankommt«	▶ Therapeutin oder Therapeut unterstützt implizit patientenseitiges Vermeidungsverhalten und lässt sich in nicht indizierte Behandlungswege verleiten) ▶ sich kränken lassen und feindselig reagieren auf patientenseitiges Problemverhalten oder »Beziehungstests« (z.B. bei Persönlichkeitsstörung) ▶ empört oder hilflos reagieren, wenn in Therapie eigene »wunde Punkte« berührt werden ▶ Vermeiden von Supervision und Selbsterfahrung (gerade in kniffligen therapeutischen Beziehungssituationen)	▶ Perspektivübernahme, Fokus auf die Ziele der jeweiligen Patientin oder Patienten legen und z.B. deren Schamgefühle wahrnehmen. ▶ negative therapeutischen Gefühle ggf. nutzen, um ein interpersonelles Thema bzw. problematisches Beziehungsmuster der Patientin oder des Patienten zu identifizieren ▶ Verbalisieren der wahrgenommen Emotion, Metakommunikation betreiben (z.B. »Ich nehme wahr, dass Sie verärgert sind und werde mir Mühe geben, dies besser zu verstehen …«) ▶ Wenn tiefe Abneigung sehr früh auftritt, evtl. weiterverweisen. (»Man muss Pat. mögen können.«) – aber solche Prozesse gut reflektieren	▶ Schweigepflichtsverletzung ▶ idealisierendes Lob oder Geschenke einfach annehmen bzw. nicht ansprechen ▶ Persönlichen Kontakt oder körperliche Nähe suchen bzw. zulassen	▶ Vermeiden von unflexiblem Beibehalten nicht passender Strategien. ▶ Erkennen, wenn ein patientenseitiges »Unterwerfen« unter angebotene Behandlungsstrategien nicht Ausdruck von Kooperation, sondern von Passivität und mangelnder Autonomie ist	▶ Nicht-Antwort auf Anfragen anderer Behandler ▶ Kolleginnen oder Kollegen »anschwärzen« (anstatt persönlich anzusprechen)

FAQ

Kann man ein so umfassendes Thema wie psychotherapeutische Gesprächsführung und Beziehungsgestaltung überhaupt in einem Lernzielkatalog abbilden?
Das hier gewählte Vorgehen der Zusammenstellung von Kompetenzen, Teilkompetenzen und praktischen Lernzielen in einem auf Konsens angelegten, iterativem Konstruktionsprozess (»Quasi-Delphi-Methode«) hat sicherlich einige Limitationen. Die ad hoc zusammengestellte Arbeitsgruppe war sich bewusst, dass ihre Aufstellung nicht abschließend und erschöpfend sein kann und von subjektiven Erfahrungen und Haltungen geprägt ist.

Dennoch schien der Schritt in Richtung Konkretisierung lehr- und lernbarer Inhalte auch in diesem sensiblen und gewissermaßen intuitiven zwischenmenschlichen Bereich der therapeutischen Kommunikation und Gesprächsführung aussichtsreich, um praxisorientiertes Training zu optimieren und letztendlich Patientenorientierung zu fördern. Angesprochen werden hier zentrale Meta-Kompetenzen für einen gelingenden Einsatz klinisch-psychologischer Interventionen, zum Beispiel Motivierung, Herstellen produktiver therapeutischer Allianz, Perspektivübernahme und Empathie, Umgang mit Diversität, Reflexion des eigenen Erlebens und Verhaltens als Therapeut:in, Problemlösefertigkeiten, Strukturierung von Behandlungen u. a.m. Dies sensibilisiert auch dafür, das eigene therapeutische Handeln und die eigene therapeutische Entwicklung als Qualitätsentwicklung zu begreifen und achtsam auch Nebenwirkungen der Psychotherapie zu erkennen sowie unethisches Verhalten zu vermeiden (vgl. Kap. 81 sowie Kap. 82). Auflistungen von Kompetenzen sollen übrigens auch dazu beitragen, das Verständnis von Moderatoren, Mediatoren, Mechanismen und Veränderungsprozessen in der Psychotherapie zu vermehren (grosse Holtforth, 2019).

Auf welche Art kann ich mir die Kompetenzen am besten erarbeiten?
Der erste Schritt besteht sicherlich darin, zunächst einmal sich des eigenen Kompetenzstandes klar zu werden, etwa via Reflexion der umfangreichen Liste der Expert:innenkommission (Link s. o.) sowie Entwicklungsbedarfe und -wünsche zu spezifizieren. Die Wahl des Trainings fällt in Abhängigkeit der verschiedenen Lernziele unterschiedlich aus. Bereichs- und verfahrensübergreifend ist aber die gemeinsame Klammer, das *learning by doing* und systematisches praktisches Üben, z. B. über Rollenspiele mit Videofeedback (vgl. Kap. 5, Kap. 81). Eine interessante Vision ist in diesem Zusammenhang der Einsatz von mithilfe von KI modellierten Avataren von Patient:innen und Klient:innen: So könnte in sicherem Lernumfeld flexibel und verfügbar, interaktiv und mit unmittelbarer Analyse und Feedback trainiert werden; dabei können (und sollen) auch Fehler gemacht werden, um daraus zu lernen, ohne reale Patient:innen zu gefährden.

Weiterführende Literatur

Caspar, F., Deisenhofer, A.-K., Evers, O., Laireiter, A.-R., Lutz, W., Prinz, J., Rief, W., Strauß, B. & Taubner, S. (2021). Psychotherapeutische Kompetenzen. In W. Rief, E. Schramm & B. Strauß (Hrsg), Psychotherapie – Ein kompetenzorientiertes Lehrbuch (S. 3-29). München: Elsevier.

EACLIPT Task Force On «Competences of Clinical Psychologists" (2019). Competences of Clinical Psychologists. Clinical Psychology in Europe, 1(2), Article e35551.

Gumz, A., Longley, M., Franken, F., Janning, B., Hosoya, G., Derwahl, L. & Kästner, D. (2023). Who are the skilled therapists? Associations between personal characteristics and interpersonal skills of future psychotherapists. Psychotherapy Research, 34(6), 817–827.

Hötzel, K. (2023). Gesprächsführung in Psychotherapie und Beratung. Ein Übungsbuch mit Rollenspielen zur Vorbereitung auf die Approbationsprüfung. Heidelberg: Springer.

Weck, F., Wald, A. & Kühne, F. (2019). Erfassung therapeutischer Kompetenzen in der Forschung und Praxis. PiD – Psychotherapie im Dialog, 20(4), 23–27.

3 Motivorientierte Beziehungsgestaltung

Franz Caspar • Martina Belz

Dass die Qualität der Therapiebeziehung mit dem Ergebnis von Therapien positiv korreliert ist, ist eines der robustesten Ergebnisse jahrzehntelanger Psychotherapieforschung. Was aber nützt diese Erkenntnis, wenn z. B. ein:e Supervisor:in in einer Supervisionssitzung den Ratschlag gibt: »Gehen Sie jetzt hin und schaffen Sie eine gute Therapiebeziehung« (Castonguay, 2000)? Eine gute Therapiebeziehung ist ja schon ein Teilergebnis der therapeutischen Begegnung und nicht eine Ingredienz, die ein:e Therapeut:in in eine Therapie hineingeben kann. Was also sollte in einer Therapie getan werden, um zu einer guten Therapiebeziehung zu kommen und damit die Aussicht auf ein gutes Therapieergebnis zu erhöhen?

Auf diese Frage geben *präskriptive* Ansätze Antworten. Von diesen Ansätzen gibt es nicht viele, und die meisten werden allenfalls durch korrelative, nicht experimentelle Ergebnisse gestützt. Einer der praktisch bewährten und mittlerweile auch RCT-gestützten Ansätze (Kramer et al., 2014), die *Motivorientierte Beziehungsgestaltung* nach Caspar und Grawe, wird in diesem Kapitel dargestellt. Die Motivorientierte Beziehungsgestaltung stützt sich auf individuelle Plananalysen, die in Kapitel 11 näher erläutert werden.

3.1 Zentrale Konzepte und Begriffe

»Motivorientierte« vs. »komplementäre« Beziehungsgestaltung

Die Entwicklung des Konzeptes nahm ihren Anfang mit der Erfahrung von Grawe und Kolleg:innen (Grawe & Dziewas, 1978), dass es Patient:innen gab, die sich nicht richtig auf verhaltenstherapeutische Gruppen einließen, obwohl die Therapeut:innen auf der inhaltlichen und technischen Ebene der Interventionen alles richtig zu machen schienen. Grawe vermutete, dass ein besseres Verständnis der Motive, die diesem Problemverhalten zugrunde liegen, und eine darauf basierende Beziehungsgestaltung Türen öffnen könnten. Dazu wurden die Vertikale Verhaltensanalyse (vgl. Kap. 10) und die Komplementäre Beziehungsgestaltung entwickelt. Erstere diente dazu, die Motive der Patient:innen besser zu verstehen; letztere dazu, durch die Befriedigung von Bedürfnissen dazu beizutragen, dass Patient:innen sich auf den Therapieprozess einlassen und aktiv daran beteiligen konnten.

Wichtig

Der Begriff »komplementär« wurde gewählt, obwohl wir damals schon mit den interpersonalen Ansätzen vertraut waren und uns bewusst war, dass die etwas andere

Bedeutung von »komplementär« bei diesem Ansatz zu Missverständnissen führen könnte. Weil der interpersonale Ansatz damals nicht so populär war, erschien dies als relativ kleiner Nachteil. Über zwei bis drei Jahrzehnte hinweg wuchs aber (verdientermaßen) die Bekanntheit des interpersonalen Ansatzes (vgl. Abschn. 5.3.1), sodass das Risiko von Missverständnissen relevanter wurde. Deshalb wurde der Begriff für die »Berner« Komplementarität verändert und aus mehreren Alternativen wurde der Begriff »Motivorientierte Beziehungsgestaltung« gewählt. Er trifft das Gemeinte am besten (Caspar, 2008).

Weil »komplementär« und »Komplementarität« etwas einfachere Begriffe als »motivorientiert« oder gar »Motivorientiertheit« sind, verwenden wir die alten Begriffe allerdings bisweilen weiter, wenn klar ist, dass sie im Kontext des Konzepts der Motivorientierten Beziehungsgestaltung benutzt werden.

Gründe für Motivorientierte Beziehungsgestaltung

Die Motivorientierte Beziehungsgestaltung beruht darauf, dass Therapeut:innen sich zu wichtigen Motiven von Patient:innen komplementär verhalten. Das ist aus drei Gründen wichtig:

(1) Patient:innen sollen sich *unterstützt* wissen in ihren *bewussten Veränderungszielen*: »Goal consensus« ist ein wichtiger Aspekt der therapeutischen Allianz und Voraussetzung dafür, dass Patient:innen die therapeutische Situation so wahrnehmen, dass sie und der / die Therapeut:in gemeinsam an einem Strang ziehen.

(2) Patient:innen sollen sich auch unabhängig von den Veränderungszielen *als Menschen in der therapeutischen Beziehung gesehen und unterstützt fühlen*. Das schließt implizite Motive ein. Dabei geht es nicht nur um die Beziehung als *Basis* für konkretere problembezogene Interventionen: Potenziell können Patient:innen in einer solchen Beziehung auch korrektive Erfahrungen machen (»Zum ersten Mal im Leben ein Mensch, der sich mir zuwendet, ohne mich ausnutzen zu wollen«), die direkt zu einer positiven Veränderung beitragen (vgl. heilsame korrigierende Beziehungserfahrungen, Kap. 5).

(3) Die *Aufmerksamkeit und die Ressourcen*, die Patient:innen in die Therapiebeziehung investieren, sollen durch *Sättigung* der dahinter stehenden Motive *freigesetzt* werden zugunsten eines Einsatzes für die therapeutische Veränderung. Gerade Menschen mit zwischenmenschlichen Schwierigkeiten tragen manchmal lebenslang angehäufte Defizite und Beschränkungen auch in die therapeutische Beziehung hinein. Patient:innen sollen sich aber nicht oder möglichst wenig bewusst damit beschäftigen müssen, den / die Therapeut:in z. B. zu einem vollen Einsatz oder zu Akzeptanz ihnen gegenüber zu bewegen oder von einer übermäßigen Konfrontation mit Bedrohlichem abzuhalten. Das »Rezept«, um solche bewussten und nicht bewussten therapiebehindernden Motive zu deaktivieren, ist, sie so weit wie möglich zu sättigen. Umgekehrt sollten Therapierende vermeiden, problematische Motive zu aktivieren, indem sie unreflektiert in »Fettnäpfchen« treten, also diese Motive bedrohen oder blockieren.

Pläne als Basis für motivorientiertes Handeln

Es dürfte klar sein, dass Therapeut:innen für ein gezieltes, motivorientiertes Handeln einen guten Überblick nicht nur über die bewussten, sondern auch über die impliziten, nicht bewussten Motive brauchen. Die Devise »Bedürfnisse von Patient:innen sättigen« ist als erste Annäherung nicht schlecht, aber zu unspezifisch. Wenn man davon ausginge, dass im Prinzip alle Menschen die gleichen Bedürfnisse haben und dass diese lediglich etwas unterschiedlich stark ausgeprägt sind, ist man nicht weit von einem »Gießkannenprinzip« entfernt, nach dem im Prinzip bei allen Patient:innen alle Bedürfnisse bedient werden müssen – und das ist eher unrealistisch.

Wichtig

Motivorientierte Beziehungsgestaltung muss sich nicht zwingend auf plananalytische Fallkonzeptionen (Kap. 11) stützen. Diese sind aber mit dem Überblick, den sie über die motivationale Struktur der Patient:innen, namentlich auch mit der hierarchischen Anordnung, geben, die günstigste Basis.

Abbildung 3.1 zeigt einen Ausschnitt aus einer hypothetischen Planstruktur eines Patienten, nämlich den »motivationalen Überbau« des Klagens über alles Mögliche, welches die ganze Stunde füllt. Motivorientierte Beziehungsgestaltung bedeutet für Therapierende, genau diesen »motivationalen Überbau« zu verstehen und darauf Bezug nehmend ein entsprechendes Verhalten zu konstruieren.

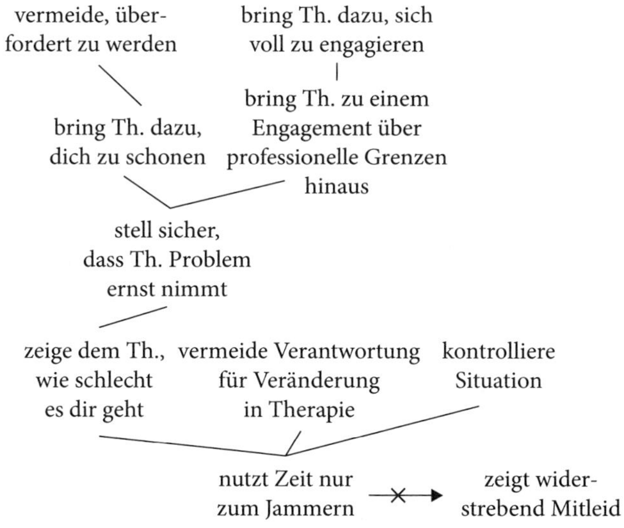

Abbildung 3.1 Hypothetische Motive für das Problemverhalten »Patient nutzt die Zeit nur zum Jammern« (nach Caspar, 2018)

Auf das Klagen mit dem Zeigen von Mitleid zu reagieren (ein falsches, weil auf der Verhaltensebene reagierendes Verständnis von »Komplementarität«), wäre unpassend, weil damit eine instrumentelle Verstärkung des Problemverhaltens zu erwarten wäre.

Eine mögliche Hypothese ist, dass das Klagen dem Kontrollieren der Situation durch Füllen der Zeit dient: Solange der Therapeut nicht zum Zuge kommt, kann er auch nichts »Gefährliches« tun. Die Vermeidung von Verantwortung für Veränderung in der Therapie könnte ein weiterer Zweck des Klagens sein: Wer würde auch von jemandem, dem es so schlecht geht, erwarten, dass er Verantwortung übernimmt? Eine weitere, etwas neutralere Hypothese wäre, dass einfach dem Therapeuten gezeigt werden soll, dass es einem sehr schlecht geht. Aber auch weitere Hypothesen können plausibel sein.

Der Übersichtlichkeit zuliebe verfolgen wir hier nur die letzte, in der Abbildung linke Hypothese weiter. Wozu soll der Therapeut begreifen, wie schlecht es dem Patienten geht? Er soll das Problem ernst nehmen. Wozu? Eine Hypothese wäre, dass er dazu gebracht werden soll, den Patienten maximal zu schonen. Gleichzeitig könnte es dazu dienen, den Therapeuten zu einem Engagement über die professionellen Grenzen hinaus zu bewegen (z. B. Erlaubnis, jederzeit anrufen zu dürfen).

Nun (sobald man auf höheren Ebenen in der Hierarchie der Motive angelangt ist) kommt die zentrale Kontrollfrage: »Schränkt mich das Motiv als Therapeut:in bzw. die für das zu bearbeitende Problem angemessene Vorgehensweise ein?« Man muss sich dabei ganz vom Problemverhalten (eingesetztes Mittel) lösen, mit dessen Einsatz ein:e Patient:in das zu erreichen versucht, was dem Motiv entspricht. Es ist nur die Frage, ob man mit jemandem, *der dieses Motiv hat*, gut arbeiten kann.

Wichtig

Bei den Motiven »Bring deinen Therapeuten dazu, dich zu schonen« und »Bring deine Therapeutin zu einem Engagement über die professionellen Grenzen hinaus« würden die meisten wohl Schwierigkeiten sehen, zumindest, wenn es um absolute Schonung geht, die mit keinem der bekannten Therapieansätze vereinbar wäre.

Fällt die Antwort bei einem Motiv negativ aus, geht man eine Ebene höher und fragt, ob das hier erschlossene Motiv nun unproblematisch ist. Bei »Vermeide, überfordert zu werden« und »Bringe deine Therapeutin dazu, sich voll zu engagieren« dürfte das nun positiv beantwortet werden. Der Unterschied zu den darunter liegenden Motiven mag klein erscheinen, ist aber entscheidend: Wenn es gelingt, Patient:innen, die nach dem Prinzip »Wehret den Anfängen« kleinste Anforderungen abwehren, davon zu überzeugen, dass sie sich durchaus auf Anforderungen einlassen können, ohne *Über*forderung befürchten zu müssen, ist viel Manövrierraum gewonnen. Wenn ein:e Patient:in sich darauf verlassen kann, dass ihr:e Therapeut:in sich im professionellen Rahmen wirklich voll einsetzt, kann auf »Beweise« einer besonderen, über den professionellen Rahmen hinausgehenden Einsatzbereitschaft verzichtet werden.

Wichtig

Beim Erschließen und Bewerten von Motiven gilt: »So hoch wie nötig, so niedrig/konkret wie möglich«. Es reicht, wenn man auf einer akzeptablen Ebene angelangt ist, es gilt nicht: »Je höher, desto besser«. Höher bedeutet auch allgemeiner und weniger spezifisch. Je weniger spezifisch, desto geringer wird tendenziell der spezifische Nutzen.

Während sich Therapeut:innen bei positiven, adaptiven Plänen von Patient:innen auf jeder Ebene komplementär verhalten können und sollen, ist die genaue Analyse und Reflexion auch der hierarchischen Ebene bei negativen Plänen wichtig, wenn man gezielt und ressourcenschonend und damit letztlich auch realistisch intervenieren will. Dass man über jedem Problemverhalten in der Planhierarchie hochgehend irgendwo auf ein unproblematisches Motiv stößt, ist garantiert, weil Motive spätestens auf der Ebene von Bedürfnissen, die allen Menschen gemeinsam sind, nicht in unserem Sinne problematisch sein können.

Weitere Beispiele finden sich u. a. in Caspar (2018) sowie Caspar und Ecker (2008).

3.2 Motivorientiertes Handeln

Therapeutisches Handeln stets (neu-)konstruieren

Sind die Motive bestimmt, zu denen man sich komplementär verhalten will, geht es darum, das passende Verhalten zu »konstruieren«. Die Idee des Konstruierens ist wichtig: Das Konzept der Motivorientierten Beziehungsgestaltung sieht vor, nicht oder allenfalls zum kleineren Teil sozusagen vorgefertigtes Handeln zu realisieren. Viel authenti-

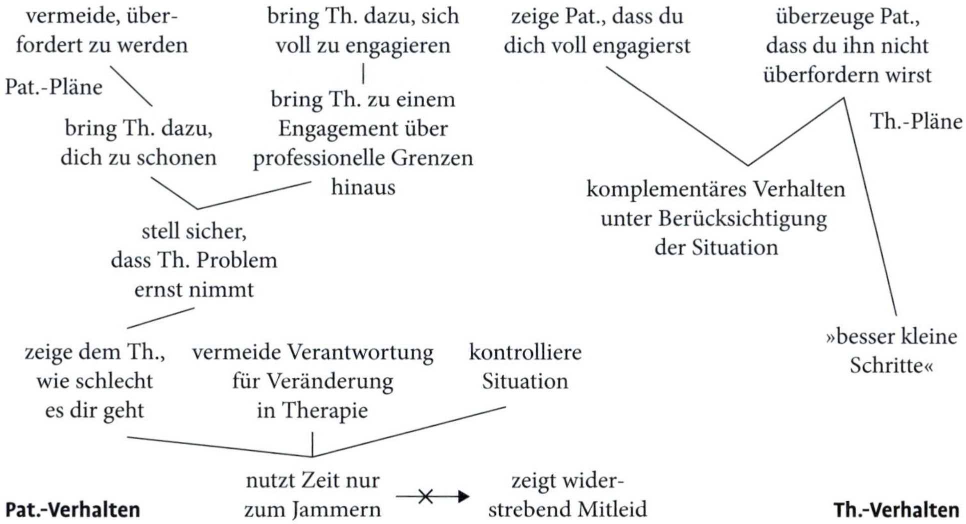

Abbildung 3.2 Aus der Analyse der Pläne (Abb. 3.1) abgeleitete komplementäre Interventionen

scher und angemessener ist es, das Handeln in jeder Situation nach den als wichtig erkannten Prinzipien neu zu konstruieren, bezogen auf die konkrete Situation und ihrer Besonderheiten.

Abbildung 3.2 zeigt dies für den Fall des jammernden Patienten. Das Prinzip »Besser kleine Schritte« kann in vielen Therapien vertreten werden, es ist ja auch ein bewährtes verhaltenstherapeutisches Prinzip – allerdings sollten solche »Fertigstücke« nicht zur Hauptsache der Motivorientierten Beziehungsgestaltung werden.

Bedeutung der aktiven Formulierung

»Zeige dem Patienten, dass du dich voll engagierst« und »Überzeuge den Patienten, dass du ihn nicht überfordern wirst« mögen als Therapeutenpläne auf den ersten Blick wie einfache Umformulierungen der Patientenpläne wirken, auf die sie Bezug nehmen. Auf den zweiten Blick fällt auf, dass diese Pläne sehr aktiv formuliert sind. Bei einem Plan »Vermeide, den Patienten zu überfordern« und diesem Plan entsprechendem Verhalten kann der Patient immer noch denken: »Dem Therapeuten ist wohl gerade nichts eingefallen, wie er mich überfordern könnte, aber das kann sich im nächsten Moment schon wieder ändern.« Der Patient hat damit keinen Anlass, von seinem Problemverhalten, mit dem er ja den Therapeuten im Zaum halten will, abzulassen. Erst wenn der Therapeut nicht nur konsequent *vermeidet*, den Patienten zu überfordern, sondern auch aktiv begründet, warum eine Überforderung ganz schlecht wäre, und eventuell sogar den Patienten bittet, darauf zu achten, dass es auf keinen Fall zu einer Überforderung kommt, hat er die Chance, dass der Patient sich so sicher vor einer Überforderung fühlt, dass er von seinem Problemverhalten ablassen kann.

Die sehr aktive Formulierung des Plans von Therapierenden schließt auch die Vorstellung ein, dass Therapierende sehr aufmerksam nach Gelegenheiten suchen sollten, ihre komplementären Pläne zu realisieren, und dies dann auch entsprechend häufig tun. Die Motive der Patient:innen sollten auf einer akzeptablen Ebene gesättigt oder gar übersättigt werden, um dem Problemverhalten die motivationale Basis zu entziehen: Patient:innen brauchen ihr Problemverhalten nicht mehr, wenn sie ohne schon bekommen, was sie damit bewusst oder nicht bewusst erreichen wollen.

Aktiv nach Gelegenheiten zu suchen, bedeutet auch, nicht abzuwarten, bis Patient:innen wieder Problemverhalten zeigen, und dann zu *re*agieren. Ein gut geplantes, komplementäres und proaktiv eingesetztes Verhalten der Therapeut:innen auf der Basis eines guten Verständnisses der Pläne der Patient:innen kann das Problemverhalten sehr schnell zum Verschwinden bringen. Es ist aber wichtig, darauf zu achten, dass man als Therapeut:in nicht zeitlich kontingent zum Problemverhalten handelt.

Wichtig

Motivorientierte Beziehungsgestaltung ist kein Trick. Tricks haben kurze Beine. Man sollte überzeugt sein, dass dieses Angebot nach Maßgabe der Therapieziele und der Möglichkeiten und Einschränkungen von Patient:innen wirklich das Beste ist, und vor allem nichts versprechen, was man nicht nachhaltig einhalten kann.

Subtile differentielle Beziehungsgestaltung

Motivorientierte Beziehungsgestaltung bedeutet nicht, lediglich Interventionen zu realisieren, die vor allem oder ausschließlich auf die Beziehung ausgerichtet sind. Es bedeutet, bei *jeder* Intervention zu überlegen, ob sie wichtige Patientenmotive bedroht oder umgekehrt so gestaltet werden kann, dass die Intervention selbst oder die Art und Weise, wie sie durchgeführt wird, für den Patienten / die Patientin komplementär ist.

Beispiel: Man würde im Zuge einer Instruktion zur Progressiven Muskelrelaxation nicht sagen: »Und nun schließen Sie die Augen«, wenn man bei einer Patientin zuvor ein starkes Kontrollbedürfnis festgestellt hat. Man würde z. B. sagen: »Suchen Sie einen Punkt an der Decke, auf dem Sie die Augen ruhen lassen können« und (mit etwas Abstand): »Manche Menschen mögen dann auch gerne die Augen schließen.« Dieselbe Patientin, die in der ersten Version wahrscheinlich Widerstand geleistet hat, könnte jetzt evtl. die Augen schließen (sie behält ja die Kontrolle darüber) – oder eben nicht, und das ginge ja auch, dass sie einfach die Augen auf der Decke ruhen lässt. Beobachter:innen, die zu Forschungszwecken die therapeutischen Interventionen dokumentieren sollen, würden evtl. in beiden Fällen »Instruktion zur Muskelrelaxation nach Jacobson« ankreuzen und den Unterschied gar nicht bemerken. Für die Durchführbarkeit der Intervention und die Therapiebeziehung kann der Unterschied aber entscheidend sein.

Zweites Beispiel: Für eine Konfrontation einer Patientin mit ihren verbalisierten und auf Tonband aufgezeichneten Zwangsgedanken, sie könnte ihre geliebten Patenkinder auf grausame Weise umbringen, kann es wichtig sein, sie sehr direktiv immer wieder aufzufordern, die Aufzeichnung noch einmal anzuhören, auch wenn ihr das längst zuwider ist. Was ist zu tun, wenn die Therapiebeziehung sonst geprägt ist vom Bedürfnis der Patientin, dass die Therapeutin ihr nicht-direktiv sehr viel Autonomie lässt? In diesem Fall wurde das Problem dadurch gehandhabt, dass mit der Patientin besprochen wurde, »dass wir da ein Problem haben«:

T: Wir haben jetzt ein Problem. Für die erfolgreiche Durchführung dieser Übung sollten Sie die Aufzeichnung Ihrer Gedanken viele Male gleich hier mit mir anhören. Das haben wir ja besprochen. Ich weiß, dass das alles andere als angenehm ist, aber gerade das Dranbleiben und Wiederholen ist das, was es zu einer besonders wirkungsvollen Methode macht. Das wissen Sie ja, aber es kann durchaus sein, dass bei Ihnen während der Übung immer mehr der Wunsch aufkommt, die Übung abzubrechen. Für den Erfolg der Übung wäre es aber sehr ungünstig, Ihrem Wunsch dann nachzugeben. Wir sind uns einig, dass für unsere Beziehung wichtig ist, dass ich Ihre Autonomie respektiere und Sie zu nichts dränge. Aber diese Übung kann leider nur erfolgreich verlaufen, wenn Sie nicht abbrechen.

P: Ja, gut. Und was machen wir jetzt?

T: Ich möchte Sie fragen, ob Sie einverstanden sind, dass ich ausnahmsweise während dieser Übung viel direktiver bin als sonst, also das Band nicht sofort stoppe, wenn Sie sagen sollten, Sie wollten jetzt aufhören. Ich würde ganz autoritär versuchen, Sie dazu zu bringen, möglichst lange zuzuhören. Ich verspreche Ihnen, dass ich nach dieser Übung wieder zu unserer üblichen Beziehung zurückkehre und nichts unternehme, womit Sie nicht einverstanden sind. Wäre das für Sie in Ordnung?

P: Okay, probieren wir es aus!

Tipp

Manchmal findet man in Fallkonzeptionen Aussagen wie: »Es ist geplant, sich zu allen Grundbedürfnissen komplementär zu verhalten.« Abgesehen davon, dass es fraglich ist, ob es eine valide abschließende Liste von Grundbedürfnissen gibt (Caspar, 2018), sind solche Aussagen absolut wertlos. Die Therapieplanung in Bezug auf die Therapiebeziehung muss viel spezifischer sein!

Folgendes Beispiel soll die Bedeutung von differenziertem und differentiellem Vorgehen illustrieren und zeigen, dass man hierbei auch gut »nachjustieren« kann, wenn man einmal falsch gelegen hat.

Fallbeispiel

Ein Patient meldet sich per E-Mail längere Zeit nach erfolgreichem Abschluss seiner Therapie wieder bei seiner Therapeutin und bittet um die Empfehlung eines Therapeuten oder einer Therapeutin in der Stadt, in der er jetzt wohnt; es seien neue Probleme aufgetaucht, an denen er arbeiten wolle. Weil die Therapeutin ungern Empfehlungen abgibt, ohne zu wissen, worum es sich handelt, schlägt sie vor, sich zu einem kurzen Gespräch zu treffen. In Erinnerung an die narzisstische Struktur des Patienten (»sei etwas Besonderes« etc.) hält sie es für eine gute Idee, den Termin besonders wertvoll zu machen, mit der Bemerkung, sie sei gerade terminlich stark belastet, für *ihn* (den Patienten) würde sie sich aber gerne die Zeit nehmen. Das war auch durchaus so, aber es war die Erinnerung an dieses Bedürfnis des Patienten, die die Therapeutin zu der Äußerung brachte. Reaktion des Patienten: Er habe eigentlich auch gar keine Zeit, nach Bern zu kommen. Was war geschehen? Die Therapeutin hatte sich auf die Schnelle nicht an den Unterplan des Patienten erinnert, als Teil von narzisstischen, aber auch von Kontroll-Plänen in der Therapie eine der Therapeutin gleichrangige Stellung einzunehmen. Dazu passte natürlich nicht, dankbar eine besondere Gunst der Therapeutin anzunehmen, und diese erhielt sofort die Quittung für die Nichtbeachtung dieses konkreteren Motivs. In erneuter Erinnerung daran äußerte die Therapeutin, dass sie sich sehr gut vorstellen könnte, wie der Patient beruflich und gleichzeitig familiär gefordert sei, sie halte sich jedenfalls bereit und würde sich freuen, falls der Patient in seiner vollen Agenda doch einmal Zeit finden sollte. Dadurch wurde der Plan der gleichrangigen Stellung anscheinend so weit befriedigt, dass der Patient sich kurz darauf meldete und das Treffen stattfinden konnte.

Aktives Handeln vs. Reagieren kontingent zum Problemverhalten

Besonders eindrückliche Belege für die Wichtigkeit, nicht einfach zu *re*agieren, sondern aktiv und nicht kontingent zum Problemverhalten zu handeln, finden sich immer wieder bei Patient:innen mit Borderline-Persönlichkeitsstörung. Sehr oft findet sich bei diesen ein Defizit an Zuwendung und Bestätigung (»Validierung«). Sie setzen denn auch bisweilen massive Mittel ein, um diese zu bekommen. Dadurch fühlen sich an der Behandlung Beteiligte dann typischerweise unter Druck gesetzt und geben Zuwendung eher widerwillig. Gerade Borderline-Patient:innen sind dafür aber sehr sensibel. Sie wissen eigentlich, dass sie mit den Mitteln, die sie haben und einsetzen, nicht zu der so sehr erwünschten authentischen Zuwendung kommen, und setzen die Mittel dennoch immer wieder ein. Sie führen nicht zum Erlebnis echter Zuwendung und das Motiv, solche zu erleben, bleibt deshalb ungestillt und damit aktiviert. Nicht weil ihre bewussten oder nicht bewussten Strategien wirksam wären, um das zu bekommen, was sie wirklich wollen, sondern gerade, weil sie nicht oder kaum wirksam sind, aber keine adaptiveren Strategien zur Verfügung stehen, werden sie immer wieder angewendet (»Mehr-desselben-Strategie«). Behandelnde müssen sich so weit möglich aus einem *Re*agieren lösen und versuchen, proaktiv die wichtigsten Motive zu sättigen, und zwar möglichst individuell und spezifisch. »Zuwendung« bedeutet aber nicht für alle Borderline-Patient:innen dasselbe: Für die einen ist bewundernde Anerkennung wichtig, für andere nicht, oder sie empfinden sie sogar als plump und damit nicht ernstzunehmend; für die einen ist auch körperliche Nähe wichtig, andere können sie gar nicht ertragen etc. Es gilt die Devise, dass das individuell Zugeschnittene die wertvollste Währung ist (vgl. Personalisierte Psychotherapie, Kap. 81). Ein sparsamer, aber gezielter Einsatz dieser Methode macht es möglich, auch in einer Klinik mit vielen Patient:innen auf einer Station effektiv auf die wichtigsten Bedürfnisse einzugehen.

3.3 Weitere Hinweise für die Praxis

Motivorientiertes Handeln bedeutet nicht, immer »lieb und nett« zu sein!

Patient:innen haben verschiedene und oft auch widersprüchliche Motive. Komplementäre Beziehungsgestaltung ist immer wieder so missverstanden worden, dass es vor allem darum gehe, Spannungen mit Patient:innen zu vermeiden, sie aufzuwerten etc.

Wichtig

Es kann für Patient:innen, die sich nicht als schwach sehen wollen, durchaus komplementär sein, (im Rahmen einer guten Therapiebeziehung) regelmäßig auch mal »freche« oder provokante Äußerungen zu machen und damit implizit auszudrücken, dass man ihnen zutraut, eine Konfrontation auszuhalten. Gute Konfrontationen können, getragen von einer positiven Therapiebeziehung, auch sehr komplementär zu *Veränderungs*plänen sein, die manchmal etwas versteckt hinter Plänen liegen, mit denen Patient:innen sich vor Bedrohlichem schützen.

Unsere Forschung zeigt, dass beste Therapieergebnisse oft ein gewisses Maß an Konfrontation voraussetzen (Caspar, 1985; Brunner, 1996; Figlioli, 2009; Figlioli & Caspar, 2014). Es sollte sich aber nicht um unnötige oder unbedarfte Konfrontationen auf der Beziehungsebene handeln, sondern um ein »Anfassen heißer Eisen« – wozu natürlich auch typische Vorkommnisse (z. B. zu spät zur nächsten Sitzung kommen, wenn in der vorhergehenden Stunde zentrale wunde Punkte angesprochen wurden) in der Therapiebeziehung genutzt werden können. Wenn die Therapeutin verstanden hat, dass hinter dem Zuspätkommen der Plan »schütze dich vor überwältigenden unkontrollierbaren Gefühlen« steckt, wird die Therapeutin diese Beziehungskomplikation anders anpacken, als wenn der Plan »vermeide, Verantwortung für die Therapie zu übernehmen« zugrunde liegt.

Eine bewusste Motivorientierte Beziehungsgestaltung ist nicht in jeder Therapie gleich wichtig!

Motivorientierte Beziehungsgestaltung ist auch innerhalb störungsorientierter Ansätze, z. B. bei Borderline-Persönlichkeitsstörung (Caspar & Berger, 2011; Kramer et al., 2014, Kap. 53, 61) oder chronischen Depressionen (Caspar, 2013; Kap. 60) möglich und sinnvoll – jedoch nicht immer nötig. Wenn Patient:innen freundlich und eher etwas submissiv sind, fällt es leichter, sich auch ohne explizites Beziehungsgestaltungskonzept auf sie einzustellen. Sie müssen allenfalls aufpassen, dass sie nicht durch das Einnehmen einer direktiven Haltung die Submissivität von Patient:innen zementieren und / oder dass Patient:innen sich nicht äußern, obwohl ihnen etwas nicht behagt.

Anders ist es bei feindselig-distanzierten Patient:innen (Caspar et al., 2005). Hier haben Therapeut:innen es wesentlich schwerer (vgl. Abb. 3.3).

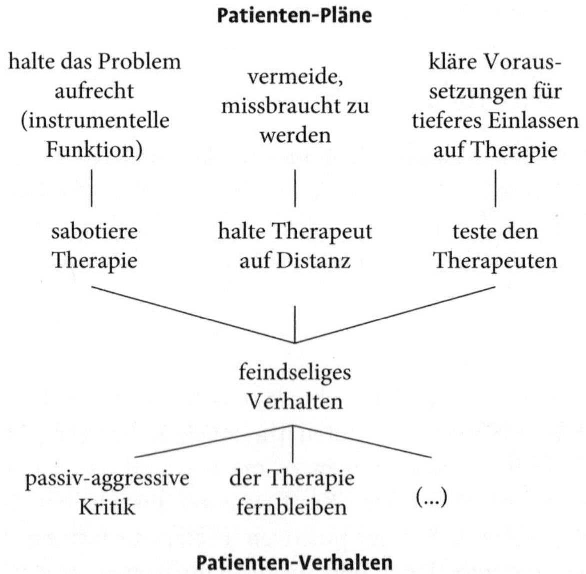

Abbildung 3.3 Diverse Motive, die hinter versteckt oder offen feindseligem Verhalten stecken können

Ohne zu verstehen, welchen Motiven die Feindseligkeit dient, ist es auch schwierig, ein passendes Beziehungsangebot zu machen:

- Der Hypothese ganz links (Abb. 3.3) folgend müssten Therapierende verstehen, welches Problem welche instrumentelle Funktion hat und »den Patient:innen eine Leiter an den Baum stellen, bevor sie den Ast absägen, auf dem diese sitzen«, d. h. gemeinsam etwas entwickeln, das diese instrumentelle Funktion obsolet macht.
- Im zweiten Fall müssten Therapierende ihren Patient:innen klar signalisieren, dass sie deren Distanzwünsche respektieren und ihnen keinesfalls zu nahe treten werden.
- Im dritten Fall sollten Therapierende sich nicht irritieren lassen und ihren Patient:innen zeigen, dass sie bereit sind, in eine intensivere Therapiephase einzutreten, und dass sie auch etwas seltsames Verhalten des Patienten bzw. der Patientin nicht zu irritieren vermag.

Motivorientierte Beziehungsgestaltung nützt auch den Therapeut:innen

Motivorientierte Beziehungsgestaltung ist außerdem ein nützlicher Ansatz für die Psychohygiene von Therapeut:innen. Psychotherapeut:innen ohne gutes Konzept, wie sie bedingungslose Akzeptanz wirklich erreichen können, fühlen sich oft überfordert. Motivorientierte Beziehungsgestaltung leitet zum Erschließen akzeptabler Motive an, auf denen dann ein Großteil der Aufmerksamkeit ruht, selbst wenn lästiges Problemverhalten von Patient:innen nicht sofort verschwinden sollte. Mit Patient:innen mit akzeptablen Motiven mag man aber eher arbeiten und »hat sie lieber«, selbst wenn sie zumindest vorübergehend noch etwas lästige Strategien anwenden, solange sie das noch für nötig halten und ihnen keine besseren Mittel zur Verfügung stehen. Motivorientierte Beziehungsgestaltung dient also auch der Burnout-Prävention!

Responsivität (Responsiveness)

Ein Wort noch zur »Responsiveness«, also dem Sich-Einstellen von Therapeut:innen auf eine Vielzahl von über die Diagnose hinausgehenden Merkmalen von Patient:innen und der aktuellen Situation. Responsiveness ist ein hochaktuelles Thema in der Diskussion um die weitere Optimierung von Psychotherapie (Caspar, 2023, 2024b). Mit den Konzepten der Komplementarität und der Motivorientierten Beziehungsgestaltung hat die Gruppe um Grawe seit fast fünf Dekaden, innerhalb derer die Konzepte und Forschungsmittel ständig verbessert wurden, zum Thema Responsivität auf Beziehungsebene beigetragen. Die Essenz daraus für die Praxis findet sich in diesem Kapitel.

FAQ

Wie transparent gehe ich eigentlich mit der Analyse der Pläne und Motive gegenüber den Patient:innen um?

Es ist im Sinne des Transparenzprinzips ebenso wie des Wirkfaktors *Klärung* naheliegend, mit Patient:innen zusammen die Plananalyse zu erstellen und über Pläne, die Therapeut:innen hypothetisch annehmen, zu sprechen. Die Plananalyse ist aber primär ein Mittel für Therapierende, sich ein Verständnis des psychischen Funktionierens von Patient:innen, insbesondere auch ihrer zu Beginn einer Therapie weitgehend unbewussten Pläne, zu erarbeiten – unabhängig davon, was Patient:innen bereits selbst verstehen, verstehen wollen und können.

Welche Aspekte wie besprochen werden, hängt von der individuellen Fallkonzeption ab: Wo trägt ein Mangel an Verstehen des eigenen Funktionierens zur Entstehung / Aufrechterhaltung des Problems bei? Patient:innen schützen sich vor einem Wiederaufreißen alter Wunden, indem sie Bedrohliches ausblenden, und Therapeut:innen sollten weder diese blinden Flecken übernehmen, noch Patient:innen dazu drängen hinzuschauen, wenn die Zeit dafür noch nicht reif ist. Die Zustimmung von Patient:innen zu einer Hypothese mag eine willkommene Bestätigung sein, ist aber weder eine notwendige noch eine hinreichende Bedingung.

Mit dem Reden über Pläne sollte nicht unreflektiert Rationalisierungstendenzen von Patient:innen Vorschub geleistet werden, und wenn man mit ihnen über Pläne spricht, sollte das fokussiert auf einen kleinen relevanten Ausschnitt und ohne oder mit einem Minimum an konzeptuellen Erklärungen geschehen (Caspar, 2018).

Weiterführende Literatur

Caspar, F. (2018). Beziehungen und Probleme verstehen. Eine Einführung in die psychotherapeutische Plananalyse (4. Aufl.). Bern: Hogrefe.

Caspar, F. (2008). Motivorientierte Beziehungsgestaltung – Konzept, Voraussetzungen bei den Patienten und Auswirkungen auf Prozess und Ergebnisse. In M. Hermer & B. Röhrle (Hrsg.), Handbuch der therapeutischen Beziehung, Band 1: Allgemeiner Teil (S. 527–558). Tübingen: dgvt.

Caspar, F. (2024). Responsivität [Responsiveness]. Die Psychotherapie, 69(1), 40–48.

4 Motivierende Gesprächsführung

René Noack • Jana Mrose

Teil I

4.1 Hintergrund

Konstruktive Veränderungen von Verhaltensweisen bei Patient:innen sind sowohl ein zentrales *Ziel* von Behandlungen als auch *Inhalt* bedeutender Psychotherapietechniken sowie namensgebend für ein Psychotherapieverfahren, der Verhaltenstherapie. Dabei kann es in einer Psychotherapie zum Beispiel um den Aufbau von selbstfürsorglichen Aktivitäten, um den Abbau selbstschädigenden Verhaltens oder um die Veränderung von Kommunikationsstilen gehen. Psychotherapeut:innen begegnet dabei jedoch immer wieder das Verharren in ungünstigen Verhaltensstilen durch Patient:innen. Förderung von Motivation und Selbstwirksamkeitserwartung für Verhaltensänderungen sind insofern wichtige Herausforderungen und Aufgaben von Psychotherapeut:innen. Das Konzept der Selbstwirksamkeitserwartung (entwickelt von Bandura, 1977, 1997) bezeichnet die Erwartung einer Person, aufgrund eigener Kompetenzen gewünschte Handlungen erfolgreich selbst ausführen zu können.

Motivationsförderung. Bedeutende Autoren auf dem Gebiet der Motivationsförderung sind William R. Miller und Stephen Rollnick. Sie formulierten bereits 1991 (2023 in der 4. Auflage aktualisiert) mit ihrem Konzept des »Motivational Interviewing« (MI) einen wichtigen Ansatz für die Gesprächsführung zur Förderung von Veränderungsmotivation, aber auch Selbstwirksamkeit. Die Autoren benannten nicht nur Grundsätze und Prinzipien für eine förderliche Grundhaltung während der Gesprächsführung, sondern stellten auch Strategien und Techniken zur Verfügung und beschrieben Prozesse auf dem Weg zu einer konstruktiven Verhaltensänderung. Ursprünglich wurde das Motivational Interviewing vor allem für die Behandlung von substanzbezogenen Störungen eingesetzt. Heute findet es Anwendung in allen möglichen Bereichen, in denen Verhaltensänderungen angestrebt werden, neben der Psychotherapie unter anderem in der Gesundheitsvorsorge, der Bewährungshilfe oder der Sexualaufklärung. Das von Miller und Rollnick formulierte Konzept steht in der Tradition der zum Beispiel von Carl Rogers geprägten non-direktiven und klientenzentrierten Gesprächsführung und der Humanistischen Psychologie.

4.2 Grundhaltung in der Motivierenden Gesprächsführung

Die grundlegende Annahme in der Motivierenden Gesprächsführung besteht darin, dass sinnvolle Verhaltensänderungen nicht mit Druck, Direktiven oder gar Drohungen herbeigeführt werden können. Aufgabe der Therapeut:innen ist es vielmehr, ein Klima zu schaffen, das die Betroffenen in die Lage versetzt, sich und ihre Umwelt auf Erwünschtes und Unerwünschtes hin zu erforschen, um so selbst eine Absicht für Veränderungen entwickeln zu können. Insofern sind Therapeut:innen Anleitende zum Entdecken eigener Motive und Präferenzen im Leben und in der entsprechenden aktuellen Problemlage. Grundlagen für ein produktives Klima sind Empathie, positive Zuwendung, Interesse und Authentizität der Psychotherapeut:innen. Indem die Patient:innen auf diese Weise in die Lage versetzt werden, offen über ihre Präferenzen und Ziele sowie Schwierigkeiten auf dem Weg dorthin zu sprechen, gelangen diese für sie oft erst in das Bewusstsein, im Sinne der Selbstwahrnehmungstheorie von Daryl J. Bem (1972). Dissonanzen oder Reibungen in der Therapiebeziehung, beispielsweise ein Satzbeginn der Betroffenen mit dem Wort »aber«, können für die Behandler:innen oft schon ein Zeichen dafür sein, dass ihre nicht wertende, die Autonomie respektierende Haltung ein Stück weit verlassen wurde (vgl. auch Dissens, Kap. 1). Was auch immer die Patient:innen tun oder in ihrem Leben planen, hat individuelle Gründe und verdient Respekt, auch wenn es nicht den Plänen der Behandelnden für die Patient:innen entspricht.

Wichtig

Fehlende Motivation für eine aus Sicht der Therapierenden sinnvolle Veränderung ist nie Schwäche, sondern die derzeitige Entscheidung für eine Verhaltensalternative, die aus Sicht der Patient:innen in ihren Vorteilen im Augenblick überwiegt. Ein Reden über die Vor- und Nachteile sowie über die Machbarkeit verschiedener Verhaltensalternativen kann im konstruktiven Sinne Ambivalenz schaffen und bestenfalls günstig auflösen – Miller und Rollnick (2012) nennen dies »Change Talk«. Diesen zu initiieren und aufrechtzuerhalten ist die therapeutische Hauptaufgabe und kann ein Schlüssel zur konstruktiven Verhaltensänderung sein. Konfrontation ist dabei das Ziel des Gesprächs, sollte jedoch nicht der therapeutische Stil sein. Motivierende Gesprächsführung ist ein Tanz mit den Patient:innen, kein Kampf (vgl. auch Beziehungsgestaltung in der DBT, Kap. 5).

4.3 Allgemeine Regeln für eine gute Motivierende Gesprächsführung

- Es sollten **offene Fragen** eingesetzt werden, vor allem bei der Eröffnung des Gesprächs und bei der Thematisierung neuer Aspekte des Problemverhaltens. Offene Fragen erhöhen nicht nur den Redeanteil der Patient:innen, sondern ermöglichen ihnen vor allem einen weiten Blickwinkel auf das Thema. Die Betroffenen wissen selbst am besten, was für sie besonders von Bedeutung ist. Offene Fragen zeigen die Therapierenden als interessierte Gesprächspartner:innen und vermindern die Gefahr, als suggestiv wahrgenommen zu werden. Dadurch verringern offene Fragen Reaktanz. Im weiteren Gesprächsverlauf sind dann natürlich auch immer wieder geschlossene Fragen nötig und möglich.

- **Aktives Zuhören** ist wichtiger, als therapeutisch ausgeklügelte Beiträge in einem Dialog liefern zu können. Die Perspektiven der Patient:innen zu verstehen und verstehen zu wollen, ist Grundvoraussetzung für eine tragfähige Arbeitsbeziehung. Im Zweifelsfall fragen die Therapeut:innen immer wieder nach. Das Reflektieren und Spiegeln zeigt den Patient:innen, dass die Therapeut:innen wirklich an den persönlichen Perspektiven interessiert sind, und gibt den Therapeut:innen Gelegenheit, sich zu vergewissern, ob sie wirklich verstanden haben, was die betroffene Person meint.
- **Zusammenfassungen** des Gesagten durch therapeutisches Fachpersonal sind von besonderer Bedeutung. Einfache, sammelnde Zusammenfassungen ermöglichen Patient:innen, Change Talk noch einmal zu hören. Sie ermutigen sie weiterhin, Aspekte zu konkretisieren oder fortzufahren, zum Beispiel mit Ergänzungen. Zusammenfassungen können auch Gesagtes verknüpfen und, im Sinne eines »einerseits/andererseits«, Ambivalenzen vor Augen führen. Zusammenfassungen können weiterhin ganz allgemein eine Psychotherapiestunde strukturieren, beispielsweise am Ende oder auch am Anfang einer neuen Sitzung, um die neue Stunde in Gang zu bringen.
- **Validieren und Verstärken.** Validieren heißt, die Gefühle und Sichtweisen des Gegenübers wahrzunehmen und aufzunehmen sowie aufgrund der Biographie zu verstehen und das den Patient:innen auch anzuzeigen. Dies stellt eine grundlegende psychotherapeutische Qualität dar. Hierfür sollten sich die Therapeut:innen kontinuierlich um einen Perspektivenwechsel bemühen, praktisch in der Haut der Patient:innen zu stecken, um Gefühle und Sichtweisen zu verstehen und spiegeln zu können. Die behandelnde Person respektiert die Patient:innen und deren Sicht der Dinge. Sie verstärkt und erkennt konstruktive Einstellungen und positive Veränderungen an.
- Therapeut:innen nehmen eine neutrale Haltung ein. Mit Erlaubnis der Patient:innen und auf deren Nachfrage stellen sie jedoch **Wissen und Informationen** zur Verfügung. Beispielsweise kann es für eine Person, die ein Suchtverhalten verändern möchte, nützlich sein, Kenntnisse über Prozesse der klassischen Konditionierung oder über biochemische bzw. pharmakokinetische Prozesse zu erhalten. Diese können ihr helfen, eine qualifizierte Entscheidung zur genauen Formulierung eines Handlungsziels zu treffen, zum Beispiel um zwischen einer Konsumverringerung oder einer Abstinenz zu entscheiden.
- **Die Therapeut:innen »arbeiten« nicht für die Patient:innen.** Motivierende Gesprächsführung bedeutet nicht, aktiv Argumente für oder gegen ein Verhalten zu liefern, zum Beispiel über Gesundheitsrisiken von Tabakkonsum zu referieren. Dies führt häufig zu kognitiver Dissonanz, da diese Argumente im Gegensatz zum derzeitigen Verhalten der Patient:innen stehen und somit entweder nicht gehört werden können bzw. abgewertet oder entkräftet werden müssen. Dies erzeugt nur Reaktanz und schwächt die therapeutische Beziehung. Ziel ist vielmehr, dass Menschen mit psychischen Störungen selbst in die Lage kommen, Diskrepanzen zwischen ihrem derzeitigen Verhalten und ihren persönlichen Zielen und Werten zu entdecken und zu thematisieren.

Weitere allgemeine Strategien zur Gesprächsführung finden sich im Kapitel 1.

4.4 Wo stehen die Patient:innen? Prozesse in der Motivierenden Gesprächsführung

Miller und Rollnick (2023) entwickelten ein Modell eines prozessualen Vorgehens und formulierten vier Prozesse, die abhängig vom Stand der Patient:innen besondere Bedeutung einnehmen sollten. Die vier Prozesse *Beziehungsaufbau, Fokussierung auf die Problemlage, Annäherung an eine Entscheidung, Evokation* und *Planung der Veränderung* bauen aufeinander auf. Nachfolgend werden die Herausforderungen in den einzelnen Prozessen dargestellt, ergänzt durch Fragen der Therapeut:innen an sich selbst, um die eigene Haltung in der jeweiligen Phase für sie überprüfbar zu machen.

Beziehungsaufbau. Eine tragfähige, vertrauensvolle Beziehung zwischen Psychotherapeut:innen und Patient:innen stellt eine Grundbedingung und den wirksamsten Faktor zur Erreichung eines Arbeitsbündnisses und eines Therapieerfolgs dar (vgl. Kap. 1, 3). Eine respektvolle, empathische Grundhaltung und ein authentisches Agieren der Therapierenden sind dessen Grundpfeiler.

Fragen an die Therapeut:innen: Wie fühlt sich der / die Patient:in im Gespräch mit mir? Verstehe ich wirklich, was die Person zu mir bringt? Fühlt sie sich von mir unter Druck gesetzt oder durch mich bedroht? Kann ich Empathie für sie aufbringen? Bin ich echt? Bin ich für die behandelte Person ein hilfreiches und unterstützendes Gegenüber?

Fokussierung auf die Problemlage. Eine gute Therapiebeziehung sollte es den Patient:innen ermöglichen, offen zu berichten, was sie in ihrer Problemlage antreibt, bewegt und beschäftigt. Das Berichten von Motiven für oder gegen eine Verhaltensänderung ermöglicht es ihnen, ihre eigenen Werte und Lebensziele damit in Beziehung zu setzen, um eine Entscheidung anzubahnen. Eine neutrale, interessierte und nicht wertende Haltung der Therapeut:innen ermöglicht den Patient:innen, ihre Umwelt auf Erwünschtes und Nicht-Erwünschtes hin zu erforschen. Die Therapeut:innen sind dabei vor allem Interviewende. Die Hauptaufgabe besteht darin, ein gemeinsames Verständnis der Problemlage zu erreichen.

Fragen an die Therapeut:innen: Habe ich als Therapeut:in wirklich verstanden, was die betroffene Person in Bezug auf die Problemlage will und nicht will? Bin ich voreingenommen in Bezug auf die Ziele der Patient:innen? Fühlt es sich an, als würden wir zusammenarbeiten, oder bewegen wir uns in verschiedene Richtungen?

Annäherung an eine Entscheidung und Evokation. Das Offenlegen und Bewusstmachen aller Aspekte ihrer Problemlage hat die Patient:innen gegebenenfalls in die Lage gebracht, eine autonome Entscheidung für oder gegen eine Verhaltensänderung zu treffen. Ein Verharren im Status quo ist eine normale Reaktion vor einer Veränderung und kann seine Ursache sowohl in einer zu geringen Bedeutung der Motive für eine Veränderung als auch in einem fehlenden Zutrauen für eine Veränderung haben. Die behandelnde Person macht keinen Druck in Richtung eines von ihr gewünschten Verhaltens, sondern spiegelt den Patient:innen den Status quo oder arbeitet mit ihnen an ihrer Selbstwirksamkeitserwartung.

Fragen an die Therapeut:innen: Was sind die eigenen Ziele der Patient:innen für eine Verhaltensänderung? Mangelt es eher an der Wichtigkeit einer Veränderung oder an

Zuversicht, es schaffen zu können? Mache ich zu viel Druck in Richtung einer Entscheidung? Argumentiere ich zu viel? Lasse ich der behandelten Person genug Raum, um sich selbst zu hinterfragen?

Planen der Veränderung. Eine weitere Aufgabe ist die Unterstützung bei der Planung und Durchführung der von dem Patienten bzw. der Patientin entschiedenen Verhaltensänderungen. Dafür stehen eine Reihe von Methoden zur Verfügung (vgl. Teile III und IV). Sowohl beim Aufbau von neuen, zum Beispiel selbstfürsorglichen, Verhaltensweisen als auch beim Abbau von gesundheitsschädlichem Verhalten, zum Beispiel Suchtmittelgebrauch, können Stimuluskontrolle, Verhaltenspläne, Verträge, Belohnungspläne oder die Einholung sozialer Unterstützung eine Rolle spielen. Dazu wird psychologisches Wissen vermittelt, zum Beispiel zur Rückfallprophylaxe (vgl. Kap. 28).

Fragen an die Therapeut:innen: Was sind die nächsten Schritte in Richtung einer Verhaltensänderung? Was kann den Patient:innen helfen, ihre Ziele zu erreichen? Braucht die betroffene Person Hilfe bei der Erstellung eines Planes für die Umsetzung, oder benötigt sie mehr Informationen?

4.5 Gesprächsführungsstrategien und -techniken

Freies Explorieren der derzeitigen motivationalen Lage. Ziel ist es, *Change Talk* zu ermöglichen und dabei möglichst wenig Kampf zwischen Therapeut:innen und Patient:innen auszulösen. Die Fragen der Therapeut:innen sollten also nie als Vorwurf verstanden werden können, sondern authentisches Interesse vermitteln, ohne dass sich Therapeut:innen zum offensiven Anwalt einer Verhaltensalternative machen. Geeignet sind offene Fragen zu Themen wie: Vorteile einer Veränderung und des alten Verhaltens, Kosten einer Verhaltensänderung und genauso des Status quo sowie Fragen zur Änderungszuversicht. Diese Fragen dienen anfangs dazu, das Thema zu eröffnen und sie gewähren erste Einblicke in die Motivstruktur. Mit Fragen, die einen möglichst weiten Blickwinkel für die Patient:innen offen lassen, z. B. »Erzählen Sie!«, sollte zum weiteren Berichten ermutigt werden. Mögliche Eröffnungsfragen bei einem therapeutischen Dialog zum Aufbau selbstfürsorglichen Verhaltens könnten sein:

- Was könnte sich in Ihrem Leben verändern, wenn Sie regelmäßig Sport treiben würden?
- Welche Aspekte sind für Sie an der jetzigen Situation okay?
- Womit sind Sie an Ihrer jetzigen Situation unzufrieden?
- Angenommen, Sie könnten alles mit einem Zauberstab so ins Positive bringen, wie Sie es schildern. Welche Nachteile wären dabei denkbar?
- Ihnen ist das Thema ernst. Ich würde gerne mehr darüber erfahren, wie zuversichtlich Sie sind, dies zu verändern.

Entscheidungswaage. Die gemeinsame Erarbeitung einer Entscheidungswaage bietet die Möglichkeit, die Vorteile verschiedener Verhaltensalternativen, allgemeine Präferenzen sowie ambivalente Motivationszustände explizit zu machen. So kann Ambivalenz konstruktiv weiterentwickelt oder sogar aufgelöst werden. Es werden die Motive für ein Beibehalten der alten Verhaltensweisen auf der einen Seite und Motive für eine Verhaltensänderung auf der anderen Seite gesammelt, gewichtet und beide Seiten der Waagschale einander gegenübergestellt. Den Therapierenden bietet sich die Möglichkeit, positive Perspektiven einer Veränderung, aber auch genauso die Vorteile des Status quo kennenzulernen und thematisch zu vertiefen. Dies ist auch deshalb wichtig, um im Verlauf einer Psychotherapie alternative Befriedigungsmöglichkeiten entwickeln zu können. Beispielsweise kann es für eine Person, die mit dem Rauchen aufhört, wichtig sein, neue Strategien der Selbstbelohnung oder Selbstberuhigung zu erlernen.

Man sollte sich für die Erarbeitung der Entscheidungswaage ausreichend Zeit lassen. Oft kommen erst nach und nach immer neue Aspekte ins Bewusstsein. Bei Suchtverhalten spielen zum Beispiel häufig nicht nur Konsummotive wie Entspannung und Wohlbefinden eine Rolle, sondern auch soziale Motive. Umgekehrt sind bei den Veränderungsmotiven oft nicht nur Gesundheitsmotive, sondern auch soziale, monetäre oder Selbstwertmotive wichtige Gründe. Eine Reihe von manualisierten Behandlungskonzepten für Substanzstörungen bieten bereits Vorlagen für Entscheidungswaagen an, die von Patient:innen als Hausaufgabe selbstständig bearbeitet werden können und die in der gemeinsamen Arbeit Ansatzpunkte bieten, eine Motivstruktur herauszuarbeiten (beispielsweise Hoch et al. (2011) für cannabisbezogene Störungen).

Skalen. Die Anwendung von Skalen ist nützlich, um über Veränderungsbereitschaft und über die Zuversicht, eine Veränderung umsetzen und aufrechterhalten zu können, ins Gespräch zu kommen. Grundprinzip ist dabei, die betroffene Person Wahrscheinlichkeiten für Verhaltensänderungen einschätzen zu lassen. So können noch einmal Motive für eine Veränderung thematisiert, Hindernisse identifiziert und Szenarien für eine erfolgreiche Veränderung entwickelt werden. Vor allem bei einer intrinsisch aufgesuchten Behandlung besteht bei Patient:innen häufig bereits eine gewisse Ambivalenz bezüglich der Veränderung von Verhalten, sie befinden sich schon in einer Abwägungsphase.

Beispiel

T: Zwischen 0 und 100, für wie wahrscheinlich halten Sie es, dass es Ihnen in nächster Zeit gelingen wird, an nur noch zwei bis drei Tagen Cannabis zu konsumieren statt täglich, wie bisher?

P: Nun, ich schätze, vielleicht 50 Prozent.

T: Warum sind Sie bei 50 Prozent und nicht, sagen wir, bei nur 10 Prozent?

P: Es ist mir einfach wichtig. Ich merke, dass ich meine Aufgaben in der Firma und als junger Vater nicht schaffe, wenn ich so weitermache wie bisher. Ich will es einfach nicht mehr so.

T: Cannabis soll nicht mehr so vordergründig zu Ihrem Leben gehören und behindert Sie im Beruf und Privatleben. Andererseits sagten Sie jedoch 50 Prozent und nicht, sagen wir, 90 Prozent.

P: Ja. Ich weiß ja, wie das ist mit dem Reduzieren. Ganz schnell schleicht sich der alte Trott ein. Wenn das Zeug da ist, nehme ich es auch. Es ist verflixt.

T: Sie befürchten, schnell in alte Muster zu verfallen, und sind deshalb nicht sehr optimistisch. Lassen Sie uns gemeinsam schauen, wie Sie erfolgreicher sein können.

Extreme. Möglich ist es ebenfalls, Extreme zu erwägen. Hier werden mit den Patient:innen sehr positive oder negative Ausgänge verschiedener Verhaltensoptionen entwickelt. Dies kann die Sicht auf Motive zuspitzen. Formulierungen zum Beispiel in Bezug auf die Entscheidung, eine massierte Expositionsbehandlung zu beginnen, könnten sein:

- Was könnten Sie sich vorstellen, wie verliefe Ihr Leben schlechtestenfalls / bestenfalls, sollten sich die Waschzwänge weiterentwickeln?
- Wie könnte sich Ihr Leben im besten Fall entwickeln, wenn die Zwänge Sie nicht mehr belasten?

Ziele und Werte. Eine weitere wichtige Technik, um konstruktiv Motivation und Selbstwirksamkeitserwartung für Verhaltensveränderungen zu fördern, ist die Thematisierung von Zielen und Werten im Leben ganz allgemein. Abseits vom aktuellen Thema können über den gemeinsamen Blick in die Vergangenheit oder in die Zukunft mit den Patient:innen deren persönliche Präferenzen im Leben ins Bewusstsein gerückt werden. So lassen sich daraus Bedeutungen für den aktuell zu entscheidenden Lebensbereich entwickeln. Ansatzpunkte können sein, wichtige Lebensentscheidungen oder Wegkreuzungen in der Vergangenheit schildern zu lassen. Eine andere Möglichkeit wäre, einen perfekten Tag in einem oder in fünf Jahren schildern zu lassen. Hier können bedeutende Werte oder Lebensziele entdeckt und gespiegelt werden. Dies kann für Patient:innen hilfreich sein, um in der aktuellen Situation eine sinnvolle Entscheidung für oder gegen ein Verhalten zu treffen (vgl. Kap. 58 und 59).

4.6 Umgang mit dem Verharren im Status quo und mit Missstimmungen oder Konflikten

Wichtig

Miller und Rollnick (2023) verabschiedeten sich vom früher häufig verwendeten Begriff des Widerstands. Aus ihrer Sicht legte dieser Begriff die Verantwortung für Spannungen oder Misserfolge in der Therapie zu sehr auf die Seite der Patient:innen. Stattdessen sprechen sie nunmehr vom »Sustain Talk«, dem Verharren im Status quo als Gegenteil des angestrebten »Change Talk«, und von »Discord«, der Missstimmung in der Therapiebeziehung. Ziel in der Motivierenden Gesprächsführung ist es, ein möglichst geringes Maß an Sustain Talk und Discord zu erreichen.

Ein Verharren im Status quo zeigt sich zum Beispiel am Ablenken vom Thema, am Bagatellisieren von Kosten eines Verhaltens oder am Argumentieren. Eine wirksame therapeutische Technik ist das Reflektieren des Gesagten. Dabei wiederholt man das Gesagte mit eigenen Worten als Aussagesatz. Dies ermöglicht den Erhalt einer neutralen, nicht-wertenden Haltung der Therapeut:innen und konfrontiert die Patient:innen gleichzeitig mit ihrer Darstellung der Dinge.

Beispiel • Reflektieren

Einfache Reflexion

P: Ich denke, wie ich mit meiner Frau und meinen Kindern umgehe, ist schon okay, am Ende muss schließlich der Mann vorgeben, wie der Hase zuhause zu laufen hat.

T: Ihre Art des Umgangs innerhalb Ihrer Beziehung hat für Sie keine ernsten Probleme zur Folge.

P: Doch, natürlich schon. Am Ende bin immer ich der Blöde.

T: Erzählen Sie mir davon!

Verstärkte Reflexion

P: Von meinen Freunden kiffen fast alle. Aber meine Mutter tut so, als wäre ich ein verrückter Junkie. Das ist doch bescheuert!

T: Sie fühlen sich ungerecht behandelt und sind ärgerlich. Eigentlich hat Ihre Mutter ein Problem.

P: Oh, natürlich habe auch ich ein Problem, wenn sie mich so behandelt.

T: Erzählen Sie mir davon!

Missstimmungen (vgl. auch Dissens, Kap. 1) können ein Zeichen dafür sein, dass der / die Therapeut:in seine / ihre neutrale, wertschätzende Haltung ein Stück weit verlassen hat. Ausdruck von Missstimmungen könnten zum Beispiel die Einnahme einer Verteidigungshaltung oder Aggressivität sein. Die Patient:innen geben den Therapeut:innen damit ein Zeichen, ihre Grundhaltung im Dialog zu überprüfen. Hier sollte der / die Therapeut:in zu einem Schritt zurück und, wenn nötig, auch zu einer Entschuldigung bereit sein.

Beispiel

Fokus verändern

P: Sie sind der Nächste, der mir sagt, ich solle meine Ernährung umstellen und mich mehr bewegen, wenn ich nicht den nächsten Herzinfarkt bekommen möchte.

T: Nicht so schnell. Ich möchte gerne wissen, was bei Ihnen los ist, und keine guten Ratschläge geben. Erzählen Sie bitte, was Sie in meine Praxis führt.

Validieren und Bestätigen

P: Sie sitzen gemütlich da und lächeln. Sie müssen ja nicht vier Jahre absolute Abstinenz nachweisen, um Ihren Führerschein zurückzubekommen.

T: Sie sind ärgerlich und haben absolut recht mit Ihrer Rückmeldung. Sie befinden sich in einer sehr schwierigen Situation. Es tut mir leid, ich wollte Sie durch mein Lächeln nicht provozieren.

Autonomie betonen

P: Sie können es ruhig sagen, meine Frau hat Sie bestimmt dazu gedrängt, mir die Besuche im Kasino abzugewöhnen!

T: Was das Ziel in unserem Gespräch ist, entscheiden ganz alleine Sie. Ich finde es gut, dass Sie unseren Termin wahrnehmen, obwohl Ihre Frau scheinbar Druck auf Sie ausübt. Bitte erzählen Sie mir von Ihrer Situation zuhause.

4.7 Fazit

Das Konzept der Motivierenden Gesprächsführung stellt eine Reihe von Gesprächsregeln, -strategien und -techniken zur Verfügung. Vor allem jedoch fordert es eine akzeptierende und wertschätzende Grundhaltung der Therapeut:innen. Danach übernehmen diese nicht konfrontativ die Vertretung einer bestimmten Position, sondern die Verantwortung dafür, dass sie durch ihr Interesse, ihre Empathie und ihre Bereitstellung von Wissen für eine konstruktive Gesprächssituation sorgen. Das nimmt Druck aus der Kommunikation und entlastet Therapeut:innen von der Verantwortung für die Entscheidungen der Patient:innen. So ist nicht nur eine effektive Motivierung der Patient:innen möglich, sondern auch der Schutz von Therapeut:innen vor einem Burnout.

FAQ

Wie gehe ich damit um, wenn Patient:innen trotz Motivierender Gesprächsführung ein extrem gesundheitsschädigendes Verhalten (z. B. weiterhin viel Rauchen bei fortgeschrittenem Lungenkrebs) nicht aufgeben wollen?
Es gibt Situationen, in denen eine Eigengefährdung der Patient:innen die behandelnde Person dazu zwingt, gegen den Willen der Patient:innen zu handeln – zum Beispiel die Organisation einer Einweisung, wenn sich diese nicht von akuten suizidalen Absichten distanziert. Das geschilderte Verhalten gehört jedoch nicht zu solchen Situationen. Die Patient:innen sind und bleiben autonom in ihren Entscheidungen für oder gegen ein Verhalten. Aus ihrer persönlichen Sicht ist ihre Selbstwirksamkeitserwartung für eine Verhaltensveränderung nicht ausreichend, oder es überwiegen die Vorteile des Weiterrauchens. Das ist zu akzeptieren. Entscheidend ist, ob die therapeutischen Gespräche genutzt werden konnten, dass die Patient:innen in einer akzeptierenden Atmosphäre ihre Situation zu reflektieren vermochten.

Weiterführende Literatur

Hötzel, K. & von Brachel, R. (2022). Änderungsmotivation fördern. Göttingen: Hogrefe.

Miller, W. R. & Rollnick, S. (2023). Motivational Interviewing: Helping people change and grow (4 rd ed.). New York: Guilford.

Noack, R. & Beiling, P. (2019). Motivationale Methoden. Techniken der Verhaltenstherapie. Weinheim: Beltz.

5 Spezifische Beziehungsgestaltungstechniken aus neueren integrativen Methoden

Eva-Lotta Brakemeier • Eva Faßbinder • Christian Stiglmayr

5.1 Hintergrund

Die Gestaltung der therapeutischen Beziehung einschließlich Motivierung sollte eine psychotherapeutische Basisfertigkeit darstellen (vgl. Kap. 1–4). Studien unterstreichen die Bedeutung des Wirkfaktors *therapeutische Beziehung* (oft als »working alliance« = Arbeitsbündnis bezeichnet) für einen positiven Therapieoutcome (vgl. z. B. Wampold, 2015; Norcross & Lambert, 2018; Flückiger et al., 2018). Entsprechend erhält in neueren Methoden (z. B. »dritte Welle«; vgl. Teil VI) die Gestaltung der therapeutischen Beziehung eine noch größere Bedeutung. Dies resultiert auch aus den klinischen Erfahrungen, dass bei bestimmten »schwierigen« Patient:innen die klassische KVT-Beziehungsgestaltung an ihre Grenzen stößt. Insbesondere wurden in folgenden drei Methoden explizit neue Strategien zur Beziehungsgestaltung benannt und beschrieben:

- Cognitive Behavioral Analysis System of Psychotherapy (CBASP, Kap. 60): Arbeit mit dem Kiesler-Kreis sowie die Haltung des disziplinierten persönlichen Einlassens mit interpersonellen Diskriminationsübungen
- Dialektisch-Behaviorale Therapie (DBT, Kap. 61): Dialektische Beziehungsgestaltung
- Schematherapie (ST, Kap. 66): Limited Reparenting – begrenzte nachträgliche elterliche Fürsorge

In dem von Bollmann und Koautor:innen vorgeschlagenen Modell zur Differenziellen Beziehungsgestaltung (Bollmann et al., 2021) lassen sich diese Techniken als spezifische Beziehungsgestaltung einordnen, da die Beziehungsgestaltung selbst spezifische Behandlungsziele verfolgt (vgl. Editorial 1).

5.2 Indikation, Kontraindikation und Nebenwirkungen

Indikation und Kontraindikation. Aus psychopathologischer und klinischer Perspektive heraus betrachtet erscheinen speziellere Beziehungsgestaltungstechniken insbesondere sinnvoll und hilfreich bei all jenen Patient:innen, welche

- frühe traumatisierende Beziehungserfahrungen erfahren haben,
- gehäuft interpersonelle Probleme aufweisen,
- in der direkten Interaktion mit den Therapierenden »schwierig« erscheinen sowie
- auf traditionelle evidenzbasierte Psychotherapien nicht angesprochen haben.

Wissenschaftlich beschriebene Kontraindikationen für die spezielleren Beziehungsgestaltungstechniken der neueren VT-Methoden sind nicht bekannt. Aus klinischer Sicht ist ein vorsichtiger Einsatz geboten bei psychotischen Störungen, manischen Phasen sowie schizoiden und schizotypen Persönlichkeitsstörungen (PS). Bei der Antisozialen PS, welche für CBASP eher als Kontraindikation gilt, erweist sich die Schematherapie in einer ersten Studie als vielversprechend (Bernstein et al., 2007). Suizidalität ist per se keine Kontraindikation. Ganz im Gegenteil können bei Suizidalität die beschriebenen Beziehungsstrategien oft hilfreich eingesetzt werden (vgl. Kap. 26).

Nebenwirkungen. Nebenwirkungen können bei intensiver Arbeit mit der Beziehung auftauchen. Einzelne Patient:innen mit großen Misstrauen, ausgeprägten Ängsten vor Beziehungen und interpersoneller Nähe können sich beispielsweise durch die intensive Gestaltung der therapeutischen Beziehung überfordert fühlen und mit Vermeidung – bis hin zum Therapieabbruch – reagieren; allerdings gehen insgesamt alle drei Therapiemethoden grundsätzlich mit vergleichsweise niedrigen Abbruchraten einher. Zusätzlich können abgesehen von kurzfristigen Verschlechterungen der Symptomatik Probleme in der therapeutischen Beziehung wie Konflikte, jedoch auch Abhängigkeit oder Verliebtheit entstehen, welche jedoch zumeist nach Bearbeitung langfristig zu wertvollen Erkenntnissen und heilsamen Beziehungserfahrungen führen können. Auch die Forschung zu sogenannten Rupture-Repair-Prozessen (d. h. Brüche in der therapeutischen Beziehung, die anschließend behoben werden) zeigt, dass solche Muster in Therapien relativ häufig auftreten und mit besseren Therapieergebnissen in Zusammenhang stehen (Eubanks et al., 2018; Safran et al., 2011; Gumz et al., 2019).

5.3 Praktische Durchführung

5.3.1 Die Beziehungsgestaltung in CBASP

Der Kiesler-Kreis

Der Kiesler-Kreis (Kiesler, 1996) wurde durch den amerikanischen Psychologen Donald J. Kiesler in der Tradition der interpersonellen Circumplexmodelle (z. B. Leary, 1957; Pincus et al., 2010) entwickelt (ursprünglich nicht primär für die Psychotherapie). Als Kreismodell für interpersonelle Beziehungen dient es der Einschätzung des sogenannten *Stimuluscharakters* eines Menschen in einer sozialen Interaktion. Statt des Terminus Stimuluscharakter sprechen wir gegenüber den Betroffenen vom Kiesler-Kreis-Profil, da dieser Begriff besser verstanden und angenommen wird. Er bezeichnet die verdeckte emotionale, kognitive oder verhaltensbezogene Reaktion, die eine Person bei anderen Menschen »hervorruft«. Es ist sinnvoll, den Patient:innen den Kiesler-Kreis – wie in Abbildung 5.1 dargestellt – auf einer Flip-Chart oder einem Arbeitsblatt vorzustellen (nach Brakemeier et al., 2021).

Wir haben die Erfahrung gemacht, dass Patient:innen den Kreis besser annehmen und damit arbeiten können, wenn die Oberbegriffe »Nähe vs. Distanz« (zusätzlich zu »freundlich vs. feindselig«) und »Offenheit vs. Verschlossenheit« (zusätzlich zu »dominant vs. unterwürfig«) verwendet werden. Vor allem der Begriff »feindselig« wird von Patient:innen schwer angenommen. Auch der Begriff »dominant«, der als neutral be-

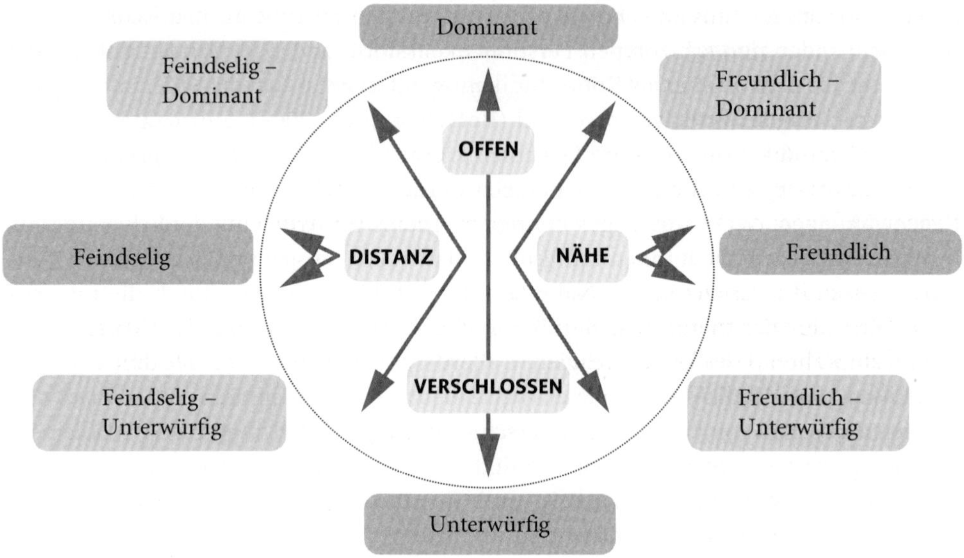

Abbildung 5.1 Der Kiesler-Kreis (nach Brakemeier et al., 2021)

wertet werden sollte, hat im deutschsprachigen Raum eine eher negative Konnotation. Zudem werden Betroffene darauf aufmerksam gemacht, dass die Pfeile im Kreis einen Hinweis darauf geben, wie andere Menschen typischerweise auf ein bestimmtes Verhalten reagieren. Kiesler bezeichnet dies als komplementäre Reaktionstendenzen, d. h. wie wir uns in sozialen Situationen anderen gegenüber mit hoher Wahrscheinlichkeit verhalten (zum Begriff Komplementarität).

Nachdem der Kiesler-Kreis eingeführt wurde, können die Therapeut:innen ihre Patient:innen bitten, sich selbst einzuschätzen: »Was meinen Sie, wo stehen Sie im Kreis? Sind Sie eher ein Mensch, der viel Nähe zu anderen zulassen kann, oder eher jemand, der auf Distanz zu anderen Menschen geht?« (Einordnung Dimension freundlich-nah bis feindselig-distanziert) »Und sind Sie eher ein Mensch, dem es leichtfällt, offen über sich zu sprechen, oder sind Sie eher ein verschlossener Mensch?« (Einordnung Dimension dominant-offen bis unterwürfig-verschlossen)

Fallbeispiel

Clemens Tauenzieher (Diagnose: persistierende Depression und Borderline-PS) neigt in Situationen, in denen er sich zurückgewiesen oder vernachlässigt fühlt, zu Wutausbrüchen. Beispielsweise leidet er unter extremen Eifersuchtsgefühlen und reagierte oft impulsiv und aggressiv (feindselig-dominant) gegenüber seiner mittlerweile Ex-Ehefrau, die sich in solchen Situationen erschrocken und ängstlich zurückgezogen hat. Diese Verhaltensweisen werden auf der Basis seiner frühen Beziehungserfahrungen zwar verständlich, führen jedoch zu erheblichem Leid und Hilflosigkeitsgefühlen sowie interpersonellen Konsequenzen (Scheidung).

Zur Erfassung des Stimuluscharakters von Personen im interpersonellen Kontext steht mit dem *Impact Message Inventory* (Kiesler & Schmidt, 1993; deutsch: IMI-R, Caspar, 2002) ein geeigneter Fragebogen zur Verfügung, welcher zur Reflexion der therapeutischen Beziehung im Verlauf, jedoch auch für Paarprobleme (auch unabhängig von einer CBASP-Therapie) sowie für die Wirksamkeits-Forschung sehr hilfreich genutzt werden kann (vgl. Brakemeier et al., 2021). Er liegt in einer alters-adaptierten Version auch für Kinder und Jugendliche und deren Bezugspersonen vor (Dippel et al., 2023).

Zusammengefasst lässt sich der Kiesler-Kreis für folgende Situationen und Strategien nutzen (nach Brakemeier et al., 2021; Guhn et al., 2021):

- zur Reflexion der therapeutischen Beziehung (auch durch Einsatz des IMI-R)
- Einsatz während der Durchführung von Situationsanalysen (vgl. Kap. 24)
- in Gruppentherapien, welche speziell auf dem Kiesler-Kreis basieren (vgl. Kap. 78, Guhn et al., 2019).
- in interaktionell schwierigen Situationen, z. B. durch Frage: Was meinen Sie, wie wirken Sie gerade im Kiesler-Kreis auf mich? Das Reflektieren über den Stimuluscharakter hilft den Patient:innen häufig, mit den Therapierenden gemeinsam herauszufinden, warum sie gerade z. B. feindselig-dominant wirken und warum andere Personen entsprechend reagieren (z. B. feindselig-unterwürfig), um anschließend diesen schwierigen Interaktionsstil zu verändern
- zur Unterstützung von Paargesprächen, um die Beziehungsdynamik zu reflektieren und ggf. zu verändern
- in Situationen des disziplinierten persönlichen Einlassens (s. u.)

Das übergeordnete Ziel bei der Nutzung des Kiesler-Kreises besteht darin, dass die Betroffenen eine interpersonelle Flexibilität erreichen und interpersonelle Rigidität bzw. Extremität überwinden.

Diszipliniertes persönliches Einlassen

Die negativen, oft traumatisierenden früheren Erfahrungen von Patient:innen mit persistierenden Depressionen werden in CBASP (Kap. 60) durch interpersonelle Techniken bearbeitet (McCullough, 2006). Betroffene mit frühen traumatisierenden Beziehungserfahrungen können die Tendenz zeigen, den Behandelnden mit einer wichtigen verletzenden Bezugsperson aus ihrer Vergangenheit gleichzusetzen (Übertragung). Dadurch können Veränderungsmotivation und Verhaltensänderung behindert werden, da die Betroffenen implizit erwarten, dass auch der / die Therapeut:in sie / ihn zurückweist, bestraft, missbraucht, etc. Daher sollen CBASP-Therapeut:innen die Haltung des disziplinierten persönliches Einlassens (*disciplined personal involvement*, DPI) einnehmen. DPI ist eine innovative und sehr hilfreiche Haltung, die der therapeutischen Beziehungsgestaltung dient. Schweiger und Kollegen beschreiben in dem Vorwort der Übersetzung des Buches von McCullough »Therapeutische Beziehung und die Behandlung chronischer Depressionen« das DPI als eine »hochprofessionelle Form von Beziehungsgestaltung, welche Therapeut:innen und ihre persönliche Innenwelt, ihr Denken, ihre Emotionen und ihre Reaktionen auf das Verhalten der Patient:innen mit einschließt« (McCullough, 2012, S. XIV). Die Haltung des DPI wird in Form von zwei Techniken realisiert: Zum einen können die Therapeut:innen in Reaktion auf das Verhalten der Patient:innen eine sog. kontingente persönliche Reaktion (KPR) zeigen, um sie auf diese Weise mit den interpersonellen Konsequenzen ihres Verhaltens zu konfrontieren. Zum anderen helfen der Therapeut:innen ihren Patient:innen korrigierende und heilsame Beziehungserfahrungen zu erkennen, indem sie die sog. Interpersonelle Diskriminationsübung (IDÜ) einsetzen, mit der das Verhalten von Personen aus dem heutigen Leben der Patient:innen mit den Verhaltensweisen ihrer prägenden Bezugspersonen verglichen werden.

Persönliche Rolle des Therapeuten. Diese Art der Beziehungsgestaltung fordert eine nicht-neutrale, sehr persönliche, menschliche Rolle der Psychotherapeut:innen, wobei diese sich von der im Kap. 1 beschriebenen Rolle unterscheidet (v. a. hinsichtlich der Variable *Distanz*) und nahezu im Gegensatz zu stehen scheint zu dem »klassischen« psychodynamischen oder »rogerianischen«, nicht persönlich agierenden, abstinenten Verhalten von Therapierenden.

Für Patient:innen mit frühen traumatisierenden Beziehungserfahrungen erscheint dieses Vorgehen aus drei Gründen relevant:

(1) Bei vielen Patient:innen macht eine Thematisierung ihrer (submissiven oder feindseligen) Beziehungsgestaltung die Therapie erst möglich. McCullough nennt Patient:innen in diesem Stadium »pre-therapy«, um zu verdeutlichen, dass sie durch den Einsatz der KPR erst zu einer Arbeitsbeziehung befähigt werden.

(2) Therapeut:innen können ihren Patient:innen insbesondere dann vermitteln, wie diese mit anderen Menschen empathisch umgehen, wenn sie selbst bereit sind, persönliche Gefühle und Reaktionen preiszugeben (Modelllernen, Empathietraining).

(3) Wenn sich die Therapeut:innen so persönlich und menschlich zeigen, können die Betroffenen Diskriminationskriterien entdecken, um die aktuelle therapeutische Beziehung mit früheren dysfunktionalen Beziehungen zu vergleichen und zu unterscheiden (vgl. IDÜ).

(4) Schließlich kann feindselig wirkenden Patient:innen die persönliche Reaktion der Therapierenden helfen zu erkennen, dass ihr feindseliges oder destruktives Verhalten bei anderen Mitmenschen verletzende Auswirkungen hat.

Um diese Form der Beziehungsgestaltung als Therapeut:in zu verstehen und anzuwenden, ist es hilfreich, sich die Bedeutung jedes einzelnen Wortes des DPI zu verdeutlichen (nach Brakemeier et al., 2021):

- **Diszipliniert** (auch im Sinne von kontrolliert oder überlegt): Therapierende werden angehalten, vor dem persönlichen Einlassen zuerst zu überprüfen, ob eigene Prägungen aktiviert sind. Wenn dies zutrifft, kann Supervision bzw. Selbsterfahrung helfen zu entscheiden, ob das DPE dennoch sinnvoll ist; wenn die Emotionen vorwiegend durch die Patient:innen ausgelöst werden, sollten die Therapierenden reflektieren, ob, was und wie sie den jeweiligen Betroffenen die Emotionen und / oder Verhaltenstendenzen mitteilen sowie welches Ziel bzw. welche heilsame Beziehungserfahrung sie dabei verfolgen. DPI ist also kein »Freibrief«, persönliche Gefühle und Reaktionen ungefiltert oder impulsiv einfach herauszulassen.

- **Persönlich**: Therapierende sind bereit, den Betroffenen eine persönliche, authentische, offene, gefühlsmäßige Reaktion mitzuteilen; sie sollen also als »menschliche Wesen« reagieren. Hierbei ist es häufig hilfreich, das Empathietraining zu nutzen (Therapeut:in: »Was meinen Sie, wie es mir gerade geht?")
- **Einlassen**: Die Therapierenden sind grundsätzlich bereit, sich auf die Betroffenen derart persönlich einzulassen bei Wahrung der therapeutisch-ethischen Grenzen. Die Voraussetzung dafür sollte immer sein, dass sie ihre Patient:innen grundsätzlich mögen, da sie aufgrund der ihnen bekannten frühen Beziehungserfahrungen (Prägungen) auch schwierige Verhaltensweisen einordnen und verstehen können.

In Tabelle 5.1 ist die Haltung des DPI zusammengefasst.

Tabelle 5.1 Leitfaden für die Umsetzung des diszipliniert-persönlichen Einlassens durch kontingente persönliche Reaktion (KPR)

DPI-Haltung für Therapeut:innen	Konkrete Beispiel-Äußerungen
Vorbereitung: DPI-Situation wahrnehmen, mich bereit fühlen, Verhaltensziele für Patient:in bestimmen	
Schritt 1: Verlangsamung und Benennung des Verhaltens (Empathietraining)	Was meinen Sie, was löst Ihre Bemerkung, dass all unsere Therapiestunden Zeitverschwendung seien, in mir aus? Schauen Sie mich mal an, wie sehe ich denn aus?
Schritt 2: Offenbarung der KPR: ▶ Ggf. Erlaubnis einholen ▶ positive und / oder negative Gefühle diszipliniert (!) preisgeben und Patient:in helfen zu sehen, woran er / sie meine emotionale Reaktion erkennen kann ▶ die Konsequenz des Verhaltens deutlich machen	▶ Möchten Sie wissen, was ich gerade fühle und denke? ▶ Ich fühle mich ein wenig verletzt durch … ▶ Wo sind Sie gerade im Kiesler-Kreis?
Schritt 3: Vermittlung adaptiver Verhaltensweisen ▶ Erarbeitung neuer Verhaltensweisen, die zur Förderung des Therapiefortschritts führen ▶ Benennen der Wirkung, die das veränderte Verhalten hat	Wie hätten Sie Ihrer Unzufriedenheit noch Ausdruck verleihen können und zwar auf eine Art und Weise, die mich nicht verletzt?

Nach derartigen KPR-Sequenzen kann sich eine Übung zur Interpersonellen Diskrimination (IDÜ) anschließen. Durch die IDÜ sollen Patient:innen die Unterschiede zwischen der Reaktion von ihren prägenden Bezugspersonen und der Reaktion der

Therapeut:innen auf ihr Verhalten erkennen. Sie können erfahren, dass ihre aktuellen Mitmenschen anders auf bestimmte Verhaltensweisen reagieren, dass heute eine andere Realität ist, dass sie heute nicht mehr verletzt, missbraucht, geschlagen, allein gelassen werden etc. Sie sollen jedoch auch transparent erkennen, dass ihr Verhalten bestimmte Konsequenzen hat und sich fragen, ob sie diese Konsequenzen auch beabsichtigt haben. Man kann auch sagen, dass durch die IDÜ alte emotionale Verstrickungen gelöst werden sollen, welche den Patient:innen interpersonell und intrapersonell gefangen halten (McCullough, 2012, S. 53).

Diese proaktive Gegenüberstellung erfolgt durch bestimmte Fragen, welche in Tabelle 5.2 als Leitfaden zusammengefasst werden.

Tabelle 5.2 Ein Leitfaden für die Umsetzung des Disziplinierten Persönlichen Einlassens (DPI) durch die Interpersonelle Diskriminationsübung (IDÜ) für Therapeut:innen

IDÜ-Technik für den Therapierenden	Konkrete Beispiel-Äußerungen
Hot Spot erkennen, entsprechend reagieren und benennen (z. B. in Form einer vorangegangenen KPR)	Kennen Sie dieses Gefühl (z. B. des Alleinseins) von Ihren Prägungen?
Reaktionen der prägenden Bezugspersonen erfragen (ggf. mehrere)	Wie hätte Ihre Mutter / Ihr Vater/… in einer vergleichbaren Situation auf Sie reagiert?
Mit dem eigenen Verhalten kontrastieren	Wie habe ich eben reagiert, als sie …? Was für Gemeinsamkeiten / Unterschiede können Sie zu Ihrer Mutter / Ihrem Vater/… erkennen?
Neue Beziehungserfahrung explizit machen	Was bedeutet es für Sie, dass ich anders reagiert habe als Ihre Mutter / Ihr Vater/…? Was bedeutet es für unsere gemeinsame Arbeit, dass ich anders reagiert habe als Ihre Mutter / Ihr Vater/…?

Fallbeispiel

Im Folgenden werden beide Strategien durch das Fallbeispiel Herr Tauenzieher (s. o. und Kap. 56) demonstriert.

P: *(schreit Therapeutin wütend an)* Ich bin gekommen um zu sagen, dass ich gehe. Ihre Therapie bringt mir nichts. Ich verlasse Sie.

T: Herr Tauenzieher, können Sie sich vorstellen, wie es mir gerade geht? (Empathietraining)

P: Wie es Ihnen geht? Das ist jetzt doch nicht wichtig.

T: Doch, das ist es vermutlich schon. Können Sie mich bitte kurz anschauen. Was denken Sie, wie es mir gerade geht? (weiteres Empathietraining)

P: Naja, Sie sehen nicht gerade erfreut aus. Dabei könnten Sie sich doch freuen, dass Sie mich endlich los sind.

T: Darf ich Ihnen sagen, wie es mir gerade geht?

P: Na los, sagen Sie es schon!

T: Also, ich muss sagen, dass ich geschockt bin, dass Sie die Therapie beenden wollen. Zudem macht es mich auch traurig, dass Sie denken, ich freue mich darüber.

P: Was? Das macht Sie traurig? Das glaub ich Ihnen nicht.

T: Das ist aber so. Ich habe Ihnen ja schon mehrfach gesagt, dass ich Sie mag, und Ihnen gerne helfen möchte. – Möchten Sie mich traurig machen?

P: Nein, das möchte ich eigentlich nicht.

T: Warum machen Sie das dann?

P: Ich weiß auch nicht. Ich glaub einfach nicht, dass Sie mich mögen. Keiner mag mich.

T: Kann es sein, dass da gerade eine Prägung aktiviert wird?

P: Na ja, wahrscheinlich die meiner Mutter und sogar meiner Ex. Frauen halten es nicht mit mir aus. Sie mögen mich nicht und verlassen mich.

T: Ja, das sind Ihre Prägungen. Aber wie habe ich denn jetzt reagiert?

P: Na ja, Sie waren traurig und haben gesagt, dass Sie mich mögen und mir helfen wollen.

T: Ja, genau das habe ich gesagt. Wie hätte denn Ihre Mutter reagiert, wenn Sie ihr gesagt hätten, dass Sie sie verlassen?

P: Ach, die hat sich ja gefreut, als ich endlich ausgezogen bin. Sie hat mich nicht gemocht.

T: Und Ihre Ex-Frau?

P: Na ja, die habe ich ja verlassen, als ich herausbekommen habe, dass sie mich betrogen hat. Ich glaube, dass sie froh war, mich endlich los zu sein wegen meiner Wutausbrüche.

T: Und Ihr Vater?

P: Ich habe mit 16 gesagt, dass ich ausziehen will. Er hat mich geschlagen und ich habe zurückgeschlagen – das hat mich so wütend gemacht.

T: Das verstehe ich. Welche Unterschiede sehen Sie denn, wenn Sie meine Reaktion mit der Ihrer prägenden Bezugspersonen vergleichen?

P: Naja, Sie sagen, dass Sie traurig wären, wenn ich gehe, weil Sie mich mögen und mir helfen wollen. Mein Vater hat mich geschlagen, meine Mutter und meine Ex-Frau haben sich gefreut, mich los zu sein. Das sind schon deutliche Unterschiede …

T: Ja, das sind es. Wie fühlt sich das an?

P: Mhm – ungewohnt, aber irgendwie auch gut. Ich glaube, ich möchte Ihnen doch noch eine Chance geben – bzw. eher uns …

Wichtig erscheint, dass für die Anwendung von negativen KPR die therapeutische Beziehung gefestigt sein sollte. Insbesondere sollten die Behandelnden die Prägungen ihrer Patient:innen und Übertragungshypothesen kennen. Im Anschluss an derartige Situationen kann dann gemeinsam mithilfe von Situationsanalysen und Rollenspielen reflektiert werden, inwieweit die/der Betroffene ihr/sein Verhalten (in dem Fall wütend schreien und mit Therapieabbruch drohen) verändern möchte und neues Verhalten erproben (s. Kap. 24).

5.3.2 Dialektische Beziehungsgestaltung in der DBT

Im Gegensatz zu vielen anderen verhaltenstherapeutischen Methoden stellt die therapeutische Beziehung in der DBT (Kap. 61) eine nicht nur a priori definierte Grundlage jeden therapeutischen Handelns dar, sondern sie wird in der DBT in ihrer Funktion und ihrer Dynamik besonders deutlich herausgestellt. Die Beziehungsgestaltung in der DBT ist ungewöhnlich intensiv und verbindlich. Sie ist herzlich, authentisch und freundlich.

Die DBT bewegt sich zwischen zwei sich auf den ersten Blick widersprechenden therapeutischen Strategien: zum einen akzeptierende und zum anderen veränderungsorientierte Strategien. So stellt die therapeutische Beziehung in der DBT den Boden dar, auf dem sich Therapeut:in und Patient:in bewegen (Akzeptanz); sie ist gleichzeitig aber auch therapeutisches Instrument (Veränderung). Zum Beziehungsaufbau kommen v. a. Validierungs- und reziproke Kommunikationsstrategien zum Einsatz. Diese werden ausbalanciert durch z. B. provokante Kommunikationsstrategien und Kontingenzmanagement. Kernmerkmal der dialektischen Beziehungsgestaltung ist die Vorstellung, dass Patient:in und Therapeut:in sich auf einer Wippe befinden. Sie sind fortwährend in Bewegung, wobei es Aufgabe der Therapeut:innen ist, durch Gewichtsverlagerungen die Bewegungen der Patient:innen auszubalancieren, gleichzeitig die Wippe aber beständig in Bewegung zu halten.

Beispiel

T: Vor dem Hintergrund ihrer Erfahrungen ist es sehr nachvollziehbar, dass Männer für Sie eher bedrohlich sind.

P: Genau!

T: D.h., wir sollten uns darüber unterhalten, wie wir Männer in Gänze von diesem Erdball entfernen?!

P: Hm … Super Idee!

T: Okay. Das bedeutet aber, dass wir nun die Therapie beenden müssten, denn ich bin ja auch ein Mann!?
(lehnt sich zurück)

P: *(lacht)* Ja, ja. Ich habe ja verstanden!

T: Da bin ich aber beruhigt! Denn ich arbeite wirklich gerne mit Ihnen und wäre untröstlich, wenn unsere Therapie so rabiat enden würde. Sollen wir uns daher vielleicht lieber darüber unterhalten, was Sie benötigen, um mit Männern besser zurechtzukommen?

Eine gut funktionierende Beziehung in der DBT ist dadurch definiert, dass Therapeut:in und Patient:in gewissermaßen miteinander tanzen (»Playing Jazz«). Sie ist Leichtigkeit und Spannung zugleich; sie ist Akzeptanz und Veränderung in einem. Dabei sind die DBT-Therapeut:innen wie ein Coach ihrer Patient:innen. Sie werden von ihren Patient:innen »gebucht«. Damit das Arbeitsbündnis zustande kommen kann, müssen die Therapeut:innen aber im Vorfeld in aller Klarheit formulieren, unter welchen Bedingungen sie überhaupt in der Lage sind, den Betroffenen bei der Zielerreichung zu helfen. Umso klarer sich die Therapeut:innen hierbei verhalten, desto leichter fällt es den Patient:innen, eine Entscheidung zu treffen. Nur wenn sich beide »Vertragsparteien« einig werden, kommt ein Arbeitsbündnis zustande. Das heißt, die Therapeut:innen sind weder Vater noch Mutter der Patient:innen, die therapeutische Beziehung gibt es nicht bedingungslos. Nur für den Fall, dass die DBT und damit der / die Therapeut:in auch tatsächlich die Chance haben, wirksam zu helfen, kann die Therapie beginnen.

Beispiel

T: Ich kann mit Ihnen nur arbeiten, wenn Sie bereit sind, daran zu arbeiten, das selbstverletzende Verhalten einzustellen.

P: Das kann ich aber doch nicht einfach so aufgeben.
(Nachfolgend setzt der Therapeut zum Beziehungsaufbau v. a. Validierungsstrategien ein)

T: Das glaube ich Ihnen sofort, sonst hätten Sie das bestimmt schon längst gemacht. Was sind das für Situationen, in denen Sie sich schneiden?

P: Wenn die Spannung mal wieder so unerträglich hoch ist.

T: Wie hilft dann das Schneiden?

P: Es bringt die Spannung runter.

T: Geht das dann schnell?

P: Ja, irgendwie schon. Auf alle Fälle weiß ich, dass es definitiv irgendwann hilft.

T: Okay. Das bedeutet, das Schneiden verschafft Ihnen Sicherheit, indem es sehr effektiv einen für Sie sehr unangenehmen Zustand beendet.

P: Genauso ist es.

T: Da würde ich mir dann auch sehr schwertun, dieses Verhalten aufzugeben.
(Pause)

T: Aber leider können wir nicht miteinander arbeiten, wenn Sie an diesem Verhalten festhalten wollen. *(lehnt sich zurück)*
(Nachfolgend setzt der Therapeut v. a. Veränderungsstrategien ein)

P: Aber warum denn nicht? Sie haben doch selbst gerade gesagt, dass das ein effektives Verhalten ist.

T: Das habe ich. Haben Sie denn eine Idee, warum ich darauf so bestehe, dass Sie das selbstverletzende Verhalten trotzdem aufgeben müssen?

P: Hm… Weil es langfristig schädlich ist?

T: Genauso ist es! Sie schneiden sich damit Ihre Emotionen weg. Und wenn Sie das weiterverfolgen wollen, so ist das Ihr gutes Recht. Nur dann können wir uns die DBT gleich sparen, denn die DBT arbeitet vor allem mit Ihren Emotionen.

P: Hm …

T: Schwierig, nicht wahr?!

P: In der Tat. Ich habe keine Vorstellung, wie das funktionieren soll …

T: Das würde ich Ihnen dann beibringen. Allerdings müssten Sie sich eben vorher dafür entscheiden, dass Sie das auch beigebracht bekommen wollen.
(lehnt sich wieder nach vorne) Und wissen Sie was: Ich bin absolut davon überzeugt, dass wenn Sie sich dafür entscheiden, alternative Strategien zu erlernen, Sie das auch schaffen werden.

P: Na gut, einen Versuch ist es wert …

Verhaltenstheoretisch betrachtet belohnen die Therapeut:innen fortwährend funktionales Verhalten über die Beziehung (»Ich freue mich sehr, dass wir nun zusammenarbeiten können«) und »bestrafen« dysfunktionales Verhalten, in dem sie sich zurückziehen (zum Beispiel durch kürzere und unangenehmere Kontakte). Die Therapierenden haben damit die Aufgabe, fortwährend darauf zu achten, dysfunktionales Verhalten der Patient:innen nicht über Zuwendung zu verstärken. Gleichzeitig sind die Therapeut:innen ein authentisches, menschliches Gegenüber. Sie haben Grenzen und können überfordert werden. Das ist gut so, denn auch die Betroffenen sind menschliche Wesen. Insofern fungieren die Therapierenden durch die Wahrnehmung und Verbalisierung ihrer Grenzen auch als Modell des So-Mensch-Seins. Dies machen sie den Patient:innen immer dann deutlich, sollte eine solche Situation eintreten; ohne Umschweife, direkt und offen.

Beispiel

T: Ich habe bei unserem letzten Telefonat gemerkt, dass Sie für mich zurzeit zu häufig anrufen. Ich hatte mich richtig erschrocken und habe überlegt, ob ich überhaupt den Telefonhörer abnehmen möchte. Wollen Sie, dass ich mich so fühle?

P: Nee, natürlich nicht! Aber was habe ich damit zu tun?

T: Na, Sie sind die Ursache dafür, indem Sie in letzter Zeit für mich zu häufig anrufen.

P: Dann sollten Sie sich vielleicht Unterstützung holen, um besser damit umgehen zu können?

T: Das wäre eine Möglichkeit. Eine andere Möglichkeit wäre, dass wir meine Grenzen als Referenz von Normalität nehmen. Sie haben mir ja schon häufiger erzählt, dass andere Menschen sich von Ihnen abwenden, weil sie überfordert sind. Das könnte nun also eine gute Gelegenheit sein, dass wir uns darüber unterhalten, wie Sie sich möglicherweise anders verhalten können. Was meinen Sie?

P: Hm … Wenn es sein muss!

T: Was bräuchten Sie, damit Sie Ihre Anrufe reduzieren können?

Demnach sind die Therapeut:innen dafür zuständig, dass die Patient:innen sie – und hierüber dann auch ihre Umgebungen – ordentlich behandeln. Gleichzeitig bleiben die Therapeut:innen immer wohlwollend, validierend und voller Mitgefühl; sie greifen die Betroffenen nicht an. Sie sind bereit, mit den Patient:innen zusammen zu leiden, halten den Schmerz mit ihnen zusammen aus, ohne diesen gleich beenden zu wollen. Sie bedienen die grundlegenden Bedürfnisse nach Zuwendung, Anerkennung und Angenommen-Werden.

Beispiel

T: Und wissen Sie, warum ich das noch anspreche, dass ich die Anzahl der Anrufe im Moment als zu häufig empfinde?

P: Sie werden mir das sicherlich gleich erzählen.

T: Was meinen Sie denn, was passieren würde, wenn ich nun einfach weiter so häufig mit Ihnen telefonieren würde?

P: Sie wären vielleicht genervt?!

T: Genau! Und was könnte dann passieren?

P: Dass Sie die Therapie abbrechen?

T: Wenn es ganz blöd läuft, wäre das in der Tat dann nicht mehr auszuschließen.

P: Oh weh.

T: Genau, das denke ich eben auch. Und da ich sehr gerne mit Ihnen arbeite und dies gerne auch noch weiterhin tun würde, spreche ich eben meine Grenzen rechtzeitig an.

Sollten die Therapeut:innen aufgrund der Verhaltensweisen ihrer Patient:innen nachhaltig wütend sein, haben sie es versäumt, den Patient:innen frühzeitig ihre Grenzen mitzuteilen. Sollte dies dennoch mal vorkommen, muss sich der / die Therapeut:in dafür entschuldigen. Und genau diese Entschuldigung ist es, die wiederum Beziehung stiftet. Es gibt keine Therapeut:innen, die keine Fehler machen. Die Kunst ist es, mit diesen Fehlern sorgsam umzugehen. Marsha Linehan (1996a) vergleicht einen Fehler mit einem Riss in einem Stück Stoff. Auch DBT-Therapierenden wird so etwas passieren, aber sie sind diejenigen, »der gut nähen kann und den Riss wieder gut repariert« (S. 390).

Wenn all das gut funktioniert, dann fühlt sich die DBT wie ein gemeinsamer, spannungsgeladener Tanz an. Gerade die Hartnäckigkeit der Therapeut:innen ist es, die deutlich macht, wie wichtig der / die Patient:in dem / der Therapeut:in ist. Dies bedeutet allerdings nicht, dass die Therapeut_innen hartnäckig sind, weil ein nicht zustande gekommenes Therapiebündnis sein Ego verletzt; sondern, weil er gerne mit dem / der Patient:in zusammenarbeiten möchte.

5.3.3 Limited Reparenting in der Schematherapie

Therapeut:innen als gute Elternteile

Schematherapie (ST, Kap. 66) basiert auf der Annahme, dass unangenehme Erfahrungen in Kindheit und Jugend in Verbindung mit Frustration von kindlichen Kernbedürfnissen (z. B. Sicherheit, Liebe, Aufmerksamkeit und Autonomie) zentral zur Entwicklung von dysfunktionalen Schemata und sogenannter »Modi« beitragen und somit die aktuellen Symptome und interpersonellen Schwierigkeiten von Patient:innen erklären. Hierbei stehen insbesondere frühe interpersonelle Traumata im Vordergrund, die mit primären Bezugspersonen, meist den Eltern, erlebt wurden. Die therapeutische Beziehung wurde deshalb gezielt als »Limited Reparenting« (begrenzte nachträgliche elterliche Fürsorge) konzeptualisiert.

Limited Reparenting bedeutet, dass Therapeut:innen sich ihren Patient:innen gegenüber – im begrenzten Ausmaß – wie ein guter Elternteil verhalten, und bestimmt zu jedem Zeitpunkt des Therapieprozesses die therapeutische Grundhaltung. Die Behandelnden beachten hierbei selbstverständlich die Grenzen einer professionellen Therapiebeziehung. Es handelt sich somit um eine begrenzte Übernahme der Elternrolle, bei der die Therapeut:innen modellhaft angemessene elterliche Reaktionen und Verhaltensweisen vorgeben. Sie helfen den Patient:innen, ihre Bedürfnisse achtsam wahrzunehmen, sie auszudrücken, validieren sie und erfüllen – im begrenzten Ausmaß – die in der Kindheit frustrierten Bedürfnisse. Die therapeutische Beziehung bildet so ein Antidot zu unangenehmen Erfahrungen in der Kindheit und führt zu korrigierenden interpersonellen und emotionalen Erfahrungen, die im Zusammenspiel mit den anderen schematherapeutischen Techniken (z. B. Arbeit mit dem Modusmodell, Stuhldialoge, Imagery Rescripting; vgl. Kapitel 31, 34, 66) eine Veränderung der dysfunktionalen Schemata sowie der darauf beruhenden Verhaltensweisen bewirken sollen.

Fallbeispiel

Steffi D., eine Patientin mit Borderline-PS, hatte am letzten Wochenende im alkoholisierten Zustand ungeschützten sexuellen Kontakt mit einem fremden Mann und schämt sich sehr. Aus der Biografie ist bekannt, dass Frau D. ein »Schlüsselkind« war. Der Vater hatte die Familie bereits früh verlassen, die Mutter arbeitete viel, sodass die Patientin als Kind sich häufig selbst überlassen war und niemanden hatte, der sich um sie kümmerte.

P: Ich bin wirklich so bescheuert! Warum bin ich nur mit ihm mitgegangen? Warum habe ich überhaupt so viel getrunken? Total dämlich!

T: Hm, lassen Sie uns mal versuchen, das gemeinsam besser zu verstehen. Vielleicht hilft uns ja das Modusmodell: Sie haben in den letzten Sitzungen häufig berichtet, dass die kleine Steffi (*Modus des verletzten Kindes*) sich abends oft besonders traurig und alleine fühlt. Könnte es sein, dass das auch an diesem Abend so war?

P: Ja, schon .... aber das ist ja wohl kein Grund, sich dermaßen abzuschießen und dann auch noch mit einem fremden Kerl ins Bett zu springen!

T: Naja, ich finde das schon ziemlich logisch. Das muss sich sehr unangenehm anfühlen, wenn Sie da so alleine sind und sich wohlmöglich wünschen, dass jemand bei Ihnen ist und sich um Sie kümmert.

P: Ja schon, ich kann das Alleinsein einfach nicht aushalten.

T: Ja, das kann ich mir vorstellen. Sie haben das ja auch sehr häufig schmerzlich erleben müssen, dass Sie tatsächlich allein waren und Ihnen keiner geholfen hat. Da finde ich es absolut verständlich, dass sie einerseits mit dem Alkohol versuchen, das Gefühl zu unterdrücken und andererseits aber auch auf irgendeine Weise Nähe suchen. Wenn man sich alleine fühlt, ist es ein ganz normales und gesundes Bedürfnis, sich Nähe zu wünschen.

P: Ja, aber so will ich das doch eigentlich gar nicht.

T: Ja, das glaube ich Ihnen. Es könnte sein, dass der Sex eher so eine Art Ersatz ist. Was meinen Sie?

P: Ja, das stimmt schon. Die Typen wollen ja dann auch nichts anderes von mir. Das ist einerseits auch ganz gut, aber danach fühle ich mich dann immer total schlecht und manchmal sogar noch einsamer.

T: Das kann ich mir vorstellen. Ich finde es total wichtig, dass wir schauen, was Sie in diesen Situationen eigentlich brauchen und wie Sie anders mit diesem Bedürfnis umgehen können. Was halten Sie davon, dass wir uns das heute ganz genau anschauen?

P: Das fände ich gut.

In der weiteren Sitzung achtet die Therapeutin sehr darauf, den emotionalen Schmerz der Patientin im verletzten Kindmodus und ihre bisherigen Bewältigungsreaktionen zu validieren. Es wird deutlich, dass die »kleine Steffi« ein großes Bedürfnis nach Geborgenheit, Trost und Verbindung verspürt, die Patientin sich dafür jedoch (im strafenden Elternmodus) stark verurteilt. Das Limited Reparenting besteht in diesem Beispiel insbesondere darin, dass die Therapeutin die Verbindung zu den darunterliegenden Schemata erklärt, die Bedürfnisse normalisiert, die Patientin tröstet und ihr als Übergangsobjekt für zuhause ein kleines Stofftier mitgibt, damit sie auch dort die Verbindung und Geborgenheit spüren kann. Zusätzlich spricht sie auf das Handy der Patientin eine kurze tröstende Sprachnachricht für die »kleine Steffi«, die sich die Patientin außerhalb der Therapiesitzungen anhören kann. Als Hausaufgabe bastelt die Patientin sich eine »Trostbox«, indem sie einen Schuhkarton gestaltet und Dinge hineinpackt, die sie trösten.

Wie bei der richtigen Elternschaft gehören zum Limited Reparenting einerseits Fürsorge, Empathie, Wärme, Aufmerksamkeit, Lob, Schutz und Zuwendung. Auf der anderen Seite sind jedoch auch das Setzen von adäquaten Grenzen sowie die Förderung von Autonomie und Wachstum wichtig. Auch diese Bedürfnisse wurden häufig bei Patienten frustriert und müssen beim Limited Reparenting nachträglich erfüllt werden.

Therapierende stellen ihren Beziehungsstil dabei gezielt und individuell auf die frustrierten Bedürfnisse, Schemata und Modi der Patient:innen ein und verhalten sich somit bei jedem / jeder Patient:in ein wenig anders. So kann es sein, dass man auf das gleiche Verhalten bei unterschiedlichen Patient:innen unterschiedlich reagiert. Eine Patientin mit zwanghafter Persönlichkeitsakzentuierung, die in der Kindheit häufig für das Übertreten bestimmter Normen bestraft wurde und als Bewältigungsstrategie gelernt hat, Strukturen immer sehr genau einzuhalten und keine Fehler zu machen, bedarf beispielsweise bei einem Verhalten wie Zuspätkommen einer anderen Reaktion als ein Patient mit Antisozialer PS, der aus sehr chaotischen Verhältnissen stammt und kaum Grenzen und Struktur erhalten hat.

Empathische Konfrontation

Eine weitere wichtige Technik in der schematherapeutischen Beziehungsgestaltung ist die *empathische Konfrontation*, die in ihrer Dialektik durchaus Ähnlichkeiten zum Vorgehen in der DBT aufweist (vgl. Abschn. 5.3.2). Hierbei validieren die Therapeut:innen auf der einen Seite problematische Verhaltens- oder Sichtweisen der Patient:innen und bringen sie in Zusammenhang mit ihren Modi und Schemata sowie mit den biografischen Entstehungsbedingungen. Auf der anderen Seite konfrontieren sie die Patient:innen mit den Konsequenzen ihres Verhaltens und der Notwendigkeit für die Veränderung. Hierbei bringen die Therapeut:innen, ähnlich der Haltung des diszipliniert-persönlichen Einlassens im CBASP (gezielte Selbstöffnung, vgl. 5.3.1), auch ihre eigenen Emotionen und Grenzen mit ein.

Fallbeispiel

Peter M., ein Patient mit Depression und Narzisstischer PS, tritt in den ersten Sitzungen betont selbstbewusst auf und stellt eigene Stärken und Erfolge besonders hervor. Er macht bei seinen Ausführungen kaum Pausen, sodass es für die Therapeutin extrem schwer ist, ihn zu unterbrechen.

T: Herr M., ich möchte Sie an dieser Stelle unterbrechen und Ihnen einmal meine Beobachtungen mitteilen. Mir fällt auf, dass Sie hier bei mir sehr selbstbewusst auftreten. Sie reden sehr schnell und sehr wortgewandt und ich merke, dass ich große Schwierigkeiten habe, dazwischen zu kommen. Gleichzeitig bekomme ich ganz wenig von Ihrer Depression und der Einsamkeit mit, von der Sie mir ganz zu Beginn berichtet haben, und das finde ich sehr schade. Ich habe den Eindruck, dass das so eine Art Schutzschild für Sie ist, so stark aufzutreten und die Situation zu kontrollieren und irgendwie der Chef im Ring zu sein. Kann das sein?

P: Ja, Kontrolle ist schon sehr wichtig für mich. Das stimmt. Wie meinen Sie das mit dem Schutzschild?

T: Sie hatten mir erzählt, dass Ihr Vater ein sehr kritischer Mann war und viel von Ihnen gefordert hat. Sie sagten auch, dass er sie oft stark abgewertet und schikaniert hat, wenn Sie Fehler gemacht haben oder sich auf irgendeine andere Weise verletzlich gezeigt haben. Da war es wahrscheinlich sehr wichtig, stark aufzutreten und Ihre verletzliche Seite eher vor anderen zu verstecken, oder?

P: Ja, das stimmt. Ich musste schon funktionieren und ein richtiger, starker Mann sein.

T: In der Schematherapie nennt man dieses starke selbstbewusste Auftreten übrigens einen Überkompensationsmodus, der dazu da ist, Ihre verletzliche Seite vor weiteren Verletzungen und Beschämungen zu schützen. Ergibt das Sinn für Sie?

P: Ja, definitiv.

T: Gleichzeitig hat dieser Überkompensationsmodus heute auch große Nachteile. Zum einen fühlt sich dieses kontrollierende selbstbewusste Verhalten für Ihr Gegenüber nicht sehr angenehm an. Ich habe mich heute sehr von Ihnen dominiert gefühlt und keine Möglichkeit gehabt, das Gespräch mitzugestalten und auch meine Themen oder Ansichten mit einzubringen. Ich musste sehr viel Kraft aufwenden, Sie zu unterbrechen.

P: Darüber habe ich noch nie nachgedacht, aber es macht schon Sinn.

T: Es gibt noch einen weiteren großen Nachteil: Ich kann auch nicht wirklich in Kontakt mit Ihrer verletzlichen Seite treten und Ihnen auch nicht wirklich helfen. Es ist deshalb sehr wichtig, dass wir gemeinsam daran arbeiten, diesen Überkompensationsmodus zu verändern. Darf ich Sie in Zukunft unterbrechen, wenn ich merke, dass dieser Modus stark aktiv ist?

P: Ja, das dürfen Sie definitiv.

Das Ziel von Limited Reparenting ist, dass die Patient:innen die von den Therapeut:innen modellierten Reaktionen auf ihre Bedürfnisse und Emotionen in ihre gesunde erwachsene Modi internalisieren und durch die neuen Erfahrungen im weiteren Verlauf ohne die Therapeut:innen ihre Bedürfnisse erfüllen können. Limited Reparenting passt sich dabei flexibel an die Therapiephase an: Therapeut:innen, die zu Beginn der Therapie meist sehr aktiv und fürsorglich sind, nehmen sich im Verlauf der Therapie immer mehr zurück und fördern schrittweise die Autonomie und Selbstständigkeit der Betroffenen – auch hier ergeben sich wieder Parallelen zur tatsächlichen Elternschaft.

5.4 Typische Schwierigkeiten und Fehler

In Tabelle 5.3 sind typische Schwierigkeiten aufgezählt, denen Therapeut:innen begegnen können, wenn sie derart intensiv mit der Beziehung arbeiten. Zudem finden sich Lösungsansätze bzw. supervisorische Empfehlungen, die helfen mögen, diesen Schwierigkeiten zu begegnen. Hierbei ist übrigens die Reflexion auf Grundlage von Videoaufnahmen der Sitzung sehr zu empfehlen, denn auch erfahrenen Therapeut:innen ist es in der Regel nicht möglich, in der Situation alle (auch nonverbale) Aspekte einschließlich des eigenen Stimuluscharakters (vgl. Abschn. 5.3.1) zu erfassen.

Tabelle 5.3 Typische Schwierigkeiten in der therapeutischen Beziehungsarbeit

Typische Schwierigkeit	Supervisionsempfehlung
Kiesler-Kreis	
Patient:innen können die Rückmeldung, wie sie auf die / den Therapeut:in wirken, schwer annehmen (reagieren z. B. gekränkt, traurig, wütend)	Um diesen Reaktionen vorzubeugen, hat es sich als hilfreich erwiesen, folgende Begrifflichkeiten zu wählen: offen, aktiv (statt dominant), distanziert (statt feindselig), verschlossen, passiv (statt unterwürfig) und nah (zusätzlich zu freundlich; weitere Empfehlungen in Guhn et al., 2019)
DPI: KPR und IDÜ in CBASP	
Therapeut:innen trauen sich nicht, negatives KPR anzuwenden.	Barrieren für die Vermeidung besprechen und Therapeut:innen ermutigen, negatives KPR anzuwenden, da es sonst versäumt wird, wichtige heilsame Beziehungserfahrungen zu ermöglichen.
Therapeut:innen lassen ungefiltert und undiszipliniert ihre Emotionen an ihren Patient:innen aus.	Die eigenen Prägungen der Therapeut:innen sollten identifiziert werden, die zu diesem Therapeut:innenverhalten führen durch Supervision / Intervision. Vor jedem KPR soll der Therapeut die heilsame Beziehungserfahrung für sich bestimmen.
Dialektische Beziehungsgestaltung in der DBT	
Die Spannung des / der Patient:in ist durch eine Veränderungsintervention sehr hoch.	Die / Der Therapeut:in benötigt Strategien, mit dieser Spannung funktional umzugehen, ohne gleichzeitig seine Anforderungen zurückzunehmen.
Patient:innen sind sehr wütend auf ihre Therapeut:innen und beschimpfen sie.	Therapeut:innen sollten dieses Verhalten nicht auf sich persönlich beziehen. Stattdessen ist es wichtig, die Wut in einem ersten Schritt zu validieren, dann aber deutlich zu machen, was die Konsequenz für die therapeutische Beziehung sein wird, sollten die Patient:innen ihre Therapeut:innen weiter beschimpfen.
Die Therapeut:innen sind verunsichert und »verstecken« sich hinter therapeutischen Floskeln und Strategien.	Therapeut:innen sollte Mut zur Authentizität gemacht werden. Sie sollten ihre Verunsicherung verbalisieren und gleichzeitig mit den Ursachen transparent umgehen.
Limited Reparenting in der Schematherapie	
Therapeut:innen fühlen sich sehr verantwortlich, haben das Gefühl, die Patient:innen »retten zu müssen« und bieten sehr viele Kontakte an.	Supervisor:innen erklären, dass es sich um eine *begrenzte* Übernahme der Elternrolle handelt, besprechen professionelle Grenzen mit den Therapierenden und fokussieren langfristige Konsequenzen des Therapeut:innenverhaltens. Sie unterstützen die Therapeut:innen dabei, eigene dysfunktionale Modi zu erkennen und zu relativieren.

Tabelle 5.3 (Fortsetzung)

Typische Schwierigkeit	Supervisionsempfehlung
Patient:innen nehmen die emotionale Unterstützung der Therapeut:innen sehr dankbar an, zeigen aber nur wenig Tendenzen, eigenständig für die Erfüllung ihrer Bedürfnisse zu sorgen.	Die Therapeut:innen sollten eine empathische Konfrontation durchführen: Sie validieren den Wunsch nach Versorgung und Fürsorge und verdeutlichen die biografischen Entstehungsbedingungen. Anschließend verdeutlichen sie die langfristigen Konsequenzen des Verhaltens und ermutigen die Patient:innen schrittweise zur Übernahme von mehr Verantwortung.

5.5 Kritische Einordnung

Für CBASP fanden Santiago et al. (2005), dass die Beziehungsqualität einen von anderen spezifischen CBASP-Techniken wie der Situationsanalyse (s. Kap. 24) unabhängigen Einfluss auf den Therapie-Outcome hat. Dies deckt sich mit einer Sekundäranalyse der deutschen Multicenterstudie zum Vergleich von CBASP und supportiver Psychotherapie (Klein et al., 2020), bei der der überlegene Behandlungserfolg von CBASP über eine Verbesserung der therapeutischen Allianz vermittelt war. Die stärkere therapeutische Beziehung in der CBASP-Gruppe wirkte sich ebenfalls positiv auf das interpersonelle Funktionsniveau der Patient:innen aus, das wiederum mit einem Rückgang der depressiven Symptomatik assoziiert war. Zudem gibt es Hinweise darauf, dass CBASP insbesondere im Umgang mit reaktiven Patient:innen geeignet(er) zu sein scheint, womöglich weil submissive und feindselige Verhaltensweisen mit Hilfe der Haltung des disziplinierten persönlichen Einlassens (DPE) unmittelbar thematisiert und bearbeitet werden können (Arnow et al., 2003).

Für die DBT konnten in einer Studie mit Patient:innen mit BPS keine signifikanten Unterschiede in der Bewertung der therapeutischen Allianz durch die Therapeut:innen und Patient:innen im Vergleich mit einer psychotherapeutischen Behandlung durch Expert:innen für Borderline-PS aufgedeckt werden (Bedics et al., 2015). Allerdings zeigten sich für die DBT bezüglich einzelner Facetten der therapeutischen Beziehung positive Zusammenhänge mit einer Abnahme an suizidalem Verhalten.

Für die schematherapeutische Behandlung von Patient:innen mit einer Borderline PS konnten sich sowohl bei den Therapeut:innen als auch bei den Patient:innen höhere Bewertungen der therapeutischen Allianz im Vergleich zur Behandlung durch die Transferenced Focused Therapy (TFP) zeigen lassen (Spinhoven et al., 2007). Die Autor:innen gehen dabei davon aus, dass die therapeutische Allianz und spezifische Techniken miteinander interagieren und sich wechselseitig beeinflussen.

Therapeutische Selbstoffenbarung. Alle drei hier vorgestellten Methoden legen besonderen Wert auf die Selbstoffenbarung (self-disclosure) der Therapierenden als Strategie zur Bearbeitung interpersoneller Probleme. Köhler und Koautor:innen (2017) resümieren basierend auf einer kritischen Diskussion über Chancen und Herausforderungen dieser drei Methoden, die Selbstoffenbarung als eine vielversprechendes therapeutisches Technik vorzuschlagen, die in zukünftigen Studien eingehender untersucht werden sollte.

Abschließend gilt es festzuhalten, dass alle drei Therapien das Ziel verfolgen, heilsame korrigierende Beziehungserfahrungen für die Patient:innen zu ermöglichen. Alle drei Ansätze bieten spezifische Beziehungsgestaltungsstrategien für spezielle (schwierige) Gruppen von Betroffenen an. Unterschiede zeigen sich jedoch in der konkreten Umsetzung und der therapeutischen Haltung.

FAQ

Wieviel Fort- oder Weiterbildungen in diesen genannten Therapierichtungen benötige ich, um diese Art der Beziehungsgestaltung effektiv anwenden zu können?
Diese Frage kann nicht pauschal beantwortet werden. Alle drei Therapien haben Weiterbildungscurricula und Zertifizierungskriterien entwickelt. Je nach subjektiv empfundener Sicherheit, begleitender Super- bzw. Intervision und – womöglich viel wichtiger – Tiefe der Selbsterfahrung, können die Strategien auch vor Zertifizierungen angewendet werden. Folgende notwendige Voraussetzungen sollten allerdings gegeben sein: Sie mögen den / die Patient:in, Sie wollen ihm / ihr helfen, auch wenn sein / ihr Verhalten derzeit sehr schwierig erscheint, und Sie können dieses Verhalten aufgrund früherer Beziehungserfahrungen verstehen.

Weiterführende Literatur

Brakemeier, E.-L. (2019). Schwierige Situationen in der modernen Psychotherapie: CBASP, DBT, MBT und Schematherapie. Beltz Video-Learning. Weinheim: Beltz.

Brakemeier, E.-L., Guhn, A. & Normann, C. (2021). Praxisbuch CBASP. Behandlung chronischer Depression (2. Aufl.). Weinheim: Beltz.

Faßbinder, E., Schweiger U. & Jacob, G. (2024). Therapie-Tools Schematherapie (3. Aufl.). Weinheim: Beltz.

Guhn, A., Köhler, S. & Brakemeier, E.-L. (2019). Kiesler-Kreis-Training: Manual zur Behandlung interpersoneller Probleme. Weinheim: Beltz.

Köhler, S., Guhn, A., Betzler, F., Stiglmayr, C., Brakemeier, E.-L. & Sterzer, P. (2017). Therapeutic Self-Disclosure within DBT, Schema Therapy, and CBASP: Opportunities and Challenges. Frontiers in Psychology, 8, 2073.

Jacob, G. & Arntz, A. (2015). Schematherapie in der Praxis (2. Aufl.). Weinheim: Beltz.

Stiglmayr, C. & Gunia, H. (2016). Dialektisch-Behaviorale Therapie (DBT) zur Behandlung der Borderline-Persönlichkeitsstörung: Ein Manual für die ambulante Therapie. Göttingen. Hogrefe.

6 Umgang mit schwierigen Situationen zu Beginn einer Therapie

Frank Jacobi • Jan Spies • Eva-Lotta Brakemeier

6.1 Typische Herausforderungen

Die organisatorischen, diagnostischen, konzeptuellen und zwischenmenschlichen Anforderungen nach Aufnahme neuer Patient:innen sind umfangreich. Meist steht nur wenig Zeit zur Verfügung, um ein gutes Verständnis für die Problematik zu entwickeln, Prognose und Indikation zur Psychotherapie bzw. zu verschiedenen Interventionsvarianten zu prüfen und daraus – unter Berücksichtigung der eigenen Rolle – ein Behandlungskonzept zu erstellen und eine Behandlung einzuleiten (vgl. Kap. 6–13). Zudem müssen Rahmenbedingungen erläutert und Regeln vereinbart werden (z. B. hinsichtlich der verbindlichen Zusammenarbeit). Nicht zuletzt soll ein tragfähiges Arbeitsbündnis etabliert werden (vgl. Kap. 1–5), auf dessen Basis das anspruchsvolle Ziel einer nachhaltigen Verhaltens- und Erlebensänderung verfolgt werden kann.

In diesem Kapitel sollen einige hierbei prototypische – gerade auch von noch nicht erfahrenen Therapierenden (»Novizen«) wie etwa den Studierenden in den neuen Psychotherapie-Masterstudiengängen, als schwierig erlebte – Situationen beschrieben werden. Eine praxisnahe und umfangreiche größere Sammlung solcher Situationen liefern Noyon und Heidenreich (2020) sowie Jacob et al. (2023). Auf interpersonelle Schwierigkeiten im Rahmen der Therapie sollten allerdings alle Psychotherapeut:innen möglichst gut vorbereitet sein, wobei im Rahmen von Live-Demonstrationen, Videoausschnitten und insbesondere durch Übungen (z. B. Rollenspielen in Seminaren oder Workshops) entsprechende psychotherapeutische Expertise erworben und ausgebaut werden kann (vgl. Kap. 81). Eine hilfreiche Sammlung an Videobeispielen zu schwierigen Situationen während der Psychotherapie findet sich bei Brakemeier (2019).

Erlangung von Expertise in der Psychotherapie: Wissen und Können

Wie Sachse (2006a) ausführt, ist es zur Erlangung von psychotherapeutischer Expertise notwendig, sich umfassende theoretische Kenntnisse anzueignen – denn ohne Wissen keine adäquate Informationsverarbeitung und kein echtes Verstehen. Allerdings sind theoretische Kenntnisse keineswegs hinreichend, denn Expertise erfordert nicht nur, dass die Person sich Wissen angeeignet hat, sondern darüber hinaus, dass sie dieses auch in relevanten, schwierigen und komplexen Situationen abrufen und anwenden kann. Kern der Expertise ist damit die Verfügbarkeit von Wissen für eine sichere, schnelle und valide Informationsverarbeitung. Ohne ein gezieltes Anwendungstraining – wie etwa in Rollenspielen und im Supervisionsprozess anhand eigener oder beobachteter Fälle – sind Störungs- und Behandlungswissen in relevanten Situationen nicht verfügbar: Die Person *weiß* dann zwar viel, aber sie *kann* wenig (Sachse, 2006a, S. 6).

Zu den entscheidenden Wirkfaktoren von gezieltem Anwendungstraining – zur Erlangung prozeduraler Kompetenzen für die Umsetzung von Interventionen – zählt die systematische Nutzung von Rückmeldung (vgl. Caspar, 1997; Lambert, 2016; Rousmaniere, 2017; Weck, 2013; vgl. Kap. 81).

6.2 Üben in Rollenspielen

Selbstverständlich gibt es für jegliche schwierige Situationen stets unterschiedliche Herangehensweisen, denn persönliche Stile sind naturgemäß sowohl auf Therapeuten- als auch auf Patientenseite vielfältig. Gleichwohl existieren manche Prinzipien, die durchaus interindividuell gelten (aber individuell angepasst und umgesetzt werden müssen). Somit sollen die dargestellten exemplarischen Situationen in erster Linie zur Reflexion und zum eigenständigen Üben anregen.

Wichtig

Der unserer Ansicht nach beste Zugang zur Entwicklung von Expertise in der Handhabung auch schwieriger therapeutischer Situationen ist das Ausprobieren und Weiterentwickeln verschiedener Strategien in Rollenspielen – idealerweise mit Videofeedback und einer supervisorischen oder intervisorischen Auswertung in Kleingruppen. Dieses Setting ermöglicht, effizient anhand unterschiedlicher Darstellungen, Wahrnehmungen, Probleme und Interaktionsstile die Auswirkungen des eigenen bzw. des neuen Verhaltens wahrzunehmen. Die Devise dabei ist: durchführen – reflektieren – erneut ausprobieren – wieder reflektieren – etc.; und dies am besten in häufiger Wiederholung, wobei es durchaus notwendig ist, dabei auch redundant zu sein (Sachse, 2006a, S. 7; Rousmaniere, 2019). Dabei ist übrigens auch das Einnehmen der Patient:innenrolle förderlich zur Ausbildung von Sicherheit, Empathie, Perspektivübernahme und Flexibilität in der Behandlung. Eine besondere Variante solchen systematischen Übens ist »Deliberate Practice« (vgl. Kap. 81).

Eine umfassende Erläuterung zur technischen Durchführung von Rollenspielen, auch für den therapeutischen Kontext, findet sich zum Beispiel bei Linden und Hautzinger (2022) oder in Quellen zum »Deliberate Practice« (vgl. Rousmaniere, 2017, 2019). Übliche Empfehlungen für die jeweiligen Beteiligten bzw. für den Ablauf von Rollenspielen, so wie sie im Therapie-Training eingesetzt werden, werden in Tabelle 6.1 skizziert. Wenn Rollenspiele ohne Anleitung zu zweit oder in Kleingruppenarbeit durchgeführt werden, sollten die Teilnehmer:innen selbst die entsprechenden Funktionen zuweisen bzw. übernehmen und ggf. offene Fragen anschließend den Dozent:innen bzw. Supervisor:innen stellen.

Tabelle 6.1 Empfehlungen für und Ablauf von Rollenspielen

Zeitpunkt	Anleitung	Rollenspieler:in
Vor dem Rollenspiel	▶ Zuweisen der Rollen ▶ Entwickeln der Problemstellung und des »Szenarios« (inkl. Requisiten) ▶ Absprache von Einstieg und Ausstieg, ggf. zeitliche Vorgabe ▶ Absprechen der Ziele für beide bzw. alle Mitspielenden ▶ Planung des Ablaufs	
Während des Rollenspiels	▶ Darauf achten, dass Mitspielende »in der Rolle bleiben« ▶ Bei Bedarf explizit abbrechen/»einfrieren«, (schwierige) Situation kurz bearbeiten, z. B. durch »Shaping« (s. u.), und danach explizit wieder einsteigen ▶ Bei Bedarf »Prompting« (verbale oder verhaltensmäßige Hilfestellung) nutzen	▶ Möglichst in Rolle bleiben – oder aber explizit unterbrechen (d. h. nicht zwischen Rolle und Reden über das Rollenspiel hin- und herspringen) ▶ Nichts muss! (Aber warum nicht versuchen …?) ▶ Konstruktiver Zielbezug (und es dabei dem anderen nicht zu schwer und nicht zu leicht machen bzw. dies vorher absprechen oder situationsangemessen anpassen)
Direkt nach dem Rollenspiel	▶ Kurz »verstärken« (aber beachte allgemeines Prinzip, Lob möglichst nur kontingent auf Anstrengung zu vergeben) ▶ »Shaping«: Gelungenes hervorheben und loben – ansonsten Verbesserungsvorschläge und Anregungen bieten, differenzielle Verstärkung in Richtung Zielerreichung ▶ Monitoring der Rückmeldung / Auswertung: (1) Schauspiel-Patient:in (Wie ist Therapeut:innenverhalten bei ihr / ihm angekommen?), (2) Therapeut:in (Wie hat sie / er sich bei Umsetzung gefühlt? Welche Strategie ist ihr / ihm gut gelungen, wo gab es Unsicherheiten?), (3) Rückmeldungen der Beobachter:innen ▶ Hierbei sowohl inhaltliche als auch non- und paraverbale Aspekte (insb. die Körpersprache) berücksichtigen ▶ Wichtig: Zielbezug bzw. was genau soll umgesetzt werden? (weniger wichtig: Befindlichkeit in der Situation) ▶ Beachte: konstruktive Kritik und »Ressourcenfokus«, unbedingt auch Positives dabei nennen	▶ Kann ich mit den Rückmeldungen gut umgehen? ▶ Auf was beim nächsten Durchgang achten? Was anders / neu machen? ▶ Was kann beibehalten bzw. sogar noch deutlicher zum Ausdruck gebracht werden? ▶ Anwendung und Erprobung des neuen Verhaltens in Anlehnung an eigene Eindrücke und Erfahrungen sowie der Rückmeldungen und Vorschläge
Im weiteren Verlauf	▶ Wiederholen – ggf. mehrfach! (auch wenn es gut gelaufen ist) ▶ Transfer und Übertragung in die Praxis	

6.3 Häufige schwierige Situationen: Beispiele

Patient:in möchte Therapeut:in duzen

Gelegentlich kommt es zu Beginn einer Therapie vor, dass Patient:innen bei der Klärung der Rahmenbedingungen das Thema des Duzens in der Therapie ansprechen. Die Gründe hierfür können unterschiedlich sein. So kann der Altersunterschied zwischen Therapeut:in und Patient:in gering sein, sodass ein »natürliches Bedürfnis« zum Duzen entstehen kann. Hin und wieder berichten Patient:innen auch, dass es für sie angenehmer wäre, die sehr persönlichen Dinge, die sie in der Therapie ihren Therapierenden anvertrauen, in einem persönlicheren Rahmen zu besprechen, wie sie es aus privaten Zusammenhängen kennen. Hierbei kann auch die Vorstellung eine Rolle spielen, für die persönlichen Informationen oder Ehrlichkeit auch entsprechend eine »Gegenleistung« zu erhalten (*quid pro quo*). In solchen Situationen ist es wesentlich, den Versuch der Patient:innen – der oft viel Mut erfordert oder auch ein einfaches Ausprobieren bzw. Austesten sein kann – nicht brüsk abzutun, sondern die aufgeworfene Frage aufmerksam zu betrachten und ernst zu nehmen. Entpathologisierend sind hierbei Formulierungen wie »Häufig fragen Patient:innen nach dieser Möglichkeit …«. Generell sollte die *Funktion* erfragt werden, um besser einordnen zu können, welche Motive oder Bedürfnisse die Frage nach dem Duzen veranlasst haben. Hierbei kann ggf. ein Vorwegnehmen hilfreich sein, wenn man entsprechende Gründe bereits erschließen kann (z. B. »Befürchten Sie, dass eine Distanz, wie diese für Sie durch das Siezen entsteht, Sie darin behindern wird, hier wirklich offen sein zu können?«). Die Antwort sollte ebenfalls validiert werden, bevor das therapeutische Setting und die dazugehörigen Rahmenbedingungen transparent erläutert und auch die Unterschiede zwischen Freundschaft und dem bestehenden professionellen therapeutischen Arbeitsbündnis erklärt werden (vgl. Kap. 1). In jedem Fall sollten eine Belehrung oder eine Herabsetzung vermieden werden. Stattdessen kann das Thema genutzt werden, von Anfang an die Entwicklung der therapeutischen Beziehung explizit zu besprechen.

Tabelle 6.2 Umgang mit Situation: Patient:in möchte Therapeut:in duzen

Therapeutische Reaktionen	Beispiele
Validieren, aufnehmen, entpathologisieren	»Ich finde es sehr gut, dass Sie mir diese Frage so offen stellen. Viele Patient:innen fragen mich dies zu Beginn der Therapie.«
Funktion erfragen	»Gleichwohl interessiert mich sehr, warum Sie mich duzen möchten?« »Was stört Sie am Siezen?«

Tabelle 6.2 (Fortsetzung)

Therapeutische Reaktionen	Beispiele
Unterschied zwischen Freundschaft und therapeutischer Beziehung behutsam herausarbeiten	»Eine Freundschaft beruht nach meiner Auffassung auf gegenseitigem Öffnen und einem ausgewogenen Geben und Nehmen. Sie ist eine Beziehung, die im Idealfall ein Leben lang anhält. Sehen Sie das auch so?« (Patient:in antwortet.) »Eine therapeutische Beziehung hingegen zielt darauf ab, Ihnen bei der Bearbeitung Ihrer Probleme zu helfen und gemeinsam den besten Weg dafür zu finden. Dabei liegt der Fokus auf Ihrer Therapie und Ihren Bedürfnissen. Unser Ziel ist es, gemeinsam zu arbeiten, damit es Ihnen bald spürbar besser geht. Mein Ziel ist es, eine therapeutische Beziehung mit Ihnen aufzubauen, die Ihnen zugutekommt. Wichtig ist jedoch, dass wir diese am Ende unserer Zusammenarbeit auch wieder auflösen können. Dies geschieht in der Erwartung, dass Sie wichtige Fähigkeiten im Umgang mit Ihren psychischen Problemen erlernen und schließlich mich und unsere Therapie nicht mehr benötigen. Ist das für Sie so nachvollziehbar? «

Patient:in erkundigt sich nach Alter und Erfahrung

Jüngeren, ggf. noch in Ausbildung befindlichen Therapeut:innen werden von Patient:innen gelegentlich die Frage gestellt, wie alt sie seien und wie viel Erfahrung sie im therapeutischen Bereich haben. Diese Frage ist zunächst nachvollziehbar, da die Patient:innen, die in der Regel mit einem nicht unerheblichen Leidensdruck in die Therapie kommen, ihre Behandlung vertrauensvoll in die Hände eines erfahrenen und kompetenten Gegenübers legen möchten. An dieser Stelle ist es wichtig, dass Therapeut:innen nicht versuchen, etwas zu verheimlichen oder die Frage salopp beiseite zu wischen. Ansonsten würde die Chance vertan, die therapeutische Beziehung in ehrliche Bahnen zu lenken und auch ein Modell zu bieten, wie man selbst mit vermeintlichen Schwächen oder Defiziten transparent und offen umgeht – getreu dem Prinzip: Offenheit löst Offenheit aus (Yalom, 2010a). Der folgende Therapiedialog zwischen einer Patientin mit einer Depression (59 Jahre) und ihrer jungen Therapeutin (26 Jahre) verdeutlicht Umgangsweisen.

Beispiel

T: Haben Sie noch Fragen, bevor wir fortfahren?

P: Ja …, doch. Also ich frage mich die ganze Zeit, wie alt Sie eigentlich sind? Sie sehen so jung aus! Und haben Sie schon genug Erfahrung mit Problemen, wie ich sie habe? Ich habe nämlich große Angst, dass mir das hier auch nichts bringt, und dann weiß ich wirklich nicht mehr weiter.

T: Das sind sehr nachvollziehbare Fragen und Ängste, und ich finde es sehr gut, dass Sie diese ansprechen. Ich hatte Ihnen ja eingangs gesagt, dass es mir sehr wichtig ist, dass wir hier offen miteinander umgehen, was auch bedeutet, Befürchtungen aussprechen zu können.

P: Ja, das ist mir auch wichtig.

T: Sehr gut, trauen Sie sich nur.

[Die folgende Passage wird in der Realität sicherlich nicht wie ein Monolog am Stück »abgearbeitet«, sondern möglichst immer wieder kurz unterbrochen, um zu prüfen, ob das Gesagte angekommen ist bzw. um sich rückzukoppeln – es handelt sich also um Material, nicht um ein konkretes Skript!]

Also, ich habe Psychologie mit Schwerpunkt Klinische Psychologie und Psychotherapie studiert und bin 26 Jahre alt. Ich konnte bisher bereits im stationären Bereich wichtige Erfahrungen in der Behandlung von Menschen mit Depressionen sammeln.

Außerdem zielt unsere sehr praxisorientierte Psychotherapie-Ausbildung ja direkt darauf ab, dass wir Therapeut:innen uns von Beginn an in der Behandlung der verschiedensten psychischen Störungsbilder zurechtfinden. Wir sind darin geübt, uns auch mit Lebenswelten auseinanderzusetzen, die ganz anders als unsere eigenen sind – da zählt der Umgang mit einem Alters- oder Geschlechtsunterschied selbstverständlich dazu.

Zudem wird die Therapie von eine:r erfahrenen Kolleg:in supervidiert, das heißt, es wird regelmäßig besprochen, ob die Therapie nach den Psychotherapierichtlinien und dem aktuellen wissenschaftlichen Stand durchgeführt wird. Sie genießen in diesem Sinne also eine Doppelbehandlung.

Ich habe mich ehrlicherweise selbst auch schon damals in meinem Studium und jetzt in meiner Ausbildung gefragt, ob das mit Altersunterschieden ein Problem sein kann. Mich haben dann Ausbilder:innen beruhigt, die mich darauf hingewiesen haben, dass es viele Studien gibt, die zeigen, dass auch noch weniger erfahrene Therapeut:innen oft ebenso gute Therapieergebnisse erzielen können wie sehr Erfahrene, und dass es sogar manchmal geradezu Vorteile haben kann, eine jüngere Therapeutin oder einen jüngeren Therapeuten zu haben.

Darüber hinaus kann ich Ihnen versichern, dass ich mich bei meinen Patient:innen sehr engagiere und das tiefe Bedürfnis verspüre, gerade beim Vorliegen von so einem Altersunterschied wirklich nachvollziehen zu können, worunter Sie leiden und Sie bei der Bewältigung und der Heilung vollumfänglich zu unterstützen.

Beantwortet dies Ihre Frage?

Patient:in ist sich bezüglich einer Aufzeichnung unsicher
Video- (oder auch Audio-)Dokumentation stellt ein wichtiges Hilfsmittel zur Therapiesteuerung dar. Das Einholen der Erlaubnis kann allerdings Irritationen und Widerstände bei Patient:innen hervorrufen. Um diese effektiv zu beseitigen, ist es wichtig, dass Therapeut:innen selbst Erfahrungen mit Videoaufzeichnungen sammeln. Sie sollten für sich klären, dass solche Aufzeichnungen nicht nur angstfrei erfolgen können, sondern auch sehr hilfreich für den therapeutischen Prozess sind; erfahrungsgemäß steht hinter der Begründung des Nicht-Einsatzes von Video »Patient:in hat nicht eingewilligt« eher eine Ambivalenz auf Therapeutenseite.

Wichtig

Sowohl für Supervision und Intervision als auch für die Selbstreflexion bietet eine Videosequenz oft wertvolle zusätzliche Informationen, die über den mündlich wiedergegebenen und detailliert ausgearbeiteten Bericht der Therapiesitzung hinausgehen. Auch wenn es anfangs Überwindung kosten mag, sich selbst auf Video anzusehen oder die Aufnahmen anderen vorzustellen, ist der daraus resultierende Nutzen des Videomaterials erheblich.

Selbstverständlich muss zunächst eine Aufklärung zum Datenschutz stattfinden (Wer hat Zugang zu den Aufnahmen, wann werden sie gelöscht, können Aufnahmepausen vereinbart werden, wie werden die Videos sicher verwahrt? etc.), denn sonst kann keine informierte Zustimmung erfolgen (vgl. Kap. 83). Für über die eigentliche Therapie hinausgehende Verwendungen (z. B. für Lehre und Forschung) sind zusätzliche informierte Zustimmungen einzuholen und zu dokumentieren.

In den meisten Fällen erfolgen Information und Zustimmung zur Videoaufzeichnung problemlos. Wenn jedoch Skepsis oder Widerstand bei einzelnen Fällen auftreten, ist es wichtig, die dahinterliegenden Gründe zu verstehen. Diese Gründe sind meist nachvollziehbar. Beispielsweise könnte es Bedenken hinsichtlich des Datenschutzes geben, etwa die Sorge, dass die Aufnahme in die falschen Hände geraten oder sogar ins Internet gelangen könnte. Was genau befürchten die Patient:innen in diesem Zusammenhang? Oder liegt das Unbehagen darin, dass die Aufnahme ablenkend wirken oder den Therapieprozess beeinträchtigen könnte, zum Beispiel durch das ständige Bewusstsein, dass die Sitzungen aufgezeichnet, vor- und nachbereitet sowie möglicherweise im Team besprochen oder supervidiert werden? Besteht vielleicht die Sorge, sich auf dem Video unvorteilhaft dargestellt zu sehen und sich dafür zu schämen? Oder gibt es noch andere Bedenken? Es ist wichtig, diese Punkte einfühlsam anzusprechen und zu klären. Man kann z. B. Verständnis dafür äußern, dass Patient:innen sich mit diesem Thema überrumpelt fühlen können, und anbieten, erst ab der nächsten oder übernächsten Sitzung mit den Aufnahmen zu beginnen – und selbstverständlich können Patient:innen auch jederzeit, z. B. am Ende der Stunde, die Löschung erwirken. Ein längeres Herauszögern der Aufnahmen erschwert allerdings den Beginn erfahrungsgemäß, wohingegen ein früher Beginn der Aufnahmen eine schnelle Gewöhnung verspricht.

Verabreden (und Einfordern) von Ausfallhonorar

Kurzfristige Terminabsagen bzw. unentschuldigtes Fehlen können problematisch sein. Bei niedergelassenen und selbstständigen Psychotherapeut:innen gehen diese mit einem Verdienstausfall einher. Bei stationär arbeitenden Therapeut:innen können versäumte oder kurze Stunden zu organisatorischen Problemen führen, da die Terminplanung oft so eng gestrickt ist, dass Sitzungen nicht oder nur schwer nachgeholt werden können.

Im Ausbildungskontext werden solche Probleme noch dadurch verschärft, dass ein bestimmtes Stundenkontingent ambulant erbracht werden muss und dass meist eine noch größere Angst vor dem Eintreten (bzw. den Konsequenzen) eines Therapieabbruchs besteht als bei erfahreneren Kolleg:innen. Dadurch zeigen sich junge Therapeut:innen häufig sehr flexibel und nachsichtig, wenn es um die Terminabsprachen geht – und Patient:innen spüren selbstverständlich diese Form der Abhängigkeit, auch wenn hier in der Regel kein bewusstes Ausnutzen der Situation vorkommt.

Um sich vor kurzfristigen Terminabsagen zu schützen, hat sich die Vereinbarung eines »Ausfallhonorars« bewährt (auch wenn die rechtliche Zulässigkeit und Tragweite solcher Vereinbarungen immer noch nicht eindeutig geklärt sind, ist dies grundsätzlich möglich). Dieses kann direkt zwischen Therapeut:in und Patient:in während der probatorischen Sitzungen vereinbart und festgelegt werden. Die Höhe der Summe kann an die finanziellen Möglichkeiten der jeweiligen Patient:innen angepasst werden; ggf. können auch Möglichkeiten zur Ratenzahlung vereinbart werden. Sollte nicht im vereinbarten Zeitabstand vor einem versäumten Termin abgesagt worden sein, sind Patient:innen verpflichtet, das Ausfallhonorar in der zuvor gemeinsam festgelegten Höhe zu zahlen.

Wichtig

In jedem Fall sollten Absagen bzw. unentschuldigtes Fehlen therapeutisch aufgegriffen, reflektiert und bearbeitet werden. Denn im Grunde dient das Instrument »Ausfallhonorar« weniger organisatorisch-finanzieller Kompensation, sondern soll den festen und sicheren Rahmen der Therapie betonen und dazu beitragen, dass Patient:innen ihre Therapie angemessen priorisieren (Fokus auf Veränderungsmotivation). Dabei sollte auch herausgearbeitet werden, dass die zuverlässige regelmäßige Teilnahme an der Therapie weniger dem Auskommen der Therapeut:innen, sondern vielmehr der Verbindlichkeit der Therapie selbst dient, und dass häufige Terminabsagen und »no show« meist mit schlechteren Therapieergebnissen einhergehen.

Viele Patient:innen zögern, wenn es um das Thema Ausfallhonorar geht, insbesondere aufgrund von störungsbedingten Schwierigkeiten bei der Termineinhaltung. An dieser Stelle ist es entscheidend, klar zu erklären, dass das Ausfallhonorar nicht dazu dient, sich ohne Aufwand zu bereichern, sondern vielmehr einen Schutzmechanismus darstellt. Es deckt die Kosten für den reservierten Raum, die entgangene Stunde und die nicht nutzbare Zeit ab.

Ein hilfreicher Vergleich hierbei ist eine ärztliche Praxis im Gegensatz zur psychotherapeutischen Praxis. Während eine ärztliche Praxis oft ein volles Wartezimmer mit »Laufkundschaft« hat, die jederzeit nachrücken kann, genießen Patient:innen in der Psychotherapie den Vorteil, dass der vereinbarte Termin exklusiv für sie reserviert ist. Dadurch können sie pünktlich behandelt werden, ohne Verzögerungen durch andere Patienten. Es wird deutlich, dass das Ausfallhonorar notwendig ist, um die Qualität der individuellen Betreuung aufrechtzuerhalten und den zeitlichen Rahmen zu schützen.

Häufig führen Patient:innen auch sehr ungewisse und schwer beeinflussbar erscheinende Gründe an, z. B. oft erkrankende kleine Kinder oder ein kaputtes Auto. In diesem Fall können beispielsweise zwei bis drei »Joker« vereinbart werden, in denen das Ausfallhonorar nicht greift. Sind diese aufgebraucht, kommt es allerdings zur Stellung einer Rechnung über die vorher vereinbarte Summe. Äquivalent kann mit vorher vereinbarten Notfallsituationen umgegangen werden.

Wie in den anderen genannten schwierigen Situationen ist es entscheidend, zunächst die Gründe für das Stundenversäumnis zu erkunden und angemessen zu validieren. Ein mangelndes Verständnis kann in diesem Kontext zu gegenseitigen Missverständnissen führen, die eine sorgfältige und reflektierte Betrachtung erfordern. Bei dieser Exploration und unter Einbezug dessen, was bei der ersten Festlegung zum Ausfallhonorar vereinbart wurde, ist ein optimales Ergebnis ein »Geleitetes Entdecken«, das sich darin ausdrückt, dass Patient:innen nach einem expliziten und transparenten Abwägen selbst erkennen, dass sie bereit sind, ein Ausfallhonorar zu zahlen, um einen Lerneffekt für sich zu generieren. Dieser Prozess ermöglicht es den Betroffenen, aktiv an der Entscheidung teilzunehmen und eine bewusste Verantwortung für ihre Handlungen zu übernehmen.

Abschließend können Patient:innen gemeinsam mit den Therapeut:innen überlegen, wie zukünftige Versäumnisse vermieden werden können und ob es hilfreich ist, die Rahmenbedingungen anzupassen. Durch diesen dialogorientierten Ansatz fördern wir das Verständnis, stärken die Eigenverantwortung der Patient:innen und suchen gemeinsam nach präventiven Maßnahmen für die Zukunft.

6.4 Einige Grundprinzipien für schwierige Situationen

Obwohl es verschiedene Wege gibt, um in schwierigen Situationen zufriedenstellende Ergebnisse zu erzielen, wird in den beschriebenen Szenarien deutlich, dass bestimmte Prinzipien und Techniken eine sichere und souveräne Handhabung ermöglichen. Ein entscheidender Schritt ist die genaue Erfassung des Problems der Patient:innen oder einer möglichen Kommunikationsstörung.

Die zentrale Strategie besteht also darin, anfängliche Spannungen oder Widerstände zu *erkennen*, da nicht alle Patient:innen sich sofort trauen, Skepsis oder Kritik offen zu äußern. Es ist wichtig, diese Unstimmigkeiten konkret und spezifisch im »Hier und Jetzt« zu *benennen* und auf die Metaebene der Kommunikation zu wechseln: Was passiert hier gerade bei Ihnen, bei mir und zwischen uns beiden? Auf dieser Grundlage kann dann gemeinsam eine Lösung für die spontane »Krise« gefunden werden, um danach mit einem gestärkten Wir-Gefühl effektiver weiterarbeiten zu können (vgl. Gumz, 2020). Genaues Nachfragen und das Verstehen-Wollen zeigen den Patient:innen, dass sie mit ihren Anliegen und Befürchtungen ernst genommen werden.

Weiterhin bleibt von grundlegender Bedeutung, die Motive am zu *validieren*, die zu bestimmten Verhaltensweisen führen (vgl. Kap. 3 und 4). Insbesondere Patient:innen mit frühen traumatisierenden Beziehungserfahrungen haben bestimmte interpersonelle Fähigkeiten und Fertigkeiten nicht erlernen können (z. B. die adäquate Regulation von Nähe und Distanz in Beziehungen, da Nähe entweder fehlte oder ausgenutzt wurde). Dadurch entwickelten sie Verhaltensweisen, die ihnen damals zum Überleben dienten (wie Rückzug oder aktives Wehren), die jedoch heute zu herausfordernden Situationen führen können. Daher ist es wichtig, in schwierigen Situationen stets die Patient:innen makroanalytisch zu betrachten bzw. die Pläne (vgl. Kap. 3 und 11), Prägungen (wie in CBASP, Kap. 60) oder Schemata (wie in der Schematherapie, Kap. 66) hinter dem heutigen Verhalten zu erkennen. Hierbei hat es sich bewährt, aus der Perspektive der Patient:innen heraus zu argumentieren und den Zusammenhang zu früheren Beziehungserfahrungen aufzuzeigen (z. B.: »Ich kann mir gut vorstellen, wie schwer es gerade für Sie ist, offen darüber zu berichten, da Sie bei bisherigen Versuchen, offen darüber zu sprechen, zurückgewiesen wurden«).

Professionelle Distanz: Grenzen wahren

Einige der genannten Beispiele beziehen sich darauf, sich im Erstkontakt oder in einer frühen Therapiephase von anmaßendem Patientenverhalten abzugrenzen und auf eigene negative Reaktionen auf Patient:innen zu achten, um angemessen damit umzugehen. Dies ist zweifelsohne eine notwendige Kompetenz. Wir möchten jedoch darauf hinweisen, dass besonders im weiteren Verlauf der Therapie und bei einer intensiveren therapeutischen Beziehung der umgekehrte Fall des Suchens nach Nähe (bis hin zum Verlieben) zwar selten ist, jedoch ein erhebliches therapeutisches Problem darstellen kann (vgl. Kap. 82).

Teil I

Was ist zu tun, wenn ich die Patientin oder den Patienten in einem außergewöhnlichen Ausmaß mag, wenn intensive Beziehungserfahrungen im Raum stehen, wenn das Gefühl entsteht, die Therapie laufe extrem, ja geradezu »unheimlich« gut? Wenn ich also im Therapiesetting jemanden, der versucht, mir sehr nahe zu kommen (z. B. Umarmung zum Abschied sucht oder auch Privates mit mir unternehmen möchte), eigentlich gar nicht reglementieren möchte, sondern diese Suche nach Nähe sehr angenehm und belohnend finde?

Ein bedeutsames Warnsignal für das Verschwimmen der professioneller Distanz ist beispielsweise, wenn einer »Lieblingspatientin« Zugeständnisse gewährt werden, die normalerweise nicht üblich sind (wie das Überziehen der Therapiestunde, häufige, nicht ausdrücklich vereinbarte Anrufe zwischen den Sitzungen, persönliche Erfahrungen und Gefühle ohne therapeutische Gründe zu erzählen, doch ausnahmsweise mal das »Du« anbieten, eine Therapie weiterführen, in der eigentlich alle eingangs und im Verlauf entwickelten Ziele bereits erreicht wurden etc.). Diese Situationen werden auch als schleichende Grenzverletzungen bezeichnet. In derartigen Situationen sollte unbedingt Supervision bzw. Intervision genutzt werden und, falls die Probleme dadurch nicht kontrolliert werden können, sollte in Erwägung gezogen werden, die Therapie seitens der Therapeutin oder des Therapeuten zu beenden. Diese eskalativen Prozesse zunehmender Grenzverletzungen werden auch als »slippery slope« bezeichnet und können in den »professionellen sexuellen Missbrauch« von Patient:innen durch Psychotherapeut:innen münden, der durch immer wieder vorkommende Fälle im Fokus öffentlicher Debatten steht (vgl. Stuhler et al., 2019).

Berufsethisch steht fest: Eine private Gestaltung der (schutzbedürftigen) therapeutischen Beziehung bis hin zur Liebesbeziehung stellt eine narzisstische Ausbeutung dar und ist verboten. Schleichende Grenzverletzungen sollten in jedem Fall erkannt, reflektiert und bearbeitet werden, woran sich Maßnahmen der Gegensteuerung bis hin zur Beendigung der Therapie anschließen sollten.

Ferner sei an dieser Stelle an die therapeutischen Grundregeln der Berufsordnung erinnert (Autonomie respektieren, Schaden vermeiden, Patientenwohl fördern und Gerechtigkeit anstreben; vgl. Kap. 82). Einige »Dos und Don'ts« sind (ohne Anspruch auf Vollständigkeit) in Tabelle 6.3 aufgeführt (vgl. Hermer & Röhrle, 2008). Im Verlauf der therapeutischen Karriere sollten Therapeut:innen ständig weitere Prinzipien dieser Art im Rahmen von Rollenspielen oder während des Reflektierens in Kleingruppen entwickeln, um sie dann unmittelbar zu erproben und zu verfeinern .

Tabelle 6.3 Einige Dos und Don'ts im Umgang mit schwierigen Situationen

Dos	Don'ts
▶ Das Problem der Patient:innen genau eruieren und verstehen ▶ Verständnis zeigen, gegebenenfalls durch Einbezug der Lebensgeschichte ▶ Positive Verstärkung der Offenheit auf Seiten der Patient:innen ▶ Bedürfnisse, Motive und den Mut der Patient:innen validieren ▶ Aus der Perspektive der Patient:in argumentieren ▶ Glaubwürdig, authentisch und transparent agieren ▶ Eigene problematische Gefühle (wie Abwertung, Feindseligkeit, aber auch Verlieben) gegenüber Patient:innen frühzeitig wahrnehmen, reflektieren und bearbeiten ▶ Eigenen Stil erproben und finden ▶ Kanfers »11 Gesetze der Therapie« im Hinterkopf behalten (vgl. Kap. 13) ▶ Üben, üben, üben	▶ sich hilflos zeigen ▶ rigide den aktuell eingeschlagenen Therapieplan weiterverfolgen ▶ persönliche Angriffe persönlich nehmen oder sich angegriffen fühlen ▶ unreflektiert von sich auf andere schließen ▶ impulsiv gegenargumentieren ▶ Patient:innen »einwickeln« ▶ sich durch Befürchtungen hemmen lassen ▶ unkontrolliert emotional werden ▶ Patient:innen belehren oder Befürchtungen nicht ernst nehmen ▶ Patient:innen durch unangemessene Reaktionen in womöglich alte und belastete Muster drängen ▶ Eigene Themen unreflektiert einbringen oder eigene starke (negative wie positive) Gefühle gegenüber Patient:innen ausagieren, anstelle diese Gefühle in der Supervision zu reflektieren ▶ Sich in objektiv schwierige Situation bringen (z. B. durch fahrlässiges oder Sorgfaltspflichten vernachlässigendes Verhalten)

Abschließend lässt sich festhalten, dass es im Umgang mit schwierigen therapeutischen Situationen, sei es nun im Kontext des Beziehungsaufbaus bei den ersten Patientenkontakten oder in späteren Therapiesituationen (vgl. Brakemeier, 2019; Gumz, 2020), keine inhaltlichen Patentlösungen gibt, sondern lediglich Empfehlungen, die den Prozess betreffen. In diesem Zusammenhang ist es entscheidend, dass wir als Psychotherapeut:innen uns stets unserer einzigartigen Rolle bewusst sind und diese professionell in Intervision, Supervision und auch in der Selbstreflexion betrachten. Denn ein wesentliches Ziel von (Verhaltens-)Therapeut:innen besteht darin, die eigene Steuerungs- und Beziehungskompetenz kontinuierlich zu verbessern (Kap. 81).

FAQ

Ist es nicht verständlich, dass auch Therapeut:innen nicht alles hinnehmen möchten?
Ja, es ist durchaus menschlich und sogar wichtig für Therapeut:innen, klare Grenzen zu setzen. Eine entscheidende Fähigkeit, die den Unterschied zwischen der professionellen Behandlung und dem Privatleben ausmacht, besteht darin, herausforderndes Verhalten von Patient:innen nicht persönlich zu nehmen. Oftmals handelt es sich dabei um bewusste oder unbewusste »Tests« seitens der Patient:innen, die im therapeutischen Kontext zunächst akzeptiert werden können. Eine Distanzierung vom Persönlichen gelingt oft leichter, wenn man sich vor Augen führt, dass ein unangenehmes Verhalten der Patient:innen höchstwahrscheinlich ein generelles Muster im Umgang mit anderen darstellt. Dies wiederum könnte ein zentrales erlerntes Problem auf Patientenseite repräsentieren (zum Beispiel Selbstbehauptung bei früheren häufigen Ablehnungen und Abwertungen). Oft reinszeniert sich so ein Interaktionsverhalten bis heute (vgl. Kap. 5). Stellen Sie sich vor, wie es sein mag, wenn andere ständig von einem genervt sind, einen zurückweisen oder angreifen …

Manchmal fühle ich mich von überraschenden Anfragen von Patient:innen regelrecht überrumpelt. Was kann ich dagegen tun?
Es ist nicht ungewöhnlich, sich von spontanen Anfragen von Patient:innen überrumpelt zu fühlen, insbesondere wenn es um Sonderbehandlungen wie Sitzungsverlängerungen, zusätzliche Termine oder kurzfristige Terminänderungen geht. Hier sind einige bewährte Prinzipien und Strategien:

- Antizipieren und Planen: Basierend auf früheren Erfahrungen mit der/dem Patient:in können Sie mögliche zukünftige Situationen vorwegnehmen und einen Plan für angemessene Reaktionen erstellen.
- Klare Absprachen: Vereinbaren Sie klare Regeln und Grenzen, auf die Sie zurückgreifen können, wenn unerwartete Anfragen auftauchen.
- Metaebene ansprechen: Darüber sprechen, was (bei Patient:in, Therapeut:in und zwischen beiden) im aktuellen Moment passiert, und mögliche »Tests« identifizieren, die ein:e Patient:in möglicherweise durchführt.
- Rollenspiele mit Kolleg:innen: Üben Sie schwierige Dialogpassagen und Situationen im Rollenspiel mit Kolleg:innen, um sich besser darauf vorzubereiten.

Es ist wichtig zu akzeptieren, dass unvorhergesehene Ereignisse auftreten können. Betrachten Sie solche Situationen als interessante Herausforderungen, die Sie nicht unter Druck setzen sollten. Es ist völlig in Ordnung, wenn Sie nicht sofort eine perfekte Antwort parat haben. Reflektieren Sie nachträglich und greifen Sie die Thematik in der nächsten Sitzung auf, wenn Ihnen eine geeignete Reaktion einfällt.

Weiterführende Literatur

Bennett-Levy, J., Thwaites, R., Haarhoff, B. & Perry, H. (2015). CBT from the inside out: A self-practice / self-reflection workbook for therapists. New York: Guilford.

Brakemeier, E.-L. (Hrsg.) (2019). Schwierige Situationen in der modernen Psychotherapie: CBASP, DBT, MBT und Schematherapie. Beltz Video-Learning. Weinheim: Beltz.

Fellner, R.L. (o.J.). Anleitung zum Scheitern einer Therapie. https://www.psychotherapiepraxis.at/psychotherapie_leitfaden_zum_scheitern.phtml

Gumz, A. (2020). Umgang mit Spannungen und Krisen in der Therapiebeziehung – Konzepte und Techniken. (CME zertifizierte Fortbildung). Psychotherapeut, 65, 119–132.

Jacob, G., Lieb, K. Normann, C., Jähne, A. (2023). Schwierige Gesprächssituationen in Psychiatrie und Psychotherapie (3. Aufl.). München: Elsevier.

Noyon, A. & Heidenreich, T. (2013). Schwierige Situationen in Therapie und Beratung: 30 Probleme und Lösungsvorschläge (2. Aufl.). Weinheim: Beltz.

Schwartz, B., Flowers, J.V. & Lazarus, A.A. (2015). Was Therapeuten falsch machen: 50 Wege, Ihre Klienten zu vergraulen. Stuttgart: Klett-Cotta.

Sachse, R. (2006). Psychotherapie-Ausbildung aus Sicht der Expertise-Forschung. http://www.ipp-bochum.de/n-kop/expertise-supervision.htm [22.1.2024]

II Vom Erstkontakt zur Fallkonzeption

Editorial

Vom Erstkontakt zur Fallkonzeption

Frank Jacobi • Eva-Lotta Brakemeier

Die Komplexität als notwendige Herausforderung

Es verwundert nicht, dass – nicht nur angehende – Psychotherapeut:innen die Erhebung und Beurteilung aller relevanten Informationen, die für die Entscheidung einer Psychotherapie im Einzelfall entscheidend sind, oft als anspruchsvoll erleben. Psychische Störungen sind multifaktoriell bedingt, geprägt von Eigendynamiken, Wechselwirkungen und Kontextabhängigkeit – kurz: Sie sind komplex (vgl. Caspar, 2024b). Ebenso ist Psychotherapie ein dynamischer, vielschichtiger Prozess, der darauf abzielt, pathologische Mechanismen und aufrechterhaltende Bedingungen zu beeinflussen, um eine Vielzahl von Zielen zu erreichen.

Im Fokus steht dabei stets das betroffene Individuum: Es soll weniger belastet und eingeschränkt sein, wobei auch die Wechselwirkungen mit der Umwelt – wie Beziehungen zu Partner:in, Familie, Freund:innen und andere Bezugspersonen oder berufliche Bedingungen – berücksichtigt werden müssen.

Die Herausforderung wird durch begrenzte Zeitressourcen zusätzlich verstärkt: Therapeut:innen müssen in relativ kurzer Zeit ein tiefgehendes Verständnis für die Problematik entwickeln, Prognosen sowie Indikationen für Psychotherapie und alternative Interventionsvarianten prüfen, ein individuell angepasstes Behandlungskonzept erstellen und die Psychotherapie einleiten.

Abbildung A veranschaulicht die Vielzahl an Informationen und Informationsquellen, die bei der Therapieplanung sowie bei der Verlaufs- und Ergebniskontrolle berücksichtigt werden sollten. Diese Komplexität mag herausfordernd sein, bietet jedoch auch die Chance, differenziert und präzise auf die Bedürfnisse der Patient:innen einzugehen – eine Kernkompetenz, die Psychotherapie auszeichnet.

Mit der Erarbeitung und Diskussion dieser zahlreichen Therapie-Parameter lassen sich problemlos mehrere Lehreinheiten füllen. Dabei taucht immer wieder eine zentrale Frage auf: Wie gelingt es, all diese Aspekte innerhalb der probatorischen Sitzungen – oder im stationären Setting sogar noch schneller – zu berücksichtigen? Gleichzeitig muss den Patient:innen Raum gegeben werden, mit ihren Anliegen »anzukommen« und sich auszusprechen, während vielfältige Dokumentationspflichten, formalen Anforderungen wie Aufklärungspflichten und der Aufbau einer tragfähigen therapeutische Beziehung (vgl. Teil I) zu bewältigen sind.

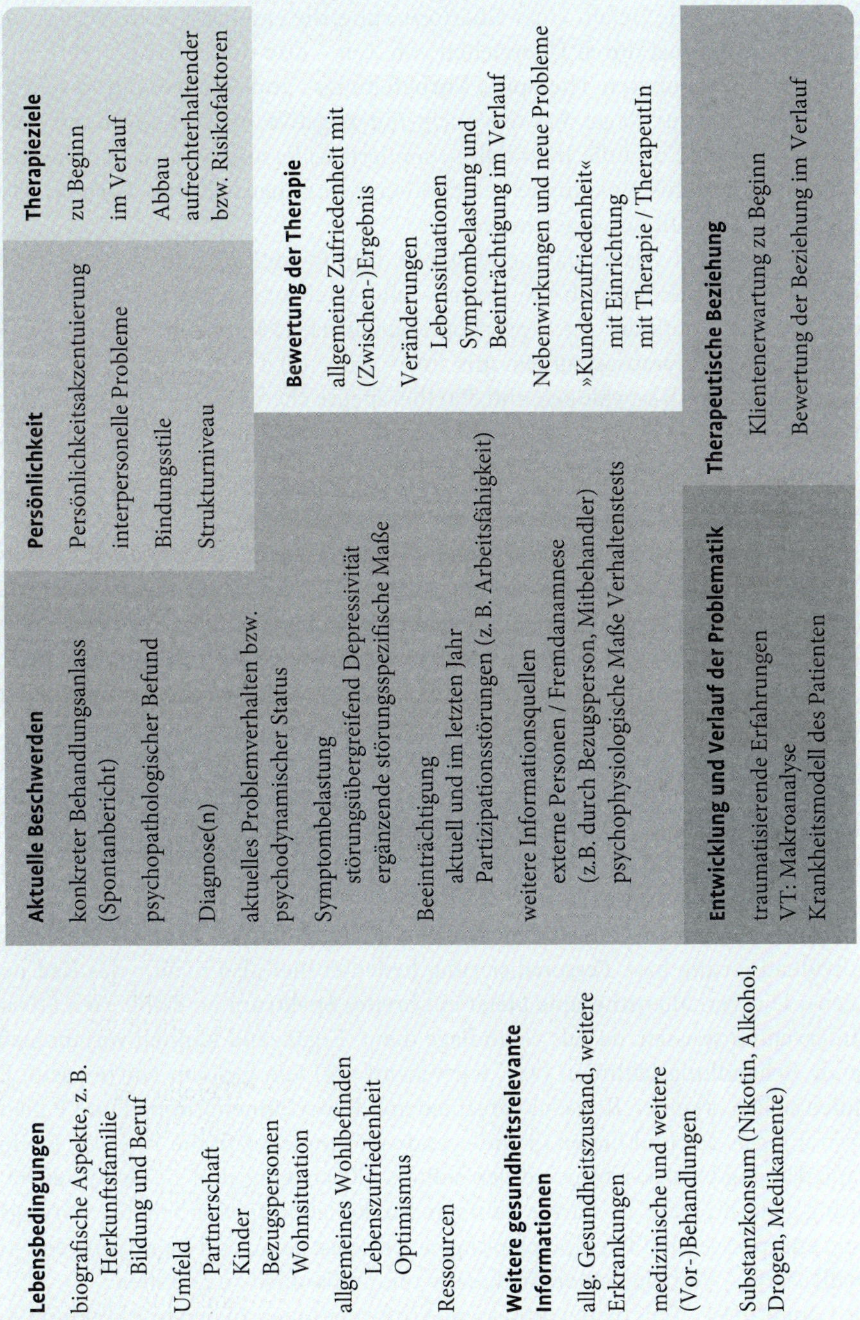

Abbildung A Wichtige Inhaltsbereiche, die bei Therapieplanung, Verlaufskontrolle und Ergebnisbewertung eine Rolle spielen können und in üblichen Dokumentationen berücksichtigt werden müssen (Gutachten oder Kassenanträge, Arztbriefe, Abschlussbericht und andere allgemeine Dokumentationspflichten)

Hier besteht also die Gefahr einer Überforderung, die ungünstig kompensiert werden kann, wie zum Beispiel durch Überziehen von Zeit – also durch Leistungserbringung, die über die abrechenbaren Therapie-, Vorbereitungs- und Nachbereitungszeiten hinausgeht. Wird dies zur Regel, hat dies nicht nur negative Auswirkungen auf den therapeutischen Prozess und die Interaktion, sondern widerspricht auch dem berufsethischen Selbstverständnis. Es kann den psychotherapeutischen Selbstwert beeinträchtigen und die eigene Selbstfürsorge gefährden.

Die gute Nachricht: Als lernfähige Wesen sind wir in der Lage, mit dieser Komplexität umzugehen – vor allem durch die theorie- und erfahrungsbasierte Entwicklung von Heuristiken und Routinen. Auch psychotherapeutische Novizen bringen in der Regel die grundlegenden Voraussetzungen mit, um – unterstützt durch Supervision – solche Herausforderungen zu bewältigen und den therapeutischen Prozess effizient zu steuern. Die Kapitel dieses Buchteils geben viele konkrete und praktische Hinweise und zeigen notwendige und hilfreiche Strategien auf.

Funktionales Verständnis als Schlüssel in der Therapieplanung

Im traditionellen verhaltenstherapeutischen Störungsverständnis liegt der Fokus darauf, individuell abgestimmte Behandlungspläne und -durchführungen zu entwickeln (Kap. 13). Dazu müssen die wirklich relevanten Themen ans Licht kommen – seien es schlimme Befürchtungen, Schuldgefühle oder andere zentrale Problembereiche. Ohne diese Offenlegung bleiben viele Verhaltensweisen und Schwierigkeiten unverständlich und schwer zugänglich für eine effektive Analyse, sei es in Form einer Verhaltens-, Problem- oder Plananalyse. Die Bereitschaft der Patient:innen, sich zu öffnen, hängt wiederum eng mit unserer therapeutischen Beziehungsgestaltung zusammen (vgl. Teil I). Hierbei können wir unser störungsspezifisches Wissen gezielt einsetzen: Bei einer Patientin mit Essstörung beispielsweise kann erwartet werden, dass Themen rund um »Kontrollverlust« besonders schambesetzt sind. Es gilt, Maßnahmen zu ergreifen, die es der Patientin erleichtern, solche »heißen« Themen dennoch in die Therapie einzubringen.

Individualisierung bzw. Personalisierung bedeutet hier also nicht, »das Rad neu zu erfinden«. Die Verhaltenstherapie bietet ein breites Spektrum an etablierten Störungs- und Interventionswissen, das als Grundlage dient. Ergänzend können verfahrensübergreifende Behandlungsleitlinien (z. B. www.awmf.org) von großem Nutzen sein. Diese Leitlinien stellen oft einen Konsens verschiedener Expert:innengruppen und Patient:innenvertretungen dar und bieten grundlegende störungsspezifische Ansätze, die in der Therapieplanung berücksichtigt werden sollten. Gleichzeitig sind sie als hilfreiche Orientierung gedacht, nicht als starrer Rahmen. Ein kollaborativ erarbeitetes Störungsmodell und eine passgenaue Therapieplanung bieten meist genügend Raum, um jede – auch manualbasierte – Verhaltenstherapie kreativ und individuell zu gestalten.

Die Kapitel dieses Teils bieten umfassende Informationen zu den in Abbildung A dargestellten Aspekten. Ziel ist es, unseren Leser:innen bei der Entwicklung einer eigenen Routine zur Priorisierung und zum Behalten der Übersicht zu unterstützen oder bereits etablierte Routinen kritisch zu reflektieren. Zentrale Bestimmungsstücke sind dabei Indikationsentscheidungen (z. B. Abklärung von Krankheitswertigkeit, Prognosestellung;

Kap. 7 und 9), vielfältige Aspekte von Diagnostik (für Fallkonzeption, Dokumentation/Monitoring und Ergebnisbewertung; Kap. 8, Kap. 12), sowie Verhaltensanalyse und Plananalyse als zentrale Instrumente der Verhaltenstherapie zur Erarbeitung eines detaillierten Verständnisses individuellen Problemverhaltens (Kap. 10 und 11). Kernstück der Fallkonzeption ist dann die Ableitung einer nachvollziehbaren Behandlungsstrategie, auf der Grundlage der mit oben genannten Methoden möglichst systematisch und effizient erfassten Problemen und Zielen (Kap. 13).

Über den Tellerrand der eigenen Behandlung hinaus

Die Frage nach der für den Patienten sinnvollsten, individuell angepassten Behandlung betrifft nicht nur einzelne Behandlungsformen, wie z. B. Psychotherapie, sondern auch die »Gesamtbehandlung« in einem weiteren Sinne. Beispielsweise bedarf es bei vielen Patient:innen der guten *Vernetzung* und Abstimmung zwischen Behandler:innen oder Sektoren (stationär und ambulant, Krankheitsbehandlung vs. komplementäre Hilfeleistungen etc.). Die Vielzahl der Kostenträger (Kranken- vs. Rentenversicherung, kommunale steuerfinanzierte Einrichtungen etc.) und der einzelnen Versorgungsmöglichkeiten – dargelegt in SGB V, VI, IX, XII – können unübersichtlich und in manchen Fällen schlecht kombinierbar erscheinen (Überblick zu psycho-sozialen Hilfesystemen bei Jacobi et al., 2022) – dennoch muss auch dies zu den grundlegenden Kompetenzen von Psychotherapeut:innen gezählt werden.

Auch die Vernetzung mit nicht zum Gesundheitssystem gehörenden sozialen Unterstützungsmöglichkeiten, die gerade für Menschen mit schweren psychischen Erkrankungen erwiesenermaßen höchst sinnvoll sind (DGPPN, 2018), erfolgt oft nicht in ausreichendem Maße. Psychotherapeut:innen sollten daher anstreben, zu einem »Gesamtbehandlungsplan« beizutragen und diesen aktiv mitzugestalten bzw. diese Perspektive zumindest stets im Blick zu behalten. Dies umfasst neben der genauen Abklärung des Überweisungskontexts die explizite Nutzung von Erfahrungen, Informationen und Empfehlungen aus vorangegangenen Psychotherapien, Reha- oder (Tages-)Klinikaufenthalten ebenso wie ein – datenschutzrechtlich von Patient:innenseite genehmigter – Austausch mit Haus- und Fachärzt:innen, arbeitsmedizinischen und anderen betrieblichen Stellen sowie Beratungseinrichtungen. Ein solch ganzheitlicher Ansatz fördert eine effektive und nachhaltige Behandlung.

Weiterführende Literatur

Caspar, F. (2024). Responsivität. Psychotherapie, 69(1), 40–48.

DGPPN (Hrsg.). (2018). S3-Leitlinie Psychosoziale Therapien bei schweren psychischen Erkrankungen. https://register.awmf.org/de/leitlinien/detail/038-020

Jacobi, F., Kunas, S.L., Annighöfer, M.L.D., Götz, T., Sammer, S., Schicktanz, P. & Gerlinger, G. (2022). Versorgungs- und Hilfesysteme für Menschen mit psychischen Erkrankungen und psychosozialem Hilfebedarf in Deutschland. In R. Haring (Hrsg.), Gesundheitswissenschaften. Heidelberg: Springer.

7 Erstkontakt und Vorbereitung der Therapie

Miki Kandale • Ruth Uwer • Frank Jacobi

7.1 Rahmenbedingungen

In diesem Kapitel geben wir Empfehlungen, worauf Therapeut:innen bei der Gestaltung der ersten Kontakte mit Patient:innen besonders achten sollten, unabhängig davon, ob sie in einer ambulanten Praxis, einer Beratungsstelle, einer Rehabilitationseinrichtung, ambulant oder stationär in einer Klinik arbeiten. Im Kontext von Aus- und Weiterbildung sind darüber hinaus besonders Hinweise zur Gestaltung und Strukturierung der ambulanten Sprechstunde und probatorischen Phase (orientierende und differenzialdiagnostische Abklärung und Indikationsstellung) sowie Hinweise zur Erstellung des Berichts an den / die Gutachter:in von Interesse, wozu wir ebenfalls Hinweise geben. Einen Überblick über die jeweils aktuellen rechtlichen Rahmenbedingungen (Stundenkontingente, Begutachtungspflicht, Formulare etc.) in der ambulanten Versorgung mit Richtlinienpsychotherapie in Deutschland gibt die Kassenärztliche Bundesvereinigung.

7.2 Erstkontakt

Das Erstgespräch (z. B. in der Sprechstunde) ist geprägt von der Herausforderung, neben der Strukturierung des Gesprächs und der Initiierung des Beziehungsaufbaus eine große Menge an Daten verbaler, nonverbaler und paraverbaler Natur simultan zu verarbeiten und zu gewichten, um am Ende des Gesprächs eine erste Indikations- und Prognoseentscheidung treffen zu können.

7.2.1 Ziele des Erstgesprächs

Die Ziele, die Therapeut:in und Patient:in im Erstgespräch verfolgen, sind zum Teil ganz unterschiedlicher Natur.

Patientenseitige Ziele. Patient:innen, die sich in einem Zustand des Leidens befinden, den sie – häufig nach längerer Wartezeit – zügig beendet wissen wollen, möchten u. a. folgende Fragen beantwortet haben:

- Erscheint die Person, die mir hier begegnet, fachlich kompetent? Wirkt sie auch menschlich nahbar und vertrauenswürdig?

- Versteht diese Fachperson mein Problem, und zwar nicht nur auf intellektuell-sachlicher Ebene, sondern auch emotional-mitfühlend? Traue ich ihr zu, mir dabei zu helfen, meine Probleme zu lösen?
- Wie sind die formalen Regelungen?
- Was genau erwartet mich? Worauf lasse ich mich ein? Worauf muss ich mich vorbereiten?

Teil II

Therapeutenseitige Ziele. Therapeut:innen verfolgen im Erstgespräch die Beantwortung folgender Fragen:
- Welcher Mensch (u. a. körperlicher Zustand, Sprechweise, Erscheinungsbild),
- mit welcher Persönlichkeit (Persönlichkeitsstil, relevante Schemata, Annäherungs- und Vermeidungsziele und interaktionelle Strategien zur Erreichung derselben),
- stellt sich aufgrund welcher (psychischen) Probleme (Art der Beschwerden, Auslöser, aufrechterhaltende Faktoren),
- mit welcher subjektiven Erklärung für sein Problem (Wie hoch ist die Bereitschaft zur Verantwortungsübernahme für das eigene Erleben und Verhalten?),
- mit welchen Ressourcen (Stärken, positive Eigenschaften, Selbsthilfemöglichkeiten, Ziele und Werte),
- mit welcher Motivationslage (Besteht Therapiemotivation? Besteht Änderungsmotivation bzw. kann diese aufgebaut werden?),
- mit welchen Zielen (wie z. B. Symptomreduktion, interpersonelle Ziele, Wohlbefinden, Sinnfindung oder Selbstentwicklung)
- und Vorerfahrungen (Gab es bereits Behandlungen und wie sind deren Verläufe und Ergebnisse einzuordnen?)
- zum gegebenen Zeitpunkt (Warum gerade jetzt?) vor?

Dabei besteht das zentrale Ziel beim Erstkontakt zunächst in einem groben Screening. Um die genannten Fragen erschöpfend beantworten zu können, stehen in der Verhaltenstherapie neben verschiedenen Varianten der Verhaltensanalyse umfangreiche diagnostische Methoden und Befunderhebungsmöglichkeiten zur Verfügung (vgl. Kap. 8–13).

7.2.2 Struktur und (Beziehungs-) Gestaltung des Erstgesprächs

Bezüglich der Struktur und (Beziehungs-)Gestaltung des Erstgesprächs finden sich in der Literatur Vorschläge für mehr oder weniger strukturierte Vorgehensweisen (z. B. Lazarus, 1995; Stavemann, 2005; Ubben, 2015). Wenn wir Verhaltenstherapie als individualisierte bzw. personalisierte Therapie konzipieren (vgl. Kap. 13), versteht es sich von selbst, dass auch das Erstgespräch nicht in mechanistischer Weise durchgeführt werden kann. Ab dem Betreten des Therapieraums durch den Patienten oder die Patientin (korrekterweise bereits ab der Aufnahme des meist telefonischen Kontakts; vgl. Prior, 2012) ist eine mehr oder weniger individuelle Vorgehensweise angezeigt. Nach Hoffmann

(2009) zielen beziehungsförderliche Verhaltensweisen bei der ersten Begegnung darauf ab, den / der Patient:in die Erfahrung zu ermöglichen, sich selbst in der Rolle als Patient:in, aber auch als Person darstellen zu können, die Therapeutin bzw. den Therapeuten einschätzen zu können und erste positive Effekte zu erleben (vgl. auch Hoyer et al., 2004).

Diesen zwar sinnhaften, aber auch sehr allgemeinen Forderungen kann nicht über standardisierte Formulierungen, Checklisten für das Einhalten von Zeitempfehlungen für bestimmte Abschnitte des Erstgesprächs, automatisierte therapeutische Verhaltensweisen oder dergleichen entsprochen werden, sondern sie müssen im Einzelfall immer wieder neu und in einzigartiger Weise verwirklicht werden. Dazu bedarf es neben einer wissenschaftlich fundierten Vorgehensweise auch einer gewissen Neugier und der Bereitschaft, sich immer wieder neu und individuell darauf einzulassen.

Beziehungsgestaltung. Die Gestaltung der therapeutischen Beziehung verfolgt in den verschiedenen Phasen der Therapie unterschiedliche Ziele. Während eingangs die empathische Aufnahme der »Gesamtperson« im Mittelpunkt steht und ein »Basisverhalten« (vgl. Kap. 1) aufgebaut wird, geht es im weiteren Verlauf bei der Problembearbeitung zunehmend selektiver um Behandlung und Bewertungen »gegen das Symptom« (was sich durchaus auch konträr zu den patientenseitigen Interaktionsplänen verhalten kann). In der Phase der Stabilisierung, Ablösung und Beendigung wiederum steht die sukzessive Zurücknahme des therapeutenseitigen Einflusses im Mittelpunkt der Beziehungsgestaltung. Die im Folgenden genannten Prinzipien gelten also insbesondere für die Eingangssituation und den Beginn.

Sobald geklärt ist, dass eine therapeutische Zusammenarbeit stattfinden wird, soll eine belastbare Allianz geformt werden, die als Basis für spätere Interventionen zu dienen vermag. Carl Rogers (1959/2009) verdanken wir grundlegende Hinweise zur Gestaltung einer therapeutischen Beziehung. Diese oft als Basisvariablen der therapeutischen Beziehung bezeichneten und schulenübergreifend akzeptierten Säulen der Psychotherapie sind:

- bedingungslose positive Beachtung (Wertschätzung),
- Kongruenz (authentische Kommunikation) und
- Empathie (Einfühlungsvermögen).

Im Folgenden werden insbesondere einige Hinweise zur Empathie folgen, da dieses Konstrukt als eine der wichtigsten Variablen für den Aufbau und die Förderung der Beziehungsqualität zwischen Therapeut:in und Klient:in verstanden wird.

Empathie kann dabei als eine grundlegende Haltung, jedoch auch als erlernbare Technik verstanden werden. Nach Barrett-Lennard (1993) können drei Empathiephasen unterschieden werden: empathisches Mitschwingen, empathische Kommunikation und die wahrgenommene Empathie durch den Patienten bzw. die Patientin.

Empathische Einstimmung und ein entsprechendes Mitschwingen ist ein bewusster therapeutenseitiger Prozess und verlangt insbesondere:

- ein Loslassen des eigenen Bezugsrahmens,

- das Eintreten in den inneren Bezugsrahmen des Gegenübers in dem Bemühen, den anderen *von innen heraus* zu verstehen;
- ein Mitschwingen derart, dass durch empathisches Spiegeln und Folgereaktionen wie »Mhm«, »Ah, ich verstehe«, Nicken, wörtliche Wiederholungen, aber auch durch Verbalisieren emotionaler Erlebnisinhalte Präsenz kommuniziert wird,
- das Auswählen von besonders bedeutsam anmutenden Erlebensaspekten des Patienten oder der Patientin, um hier vertiefte Exploration anzuregen, sowie
- das Verstehen bzw. Einordnen der gezeigten Verhaltensweisen vor dem Hintergrund der erlebten (oft traumatisierenden) Beziehungserfahrungen.

Nun ist es wenig zielführend, lediglich empathisch eingestimmt mitzuschwingen. Das im inneren Bezugsrahmen der Therapeutin bzw. des Therapeuten Gefühlte und empathisch Verstandene muss auch kommuniziert werden. Empathische Kommunikation bedeutet, Empathie konkret und auch verbal auszudrücken. Zunächst floskelhaft anmutende Formulierungen wie »Das muss sehr schwer für Sie sein«, »Ich ahne, wie schrecklich das für Sie ist«, »Das muss so schmerzhaft für Sie sein« sind immens wichtig und gehören in den therapeutischen Sprachgebrauch. Oft sind Therapeut:innen immens empathisch, doch sie kommunizieren das nicht ausreichend. Empathische Kommunikation geschieht insbesondere über

- die Körperhaltung (geerdet, ruhig, offen),
- die Stimme (die Stimmqualität sollte dem entsprechen, was der / die Patient:in vermutlich gerade fühlt, angemessen in Tempo und Tonlage sowie flexibel in Stimmfarbe und Betonung sein),
- die Vermittlung von Zugewandtheit, Offenheit und Wärme (durch Lächeln, aber nicht dauerhaft!), Blickkontakt, Nicken, eine Anpassung der eigenen Mimik an die Gefühle des Gegenübers, oder dadurch, den Patienten bzw. die Patientin in schwierigen Momenten nicht alleine zu lassen, z. B. durch ein Vorbeugen des eigenen Körpers, die Äußerung einer empathischen Vermutung,
- ein Verstehen der kognitiven Konzepte des Patienten bzw. der Patientin (inhaltlich »im selben Boot sitzen«).

Daraus ergibt sich die Frage, *wann* es ratsam und besonders beziehungsförderlich ist, Empathie zu kommunizieren. Denn das sollte idealerweise bewusst an bestimmten Stellen geschehen und nicht wahllos und unreflektiert. Bei der Verbalisierung emotionaler Erlebnisinhalte sollten Therapeut:innen auf Folgendes achten:

- Gefühle (»Und das ist so unfassbar traurig, hmm?«),
- zentrale kognitive Annahmen der Patient:innen über sich selbst, die Anderen und die Welt (»Dadurch hat sich bei Ihnen eine Überzeugung festgesetzt, dass Sie es einfach nicht ›draufhaben‹, oder?«),
- idiosynkratische Bedeutungen, in den von den Patient:innen gewählten Worten (»Und dieses puckernde Gefühl, Sie haben es ›den Quirl in mir‹ genannt, bekommen Sie immer dann, …«),

- persönlich Bedeutsames (»Seit dieser Trennung ist einfach nichts mehr, wie es war. Sie fühlen sich wie innerlich gebrochen.«),
- Inhalte, die sich eindringlich, bedeutsam, schmerzhaft anfühlen (»Gerade haben Sie den Atem angehalten, weil es so unfassbar weh tut, richtig?«),
- jenes, was an der Schwelle des Gewahrseins ist (»Und mir scheint, als ob Sie neben dem ›Alles ist ja irgendwie gut‹« auch noch etwas anderes fühlen.«)

Empathie zu kultivieren und zu praktizieren bleibt ein lebenslanges Übungsfeld und kann auch hervorragend und gewinnbringend mit Partner:innen, Kindern, Supervisor:innen und anderen wichtigen Menschen des eigenen Lebens geübt werden. Weiterführende Hinweise zum empathischen Verstehen und zur empathischen Exploration (*reflective listening*) finden sich bspw. bei Auszra, Herrmann & Greenberg (2017) (vgl. Kap. 62) oder auch in der Motivierenden Gesprächsführung (vgl. Kap. 4).

Die empathische Einstimmung ist bereits im Erstgespräch (und auch für die weitere Zusammenarbeit) die grundlegende Voraussetzung für eine motivorientierte Beziehungsgestaltung entsprechend der Annäherungs- und Vermeidungsziele der Patient:innen (früher auch »komplementäre Beziehungsgestaltung« genannt; vgl. Kap. 3). Dabei ist es wichtig zu beachten, dass manche Patient:innen sehr »allergisch« darauf reagieren, wenn man ihnen zu früh zu nahe kommt (z. B. misstrauische oder narzisstisch strukturierte Patient:innen). Für die Dosierung von empathischer Kommunikation ist eine Unterscheidung, die auf Blatt (2008) zurückgeht, sehr hilfreich: Es können v. a. bindungsbasierte Menschen, die nach Nähe, Zughörigkeit, Verbundenheit streben (»Dominated by issues of the heart«, S. 139), unterschieden werden von eher identitätsbasierten Menschen (»Dominated by issues oft he head«, S. 136), denen Eigenständigkeit, Kontrolle und Anerkennung sehr wichtig sind. Beck (1983) spricht hier im Rahmen seiner Depressionstheorie von einem soziotropen und einem autonomen Typ.

Autonome und identitätsbasierte Menschen können eine Therapie als Angriff auf ihr Selbst erleben und benötigen eine zurückhaltendere Form der Kommunikation von Empathie (zum Beispiel nicht: »Und als Ihre Frau das sagte, fühlten Sie sich so klein und wertlos«, stattdessen besser: »Und als Ihre Frau das sagte, kam wieder dieses schlimme Gefühl in Ihnen hoch«). In der Regel bekommt man im Erstgespräch schon nach wenigen Minuten ein Gefühl dafür, ob das Gegenüber als zentrales Motiv eher Bindung oder eher Identität verfolgt und sollte die Gesprächsführung dementsprechend anpassen. Noch differenzierter kann man sich natürlich bereits im Erstgespräch befragen, welche Beziehungsmotive nach Sachse (2004), z. B. Anerkennung, Wichtigkeit, Verlässlichkeit, für diesen Menschen wohl zentral sind (vgl. Kap. 52) oder welchen Stimuluscharakter (interpersonelle Wirkung) die Person im Kiesler-Kreis einnimmt, um darauf basierend den eigenen Stimuluscharakter anzupassen und beispielsweise die sog. Dominanzfalle zu vermeiden (vgl. Kap. 5).

Orientierung an Grundbedürfnissen. Nach Grawe (2004, S. 186 ff.) kann davon ausgegangen werden, dass bei jedem Menschen, unabhängig davon, ob dieser psychische Störungen oder Probleme hat, zentrale menschliche Grundbedürfnisse bestehen (vgl. Tab. 7.1).

Selbstverständlich ist im Hinblick auf die Individualisierung der Beziehungsgestaltung ein Verständnis für die individuelle Motivstruktur erforderlich, sodass keinesfalls Patient:innen anhand der Bedürfnistaxonomie von Grawe über einen Kamm geschoren werden werden (Kap. 3 und 11). Geht man aber mit Grawe davon aus, dass auch die dauerhafte Verletzung allgemeiner Grundbedürfnisse ein wichtiger Einflussfaktor für die Entstehung psychischer Störungen ist – ein Gedanke, der u. a. auch von der Schematherapie prägnant ausformuliert wurde (vgl. Young et al., 2008, Kap. 66) –, so besteht die therapeutische Kunstfertigkeit bereits beim Erstkontakt darin, eine Sättigung solcher Grundbedürfnisse und Motive anzubieten und zu erkennen, ob bzw. welche Bedürfnisse bei dieser Patientin bzw. diesem Patienten besonders stark depriviert wurden.

Tabelle 7.1 Menschliche Grundbedürfnisse und korrespondierendes therapeutisches Verhalten

Bedürfnis	Therapeutisches Verhalten
Bindung	zugewandte Grundhaltung, wertschätzende und empathische Reaktion auf Patientenäußerungen (z. B. verbale Ermutigungen, Kopfnicken), Bestätigung (vgl. Kap. 1)
Kontrolle und Orientierung (z. B. Vorhersagbarkeit)	Respekt vor den Ansichten des Patienten bzw. der Patientin, Vermeidung von Machtkämpfen und rechthaberischem Auftreten, Eröffnung von Wahlmöglichkeiten, Verwirklichung einer adaptiven Grundhaltung (kein »Durchpeitschen« eigener Inhalte), Transparenz und Herstellen von Vorhersehbarkeit, was genau in der Behandlung (als nächstes) passieren wird, Wissenstransfer bzw. Psychoedukation und Informationsweitergabe an die Patientin bzw. den Patienten, Vermittlung von Perspektivität und Hoffnung
Lustgewinn bzw. Unlust- und Schmerzvermeidung	angemessenes Gesprächstempo, Erholung anbieten, Humor, keine (zu frühe) Zufügung von unnötigem Leid durch allzu detaillierten Fokus auf aversive Inhalte, Vorsicht vor zu starker und zu früher Konfrontation
Selbstwerterhöhung bzw. -schutz	direkte und indirekte Beachtung und Verstärkung der Leistungen und Ressourcen des Patienten bzw. der Patientin, angemessenen Raum zur Selbstdarstellung ermöglichen

Einleitung des Erstgesprächs. Für viele Menschen ist der Gang zur Psychotherapie schamhaft besetzt. Deshalb sollte versucht werden, diese Konsultation als etwas Normales darzustellen, indem der / die Therapeut:in möglichst unbefangen und entpathologisierend auftritt.

Tabelle 7.2 Ablauf und Empfehlungen für das Erstgespräch

To do	Beispielformulierungen und Erläuterung
Begrüßung	
Nehmen Sie den / die Patient:in persönlich in Empfang, begrüßen Sie namentlich und stellen Sie sich selbst auch namentlich vor.	»Guten Tag, mein Name ist … Schön, Sie kennenzulernen.« Heißen Sie Ihre / n Patient:in willkommen! Da ist zunächst ein möglicherweise verzweifelter Mensch, welcher Wertschätzung und Verständnis sucht. (Bedürfnis: Bindung)
Geleiten Sie in den Therapieraum, wobei Sie vorgehen sollten.	»Sie können Ihre Jacke hier (Garderobe) ablegen oder aber auch mit in den Raum nehmen. Wir gehen in den hinteren Therapieraum. Ich gehe einmal vor. Wenn Sie mir bitte folgen würden.« Erlauben Sie den Patient:innen das Erleben von Wahlmöglichkeiten. (Bedürfnis: Kontrolle)
Auch wenn es in anderen therapeutischen Settings durchaus nachvollziehbar ist, dass die Wahl der Sitzmöglichkeit durch die Patient:innen bereits eine wichtige diagnostische Information enthält, so empfinden es viele Patient:innen doch als hilfreich, wenn man ihnen einen Sitzplatz zuweist.	»Würden Sie bitte dort Platz nehmen. Ich bin gleich für Sie da. Ist es für Sie okay, wenn ich das Fenster noch einen Moment geöffnet lasse?« Idealerweise darf der / die Patient:in einen Moment alleine im Therapieraum sein, um sich zu orientieren, sich einen ersten Eindruck zu verschaffen, um anzukommen. (Bedürfnis: Kontrolle)
Befangenheit nehmen	
Trotz der Prämisse, dass sich therapeutische Kommunikation durch die klare Aufgabenorientierung von der Alltagskommunikation unterscheiden sollte (vgl. Kap. 1; Kanfer et al., 2012; Hoffmann, 2009), ist es ratsam, anfangs einige Floskeln auszutauschen, um dem Patienten ein Ankommen zu ermöglichen.	Es bietet sich »Smalltalk« zur Anreise des Patienten, zum Wetter usw. an. »Haben Sie gut hergefunden?« oder »Das ist ja ein ungemütliches Wetter heute.« (Bedürfnis: Bindung, Kontrolle / Orientierung)

Tabelle 7.2 (Fortsetzung)

To do	Beispielformulierungen und Erläuterung
Struktur erläutern	
Die der Verhaltenstherapie immanente transparente Vorgehensweise verlangt auch an dieser Stelle, Patient:innen interaktionell nicht »verhungern zu lassen«. Darauf zu warten, dass Patient:innen von selbst anfangen, über ihre Probleme zu sprechen, führt eher dazu, dass sie das tun, was sie aus Fernsehserien denken, in dieser Situation tun zu müssen. Je nachdem, welche Vorerfahrungen mit Therapie bestehen, empfiehlt es sich, als Therapeut:in kurz etwas zur Struktur des Gesprächs zu sagen.	»Wie ich Ihrem Anmeldebogen entnommen habe, hatten Sie noch keine Erfahrungen mit Psychotherapie gemacht. Ich kann mir vorstellen, dass Sie sich fragen, was Sie erwartet. Stimmt das? (...) Wir haben jetzt 50 Minuten Zeit, einander kennenzulernen. Ich möchte mir einen Überblick über Ihr Anliegen verschaffen und Ihnen am Ende eine Einschätzung geben, ob Sie bei mir richtig sind. Zudem können Sie natürlich (in dieser und auch in weiteren Sitzungen) überprüfen bzw. nachfühlen, ob Sie sich eine Therapie mit mir vorstellen können. Und ich werde Ihnen auch noch die Rahmenbedingungen erläutern, z. B. zur Beantragung einer Verhaltenstherapie bei Ihrer Krankenkasse. Ist das soweit nachvollziehbar für Sie?« Anschließend kann eine Eingangsfrage gestellt werden.
Eingangsfrage	
Lassen Sie die Patient:innen unbedingt bei der Beantwortung ausreichend lange frei reden. Die Art ihrer Schilderung enthält neben der inhaltlich-faktischen Ebene eine Fülle wertvoller diagnostischer Informationen (vgl. Kap. 11). Das sofortige strukturierte Abfragen von Symptomen und Problembereichen etabliert ein Setting, in welchem Patient:innen sich bei einer eventuellen therapeutischen Zusammenarbeit kaum noch erlauben werden, spontan zu berichten.	»Was führt Sie zu mir? Wobei kann ich Ihnen helfen? Wozu sind Sie hier?«

Weiterer Gesprächsverlauf. Der Hauptteil des Erstgesprächs verfolgt das Ziel, wesentliche Variablen des Patientenproblems grob zu erfassen, wobei von den Therapeut:innen dabei sowohl eine empathisch-verstehende Haltung als auch ein strukturierend-edukatives Vorgehen erwartet wird. Die Herausforderung besteht hierbei in der simultanen Informationsverarbeitungsleistung, also äußerlich zugewandt sein und gleichzeitig internal Daten sammeln und analysieren, um entscheiden zu können, ob eine weitere Zusammenarbeit erfolgversprechend ist.

Neben anderen Inhaltsbereichen, die auch zwischen verschiedenen Patient:innen sehr unterschiedlich ausfallen können, sind die folgenden beiden »Tagesordnungspunkte« beim Erstkontakt immer von Bedeutung (s. Tab. 7.3).

Tabelle 7.3 Thematisierung des psychischen Befunds sowie Zusammenfassung

Psychischer Befund	
Es ist nicht von Nöten, zu diesem Zeitpunkt bereits einen kompletten psychischen Befund (Kap. 9) formulieren zu können, jedoch sollten Sie an dieser Stelle Aussagen über das Vorliegen psychotischer Symptome, die Art und Weise des formalen Gedankengangs und ausgeprägter affektiver Beeinträchtigungen tätigen können. Ebenso sollten Suizidalität (vgl. Kap. 26) und Substanzkonsum (vgl. Kap. 50) erfragt werden.	Fragen zum Substanzkonsum und zu eventueller Suizidalität sollten explizit gestellt werden. »Andere Menschen in Ihrer Situation … ▶ würden z. B. zu Alkohol greifen, um das alles auszuhalten. Wie sieht das bei Ihnen aus? Wieviel trinken Sie gewöhnlich in der Woche? ▶ würden am Leben zweifeln. Kennen Sie solche lebensmüden Gedanken?«
Zusammenfassung	
Auch wenn Sie während des gesamten Gespräches bereits regelmäßig paraphrasiert haben, sollten Sie Ihren Patient:innen eine prägnante Zusammenfassung dessen geben, was Sie verstanden haben. Dabei kann es günstig sein, eine Zusammenfassung auf zwei Ebenen anzubieten: eine im Sinne der Problemsprache der Patientin bzw. des Patienten und eine im Sinne Ihrer ersten diagnostischen Einschätzung.	»Unser Gespräch neigt sich langsam dem Ende zu. Ich würde gerne einmal zusammenfassen, was ich verstanden habe. Sie korrigieren mich bitte an Stellen, die Ihnen falsch erscheinen.« Es folgt die Zusammenfassung des Patientenproblems. Günstig ist dabei auch die Verwendung der patientenseitigen Formulierungen (z. B. »das Chefding« statt »Selbstunsicherheit«), denn dies erhöht den Eindruck des Verstanden-worden-Seins. Danach sollten Sie etwas über Ihre diagnostischen Überlegungen sagen: »Sie haben einige Phänomene geschildert, wie …, die häufig bei einem Menschen mit einer Depression auftreten. Das möchte ich in den folgenden Stunden ausführlicher mit Ihnen gemeinsam untersuchen und werde Ihnen auch geeignete Fragebögen dafür zur Verfügung stellen.«

Organisatorisches. Am Ende des Erstgesprächs sollten Sie für den Fall einer Zusammenarbeit die Grundzüge einer verhaltenstherapeutischen Behandlung aufzeigen. Aufklärungspflichten und berufsrechtlich relevante Formalitäten (z. B. das Einholen von Schweigepflichtentbindungen) sind in Kapitel 82 zusammengefasst; Materialien zu Aufklärung, Therapievereinbarungen etc. finden sich z. B. bei Neudeck und Mühlig (2020). Zudem sollten Regularien wie Einhaltung der Termine oder das Aufnahmen der Sitzungen auf Video usw. (vgl. Kap. 6, Kap. 81) angesprochen werden. Schließlich sollten Sie immer auch einen zeitlichen Puffer für patientenseitige Fragen einplanen.

7.3 Biografische Anamnese und Krankheitsanamnese: Erheben und Verschriftlichen

Im Folgenden geht es um die Erhebung anamnestischer Informationen, wie sie für das Erstellen des *Berichts an die Gutachterin oder den Gutachter* (und ggf. auch in anderen Kontexten wie dem Aufnahmebefund bei stationären Therapien) benötigt werden. Im engeren Sinne soll es vor allem um den Abschnitt 4 des Berichtschemas gehen (»Behandlungsrelevante Angaben zur Lebensgeschichte, zur Krankheitsanamnese und zur Verhaltensanalyse«). Im weiteren Sinne sind diese Informationen allerdings ganz generell für die Fallkonzeption und Behandlungsplanung erforderlich. Detaillierte Informationen zu Bericht und Antrags- bzw. Gutachterverfahren der Gesetzliche Krankenversicherung (GKV), der jedoch auch in ähnlicher Form von privaten Krankenkassen und der Beihilfe gefordert wird, gibt zum Beispiel Hergenröther (2018).

In der Praxis wird man für die Erhebung der Anamnese meist ein bis zwei Termine einplanen, wobei im weiteren Verlauf natürlich ständig Informationen ergänzt werden. Hilfreich sind unterstützende Materialien, wie zum Beispiel der Anamnesefragebogen nach Lazarus (1978; siehe auch Neudeck und Mühlig, 2020, sowie Stavemann, 2015).

7.3.1 Strukturierung der Information

Techniken, die helfen können, die Informationen auch schriftlich zu strukturieren und gezielt Zusammenhänge zwischen biografischen Ereignissen und der Entwicklung von Störungssymptomen zu erfassen, finden sich im folgenden Kasten.

Techniken zur schriftlichen Strukturierung krankheitsrelevanter biografischer Information

Tabelle. Eine Möglichkeit ist, biografische Daten in Form einer Tabelle anzuordnen, um sich einen Überblick zu verschaffen und zu vermeiden, dass bestimmte wichtige Lebensphasen und Ereignisse nicht erfasst werden. Hier ein Beispiel der Patientin Frau Sammer, 41 Jahre, die mit einer schweren Zwangssymptomatik zur Therapie kam:

Datum / Zeitraum / Alter	Ereignis	Symptome / Schwierigkeiten
Ab 8. Lebenswoche	Unterbringung in Wochenkrippe	Fütterstörung, Untergewicht
Ab 1. Lebensjahr	Umzug, zahlreiche verschiedene Bezugspersonen in der Krippenzeit	keine bereits damals aufgetretenen identifizierbar
Kindergartenalter	Verlust der Lieblingserzieherin	zwanghaftes lautes Wiederholen von Wörtern und Sätzen
5 Jahre	sexuelle Belästigung durch einen Nachbarn im Treppenhaus	Zwang, im Treppenhaus die Luft anzuhalten
3. Schuljahr	Umzug	Nachlassen der Zwänge
	eigenes Zimmer	Horten von Gegenständen
13 / 14 Jahre	Fürsorge für Kaninchen	aggressive Zwangsgedanken hinsichtlich ihrer Haustiere
23 Jahre	Geburt des Sohnes	Zwangsgedanken, den Sohn zu verletzen

Lebenslinie. Bei der Lebenslinie werden wichtige Lebensereignisse sowie Störungssymptome grafisch entlang eines Zeitstrahls eingetragen. Um eine bestimmte Symptomatik detaillierter zu betrachten, kann beispielsweise die Ausprägung von depressiven Symptomen, Ängsten oder Zwängen als Kurve über der Zeitachse veranschaulicht werden, wobei bestimmte Lebensereignisse zusätzlich an der Zeitachse oder der Kurve markiert werden. Als sinnvolle Ergänzung können hier auch wichtige allgemeine biografische Ereignisse (z. B. Partnerschaften, Ausbildungs- und berufliche Stationen) sowie positive Erlebnisse und Ressourcen erfasst werden.

Eine so festgehaltene zeitliche Abfolge kann als Ausgangspunkt genommen werden, um eine bestimmte Symptomatik hinsichtlich Auslösung und Verlauf detaillierter zu betrachten (ggf. auch als Kurve über der Zeitachse hinsichtlich der Ausprägung von Depressivität, Ängsten etc.). Hierbei ist darauf zu achten, dass zeitliche Zusammenhänge nicht automatisch kausale Zusammenhänge repräsentieren. Gute Hinweise zu Lebenslinienvarianten finden sich auch in Lehrbüchern zum Thema Selbsterfahrung (z. B. Brüderl et al., 2021).

7.3.2 Gliederungsmöglichkeiten des Anamnesetextes

Im Wesentlichen können zwei Möglichkeiten, den Text zu gliedern, unterschieden werden:

Gliederung in einzelne Themenbereiche. Diese Bereiche können sich in ihrer Abfolge am Altersverlauf orientieren:

- Familienanamnese
- Kindheit und Primärfamilie (objektive Fakten, subjektives Erleben)
- soziale, schulische und berufliche Entwicklung und aktueller Status
- sexuelle Entwicklung und Partnerschaften (s. Kap. 55 zu Hinweisen dazu, wie dieser Themenbereich angesprochen werden kann, der für viele Patient:innen schambehaftet ist)
- soziales Beziehungsnetz des Patienten bzw. der Patientin
- Krankheitsanamnese (einschließlich Vorbehandlungen); Anamnese des Substanzmittelkonsums
- Gesundheitsverhalten

Durch die strukturierte Form ist hier der Text gut zu überblicken und rasch zu erfassen, allerdings gibt es bisweilen Überschneidungen zwischen einzelnen Bereichen, sodass es schwierig ist, Wiederholungen zu vermeiden, ohne die Verständlichkeit zu beeinträchtigen.

Chronologische Darstellung. Demgegenüber ermöglicht es eine chronologische Darstellung leichter, Bezüge zwischen den einzelnen Bereichen zu verdeutlichen und Hypothesen für prädisponierende, auslösende sowie aufrechterhaltende Faktoren zu generieren.

7.3.3 Typische Schwierigkeiten bei der schriftlichen Zusammenfassung

Ein häufiges Problem hierbei ist die »Verdichtung« der Informationen, d. h. angehenden Therapeut:innen (und nicht nur denen) fällt es oft schwer, von dem »Roman« der Lebensgeschichte zu einer prägnanten – d. h. eine halbe bis eine Seite umfassenden – »biografischen Anamnese und Krankheitsanamnese« zu gelangen. Hierbei kann ein zweistufiges Vorgehen hilfreich sein. Eine erste Fassung der Anamnese sollte unter dem Aspekt gelesen werden, welche der darin enthaltenen Informationen für die Durchführung der Verhaltensanalyse, insbesondere für deren makroanalytischen Teil, unbedingt erforderlich sind. Daraus ergibt sich eine Art Minimalfassung der Anamnese, die umgekehrt auch durch die Verhaltensanalyse (Kap. 10) »überprüft« werden kann.

Wichtig

In der Verhaltensanalyse sollten keine neuen biografischen Informationen auftauchen, die in der Anamnese noch nicht benannt wurden.

7.3.4 Bedeutung der Anamnese im Einzelfall

Auch in der Verhaltenstherapie wird die Biografie des Patienten bzw. der Patientin in der Regel gewürdigt und einbezogen, insbesondere bei frühem Störungsbeginn, bei vermuteten besonders widrigen Entwicklungsbedingungen und wenn interaktionelle Probleme im Fokus stehen. Im Cognitive Behavioral Analysis System of Psychotherapy (CBASP, Kap. 60) oder der Schematherapie (Kap. 66), welche beide für Patient:innen mit frühem Störungsbeginn und frühen traumatisierenden Beziehungserfahrungen entwickelt wurden, erhalten Therapeut:innen entsprechend hilfreiche Strategien, um die Anamnese in die Therapie stärker einzubeziehen. Gleichwohl gilt bei weniger früh gestörten oder nicht traumatisierten Patient:innen das Prinzip der »minimalen Intervention« derart, dass eine später gar nicht weiter benötigte umfassende biografische Anamnese Sparsamkeit und Stringenz behindert sowie ggf. ungünstige Botschaften vermittelt (z. B. dass etwas »falsch gelaufen« sein könnte, was zu nachhaltigen und ohne Langzeittherapie nicht zu behebenden Problemen geführt habe). Insbesondere bei klar eingrenzbaren Problem- und Störungsbereichen, wie z. B. einer spezifischen Phobie, einer akuten Belastungsreaktion oder einer genau umschreibbaren Anpassungsstörung, ist es unter Umständen nicht erforderlich, eine umfängliche biografische Anamnese zu erheben, bevor mit therapeutischen Interventionen begonnen werden kann. Gleiches gilt dann, wenn das Therapieformat auf Kürze angelegt ist (z. B. Akuttherapie oder Therapiesettings mit nur einer bzw. wenigen Sitzungen).

Das Krankheitskonzept berücksichtigen

Es ist – insbesondere motivational – von größter Bedeutung, dass wir nicht gleich »lostherapieren«, bevor wir nicht das Wissen und die Konzepte der Patient:innen hinsichtlich ihrer Störungen und ihre Einschätzung der Behandlungsmöglichkeiten mit den unseren abgeglichen haben. Bei der diesbezüglichen Exploration können wir uns vom *Cultural Formulations Interview* aus dem Anhang des DSM-5 (CFI; nach Registrierung kostenlos herunterladbar bei https://elibrary.hogrefe.com/medialibrary) inspirieren lassen.

Dort werden drei entscheidende Fragebereiche adressiert, nämlich sinngemäß:

- *Was denkst du, was du hast?* (Krankheitskonzept: Name, Art der Störung, Krankheitswertigkeit)
- *Was denkst du, warum du das hast?* (Krankheitskonzept: Ätio- und Pathogenese)
- *Was denkst du, was dir helfen kann?* (Krankheitskonzept: Behandlungsmöglichkeiten und -unmöglichkeiten)

Diese initiale Klärung ist auch notwendig für den Aufbau und die Aufrechterhaltung eines guten psychotherapeutischen Arbeitsbündnisses (vgl. Editorial 1 dieses Lehrbuchs), das bekanntermaßen zu den besonders bedeutsamen Wirkfaktoren in der Psychotherapie gehört.

Fallbeispiel

Was ist zum jetzigen Zeitpunkt relevant zu erheben?
Eine Patientin schildert ihrer Therapeutin ausführliche ihre »Geschichte«, kommt dabei aber nicht »auf den Punkt«, sodass eine überwältigende Fülle von Informationen entsteht, deren Bezug zur aktuellen Störungsproblematik erst geprüft werden muss.

Chance: Die Patientin fühlt sich gut verstanden und ernst genommen, dies kommt dem Beziehungsaufbau zugute. Die Therapeutin kann ein umfassenderes Verständnis für die Person entwickeln und im späteren Verlauf auf reichhaltige Informationen zurückgreifen; wenn sie z. B. versucht, der Patientin einen bestimmten Sachverhalt bildlich zu verdeutlichen, wird es hilfreich sein, wenn sie eine Vorstellung von ihrem Beruf, Interessen und sozialem Hintergrund hat.

Risiko: Ein erheblicher Zeitanteil wird »aufgebraucht«, sodass es nicht mehr ausreichend möglich ist, den Bezug zur Entstehung des aktuellen Störungsbilds zu erarbeiten. Möglicherweise wird ungünstigerweise vermittelt, dass es in einer Psychotherapie normal und o. k. sei, unstrukturiert vorzugehen und stimmungsabhängig Themen zu wechseln.

Mögliche Lösungen:

- Ausführlichere Besprechung der anscheinend persönlich bedeutsamen Erlebnisse für einen späteren Zeitpunkt in Aussicht stellen (»Ich spüre, wie sehr Sie das Thema mit Ihrer Tochter belastet. Ist es okay, wenn wir das erst einmal quasi parken – wir werden darauf später zurückkommen – und heute zunächst nochmal über diese Mobbing-Geschichte sprechen?«).
- Unterbrechen lernen! (»Verzeihung, wenn ich Sie unterbreche, doch können wir noch einmal zu dieser Mobbing-Geschichte zurückspringen? Das scheint mir wichtig.«; »Ich mag nicht unhöflich sein, doch ich mag Sie hier nochmal kurz zu dieser Mobbing-Geschichte zurückführen. Ist das in Ordnung?«)
- Fragen als Strukturierungshilfe: »Welche Punkte (Faktoren / Ereignisse) in Ihrer Lebensgeschichte könnten aus Ihrer Sicht dazu beigetragen haben, dass sich bei Ihnen … (die bereits genannten Probleme) entwickelt haben?« »Gab es Situationen in Ihrer Lebensgeschichte, in denen Sie schon einmal vor ähnlichen Schwierigkeiten standen, und was hat Ihnen damals geholfen, diese zu überwinden?« Damit wird diese Patientin bereits hier an die Sichtweise verhaltenstherapeutischer Erklärungsmodelle herangeführt und als »Expertin« für ihre eigene Biografie mit einbezogen.

7.4 Zielklärung, Prognose und Indikation

Weitere Bereiche, die im Kassenantrag ausgearbeitet werden müssen, sind neben dem aktuellen psychischen Befund (Kap. 9), Verhaltensanalysen (Kap. 10, 11), dem somatischen Befund und den Diagnosen (Kap. 8 sowie Teil VI zu störungsorientierten Verfahren), eine Skizze des Behandlungsplans (Kap. 13), der Überlegungen zu Therapieziel, Prognose und Indikation vorangestellt werden. Hierzu seien im Folgenden noch einige wichtige Aspekte und Verweise aufgeführt.

7.4.1 Annäherungs- vs. Vermeidungsziele

Folgende Arten von (Annäherungs-) Zielen sind in der Psychotherapie von Bedeutung:

- **Veränderungsziele** (»Ich möchte mehr auf andere Menschen zugehen und ein Gespräch beginnen können.«)
- **Akzeptanzziele** (»Ich möchte meinen Frieden damit machen, dass mein Partner mich verlassen hat.«)
- **Klärungsziele** (»Ich möchte herausfinden, was mich davon abhält, auf andere zuzugehen.«)
- **Erhaltungsziele** (»Ich möchte klar und deutlich sagen, was ich will, so wie ich es letzte Woche getan habe.«)

Ziele sind nicht per se eine gute Sache, sondern nur dann, wenn sie unter günstigen Bedingungen entschlossen verfolgt werden. Sie sollten möglichst nicht in Widerspruch zueinander stehen, intrinsisch motiviert, positiv formuliert und im therapeutischen Prozess realistisch erreichbar sein (Michalak et al., 2007; vgl. auch Kap. 22). Patient:innen haben aber nicht nur Annäherungsziele (z. B. etwas wieder tun zu können), sondern – besonders am Anfang – viele Vermeidungsziele (z. B. sich nicht zu blamieren). Hier ist – nicht zuletzt um Zielkonflikte zu minimieren – eine Hinwendung zu positiven Annäherungszielen von Beginn an von Bedeutung (vgl. Koban & Willutzki, 2001). Weitere Kriterien für die Entwicklung tragfähiger Therapieziele finden sich in Kapitel 16. Auch bietet das Ausrichten von Zielen an *Werten* – wie es zum Beispiel in der Akzeptanz- und Commitmenttherapie (ACT, Kap. 58) oder bei der Behavioral Activation (BA, Kap. 59) durchgeführt wird – eine hilfreiche Möglichkeit, therapeutisch wertvolle Ziele zu finden.

7.4.2 Prognose

Insbesondere für die Verhinderung negativer therapeutischer Entwicklungen (z. B. Misserfolg und unerwünschte Effekte bzw. Non-Response und Verschlechterung, Therapieabbrüche), aber auch allgemein für eine adäquate Therapieplanung und -gestaltung (differenzielle bzw. adaptive Indikation im Therapieverlauf) ist die Nutzung prognostischer Information besonders relevant. Bei der gutachterlichen Bewilligung von Therapieanträgen (sowohl Erst- als auch Fortführungsanträge) ist das Prognosekriterium zentral. Oft wird hierbei nicht hinreichend differenziert: Therapeut:innen sollten bei der Prognosestellung immer konkret beschreiben, um *welche Prognose für was* es geht – denn zum Beispiel kann in manchen Fällen Vollremission bzw. »Heilung« das Ziel der Therapie sein, in anderen Fällen aber eher der bessere Umgang mit weiterhin zu erwartenden Defiziten und der Aufbau von Partizipationsmöglichkeiten und Lebensqualität trotz psychischer Einschränkungen.

Eine realistische prognostische Einschätzung erfordert insbesondere Angaben zu Umstellungsfähigkeit und (Veränderungs-)Motivation (vgl. Kap. 1 und 4), aber auch zu Faktoren, die eine Prognose belasten können. In Tabelle 7.5 sind zwölf zentrale Aspekte aufgeführt), die hierbei berücksichtigt werden sollten – wobei es noch weitere prognostische Faktoren gibt, die im Einzelfall ergänzt werden können.

Tabelle 7.5 Ein Dutzend prognostisch wichtiger Faktoren

Prognostischer Aspekt	**... am Beispiel von Frau Sammer**
Faktoren im Zusammenhang mit Störungsentwicklung und Störungsprozessen	
Diagnose (z. B. Persönlichkeitsstörung ungünstigere Prognose als Anpassungsstörung), **Qualität und Schweregrad** der Störung, sowie **Komorbidität** (bzw. Vielzahl der Probleme; einschließlich körperlicher Erkrankungen)	zahlreiche unterschiedliche Zwangshandlungen und-Zwangsgedanken, die in verschiedenen Lebensbereichen einschränken (Beruf, soziale Kontakte); depressive Zustände, die allerdings nicht die Kriterien einer Major Depression erfüllen; keine weiteren Diagnosen; Persönlichkeitsakzentuierung s. u.
Grad der vermuteten oder nachgewiesenen **genetischen Disposition** (z. B. familiäre Häufung) sowie möglicher neurobiologischer Noxen (z. B. erworbene Hirnschädigung, schwere Sucht, Psychosen) oder Beeinträchtigungen (z. B. Emotionsregulationsstörung, Anteile von ADHS oder Autismus-Spektrum-Störungen, auch wenn diese nicht Behandlungsanlass sein sollten)	Aus der Anamnese ergeben sich hierzu keine Hinweise.
Störungsbeginn und -verlauf (z. B. erstmaliges Auftreten, Früh- oder Spätbeginn (vor / nach dem 21. Lebensjahr), episodisch vs. chronisch)	früher Störungsbeginn und chronischer Verlauf
Störung von Persönlichkeitsfunktionen (Organisation des Selbst und der Beziehung zu anderen; vgl. Kap. 12), Rigidität, frühe traumatisierende Beziehungserfahrungen (vgl. 52, 60), starke **Persönlichkeitsakzentuierungen**	misstrauische und rigide Persönlichkeitszüge, frühe Beziehungsabbrüche bzw. mangelnde Befriedigung wichtiger Grundbedürfnisse
Salutogenetische bzw. Resilienzfaktoren (z. B. Optimismus, Hardiness, Umgang mit bisherigen Belastungen)	starkes Autonomieerleben

Tabelle 7.5 (Fortsetzung)

Prognostischer Aspekt	… am Beispiel von Frau Sammer
Die (Veränderungs-) Motivation betreffende Faktoren	
vergangenes Gesundheits- und Inanspruchnahmeverhalten, **Behandlungsgeschichte** (einschließlich Therapieabbrüche), Grad der »Therapieresistenz«	als erfolglos erlebte Therapie in psychodynamischem Verfahren; erfolgloser Behandlungsversuch durch sozialpädagogische Hilfen; gute Response auf SSRI
Krankheitskonzept (z. B. psychologisch vs. somatisch); vgl. *Cultural Formulations Interview* (CFI); hier zählt auch Demoralisierung hinzu	findet nach Psychoedukation verhaltenstherapeutische Sichtweise plausibel
externe Anreize und Barrieren (z. B. Therapie als Auflage, Berentungsverfahren)	erlebter »Druck« durch Jobcenter
Mitarbeit und vermutete »Passung« zum eigenen therapeutischen Angebot anhand der Einschätzung der ersten probatorischen Kontakte; bisherige Entwicklung der therapeutischen Beziehung	hohe Gewissenhaftigkeit in der Mitarbeit; Schamgefühle erschweren es der Patientin, sich auf Exposition einzulassen; nach anfänglichem Misstrauen positiv verlaufener »Beziehungstest«
Die soziale Partizipation betreffende Faktoren	
Stigmatisierung bzw. von struktureller Ausgrenzung betroffen (Hautfarbe, Geschlechtsidentität, sexuelle Orientierung, Migrationshintergrund etc.)	keine erkennbar
Weitere therapierelevante Ressourcen betreffende Faktoren	
Internale Ressourcen (z. B. Reflexionsfähigkeit, Ziele und Werte, Intelligenz)	verschiedene Interessen, soziales Engagement
Externe Ressourcen (z. B. Finanzen, Wohnsituation bzw. sozialer / materieller Status, Netzwerk / Beziehungen, Unterstützungssystem)	einige soziale Kontakte, langjährige Partnerschaft, gesicherte Wohnverhältnisse, keine Schulden

Auch wenn keine klaren Regeln dafür existieren, derartige Faktoren zu einer Gesamtprognose »zu verrechnen«, stellen insbesondere viele Behandlungsmanuale Hilfen zur prognostischen Einschätzung bei verschiedenen Störungs- und Problemkonstellationen bereit. Anfänger:innen (und nicht nur die) sind oft aus dem Versuch heraus, helfen zu wollen, zu unkritisch bei der Abschätzung der Prognose. Es sollten realistischerweise immer auch die Prognose belastende Faktoren bedacht werden.

7.4.3 Indikation zur (Richtlinien-)Psychotherapie

Psychotherapie im Allgemeinen und Verhaltenstherapie im Besonderen kann auch im Rahmen von Coaching und Selbsterfahrung (individuelle Lebenshilfe) oder bei der Überwindung von Leidenszuständen und Belastungen, die nicht aufgrund psychischer Störungen auftreten, sehr gute Dienste leisten. Kassenfinanzierte (Richtlinien-)Psychotherapie bedeutet aber Krankenbehandlung und Teilnahme an der fachärztlichen *Versorgung von psychischen und Verhaltensstörungen mit Krankheitswert.* Es besteht das Narrativ der »leichten Fälle« (geäußert z. B. von einigen ärztlichen Kolleg:innen und auch manchen Journalist:innen), das besagt, dass Psychotherapeut:innen zumeist nur leichte, eigentlich gar nicht störungswertige Fälle mit lediglich Lifestyle- oder Beziehungsproblemen oder beruflichen Krisen behandelten, hingegen schwere und »eigentlich behandlungsbedürftige« Fälle abwiesen und sich es somit bequem einrichteten. Wir möchten an dieser Stelle nicht die motivationalen und empirischen Grundlagen solcher Stereotypen diskutieren, aber darauf hinweisen, dass in der Tat die oberste Indikationsfrage »Ist dies ein:e Patient:in oder eine an üblichen Lebensproblemen leidende Person?« immer eine zentrale Beachtung verdient (vgl. »Diagnose Gesundheit«; Linden, 2013).

Denn es ist es auch eine berufsethisch relevante Frage, ob wir als Behandler:innen mit unseren begrenzten zeitlichen Kapazitäten verantwortlich und gerecht umgehen (z. B. die Abwägung, ob man jemanden schwer psychisch Beeinträchtigten nicht in die Probatorik aufnimmt, weil ein nur mäßig schwerer Fall, mit dem man allerdings schon zwei Jahre ausgezeichnet zusammenarbeitet, eben die zweite Therapieverlängerung antritt; vgl. Kap. 82). Schädlich ist es, wenn jemand »auf ein Patienten-Gleis gesetzt wird« (und fortan eine entsprechende Krankenrolle einnimmt), die oder der dort gar nicht hingehört. Nicht jeder Leidenszustand ist mit einer psychischen Diagnose zu versehen und psychotherapiebedürftig. Werden soziale oder andere »normale Probleme« an das Gesundheitssystem delegiert, wird dies als *Medikalisierung* bezeichnet – und dem sollten Psychotherapeut:innen keinen Vorschub leisten, indem der psychopathologische Befund nicht ernst genug genommen wird, biografische Ereignisse über- oder fehlinterpretiert werden, oder ein diagnostischer Bias kultiviert wird, der nicht den diagnostischen Leitlinien oder Psychotherapierichtlinien entspricht.

FAQ

Womit soll ich denn bei der Anamneseerhebung beginnen?
Patient:innen benötigen manchmal Hilfestellung bei der Strukturierung des Berichts ihrer Probleme. Hier können Fragen, wie sie auch in entsprechenden Erhebungsbögen enthalten sind, hilfreich sein. Erleichtert werden kann der »Einstieg« gerade auch bei eher skeptischen Patient:innen über die Entwicklung der Störung: »Haben Sie früher schon einmal etwas Ähnliches erlebt?« »Gab es damals bestimmte Lebensereignisse, die möglicherweise mit den Schwierigkeiten in Zusammenhang standen?«

Wie kann ich mit einem Psychotherapieanliegen umgehen, bei dem ich gar keine Krankheitswertigkeit feststellen kann?
Es kommt regelmäßig vor, dass Menschen mit zwar deutlichem psychischem Leid vorstellig werden, bei denen fachlich aber entsprechend Befund und / oder diagnostischen Kriterien kein Behandlungsbedarf mit Richtlinienpsychotherapie besteht. Hier gilt es zum einen, das Leid ernstzunehmen und zu validieren, zum anderen aber auch, zur Krankheit alternative psychologische Erklärungen anzubieten. Man kann etwa herausstellen, dass für bestimmte Kontexte (z. B. Trennung, berufliche Überlastung, »Rückschläge des Lebens«) es durchaus normal (und nicht krankhaft) ist, mit psychischen Symptomen zu reagieren. Wichtig kann es dabei sein (bei einer Enttäuschung darüber, keine Psychotherapie zu erhalten) darauf zu verweisen, dass es ungünstig ist, eine Krankheitsdiagnose zu vergeben, wo eigentlich keine ist - das gilt auch für die zunehmend häufigen Fälle, bei denen Menschen sich (z. B. via Social Media) unsachgemäß als »depressiv«, »traumatisiert« oder „neurodivers« (z. B. ADHS) selbst-diagnostiziert haben. Wie Padberg (2025) herausstellt, haben wir dazu gute psychologische Argumente bzw. Erklärungsansätze: 1. Wir Menschen neigen dazu, uns in allgemeinen Beschreibungen wie etwa in breit gefassten Krankheitskategorien wiederzufinden (*Barnum-Effekt*), und wir haben 2. die Tendenz, uns gesellschaftlichen Erwartungen anzupassen, etwa einer Krankenrolle (*Andorra-Effekt*) – und solche Erwartungen wirken sich wiederum wie eine selbsterfüllende Prophezeiung auf menschliches Befinden und Entwicklung aus (*Pygmalion-Effekt*).

Weiterführende Literatur

Eckert, J., Barnow, S. & Richter, R. (2010). Das Erstgespräch in der Klinischen Psychologie. Diagnostik und Indikation in der Psychotherapie. Bern: Huber.

Hergenröther, D. (2018). Praxisbuch VT-Bericht: Berichterstellung und Gutachterverfahren in der Verhaltenstherapie (mit Schritt-für-Schritt-Übungen). Berlin: Deutscher Psychologen Verlag.

Jacobi, F., Kunas, S.L., Annighöfer, M.L.D., Götz, T., Sammer, S. et al. (2022). Versorgungs- und Hilfesysteme für Menschen mit psychischen Erkrankungen und psychosozialem Hilfebedarf in Deutschland. In R. Haring (Hrsg.): Gesundheitswissenschaften. Berlin: Springer.

Linden, M. (2013). Diagnose Gesundheit. Psychotherapeut, 58, 249–256.

Neudeck, P. & Mühlig, S. (2020). Therapie-Tools Verhaltenstherapie: Therapieplanung, Probatorik, Verhaltensanalyse. Weinheim: Beltz.

Stavemann, H.H. (Hrsg.). (2023). Integrative KVT. Mit Arbeitsmaterial. Weinheim: Beltz.

8 Diagnostik zur Therapieplanung, Verlaufskontrolle und Ergebnisbewertung

Frank Jacobi

Diagnostik – so wie sie hier beschrieben wird – soll in erster Linie der Qualität der eigenen psychotherapeutischen Tätigkeit dienen (»kontrollierte Praxis«). Weitere, durchaus auch psychotherapierelevante Aspekte, z. B. Operationalisierungen bei experimenteller Psychotherapieforschung und wissenschaftlicher Begleitforschung (Herzog et al., 2022) oder grundlagenbezogene und wissenschaftstheoretische Fragen kommen im Folgenden nur am Rande vor.

8.1 Ausgangspunkt: multimodale Diagnostik

Diagnostik in der Psychotherapie bezeichnet zunächst die Feststellung bzw. differenzierte Bestimmung psychischer Störungen im Sinne klassifikatorischer Diagnosen anhand von Diagnosekriterien, wie sie in ICD oder DSM aufgeführt sind. Der diagnostische Prozess, also Planung, fortlaufende Anpassung und Evaluation therapeutischer Maßnahmen erfordern darüber hinaus jedoch eine Vielzahl weiterer Einschätzungs- und Bewertungsschritte (*assessment*) jenseits der »eigentlichen« Diagnosestellung. Die Datenbasis für eine evidenzbasierte psychologische Diagnostik ist in der Regel multimodal (vgl. Baumann & Stieglitz, 2008; Hill & Lambert, 2013; Wright et al., 2022) und differenziert zwischen

- **Datenebenen** (drei sich komplementär ergänzende Zugänge: biologisch / somatisch, psychisch / psychologisch, sozial / ökologisch / kulturell) und innerhalb dieser wiederum verschiedenen *Konstrukten und Funktionsbereichen* (intrapersonal, interpersonal, soziales Funktionsniveau),
- **Datenquellen** (Informationsgeber, z. B. Selbst- vs. Fremdbeurteilung) und
- **Untersuchungsverfahren** (konkrete diagnostische Instrumente und Erhebungsmodalitäten).

Die Kovariation zwischen Ebenen, Konstrukten, Quellen und Verfahren ist komplex, und es ist immer mit Unterschieden und Ungleichzeitigkeiten der Befunde zu rechnen. So können sich auch bei Fällen mit derselben klassifikatorischen Diagnose intrapersonelle Probleme (z. B. somatische und psychische Symptomqualitäten und Symptomausprägungen), interpersonelle Probleme (z. B. Beeinträchtigung von Persönlichkeitsfunktionen; vgl. Kap. 12) und Funktionsniveau hinsichtlich sozialer Rollen (z. B. Beeinträchtigung der Arbeitsfähigkeit; vgl. Kap. 75) sehr unterschiedlich darstellen. Auch die gemessenen *Veränderungen* im Zuge einer Psychotherapie verlaufen in der

Regel nicht synchron und variieren in Abhängigkeit von Datenquelle und Verfahren. So zeigt sich nach Stieglitz und Spitzer (2016) etwa im Verhältnis zwischen Selbstbeurteilung der Depressivität mit einem Fragebogeninstrument und der entsprechenden standardisierten Fremdbeurteilung (z. B. mit der Hamilton Depressionsskala, HAM-D), dass die Ergebnisse

- im Querschnitt zu Therapiebeginn oft nur moderat korrelieren,
- die Fremdbeurteilung hinsichtlich des Schweregrades deutlich besser differenziert,
- die Fremdbeurteilung bei der Verlaufsmessung eine höhere Veränderungssensitivität aufweist und höhere Effektstärken abbildet,
- sich aber wiederum beide Verfahrensweisen im Ergebnis im Laufe der Behandlung einander annähern.

Es ist grundsätzlich angezeigt, verschiedene diagnostische Zugänge und Maße zu kombinieren, um hinsichtlich des klinischen Bildes und dessen Implikationen für die Gestaltung und Bewertung der Therapie reichhaltige – und allesamt »wahre« – diagnostische Facetten nutzen zu können. Divergierende Ergebnisse in Abhängigkeit vom gewählten diagnostischen Modus bilden hierbei nicht notwendigerweise die »Fehlerhaftigkeit« des einen gegenüber dem anderen Modus ab, sondern sind möglicherweise durchaus klinisch sinnvoll und erklärbar und sollten daher auch nicht überinterpretiert werden. Allerdings gibt es für die klinische Praxis keinen allgemeinen Ansatz, diese Kombination zu formalisieren, wie dies in der theoretischen Forschung etwa mit Multitrait- / Informant- / Occasion-Multimethod-Analysen geschieht (Baumann & Stieglitz, 2008; Ausgangspunkt: Campbell & Fiske, 1959).

Wichtig

Die Interpretation von Unterschieden zwischen verschiedenen diagnostischen Ebenen, Quellen und Verfahren bleibt eine klinische und psychotherapeutische Herausforderung. Auf eine systematische, multimodale Diagnostik aber zu verzichten, nur weil hierfür keine einheitlichen Regeln und Leitlinien existieren, wäre nicht sachgerecht, denn eine passgenaue Behandlung setzt eine differenzierte Informationsbasis voraus. Der lapidare ärztliche Spruch »Vor die Therapie hat der liebe Gott die Diagnose gestellt« ist durchaus nicht trivial und gilt dem Wesen nach, übrigens auch berufsrechtlich (vgl. Kap. 82), stets auch für die Psychotherapie. Eine umfassende und sachgerechte Diagnostik repräsentiert einen elementaren Bestandteil psychotherapeutischen Handelns, ohne den dieses weder sachgerecht möglich und angesichts der Qualitäts- und Rechtfertigungsansprüche an professionelles Handeln auch gar nicht mehr zulässig ist (Stieglitz & Spitzer, 2018).

Diesem multimodalen Ansatz folgend informiert dieses Kapitel in erster Linie über diagnostische Facetten *jenseits* der klassifikatorischen Störungsdiagnostik im Sinne von ICD und DSM, welche wiederum in den jeweiligen störungsorientierten Kapiteln (Teil V) behandelt wird.

8.2 Aufgaben der Diagnostik in der Psychotherapie

Neben der Beschreibung und Klassifikation geht es bei der Diagnostik im Rahmen der psychotherapeutischen Behandlung immer auch um allgemeine, differenzielle und selektive Indikationsentscheidungen. Damit einher gehen die fortlaufende Prozessevaluation, Problem- und Zielanalysen sowie die Ergebnisbewertung (vgl. Schulte, 1998). Auch die Begründung und Rechtfertigung des vorgeschlagenen Vorgehens sowohl gegenüber den Patient:innen als auch gegenüber Geldgebern für die Therapie ist in diesem Zusammenhang wichtig; dies berührt also auch Aspekte der professionellen Qualitätssicherung.

Im Einzelnen zählen zu den Aufgaben der Diagnostik u. a.:

- **Einordnung dahingehend, ob überhaupt eine Störung mit Krankheitswert vorliegt.** Für die krankenkassenfinanzierte (Richtlinien-)Psychotherapie muss eine Indikation zur Krankenbehandlung vorliegen (entsprechend SGB V). Hierbei ist von zentraler Bedeutung, eine solche Gesundheitsstörung von einem nicht-krankhaften Leidenszustand (z. B. einer beruflichen und / oder privaten Überforderungssituation) abgrenzen zu können (Linden, 2013a). Die Beantwortung dieser Frage erfordert diagnostische Expertise in der psychopathologischen Befunderhebung und der Feststellung gestörter psychischer Funktionen (Kap. 9, 12). Ebenfalls entscheidend ist die sachgerechte Abschätzung der Prognose hinsichtlich des Leidenszustandes und des möglichen Rückfallrisikos, und dies unter der Berücksichtigung des jeweiligen Kontexts (z. B. »Wird die / der Betroffene bei ähnlichen oder anderen als den aktuellen Anpassungs-Anforderungen immer wieder mit den vorliegenden Beschwerden reagieren?«; vgl. Kap. 28). Ein einfaches Abzählen von aktuellen ICD-Symptomen (bei denen zum Beispiel im diagnostischen Interview ein:e Patient:in mit »Ja« geantwortet hat) reicht hierfür keinesfalls aus.
- **Erklärung bzw. Bereitstellen von Material für Erklärungsmodelle und daraus abgeleiteten Indikationsentscheidungen.** Insbesondere Verhaltensanalysen und Plananalysen (Kap. 10, 11, 13) liefern wertvolle individualisierte diagnostische Informationen zum Verständnis des Problemverhaltens. Wichtige Ergänzungen sind weitere Belastungs- und Beeinträchtigungsprofile sowie die systematische Erfassung von Schutzfaktoren und Ressourcen (Kap. 16). In der Verhaltenstherapie werden derartige Befunde im Hinblick auf die gemeinsame Zielfindung in der Regel transparent vermittelt und abgeglichen.
- **Prozesssteuerung und Verlaufskontrolle.** Eine Trennung zwischen diagnostischem und therapeutischem Prozess ist künstlich und im Grunde nicht adäquat. Die zentrale psychotherapeutische Aufgabe der Steuerung des therapeutischen Prozesses (adaptive Indikationsentscheidungen) wird durch diagnostische Informationen unterstützt, die Veränderungen (z. B. Abnahme bzw. Nicht-Abnahme von Beschwerden innerhalb einer bestimmten Laufdauer der Therapie) und prozessrelevante Merkmale abbilden (z. B. therapeutische Allianz). Solche Informationen werden in der Regel auch (unsystematisch) im therapeutischen Gespräch erfragt, was aber um systematische Verlaufskontrolle auch in anderen Modalitäten (z. B. Fragebögen) ergänzt wer-

den sollte. Hier besteht großes Potenzial, mittels eines entsprechenden Monitorings ohnehin schon durchaus erfolgreiche psychotherapeutische Ansätze noch weiter zu optimieren, etwa indem durch diagnostische Rückmeldeprozeduren die Gefahr von Misserfolgen früher erkennbar und entsprechende Nachsteuerung angeregt wird (vgl. Lambert et al., 2016, Kap. 80, 81). Übrigens zählt auch die fortlaufende Reflexion des patientenseitigen Beziehungsverhaltens als Diagnostik – auch unter Nutzung von Gegenübertragungs-Phänomenen, wobei Therapierende sich selbst als »Resonanzboden« nutzen und eigene Reaktionen in ihr Urteil einbeziehen (Arbeitskreis OPD, 2024; Storck, 2025). Dies wird in psychodynamischen Therapieausbildungen weitaus intensiver und expliziter geschult, ist aber insbesondere im Supervisions- und Selbsterfahrungs-Zusammenhang auch in der Verhaltenstherapie präsent und wird explizit in den neueren Ansätzen, etwa im CBASP, therapeutisch genutzt (vgl. Kap. 4, 60). In der Verhaltenstherapie wird hierzu diagnostisch auch häufiger Videofeedback oder »Bug-in-the-eye«-Supervision genutzt (BITE; Jakob et al., 2015; Vezer, 2021). Besonders großes Potenzial zur therapeutischen und supervisorischen Arbeit haben appbasierte Tools wie das »Synergetische Navigationssystem« (SNS; Schiepek, 2022; https://www.ccsys.de/sns) zu Steuerung, Monitoring, Dokumentation und Evaluation von menschlichen Veränderungsprozessen. Dort machen Patient:innen täglich individualisierte Eingaben, die gemeinsam ausgewertet werden können.

- **Evaluation und Dokumentation.** Neben der bereits angesprochenen legitimierenden Funktion einer standardisierten Ergebnisbewertung besteht die qualitätssichernde Aufgabe der Ergebnisermittlung und -rückmeldung an die Therapeut:innen in der Überwindung von subjektiven Verzerrungen. Zum einen überschätzen Psychotherapeut:innen leicht die Reliabilität ihrer Urteile, zum anderen haben sie zu viel Vertrauen in ihre Langzeit-Prognosen, bei denen auch der Zufall eine Rolle spielt – und hinzu kommt noch der übliche, selbstwertdienliche Bias (z. B. Therapieerfolge eher internal und Therapiemisserfolge eher external zu attribuieren). Gerade die Verhaltenstherapie ist für eine »Scientist-practitioner«-Perspektive prädestiniert, in der nicht nur in Studien, sondern auch über eigene Routine-Therapien hinweg derart empirisch vorgegangen wird, um Reflexionen des eigenen alltäglichen therapeutischen Tuns anzustoßen (Jacobi, 2024; Jacobi & Reinecker, 2017; Kap. 81). Essenziell ist hierbei natürlich auch die Perspektive der Patientinnen und Patienten: Nicht nur die therapeutischen Interventionen müssen individualisiert werden, sondern auch die Messung und Bewertung des *Outcomes*.
- **Weitere Einsatzgebiete mit hoher Relevanz der Diagnostik.** Neben der eigenen fallbezogenen Nutzung von Diagnostik im weitesten Sinne lassen sich weitere Möglichkeiten (oder auch Erfordernisse) ausmachen, die ebenfalls der Legitimation und Weiterentwicklung psychotherapeutischer Versorgung dienen können. Das betrifft zum einen die Forschung in Universitätsambulanzen und anderen praxisorientierten Forschungsverbünden (Herzog et al., 2022; Hiller et al., 2011; Hoyer et al., 2015a; Castonguay et al., 2010). Zum anderen ist eine Entwicklung dahingehend zu beobachten, in der Versorgungspraxis Anreize und Auflagen für vermehrte standardisierte Diagnostik zu etablieren (z. B. mandatorische Anwendung von Fragebogenmaßen

im Rahmen der kassenfinanzierten Leistungserbringung). Die Entwicklung, die Implementation und die fortlaufende Optimierung kontextuell geeigneter diagnostischer Prozesse sind dabei eine Herausforderung für jede Systemebene (Therapeut:in / Praxiseinheit, Patient:innen, Qualitätssicherungs- Instanzen wie z. B. Kammern, Kostenträger, regionales Public-Health-Monitoring etc.).

Unmittelbarer therapeutischer Effekt

Es sollte nicht außer Acht gelassen werden, dass die Beschäftigung der Patient:innen mit Diagnostik (z. B. beim Ausfüllen von Fragebögen oder bei der Erhebung der Anamnese) und auch die Rückmeldung von Diagnosen und Befunden direkte therapeutische Effekte haben können (Poston & Hanson, 2010) – und sollten. Das betrifft etwa das In-Gang-Bringen von Klärungsprozessen, Konkretisierung von bislang als nicht handhabbar Erlebtem, Motivierung durch Rückmeldung »schwarz auf weiß« von (empirisch ermittelten) Therapiefortschritten etc. Somit wäre es bereits allein aus dieser Perspektive heraus verfehlt, eine umfangreiche Diagnostik als Last (oder auch als »notwendiges Übel«) für die Patient:innen zu werten. Auch wenn über eine Therapie hinweg patientenseitig die eine oder andere Stunde mit Diagnostik verbracht wird und bisweilen die Beschäftigung damit auch belastend sein kann, überwiegt in aller Regel der Nutzen durch unmittelbare therapeutische Effekte oder die Erfüllung der genannten primären Aufgaben der Diagnostik. Dies zu vermitteln, also die Sinnhaftigkeit der (Mitarbeit an der) Diagnostik für den Verlauf der eigenen Therapie nachvollziehbar und erlebbar zu machen, ist eine Aufgabe der Therapierenden. Ihre Haltung dazu, mit der sie eine sorgfältige Diagnostik als notwendig und gewinnbringend vertreten – oder sich aber im ungünstigen Fall für Belastungen und Unannehmlichkeiten entschuldigen – dürfte auf die Akzeptanz der Diagnostik und die Mitarbeit der Patient:innen daran erheblichen Einfluss haben.

Auch die Nutzung von lebensnahen, appbasierten täglichen Eingaben (z. B. SNS, s. o.) ist im Grunde eine positive therapeutische Intervention an sich.

8.3 Anmerkungen zu klassifikatorischen Diagnosen

Vor dem Hintergrund einer eklatanten Unzuverlässigkeit bei der Diagnosestellung bis in die 1980er Jahre hinein stellte die deskriptive, operationalisierte Diagnostik einen großen Fortschritt hinsichtlich Kommunikation zwischen Behandelnden sowie der Steuerung der Versorgung und Erhebung therapierelevanter Informationen dar. Nach wie vor besteht aber das Problem, dass klassifikatorische Entscheidungen dichotome kategoriale Entscheidungen sind (eine Person erfüllt die Kriterien für eine Diagnose oder nicht), obwohl derartige Übergänge natürlicherweise fließend sind (Frage der »diagnostischen Schwellen«; vgl. Jacobi & Barnikol, 2015). In DSM-5 und ICD-11 wird der Versuch unternommen, stellenweise auch solche dimensionalen Aspekte zu berücksichtigen (vgl. Kap. 12), das Problem bleibt aber grundsätzlich bestehen.

Ferner bleibt unbefriedigend, dass es eine große Heterogenität auch innerhalb der Diagnoseeinheiten gibt: Die Vision, im Bereich psychischer Störungen einigermaßen homogene Klassen zu definieren hinsichtlich der vorausgehenden Bedingungen (z. B. genetische Aspekte, frühe Entwicklungsbedingungen), der aktuellen Bedingungen (z. B. neurobiologische Auffälligkeiten, Symptome) und der prädiktiven bzw. prognostischen Bedingungen (Verlauf, Ansprechen auf Behandlung; klinisch wichtigster Aspekt), ist längst nicht erreicht.

Es gibt durchaus Ansätze, die versuchen, die angesprochenen grundlegenden Probleme zu überwinden, indem dimensional, multimodal, transdiagnostisch, an Ätiologie, Mechanismen und Theorien orientiert vorgegangen wird. Hierzu zählt z. B. die Initiative der »Research Domain Criteria« (RDoC; vorangetrieben vom U.S. National Institute of Mental Health; vgl. Kozak & Cuthbert, 2016; Cuthbert, 2022). Hierbei wird anhand einer Matrix verschiedenster Konstrukte eine hochdifferenzierte Phänotypisierung entwickelt – die allerdings für den Einsatz in bzw. Nutzen für die Psychiatrie- und Psychotherapiepraxis nicht geeignet bzw. noch weit entfernt ist (u. a., weil die biologische bzw. genetische und neurowissenschaftliche Orientierung dominiert). Ein anderes prominentes Beispiel ist die Entwicklung der »Operationalisierten Psychodynamischen Diagnostik« (OPD; vgl. Arbeitskreis OPD, 2024). Dort wird auf Grundlage eines halbstrukturierten Interviews u. a. mithilfe der Achsen »Konflikt« und »Struktur« ebenfalls diagnoseübergreifend anhand psychodynamischer Konstrukte ein Patientenprofil erarbeitet, das in der analytischen bzw. tiefenpsychologisch fundierten Psychotherapie weitaus therapierelevanter ist als eine ICD-Klassifizierung. Für Verhaltenstherapeut:innen ist hierbei das Strukturkonzept durchaus interessant, weil verfahrensübergreifend grundlegende psychische Funktionen untersucht werden – dies weist u. a. eine große Nähe zur alternativen Persönlichkeitsdiagnostik im Abschnitt III des DSM-5 auf (Kap. 12).

Wichtig

Trotz vielfältiger Validitätsprobleme scheint bis auf Weiteres eine Diagnosevergabe gemäß der Klassifikationssysteme DSM und ICD das pragmatischste und nützlichste Vorgehen zu bleiben. Ob alternative Strategien in absehbarer Zeit einen Weg in die psychotherapeutische Praxis schaffen, bleibt offen. Nach wie vor besteht die State-of-the-Art-Diagnoseermittlung in der Durchführung entsprechender diagnostischer Interviews, hierzulande insbesondere

- SCID-5-CV und SCID-5-PD (Beesdo-Baum et al., 2019a, 2019b)
- DIPS (Margraf et al., 2017) und Kinder-DIPS (Schneider et al., 2017)
- Diagnosechecklisten IDCL (Hiller et al., 1995);
- K-SADS-PL (Klinisches Interview aus dem Kinder-/Jugendbereich; Delmo et al, 2001)

Hierbei wird übrigens nicht nur ein Diagnosecode zu Abrechnungszwecken generiert, sondern es werden umfangreiche und differenzierte therapierelevante Information erhoben.

8.4 Domänen der Diagnostik in der Psychotherapie jenseits klassifikatorischer Diagnosen

Eine Übersicht über störungsspezifische Messinstrumente zur Evaluation von Psychotherapie (Erwachsene) geben Geissner & Koch (2021) (vgl. auch die entsprechenden Kapitel in Teil V). Wir möchten in Tabelle 8.1. insbesondere allgemein therapierelevante und transdiagnostische Instrumente aufführen. Da bislang oft vernachlässigt, möchten wir besonders Instrumente hervorheben, die

- **die Lebensqualität und das Lebensumfeld betreffen**. Hier ergibt sich störungsübergreifend eine große Problemvielfalt und damit individueller Anpassungsbedarf – und hier finden im Rahmen von Therapien auch viele (meist positive) Veränderungen statt, die gar nicht explizit in der Therapie adressiert waren (vgl. Hoyer, 2016; Kap. 83).
- **Partizipationsstörungen und Einschränkung sozialer Rollen erfassen** – dieser Bereich, der gerade auch unter einer Perspektive psychischer Störungen als Behinderung (nicht als akute Erkrankung; Linden, 2016; vgl. Kap. 28, 75) hoch relevant erscheint, wird meist nur im Reha-Bereich systematisch erfasst. Ein praktikables Instrument, welches ein Fremdrating von über 13 beruflich und sozial wichtigen Funktionsbereichen beinhaltet, ist das Mini-ICF-APP (z. B. Durchhaltefähigkeit, Selbstbehauptungsfähigkeit, Gruppenfähigkeit, familiäre und intime Beziehungen; Linden et al., 2009). Dies orientiert sich an der störungsübergreifenden Internationalen Klassifikation der Funktionsfähigkeit, Behinderung und Gesundheit (ICF, https://www.bfarm.de/DE/Kodiersysteme/Klassifikationen/ICF/_node.html).

Tabelle 8.1 Domänen der Diagnostik in der Psychotherapie

Themenbereiche und Konstrukte	Beispiele für bewährte Erhebung bzw. Instrumente	Quellen
Lebensbedingungen		
Soziodemografie (Herkunftsfamilie, Bildung, Beruf) Umfeld (Partnerschaft, Kinder, Bezugspersonen, Wohnsituation)	Anamnese- und ad hoc entwickelte Fragebogen	
Allgemeines Wohlbefinden, Lebensqualität, Lebenszufriedenheit	Manchester Short Assessment of Quality of Life (MANSA)	Priebe et al. (1999)
	WHO-QOL-BREF	Angermeyer et al. (2000)

Tabelle 8.1 (Fortsetzung)

Themenbereiche und Konstrukte	Beispiele für bewährte Erhebung bzw. Instrumente	Quellen
Weitere gesundheitsrelevante Informationen		
(gesundheitsbezogene) Lebensqualität	SF-36	Ware et al. (2007)
Substanzkonsum (Nikotin, Alkohol, Drogen)	Lübecker Alkoholabhängigkeits- und -missbrauchs-Screening Test (LAST)	Rumpf et al. (2001)
	DUDIT (Drug Use Disorders Identification Test)	http://www.emcdda.europa.eu/best-practice/eib/dudit
Allgemeiner Gesundheitszustand, weitere Erkrankungen, Behandlungen (Arztkontakte, Medikamente)	Konsiliarbericht, Beschwerde-Listen, sonstige Informationen von vor- oder mitbehandelnden Ärzten und ggf. entsprechende körperliche Untersuchungen und Tests (z. B. Blutuntersuchungen, [Neuro-]Endokrinologie, Immunologie, Toxikologie, EEG, CT, MRT, PET, SPECT)	
Aktuelle Beschwerden		
Klassifikatorische Diagnose (ICD / DSM)	SCID-5, DIPS, IDCL; s. Abschn. 8.3	
Umgang mit patientenseitiger Diversität diagnostischer Konzepte	Cultural Formulation Interview (CFI)	Anhang des DSM-5 https://www.hogrefe.de/downloads/dsm-5-online-material
Symptombelastung (störungsübergreifend)	Brief Symptom Inventory (BSI)	Franke (2000)
	ICD-Symptom Rating (ISR)	Tritt et al. (2010)
Störungsspezifische Symptomatik	s. störungsbezogene Kapitel in Teil V	
Beeinträchtigungen und Partizipationsstörungen	Mini-ICF-APP	Linden et al. (2009)
	WHO-DAS	Üstün et al. (2010)
Störungs- und Problementwicklung		
Entwicklung und Verlauf der Problematik, Risikofaktoren	Anamnese (Kap. 7) Makroanalyse (Kap. 10 und 11)	
Aktuelles Problemverhalten	Verhaltensanalysen (Kap. 10) Plananalyse (Kap. 11)	

Tabelle 8.1 (Fortsetzung)

Themenbereiche und Konstrukte	Beispiele für bewährte Erhebung bzw. Instrumente	Quellen
Traumatisierende Erfahrungen	Childhood Trauma Questionnaire (CTQ)	Häuser et al. (2011)
	Adverse Childhood Experiences Questionnaire (ACE)	Wingenfeld et al. (2011)
Ressourcen	Wittener Ressourcen-fragebogen (WIRF)	Victor et al. (2019)
	Ressourcenselbsteinschätzung, Kurzversion (RES-K)	Regli & Brunner (o. J.)
Persönlichkeit (weitere Instrumente s. Kap. 12)		
Persönlichkeitsfunktionen und -facetten	PID-5 (s. Kap. 12)	https://www.hogrefe.de/downloads/dsm-5-online-material
Interpersonelle Probleme bzw. interpersoneller Stil	Inventar Interpersoneller Probleme (IIP)	Thomas et al. (2011)
	Impact Message Inventory (IMI)	Caspar (2002)
Persönlichkeitsfunktionen (vgl. Kap. 12)	Level of Personality Functioning Scale (LPFS-BF)	Spitzer et al. (2021)
Therapiemotivation und Therapieziele		
Veränderungsmotivation	Verschiedene Heuristiken für Fremdbeurteilung, ad-hoc Items	s. Kap. 4
Behandlungserwartungen	Treatment Expectations Questionnaire (TEX-Q)	Shedden-Mora et al. (2023); https://osf.io/dr3gc/
Zielerreichungsskalen	Goal Attainment Scale (GAS)	Turner-Stokes (2009)
Verlaufsdiagnostik und therapeutische Beziehung		
Symptomatik im Verlauf	Fragebogen zur Evaluation von Psychotherapieverläufen (FEP-2)	Lutz & Böhnke (2008)

Tabelle 8.1 (Fortsetzung)

Themenbereiche und Konstrukte	Beispiele für bewährte Erhebung bzw. Instrumente	Quellen
Therapeutische Beziehung	Working Alliance Inventory (WAI) [Patient:innen- und Therapeut:innenversion]	Wilmers et al. (2008)
	Helping Alliance Questionnaire (HAQ-S)	Bassler et al. (1995)
Bewertung der Therapie		
Allg. Zufriedenheit mit dem (Zwischen-)Ergebnis, direkte Veränderungsmessung	Veränderungsfragebogen des Erlebens und Verhaltens VEV	Zielke & Kopf-Mehnert (1978)
	Bochumer Veränderungsbogen-2009 (BVB09)	Willutzki et al. (2013)
Bewertung von Nebenwirkungen	Inventar zur Erfassung negativer Effekte von Psychotherapie (INEP)	Ladwig et al. (2014)
	Nebenwirkungen stationärer Psychotherapie (NESTAP)	Brakemeier et al. (2018)
Weitere Bewertung der Therapie	ad-hoc entwickelte Items (z.B. zu Akzeptanz und Kundenzufriedenheit)	
Indirekte Veränderungs-/Verlaufsmessung	Prä-post- bzw. Katamnese-Vergleich o. g. Instrumente	

Besondere Formen der Datenerhebung

Besondere Ansätze der digitalen Datenerhebung verbreiten sich zunehmend (vgl. Jacobi, 2024; Kap. 79) und eröffnen neue Möglichkeiten, die über klassische Assessments (Eingangs- und Ausgangsdiagnostik und dazwischen regelmäßige Verlaufsmessungen bis hin zu Stundenbögen) noch deutlich hinausgehen, u. a.:

(1) **Ecological momentary assessment**, also die (ggf. mehrmals tägliche) Bearbeitung von individualisierten Items im Alltagskontext, bietet nicht nur umfangreichere Auswertungsmöglichkeiten von Zeitreihen, sondern kann auch die ökologische Validität der Messungen erhöhen – und damit der Komplexität psychopathologischer sowie therapeutischer bzw. ganz allgemein Veränderungsprozesse im Grunde genommen gerechter werden (Stone et al., 2023, Schiepek & Pincus, 2023). Messungen im Alltag können auch unmittelbar mit individualisierten Interventionen verbunden werden (just-in-time-adaptive-interventions, JITAI; Nahum-Shani et al., 2018).

(2) Psychophysiologische Erhebungen, die früher nur mit Spezial-Equipment im Rahmen aufwendiger Studien möglich waren, können einigermaßen unaufwändig angestellt werden (z. B. mit Smartwatch).
(3) Verhaltensmessungen wie z. B. Tracking / Passive Sensing von Mobilität, Smartphone-Nutzung und anderen Aktivitäten können zur Identifikation von Risikokonstellationen beitragen (zum Beispiel Früherkennung von beginnenden manischen oder psychotischen Episoden oder Zuspitzung von Suizidalität).

Ein Beispiel für ein System, das sich sehr gut personalisieren lässt und sich bereits in der klinischen Anwendung befindet, ist das Synergetic Navigation System (SNS; Schiepek, 2022).

8.5 Typische Vorbehalte, Probleme und Nebenwirkungen

Im Folgenden sind bisweilen in der Praxis geäußerte Vorbehalte gegenüber multimodaler Standarddiagnostik benannt sowie Argumente dagegen aufgeführt:

- **»Umfängliche und standardisierte Diagnostik ist zu belastend«:** Fragebogendiagnostik oder standardisierte Interview-Diagnostik stellen in der Regel keine unangemessene oder gar schädliche Zumutung für Patient:innen dar – vor allem dann nicht, wenn den Patient:innen die Behandlungsrelevanz der Ergebnisse transparent gemacht werden. Auch der zeitliche Aufwand für die Therapeut:innen hält sich in Grenzen, wenn ein systematisches Konzept verfolgt wird; auch kann im Rahmen der GKV-Versorgung Diagnostik in jedem Quartal in einem bestimmten Umfang abgerechnet werden.
- **»Zu viel Diagnostik verstellt den Blick und verführt zum Fehlinterpretieren«** (z. B. »Übersehen einer Funktion eines Symptoms« bzw. »allzu schnelle Einordnung in Manual-Schublade«): Richtig eingesetzt bewirkt eine multimodale Standarddiagnostik den *gegenteiligen* Effekt, indem sie vorschnelle Festlegungen und das Übersehen relevanter Aspekte verhindert. Reduktion von Komplexität durch den expliziten Verzicht darauf, sie (diagnostisch) zu erfassen, ist als Argument wenig überzeugend.
- **»Der Eingriff der standardisierten Messung unterbricht wichtige therapeutische Prozesse und kann die Beziehung gefährden«** (Diagnostik als kausal für *alliance rupture*): Im Gegenteil wird z. B. von Castonguay et al. (2010) eine umfangreiche Diagnostik gerade aus der Perspektive »Risiken und Nebenwirkungen von Psychotherapie« als hilfreich bzw. schützend eingeordnet.

Der Umgang mit solchen Fragestellungen ist im psychotherapeutischen Kontext (Reflexion und Selbsterfahrung, Supervision / Intervision) gut handhabbar, muss aber auch aktiv und bewusst betrieben werden (Kap. 81). Wird beispielsweise eine Störung der Therapiebeziehung in einem wiederkehrenden Fragebogen dokumentiert, kann das zunächst einmal Unsicherheit bei dem Behandelnden hervorrufen – letztlich erhält man aber auch eine wertvolle Information, welche zudem gut bearbeitbar sein sollte: War es tatsächlich die Applikation des Fragebogens, die diese Störung hervorgerufen hat – und wäre diese Störung ohne die Durchführung der Diagnostik wirklich ausgeblieben? Bereits die althergebrachte therapeutische Beobachtung »Interaktionelle Auffälligkeiten und Probleme zeigen sich immer auch (schon recht bald) in der therapeutischen Beziehung« gibt Hinweise für die klinische Praxis. Dabei spielt auch in der Verhaltenstherapie die diagnostische Quelle Therapeut:in (»Gegenübertragung«) eine Rolle, die wiederum mit der nötigen Distanz reflektiert und berücksichtigt gehört (vgl. Storck, 2025).

Auch Diversity-Aspekte sind von Belang. Inwieweit besteht die Gefahr, dass ich via Standarddiagnostik Patient:innen mit ganz unterschiedlichem (sub-)kulturellen Hintergrund einen Befund oder eine Diagnose zuschreibe, die im Grunde in deren Kontext ganz unpassend (oder gar schädlich) ist? Differenzen im Erfahrungshintergrund zwischen Therapeut:in und Patient:in sind die Regel und liegen in der Natur der Sache. Hilfreich für die adäquate Erfassung und Einordnung solcher Differenzen ist z. B. die Herangehensweise des »cultural formulation interview« (vgl. Kap. 73).

8.6 Fazit

Es gehört zu den grundlegenden professionellen Kompetenzen zur Steuerung des therapeutischen Prozesses, aktiv, explizit, systematisch und theoriegeleitet Diagnostik zu betreiben. Dies unterstreicht, dass nicht nur in der Forschung, sondern auch in der psychotherapeutischen Praxis eine wissenschaftliche Haltung und Bezug zu Kriterien von »Wissenschaftlichkeit« (z. B. Systematik, Transparenz, Objektivität, Rationalität, Überprüfbarkeit und kritisches Hinterfragen, ethischer Anspruch und Standards guter wissenschaftlicher Praxis) notwendige und hilfreiche Leitbilder sind (vgl. Jacobi, 2020). Dies den Patient:innen gut zu vermitteln, also die Sinnhaftigkeit ihrer Mitarbeit an der Diagnostik für den Verlauf der eigenen Therapie nachvollziehbar und erlebbar zu machen, ist hierbei eine zentrale Aufgabe.

Weiterführende Literatur

Geissner, E. & Koch., S. (2021). Von A wie Angst bis Z wie Zwang – Störungsspezifische Messinstrumente zur Evaluation von Psychotherapie (Erwachsene). Psychotherapeutenjournal 4, 312–322.

Jacobi, F. (2024). Bedrohen KI-Algorithmen die psychotherapeutische Freiheit? Wie künstliche Intelligenz der psychotherapeutischen Qualität dienen kann. Heidelberg: Springer.

Lambert, M.L. (2017). Maximizing Psychotherapy Outcome beyond Evidence-Based Medicine. Psychotherapy and Psychosomatics, 86, 80–89.

Herzog, P., Kaiser, T. & Brakemeier, E.-L. (2022). Praxisorientierte Forschung in der Psychotherapie - Entwicklung, Gegenwart und Zukunft. Zeitschrift für Klinische Psychologie und Psychotherapie, 51 (2), 127–148.

Schiepek, G. (2022). Prozessfeedback und Prozesssteuerung in der Psychotherapie: Erfahrungen mit dem Synergetischen Navigationssystem (SNS). Psychopraxis. Neuropraxis, 25(6), 323–331.

Stieglitz, R.-D. & Spitzer, C. (2018). Diagnostik in der Psychotherapie. Psychotherapeut, 63, 423–440.

Wright, A.J., Pade, H., Gottfried, E.D. et al. (2022). Evidence-Based Clinical Psychological Assessment (EBCPA): Review of Current State of the Literature and Best Practices. Professional Psychology: Research and Practice, 53 (4), 372–386.

9 Der psychopathologische Befund

Tom Bschor

9.1 Diagnosefindung: Anamnese und Befund

Wie in anderen medizinischen Fächern wird in der Psychiatrie die Diagnose aus Anamnese (vgl. Kap. 7) und Befund gestellt. Die psychiatrische Anamnese umfasst, gut gegliedert, alle relevanten Aspekte der Vorgeschichte und kann auch als Längsschnitt bezeichnet werden. Der Befund hingegen stellt eine differenzierte Beschreibung des Jetzt-Zustands dar (Querschnitt, s. Abb. 9.1).

Wichtig

Im Unterschied zu anderen medizinischen Fächern wie der Orthopädie oder der Inneren Medizin wird der Befund nicht durch eine körperliche Untersuchung (z. B. mit dem Stethoskop), sondern durch nach bestimmten Regeln und Vorgaben geführte Beobachtung und Gespräch erhoben. Dies birgt die Gefahr, dass Anamnese und Befund vermischt werden, weshalb es erforderlich ist, dass Untersuchende stets Längsschnitt und Querschnitt konzeptuell sauber trennen, auch wenn Patient:innen in ihren Berichten zumeist beide Bereiche vermengen.

Mitunter sind für die Diagnosefindung dann noch Zusatzuntersuchungen wie psychologische Testverfahren, Labor oder Kernspintomographie erforderlich.

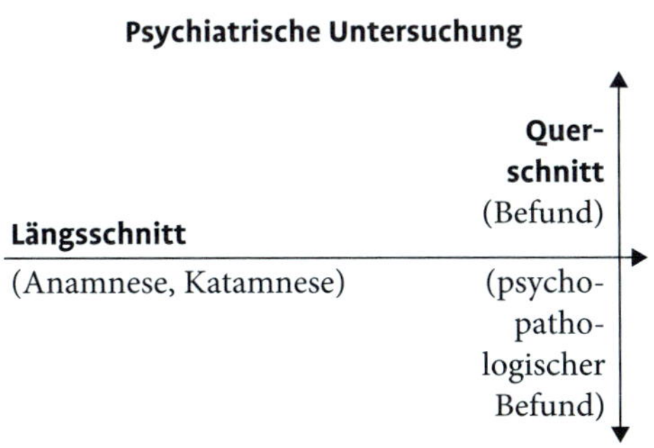

Abbildung 9.1 Die psychiatrische Untersuchung gliedert sich in Anamnese und psychopathologischen Befund

9.2 Die psychopathologische Untersuchung

Der psychopathologische Befund versucht, den aktuellen Zustand des »Organs« Seele möglichst differenziert zu beschreiben, und wird daher typischerweise in mehrere Gliederungspunkte unterteilt. Um den psychopathologischen Befund zu verstehen, ist es erforderlich, die Terminologie zu kennen und zu jedem Gliederungspunkt zu wissen, durch welche Beobachtung und Fragen er eingeschätzt werden kann. Die sorgfältige Erfassung des psychopathologischen Befundes ist bedeutsam, um im weiteren Behandlungsverlauf den Therapieerfolg evaluieren zu können und damit ein Austausch zwischen verschiedenen Behandler:innen, auch über Berufsgruppen hinweg, gelingt. Für die Diagnosestellung ist er unerlässlich. Eine ausführliche, im deutschen Sprachraum allgemein akzeptierte Gliederung und Differenzierung des psychopathologischen Befundes mit umfassenden Angaben zur Untersuchung liefert die Arbeitsgemeinschaft für Methodik und Dokumentation in der Psychiatrie (AMDP).

Je nach Gliederungspunkt sind objektive, äußere Beobachtungen oder / und subjektive Einschätzungen der Patientent:innen für die Bewertung entscheidend.

Wichtig

Der Befund ist streng deskriptiv und enthält keine Wertungen bezüglich der Krankhaftigkeit oder einer diagnostischen Einschätzung. Diese Bewertungen sind erst in der Gesamtschau aller Informationen (Anamnese, Befund, Zusatzuntersuchungen) möglich.

Beispiel: Die Feststellung einer zeitlichen Desorientierung um drei Tage kann je nach Gesamtkonstellation bei entspannten Urlauber:innen vollkommen unpathologisch oder aber Ausdruck einer beginnenden Demenz sein.

Im Folgenden wird die übliche Gliederung des psychopathologischen Befunds anhand eines Fallbeispiels (männlicher Patient mit einer Schizophrenie) dargestellt.

Äußere Erscheinung und Verhalten

Es ist empfehlenswert, den psychopathologischen Befund mit diesem sehr frei zu gestaltenden Gliederungspunkt zu beginnen. Kontaktaufnahme und -verhalten, Sprache (Lautstärke, Modulation, Sprachfluss, sprachliche Besonderheiten), Kleidung, Körperpflege, besondere Auffälligkeiten sollten hier beschrieben werden. Zu einer anschaulichen Schilderung dieses Gliederungspunkts kommt man, wenn man sich vor Augen führt, welchen Eindruck der Patient bzw. die Patientin bei einem ihm bislang unbekannten Gesprächspartner hinterlassen würde.

Beispiel

Ausreichend gepflegter, jugendlich gekleideter Patient mit misstrauisch-abgewandter Körperhaltung, reduzierter Gestik, Mimik und Sprachmodulation, leise und monoton sprechend, dabei unruhig mit einem Feuerzeug spielend.

Quantitatives Bewusstsein

Hierunter versteht man die Wachheit (Vigilanz), die beschreibt, ob ein:e Patient:in wach ist oder wie schwer er / sie erweckbar ist. Man unterscheidet

- wach (ungestörtes quantitatives Bewusstsein)
- somnolent (schläfriger Patient, durch Ansprache erweckbar)
- soporös (nur noch durch Schmerzreize erweckbar)
- komatös (nicht mehr erweckbar)

Störungen des quantitativen Bewusstseins haben meist organische Ursachen.

Qualitatives Bewusstsein

Der ungestörte Zustand lautet »(bewusstseins-)klar«. Störungen des qualitativen Bewusstseins äußern sich darin, dass ein:e Patient:in zwar wach ist (ungestörtes quantitatives Bewusstsein), aber dennoch nicht in der Lage, in vollem Umfang angemessen auf die Umwelt zu reagieren. Ursachen hierfür sind z. B. schwere Alkohol- oder andere Intoxikationen, der Zustand nach einem Grand-mal-Anfall (postiktaler Dämmerzustand) oder ausgeprägte psychotische oder dissoziative Symptomatik. Man unterscheidet im Einzelnen:

- Bewusstseinseinengung: Nur bestimmte Aspekte gelangen ins Bewusstsein, z. B. bei wahnkranken Patient:innen, die die Umwelt nur noch selektiv unter dem Aspekt der Verfolgung wahrnehmen können
- Bewusstseinsverschiebung: erweitertes, intensiviertes Erleben von Raum, Zeit und Sinnesempfindungen (z. B. im Zustand der Hypnose, nach Einnahme von Halluzinogenen)
- Bewusstseinstrübung: mangelnde Klarheit des Erlebens und Verstehens die eigene Person oder die Umwelt betreffend

Beispiel

Wach und im Rahmen der ausgeprägten psychotischen Symptomatik leicht bewusstseinseingeengt.

Aufmerksamkeit und Konzentration

Aufmerksamkeit und Konzentration werden nach Beobachtung im Gespräch *und* nach Selbstbeurteilung des Patienten (»Können Sie einen ganzen Zeitungsartikel am Stück lesen?«) beurteilt, auch durch kurze Aufgaben (Monate rückwärts aufzählen lassen, Rechenaufgaben wie 101-7-7-7 …). Aufmerksamkeits- und Konzentrationsstörungen sind sehr unspezifisch und kommen nahezu bei allen psychischen Erkrankungen vor, können aber gut herangezogen werden, um im Behandlungsverlauf Verbesserungen oder Verschlechterungen zu erfassen.

Beispiel

Subjektiv und objektiv reduzierte Konzentrationsfähigkeit; Patient berichtet, nicht mehr längere Zeit an seiner Abschlussarbeit schreiben zu können; im Untersuchungsgespräch ist es dem Patienten kaum möglich, über mehrere Minuten bei der Schilderung seiner Biografie zu bleiben.

Gedächtnis (Mnestik)

In die Beurteilung des Gedächtnisses fließen sowohl objektive Einschätzungen des Untersuchenden als auch die subjektive Einschätzung des/der Patient:in ein, was auch in dieser Differenzierung im Befund niedergelegt werden sollte. Für den psychopathologischen Befund werden die mnestischen Funktionen oft nur grob in drei Kategorien eingeteilt:

(1) **Merkfähigkeit**: Umfasst maximal 10 Minuten. Test: drei Begriffe nennen, zur Verständnisprüfung unmittelbar wiederholen lassen und nach 10 Minuten erfragen.

(2) **Kurzzeitgedächtnis**: Zeitspanne nicht exakt definiert. Im Kurzzeitgedächtnis gespeicherte Informationen befinden sich in einem »aktiven« Zustand, in dem sie schnell zugänglich sind. Test: »Was haben Sie heute gefrühstückt?«

(3) **Langzeitgedächtnis**: Alle längeren Zeitintervalle. Hierüber gibt zumeist die Anamneseerhebung einen guten Eindruck.

Gedächtnisstörungen kommen vor allem bei organischen Erkrankungen wie z. B. Demenzen vor. Hier treten die Störungen zuerst bei der Merkfähigkeit und beim Kurzzeitgedächtnis auf, während die zu gesunden Zeiten gespeicherten Inhalte des Langzeitgedächtnisses oft noch recht gut abgerufen werden können (somit Möglichkeit, die Schwere einer Demenz grob einzuschätzen).

Spezielle Formen mnestischer Störungen:

- **Konfabulationen**: Konfabulationen sind von Patient:innen erfundene, aber von ihnen selbst als real erachtete Erinnerungen. Sie werden gebraucht, um Erinnerungslücken meist fantasievoll auszufüllen. Oft beim Korsakow-Syndrom zu finden.
- **Paramnesien** (»Trugerinnerungen«): Déjà vu: »schon gesehen« oder Jamais vu: »noch nie erlebt«. Diese Störungen finden sich z. B. bei neurologisch-psychiatrischen Krankheitsbildern, jedoch auch bei Gesunden, z. B. bei Erschöpfungszuständen.
- **Amnesie** (Erinnerungslücke): Für einen begrenzten Zeitabschnitt, der vor (retrograde Amnesie) oder nach (anterograde Amnesie) einem Ereignis wie einem epileptischen Anfall, einem Schädel-Hirn-Trauma oder einem traumatischen Erlebnis (psychogene Amnesie) liegt, besteht keine Erinnerung.
- **Intrusionen**: Das zwanghafte, plastische Wiedererleben zumeist traumatischer Ereignisse, oft verbunden mit lebhaften Sinneseindrücken, wird am besten ebenfalls in der Kategorie »Gedächtnis« beschrieben (Ochs & Bschor, 2022).

Beispiel

Subjektiv keine Gedächtnisstörungen. Objektiv ungestörtes Langzeitgedächtnis (in sich konsistente und mit fremdanamnestischen Angaben der Mutter übereinstimmende biografische Angaben); Kurzzeitgedächtnis objektiv beeinträchtigt: die Ereignisse der letzten Tage werden nur bruchstückhaft erinnert; in der Merkfähigkeitsprüfung einen von drei Begriffen nach 10 Minuten erinnert.

Orientierungsstörungen

Gesunde sollten zu folgenden vier Qualitäten orientiert sein:

(1) Zeit (»Welches Datum ist heute?« – auch Monat und Jahr erfragen! Wenn Datum nicht gewusst, Wochentag erfragen!)
(2) Ort (»Wo befinden Sie sich jetzt?«)
(3) Situation (»Was passiert hier gerade?« – etwa Erstinterview oder psychotherapeutisches Gespräch)
(4) eigene Person (Hier sind nur ganz grundlegende Fakten wie Name, Beruf und Geburtsdatum gemeint. Biografische Details sind eine Funktion des Langzeitgedächtnisses [s. o.]).

Störungen finden sich vor allem bei organisch bedingten Erkrankungen wie Demenzen. Die Orientierung geht zumeist zunächst zu Zeit und Ort verloren. Dies hängt vermutlich damit zusammen, dass diese sich rasch ändern, die Angaben zur eigenen Person aber fast nie. Die differenzierte Erfassung der Orientierung liefert also einen Anhaltspunkt zur Schwere der Erkrankung.

Beispiel

Zu allen vier Qualitäten orientiert.

Denken

Das Denken wird nach zwei vollkommen unterschiedlichen Gesichtspunkten beurteilt: *formales Denken* und *inhaltliches Denken*. Weil das Denken nicht beobachtbar ist, wird es über die Sprache beurteilt, was ein grundsätzliches methodisches Problem darstellt, da eine sichere Unterscheidung zwischen Denk- und Sprachstörungen nicht möglich ist.

Formales Denken. Das formale Denken beschreibt den Ablauf, wie der Patient denkt. Es ist ein besonders wichtiger Punkt des psychopathologischen Befundes, da es bei vielen ganz unterschiedlichen Erkrankungen gestört ist, zumeist aber in einer recht spezifischen Weise. Das formale Denken eignet sich daher besonders gut für differenzialdiagnostische Entscheidungen. Es kann bereits aus dem Verlauf eines längeren (Anamnese-) Gesprächs recht gut beurteilt werden. Ein ungestörter formaler Denkablauf ist kohärent (zusammenhängend, einem logischen Aufbau folgend) und von angemessener Geschwindigkeit. Typische formale Denkstörungen sind in Abbildung 9.2 beschrieben.

häufig bei:

ungestörtes formales Denken

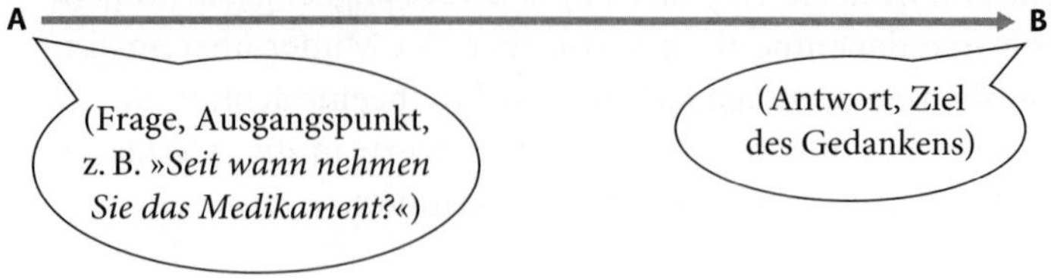

kohärent, von angemessener Geschwindigkeit

»Mein Arzt hat mir das Medikament vor drei Wochen verordnet, seither nehme ich es.«

weitschweifiges (umständliches) Denken

A **B** z. B. Demenz

Über viele Umwege, bei denen Wesentliches von Unwesentlichem nicht getrennt wird, gelangt das Denken ans Ziel.

»Da bin ich erst bei Doktor A gewesen, der hat meine Schmerzen auf die Behandlung durch die Orthopädin zurückgeführt. Bei der war ich nämlich wegen dem und dem schon seit einem halben Jahr in Behandlung. Und von der hatte ich ja zunächst die grünen Tabletten. Weil mir durch die aber immer so übel war, … und daher nehme ich jetzt seit drei Wochen diese Tabletten.«

ideenflüchtiges (assoziativ gelockertes) Denken

A **B** z. B. Manie

»Vom Hölzchen aufs Stöckchen.« Der Patienten gibt sich selbst immer neue Assoziationen (die für den Außenstehenden noch nachvollziehbar sind) und verliert das ursprüngliche Ziel aus den Augen. In einer Manie ist das Denken zudem zumeist *beschleunigt*.

»Dieses Medikament habe ich von Dr. A. Mit Vornamen heißt der Stefan. Genau wie mein Vater. Den habe ich letzte Woche auf dem Markt getroffen. Auf dem Markt bekommt man frische Nordseekrabben. Wussten Sie, dass ich schon als Fünfjähriger in der Nordsee geschwommen bin?«

zerfahrenes (inköhärentes) Denken

A **B** z. B. Schizophrenie

Der Gedankengang ist für den Außenstehenden nicht mehr nachvollziehbar. Sätze, Halbsätze, Worte oder Laute reihen sich ohne erkennbaren Zusammenhang aneinander.

»Die Tabletten, nicht laut, im roten Nass bin ich so Pferd.«

grübelnd und verlangsamt, gehemmt

A **B** z. B. Depression

Grübeln ist das unproduktive, vom Patienten nicht gewollte Zwangskreisen der Gedanken um einige wenige Sorgen. »Verlangsamt« bezeichnet die objektive Verlangsamung des Gedankengangs (und damit der Sprache), »gehemmt« das subjektive Erleben, dass das Denken langsamer und zäher ist als üblich.

Abbildung 9.2 Das formale Denken und typische Störungen (aus: Bschor & Grüner, 2019; mit freundlicher Genehmigung des Börm Bruckmeier Verlags)

Beispiel

Formales Denken bei leicht reduzierter Geschwindigkeit deutlich inkohärent, so folgen die Sätze und teilweise auch die Satzteile keinem nachvollziehbaren Ablauf. Vereinzelte Neologismen (»Observatiomnibus«, »Zerdenkbeeinflussung«).

Teil II

Inhaltliches Denken. Der Wahn ist die wichtigste und schwerwiegendste Störung des inhaltlichen Denkens und kann definiert werden als eine unverrückbare, nicht mit der Realität übereinstimmende Überzeugung (= Denken!). Nach Karl Jaspers (1883–1969) ist der Wahn durch diese drei Wahnkriterien charakterisiert (s. auch Kap. 40):

- Unmöglichkeit des Inhalts
- subjektive Gewissheit
- Unkorrigierbarkeit

Bei Wahn sollten Form und Inhalt beschrieben werden.

Formen des Wahns:

- Wahnstimmung: Derjenige / diejenige fühlt, dass etwas Unheilvolles in der Luft liegt, ohne es bereits konkret benennen zu können. Kommt zu Beginn einer Wahnentwicklung vor.
- Wahngedanke: ein einzelner wahnhafter Gedanke (»Napoleon lebt noch und wird mich zu seinem Nachfolger krönen.«)
- Wahnwahrnehmung: Einer realen Wahrnehmung wird eine wahnhafte Bedeutung (zumeist mit Eigenbezug) beigemessen (»Die Ampel springt auf Rot, damit geben sich meine Verfolger ein Zeichen.«).
- Systematisierung: Das Ausmaß, in dem sich Wahngedanken paralogisch oder wahnhaft gegenseitig begründen oder aufeinander aufbauen. Die Systematisierung nimmt durch die von Erkrankten vorgenommene Wahnarbeit zu, je länger ein Wahn besteht. Sie ist damit ein prognostisch ungünstiges Zeichen.
- Wahndynamik: Das Ausmaß der emotionalen Beteiligung von Patient:innen an ihrem Wahn. Hohe Wahndynamik ist prognostischer eher günstig (!).

Inhalte / Themen des Wahns:
Häufig bei wahnhafter Depression vorkommende Wahnthemen sind Schuldwahn, Versündigungswahn, Verarmungswahn, Krankheitswahn (hypochondrischer Wahn) oder nihilistischer Wahn (Betroffene bezweifeln die Existenz ihres Körpers, ihrer Seele oder der Welt). Diese Themen sind synthym, was bedeutet, dass sie zum depressiven Affekt passen und damit die Diagnose Depression stützen, während eine parathymer Wahn diese eher in Frage stellen würde. Größenwahn ist ein zur Manie synthymer Wahn.

Bei Schizophrenie kommen typischerweise Beziehungswahn (auch Zufälliges wird auf sich selbst bezogen), Verfolgungswahn (Paranoia) und Beeinträchtigungswahn vor. Liebeswahn bezeichnet nicht eine das normale Maß übersteigende Verliebtheit, sondern die wahnhafte Überzeugung, eine andere Person sei in die / den Wahnkranken verliebt (ohne dass dies eine reale Grundlage hat). Eifersuchtswahn kommt z. B. bei fortgeschrittener Alkoholkrankheit vor. Dermatozoenwahn ist die wahnhafte Überzeugung, an einer mikrobiellen Infektion der Haut zu leiden. Als vermeintlichen Beweis präsentieren die Patient:innen häufig Schuppen oder Haare, die für die Erreger gehalten werden. Beim symbiotischen Wahn (Folie à deux) lässt sich eine zweite Person, zumeist ein naher Angehöriger, vom Wahn anstecken und teilt diesen.

Die verschiedenen Wahnthemen müssen einzeln gezielt exploriert werden. Die Frage »Leiden Sie unter einem Wahn?« würde definitionsgemäß ins Leere führen, da der Patient oder die Patientin ja vom Realitätsgehalt überzeugt ist.

Beispiel

T: Machen Sie sich große Sorgen um Ihr finanzielles Auskommen oder Ihre Gesundheit?

P: Nein, zur Not kann ich mich an meine Eltern wenden.

T: Sind Sie etwas Besonderes oder haben Sie besondere Fähigkeiten oder Aufgaben in der Welt?

P: Nein, habe ich nicht, deswegen weiß ich ja auch nicht, warum alle hinter mir her sind.

T: Werden Sie bedroht oder verfolgt?

P: Ja, schon seit zwei Wochen.

T: Das klingt sehr unangenehm. Können Sie mir das näher beschreiben? Von wem geht das aus? Woran merken Sie es, und was vermuten Sie als Grund?

P: Das waren zuerst die Nachbarn von gegenüber. Sobald ich in meiner Wohnung war, ging dort drüben der Vorhang zur Seite, dahinter hocken sie wohl und schauen, was ich tue. Im ersten Stock wurde auf dem Balkon in der letzten Woche ein Gerät montiert, mit dem meine Wohnung nun rund um die Uhr beobachtet wird. Sieht aus wie eine Satellitenschüssel, aber das ist nur zur Tarnung. In den letzten Tagen war ich kaum noch zuhause deswegen, und da haben sie angefangen, mich auch unterwegs zu beobachten. Die haben sich viele Helfer geholt, ich erkenne das an den Blicken, mit denen ich beobachtet werde, und mit denen sie sich untereinander verständigen. In der U-Bahn klebte ein Kaugummi an der Scheibe, genau dort, wo ich saß. Das war ein getarnter Abhörsender. Ich habe keine Ahnung, warum die das machen, wo das herkommt, oder was ich vielleicht falsch gemacht habe.

T: Sind Sie sicher, oder könnte es auch nur Zufall sein, zum Beispiel der Kaugummi?

P: Nein, auf keinen Fall, ich bin mir absolut sicher.

T: Macht Ihnen das Angst?

P: Ja, riesige Angst, ich kann nicht mehr schlafen und an nichts anderes mehr denken.

Psychopathologischer Befund: Ausgeprägter Verfolgungswahn (subjektive, unkorrigierbare Gewissheit) mit vielfältigen Wahngedanken und zahlreichen Wahnwahrnehmungen (Satellitenschüssel wird als Beobachtungsgerät interpretiert, Kaugummi als Sender), mit hoher Wahndynamik (schwere paranoide Angst) und teilweiser Systematisierung (Verknüpfung zwischen Verfolgern im Nachbarhaus und denen auf der Straße; andererseits keine Erklärungen für Ursachen der Verfolgung). Kein Krankheitswahn, kein Größenwahn.

Sinnestäuschung und Wahrnehmungsstörungen

Die Wahrnehmung erfolgt mit den fünf Sinnen. Auf allen fünf Sinnesgebieten kann es zu krankhaften Störungen der Wahrnehmung kommen. Die wichtigsten sind Halluzinationen, Pseudohalluzinationen und Illusionen.

Halluzinationen. Halluzinationen könnend definiert werden als die Wahrnehmung von etwas auf einem der fünf Sinnesgebiete, ohne dass ein tatsächlicher Sinnesreiz besteht. Es gibt also akustische Halluzinationen, z. B. Stimmenhören oder Akoasmen (Primitivgeräusche wie Knarren oder Knacken), optische Halluzinationen (Blitze, weiße Mäuse), olfaktorische Halluzinationen (Geruchshalluzinationen), gustatorische Halluzinationen (Geschmackshalluzinationen) und coenaesthetische Halluzinationen (Coenaesthesien = Leibhalluzinationen, z. B. »Ich fühle ein Eisenband, das mein Herz zusammendrückt«). Akustische Halluzinationen kommen besonders häufig bei schizophrenen Erkrankungen vor (insbesondere kommentierende oder imperative [Befehle gebende] Stimmen), optische z. B. im Delirium (»klein, viel, beweglich«: z. B. Fliegen, Würmer, Flocken), olfaktorische z. B. vor oder in einem epileptischen Anfall.

Wie beim Wahn ist die Frage »Haben Sie Halluzinationen?« nicht zielführend, da die Trugwahrnehmungen für den Patienten Realitätscharakter haben. Geeignetere Fragen sind also z. B. »Hören oder sehen Sie Dinge, die andere Menschen nicht wahrnehmen können oder von denen Sie sich nicht erklären können, wo sie herkommen?«.

Von Pseudohalluzinationen spricht man, wenn ein:e Patient:in um den Trugcharakter der Fehlwahrnehmung weiß, von Illusionen, wenn ein tatsächlicher Sinnesreiz vorhanden ist, dieser aber als etwas anderes verkannt wird (z. B. das Rauschen der Blätter wird als Stimmen wahrgenommen). Auch Pseudohalluzinationen und Illusionen können auf allen fünf Sinnesgebieten vorkommen. Nicht zu den Wahrnehmungsstörungen, sondern zu den Denkstörungen gehören die Wahnwahrnehmungen (s. o.).

Beispiel

Akustische Halluzinationen in Form imperativer und kommentierender Stimmen (in der Nacht: »Steh auf, du Versager! Wehr dich doch, wenn du dich traust!«; »Den machen wir fertig. Jetzt verschanzt er sich wieder im Schlafzimmer, aber da kriegen wir ihn auch!«) sowie vereinzelte Akoasmen (Röcheln und Krächzen in der Nacht).

Ich-Störungen

Ich-Störungen sind eine besondere Form psychopathologischer Symptome, die insbesondere bei Schizophrenie vorkommen, und mit einer Störung der Grenze zwischen dem eigenen Ich und der Umwelt einhergehen. Die Gedanken, Gefühle oder der Wille des bzw. der Patient:in gehören nicht mehr ihm oder ihr allein, sondern sind für andere erkenn- oder beeinflussbar. Typische Beispiele:

- Gedankeneingebung (fremde Gedanken werden von außen aufgezwungen)
- Gedankenentzug (eigene Gedanken werden von außen entzogen)
- Gedankenausbreitung (eigene Gedanken gehen auf andere Personen über)
- Willens-, Gefühls- oder leibliche Beeinflussung

Ebenfalls zu den Ich-Störungen zählt man

- Depersonalisation, bei der die eigene Person als fremd und unwirklich erlebt wird, und
- Derealisation, bei der die Umwelt als fremd und unwirklich erlebt wird.

Ich-Störungen müssen gezielt erfragt werden.

Beispiel

Ich-Störungen in Form von Gedankenentzug (»Die rauben meine Worte. Was ich eben noch im Kopf hatte, saugen sie sich ab. Auf diese Weise bereichern sie sich an mir und wissen immer, was ich denke.«).

Stimmung und Affekt

Während Stimmung eine eher länger anhaltende Gefühlslage beschreibt wie z. B. Traurigkeit oder Zufriedenheit, bezeichnet Affekt kürzere, aber zumeist heftigere Emotionen (z. B. Ärger). Stimmung und Affekt werden sowohl aus der Beobachtung als auch aus der zu erfragenden Selbstbeschreibung durch den / die Patient:in erfasst.

Neben der Beschreibung von Affekt und Grundstimmung ist bedeutsam, wie leicht und durch welche Auslöser die Stimmung wechseln kann: Affektarmut beschreibt, dass Patient:innen momentan nur ein oder wenige verschiedene Affekte zur Verfügung stehen; Affektstarre das (weitgehende) Fehlen von Affektänderungen, auch wenn diese auf eine sich ändernde äußere Situation eigentlich adäquat wären. Mit Affektlabilität hingegen wird eine besonders rasche, mit Affektinkontinenz eine überschießende Auslenkbarkeit der Affekte bezeichnet (Bsp. für Affektlabilität: Die Stimmungslage passt sich unmittelbar jeder Wendung eines Gesprächsverlaufs an; für Affektinkontinenz: Auf eine rührselige Filmszene erfolgt ein heftiger Weinausbruch).

Weiter wichtige Termini:

- Parathymie oder inadäquater Affekt: ein zur Situation unpassender Affekt (Lachen während einer Trauerrede)
- Ambivalenz (Gleichzeitigkeit widersprüchlicher Gefühle)
- Hebephrener Affekt: ein läppischer, witzelnder, dem Ernst einer Situation unangemessener Affekt, z. B. nach Cannabiskonsum oder als typische Grundstimmung der hebephrenen Schizophrenie

Beispiel

Affekt arm und indifferent mit nahezu aufgehobener affektiver Schwingungsfähigkeit. Hierbei imponiert der Affekt eher gleichgültig, als dass Angst und Qual durch die psychotische Symptomatik affektiv erkennbar werden.

Ängste

Zum psychopathologischen Befund gehört traditionell auch eine kurze Darstellung zu möglichen Ängsten des Patienten (zu Angststörungen im engeren Sinne s. Kap. 43). Angst gehört zum Leben und äußert sich psychisch (Fluchtbedürfnis) und körperlich (z. B. Schwitzen, Zittern, schnelle Atmung und Puls, Blähungen), weswegen beides zu erfragen ist. Daneben fließt in ihre Beurteilung auch die Beobachtung ein. Bei der pathologischen Angst unterscheidet man auch im psychopathologischen Befund drei Hauptformen: Generalisierte Angst, Phobie und Panikattacken.

Teil II

Beispiel

Angabe ausgeprägter psychotisch bedingter Ängste, aber kaum äußerlich erkennbare Angstzeichen (keine ängstliche Mimik, kein Zittern, keine beschleunigte Atmung). Die Exploration ergab keine Hinweise für Phobien, Panikattacken oder generalisierte Angst.

Zwangssymptome

Zum psychopathologischen Befund gehört traditionell auch eine kurze Darstellung zu möglichen Zwängen des Patienten. Zwänge kommen als Handlungen oder Gedanken vor (vgl. Kap. 45).

Zwänge sind häufig, aber oft schambesetzt und müssen gezielt erfragt werden. Schwere Zwangshandlungen können auch beobachtet werden. Zwänge können vom Patienten oder von der Patientin kaum unterdrückt werden und werden im Gegensatz zur Wahnidee von ihm / ihr als widersinnig erkannt; Widerstand gegen die Zwangsausübung erzeugt zumeist Unruhe und Ängste (jeweils zu erfragen). Zwangssymptome gibt es auch bei Gesunden, das Ausmaß der Krankhaftigkeit wird durch das Leiden und die Einschränkungen im Alltag bestimmt.

Beispiel

Die gezielte Exploration ergab keine Zwangsgedanken oder -handlungen.

Antrieb und Psychomotorik

Der Antrieb kann vermindert oder gesteigert sein, dies kann generell oder nur für spezifische Tätigkeiten gelten. Der Antrieb lässt sich zum Beispiel aus dem Gesprächsantrieb direkt beobachten, muss aber zusätzlich auch erfragt werden (»Haben Sie genug Antrieb, um die Dinge zu erledigen, die Sie schaffen wollen?«; »Müssen Sie sich zu bestimmten Dingen aufraffen, bleiben Dinge unerledigt?«). Antriebshemmung beschreibt hierbei das subjektive Gefühl des mangelnden Antriebs, Antriebsmangel den objektiven Mangel an Antrieb. Eine Antriebssteigerung kommt z. B. bei einer Manie vor, ist aber häufig mit einer gestörten Intentionalität gepaart (viele Dinge werden begonnen, aber nicht zu

Ende geführt). Intentionalität beschreibt die Fähigkeit, unser Tun, Denken oder Wollen auf ein Ziel auszurichten, also Pläne zu machen und Absichten zu verfolgen.

Psychomotorik ist die Gesamtheit der willentlich beeinflussbaren motorischen Äußerungen. Sie wird rein durch die Beobachtung erfasst. Die Psychomotorik kann allgemein verlangsamt und reduziert oder gesteigert sein. Besondere Formen:

- Mutismus (Schweigen trotz vorhandener Sprachfähigkeit; ein elektiver Mutismus zeigt sich nur gegenüber bestimmten Personen)
- Stupor: die Extremform der psychomotorischen Verminderung mit nahezu vollständigem Erlöschen aller psychomotorischen Äußerungen; der Patient ist starr (auch in der Mimik) und schweigsam. Kann als depressiver Stupor oder als katatoner Stupor bei schizophrenen Erkrankungen vorkommen

Die nachfolgenden, typischen katatonen Symptome kommen insbesondere bei der katatonen Form der Schizophrenie vor:

- katatoner Stupor (s. o.)
- katatoner Erregungszustand: ungerichteter, häufig aggressiv gefärbter Bewegungssturm
- Echopraxie: automatisiertes Wiederholen aller Bewegungsabläufe, die ein Untersucher vormacht
- Echolalie: automatisiertes Nachsprechen von Worten oder Lauten
- Negativismus: auf eine Aufforderung wird jeweils genau die gegenteilige Bewegung durchgeführt (Augen werden weit geöffnet statt geschlossen)
- Katalepsie: Erstarren in einer einmal eingenommenen Körperhaltung
- Flexibilitas cerea: passive Beweglichkeit wie bei einer Wachsfigur, Patient:in verharrt in der ihm / ihr vom Untersuchenden vorgegebenen Position

Beispiel

Antrieb subjektiv reduziert (»in den letzten Wochen fast nichts mehr gemacht, zuletzt ziellos durch die Stadt gelaufen«), für Untersuchungsgespräche ausreichender Redeantrieb, aber kaum Spontanäußerungen. Eher reduzierte, wenig lebhafte Psychomotorik ohne katatone Symptome.

Suizidalität

Zum psychopathologischen Befund gehört traditionell auch eine kurze Abklärung von Suizidalität (ausführlichere Beschreibungen und Interventionen bei suizidalem Verhalten s. Kap. 26).

Suizidalität ist ein Spektrum und umfasst nicht nur den aktiven Wunsch, sich selbst zu töten. Dieses Spektrum muss immer konkret erfragt werden, da Suizidsymptome häufig nicht spontan berichtet werden. Das Gespräch hierüber wird von den Patient:innen in aller Regel als entlastend erlebt. Die Sorge, Patient:innen durch das Ansprechen erst zu Suizidideen zu bringen, ist unbegründet.

Das Spektrum der Suizidalität umfasst Wunsch nach Ruhe → Bedürfnis nach einer Unterbrechung des Lebens → Gleichgültigkeit gegenüber dem Tod → den Wunsch (zum Beispiel an einer Erkrankung) zu sterben → konkrete Suizidgedanken → konkrete Suizidpläne → Vorbereitungen für einen Suizidversuch → begonnene, aber abgebrochene Suizidversuche → zu Ende geführte Suizidversuche und → den vollendeten Suizid. Dieses Spektrum beschreibt eine Abstufung der Schwere und Gefährlichkeit der Suizidalität. Keinesfalls hingegen durchläuft ein:e Patient:in grundsätzlich das gesamte Spektrum; unvermittelt auftauchende Suizidimpulse sind häufig.

Beispiel

Keine Suizidalität, Patient will leben und die Verfolgung loswerden.

Krankheitsgefühl und Krankheitseinsicht

Während der Begriff *Krankheitsgefühl* lediglich beschreibt, dass ein:e Patient:in sich in Gesundheit und Leistungsfähigkeit eingeschränkt fühlt, beschreibt *Krankheitseinsicht* die Akzeptanz der tatsächlich bestehenden Erkrankung. *Behandlungseinsicht* beschreibt darüber hinaus die Überzeugung, eine Therapie zu benötigen und durchführen zu wollen. Alle Punkte müssen aktiv erfragt werden.

Beispiel

Deutliches Krankheitsgefühl (»die saugen mich so aus, dass ich leer und schlapp bin«), aber keine Krankheitseinsicht (»das machen die Verfolger; meine Gesundheit ist in Ordnung«) bei fehlender Behandlungseinsicht (»das ist ein Fall für die Polizei, doch nicht für die Medizin«).

FAQ

Ich selbst kann mir Namen auch nicht merken. Warum soll ich notieren, dass der Patient sich nur einen von drei Begriffen merken konnte?
Der psychopathologische Befund ist rein deskriptiv. Die Merkleistung (1/3 Begriffe) ist eine objektive Beschreibung, die keine Wertung enthält, ob sie auf eine bestimmte Krankheit hinweist. Erst in der Gesamtschau mit allen Befunden und der Anamnese ist sie interpretierbar. Eine wichtige fremdanamnestische Information wäre in diesem Fall, ob die aktuelle Merkfähigkeit für den Patienten üblich ist oder stark nachgelassen hat.

Wie kann ich denn wissen, ob der/die Patient:in nicht wirklich beobachtet oder verfolgt wird? Laufe ich nicht Gefahr, einem Mobbing-Opfer einen Verfolgungswahn anzudichten?
Prinzipiell kann diese Schwierigkeit bestehen, im klinischen Alltag ist das aber ausgesprochen selten, da Wahn häufig so bizarr oder unrealistisch ist, dass keine Zweifel am gestörten Realitätsbezug bestehen. Oft finden sich auch innere logische Widersprüche. Bei Unsicherheit ist der Abgleich mit einer Fremdanamnese unumgänglich.

Gibt es eine Online-Unterstützung zur Erstellung differenzierter und professioneller psychopathologischer Befunde?
Ja, der »Befundomat« des Psychiaters Dr. Benjamin Ochs (https://befundomat.de/psychopathologischer-befund.html) stellt Hunderte von Textbausteinen zur Verfügung und kann bei der Erstellung eines hochwertigen psychopathologischen Befunds gut behilflich sein!

Weiterführende Literatur

AMDP Arbeitsgemeinschaft für Methodik und Dokumentation in der Psychiatrie (Hrsg.). (2022). Manual zur Dokumentation psychiatrischer Befunde (11. Aufl.). Göttingen: Hogrefe.

Bschor, T. & Grüner, S. (2019). Psychiatrie fast (5. Aufl.). Grünwald: Börm Bruckmeier.

Fähndrich, E. & Stieglitz, R.D. (2023). Leitfaden zur Erfassung des psychopathologischen Befundes: Halbstrukturiertes Interview anhand des AMDP-Systems (6. Aufl.). Göttingen: Hogrefe.

Jaspers, K. (1946). Allgemeine Psychopathologie. Ein Leitfaden für Studierende, Ärzte und Psychologen (1. Aufl. 1913). Heidelberg: Springer.

Ochs, B. & Bschor, T. (2022). Posttraumatische Intrusionen – eine psychopathologische Erörterung. Psychotherapeut, 67, 235–239.

10 Verhaltensanalyse

Peter Neudeck

Teil II

10.1 Hintergrund und allgemeine Merkmale

Verhaltensanalysen (VA) sind Basismodule der diagnostischen wie auch der Veränderungsarbeit in der kognitiv-behavioralen Behandlung psychischer Erkrankungen. Sie geben ein Explorationsraster vor und strukturieren diagnostische Informationen. Ziel der Verhaltensanalyse ist es, mithilfe lernpsychologischer Erkenntnisse die Bedingungen und Wirkungen von (Problem-)Verhalten(smustern) zu analysieren, um vor diesem Hintergrund ein für Patient:innen nachvollziehbares Störungskonzept sowie adäquate Veränderungsziele zu entwickeln, entsprechende Behandlungspläne und Interventionen abzuleiten, um schließlich eine passgenaue individualisierte Psychotherapie durchzuführen (Neudeck & Mühlig, 2020). Dabei unterscheidet man makroanalytische Modelle, die das Entstehen einer psychischen Erkrankung erklären, und mikroanalytische Modelle, die insbesondere aufrechterhaltende Faktoren abbilden. Andere Begriffe wie funktionale, horizontale oder vertikale Analyse sind ebenso gängig und werden synonym verwendet. Abbildung 10.1 zeigt die schematische Darstellung dieser beiden Hauptkomponenten aus Mikroanalyse (meist SORKC-Modell) und Makroanalyse. Hieraus wird das hypothetische Bedingungsmodell abgeleitet, das in probabilistischer Form einen zentralen Baustein der Fallkonzeption darstellt.

Wichtig

Es empfiehlt sich, mit *konzeptbasierten* Verhaltensanalysen zu arbeiten, die über die Verhaltenskonsequenzen hinaus (positive und negative Verstärkung) als Kernelemente der Problematik auch Störungs- und Veränderungswissen psychischer Erkrankungen berücksichtigen. Mit den Verhaltensanalysen verfügen wir neben der klassifikatorischen Diagnostik (ICD und DSM) über die Möglichkeit einer individuellen, personenzentrierten Diagnostik. Dies verhilft dazu, zu einem Krankheitsverständnis zu gelangen, das einen abstrakten Begriff (wie z. B. »Depression«) lebendig, konkret und eingebettet in die Lebenswelt der Patient:innen beschreibt. Anders als bei somatischen Erkrankungen handelt es sich bei psychischen Erkrankungen nicht um Entitäten. Die Begriffe »Soziale Phobie« oder »Dysthymie« sind Konstrukte, zu denen wir auf den verschiedenen Ebenen (biologisch, kognitiv, physiologisch, emotional, sozial, kulturell) *deskriptive Korrelate bzw. Muster* finden. Das Erstellen einer Verhaltensanalyse geht als Prozess, bei dem es um das *Verstehen* geht, darüber hinaus: Wie genau manifestiert sich die Diagnose X bei Patient:in Y? Die Verhaltensanalyse stellt somit eine wichtige Ergänzung zur klassifikatorischen Diagnostik dar.

Es besteht die Möglichkeit, während des diagnostischen und therapeutischen Prozesses neue Erkenntnisse in die bestehenden individuellen VA-Modelle einzubauen. Dadurch repräsentiert die Verhaltensanalyse weniger ein statisches Modell als vielmehr den Versuch, ein an der Erlebniswelt des Patienten oder der Patientin orientiertes offenes und veränderbares Modell abzubilden, das die Komplexität psychischer Störungen erfassen kann und eine Ableitung relevanter therapeutischer Interventionen erlaubt. So werden Patient:innen kontinuierlich dabei unterstützt, eigenes Problemverhalten lerntheoretisch verstehen zu lernen. In Weiterentwicklungen wie z. B. den Situationsanalysen in CBASP (Kap. 24, 60) und der DBT (Kap. 61) werden diese Analysen nicht nur als diagnostisches Instrument eingesetzt, sondern auch als explizite therapeutische Intervention zur direkten Veränderung von Verhalten und Interpretationen (Bewertungen), um erwünschte Ergebnisse in konkreten Situationen zu erreichen.

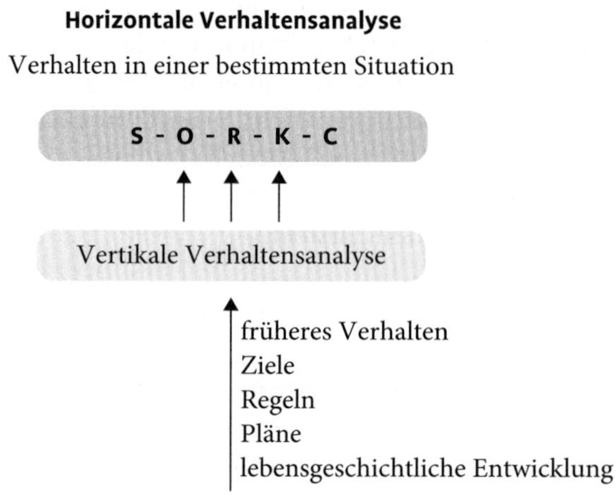

Abbildung 10.1 Überblick über die horizontale und vertikale Verhaltensanalyse

Problemanalyse

Bartling et al. (2016) entwickelten aus dem »klassischen« Modell der Verhaltensanalyse das Modell der Problemanalyse (vgl. auch Kap. 13, 22). Bartling versteht den Therapieprozess als Problemlöseprozess in Anlehnung an das Modell von Goldfried und D'Zurilla (1971). Es werden vorrangig innere Verarbeitungsprozesse in die Analyse einbezogen, die Ansatzpunkte für das therapeutische Vorgehen aufzeigen. Die Problemanalyse in diesem Sinne stellt gewissermaßen einen Oberbegriff dar, der sowohl Mikro- und

Makroanalyse umfasst, aber auch weitere für die Fallkonzeption wichtige Aspekte betrachtet, insbesondere:

- erweiterter Verhaltensbegriff (Regeln, Pläne der Patient:innen und ihrer Systeme)
- therapeutische Beziehung als Quelle diagnostischer Information

Mikroanalyse

Das relevante symptomatische Verhalten (z. B. Zwangshandlung, Rückzugstendenz, Selbstverletzung) soll während der Mikroanalyse so genau und so präzise wie möglich beschrieben werden. Dazu zählen Angaben zu Auslösern, Konsequenzen, Häufigkeit, Dauer und Intensität des Problems.

Betrachten wir die situationsspezifische Analyse mithilfe des SORKC-Modells schrittweise: Trifft ein spezifischer Reiz »S« auf einen Organismus »O«, kommt es zu einer Reaktion »R« (respondenter Anteil). Auf eine Reaktion »R« folgt in unterschiedlicher Häufigkeit (Kontingenz »K«) und zeitlichem Abstand (Kontiguität »K«) eine Konsequenz »C« (instrumenteller Anteil). Somit unterliegt das Verhalten zwei Lerngesetzen: der klassischen Konditionierung (vgl. Pawlow, Watson, Thorndike) und dem operanten Lernen (vgl. Thorndike, Skinner).

Makroanalyse

Während in der Mikroanalyse die einzelnen Verhaltenskomponenten analysiert und zum Krankheitsmodell integriert werden, beschäftigt sich die Makroanalyse mit den Entstehungsbedingungen und dem Erstauftreten einer Störung unter lerntheoretischen Gesichtspunkten. Ziel der Makroanalyse ist die Beantwortung der Fragen »Wie ist das aktuelle Verhaltensmuster entstanden?« bzw. »Wie hat es sich vor dem Hintergrund der Lebensgeschichte entwickelt?«

Es wird eine Analyse von Zusammenhängen auf vertikaler (lerngeschichtlicher) Ebene durchgeführt, die sowohl aktuelle als auch biologische, soziale und biografische Aspekte einbezieht. Wie in Abbildung 10.1 angezeigt, bildet die »O«-Komponente der horizontalen Analyse einen Schnittpunkt mit der Makroanalyse, und integriert die prädisponierenden, auslösenden und aufrechterhaltenden Bedingungen. Als Arbeitsmodelle eignen sich hierzu besonders das Vulnerabilitäts-Stress-Modell, das Diathese-Stress-Modell, die Plananalyse und biopsychosoziale Erklärungsmodelle.

10.2 Indikation, Kontraindikation und Nebenwirkungen

Indikation. Die Verhaltensanalyse wurde konzipiert auf der Grundlage lerntheoretischer Überlegungen. Psychische Störungen können demzufolge als quantitative (Exzesse oder Defizite) Abweichungen von Reaktionsmustern auf der kognitiven, emotionalen, Verhaltens- oder physiologischen Ebene auftreten. Somit eignet sich die VA nicht nur für die Exploration, Strukturierung und Zielbildung in der Diagnostik psychischer Störungen, sondern stellt auch ein Arbeitsmodell in der gesamten Behandlung dar. Verhaltensanalysen helfen dabei, scheinbar unerklärliches Verhalten (z. B.: »Ich weiß nicht, warum ich die therapeutische Aufgabe nicht erledigt habe«) zu verstehen.

Kontraindikation und Nebenwirkungen. Kontraindikationen und unerwünschte Nebenwirkungen sind nicht untersucht und nicht bekannt. Im klinischen Alltag erreicht die Verhaltensanalyse durch ihren hohen Strukturierungsgrad eine deutliche Verbesserung des Verständnisses der Störung und ihrer aufrechterhaltenden Bedingungen. Damit verbessern sich in vielen Fällen Selbstwirksamkeitserwartung, Selbstkontrolle und Problemlösekompetenzen durch Fokussierung auf die konkrete Problem- und Zielorientierung. In wenigen Fällen kann insbesondere der hohe Grad an Strukturierung jedoch auch – zumindest zu Behandlungsbeginn – auf Unverständnis treffen und negative Emotionen wie Reaktanz, Ärger oder Wut hervorrufen, da der Eindruck einer unzulässigen Vereinfachung komplexer Sachverhalte entstehen kann. Diese Personen möchten sich zunächst beispielsweise nicht in ein derartiges Schema oder »eine Schublade pressen« lassen. Auch bei Therapeutinnen und Therapeuten können Verhaltensanalysen als reduktionistisches Modell – zumindest zunächst – negative Emotionen und Vermeidungstendenzen auslösen (vgl. »therapeutische Fingerübungen«, Kap. 13).

10.3 Praktische Durchführung

Die Durchführung der Verhaltensanalyse ist hoch strukturiert. Für die ersten Durchführungen empfiehlt es sich, zunächst mit einem Flipchart oder am Whiteboard zu arbeiten. Da die Verhaltensanalyse therapiebegleitend durchgeführt wird, entsteht ein Lernprozess, bei dem durch die Anwendung der VA im Therapieraum, ebenso wie durch die Arbeit im Sinne der therapeutischen Aufgabe, die in der kommenden Sitzung besprochen wird, die Störungskompetenz der Betroffenen erhöht wird. Empfehlenswert ist es, zunächst eine »Rückwärtsanalyse« durchzuführen (Problemsituation aus den letzten Tagen oder Wochen, in der das Problemverhalten auftrat), um das Vorgehen zu erlernen und die einzelnen Variablen der Verhaltensgleichung zu definieren.

Wichtig

Allgemein gilt für die optimale Auswahl von Situationen, dass sie konkret, typisch und relevant für das Problemverhalten sein sollten. Auch wenn es aufschlussreich sein kann, extreme oder gar die als Schlimmste erinnerte Situation einer Verhaltensanalyse zu unterziehen, müssen die gewählten Situationen keinesfalls immer spektakulär ausfallen – gerade auch die Analyse alltäglicher, im Störungsverlauf oft automatisierter Reaktionen und deren Konsequenzen kann das Problemverständnis sehr fördern.

10.3.1 Mikroanalyse SORKC-Modell

Fallbeispiel

Frau L. (28 Jahre) berichtet über Niedergeschlagenheit, Antriebslosigkeit und »Aufschieberitis«. Sie sei leicht zu verunsichern und schiebe wichtige Aufgaben auf. Sie befürchtet, dass sie erledigte Arbeiten ihrer Vorgesetzten abgebe, obwohl diese nicht korrekt seien. Das Gefühl der Unsicherheit, Fehler gemacht zu haben, sei für sie unerträglich. Sie leide seit Monaten an immer wiederkehrenden Bauchschmerzen und trinke viel zu viel Kaffee. Es falle ihr besonders schwer, begonnene Arbeiten zu Ende zu bringen und ein Ende zu finden, da sie immer wieder verunsichert sei, ob denn auch alles richtig sei. Das sei besonders in Folge der Digitalisierung von Akten zu einem Problem geworden. Früher habe sie dann eine Akte begonnen zu bearbeiten und dann, wenn es nicht weiterging, die Akte weggelegt und eine neue Akte gezogen. Jetzt habe sie so viele Dateien / Akten offen, dass sie gar nicht mehr durchblicke. Sie sitze vor dem PC und sei müde, könne sich nicht konzentrieren, habe Schmerzen und denke daran, sich krank zu melden. Dann sehe sie die offenen Dateien, und sie fange an sich zu ärgern, dann zu zittern, schwitzen und bekomme regelrecht Panik. Sie schalte dann ihren Rechner aus und surfe in ihrem Handy, was zuerst mal guttue. Sie trinke einen Kaffee, um zu entspannen, und bemerke kurze Zeit später, dass sie ruhiger werde. Die Unsicherheit und Unruhe lassen ebenso recht schnell nach, aber auch nicht immer. Die Bauchschmerzen seien auch manchmal weg. Das würde nie lange dauern. Nach einer Weile nehme die Unruhe aber wieder zu, und sie müsse dann früher nach Hause gehen; dadurch bliebe noch mehr Arbeit liegen und es würde immer schlimmer. Frau L. fühle sich durch ihre Probleme stark beeinträchtigt. Sie habe Angst, dass sie ihren Job verlieren könne, weil sie für die Abteilung nicht mehr tragbar sei. Sie habe auch die Befürchtung, dass sie bald gar nicht mehr zur Arbeit gehen könne und ausfallen würde.

SORKC-Modell: Komponenten

In diesem Beispiel bieten sich verschiedene Situationen für die Verhaltensanalyse. Beschreiben wir zunächst die einzelnen Komponenten der VA und ergänzen diese mit den dazugehörigen Aussagen aus den Beschreibungen von Frau L. für das Erledigen einer Aufgabe. Es ist bei Erstellen einer Mikroanalyse des Verhaltens immer möglich, dass es zu Schwierigkeiten bei der Einordnung einzelner Sachverhalte kommt. So kann z. B. eine »Kurzatmigkeit« ein interozeptiver Auslöser einer Angstreaktion sein, gleichsam jedoch auch Teil der Reaktionskomponente R: Atemnot. Das SORKC-Modell ist nur bedingt dazu geeignet, die Dynamik eines Prozesses oder einer Situation zu beschreiben. Deshalb gibt es an dieser Stelle oft auch kein Richtig oder Falsch bei der Einordnung der Sachverhalte unter die Komponenten des Modells. Relevant ist einzig, ob es so gelingt, belastbare Aussagen über die Reiz-Reaktions-Konsequenz-Verbindung zu treffen, die es ermöglicht, diagnostische Einordnungen vorzunehmen und therapeutische Interventionen abzuleiten

- **Stimuluskomponente (S).** Zu der Stimuluskomponente werden alle *relevanten* externen und internen Reizbedingungen zusammengefasst, die dem Verhalten vorausgehen und in systematischem, funktionalem Zusammenhang zu diesem Verhalten stehen. Dieser (respondente) Zusammenhang kann unkonditioniert sein (ohne einen Lernprozess unmittelbar vorhanden, z. B. Orientierungsreaktion), klassisch konditioniert oder durch Reizdiskriminationslernen vermittelt.

Extern: Umweltreize, Konsequenzen vorangegangenen Verhaltens oder Reaktion auf Verhalten anderer

Beispiel: Patientin sitzt am Computer, sie hat 10 digitale Akten geöffnet, das Smartphone liegt gleich daneben

Intern: Gedanken, Gefühle, Erinnerungen, Ziele, Wünsche

Beispiel: Bauchschmerzen, Gedanken daran, sich krankschreiben zu lassen

- **Organismuskomponente (O).** Die Organismuskomponente umfasst alle *relevanten* biologisch-physiologischen und psychosozialen Faktoren, die im Sinne von Persönlichkeitsvariablen wirken. Dazu zählen u. a. Selbstkonzept, Kontrollüberzeugungen und körperliche Krankheiten bzw. Einschränkungen (s. a. vertikale VA).
  Beispiel: Perfektionismus, Intoleranz gegen Unsicherheit, Vulnerabilität für eine gastrointestinale Reaktion auf Stress, übermäßiger Koffeinkonsum
- **Unerwünschte Reaktion (R).** Ziel ist die möglichst präzise Beschreibung der behavioralen, kognitiven, emotionalen und physiologischen Reaktionen, d. h. des Problemverhaltens. Dies wird z. B. in einer Tabelle bearbeitet und eingetragen. Dabei ist es möglich, kongruent zu der Strukturierung des Verhaltens eine grafische Darstellung wie in Tabelle 10.1 zu wählen. *Beispiel:*

Tabelle 10.1 Grafische Darstellung einer Reaktionsbeschreibung

	Kognition	**Emotion**	**Physiologische Reaktion**	**Verhalten**
Deskription der Reaktionsebene	Subjektive Bewertungen, Erwartungen, soziale Informationsverarbeitungs-Prozesse	Begleitende Gefühle und Empfindungen	Körperliche Begleiterscheinungen	Zeitpunkt, Dauer, Intensität und Auftretenshäufigkeit
Beispiel Frau L.	Ich schaffe das nicht, ich kann mich nicht konzentrieren, das ist mir zu viel, ich werde Fehler machen, ich sollte mich krankschreiben lassen.	Unsicherheit, Anspannung, Ärger	Schwitzen, Zittern, Übelkeit	Schaltet Computer aus und surft auf dem Handy

Daraufhin werden die Konsequenzen des Verhaltens (einschließlich Kontingenz / Kontiguität) in dieser Situation herausgearbeitet:

- **Kontingenz- und Kontiguitätskomponente (K).** Wie regelmäßig (Kontingenz) und in welchem zeitlichen Abstand (Kontiguität) folgen die Konsequenzen auf das Verhalten?
  Kontingenz beschreibt die Struktur, Regelmäßigkeit und Vorhersagbarkeit des Zusammentreffens von Verhalten und Verhaltenskonsequenzen. Bei hoher Kontingenz (d. h. wenn auf Verhalten [fast] immer eine bestimmte Konsequenz folgt) kann die Reaktion leichter gelöscht werden als bei geringer Kontingenz (d. h. wenn Konsequenz nur intermittierend erfolgt).
  Beispiel: Bauchschmerzen: mittelhoch; Nachlassen von Unsicherheit: mittelhoch
  Kontiguität spezifiziert den räumlich-zeitlichen Abstand zwischen Verhalten und den Verhaltenskonsequenzen. Bei hoher Kontiguität (d. h. Konsequenz erfolgt unmittelbar) kann die Reaktion leichter gelöscht werden als bei geringer Kontiguität (d. h. wenn Konsequenz verzögert erfolgt).
  Beispiel: sowohl für psychische als auch physische Variablen hoch
- **Verhaltenskonsequenzen (C).** Die Verhaltenskonsequenzen beeinflussen den Zeitpunkt (kurzfristig vs. langfristig), die Frequenz, die Intensität, die Dauer und die Stabilität des Problemverhaltens. Dies geht zurück auf operante Lernprozesse, die Aufbau, Abbau oder Stabilisierung des Verhaltens beeinflussen.
  Beispiel: Bauchschmerzen, Unruhe, Zittern, Unsicherheit lassen nach: negative Verstärkung; Pat beschäftigt sich mit angenehmen (Surfen mit Handy): positive Verstärkung, Arbeit bleibt liegen: negative Konsequenz, Erfahrung es wieder nicht geschafft zu haben: negative Konsequenz

Insbesondere negative Verstärkung (und hierbei v. a. intermittierende, d. h. nicht immer einsetzende) ist sehr löschungsresistent. Auch ein »One-Trial-Learning« kann durch Wahrnehmung oder Antizipation von diskriminativen Hinweisreizen und der kurzfristigen (auch positiven) Konsequenzen schnell generalisieren. So reicht eine einmalige Panikattacke in einem engen, schlecht belüfteten Raum aus, um in Zukunft kleinere Räume, enge Plätze etc. zu vermeiden. Dieser robuste Konditionierungsprozess ist neurobiologisch gut untersucht und keineswegs trivial – auch der reflektierende Erwachsene ist ihm unterworfen. Solche automatisierten Prozesse systematisch zu »ent-automatisieren« und bewusst zu machen, ist ein zentrales Moment klassischer Verhaltensanalyse.

Wichtig

Langfristig können durch negative Verstärkung im Zusammenhang mit Vermeidung ein negatives Selbstbild und niedrige Selbstwirksamkeit etabliert bzw. aufrechterhalten werden. Zentral hierbei ist die Verknüpfung mit kognitiven Prozessen wie z. B. der von Annahmen und Glaubenssätzen – und gerade hier ergeben sich wesentliche Ansatzpunkte für die Behandlung mit Kognitiver Verhaltenstherapie.

Nun werden die Konsequenzen gesammelt und bewertet. Es ist zunächst oft kontraintuitiv für die Betroffenen, dass ein Problem, das sie loswerden möchten, auch von positiven Aspekten begleitet wird und nicht nur negative Konsequenzen aus dem Problemverhalten entstehen. Dies kann durch ein angemessen individualisiertes VA-Modell transparent und nachvollziehbar gemacht werden. Hierbei wird die *Funktionalität* des Verhaltens reflektiert, wobei also auch »Krankheitsgewinne« identifiziert werden. Das gelingt mittels der bekannten operationalen Klassifizierung von Verhaltenskonsequenzen nach Skinner:

- **Positive Verstärkung (C^{+}):** Zuführen eines angenehmen Zustands (z. B. Freundin zeigt Zuwendung)
- **Negative Verstärkung ($\not{C}^{-}$):** Beendigung eines aversiven Zustands (z. B. Herzrasen lässt nach)
- **Direkte Bestrafung (C^{-}):** Zuführen eines aversiven Zustands (z. B. Ausschimpfen, Anschreien)
- **Indirekte Bestrafung ($\not{C}^{+}$):** Entfernen eines angenehmen Zustands (z. B. Wegnehmen des Smartphones)

Tabelle 10.2 Beispiel SORCK-Modell

Stimulus	Organismus	Reaktion	Kontingenz/ Kontiguität	Konsequenzen
Extern: Patientin sitzt am Computer, sie hat 10 digitale Akten geöffnet, das Smartphone liegt gleich daneben **Intern:** Bauchschmerzen, Gedanken daran sich krankschreiben zu lassen	Perfektionismus, Intoleranz gegen Unsicherheit, Vulnerabilität für eine gastrointestinale Reaktion auf Stress. Übermäßiger Koffeinkonsum	**Kognitiv:** Ich schaffe das nicht, ich kann mich nicht konzentrieren, das ist mir zu viel, ich werde Fehler machen **Emotional:** Unsicherheit, Anspannung, Ärger **Physiologisch:** Schwitzen, Zittern, Übelkeit **Behavioral:** Schaltet Computer aus und surft auf dem Handy	Kontingenz: mittelhoch Kontiguität: mittelhoch	$\not{C}^{-}$ kurzfristig: Bauchschmerzen, Unruhe sowie Zittern und Unsicherheit lassen nach $\not{C}^{-}$ kurzfristig: Arbeit bleibt liegen, Erfahrung, es wieder nicht geschafft zu haben C^{+} kurzfristig: Pat. beschäftigt sich mit Angenehmem (Surfen mit Handy) C^{-} langfristig: negatives Selbstbild wird weiter bestätigt, verringerte Selbsteffizienz, Bestätigung dysfunktionaler Überzeugungen und Glaubenssätze

In Beispiel in Tabelle 10.2 bestand für Frau L. die Funktion der VA auch darin, differenzialdiagnostisch zu klären, ob es sich bei der Prokrastination um ein Symptom innerhalb einer Angststörung (Soziale Phobie), einer Zwangsstörung oder einer Depression handelt. Im verhaltensanalytischen Prozess wurde deutlich, dass die Ängste ausschließlich in Zusammenhang mit depressivem Erleben und der Intoleranz gegenüber Unsicherheit ausgelöst werden, insbesondere, wenn die Patientin Emotionen antizipiert, die sie als nicht mehr ertragbar erlebt. Frau L. berichtet, dass sie vor allem diese Emotionen fürchtet. Ihre Aufmerksamkeit richtete sie bisher immer nur auf die gastrointestinalen vegetativen Reaktionen ihres Organismus (Bauchschmerzen; interne Stimuli) und fokussierte daher nicht auf die situativen und internen Reizbedingungen (Unsicherheitsintoleranz) als Auslöser. Es wird die Hypothese formuliert, dass Frau L. an einer depressiven Episode leidet und diese im Zentrum der Behandlung stehen sollte.

10.3.2 Makroanalyse

Fallbeispiel

Frau L. ist Einzelkind. Sie erinnert sich, dass sie immer ein vorsichtiger Mensch gewesen sei und dass sie schon als Kind immer alles richtig machen wollte. Die Mutter sei übervorsichtig gewesen und habe mit Liebesentzug und Drohungen (»Wohin wird das mit dir führen, ich sehe schwarz für dich« auf »Fehlverhalten« und Nachlässigkeiten reagiert, wodurch sie ihr das Gefühl gegeben habe, dass Fehler etwas Schlimmes seien und man sich Sorgen mache müsse, was ihre Zukunft betraf. Zudem sei die Mutter sehr bestimmend und habe in der Vergangenheit viele Entscheidungen für sie getroffen. Der Vater sei überkorrekt gewesen und habe immer alles auf den letzten Drücker gemacht. Durch seine Kommentare über ihre Person habe er die Patientin oft abgewertet, wodurch sie sich immer wieder verletzt gefühlt habe. Noch heute machten ihr die hohen Leistungsanforderungen des Vaters zu schaffen (»Nur 120 Prozent sind gerade gut genug«). In der Schule habe sie lange Lernschwierigkeiten und schulische Probleme gehabt (»Ich hatte Angst, zur Schule zu gehen.«). Nach dem Abitur habe sie eine Lehre zur Verwaltungsfachkraft abgeschlossen. Ein Studium der Volkswirtschaft, was sie eigentlich wollte, habe sie sich nicht zugetraut. Ihr Beruf langweile sie, dennoch habe sie ständig Angst zu versagen. Zum Ausgleich spiele sie Badminton und gehe ab zu und zu mit ihren Kollegen einen trinken. Die Patientin hat aber insgesamt wenig soziale Kontakte, hatte noch nie eine längere partnerschaftliche Beziehung und lebt alleine.

Makroanalyse: Leitfragen

Die Makroanalyse versucht, einen individuellen biografischen Gesamteindruck von relevanten Problem- und Lebensbereichen der Patienten zu gewinnen, indem der Fokus auf den größeren, längsschnittlichen Kontext von Faktoren gerichtet wird, die mit der Störungsentwicklung und Aufrechterhaltung in Zusammenhang stehen. Um diese Information genauer erfragen zu können, sollten die im Folgenden aufgeführten Aspekte berücksichtigt werden.

Familienmuster (einschließlich Mehrgenerationenmuster). Welche Rollen / Modelle hat die Patientin erlebt? Gab es bestimmte Rollenmuster in der Familieninteraktion? Welches waren positive, welches negative Modelle? Liegt ein Verhalten vor, das sich über mehrere Generationen zeigt? Welche Muster der Lebens- und / oder Beziehungsgestaltung im Leben der Patientin gibt es? Übernimmt die Patientin eine Krankenrolle und wie sieht diese aus? Beispiele für entsprechende Fragen sind:

- Welche Personen gehören zu Ihrer Familie? (Anm.: ggf. »Patchwork«-Familien erfragen)
- Was wissen Sie über Ihre Familie? Welche wichtigen Informationen fallen Ihnen ein?
- Gibt es Themen, oder Personen über die nicht gesprochen wurde?
- Welche Lebenserfahrungen waren für die wichtigsten Familienmitglieder prägend?
- Gibt es Themen oder Bereiche, die schon für die Großeltern (Urgroßeltern) Relevanz hatten und die »weitergegeben wurden«?
- Waren Ihre Eltern berufstätig? Welchen Beruf übten Ihre Eltern aus?
- Welche Eigenschaften mochten Sie an Ihrem Vater (Mutter) und welche nicht?
- Wie war das Verhältnis zu den Geschwistern in der Jugend, und wie ist es heute?
- Welche Aufgaben wurden Ihnen als Kind übertragen?
- Welche Traditionen wurden von Ihrer Familie gepflegt?
- Welche Charaktereigenschaften wurden Ihnen als Kind nachgesagt? Waren Sie schüchtern, wagemutig oder gar frech?
- Haben Sie Erinnerungen an die Zeit in Jugendorganisationen (z. B. Verein, katholische Jugend, FDJ usw.)?
- Welche Belohnungen gab es für gutes Benehmen oder gute Leistungen?
- Wie wurden Sie bestraft (Schläge, Hausarrest oder ähnliches?)
- Wie haben Sie Ihre Freizeit oder Ferien verbracht?
- Wie haben Sie Ihre Schulzeit empfunden?

Falls es besonders invalidierende Aufwachsbedingungen, körperlichen oder emotionalen Missbrauch oder Vernachlässigung gab, bietet es sich an, solches auch per Fragebogen zu erheben (z. B. Childhood Trauma Questionnaire, CTQ; vgl. Kap. 8).

Fallbeispiel

Aufgrund des weniger fürsorglichen und eher überbehütend-fordernden Verhaltens der Mutter konnte Frau L. keine ausreichenden Fertigkeiten zur Bedürfnisversorgung erlernen und entwickelte ein verletztes Grundbedürfnis nach Kontrolle und Selbstwert. Die Grundannahmen »Ich bin schwach« und »Ich darf keine Fehler machen« wurden dadurch ausgeprägt. Ätiologisch relevant erscheint hier ebenfalls der emotional wenig verfügbare, perfektionistische und rigide Vater. Die Patientin erlebte in der Kindheit und Jugend immer wieder für sie nicht nachvollziehbare Kritik, und Verhalten und Konsequenz standen nicht in einem kontingenten Verhältnis (mangelnde Kontingenz: Erlernte Hilflosigkeit). Frau L. lernte, dass Korrektheit und Fehlerfreiheit das Wichtigste im Leben seien und dass man keine Schwäche zeigen dürfe (Etablierung dysfunktionaler Schemata: »Ich muss funktionieren, egal was passiert«, »Fehler sind keine Option«), was zu einer geringen

Fehlertoleranz und einer zunehmend generalisierten Intoleranz gegenüber Unsicherheit führte. Der geringe Schulerfolg verfestigte die dysfunktionalen Annahmen und Schemata (defizitäre Problemlösezuversicht, geringe Selbsteffizienz). Dazu kamen eine starke Anpassungsneigung und Orientierung an dem Prinzip der sicheren Lebensgestaltung, sowie defizitäre Abgrenzungsfähigkeit von Erwartungen anderer und der Meinung der Eltern. Das Studium wurde aus Angst verworfen, stattdessen wurde ein Beruf ergriffen, der weder ihren Kompetenzen gerecht wird noch als befriedigend erlebt wird.

Ressourcen. Welche Ressourcen stehen zur Verfügung (Kap. 16)? Welche entlastenden Kognitionen, Verhaltenskompetenzen und Unterstützungsmöglichkeiten der Umwelt bieten sich an?

Fallbeispiel

Frau L. verfügt in mehreren Bereichen über überdurchschnittliche Kompetenzen: Sie ist in der Lage, autonom ihr Leben zu gestalten, sie hat eine empathische Art, auf andere zu zugehen, und auch ihre Leistungsbereitschaft und Motivation sind nicht nur negativ zu sehen, sondern stellen auch Ressourcen dar, die, wenn angemessen aufgegriffen, sehr effizient sein können.

Funktionalität. Intraindividuell: Gibt es Aspekte des eigenen Erlebens, die durch die Störung vermieden werden? Gibt es Aspekte des eigenen Erlebens, die durch die Störung erreicht werden? Interaktionell: Werden durch die Störung bestimmte Ziele im sozialen Kontext erreicht? Werden durch die Störung bestimmte Situationen oder Konflikte im sozialen Kontext vermieden? Diese beiden Funktionalitätsfaktoren spielen sowohl im mikro- als auch makroanalytischen Prozess eine wichtige Rolle. Darüber kann auch verständlicher werden, warum jemand etwas dauerhaft tut, was zunächst scheinbar offensichtlich sinnlos oder selbstschädigend ist (wie zum Beispiel manche Zwangshandlungen oder das Verbleiben in einer Beziehung mit partnerschaftlicher Gewalt).

Mithilfe der Plananalyse (Kap. 11) können Rückschlüsse auf die Funktion des Verhaltens für übergeordnete Motive, Ziele und Bedürfnisse der Person gezogen werden, um damit die Wahlmöglichkeiten von Patient:innen zu erhöhen. Weitere Modelle von Problemanalysen finden sich im Kapitel 13.

Fallbeispiel • Exploration von Funktionalität bei Frau L.

T: In dem Moment nehmen Sie dann Ihr Smartphone und beginnen im Internet zu surfen?

P: Ja, ich konnte es nicht mehr aushalten.

T: Was ist danach passiert?

P: Ich habe so ein Spiel gespielt, Kaffee getrunken, vielleicht 20 Minuten, bis ich das Gefühl hatte, wieder runterzukommen.

T: Als Sie vom PC zum Smartphone gewechselt sind, was war da genau los?

P: Ich hab´ gezittert, mir war übel und ich war total verunsichert.

T: Als Sie mit dem Spielen begannen, was hat sich geändert?

P: Ich wurde ruhiger, die Schmerzen haben nachgelassen, dieses fiese Gefühl war weg und auch die Gedanken, dass ich einen Fehler machen könnte.

T: Danach haben Sie eine Weile gespielt?

P: Ja, ungefähr 20 Minuten, danach habe ich wieder Unruhe gespürt und dann habe ich den PC ausgemacht und bin nach Hause gegangen.

T: Was war genau Ihre Aufgabe, als Sie sich ablenken mussten?

P: Ich sollte irgendwelche Zahlen von Versicherten überprüfen. Das ist sehr anstrengend.

T: Weil es anspruchsvoll ist?

P: Nein, weil es so stupide ist. Und dann öffne ich immer mehr dieser digitalen Akten, bis ich nicht mehr blicke, was genau ich tun soll.

T: Sie erleben diese Tätigkeit als stupide?

P: Der ganze Job ist so. Wie bei Kafka, wissen Sie? Überall undurchsichtige Bürokratie. Richtig unheimlich.

T: Haben Sie darüber schon mal mit jemandem gesprochen?

P: Nein, das hat ja keinen Zweck. Was soll ich sonst tun? Der Zug ist doch abgefahren.

T: Na ja, und Sie stehen am Gleis und halten aus Langeweile so viele Züge auf, bis es nicht mehr auszuhalten ist.

P: Ja das stimmt irgendwie, gutes Bild; ich halte diese Unsicherheit nicht aus, das macht mir Angst. Und die Arbeit ist so langweilig, dass ich es auch nicht aushalte.

Auch das Modell zur **Funktionsanalyse des Verhaltens** von Iver Hand (1986) liefert Fragen, die in solche Überlegungen »aus der Makroperspektive« einbezogen werden sollten:

- Intraindividuell, z. B.:
  - Stellt das Symptom eine direkt zu behebende Behinderung dar?
  - Ist das Symptom Ausdruck einer verhaltenstherapeutisch nicht behandelbaren somatischen Erkrankung?

- Ist das eine spezifische Diagnose nahelegende Symptom ein Kompensationsversuch für eine andere Störung, die in der Gesamtschau einen höheren Erklärungswert hat (z. B. Zwänge bei Schizophrenie)?
- Ist das Symptom Signal für gravierende Fehler in der Lebensführung (und gar nicht Ausdruck einer psychischen Störung)?

▶ Interaktionell, z. B.:
- Dient das Symptom als Machtinstrument?
- Dient das Symptom als Ausdruck hilflosen Protests?
- Dient das Symptom als Alibi in der Familie?
- Dient das Symptom als Appell an das engere soziale Umfeld, Änderungen herbeizuführen?
- Verhindert das Symptom Veränderungen in der Familie (Systemstabilisierung)?

Teil II

10.3.3 Aus Verhaltensanalysen ableitbare Interventionen und Strategien

Verhaltensanalysen dienen zum Strukturieren diagnostischer Information und geben Hinweise auf die Zielpunkte therapeutischer Interventionen. Aus Mikro- und Makroanalyse kann ein handlungsleitendes funktionales Bedingungsmodell entwickelt werden. So gelingt es z. B. besser zu verstehen, welches Alternativverhalten anstelle des Problemverhaltens implementiert werden sollte (»Wie kann Frau L. mehr Selbsteffizienz erleben? Indem sie sich nicht mehr mit Spielen ablenkt (R behav) und stattdessen etwas anderes Aktives oder Kreatives tut (z. B. strickt oder Ikebana macht → Habit reversal R behav; vgl. Schulte, 1998). In Tabelle 10.3 sind ausgewählte Möglichkeiten der Verhaltensmodifikation über die einzelnen Modellvariablen aufgeführt.

Tabelle 10.3 Möglichkeiten der Verhaltensmodifikation entlang der einzelnen Variablen des SORKC-Modells mit der Relevanz für das Fallbeispiel Frau L.

Modifikationen über S	
Verhaltensabbau	situative Stimuli mit Signalwirkung eliminieren (»Stimuluskontrolle«)
Desensibilisierung	schrittweise Konfrontation mit dem Reiz, Signalwirkung abbauen
Gegenkonditionierung	aversiven Reiz mit positivem Reiz präsentieren
Verhaltensstabilisierung	▶ situative Bedingungen zunehmend ausblenden (Fading out) ▶ Generalisierung von Reizen zur weiteren Stabilisierung bei abgebautem Verhalten ▶ Stabilisierung durch Diskrimination von Reizen
Modifikation über O	
Medikation, biografische Arbeit	

Tabelle 10.3 (Fortsetzung)

Modifikation über R	
Kognitiv: kognitive Umstrukturierung, Sokratischer Dialog	
Emotional: Training emotionaler Kompetenz, Emotionsregulations-Techniken	
Physiologisch: Interozeptive Exposition, Aktivierung, Entspannungstraining Verhalten: Abbau von Vermeideverhalten durch Exposition, Verhaltensaktivierung bei Depression; Verhaltens*formung* (Shaping) und die *Verkettung* von bekannten Verhaltensweisen zu neuen komplexen Reaktionen (Chaining). Zum Verhaltensaufbau und -abbau bieten sich auch Mechanismen des Modelllernens an.	
Verhaltensstabilisierung	Übungsformen, -methoden und -bedingungen systematisch variieren; z. B. Kontext- und Reizvariation bei Exposition
Modifikationen über C	
Verhalten aufbauen	positive und negative Verstärkung
Verhalten abbauen	Bestrafung (Typ 1 und 2) → Typ 2 »direkte Bestrafung« führt zwar i. d. R. zur Verhaltensunterdrückung, gilt aber als unwirksam für nachhaltigen therapeutischen Verhaltensabbau
Modifikationen über K	
Verhalten aufbauen	hohe Kontingenz und Kontiguität (für Hinweisreize und Konsequenzen)
Verhalten abbauen	Auflösung hoher Kontingenz und / oder Kontiguität
Verhalten stabilisieren	Reduktion hoher Kontiguität und / oder Kontingenz
Im Falle von Frau L. erscheint es sinnvoll, an mehreren Bereichen anzusetzen: Modifikationen sowohl über O (biografische Arbeit an ihrem »Inneren Kritiker«; vgl. Kap. 35) als auch über K (kognitive Umstrukturierung und Training emotionaler Kompetenz) und R (Verhaltensaktivierung).	

10.4 Typische Schwierigkeiten und Fehler

Häufige Schwierigkeiten in der Arbeit mit verhaltenstherapeutischen Modellen sind – wieder sortiert entlang der SORKC-Variablen – in Tabelle 10.4 zusammengefasst. Diese stellen in der Arbeit mit den verhaltensanalytischen Modellen typische, wiederkehrende Probleme dar, für die es jedoch keine allgemein gültigen Lösungen gibt. Vielmehr sollten diese Schwierigkeiten Gegenstand professioneller Intervision oder Supervision sein und im individuellen Fall konkret diskutiert und aufgelöst werden.

Tabelle 10.4 Einige typische Fehler und Herausforderungen im Kontext des SORKC-Modells

Stimulus	Organismus	Reaktion	Kontingenz/Kontiguität	Konsequenzen
Zu früh ins Detail gehen, d. h. »irgendeine« Situation nehmen, Lösung: Hypothesen testen dahingehend, was Auslöser für »Kernprobleme« sind vage Formulierung von externen und internen Stimuli, Konfusion von Stimuli und Reaktion, Auflistung für das Problemverhalten irrelevanter Variablen Lösung: Konkretisieren und spezifizieren, präzise Sprache gebrauchen	biografische Daten, die jedoch für das aktuelle Verhalten irrelevant sind, bekommen einen hohen Wert zugemessen und werden im Sinne der kausalen Interpretation überinterpretiert, Vernachlässigung von Ressourcen	**Kognitiv:** fehlerhafte Analyse und Strukturierung von Denkinhalten, die vom Patienten als unangenehm bewertet werden, oberflächliche Exploration, wenn Patient:innen zunächst keine Gedanken benennen können **Emotional:** geringe introspektive Fähigkeit im emotionalen Erleben wird als stabile Variable definiert und nicht als modifizierbar betrachtet **Physiologisch:** psychovegetative Reaktionen werden pathologisch definiert **Behavioral:** Verhalten wird unkonkret definiert und operationalisiert, Verwechslung von Diagnose und Verhalten	häufiges Durcheinanderbringen dieser Begriffe, oder insgesamt Ignorieren dieser »K«-Komponente, sodass diese Elemente bei der Planung von Interventionen zu kurz kommen könnten	negative Verstärkung und positive Verstärkung werden durcheinandergebracht Fokussierung auf negative Konsequenzen, die langfristig unangenehme Aspekte des Verhaltens betonen, jedoch nicht die aufrechterhaltenden Bedingungen, Konzeptgeleitete Auflistung von Konsequenzen, die aus allgemeinen Störungsmodellen (Lehrbuch) bekannt sind, beim Individuum jedoch gar keine Rolle spielen

10.5 Kritische Einordnung

Die Verhaltensanalyse zielt darauf ab, sowohl diagnostisch als auch während der gesamten Behandlung das Problemverhalten unserer Patient:innen konkret, transparent und veränderbar darzustellen. Sie ist ein verfahrensspezifisches Tool und eine Basistechnik der Verhaltenstherapie. Verhaltensanalysen sind die Grundlage individueller Diagnostik und verhindern, dass wir vereinfacht eine bestimmte Diagnose anstelle der eigentlichen individuellen Probleme behandeln. Sie begründen Entscheidungen für bestimmte Zielsetzungen und Interventionen. So ist es möglich, empirisch fundierte Handlungsregeln, mit theoretisch fundiertem Wissen aus den psychologischen Fächern zu verknüpfen und in ein Verhaltensmodell einzubauen, das im Fortschreiten der Therapie kontinuierlich erweitert oder reduziert werden kann.

Es existieren durchaus viele, unterschiedlich komplexe Varianten an VA-Modellen, die zum Beispiel mehr oder weniger auf weitere Differenzierungen kurzfristiger und langfristiger Konsequenzen eingehen. In manchen Ansätzen werden auch dynamische Faktoren des Systems berücksichtigt, in dem sich die Patient:innen bewegen (z. B. problem- und systemstabilisierende Regeln und Regelkonflikte innerhalb und zwischen Systemen; vgl. Bartling et al., 2016; Kanfer et al., 2012).

Grenzen des SORKC-Modells zur Analyse von Problemverhalten liegen dort, wo interaktionelle bzw. systemische Probleme z. B. in Paarbeziehungen analysiert werden sollen. Wenn es um Interpunktionen in der Kommunikation geht (vgl. Kap. 23), sind solche Modelle nicht mehr geeignet, modellhaft Wirklichkeit abzubilden. Hier müssen andere Techniken gewählt werden. Eine detaillierte Diskussion der einzelnen verhaltensanalytischen Ansätze und deren Vor- und Nachteile im Detail finden sich z. B. bei Caspar (2018).

FAQ

Werden SORKC-Modelle ausschließlich zu Beginn der Behandlung zur Diagnostik eingesetzt?

Verhaltensanalysen zielen darauf ab, das problematische Verhalten von Patientinnen und Patienten zu erfassen, indem sie sowohl die vorausgehenden als auch die nachfolgenden Reizbedingungen betrachten. Dabei beschreiben die vorausgehenden Bedingungen das Auslösen von (respondenten) Reaktionen, während die nachfolgenden Bedingungen die (operanten) Verstärkungsmechanismen als Reaktion auf das Verhalten beleuchten. Dies ist besonders zu Beginn der Behandlung wichtig, um ein individualisiertes Modell der Entstehung und Aufrechterhaltung von Störungen zu generieren. Aber auch im Behandlungsverlauf ist es möglich und z. T. angezeigt, Verhaltensanalysen (oder Situationsanalysen; Kap. 24) zu erstellen – so z. B. bei Informationen, die ein neues Problemverhalten betreffen, oder zur Überprüfung von Veränderungen im Therapieverlauf. Auch zur Analyse von Rückfällen, beispielsweise bei Abhängigkeitserkrankungen oder bei selbstschädigendem Verhalten, werden Verhaltensanalysen im Therapieverlauf fortwährend eingesetzt.

Was versteht man unter dem funktionalen Bedingungsmodell?

Das funktionale Bedingungsmodell ist ein heuristisches, hypothetisches Modell zur Individualisierung der durch die klassifikatorischen Diagnostik deskriptiv beschriebenen Störung. Es fasst die in der vertikalen und horizontalen Verhaltensanalyse gesammelten Informationen zusammen, um ein übersichtliches Gesamtbild der individuellen Lebenssituation der Patient:innen als Orientierungs- und Entscheidungsgrundlage für die Planung der einzelnen Interventionen zu erstellen (vgl. Kap. 13). Dabei beschreibt das funktionale Bedingungsmodell drei behandlungsrelevante Bereiche: (1) Welche Verhaltensweisen bedürfen einer Veränderung? (2) Wodurch wird dieses Verhalten momentan bedingt (Auslösung und Aufrechterhaltung)? (3) Durch welche Maßnahmen kann die angestrebte Veränderung am besten bewirkt werden?

Das funktionale Bedingungsmodell stellt keinen Ersatz für die klassifikatorische Diagnostik dar, sondern postuliert funktionale Zusammenhänge zwischen den Variablen, die im fortlaufenden Therapieprozess immer wieder überprüft, ergänzt und modifiziert werden können.

Weiterführende Literatur

Bartling, G., Echelmeyer, L., Engberding, M. (2016). Problemanalyse im psychotherapeutischen Prozess. Leitfaden für die Praxis (6. Aufl.). Stuttgart: Kohlhammer.

Caspar, F. (2018). Beziehungen und Probleme verstehen. Eine Einführung in die psychotherapeutische Plananalyse. Göttingen: Hogrefe.

Knappe, S., Hoyer, J., Wittchen, H.U. (2020). Diagnostische Prozesse in der Klinischen Psychologie und Psychotherapie. In: J. Hoyer, S. Knappe (Hrsg.), Klinische Psychologie & Psychotherapie (S. 519–556). Heidelberg: Springer.

Neudeck, P. & Mühlig, S. (2020). Therapie-Tools Verhaltenstherapie. Therapieplanung, Probatorik, Verhaltensanalyse (2. Aufl.). Weinheim: Beltz.

Schulte, D. (1998). Therapieplanung. Göttingen: Hogrefe.

11 Plananalyse

Franz Caspar • Martina Belz

11.1 »Pläne« als Schlüssel zum Verständnis für das Beziehungsverhalten und die Probleme in einer Gesamtschau

Die Plananalyse ist ein Ansatz zum Entwickeln von individuellen Fallkonzeptionen (vgl. auch Kap. 13), wobei eine instrumentelle (Mittel-Zweck-)Perspektive in den Vordergrund gestellt wird. Es wird also gefragt: »Wozu macht ein Mensch dieses oder jenes?«, oder umgekehrt: »Was tut ein Mensch, um ein bestimmtes Ziel zu erreichen?« Dabei geht es um interpersonales ebenso wie um intrapsychisches Verhalten, und um bewusstes ebenso wie um nicht-bewusstes Verhalten. Ziel ist das Verständnis sowohl des Beziehungsverhaltens von Patient:innen in der Therapie als auch der psychischen Probleme der Patient:innen aus einer Gesamtsicht.

Die Hierarchie von Plänen (genaue Definition s. u.) kann als zweidimensionale Struktur nach dem Kriterium instrumenteller Unter- und Überordnungen (stets unten die Mittel, oben der Zweck) dargestellt werden. Zuunterst steht dann *konkretes Verhalten in Situationen*, zuoberst stehen *Bedürfnisse*, die im Allgemeinen nicht mehr weiter nach übergeordneten Motiven hinterfragt werden und bei allen Menschen ähnlicher sind als die ihnen dienenden Strukturen. In der gezeichneten Planstruktur werden nur die instrumentellen Elemente / Bezüge dargestellt, sodass durch diese Beschränkung ein guter Überblick entsteht. Eine Plananalyse umfasst aber mehr (s. Abschn. 11.4 zum Inhalt plananalytischer Fallkonzeptionen), z. B. Voraussetzungen, auf denen Pläne beruhen, Konflikte zwischen verschiedenen Zwecken und Mitteln, Bezüge zu Emotionen u. a. m.

Von der Vertikalen Verhaltensanalyse zur Plananalyse

Das Konzept der Plananalyse entstand aus seinem Vorläufer, der »Vertikalen Verhaltensanalyse" (vgl. Kap. 10). Grawe und Dziewas (1978) haben sie im Bemühen entwickelt, Grenzen der traditionellen Verhaltensanalyse zu überwinden. Sie bezeichneten diese wegen ihrer starken Betonung der Zeitachse (Was folgt auf was?) als »horizontale« Verhaltensanalyse. Im Gegensatz oder in Ergänzung dazu hielt Grawe es für essenziell, den motivationalen Überbau insbesondere von Problemverhalten von Patient:innen in der therapeutischen Beziehung zu verstehen. Er nutzte das allgemein-psychologische Plan-Konzept von Miller et al. (1960). Von diesen stammen u. a. die Vorstellungen einer instrumentellen Hierarchie von Plänen und dass auch im nichtklinischen Bereich der größte Teil der Verhaltenssteuerung nicht bewusst erfolgt und erfolgen muss, wenn wir handlungsfähig sein wollen. Aus Miller et al. stammt auch die von der umgangssprachlichen Bedeutung abweichende Bedeutung von »Plan« als etwas allenfalls teilweise Bewusstes und Rational-Absichtsvolles.

Mit der Vertikalen Verhaltensanalyse gelang es in vielen Fällen besser, Problemverhalten von »schwierigen Patient:innen« (von denen viele heute eine Persönlichkeitsstörungsdiagnose bekommen würden) zu verstehen und Lösungen dafür zu finden. Oft kamen sie nicht mit einem Behandlungsauftrag für diese (»ich-syntonen«) Schwierigkeiten, aber es mussten Lösungen im Umgang damit gefunden werden, um eine produktive Therapie überhaupt erst möglich zu machen (s. auch Kap. 3).

Die ursprüngliche »Vertikale Verhaltensanalyse« zeigte gewisse Lücken bzw. hatte gar keine Ansprüche, wenn es z. B. um das differenzierte Verständnis von Emotionen aus der Planstruktur oder ein hinreichend umfassendes Verständnis der zu behandelnden Probleme ging. Das und anderes wurde beim Übergang zur »Plananalyse« beigefügt, die sich dann seit Mitte der 1980er Jahre als vollwertiger Ansatz der Fallkonzeption »aus einem Guss« präsentieren konnte: Damit konnte ein Verständnis für das Beziehungsverhalten und die Probleme in einer Gesamtschau (im Gegensatz zu Einzelanalysen für jedes Problem) erarbeitet werden.

11.2 Plananalyse als eines von mehreren Elementen der Fallkonzeption

Die Plananalyse verträgt sich durchaus mit einer pluralistischen Auffassung, dass andere Fallkonzeptionsansätze je nach Problemstellung mit ihren spezifischen Stärken zusätzlich genutzt werden können und sollen: etwa klassische Verhaltensanalysen (Kap. 10), wenn es um das genaue Verständnis von Kontingenzen im zeitlichen Ablauf geht, oder systemische Analysen (Kap. 13), wenn es um die genaue Analyse von Abläufen im System geht (deren individuelle Voraussetzungen und Versuche, andere zu beeinflussen, wiederum die Plananalyse gut erfassen kann).

Der Ansatz sollte zugunsten der Kompatibilität mit anderen, auch nicht-verhaltenstherapeutischen Ansätzen, schlank bleiben. Seine Aufgabe ist und bleibt, klare, umfassende *Fallkonzeptionen* als Basis für die Entwicklung von Interventionen und die Beziehungsgestaltung zu ermöglichen, *nicht* aber, ein in sich selbst genügender Therapieansatz zu sein. Grawe et al. (1990) zeigten in einer Vergleichsstudie mit Verhaltenstherapie auf der Basis von SORKC-Analysen, dass plananalytisch denkende Therapeut:innen deutlich reichhaltigere Ideen haben, wie sie konkret therapeutisch vorgehen könnten. Veränderungs- und Interventionswissen muss aber dazu kommen, um konkrete Therapien zu bestreiten (vgl. Kap. 13).

Die wichtigsten definitorischen Konzepte und Grundlagen

Das zentrale Element in der Plananalyse ist der »Plan«. Pläne sind definiert als Einheiten, die aus einer motivationalen Komponente (Motiv, Zweck, Ziel) und einer oder mehreren Verhaltenskomponenten bestehen. Verhalten ohne Zweck ist kein unmittelbarer Teil instrumentellen Handelns, ein Ziel oder eine Absicht ohne ihm dienendes Verhalten kein Plan. Planstrukturen als etwas rein Kognitives (Regeln etc.) zu sehen, wäre deshalb ein Missverständnis (Caspar, 2021).

Pläne werden nach ihrer motivationalen Komponente benannt (z. B. »suche Anerkennung« mit dem Mittel »legt sich im Beruf ins Zeug«). Pläne sind hierarchisch so angeordnet, dass jedes Element außer den zuoberst und zuunterst in der instrumentellen Hierarchie stehenden Elementen nach unten schauend ein Zweck, nach oben schauend ein Mittel ist.

Was oben in einer instrumentellen (Mittel-Zweck-)Hierarchie steht, ist tendenziell auch abstrakter. Kriterium für die Unter- und Überordnung bleibt aber die Instrumentalität (»Welchem Zweck dient dieses Verhalten oder dieser untergeordnete Plan?« »Welche Mittel werden für dieses Motiv / diesen Zweck eingesetzt?«).

Planhierarchien können in zweidimensional gezeichneten Strukturen dargestellt werden. Die vertikale Dimension drückt dabei die instrumentellen Über- und Unterordnungen aus, die horizontale Dimension kann frei genutzt werden, um eine möglichst übersichtliche Struktur zu zeichnen. Planstruktur bedeutet aber nicht nur eine solche zweidimensionale *Darstellung*, der Begriff bezeichnet als zweite Bedeutung auch das Gesamt der instrumentellen, interpersonalen und intrapsychischen Strategien eines Menschen.

Oben in der Struktur werden Pläne immer allgemeiner, d. h. die meisten Menschen haben ähnliche übergeordnete Motive, oder – auf oberster Ebene – Bedürfnisse. Manchmal muss man eine Verbindung zu hypothetischen Bedürfnissen (z. B. einem Bedürfnis nach Bindung) herstellen, um die Bedeutung eines Motivs zu begreifen, aber die klinisch wichtigen Zusammenhänge finden sich meist auf mittleren und unteren Ebenen.

»Ebenen« sind dabei nie absolut zu sehen: Es gibt keine klaren Kriterien, welcher Plan höher, welcher tiefer steht, wenn diese nicht in einem Ast zusammenhängen. Wichtig ist, dass Pläne, die in einem Ast zusammenhängen, hierarchisch so dargestellt werden, wie man die instrumentellen Zusammenhänge hypothetisch sieht.

Wichtig

»Hypothetisch« ist hier ein wichtiger Begriff. Die Plananalyse versteht sich als konstruktivistischer Ansatz: Pläne sind keine Realität im Kopf von Patient:innen, sondern ein Reim, den sich Therapeut:innen oder Beobachter:innen machen, auch wenn im Alltag dann etwa verkürzt gesagt wird, die Patientin bzw. der Patient »habe« einen bestimmten Plan. Ein konstruktivistisches Bewusstsein ist wichtig als Basis für ein hohes Maß an Bereitschaft, Planhypothesen zu verwerfen oder zu differenzieren, wenn sich neue, diskrepante Informationen ergeben.

Wichtige theoretische Grundlagen und Grundannahmen der Plananalyse sind im folgenden Kasten aufgeführt.

Theoretische Grundlagen und Grundannahmen der Plananalyse

Für umfassendere Darstellungen wird auf Caspar (2018) verwiesen.

- **Menschen werden als aktiv handelnde Wesen verstanden**. Sie entwickeln im Laufe ihres Lebens Strategien, um in einer gegebenen, aber auch beeinflussbaren Umwelt ihre Bedürfnisse zu befriedigen (Handlungstheorie; Miller et al., 1960; Carver & Scheier, 1998).
- **Voraussetzungen beim Individuum und in der Umgebung können genutzt werden, schränken aber andererseits auch ein**, indem z. B. das neuronale System bei manchen Menschen leichter überfordert ist als bei anderen, ein Teil der möglichen Rollen in der Familie schon durch ältere Geschwister besetzt ist (Willi, 1996) usw.
- Idealerweise verstehen Therapeut:innen aufgrund einer guten Plananalyse sowohl Konstanz wie auch Schwankungen in den von Patient:innen eingesetzten Strategien. Pläne ziehen sich wie rote Fäden durch das Handeln, sind also relativ stabil an dessen Konstruktion beteiligt. Andererseits können Pläne je nach Situation in sehr unterschiedlichem Maße aktiviert und damit verhaltensbestimmend sein.
- **Die Strategien können bewusst oder nicht bewusst sein.** Ein großer Teil der alltäglichen Handlungsregulation ist notwendigerweise nicht bewusst, weil bewusste Regulation langsamer ist und zu viele Informationsverarbeitungsressourcen beanspruchen würde (Miller et al., 1960; Carver & Scheier, 1998; Caspar, 2016).
- Sowohl interpersonale und intrapsychische Strategien als auch Vermeidungs- und Annäherungsstrategien sind hierarchisch organisiert und eng miteinander verzahnt.
- Bewusst-absichtsvolle und selbstorganisierte, implizite Prozesse greifen dabei im positiven Fall gut abgestimmt ineinander und unterstützen sich gegenseitig (»dual process models«: Carver & Scheier, 2002; Caspar, 2016; Caspar et al., 1992; Grawe, 1998). Im negativen Fall wird etwas *zu stark* selbstorganisiert durch alte Muster geregelt, die gar nicht mit bewussten Zielen / Motiven vereinbar sind, oder effiziente, adaptive Selbstorganisation steht *zu wenig* zur Verfügung.
- **Handlungsorganisation kann adaptiv oder maladaptiv sein.** Es gilt zwar grundsätzlich, dass sich phylogenetisch und ontogenetisch durchsetzt, was dem Überleben und der Befriedigung von Bedürfnissen dient, es können sich aber maladaptive Muster herausbilden, in denen Menschen steckenbleiben. Das ist typisch für Menschen, die psychotherapeutische Hilfe suchen, kommt aber mehr oder weniger bei jedem Menschen vor.
- **Oft haben maladaptive Strategien mit Vermeidung zu tun.** Lebensgeschichtlich entstandenes Vermeiden dient einerseits dem Schutz wunder Punkte, schränkt aber andererseits das Repertoire eigentlich möglicher und sinnvoller Strategien

ein, was zu ineffizientem, nebenwirkungsreichem Handeln führt. Dieses ist dann der Kern psychischer Störungen.

- Negative Emotionen entstehen, wenn allein oder in der Summe wichtige Pläne blockiert oder bedroht werden und keine leicht verfügbaren Alternativen zur Verfügung stehen (Lazarus et al., 1972; Mandler, 1975). Das hat oft mit Rigidität als Folge von Vermeiden zu tun (Barlow et al., 2019). Positive Emotionen entstehen, wenn Pläne begünstigt werden.
- Emotionen sind komplexe Gebilde, die mit Kognitionen, Handeln, Motiven u. a. in Beziehung stehen und prozesshaft betrachtet werden müssen (Scherer, 2000). Verschiedene Aspekte, wie die Unterdrückung primärer, eigentlich plausibler Emotionen, Coping und Vermeiden sowie instrumentelle Funktionen von Emotionen sind Gegenstand plananalytischer Betrachtung.
- Psychische Störungen sind in aller Regel mit negativen Emotionen und / oder Problemen in der Emotions*regulation* verbunden. Tiefergehende, akkommodative Veränderungen gehen stets mit negativen Emotionen einher.
- Jedes nicht befriedigte Bedürfnis trägt zur Inkonsistenz-Spannung bei, und diese ist mit psychischen Störungen verbunden, die ihrerseits die Inkonsistenz vergrößern können (Caspar et al., 1992; Grawe, 1998).
- Eine Dominanz von Vermeidungsstrategien erschwert oder verunmöglicht die Befriedigung von Bedürfnissen.
- Je wichtiger ein Plan, desto unwahrscheinlicher, dass er sich nicht auch in der Beziehung zur Therapeutin oder zum Therapeuten niederschlägt. Die Therapiebeziehung (und in Therapiegruppen: die Gruppeninteraktion) wird als Mikrokosmos gesehen, in dem exemplarisch Beziehungsverhalten beobachtet und vorsichtig interpretiert werden kann – ähnlich, wie es übrigens auch in CBASP (Kap. 60) oder der Schematherapie (Kap. 66) angenommen wird.
- Psychotherapie hat die Aufgabe, dabei zu helfen, rigide Strukturen flexibler und reichhaltiger werden zu lassen, um Patient:innen eine erfolgreichere, nebenwirkungsärmere Befriedigung ihrer Bedürfnisse zu ermöglichen.

11.3 Das Vorgehen beim Erschließen von Plänen

Informationsquellen: Verhaltensbeobachtungen, Aussagen von Patient:innen, eigene Reaktionen

Wichtig ist, v. a. in einer Lernphase, der wiederholte Vergleich eigener Planhypothesen mit denen anderer, am besten in einer Kleingruppe, weil es selten ganz objektive Kriterien gibt, was richtige und was eher weniger plausible Schlüsse sind. Im Forschungskontext werden bei uns immer wieder Übereinstimmungsprüfungen gemacht, die in der Regel nach gutem Training positiv ausfallen.

Wichtig

In einer Planstruktur wird beim Formulieren von Bezeichnungen für das Verhalten der Indikativ (die einfache Aussageform: »Lächelt verlegen«) und für Pläne ein *an sich selbst gerichteter* Imperativ (»Bring den Therapeuten dazu, dir zu helfen«) verwendet. Ein weiteres Beispiel wäre: »Patient weist vorwurfsvoll auf seine Agoraphobie hin« mit dem übergeordneten Plan: »Hindere deine Partnerin daran, sich zu trennen«. Mit dieser pragmatischen Unterscheidung werden instrumentelle Bezüge unmittelbar prägnant sichtbar.

Plananalysen werden vollständiger und robuster, wenn reichhaltige Daten aus informationsreichen Quellen zur Verfügung stehen. Videoaufzeichnungen sind (wenn von Aufzeichnungen ausgegangen und nicht die reale Situation direkt genutzt wird) besser als Audioaufzeichnungen und diese besser als Transkripte.

Wichtig

Wichtig sind direkte Verhaltensbeobachtungen: Je eingeschränkter die Struktur eines Menschen ist, desto mehr wird er schon zu Beginn alle verfügbaren Mittel einsetzen, um das Gegenüber zu einem passenden, für ihn unproblematischen interpersonalen Verhalten zu bringen.

Wenn man die eingesetzten Mittel gut beobachtet und interpretiert, kann man in kurzer Zeit viel erfahren. Non- und paraverbale Mittel der Beeinflussung (vom Zeigen von Spannung im Gesicht oder in der Körperhaltung bis hin zur Kleidung) sollten ganz besonders beachtet werden; sie geben oft Auskunft über die den Patient:innen weniger bewussten Aspekte ihres Funktionierens und / oder stehen für Beeinflussungsversuche, zu denen Patient:innen weniger stehen mögen (z. B. »halte den Therapeuten / die Therapeutin davon ab, Fragen zum Thema XY zu stellen«).

Selbstverständlich sollen auch Aussagen von Patient:innen über sich selbst (auch in Fragebögen, wie dem FAMOS; Grosse Holtforth & Grawe, 2000) als valide Informationen genutzt werden. Hierbei ist aber zu beachten, dass diese Aussagen dem Selbstkonzept der Patient:innen entsprechen und nicht unbedingt dem, was Grawe als »regulierendes Selbst« bezeichnet hat: Damit meinte er, wie eine Patientin oder ein Patient »wirklich« funktioniert, *unter Einschluss des Impliziten*, nicht Bewussten, immer wieder auch im Widerspruch zum Selbstkonzept Stehenden, das oftmals auch erst den Schlüssel für ein gutes Verständnis der Probleme enthält.

Eine weitere Informationsquelle ist die eigene Reaktion: Was löst die Patientin oder der Patient in mir (aber auch in anderen) an Emotionen und Handlungstendenzen aus (»Therapeut:in als Resonanzboden«; vgl. auch Arbeit mit Kiesler-Kreis, Übertragungshypothesen und DPE in CBASP, Kap. 60)? Sind das hypothetisch erwünschte Reaktionen oder negative Nebenwirkungen eines rigiden Verhaltens, das ganz anderen Plänen der Patient:innen dient? So kann der Wunsch, die Patientin oder der Patient möge einem vom Leibe bleiben, unerwünschte Nebenwirkung eines zu starken patientenseitigen Bemühens um bedingungslose Unterstützung sein, möglicherweise aber auch erwünschte Wirkung eines Plans, die Therapie zum Scheitern zu bringen.

Auch die Frage, was die Patientin oder der Patient um jeden Preis vermeiden möchte, was gar nicht passen würde, kann wichtig sein: Was habe ich evtl. unterlassen, was ich bei Patient:innen sonst immer mache (z. B. nicht nach Sexualität fragen bei einer »Lady« in fortgeschrittenem Alter, die u. a. distinguierte Kleidung trägt und eine besondere verbale sowie Körpersprache einsetzt)?

Interpretation von Informationen und Mehrfachbestimmtheit

Informationen werden immer interpretiert. Wenn z. B. ein Patient sagt, er setze sich sehr für seine Familie ein, müssen Analysierende entscheiden, ob der Akt der Selbstdarstellung (»sagt, er setze sich …«, z. B. mit dem übergeordneten Plan »mach auf die Therapeutin einen guten Eindruck«) oder der Inhalt (»setzt sich sehr für seine Familie ein« mit dem übergeordneten Plan »sei ein guter Familienvater«) im Vordergrund steht, oder beides.

In eine Planstruktur wird strikt nur aufgenommen, was instrumentell ist. »Regt sich auf über …« kann auch instrumentell sein (z. B. um sich von eigener Verantwortung abzulenken), ist aber meist nur als Hinweis auf eine negative Emotion durch die Blockierung eines Planes zu verstehen. Das Sich-Aufregen wird dann entweder explizit als Emotion analysiert (s. folgenden Abschnitt zur Analyse von Emotionen), oder es wird einfach als Bestätigung für die Bedeutung des hypothetisch blockierten Plans gewertet, aber nicht explizit notiert.

Als »Mehrfachbestimmtheit« werden Verzweigungen nach oben bezeichnet, dass also ein Verhalten oder ein Unterplan mehreren übergeordneten Plänen dienen kann. Eine effiziente Handlungsorganisation läuft nicht so, dass man erst etwas nur für *einen* Plan tut, dann für einen nächsten usw.: Gut funktionierende Menschen konstruieren ihr Handeln so, dass dadurch gleichzeitig möglichst vielen Motiven gedient ist. Das ist natürlich nicht immer möglich, sodass sequenzielle Lösungen nötig werden, aber auch da bestimmen oft typische Pläne mit, *wie* das geschieht (z. B. »vermeide Spannung um jeden Preis«, »vermeide heftige Emotionen«, »beeindrucke andere« etc.). Sie ziehen sich wie ein roter Faden durch das Handeln und Erleben eines Menschen. Oft bestimmt ein Plan, *was* ein Mensch macht, ein anderer, *wie* er es macht (z. B. eine Forderung nach Gehaltserhöhung mit leiser Stimme und gesenktem Blick äußern, um Spannung mit dem Chef zu vermeiden). Solche die Art und Weise bestimmenden Pläne können die Wirksamkeit von Verhalten erhöhen, aber auch verringern oder ganz zunichtemachen.

Beim Erschließen einer Planstruktur ist also immer auf Mehrfachbestimmtheit zu achten: Wenn ich nur *einen* steuernden Plan verstanden habe, habe ich ein Verhalten wahrscheinlich noch nicht vollständig verstanden, und Patient:innen wehren sich zu Recht, wenn ich sie auf diesen einen Plan festlegen will.

Analyse von Emotionen

Die genaue Analyse von Emotionen ist ein wichtiger Teil eines plananalytischen Verständnisses von Patient:innen. Ganz konkret werden in der Analyse nach Definition der Emotion und Beschreibung relevanter Merkmale der Situation, in der sie auftritt, vier Aspekte analysiert (ausführlicher: Caspar, 2018; Belz-Merk & Caspar, 2002; Belz & Caspar, 2017):

(1) **Welche Pläne sind (bei negativen Emotionen) blockiert oder bedroht?** Eine Blockierung ist umso relevanter, je wichtiger die betroffenen Pläne sind (Hätte die Benutzung des Fahrrads mit einem Plattfuß der Beförderung zu einem extrem wichtigen Bewerbungsgespräch oder »nur« zum rechtzeitigen Erscheinen in einem Therapie-Workshop gedient? Ist zusätzlich ein Plan betroffen, mich nicht von anderen schikanieren zu lassen?) und je weniger Alternativen zur Verfügung stehen (Kann ich leicht ein anderes Fahrrad oder den Bus nehmen?). Das Ausmaß negativer Emotionen bei Patient:innen ist oft deshalb so groß, weil sie in rigiden Strukturen wenig Alternativen zur Verfügung haben. **Bei positiven Emotionen wird nach begünstigten Plänen gefragt.** Das Klären blockierter bzw. begünstigter Pläne ist bei der Analyse obligatorisch, sonst habe ich die Emotion im Kern noch nicht verstanden. *Bedrohungen liegen oft mehr subjektiv als objektiv vor: ein Ansatzpunkt für kognitive Interventionen* (vgl. Kap. 20)!

(2) **Welche Pläne bestimmen die Art der Emotion?** Oft verhindern Pläne, dass das in einer bestimmten Blockierungssituation eigentlich plausibelste Gefühl auftritt. An sich naheliegende ärgerliche »primäre« Gefühle können z. B. aufgrund des Planes »vermeide, von wichtigen Bezugspersonen zurückgewiesen zu werden« als bedrohlich wahrgenommen und in (weniger bedrohliche, aber maladaptive) sekundäre depressive Gefühle umgewandelt werden. Diese Umwandlung führt oft zu nachteiligen emotionalen Zuständen und Verhaltensweisen. *Eine Problemlösung wird verhindert, solange Patient:innen dies selbst nicht verstehen – der zentrale Ansatzpunkt für emotionsfokussierte Vorgehensweisen (vgl. Kap. 62)!* Hier werden die Pläne angegeben, welche die plausiblere oder auch plausible Emotion verhindern.

(3) **Welche Pläne bestimmen Coping (einschließlich Vermeiden)?** Ein großer Teil menschlichen Verhaltens dient dem Vermeiden oder Beseitigen negativer bzw. dem Herstellen positiver Emotionen. Die Palette der Copingstrategien (interpersonal oder intrapsychisch; problemlösend oder eher palliativ, an der Emotion selber ansetzend; maladaptiv oder adaptiv) ist breit. *Es ist wichtig, gut nachzuvollziehen, was Patient:innen bereits einsetzen und was es bringt, um dann, wenn nötig, adaptivere Alternativen zu verfolgen!*

(4) **Für welche Pläne hat die Emotion u. U. eine instrumentelle Funktion?** Die bis dahin erstellte Plananalyse liefert dafür Ansatzpunkte: Dient eine agoraphobische Angst evtl. dazu, eine drohende Trennung zu verhindern, eine depressive Verstimmung dazu, sich vor einer schwierigen Entscheidung zu drücken etc.? *Immer wieder erweist die Regel sich als nützlich, dass keine negative Emotion so negativ ist, dass sie nicht vor noch Bedrohlicherem schützen könnte!*

Die Aspekte 2 bis 4 sollten reflektiert werden, sind aber nicht bei jeder Emotion, die Patient:innen zeigen oder berichten, relevant. Eine ausführliche, explizite Analyse ist für die etwa drei bis fünf wichtigsten Emotionen von Patient:innen relevant und machbar. Wichtig wäre z. B. eine Emotion, die einen engen Bezug zur Problematik hat (z. B. Angststörung) oder die Therapiebeziehung oder den Veränderungsprozess behindert (z. B. Angst vor Neuem, Angst vor Verletzung eigener rigider Normen). Positive Emotionen weisen oft auf Ressourcen hin.

Wichtig

Neben der expliziten Analyse von Emotionen ist es anzustreben, dass mit zunehmender Routine die Berücksichtigung von Emotionen im Zusammenhang mit Plänen als weitgehend automatisiertes, die Informationsverarbeitung wenig belastendes Hintergrundprogramm bei Therapeut:innen läuft: Man merkt dann auf und schaut sich die Situation genauer an, wenn Emotionen auftreten, die nicht zu Situation und hypothetisch betroffenen Plänen passen, oder wenn Emotionen nicht auftreten, die man eigentlich erwarten würde.

Hypothesenbildung: bottom-up, problem- und ressourcenorientiert, früh im Therapieprozess

Wichtig

Plananalysen erfolgen bottom-up: Sie gehen induktiv von genauen Beobachtungen am Einzelfall aus und sind dadurch individuell charakterisierend. Lediglich *ergänzend* kann in einer späteren Phase auch top-down gefragt werden: »Wie erfüllt der Patient eigentlich sein (unterstelltes) Bedürfnis nach …?« Grawe (2000) hat zwar aus bestimmten Gründen in seiner Konsistenztheorie einige Bedürfnisse als Grundbedürfnisse definiert (Orientierung / Kontrolle, Lustgewinn / Unlustvermeidung, Bindung, Selbstwerterhöhung/-schutz). Bei einer Plananalyse erstmal oben »die vier Grundbedürfnisse« hinzuschreiben und dann nach unten zu gehen, ist aber ein grober Fehler und führt in der Regel zu sehr armen, »auf wenigen Beinen stehenden«, schnell erstellten, aber für die Praxis wenig nützlichen, weil wenig individuelles Verständnis herausarbeitenden Planstrukturen.

Plananalysen sollten nicht einseitig problembezogen sein, sondern auch die Ressourcen (vgl. Kap. 16) von Patient:innen angemessen darstellen. Sie sind die Basis für einen auch Stärken anerkennenden Umgang mit Patient:innen und geben Einblick in das Arsenal von Möglichkeiten von Patient:innen, die auch in der Therapie genutzt werden sollten.

Im Ablauf der Therapie wird empfohlen, frühestmöglich eine erste, auf therapiebeziehungsrelevante Pläne konzentrierte Analyse durchzuführen. Geübte Plananalytiker:innen beginnen mit der Hypothesenbildung sehr früh: Welche Pläne sind bei einer jungen

Patientin mit einer Anorexie aufgrund von Gemeinsamkeiten von Patientinnen mit dieser Diagnose zu erwarten (solche Hypothesen müssen dann natürlich auf ihre Plausibilität im Einzelfall überprüft werden!)? Was will ein Patient mit seiner zusammengefallenen Körperhaltung signalisieren, wenn ich ihn zum ersten Mal im Wartezimmer sehe? Auf der Basis früher Hypothesen kann unverzüglich mit einer ersten Planung der Motivorientierten Beziehungsgestaltung begonnen werden (vgl. Kap. 3). Ideal für Anfänger:innen ist, wenn erfahrene Therapeut:innen die Erstgespräche führen und auf Video aufzeichnen: Dann kann man eine erste Analyse erstellt und eine motivorientierte Beziehung geplant haben, bevor man Patient:innen zum ersten Mal selbst begegnet. Wer eine solche Möglichkeit nicht nutzt, hat möglicherweise eine Chance verspielt. Eine umfassendere Analyse, die auch ein Verständnis für die Probleme einschließt, kann in der Regel spätesten nach vier bis fünf Sitzungen erstellt werden.

Wichtig

Eine frühe, klare Hypothesenbildung sollte mit einem hohen Maß an Bereitschaft einhergehen, auch Widersprechendes zu beachten und Hypothesen zu revidieren. Unter der Bedingung ist frühe Hypothesenbildung nach unserer Überzeugung viel günstiger, als zunächst von einem vageren Bild ohne explizierte Hypothesen auszugehen, mit dem man viel weniger deutlich merkt, wenn etwas *nicht* zusammenpasst. Klare Hypothesen zu entwickeln bedeutet einen Aufwand. Er lohnt sich aber, weil sie helfen, Komplexität zu reduzieren, zu bemerken, wo weitere relevante Information anfällt, oder diese gezielt zu suchen und nicht mehr als nötig im Dunkeln zu tappen.

11.4 Hinweise zur Umsetzung plananalytischer Fallkonzeptionen

Aufbau plananalytischer Fallkonzeptionen

Plananalytische Fallkonzeptionen umfassen neben der gezeichneten Struktur auch Hintergrundinformationen, Interpretationen und Überlegungen sowie Ansätze zur Therapieplanung. Sie lassen sich in folgende Punkte gliedern (Caspar, 2018):

(1) Angaben zur Biografie und zur aktuellen Lebenssituation
(2) Angaben zur Diagnostik
(3) wichtigste Probleme von Patient:innen
(4) wichtigste positive Pläne
(5) wichtigste Vermeidungspläne
(6) zentrale Emotionen und Bezug zur Planstruktur (jeweils aufführen: Bezeichnung, Situation und die vier o. g. Aspekte zur Analyse von Emotionen), also
Emotion: (benennen)
Situation: (kurz beschreiben: aktuelle Situation und wenn relevant (knapp) auch den Hintergrund, z. B. in der Biografie)

- Blockierung / Begünstigung:
- Art der Emotion bestimmenden Pläne:
- Coping:
- Instrumentelle Funktion:

(7) Plankonflikte und Konfliktschemata (wenn vorhanden und Nützlichkeit plausibel; s. u.). Für Konfliktschemata:
- Annäherungsplan/-schema:
- Vermeidungsplan/-schema:
- Bei Annäherung unweigerlich ausgelöste negative Emotionen:

(8) Inkongruenz (s. u.): Ausmaß und Quellen
(9) wichtige Ressourcen
(10) Selbstkonzept von Patient:innen und ihre Erklärung für Probleme (mit Bezug zur Planstruktur: welchen Plänen dienen blinde Flecke / Überbetonungen?)
(11) therapeutenseitige Erklärung aus der Planstruktur für die Probleme
(12) Voraussetzungen für die Beziehungsgestaltung (einschl. zu erwartende »Tests«)
(13) Was müsste sich ändern, damit die Patientin oder der Patient problemloser leben kann?
(14) Was könnte eine Therapie grundsätzlich beitragen? Abfolge von Themen / Interventionen?

Plankonflikte und Konfliktschemata
Dass Pläne innerhalb einer Person auch im Konflikt zueinander stehen, ist auch bei gut funktionierenden Menschen üblich. In der Plananalyse lassen sich Konflikte gut verstehen als Konsequenz von negativen Nebenwirkungen des Einsatzes von Mitteln, die Plan A dienen aber Plan B behindern (und umgekehrt).

Fallbeispiel

Bei einer Frau steht ein Plan, sich beruflich maximal zu verwirklichen, im Konflikt zu einem Familienmutter-Plan. Der Konflikt besteht aber nicht abstrakt »in den Wolken«, sondern ist auf negative Nebenwirkungen, z. B. eines Tag- und Nacht-Arbeitens oder die bedingungslose Verfügbarkeit für Dienstreisen auf den Familienmutter-Plan zurückzuführen. Umgekehrt betrachtet hat es für die berufliche Selbstverwirklichung negative Nebenwirkungen, wenn sie jeden Tag für die Kinder frisches Gemüse vom Markt holen will etc. Je extremer und eingeschränkter eine Planstruktur ist, desto eher muss auf nebenwirkungsreiche Handlungen zurückgegriffen werden. Ein Ausschnitt der Planstruktur, der die konfligierenden Pläne samt den nebenwirkungsreichen Mitteln darstellt, kann ganz direkt mit der Patientin besprochen werden. Zusammen können nebenwirkungsärmere Alternativen gesucht (Was machen andere Menschen? Was könnte man selbst noch tun, um sich beruflich zu verwirklichen?) und Voraussetzungen dafür geschaffen werden: Wie gehe ich mit der vorwurfsvollen Schwiegermutter, wie mit eigenen Schuldgefühlen um, wenn ich zugunsten der beruflichen Selbstverwirklichung, den Familienmutter-Plan strapazierend, nicht jedes Stäubchen vor ihrem Besuch weggewischt habe?

Konfliktschemata nach Grawe gehören nicht zur ursprünglichen Plananalyse, das Konzept kann aber auch in diesem Rahmen nutzbringend verwendet werden. Konfliktschemata bestehen aus einer Annäherungs- und einer Vermeidungskomponente. Annäherungsverhalten löst unweigerlich, sozusagen »festverdrahtet«, heftige negative Emotionen aus (»Alarmglocken klingen ganz laut«), die Vermeidungsverhalten aktivieren, was wiederum eine effektive Annäherung verhindert. Weil das Annäherungsmotiv nie wirklich befriedigt werden kann, bleibt es aktiviert, und ein Mensch versucht trotz Misserfolg immer wieder mehr desselben. Diese feste Verbindung legt für Grawe nahe, Annäherungs- und das Vermeidungsschema als Teile eines übergeordneten Schemas, eben des Konfliktschemas, zu definieren. Typischerweise entstehen solche Konfliktschemata früh im Leben und sind ohne sehr günstige Umstände (wie eine gelungene Therapie) kaum überwindbar. Nützlich ist das Konzept vor allem, wenn es nicht inflationär verwendet wird (nicht jeder Mensch hat ein Konfliktschema, und wenn, dann meist nur eines oder zwei). Es ist dann ein wertvoller Ansatz, um auch Patient:innen nachvollziehbar zu machen, dass und warum nicht so einfach vermehrt Annäherungsverhalten möglich ist, z. B. vermehrt eigene Bedürfnisse zu realisieren und sich von der Mutter unabhängig zu machen, wenn dabei sofort und unausweichlich die Alarmglocken signalisieren: »Das darfst du auf keinen Fall, das ist selbstsüchtig!« und den Plan »Vermeide, ein schlechter Mensch zu sein« oder »Vermeide Schuldgefühle« aktivieren.

Inkongruenz und »Allgemeine Psychotherapie«

Inkongruenz entsteht (nach Grawes Konsistenztheorie; 1998), wenn die wahrgenommene Situation (Ist-Zustand) nicht den Motiven entspricht, d. h., wenn diese unbefriedigt bleiben. Dafür können verschiedene Umstände – wie ungünstige Lebensbedingungen, dysfunktionale Beziehungsmuster, fehlende oder nicht genutzte Ressourcen, Plankonflikte, Überwiegen von Vermeidungsplänen u. a. m. – verantwortlich sein, was hier für den Einzelfall zu skizzieren wäre.

Eine plananalytische Fallkonzeption sollte aus einer Gesamtsicht des Funktionierens nachvollziehbar machen, wo die Probleme von Patient:innen stecken, und als Basis für Ideen dienen, was sich ändern müsste, dass Patient:innen dauerhaft mit weniger Problemen leben können. Damit wird der Lösungsraum zunächst weit definiert. Es gibt keine oder kaum direkte, feste Zuordnungen von Problemen und konkreten therapeutischen Interventionen. Im Sinne eines integrativen Ansatzes, wie er in der »Allgemeinen Psychotherapie« von Grawe skizziert wird (Grawe & Caspar, 2011), kommen meist verschiedene Arten therapeutischen Handelns in Frage, die unter Berücksichtigung einer Vielzahl von Aspekten der konkreten Situation von Patient:innen konstruiert werden (Modell mehrfachbestimmten therapeutischen Handelns: Caspar, 2009). Plananalytische Fallkonzeptionen dienen auch dazu, zu prüfen, ob eine Intervention auch negative Auswirkungen hat oder zu Widerstand führen könnte (»Nicht den Ast absägen, auf dem Patient:innen sitzen, ohne eine Leiter hingestellt zu haben«).

Nutzung plananalytischer Fallkonzeption bei spontanem Fokuswechsel

Interventionen können *vor* einer Sitzung geplant werden, es ist aber immer zu prüfen, ob die erwarteten Voraussetzungen wirklich gegeben sind. Ereignisse der vorangegangenen Woche und/oder der emotionale Zustand von Patient:innen können dagegensprechen, so vorzugehen wie eigentlich geplant. Dann sollten in anderer Weise dieselben oder auch andere wichtige Pläne von Patient:innen unterstützt werden. Es können sich aber auch besonders günstige Umstände für die Weiterarbeit an einem Problem (vielleicht gar nicht dem, an dem zu arbeiten man beabsichtigt hatte) ergeben, und dann sollte man improvisierend die Gunst der Stunde nutzen. Gerade dann zeigt sich der Nutzen einer klaren, problemübergreifenden, im Kopf von Therapeut:innen präsenten und nicht nur auf dem Papier stehenden Fallkonzeption.

Fallbeispiel

Eine Patientin, mit der eine Therapeutin aktuell am Problem der Prüfungsangst arbeitet, kommt aufgewühlt in die Therapie und berichtet, sie habe sich von ihrem Freund getrennt. In der Fallkonzeption ist ihr Problem erfasst, sich zu Ungunsten ihrer eigenen Bedürfnisse zu stark dem Freund anzupassen. Sich vermehrt durchzusetzen und gegenüber ihrem Freund zu behaupten, stand auf der Liste der später anzugehenden Probleme. Wie hat sie sich getrennt? Als radikales Mittel aus Angst, sich nicht subtiler durchsetzen zu können? Auf selbstbewusste Art als Konsequenz aus einer überlegten Bilanz? Idealerweise hat die Therapeutin sich zu diesem Problem und seiner Einbettung in die motivationale Struktur schon Gedanken in der Fallkonzeption gemacht und kann die Aktivierung der Partnerproblematik gezielt nutzen, statt mit der Patientin über Prüfungsangst zu reden, die für sie vorübergehend völlig nebensächlich geworden ist. Möglicherweise erscheint ihr das Sich-Anpassen und es allen recht machen zu wollen, sogar als Klammer zwischen den beiden Problemen.

Aufwand und Nutzen plananalytischen Vorgehens

Der Aufwand für eine plananalytische Fallkonzeption wird oft einer regelmäßigen Nutzung des Ansatzes in der Routinepraxis entgegengehalten. Hier wird oftmals der tatsächlich beträchtliche Lern- und Übungsaufwand mit dem Aufwand für eine routinierte Anwendung verwechselt. Ohne Plananalysen an einer größeren Anzahl von Fällen zu üben, kommen Therapeut:innen wohl tatsächlich nicht in einen »grünen Bereich« im Kosten-Nutzen-Verhältnis, aber das gilt für andere Ansätze der individuellen Fallkonzeption auch (vgl. Kap. 13). Der zusätzliche Aufwand für eine Plananalyse außerhalb der Therapiesitzungen, in denen ja auch schon fortlaufend Beobachtung und Hypothesenbildung stattfinden, sollte für erfahrene Therapeut:innen und Fälle mittlerer Komplexität bei rund einer Stunde liegen. Sie werden weniger klein-klein Informationen zusammenfügen und Hypothesen bilden als Anfänger:innen, sollten aber immer noch Hypothesen gut mit konkreten Beobachtungen stützen.

Sogenannte »prototypische Strukturen«, die Essenz, die wir aus einer größeren Anzahl von Analysen für einzelne Patientengruppen herausgezogen haben, können dabei

Effizienz und Geschwindigkeit maßgeblich erhöhen (Caspar, 2018). So muss nicht für jede Patientin bzw. jeden Patienten mit einer Borderline Persönlichkeitsstörung neu überlegt werden, wozu denn wohl das selbstverletzende Schneiden dient: Man hat drei oder vier Default-Hypothesen bereit, deren Plausibilität natürlich im Einzelfall überprüft werden muss. Eine Patientin, die sich alleine über das Wochenende schneidet, und niemand kann das mitbekommen, macht es (im Gegensatz zu anderen Patient:innen, welche die Verwundung auch demonstrativ zeigen) wohl nicht, um Aufmerksamkeit zu bekommen. Wenn ein Patient sich besonders grausam mit einem rostigen Büchsendeckel schneidet, ist eher plausibel, dass das auch einem Plan, sich selbst zu bestrafen, dient usw.

Spekulation in der Plananalyse und abschließende Anmerkungen

Plananalysen sind interpretativ, es geht einiges an Wahrnehmungsstärken und -schwächen von Therapeut:innen ein, und es wäre erstaunlich, wenn alle, die denselben Fall analysieren, genau zum gleichen Resultat kämen.

Wichtig

Man bewegt sich beim Hypothesenbilden klar auf einem Grat zwischen Alpha- und Beta-Fehler, d. h. zwischen dem Bilden einer Hypothese, die sich dann als zu spekulativ erweist, und dem Nicht-Einbeziehen eines Gesichtspunkts, der einem zu interpretativ-spekulativ vorkommt, der klinisch aber vielleicht sogar den Lösungsschlüssel enthalten hätte. Man kann nicht die Wahrscheinlichkeit des einen Fehlers beliebig reduzieren, ohne dass das negative Auswirkungen auf den anderen Fehler hätte. Wo ungefähr der richtige Mittelweg liegt, kann man nur aus einer Praxis lernen, die sich des einen wie des anderen Fehlers bewusst ist und eigenes Hypothesenbilden kritisch beobachtet.

Es dürfte klar geworden sein, dass ein plananalytisches Vorgehen viele hilfreiche Hinweise zur therapeutischen Beziehungsgestaltung liefern kann. Beispielsweise können bestimmte patientenseitige »Widerstände« in einer Therapie besser eingeordnet und abgemildert oder verhindert werden, wenn man ein gutes Verständnis für die wichtigsten Pläne und Motive von Patient:innen systematisch entwickelt hat (Kap. 3).

Für das, was als »Responsiveness« bezeichnet wird, also das umfassende sich Einstellen von Therapeut:innen auf Besonderheiten von Patient:innen auf allen Ebenen (Therapiebeziehung, Inhalte der Problembearbeitung, Interventionsmethoden etc.), sind plananalytische Fallkonzeptionen mit ihrer ganzheitlichen Sicht eine sehr gute Basis (Caspar, 2023, 2024a, b). Das mit der Plananalyse verbundene »Neukonstruktionsmodell«, nach dem therapeutisches Handeln genau besehen in jeder Situation unter Berücksichtigung einer Vielzahl von Aspekten unter Berücksichtigung der Fallkonzeption neu gebildet wird, kann helfen, durch konsequente Individualisierung Therapien zu optimieren. Das schließt das Nutzen von Standardmethoden nicht aus, wenn nichts dagegen spricht (Caspar, 2009, 2018)

Ganz zum Schluss noch der Hinweis, dass Plananalysen nicht nur für die Analyse von Problemen, sondern durch den Einbezug von Ressourcen auch generell für das Erschließen der individuellen Besonderheiten im Funktionieren eines Menschen geeignet sind. Damit können sie auch in der therapeutischen Selbsterfahrung (Caspar, 1998) gut verwendet werden, was als positiver Nebeneffekt zur Routine im Umgang mit Plananalysen beiträgt.

FAQ

Wie sicher kann ich mir sein, dass meine Plananalyse »richtig« ist – insbesondere wenn ich keine Supervisor:in mit entsprechender Expertise habe?

Die Plananalyse ist konstruktivistisch zu sehen und die erstellte Planstruktur grundsätzlich als hypothetisch und vorläufig. Sie ist fortlaufend zu prüfen und gegebenenfalls zu spezifizieren, zu verwerfen oder zu ergänzen. Ein eindeutiges Kriterium für die Richtigkeit einer Planstruktur gibt es nicht, nicht einmal die gute Wirkung einer daraus abgeleiteten Intervention. Wenn man von mehreren Analysierenden unabhängig erstellte Planstrukturen vergleicht, findet man aber meist gute Übereinstimmungsraten.

Eine gute Leitfrage ist immer: »Könnte es auch ganz anders sein«? Einem möglichen Confirmation Bias steht gegenüber, dass man auch leichter *nicht-hypothesenkonforme* Information erkennen und berücksichtigen kann, wenn Hypothesen früh und klar formuliert werden. Therapeut:innen, die sich intrinsisch mit der oben gestellten Frage beschäftigen, sind wohl selbst wenig gefährdet, vorschnell gewagte Hypothesen zu formulieren und einfach an sie zu glauben, nur weil sie niedergeschrieben wurden.

Es gibt inzwischen auch außerhalb Berns viele Supervisor:innen, die den Plansatz gut verstanden haben. Dazu gehört, anzuerkennen, dass auch sie »die Wahrheit« nicht kennen, aber mit Lernenden zusammen reflektieren können.

Weiterführende Literatur

Caspar, F. (2018). Beziehungen und Probleme verstehen. Eine Einführung in die psychotherapeutische Plananalyse. Bern: Hogrefe.

Grawe, K. (1998). Psychologische Therapie. Göttingen: Hogrefe.

12 Dimensionale Diagnostik von Persönlichkeitsstörungen

Johannes Zimmermann • Cord Benecke

Teil II

12.1 Hintergrund

Unter einer Persönlichkeitsstörung (PS) wird üblicherweise ein relativ stabiles und situationsübergreifendes Muster von Erlebens- und Verhaltensweisen verstanden, das von gesellschaftlichen Erwartungen abweicht, zu klinisch bedeutsamem Leiden oder Beeinträchtigungen führt und dessen Einsetzen bis ins frühe Erwachsenenalter zurückverfolgt werden kann (Falkai & Wittchen, 2018). Die Prävalenzraten liegen in Stichproben aus der Allgemeinbevölkerung zwischen 5 und 15 Prozent, in klinischen Stichproben häufig um die 50 Prozent.

Wichtig

Persönlichkeitsstörungen treten häufig gemeinsam mit anderen psychischen Störungen auf, tragen zu deren Chronifizierung bei und erschweren deren Behandlung. Letzteres hat u.a. damit zu tun, dass die Beziehungen von Personen mit PS häufig von Missverständnissen, Enttäuschungen und Konflikten geprägt sind und sich diese Schwierigkeiten in der therapeutischen Beziehung wiederholen.

Neben den unmittelbaren negativen Auswirkungen von PS auf die Betroffenen und ihr Umfeld (z.B. Beeinträchtigung der Lebensqualität, deutlich verringerte Lebenserwartung) entstehen enorme gesellschaftliche Kosten (z.B. durch erhöhte und ineffiziente Inanspruchnahme von medizinischen Leistungen, vgl. Tyrer et al., 2015, bis hin zu signifikanter Übersterblichkeit; Jacobi et al., 2021). Insofern sollte eine diagnostische Abklärung bezüglich PS in psychiatrischen und psychotherapeutischen Kontexten zum Standardvorgehen gehören – nicht zuletzt, weil inzwischen evidenzbasierte Behandlungskonzepte für PS vorliegen (z.B. Renneberg et al., 2010; Stoffers-Winterling et al., 2023; vgl. Kap. 52, 53).

Obwohl bezüglich der Notwendigkeit einer routinemäßigen Diagnostik von PS unter Forschenden weitgehend Einigkeit besteht, ist bis heute umstritten, wie sie in optimaler Weise klassifiziert und erfasst werden sollten. Aus einer Praxisperspektive heraus möchten wir dieses Thema insbesondere deshalb vertiefen, um Hinweise für die Optimierung von Fallkonzeptionen zu geben (vgl. Kap. 13, 52, 53).

12.2 Klassifikationssysteme

Einführung von Persönlichkeitsstörungen im DSM-III. Mit der Einführung einer separaten »Achse« für PS in der dritten Version des *Diagnostic and Statistical Manual of Mental Disorders* (DSM-III) im Jahr 1980 wurde der Grundstein für das »klassische« Modell für PS gelegt. In diesem Modell werden spezifische PS im Sinne von unabhängigen Störungseinheiten voneinander abgegrenzt. Jede PS ist anhand einer Liste spezifischer Kriterien definiert, von denen zur Stellung der Diagnose eine bestimmte Anzahl erfüllt sein muss. Diese Grundstruktur wurde in den Modellen des DSM-IV und DSM-5 Teil II sowie der zehnten Version der *International Classification of Diseases* (ICD-10) übernommen (s. Kap. 52). Insbesondere die Orientierung an verhaltensnahen Kriterien hat den heutigen wissenschaftlichen Kenntnisstand zu PS erst möglich gemacht.

Kritik am klassischen Modell. Gleichzeitig spricht inzwischen einiges dafür, dass die für das klassische Modell charakteristische Ausdifferenzierung von PS in voneinander unabhängige, kategorial definierte Störungseinheiten empirisch nicht haltbar ist (z. B. Wright & Zimmermann, 2015):

- Die dichotome Einteilung in Personen mit und ohne PS ist grob vereinfachend, da die zugrundeliegenden individuellen Unterschiede kontinuierlich verteilt sind.
- Die diagnostischen Schwellenwerte (z. B. dass 5 von 9 Kriterien erfüllt sein müssen) wurden größtenteils willkürlich festgelegt.
- Die Zuordnung der Kriterien zu den einzelnen Störungskategorien entspricht nicht deren empirischer Kovariation, d. h. die Konstruktvalidität des Modells ist unbefriedigend.

Diese psychometrischen Defizite des klassischen Modells führen beispielsweise dazu, dass häufig mehrere PS diagnostiziert werden (artifizielle Komorbidität), dass trotz ausgeprägter Problematik keine spezifische PS zutrifft (hohe Prävalenz der »nicht näher bezeichneten PS«, PS-NNB), und dass Personen mit der gleichen PS-Diagnose sehr unterschiedliche Problemmuster aufweisen können (große Heterogenität innerhalb einer PS). Insofern sind PS-Diagnosen nach dem klassischen Modell für individuelle Fallformulierungen und Therapieplanungen oft wenig nützlich (Krueger, 2013; Zimmermann et al., 2015a; s. u. Fallbeispiel).

Revisionsprozesse für DSM-5 und ICD-11. Aufgrund dieser und weiterer Probleme (z. B. bezüglich der relativ geringen zeitlichen Stabilität der Diagnosen, vgl. Morey & Hopwood, 2013) legten die für PS zuständigen Arbeitsgruppen im Rahmen der Revisionen von DSM-5 und ICD-11 grundlegend veränderte Entwürfe zur Klassifikation von PS vor. Beim DSM-5 wurde der Entwurf nicht in den Hauptteil des Manuals (Teil II) übernommen, sondern als »alternatives Modell« im Anhang (Teil III) platziert (Zachar et al., 2016). In der ICD-11 wurde der ursprüngliche Entwurf in leicht angepasster Form akzeptiert und gilt inzwischen als offiziell gültiges Modell für PS (Tyrer et al., 2019; WHO, 2022).

Gemeinsamer Nenner der Modelle in DSM-5 Teil III und ICD-11. Beiden Modellen gemeinsam ist eine dimensionale Konzeptualisierung von PS, bei der jeweils individuelle Unterschiede im Schweregrad und in der Art der PS berücksichtigt werden (Zimmermann, 2014). Für die inhaltliche Bestimmung des Schweregrades – wie auch für die Definition von PS im Allgemeinen – werden in erster Linie Funktionsbeeinträchtigungen in den Bereichen des Selbst und der zwischenmenschlichen Beziehungen herangezogen. Die inhaltliche Bestimmung der Art der PS orientiert sich an faktorenanalytisch entwickelten Modellen problematischer Persönlichkeitsmerkmale.

Wichtig

In der wissenschaftlichen Diskussion um das optimale Klassifikationssystem für Persönlichkeitsstörungen zeichnet sich ein Konsens ab, demzufolge Schweregrad und Art der Persönlichkeitsstörung dimensional betrachtet werden.

12.3 Erhebungsmethoden

Unabhängig von der Frage nach dem optimalen Klassifikationssystem für Persönlichkeitsstörungen (PS) bleibt zu klären, auf welche Weise dies erfasst und diagnostiziert werden sollten. Hier lassen sich mindestens vier Erhebungsmethoden unterscheiden.

Selbsteinschätzungsfragebögen. Ein Großteil der Forschung zu PS basiert auf Selbsteinschätzungsfragebögen (SEF). SEF haben den Vorteil, dass sie strukturiert, effizient und praxistauglich sind. Da Personen mit PS allerdings häufig ein verzerrtes Bild von sich und anderen haben, wurde der Nutzen von SEF für die Diagnostik von PS verschiedentlich infrage gestellt (Huprich et al., 2011). Andere Autor:innen betonen, dass es auf den Inhaltsbereich ankommt und SEF z. B. Vorteile haben können, wenn es darum geht, auf subjektives Erleben bezogene Aspekte von PS zu erfassen (Oltmanns & Turkheimer, 2006). Die allgemeine Empfehlung ist, SEF vor allem zu Screeningzwecken und zur Vorbereitung weiterer diagnostischer Schritte einzusetzen (Widiger & Samuel, 2005).

Strukturierte Interviews. Als Methode der Wahl gelten häufig strukturierte Interviews (SI), in denen jedes einzelne Kriterium von einer geschulten interviewenden Person exploriert wird (Fydrich, 2008). Solche Interviews haben gegenüber SEF den Vorteil, dass die interviewende Person klärende Nachfragen stellen und zusätzlich Informationen aus der Gesprächssituation berücksichtigen kann. Durch das strukturierte Vorgehen erreichen sie zudem eine größere Interrater-Reliabilität als Expert:innen-Ratings, die oft auf unsystematischen Beobachtungen beruhen. Allerdings sind auch SI stark davon abhängig, dass die interviewte Person bereit und fähig ist, sich selbst angemessen zu beschreiben. Insofern werden SI von manchen Autor:innen nur als eine weitere Variante der Selbsteinschätzung aufgefasst (Oltmanns & Turkheimer, 2006).

Expert:innen-Ratings. In der klinischen Praxis sind Expert:innen-Ratings im Sinne von Einschätzungen der behandelnden Fachkräfte auf der Basis von unsystematischen Befragungen und Beobachtungen weit verbreitet. Die Interrater-Reliabilität und Validität bezüglich PS sind in der Regel eher unbefriedigend (Samuel, 2015). Allerdings basieren diese Befunde häufig auf globalen Ratings (z. B. hinsichtlich des Vorliegens einer Diagnose), bei denen die Regeln zur Aggregation der verfügbaren Daten dem / der einzelnen Expert:in überlassen werden. Vermutlich lässt sich die Güte von Expert:innen-Ratings verbessern, wenn sich die Einschätzungen auf verhaltensnahe Merkmale beziehen und die Daten anschließend quantitativ aggregiert werden (Westen & Weinberger, 2004).

Fremdeinschätzungsfragebögen. Eine Erhebungsmethode, die bisher in Forschung und Praxis relativ selten verwendet wurde, sind Fremdeinschätzungsfragebögen für Informant:innen (z. B. Angehörige, Freund:innen, Kolleg:innen, Mitpatient:innen). Sofern die Informant:innen die einzuschätzende Person gut kennen, können auf diese Weise problematische Erlebens- und Verhaltensweisen ins Blickfeld rücken, von denen die Person selbst nicht berichtet. Allerdings ist zu berücksichtigen, dass von der Person selbst gewählte Bekannte häufig loyal eingestellt sind und die Schilderung problematischer Aspekte vermeiden (Leising et al., 2010). Um eine akzeptable Reliabilität zu erreichen, sollten die Einschätzungen verschiedener Informant:innen auf jeden Fall aggregiert werden (Oltmanns & Turkheimer, 2006).

Wichtig

Die Übereinstimmung zwischen verschiedenen Erhebungsmethoden für Persönlichkeitsstörungen ist häufig nur gering bis mäßig. Selbst- und Fremdeinschätzungen liefern unabhängig voneinander relevante Informationen und sollten kombiniert werden.

12.4 Diagnostik von PS basierend auf den dimensionalen Modellen in DSM-5 Teil III und ICD-11

Allgemeine Kriterien. Im alternativen DSM-5-Modell werden Persönlichkeitsstörungen (PS) allgemein anhand von mindestens mittelgradigen Beeinträchtigungen im Funktionsniveau der Persönlichkeit (Kriterium A) und dem Vorliegen problematischer Persönlichkeitsmerkmale (Kriterium B) definiert (Falkai & Wittchen, 2018). Die weiteren allgemeinen Kriterien entsprechen weitgehend den Bestimmungen aus DSM-IV und sind in der linken Spalte von Tabelle 12.1 dargestellt. Analog bilden im ICD-11-Modell Funktionsbeeinträchtigungen in Aspekten des Selbst und / oder der zwischenmenschlichen Beziehungen sowie deren Ausdruck in maladaptiven Erlebens- und Verhaltensmustern den Kern der PS-Diagnostik (WHO, 2022; siehe rechte Spalte von Tabelle 12.1). Unterschiede bestehen vor allem im Zeitkriterium: Während im alternativen Modell des DSM-5 gefordert wird, dass die Beeinträchtigungen und Persönlichkeitsmerkmale bis zum frühen Erwachsenenalter zurückverfolgt werden können, muss die Störung gemäß dem Modell der ICD-11 lediglich seit mindestens zwei Jahren bestehen. Zudem werden im ICD-11-Modell neben Funktionsbeeinträchtigungen in der Persönlichkeit auch Leidensdruck oder Beeinträchtigungen in verschiedenen Lebensbereichen als allgemeines Kriterium berücksichtigt.

Tabelle 12.1 Allgemeine Kriterien für Persönlichkeitsstörungen

Alternatives DSM-5-Modell	ICD-11-Modell
Kriterium A: Mindestens mittelgradige Beeinträchtigungen im Funktionsniveau der Persönlichkeit (d. h. des Selbst und der interpersonellen Beziehungen)	Funktionsbeeinträchtigungen in Aspekten des Selbst und / oder der zwischenmenschlichen Beziehungen
Kriterium B: Ein oder mehrere problematische Persönlichkeitsmerkmale	Maladaptive, d. h. unflexible oder unzureichend regulierte Muster der Kognition, des emotionalen Erlebens, des emotionalen Ausdrucks und des Verhaltens
Kriterium C: Die Beeinträchtigungen und Persönlichkeitsmerkmale sind relativ unflexibel und durchgängig in einem weiten Bereich persönlicher und sozialer Situationen	Die Störung zeigt sich in verschiedenen persönlichen und sozialen Situationen (d. h. sie ist nicht auf bestimmte Beziehungen oder soziale Rollen beschränkt)
Kriterium D: Die Beeinträchtigungen und Persönlichkeitsmerkmale sind relativ stabil über die Zeit, und ihr Beginn kann zumindest bis zur Adoleszenz oder bis zum frühen Erwachsenenalter zurückverfolgt werden	Die Störung dauert über längere Zeit an (z. B. länger als 2 Jahre)
Kriterium E: Die Beeinträchtigungen und Persönlichkeitsmerkmale können nicht besser durch eine andere psychische Störung erklärt werden	Die Symptome sind nicht auf die direkte Wirkung eines Medikaments oder einer Substanz zurückzuführen, auch nicht auf Entzugserscheinungen, und lassen sich nicht besser durch eine andere psychische Störung, eine Erkrankung des Nervensystems oder einen anderen medizinischen Zustand erklären
Kriterium F: Die Beeinträchtigungen und Persönlichkeitsmerkmale gehen nicht ausschließlich auf die direkte körperliche Wirkung einer Substanz oder eines anderen medizinischen Krankheitsfaktors zurück	
Kriterium G: Die Beeinträchtigungen und Persönlichkeitsmerkmale lassen sich nicht besser als normal für eine Entwicklungsphase oder soziokulturelle Umgebung eines Individuums verstehen	Die Verhaltensmuster, die die Störung charakterisieren, sind entwicklungsmäßig unangemessen und lassen sich nicht primär durch soziokulturelle Faktoren erklären.
	Die Störung ist mit erheblichem Leidensdruck oder deutlichen Beeinträchtigungen in verschiedenen Lebensbereichen verbunden.

Anmerkung: Die Beschreibungen des ICD-11 Modells sind noch vorläufige Übersetzungen (vgl. https://www.bfarm.de/DE/Kodiersysteme/Klassifikationen/ICD/ICD-11/uebersetzung/_node.html), da derzeit (2025) noch keine offizielle deutsche Übersetzung vorliegt.

Schweregrad. Im alternativen Modell des DSM-5 wird der Schweregrad der PS an Beeinträchtigungen in den in Kriterium A definierten Fähigkeitsbereichen festgemacht. Die Bereiche *Identität und Selbststeuerung* beziehen sich auf Fähigkeiten verbunden mit dem eigenen Selbst; die Bereiche *Empathie und Nähe* beziehen sich auf interpersonelle Fähigkeiten. Mit Empathie ist beispielsweise die Fähigkeit gemeint, das Erleben und die Motive anderer anzuerkennen, unterschiedliche Sichtweisen zu tolerieren und die Wirkungen des eigenen Verhaltens auf andere zu verstehen. Die im DSM-5-Manual (Falkai & Wittchen, 2018) verfügbare Skala zur Erfassung des Funktionsniveaus der Persönlichkeit (SEFP) erfasst, wie stark diese Fähigkeiten bei einer Person beeinträchtigt sind. Hierzu werden fünf Schweregrade differenziert – von keiner oder geringfügiger Beeinträchtigung (Schweregrad 0) bis zu extremer Beeinträchtigung (Schweregrad 4) –, wobei eine mittelgradige Beeinträchtigung (Schweregrad 2) als Schwellenwert für das Vorliegen einer PS gilt. Um die Beurteilung zu erleichtern, werden im DSM-5-Manual alle möglichen Kombinationen von Fähigkeitsbereich und Schweregrad anhand prototypischer Merkmale operationalisiert. Eine verkürzte Übersicht zu den fünf Schweregraden findet sich in der linken Spalte von Tabelle 12.2. Im ICD-11-Modell werden neben dem Ausmaß und der Durchgängigkeit von Funktionsbeeinträchtigungen in Aspekten des Selbst und der zwischenmenschlichen Beziehungen weitere Aspekte zur Schweregradbestimmung herangezogen (Bach & Simonsen, 2021; WHO, 2022). Hierzu gehören zum einen Ausmaß, Durchgängigkeit und Chronizität von weiteren maladaptiven Erlebens- und Verhaltensweisen (z. B. Entscheidungsfähigkeit unter Unsicherheit, Stressresistenz), zum anderen das Ausmaß, in dem diese Merkmale mit Leiden oder Beeinträchtigungen in verschiedenen Lebensbereichen einhergehen. Sofern die allgemeinen Kriterien einer PS erfüllt sind, kann anhand der genannten Aspekte zwischen einer leicht-, mittel-, und schwergradigen PS unterschieden werden (siehe rechte Spalte von Tabelle 12.2). Sind die Funktionsbeeinträchtigungen auf bestimmte Beziehungen oder Situationen beschränkt, aber dennoch potentiell behandlungsrelevant, kann eine Persönlichkeitsproblematik diagnostiziert werden. Damit werden im ICD-11 Modell insgesamt vier Schweregrade abgebildet, die inhaltlich den Schweregraden 1 bis 4 des alternativen DSM-5-Modells entsprechen (Bach & Simonsen, 2021).

Tabelle 12.2 Schweregrade der Beeinträchtigung von Persönlichkeitsstörungen

Alternatives DSM-5-Modell	ICD-11-Modell
Schweregrad 0: Eine Person mit keiner oder geringfügiger Beeinträchtigung erlebt sich als eigenständig, verfügt über ein positives, aber hinreichend akkurates Selbstbild, und kann eine relativ große Bandbreite an Gefühlen erleben (Bereich Identität). Sie verfolgt sinnhafte Ziele, orientiert sich an prosozialen Maßstäben des Verhaltens und kann auf produktive Weise über sich selbst nachdenken (Bereich Selbststeuerung). Sie erkennt das Erleben anderer an, kann unterschiedliche Sichtweisen tolerieren und versteht die Wirkungen des eigenen Verhaltens auf andere (Bereich Empathie). Sie kann tiefe und dauerhafte Beziehungen mit anderen Menschen eingehen, kann und will diesen nahe sein und geht respektvoll mit ihnen um (Bereich Nähe).	
Schweregrad 1: Eine Person mit leichten Beeinträchtigungen weist in verschiedenen Fähigkeitsbereichen punktuelle Einschränkungen auf, wobei diese Einschränkungen eher situationsgebunden sind und die Bewältigung zentraler Lebensaufgaben nicht prinzipiell verhindern. Beispielsweise kann die Person dazu neigen, mit bestimmten Herausforderungen auf eine übertriebene oder einseitige Weise umzugehen (z. B. übermäßige Zielstrebigkeit), oder in konflikthaften Situationen mit ungünstigen Gedanken, Gefühlen und Verhaltensweisen zu reagieren (z. B. reduzierter Selbstwert).	QE50.7: Eine Persönlichkeitsproblematik (noch ohne Krankheitswert) liegt vor, wenn die Funktionsbeeinträchtigungen auf einzelne Beziehungen oder Situationen begrenzt sind. Maladaptive Erlebens- und Verhaltensmuster manifestieren sich nur phasenweise (z. B. unter Stress) oder sind insgesamt weniger deutlich ausgeprägt.
Schweregrad 2: Bei einer Person mit mittelgradigen Beeinträchtigungen sind die Einschränkungen umfassender und erschweren die Bewältigung von zentralen Lebensaufgaben deutlich. Charakteristisch für dieses Funktionsniveau sind z. B. ein vulnerabler Selbstwert, unangemessene persönliche Maßstäbe und Erwartungen, übermäßige Selbstbezogenheit, und oberflächliche zwischenmenschliche Beziehungen.	6D10.0: Eine leichtgradige Persönlichkeitsstörung liegt vor, wenn die Funktionsbeeinträchtigungen zwar ausgeprägt, aber auf spezifische Lebensbereiche begrenzt sind und manche sozialen und beruflichen Rollen immer noch aufrechterhalten werden können. Die spezifischen Manifestationen sind von geringem Schweregrad und gehen nicht mit gravierendem Schaden für sich selbst oder andere einher.

Tabelle 12.2 (Fortsetzung)

Alternatives DSM-5-Modell	ICD-11-Modell
Schweregrad 3: Charakteristisch für eine Person mit schweren Beeinträchtigungen sind z. B. ein inkohärentes Selbstbild, ein chronisches Gefühl der Verzweiflung, unklare oder widersprüchliche persönliche Maßstäbe und Erwartungen, die Unfähigkeit, alternative Sichtweisen zu berücksichtigen, und das Scheitern von dauerhaften Bindungen oder von Bemühungen um Kooperation.	6D10.1: Eine mittelgradige Persönlichkeitsstörung liegt vor, wenn sich die Funktionsbeeinträchtigungen auf mehrere Lebensbereiche auswirken. Die spezifischen Manifestationen sind von mittlerem Schweregrad und können gelegentliche selbst- oder fremdschädigende Verhaltensweisen einschließen.
Schweregrad 4: Bei einer Person mit extremen Beeinträchtigungen liegen typischerweise massive Verzerrungen im Bereich der Wahrnehmung von sich und anderen vor. Eigene Maßstäbe für Verhalten sind praktisch nicht vorhanden, Gedanken und Handlungen werden vermischt, Sichtweisen anderer werden überhaupt nicht wahrgenommen, und der Umgang mit anderen ist sehr distanziert, chaotisch oder durchgängig negativ.	6D10.2: Eine schwergradige Persönlichkeitsstörung liegt vor, wenn die Funktionsbeeinträchtigungen mit der Erfüllung sozialer Erwartungen unvereinbar sind und sich auf so gut wie alle Lebensbereiche erstrecken. Die spezifischen Manifestationen schließen oft auch selbst- oder / und fremdschädigende Verhaltensweisen ein.

Art der PS. Im alternativen Modell des DSM-5 basiert die Bestimmung der Art der PS auf den in Kriterium B definierten Persönlichkeitsmerkmalen. Hierzu wurde eigens anhand empirischer Analysen ein hierarchisches Modell problematischer Persönlichkeitsmerkmale entwickelt. Auf übergeordneter Ebene umfasst das Modell die fünf breiten Domänen Negative Affektivität, Verschlossenheit, Antagonismus, Enthemmtheit und Psychotizismus. Ein wichtiges Forschungsergebnis besteht darin, dass die Domänen größtenteils als maladaptiv gepolte Varianten der bekannten Dimensionen des Fünf-Faktoren-Modells der Persönlichkeit verstanden werden können (Krueger & Markon, 2014). Auf untergeordneter Ebene werden die Domänen anhand von insgesamt 25 Persönlichkeitsfacetten weiter spezifiziert, wobei aus empirischer Sicht jeweils drei Facetten besonders charakteristisch für eine Domäne sind (Watters & Bagby, 2018). Diese 15 zentralen Facetten sind in der linken Spalte von Tabelle 12.3 aufgelistet.

Im ICD-11-Modell kann die Diagnose einer PS oder einer Persönlichkeitsproblematik anhand von charakteristischen Persönlichkeitsmerkmalen weiter spezifiziert werden. Die Domänen *Negative Affektivität, Verschlossenheit, Dissozialität* und *Enthemmtheit* entsprechen inhaltlich weitgehend den Domänen des alternativen DSM-5-Modells (siehe rechte Spalte von Tabelle 12.3). Statt Psychotizismus wird im ICD-11-Modell A*nankasmus/Zwanghaftigkeit* als fünfte Domäne berücksichtigt, was im alternativen DSM-5 Modell zumindest teilweise durch die Facette *Rigider Perfektionismus* abgebildet wird.

Tabelle 12.3 Problematische Persönlichkeitsmerkmale

Alternatives DSM-5 Modell	ICD-11 Modell
Negative Affektivität Emotionale Labilität; Ängstlichkeit; Trennungsangst	**Negative Affektivität** Erleben eines breiten Spektrums negativer Emotionen mit einer Häufigkeit und Intensität, die nicht im Verhältnis zur Situation steht; Emotionale Labilität und Probleme der Emotionsregulation; Negativistische Haltungen; Geringes Selbstwertgefühl und Selbstvertrauen; Misstrauen
Verschlossenheit Sozialer Rückzug; Anhedonie; Vermeidung von Nähe	**Verschlossenheit** Soziale Verschlossenheit, d. h. Vermeidung sozialer Interaktionen, Mangel an Freundschaften und Vermeiden von Intimität; Emotionale Verschlossenheit, d. h. Zurückhaltung, Unnahbarkeit und Einschränkungen im Ausdruck und Erleben von Emotionen
Antagonismus Neigung zur Manipulation; Unehrlichkeit; Grandiosität	**Dissozialität** Selbstbezogenheit; Mangel an Empathie
Enthemmtheit Verantwortlungslosigkeit; Impulsivität; Ablenkbarkeit	**Enthemmtheit** Impulsivität; Ablenkbarkeit; Verantwortungslosigkeit; Leichtsinnigkeit; mangelnde Planung
Psychotizismus Ungewöhnliche Überzeugungen und Erlebnisse; Exzentrizität; Denk- und Wahrnehmungsstörungen	
Rigider Perfektionismus	**Anankasmus/Zwanghaftigkeit** Perfektionismus; Emotionale und verhaltensbezogene Gehemmtheit

Spezifische Persönlichkeitsstörung. Um die »Rückwärtskompatibilität« zum klassischen Modell sicherzustellen, ermöglicht das alternative Modell des DSM-5 zusätzlich die Diagnose von sechs spezifischen PS. Es handelt sich dabei um die Antisoziale, Borderline-, Narzisstische, Schizotype, Vermeidend-selbstunsichere und Zwanghafte PS. Die Kriterien bestehen jeweils aus spezifischen Kombinationen von Beeinträchtigungen im Funktionsniveau (Kriterium A) und problematischen Persönlichkeitsmerkmalen (Kriterium B). Beispielsweise müssen für die Diagnose einer Narzisstischen PS in mindestens zwei der vier Fähigkeitsbereichen mindestens mittelgradige Beeinträchtigungen vorliegen und die beiden Merkmalsfacetten Grandiosität und Suche nach Aufmerksamkeit deutlich ausgeprägt sein. Entspricht das individuelle Muster keiner dieser »typischen« Kombinationen, kann die Diagnose einer merkmalsspezifizierten PS (PS-MS) vergeben werden, d. h. die PS wird anhand der individuellen Merkmalskombination beschrieben. Das ICD-11-Modell sieht dagegen keine Diagnose von spezifischen PS vor. Neben der Spezifikation einer PS bzw. einer Persönlichkeitsproblematik im Hinblick auf charakteristische Persönlichkeitsmerkmale besteht dort allerdings die Möglichkeit, ein Borderline-Muster zu spezifizieren. Die Kriterien hierfür entsprechen den neun Kriterien einer Borderline-Persönlichkeitsstörung im DSM-IV (vgl. Kap. 53).

Diagnostische Verfahren. In Tabelle 12.4 sind die derzeit in deutscher Sprache verfügbaren Verfahren zur Erfassung von Schweregrad und Art der PS nach den Modellen des DSM-5 Teil III und der ICD-11 zusammengestellt. Für den Schweregrad können zu Screeningzwecken beispielsweise die kurzen LPFS-BF 2.0 oder PDS-ICD-11 verwendet werden, für die bevölkerungsrepräsentative Normwerte vorliegen. Für die Art der PS bieten sich, je nach Anwendungskontext, verschiedene Versionen des PID-5 an. Einen analogen Fragebogen, der sich auf die finalen Beschreibungen der ICD-11 Persönlichkeitsmerkmale bezieht, gibt es bisher nur auf Englisch (Clark et al., 2021). Für das alternative DSM-5-Modell steht inzwischen mit dem SCID-5-AMPD ein strukturiertes Interview zur Verfügung, das separate Module zur Erfassung von Schweregrad und Art enthält.

Tabelle 12.4 Verfahren zur Erfassung von Schweregrad und Art der PS gemäß den Modellen in DSM-5 Teil III und ICD-11

Verfahren	Deutschsprachige Referenz	Konstrukt	Methode	Skalen (KV)	Items (KV)
Skala zur Erfassung des Funktionsniveaus der Persönlichkeit (SEFP)	Falkai & Wittchen (2018)	Schweregrad (DSM-5)	ER	12 (4, 1)	60 (12, 4, 1)
Level of Personality Functioning Scale – Self-Report (LPFS-SR)	Zimmermann et al. (2020)	Schweregrad (DSM-5)	SEF	1/4	80
Level of Personality Functioning Scale – Brief Form 2.0 (LPFS-BF 2.0)	Spitzer et al. (2021)	Schweregrad (DSM-5)	SEF	1/2	12
Levels of Personality Functioning Questionnaire for Adolescents from 12 to 18 Years (LoPF-Q 12-18)	Goth et al. (2018)	Schweregrad (DSM-5)	SEF	1/4/8 (1)	97 (20)
Selbst- und interpersonale Funktionsskala (SIFS)	Macina et al. (2023)	Schweregrad (DSM-5)	SEF	1/4	24

Tabelle 12.4 (Fortsetzung)

Verfahren	Deutschsprachige Referenz	Konstrukt	Methode	Skalen (KV)	Items (KV)
Semistrukturiertes Interview zur Erfassung der DSM-5 Persönlichkeitsfunktionen (STiP-5.1)	Zettl et al. (2019)	Schweregrad (DSM-5)	SI	1/4	12
Strukturiertes Klinisches Interview für das alternative DSM-5-Modell für Persönlichkeitsstörungen (SCID-5-AMPD), Modul I	Hörz-Sagstetter et al. (2025)	Schweregrad (DSM-5)	SI	1/4	12
Standardized Assesment of Severity of Personality Disorder (SASPD)	Rek et al. (2020)	Schweregrad (ICD-11*)	SEF	1	9
Personality Disorder Severity ICD-11 (PDS-ICD-11)	Zimmermann et al. (2023)	Schweregrad (ICD-11)	SEF	1	14
DSM-5 Checkliste für problematische Persönlichkeitsmerkmale	Falkai & Wittchen (2018)	Persönlichkeitsmerkmale (DSM-5)	ER	5	25
Persönlichkeitsinventar für DSM-5 (PID-5)	Zimmermann et al. (2014)	Persönlichkeitsmerkmale (DSM-5)	SEF, FEF	5/25 (5)	220/218 (100, 36, 25)
Strukturiertes Klinisches Interview für das alternative DSM-5-Modell für Persönlichkeitsstörungen (SCID-5-AMPD), Modul II	Hörz-Sagstetter et al. (2025)	Persönlichkeitsmerkmale (DSM-5)	SI	5	25
Persönlichkeitsinventar für ICD-11 (PiCD)	Damovsky et al. (2023)	Persönlichkeitsmerkmale (ICD-11*)	SEF	5	60

Anmerkungen. ER = Expert:innen-Rating. FEF = Fremdeinschätzungsfragebogen für Informant:innen. SEF = Selbsteinschätzungsfragebogen. SI = Strukturiertes Interview. KV = Kurzversion. * = Das Verfahren bezieht sich nur auf eine vorläufige Version des ICD-11 Modells. Referenzen der (häufig englischsprachigen) Originalfassungen bzw. der Kurzversionen wurden aus Platzgründen nicht aufgeführt.

12.5 Vorteile der dimensionalen Konzeption und Fallbeispiel

Mit der Einführung des alternativen DSM-5-Modells und des ICD-11-Modells wurden einige Probleme der Klassifikation für PS in DSM-IV und ICD-10 gelöst oder zumindest deutlich entschärft (z. B. die Vernachlässigung gradueller Unterschiede im Schweregrad oder die mangelnde Konstruktvalidität). Andere Schwächen bleiben dagegen weiter bestehen (z. B. die Willkürlichkeit von Schwellenwerten) oder entstehen neu (z. B. die inhaltliche Überlappung von Schweregrad und Art). Der vielleicht wichtigste Vorteil der neuen Modelle gegenüber dem klassischen Modell besteht in der Möglichkeit, das individuelle Muster an Problemen auf einem relativ niedrigen, klinisch nützlichen Abstraktionsniveau abzubilden und für die Therapieplanung nutzbar zu machen (Zimmermann et al., 2015a). Auch sind die Erhebungsinstrumente dabei hilfreich, die Phänomenologie zwischenmenschlicher Probleme – auch jenseits von Störungen mit Krankheitswert – abzubilden und entsprechend die Fallkonzeption zu individualisieren.

Fallbeispiel. Das folgende Fallbeispiel (nach Spitzer et al., 2002) zeigt, wie eine gemäß dem klassischen Modell wenig informative Diagnose einer PS-NNB im alternativen Modell des DSM-5 auf klinisch nützliche Weise ausdifferenziert werden kann.

Fallbeispiel

Der 34-jährige Dr. Werner erscheint bei seinem ersten Termin 15 Minuten zu spät. Er sei kürzlich aufgefordert worden, seine Stelle zu kündigen, weil er seinem Vorgesetzten zufolge häufig zu spät zur Arbeit und zu Besprechungen komme. Er habe Termine versäumt, Aufträge vergessen, sich geweigert, Anweisungen zu befolgen und wirke unmotiviert. Dr. W. war darüber überrascht und verärgert – er war der Meinung, besonders gute Arbeit unter äußerst schwierigen Bedingungen geleistet zu haben, und nahm seinen Vorgesetzten als übermäßig zwanghaft und fordernd wahr. Gleichwohl berichtet er von einem seit langem bestehenden Muster im Hinblick auf Schwierigkeiten mit Autoritäten.

Der Patient hatte in seiner Kindheit heftige und lang anhaltende Wutanfälle, die in seiner Familie legendär waren. Er war ein herrschsüchtiges Kind, das von anderen Kindern verlangte, »auf seine Art und Weise zu spielen«, sonst würde er überhaupt nicht mitspielen. Gegenüber Erwachsenen, vor allem seiner Mutter und den Lehrerinnen, verhielt er sich aufsässig und trotzig und war oft nicht zu bändigen. Er wurde auf eine Privatschule für Jungen geschickt, die vorwiegend männliche Lehrer hatte, und verhielt sich nach und nach zurückhaltender und disziplinierter. Er bestand jedoch weiterhin starrsinnig darauf, dass Dinge nach seinem Willen liefen, und nahm Lehrern Anleitungen oder Anweisungen übel. Er war ein hervorragender, aber unbeständiger Schüler, der nur so viel arbeitete, wie er selbst wollte; er »bestrafte« Lehrer, die er nicht mochte, indem er ihre Aufgabenstellungen nicht erledigte. Er war streitlustig und selbstgerecht, wenn er kritisiert wurde, und behauptete, nicht fair behandelt worden zu sein.

Dr. Werner ist unglücklich verheiratet. Er klagt, dass seine Frau ihn nicht verstehe und dass sie eine »Erbsenzählerin« sei. Sie beschwere sich über seine Unzuverlässigkeit und Sturheit. Er weigert sich, häusliche Pflichten zu übernehmen und vergisst häufig, die wenigen Aufgaben zu erledigen, die er als seinen Verantwortungsbereich akzeptiert hatte. Steuererklärungsformulare werden mit mehrmonatiger Verspätung abgegeben, Rechnungen nicht bezahlt. Der Patient ist kontaktfreudig und hat großen Charme, aber Freunde sind meist irgendwann verärgert über seinen Unwillen, sich nach den Wünschen der Gruppe zu richten.

Aus der Perspektive des alternativen DSM-5-Modells lässt sich bei Herrn Werner eine mittelgradige Beeinträchtigung im Funktionsniveau der Persönlichkeit feststellen, insbesondere in den Bereichen Selbststeuerung und Empathie. Außerdem sind mehrere problematische Merkmalsfacetten deutlich ausgeprägt (z. B. Grandiosität, Verantwortungslosigkeit, Feindseligkeit). Da dieses individuelle Muster keiner spezifischen PS entspricht, kann (sofern die weiteren allgemeinen Kriterien erfüllt sind) die Diagnose einer merkmalsspezifizierten PS gestellt werden. Im Unterschied zur Restkategorie der PS-NNB bietet die PS-MS zahlreiche inhaltliche Ansatzpunkte, die zu einer individualisierten, personalisierten bzw. maßgeschneiderten Behandlungsplanung genutzt werden können.

FAQ

Warum wurden im alternativen DSM-5-Modell klinisch relevante Probleme wie z. B. die Histrionische oder Paranoide Persönlichkeitsstörung abgeschafft?
Nach Sichtung der Literatur kamen die zuständigen Arbeitsgruppen zu dem Schluss, dass für die genannten Persönlichkeitsstörungen (wie auch für die Schizoide und die Dependente PS) vergleichsweise wenig überzeugende Daten zu verschiedenen Validitätskriterien vorlagen (z. B. diskriminante Validität, psychosoziale Konsequenzen). Daher wurden diese Störungen im alternativen Modell nicht als spezifische Persönlichkeitsstörungen berücksichtigt. Allerdings sind die damit bezeichneten klinisch relevanten Probleme problemlos weiterhin diagnostizierbar, nämlich anhand von Merkmalsfacetten wie etwa der Suche nach Aufmerksamkeit oder ausgeprägtem Misstrauen. Insofern werden die als »histrionisch« oder »paranoid« bezeichneten Verhaltenstendenzen im alternativen Modell nicht ausgeblendet, sondern lediglich neu (und empirisch fundierter) verortet.

Weiterführende Literatur

Oltmanns, T. F. & Turkheimer, E. (2006). Perceptions of self and others regarding pathological personality traits. In R. F. Krueger & J. L. Tackett (Eds.), Personality and psychopathology (pp. 71–111). New York: Guilford.

Tyrer, P., Mulder, R., Kim, Y.-R., & Crawford, M. J. (2019). The development of the ICD-11 classification of personality disorders: An amalgam of science, pragmatism, and politics. *Annual Review of Clinical Psychology, 15*, 481–502.

Zimmermann, J., Brakemeier, E. L. & Benecke, C. (2015). Alternatives DSM-5-Modell zur Klassifikation von Persönlichkeitsstörungen. Psychotherapeut, 60 (4), 269–279.

Zimmermann, J., & Hopwood, C. J., & Krueger, R. F. (2023). The DSM-5 level of personality functioning scale. In R. F. Krueger & P. H. Blaney (Eds.), *Oxford Textbook of Psychopathology* (4th ed., pp. 579-603). Oxford University Press.

13 Fallkonzeption und Therapieplanung

Joachim Kosfelder • Frank Jacobi

13.1 Die funktionale Perspektive in der Psychotherapie

Wichtig

Therapeut:innen stehen im Behandlungsprozess ganz automatisch vor verschiedenen, zumeist komplexen Aufgaben: Vom Erstkontakt über eine Diagnostik- und Explorationsphase liefert die Problemanalyse die Informationen für das Fallkonzept, vor dessen Hintergrund dann die konkrete Therapie geplant und durchgeführt wird.

Liegt ausreichend evidenzbasiertes Störungs- und Veränderungswissen zu einem Störungsbild vor und ist dies bereits in störungsspezifischen Behandlungsmanualen zusammengefasst, so kann die Therapieplanung den dort vorgesehenen Schritten folgen, entsprechend angepasst an den Einzelfall: Eine sorgfältige Diagnosestellung (hiermit ist nicht nur die klassifikatorische Diagnose gemeint; vgl. Kap. 8) führt also im besten Fall zu einer tragfähigen Fallkonzeption und einem für diese:n Patient:in passenden Behandlungsplan.

Hinweis zu störungsspezifischen Behandlungsmanualen

Fragen der Indikation und Kontraindikation können in vielen Fällen durch die Hinzuziehung von Leitlinien oder empirisch bewährten Behandlungsmanualen beantwortet werden. Solche Manuale, wie sie auch in den Kapiteln in Teil V dieses Lehrbuchs aufgeführt sind, beanspruchen eine Evidenzbasierung, da die dort beschriebenen Strategien und Methoden ihre Wirksamkeit in entsprechenden Studien nachgewiesen haben. Allerdings können nicht alle Aspekte, die dort beschrieben werden, wirklich experimentell überprüft wurden - im Grunde besteht also fortlaufender Forschungsbedarf (vgl. Jacobi, 2020b).

Es wird – z. B. aus der Perspektive der Prozessbasierten Therapie (Kap. 69 – Kritik geäußert, dass solche Manuale oft zu stark auf spezifische Diagnosen ausgerichtet seien. Es wird daher empfohlen, auch transdiagnostische und prozessbasierte Heuristiken bei der Fallkonzeption einzubeziehen. Dies bedeutet jedoch keineswegs, dass bewährte Behandlungsmanuale dadurch obsolet geworden sind. Vielmehr können diese Ansätze einander sinnvoll ergänzen und gemeinsam zur Optimierung der Behandlung beitragen.

Was aber, wenn es sich nicht um isolierte psychische Störungen handelt, wenn interaktionelle und / oder motivationale Konflikte erwartbar sind, wenn somatische, soziale oder materielle Rahmenbedingungen die Umsetzung eines Behandlungsprogramms dauerhaft erschweren oder verhindern, wenn die Störungsbilder von Patient:innen nicht hinreichend durch ein in der Literatur vorgeschlagenes Modell beschrieben und erklärt werden? Spätestens hier wird ein explizites und elaboriertes Fallkonzept erforderlich, das eine Antwort nicht nur auf die Frage nach Auswahl, Abfolge und ggf. Adaption einzelner Techniken und Methoden gibt – die Frage nach dem »*Wie?*« –, sondern das es ermöglicht, ein *funktionales Fallverständnis* zu entwickeln. Dieses hilft, die entscheidende Frage zu beantworten: *Wozu?*

- Wozu zeigt mein:e Patient:in dieses (Problem-)Verhalten – und wieso zeigt sie bzw. er es nicht *nicht*?
- Wozu dienen beobachtbare Widerstandsphänomene (zum Beispiel derart, dass Erfahrungen, die im Widerspruch zu eigenen Ängsten oder selbstwertschädigenden Annahmen stehen, nicht als korrigierende Erfahrungen abgespeichert und integriert werden)?
- Wozu produziert er oder sie interaktionelle Besonderheiten gerade an dieser Stelle und bei diesen Anlässen?

Ein belastbares Fallkonzept gibt Antworten auf die Fragen nach der Funktionalität von Problemverhalten und legt Indikationsentscheidungen für bestimmte Methoden und deren sinnhafte Abfolge fest, es strukturiert den Behandlungsverlauf und befriedigt nebenbei das Grundbedürfnis nach (kognitiver) Kontrolle – sowohl auf Patient:innen- als auch auf Therapeut:innenseite.

13.2 Von der Beschreibung zur Analyse: ein funktionales Fallverständnis als Voraussetzung für einen erfolgversprechenden Behandlungsplan

Problem*analytische* Prozeduren verfolgen das Ziel, ein Fallkonzept zu generieren (z. B. Schulte, 1998; Bartling et al., 2016; Caspar, 2018). Das Durchlaufen der jeweiligen Arbeitsschritte, die Einordnung problemrelevanter Verhaltens- und Erlebensmuster der Patient:innen in die von den verschiedenen Modellen der Problemanalyse vorgegebenen Schubladen und Schemata, seien es nun SORKC-Ketten, ABC-Spaltentechniken oder Planstrukturen, werden aber erst leistungsfähig, wenn sich der Übergang von einem eher deskriptiven Strukturieren zu einer *funktional analytischen therapeutischen Modellbildung* vollzieht. Erst ein funktionales Fallverständnis ermöglicht die handlungsleitende Beantwortung der Fragen nach dem »Wozu?« und daraus abgeleitet nach dem »Was tun?«.

Übernahme der Patientenperspektive als zentrale Voraussetzung für ein funktionales Fallverständnis

Auch die »11 Gesetze der Therapie« von Frederick Kanfer (in Kanfer et al., 2012, S. 479 f.), betonen ein auf das Individuum abgestimmtes, funktionales Fallverständnis. Gleich die erste Regel lautet: »Verlangen Sie niemals von Klient:innen, gegen ihre eigenen Interessen zu handeln! Um die Situation von Klient:innen zu verstehen, müssen wir zunächst versuchen, ihre Perspektive einzunehmen und uns empathisch in ihre Welt einzufühlen, selbst wenn wir mit ihrer Sichtweise nicht einverstanden sind oder ihre Reaktion für unangemessen oder unvernünftig halten. Erst wenn wir fähig sind, deren subjektive und emotionale Lage adäquat nachzuvollziehen, kann eine Veränderung von Zielen, Motiven und Verhaltensweisen erwogen werden.«

Vor diesem Hintergrund liefern die vorangegangenen Kapitel dieses Buches, welche sich mit verschiedenen Strategien der Problemanalyse befassen, hervorragendes Handwerkzeug. Hinzu kommen weitere Modelle in neueren VT-Verfahren, z. B. die Analyse von Prägungen in CBASP (Kap. 60) oder das Modusmodell der Schematherapie (Kap. 66). Wie gut das Arbeitsergebnis mit diesen Werkzeugen letztlich ausfällt, hängt maßgeblich vom analytischen Geschick der Anwender:innen ab: besonders dann, wenn die in der Fachliteratur beschriebenen Störungs- und Behandlungsmodelle auf eine:n spezifische:n Patient:in nicht (oder nicht ausreichend) zutreffen, wird die Fähigkeit entscheidend, die vorhandenen problemanalytischen Werkzeuge kreativ und fundiert einzusetzen. Ein tragfähiger Behandlungsplan setzt ein belastbares, funktionales Fallkonzept voraus, das klar darlegt, warum die gewählten Techniken und Methoden genau für diese:n Patient:in, in dieser Form und zu diesem Zeitpunkt indiziert sind.

Wichtig • Fünf Leitfragen der Problemanalyse

Die Entwicklung eines tragfähigen Fallverständnisses ist komplex. Und ja, sie macht Arbeit. Belohnt wird diese Arbeit mit guten therapeutischen Ansatzpunkten für eine stimmige Therapieplanung und einem Gefühl von Sicherheit in der Planung und Durchführung von Interventionen. Die fünf übergeordneten Leitfragen sind zudem überschaubar, auch wenn sie noch individuell – d. h. an die Patient:innen angepasst – gewichtet werden müssen:

(1) Welche Bedingungen tragen maßgeblich zur Ausformung der Probleme bei? Welche Rolle spielen Reize und Verstärker, kognitive Prozesse, Regeln und Pläne sowie soziale und Umgebungsfaktoren?
(2) Wie sind Therapie- und insbesondere Änderungsmotivation einzuschätzen?
(3) Wie beurteile ich die therapeutische Beziehung, und wie sollte ich sie gestalten?
(4) Welche Ressourcen sind erkennbar, aktivierbar und nutzbar bei der Überwindung der Schwierigkeiten?
(5) Welche Aspekte der Problemgenese sind relevant und welcher Umgang damit sollte angestrebt werden?

13.3 Problemanalyse und Therapieplanung

Im Folgenden werden fünf problemanalytische Perspektiven vorgestellt (s. Abb. 13.1). Sie betreffen (1) die ›klassische‹ Problemanalyse, (2) die Analyse motivationaler Bedingungen, (3) die Analyse der therapeutischen Beziehung und (4) eine systematische Analyse von Ressourcen. Ergänzt wird diese Fokussierung auf aktuell wirksame Bedingungen durch eine (5) biografische Entwicklungsperspektive.

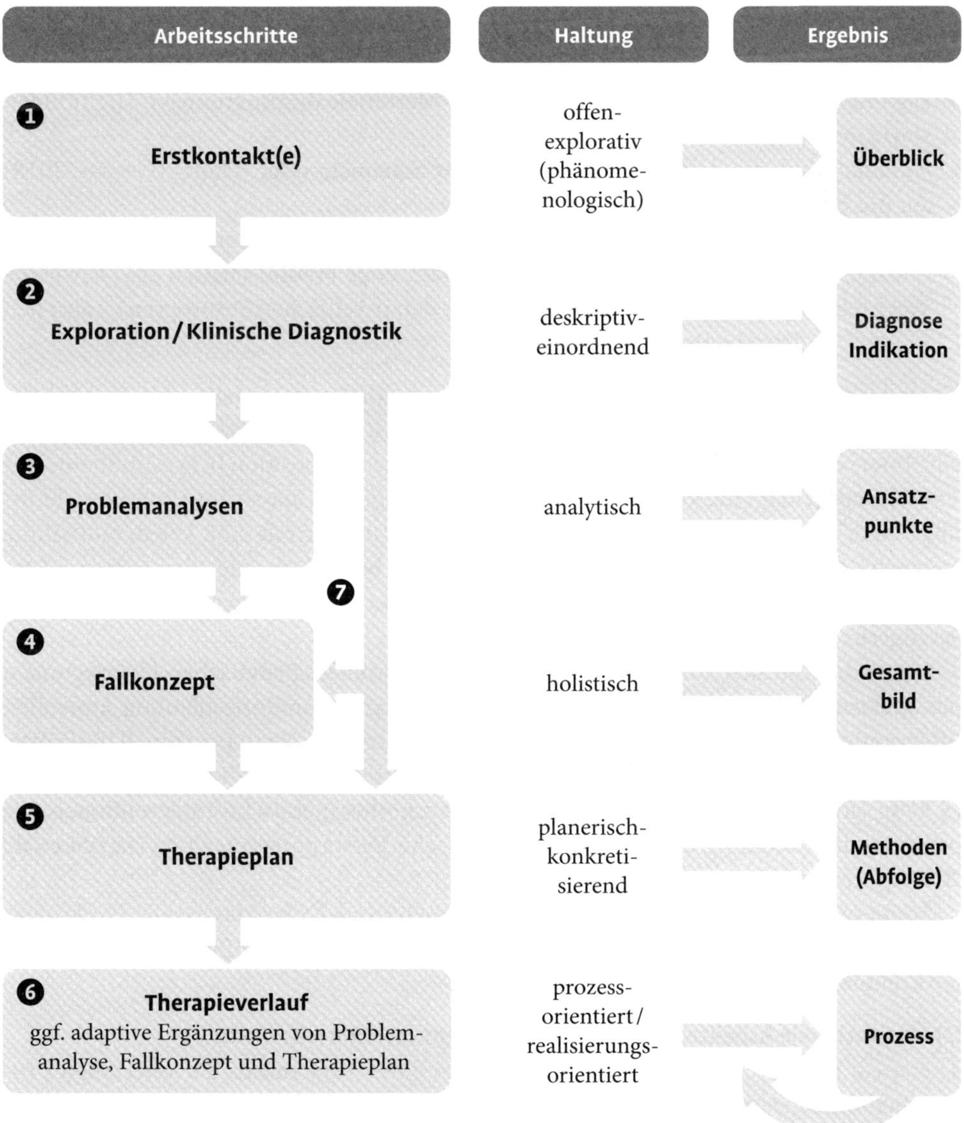

Abbildung 13.1 Fünf problemanalytische Perspektiven

(1) Die störungsspezifischen Perspektiven – die Probleme der Patient:innen stehen im Mittelpunkt
Hier steht die Erfassung und Bewertung der relevanten Faktoren im Fokus, die die aktuellen Schwierigkeiten der Patient:innen bedingen – sei es durch Auslösung, Begünstigung oder Aufrechterhaltung. Im Kern geht es dabei um Bedingungsanalysen. Eine Vielzahl von Modellen zur Analyse von störungsrelevanten Bedingungen steht zur Verfügung, beginnend mit der ›klassischen‹ Verhaltensanalyse bzw. funktionalen Analyse: Schulte (1998), Kanfer et al. (2012) oder Bartling et al. (2016) haben differenzierte Vorschläge dafür gemacht (s. zur SORKC-Analyse Kap. 10). Längst gehen solche störungsorientierten Heuristiken über eine reine Analyse des Problemverhaltens (Verhaltensanalyse) hinaus und untersuchen

- *kognitionsanalytisch* formale und inhaltliche Merkmale dysfunktionaler Kognitionen sowie metakognitive Aspekte,
- *plananalytisch* die Bedeutung motivationaler Schemata oder ›Pläne‹ (Caspar, 2018) auf die Bedürfnisbefriedigung,
- *systemanalytisch* die Eingebundenheit in die sozialen Systemen der Patient:innen (Partnerschaft, Eltern und Kinder, Arbeitsplatz, enge Freundschaften etc.) sowie die Wechselwirkung dieser Systeme mit der bzw. den psychischen Störung(en) – also den *Kontext*, in dem die Probleme stattfinden.

Über das soziale Umfeld hinaus spielen gesundheitliche, materielle und persönliche Rahmenbedingungen eine bedeutende Rolle: Letztlich entscheiden sie (mit) darüber, ob eine Intervention indiziert ist. So kann z. B. eine in-vivo-Exposition bei gesundheitlicher Vorbelastung oder eine kognitive Behandlungsstrategie bei massivem Untergewicht infolge einer Anorexie kontraindiziert sein. Ebenso kann Armut eine Wiederaufnahme angenehmer – aber kostenpflichtiger – Aktivitäten behindern oder der gerade anstehende Schulabschluss eines Kindes eine von dem / der Patient:in gewünschte Trennung verzögern.

Letztlich kann sich aufgrund dieser erweiterten problemanalytischen Überlegungen das Spektrum der zur Verfügung stehenden und in der Behandlungsplanung sinnvollen Interventionen deutlich verändern: Es kann sich reduzieren, wenn prinzipiell indizierte, aber unter diesen Rahmenbedingungen nicht durchführbare Methoden ausscheiden – es kann sich jedoch auch um andere, nicht-psychotherapeutische Interventionen wie psychosoziale Beratung und andere außerklinische Versorgungsangebote (Jacobi et al., 2022) erweitern.

Somit tragen diese problemanalytischen ›Erweiterungen‹ der klassischen Funktionalen Analyse zur Optimierung der Behandlungsplanung bei – zum Preis deutlich erhöhter Komplexität.

(2) Motivationale Aspekte: Was will mein:e Patient:in – und was nicht?
Therapeut:innen verfügen nicht selten über ein gutes Verständnis der relevanten Problembedingungen und können darauf basierend tragfähige therapeutische Ansatzpunkte entwickeln; sie planen und vermitteln ihren Patient:innen indizierte therapeutische Methoden – aber »es funktioniert nicht«. Störungsmodelle und Behandlungsrationale wer-

den noch einmal wiederholt und anscheinend auch verstanden, dennoch stockt der Therapieprozess. Was läuft schief? Eine mögliche Antwort fragt nach der Therapie- und insbesondere der Veränderungsmotivation (einschließlich der patient:innenseitigen Selbstwirksamkeitserwartung, ob man sich überhaupt verändern *kann*). Letztere lässt sich mit den Stadien der Veränderung des Transtheoretischen Modells und den Strategien der Motivierenden Gesprächsführung beschreiben (Miller & Rollnick, 2015; Kap. 4). Dies hilft beim Umgang mit ambivalenter Motivation und Widerstandsphänomenen – und muss ggf. einer störungsspezifischen Behandlung vorangestellt werden.

Ein anderer Zugang zu motivationalen Aspekten stellt die Plananalyse von Franz Caspar (2018, Kap. 11) dar: Sie fragt danach, welche motivationalen Strukturen (»Pläne«) das (Problem-)Verhalten eines Menschen bedingen, welche motivationale Schemata eine Person aktiviert, um ihre psychischen Grundbedürfnisse (»Oberpläne«) zu befriedigen.

(3) Die therapeutische Beziehung: Interaktion und Interaktionsanalyse

Das interpersonelle Verhalten in der Therapie bildet eine weitere Analyse-Ebene: Gibt es keine Hinweise auf interaktionelle Schwierigkeiten im Therapieprozess, sind hier keine weiteren Anstrengungen erforderlich. Nur ist dies nicht immer so: (Subklinische) Persönlichkeitsakzentuierungen und störungswertige Persönlichkeitsprobleme erfordern eine genauere Analyse von Beziehungsmotiven und -strategien für eine motivorientierte (oder komplementäre) bzw. im Falle von Persönlichkeitsstörungen indizierte Beziehungsgestaltung (Kap. 3, Kap. 52; vgl. auch Bollmann et al., 2021).

Manchmal überlagern sich auch störungs- und motivationsanalytische Überlegungen (z. B. bei Substanzabhängigkeit). Ähnlich treten interaktionelle Probleme als Merkmale von Persönlichkeitsstörungen mit hoher Wahrscheinlichkeit in der Therapiebeziehung auf, bilden gleichzeitig aber auch einen Schwerpunkt von Verhaltens-, Kognitions- oder Systemanalysen. Welches problemanalytische ›Werkzeug‹ hier also am ehesten geeignet ist, dürfte im Einzelfall von den Schwierigkeiten der Patient:innen und den Fertigkeiten der Therapeut:innen abhängen – und von ihrer Passung. Diese Passung lässt sich manchmal durch den geschickten Einsatz von Ressourcen optimieren.

(4) Und wo bleibt das Positive? Ressourcenanalysen im Fallkonzept

Die Fokussierung auf Stärken und protektive Faktoren (einschließlich elaborierter Ziele und expliziter Werte) ist für viele Therapeut:innen selbstverständlich. Das Wissen über ressourcenorientierte Therapiestrategien (Kap. 16) ist inzwischen verbreitet, und ihr Einsatz entspricht den Werten und Idealen vieler (Verhaltens-)Therapeut:innen. Zuweilen ist eine solche Ausrichtung jedoch eher unsystematisch und weniger an konkreten therapeutischen Prozesszielen ausgerichtet. In der Praxis kann es hilfreich sein,

- die »inneren Antennen« explizit auf die Ressourcen von Patient:innen auszurichten (**Ressourcenfokus** bzw. **Ressourcenorientierung** als Ergänzung zum Problemfokus);
- die Ressourcen von Patient:innen systematisch zu erfassen (**Ressourcen-Diagnostik**);
- sie im Therapieplan, bei der Vorbereitung von einzelnen Sitzungen oder Interventionen (z. B. Expositionen oder Verhaltensexperimenten) und auch bei adaptiven situativen Veränderungen im Behandlungsplan ständig und explizit zu berücksichtigen (**Ressourcen-Priming**; Flückiger & Wüsten, 2021);

- sie implizit und explizit in der therapeutischen Arbeit für die Patient:in erlebbar werden zu lassen (**Ressourcenaktivierung**);
- sicherzustellen und ggf. Feedback dazu einzuholen, wie gut es Patient:innen gelingt, ihre Ressourcen bei der Umsetzung der in der Therapie entwickelten und vereinbarten Schritte tatsächlich einzubinden (**Ressourcennutzung**).

Eine solche, auf den Behandlungsprozess ausgerichtete Ressourcenanalyse fragt also nicht lediglich nach dem Vorhandensein beliebiger individueller Ressourcen, sondern bemüht sich um eine umfassende Erhebung und Implementierung dieser in die Therapie und letztlich in den Alltag von Patient:innen.

Ergänzt werden kann und sollte diese Prozessperspektive in der Ressourcenanalyse durch indikative Überlegungen: *Wozu* möchte ich welche Ressourcen meiner Patient:innen nutzen? Ein zielorientiertes Aufgreifen von Ressourcen kann besonders hilfreich sein zum Beispiel zur Remoralisierung von Patient:innen mit deutlicher Hilf- und Hoffnungslosigkeit und beispielsweise auch zur Auswahl von kognitiven Disputationsstrategien oder von Impact-Techniken (Beaulieu, 2021).

Im Zusammenhang mit den Ressourcen von Patient:innen kann ein gesonderter Blick auf selbstregulatorische Aspekte geworfen werden: Wie gut gelingt die Selbstregulation und die Zielverfolgung? Einen besonderen Fokus verdienen dabei die Coping-Anstrengungen im Umgang mit den Problemen:

- Gibt es typische Bewältigungsmuster (i. S. von fight, flight oder freeze)?
- Welche Coping-Versuche wurden bislang unternommen und was hat sich – zumindest teilweise oder über einen begrenzten Zeitraum hinweg – als nützlich herausgestellt?
- Was war – zumindest in der bislang versuchten Weise – wenig hilfreich bzw. hat sogar zur Verschärfung der Schwierigkeiten geführt?

(5) How comes? Die Entwicklungsperspektive im Fallkonzept

Problemanalytische Modelle und Ressourcenanalysen stellen zumeist Momentaufnahmen dar; sie fokussieren auf (typisches) *aktuelles* Verhalten. Verstehen aber lassen sich die meisten Schwierigkeiten am besten aus einer biografischen Perspektive, und diese kann transaktional verstanden werden: Was in der Entwicklung der Patient:innen hat die Ausbildung psychischer Störungen begünstigt, und wie haben psychische Probleme in der Lebensspanne die Entwicklung der Patient:innen beeinflusst?

Entwicklungspsychologische und -psychopathologische Perspektiven können das Fallverständnis bedeutsam ergänzen und Patient:innen zum Teil auch entlasten, wenn ihr (Problem-)Verhalten dadurch validiert wird: So lassen sich psychische Probleme und Störungen manchmal als ungelöste Entwicklungsaufgaben verstehen und Patient:innen gegenüber auch *reframen*. Eine »noch nicht gelöste Aufgabe« ist dann potenziell weniger belastend und entmutigend als eine manifeste Pathologie. Auch wenn Patient:innen in ihrer Biografie traumatisierenden und invalidierenden Bedingungen ausgesetzt waren, ist es wichtig einzuordnen, dass die Patient:innen hier keine Schuld für ihr Leid trifft – und dass dennoch im Hier und Jetzt (und zukünftig) zuerst sie selbst diejenigen sind, die dieses Leid beenden können (vgl. Kap. 57).

Systemimmanenz in der Entwicklung von Störungsmodellen
Wie stellt sich die Fallkonzeption für die Patient:innen dar? Sie profitieren nicht zwangsläufig von Komplexität und Multiperspektivität therapeutischer Analysen. Im Gegenteil: Warum sollte ein Mensch mit Körperschemastörung darauf erpicht sein, seinen Körper intensiv im Spiegel und seine Bewegungen auf Video zu betrachten? Was für ein Angebot unterbreiten wir Patient:innen mit Agoraphobie, wenn sie ausgerechnet die von ihnen am meisten gefürchteten Situationen und Orte aufsuchen sollen?

Eine Antwort verweist auf ein *für den bzw. die Patient:in schlüssiges* Störungs- und Behandlungsmodell, welches ihre bzw. seine Beschwerden retrospektiv verständlich macht und das prospektiv die notwendigen Veränderungsschritte sinnvoll begründet – und das sich an den Werten des Patient:innen orientiert. Dies erinnert uns an die bereits genannten Kanfer´schen »Gesetze der Therapie«.

»Systemimmanente« Kriterien für die Erarbeitung von Störungs- und Behandlungsmodellen (Tuschen & Fiegenbaum, 2000)

- **Kompatibilität** mit dem individuellen kognitiv-affektiven System
- **Nicht-Falsifizierbarkeit** (nicht durch Einzelerfahrungen zu widerlegen)
- **Perspektivität** (Veränderbarkeit, Optimismus)
- **Plausibilität:** aktiver Einbezug der Patient:innen in die Modellentwicklung; Sparsamkeitsprinzip (eher einfache statt komplexe Erklärungen)

13.4 Behandlungsplanung: Abstrakte Behandlungsheuristiken statt vorgefertigter Bausteine

Wie aber kommt nun der konkrete Therapieplan zustande? Wie konstruiert man vor dem Hintergrund der vielen beteiligten Einflussfaktoren das geeignete therapeutische Handeln immer wieder neu (Caspar, 2024; vgl. Kap. 57, 69, 80)?

Wer in den genannten, z. T. umfangreichen Kompendien für Problemanalyse und Therapieplanung konkrete Handlungsempfehlungen erwartet, wird enttäuscht werden: Zum Teil auf nur wenigen Seiten werden eher abstrakte Heuristiken genannt, um von der unstrukturierten Sammlung therapeutischer Ansatzpunkte und prinzipiell indizierter Methoden zu einem konkreten, personalisierten Handlungsplan für große Abschnitte der folgenden Psychotherapie zu kommen. Zu heterogen sind Problembedingungen, (un-)zugängliche Interventionspunkte und denkbare Techniken, als dass sich allgemeine Empfehlungen aussprechen lassen: Nicht bei jeder Erscheinungsform einer depressiven Episode steht der Aufbau angenehmer Aktivitäten im Vordergrund, unter bestimmten Voraussetzungen können In-vivo-Konfrontationen bei Phobien kontraindiziert sein, und das aus dem allgemeinen kognitiven Modell der Sozialen Angststörung abgeleitete Vorgehen dürfte für Patient:innen mit ausgeprägten Kompetenzdefiziten nicht ausreichend sein.

Aus diesem Behandlungsplan heraus erfolgt die maßgeschneiderte Konkretisierung der ausgewählten Therapieschritte im Hinblick auf *diese Patientin bzw. diesen Patienten* mit den individuellen Ressourcen und Zielen. Eine solche (transdiagnostische) Individualisierung ist übrigens der KVT immanent und wurden nicht erst mit der Prozessbasierten Therapie (PBT; Hayes & Hofmann, 2017; vgl. Kap. 69) erfunden – aber der PBT-Ansatz eignet sich ausgezeichnet, um individuelle Heuristiken zur Heranziehung von evidenzbasierten psychologischen Interventionen zu generieren.

Kriterien für die Auswahl und Reihung der Therapiemethoden im Behandlungsplan nach Schulte (1998)

- Wichtigkeit für den / die Patient:in und seine / ihre weitere Behandlung
- Behandlungs- und Veränderungsmotivation
- Basisverhalten des / der Patient:in (Therapienachfrage, Mitarbeit, Selbstöffnung, Bereitschaft zum Erproben neuer Verhaltensweisen und Verzicht auf Widerstand; vgl. Kap. 1)
- bekannte bzw. erwartbare Effektivität der Methode
- Wirtschaftlichkeit (Kosten / Nutzen)

Nach diesen Kriterien kann entschieden werden, an welchen Ansatzpunkten und auf welchen Ebenen (konkretes Problemverhalten, [Meta-]Kognitionen, motivationale Pläne, interaktionelle Besonderheiten, spezifische Bedingungen in Beziehungssystemen) mit welchen Methoden bzw. Veränderungsprinzipien interveniert werden kann.

13.5 Standardisierung und Individualisierung

Die Notwendigkeit und Strategien der *Personalisierung* bei Planung und Durchführung von verhaltenstherapeutischen Behandlungen (die dennoch durchaus gut von standardisierten Interventionen profitieren) dürfte deutlich geworden sein – weitere Ausführungen hierzu finden sich insbesondere in Kapitel 69 und 80.

Ready for Change?

Im Verlauf einer Behandlung ist neben dem »Wie initiiere ich Veränderung?« auch das »Wann?« von großer Bedeutung. Wie Therapiemonitoring per täglichem Ecological Momentary Assessment zeigt, gehen »plötzlichen« therapeutischen Veränderungen im Therapieprozess oft Veränderungen verschiedener Dynamiken voraus. Interessanterweise ist es dann wichtig, solche Dynamiken *an sich* zu identifizieren – der Inhalt oder der Themenbereich der Veränderungsdynamik spielt dabei eine untergeordnete Rolle (z. B. Olthof, 2023; Schiepek, 2022).

Somit ist es also auch eine besonders wichtige Kompetenz in Therapieplanung und Therapiedurchführung, *günstige Zeitfenster für Veränderung* zu erkennen und bestenfalls auch systematisch *herbeizuführen* (zum Beispiel über einen Fokus auf erlebensorientierte Methoden; vgl. Meißner & Jacobi, 2025)

Personalisierung ist hierbei nicht nur als technische »Anpassung« standardisierter Vorgehensweisen an einen individuellen Einzelfall in der Therapieplanung zu verstehen, sondern insbesondere auch als Prozess aufzufassen, bei dem Therapeut:innen möglichst *responsiv* auf ihre Patient:innen von Moment zu Moment eingehen (Caspar, 2024b).

Responsiveness als permanenter Neukonstruktionsprozess

Eine Psychotherapie kann nicht komplett »durchgeplant und abgearbeitet« werden, u. a. weil manche Bedingungen in diesem komplexen Geschehen erst im Prozess klar werden und weil sich Kontextbedingungen ständig verändern (Caspar, 2024b). In diesem Zusammenhang gilt Responsiveness – gemeint als feinfühlige Antwortbereitschaft, Antwortfähigkeit und Antwortverhalten von Psychotherapeut:innen auf Besonderheiten ihrer Patient:innen (Stiles & Horvath, 2017; Watson & Wiseman, 2021) – als eine der bedeutendsten (verfahrensübergreifenden) therapeutischen Fertigkeiten. Dabei ist es essenziell, auf zwei verschiedene Arten auf die Bedürfnisse von Patient:innen einzugehen (vgl. Kap. 1):

- **Verstehen und emotionale Unterstützung:** Therapeut:innen richten ihren Fokus darauf, die Erfahrungen der Patient:innen nachzuvollziehen und ihnen korrektive emotionale Beziehungserfahrungen zu ermöglichen. Hierbei stehen der therapeutische Prozess und die aktuellen Ziele sowie Themen der Patient:innen im Mittelpunkt.
- **Überzeugung und Veränderung:** Therapeut:innen konzentrieren sich darauf, ihre Patient:innen zu überzeugen und zu ermutigen, ihr Denken, ihre Überzeugungen, Gefühle und ihr Verhalten zu ändern. Dabei liegt der Fokus stärker auf den übergeordneten Zielen und Ergebnissen der Therapie.

Diese duale Herangehensweise ermöglicht eine Anpassung an individuelle Bedürfnisse und fördert sowohl Beziehungsqualität als auch Therapieerfolg. Stiles und Horvath (2017) bringen es treffend auf den Punkt: »A responsive therapist consistently does the right thing which may be different each time, providing each client with a different, individually tailored treatment«. Solch ein Ansatz lässt sich schwer im Voraus planen, kann jedoch systematisch in die Therapieplanung und -anpassung einfließen, indem ein kontinuierliches Qualitätsmonitoring betrieben wird. Dies geschieht idealerweise durch therapeut:innenseitige Reflexion des Therapieverlaufs, unterstützt durch Supervision und Intervision (ggf. unter Zuhilfenahme von Supervision und Intervision; vgl. Kap. 81).

13.6 Stringenz als zentrales Kriterium von Fallkonzepten, Anträgen und Fallberichten

Ob ein Fallkonzept hilfreich und für die Behandlungsplanung und damit für einen günstigen Verlauf nützlich ist, dürfte stark von der inneren Konsistenz abhängen, mit der verschiedene therapierelevante Aspekte darin verknüpft sind (Schulte, 1998):

- Passen die geschilderten Symptome und Problemverhaltensweisen zum psychopathologischen Befund (Kap.9) und zur Diagnose (Kap. 8)?
- Passt beides schlüssig zu den in der Problemanalyse (Kap. 10, 11) untersuchten Phänomenen? Ergeben sich die geplanten Methoden konsequent daraus – und sind sie im individuellen sozialen Kontext auch realistisch umsetzbar?
- Adressieren die geplanten Methoden die zentralen pathologischen Prozesse im Krankheitsgeschehen (vgl. Kap. 69), und werden für diesen Fall die Risiken und Nebenwirkungen der geplanten Interventionen ausreichend beachtet (Kap. 83)?
- Ist es sinnvoll oder in punkto Stringenz gerade nicht sinnvoll, passende Methoden der KVT durch alternative Ansätze zu ergänzen oder zu ersetzen (Kap. 57)?

Wichtig

Nicht nur die Qualität und analytische Schärfe der einzelnen Arbeitsschritte, sondern gerade ihre stringente *Verknüpfung* entscheidet darüber, ob das Fallkonzept und der daraus abgeleitete Behandlungsplan zu einer erfolgversprechenden Therapie beitragen.

Diese Perspektive gilt für Anträge an Gutachter:innen (welche den Wahrheitsgehalt eines Antrags i. d. R. nicht überprüfen können, sehr wohl aber seine Stimmigkeit), ebenso wie für Berichte an nachfolgende Behandler:innen sowie für Fallberichte zu Prüfungszwecken. Insbesondere und an erster Stelle profitieren aber Patient:in und Therapeut:in von einem stringenten Konzept, welches eine funktionale und *überschaubare* Struktur für eine erfolgreiche Behandlung bietet, aber gleichzeitig flexibel genug für neue Informationen und adaptive Indikationsentscheidungen bleibt. Weder eine rigide Ausrichtung an bestehenden Programmen noch die Behandlungsplanung »aus dem Bauch heraus«, sondern eine belastbare Fallkonzeption und -steuerung versprechen den bestmöglichen Therapieerfolg; Verhaltenstherapie ist weder beliebig noch technizistisch, sondern planvoll, patient:innen- und prozessorientiert.

FAQ

Überfordere ich nicht meine Patient:innen (und auch mich) durch die Berücksichtigung all der genannten Komplexitäten bei der Entwicklung von Krankheitsmodell und Behandlungsplanung?

Für die gemeinsame Modellentwicklung gilt: Unsere Behandlungen müssen zu den Überzeugungssystemen der Patient:innen passen (»Systemimmanenz«). Die individuelle, patient:innenorientierte *Passung* von Störungs-, Genese- und Veränderungsmodellen und ihre Leistungsfähigkeit für die Begründung der anstehenden Behandlungsschritte ist klinisch wichtiger als ein Maximum an Komplexität und wissenschaftlicher Präzision. Das entscheidende Kriterium für die Qualität therapeutischer Modelle ist nicht die größtmögliche Annäherung an eine kaum valide zu ermittelnde »Wahrheit«, sondern ihre *Nützlichkeit* für die folgende Therapie.

Was mache ich, wenn eine an sich evidenzbasierte Strategie nicht »ankommt«, d. h. wenn zum Beispiel Patient:innen in der Therapie gemachte Erfahrungen nicht als wirklich korrigierend erleben (können)?

Wenn Patient:innen lege artis durchgeführte Interventionen, die eigentlich zur Korrektur von z. B. übersteigerten Ängsten oder dysfunktionalen selbstabwertenden Kognitionen eingesetzt wurden, nicht annehmen können, hat möglicherweise (klassisch schematheoretisch sensu Piaget gesprochen) eine weitere Assimilation der gemachten Erfahrungen an das Selbstbild stattgefunden – aber noch keine Akkomodation (Anpassung meines Selbstbildes und meiner Erwartungen an die gemachten Erfahrungen). Bevor hier einfach »mehr desselben« eingesetzt oder gar resigniert wird, könnten sich Therapeut:innen Fragen stellen wie: Habe ich die *Funktionen* des Problemverhaltens gut und vollständig verstanden? Gibt es nach wie vor *kognitive Verzerrungen* oder *andere »Abwehrmechanismen«*, die noch nicht identifiziert werden konnten? Gibt es ein *Allianz-Problem* (z. B. unterschiedliche Vorstellungen zu Zielen und Mitteln)? Waren die therapeutischen Interventionen *emotional bzw. affektiv nah genug am Erleben* der Patientin bzw. des Patienten (vgl. Grawesche Wirkfaktoren, v. a. Problemaktualisierung), so dass ein festgefahrenes System in Bewegung gebracht werden konnte?

Eine offene Reflexion über den Prozess (Metaebene der Therapie) kann helfen, gemeinsam zu verstehen, warum bestimmte Erfahrungen nicht »ankommen«, und Blockaden oder Widerstände klarer zu erkennen und zu bearbeiten.

Weiterführende Literatur

Bartling, G., Echelmeyer, L. & Engberding, M. (2016). Problemanalyse im therapeutischen Prozess. Leitfaden für die Praxis (6. Aufl.). Stuttgart: Kohlhammer.

Caspar, F. (Hrsg.). (1996). Psychotherapeutische Problemanalyse. Tübingen: dgvt.

Caspar, F. (2024). Responsivität. Die Psychotherapie, 69, 40–48.

Kanfer, F., Reinecker, H. & Schmelzer, D. (2012). Selbstmanagement-Therapie (5. Aufl.). Heidelberg: Springer.

Schulte, D. (1998). Therapieplanung (2. Aufl.). Göttingen: Hogrefe.

III Basistechniken der Verhaltenstherapie

Editorial

Basistechniken der Verhaltenstherapie

Eva-Lotta Brakemeier • Frank Jacobi

Die 15 hier präsentierten Ansätze und Therapieelemente bezeichnen wir als »Basistechniken«, weil sie auf den »klassischen« Grundlagen der Verhaltenstherapie beruhen. Diese Techniken haben sich seit langem in der verhaltenstherapeutischen Ausbildung bewährt und finden oft bereits im Psychologiestudium Anwendung. Besonders gut lassen sie sich in den neuen approbationskonformen Psychotherapie-Masterstudiengängen integrieren, insbesondere in den praxisbasierten Seminaren der berufsqualifizierenden Tätigkeiten.

Die Kapitel dieses Teils folgen einer einheitlichen Struktur, die der praktischen Anwendung und den typischen Herausforderungen besondere Aufmerksamkeit widmet:
(1) Hintergrund und allgemeine Merkmale
(2) Indikation, Kontraindikation und Nebenwirkungen
(3) Praktische Durchführung
(4) Typische Schwierigkeiten und Fehler
(5) Kritische Einordnung
(6) Frequently Asked Questions (FAQ)
(7) Weiterführende Literatur

Weitere Standardtechniken der Verhaltenstherapie werden beispielsweise von Linden und Hautzinger (2022) vorgestellt.

Empfehlung für Aus- und Weiterbildung

Wir empfehlen insbesondere verhaltenstherapeutischen Noviz:innen, diese Techniken von Beginn ihrer Ausbildung an in ihr therapeutisches Repertoire aufzunehmen, sie bei eigenen Problemen anzuwenden und sich intensiv mit ihnen vertraut zu machen. Obwohl es verlockend sein mag, sich sofort mit »modernen« oder »neuen« Techniken zu beschäftigen, erscheinen diese bewährten Basistechniken zentral, um Nutzen und Wirkung der Verhaltenstherapie sich entfalten zu lassen. Darüber kann auch gewissen Risiken und Nebenwirkungen vorgebeugt werden, die beim unreflektierten Einsatz »moderner« oder »neuer« Techniken auftreten können (vgl. Kap. 57).

Damit können Therapeut:innen später aus der Vielzahl an verfügbaren Strategien die für die jeweilige Patientin oder den jeweiligen Patienten am besten geeignete Technik adaptiv auswählen. Dabei sollte auch bedacht werden, welche Alternativen im Einzelfall bewusst *nicht* eingesetzt werden sollten – denn oft gilt: Weniger ist mehr.

Weiterführende Literatur

Linden, M. & Hautzinger, M. (Hrsg.). (2022). Verhaltenstherapiemanual (9. Aufl.). Heidelberg: Springer.

14 Psychoedukation

Stephan Mühlig • Antje Manthey • Jeannine Paulick

14.1 Hintergrund und allgemeine Merkmale

Das Referat »Psychoedukation« der Deutschen Gesellschaft für Psychiatrie und Psychotherapie, Psychosomatik und Nervenheilkunde e.V. (DGPPN) in Kooperation mit der Deutschen Gesellschaft für Psychoedukation (DGPE) definiert den Begriff »Psychoedukation« aktuell folgendermaßen (DGPPN, 2024):

> »Unter Psychoedukation werden systematische, didaktisch-psychotherapeutische Interventionen verstanden, um Patienten und ihre Angehörigen über die Erkrankung und ihre Behandlung zu informieren, mehr Verständnis und den selbstverantwortlichen Umgang zu fördern und sie bei der Krankheitsbewältigung zu unterstützen. Im Rahmen einer Psychotherapie bezeichnet Psychoedukation denjenigen Bestandteil der Behandlung, bei dem die aktive Informationsvermittlung, der Erfahrungsaustausch unter den Betroffenen und die Bearbeitung allgemeiner Krankheitsaspekte im Vordergrund stehen. Die Stärkung der Souveränität der Betroffenen und deren Empowerment gelten heute als ein zentrales Behandlungsziel in der Versorgung. Auch wenn es in den einzelnen Psychotherapie-Schulen unterschiedliche Zugangswege zu den Störungsbildern gibt, steht die laiengerechte Information der Erkrankten bezüglich ihres Beschwerdebildes und den hilfreichen Bewältigungsstrategien außer Frage.«
>
> *(DGPPN-Referat »Psychoedukation«, https://www.dgppn.de/die-dgppn/referate/psychoedukation.html; s.a. Bäuml & Pitschel-Walz, 2008; Bäuml et al., 2016)*

Psychoedukation umfasst somit die systematische und strukturierte Vermittlung wissenschaftlich fundierter gesundheits-, krankheits- bzw. störungs- und behandlungsrelevanter Informationen und Kompetenzen. Dabei stellt Psychoedukation heute verfahrensübergreifend eine wesentliche Therapiekomponente in einem übergeordneten Behandlungskonzept dar. Die Therapeut:innen dienen als Vermittler:innen und »Übersetzer:innen« des störungs- und therapiebezogenen Fachwissens, um Patient:innen zu selbstbestimmten Therapieentscheidungen und aktiver Mitgestaltung des Therapieprozesses zu befähigen (»Empowerment«). Somit zielen psychoedukative Maßnahmen darauf ab, Patient:innen in eine »Expertenfunktion in eigener Sache« hinsichtlich ihrer Erkrankung bzw. Störung zu machen und langfristig funktionale Bewältigungs- und Selbstmanagementstrategien zu erarbeiten. Sie dienen zudem dazu, die Kooperation zwischen Patient:innen, Angehörigen und professioneller Hilfe zu intensivieren und auf diese Weise die Therapiemitarbeit und Adhärenz zu fördern. Psychoedukation kann sich sowohl an Betroffene sowie Risikopersonen als auch an deren Angehörige bzw. das enge soziale Umfeld richten. Psychoedukative Maßnahmen werden in Prävention, Therapie und Rehabilitation sowie im ambulanten oder stationären Einzel- oder Gruppensetting praktiziert.

Info

Aktuell werden die Schwerpunkte der Psychoedukationsforschung zunehmend auf die Bereiche der Angehörigenarbeit und Sekundärprävention gelegt. Da Informationen von Mitbetroffenen (peer education) häufig eine besondere Glaubwürdigkeit besitzen, etablieren sich neben professionell angeleiteten Patienten- und Angehörigengruppen zunehmend auch »Peer-helpers«-Ansätze, vor allem im Gruppensetting. Rummel et al. (2005) konzipierten für diesen in Deutschland noch unterentwickelten Bereich ein Curriculum, in welchem Angehörige von Menschen mit psychischen Erkrankungen in Psychoedukationsgruppenleitung ausgebildet werden (»Angehörige informieren Angehörige«). Im Bereich der Sekundärprävention werden zunehmend Edukationsprogramme zur Früherkennung und Frühintervention psychischer Störungen eingesetzt, z. B. »Früherkennungs- und Therapiezentrum für psychische Krisen« in Köln und Berlin.

Ziele und Inhalte von Psychoedukation

- Aufklärung und Informationsvermittlung der Patient:innen und ggfs. Angehörigen über die Krankheit / Störung, Vermittlung eines funktionalen Krankheits- bzw. Störungskonzeptes (u. a. Entstehung und Aufrechterhaltung) und Korrektur dysfunktionaler und möglicherweise falscher Annahmen über die Erkrankung
- emotionale Entlastung und Versachlichung, Förderung der Störungsakzeptanz, Reduktion von Krankheits- und Behandlungsängsten und -befürchtungen
- Erläuterung der Behandlungsmöglichkeiten und eines aus dem Störungsmodell abgeleiteten Therapierationals und sowie des geplanten Therapieablaufs
- Aufklärung über alternative Therapieoptionen mit Begründung der Auswahl des Therapieverfahrens, der Behandlungsmethoden und -interventionen (angewandtes Therapieverfahren inkl. dessen Wirkmechanismen, Chancen, Risiken, Nebenwirkungen und realistische Therapieerfolgsaussichten)
- Aufbau von Vertrauen, Behandlungsmotivation und Therapiebereitschaft sowie Förderung der langfristigen und aktiven Therapiemitarbeit
- Kompetenzvermittlung (soziale, Selbstmanagement- und Bewältigungskompetenzen), Verbesserung der Selbstmanagement- und Krisenbewältigungsfähigkeiten
- aktive Beteiligung der Patient:innen am therapeutischen Veränderungsprozess und Stärkung des Selbstwirksamkeitserlebens durch entsprechende Erfolgserlebnisse
- Förderung der bzw. Hilfe zur Selbsthilfe im Umgang und bei der Bewältigung der Krankheit im Alltag, Stärkung des Selbsthilfepotenzials der Betroffenen
- Vermittlung eines gesundheitsförderlichen Lebensstils, Vermeiden von Triggern und Reduzierung des Rezidivrisikos (Rückfallprophylaxe)

Für die Angehörigen oder Bezugspersonen sind weitere Teilziele der Psychoedukation relevant (Bäuml & Pitschel-Walz, 2008), etwa die Förderung der langfristigen Kooperationsbereitschaft mit allen an der Behandlung Beteiligten, die Unterstützung der Angehörigen bei der Krankheitsbewältigung sowie die Verbesserung des innerfamiliären

Umgangs mit den Aspekten und Konsequenzen der Erkrankung. Mit der Informierung und Verbesserung der Selbstmanagementkompetenz der Patient:innen sollen die Behandlungsergebnisse verbessert und vor allem die Nachhaltigkeit der Therapierfolge gesichert werden. Im Rahmen der Psychoedukation sollten sich die Behandler:innen neben der evidenzbasierten Orientierung auch von den Therapiebedürfnissen und subjektiven Behandlungs- und Lebenszielen der Patient:innen und ihrer Angehörigen leiten lassen. Da patienten- und expertendefinierte Therapieziele und Endpunkte zur Therapieerfolgsbeurteilung nicht unbedingt übereinstimmen (Haarig et al., 2016), stellt diese Art der Konsensfindung (»shared decision making«) einen wichtigen Beitrag zur Patientenselbstbestimmung dar. Darüber hinaus kann Psychoedukation dazu dienen, die therapieunabhängigen Ressourcen der Patient:innen systematischer zu nutzen und in der trialogischen Perspektive die Kooperationsmöglichkeiten zwischen Behandler:innen, Patient:innen und deren Angehörigen zu optimieren.

14.2 Indikation, Kontraindikation und Nebenwirkungen

Indikation. Aufklären und Informieren von Patient:innen und Angehörigen gehören bei psychischen Störungen zur berufsrechtlichen Voraussetzung »heilkundlicher Eingriffe« (vgl. Kap. 82). Mittels Psychoedukation erfüllen Therapeut:innen den Rechtsanspruch der Behandelten auf informierte Einwilligung und Selbstbestimmung (Neudeck & Mühlig, 2020). Psychoedukation ist zudem eine elementare Behandlungskomponente, ein wichtiges Element für die therapeutische Beziehungsgestaltung sowie ein grundlegender Wirkfaktor für den weiteren Therapieprozess.

Wichtig

Die Aufklärung über Diagnose und Behandlung sowie die Einholung der patientenseitigen Einwilligung finden in der Regel zu Therapiebeginn während der Probatorik statt. Zur Etablierung einer tragfähigen therapeutischen Allianz ist es wichtig, die individuellen Bedürfnisse der Patient:innen für die konsensuale Therapiezielfindung explizit zu explorieren sowie ggf. Konflikte zwischen Therapie- und übrigen Lebenszielen auf Patientenseite aufzulösen. Nach der initialen Psychoedukation ist es ggf. erforderlich, relevante Informationen (z. B. zu Nebenwirkungen) in späteren Therapiephasen (mehrfach) zu wiederholen bzw. zu ergänzen (z. B. vor Durchführung einer Expositionsintervention).

Kontraindikation. Psychoedukationsmaßnahmen sind im Regelfall für den Therapieerfolg hilfreich und effektiv. Sind die erforderlichen gesundheitlichen, kognitiven oder motivationalen Voraussetzungen (Aufnahmefähigkeit, kognitive Funktionsfähigkeit, Allgemeinzustand, situative Belastung) für eine Aufklärungsintervention nicht gegeben, können psychoedukative Maßnahmen ineffektiv bleiben. In einigen wenigen Ausnahmefällen kann Psychoedukation kontraproduktiv wirken, indem sie zu einer Sensitivierung und damit Symptomverschlimmerung führt. Ein Beispiel einer ungünstigen Psychoedukationsmaßnahme ist das *Critical Incident Stress Debriefing* (CISD), einer Präventionsmaßnahme für Betroffene kurz nach einem traumatischen Ereignis, die darauf abzielt, der Entwicklung einer Posttraumatischen Belastungsstörung (Kap. 42) vorzubeugen. In empirischen Studien hat sich jedoch gezeigt, dass diese Form des Informierens kurz nach dem Trauma im Durchschnitt keinen Effekt hat bzw. sogar zu schlechteren Prognosen bezüglich einer PTBS-Entwicklung führt (Kagee, 2002; van Emmerik et al., 2002).

Nebenwirkungen. Aufklärungsinformationen und eine erklärende Diagnoseeröffnung wird – entgegen früherer Befürchtungen – von den meisten Patient:innen als entlastend erlebt. Das Auseinandersetzen und das Konfrontieren mit aversiv erlebten, selbstwertabträglichen oder schambehafteten Symptomen und Diagnosen können aber manchmal (kurzfristig) bei Patient:innen zu Irritationen führen und sich evtl. ungünstig auf die Therapiebeziehung auswirken, vor allem wenn die Informationsvermittlung nicht ausreichend empathisch und rezipientenorientiert erfolgt. Wenn weniger evidenzbasierte subjektive Störungstheorien für die Bewältigungsprozesse eines Patienten oder einer Patientin eine adaptive Funktion erfüllen, ist ein besonders behutsames therapeutisches Vorgehen mit offenen Fragen und respektvollen Alternativerklärungen klinischer Fakten und wissenschaftlicher Konzepte angezeigt. Hinweise für ein entsprechendes therapieförderliches Vorgehen finden sich in vielen Manualen. Psychoedukative Gruppen scheinen bei größeren Gruppen (Schneibel et al., 2017) oder »Frontalunterricht« besonders anfällig für Nebenwirkungen zu sein, weshalb hier besondere Sensitivität notwendig wird.

14.3 Praktische Durchführung

Handlungsprinzipien

Psychoedukative Maßnahmen sollten sich an den in Tabelle 14.1 aufgeführten Prinzipien orientieren.

Tabelle 14.1 Prinzipien psychoedukativer Maßnahmen

Prinzip	Beschreibung
Relevanz und Prägnanz	Auswahl wesentlicher und praktischer Informationen
Tailoring	Abstimmung der Informationen auf Wissensstand, Vorerfahrungen, Kognitionsniveau, Symptome und Krankheitseinsicht der Patient:innen
Geleitetes Entdecken	Patient:innen anregen, widersprüchliche oder unangenehme Informationen selbst zu entdecken (z. B. durch offene Fragen, Gedankenspiele)

Tabelle 14.1 (Fortsetzung)

Prinzip	Beschreibung
Transparenz	Übersichtlichkeit, »roter Faden«, Offenheit
Verständliche Sprache	einfache Sätze, Fachjargon oder abstrakte Begriffe vermeiden, lebendige Intonation, Mimik und Gestik
Veranschaulichungen	Beispiele, Metaphern, Visualisierungen, auch als Arbeitsmaterialien mitgeben
Konkrete Handlungsinstruktionen	zusätzlich schriftlichen Aktionsplan mitgeben, z. B. in Form von Hausaufgaben
Praktisches Demonstrieren und Einüben	z. B. Rollenspiel und Verhaltensübung zu sozialen oder Problemlösefertigkeiten
Motivierung	Lernerfolge verstärken (z. B. Loben, Ermuntern)
Zusammenfassen und Feedback	durch Nachfragen vergewissern, was angekommen ist
Wiederholung und Verknüpfung	Informationen wiederholen, mit anderen Therapieinterventionen verbinden

Störungsspezifische Varianten

Für viele Störungsbereiche liegen gut etablierte und empirisch evaluierte psychoedukative Manuale vor (vgl. Mühlig et al., 2000; Gibson et al., 2001; Behrendt & Schaub, 2005). Zudem gibt es eine wachsende Anzahl von seriösen Internetquellen zu Störungs- und Therapieinformationen. Hier gilt zu beachten, dass im Internet allerdings auch jegliche Informationen ungefiltert von unautorisierten Quellen verbreitet werden können, die weder wissenschaftlich fundiert sind noch kontinuierlich aktualisiert werden und deren Beurteilung ein gewisses Maß an Medienkompetenz voraussetzt.

Die Nutzung von generativer KI für Zwecke der Psychoedukation besitzt unbestreitbar Zukunftspotenzial, ist aber aufgrund der noch unzureichenden Quellenbasierung (»Halluzinierungseffekte«) auf dem derzeitigen Entwicklungsstand für die ungefilterte Anwendung durch Patient:innen noch nicht zu empfehlen.

Wichtig

Es ist unbedingt notwendig, Patient:innen die entsprechende Medienkompetenz zu vermitteln, sie ggf. zu unterstützen und sie auf seriöse Informationsquellen mit wissenschaftlicher Qualitätssicherung (z. B. Therapieleitlinien) hinzuweisen und vor problematischen Informationsquellen wie nicht zugelassenen »Online-Apotheken« und »Internet-Doktoren« zu warnen.

Depression und Bipolare Störung. In der Depressionsbehandlung besitzen psychoedukative Therapieelemente eine herausragende Bedeutung und gehören seit langem zum Behandlungsstandard. Einen noch zentraleren Stellenwert haben Psychoedukationsprogramme bei Patient:innen mit Bipolarer Störung und deren Angehörigen erlangt, da hier besondere Selbstmanagementkompetenzen zur Lebensführung, Triggervermeidung und Risikomanagement von den Betroffenen eigenständig beherrscht werden müssen.

Psychosen. In der Behandlung von Psychosen bzw. Erkrankungen aus dem schizophrenen Formenkreis spielt die Psychoedukation ebenfalls eine zentrale Rolle. Gut etablierte Interventionen richten sich zum einen auf die Optimierung der Adhärenz zur medikamentösen Behandlung und die Rückfallprophylaxe (z. B. frühzeitiges Erkennen von Frühwarnzeichen, Verbesserung der Kommunikation mit den Angehörigen). Weitere Psychoedukations- und Interventionselemente wie z. B. das Betrachten von (meta-)kognitiven Verzerrungen sowie von Veränderungen der Belastungstoleranz fließen zunehmend in die Psychotherapie ein. Bei Patient:innen mit Psychosen sollte insbesondere bei feindseliger oder sehr kritischer Haltung eine vorsichtige Psychoedukation erfolgen, bei der der Begriff »Psychose« oder »psychotische Episode« dem Begriff »Schizophrenie« vorgezogen werden könnte. Beispielhaft fundiert und hoch professionell ausgearbeitet ist das Psychoedukationsportal von »psychenet«, einem Großprojekt zur Verbesserung von Therapieangeboten und deren Vernetzung in der Gesundheitsregion Hamburg (www.psychenet.de).

Persönlichkeitsstörungen. Im Bereich der Persönlichkeitsstörungen sind Psychoedukationsmaßnahmen vergleichsweise wenig etabliert. Patient:innen, die oft keine ausreichende Störungseinsicht mitbringen und deren Störungsbild nur bedingt beeinflussbar ist, können durch pessimistische Störungs- und Diagnoseinformationen demoralisiert werden oder sich stigmatisiert fühlen. Die S2-Leitlinie *Persönlichkeitsstörungen* (Renneberg et al., 2010) empfiehlt dennoch »grundsätzlich eine beschreibende und erklärende Mitteilung der Diagnose" (vgl. Kap. 52). Die Autor:innen weisen auf günstige Ergebnisse spezifischer psychoedukativer Programme für zumindest ausgewählte Persönlichkeitsstörungen hin: Eine offene, entstigmatisierende und angemessene Kommunikation wirkt auf die meisten Patient:innen emotional entlastend und Hoffnung gebend (z. B. »aus der Persönlichkeitsstörung einen Persönlichkeitsstil formen«). Die Aufklärung ermöglicht eine aktive Entscheidung sowie Mitgestaltungsmöglichkeiten in der Behandlung und führt zu wesentlich optimistischeren Haltungen gegenüber dem Störungsbild, dessen Behandlung und Verlauf.

Somatoforme Störungen. Auch bei Somatoformen Störungen zeigen Patient:innen typischerweise initial wenig Einsicht, dass ihre Beschwerden psychische Ursachen haben können. Umso bedeutsamer ist eine transparente und einfühlsame Vermittlung des psychogenen Störungsmodells und des darauf bezogenen Behandlungskonzepts (Stavemann, 2014). Die Akzeptanz des somatoformen Erklärungsmodells stellt bei diesem Störungsbild sogar eine Voraussetzung für die verhaltenstherapeutische Behandlung dar.

Beispiel • Psychoedukation Somatoforme Störungen

T: Haben Sie schon einmal gehört, dass körperliche Beschwerden auch unabhängig von einer somatischen Erkrankung auftreten können?

P: Nein, das habe ich noch nicht. Können Sie mir das genauer erklären?

T: Ja, gerne. Bei Phantomschmerzen ist es zum Beispiel so, dass sehr heftige Schmerzen in einem Körperteil empfunden werden, das gar nicht mehr vorhanden ist, z. B. nach einem schweren Unfall oder einer Amputation. Diese Phantomschmerzen entstehen also nicht dort, wo sie gefühlt werden (z. B. in der betroffenen Hand), sondern ausschließlich im Gehirn.

P: Ah, interessant. Ist das auch bei meinen Beschwerden so?

T: Nicht genau so, aber so ähnlich. Wir wissen heute, dass körperliche Beschwerden oder Schmerzen auch ohne organische Ursache auftreten können. Bei den sogenannten Somatoformen Störungen erleben die betroffenen Patienten subjektiv sehr unangenehme körperliche Zustände oder Empfindungen wie z. B. Schmerzen, ohne dass eine körperliche Schmerzquelle vorhanden wäre. Für die Patienten sind diese Symptome aber real, sie werden tatsächlich erlebt und nicht etwa simuliert. Die Entstehung derartiger Phänomene ist wissenschaftlich noch nicht vollständig geklärt. Man nimmt an, dass sie sich entweder aus einer ursprünglich bestehenden organischen Schmerzursache entwickeln, indem sie sich nach deren Abheilung verselbstständigen, so dass z. B. ein Schmerz dauerhaft bleibt, obwohl die Schmerzursache längst verschwunden ist. Eine andere Erklärung besteht darin, dass körperliche Beschwerden unter ungünstigen Umweltbedingungen, Belastungen oder Stress auch völlig unabhängig von somatischen Ursachen »erlernt« werden können. Kennen Sie das Problem mit dem juckenden Mückenstich?

P: Je mehr ich meine Aufmerksamkeit darauf richte, desto stärker wird der Juckreiz. Meinen Sie das?

T: Genau. In ähnlicher Weise richten manche Menschen ihre Aufmerksamkeit sehr stark auf an sich normale Körpervorgänge. Und je intensiver sie in sich »hineinhorchen«, desto stärker nehmen sie diese wahr. Irgendwann wirken die Änderungen dann beunruhigend, werden als bedrohlich interpretiert. Das erzeugt dann eine Stressreaktion, die wiederum die körperlichen Erscheinungen verstärkt, bis hin zu Missempfindungen. Dieser Teufelskreis kann sich so lange verschlimmern, bis sich daraus anhaltende körperliche Beschwerden entwickeln.

P: Aha. Ja, vielleicht ist es bei mir tatsächlich auch so.

T: Genau, das könnte so sein. Für viele Menschen erhalten diese Beschwerden und Schmerzen zudem auf Dauer eine positive Seite, sie bekommen eine Funktion, weil sie vor überzogenen Anforderungen oder Angriffen schützen können. Wer Schmerzen hat, der darf sich Ruhe gönnen, auf den wird Rücksicht genommen. All diese Faktoren tragen dazu bei, dass sich körperliche Symptome entwickeln und verselbstständigen können, auch wenn man körperlich völlig gesund ist. Körperliche Beschwerden ohne körperliche Ursache lassen sich logischerweise nicht medizinisch beheben. Da diese Art von Beschwerden erlernt worden sind, müssen sie wieder *ver*lernt werden. Und das kann man erfolgreich mit einer Psychotherapie erreichen.

P: Okay, jetzt wird mir einiges schon klarer. Dann bin ich ja gespannt, ob und wie Sie mir helfen können!

Weitere Manuale zur Psychoedukation und Selbsthilfe existieren mittlerweile für eine Reihe anderer psychischer Störungen (darunter auch Essstörungen, Hyperkinetik, Tic, Enuresis und Autismus), für demenzielle Erkrankungen (vgl. Romero, 2009), für Funktionsstörungen (z. B. Schlaf- und Sexualfunktionsstörungen) sowie für Lebens- und Partnerschaftsprobleme.

Hilfreiche Patienteninformationen sind bspw. auf folgenden Internetseiten zu finden:

- www.awmf.org (Arbeitsgemeinschaft Wissenschaftlicher Medizinischer Fachgesellschaften: Leitlinien, Evidenzbasierte Therapie; auch mit speziellen Versionen für Patient:innen)
- www.bptk.de (Bundespsychotherapeutenkammer: Patienteninformationen zu strukturellen, rechtlichen und inhaltlichen Aspekten der Psychotherapie)
- www.patienten-information.de (qualitätsgeprüfte Gesundheitsinformationen durch Betreiber gemeinsam mit Patient:innen)
- www.dgpe.de (Deutsche Gesellschaft für Psychoedukation e. V.)

Wichtig • Vermittlung (neuro-)biologischer Informationen

Zahlreiche Studien belegen, dass effektive Psychotherapien auf das Gehirn wirken, d. h. Psychotherapien können Gehirn- und Körpervorgänge positiv beeinflussen. Derartige Erkenntnisse zur Neurobiologie psychotherapeutischer Interventionen sind auch für Betroffene von hohem Interesse. Diese in Therapien zu vermitteln, kann ein besseres Verständnis zu Vorgängen im eigenen Körper und Gehirn herstellen, sowie Aha-Erlebnisse, Motivation und Entlastung schaffen. In mehrere Manuale und Therapiebücher sind neurobiologische Erkenntnisse bereits umfassend eingeflossen und erleichtern sowohl den Zugang für Therapeut:innen als auch für Patient:innen, wie beispielsweise beim *Training emotionaler Kompetenzen* (Berking, 2014), *Embodiment: Die Wechselwirkung von Körper und Psyche verstehen und nutzen* (Storch et al., 2010), *PsychoEdukation bei Schizophrenie* (APES von Bäuml et al., 2010) und *Kognitiv-psychoedukative Therapie bei bipolaren Erkrankungen* (Schaub et al., 2004).

14.4 Typische Schwierigkeiten und Fehler

Unzureichende Aufklärung gehört zu häufigen Therapiefehlern (z. B. Schmitz et al., 2002; Renneberg et al., 2010). Besonders bei Erkrankungen aus dem schizophrenen Formenkreis, Persönlichkeitsstörungen und Somatoformen Störungen kann die Psychoedukation schwierig sein.

Patient:innen abholen, wo sie stehen	▶ Ein wertschätzendes, ressourcenorientiertes und entpathologisierendes Informieren ist sehr wichtig für die Beziehungsgestaltung und die Aufnahmebereitschaft der Patient:innen. ▶ Stets zu der eigenen Sichtweise sowie zu kritischen Anmerkungen einzuladen, ist für eine offene Auseinandersetzung sehr förderlich – etwa mit folgenden Fragen: – »Was meinen Sie hierzu? Wie ist Ihre Sichtweise?« – »Gibt es Bedenken bei Ihnen?« ▶ Therapeut:innen sollten dabei eine akzeptierende und nicht-wertende innere Haltung einnehmen und die Patient:innen ausdrücklich zu Nachfragen und offener Kritik einladen, um Reaktanz vorzubeugen und möglichen Widerständen flexibel zu begegnen (»psychologisches Aikido«; siehe auch Kap. 4): – »Äußern Sie gern Einwände und Befürchtungen?« – »Mir ist wichtig, dass Sie es gut verstehen. Die Therapie ist für Sie.«
Mangelnde Krankheitseinsicht bzw. Problembewusstsein	▶ **In schwierigen Situationen** wie bspw. bei geringerer Krankheitseinsicht empfiehlt sich, langsam vorzugehen, dosierte Informationen zu geben, offen zu beginnen und viel zu erfragen: – »Wie ordnen Sie die Beschwerden und Erfahrungen ein?« – Nach gegebenen Informationen: »Inwieweit deckt sich dies mit Ihren Erfahrungen?« ▶ Die Unterscheidung zwischen einerseits fachlichen Kenntnissen und andererseits gesellschaftlich und medial verbreiteten Informationen ist wichtig und entstigmatisierend.
Patient:in hat bereits verschiedenste (ggf. widersprüchliche) Informationen erhalten	▶ **Es sollte Kohärenz zu den Informationen anderer Behandelnder geschaffen werden.** Wichtig ist, dass die Patient:innen nicht durch widersprüchliche Informationen von verschiedenen Behandelnden verwirrt werden. Mögliche Fragen sind hierbei: – »Was hat Ihre Psychiaterin Ihnen gesagt?« – »Haben Sie ähnliche Informationen bereits gehört?« – »Welche Einstellung haben Sie hierzu? Wie ist Ihre Meinung?«

Tipp • Nutzung von KI für Psychoedukationszwecke

Wie für viele andere Zwecke bietet sich der Einsatz generativer KI-Modelle für die Unterstützung bei der Psychoedukation an. Auf derzeitigem Entwicklungsstand (2024) lässt sich etwa ChatGPT 4o nutzen, um komplizierte Zusammenhänge (z. B. Ätiologiemodell) allgemeinverständlich und mit eingängigen Metaphern zu formulieren. Dabei wird die Brauchbarkeit der Ergebnisse gesteigert, wenn man sich an üblichen Prompting-Regeln orientiert: Rolle des Antwortenden definieren, Rezipienten definieren, kontextualisieren, formale Merkmale festlegen – also z. B.: »Du bist eine Psychotherapeutin mit großer Expertise im Bereich der Psychoedukation.

Bitte erläutere einer 40-jährigen Patientin mit durchschnittlichem Bildungsniveau, die sich mit einer psychischen Erkrankung (Zwangsstörung) bei dir in der therapeutischen Sprechstunde befindet, auf kurze (ca. 2000 Zeichen) und ansprechende Weise das Vulnerabilitäts-Stress-Modell.« Selbstverständlich sind Outputs vor Weitergabe an Patient:innen gründlich auf sachliche Korrektheit und eventuelle Fehler zu überprüfen und ggf. anzupassen – und Patient:innen dafür zu sensibilisieren, dass die Suche wichtiger Informationen zu Krankheiten und Behandlungen in KI-Bots fehleranfällig sein kann und Outputs ohne geprüfte Quellenangabe ggf. von Laien nicht richtig eingeordnet werden können.

14.5 Kritische Einordnung

Grad der empirischen Absicherung. Die Evidenzlage zur Wirksamkeit von Psychoedukation in der Behandlung psychischer Störungen ist als sehr gut zu bewerten. Zahlreiche Metaanalysen und systematische Übersichtsarbeiten belegen, dass psychoedukative Interventionen für sich genommen beeindruckende Effektstärken erreichen (Cuijpers et al., 2009; Lincoln et al., 2007) und in der Routineanwendung auch zu Kosteneinsparungen beitragen (z. B. Behrendt & Krischke, 2005; Bernardy & Köllner, 2011).
Wirkmechanismen. Angenommen wird, dass Patient:innen neues, wissenschaftlich fundiertes Wissen in Bezug auf ihre Störung bzw. ihre Problematik erlangen sowie Missverständnisse und fehlerhafte Vorstellungen korrigieren können und sich somit auch ihre dysfunktionalen Einstellungen, Erwartungen, Reaktionen und Verhaltensweisen ändern. Ferner wird postuliert, dass durch sachliche Aufklärung und Information die komplexe Problematik von Patient:innen und / oder von Angehörigen besser strukturiert werden kann und diese Komplexitätsreduktion emotional entlastend wirkt. Mithilfe sachgerechter Informationsvermittlung kann zudem Behandlungsoptimismus erzeugt, die Therapiemotivation und Adhärenz (d. h. die aktive Mitarbeit im Sinne des Behandlungskonzepts) gestärkt, sekundäre Belastung (Scham, Selbstabwertung, Symptomstress, Stigmatisierung) reduziert und der therapeutische Veränderungsprozess unterstützt werden (Mühlig, 2004).

Psychoedukative Maßnahmen vermitteln spezifische Kompetenzen und Fertigkeiten zur konkreten Problembewältigung, mit deren Hilfe durch praktisches Üben konkrete Verhaltensänderungen besser in den Alltag zu übertragen sind. Im psychotherapeutischen Setting besitzt diese kompetenzbasierte Orientierung eine besondere Bedeutung, z. B. wenn gegen Ende der Therapie in der Alltagstransferphase die in der Therapie an konkreten Situationen erarbeitete Veränderung auch auf andere Situationen und den Alltag generalisiert werden sollen (einschließlich Rückfallprophylaxe; vgl. Kap. 28). Langfristig sollten die Patient:innen auf diese Weise ausreichende Kompetenzen und Strategien erwerben, um angemessen auf Rückfälle reagieren und künftige Belastungssituationen eigenständig meistern zu können (»Hilfe zur Selbsthilfe«).

FAQ

Ist eine Diagnosemitteilung wirklich stets erforderlich?
Die Diagnosemitteilung stellt eine berufsrechtliche Pflicht und Voraussetzung für die heilkundliche Behandlung dar (vgl. Neudeck & Mühlig, 2020) dar und ist i. d. R. mit einem großen Zugewinn für die therapeutische Allianz sowie für die Behandlung verbunden. Die Informationen sollten dabei patientengerecht zugeschnitten (tailored) werden – gerade auch in diesbezüglich »schwierigen« Störungsbereichen wie Psychosen, Persönlichkeitsstörungen und Somatoformen Störungen. Lammers et al. (2014) empfehlen in ihrem Therapieansatz explizit auch für Patient:innen mit narzisstischer Persönlichkeitsstörung die Diagnosemitteilung. Dies kann die Entstehung und Aufrechterhaltung von kognitiven Schemata, Gefühlen und Symptomen erklären sowie Entpathologisierung und Störungsakzeptanz fördern.

Ist die Psychoedukation nicht ein überholtes paternalistisches Konzept, das Patient:innen unbedingt zur »Compliance« drängen will und echte Kooperation bedroht?
In der Tat legt das Kunstwort »Psychoedukation« zunächst einmal Begriffe wie »Erziehung« nahe, was verständlicherweise Patient:innen (und Angehörigen) möglicherweise suspekt erscheinen mag. Das Wesen psychoedukativer Interventionen und die verbundene psychotherapeutische Haltung geht allerdings in eine ganz andere Richtung und betrachtet sich als patientenfokussiert, psychotherapeutisch und ressourcenorientiert – und auch die überzeugende Evidenzbasierung für günstige Auswirkungen von Psychoedukation liefert gute Argumente, die gestellte Frage mit »Nein« zu beantworten (Hornung, 2015). Adäquat durchgeführte Psychoedukation fördert *shared decision making* und *Empowerment* und nimmt Patient:innen als in der Behandlung selbstverständlich gleichberechtigte Akteure an.

Teil III

Weiterführende Literatur

Bäuml, J., Behrendt, B., Hennigsen, P. & Pitschel-Walz, G. (2016). Handbuch der Psychoedukation für Psychiatrie, Psychotherapie und Psychosomatische Medizin. Stuttgart: Schattauer.

Bäuml, J., Pitschel-Walz, G., Berger, H., Gunia, H. & Heinz, A. (2010). Arbeitsbuch Psycho-Edukation bei Schizophrenie (APES). Stuttgart: Schattauer.

Bender, M., Wehmeier, P.M., Illig, M. & Helfrich, A. (2020). Stress am Arbeitsplatz: Manual für die Psychoedukation zur Bewältigung von arbeitsplatzbezogenem Stress (PeBaS). Stuttgart: Schattauer.

Jensen, M., Hoffmann, G., Spreitz, J. & Sadre Chirazi-Stark, M. (2022). Diagnosenübergreifende Psychoedukation: Ein Manual für Patienten- und Angehörigengruppen (Psychosoziale Arbeitshilfen). Köln: Psychiatrie-Verlag.

Neudeck, P. & Mühlig, S. (2020). Therapie-Tools Verhaltenstherapie (2. Aufl.). Weinheim: Beltz.

Rabovsky, K. & Stoppe, G. (2008). Diagnosenübergreifende und multimodale Psychoedukation: Manual zur Leitung von Patienten- und Angehörigengruppen. München: Elsevier.

15 Verhaltenstherapeutische Hausaufgaben

Sylvia Helbig-Lang • Lydia Fehm

15.1 Hintergrund und allgemeine Merkmale

Hausaufgaben haben in der Verhaltenstherapie eine lange Tradition: Bereits in den ersten verhaltenstherapeutischen Therapieprogrammen stellten sie ein zentrales Behandlungselement dar (z. B. Kanfer, 1970; Masters & Johnson, 1970). Hausaufgaben erlauben die Umsetzung wesentlicher Grundprinzipien der Verhaltenstherapie, wie z. B. Problem- und Zielorientierung, Transparenz, Hilfe zur Selbsthilfe und die Erweiterung der Handlungsorientierung über das therapeutische Setting hinaus (vgl. Margraf, 2009). Entsprechend werden sie in der modernen Kognitiven Verhaltenstherapie sowohl als definitorisches Merkmal als auch als spezifischer Wirkfaktor angesehen (Dobson, 2021).

Therapeutische Hausaufgaben stellen das entscheidende Bindeglied zwischen therapeutischen Sitzungen und dem Alltag von Patient:innen dar. Sie sollen darin unterstützen, zunehmend eigenständig Probleme zu analysieren sowie Lösungsmöglichkeiten zu generieren und zu erproben. Damit verfolgen Hausaufgaben neben ihren expliziten Zielen, wie z. B. dem Einüben von Entspannungsfähigkeiten oder der Exploration von Zusammenhängen zwischen Verhalten und Stimmung, auch immer unspezifische Ziele, die auf die Stärkung der Eigeninitiative, der Selbstkontrolle und der Selbstwirksamkeit zielen.

Die Bandbreite möglicher Aufgaben reicht dabei vom Lesen psychoedukativer Inhalte über Selbstbeobachtung, Erprobung alternativer Denk- oder Verhaltensweisen bis hin zu kreativen Übungen zum Ausdruck von Emotionen (vgl. Teil III und IV). Entsprechend lassen sich therapeutische Hausaufgaben nicht einfach über den konkreten Inhalt der Aufgabe definieren.

Wichtig

Therapeutische Hausaufgaben in der Kognitiven Verhaltenstherapie sind

- durch Therapeut:innen und Patient:innen gemeinsam vereinbarte, therapeutische Aktivitäten,
- die zwischen den therapeutischen Sitzungen durchgeführt werden,
- aus einem kognitiv-verhaltenstherapeutischen Störungsmodell abgeleitet und an die individuelle Fallkonzeption angepasst sind und
- auf theoretisch und empirisch begründeten Veränderungsprinzipien beruhen.

15.2 Indikation, Kontraindikation und Nebenwirkungen

Im Grunde gibt es keine Kontraindikationen für Hausaufgaben – Hausaufgaben sind im Rahmen der Kognitiven Verhaltenstherapie stets indiziert, und zwar von der ersten Therapiestunde an. Für einen gewinnbringenden Einsatz von Hausaufgaben können jedoch eine Reihe von Rahmenbedingungen und Voraussetzungen benannt werden. Dazu zählen Einstellungen zu Hausaufgaben auf Seiten der Behandelnden und auf Seiten der Patient:innen sowie die Einbindung von Hausaufgaben in das Gesamtbehandlungskonzept. Tabelle 15.1 gibt einen Überblick über diese Rahmenbedingungen.

Tabelle 15.1 Rahmenbedingungen eines erfolgreichen Hausaufgabeneinsatzes

Hilfreiche Haltung auf Therapeutseite	**Hilfreiche Einstellung auf Patient:innen**
▶ Hausaufgaben sind eine Grundvoraussetzung für therapeutische Veränderungen. ▶ Das therapeutische Handeln sollte diese Bedeutung reflektieren.	▶ Hausaufgaben sind wichtig für den Therapieerfolg. ▶ Hausaufgaben ermöglichen die Anwendung der Therapie im Alltag.
Einbettung von Hausaufgaben in die Therapie ▶ explizite Einführung von Hausaufgaben als wichtiges Therapieelement ▶ Einplanung von genügend Zeit für Vorbesprechung und Auswertung von Hausaufgaben ▶ Herstellung der Verbindung zwischen Therapiezielen und konkreten Aufgabenvereinbarungen ▶ Etablierung einer kollaborativen Arbeitshaltung im Umgang mit Hausaufgaben	

Dennoch kann es in einzelnen Therapiesituationen angezeigt sein, den Einsatz von Hausaufgaben kritisch zu hinterfragen. Diese Situationen entsprechen allgemein schwierigen Situationen in der Therapie, wie zum Beispiel fehlender Absprachefähigkeit von Patient:innen (z. B. aufgrund aktuellen Substanzkonsums) oder bei akuten Krisen und Belastungen, aber auch aufgrund fehlender Einsicht in die Notwendigkeit von Hausaufgaben. Das bedeutet, dass vor dem Einsatz von Hausaufgaben ggf. die in Tabelle 15.1 genannten Rahmenbedingungen erst geschaffen werden müssen.

Wichtig

Allgemein gilt, dass in psychotherapeutischen Behandlungen immer darauf geachtet werden soll, dass die vorgeschlagenen Interventionen von der behandelten Person als nachvollziehbar oder sinnvoll erachtet werden. Dies entspricht auch dem Ansatz des Selbstmanagements (Kap. 25).

Wie alle wirksamen therapeutischen Interventionen können auch Hausaufgaben Risiken und Nebenwirkungen aufweisen. Obwohl bislang keine für Hausaufgaben spezifischen Befunde zu Nebenwirkungen vorliegen, kann man davon ausgehen, dass Hausaufgaben eine Quelle möglicher unbeabsichtigter Therapieeffekte sind, da sie stärker als andere Interventionen in den Alltag von Patient:innen eingreifen. Dabei können Nebenwirkungen, die die Person selbst betreffen, von solchen getrennt werden, die das Umfeld der Person berühren (vgl. auch Kap. 83 zu allgemeinen Nebenwirkungen der Psychotherapie).

Nicht intendierte Auswirkungen auf Patient:innen. Im Rahmen der Therapie können nicht beabsichtigte Auswirkungen auf Patient:innen auftreten. Ein Beispiel hierfür ist der mögliche temporäre Anstieg negativer Emotionen wie Angst oder Anspannung, der durch bestimmte therapeutische Aufgaben ausgelöst werden kann. Dies ist insbesondere bei Expositionsaufgaben oder Verhaltensexperimenten zu beobachten. Ebenso können Patient:innen auf Herausforderungen stoßen, wenn sie lernen, sich in verschiedenen Situationen deutlicher zu behaupten. Dies kann zu unerwarteten Reaktionen von anderen Personen führen. Ein weiteres potentielles Risiko stellt die Stigmatisierung dar. Sie kann entstehen, wenn Außenstehende durch therapeutische Hausaufgaben von der psychotherapeutischen Behandlung einer Person Kenntnis erlangen.

Nicht intendierte Auswirkungen auf Bezugspersonen oder das Umfeld. Psychotherapie zielt häufig auf Verbesserungen der Funktionsfähigkeit von Patient:innen in verschiedenen Lebensbereichen ab. Dies kann Veränderungen in der Arbeitssituation (z. B. durch die Wiederherstellung der Arbeitsfähigkeit), aber auch Veränderungen in der allgemeinen Lebensplanung von Patient:innen und in familiären oder sonstigen sozialen Beziehungen mit sich bringen, die nicht explizit angestrebt wurden. Beispielsweise können enge Bezugspersonen, die aufgrund der psychischen Einschränkungen von Patient:innen stark in deren Alltag eingebunden waren, therapeutische Veränderungen als aversiv erleben, weil diese Veränderungen ihre Rolle im Beziehungsgefüge zur behandelten Person in Frage stellen.

Wichtig

Mögliche Risiken oder Nebenwirkungen von Hausaufgaben sollten von den Therapeut:innen früh antizipiert und thematisiert werden. Eine Studie von Conrad (2010) zeigte, dass Nebenwirkungen dann keinen negativen Effekt auf das Therapieergebnis hatten, wenn sie angesprochen wurden und eine insgesamt positive Bilanz zwischen positiven und negativen Erfahrungen in der Therapie bestand. Ein Monitoring von Nebenwirkungen sollte über den gesamten Therapieverlauf hinweg stattfinden (vgl. Kap. 83).

15.3 Praktische Durchführung

15.3.1 Hausaufgaben als Therapiebaustein einführen

Bevor therapeutische Aufgaben im Therapieverlauf genutzt werden, sollten Patient:innen über die dahinterliegende Idee aufgeklärt werden. Meist wird das Thema Hausaufgaben bereits bei der Erläuterung der Rahmenbedingungen der Psychotherapie kurz angesprochen (vgl. Kap. 7) – es ist jedoch empfehlenswert, das Thema darüber hinaus explizit und ausführlich zu behandeln, damit Bezug auf Äußerungen und Vorerfahrungen der Patient:innen genommen werden kann und sie Gelegenheit bekommen, Nachfragen zu stellen. Gleichzeitig sollte kurz auf den Begriff eingegangen werden: Zwar hat die Mehrzahl aller Patient:innen keine Schwierigkeiten mit dem Begriff *Hausaufgabe*, mögliche negative Konnotationen sollten dennoch immer abgefragt und gegebenenfalls auf andere Begriffe, wie »Therapieübung«, »Therapieaufgabe« oder »Zielarbeit« ausgewichen werden (Kazantzis & Miller, 2022).

Das folgende Beispiel verdeutlicht, wie therapeutische Hausaufgaben als Technik eingeführt werden können.

Beispiel

T: Ich möchte gern noch eine Besonderheit unserer Behandlung genauer mit Ihnen besprechen. Wir hatten ja schon gesagt, dass das zentrale Thema der Psychotherapie Ihre Gedanken, Gefühle und Ihr Verhalten sind, richtig? Nun ist es ja so, dass dies alles Dinge sind, die man von außen nur schwer oder gar nicht beeinflussen kann: Ihr Verhalten kann ich zwar beobachten, aber nicht verändern. Und Ihre Gedanken kann ich noch nicht mal beobachten, sondern nur Sie selbst wissen, was Sie in einem bestimmten Moment denken. Dies bedeutet, dass auch nur Sie selbst Gedanken und Verhalten verändern können.

P: Ja ja, ich weiß schon, ich muss es selber wollen, dass es mir besser geht.

T: Na ja, es geht nicht nur darum, dass Sie es wollen. Das Wollen ist zwar ein erster wichtiger Schritt, aber danach ist es wichtig, dass Sie es auch *tun*. Das ist oft gar nicht so leicht – jeder kennt ja von sich, dass er sich etwas vorgenommen hat, aber dann doch nicht regelmäßig tut, z. B. das Geschirr immer gleich abzuwaschen oder regelmäßig zum Sport zu gehen. Kennen Sie das auch?

P: Ja, stimmt, das mit dem Sport das ist bei mir auch so ein Thema …

T: Es ist also für die Behandlung wichtig, dass wir uns genau anschauen, wie das, was Sie sich als Veränderung vornehmen, auch wirklich umgesetzt werden kann. Dabei möchte ich Sie gern so gut ich kann unterstützen. Wir werden dafür konkrete Aufgaben nutzen, die Ihnen bei der Umsetzung helfen sollen. Dabei planen wir ganz genau, wie Sie etwas, das Sie tun möchten, in Ihrem Alltag umsetzen. Dafür bitte ich Sie auch, sich pro Woche ca. zwei bis drei Stunden Zeit einzuplanen. Ist das für Sie machbar?

P: Das ist ja wie Hausaufgaben machen, oder? Die habe ich schon in der Schule ungern gemacht …

T: Ja, das stimmt, viele Menschen haben an die Hausaufgaben aus der Schulzeit schlechte Erinnerungen. Der Unterschied zur Schulzeit ist aber, dass Sie diesmal nur Aufgaben machen, die für Ihr persönliches Ziel wichtig sind, und nicht Aufgaben, die sich der Lehrer für alle Schüler ausgedacht hat. Wäre es für Sie in Ordnung, sich für die Therapie noch mal an Aufgaben heranzuwagen?

P: Na ja, eigentlich geht es ja darum, dass es mir hilft. Dann könnte ich das wohl machen.

T: Wäre es für Sie leichter, wenn wir das Ganze nicht »Hausaufgaben«, sondern z. B. »Therapieaufgaben« oder »Zielarbeit« nennen?

P: »Zielarbeit« gefällt mir ganz gut, das hat nichts mit Schule zu tun. Okay, also machen wir Zielarbeit …

15.3.2 Modell zum Hausaufgabenprozess

Um Probleme bei Hausaufgaben zu vermeiden oder zu lösen, hat es sich als hilfreich erwiesen, den Gesamtprozess in unterschiedliche Teilschritte zu zerlegen (vgl. Tab. 15.2; Fehm & Helbig, 2008; Kazantzis & Miller, 2022).

Tabelle 15.2 Schritte eines systematischen Hausaufgabenprozesses

Schritt		**übergeordnete Abschnitte**
1	Entwicklung der Aufgabe	
2	Vergabe der Aufgabe durch den / die Therapeut:in	Vergabe
3	Annahme durch den / die Patient:in	
4	Ausführung der Aufgabe durch den / die Patient:in	Ausführung
5	Hausaufgabe ansprechen	
6	Verstärkung für Aufgabenerledigung	Besprechung
7	Einordnen der Ergebnisse der Aufgabe in Bezug zu den Therapiezielen	

Schritt 1: Entwicklung der Aufgabe

Idealerweise ergibt sich die Aufgabe direkt aus den in der Therapiesitzung besprochenen Inhalten. Die Fragen in Tabelle 15.3 können anregen, passende Aufgaben zu finden.

Tabelle 15.3 Hilfreiche Fragen zur Generierung von Hausaufgaben

Frage	**Mögliche Aufgaben**
Ist etwas unklar geblieben?	▶ die wichtigsten Themen der Sitzung schriftlich zusammenfassen; offene Fragen klar formulieren ▶ mit jemandem über die Sitzung sprechen; manchmal werden dann Fragen klarer ▶ überlegen, wie das Unklare klarer werden könnte ▶ im Internet oder in Büchern selbst nach Informationen zu den unklaren Punkten suchen

Tabelle 15.3 (Fortsetzung)

Frage	Mögliche Aufgaben
Fiel der Satz »Das müsste ich mal probieren«?	▶ das Angesprochene ausprobieren ▶ das Ausprobieren vorbereiten, indem ein genauer Plan dafür gemacht wird (der dann in der nächsten Stunde besprochen wird) ▶ eine Pro-Contra-Liste erstellen, ob es sich wirklich lohnt, das auszuprobieren
Wurde Psychoedukation gemacht?	▶ Inhalte schriftlich zusammenfassen ▶ Inhalte aufmalen ▶ Inhalte einer vertrauten Person erklären ▶ ein Infoblatt, das die Inhalte zusammenfasst, zu Hause lesen ▶ üben, das Gehörte in Worte zu fassen
Ist das Problemverhalten noch nicht ganz klar (patienten- und / oder therapeutenseitig)?	▶ Selbstbeobachtungsprotokolle mitgeben ▶ beobachten, welche Bedingungen in ein selbst zu erstellendes Protokoll aufgenommen werden müssten ▶ ein Protokollblatt erstellen
Wurde eine neue Technik eingeführt, z. B. das ABC-Schema?	▶ das ABC-Schema jeden Tag auf einen Gedanken anwenden ▶ jemand anderem erklären, wie das ABC-Schema funktioniert ▶ beobachten, wann in der kommenden Woche das ABC-Schema angewendet werden könnte

Die obigen Beispiele sollen deutlich machen, dass es selbst bei vermeintlich klarer Ausgangslage immer mehrere mögliche Aufgaben gibt. Die für Patient:innen am besten passende zu finden, ist eine Aufgabe, die nur gemeinsam gelöst werden kann.

Schritt 2: Vergabe der Aufgabe durch den / die Therapeut:in

Nach der prinzipiellen Einigung soll die Aufgabe auch als solche formuliert werden, d. h. es sollte spezifiziert werden, was, wann, wo, wie oft bzw. wie lange gemacht werden soll. Um Missverständnisse zu vermeiden und Vergessen vorzubeugen, ist es sinnvoll, dies schriftlich festzuhalten – sowohl auf Seiten der Patient:innen als auch auf Seiten der Behandler:innen.

T: Wir hatten jetzt besprochen, dass es sinnvoll wäre, wenn Sie nächste Woche beobachten, ob Ihre Stimmung tatsächlich immer gleich schlecht ist oder ob es Schwankungen gibt. Um dies gut erfassen zu können, würde ich Ihnen gern diesen Protokollbogen mitgeben. Hier können Sie eintragen, wie Ihre Stimmung zu verschiedenen Zeitpunkten war und was Sie gerade getan haben.

P: Das sieht aber viel aus. Muss ich das wirklich jede Stunde eintragen?

T: Je genauer Sie Ihre Stimmung erfassen, desto besser. Es muss für Sie aber auch machbar sein. Was denken Sie, wie oft können Sie pro Tag den Bogen ausfüllen?

P: Hm, ich weiß nicht, unter der Woche höchstens in meiner Mittagspause. Am Wochenende vielleicht auch öfter.

T: Okay, das wäre doch schon gut. Dann würden Sie in Ihrer Mittagspause Ihre Stimmung am Vormittag einschätzen, und abends zuhause dann den Nachmittag. Wäre das machbar?

P: Ich denke schon.

T: Wichtig ist, dass Sie dann auch daran denken, den Protokollbogen mit auf die Arbeit und wieder mit zurück zu nehmen und auszufüllen. Kann Ihnen dabei noch etwas helfen?

P: Wenn ich das Blatt in meinen Kalender lege, finde ich es früh im Büro und abends zuhause, wenn ich mir die Termine für den nächsten Tag anschaue.

T: Das ist eine sehr gute Idee. Dann lassen Sie uns doch festhalten, dass Sie ab morgen für eine Woche jeweils mittags und abends aufschreiben, was Sie alles getan haben und wie Ihre Stimmung dabei war.

Schritt 3: Annahme der Aufgabe durch den / die Patient:in

Idealerweise in Schritt 2 integriert, in der Praxis aber oft vergessen, soll explizit das Feedback zur Aufgabe von den Patient:innen eingeholt werden. Dabei empfehlen Fehm und Helbig (2008), vor allem zu Beginn der gemeinsamen Arbeit zwei Parameter zu erfragen:

(1) eine Schwierigkeitseinschätzung für die Aufgabe (z. B. von 0 = »ganz leicht« bis 10 = »extrem schwer«) und
(2) eine Einschätzung der Wahrscheinlichkeit, dass die Aufgabe auch wie vereinbart umgesetzt werden kann (z. B. von 0 % = »gar nicht wahrscheinlich« bis 100 % = »in jedem Fall«). Für diese Einschätzung spielt die Schwierigkeit vermutlich auch eine Rolle, aber auch externe Faktoren, wie z. B. sonstige Aufgaben in der kommenden Woche und passende Gelegenheiten, die Aufgabe umzusetzen.

Bei Schwierigkeitsratings von über 7 und Wahrscheinlichkeitseinschätzungen unter 70 Prozent sollte dies thematisiert werden. Vielleicht wäre es sinnvoller, eine leichtere Aufgabe bzw. Variante zu wählen? Wenn das zu Übende diese Woche nicht möglich ist, wäre vielleicht doch eine andere Aufgabe sinnvoll? Bei Unsicherheiten von Patient:innen bezüglich der Umsetzbarkeit der Aufgabe kann es hilfreich sein, die Umsetzung in der Therapiestunde zu üben, z. B. durch mentales Probehandeln (Kazantzis & Miller, 2022).

Schritt 4: Ausführung der Aufgabe durch den / die Patient:in

Um die Hausaufgabendurchführung zu unterstützen, können Therapeut:innen z. B. anbieten, mit einer Textnachricht oder Mail an die Aufgabe zu erinnern. Manche Patient:innen finden es auch hilfreich, direkt nach der Erledigung eine kurze Nachricht zu schreiben. Beides sollte jedoch keine Dauerlösung sein, da es darum geht, Veränderungen eigenständig zu initiieren und umzusetzen. Eine weitere Möglichkeit bieten neue Technologien, wie digitale Gesundheitsanwendungen (vgl. Kap. 79). So können beispielsweise spezifische Apps Patient:innen an Hausaufgabenvereinbarungen erinnern, diese anleiten und Ergebnisse der Aufgaben dokumentieren (z. B. Callan et al., 2021).

Schritt 5: Hausaufgabe ansprechen

Jede vereinbarte Aufgabe sollte immer noch einmal thematisiert werden. Günstig dafür ist eine feste Routine, z. B. immer nach der Festlegung der Tagesordnung als ersten Punkt. Für die Nachfrage sollte auch die behandelnde Person genau wissen, was vereinbart wurde – eine entsprechende Notiz auf dem Stundenbogen ist dafür hilfreich.

Schritt 6: Verstärkung für Aufgabenerledigung

Bereits das Nachfragen nach der Aufgabe stellt eine Verstärkung des erwünschten Verhaltens dar. Daneben bieten sich jedoch noch viele andere Möglichkeiten, wie eine ganze oder teilweise Umsetzung der Aufgabe gewürdigt werden kann:

- »Super, Sie haben ja das Nein-Sagen nicht nur ausprobiert, sondern auch so im Bogen dokumentiert, dass wir das jetzt prima besprechen können!«
- »Toll, dass Sie es zumindest an zwei Tagen geschafft haben, die vereinbarte Mittagspause einzuhalten – Sie hatten ja schon geahnt, dass das gar nicht leicht werden würde!«
- »Ich finde, Sie haben sich wirklich sehr Mühe gegeben mit der Aufgabe: Daran, wie Sie mir das Modell jetzt beschrieben haben, merkt man genau, dass Sie alles sehr gut durchdacht haben!«
- »Unsere Vereinbarung war wohl schwieriger als gedacht. Ich finde es toll, dass Sie es trotzdem versucht haben, auch wenn es vielleicht frustrierend für Sie war. Lassen Sie uns noch einmal genau darüber sprechen, warum es nicht so geklappt hat wie geplant.«

Schritt 7: Einordnen der Ergebnisse der Aufgabe in Bezug auf die Therapieziele

Neben dem Besprechen der konkreten Ergebnisse der Aufgabe und möglicher Schwierigkeiten liegt ein großes Potenzial der therapeutischen Aufgaben darin, die dort gemachten Erfahrungen in Bezug zu den (Teil-)Therapiezielen zu setzen. Beispiele dafür sind:

- die Bitte eines Kollegen ablehnen: Steigerung von Selbstsicherheit
- regelmäßig Pausen machen: Selbstfürsorge
- Teufelskreismodell der Panikstörung wiederholen: Festigung eines angemessenen Störungsverständnisses und Reduktion ungünstiger Bewältigungsversuche der Angst

Ein erster Schritt dazu ist es, das Ziel oder Teilziel der Behandlung explizit mit der Aufgabe in Verbindung zu bringen bzw. dies zu erarbeiten. In einem nächsten Schritt soll das Ergebnis der Aufgabe in Relation zum Gesamtziel gesetzt werden. In vielen Fällen ergibt sich daraus fast automatisch auch die Frage, ob es weitere sinnvolle Übungen gibt, die zur Erreichung des angestrebten Ziels beitragen.

T: Es ist Ihnen offenbar nicht so leichtgefallen, an fünf Tagen eine Mittagspause zu machen. Können Sie sich noch erinnern, warum das überhaupt so wichtig ist?

P: Na ja, das soll ja helfen, damit es mir besser geht.

T: Genau, das ist sozusagen das Oberziel dahinter. Jetzt mussten Sie sich aber zur Pause überwinden und Sie haben vielleicht sogar ein bisschen weniger geschafft als sonst an einem Arbeitstag – wozu sollte das denn gut sein?

P: Ja, wir hatten ja besprochen, dass es aber wichtig ist, dass ich auch mal Arbeit liegenlasse, damit ich dann abends nicht so kaputt bin und nicht sofort ins Bett falle. Aber ehrlich gesagt, bin ich diese Woche trotz der Pausen doch immer sehr früh ins Bett gegangen.

T: Hm, das wäre ja dann nicht das, was wir eigentlich erreichen wollten! Was machen wir denn jetzt?

P: Ich glaube eigentlich schon, dass es vielleicht noch zu früh ist, Änderungen zu merken. Die anderen drei Tage habe ich ja keine Pausen gemacht und war dann eben doch so fertig wie immer. Wahrscheinlich legt sich die Müdigkeit erst, wenn ich das mit der Mittagspause noch häufiger hinbekomme.

T: Was meinen Sie denn, wie oft Sie das in der kommenden Woche hinbekommen könnten? Was wollen Sie sich vornehmen? Wir können uns auch noch genauer anschauen, was an den anderen drei Tagen dazwischengekommen ist – vielleicht bekommen wir dann noch mehr Ideen, wie es für Sie leichter werden könnte?

15.4 Typische Schwierigkeiten und Fehler

Klinische Studien und Umfragen unter Therapeut:innen zeigen übereinstimmend, dass Probleme mit therapeutischen Hausaufgaben eher die Regel als die Ausnahme darstellen (z. B. Bunell et al., 2021; Helbig & Fehm, 2004; Parker et al., 2023). Ein wichtiger Grundsatz im Umgang mit solchen Schwierigkeiten ist es, diese als Teil eines normalen Lernprozesses zu konzeptualisieren und im Rahmen der Therapie zu thematisieren. Es ist keinesfalls davon auszugehen, dass Probleme mit Hausaufgaben immer auf fehlende Motivation von Patient:innen zurückzuführen sind – es gibt vielfältige Gründe für solche Schwierigkeiten, die sowohl Patientenvariablen (z. B. Reaktanzphänomene, vgl. Kap. 4) als auch Aspekte des Verhaltens von Therapeut:innen (z. B. unklare Formulierungen) umfassen können.

Wichtig

Schwierigkeiten bei der Vereinbarung, Durchführung und Auswertung von Hausaufgaben gehören zum therapeutischen Prozess und sollten immer bearbeitet werden.

Tabelle 15.4 zeigt häufig auftretende Probleme bei der Vereinbarung, Durchführung und Auswertung von Hausaufgaben und ihre möglichen Ursachen. Im Anschluss wird ein allgemeines Vorgehen für den Umgang mit solchen Schwierigkeiten umrissen.

Tabelle 15.4 Typische Probleme bei der Vereinbarung, Durchführung und Auswertung von Hausaufgaben

Zeitpunkt	Problem	Häufige Ursachen
Vereinbarung der Aufgabe	Patient:in beteiligt sich nicht an der Entwicklung von Aufgaben	▶ Patient:in hat Bedeutung der Hausaufgaben nicht verstanden ▶ Patient:in kennt die aktuellen Therapieziele oder Strategien nicht ▶ Mitarbeit steht in Konflikt zu zentralen Beziehungsmotiven (z. B. nichts Falsches sagen)
	Patient:in will sich nicht auf Aufgabe festlegen	▶ Patient:in ist ambivalent bzgl. der angestrebten Veränderung ▶ Patient:in will Misserfolge vermeiden
	Patient:in zweifelt am Nutzen der Aufgaben oder reagiert ärgerlich	▶ Patient:in hat Therapierational oder Bedeutung von Hausaufgaben nicht verstanden ▶ Patient:in hat hohe Ansprüche an Therapeut:innen
Erledigung von Hausaufgaben	Patient:in erledigt Aufgabe nicht oder nicht wie vereinbart	▶ Patient:in verfügt nicht über notwendiges Wissen oder Können, um Aufgabe zu erledigen ▶ Patient:in hatte keine Gelegenheit, die Aufgabe zu erledigen ▶ Patient:in konnte sich nicht an Aufgabe erinnern ▶ Motivationale oder Zielkonflikte in Bezug auf die Aufgabe
Auswertung von Hausaufgaben	Das mit der Hausaufgabe angestrebte Ziel wird nicht erreicht	▶ Ziel war nicht realistisch ▶ Umsetzung der Aufgabe war in Bezug auf die Zielerreichung nicht optimal
	Patient:in hat negative Erfahrungen gemacht	▶ Umstände der Aufgabenerledigungen waren ungünstig gewählt ▶ Patient:in fehlinterpretiert den Ausgang der Aufgabe (z. B. aufgrund von Schwarz-weiß-Denken oder Generalisierung) oder wertet die eigentlich erfolgreiche Durchführung ab, weil Patient:in sich dabei nicht gut gefühlt hat

Wie die Tabelle zeigt, können Probleme in den verschiedenen Phasen des Hausaufgabeneinsatzes auftreten und sehr unterschiedliche Ursachen haben. Bei Problemen sollte daher zunächst eine detaillierte Analyse durchgeführt werden, die folgende Fragen beantwortet (vgl. Kap. 22):

- Wann ist das Problem genau aufgetreten? Bei der Vereinbarung oder erst bei der Durchführung?

- Welche allgemeinen Rahmenbedingungen haben zu dem Problem beigetragen (z. B. fehlendes Wissen über Bedeutung von Hausaufgaben, fehlendes Wissen, was getan werden sollte, fehlende Kompetenzen)?
- Welche spezifischen Rahmenbedingungen haben zum Problem beigetragen (Wurde Aufgabe wie vereinbart durchgeführt oder modifiziert? Was waren Besonderheiten in den situativen Bedingungen oder dem Patientenverhalten?)?
- Welche intrapsychischen Prozesse haben zu dem Problem beigetragen (z. B. Ambivalenz bezüglich des verfolgten Ziels, sich widersprechende Regeln und Pläne (vgl. Kap. 3, 11), Antizipation negativer Reaktionen, Verhaltensträgheit, geringe Frustrationstoleranz)?
- Sind diese Probleme allein in intrapsychischen Prozessen auf Patientenseite begründet (z. B. Zielkonflikte, Angst vor Veränderung, Schwierigkeiten bei der Initiierung von Aktivitäten)?
- Ist das Problem einmalig aufgetreten oder ist es ein überdauerndes Problem?

Die therapeutische Grundhaltung bei der Exploration von Hausaufgabenschwierigkeiten sollte immer offen und wertschätzend sein – und Probleme können immer ein wichtiger Anknüpfungspunkt für die Überprüfung der individuellen Fallkonzeption oder für die strategische Therapieplanung sein. Insbesondere wenn Zielkonflikte oder starre Denkmuster im Umgang mit Hausaufgaben deutlich werden, können diese als Beispiel und Ansatz für die weitere Problembearbeitung genutzt werden. Schwierigkeiten bei Hausaufgaben können damit die Therapie sogar voranbringen!

Wichtig

Fehlende Hausaufgaben sind in den wenigsten Fällen im generellen Unwillen von Patient:innen begründet, die Aufgabe zu erledigen. Häufiger sind Probleme mit Hausaufgaben Ausdruck allgemeiner Schwierigkeiten der Patient:innen mit der Planung, Initiierung und Ausführung von Handlungen.

Wiederholt oder überdauernd auftretende Schwierigkeiten bei Hausaufgaben sollten immer auch ein Anlass sein, das eigene Therapeutenverhalten zu überdenken. Häufig sind es subtile Verhaltensweisen, die Patient:innen signalisieren können, dass Hausaufgaben in der Therapie doch nicht so wichtig sind. Zu diesen Verhaltensweisen gehören,

- Hausaufgaben auf die »Schnelle« ohne konkrete Absprachen zu vergeben,
- vage Formulierungen, wie »Versuchen Sie doch mal …« oder »Wenn es passt, dann …« zu nutzen oder die Verbindlichkeit der Aufgabe nicht herauszustellen,
- den Inhalt der vereinbarten Hausaufgaben zu vergessen oder Hausaufgaben gar nicht anzusprechen,
- die Auswertung der Aufgaben auf die Frage nach der Erledigung zu beschränken,
- über nicht erledigte Hausaufgaben ohne Kommentar hinwegzugehen,
- nur unregelmäßig Hausaufgaben einzusetzen.

15.5 Kritische Einordnung

Die Wirksamkeit therapeutischer Hausaufgaben wurde mittlerweile durch mehrere Metaanalysen belegt (z. B. Kazantzis et al., 2010, 2016). Dabei konnte für den Einsatz von Hausaufgaben ein deutlicher Effekt (Cohen d = .48) auf den Therapieerfolg nachgewiesen werden. Umgerechnet in Erfolgsraten sagt dieser Wert aus, dass in Therapien mit Hausaufgaben 62 Prozent der Patient:innen profitieren, während es in der gleichen Therapie ohne Hausaufgabeneinsatz nur 38 Prozent der Patient:innen wären (Kazantzis et al., 2010). Der positive Zusammenhang zum Therapieerfolg zeigt sich auch für Qualität und Quantität der Hausaufgabenerledigung (Callan et al, 2019; Parsons et al., 2017; Wheaton & Chen, 2021), was die Bedeutsamkeit von Hausaufgaben als therapeutischem Wirkfaktor unterstreicht. Hausaufgaben können damit zweifellos als nachgewiesen wirksame Intervention eingeordnet werden.

Teil III

Auch verfahrensübergreifend gibt es Evidenzen, die nahelegen, besondere therapeutische Aufmerksamkeit auf das Geschehen zwischen den Sitzungen zu legen (wie dies ja besonders bei therapeutischen Hausaufgaben intendiert ist). Forschung zu Intersession-Prozessen, die als internale Repräsentation der Patient:innen von ihrer Psychotherapie mit ihren Therapeut:innen definiert werden (Orlinsky et al., 1993), weist darauf hin, dass insbesondere auch Prozesse zwischen den Sitzungen bedeutsam für diese Internalisierung und ein Prädiktor des therapeutischen Outcomes sind (Stewart & Schröder, 2015).

Gleichzeitig ist eine Reihe von Fragen bezüglich des effektiven Einsatzes von Hausaufgaben nicht oder nicht hinreichend geklärt. Dazu zählen Fragen zur optimalen Implementierung von Hausaufgaben im individuellen Therapieablauf und zu den Wirkmechanismen, die den positiven Effekten von Hausaufgaben zugrunde liegen.

Empirische Evidenz zur Implementierung von Hausaufgaben. Einzelne Studien haben untersucht, inwieweit verschiedene Aspekte der Aufgabengestaltung und Aufgabenvereinbarung einen Effekt auf deren Erledigung haben (z. B. Breil, 2012; Jungbluth & Shirk, 2013). Diese Studien fanden Hinweise darauf, dass Hausaufgaben besser erledigt wurden, wenn sie möglichst konkret und verbindlich formuliert waren und Therapeut:innen mögliche Schwierigkeiten bei der Erledigung vorweggenommen hatten. Auch ein hoher Bezug der Aufgabe zu den Inhalten der Sitzung konnte als Prädiktor einer höheren Hausaufgaben-Adhärenz nachgewiesen werden (Jensen et al., 2020). In Bezug auf Therapeutenvariablen konnten Weck und Kollegen zeigen, dass insbesondere die Kompetenz bei der Auswertung von Hausaufgaben mit einer höheren Aufgabenerledigung in Verbindung stand (Weck et al., 2013). In einer weiteren Studie war insbesondere das aktive therapeutische Engagement bei Vergabe prädiktiv für die spätere Adhärenz (Conklin et al., 2018), so dass – bei eingeschränkter empirischer Fundierung – die Aufmerksamkeit von Therapeut:innen bei Vergabe und Besprechung von Hausaufgaben bedeutsam ist. In Bezug auf Patientenvariablen scheint insbesondere eine positive Haltung zu Hausaufgaben förderlich für deren Erledigung zu sein (Hayasaka et al., 2015; Yew et al., 2021).

Empirische Evidenz zu Wirkmechanismen von Hausaufgaben. Der eigentliche Wirkmechanismus von Hausaufgaben ist bislang ungeklärt. Es gibt bislang kaum Studien, die untersucht haben, inwieweit die Wirksamkeit von Hausaufgaben auf spezifische, in der konkreten Aufgabe begründete Effekte zurückgeht oder ob eher unspezifische Effekte wie Aktivierung, Zielorientierung oder das Erleben von Selbstwirksamkeit dafür ausschlaggebend sind. Eine Studie an Patient:innen mit Panikstörung und Agoraphobie (Cammin-Nowak et al., 2013) lieferte erste Hinweise, dass unterschiedliche Aufgaben durchaus unterschiedliche – und damit spezifische – Effekte haben könnten: Dies muss jedoch weiter untersucht werden, um empirisch fundierte Aussagen über den effektiven Einsatz von Hausaufgaben für bestimmte Patientengruppen ableiten zu können. Ähnliches gilt für die Frage, inwieweit das Ausmaß der Aufgabenerledigung oder die Qualität der Aufgabenerledigung für den Erfolg ausschlaggebend ist.

Erfolgskriterien im Rahmen individueller Therapien. Aufgrund der unzureichenden Datenbasis lassen sich für den praktischen Einsatz von Hausaufgaben nur bedingt Erfolgskriterien formulieren. Insgesamt ist jedoch davon auszugehen, dass eine möglichst vereinbarungsgerechte Erledigung von Aufgaben nicht unbedingt das beste Erfolgskriterium ist. Aus therapeutischer Perspektive ist eher darauf zu achten, inwieweit die Hausaufgabe zu einer tatsächlichen Auseinandersetzung mit Therapieinhalten und einem Lerngewinn auf Patientenseite führt. Dies kann durchaus auch dadurch erfolgen, dass Patient:innen vereinbarte Hausaufgaben noch einmal modifizieren. Therapeut:innen sollten also eher hinterfragen:

- Wie gut wurden die Hintergründe und Ziele der Aufgabe verstanden?
- Kann benannt werden, was die Lernerfahrung aus der Aufgabe ist bzw. welche Implikationen die Aufgabe für weitere Veränderungsschritte haben könnte?
- Ist für die Aufgabe ein Bezug zu den individuellen Therapiezielen erkennbar?

Insgesamt sind damit bei der Bewertung nicht nur das Erreichen spezifischer Ziele einer Aufgabe zu berücksichtigen, sondern auch die Realisierung unspezifischer Hausaufgabeneffekte, z. B. ein Anstieg an Kontrollüberzeugungen, Selbstwirksamkeitserwartungen und eigenständiger Problemlösung.

FAQ

Wie gehe ich damit um, wenn Patient:innen prinzipiell keine Hausaufgaben machen möchten?

Grundsätzlich gilt: Ohne Hausaufgaben reduziert sich die Wahrscheinlichkeit eines Therapieerfolgs. Therapeut:innen sollten daher immer deutlich machen, dass Hausaufgaben für unverzichtbar und wichtig gehalten werden. Wenn Patient:innen keine Hausaufgaben machen wollen, sollte zunächst exploriert werden, worin die Gründe liegen: Fühlt sich die Person dadurch bevormundet? Oder hat sie schlicht keine Zeit dafür? Ist erst einmal deutlich, warum Patient:innen Hausaufgaben ablehnen, lässt sich meist eine gemeinsame Lösung für die Gestaltung von Hausaufgaben in der Therapie finden. In der Praxis hat es sich auch als hilfreich erwiesen, nach anderen Worten für das, was mit »Hausaufgaben« gemeint ist, zu suchen oder Metaphern zu nutzen, wie z. B.: Ein Fußballer muss zwischen den Spielen am Wochenende auch trainieren, sonst würde er niemals Fußball spielen lernen, auch eine Konzertpianistin übt zwischen den Konzerten, etc.

Was soll ich tun, wenn Patient:innen Hausaufgaben in der Sitzung zustimmen, sie dann aber nicht durchführen?
Zunächst einmal – das ist ein sehr häufiges Problem. Auch hier ist es wichtig, genau zu hinterfragen, was dazu geführt hat, dass die Person die Aufgabe nicht umgesetzt hat. Waren es organisatorische Gründe oder liegen bestimmte Regeln oder Pläne von Patient:innen diesem Verhalten zugrunde (vgl. Kap. 11)? Meist ergeben sich daraus wichtige Ansatzpunkte für die nächsten Therapiestunden. Therapeut:innen sollten bei der Besprechung von Hausaufgabenproblemen stets eine offene und kollaborative Haltung bewahren.

Teil III

Weiterführende Literatur

Fehm, L. & Helbig, S. (2008). Hausaufgaben in der Psychotherapie. Strategien und Materialien für die Praxis. Göttingen: Hogrefe.
Helbig-Lang, S. (2015). Psychotherapeutische Hausaufgaben. Techniken der Verhaltenstherapie. Weinheim: Beltz.
Kazantzis, N., Deane, F. P., Ronan, K. R. & L'Abate, L. (Eds.). (2005). Using homework assignments in cognitive behavior therapy. New York: Routledge.

16 Ressourcenorientierung

Ulrike Willutzki • Tobias Teismann

Ressourcenorientierung ist in der Kognitiven Verhaltenstherapie (Willutzki & Teismann, 2013), aber auch in anderen Orientierungen (Munder et al., 2019), ein vielfach diskutiertes Thema. Ressourcenorientierte Betrachtungsweisen gehen davon aus, dass Ressourcen für die Bewältigung alltäglicher und besonderer Anforderungen bzw. Lebensaufgaben von zentraler Bedeutung sind. Nach Nestmann (1996) kann potenziell alles, was von einer bestimmten Person in einem bestimmten Kontext wertgeschätzt oder als hilfreich erlebt wird, als Ressource betrachtet werden.

Wichtig

Für den klinisch-psychologischen Kontext bedeutet eine Orientierung an den Ressourcen der Person, dass die therapeutische Arbeit so gestaltet werden sollte, »dass der Patient sich auch in seinen Stärken und positiven Seiten erfahren kann« (Grawe, 1994, S. 366).

Ressourcenorientierung ergänzt in der Verhaltenstherapie den der Psychotherapie zugrunde liegenden Problemfokus, ersetzt ihn jedoch nicht. Vielmehr können gut aktivierte Ressourcen wesentlich zur konkreten Problemlösung beitragen.

Eine explizite Ressourcenaktivierung in der Psychotherapie entspricht somit der Fokussierung von (a) Inhalten, die auf der evaluativen Ebene für Patient:innen positiv konnotiert sind, und (b) Merkmalen, die sich die Person selbst zuschreibt: positiv erlebte eigene Verhaltensweisen, Fertigkeiten, Selbstanteile und Ziele, soziale Beziehungen, von der Person gestaltete Lebensbedingungen sowie positive Perspektiven auf sich selbst und die eigenen Möglichkeiten.

16.1 Indikation, Kontraindikation und Nebenwirkungen

Ressourcenorientierung ist transdiagnostisch (störungsübergreifend), therapieschulenübergreifend und integrativ. Einerseits werden diagnostische und therapeutische Strategien aus verschiedenen Therapieschulen genutzt, um die Ressourcen von Patient:innen zu explorieren und zu nutzen; andererseits lassen sich die unterschiedlichen methodischen Zugänge zur Aktivierung und Förderung von Ressourcen im Rahmen verschiedener Therapieansätze nutzen (Grawe, 1998). Grawe und Grawe-Gerber (1999) verstehen Ressourcenorientierung als pervasives – also durchdringendes – Prinzip der therapeutischen Prozessgestaltung.

Indikation. Eine allgemeine Indikation für die Ausrichtung des therapeutischen Vorgehens auf die Ressourcen einer Person ergibt sich aus ihrer Demoralisation. Demoralisation bedeutet nach Frank (1961), dass eine Person hilf- und hoffnungslos ist, den Glauben an ihre eigene Handlungsfähigkeit verloren hat und sich nicht mehr zutraut, ihre Lebensaufgaben zu erfüllen. Ihr Selbstwertgefühl ist niedrig und wird durch fortdauernde negative Erfahrungen so in Mitleidenschaft gezogen, dass es zu einer »Erosion des Selbst« kommt. Die pervasive – geradezu habituelle – negative Affektivität ist mit Einschränkungen der Handlungsfähigkeit verbunden, was wiederum das negative Selbstbild bestätigt. Patient:innen suchen somit die Behandlung nicht wegen ihrer Symptome, sondern wegen ihrer Demoralisation auf: Ausdrücklich wird angenommen, dass Symptome nur die »Eintrittskarte« für die Psychotherapie sind. Die Demoralisation von Patient:innen sollte im Therapieverlauf durch eine gesteigerte Selbsteffizienzerwartung abgelöst werden (vgl. Bandura, 1997).

Eine spezielle Indikation für ein prononciert ressourcenaktivierendes Vorgehen ergibt sich zudem aus ungünstigen therapeutischen Prozesscharakteristika. Die Nutzung und Aktivierung von Ressourcen ist speziell bei folgenden Problemkonstellationen indiziert (Flückiger & Regli, 2007):

- wenn Patient:innen nur wenig motiviert und engagiert mit ihren Therapeut:innen zusammenarbeiten und sich wenig um Kooperation oder um die Erreichung der Therapieziele bemühen (können)
- wenn Patient:innen nur geringe Fähigkeiten aufweisen, sich auf die therapeutische Beziehung und auf die Zusammenarbeit mit ihren Therapeut:innen einzulassen (z. B. aufgrund eines eingeschränkten interpersonellen Repertoires)
- wenn sie nur wenig Bereitschaft zeigen (können), eigene Beiträge zur Problembewältigung zu leisten

Kontraindikation. Kontraindikationen für ein ressourcenorientiertes Vorgehen bestehen insofern nicht, als dass die Aktivierung und Nutzung funktionaler Merkmale von Patient:innen immer sinnvoll sind – ob eine Erlebens- oder Verhaltensweise allerdings funktional ist und damit eine Ressource darstellt, ist im jeweiligen Fall aufmerksam zu prüfen.

Nebenwirkungen. Auch Nebenwirkungen ressourcenaktivierender Interventionen sind in der Regel nicht zu erwarten. Gelingt es – trotz sehr ausführlicher therapeutischer Bemühungen – jedoch nicht, der Person Zugang zu ihren Ressourcen zu verschaffen, kann dies zusätzlich demoralisierend und verunsichernd sein: Sehr persistierende fruchtlose Bemühungen können bei Patient:innen den Eindruck hinterlassen, dass sie eigentlich etwas zu »bieten« haben müssten und ein entsprechendes »Defizit« somit für besondere Schwierigkeiten gerade bei ihnen spricht.

16.2 Praktische Durchführung

16.2.1 Prinzipien

Ressourcenorientiertes Vorgehen orientiert sich an Handlungsregulationsmodellen (Heckhausen, 1987a,b; vgl. auch Grawe, 1998). Willutzki und Teismann (2013) stellen folgende zehn Prinzipien heraus:

(1) Handlungsziele werden aktiviert und genau exploriert (z. B. imaginativ), um positive Valenzen befriedigender Handlungstendenzen salienter zu machen und dadurch ihren Wert zu erhöhen.
(2) Durch Betonung und Anerkennung der Fähigkeiten der Person wird die Kompetenzerwartung als besonders zentrale Variable des Handlungsprozesses positiv beeinflusst.
(3) Die systematische Herausarbeitung zielführender Elemente im bisherigen Umgang mit den Schwierigkeiten (z. B. durch die Analyse von »Ausnahmen«) steigert die Ergebniserwartung.
(4) Dadurch, dass Patient:innen dazu angeregt werden, solche Ausnahmen (und später auch die Fortschritte) als von ihm beeinflusst bzw. kontrolliert zu sehen, wird gleichzeitig wieder eine günstigere Kompetenzerwartung unterstützt; hierzu trägt ein möglichst kleinschrittiges Vorgehen bei.
(5) Degenerierte Handlungsaspekte werden durch Nachzeichnung zielführenden Verhaltens vervollständigt.
(6) Durch Orientierung auf das Ziel wird verhindert, dass die Person in der Beschäftigung mit den Gründen gegen die Handlung stecken bleibt.
(7) Durch Rückgriff auf die Kompetenzstruktur im Sinne bereits vorhandener Routinen bzw. Verhaltensmuster wird die Kontrolle über die Handlungsausführung erleichtert.
(8) Vermieden wird durch die Orientierung an den Ressourcen der Person zudem, dass sich Patient:innen angesichts der Hilfen ihrer Therapeut:innen möglicherweise noch weiter abwerten und Fortschritte auf deren Unterstützung attribuieren.
(9) Eine möglichst lebendige Aktivierung von Zielvorstellungen einerseits und die Betonung der Zielannäherung andererseits führen zu positiven Affekten und damit zu einer Unterbrechung des negativen Teufelskreises.
(10) Durch die Unterbrechung des negativen Teufelskreises wird die Person des Therapeuten bzw. der Therapeutin mit positiven Affekten verbunden; gleichzeitig führt die größere Offenheit gegenüber den Therapeut:innen zu einer größeren Aufnahmebereitschaft für therapeutische Interventionen.

Es lässt sich zwischen prozessualer Nutzung und inhaltlicher Thematisierung von Ressourcen unterscheiden: Prozessuale Nutzung von Ressourcen bedeutet, dass Therapeut:innen auf Grundlage ihres Fallkonzepts von den Ressourcen der Person ihr Beziehungsangebot sowie Art und Form der Interventionen auf die Ressourcen der Person, ihre Reaktionsmuster, Routinen und Neigungen abstimmen, ohne dieses Vorgehen direkt anzusprechen. Im Rahmen der inhaltlichen Thematisierung von Ressourcen sind diese direkt Gegenstand des Gesprächs zwischen Patient:innen und Therapeut:innen.

Interventionstraditionen bestehen in speziellen Elementen eines kognitiv-verhaltenstherapeutischen Vorgehens, die ressourcenorientiert interpretiert werden, und ressourcenorientierten therapeutischen Methoden, etwa mit Schwerpunkt auf systemischen lösungsorientierten Ansätzen (de Shazer, 2012; Walter & Peller, 2015).

Ressourcenorientierung erfolgt in einem Dreischritt:

(1) **Ressourcen aktivieren.** Die Zugänglichkeit ressourcenträchtiger Erfahrungen wird aktiv verbessert, indem Therapeut:innen ihre Patient:innen dabei unterstützen, emotional in Kontakt mit diesen Erfahrungen zu kommen und die mit ihnen verbundenen positiven Gefühle zu erleben. Hierzu bieten sich konkretisierende Fragen (»Wann? Wo? Wie? Mit wem?«), eine indikativische Sprache sowie Anregungen zu Imagination an (»Stellen Sie sich das doch mal vor, wie das genau war …«).

(2) **Ressourcen klären.** Hat die Person kognitiv-emotionalen Kontakt zu ressourcenträchtigen Erfahrungen, lässt sich klären, in welcher Weise welche ihrer Reaktionsweisen (Wahrnehmungen, Verhalten, Gedanken) dazu beitragen, dass die Situation für sie günstiger verlaufen ist. Entsprechende Reaktionsweisen können von Patient:innen in vielen Fällen nicht einfach formuliert werden, sondern müssen von Therapeut:innen auf Basis ihrer Modelle über psychische Prozesse empathisch herausgearbeitet werden.

(3) **Ressourcen nutzen.** Nach Klärung der Ressourcen der Person wird gemeinsam mit der Person exploriert, welche Verhaltensweisen sie ausbauen könnte, um im Sinne ihrer Ziele weiterzukommen. Hierbei gilt das Prinzip der kleinen und einfachen Schritte; in diesem Kontext können zudem konkrete Vereinbarungen und Absprachen getroffen werden.

16.2.2 Ressourcendiagnostik und Entwicklung von Therapiezielen

Ressourcen systematisch wahrnehmen

Insbesondere in der ersten Phase der Therapie achtet der/die Therapeut:in auf eine detaillierte Diagnostik der Ressourcen der Person. Gerade bei demoralisierten Patient:innen ist ein entsprechend fokussierter Blick der Therapeut:innen ergiebiger als eine Erfassung von Ressourcen per Fragebogen.

Im Therapieverlauf achten Therapeut:innen zudem auf Verhaltenstendenzen der Person, ihre Werte und Vorlieben, Bemerkungen zu Bereichen, die »in Ordnung« sind. Bei Gelegenheit vertieft er/sie die einzelnen Bereiche (»Das läuft ja ganz okay bis ganz gut. Wie sieht das denn genau aus?«) und hebt die Fertigkeiten der Person hervor (»Beeindruckt mich, wie Sie das hinkriegen«). Der/die Therapeut:in notiert sich ressourcenträchtige Aspekte so, dass sein bzw. ihr Blick bei der Vorbereitung der Therapie immer wieder darauf fällt. Nach etwa drei bis fünf Sitzungen setzt sich der/die Therapeut:in konzentriert mit den Aufzeichnungen zu den Ressourcen der Person auseinander, systematisiert sie und versucht Implikationen für die Gestaltung der Therapie herauszuarbeiten (vgl. auch Kap. 54): In welchen Lebensbereichen kommen Ressourcen der Person zum Tragen? Welche sind das im Einzelnen? Welche Werte motivieren die Person? Wie setzt sie das um? Welche Ressourcen der Person werden im therapeutischen Kontakt deutlich?

Entwicklung tragfähiger Therapieziele

Ausgehend von den Beschwerden der Patient:innen wird möglichst bald versucht, individuell relevante Zielvorstellungen zu entwickeln. Der/die Therapeut:in exploriert die Probleme und Beschwerden der Person dabei möglichst wenig vertiefend und versucht (z.B. mit der Frage: »Wie soll es stattdessen sein?«) möglichst früh, die Antizipation positiver Zielzustände zu unterstützen. Im Einzelnen orientiert sich der/die Therapeut:in an den in Tabelle 16.1 aufgeführten Zieldimensionen (vgl. Walter & Peller, 2015; Storch & Krause, 2009).

Tabelle 16.1 Kriterien für eindeutig formulierte Ziele

Kriterium	Schlüsselworte	Musterfrage
(1) positiv	»stattdessen«	»Was werden Sie stattdessen tun?«
(2) persönlich relevant	»für Sie wichtig«	»Inwiefern wird Ihr Leben dadurch besser für Sie?«
(3) prozesshaft	»wie«, Verbform	»Wie werden Sie das tun?«
(4) hier und jetzt	»auf dem Weg sein«	»Wenn Sie heute aus der Sitzung herausgehen und auf dem Weg zu Ihrem Ziel sind, was werden Sie anders machen oder wie werden Sie anders zu sich sprechen?«
(5) so spezifisch wie möglich	»spezifisch«, »im Einzelnen«	»Wie werden Sie das im Einzelnen tun?«
(6) im Kontrollbereich der Person	»Sie«, »Ich«	»Was werden Sie tun, wenn das eintritt?«
(7) in der Sprache des Patienten	Worte, Metaphern der Patient:innen verwenden	
(8) körperlich spürbar		»Wie fühlt sich das für Sie an?«; »Wo merken Sie das in Ihrem Körper, dass das gut für Sie ist?«

Neben *Veränderungszielen* (»Ich möchte mehr auf andere Menschen zugehen und ein Gespräch beginnen können«) können hierbei auch *Akzeptanzziele* (»Ich möchte meinen

Frieden damit machen, dass mein Partner mich verlassen hat«), *Klärungsziele* (»Ich möchte herausfinden, was mich davon abhält, auf andere zuzugehen«) und *Erhaltungsziele* (»Ich möchte klar und deutlich sagen, was ich will, so wie ich es letzte Woche getan habe«) als Therapieziele vereinbart werden. Therapeut:innen unterstützen die Annäherung der Zielformulierung an die idealtypischen Zieldimensionen. Wichtiger als die äußere Form der Ziele ist jedoch die Funktion günstig gefasster Ziele, nämlich die *persönlich relevante Antizipation positiv erlebter Zustände*. Unter dieser Perspektive sind vor allem die folgenden Zielmerkmale wichtig: Persönlich relevant, im Kontrollbereich der Person sowie körperlich spürbar – im Sinne der Therapie- und Veränderungsmotivation ist es für Patient:innen zentral, direkt, auch körperlich, zu spüren, dass ihr Leben durch das Erreichen der Therapieziele besser wird (vgl. auch Kap. 36). Ziele, die nicht im Kontrollbereich der Person liegen, können in der Psychotherapie nicht adäquat verfolgt werden.

16.2.3 Ressourcenorientierte Basisinterventionen

Exploration von Ausnahmen (Rahmen der Ausnahmen)

Unter einer ressourcenorientierten Perspektive sind Ausnahmen vom Problem, die Antizipation hypothetischer Lösungen und Fortschritte besonders relevant. Es wird unterstellt, dass die Person über zielführende bzw. funktionale Verhaltenstendenzen – in einem weiten Sinne, von Aufmerksamkeits- über Interpretationstendenzen bis hin zum offenen Verhalten – verfügt. Abweichungen vom Problem zum Positiven hin, die von den Patient:innen häufig als glückliche, aber nicht weiter relevante Schwankungen erlebt werden, können anhand folgender Leitfragen herausgearbeitet werden: »Ist das Problem manchmal nicht da oder weniger schlimm? Ist es schon mal vorgekommen, dass das Problem nicht so belastend oder überhaupt nicht da war, obwohl Sie es eigentlich erwartet hätten? Wann machen Sie bereits etwas von dem, was Sie wollen? Was machen Sie anders? Auf welche Weise denken Sie anders?«. Ausnahmen sollten hierbei auf die Ziele bezogen sein. Dies klärt der / die Therapeut:in im Einzelnen ab: »Ist das die richtige Richtung in Bezug auf ...? Wenn das öfter vorkommt, werden Sie dann auch weiter sein in Bezug auf ...? Hat das was damit zu tun? Ist das nützlich, um ... zu erreichen? «. Die Ausweitung entsprechenden Verhaltens wird kleinschrittig, oft sehr genau bis hin zu Rollenspielen unterstützt. Begleitend wird darauf geachtet, der Person für ihre Fähigkeiten Komplimente zu machen und selbstwertförderliche Interpretationen zu unterstützen.

Exploration hypothetischer Lösungen

Von der Person direkt erlebte Schwankungen der Problematik – also Ausnahmen – sind unter ressourcenorientierter Perspektive wertvolles Material. Jenseits solcher konkretisierbarer Erfahrungen werden auch Vorstellungen oder Antizipationen »besserer« Zeiten als »Leistungen« bzw. Möglichkeiten der Person verstanden: In ihnen drücken sich mentale Reaktionsbereitschaften aus, die u. a. durch entsprechende Anregungen der Therapeut:innen in Performanz überführt werden können. Hierzu sind Konkretisierungen einzelner Verhaltenselemente und/oder die Herausarbeitung situativer Umsetzungsgelegenheiten sinnvoll.

Gerade wenn Patient:innen keine Ausnahmen vom Problem benennen können, bietet die Entwicklung hypothetischer Lösungen einen Weg zur Ressourcenaktivierung: »Damit ich mir besser vorstellen kann, wo es hingehen soll, möchte ich gerne mit Ihnen in die Zukunft gehen« oder aber »Es ist vielleicht ein bisschen komisch, aber stellen Sie sich doch einfach einmal vor … «. Der/die Therapeut:in stellt dann die Wunderfrage (vgl. systemisch-lösungsorientierte Therapie; de Shazer, 2012), z. B. auf eine der folgenden Weisen:

- »Angenommen, nachts, während Sie schlafen, geschieht ein Wunder und Ihre Probleme sind alle gelöst oder Sie sind zumindest auf dem Weg zur Lösung. Sie haben ja geschlafen und das Wunder nicht mitbekommen: Woran merken Sie, dass Ihr Problem gelöst ist? Wie geht es Ihnen? Woran merken es die anderen? Was machen Sie anders?«
- Für eher pragmatisch orientierte Patient:innen (und Therapeut:innen) empfiehlt sich möglicherweise die folgende Einleitung: »Stellen Sie sich vor, die Therapie ist zu Ende und Sie sind für sich gut weitergekommen, vieles hat sich zum Guten gewendet: Wie sieht das aus?«

Zur Unterstützung einer möglichst lebhaften und lebensnahen Vorstellung von hypothetischen Lösungen achten Therapeut:innen bei ihren Formulierungen auf die konsequente Benutzung des Indikativs, auch wenn ihre Patient:innen den Konjunktiv benutzen. Der/die Therapeut:in exploriert genau, was der/die Patient:in anders macht, wie er bzw. sie anders mit sich umgeht: »Was ist anders, wenn das Problem weniger stört? Woran werden Sie zuerst merken, dass das Problem weniger stört? Wer merkt es zuerst? Wer freut sich am meisten? Wer wird Sie darin bestärken, wenn Sie das Problem nicht mehr haben?« Nach Konkretisierung einzelner Verhaltensoptionen klären Therapeut:innen genau, was erste, kleine Schritte auf dem Weg zu dieser hypothetischen Lösung sein könnten. Mit der Person wird vereinbart, die für sie leichtesten Schritte zu gehen (hierbei achten Therapeut:innen darauf, dass sich ihre Patient:innen nicht überfordern). Gleichzeitig wird geklärt, ob es vielleicht Zeiten gibt, in denen es den Patient:innen bereits gelingt, diese ersten Schritte zu machen. Gibt es auch bezüglich der ersten Schritte keine Ausnahmen, sondern »nur« hypothetische Vorstellungen, wird mit der Person erarbeitet, was sie tun kann bzw. braucht, um diese ersten Schritte zu tun. In diesem Zusammenhang werden konkrete Vereinbarungen getroffen.

Umgang mit Fortschritten

Fortschritte in der Therapie spielen beim ressourcenorientierten Vorgehen eine sehr wichtige Rolle: Ihnen wird Raum für ausführliche Darstellung und Auswertung gegeben – auch wenn es sich »nur« um Teilschritte handelt. Von Patient:innen werden Fortschritte häufig als zwar angenehme, aber doch unvollkommene Zwischenschritte erlebt; sie neigen dazu, eher nach vorne, auf die noch fehlenden Schritte zu schauen. Zudem sehen sie häufig nicht, inwiefern sie aktiv zu diesen günstigen Entwicklungen beigetragen haben. Sie werten ihre Handlungsergebnisse daher nur oberflächlich aus und nutzen sie nicht, um ihre Voraussetzungen für den nächsten Handlungszyklus so zu verbessern, wie dies möglich wäre. Häufig ergibt sich die Gelegenheit zur Auswertung von Fortschritten bereits am Anfang der Sitzung: »Was hat sich verbessert, seit wir uns das letzte Mal gesehen haben?« Strukturell entspricht das therapeutische Vorgehen bei der Auswertung von Fortschritten den Schritten bei der Arbeit mit Ausnahmen: Die Fortschrittssituation wird aktiviert, sinnvolle Verhaltenstendenzen werden geklärt und weitere Umsetzungen werden vereinbart. Dabei können die folgenden Aspekte relevant werden:

- Fortschritte werden möglichst auf das Selbstbild bezogen (»Sie sind ein Mensch, der ...«; »Eigentlich können Sie das, oder?«).
- Patient:innen werden Komplimente gemacht und ihre Schritte positiv (und nicht als unvollkommene Problemlösungen) bewertet.
- Die internale Attribuierung von Fortschritten wird unterstützt (»Wie haben Sie das gemacht? Sie haben das ja toll gemacht, den / die andere dazu zu bringen ...« etc.).

16.2.4 Abstimmung kognitiv-verhaltenstherapeutischen Vorgehens auf die Reaktionstendenzen der Person

Alle kognitiv-behavioralen Standardinterventionen können explizit und differenziert ressourcenorientiert gestaltet werden, indem das Vorgehen auf die Reaktionstendenzen der Person abgestimmt wird. Die entsprechende Gestaltung der therapeutischen Bausteine entspricht der prozessualen Nutzung der Ressourcen.

Beispiele:

- Therapeut:innen entwickeln nicht nur ein Störungs-, sondern auch ein Lösungsmodell (»Stellen Sie sich vor, Sie sind so weit gekommen, wie Sie gern möchten: Wie fühlen Sie sich, was geht Ihnen durch den Kopf, was tun Sie?«).
- Bei der Gestaltung einer Reizkonfrontation wird herausgearbeitet, wie die Person an solche schwierigen Aufgaben herangeht: Geht sie solche Aufgaben eher allein an (woraus sich ein selbstgesteuertes Vorgehen ergeben würde) oder zieht sie eher Helfer:innen hinzu (was für die Unterstützung durch die Therapeut:innen sprechen würde)? Wie verhalten sich für sie nützliche Helfer:innen in der Regel (vorsichtig unterstützend oder stärker fordernd)?
- Bei der kognitiven Arbeit kommt ein ressourcenorientiertes Vorgehen dadurch zum Ausdruck, dass der Förderung bereits bestehender Alternativannahmen größere Aufmerksamkeit beigemessen wird als der Dekonstruktion dysfunktionaler Annahmen (vgl. Kuyken et al., 2011).
- Einzelne Therapieelemente werden auf die Reaktionsbereitschaften der Patient:innen abgestimmt (z. B. konkrete Verhaltensänderungen bei eher handlungsorientierten Patient:innen, Einsatz von Protokollen bei eher strukturierten Personen etc.).

16.3 Typische Schwierigkeiten und Fehler

In der Hoffnung, hier nicht arrogant oder besserwisserisch zu klingen: Auch wenn Ressourcenorientierung für viele Psychotherapeut:innen plausibel und »selbstverständlich« sein mag, werden diese Konzepte häufig nicht ausreichend durchdacht und umgesetzt. Da Patient:innen zunächst ihre Probleme einbringen und diese auch gewürdigt werden müssen, führt das in der Praxis oft dazu, dass in eine primär problemorientierte Vorgehensweise hier und da einzelne Exkurse auf die Ressourcen eingestreut werden, die das Potenzial des Ansatzes aber bei weitem nicht ausnutzen. Ein schneller und unsystematischer Wechsel zwischen Problem- und Ressourcenperspektive trägt gleichzeitig dazu bei, dass Psychotherapeut:innen ihre Wahrnehmungs- und Thematisierungsfähigkeiten im Ressourcenbereich nicht weiter schulen. Ressourcenaktivierung ist jedoch eine komplexe und schwierige Aufgabe, und Therapeut:innen dürfen auch spüren, dass sie sich hier anstrengen müssen. Daher folgende Empfehlungen:

- Um das Potenzial der Aktivierung von Ressourcen zu nutzen, bedarf es Übung! Nur so schult man sich für die oft impliziten Hinweise auf Ressourcen und Fortschritte (z. B. »Letzte Woche war es nicht ganz so schlimm …« – hier lassen sich oft Schätze heben). Solche Übung sollte durch (flexible) Hartnäckigkeit gekennzeichnet sein: Auch wenn Patient:innen zunächst oft wenig aufnahmebereit für die Aktivierung von Ressourcen erscheinen, ist es günstig, den eigenen inneren Fokus weiterhin auf möglicherweise (explizit oder implizit) positive Erlebensanteile bei Patient:innen zu halten. Viele Patient:innen haben eine vorherrschend negative Grundorientierung (sonst wären sie nicht in der Therapie) – Therapeut:innen tun gut daran, sich mindestens fünf Versuche für die Aktivierung von Ressourcen in einem Bereich zu gönnen, bevor sie hier – zunächst – aufgeben.
- Schwierigkeiten im Kontext eines ressourcenorientierten Vorgehens (z. B. »Ich weiß nicht, ich habe nichts dazu beigetragen, es ist einfach so passiert«) gehen vielfach darauf zurück, dass die Voraussetzungen für den entsprechenden Prozessabschnitt in Sinne des Dreischrittes Aktivierung, Klärung und Umsetzung nicht hinreichend gegeben sind: Patient:innen sind z. B. nicht hinreichend im Kontakt mit ressourcenträchtigen Erfahrungen bzw. es wurde nicht hinreichend geklärt, welche Reaktionsweisen im Einzelnen nützlich waren. Für Therapeut:innen erwächst hieraus die Notwendigkeit, einen Schritt zurückzugehen und an den Voraussetzungen für die nächste Prozessphase zu arbeiten.
- Es empfiehlt sich manchmal eine – wenn auch nicht dogmatische – einseitige Orientierung hin auf Ressourcen und die Bereitschaft, vermeintlich negative Inhalte positiv zu interpretieren (»reframen«).
- Akzeptiert man, dass Problem- und Ressourcenorientierung zwei unabhängige Dimensionen sind, kann sich das auch sprachlich ausdrücken: Das »Sowohl-als-auch« lässt sich durch das Verbindungswort »und« deutlich machen. Benutzt man dagegen eher ein »aber« zur Markierung der Ressourcenseite, stellen sich Therapeut:innen in Opposition zur Problemseite, negieren sie sprachlich; damit entsteht bei Patient:in-

nen der Eindruck, dass ihre Probleme nicht gewürdigt werden, was sie wiederum dazu bewegen kann, diese deutlicher zu machen.

- Eine Ressource ist nur dann eine Ressource, wenn sie eine Ressource für die Patient:innen ist – es ist ungünstig, wenn sich Therapeut:innen in bestimmte Ressourcen ihrer Patient:innen »verlieben«, die diese selbst eher kritisch sehen. Und auch umgekehrt: Wenn ein / e Patient:in etwas schätzt oder für nützlich hält, kann es sehr nützlich sein, wenn Therapeut:innen ihre möglicherweise kritische Haltung diesem Merkmal gegenüber überprüfen und es gegebenenfalls nutzen. Falls das nicht sinnvoll ist, ist Schweigen oft Gold – in der Regel lohnt es sich nicht, Patient:innen davon überzeugen zu wollen, dass sie sich bei ihren Bewertungen fundamental irren. Solche Bemühungen sind in der Regel zudem nicht besonders beziehungsförderlich.

16.4 Kritische Einordnung

Der Begriff der »Ressource« ist vielfach unscharf definiert, sodass Forschungsergebnisse in diesem Bereich teilweise schlecht einzuordnen sind. Auch die Forschungsbereiche sind sehr unterschiedlich (von der Emotionspsychologie bis hin zur Klinischen Psychologie und Psychotherapie). Zudem passt ein transdiagnostischer und therapieschulenübergreifender Ansatz nicht gut zu den Forschungstraditionen der letzten Jahrzehnte. Dies führt dazu, dass es relativ wenige Studien mit explizit ressourcenbezogener Ausrichtung gibt.

- Aus Studien zur differentiellen Psychotherapieforschung lässt sich ableiten, dass eine Anpassung des therapeutischen Angebots an die Stärken (z. B. die kognitive oder interpersonelle Orientierung, das Widerstandsniveau) von Patient:innen mit größeren Therapieeffekten einhergeht (vgl. zusammenfassend Willutzki & Teismann, 2013). Eine Kombination von kognitiv-behavioralem und ressourcenorientiert ausgerichtetem Vorgehen reduziert gegenüber »reiner« KVT insbesondere allgemeine psychopathologische Belastung (Teismann et al., 2011), aber erhöht auch die Effektstärken hinsichtlich störungsspezifischer Symptomatik (z. B. bei der Sozialen Phobie; Willutzki et al., 2004).
- Studien aus dem systemischen Kontext lassen den Schluss zu, dass lösungsorientierte Therapiekonzepte – in denen die vorher vorgestellten Interventionszugänge zum Teil wurzeln – ähnlich effektiv sind wie die in den entsprechenden Studien verwendeten Vergleichsgruppen (z. B. Kim, 2008).
- Metaanalysen zu Methoden der sogenannten »Positiven Psychologie« (z. B. Bolier et al., 2013), die ebenfalls zum Teil Eingang in ein explizit ressourcenorientiertes Vorgehen finden, zeigen, dass sich Effekte insbesondere beim Wohlbefinden und beim Rückgang depressiver Symptome finden (vgl. auch Kap. 68 zur Well-Being-Therapy).
- Flückiger et al. (2023) analysierten in einem narrativen Review zu positiven Interventionen in klinischen Settings acht Prozess-Ergebnis-Psychotherapiestudien, in denen die Beziehung zwischen ressourcenorientierten Methoden in den Sitzungen und unmittelbaren Outcomes untersucht wurde. Bei großer methodischer Variabi-

lität zeigten sich insgesamt positive Zusammenhänge zwischen ressourcenorientierten Methoden und den Sitzungsergebnissen. Zusätzlich wurden von den Autoren in einer komparativen Multi-Level-Metaanalyse neun Studien analysiert, in denen stärkenorientierte bona-fide Psychotherapie mit anderer bona-fide Psychotherapie hinsichtlich des Therapieerfolgs verglichen wurde. Insgesamt fand sich hier eine gewichtete durchschnittliche Effektstärke von $g=0.17$ (95% CI (0.03, 0.31, $p <.01$) und somit ein kleiner, aber signifikanter Effekt zugunsten stärkenorientierter bona-fide Psychotherapie. Die Autoren schließen hieraus, dass stärken- bzw. ressourcenorientierte Interventionen kein triviales Nebenprodukt des Therapieprozesses sind, sondern einen eigenständigen Beitrag zum Psychotherapieergebnis leisten können.

FAQ

Was unterscheidet das Ressourcenkonzept von Modellen Positiver Psychologie?
Bei gewissen Überlappungen werden im Ressourcenkonzept stärker als in Modellen Positiver Psychologie die bereits bei der Person vorhandenen Merkmale betont. So meint Ressourcenorientierung, verfügbare Ressourcen zu aktivieren, nicht wahrgenommene Ressourcen nutzbar zu machen und die Nutzung von Ressourcen zu optimieren – der Aufbau neuer Fähigkeiten und Sichtweisen (im Sinne zukünftiger Ressourcen) als generelles Ziel von Psychotherapie steht nicht im Vordergrund.

Wann ist es sinnvoll und notwendig, über Probleme zu sprechen?
Wie bereits eingangs formuliert, wird eine ressourcenorientierte Perspektive nicht als Gegensatz, sondern als Ergänzung zu einer problemorientierten Sichtweise gesehen. Insofern ist es vielfach sinnvoll, über Probleme zu sprechen. Eine Vertiefung der Gespräche über ein Problem kann speziell sinnvoll sein, wenn (1) unklar ist, ob es sich um ein psychologisches Problem handelt, (2) der/die Patient:in zuvor nicht mit anderen über das Problem gesprochen hat (dann ist das Sprechen darüber etwas Neues und sollte gewürdigt werden) und (3) um Verständnis zu vermitteln. Gespräche über das Problem sind darüber hinaus notwendig, wenn Patient:innen (noch) nicht aufnahmebereit sind für ressourcenorientierte Interventionen. In Bezug auf Letzteres kann es wichtig sein, nicht brachial auf die positive Seite zu gehen, sondern immer wieder flexibel mit Fragen nach dem »stattdessen« Kontakt zu positiven Inhalten zu ermöglichen.

Weiterführende Literatur

Flückiger, C. & Wüsten, G. (2008). Ressourcenaktivierung – ein Manual für die Praxis. Bern: Huber.

Frank, R. & Flückiger, C. (2022). Wohlbefinden fördern. Ressourcen aktivieren in der Psychotherapie. Heidelberg: Springer.

Walter, J.L. & Peller, J.E. (2015). Lösungs-orientierte Kurztherapie. Ein Lern- und Lehrbuch (7. Aufl.). Dortmund: verlag modernes lernen.

Willutzki, U. & Teismann, T. (2013). Ressourcenorientierung in der Psychotherapie. Göttingen: Hogrefe.

Willutzki, U. &Teismann, T. (2024). Ressourcen aktivieren. Göttingen: Hogrefe.

17 Euthyme Techniken (Genusstherapie)

Rainer Lutz

17.1 Hintergrund und allgemeine Merkmale

Teil III

Der euthyme Therapieansatz wurde aus den Erfahrungen mit dem Gruppenprogramm *Kleine Schule des Genießens* (KSdG; Lutz & Koppenhöfer, 1983) entwickelt. Diese Erfahrungen entsprechen alltagspsychologischem wie auch tradiertem Therapiewissen: Positiva wie Freude, Lachen, Sich-Wohlfühlen und Genießen können heilsam sein; sie stärken das Immunsystem (Bongartz & Bongartz, 2000; vgl. auch Kap. 68 zur Well-Being Therapy). Erste experimentelle Befunde im deutschsprachigen Raum legten Niebel (1981) und Figge (1982) vor.

Die Ziele der Euthymen Therapie (ET) (euthym: was der Seele gut tut) und Aspekte des theoretischen Hintergrunds (s. Tab. 17.1 und 17.2) sind nicht neu: Demokrit (459 bis 371 v. Chr.) formulierte, dass das höchste menschliche Gut und Ziel menschlichen Strebens Euthymia sei, unter der er eine heitere und gelassene Gestimmtheit verstand. Nach Epikur (341 bis 271 v. Chr.) sind Menschen selbst für die Gestaltung ihres Lebens verantwortlich (Autonomie). Sie sind angehalten, sich selbst ein gutes Leben einzurichten als Notwendigkeit für den Fortbestand einer Kultur, und maßvoll im Umgang mit lustvollen Gütern zu sein.

Wichtig

Euthymes Erleben und Verhalten kann individuell sehr unterschiedlich sein (z. B. Kontakt mit vertrauten Personen, Gartenarbeit, Wandern, das Lieblingsessen genießen etc.). Genießen ist die euthyme Verhaltensweise schlechthin. Entsprechend vielfältig sind neben der KSdG weitere euthyme Interventionen (s. Fliegel & Kämmerer, 2007, 2009). Auf diese und insbesondere die KSdG beziehen sich die folgenden Ausführungen.

Der theoretische Hintergrund der ET gründet zum einen auf Konzepten der Allgemeinen Psychologie (s. Tab. 17.1) und zum anderen auf klinisch-psychologischen Konzepten (s. Tab. 17.2).

Tabelle 17.1 Allgemein psychologische Konzepte mit Bezug zu euthymen Techniken

Konzept	Beitrag zu einer euthymen Therapietheorie
Hedonistische Prädisposition Bestimmte Verhaltensbereitschaften sind angeboren und subkortikal abgelegt (Fahrenberg & Wilhelm, 2009).	Positiva zu suchen und Negativa zu meiden ist ein biologisches Erbe: Babys orientieren sich an positiven Reizen und nutzen spontan ihre Sinne, suchen z. B. mit der Nase die Mutter. Präferenz für alles Süße: Süße Früchte z. B. sind reif und kalorienreich; Muttermilch schmeckt süß. Diese hedonistische Prädisposition ist eine hilfreiche Argumentationsfigur für einen therapeutischen Dialog: Das Streben nach einem guten Leben ist »normal«, sinnvoll und erlaubt.
Schwingungsmodell (vgl. Abb. 17.1) Menschliches Verhalten und Erleben ist Schwankungen unterworfen (vgl. Sinuskurve; Opponent-Process-Modell, Solomon, 1980).	Der Wechsel von qualitativ gegensätzlichen Befindlichkeiten ist voraussagbar: Zeiten des Wohlbefindens werden Zeiten negativer Befindlichkeiten, weniger glücklichen werden gute Tage folgen. Patienten:innen hegen die Hoffnung, nie mehr gekränkt oder beunruhigt zu werden: Sie meiden Belastungen und unangenehme Emotionen. ET: gute Zeiten genießen (vgl. auch Well-Being Therapy, Kap. 68), belastende Zeiten akzeptieren und Bewältigungsstrategien entwickeln; nach der Bewältigung die positiven Emotionen wie z. B. Stolz oder Zufriedenheit zulassen. Das Schwingungsmodell ist eine für Patient:innen hilfreiche Veranschaulichung dieses Sachverhaltes.
Fokussierung der Aufmerksamkeit Die Informations-Verarbeitungskapazität ist beschränkt (Broadbent, 1958).	Wird die Aufmerksamkeit auf positive Reize fokussiert, wird die Wahrscheinlichkeit erhöht, dass sich euthymes Erleben entfaltet; zugleich können störende Gedanken oder negative Gefühle nicht auftreten. Die KSdG fördert das Lenken der Aufmerksamkeit auf Positiva. Im Verlauf der KSdG muss darauf geachtet werden, dass Patient:innen dieses Prinzip realisieren.
Oberpläne (OP) OP beeinflussen Verhalten und Emotionen (vgl. Kognitive Verhaltenstherapie).	Positive OP begünstigen euthymes Erleben und Verhalten. Negative OP erschweren euthymes Erleben und Verhalten.

Tabelle 17.1 (Fortsetzung)

Konzept	Beitrag zu einer euthymen Therapietheorie
Informations-verarbeitung Es existieren zwei Formen der Informationsverarbeitung (LeDoux, 2009; Kandel et al., 2012; Stanovich, 2011).	System (1) schnell, spontan und ohne willentliche Steuerung, »Lust-Prinzip«, generiert Eindrücke und Emotionen, »ungezügelte« Impulse und Assoziationen (»quick and dirty«). System (2) willentliche, langsame Informationsverarbeitung; Informationen sind sprachlich zugänglich; korrespondiert mit Selbstkontrolle. Viele bewusste Bewertungen und Entscheidungen von (2) werden durch (1) determiniert: Das gesamte limbische System arbeitet sehr viel schneller (im Millisekunden-Bereich) als die bewussten kognitiven Prozesse. System (2): Innehalten und Hinwendung der Aufmerksamkeit auf einen Reiz (s. Tab 17.2, EOR), der eine emotionale Reaktion in (2) auslöst; in kürzester Zeit wird das zugehörige Netzwerk aus Bildern, Emotionen etc. aktiviert.
Primat der Sinne Emotionen werden primär durch die Sinne ausgelöst (s. System 1).	Zur Orientierung am meisten genutzt: Sehen. Anliegen der ET: die selten eingesetzten Sinne Riechen, Tasten und Schmecken häufiger zu nutzen und auf die positiven Emotionen zu achten.

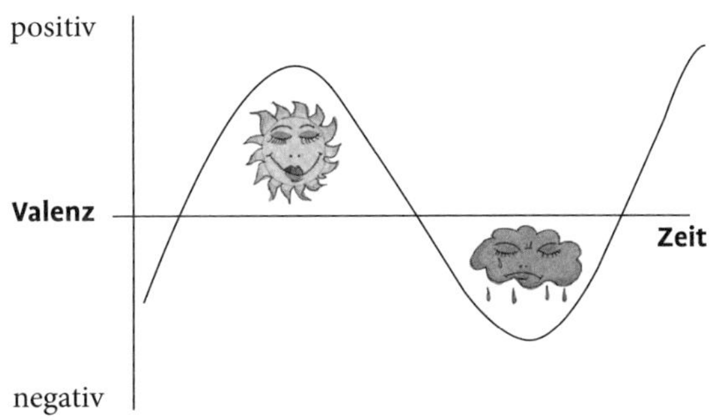

Abbildung 17.1 Schwingungsmodell

Die Konzepte der Allgemeinen Psychologie leisten einen wichtigen Beitrag zum Verständnis der Prozesse in der ET. Genusstherapeut:innen berichten häufig, dass olfaktorische Stimulationen bei den meisten Patient:innen ein positives Bild hervorrufen, das meist mit Kindheitserinnerungen verknüpft ist. Beispiele hierfür sind der Geruch von Stroh, der Erinnerungen an Ferien bei den Großeltern auf dem Bauernhof weckt, oder Zimt, der Assoziationen mit Milchreis oder Weihnachten hervorruft. Schon am Ende der ersten Therapiestunde ist oft eine kurzfristige Stimmungsaufhellung zu beobachten; viele Patient:innen lächeln. Ein Beispiel: Eine Patientin schnuppert an Heu, was bei ihr das positive Bild »Meerschweinchen aus der Kindheit« hervorruft und angenehme Erinnerungen sowie positive Emotionen weckt. Hätte man die Patientin direkt nach einer schönen Kindheitserinnerung gefragt (also System 2 aktiviert), wäre diese Erinnerung möglicherweise nicht so leicht zugänglich gewesen.

Dieser Prozess findet über das schnell agierende System 1 statt, wodurch eine positive Emotion entsteht, bevor das langsamere System 2 aktiv wird und eine euthyme Reaktion eventuell verhindert hätte.

Tabelle 17.2 Klinisch-psychologische Konzepte mit Bezug zu euthymen Techniken

Konzept	Beitrag zu einer euthymen Therapietheorie
Positiva sind heilsam	Positiva wie Freude, Lachen, Sich-Wohlfühlen und Genießen im Besonderen sind therapeutische Elemente.
Positiva akzeptieren	Genussverbote sind allgegenwärtig: ▶ Lebenskonzepte (z. B. Calvinismus, 7 Totsünden), die ein arbeitsames Leben ohne Luxus präferieren ▶ vielfältige, langwährende Abwertungen einer Person führen zur irrationalen Idee, ihr stünden keine Positiva zu Regel 2 der KSdG: »Genuss muss erlaubt sein« ist eine Hilfe, einen OP zu entwickeln, der ein gutes Leben erlaubt.
Positiva üben	Der Ratschlag, »sich mal was Gutes zu gönnen«, kann kontraproduktiv sein. Euthymes Erleben und Verhalten muss angeleitet und geübt werden, z. B. sich zu loben.
Selbstfürsorge	▶ Gutes annehmen und genießen ▶ sich Problemen stellen, nicht meiden; sich für deren Bewältigung loben, positive Emotion zulassen ▶ Selbstfürsorge ist Metaziel der ET ▶ Selbstregulation zwischen Positiva und Negativa (s. Kap. 25) ▶ sich selbst so an die Hand nehmen, wie ein wohlmeinender Dritter es täte
Balancemodell von Gesundheit und Krankheit (Lutz, 1992; Lutz & Mark, 1995)	Unabhängigkeitsmodell: ▶ Gesundheit und Krankheit sind zwei unabhängige Dimensionen ▶ Patient:innen verfügen sowohl über krankes als auch gesundes Verhalten ▶ Balancemodell: Eine Person fühlt sich behandlungsbedürftig, wenn die Balance zwischen gesund erhaltenden und krank machenden Bedingungen zu Ungunsten von Gesundheit verschoben ist
Hedonistische Nische (hN)	Ort, der euthymes Erleben und Verhalten zulässt: ▶ räumlich (z. B. das eigene Zimmer) ▶ geistig (entsteht durch Aufmerksamkeitsfokussierung, z. B. Versenken in eine Tätigkeit, vgl. Flow in der Well-Being Therapy, Kap. 68) hN ist mit positiven Gegenständen ausgestattet; repräsentiert Vorlieben, z. B. Wolle, oder positive Erinnerungen, z. B. Mitbringsel hN: Orte der Ruhe, der Begegnungen etc. hN: realisiert zentrale Lebenspläne und Werte in Abgrenzung zur öffentlichen Welt

Tabelle 17.2 (Fortsetzung)

<table>
<tr><th>Konzept</th><th colspan="2">Beitrag zu einer euthymen Therapietheorie</th></tr>
<tr><td>Ohne Askese kein Genuss</td><td colspan="2">Hedonistisches Paradox: Beschränkung des Konsums führt zu mehr Zufriedenheit oder Genuss
Askese: zeitlich begrenzter Verzicht, maßvoller Umgang mit Genussgütern
Partielle Enthaltsamkeit fördert Genuss: Erdbeeren im Sommer und Apfelsinen im Winter; Weihnachtsgebäck in der Adventszeit und nicht schon im September</td></tr>
<tr><td>Euthyme Orientierungs-Reaktion (EOR)</td><td>▶ Innehalten
▶ Hinwenden
▶ Ausblenden
▶ Versenken
▶ Akzeptieren</td><td>▶ aus dem täglichen Verhaltensstrom aussteigen
▶ einen Sinn auf ein euthymes Objekt oder Vorgang richten
▶ Störendes wird nicht registriert
▶ sinnlichen Eindruck aufnehmen, versenken in auftauchende Bilder, Eindrücke etc.
▶ positive Emotionen wie Freude oder Genuss akzeptieren</td></tr>
</table>

17.2 Indikation, Kontraindikation und Nebenwirkungen

Die KSdG wird in Psychiatrien und psychosomatischen Fachkliniken als Routineprogramm angeboten. Es liegen für die dort behandelten Patient:innen keine Berichte vor, die eine Kontraindikation begründen. Für eine psychiatrische Tagesklinik konnte Wolf (2007) bei knapp 1.000 Patient:innen zeigen, dass die KSdG als besonders hilfreiche Gruppe bewertet wurde und die Variable *Diagnose* keinen Einfluss auf eine Therapieerfolgs-Einschätzung hat. Daher scheinen von der KSdG alle Gruppen zu profitieren.

Therapeutische Erfahrungen mit der KSdG im Rahmen von stationären Behandlungen liegen vor für Patient:innen mit …

- Depressionen
- Zwangsstörungen und Zwanghaftigkeit
- Schmerz
- Psychotische Störungen (insb. Schizophrenie)
- Substanzabhängigkeit (insb. Alkohol)
- Adipositas
- Neurologische Störungen
- Traumastörungen
- geriatrische Probleme und Demenzen
- Mehrfachbehinderung bei Jugendlichen

Lange wurde als unerwünschte Nebenwirkung befürchtet, die Sinnesstimulierung könnte bei traumatisierten oder psychotischen Patient:innen störungsbezogene Komplikationen provozieren. Diese wurden unter den kontrollierten Bedingungen einer stationären Therapie in einer Studie nicht beobachtet (Lutz, 2016). Als Nebenwirkung können negative Assoziationen auftreten (s. u.); diese scheinen jedoch eher selten aufzutreten. Zudem können sie bei Thematisierung und Bearbeitung den Therapieverlauf auch positiv beeinflussen.

Eine Indikation leitet sich zunächst aus dem intendierten Effekt ab, der Förderung euthymen Erlebens und Verhaltens, z. B. für Patient:innen mit Depressionen. Weitere Indikationen sind die Effekte, die im Vorgehen begründet sind: Patient:innen mit einer Alkohol-Substanzgebrauchsstörung können leichter einen Ersatz für den ehemals omnipotenten Verstärker Alkohol finden; das Aufmerksamkeitstraining der KSdG kann für Schmerz-Patient:innen den zentralen Wirkmechanismus eines Schmerzbewältigungstraining fördern; für Trauma-Patient:innen könnte der sinnliche Zugang der KSdG den Weg aus der Isolation eröffnen.

17.3 Praktische Durchführung

Die Kleine Schule des Genießens (KSdG) ist ein halb standardisiertes Gruppenprogramm mit folgenden **Charakteristika**:

Anzahl der Sitzungen:	6–8, möglich ab 4, bis zu 12 ein Sinn kann an 2 Terminen thematisiert werden
Anzahl der Teilnehmer:innen:	8, möglich ab 3–4, bis 10–12
Anzahl der Therapeuten:innen:	1, optimal 2
Gruppenform:	geschlossen, auch offen möglich
Dauer (Minuten):	50, auch 90, je nach Zeittakt der Klinik
Zeitpunkt:	optimal später Vormittag, nicht unmittelbar vor oder nach dem Essen
Raum:	ideal: Platz für Sitzkreis, Platz für Materialientisch
Ausstattung:	Handout oder Plakat für Genussregeln, Materialien für die 5 Sinne, pro Stunde ein Sinn
Auswahl Sinnes-Materialien:	jahreszeitliche Besonderheiten (z. B. Blumen im Sommer, Mandarinen im Winter)
	Lebensumwelten: Bleistift, Schraubenschlüssel
	Industrieprodukte: Metalle zum Anfassen oder zum Erzeugen von Tönen
	bekannte und naturnahe Materialien (z. B. Zimt in einem Gefäß), keine Parfüms
Anzahl Sinnes-Materialien:	12–20 pro Sinn

Die Abfolge für eine geschlossene Gruppe kann folgendermaßen zusammengefasst werden (Varianten zu diesem Vorgehen können im Manual eingesehen werden, s. https://rainerlutz.wordpress.com).

Tabelle 17.3 Abfolge in der Kleinen Schule des Genießens (KSdG)

1. Termin	▶ Informationen über den Ablauf der KSdG im Sitzkreis ▶ Erläuterung der Genussregeln (kognitiver Zugang) ▶ Demonstration, wie mit Sinnes-Materialien umzugehen ist, z. B. einer Orange ▶ Erläuterung wie die Genussregeln beachtet werden sollen, sich z. B. ausreichend Zeit zu nehmen, wie eine EOR abläuft (sinnlicher Zugang) ▶ Patient:innen gehen zum Tisch mit den Sinnes-Materialien zum Riechen ▶ Patient:innen explorieren und wählen einen bevorzugten Duft ▶ Patient:innen erläutern ihre Wahl, berichten ihre positiven Assoziationen ▶ Verabreden der Hausaufgaben
Zwischen zwei Terminen	▶ Hausaufgaben: Patient:innen suchen Sinnes-Materialien fürs Riechen ▶ Genuss-Spaziergänge
2. Termin	▶ Besprechung der Hausaufgaben; Patient:innen berichten über ihre Funde ▶ Thematisierung des nächsten Sinns, Tasten ▶ Verabreden der Hausaufgaben
Folgende Termine	▶ Wie oben werden nacheinander Schmecken, Sehen und Hören thematisiert
Letzter Termin Abschlussrunde	Themen: ▶ Therapeutische Effekte ▶ Bezüge euthymen Erlebens und Verhaltens zur individuellen Lebensführung und zur Symptomatik
Ungeplant zwischen den Terminen	▶ Patient:innen verabreden gemeinsame euthyme Unternehmungen, z. B. Genuss-Spaziergänge, Einkaufen, gemeinsames Kochen ▶ Verabredung eines euthymen Lebensstils mit wichtigen Bezugspersonen, z. B. der / dem Partner:in

Beispiel

In der ersten Therapiestunde zum Riechen verweilt eine depressive Patientin aus einer psychiatrischen Tagesklinik bei Muskatnusspulver, das in einem verschließbaren Glas präsentiert wurde.

T: Sie kennen Muskat?

P: Ja.

Teil III

T: Sie verwenden es in der Küche?

P: Eigentlich nicht …

T: Schade eigentlich.

P: Na ja, ist mir zu umständlich. Das gekaufte Pulver hat mir noch nie geschmeckt. Beim Reiben der Nuss reib ich mir immer auch den Finger … dann lass ich auch immer die Nuss ins Essen fallen.

T: Mögen Sie Muskat?

P: Eigentlich ja …

T: Wie riecht das denn?

P: Gut.

T: Können Sie das näher beschreiben?

P: Na ja, halt gut, nach Kartoffelbrei.

T: Nach Kartoffelbrei, wie noch?

P: Eben hatte ich an Pfeffer gerochen, irgendwie auch scharf, wie Pfeffer.

T: [*zur Gruppe*:] Kann jemand Frau M. weiterhelfen? Möchte jemand weitere Beschreibungen ergänzen, wie aus Ihrer Sicht Muskat riecht?

Drei Patient:innen aus der Gruppe und die Patientin beratschlagen gemeinsam und beschreiben das Aroma als würzig, aromatisch, pfeffrig; der Therapeut ergänzt scharf und süß.

T: Frau M., als Sie am Muskat gerochen haben, tauchten Erinnerungen auf?

P: Ganz früher als Kind mochte ich das nicht, später dann sehr. Meine Oma hat das an Kartoffelbrei gemacht. Ich liebte ihren Kartoffelbrei, sie hat ihn immer gemacht, wenn ich gekommen bin.

Die Patientin strahlt, die drei umstehenden Patient:innen geben ihr weitere Rezepte. Als Hausaufgabe zum Schmecken steuert Frau M. Kartoffelbrei bei, abgeschmeckt mit frisch geriebenem Muskat. Dieser Kartoffelbrei sei das erste Essen seit langem, das sie wieder mit Freude gekocht und gegessen habe: Es habe ihr sehr gut geschmeckt.

Diese Episode mag trivial anmuten. Sie illustriert, wie durch das sinnesbezogene Vorgehen positive Emotionen geweckt werden und eine Patientin motiviert durch die Gruppe euthymes Verhalten im Alltag integriert. Ein Verstärkerverlust wird reduziert. Der Gruppentherapeut interpretiert ihr Verhalten als selbstfürsorglich.

17.4 Vorgehen und Schwierigkeiten

Die KSdG fordert von den Therapeuten:innen ein spezielles therapeutisches Verhalten (s. Tab. 17.4).

Tabelle 17.4 Therapeutisches Vorgehen

Konträre Rollen	Zwei konträre Rollen werden therapeutisch gefordert: (1) klassisches, mitunter distant-neutrales Verhalten (2) Modelle für Genuss: persönliche Informationen wie z. B. Vorlieben für bestimmte Düfte werden preisgegeben
Verhalten des / der Therapeuten:in	Das therapeutische Verhalten ändert sich im Verlauf zu Beginn: instruieren, vormachen, ermuntern später: moderieren, vertiefen, an Genussregeln erinnern
Tempo und Ton	Therapeut:innen stellen sich auf eine spezielle Gruppe im Tempo und Ton ein (vgl. auch Kap. 78) ▶ angemessenes Tempo herstellen: z. B. für die Zeit zur Erkundung eines Sinnes-Materials (evtl. Rede- und Vorgehenstempo anpassen) ▶ passende Sprache finden: keine akademische Wortwahl ▶ Patient:innen zur angemessenen, anschaulichen Beschreibung anleiten ▶ Therapeut:innen achten auf Verständlichkeit und bitten klar und hörbar darum, deutlich und verständlich zu sprechen
Positiva betonen	Therapeut:innen heben Positiva und gesunde Anteile ihrer Patient:innen hervor
Negativa nicht vertiefen	▶ Sinnesreize können negative Assoziationen auslösen, z. B. Trauer oder Bezüge zur individuellen Problematik ▶ nicht in der Gruppe vertiefen, Verweis auf die Bezugs-Therapien oder Nachbesprechungen nach der Gruppe; in der KSdG sollen Positiva gefördert werden ▶ Therapeut:innen bitten darum, innezuhalten und danach wieder mitzuarbeiten
Beiträge würdigen	▶ In der ET wird generell viel gelobt, d. h. positive Verstärkung genutzt ▶ In der KSdG Beiträge der Patient:innen nachdrücklich würdigen ▶ In der ET kann auch dazu angeregt werden, sich selbst zu loben ▶ Lob kann eine nachhaltige Würdigung bedeuten (s. Beispiel)

Beispiel

Eine aus der Ukraine eingewanderte Patientin bringt für alle zur Abschlussrunde Syrnyky (Quarkbällchen) und eine Süßigkeit mit, die sie nach den Rezepten ihrer Großmutter zubereitet hatte. Sie war zutiefst von den anerkennenden Kommentaren gerührt. Diese seien eine Würdigung ihrer Großmutter und ihrer eigenen Herkunft. Sie habe nun das Gefühl, aufgenommen und angekommen zu sein.

Tabelle 17.5 Kritische Situationen und Lösungsvorschläge

Kritische Situation	Lösungsvorschlag: Verhalten der Therapierenden	Häufigkeit (Erfahrungswerte)
Ein Patient weint, ist spürbar betroffen, berichtet über negative Assoziationen (Beispiel: »Der Zimt erinnert mich an ein schreckliches Weihnachten«).	Der Patient kann die Situation kurz schildern. Der Therapeut bittet, das Thema mit der Bezugs-Therapeutin oder einer patientenzentrierten Gruppe anzusprechen. Möglich: ▶ Therapeut setzt sich neben den Patienten, Gruppe läuft weiter ▶ Patient verlässt kurz den Raum und nimmt anschließend weiter teil Ungünstig: das Thema von der Gruppe aufgreifen lassen; alle werden ein misslungenes Fest schildern. Folge: »Weihnachtstrauergruppe«	schwankt stark; Auftreten nicht vorhersagbar; pro Durchgang einer Gruppe: ca. zwei- bis dreimal
Starke negative Assoziationen führt zum Verlassen der Gruppe (Beispiel: »Ich halte das hier nicht aus. Ich muss raus.«)	Thrapeut:in stellt sicher, dass Patient:in auf der Station versorgt wird; Gruppe läuft weiter; er / sie kehrt in der folgenden Stunde zurück Haltung des / der Therapeutin: es ist normal und für die Therapie hilfreich, wenn negative Assoziationen auftreten: lässt sich Besorgnis nicht anmerken; Patient:innen werden zurückkommen	selten; Auftreten nicht vorhersagbar
Seitengespräche	Nicht erwünscht bei Themen außerhalb des Gruppengeschehens. Therapeut:in bittet, Gespräch in der Pause vorzusetzen Möglicherweise werden die Patient:innen durch das gewählte Stimulationsmaterial unterfordert; sie werden in diesem Fall gebeten, die gewählten Stimulantien genauer zu erkunden oder weitere auszuprobieren	immer mal wieder
Patient:innen fragen Therapeut:in nach persönlichen Vorlieben	Therapeut:innen haben in der KSdG eine Modellfunktion: i. d. R. wird sie oder er antworten	häufig
Hausaufgaben und Übungen zwischen den Gruppenstunden werden nicht erledigt	Diese sind verbindlicher Teil der KSdG. Sind Patient:innen fähig, diese zu erledigen, sollten sie weiterhin nachhaltig dazu ermutigt werden. Möglichkeit: Zu Beginn wird eine Konsequenz vereinbart, wenn diese nicht erledigt wurden. Konsequenzen sollen einen Beitrag für die Gruppe sein (beliebt: Kuchen backen und mitbringen)	immer mal wieder

17.5 Kritische Einordnung

Die KSdG zeichnet sich durch ihre hohe Praxistauglichkeit aus und trägt wesentlich zur Steigerung der Behandlungsmotivation der Patient:innen bei. Zudem ermöglicht sie dem Behandlungsteam, die Patient:innen aus einer neuen Perspektive zu betrachten. Die Compliance hinsichtlich Teilnahme, Verweildauer und Mitarbeit ist bemerkenswert hoch: Selbst Patient:innen auf geschützten Stationen nehmen meist regelmäßig und verlässlich an der Therapie teil, verlassen die Gruppensitzungen in der Regel nicht vorzeitig und beteiligen sich aktiv an den Übungen. Dies ist besonders in der Psychiatrie ein wichtiger Aspekt. Wissenschaftliche Evaluationsstudien gestalteten sich in den Anfängen als herausfordernd. Es mangelte an angemessenen Heuristiken zur Diagnostik von Positiva und einem validen Fragebogen-Instrumentarium. Das Konzept der konkurrierenden Itemformate (zuerst: Lutz, 1998) verspricht dafür eine Lösung: Es wird unterschieden zwischen Skalen, die auf Verhalten (Vz) und die auf die Person (Pz) zentriert sind. Positiv valente Vz-Skalen eignen sich für Beschreibung von Veränderungen euthymen Erlebens und Verhaltens, nicht aber positiv valente Pz-Skalen. Die vorliegenden Studien dokumentieren gute Therapieerfolge (Lutz, 2009).

FAQ

Wo finde ich Sinnes-Materialien?
Viele Materialien sind der Küche (z. B. Gewürze), dem Garten (z. B. Holz), dem Kinderzimmer (z. B. Plüschtier) oder der Werkstatt (z. B. schwerer Schraubenschlüssel) entnommen, stammen aus dem Papierladen (z. B. Postkarten, farblich abgestimmte Kartons) oder von Weihnachtsmärkten (z. B. Oktoskop). Viele Materialien können im Internet bezogen werden.

Wie gehe ich damit um, wenn Patient:innen die KSdG abwerten?
Vor allem in stark somatisch orientierten Kliniken kommt diese Situation öfter vor. Jede Therapie, auch die ET, braucht einen Vertrauensvorschuss, dass die gewählte Methode und der/die entsprechende Therapeut:in hilfreich sein werden. Gerade für Therapeut:innen, die keinen »ärztlichen Bonus« haben, hat sich gleich zu Beginn der Hinweis bewährt, dass die KSdG eine seit vielen Jahren bewährte Methode ist, die deshalb gerade in der Psychiatrie eingesetzt wird. Ist die KSdG auf einer Station etabliert, ist die Motivation der Patient:innen meist hoch.

In der KSdG sind negative Bewertungen selten. Unser Ansatz dabei ist es, die Patientinnen und Patienten zu ermutigen, trotzdem an der Therapie teilzunehmen und am Ende der Stunde das Positive hervorzuheben. Sollten generelle Abwertungen auftreten, verschieben wir diese für eine spätere Besprechung, beispielsweise in die Morgenrunde.

Welche Patient:innen sollten eher nicht in die Gruppe aufgenommen werden?
Alle gruppenfähigen Patient:innen können auch in die KSdG. Patient:innen, von denen Störungen erwarten sind, sollten neben den Therapeut:innen sitzen.

Ziehen sich Patient:innen durch den euthymen Therapieansatz mehr zurück, um Ruhe zum Genießen zu haben?

Generell zeigt die Erfahrung, dass Patient:innen insgesamt aktiver werden und Kontakte suchen. Ein Rückzug zum Genießen ist okay, Patient:innen wollen i. d. R. anschließend mit anderen Patient:innen oder in der Gruppe darüber reden.

Weiterführende Literatur

Frank, R. (Hrsg.). (2016). Therapieziel Wohlbefinden: Ressourcen aktivieren in der Psychotherapie (3. Aufl.). Heidelberg: Springer.

Kanitschneider, B. (2011). Das Hedonistische Manifest. Stuttgart: Hirtzel.

18 Aktivitätsaufbau

Eva-Lotta Brakemeier • Marzena Mucha

18.1 Hintergrund und allgemeine Merkmale

Aktivitätsaufbau ist eine etablierte verhaltenstherapeutische Technik, die darauf abzielt, durch einen Aufbau von positiven Aktivitäten zum allmählichen Erreichen angenehmer Gefühle beizutragen und gleichzeitig negative und belastende Erfahrungen zu reduzieren. Aktivitätsaufbau wird insbesondere in der Therapie depressiver Menschen genutzt.

Wichtig

Ausgangspunkt ist die lerntheoretische Annahme, dass die depressive Symptomatik durch eine niedrige Rate verhaltenskontingenter positiver Verstärkung – insbesondere im Bereich der sozialen Kontakte – entsteht (vgl. Verstärker-Verlust-Theorie von Lewinsohn, 1974, Kap. 59). Depressive Patient:innen neigen zudem aufgrund von Antriebslosigkeit dazu, auf jegliche Art von Aktivität zu verzichten, was im Laufe der Zeit zum Verlust ihrer Tagesstruktur führt.

Durch die Strategie Aktivitätsaufbau wird angestrebt, dem eigenen Leben eine feste Struktur zu geben, die sowohl aus positiven Aktivitäten als auch aus Pflichten besteht. Durch die Tagesstrukturierung sowie den Ausgleich zwischen angenehmen und unangenehmen Aktivitäten sollen die Betroffenen Erfolgserlebnisse sammeln und sich so als selbstwirksam empfinden, was sich wiederum positiv auf ihre Stimmung auswirken kann.

18.2 Indikation, Kontraindikation und Nebenwirkungen

Indikation. Aktivitätsaufbau ist bei Störungsbildern, die sich durch stark reduziertes Aktivitätsniveau mit hohem Leidensdruck charakterisieren, indiziert. Zu dieser Gruppe gehören insbesondere Patient:innen mit folgenden Erkrankungen:

- sämtliche depressive Störungen (vgl. Kap. 42)
- psychotische Residuen (vgl. Kap. 40)
- Somatoforme Störungen (vgl. Kap. 49)
- Panikstörungen (vgl. Kap. 43)
- Binge-Eating-Störungen und Adipositas (vgl. Kap. 48)
- chronische Schmerzen (vgl. Kap. 56).

Bei der Aktivitätsplanung sollte bei schwer depressiven bzw. generell schwer psychisch kranken Patient:innen darauf geachtet werden, dass sich diese nicht zu viel vornehmen, um Überforderung und Misserfolgen vorzubeugen. Es empfiehlt sich, z. B. mit wenigen Aktivitäten pro Tag zu beginnen. Lediglich eine positive Aktivität (Cafébesuch, Spaziergang) am Tag kann bereits eine erste hilfreiche Veränderung darstellen.

Kontraindikation. Kontraindiziert ist die Aktivitätsplanung in traumatischen Krisensituationen (vgl. Kap. 46), bei akuten psychotischen Störungen (vgl. Kap. 40), in manischen Episoden (vgl. Kap. 41) sowie bei Demenzen im späteren Stadium. Bei Patient:innen mit der Diagnose Anorexia nervosa (vgl. Kap. 48), deren BMI kleiner als 17 ist, sollte vor der Aktivitätsaufbauplanung eine Gewichtszunahme durch regelmäßiges Essen und begrenzte körperliche Aktivitäten angestrebt werden. Im weiteren Verlauf der Behandlung sollte zudem darauf geachtet werden, dass übermäßige körperliche Aktivität nicht als Mittel zur Gewichtsreduktion (kompensatorische Maßnahme) eingesetzt wird.

Zeitpunkt des Einsatzes der Technik. Es wird empfohlen, in der Psychotherapie mit dem Aktivitätsaufbau relativ früh zu beginnen. Zuvor sollten den Patient:innen jedoch plausible Erklärungsmodelle für die Entstehung der psychischen Störung (wie z. B. bei der Depression das Depressionsdreieck oder die depressive Spirale) bereits vermittelt worden sein (vgl. Psychoedukation, Kap. 13). Um mit der konkreten Aktivitätsplanung zu beginnen, ist es zudem notwendig, mit den Patient:innen ihre jeweiligen konkreten Befürchtungen sowie Ängste zu explorieren und zu besprechen. Relevante Fragen – z. B. welchen Wert und welche kurz- bzw. langfristige Bedeutung die geplanten Aktivitäten für das Leben haben – sollten gemeinsam reflektiert werden.

Risiken und Nebenwirkungen. Risiken und Nebenwirkungen dieser Strategie können u. a. folgende sein:

- Bei der Durchführung der ersten geplanten Aktivitäten können die Betroffenen feststellen, dass ihnen viele Kompetenzen fehlen (beispielsweise im sozialen Bereich), was wiederum zu Demotivation und vermehrtem Grübeln und letztlich zu einer Verschlechterung der psychischen Symptomatik führen kann.
- Der Aktivitätsplan könnte bisweilen auch zu einem zwanghaften und rigiden Planen und Verfolgen positiver bzw. genereller Aktivitäten führen, sodass Spontanität und Flexibilität verloren gehen, was subjektives Leid bzw. Irritationen und Rückzug des sozialen Umfelds zur Folge haben kann.

18.3 Praktische Durchführung

Beim Aktivitätsaufbau werden stets Arbeitsblätter verwendet, wie Tages- und Wochenpläne oder Aktivitäts- und Stimmungsprotokolle. Diese können aus entsprechenden Manualen stammen oder individuell erstellt werden.

Fallbeispiel

Die 42-jährige Patientin Josephine Krautmeier, von Beruf Erzieherin, ist seit drei Jahren arbeitslos. Frau Krautmeier berichtet über ausgeprägte Antriebslosigkeit, Niedergeschlagenheit und depressive Stimmung. Sie erwähnt, dass sie früher gerne gekocht habe, jedoch fehle ihr zurzeit die Kraft und Lust dazu. Zudem habe sie Schwierigkeiten, aufzustehen und in der Wohnung »irgendetwas« zu machen. Durch sehr starke Erschöpfungsgefühle könne sie sich zu keiner positiven Aktivität »aufraffen«. Bei Frau Krautmeier wird eine derzeit mittelgradige depressive Episode diagnostiziert, weshalb sie eine ambulante Kognitive Verhaltenstherapie beginnt.

Der Aktivitätsaufbau besteht aus vier Schritten, die im Folgenden am Beispiel von Frau K. erläutert werden:

Schritt 1: Messung des aktuellen Aktivitätsniveaus

Zuerst wird mit Frau Krautmeier durch die psychoedukativen Elemente Depressionsdreieck und Depressionsspirale die Entstehung ihrer depressiven Stimmung gemeinsam erarbeitet, wobei sie erkennt, wie wichtig ihr Verhalten bzw. ihre mangelnden Aktivitäten für die Entstehung und Aufrechterhaltung ihrer depressiven Stimmung sind (vgl. Kap. 14). Bis zur nächsten Therapiestunde erhält sie die Aufgabe, Wochenprotokolle ihrer Aktivitäten mit Stimmungseinschätzung für die ganze Woche auszufüllen. Den Stimmungswert kann sie in Prozenten notieren (0 % für absolut schlechte Stimmung und 100 % für eine sehr gute Stimmung). Mit Hilfe von Verhaltensanalysen (vgl. Kap. 10) wird der Ist-Zustand erstellt, d. h., welche Aktivität (z. B. lange im Bett liegen) sie tagsüber ausführt und welchen Effekt diese auf ihre Stimmung hat (wird noch hoffnungsloser). Die eigene Beobachtung ermöglicht Frau Krautmeier eine bessere Selbstwahrnehmung sowie langfristig die Erhöhung der eigenen Selbstwirksamkeit. Allgemeine Aktivitäten wie Essens- und Ruhezeiten sollten ebenfalls berücksichtigt werden. Daraus ergeben sich Rückschlüsse auf die Selbstfürsorglichkeit der Patientin. Dank der Wochenprotokolle lassen sich Aktivitäten, die einen Verstärkerwert haben, und solche, die depressionsfördernd wirken, identifizieren und voneinander trennen.

Schritt 2: Aktivitätsplanung und Ausführung der ersten angenehmen Aktivitäten

Die Therapeutin überlegt gemeinsam mit Frau Krautmeier, welche Aktivitäten sie als angenehm empfindet bzw. welche sie früher gerne ausgeübt hat. Auf diese Weise wird eine individuelle Liste der angenehmen Aktivitäten von Frau Krautmeier erstellt, welche auf die Woche verteilt werden können. Zur Anregung kann die Liste der angenehmen Aktivitäten von Hautzinger (2013) genutzt werden. Die Zahl dieser angenehmen Aktivitäten sollte von Woche zu Woche steigen. In jeder Therapiestunde werden die Wochen- und Stimmungsprotokolle besprochen. Das Ziel besteht dabei darin, bereits kleinste Handlungen wahrzunehmen und diesen Aktivitäten einen positiven Wert zu geben. Dadurch kann sie erkennen, welche Rolle der jeweilige Verstärker für ihr alltägliches Leben sowie ihre Lebenszufriedenheit spielt.

Wochenprotokoll mit Stimmungseinschätzung

Dokumentieren Sie bitte täglich, was Sie nach jeder Stunde gemacht haben. Schätzen Sie bitte Ihre Stimmung nach dieser Tätigkeit ein. Mit 0 % für eine schlechte Stimmung und mit 100 % für eine sehr gute Stimmung.

	Montag		**Dienstag**		**Mittwoch**		**Donnerstag**		**Freitag**		**Samstag**		**Sonntag**	
Datum:	*11.01.2016*		*12.01.2016*		*13.01.2016*		*14.01.2016*		*15.01.2016*		*16.01.2016*		*17.01.2016*	
7–8 Uhr	*geschlafen*	/	*geschlafen*	/	*aufgestanden*	10%	*aufgestanden*	20%	*geschlafen*	/	*aufgestanden*	40%	*geschlafen*	/
8–9 Uhr	*aufgewacht, wieder eingeschlafen*	10%	*geschlafen*	/	*geduscht, gefrühstückt*	20%	*geduscht, gefrühstückt*	30%	*aufgestanden, gefrühstückt*	20%	*geduscht, gefrühstückt*	40%	*geschlafen*	/
9–10 Uhr	*wach im Bett gelegen*	10%	*im Bett gelegen*	10%	*zum Arzt gegangen*	20%	*Fernsehen*	30%	*Fernsehen*	20%	*Bewerbung angefangen*	35%	*gefrühstückt, geduscht*	30%
10–11 Uhr	*Duschen*	20%	*Duschen, Frühstück*	30%	*beim Arzt*	10%	*mit Hausputz angefangen*	30%	*Schrank aufgeräumt*	30%	*Schreiben abgebrochen*	20%	*Spazieren gegangen*	40%
11–12 Uhr	*Frühstück*	30%	*Einkaufen*	40%	*Einkaufen*	20%	*Hausputz abgebrochen*	10%	*im Bett gelegen*	20%	*im Bett gelegen*	20%	*im Bett gelegen*	30%
12–13 Uhr	*zurück ins Bett*	20%	*Einkaufen*	30%	*im Bett gelegen*	10%	*im Bett gelegen*	10%	*im Bett gelegen*	10%	*im Bett gelegen, geweint*	10%	*im Bett gelegen*	30%
13–14 Uhr	*Fernsehen*	35%	*im Bett gelegen*	20%	*im Bett gelegen*	10%	*Mittagsessen*	20%	*Einkaufen*	30%	*gegessen*	10%	*Mittagsessen gekocht*	20%
14–15 Uhr	*Fernsehen*	30%	*im Bett gelegen*	20%	*im Bett gelegen*	10%	*im Bett gelegen*	20%	*Mittagessen gekocht*	30%	*Fernsehen*	20%	*im Bett gelegen*	20%
15–16 Uhr	*Kleinigkeit gegessen*	30%	*Suppe gekocht*	45%	*Essen gekocht*	30%	*Fernsehen*	30%	*im Bett gelegen*	20%	*Fernsehen*	30%	*im Bett gelegen*	20%
16–17 Uhr	*mit Freundin telefoniert*	40%	*Fernsehen*	30%	*Fernsehen*	30%	*Fernsehen*	30%	*Fernsehen*	15%	*Fernsehen*	30%	*im Bett gelegen*	20%
17–18 Uhr	*Fernsehen*	35%	*Fernsehen*	30%	*Fernsehen*	20%	*Fernsehen*	30%	*Fernsehen*	15%	*Fernsehen*	30%	*Fernsehen*	30%
18–19 Uhr	*Fernsehen*	30%	*Fernsehen*	20%	*Eis gegessen*	35%	*Abendbrot*	35%	*Fernsehen*	15%	*gelesen*	30%	*mit der Tochter telefoniert*	40%
19–20 Uhr	*Fernsehen*	20%	*Fernsehen*	20%	*Fernsehen*	30%	*Fernsehen*	40%	*Fernsehen*	10%	*Fernsehen*	20%	*Zeitung gelesen*	30%
20–21 Uhr	*im Bett gelegen*	20%	*im Bett gelegen*	10%	*Fernsehen*	20%	*mit Mutter telefoniert*	20%	*kurz Zeitung gelesen*	25%	*im Bett gelegen*	20%	*im Bett gelegen*	20%
21–24 Uhr	*geschlafen*	10%	*geschlafen*	/	*im Bett gelegen, geschlafen*	10%	*Schlafen gegangen*	10%	*im Bett gelegen, geschlafen*	20%	*im Bett gelegen*	10%	*geschlafen*	/

Abbildung 18.1 Wochenprotokolle von Frau K.

Schritt 3: Aufbau der neuen Tagesstruktur mit Integration von Pflichten

Zwei Wochen lang probierte Frau Krautmeier viele angenehme Aktivitäten aus, die ihre Stimmung teilweise auch deutlich verbesserten. Anschließend bespricht die Therapeutin mit der Patientin auch ihre Pflichten bzw. unangenehme oder anstrengende Aktivitäten, die sie seit längerer Zeit vermieden und vernachlässigt hat. Diese sollen schrittweise in ihren Tages- und Wochenplan integriert werden.

T: Frau Krautmeier, Sie haben durch die Ausübung angenehmer Aktivitäten gelernt, dass diese einen positiven Einfluss auf Ihr Wohlbefinden haben.

P: Ja genau, seitdem ich wieder in die Sauna gehe sowie ab und zu mit meiner Freundin koche, geht es mir deutlich besser.

T: Das ist gut. Es gibt jedoch auch einige Tätigkeiten, die Sie nicht gerne machen und die Sie verständlicherweise daher in den letzten Monaten auch sehr vermieden haben, oder?

P: Ja, ich wollte schon lange Bewerbungen schreiben, meinen Schrank aufräumen, eine mobile Solaranlage auf dem Balkon installieren und noch einiges mehr erledigen – jedoch war ich immer so unmotiviert und kraftlos.

T: Das hört sich wirklich nach vielen Pflichten bzw. anstrengenden Aufgaben an. Wenn Sie sich all diese Aktivitäten auf einmal vornehmen, werden Sie wahrscheinlich schnell überfordert sein – das wäre ich auch. Wie werden Sie sich allerdings fühlen, wenn Sie wissen, dass Sie, nachdem Sie die erste Seite der allerersten Bewerbung geschrieben haben, sich mit etwas Angenehmem belohnen können?

P: Ja, das motiviert mich auf jeden Fall. Dann kann ich z. B. danach erstmal ein heißes Schaumbad nehmen, ohne dabei ein schlechtes Gewissen zu haben.

Schritt 4: Aufrechterhaltung des ausgeglichenen Aktivitätsniveaus

Aufgrund der Selbstbeobachtungsprotokolle zur Aktivität und Stimmung wurden bei Frau Krautmeier depressionsfördernde Aktivitäten identifiziert. Diese Verhaltensweisen haben in hohem Maße mit Defiziten auf kognitiver Ebene zu tun, die anhand von z. B. kognitiven Techniken (vgl. Kap. 20) bearbeitet werden können. Nachdem der Wochenplan von Frau Krautmeier sowohl angenehme als auch neutrale und unangenehme bzw. anstrengende Aktivitäten wie Hausputz, Arztbesuch und das Schreiben von Bewerbungen erfasst und über mehrere Wochen hinweg ein stabiler Ausgleich aufrechterhalten wurde, können die Aktivitätsprotokolle allmählich ausgeschlichen werden (z. B. nur noch jede zweite, vierte, achte Woche ausfüllen). Besonders stolz und zufrieden zeigt sich Frau Krautmeier, nachdem sie eigenständig die lang ersehnte neue Solaranlage installiert hatte. Im weiteren Therapieverlauf wird seltener überprüft, ob Frau Krautmeier das ausgeglichene Aktivitätsniveau sowie die gute Balance zwischen angenehmen und unangenehmen bzw. anstrengenden Aktivitäten und Pflichten beibehalten kann. Bei Verschlechterung wird sie ermutigt, die Protokolle umgehend wieder zur Selbstkontrolle weiterzuführen.

18.4 Typische Schwierigkeiten und Fehler

Im Folgenden sind typische Schwierigkeiten und therapeutische Fehler aufgelistet, die den Therapieerfolg mindern können.

(1) Festlegung zu großer / schwieriger Schritte bei der Aktivitätsplanung (z. B. weil die individuelle Leistungsfähigkeit überschätzt wurde), wodurch Unrealisierbarkeit / Unerreichbarkeit der ausgesuchten Aktivitäten resultiert
(2) fehlende Reflexion möglicher Schwierigkeiten zu Beginn des Aktivitätsaufbaus
(3) geplante Aktivität wurde nicht verstanden
(4) Tempo bei der Aktivitätsausübung wurde als zu schnell vorgegeben, anstatt sich nach den individuellen Gegebenheiten zu richten
(5) zu viele Vorschläge von der / dem Therapeut:in, unzureichend individuell
(6) Therapeut:in zeigt unreflektiert Ärger oder Enttäuschung bei Nicht-Ausführung geplanter Aktivitäten
(7) Interpretationen der / des Therapierenden anstatt geleiteten Entdeckens
(8) fehlende Überprüfbarkeit des Erfolges (keine Zielerreichungsskala)

18.5 Kritische Einordnung

Erfolgskriterien. Die positive Wirkung des Aktivitätsaufbaus zeigt sich in einer Steigerung des Antriebs sowie in der gebesserten Stimmung der Patient:innen. Darüber hinaus werden die Selbstbeobachtung sowie die Selbstwirksamkeit der Betroffenen gefördert. Durch den Vergleich der Aktivitätsprotokolle über den Therapiezeitraum können objektive Erfolgskriterien gewonnen werden.

Grad der empirischen Absicherung. Der oben beschriebene Aktivitätsaufbau ist eine Basis-Strategie der Kognitiven Verhaltenstherapie. Die Wirksamkeitsstudien beziehen sich vor allem auf die gesamte Therapie und seltener auf die Wirkung dieser einzigen Methode. In Metaanalysen wird jedoch die Reduktion der depressiven Symptomatik nach der Erhöhung der positiven Aktivität nachgewiesen (z. B. Ekers et al., 2014). Allerdings zeigt die klinische Erfahrung auch, dass unmittelbar angenehme Aktivitäten aus dem Verhaltensrepertoire der Patient:innen zwar häufig kurzfristig positiv wirken (z. B. die Stimmung aufhellen), aber eine unzureichende Nachhaltigkeit aufweisen können. Daher wurde »werteorientierte Aktivität« als Konzept in der Akzeptanz- und Commitmenttherapie (ACT, vgl. Kap. 58) sowie auch bei Behavioral Activation (BA, vgl. Kap. 59) eingeführt, bei der Aktivitätsaufbau eine zentrale Stellung einnimmt. Als »werteorientierte Aktivität« wird Verhalten bezeichnet, das zu stabilen Verstärkerwirkungen führt (Hayes & Lillis, 2012) und mitunter auch erst zeitversetzt wirkt.

FAQ

Kann ein Übermaß angenehmer Aktivitäten eine negative Wirkung auf den Verlauf der Krankheit haben?

Ein Übermaß an angenehmen Aktivitäten kann in bestimmten Fällen tatsächlich eine negative Wirkung auf den Verlauf einer psychischen Erkrankung haben, wenn diese Aktivitäten kurzfristig positive Gefühle erzeugen, langfristig jedoch eine tiefergehende Bearbeitung von Problemen, die Auseinandersetzung mit belastenden Emotionen oder unangenehmen Aktivitäten im Alltag verhindern. Wenn sich Betroffene auf diese Weise dauerhaft von ihren Problemen ablenken und ihre Zeit übermäßig mit angenehmen Aktivitäten füllen, kann dies die Entwicklung wichtiger Bewältigungsstrategien und den Umgang mit den Ursachen ihrer Krankheit behindern.

Ein Übermaß solcher Aktivitäten kann also zu einer Form von Vermeidungsverhalten werden, bei dem unangenehme, aber notwendige therapeutische oder soziale Schritte vermieden werden. Dies kann den Fortschritt einer Therapie hemmen und dazu führen, dass die Symptome auf Dauer bestehen bleiben oder sich sogar verschlimmern. Auch kann ein derartiges Verhalten zu Konflikten im Umfeld der Patient:innen führen (»Mein Therapeut hat gesagt, jetzt bin ich mal dran«, vgl. Abschnitt zu Nebenwirkung). Es ist daher wichtig, ein Gleichgewicht zu finden, bei dem angenehme Aktivitäten gezielt genutzt werden, um positive Emotionen zu fördern und das Wohlbefinden zu stärken, aber auch ausreichend Raum für die Durchführung der Pflichten, die Bearbeitung von Problemen und die aktive Teilnahme an Therapieprozessen bleibt.

Wie sollten Therapierende reagieren, wenn die Patient:innen zurückmelden, dass bspw. warme Schaumbäder und das Kochen mit Freund:innen »gut und schön« sind, aber nicht ausreichen, um grundsätzlich etwas an einem depressiven Zustand zu ändern?

Therapierende könnten diese Rückmeldung als Gelegenheit nutzen, auf die Prinzipien der werteorientierten Verhaltensaktivierung einzugehen. Diese Methode legt den Fokus darauf, dass Aktivitäten nicht nur kurzfristig angenehme Erlebnisse bringen, sondern auch im Einklang mit den persönlichen Werten der Patient:innen stehen und eine tiefere Bedeutung oder Sinnhaftigkeit besitzen sollten (zur Umsetzung s. ACT, Kap. 58 und BA, Kap. 59).

Weiterführende Literatur

Gräßer, M. & Hovermann, E. (2022). Positive Aktivitäten. Weinheim: Beltz Therapiekarten.

Hautzinger, M. (2013). Kognitive Verhaltenstherapie bei Depressionen (7. Aufl.). Weinheim: Beltz.

Linden, M. & Hautzinger, M. (2015). Verhaltenstherapiemanual (8. Aufl.). Heidelberg: Springer.

Martell, C. R., Dimidjian, S., Herman-Dunn, R., Winter, L., Kahl, K. G., Sipos, V. & Schweiger, U. (2015). Verhaltensaktivierung bei Depression: Eine Methode zur Behandlung von Depression. Stuttgart: Kohlhammer.

19 Expositions- und Konfrontationsverfahren

Thomas Lang • Andre Pittig • Frank Jacobi

19.1 Hintergrund und allgemeine Merkmale

Expositions- oder Konfrontationsverfahren stellen eine wichtige Gruppe von sehr effektiven Interventionen dar, die entweder alleine oder in Kombination mit anderen Techniken und Methoden (z. B. kognitiven Interventionen) im Rahmen einer Kognitiven Verhaltenstherapie bei unterschiedlichen Störungsbildern eingesetzt werden.

Wichtig

Bei Expositionsverfahren geht es allgemein darum, sich einer gefürchteten Situation oder Tätigkeit, einem gefürchteten Objekt oder einer gefürchteten Vorstellung auszusetzen und die dabei aufkommende emotionale Reaktion (z. B. Angst oder Ekel) nicht zu unterdrücken, zu vermeiden oder zu kontrollieren, sondern zu erleben.

Durch diese Konfrontation mit Objekten oder Situationen, die bei den Patient:innen subjektiv mit befürchteten Katastrophen (z. B. Herzinfarkt, »Durchdrehen«) oder negativen Konsequenzen (z. B. soziale Ablehnung) verknüpft sind, soll eine neue Lernerfahrung ermöglicht werden, dass diese befürchteten Katastrophen und Konsequenzen nicht eintreten und die emotionale Reaktion sich von selbst reduziert. Für diese Lernerfahrung muss während der Expositionsübung auf den Einsatz von Sicherheits- und Vermeidungsverhaltensweisen als Angstkontrollstrategie verzichtet werden, da sonst das Nicht-Eintreten der befürchteten Konsequenz daran geknüpft wird (»Mir ist nur deswegen nichts passiert, weil ich … gemacht habe«) und damit eben die neue therapeutische Lernerfahrung nur bedingt gemacht werden kann. Als Angstkontrollstrategien sind dabei alle Verhaltensweisen und Gedanken anzusehen, die eingesetzt werden, um das Eintreten der befürchteten Konsequenz oder die emotionale Reaktion zu reduzieren oder zu verhindern.

Expositionsübungen sollten stets mehrfach wiederholt werden, bestenfalls unter variierenden Bedingungen (verschiedene Situationen und Auslöser, mit und ohne therapeutische Begleitung etc.), um einen maximalen Transfer in den Alltag der Person zu erreichen. Eine expositionsbasierte Therapie (oder ein entsprechender Therapieabschnitt) ist also immer ein ganzes Programm und keinesfalls einzelne »Mutproben«.

Expositions-Varianten

In-sensu-Exposition beinhaltet eine Exposition mit Vorstellungsbildern. Patient:innen werden angeleitet, sich mit einer für sie mit negativen Emotionen verbundenen Vorstellung auseinanderzusetzen, indem sie sich das Vorstellungsbild bewusst lebhaft vorstellen und ausmalen sollen (polymodale Verankerung, z. B. Was fühlt er/sie? Was sieht er/sie?). Häufig werden von diesen Beschreibungen Protokolle angefertigt, mit deren Hilfe man die Übungen zuhause wiederholen kann.

In-vivo-Exposition meint die Exposition mit realen Reizen und Situationen. Dabei werden Patient:innen entweder Situationen und Orten (z. B. öffentliche Verkehrsmittel, Höhe, Vortrag, Ort, an dem ein traumatisches Ereignis stattfand) oder Objekten (z. B. Messer, phobisch besetzte Objekte wie z. B. bestimmte Tiere) ausgesetzt, die mit negativen Emotionen und Befürchtungen verbunden sind.

Interozeptive Exposition meint die Konfrontation mit als ängstigend erlebten internen Reizen (i. d. R. Körpersymptomen). Dabei werden Patient:innen angeleitet, durch verschiedene körperbezogene Übungen (z. B. auf der Stelle laufen, Drehen, Hyperventilieren) Körpersymptome hervorzurufen und die mit den Symptomen aufkommenden negativen Empfindungen bewusst wahrzunehmen und zu beschreiben. Die Übungen werden so lange durchgeführt, bis diese keine negativen Emotionen mehr auslösen bzw. die Patientin oder der Patient mit ihnen umgehen kann.

Cue Exposure bedeutet die Konfrontation mit Reizen, von denen der Betroffene annimmt, diese würden ein von ihm nicht kontrollierbares Verhalten (z. B. Essen oder Alkohol trinken) auslösen. Bei der Cue Exposure setzen sich die Betroffenen bewusst den Auslösereizen aus, ohne diese zu konsumieren, und beobachten dabei ihr Konsumverlangen. Typischerweise sollen dabei Geruch, Aussehen, Konsistenz und Emotionen bei der Exposition mit den Auslösereizen beschrieben werden.

Bei der **Figurexposition bzw. -konfrontation** werden Betroffene angeleitet, sich mit dem Aussehen ihres Körpers systematisch auseinanderzusetzen, indem sie diesen z. B. im Spiegel betrachten und neutral beschreiben sollen.

Ferner kann in Abhängigkeit von der jeweiligen Störung und dem gewählten Vorgehen die Exposition danach unterschieden werden, in welcher Intensität und Reihenfolge (massiert, graduiert oder zufällig) sie durchgeführt wird. In jedem Fall soll übliches Vermeidungs- und Sicherheitsverhalten als Angstkontrollstrategie umfassend unterbunden werden, etwa indem bei Zwangsstörungen darauf geachtet wird, dass während der Exposition durchgeführte, als aversiv erlebte Handlungen (z. B. Kontakt mit vermeintlich »kontaminierten« Objekten) nicht während der Konfrontation – oder nachträglich (!) – wieder »neutralisiert« werden (Reaktionsverhinderung). In der Regel wird, um eine optimale Wirksamkeit zu erreichen, eine intensivierte Exposition mit zwei bis drei Expositionssitzungen pro Woche empfohlen.

Wirkmechanismen und Lernmodelle

Die Annahmen der Emotional Processing Theory (EPT, Foa & Kozak, 1986; Revisionen 1996 und 2006) haben die Durchführung von Expositionen auf eine theoretische Grundlage gestellt (McNally, 2007). In den letzten Jahrzehnten wurde das therapeutische Vorgehen durch die EPT stark beeinflusst. Die EPT nimmt an, dass pathologischem Angsterleben eine pathologische Furchtstruktur im Gedächtnis zugrunde liegt, die aus auslösenden Reizen, emotionalen Reaktionen, Verhaltensimpulsen und deren Bedeutung besteht. Nach den Annahmen der EPT kann diese Furchtstruktur durch die Aufnahme neuer, inkompatibler Informationen in die aktivierte Furchtstruktur verändert werden. Als Marker dafür, dass sich die Furchtstruktur verändert und neue Informationen aufgenommen werden, sieht die EPT (a) eine initiale Angstaktivierung als Hinweis für die Aktivierung des Furchtnetzwerkes, (b) eine Habituation »within session«, d. h. eine Abnahme der Angstreaktion innerhalb der Expositionsübung; und (c) eine Habituation »between sessions«, d. h. eine Abnahme der (initialen) Angstreaktion über mehrere Expositionsübungen hinweg, sodass pathogene Verknüpfungen der Furchtstruktur nicht mehr negativ verstärkt, sondern geschwächt oder gar gelöscht werden. Dies korrespondiert mit den »klassischen Regeln« der Expositionsbehandlung:

(1) Angst möglichst stark herstellen
(2) Vermeidungsverhalten unterbinden und so lange in der Situation bleiben, bis ein Angstabfall erreicht ist
(3) die Übung mehrfach wiederholen

Die Annahmen der EPT zum Wirkmechanismus der Exposition wurden jedoch mittlerweile insbesondere durch weitere Forschung zum **Extinktionslernen** weiter differenziert. Während es für die Rolle der Between-session-Habituation hinreichende Belege gibt, sind die Belege für die Bedeutung der initialen Emotionsaktivierung gemischt und für die Bedeutung der Within-session-Habituation eher unzureichend (für eine Übersicht siehe Pittig et al., 2015; Pittig & Pittig, 2024).

Obwohl durch erfolgreiche Exposition die ursprüngliche furchtrelevante Verknüpfung teilweise abgeschwächt werden kann, wird Exposition mittlerweile als ein Prozess des Neulernens verstanden. Der wichtigste Hinweis dafür, dass die ursprüngliche Verknüpfung nicht gelöscht wird, ist, dass sie selbst nach erfolgreicher Extinktion unter gewissen Umständen wieder abgerufen wird, wodurch die Furchtreaktion wiederkehren kann (Vervliet et al., 2013). Diese Mechanismen des Wiederkehrens der Furchtreaktion (»return of fear«) werden als zentral für einen Rückfall nach erfolgreicher Exposition angesehen. Demnach wird die furchtrelevante Verknüpfung nicht vollständig gelöscht, sondern es wird vielmehr neu bzw. sekundär gelernt, dass bei Konfrontation mit dem Angstreiz keine aversive Konsequenz folgt (Bouton & King, 1983; Bouton, 1993). Diese neuen Lerninhalte widersprechen somit den alten, furchtrelevanten Inhalten, wodurch die Furchtreaktion *gehemmt* oder inhibiert wird. Nach erfolgreicher Exposition konkurrieren demnach zwei Lerninhalte miteinander (»Ich kann in der Straßenbahn ohnmächtig werden« vs. »Ich bin in der Straßenbahn nicht ohnmächtig geworden«), und die Ausprägung beider entscheidet, ob in einer neuen Situation mit Furcht und Angst reagiert wird oder nicht. Neben einer Abschwächung der furchtrelevanten Lerninhalte fokussieren neuere Modelle daher auf eine Verbesserung und Stärkung neuer, furchtwidersprechender Lerninhalte, wodurch die Erwartung der Patient:innen in Bezug auf das Eintreten der gefürchteten Katastrophe bzw. der Angstreaktion selbst verändert wird (Pittig et al., 2023; de Jong et al., 2024). Hierbei ist die Annahme, dass besonders dieses widersprüchliche, neue Lernen für einen langfristigen Erfolg einer Expositionsbehandlung relevant ist und das Wiederauftreten einer erfolgreich behandelten Furchtreaktion verhindern kann. Da dieses »Neulernen« und damit der Abruf der furchtwidersprechenden Lerninhalte stark vom Lernkontext abhängig ist, ergibt sich auch hieraus einerseits die Notwendigkeit häufiger Übungswiederholungen und andererseits die Unterlassung von Sicherheits- und Vermeidungsverhalten, da diese ebenfalls den Lernkontext beeinflussen.

Wichtig

Entscheidend beim Neulernen via Exposition ist, dass sich dabei auch die *Erwartung* der Patient:innen verändert, sie könnten die aversive Situation nicht ertragen und bewältigen. Deswegen sollte nach Expositionssitzungen entsprechend geprüft (und ggf. auch aufgezeichnet) werden, wie es sich bei Patient:innen nach der Sitzung hinsichtlich ihrer Erwartung für zukünftige aversive Situationen verhält – ob also wirklich eine *korrigierende Erfahrung* gemacht wurde.

Eine besondere Herausforderung ist dabei, dass nicht nur explizite, sondern auch implizite Erwartungen in der Therapie verändert werden (Rief, 2022): Viele Patient:innen scheinen nämlich trotz gegenteiliger Erfahrungen ihre (negativen) Erwartungen beizubehalten, indem sie kognitive Immunisierungsstrategien nutzen, um das Set bisheriger Erwartungen zu stabilisieren oder zu restaurieren; somit müssten in der Therapie nicht nur überzeugende Erwartungsverletzungen induziert, sondern auch kognitive Immunisierungsstrategien gehemmt werden.

Nach diesen neueren Modellen sollten sich die Planung und Durchführung von Expositionsübungen daher weniger auf eine möglichst starke Within-session-Habituation fokussieren, sondern stärker auf die Between-sessions-Habituation sowie die Stärkung (z. B. häufige Wiederholung bei Variation von Kontextfaktoren) und den Abruf (z. B. durch systematische Erinnerung an die Erlebnisse während der Expositionsübung) inhibitorischer Lernerfahrungen konzentrieren.

Wichtig

Auch wenn es unterschiedliche Annahmen zu den Wirkmechanismen und noch viele offene Fragen zur Wirkweise von Expositionstechniken gibt, sind in der therapeutischen Konsequenz die verschiedenen theoretischen Annahmen durchaus kompatibel und sollten auch in Anbetracht der aktuellen Forschungslage nicht als sich gegenseitig ausschließende Durchführungsweisen gesehen werden. So ist zum Beispiel ein Angstabfall in einer Expositionssituation im Sinne einer Habituation in der Regel sehr vorteilhaft, obwohl das »klassische« Habituations- und Löschungsprinzip heute als teilweise überholt gilt – denn dies kann massiv zu Neulernen und Neubewertung beitragen sowie erst die Grundlage für Neulernen schaffen, das durch die emotionale Aktivierung vorher behindert wurde. Habituation ist also keineswegs irrelevant geworden – allerdings sollte genau geprüft werden, ob sie im individuellen Fall die beste Methode zur Testung der Befürchtung und zum Aufbau neuer Lerninhalte darstellt (was in vielen Fällen gegeben sein kann).

Die neueren Ansätze erweitern eher den Spielraum und können die Nebenwirkungen reduzieren und die Verträglichkeit erhöhen (z. B. indem in einer Expositionsübung nicht unbedingt stundenlang auf Angstreduktion gewartet werden muss und die Übung dennoch erfolgreich sein kann), als dass sie die klassischen Vorgehensweisen obsolet machen. Oft wird man in der Praxis auch intra- und interindividuell differenzielle Erfahrungen machen: Manchmal erscheint es nötig, wirklich lange auszuhalten, um die entsprechenden Befürchtungen zu reduzieren, und manchmal »macht es Klick« und der entscheidende Moment bestand darin, überhaupt in die Situation zu gehen (und längeres Verbleiben darin ist gar nicht nötig). Somit wird im Folgenden das Vorgehen bei Konfrontationstherapie so beschrieben, dass es möglichst allen bekannten Erklärungsansätzen gerecht wird. Die Wahl der eingesetzten Übungsstrategien muss sich demnach an die individuelle Befürchtungsstruktur des Patienten anpassen (vgl. auch »Personalisierte Psychotherapie«, Kap. 13, Kap. 80).

19.2 Indikation, Kontraindikation und Nebenwirkungen

Expositionsverfahren sind immer dann indiziert, wenn eine dysfunktionale emotionale Reaktion, die ihrem ursprünglichen Zweck nicht mehr entspricht (z. B. übersteigerte Angstreaktion ohne Grundlage einer realen Gefahr) bzw. der Umgang damit verbessert werden soll (z. B. Akzeptanz).

Indikation. Folgende Indikationen der verschiedenen Varianten der Exposition liegen vor.

- **In-sensu-Exposition** ist für alle Störungen geeignet, bei denen bestimmte Gedanken oder Vorstellungen mit negativen Emotionen verbunden sind oder ein tatsächliches Aufsuchen einer realen Situation nicht umsetzbar ist – dies kann zum Beispiel bei Generalisierter Angststörung, Hypochondrie und Posttraumatische Belastungsstörung der Fall sein.
- **In-vivo-Exposition** mit realen externen oder internen Reizen und Situationen (die keine reale Gefahr darstellen dürfen) wird bei Spezifischen Phobien, Agoraphobie, Zwangsstörung und Posttraumatischer Belastungsstörung eingesetzt.
- **Interozeptive Exposition** mit als ängstigend erlebten internen Reizen (i. d. R. Körpersymptomen) ist für alle Störungen geeignet, bei denen Körperveränderungen mit negativen Emotionen verbunden sind – insbesondere Hypochondrie, Panikstörung und Agoraphobie.
- **Cue Exposure** ist bei allen Störungen geeignet, bei denen Auslösereize zu Konsumverhalten führen – z. B. Substanzabhängigkeiten und Essstörungen. Ein wichtiger lerntheoretischer Unterschied zu den vorangegangenen Varianten ist, dass hierbei ein starkes Verlangen (bis hin zu *craving*) und nicht in erster Linie ein Vermeidungsverhalten abgebaut werden soll. Allerdings ist auch hierbei Vermeidungsverhalten insofern im Spiel, als dass der Konsum in der Vergangenheit meist nicht ausschließlich mit Annäherungsverhalten (aufgrund positiver Verstärkung), sondern auch mit Beendigung eines aversiven Zustands assoziiert war (negative Verstärkung, z. B. Abbau von Entzugssymptomen oder Herunterregeln aversiver Gefühlszustände); auch nach

längerer Entgiftung und Abstinenz können bei einer Cue Exposure früher gelernte Entzugssymptome wieder aufflackern (vgl. Kap. 50).

- **Figurkonfrontation** ist für alle Störungen geeignet, bei denen das Aussehen des eigenen Körpers negative Emotionen auslöst – z. B. Essstörungen oder Körperdysmorphe Störungen.

Es wäre also verfehlt, Expositionsverfahren nur der Behandlung von Angststörungen zuzuordnen. Vielfältige weitere Störungen und Probleme, bei denen Emotionsvermeidung eine wichtige aufrechterhaltende Rolle spielt, stellen Indikationsbereiche dar. Beispiele für Behandlungen, die Exposition beinhalten, wären Emotionsfokussierte Depressionsbehandlung (Kap. 62) oder expositionsbasiertes Vorgehen bei der Bearbeitung interpersoneller Probleme, zum Beispiel im Rahmen von CBASP (Kap. 60), DBT (Kap. 61) oder der Schematherapie (Kap. 66).

Teil III

Kontraindikationen. Da Expositionsverfahren zu einem kurzzeitigen Anstieg der emotionalen Reaktion und physiologischer Erregung führen können (bzw. oftmals sogar sollen), sind diese immer dann kontraindiziert, wenn die mit der Emotion einhergehende körperliche Aktivierung den Patienten gesundheitlich schädigen könnte. Dies ist selten und nur bei massiven gesundheitlichen Beeinträchtigungen der Fall, z. B. wenn schwere Herz-Kreislauf-Erkrankungen oder Atemwegserkrankungen vorliegen. Die Entscheidung darüber, ob Expositionsverfahren bei einer vorliegenden Gesundheitseinschränkung durchgeführt werden können, muss zwingend in Absprache mit der behandelnden Ärztin bzw. dem behandelnden Arzt erfolgen. Wichtig ist hierbei zu wissen, dass die eigentliche körperliche Belastung durch Reizkonfrontation weitaus geringer ist als bisweilen (insbesondere auf Patientenseite) angenommen (Eindecker & Gerlach, 2009). In der Regel bestehen – von schwerwiegenden Erkrankungen abgesehen – wenige absolute Kontraindikationen für Expositionsverfahren; meist sind zumindest Expositionsverfahren in gestufter Form anwendbar.

Als weitere Kontraindikation für eine übliche massierte Konfrontation ist das Vorliegen einer akuten Positiv-Episode einer Psychose, einer Borderline-Störung (in bestimmten Stadien), einer Epilepsie oder einer aktuellen Substanzabhängigkeit zu nennen, bei denen das Expositionsvorgehen angepasst werden muss.

Vor der Durchführung von Expositionsübungen muss der Patient selbstverständlich über das Vorgehen informiert werden und diesem zustimmen. Daher gilt auch die Nichteinwilligung des Patienten in ein Expositionsvorgehen als Kontraindikation (vgl. Kap. 82).

Risiken und Nebenwirkungen. Es ist davon auszugehen, dass auch bei adäquater Durchführung von Exposition auch nicht direkt beabsichtigte Wirkungen und Nebenwirkungen einhergehen. Zu unmittelbaren Nebenwirkungen, die allerdings notwendigerweise zum bei der Exposition angestrebten Training der Emotionsregulation dazugehören, zählt die Evokation von aversiven Emotionen im Rahmen der Konfrontationsübungen (einschließlich Erschöpfung im Anschluss) – ob dies nun als »unerwünschter Effekt« einzustufen ist, ist hierbei nicht eindeutig zu klären, sollte jedoch stets transparent besprochen werden. Weitere potenzielle Nebenwirkungen finden sich im zwischenmenschlichen Bereich. So wird z. B. im Falle der Panikstörung mit Agoraphobie häufiger davon berichtet, dass es nach erfolgreicher Expositionsbehandlung zu Beziehungsproblemen kommen kann, insbesondere wenn Patient:innen durch eine erfolgreiche Exposition wesentliche Freiheiten und Selbstbewusstsein (wieder-)erlangen. Dabei handelt es sich um eine Wirkung, die durch die Exposition nicht angestrebt wurde – ob es sich dabei aber immer um eine unerwünschte Nebenwirkung handelt (wenn z. B. die Beziehungskonflikte dadurch entstehen, dass die Patientin oder der Patient nun wieder am Leben teilnehmen und eigenen Interessen nachgehen möchte), muss auch hier im Einzelfall geprüft werden. Davon unabhängig sollte darüber aufgeklärt werden, welche möglichen Probleme eintreten könnten, wenn die Behandlung erfolgreich verläuft, oder wenn Klärungsprozesse in Gang gesetzt werden und neu gewonnene Freiheitsgrade das Leben verändern. Insgesamt wurde eine geringe Intensität von Nebenwirkungen auch für intensivere Expositionstherapien belegt (siehe Heinig et al., 2023). Das Monitoring von Nebenwirkungen soll hier als Prozess im Therapieverlauf verstanden werden, d. h. mit einer einmaligen informierten Zustimmung am Anfang einer Therapie ist es nicht getan (vgl. Kap. 83).

19.3 Praktische Durchführung

(1) Vorbereitung der Patient:innen auf die Expositionsdurchführung
Vor jeder Expositionsdurchführung muss die Patientin oder der Patient das Ziel sowie das Vorgehen und Verhalten während der Exposition verstehen und diesen zustimmen.

Wichtig

Das Ziel, auf das Patient:innen hin orientiert werden sollten, ist die Erfahrung, dass auch ohne den Einsatz von Sicherheits- oder Vermeidungsverhalten die gefürchtete Konsequenz gar nicht oder nicht in dem befürchteten Ausmaß eintritt. Zum Vorgehen sollten Patient:innen darüber informiert werden, dass sie wiederholt emotionsauslösenden Reizen oder Situationen so lange ausgesetzt werden, bis entweder die negative emotionale Aktivierung nicht mehr auftritt bzw. deutlich nachgelassen hat, oder die Situation auch ohne jegliches Sicherheitsverhalten handhabbar geworden ist. Es geht also nicht darum, konkrete Situationen zu trainieren (zum Beispiel wieder eine bestimmte Strecke zur Arbeit mit öffentlichen Verkehrsmitteln zurücklegen zu können), sondern darum, aversive Emotionen zu meistern. Wichtig ist auch, zu erarbeiten, dass es sich hierbei nicht um eine singuläre »Mutprobe« handeln sollte, sondern Variation und Wiederholung zum Umlernen entscheidend sind.

In dem Kontext ist gemeinsam zu erarbeiten, warum es bisher nicht zu einer Reduktion der emotionalen Reaktion gekommen ist (z. B. Aufrechterhaltung durch Vermeidungs-

oder Sicherheitserhaltensweisen) und wie die Exposition nun zu dieser Reduktion führen wird. Eine Möglichkeit zur Vermittlung des Expositionsrationals stellt ein Gedankenexperiment dar, bei dem die Patient:innen das Rational selbst entdecken können.

Beispiel • Expositionsrational durch Gedankenexperiment selbst entdecken

Der Patient Leon Budenmüller hat eine Agoraphobie. Die Diagnose, die Funktionen von Angst, die Entstehung der Problematik und die Aufrechterhaltung durch das Vermeidungsverhalten wurden ihm von seiner Therapeutin bereits erläutert (vgl. Kap. 43). Nun möchte die Therapeutin erfahren, was Herr Budenmüller glaubt, was passieren würde, wenn er sich einer Angstsituation ohne Vermeidung stellen müsste. Der Patient soll sich dazu eine Situation vorstellen und für die von ihm erwartete Angst eine Verlaufskurve zeichnen.

T: Ich bitte Sie, sich vorzustellen, Sie seien allein in einem Fahrstuhl eingeschlossen, der steckengeblieben ist. Sie wissen, es ist niemand da, um Sie herauszuholen, und Sie haben selbst keine Möglichkeit, den Fahrstuhl zu verlassen – das ist Ihnen bewusst. Sie sind in dieser Situation dazu verdammt, die aufkommenden Gefühle zu erleben, und können nichts dagegen tun. Was denken Sie, wie verläuft die Angst?

P: Das ist eine gruselige Situation. Da hätte ich starke Angst [fängt an, eine Linie zu zeichnen].

T: Stopp. An dieser Stelle [zeigt auf das Ende der Linie], was haben Sie für Körpersymptome?

P: Ich zittere, schwitze, mein Herz rast.

T: Was geht Ihnen durch den Kopf?

P: Ich drehe durch, wenn ich hier nicht rauskomme.

T: Sie wissen, Sie kommen nicht raus. Wie verläuft Ihre Angst weiter? Steigt sie noch?

P: Wenn ich da nicht rauskomme, dann wird es immer schlimmer.

T: Zeichnen Sie es bitte ein.

P: [zeichnet die Linie weiter]

T: Stopp. Was spüren Sie an dieser Stelle? Was geht Ihnen durch den Kopf?

Das Gedankenexperiment wird so lange fortgesetzt, bis die Patient:innen entweder von selbst annehmen, dass sich die Angst bei konstanter Situation von selbst reduzieren wird, zum Beispiel weil man spürt, dass (doch) keine Gefahr besteht, oder weil bewusst wird, dass der menschliche Körper gar nicht für eine über Stunden anhaltende maximale Panikreaktion angelegt ist. Bei Herrn Budenmüller galt es hierbei, genau zu explorieren, *warum* er einen Angstabfall annimmt, da eine solche Aussage möglicherweise eine Art Vermeidung der aversiven Gedankenexperiment-Situation darstellt.

Wenn Patient:innen davon überzeugt sind, dass eine Katastrophe eintritt (Herzinfarkt, »Verrücktwerden«), so wird dies zunächst vermerkt und das Experiment weitergeführt, als sei dieses Ereignis nicht eingetreten. Im Anschluss wird diskutiert, ob die befürchteten Katastrophen (z. B. Sterben oder Verrücktwerden) mit der Schutzfunktion der Angst in Einklang stehen. Ziel ist es dabei, die Wahrscheinlichkeit der Katastrophe abzuwägen. Wird ein permanenter Anstieg erwartet, wird diese Annahme korrigiert und die Wirkweise der Exposition erklärt.

Im nächsten Schritt wird dieses Gedankenspiel wiederholt, d. h., dass zwar wieder eine üblicherweise bislang als äußerst schwierig erlebte Situation ohne jegliches Vermeidungsverhalten imaginativ aufgesucht wird – aber unter der Voraussetzung, dass diese beim hypothetischen letzten Mal (Teil 1 des Gedankenexperiments) überlebt wurde bzw. am Ende eine Angstreduktion eingetreten ist. Und danach wird in weiteren Schritten (Teil 3, Teil 4 etc.) ebenso verfahren – bis sich in aller Regel die Erkenntnis einstellt, dass dann die Angstverlaufskurven zunehmend abflachen. Eine wichtige Erkenntnis war bei Herrn Budenmüller hierbei, dass sich darüber auch die *Erwartungsangst* deutlich reduziert (d. h. die Verlaufskurve ist nicht nur niedriger und zeitverkürzt, sondern setzt auch deutlich niedriger ein als beim ersten Mal).

Ein solches Gedankenspiel zur Vorbereitung von Expositionsübungen kann durchaus umfangreich ausfallen, sodass hierfür ggf. eine Doppelstunde reserviert werden sollte.

Zur weiteren Förderung der Motivation können gemeinsam mit dem Patienten die persönlichen Kosten und der persönliche Nutzen, den das durchaus anstrengende Expositionsvorgehen haben könnte, disputiert werden – denn auch die Beibehaltung des bisherigen (Vermeidungs-)Verhaltens und Schonung haben unangenehme Konsequenzen (vgl. Kap. 20).

(2) Planung der Expositionen

Vor der Durchführung der Exposition sollte das Vorgehen hinreichend detailliert geplant werden. Wichtige diagnostische Informationen sind hierbei: Welche Situationen – bzw. welche Aspekte daran genau – sind angstauslösend? Welche Angstkontrollstrategien werden normalerweise in solchen Situationen angewendet? Welche Befürchtung hat die Patientin oder der Patient in diesen Situationen? Die konkreten Expositionsübungen sind so auszuwählen, dass sie eine emotionale Reaktion auch tatsächlich auslösen bzw. dass auch alle Randbedingungen für eine befürchtete Konsequenz hergestellt werden, damit die angestrebte Lernerfahrung auch tatsächlich gemacht werden kann. Grundsätzlich sollten zumindest die ersten Expositionssituationen so gestaltet sein, dass sie für die Therapeutin oder den Therapeuten gut kontrollierbar und herstellbar sind.

Häufig werden zur gemeinsamen Planung und Besprechung des Vorgehens sogenannte Angsthierarchien erstellt. Dabei wird eine Liste der angstauslösenden Situationen erstellt, die im Anschluss bezüglich der Stärke der Angst vor der Situation geordnet werden. Hierzu können zunächst eine sehr stark, eine mittlere und eine schwach angstauslösende Situation herausgesucht werden. Sodann werden die verbleibenden Situationen entsprechend ihrer Angstauslösung hinzugeordnet. Bei einem massierten Vorgehen würden bereits zu Beginn die Situationen mit starker Angstauslösung durchgeführt. Bei einem gestuften Vorgehen würden diejenigen Situationen herausgesucht, die zu einer mittleren Angstauslösung beim Patienten führen und mit diesen Übungen begonnen; im Verlauf würde sich die Übungsschwierigkeit dann hin zu den stark angstauslösenden Situationen steigern. Ein gestuftes Vorgehen sollte gewählt werden, wenn die Übungen eigenständig – ohne therapeutische Begleitung – durchgeführt werden sollen bzw. dann angeboten werden, wenn sich Patient:innen trotz geplanter Begleitung nicht auf ein massiertes Vorgehen einlassen kann. Gegebenenfalls kann auch eine zufällige Abfolge innerhalb der Hierarchie sinnvoll sein (s. u.). Neuere Ansätze als Alternative zur Situationshierarchie planen Expositionsübungen entlang der zentralen Befürchtungen der Patient:innen und deren Aktivierung innerhalb individuell gestalteter Übungen (siehe Pittig & Pittig, 2024).

(3) Durchführung der Expositionsübungen

Nach Möglichkeit sollte zumindest die erste Expositionsübung von Therapeut:in und Patient:in gemeinsam durchgeführt werden. Zum einen, damit der oder die Therapeut:in wichtige Vorgehensweisen und die Grundstruktur der Übungen erläutern kann und beim Unterbinden der Angstkontrollstrategien hilft. Zum anderen ist die Begleitung bei Expositionsübungen in der Regel diagnostisch sehr aufschlussreich, was wiederum genutzt werden kann, um die Behandlung noch weiter zu individualisieren.

Bei der Durchführung der Exposition arbeiten Therapeut:in und Patient:in eng zusammen. Die zentrale Aufgabe während der Expositionsdurchführung, nämlich sich den durch die Situationen, Objekte oder Vorstellungen ausgelösten Gefühlen zuzuwenden, diese zu erleben und nichts zu unternehmen, um die Gefühle zu kontrollieren, wurde bereits hinreichend erwähnt. Doch was bedeutet dies genau – was soll nun während der Exposition genau getan werden? Dies ist durchaus eine Herausforderung, denn es ist nur schwer möglich zu beschreiben, wie man »etwas fühlt«. Typischerweise werden die Patient:innen während der Expositionsübungen dazu angehalten, die Objekte, Vorstellungsbilder und Situationen sowie die dabei aufkommenden Emotionen (also das erlebte Gefühl, die damit verbundenen physiologischen Reaktionen, Gedanken und Handlungsimpulse) zu beschreiben, und die Stärke der Emotion einzuschätzen (und günstigenfalls auch zu notieren). Gleichzeitig werden sie angehalten, kein Sicherheits- und Vermeidungsverhalten einzusetzen, und genau hierbei kann therapeutische Unterstützung sehr hilfreich sein. Sofern im Einzelfall die Beschreibung der Emotionen eher zu einer Ablenkung beiträgt, sollte das Erfragen nach dem emotionalen Erleben sehr dosiert eingesetzt werden.

Da die Wirksamkeit der Exposition in starkem Maße von der Wiederholung und der Variation der Übungen abhängig ist, sollten die bereits durchgeführten Übungen dann als Hausaufgaben wiederholt werden – bzw. im weiteren Verlauf der Therapie können auch neue Expositionssituationen als Hausaufgabe durchgeführt werden (vgl. Kap. 15).

Wichtig

Die therapeutische Unterstützung während der Übungen besteht darin, den Patient:innen dabei zu helfen, sich den z. B. angstauslösenden Situationen auszusetzen, zum Beispiel indem die Therapeutin bzw. der Therapeut …

- Patient:innen dafür lobt, dass sie sich trotz ihrer negativen Gefühle der gefürchteten Situation annähern,
- Patient:innen daran erinnert, warum die Exposition notwendig ist,
- Patient:innen unter Angst nicht in eine Entscheidungssituation bringt,
- Patient:innen klare Handlungsanweisungen gibt und das emotionale Erleben in dieser Situation hilft zu benennen und zu akzeptieren.

Therapeut:innen sollten wichtige »Grundregeln« der Expositionsübungen nach den erfolgten Übungen verdeutlichen, um mit den Patient:innen eine angemessene eigenständige Durchführung zu etablieren.

Beispiel

Es soll eine Expositionsübung im Fahrstuhl von einer Patientin, Frau Siegert, gemeinsam mit ihrem Therapeuten durchgeführt werden. Frau Siegert bleibt mit etwas Abstand vor dem Fahrstuhl stehen und äußert:

P: Ich will nicht in den Fahrstuhl einsteigen – das ist viel zu gefährlich.

T: [steht in der Nähe der Patientin] Sie haben jetzt starke Angst – am liebsten würden Sie da nicht einsteigen. Geben Sie der Angst nicht recht, sonst wird sie sich weiter verfestigen. Gehen Sie etwas näher an den Fahrstuhl heran und schauen Sie, was passiert.

P: [geht einen Schritt vor]

T: [geht einen Schritt nach] Sehr gut. Gehen Sie noch einen Schritt vor!

Während der Exposition selbst ist es Aufgabe, Frau Siegert dabei zu helfen, kein Sicherheits- und Vermeidungsverhalten einzusetzen. Daher achtet der Therapeut auf das Verhalten der Patientin und regt sie an, ihr Verhalten zu überprüfen, wie in folgendem Beispiel einer Expositionssituation bei einer agoraphobischen Patientin, die während einer Expositionsübung im Bus sitzt und aus dem Fenster schaut.

T: Sie schauen aus dem Fenster – hilft Ihnen das, die Angst zu reduzieren?

P: Ja, dann sehe ich nicht, wie voll der Bus ist, und merke meinen Körper nicht so stark.

T: Das ist Vermeidungsverhalten. Schauen Sie in den Bus. Sehen Sie, wie viele Leute hier sind? Was bemerken Sie körperlich? Schlägt Ihr Herz stärker?

P: Oje, es wird schlimmer, die Angst steigt.

T: Sehr gut. Bleiben Sie dabei. Versuchen Sie nicht, die Angst zu reduzieren.

Ferner lobt der Therapeut das Angsterleben bei Frau Siegert und bittet sie, während der Exposition die von ihr wahrgenommenen Symptome, die Stärke der emotionalen Aktivierung und das, was ihr durch den Kopf geht, zu benennen.

Vor der Expositionsübung wird ein Kriterium festgelegt, wann die Übung beendet werden kann. Klassischerweise ist dies eine deutliche Reduktion der emotionalen Aktivierung – dies muss aber nicht zwingend so sein. Auch Expositionsübungen, bei denen bei Beendigung immer noch starke Anspannung etc. vorhanden ist, können als erfolgreich betrachtet werden, wenn dabei im beschriebenen Sinne Neues gelernt wurde. In jedem Falle sollte das jeweilige Kriterium unbedingt vor Beginn der Übung genau besprochen werden (»Ab wann wird etwas Neues gelernt?«), da dies während der Übung nicht möglich ist und die Aufmerksamkeit von der eigentlichen Übung ablenkt.

(4) Nachbesprechung der Exposition
Im Anschluss wird der Verlauf der Übung besprochen und protokolliert sowie die zeitnahe Wiederholung der Übung geplant und (ggf. als Hausaufgabe) durchgeführt. Entsprechend des Expositionsrationals sollte der Patient oder die Patientin mindestens protokollieren, welche Übung durchgeführt wurde; wie lange die Übung gedauert hat; wie stark die Angst vor Beginn, zu Beginn der Übung, das Maximum der Angst sowie wie hoch die Angst am Ende der Übung (meist auf einer Skala von 0 = keine Angst bis 10 = maximale Angst) war; sowie ob Sicherheits- und Vermeidungsverhaltensweisen eingesetzt wurden. Um den langfristigen Lerneffekt zu stärken, bietet es sich an, ebenfalls zu notieren, was durch die Übung gelernt wurde (»Wenn ich joggen gehe, schlägt mein Herz nicht so schnell, dass ich einen Herzinfarkt bekomme«). Hierdurch zeigen sich oft verbleibende Befürchtungen, die in weiteren Übungen behandelt werden können (z. B. »Was passiert, wenn der Puls höher ist?«) – solange, bis wirklich eine neue Erwartungshaltung etabliert werden konnte. Mithilfe der Aufzeichnungen können die Übungen also nachbesprochen werden und die Ergebnisse zur Planung neuer Aufgaben herangezogen werden. Derartige Protokollvorlagen finden sich in den einschlägigen Manualen, können aber auch individuell gemeinsam neu und angepasst erstellt werden.

Auch wenn begleitete Exposition zumindest zu Beginn von Vorteil ist, kann diese nicht immer realisiert werden. Wenn (z. B. aufgrund organisatorischer Schwierigkeiten) die Expositionsübungen ganz ohne therapeutische Begleitung erfolgen, ist eine besonders exakte Vorbesprechung notwendig, in der das zu erwartende patientenseitige Verhalten vorweggenommen wird und Umgangsweisen dafür erarbeitet werden. Ebenso wichtig ist in diesem Fall die genaue Auswertung des Übungsverlaufs.

Beispiel • Vorbesprechung einer unbegleiteten Expositionsübung zum Busfahren

Eine Patientin, Frau Marschner, und ihr Therapeut haben bereits eine Buslinie, eine Haltestelle und eine Uhrzeit zur Durchführung der Expositionsübung ausgesucht.

T: Frau Marschner, wenn Sie daran denken, dass Sie ohne Sicherheits- und Vermeidungsverhalten in den Bus der Linie 4 einsteigen, wie stark ist dann jetzt Ihre Angst?

P: Auf der Skala von 0 bis 10 schon bei 8.

T: Dann können wir erwarten, dass Sie, wenn Sie am Montag in den Bus einsteigen sollen, bereits starke Erwartungsangst haben werden.

P: Das denke ich auch.

T: Was können Sie tun, damit Sie es dennoch angehen können?

P: Das mache ich schon, das nehme ich mir jetzt einfach vor.

T: Das ist gut – häufig reicht aber eine reine Vornahme nicht aus, um die starke Erwartungsangst in dem Moment zu überwinden. Gibt es etwas, was Sie tun können, damit es leichter wird, wirklich einzusteigen?

P: Ich könnte mir schon vorher eine Fahrkarte besorgen.

T: Das wäre gut – wir legen gleich fest, wann Sie die vorher kaufen. Wenn der Bus kommt, gibt es etwas, was es Ihnen erleichtert, trotz Angst einzusteigen und nicht zu lange zu zögern?

P: An der Haltestelle ist ja immer viel los. Ich könnte mich gleich ganz nach vorne, nah an die Straße stellen, damit andere Leute hinter mir sind und ich nicht so leicht umdrehen kann.

T: Ja, das wäre eine gute Möglichkeit. Wenn Sie nun im Bus sind, wohin gehen Sie?

P: Nach hinten durch.

T: Warum?

P: Na ja, dann würde ich nicht gleich wieder aussteigen können.

T: Sehr gut, Sie würden also nicht deswegen nach hinten gehen, weil das Ihre Angst reduzieren würde?

P: Nein, eher um mich vom Flüchten zurückzuhalten …

T: Okay, das ist genau richtig, dass Sie da nicht vermeiden! Dann kommen Sie aber an der offenen hinteren Tür vorbei – wie können Sie verhindern, dass Sie wieder aussteigen? Die Angst wird dann vielleicht stärker geworden sein.

P: Ich könnte warten, bis die Türen hinten geschlossen sind, und dann erst nach hinten durchgehen.

T: Super. Wenn Sie hinten angekommen sind, was könnte Ihnen helfen, sich nicht von Ihrer Angst abzulenken?

(5) Rückfallprophylaxe

Zur Rückfallprophylaxe sollten die Erfahrungen der Patient:innen gesammelt werden, die sie während der Expositionsdurchführung gemacht haben. Sie sollen dabei benennen, was sie im Umgang mit den negativen Emotionen gelernt haben, und daraus ableiten, wie sie in Zukunft damit umgehen wollen, wenn solche negativen Emotionen wieder auftreten. Sie sollten in diesem Zusammenhang darauf aufmerksam gemacht werden, dass die in der Therapie behandelten negativen Emotionen – z. B. unter Stressbelastung – erneut auftreten können und dass dann erneut eine Anwendung der in der Therapie gelernten Methoden erfolgen sollte. Neben der Übertragung der Lernerfahrung der Therapie auf neue Situationen sollte auch eine möglicherweise vorhandene Restsymptomatik (z. B. noch die Vermeidung von längeren Zugreisen) thematisiert und der Umgang damit (z. B. bewusst eine längere Zugreise in den nächsten Urlaub zu unternehmen) geplant werden. Im Rahmen der Rückfallprophylaxe können auch weitere Themen wie Stressreduktion durch Sport oder Entspannung besprochen werden.

Die im Folgenden geschilderten Optimierungs-Ansätze sind im Grunde meist auch der Rückfallprophylaxe zuzuordnen und können dazu beitragen, das Phänomen eines »return of fear« gut in den Griff zu bekommen.

Optimierung von Expositionsbehandlung: praxisrelevante Hinweise aus der psychologischen Forschung

Die psychologische Forschung zu (Lern-)Mechanismen im Bereich der Konfrontationstherapien ist ein hervorragendes Beispiel für das kontinuierliche Bemühen um wissenschaftliche Fundierung in der Verhaltenstherapie. So erforschen mehrere Arbeitsgruppen in experimentellen Studien verschiedenste Strategien, die dabei helfen können, die Expositionstherapie individuell »an mehreren Stellschrauben« zu optimieren und das Neugelernte zu stabilisieren (Craske, 2015; Pittig et al., 2016). Ein wichtiger Ausgangspunkt hierbei ist die eingangs erwähnte Erkenntnis, dass im Zuge von Reizkonfrontation die ursprüngliche Reaktion (z. B. Panikattacke oder andere Angstreaktion) nicht einfach verlernt wird (im Sinne von »komplett gelöscht«), sondern dass diese ursprünglichen Reaktionen aktiv gehemmt werden (Inhibitionslernen bzw. inhibitorisches Extinktionslernen), indem alternative Reaktionen gebahnt und etabliert werden. Anders ausgedrückt: Es geht in besonderem Maße darum, die Bereitschaft für überschießende, automatische Angstreaktionen möglichst nachhaltig zu hemmen. Neben eher neurobiologischen Strategien wie einer pharmakologischen oder direkter neuromodulatorischer Unterstützung des Neulernens (s. z. B. Hofmann et al., 2014; Marin et al., 2014), zeichnen sich hierbei auch behaviorale Strategien ab, die unmittelbar für die praktische Vorbereitung und Durchführung von Expositionsübungen im Rahmen einer Psychotherapie relevant sind. Eine kontrollierte Überprüfung einer Vielzahl dieser Strategien im klinischen Behandlungskontext ist erforderlich. Beispielhaft sind folgende Elemente von Belang:

(Negative) Erwartung (möglichst stark und nachhaltig) verletzen. Damit neues Lernen entsteht, muss eine Erfahrung gemacht werden, die bisherigen Annahmen widerspricht (violation of expectancies; Rescorla & Wagner, 1972). Daher sehen neuere Ansätze im Ausmaß, in dem hinsichtlich der angstbezogenen Erwartungen (bzw. der Befürchtung schlimmer Konsequenzen) korrigierende Erfahrungen gemacht werden, einen wichtigen Wirkfaktor bei der Expositionsbehandlung – je »überraschter« ein Patient von Verlauf und Ergebnis einer Reizkonfrontation ist, desto besser. Dies betrifft sowohl das Auftreten des Befürchteten an sich – z. B. kommt es in Situation X (z. B. Kaufhaus) mit Randbedingung Y (z. B. warm und überfüllt) überhaupt zur erwarteten Panikattacke? – aber insbesondere auch die Häufigkeit, Dauer und Intensität der befürchteten aversiven Konsequenzen. Diese Sichtweise ist bislang vor allem bei der Kognitiven Verhaltenstherapie der Sozialen Phobie bereits etabliert, gilt aber generell.

Sicherheitsverhalten abbauen (»Entwöhnen«). Es ist für Menschen gewissermaßen normal, viele kleine Sicherheiten, Bequemlichkeiten oder entsprechende kleine Rituale in den Alltag einzubauen (z. B. Mitführen von Mobiltelefonen; genaues Vorherplanen neuartiger Situationen; Vermeiden überfüllter U-Bahnen, wenn man auch zu einem ruhigeren Zeitpunkt fahren kann; Mitführen eines Talisman etc.). Im Rahmen von Konfrontationstherapien ist es jedoch entscheidend, auch auf solche alltäglichen »Hilfsmittel« verzichten zu lernen, denn wenn man solche bei den Übungen einsetzt, findet kein bzw. nur eingeschränktes Extinktionslernen statt (»protection from extinction«). Somit gilt es, auch durchaus zunächst erst einmal ungewöhnliche oder auf den ersten Blick übertrieben wirkende Übungen mit einzubauen. Dies bedeutet nicht, dass man es sich zukünftig immer unrealistisch schwer machen muss – aber es sollte möglichst generalisiert die Erfahrung gemacht werden, dass man »im Ernstfall« keinerlei Sicherheitsverhalten nötig hat. Falls ein:e Patient:in überhaupt nicht zu einem kompletten Verzicht auf Sicherheitsverhalten und -signale bereit ist, kann zur Erhöhung der Motivation auch ein graduelles Ausschleichen vereinbart werden (Telch & Lancaster, 2012).

Kontext und Stimulus variieren. Dies ist eine der wichtigsten Regeln für die Reizkonfrontationstherapie überhaupt: Es soll nicht nur quasi als »Mutprobe« mal etwas getan werden, das man sich zuvor nicht getraut hat, sondern es muss wiederholt, in vielen Kontexten und mit verschiedenen Reizen variabel trainiert werden, um die Generalisierung des Gelernten sicherzustellen (Bouton, 2002). Entsprechend wird empfohlen, in allen möglichen Bereichen Variationen und Wiederholungen in den Therapieplan (bzw. auch in die Rückfallprophylaxe, denn auch das Verstreichen von Zeit nach Therapie ist ein Kontextfaktor) einzubauen:

- örtlich (verschiedenste Situationen)
- sozial (z. B. begleitet und unbegleitet, in Gegenwart Fremder oder Bekannter)
- internal (z. B. an »guten« und an »schlechten Tagen«)
- zeitlich (z. B. lang / kurz, morgens / abends)
- Intensität (z. B. bezüglich einer Angsthierarchie leichter oder schwerer) etc.

Interessanterweise gibt es zum Aspekt der Intensität gedächtnispsychologische Hinweise dafür, dass hierbei die Abarbeitung einer Zufalls-Reihenfolge besonders gut funktioniert (Craske, 2015) – so bekommt die alte Debatte, ob man bei der Reizkonfrontation besser graduiert oder massiert vorgehen sollte, eine ganz neue Nuance.

Speicherung und Abruf des Gelernten verbessern. Verschiedene Befunde aus Lernpsychologie und Didaktik-Forschung können dazu anregen, das langfristige Abspeichern oder Konsolidieren von Neugelerntem zu optimieren, z. B. zunehmende Abstände zwischen Expositionssituationen und Durchführung von Booster-Sessions, mit Erinnerungs- bzw. Hinweis-Hilfen arbeiten (z. B. Karteikarten »Was habe ich gelernt?«), ausführliches Nachbesprechen, Aufschreiben, langfristiger Wiederholungsplan (auch nach Therapie) etc. Das wiederholte Abrufen der in der Exposition neu gelernten Gedächtnisinhalte soll zu einer erneuten Aktivierung und anschließenden Wieder-Speicherung führen, wodurch die spätere Abrufbarkeit erhöht werden soll.

Wichtig

Es sei empfohlen, bei der konkreten Therapieplanung stets die genannten Aspekte zu berücksichtigen und auch bei der Analyse von nicht zufriedenstellend verlaufenden Reizkonfrontationstherapien zu nutzen: Bevor man zum Schluss kommt, »Exposition funktioniert bei diesem Fall nicht«, sollte sorgfältig geprüft werden, ob die Exposition auch im hier genannten Sinne *lege artis* durchgeführt wurde.

19.4 Typische Schwierigkeiten und Probleme

Im Folgenden werden typische Schwierigkeiten bei der Reizkonfrontationsbehandlung aufgeführt – siehe ergänzend hierzu auch entsprechende Abschnitte in den Kapiteln 43 bis 46.

Therapeut:in »übernimmt« Vermeidungsstrategien des Patienten bzw. der Patientin
Gerade noch nicht besonders erfahrene Verhaltenstherapeut:innen erleben Schwierigkeiten darin, mehrere therapeutische Strategien auf verschiedenen Ebenen parallel zu steuern oder zu gewichten. Beispiel: Ein Patient hat eine Störung, die eine expositionsbasierte Therapie nahelegt, andererseits aber auch interaktionelle Probleme und akzentuierte »schwierige« Persönlichkeitszüge; zudem findet er eigentlich andere Dinge wichtiger zu bearbeiten bzw. hegt deutliche Zweifel an einem konsequenten Konfrontationsrational. Soll man dann Letzteres als (unbewusste) Vermeidungsstrategie einordnen und mit aller Macht weiter zur Exposition motivieren? Oder sollte man im Rahmen einer motivorientierten Beziehungsgestaltung (vgl. Kap. 3, 11) dem Bedürfnis des Patienten nach autonomer Mitgestaltung seiner Therapie Vorrang geben, indem man dies »validiert« und eine mögliche Expositionsbehandlung bis auf Weiteres verschiebt? Es kann hierauf keine allgemein gültige Antwort geben – aber es sei angemerkt,

(1) dass behaviorale, auf deutliche Änderung von automatisierten Abläufen zielende Interventionen sehr gut den Beginn einer Behandlung (auch komplexer Probleme) darstellen können, auf deren Basis man anschließend deutlich erweiterte Möglichkeiten haben kann, weitere Problematik mit Störungswert zu bearbeiten;
(2) dass in der Rückschau von solchen Fällen in der Supervision oft (selbstkritisch) reflektiert wird, dass man eventuell doch zu sehr auf Beziehungsgestaltung und immer neue aktuelle Probleme geachtet und umgrenzte Konfrontationsübungen erst zu spät angesetzt habe.
(3) Zentral ist – wie es zum Beispiel Frederick Kanfer in seinen »11 Gesetzen zur Therapie« (vgl. Kap. 13) herausstellt –, dass man in jedem Falle (nicht nur vor Einleitung einer Expositionsbehandlung) erst ein genaues Verständnis für die Problemlage des Patienten bzw. der Patientin entwickeln muss, da »gegen die Patient:innen arbeiten« in der Regel eher zu unproduktiven oder schädlichen Ergebnissen führt.

Übersehen von Sicherheitsverhalten und Vermeidung
Bei Expositionsübungen sind nicht alle Angstbewältigungsstrategien leicht erkennbar. Möglicherweise setzen Patient:innen etwa Verhaltensweisen ein, die ihnen ein Gefühl

der Kontrolle geben (z. B. Muskeln anspannen), ohne diese als Vermeidungsverhalten benennen zu können. Hier kann die Beobachtung durch den Therapeuten bzw. die Therapeutin hilfreich sein. Im Zuge dessen kann dann eine Anleitung erfolgen, das beobachtete Verhalten zu unterlassen (z. B. entspannen) und zu prüfen, ob das zu einer direkten Angstreduzierung oder Angststeigerung beiträgt. Führt das Unterlassen des Verhaltens zu einer unmittelbaren Angststeigerung in der Situation, hat man richtig gelegen und die Exposition optimiert, wenn die Patientin bzw. der Patient auch ohne dieses Verhalten die nunmehr »verschärfte« Angstsituation meistert.

In einigen Fällen versuchen sich Patient:innen in Gedanken zu beruhigen, indem sie sich beispielsweise sagen, dass es sich nur um eine ungefährliche Übung handelt. Dieses kognitive Vermeidungsverhalten ist von außen nicht direkt beobachtbar, lässt sich jedoch häufig an einem stark schwankenden Angstverlauf erkennen. Vermutet man ein solches kognitives Vermeidungsverhalten, sollte man die Patientin oder den Patienten diesbezüglich befragen. Um den Einsatz des kognitiven Vermeidungsverhaltens (z. B. auch Ablenkung) zu erschweren, kann man der Patientin bzw. dem Patienten die Situation, die Symptome und die Befürchtungen durch Ansprechen bewusst machen oder die körperlichen Symptome durch eine interozeptive Übung steigern.

Der Einsatz von kognitivem Vermeidungsverhalten könnte auch darauf hindeuten, dass Patient:in und Therapeut:in das Behandlungsrational verschieden auffassen (z. B. Sicht der Patient:innen: »Hauptsache, ich bekomme in solchen Situationen keine Angst!«). Ist dies der Fall, sollte das Expositionsrational wiederholt werden, um sicherzustellen, dass beide das gleiche Ziel in einer Expositionsübung verfolgen, nämlich zu testen, ob bei Unterlassen von Gegenmaßnahmen die befürchteten Konsequenzen eintreten oder nicht.

Es ist nicht organisierbar, dass man eine Patientin bzw. einen Patienten umfassend begleitet, aber sie bzw. er macht auch keine Übungen als Hausaufgabe

Da die Wirksamkeit der Expositionsbehandlung in hohem Maße davon abhängig ist, dass die Übungen wiederholt werden, stellt es in jedem Fall ein Problem dar, wenn der / die Patient:in keine Übungen als Hausaufgaben macht. In solchen Fällen sollte zunächst geklärt werden, warum er / sie dies nicht tut. Dabei sollte darauf geachtet werden, dass therapeutenseitig ein tatsächliches Interesse daran besteht, die Gründe für die Nichterledigung zu erfahren, und dass so verhindert wird, dass der / die Patient:in unter Rechtfertigungsdruck gerät.

Ein Grund für das Unterlassen der Hausaufgaben kann darin liegen, dass die patientenseitige Angst noch zu stark ist. In diesem Falle bietet es sich an, zu prüfen, ob nicht wenigstens eine Exposition begleitet durchgeführt werden kann bzw. ob die Expositionsübung in der Schwierigkeit reduziert werden kann. Ein weiterer Grund kann auch in der Fehlkonzeption liegen, jede Übung müsse nur einmal – sozusagen als Mutprobe – aufgesucht werden. Hier bietet sich die Wiederholung des Expositionsrationals an.

Ferner könnte sich auch herausstellen, dass Patient:innen (noch) nicht hinreichend motiviert sind, die Übungen durchzuführen. Sei es beispielsweise, weil sie nicht an deren Erfolg glauben, es sich ohnehin nicht zutrauen, oder weil sie auf andere für sie positive

Aspekte zugunsten der Expositionsübungen verzichten müssten. Hier besteht die Möglichkeit einer motivationalen Klärung (vgl. Kap. 4) oder kognitiver Interventionen. Weitere Strategien bei mangelnder Motivation zu Hausaufgaben finden sich in Kapitel 15.

19.5 Kritische Einordnung

Seit ihren Anfängen sind expositionsbasierte Interventionen ein wichtiger Bestandteil der Kognitiven Verhaltenstherapie. Auch wenn das Wissen zum komplexen Zusammenspiel von Wirkmechanismen der Expositionstherapie nach wie vor stetig weiter ausdifferenziert werden muss, gilt die Wirksamkeit in vielen verschiedenen Anwendungsbereichen als außerordentlich gut belegt (z. B. ; S3-Leitlinie: https://register.awmf.org/de/leitlinien/detail/051-028) und stellt eine der Erfolgsgeschichten in der Klinischen Psychologie dar. Weitere potenzielle Optimierungen der Anwendung sind bereits auf dem Wege, wenn auch noch nicht im Praxisalltag verfügbar. Hierzu zählen pharmakologische Augmentation bzw. Enhancement: Unter bestimmten Rahmenbedingungen soll das Extinktionslernen und dessen Generalisierung zum Beispiel mithilfe von d-Cycloserin (DCS) gesteigert werden können; allerdings sind die Befunde hierzu noch schwach (Ori et al., 2015). Möglicherweise hoffnungsvoll für die Praxis – aber im routinemäßigen Versorgungsalltag noch nicht angekommen – ist auch der Einsatz der Smartphone-basierten Nutzung von JITAIs (*just in time adaptive interventions*; vgl. Kap. 79) und Augmented-Reality-Brillen für In-vivo-Steuerung, Monitoring und Assessment bei Expositionsbehandlungen, sowie VR-Exposition (vgl. z. B. Kelly et al., 2012; Linardon et al., 2019, Pittig et al., 2021).

Verschiedene Varianten des Rückfallrisikos bestehen, können allerdings wie beschrieben verstanden und bearbeitet werden. Nach wie vor profitieren nicht alle Patient:innen von einer solchen Behandlung oder erklären sich nicht bereit, eine solche Behandlung durchzuführen – trotz des breiten Indikationsspektrums der Expositionsverfahren und ihrer belegten Wirksamkeit werden diese Verfahren in der therapeutischen Praxis noch zu selten angewendet. Möglicherweise liegt dies auch an Fehlannahmen auf Behandlerseite über Risiken und Nebenwirkungen. Hierzu gehört beispielsweise, dass die Exposition von Patient:innen abgelehnt werde oder dass es durch Exposition zu einer Verschlechterung der Symptomatik oder einer steigenden Suizidalität käme, die Patient:innen die Behandlung vorzeitig abbrächen oder die Wirksamkeit der Exposition nur gegeben wäre, wenn es sich um eine »reine« Störung – also z. B. eine reine Panikstörung ohne komorbide Depression oder Persönlichkeitsakzentuierung – handele. All diesen Annahmen fehlt die empirische Basis; für einige der Annahmen liegen sogar deutliche Gegenbelege vor (z. B. Black Becker et al., 2007; Cook et al., 2004; Foa et al, 2005; Emmrich et al., 2012). Dennoch scheint sich auch im deutschen Versorgungssystem die Anwendung von Expositionsverfahren kaum verbessert zu haben, und es existieren weiterhin Barrieren, die es hinsichtlich der Verbreitung (*dissemination*) zu überwinden gilt (Pittig & Hoyer, 2018).

FAQ

Ist Reizkonfrontation auch dann angezeigt, wenn die zu bearbeitenden Ängste nicht mit Konditionierung erklärbar sind und »eigentlich einen tieferen Grund« bzw. eine »besondere Bedeutung« (z. B. zwischenmenschlich) zu haben scheinen? Oder wenn der/die Patient:in sich lieber mit »wichtigeren« Themen beschäftigen will und deswegen ein Training zur Bewältigung aversiver Situationen ablehnt?
Zur Beantwortung dieser Frage zur individuellen Fallkonzeption (vgl. Kap. 13) sind u. a. folgende Aspekte von Belang:

- Grundsätzlich müssen patientenseitige Ziele und therapeutisches Vorgehen zueinander passen. Patient:innen haben immer ihre Zustimmung zum Vorgehen zu erteilen (das Prinzip des *informed consent* gilt nicht nur für Forschungsstudien).
- Motivationsprobleme dahingehend, etwas für einen selbst zunächst Unübliches und Aversives nicht machen zu wollen, sind zunächst einmal normal (vgl. Kap. 5). Auch mögliche patientenseitige Tendenzen à la »Wasch mich, aber mach mir den Pelz nicht nass« sind zunächst einmal gut verständlich. Daher ist (gemeinsam) zu klären, ob in einem solchen Fall tatsächlich die Ziele eines Patienten bzw. einer Patientin verfehlt würden oder ob möglicherweise bei genauerem Hinschauen etwa Vermeidungs- oder Reaktanzphänomene auch eine Rolle spielen; oder ob die Differenzierung von kurzfristigen und langfristigen Konsequenzen einer Expositionsbehandlung (bzw. ihrer Alternativen) möglicherweise doch für den Einsatz von Konfrontationsmethoden sprechen könnte.
- »Komplexe Fälle« (z. B. Komorbidität, soziale Probleme, interaktionelle Schwierigkeiten etc.) sind im klinischen Alltag die Regel, sodass in der Tat fallkonzeptionell zu prüfen ist, ob die Problemlage es erfordert, bestimmte Hierarchien, Reihenfolgen, Präferenzen, (hemmende) Rahmenbedingungen etc. besonders zu berücksichtigen. Gleichwohl stellt »Komplexität« keinesfalls eine Kontraindikation für Expositionsverfahren dar – wenn entsprechende Klärungsarbeit vorangestellt wurde.
- In der Rückschau von Fällen, bei denen eigentlich Exposition indiziert schien, sich dann aber doch (wechselnden) anderen Themen zugewandt wurde, wird in der Supervision oft (selbstkritisch) reflektiert, dass man eventuell doch zu sehr auf Beziehungsgestaltung und immer neue aktuelle Probleme geachtet und umgrenzte Konfrontationsübungen erst zu spät angesetzt habe.

Wie gehe ich vor, wenn eine Patientin, bei der ich die interozeptive Exposition sowie massierte Exposition in vivo einsetzen möchte, an einer Herz-Kreislauf-Erkrankung leidet, sehr alt oder schwanger ist oder wenn andere mögliche Kontraindikationen vorliegen?
Die Planung der Behandlung sollte in enger Rücksprache mit den ärztlichen Mitbehandler:innen erfolgen. Dabei sollte kollegial über das konkrete Vorgehen in der Exposition und die dadurch zu erwartenden physiologischen Aktivierungen unterrichtet werden, damit ärztlich eine fundierte Einschätzung vorgenommen werden

kann. Kommt der Arzt oder die Ärztin zu dem Schluss, dass z. B. eine interozeptive Exposition bei einer Patientin mit Panikstörung aufgrund ihrer körperlichen Verfassung nicht möglich ist, muss das angedachte Expositionsverfahren durch ein kognitives Verfahren ersetzt werden. Kann eine massierte Exposition nicht durchgeführt werden, sollte geprüft werden, ob eine gestufte Exposition möglich ist.

Allgemein sollte beachtet werden, dass die kurzzeitigen körperlichen Belastungen durch eine Expositionsübung deutlich niedriger ausfallen, als normalerweise angenommen wird (auch bei Älteren; Eindecker & Gerlach, 2009). Hingegen ist das dauerhafte Erleben von z. B. Erwartungsangst langfristig deutlich belastender. Sollten Expositionsverfahren dennoch nicht einsetzbar sein, können aus verhaltenstherapeutischer Perspektive Exposition in sensu, kognitive Verfahren oder Copingstrategien oder Strategien der dritten Welle der Verhaltenstherapie (wie ACT) zum Einsatz kommen. Zur Expositionsbehandlung bei Schwangerschaft siehe Arch et al. (2012); zu Besonderheiten der Exposition im Kindes- und Jugendalter siehe Bouchard et al. (2004).

Wenn ich meine Patient:innen in den Expositionen begleite (und mich damit einerseits auch sehr persönlich zeige und andererseits ggf. Zeuge ihres »Heulens und Zähneklapperns« werde), könnte das Folgen für die therapeutische Beziehung haben. Welche sind bekannt?

Bei Störungen, für die Expositionsverfahren besonders indiziert sind, steht hinsichtlich der Beziehungsgestaltung ein produktives Arbeitsbündnis im Vordergrund, innerhalb dessen transparent und quasi »kollegial« gemeinsam praktische Möglichkeiten erörtert und ausprobiert werden. Es wird also weniger »durch« eine therapeutische Beziehung therapiert, wie dies etwa bei Persönlichkeitsstörungen relevant ist (vgl. Kap. 52), sondern eher informiert, motiviert, unterstützt usw. Erfahrungsgemäß wird ein solches Arbeitsbündnis durch die gemeinsame Durchführung von Konfrontationsübungen nicht gefährdet, sondern eher gestärkt.

Teil III

Weiterführende Literatur

Lang, T., Helbig-Lang, S., Westphal, D., Gloster, A. & Wittchen, H.-U. (2011). Expositionsbasierte Therapie der Panikstörung mit Agoraphobie: Ein Behandlungsmanual. Göttingen: Hogrefe.

Neudeck, P. (2015). Expositionsverfahren. Techniken der Verhaltenstherapie. Weinheim: Beltz.

Pittig, A., Stevens, S., Vervliet, B., Treanor, M., Conway, C. C., Zbozinek, T. & Craske, M. G. (2015). Optimierung expositions-basierter Therapie: Der Ansatz des inhibitorischen Lernens. Psychotherapeut, 60, 401–418.

Pittig & Pittig (2024). Individualisierte Exposition bei Angststörungen. Die Psychotherapie, 69, 67-82.

20 Kognitive Umstrukturierung und Verhaltensexperimente

Dominik Ülsmann • Andrea Ertle

20.1 Hintergrund und allgemeine Merkmale

Kognitive Techniken sind Interventionen, die auf die Klärung und Veränderung von Kognitionen zielen. Unter Kognitionen werden dabei sowohl *kognitive Inhalte* in Form konkreter Gedanken (»Ich bin nichts wert!«) als auch *kognitive Prozesse* (z. B. Aufmerksamkeit, Grübeln, Sorgen, vgl. Kap. 65 zur Metakognitiven Therapie) verstanden. Konkrete Gedanken (kognitive Inhalte), die im weitesten Sinne die Entstehung und Aufrechterhaltung einer psychischen Störung begünstigen, werden als *dysfunktionale Kognitionen* bezeichnet. Unter *kognitiver Umstrukturierung* wird der therapeutische Prozess verstanden, in dem dysfunktionale Kognitionen geklärt und verändert werden.

Wichtig

Im Rahmen der Kognitiven Verhaltenstherapie (KVT) ist die kognitive Umstrukturierung in eine umfassende Theorie und Praxis therapeutischen Intervenierens eingebunden. Sie dient dem weiterführenden Zweck, dysfunktionales Erleben (z. B. aversive Emotionen) und Verhalten (z. B. Verhaltensexzesse, Verhaltensdefizite) in Richtung der expliziten Ziele der Patient:innen zu verändern. Der zeitweise Fokus auf dysfunktionale Kognitionen wird aus der pragmatischen Annahme heraus gesetzt, dass Veränderungen des Erlebens und Verhaltens zunächst über eine Klärung und Veränderung von subjektiven Bedeutungen initiiert werden können. Dementsprechend wird die Veränderung von Bedeutung als zentraler Wirkfaktor von Psychotherapie angenommen (Alford & Beck, 1987).

Eine der zentralen Interventionen im Rahmen der kognitiven Umstrukturierung stellt die *Disputation* dar, in der dysfunktionale Kognitionen von Patient:innen auf ihre Zielführung (hedonistische Disputation), ihre Belege (empirische Disputation), ihre Logik (logische Disputation) und ihre ethischen und moralischen Implikationen (moralische Disputation) hin geprüft werden. Über dieses Kernelement der kognitiven Umstrukturierung hinaus werden aber auch zahlreiche weitere verhaltensbezogene (z. B. Verhaltensexperimente) und emotionsfokussierende Techniken (z. B. Imagination, vgl. Kap. 30) herangezogen.

Die kognitive Umstrukturierung ist essenziell auf eine Form der Prozessgestaltung (Therapiebeziehung, Gesprächsführung) angewiesen, die die inhaltliche Abstinenz der Therapeut:innen und die Autonomie der Patient:innen betont. Therapeut:innen bemühen sich, ein möglichst sanktions- und wertungsfreies Klima zu schaffen, sodass die Betroffenen sich selbst explorieren, hinterfragen und auf ihre eigenen Werte und Ziele hin ausrichten können (vgl. Selbstmanagement-Ansatz, Kap. 25). Dieser Prozess wird durch Fragen zwar direktiv geleitet, die inhaltlichen Antworten auf die Fragen sollten aber stets von den Patient:innen kommen. Der Begriff *Geleitetes Entdecken* bildet diese *prozessdirektive, aber inhaltsabstinente* Form der Gesprächsführung anschaulich ab. Insgesamt sollten Fragen der Therapeut:innen möglichst ergebnisoffen und in diesem Sinne naiv sein. Dieser Anspruch findet sich auch in der Definition des übergreifenden Gesprächsstils der kognitiven Umstrukturierung, des *Sokratischen Dialogs,* wieder:

> »Der psychotherapeutische Sokratische Dialog bezeichnet einen philosophisch orientierten, durch eine nicht-wissende, naiv fragende, um Verständnis bemühte, zugewandte, akzeptierende Therapeutenhaltung geprägten Gesprächsstil (...). Er dient einzig der Zielsetzung, dass der Patient durch die geleiteten ›naiven‹ Fragen des Therapeuten seine alte Sichtweise reflektiert, Widersprüche und Mängel erkennt, selbstständig funktionale Einsichten und Erkenntnisse erarbeitet und seine alte dysfunktionale Ansicht zu Gunsten der selbst- und eigenverantwortlich erstellten aufgibt. Hierzu bedienen Therapeuten sich verschiedener Fragen und Disputationstechniken (...)« (Stavemann, 2002, S. 7–8).

20.2 Indikation, Kontraindikation und Nebenwirkungen

Die kognitive Umstrukturierung ist im Rahmen der KVT immer dann indiziert, wenn die subjektive Bedeutung von etwas, z. B. in Form dysfunktionaler Kognitionen, verändert werden soll. Entsprechend dieser sehr breiten Indikation werden in der Literatur nur wenige Kontraindikationen bzw. Einschränkungen genannt. Bei schweren depressiven Störungen wird empfohlen, zunächst ein gewisses Aktivitätsniveau zu erarbeiten, bevor mit der kognitiven Umstrukturierung begonnen wird (Hautzinger, 2013). Störungsbilder, die lange Zeit als schwierig mit kognitiven Techniken zu behandeln galten, wie z. B. schizophrene Störungen, können mittlerweile ebenfalls nachweislich erfolgreich kognitiv behandelt werden (Lincoln et al., 2008; vgl. Kap. 40). Intelligenzminderung kann zwar ein gewisses Hindernis für den Einsatz kognitiver Techniken bedeuten, stellt aber nicht per se eine Kontraindikation dar (Taylor et al., 2008). Ebenso wenig sind das Bildungsniveau oder eine nicht-westliche kulturelle Sozialisation Hindernisse: Bass et al. (2013) demonstrierten die erfolgreiche, manualisierte kognitive Therapie analphabetischer Patient:innen mit Posttraumatischer Belastungsstörung im Kongo durch geschulte, ebenfalls analphabetische Laien unter bestehenden kriegsbedingten Gefahren.

Zu möglichen Nebenwirkungen kognitiver Techniken lassen sich keine verbindlichen Aussagen treffen. Inwiefern und in welchem Ausmaß psychotherapeutische Interventionen unmittelbar einen Anteil an den 5 bis 10 Prozent negativen Therapieverläufen (Hansen et al., 2002) haben, ist unklar. Hieran wiederum den Anteil kognitiver Techniken zu isolieren, stellt wissenschaftlich eine kaum lösbare Aufgabe dar (Lambert, 2013). Die KVT setzt sich in ihrem Selbstverständnis für höchstmögliche Transparenz im Vorgehen ein und betont die Eigenverantwortung aufgeklärter Patient:innen. Dadurch erfolgen Interventionen im Rahmen informierter Einwilligung. Befolgen Therapeut:innen die mit diesem Selbstverständnis verbundene Form der Prozessgestaltung, scheint es wahrscheinlicher, dass Patient:innen unerwünschte Nebenwirkungen offen ansprechen und gemeinsam nach Lösungen gesucht werden kann. Somit sollten Therapeut:innen ankündigen, dass die Intervention möglicherweise auch kurzfristig mit aversiven Konsequenzen verbunden sein kann (vgl. auch Kap. 83 zu Nebenwirkungen der Psychotherapie).

20.3 Praktische Durchführung

20.3.1 Allgemeine Aspekte kognitiver Umstrukturierung

Die Beschreibung der kognitiven Umstrukturierung dysfunktionaler Gedanken ist bereits bei den Urvätern der Kognitiven Therapie, Aaron T. Beck und Albert Ellis, zu finden, und stellt bis dato einen zentralen Behandlungsbaustein der Mehrzahl moderner störungsspezifischer Manuale der KVT dar. Fallkonzept und Therapieplan bauen in diesen Manualen meist auf den Diagnosen und den expliziten Therapiezielen der Patient:innen auf (vgl. Kap. 13). Die kognitive Umstrukturierung ist dabei kein Selbstzweck, sondern dient vielmehr dem Erreichen umfassender störungsspezifischer und persönlicher Therapieziele.

Perspektivwechsel

Bevor mit der kognitiven Umstrukturierung begonnen werden kann, muss mit den Patient:innen ein grundlegender Perspektivwechsel erarbeitet werden, der die Beteiligung der eigenen Bewertungen an den störenden Erlebens- und Verhaltensmustern herausarbeitet. In störungsspezifischen Manualen der KVT wird dies meist über die gemeinsame Ableitung (geleitetes Entdecken) von Störungsmodellen geleistet, die kognitive Variablen enthalten. Eine klassische Herangehensweise stellt die Analyse zentraler Problemsituationen unter Verwendung des sogenannten *ABC-Schemas* nach Ellis (1994, 1996; s. u.) dar. Die Erkenntnis, dass die eigene Bewertung eine bedeutsame Rolle für die Entstehung und Aufrechterhaltung des Problems haben kann, kann sowohl schmerzhaft als auch befreiend für die Betroffenen sein. Einerseits wird so die eigene Verantwortung deutlich und damit einhergehend Trauer über das »Mitverschulden« und die »verlorene Zeit«. Andererseits gewinnen die Patient:innen auch die Perspektive eigener Kontrolle. In einigen Fällen (z. B. bei Persönlichkeitsstörungen) braucht es mitunter unterstützende Methoden der Beziehungsgestaltung (z. B. komplementäre Beziehungsgestaltung) oder störungsspezifische Modifikationen kognitiver Interventionen (Beck & Freeman, 1999), um mit Patient:innen diesen zentralen Perspektivwechsel zu erarbeiten (vgl. auch Kap. 3, 11, 52).

Phasen der kognitiven Umstrukturierung

Im Therapieprozess sind die einzelnen Schritte der kognitiven Umstrukturierung nicht immer klar voneinander zu trennen, Phasen des Klärens, der Disputation und Evaluation der Ergebnisse können fließend ineinander übergehen. Zudem kann der Prozess nach jedem Durchlauf wieder von vorne begonnen werden, wenn bei der Evaluation erneut dysfunktionale Kognitionen identifiziert werden. Der Prozess verläuft idealtypisch in mehreren Schritten, die in der Literatur variierend beschrieben werden:

(1) Klären der dysfunktionalen Kognition
(2) Prüfen (u. a. Disputation) der dysfunktionalen Kognition
(3) Umformulieren der dysfunktionalen Kognition
(4) Umsetzung der umformulierten Kognition in Verhalten
(5) Evaluation der Ergebnisse des Verhaltens in Bezug auf die Ziele der Patient:innen

Teil III

Identifikation und Modifikation dysfunktionaler Kognitionen in konkreten Problemsituationen

Die gemeinsame Suche nach dysfunktionalen Kognitionen geschieht nicht ungerichtet. Im Fokus stehen zunächst die Kognitionen, die im Störungsgeschehen der Patient:innen eine zentrale Rolle spielen. Es ist hilfreich, dysfunktionale Kognitionen erst über die Analyse zentraler konkreter Problemsituationen zu erheben.

Beispielhaft für ein Instrument zur Analyse konkreter Problemsituationen wird hier das ursprünglich von Ellis entwickelte ABC-Schema dargestellt (s. Abb. 20.1). Das Modell geht davon aus, dass eine auslösende Situation A (*activating event*) nicht unmittelbar zu Konsequenzen C (*consequences*) auf der Ebene von Emotionen oder Verhalten führt. Zwischen A und C stehen als Mittler die Bewertungen B (*belief system*) der Person. In der Literatur werden dabei verschiedene Vorgehensweisen für das ABC vorgeschlagen. Im Folgenden wird ein achtschrittiges Vorgehen beschrieben (vgl. Wilken, 2015), wobei ein konkretes Fallbeispiel vorangestellt wird.

Tabelle 20.1 ABC-Schema (activating event – belief system – consequences)

A	**B**	**C**
Meine beste Freundin sagt am Telefon unsere Verabredung ab.	Ich bin ihr nicht wichtig! Ich werde sie verlieren!	Traurigkeit Angst Rückzug, Grübeln
	B´	**C´**
	Wir sind schon lange Freunde: Deshalb vermute ich, ich bin ihr wichtig. Und daher ist es unwahrscheinlich, sie gerade jetzt zu verlieren.	Gelassen bleiben! Mich mit ihr erneut verabreden! Etwas anderes unternehmen!

(1) Exploration von A (activating event)

Das auslösende Ereignis kann sowohl ein internes (Gedanke, Gefühl, Schmerz etc.) als auch ein externes Ereignis sein. In A sollten keine subjektiven Wertungen erfasst werden, sondern eine möglichst objektive Darstellung der Ereignisse an sich. Um dies zu vermeiden, empfiehlt sich für externe Ereignisse der sogenannte *camera check*.

T: Was wäre auf einem Film zu sehen gewesen, wenn eine Kamera diese Situation aufgenommen hätte?

Das ABC soll eine kurze Episode im Erlebens- und Verhaltensfluss der Patient:innen klären. Um die Zeitspanne, die das ABC umfassen soll, einzugrenzen, kann direkt nach dem schlimmsten Moment einer Situation gefragt werden.

T: Ich möchte Sie bitten, einmal den schlimmsten Moment zu fokussieren. Was hat sich da (um Sie herum, in Ihnen) genau ereignet?

Bei komplexen Situationen über eine längere Zeitspanne sollten zwei oder mehr getrennte ABCs für die einzelnen Segmente des Ereignisses verwendet werden. Dies gilt z. B. wenn Patient:innen einen Moment beschreiben, in dem sie zunächst Angst und dann Symptomstress (s. u.) erleben, da sie sich z. B. über die eigene Angstreaktion ärgern oder sich schämen.

(2) Exploration von C (consequences)
Im zweiten Schritt werden die Konsequenzen, also die Emotionen und das Verhalten in der Situation, exploriert.

T: Welche Gefühle hatten Sie im schlimmsten Moment der Situation?

Es wird empfohlen, bei der Exploration der Gefühle eindeutige Emotionen zu erfassen. Eine übersichtliche Struktur ergibt sich, wenn man sich zunächst auf zentrale Emotionen wie Angst, Ärger, Trauer, Ekel, Schuld und Scham fokussiert und Gefühlsbeschreibungen (Ohnmacht, Hoffnungslosigkeit, Hilflosigkeit etc.) auf diese zurückführt.

T: Wenn Sie denken, … dass Sie der Sache ohnmächtig gegenüber stehen … dass es keine Hoffnung gibt … dass Sie hilflos sind …, welches Gefühl haben Sie dann?

Schätzskalen zum Ausmaß der Emotion – z. B. von 0 (nicht vorhanden) bis 10 (stärkste bisher erlebte Gefühlsreaktion dieser Qualität) – sind hilfreich, um Gedanken leichter bestimmen zu können und Veränderungen der Emotionen in den ABCs im Laufe der Therapie sichtbar zu machen. Das Verhalten, das unter C erhoben wird, sollte auf den engen zeitlichen Fokus unter A beschränkt bleiben. Verhalten meint dabei immer auch kognitives Verhalten (kognitive Prozesse wie Grübeln und Sich-Sorgen).

(3) Exploration von B (belief system)
Unter B sollten die Kognitionen erarbeitet werden, die die Gefühle und das Verhalten unter C mitbedingen. Die Frage »Was ging Ihnen durch den Kopf?« ist dabei allerdings meist zu global gestellt, um die Gedanken der Patient:innen zielgerichtet zu erfassen.

Sind die Emotionen in C bereits eindeutig bestimmt, kann gezielter nach bestimmten Gedanken gefragt werden, denn zwischen Gedanke und Emotion besteht ein logisches Verhältnis. Tabelle 20.2 zeigt für einige zentrale negativ valente Emotionen die Struktur des zugehörigen Gedankens (B-C-Logik) sowie eine effektive Frage, um den konkreten Gedanken der Patient:innen zu erarbeiten. Die Nummerierung von Gefühlen in C und der Gedanken in B und B′ hilft die Zugehörigkeit der einzelnen Gedanken und Gefühle hervorzuheben.

Tabelle 20.2 Logischer Zusammenhang zwischen einer Emotion und einem Gedanken (B-C-Logik)

Emotion	B-C-Logik	Frage nach B
Angst	Bedrohung	Was ist die Bedrohung, die Sie wahrnehmen?
Ärger	eine Regel (Forderung etc.) wird (mit Absicht) verletzt	Was ist der Vorwurf an den anderen (sich selbst)? Was ist die Forderung an den anderen (sich selbst)?
Traurigkeit	(drohender) Verlust	Was ist der Verlust, den Sie in dieser Situation wahrnehmen?
Schuld	Verantwortung für eine unmoralische Tat	Was ist der Vorwurf, den Sie an sich (den anderen) haben?
Scham	die (moralische) Ablehnung der eigenen Person in einer anderen Person wahrnehmen	Was denken die anderen in diesem Moment über Sie?

Aufgrund eines verbreiteten Missverständnisses gegenüber kognitiven Techniken scheint es angebracht, darauf hinzuweisen, dass in den Theorien der Kognitiven Therapie von einer Interdependenz von Kognition, Emotion und Verhalten ausgegangen wird. Aus diesem Grund nennt z. B. Ellis (1993) seine Form der Kognitiven Therapie auch Rational-Emotive Verhaltenstherapie (RET). Dabei wird betont, dass Emotionen weitgehend in einem impliziten Modus verarbeitet werden (vgl. Leahy, 2015). Die künstliche Linearisierung der Geschehnisse – Situation, Gedanke, Gefühl, Verhalten – und die Erarbeitung von bewussten Gedanken, die einer Emotion logisch zugeordnet werden können, dienen vor allem dem pragmatischen Zweck der leichteren Beeinflussbarkeit störender Erlebens- und Verhaltensmuster über bewusste Kognitionen (vgl. Kanfer et al., 2012; Leahy, 2015).

Haben Patient:innen Schwierigkeiten, die Emotionen unter C oder die dysfunktionalen Kognitionen unter B auf Nachfrage zu benennen, ist es hilfreich, emotionsevozierend vorzugehen. Hierzu können Problemsituationen direkt aufgesucht bzw. hergestellt (z. B. Exposition, Unterbrechen von Vermeidungs- und Sicherheitsverhalten) oder in Rollenspielen und Imaginationen simuliert werden. Die Intensität der Emotion (0–10) unter C bietet eine hilfreiche Orientierung, ob der treffende Gedanke bereits gefunden ist. Letztlich gilt es, den Gedanken zu finden, der die Emotion im erlebten Ausmaß (0–10) umfassend erklärt. Als Faustregel kann gelten, dass, je größer die Intensität der Emotion ist, desto drastischer oder umfassender ist die Bedeutung, die dem Ereignis beigemessen wird. Die Bedeutung, die eine Person einer nicht bestandenen Prüfung gibt, kann z. B. von »Anstrengend, jetzt muss ich nochmal zur Anmeldung ins Prüfungsamt« bis zu »Das ist das Ende meines Lebens« oder »Das zeigt, dass ich minderwertig bin« reichen. Das Ausmaß der jeweiligen Emotion variiert dementsprechend. Als Gegenprobe, ob der passende Gedanke bereits gefunden ist, können die emotionalen Konsequenzen eines Gedankens nochmal geprüft werden:

T: Passt dieser Gedanke zu dem Gefühl (das Ausmaß des Gefühls), das Sie in dem Moment hatten?

(4) Exploration von C´

Die Erhebung von erwünschten Konsequenzen (C´) dient dem Abstecken des Zielraums der Patient:innen.

T: Wie würden Sie sich gerne zukünftig in solch einer Situation fühlen und verhalten?

Sind die Ziele der Patient:innen für eine konkrete Problemsituationen unklar, haben Therapeut:innen keine Basis, ihre Disputation durchzuführen. Ziele von Patient:innen in Bezug auf ihre Emotionen können das Erleben völlig anderer Emotionen, die Abwesenheit von Emotionen (z. B. Gelassenheit) oder reduzierte Emotionen aus C umfassen. Sämtliche emotionalen oder Verhaltensziele in C´ sollten in Zusammenhang mit den Therapiezielen der Patient:innen stehen.

(5) Zusammenhang von C´ und B klären

Nun kann mit den Patient:innen gemeinsam geprüft werden, inwieweit die Gedanken in B die Ziele in C´ unterstützen oder behindern.

T: Ich möchte Sie bitten, noch einmal die Gedanken in B zu betrachten. Wenn Sie diese Gedanken mit dem vergleichen, wie Sie sich fühlen und verhalten wollen (C´), was denken Sie darüber?

(6) Brainstorming von möglichen B´, die C´ möglich machen

Im Anschluss werden als alternative Bewertungen (B´) diejenigen Gedanken bestimmt, die das gewünschte Erleben und Verhalten unter C´ rein logisch unterstützen würden.

T: Was müssten eine Person denken, wenn sie sich so fühlen und verhalten wollte, wie Sie es unter C´ beschrieben haben?

Hier kann jeder in B explorierte Gedanke unter B´ so umformuliert werden, dass er zu C´ passt. Oftmals sind die neuen Gedanken für die Patient:innen zu diesem Zeitpunkt noch fremd und erscheinen nicht realistisch. Mitunter ist es hilfreich, Fragen nach den funktionalen Gedanken im Konjunktiv und aus der Außenperspektive zu formulieren.

T: Was würde jemand denken, der sich so fühlt, wie Sie es in C´ beschreiben?

Therapeut:innen sollten hier auch darauf achten, dass die funktionalen Gedanken in B´ nicht übertrieben positiv formuliert, sondern eher als Abbild einer ausgewogenen Betrachtung der Ereignisse formuliert sind.

(8) Gemeinsame Untersuchung von B und B´

Im nächsten Schritt sollte die Notwendigkeit erarbeitet werden, B und B´ gegeneinander zu prüfen. Einleitend bietet es sich an, zu fragen, wie die Gedanken unter B´ bewertet werden, denn oft erscheinen diese Gedanken den Patient:innen nicht völlig unangemessen.

T: Wenn ich Sie richtig verstehe, finden Sie die Gedanken unter B´ nicht völlig abwegig und zudem hilfreich für Ihr Leben. Gleichwohl haben Sie den Gedanken: »Die fühlen sich einfach nicht richtig an!« Welche Erfahrung bräuchten Sie, um sich mehr auf die Seite der Gedanken unter B´ schlagen zu können?

P: Ich müsste sie richtig finden!

T: Haben Sie beide Alternativen denn schon einmal ausführlich auf ihre Richtigkeit geprüft?

P: Nein, bisher nicht.

T: Was schlagen Sie vor? Was sollen wir tun?

Hilfestellung bei der Identifikation dysfunktionaler Kognitionen

Um die Identifikation dysfunktionaler Kognitionen zu erleichtern, können den klassischen Ansätzen der Kognitiven Therapie nach Ellis und Beck sowie den störungsspezifischen Manualen der KVT Hinweise auf typische dysfunktionale Kognitionen bei verschiedenen Problemlagen entnommen werden. Dies hilft Therapeut:innen, den Suchraum einzugrenzen. Im Folgenden werden die Ansätze von Ellis und von Beck einander gegenübergestellt.

Der Ansatz von Ellis. Ellis verwendet für dysfunktionale Kognitionen den Begriff *irrationale Bewertungen* und meint damit vor allem Gedanken, die nicht hilfreich bzw. nicht zielführend im Sinne der Ziele, Werte oder Bedürfnisse der Person sind. Im Zentrum solcher irrationalen Bewertungen stehen absolute Forderungen an sich selbst, andere oder die Welt. In diesen sogenannten *Mussturbationen* wird gefordert, wie etwas sein muss oder wie es auf keinen Fall sein darf (z. B. »Ich muss perfekt sein!«). Je enger derartige Forderungen gefasst sind, desto eher werden Diskrepanzen wahrgenommen und dementsprechend negativ valente Emotionen erlebt sowie ungünstige Bewältigungsstrategien gewählt. Wird eine Forderung nicht erfüllt, leiten Patient:innen meist noch eine von drei weiteren Folgen ab, die die Bedeutung der Diskrepanz weiter spezifizieren und Ausmaß und Qualität der emotionalen Erschütterung mitbestimmen.

(1) **Globale Abwertungen von sich selbst, anderen oder der Welt als Ganzes,** z. B. »Ich muss stets perfekt sein, andernfalls bin ich ein:e Versager:in!«

(2) **Katastrophisieren,** z. B. »Ich muss stets perfekt sein, andernfalls ist das schrecklich, fürchterlich, eine Katastrophe!«

(3) **Niedrige Frustrationstoleranz,** z. B. »Ich muss stets perfekt sein, andernfalls kann ich das nicht ertragen!«

Teil III

Wichtig

Für die Aufrechterhaltung und Chronifizierung psychischer Störungen spielt nach Ellis auch die Bewertung der Symptome eine wichtige Rolle. Ellis nennt diese negativen Bewertungen *Symptomstress*. Symptomstress führt über die Ausgangssymptomatik hinaus zu weiteren negativ valenten Emotionen und dysfunktionalem Verhalten. So können Betroffene ihre Angst und das zugehörige Vermeidungsverhalten negativ bewerten, Traurigkeit verspüren und sich sozial zurückziehen. Symptomstress verstärkt und erweitert die Ausgangssymptome, was wiederum die Bearbeitung des Ausgangsproblems erschwert.

Der Ansatz von Beck. Eine alternative Herangehensweise ist der Ansatz von Beck. Er fokussiert sogenannte anti-empirische Kognitionen, also eine verzerrte Sicht der Realität. Im Zentrum der Depression, an deren Beispiel er seinen Ansatz entwickelte, sieht Beck die kognitive Triade: die negative Sicht (1) der eigenen Person, (2) der Umwelt und (3) der Zukunft. Später übertrug er den Ansatz einer verzerrten Sicht der Realität auch auf Angststörungen, Persönlichkeitsstörungen und Abhängigkeitserkrankungen. Beck nimmt dabei eine hierarchische Struktur der dysfunktionalen Kognitionen an. An der Spitze stehen globale, übergeneralisierte und absolute Grundannahmen über das Wesen der eigenen Person, anderer Menschen und der Umwelt (z. B. »Ich bin nichts wert!«). Diese Grundannahmen ähneln mitunter den Mussturbationen bei Ellis. Sie stellen dysfunktionale, situationsübergreifende Überzeugungen dar und sind dementsprechend abstrakt.

Wichtig

Grundannahmen sensu Beck können oft erst nach beträchtlicher Klärungsarbeit abgeleitet werden. Auf mittlerer Ebene stehen situationsübergreifende bedingte Annahmen, Regeln, Einstellungen und Erwartungen. Die unterste Ebene wird schließlich durch situationsspezifische automatische Gedanken beschrieben. Die Gedanken auf allen Ebenen verweisen dabei logisch aufeinander und zudem auf entsprechende Gefühle und Verhalten. Die Patientin aus dem Beispiel in Tabelle 20.1 berichtet die automatischen Gedanken »Ich bin ihr nicht wichtig« und »Ich werde sie verlieren!« mit den zugehörigen Gefühlen von Traurigkeit und Angst. Beide automatischen Gedanken könnten sich aus einer Grundannahme speisen wie »Ich bin nichts wert!« (vgl. unten), die die Patientin aus den Erfahrungen mit ihren Bezugspersonen heraus erworben hat. Gleichzeitig könnte sie die bedingte Annahme »Ich werde nur akzeptiert, wenn ich Leistung bringe« aus weiteren Erfahrungen (z. B. in der Schule) erworben haben. In der Folge könnte sie den Kontakt mit der Freundin meiden, sich aber bei der Arbeit in der nächsten Zeit sehr anstrengen, um sich entlang der bedingten Annahme (wenigstens) den Respekt der Kolleg:innen zu verdienen.

Übersituative dysfunktionale Kognitionen

Nachdem zunächst konkrete, situative Gedanken in zentralen, einzelnen Problemsituationen exploriert wurden, können in einem Bottom-up-Prozess (vgl. auch Kap. 11) nach und nach übersituative Gedanken (z. B. Grundannahmen, Mussturbationen) abgeleitet werden (Beck, 2013). Zu diesem Zweck können die bereits mit den Patient:innen bearbeiteten ABCs auf wiederkehrende Themen hin untersucht werden.

Eine weitere Möglichkeit stellt die *vertical arrow technique* dar. Therapeut:innen fragen den Patient:innen hierbei wiederholt nach der Bedeutung eines situativen Gedankens, angenommen er sei richtig. Zuletzt kann dann direkt nach der übersituativen Bedeutung des Zutreffens des Gedankens gefragt werden.

T: Angenommen, es würde stimmen, dass Sie Ihrer Freundin nicht wichtig sind. Was würde das für Sie bedeuten?

P: Oh, das würde ich nicht aushalten.

T: Es würde Sie sehr treffen? Und was genau wäre für Sie das Schlimmste daran?

P: Dass sie mich nicht mehr leiden kann.

T: Angenommen, Ihre Freundin könnte Sie nicht mehr leiden. Was würde das über Sie aussagen?

P: Dass ich nichts wert bin.

T: Sie würden dann denken: »Ich bin nichts wert«?

Biografische Validierung dysfunktionaler Kognitionen

Für einige Patient:innen ist es wichtig zu verstehen, warum sie so denken, wie sie denken, um sich und ihre Einschränkungen besser akzeptieren zu können oder bereit zu sein, sich auf eine Prüfung der dysfunktionalen Kognitionen, vor allem von Grundannahmen, einzulassen. Es empfiehlt sich daher, die Lerngeschichte der dysfunktionalen Kognitionen mitunter auch emotionsfokussierend zu rekonstruieren (Leahy, 2015; vgl. Kap. 62). Oft zeigt es sich, dass die dysfunktionalen Kognitionen in Anbetracht der vermeintlichen Ursprungssituationen eine hohe Plausibilität hatten, jedoch im aktuellen Kontext nicht mehr günstig oder zutreffend sind. Ellis und Beck nehmen an, dass die Verarbeitung von Ereignissen in der Lerngeschichte oft entscheidend durch signifikante andere (Eltern, Freund:innen, Lehrer etc.) mitbeeinflusst wird. Dabei können dysfunktionale Kognitionen auch direkt von anderen (»Du bist wertlos«) übernommen und in Selbstindoktrination (»Ich bin nichts wert«) fortgeführt werden. Die dysfunktionalen Kognitionen können das Erleben und Verhalten dabei mitunter derart stark mitbestimmen, dass sie im Sinne einer selbsterfüllenden Prophezeiung permanent erneut bestätigt werden. Das Verständnis der biografischen Geschichte dysfunktionaler Kognitionen kann bereits eine gewisse Distanzierung bei Patient:innen und damit eine Entlastung erreichen.

Dokumentation von dysfunktionalen Kognitionen

Mit dem Fortschreiten der Therapie sammeln sich zunehmend mehr dysfunktionale Kognitionen an. Dies können in Listen gesammelt werden. Dort können auch Disputationsergebnisse in Form von alternativen Gedanken festgehalten werden.

Identifikation von Denkfehlern

Zusätzlich zu situativen und übersituativen dysfunktionalen Kognitionen können gemeinsam mit den Patient:innen auch sogenannte *Denkfehler* identifiziert werden. Ziel ist es, Denkfehler in ihrem Erlebensfluss selbst achtsam zu beobachten, um sich so zunehmend von ihnen distanzieren zu können. Leahy (2007) nennt eine ganze Reihe solcher Denkfehler.

- **Gedankenlesen**: wissen, was andere Personen denken
- **Wahrsagen**: die Zukunft kennen
- **Katastrophisieren**: etwas für schrecklich und unerträglich halten
- **Abstempeln**: sich selbst oder anderen generell negative Züge zuschreiben
- **Übertriebenes Verallgemeinern**: Ableiten eines globalen Musters negativer Ereignisse aus einer einzigen Situation
- **Alles-oder-nichts-Denken**: Ereignisse und Menschen werden grundsätzlich schwarz-weiß gesehen
- **Persönlich nehmen**: die Verantwortung für negative Ereignisse wird unverhältnismäßig der eigenen Person zugeschrieben
- **Beschuldigen**: anderen Menschen wird die Verantwortung für eigenes Leid zugeschrieben
- **Unfaire Vergleiche**: Ereignisse werden im Sinne unrealistischer Maßstäbe gedeutet
- **Emotionales Argumentieren**: der Beweis für eine Sachlage ist das eigene Gefühl

Prüfen (Disputation) dysfunktionaler Kognitionen

Wie bei der Darstellung des ABC-Schemas beschrieben, sind die Phasen der Klärung und der Disputation von dysfunktionalen Kognitionen nur schwer voneinander zu trennen. Bereits die Ableitung der funktionalen Gedanken unter B´ trägt den Charakter einer Disputation. Wie für die Klärung dysfunktionaler Kognitionen gilt auch für die Disputation, dass nicht alle, sondern vor allem diejenigen Kognitionen disputiert werden, die zentral für das Störungsgeschehen sind oder den Zielen der Patient:innen zuwiderlaufen. Die Entscheidung, welche dysfunktionalen Kognitionen geprüft werden, sollte stets gemeinsam mit den Patient:innen getroffen werden.

T: Wenn Sie das ABC-Schema noch einmal betrachten: Was denken Sie, welcher Gedanke Ihren Zielen am ehesten im Weg steht (am ehesten die Reaktion unter C befördert)?

Die Disputation sollte vom Patient:innen stets als Mittel zum Zweck der Erreichung ihrer Therapieziele gesehen werden, andernfalls ist zu Recht mit Widerstand zu rechnen. Ellis und Beck nennen aber auch normative Ziele der kognitiven Umstrukturierung, die sie aus ihrem jeweiligen theoretischen Fokus ableiten. Ellis betont die Bedeutung einer rationalen Lebensphilosophie (im Sinne von hilfreich und zielführend) für die psychische Gesundheit. Diese umfasst seiner Ansicht nach die Aufgabe absolutistischer Forderungen an sich selbst, andere und die Welt, eine erhöhte Selbstakzeptanz und Toleranz sowie ein genügendes Maß an Frustrationstoleranz. Letzteres beschreibt eine Form der Selbstregulation, die langfristige Ziele vor kurzfristige Belohnungen stellt. Beck setzt auf die Erarbeitung eines realitätsgerechten Denkens. Therapeutisch ist es mitunter eine

Herausforderung, normative Aspekte wie diese mit den individuellen Zielen der Patient:innen in Einklang zu bringen. Keinesfalls aber sollten Therapeut:innen implizit ihre eigenen Ziele bei einer Disputation verfolgen.

Therapeut:innen und Patient:innen sollten sich explizit auf eine dysfunktionale Kognition einigen, die sie gemeinsam prüfen möchten. Therapeut:innen sollte im Anschluss darauf achten, dass der Disputationsverlauf fokussiert bleibt. Hierfür ist es zunächst hilfreich, bei der konkreten Situation des jeweiligen ABCs zu bleiben und dabei die Ziele unter C´ zu fokussieren. Bei situationsübergreifenden Grundannahmen oder Mussturbationen muss dieser enge Bezugsrahmen verlassen werden und es bedarf einer generelleren Prüfung von umfassenderen Teilen der Lerngeschichte und Lebensphilosophie.

Disputationslogiken

Für die Disputation dysfunktionaler Kognitionen existiert eine Vielzahl verschiedener Techniken, die sich allerdings relativ erschöpfend in vier grundlegende Disputationslogiken einteilen lassen.

(1) Hedonistische Disputation: Die Übereinstimmung eines Gedankens mit den Zielen der Person erfragen.
T: Hilft dieser Gedanke Ihnen, sich so zu fühlen (verhalten), wie Sie es möchten? Wie werden Sie sich fühlen / verhalten, solange Sie das glauben?

(2) Empirische Disputation: Die (empirischen, beobachtbaren) Belege oder die Wahrscheinlichkeit erfragen.
T: Welche Belege haben Sie für diesen Gedanken? Wie wahrscheinlich ist es, dass … passiert?

(3) Logische Disputation: Die Logik eines Gedankens (Schlussfolgerung) erfragen.
T: Ist der Gedanke wirklich logisch? Weil Sie etwas wollen, heißt das dann, dass es auch so sein muss? Wie kann eine einzelne missglückte Prüfung belegen, dass Sie insgesamt nichts wert sind? Wenn Ihre Mutter sagt, dass Sie nichts wert seien, sind Sie dann nichts wert?

(4) Moralische Disputation: Die ethischen Implikationen eines Gedankens erfragen.
T: Was würde es bedeuten, wenn wir in unserem Grundgesetz Menschen einen verschiedenen Wert je nach ihrer Leistung zuweisen würden? Würden Sie das wollen? Was denken Sie, warum dies nicht Teil unseres Grundgesetzes ist?

Auch wenn der Möglichkeitsraum mit diesen vier Grundmustern umfassend umrissen ist, lassen sich ihnen jeweils unzählige konkrete Disputationstechniken zuordnen (im Überblick Leahy, 2007).

20.3.2 Verhaltensexperimente

Eine besondere Form der empirischen Disputation stellen die sogenannten Verhaltensexperimente (im Überblick Teismann & Ertle, 2011) dar. Verhaltensexperimente dienen wie ein wissenschaftliches Experiment dazu, Daten zu sammeln, um eine Theorie zu prüfen. Dabei kann explorativ (»Was passiert eigentlich, wenn …?«) oder hypothesengeleitet (»Stimmt es eigentlich, dass …?«) vorgegangen werden. Verhaltensexperimente lassen sich außerdem nach dem Grad der aktiven Beteiligung der Patient:innen differenzieren. In aktiven Verhaltensexperimenten testen Patient:innen in simulierten oder realen Situationen ihre Hypothesen aktiv, während sie in Beobachtungsexperimenten eher passiv als Beobachter:in oder Datensammler:in in Erscheinung treten. Die Planung und Gestaltung von Verhaltensexperimenten wird in der Regel in vier Phasen unterteilt: Planung, Testung, Auswertung und Reflexion.

Planung
Dysfunktionale Kognitionen sollten möglichst in die Form einer Vorhersage oder Annahme (»Wenn …, dann …«) gebracht werden und die Patient:innen schätzen das Ausmaß ihrer Überzeugung (0–100 %) ein. Dann sollte – zunächst aus der Außenperspektive und im Konjunktiv (»Wie würde jemand …«) – spezifiziert werden, auf welche Weise solch eine Erwartung bzw. Befürchtung überprüft werden könnte.

T: Was müsste jemand tun, der herausfinden wollte, ob eine Annahme x zutrifft?

Weiterhin sollten beobachtbare Indikatoren für oder gegen das Zutreffen der Annahme bestimmt werden.

T: Woran genau könnte jemand beobachten, ob die Vorhersage zutrifft oder nicht?

Zudem sollte die mögliche Testsituation spezifisch ausgestaltet werden (Ort, Uhrzeit, Hilfsmittel, Komplizen etc.) und mögliches Vermeidungs-, Flucht- oder Sicherheitsverhalten markiert werden, das unterlassen werden müsste, um die Annahme zu testen. Es sollte abgesprochen werden, was es für die Theorie bedeuten würde, wenn die Ereignisse, so wie vorhergesagt, tatsächlich eintreten oder nicht. Nach dieser theoretischen Planungsphase schließt sich die Frage an, ob der / die Patient:in selbst bereit wäre, das so ausgestaltete Experiment durchzuführen.

Testung
Die Testung kann alleine (als Therapieaufgabe) oder von Therapeut:innen begleitet vorgenommen werden. Therapeut:innen und Patient:innen sollten während der Testung darauf achten, sich an den verabredeten Plan zu halten. Zudem sollten sie erfragen bzw. beobachten, ob sich bei der Testung neue belastende Kognitionen oder Vermeidungs- und Sicherheitsverhaltensweisen ergeben.

Auswertung
Die Auswertung richtet sich auf die Frage: Was genau ließ sich beobachten? Wenn in der Planungsphase eine Liste der verschiedenen Indikatoren erstellt wurde, können diese systematisch daraufhin durchgegangen werden, ob sie beobachtbar waren oder nicht. Falls gegeben, können Rückmeldungen und Einschätzungen von anderen Beteiligten sowie mögliche Ton- und Bildaufnahmen herangezogen werden.

Reflexion
In der Reflexionsphase gilt es, die Bedeutung der Ergebnisse zu diskutieren. Die Reflexion sollte sich zunächst explizit auf die zuvor festgelegte und spezifisch formulierte Kognition beziehen.

T: Was bedeutet das Ergebnis in Bezug auf Ihre Vorhersage? Welche Schlüsse ziehen Sie aus dem Experiment? Welche neuen Möglichkeiten bieten sich mit den Ergebnissen an? Was könnten Sie nun anders machen?

Ebenfalls ist zu berücksichtigen, ob Vermeidungs- und Sicherheitsverhalten oder verzerrte Wahrnehmungs- und Bewertungstendenzen die Datensammlung verzerrt haben könnten. Mögliche Konsequenzen hieraus können die Wiederholung oder Modifikation des Experiments sein. Falls die Vorhersagen der Person wider Erwarten ganz oder zum Teil eintrafen, sollten die Implikationen diskutiert werden. Schließlich können die Ergebnisse auch in einer erneuten Einschätzung der Glaubwürdigkeit der dysfunktionalen Kognitionen zusammengefasst werden (0–100 %).

Beispiele für Verhaltensexperimente
In einem aktiven, hypothesentestenden Verhaltensexperiment könnte eine Patientin in einem Einkaufszentrum einen Ohnmachtsanfall simulieren, um zu prüfen, ob sich die anderen Kund:innen – entsprechend ihrer Annahme – über sie lustig machen. In einem passiven, hypothesentestenden Verhaltensexperiment könnte dagegen die Therapeutin einen Ohnmachtsanfall simulieren, damit die Patientin als Beobachterin die Annahme prüfen könnte, dass sich andere Kund:innen über jemanden, der ohnmächtig wird, lustig machen. In einem aktiven, explorativen Verhaltensexperiment würde die Patientin beispielsweise, ohne spezifische Annahmen formuliert zu haben, einen Ohnmachtsanfall simulieren, um herauszufinden, wie sich die anderen Kund:innen verhalten. In einem passiven, explorativen Verhaltensexperiment könnte die Rolle der Simulantin wiederum die Therapeutin spielen, damit die Patientin anhand ihrer Beobachtung herausfinden kann, wie sich andere dann verhalten. Es könnte zudem mithilfe eines Befragungsbogens geprüft werden, wie viele der Befragten sich über andere lustig machen, die im öffentlichen Raum ohnmächtig werden.

20.3.3 Beispiele für die Vielfalt möglicher Disputationstechniken

Den vier Disputationslogiken oben können unzählige konkrete Disputationstechniken zugeordnet werden (Leahy, 2007). Der unerschöpfliche Möglichkeitsraum an Disputationstechniken ist einerseits eine große Stärke der kognitiven Umstrukturierung, andererseits benötigt es einiges Wissen und Übung auf Seiten der Therapeut:innen, um für die jeweiligen Patient:innen zu einem gegebenen Zeitpunkt passende Disputationstechniken zu wählen. Eine dysfunktionale Kognition kann dabei auf vielfache Weise disputiert werden. Dies kann gut an einem Gedanken wie »Ich bin nichts wert« demonstriert werden.

Verschiedene Varianten zum Umgang mit dem dysfunktionalen Gedanken »Ich bin nichts wert«

- Der Gedanke kann systematisch auf seine *Vor- und Nachteile* hin untersucht werden, ein bestimmtes Ziel zu erreichen (hedonistische Disputation).
- Ebenso können alle *Belege für und wider* den Gedanken auf einem Blatt gesammelt (empirische Disputation) werden und die Belege anschließend einzeln auf ihre Plausibilität (logische Disputation), die moralischen Implikationen (moralische Disputation) oder ihre Zielführung (hedonistische Disputation) hin geprüft werden.
- Die genannten Belege können zu einem allgemeingültigen Maßstab zusammengefasst werden, der feststellt, wann Menschen etwas wert sind und wann nicht.

  T: Wenn wir uns die gesammelten Belege anschauen, dann wäre ein Mensch nichts wert, der arbeitslos ist, wenig Geld verdient, sich ansonsten nur wenig um die Gesellschaft verdient macht, wenig Freunde hat und dessen Mutter ihm dies immer wieder gesagt hat, richtig?

- Dieser Maßstab kann dann wiederum mittels der *Technik des doppelten Maßstabs* (moralische Disputation) disputiert werden.

  T: Legen Sie diesen Maßstab an alle an? Legen alle diesen Maßstab an andere an? Würden Sie diesen Maßstab einer Freundin empfehlen? Würden Sie diesen Maßstab an Ihre Kinder anlegen?

  T: Nein? Wieso nicht?

  T: Mir fallen gleich mehrere Personen ein, die diese Kriterien erfüllen. Würden Sie denen sagen, dass sie nichts wert sind? Wieso nicht?

  T: Hm, jetzt würde mich interessieren, wie Sie begründen würden, dass dieser Maßstab nur für Sie gilt? Wieso gelten für Sie andere Regeln als für alle anderen Menschen?

- Führen Patient:innen als Beleg für die Richtigkeit des Gedankens ihr Gefühl an, kann dies wieder logisch (logische Disputation) disputiert werden.

  T: Weil Sie etwas fühlen, ist es auch richtig?

  Über die Beweiskraft von Gefühlen kann empirisch (empirische Disputation) disputiert werden.

  T: Würden Sie dies für alle Gefühle gelten lassen, die Sie jemals hatten? Hatten Ihre Gefühle immer Recht? Was sind die Belege und was die Gegenbelege dieser Annahme?

  Ebenso kann moralisch (moralische Disputation, hedonistische Disputation) disputiert werden.

  T: Wenn Ihr Kind (Freund:in, Partner:in) Ihnen sagen würde, es sei nichts wert, weil es das Gefühl habe, würden Sie das dann als Beleg anerkennen und zustimmen? Warum nicht?

- Es können auch klassische gestalttherapeutische Techniken wie Imaginationsübungen oder Stuhl-Techniken eingesetzt werden. So können Patient:innen zum Beispiel gebeten werden, eine frühere Situation als Kind zu imaginieren, in der die Mutter offen aussprach, dass sie nichts wert waren und dann als erwachsene Person in die Imagination hinzutreten und Argumente gegen die Annahme »Ich bin nichts wert« zu benennen.

T: Was würden Sie Ihrer Mutter gerne sagen?

P: So geht man nicht mit Kindern um!

T: Was würden Sie Ihrer Mutter sagen, wie man mit Kindern umgehen sollte?

P: Man sollte seine Kinder beschützen und unterstützen. Egal was ein Kind Ungezogenes getan hat, kann man ihm nicht sagen, dass es nichts wert ist.

T: Was würden Sie dem Kind gerne sagen, wenn Sie es direkt ansprechen?

P: Du hast nicht verdient, dass man so mit dir umgeht. Du bist ein wertvolles Kind.

- Derartige Dialoge können ebenso auf mehreren Stühlen inszeniert und dabei mit diversen Disputationstechniken kombiniert werden.
- Darüber hinaus kann es hilfreich sein, ein hypothesentestendes Beobachtungsexperiment zu unternehmen (empirische Disputation, moralische Disputation, doppelter Maßstab). Im Sinne einer Umfrage könnte eine ausreichend große Anzahl an Passant:innen auf der Straße angesprochen werden, ob und (wenn ja) unter welchen Kriterien sie einen Menschen als wertlos bezeichnen würden. Zudem könnten die Befragten gebeten werden, die Plausibilität der gesammelten Belege für einen geringen Wert einzuschätzen.

Wichtig

Aufgrund der Vielfalt der Möglichkeiten sollten Therapeut:innen stets strukturiert und fokussiert bleiben. Plötzliche Interventionswechsel (»Interventions-Hopping«) sind zu vermeiden. Wichtig ist es, sich regelmäßig Zusammenfassungen geben zu lassen, um über die Bedeutung der Disputationsergebnisse für die Patient:innen informiert zu sein und unmittelbar daran anschließen zu können.

Zusammenfassungen helfen, wenn Therapeut:innen glauben, den Faden verloren zu haben, und sich neu orientieren möchten.

T: Was bedeutet das, was wir bis jetzt besprochen haben, für Sie? Was heißt das für Ihren Gedanken? Was möchten Sie gerne weiter für sich klären?

Wichtig

Therapeut:innen sollten insgesamt dafür Sorge tragen, dass die Disputationen für Patient:innen stets persönlich bedeutsam sind. Hierzu braucht es ein hohes Maß an empathischem Verstehen des inneren Bezugsrahmens der Patient:innen. Die emotionale Beteiligung bei der Disputation kann dabei als Gradmesser der persönlichen Bedeutung betrachtet werden.

20.3.4 Umformulieren dysfunktionaler Kognitionen und die Umsetzung in Verhalten

Bei der kognitiven Umstrukturierung geht es nicht darum, eine einseitig positive Sicht der Welt zu erarbeiten. Zwar sollte die Sichtweise auf die Welt optimistisch und hoffnungsvoll sein, sich aber nicht dauerhaft oder eklatant über widerständige Gegebenheiten in der Welt hinwegsetzen. Die Umformulierung von dysfunktionalen Kognitionen sollte sich dabei eng an den Ergebnissen der Disputationen orientieren.

T: Was bedeutet das, was wir besprochen haben, für Sie? Schauen Sie noch einmal auf Ihren Gedanken – passt der noch? Wie würden Sie ihn umformulieren?

Alle gesammelten Erkenntnisse für die Umformulierung nutzen
Dysfunktionale Kognitionen können dabei immer wieder umformuliert, erneut getestet und abermals umformuliert werden. Dysfunktionale Kognitionen differenzieren sich in diesem Prozess zudem weiter aus und neue, dysfunktionale und funktionale Gedanken treten zeitweise in den Fokus. Funktionale Kognitionen stellen dabei jeweils Verdichtungen von veränderten Bedeutungen dar, die in den Disputationen erarbeitet wurden. Sie sollen Patient:innen an die Ergebnisse der Disputationen erinnern und ihnen in verschiedenen Situationen ein zielführendes Erleben und Verhalten bahnen. So können die Ergebnisse der Disputationen oben zum Gedanken »Ich bin nichts wert!« in verschiedene funktionale Kognitionen gefasst werden. Die Patientin aus dem Beispiel in Tabelle 20.1 könnte einer Disputation für sich entnommen haben, dass der abstrakte Wert eines Menschen nicht nur von den von ihr angeführten Kriterien abhängt, sondern Menschen insgesamt kein Wert zugewiesen werden kann und sollte: »Menschen kann und sollte kein Wert beigemessen werden.« Ein weiteres Ergebnis könnte die Akzeptanz sein, dass die Patientin und alle Menschen fehlbar sind und dass sie dies mit Nachsicht betrachten möchte: »Es ist in Ordnung, Fehler zu machen!« Das Ergebnis der doppelten Maßstabstechnik könnte sein: »Ich bin wie jeder andere Mensch.« Aus der Imagination und der Nachbesprechung könnte die Erkenntnis mitgenommen werden, dass das »Gefühl«, nichts wert zu sein, ein altes Gefühl ist, welches in den früheren Interaktionen mit wichtigen Bezugspersonen präsent war und heute kein Beweis mehr für die eigene Wertlosigkeit darstellt: »Das ist ein altes Gefühl!« Das Ergebnis der Umfrage macht dieser Patientin vielleicht klar, dass nur die wenigsten Menschen so kritisch sind, wie sie dachte. Nachdem die Wertfrage erschöpfend für die Patientin geklärt und geprüft ist, geht es vielleicht im Anschluss weniger darum, einen Wert an sich zu haben, sondern darum, liebenswert zu sein und sich mit anderen verbunden zu fühlen (Ausdifferenzieren des Gedankens).

Der Gedanke »Ich bin nicht liebenswert« rückt dann vielleicht ins Zentrum der Aufmerksamkeit und wird im Prozess der kognitiven Umstrukturierung bearbeitet.

Umsetzung der umformulierten Kognition in Verhalten
Nach mehrfachen Disputationen erarbeitet unsere Patientin dann vielleicht den Gedanken, potenziell liebenswert zu sein, wendet aber ein, dies nicht zu fühlen. Funktionale Gedanken sollen sich aber unbedingt auch im Gefühl niederschlagen. Hierzu benötigen die in den funktionalen Gedanken abgebildeten Hypothesen über die Welt (einschließlich sich selbst und des nahen Umfelds) eine empirische, erfahrbare Bestätigung.

T: Welche Erfahrung brauchen Sie, um zu fühlen, dass der Gedanke … stimmt?

Der obige Gedanke »Ich bin liebenswert!« kann sich somit letztlich nur im Gefühl niederschlagen, wenn er mit der Erfahrung, gemocht zu werden, einhergeht. Die Brücke von funktionalen Kognitionen zu entsprechenden Emotionen führt also über das (neue) Verhalten.

T: Was können Sie mit dem neuen Gedanken bis zur nächsten Woche anders machen? Welches Vermeidungsverhalten könnten Sie unterlassen? Welches Zielverhalten könnten Sie in Angriff nehmen? Wann genau wollen Sie was tun?

Jede geplante Verhaltensänderung in Zielrichtung kann dabei erneut auch als Verhaltensexperiment konzipiert werden, indem Patient:innen bewusst weitere Daten zur Prüfung von Nullhypothese (dysfunktionale Kognition) und Alternativhypothese (funktionale Kognition) sammeln.

T: Wie oft müssten Sie die Erfahrung noch machen, damit es im Gefühl ankommt? Welche Erfahrungen müssten Sie noch machen, um auch zu spüren, dass der neue Gedanke stimmt?

Evaluation der Ergebnisse des Verhaltens in Bezug auf die Ziele der Patient:innen
Die Ergebnisse von Verhaltensänderungen sollten regelmäßig gemeinsam daraufhin geprüft werden, ob sie den funktionalen Gedanken weiter stützen. Dabei kann es natürlich auch zu offensichtlichen Bestätigungen der vormals gehegten Befürchtungen kommen. Dann kann das Ergebnis der Auswertung sein, dass es zur Unterstützung positiver Erfahrungen mit einem funktionalen Gedanken nötig ist, bestimmte Fertigkeiten (soziale Kompetenz, Problemlösen, Emotionsregulation etc.) weiter auszubauen oder andere situative Bedingungen herzustellen, bevor erneut weitere Erfahrungen gesammelt werden. Kognitive und klassisch verhaltenstherapeutische Techniken gehen dabei oft fließend ineinander über.

20.4 Typische Schwierigkeiten und Fehler

In der Literatur werden einige typische Schwierigkeiten bei der kognitiven Umstrukturierung benannt (z. B. Wilken, 2015).

- Disputation als reine Technik der Veränderung ohne explizites Augenmerk auf das (biografische) Verstehen der subjektiven Bedeutungswelt oder die Beziehungsgestaltung
- Disputation ohne abgeleitete Verhaltensänderung
- Disputation ohne persönliche Bedeutung für die Patient:innen und damit ohne emotionale Beteiligung
- Disputation ohne explizites Ziel und Auftrag der Patient:innen
- inhaltsdirektive Disputation (Tipps, Überredungsversuche etc.)
- Disputation ohne Redundanz (Wiederholung)
- Disputation ohne Fokus und Stringenz (häufige Intentionswechsel)
- Disputation ohne regelmäßige Zusammenfassung

Es gilt festzuhalten, dass über Jahre gewachsene und mit vielfachen Erfahrungen verbundene Bedeutungen nicht durch einige wenige Disputationen verändert werden können. Hartnäckige Gedanken müssen redundant immer wieder disputiert werden und Veränderungen in den Bedeutungen sollten stets auch in Verhaltensänderungen münden. Zudem sollte die Methode der kognitiven Umstrukturierung nicht einfach unerschütterlich feststehende Wahrheiten (»Ich bin liebenswert«) zum Ziel haben. Aufgrund einer dynamischen Umwelt und Psyche geht es eher darum, Patient:innen darin zu schulen, den Prozess der kognitiven Umstrukturierung im Selbstmanagement auch nach der Therapie weiter adaptiv anwenden zu können. Die Bearbeitung von Inhalten wird in der KVT somit stets auch zum Ausbau selbstregulativer Fertigkeiten genutzt (vgl. Kanfer et al., 2012). KVT ist diesem Sinne *Hilfe zur Selbsthilfe* (vgl. Margraf, 2009a; vgl. Kap. 25).

20.5 Kritische Einordnung

Kognitive Techniken sind ein zentraler Bestandteil der KVT. Die Wirksamkeitsnachweise der KVT sind zahlreich und für verschiedene Störungsbilder gegeben (u. a. Butler et al., 2006; Hofmann et al., 2012). Der Anteil der kognitiven Techniken an der Wirksamkeit der KVT ist allerdings schwer zu bestimmen, da sie meist mit behavioralen und anderen Techniken parallel angewendet werden. Die ausschließliche Anwendung kognitiver Techniken ohne emotionale Aktivierung und ohne Verhaltensänderung wird wie oben dargestellt meist kritisch gesehen. In der Kognitiven (Verhaltens-)Therapie wird ein theoretisch fundierter Eklektizismus (Ellis & Dryden, 2007) praktiziert. Dies zeigt sich insbesondere in den Erweiterungen der KVT im Zuge der sogenannten dritten Welle (vgl. Teil VI; im Überblick Heidenreich & Michalak, 2013; vgl. auch Einsle & Hummel, 2024).

Für die Integration innovativer Techniken wird allerdings gefordert, dass sie sich kohärent in die theoretische Basis der KVT (u. a. Lerntheorie, Informationsverarbeitungstheorie) einfügen lassen und anderen wichtigen Aspekten des therapeutischen Handelns oder des Selbstverständnisses der KVT (vgl. Margraf, 2009a) nicht widersprechen. Kritisch zu betrachten sind demnach z. B. alle Interventionen, die starke externe Kontrolle auf die Patient:innen ausüben, intransparent agieren oder in denen Therapeut:innen mit eigenen Werten und Bedürfnissen explizit in Erscheinung treten. Das hohe Integrationspotential bei gleichzeitig hoher theoretischer Stringenz scheint eine der Kernkompetenzen der KVT zu sein (vgl. Kap. 57 sowie Kap. 84).

FAQ

Kommt bei der kognitiven Umstrukturierung das Gefühl nicht zu kurz?
Die emotionale Aktivierung ist bei der kognitiven Umstrukturierung unbedingt gewünscht. Wenig oder keine emotionale Aktivierung kann ein wichtiger Hinweis dafür sein, dass gerade nicht an bedeutsamen Punkten gearbeitet wird!

Woran merke ich, ob ich »sokratisch« genug vorgegangen bin?
Einfach gesagt: am Widerstand der Patient:innen. Widerstand ist die Gegenreaktion der Patient:innen auf externe Kontrollversuche. Kippt die kognitive Umstrukturierung in eine Diskussion oder sind Patient:innen nicht »einsichtig«, sind dies klare Hinweise darauf, dass die Therapeut:innen nicht »sokratisch« genug waren.

Was mache ich, wenn Patient:innen sagen: »Ich habe es verstanden, aber ich fühle es noch nicht«?
Die Gefühle werden erst folgen, wenn die Erfahrung dem neuen adaptiven Gedanken entspricht. Adaptive Gedanken sind zunächst nur Hypothesen, die erst noch erfahrbare Beweiskraft erlangen müssen. Der Gedanke »Ich bin vielleicht doch liebenswert« kommt erst dann im Gefühl an, wenn die Erfahrung, gemocht zu werden, wiederholt gemacht wird. Die hilfreichste Frage an dieser Stelle ist: »Welche Erfahrung müssen Sie machen, um auch zu erfahren und zu spüren, dass der Gedanke stimmt?« Deshalb gilt: keine Disputation ohne anschließende Verhaltensänderung.

Weiterführende Literatur

Beck, J. S. (2024). Praxis der Kognitiven Verhaltenstherapie (3. Aufl.). Weinheim: Beltz.

Beck, A. T. & Freeman, A. (1999). Kognitive Therapie der Persönlichkeitsstörungen. Weinheim: Beltz.

Beck, A. T., Rush, A. J., Shaw, B. F., Emery, G. et al. (2010). Kognitive Therapie der Depression (2. Aufl.). Weinheim: Beltz.

Bennett-Levy, J., Butler, G., Fennell, M., Hackmann, A., Mueller, M. & Westbrook, D. (2004). Oxford guide to behavioural experiments in cognitive therapy. Oxford: Oxford University Press.

Einsle, F. & Hummel, K. (2024). Kognitive Umstrukturierung. Techniken der Verhaltenstherapie (2. Aufl.). Weinheim: Beltz.

Stavemann, H. H. (2024). Sokratische Gesprächsführung in Therapie und Beratung (4. Aufl.). Weinheim: Beltz.

Wilken, B. (2024). Methoden der kognitiven Umstrukturierung. Ein Leitfaden für die Praxis (9. Aufl.). Stuttgart: Kohlhammer.

21 Training sozialer Kompetenz

Nikola M. Stenzel • Anna Radkovsky • Anna-Maria de Veer

21.1 Hintergrund und allgemeine Merkmale

Um eigene Ziele zu verwirklichen und Bedürfnisse zu erfüllen, sind Menschen in ihrem Alltag auf Kontakt und Austausch mit anderen Personen angewiesen.

Definition

Hinsch und Pfingsten (2015) definieren **soziale Kompetenz** als »Verfügbarkeit von kognitiven, emotionalen und motorischen Verhaltensweisen, die in bestimmten sozialen Situationen (...) zu einem langfristig günstigen Verhältnis von positiven und negativen Konsequenzen führen« (S. 18).

Das beschriebene Verhalten dient der Erfüllung eigener Bedürfnisse, jedoch unter der Wahrung einer gewissen »sozialen Norm«. Der Begriff der sozialen Kompetenz beschreibt daher ein Verhalten, das sowohl sozial angemessen als auch effektiv ist – im Sinne der Verwirklichung eigener Ziele und Erfüllung der Bedürfnisse. Demzufolge bildet ein gewisses Ausmaß an sozialer Kompetenz die Grundlage für eine erfolgreiche Kommunikation mit der Umwelt.

Eine hohe soziale Kompetenz kann die Anpassung an soziale Anforderungen und damit auch die Bewältigung von Stresssituationen erleichtern. Sie fungiert also als wichtige Ressource. Soziale Kompetenzdefizite können dagegen die Bewältigung alltäglicher Situationen erschweren: Betroffene sind häufig sowohl beim Aufbau sozialer Kontakte als auch bei der Verwirklichung wichtiger Ziele eingeschränkt (Riggio & Zimmermann, 1991). Defizite in sozialen Kompetenzen können bei vielen psychischen Erkrankungen eine Rolle spielen (z. B. Soziale Phobie, Depression). Häufig wird angenommen, dass diese Defizite aufrechterhaltende oder sogar auslösende Bedingungen einer Erkrankung darstellen (vgl. auch Hinsch & Pfingsten, 2015).

Mit einem Training sozialer Kompetenzen sollen Defizite in diesem Bereich gezielt reduziert und das allgemeine Funktionsniveau einer Person erhöht werden. Bereits in den 1940er Jahren beschrieb Salter (1949) in seinem *Expressive Training* erste Interventionen zur Steigerung sozialer Fertigkeiten. Diese Interventionen wurden in der Folge ständig weiterentwickelt. Sie wurden sowohl als eigenständige Therapieprogramme konzipiert als auch in störungsspezifische Manuale integriert (z. B. zur Behandlung von Depression, Hautzinger, 2021). Im deutschsprachigen Raum sind hier beispielsweise das *Assertiveness-Training-Programm* (ATP; Ullrich & Ullrich-de Muynck, 2001, 2003,

2004) oder das *Gruppentraining sozialer Kompetenzen* (GSK; Hinsch & Pfingsten, 2015) zu nennen. Ein Programm, das vorrangig auf Interventionen in einer typischen einzeltherapeutischen Therapiesituation fokussiert, ist das *Berliner Training für Soziale Kompetenzen* (B-SKT, Stenzel & de Veer, 2021). Auch ist das Kiesler-Kreis-Training hier anzuführen, da es zur Behandlung von interpersonellen Problemen entwickelt wurde und auf die Erreichung einer interpersonellen Flexibilität abzielt (vgl. Kap. 5 und Guhn et al., 2019).

Wichtig

Das Ziel sozialer Kompetenztrainings ist es, Menschen in ihren interaktionellen Fertigkeiten so zu unterstützen, dass ihnen eine effektive und sozial angemessene Verfolgung ihrer eigenen Bedürfnisse möglich wird.

Teil III

In den entsprechenden Trainings werden den Patient:innen zunächst psychoedukativ Informationen zu sozialer Kompetenz gegeben und individuelle Entstehungs- und Aufrechterhaltungsmodelle erarbeitet. Im weiteren Verlauf werden sozial kompetente Verhaltensweisen im Rollenspiel praktisch eingeübt. Soziale Kompetenztrainings nutzen verschiedene Techniken der Kognitiven Verhaltenstherapie wie beispielsweise Modelllernen, Shaping und kognitive Interventionen (z. B. im Rahmen von Selbstinstruktionen, vgl. Kap. 20).

21.2 Indikation, Kontraindikation und Nebenwirkungen

Indikation. Die ersten Trainings zur Steigerung der sozialen Kompetenz wurden speziell für sozial unsichere Patient:innen konzipiert. Im Verlauf wurden die Interventionen jedoch ständig weiterentwickelt, sodass heute ein breites Spektrum sozialer Kompetenztrainings für verschiedene Anwendungsbereiche existiert.

Im klinisch-psychologischen Setting ist ein soziales Kompetenztraining indiziert, wenn soziale Kompetenzdefizite als Entstehungs- oder Aufrechterhaltungsfaktor der Störung eine Rolle spielen oder zu einer wesentlichen Beeinträchtigung der Betroffenen im Alltag führen. Interventionen zur Steigerung der sozialen Kompetenz werden beispielsweise eingesetzt bei

- Angststörungen (z. B. Soziale Phobie, vgl. Kap. 43),
- depressiven Erkrankungen (Kap. 42),
- Persönlichkeitsstörungen (Kap. 52, 53),
- psychotischen Erkrankungen (Kap. 40),
- substanzbezogenen Störungen (Kap. 50).

In den meisten Fällen werden die entsprechenden Interventionen mit störungsspezifischen Therapieverfahren kombiniert. Vor allem in der Einzeltherapie kommen sie häufig erst im späteren Therapieverlauf zur Anwendung.

Weitere Indikationsbereiche sind:

- Personen mit chronischen somatischen Erkrankungen (vgl. Kap. 49, 56): Durch Einbußen in der körperlichen Leistungsfähigkeit stellen sich den Betroffenen meist besondere Kommunikationsanforderungen (z. B. um Hilfe bitten, körperliche Grenzen eingestehen). Eine hohe soziale Kompetenz kann helfen, positive soziale Beziehungen aufrechtzuerhalten, und sich langfristig förderlich auf die Lebensqualität auswirken (Chase et al., 2000).
- Neuropsychologische Störungen: In diesem Kontext sind häufig Adaptionen an die spezifische Problemstellung erforderlich (z. B. erfordert ein Training bei Patient:innen mit geringer Transferfähigkeit eine sehr klare Struktur mit einfachen Übungssituationen, konkreten Anweisungen und Regeln).
- Arbeits- und organisationspsychologische Settings, Anwendungsfelder der pädagogischen Psychologie.

Kontraindikationen. Ein soziales Kompetenztraining ist vor allem dann kontraindiziert, wenn bei den Patient:innen akute Wahrnehmungs- und Denkstörungen vorliegen (z. B. akute Positivsymptomatik im Rahmen schizophrener Erkrankungen), da Betroffene den entsprechenden Instruktionen nicht oder nur schwer folgen können. Darüber hinaus empfehlen sich bei akuten Beeinträchtigungen (z. B. akute Suizidalität) zunächst andere Interventionen, bevor soziale Kompetenztrainings indiziert sein könnten. Da die meisten sozialen Kompetenztrainings im Gruppensetting durchgeführt werden, sollten Patient:innen zudem grundsätzlich in der Lage sein, an einer Gruppe teilzunehmen (vgl. Kap. 78).

Nebenwirkungen. Unerwünschte Folgen eines sozialen Kompetenztrainings können vor allem dadurch entstehen, dass Patient:innen ihren Kommunikations- und Interaktionsstil sehr deutlich verändern und sich ihr soziales Umfeld zunächst darauf einstellen muss beziehungsweise nicht notwendigerweise positiv auf diese Veränderungen reagiert. Auch können kurzfristige Verschlechterungen auftreten, wenn Fortschritte sich nicht schnell einstellen oder Defizite erst in den Rollenspielen deutlich werden.

21.3 Praktische Durchführung

Ein typisches soziales Kompetenztraining gliedert sich in folgende Phasen: Erfassung sozialer Kompetenz, Psychoedukation und Vermittlung eines Störungsmodells, die Durchführung von Rollenspielen sowie Interventionen zur Transfersicherung und Rückfallprophylaxe. Zur Vermittlung sozialer Kompetenzen werden psychotherapeutische Standardmethoden wie Verhaltensübungen, Rollenspiele, kognitive Techniken sowie Shaping, Chaining, Prompting und Fading eingesetzt.

Interventionen zum sozialen Kompetenztraining können sowohl im *einzel- als auch im gruppentherapeutischen Setting* durchgeführt werden. Die bestehenden Manuale setzen meist unterschiedliche Schwerpunkte. Während das Gruppentraining sozialer Kompetenzen (GSK, Hinsch & Pfingsten, 2015) beispielsweise viele Instruktionen, Beispiele und Arbeitsblätter zur praktischen Anwendung *im Gruppensetting* enthält, wird im B-SKT (Berliner Training sozialer Kompetenzen, Stenzel & de Veer, 2021) ein therapeutischer Leitfaden vorgestellt, der sich insbesondere auf das einzeltherapeutische Setting bezieht und auf die besonderen Herausforderungen eingeht, die sich daraus für ein so interaktives Verfahren wie das soziale Kompetenztraining ergeben. Der Leitfaden des B-SKT besteht aus einem Basis- und einem Aufbauteil. Der Basisteil stellt grundlegende Übungen und Interventionen zur Verbesserung sozialer Kompetenzen vor und umfasst folgende Module:

- Psychoedukation und Vermittlung eines Erklärungsmodells (Modul 1)
- Kontakte initiieren, Kommunikation aufrechterhalten (Modul 2)
- Basale Fertigkeiten zum Äußern von Ansprüchen und Forderungen (Modul 3)
  - Berechtigte Forderungen durchsetzen
  - Um Sympathie werben und eine Bitte äußern

Der Aufbauteil behandelt Themen, die differenziertere soziale Kompetenzen erfordern:

- Langfristige positive Beziehungsgestaltung (Modul 4)

Die verschiedenen Module können jeweils individuell ausgewählt und an das Fertigkeitslevel und die individuellen Bedürfnisse der Patient:innen in der Einzeltherapie angepasst werden. Darüber hinaus werden im Manual an mehreren Stellen Adaptationsmöglichkeiten des einzeltherapeutischen Vorgehens für gruppentherapeutische Anwendungen beschrieben.

Teil III

21.3.1 Erfassung sozialer Kompetenz

Vor der Durchführung von Interventionen zur Förderung sozialer Kompetenzen sollte geprüft werden, ob ein Defizit sozialer Kompetenzen vorliegt, wie stark dieses ausgeprägt ist, in welchem Zusammenhang es zur Symptomatik des Patienten bzw. der Patientin steht und in welchen Situationen sich die Probleme vorrangig äußern. Dies sollte durch eine ausführliche Exploration, Verhaltensanalysen problematischer Situationen und standardisierte Testverfahren geprüft werden.

Im deutschsprachigen Raum existieren mehrere Messinstrumente zur Erfassung der sozialen Kompetenz, von denen in Tabelle 21.1 einige aufgeführt sind.

Tabelle 21.1 Messinstrumente zur Erfassung der sozialen Kompetenz

Fragebogen	Inhalte
Unsicherheitsfragebogen (U-Fragebogen; Ullrich & Ullrich de Muynck, 1994; Kurzform (U-Bogen-24; Albani et al., 2006)	Verschiedene Aspekte sicheren und unsicheren Verhaltens werden auf sechs Skalen erfasst: »Fehlschlag und Kritikangst«, »Kontaktangst«, »Fordern können«, »Nicht Nein sagen können«, »Schuldgefühle« sowie »Übertriebene Anständigkeit«.

Tabelle 21.1 (Fortsetzung)

Fragebogen	Inhalte
Interpersonal Competence Questionnaire (ICQ; Riemann & Allgöwer, 1993; Kanning, 2006)	Einschätzung der interpersonalen Kompetenz auf fünf Dimensionen: »Initiierung von Interaktionen«, »Durchsetzung persönlicher Interessen«, »Selbstöffnung«, »Emotionale Unterstützung anderer« sowie »Management interpersonaler Konflikte«.
Fragebogen zu sozialer Angst und sozialen Kompetenzdefiziten (SASKO, Kolbeck & Maß, 2009)	Besonders relevant bei komorbiden sozialen Ängsten; zwei Angstskalen (»Sprech- und Mittelpunktsangst«, »Angst vor Ablehnung«), zwei Defizitskalen (»Interaktions-«, »Informationsverarbeitungsdefizite«) und eine Einsamkeitsskala, die den Leidensdruck erfasst.
Ratingskala für soziale Kompetenzen (RSK; Fydrich & Bürgener, 1999)	Einschätzung der sozialen Kompetenz mittels eines Verhaltenstests (Rollenspiel, verbale und nonverbale Kriterien)
Interview zur operationalisierten Fertigkeitsdiagnostik (OFD; Stenzel et al., 2010, 2011)	Strukturiertes Interview zur Erfassung der sozialen Kompetenz und anderer Fertigkeiten (z. B. Problemlösen oder Emotionsregulation anhand von prototypischen Situationen)

Fallbeispiel

Frau Friedrich ist 43 Jahre alt und arbeitet als Verwaltungsangestellte. Sie berichtet, eigentlich schon ihr ganzes Leben lang schüchtern gewesen zu sein. Gerade wenn sie eine Person noch nicht so gut kenne, traue sie sich häufig nicht, ihre Bedürfnisse auszudrücken oder auf einem Standpunkt zu beharren. In ihrem Beruf führe dies dazu, dass sie im Vergleich zu ihren Kollegen häufiger Mehrarbeit übernehme und Überstunden mache, da sie es einfach nicht schaffe, sich ihrer Chefin gegenüber abzugrenzen. Ihr Privatleben komme deswegen ständig zu kurz. Wenn sie von der Arbeit komme, fühle sie sich einfach zu erschöpft, um noch etwas zu unternehmen. Auch mit ihrem Partner gäbe es immer häufiger Schwierigkeiten, da er sich vernachlässigt fühle. Sie leide deswegen zunehmend unter einer gedrückten Stimmung.

21.3.2 Psychoedukation und Vermittlung eines Erklärungsmodells

Zu Beginn eines sozialen Kompetenztrainings sollte eine ausführliche Psychoedukation (vgl. Kap. 14) erfolgen und gemeinsam ein individuelles Modell zur Aufrechterhaltung der sozialen Kompetenzprobleme erarbeitet werden.

Im Rahmen der Psychoedukation wird den Patient:innen zunächst vermittelt, was überhaupt unter einem sozial kompetenten Verhalten zu verstehen ist. Hinsch und

Pfingsten (2015) beschreiben in diesem Zusammenhang drei Verhaltenstypen: »unsicheres«, »sicheres« und »aggressives« Verhalten. Dabei handelt es sich aber natürlich um eine prototypische Einordnung, durch welche die teilnehmenden Personen lernen sollen, ihre eigenen Verhaltenstendenzen besser einzuschätzen. De facto verlaufen die Übergänge zwischen den Verhaltenstypen eher kontinuierlich.

Es ist wichtig, dass die Patient:innen an dieser Stelle die Unterschiede zwischen den einzelnen Verhaltenstypen und der Wirkung, die diese in einer sozialen Situation haben, verstehen. Dabei sollten die Unterschiede zwischen verbalem, nonverbalem und paraverbalem Verhalten besonders gut herausgearbeitet werden. Deswegen sollten Therapeut:innen mit Patient:innen die Informationen zu den Verhaltenstypen anhand mehrerer Beispiele vertiefen. Hierzu bietet sich beispielsweise ein *Diskriminationstraining* an, in dem den Patient:innen mehrere prototypische Verhaltensbeschreibungen vorgelegt und die Unterschiede zwischen den Typen gemeinsam erarbeitet werden. Im Folgenden sind einige Beispiele dargestellt (vgl. Hinsch & Pfingsten, 2015; Stenzel & de Veer, 2021).

Instruktion: Im Folgenden finden Sie einige Situationsschilderungen. Ihre Aufgabe ist es, beim Lesen zu unterscheiden, ob es sich um unsichere, aggressive oder selbstsichere Reaktionen handelt.

Beispiel 1: unsicheres Verhalten
Situation: Sie haben geplant, sich gemeinsam mit Ihrem / Ihrer Partner:in ein Livekonzert im Fernsehen anzuschauen, und sich sehr darauf gefreut. Als Sie nach Hause kommen, sitzt er / sie aber bereits vor dem Fernseher und verfolgt eine Quizsendung, welche zur gleichen Zeit übertragen wird. Sie sagen: »Oh, du guckst bereits etwas. Ähm... ich glaube, das ist nicht so meins. ... Na gut, ich werde in der Zwischenzeit etwas lesen«.

Beispiel 2: aggressives Verhalten
Situation: Eltern rufen bei ihrer inzwischen ausgezogenen Tochter an und bitten sie um einen Besuch. Als die Tochter ablehnt, sagen die Eltern: »Ach, es ist immer das Gleiche. Du hast nie Zeit, wenn wir dich brauchen. Es scheint, als ob dein eigenes Leben dir wichtiger ist als wir. Und das nach allem, was wir für dich getan haben!«

Beispiel 3: selbstsicheres Verhalten
Ihr:e Partner:in hat Sie in Gegenwart von Bekannten, die Sie selbst nur flüchtig kennen, heftig kritisiert und Ihnen starke Vorwürfe gemacht. Sie sagen: »Es hat mich verletzt, dass du mich in Gegenwart von anderen Personen, die ich zudem nur flüchtig kenne, so heftig kritisierst und mir Vorwürfe machst. Wir können gerne über Dinge sprechen, die dich bedrücken, aber lass uns das bitte auf eine konstruktive Art tun und wenn wir unter uns sind.«

Das Gruppensetting bietet viele weitere Übungsmöglichkeiten zur Diskrimination von Verhaltenstypen. Beispielsweise kann man die Gruppe in zwei Hälften teilen. Die eine

Gruppe erhält die Instruktion, nonverbal »unsicheres Verhalten« darzustellen, wohingegen die andere Gruppe die Instruktion erhält, sich nonverbal »aggressiv« zu verhalten. Die Unterschiede in den Verhaltenstypen und ihrer Wirkung können später zusammengetragen und gemeinsam diskutiert werden (vgl. Übung »Gehsteig-Tango«, Stenzel & de Veer, 2021).

Ergänzend zur Diskrimination verschiedener Verhaltenstypen werden auch die Interaktionssituationen an sich in vielen sozialen Kompetenztrainings in Kategorien (sogenannte **»Situationstypen«**) unterteilt. Dies dient dazu, das Training für die Patient:innen übersichtlicher zu gestalten und ihnen eine Orientierungshilfe für soziale Situationen zu bieten. Hinsch und Pfingsten (2015) unterscheiden beispielsweise die drei »Situationstypen«: **»Recht durchsetzen« (R-Situationen)**, **»Beziehung« (B-Situationen)** und **»Um Sympathie werben« (S-Situationen)**.

- In Bezug auf **R-Situationen** liegt das Ziel des Handelnden vorrangig in der Durchsetzung eigener Forderungen, zudem hat er das »Recht« auf seiner Seite, das heißt, seine Forderung ist (durch Normen, Gesetze) klar legitimiert. In solchen Situationen sollten Betroffene die eigenen Interessen durch eindeutige, kurze Formulierungen klar und deutlich ansprechen (z. B. »Ich möchte …«, »Ich werde nicht …«).
- Bei den **B-Situationen** hat der Handelnde zwar auch gewisse Bedürfnisse, die er befriedigen möchte. Dafür ist die Rechtsfrage jedoch weniger relevant, denn meist besteht zusätzlich das Ziel, eine gute Beziehung zum Gegenüber zu erhalten. Es geht also eher um eine Einigung oder einen Kompromiss zwischen zwei Parteien. Aus diesem Grund ist es zwar wichtig, dass der Handelnde seine Bedürfnisse klar äußert, aber auch, dass er auf sein Gegenüber eingeht, ihm zuhört und Verständnis für dessen Situation zeigt.
- Bei den **S-Situationen** hat der Handelnde dagegen kein Recht darauf bzw. keine Legitimation dafür, seine Forderungen erfüllt zu bekommen. Hier unterscheiden Hinsch & Pfingsten (2015) zwei Unterkategorien: Situationen, in denen eine Forderung nur erfüllt werden kann, wenn der andere auf sein Recht verzichtet, und Situationen, in denen eine Person *kurzfristig* eine möglichst gute Beziehung zum Gegenüber herstellen möchte. In beiden Unterkategorien erreicht der Handelnde vor allem dadurch sein Ziel, dass er vom Gegenüber als sympathisch erlebt wird. Daher ist es wichtig, den Interaktionspartner zu verstärken.

Diese Situationseinteilung hat sich bewährt und ist im deutschsprachigen Raum sehr weit verbreitet, kann aber noch weiter ausdifferenziert werden, zum Beispiel um die Aspekte Kontakt / Kommunikation (K-Situationen) oder die Erweiterung der B-Situationen um Aspekte langfristiger positiver Beziehungsgestaltung, die sich erst in einer einzeltherapeutischen Langzeitbehandlung von Patient:innen angemessen umsetzen lassen (vgl. Tabelle 21.2; Stenzel & de Veer, 2021); in Abhängigkeit vom individuellen Fähigkeitslevel einer Person ergeben sich demnach unterschiedliche therapeutische Vorgehensweisen.

Tabelle 21.2 Situationstypen bei Stenzel & de Veer (2021)

Situationstyp	Beispielsituation
»Kontakt initiieren, Kommunikation aufrechterhalten und vertiefen« (K-Situationen)	»Sie stehen neben Ihrer neuen Nachbarin, die Sie bislang nur vom Sehen kennen, an der Bushaltestelle. Bis der Bus kommt, dauert es noch eine Viertelstunde. Die Nachbarin grüßt freundlich. Sie möchten die Chance ergreifen und ein Gespräch beginnen.«
»Durchsetzen von berechtigten Ansprüchen« (R-Situationen)	»Stellen Sie sich vor, Sie sind im ICE unterwegs und haben eine Platzreservierung gebucht, aber eine andere Person sitzt auf Ihrem Platz. Sie möchten die Person darauf hinweisen, dass Sie selbst diesen Platz gebucht haben und dass Sie sich dort hinsetzen möchten.«
»Um Sympathie werben und um etwas bitten« (S-Situationen)	»Stellen Sie sich vor, Sie stehen am Supermarkt an der Kasse und Sie haben nur eine Sache gekauft. Sie haben es eilig, da Sie einen wichtigen Termin haben (z. B. Kind von der Schule abholen, Arzttermin). Vor Ihnen steht eine Person mit einem sehr vollen Einkaufswagen. Sie fragen die Person vor Ihnen, ob diese Sie vorlassen könnte.«
»Langfristige positive Beziehungsgestaltung und Konfliktmanagement« (B-Situationen)	»Es ist Urlaubszeit und die Schulferien stehen vor der Tür. Sie und Ihre Partnerin sind beide in Vollzeit berufstätig und müssen sich absprechen, wer wann für die Kinderbetreuung zuständig ist.«

21.3.3 Das Rollenspiel als Kernstück des sozialen Kompetenztrainings

Das therapeutische Rollenspiel ist ein Schwerpunkt des sozialen Kompetenztrainings. Obwohl es je nach Art des Manuals Unterschiede in der Durchführung der Rollenspiele geben kann, sind einige Schritte immer enthalten.

(1) Auswahl einer Situation und kognitive Vorbereitung
Trainings sozialer Kompetenz unterscheiden sich darin, ob sie vorsehen, im Rahmen der Rollenspiele mit standardisierten Situationen oder mit individuellen, von den Teilnehmer:innen eingebrachten Situationen zu arbeiten. Es ist jedoch gut möglich, beides zu kombinieren, also das basale Vorgehen und Rational eines sozialen Kompetenztrainings erst einmal anhand von standardisierten Situationen einzuüben und dann im späteren Verlauf des Trainings an individuellen Situationen zu arbeiten.

In jedem Fall sind bei der Auswahl einer Situation verschiedene Aspekte zu beachten. Ein Rollenspiel (bzw. eine Serie von Rollenspielen) im sozialen Kompetenztraining sollte für Patient:innen möglichst mit einem Erfolg enden. Die Situation sollte also so gestaltet werden, dass sich eine Person zwar anstrengen muss, um zum Erfolg zu kommen, er / sie das in der Situation erwünschte Zielverhalten aber grundsätzlich zeigen (ggf. nach mehreren Anläufen). Darüber hinaus sollte die zu übende Situation für die

Patient:innen realistisch sein, d. h., sie sollten sich prinzipiell hineinversetzen können. Um einen optimalen Lernerfolg zu ermöglichen, sollten die Therapeut:innen gemeinsam mit ihren Patient:innen eine Situation mittlerer Schwierigkeit auswählen. Die basalen Charakteristika der zu spielenden Situation werden im Vorfeld gemeinsam erarbeitet (Ablaufplan, in dem [in Grundzügen] der Inhalt der zu spielenden Sequenz sowie Anzahl und Verhalten der Interaktionspartner:innen festgelegt wird). Bei der Planung des Ablaufs gilt: so *detailliert wie nötig*, aber gleichzeitig so *flexibel wie möglich* (vgl. Stenzel & de Veer, 2021).

Fallbeispiel • Durchführung eines Rollenspiels am Beispiel einer individuellen Situation

Frau Friedrich möchte eine Situation üben, in der ihre Chefin ihr Mehrarbeit aufgibt, obwohl es kurz vor Feierabend ist und sie eigentlich pünktlich nach Hause gehen möchte. Um sich einen Überblick zu verschaffen, kann die Therapeutin eine ähnliche Situation, die in der Vergangenheit liegt, mittels Verhaltensanalyse erarbeiten. Im Folgenden werden die grundlegenden Charakteristika der Situation herausgearbeitet (Inhalt, Ziele der Patientin: »Ich möchte ihr sagen, dass ich gerne pünktlich nach Hause gehen möchte«, Verhalten der Chefin etc.). Sie sollte zudem auf die dysfunktionalen Kognitionen der Patientin (z. B. »Gegen die kann ich mich eh nicht durchsetzen«) eingehen und hilfreiche Kognitionen / Selbstinstruktionen erarbeiten (z. B. »Ich möchte ihr mein Bedürfnis zumindest mitteilen«, »Es ist mein Recht, einen Versuch zu machen«, oder auch: »Sag was!«).

(2) Erste Durchführung des Rollenspiels

Die einzelnen Trainings unterscheiden sich darin, ob Therapeut:innen als Rollenspielpartner:innen fungieren oder ob externe Personen (beispielsweise Mitpatient:innen im Gruppensetting) dafür herangezogen werden. Wenn die Therapeut:innen parallel als Rollenspielpartner:innen fungieren, hat das den Vorteil, dass sie im Laufe des Rollenspiels durch ihr Verhalten Hilfestellung geben können. Darüber hinaus kann eine Unterstützung der Patient:innen auch durch »prompting« erfolgen (Therapeut:in gibt kurz Hinweise und Hilfestellung in Richtung des erwünschten Verhaltens). Auf der anderen Seite haben die Therapeut:innen aber auch eine anspruchsvolle »Doppelfunktion« zu bewältigen. Die Entscheidung sollte daher gut abgewogen werden. Das Rollenspiel sollte zudem möglichst auf Video aufgenommen werden, um die Aufnahmen später für das Feedback zu nutzen.

Fallbeispiel

(Auszug) Die Therapeutin spielt (nach den Vorgaben von Frau Friedrich) die Chefin, Frau Maier. Die Mitpatient:innen (Gruppensetting) fungieren als externe Beobachtende. Nachdem die Chefin den Raum betreten hat und Frau Friedrich gebeten hat, die Mehrarbeit zu übernehmen, nimmt diese kurz Blickkontakt auf und äußert nach einigem Zögern und sehr leise: »Frau Maier (Pause), es tut mir wirklich sehr leid … aber, nun ja, es ist 10 vor 6

(Pause) … und ich möchte heute so gern pünktlich Feierabend machen (Pause).« Dann, hastig: »Ich komme morgen früh aber gerne zwei Stunden früher, dann ist das fertig, bevor Sie vor Ort sind.«

(3) Auswertung von Rollenspiel und Videoaufzeichnung

Direkt nach der Durchführung sollte das Rollenspiel ausführlich nachbesprochen werden. Dabei sollte der/die Patient:in zunächst das eigene Verhalten beurteilen (er/sie nennt gelungene Verhaltensweisen und identifiziert ein oder zwei Dinge, die er/sie das nächste Mal verändern möchte). Erst danach erfolgt die Fremdbeurteilung durch Spielpartner:innen und Therapeut:innen (»Shaping«).

Fallbeispiel

Frau Friedrich sagt, dass es ihr im Rollenspiel erstmalig gelungen sei, ihr Bedürfnis tatsächlich zu äußern. Darauf sei sie stolz, da es ihr sehr schwergefallen sei. Darüber hinaus möchte sie aber beim nächsten Mal versuchen, ihr Anliegen direkt und konkret (ohne Entschuldigungen) anzusprechen. Sie möchte zudem darauf verzichten, sofort eine Kompensation (»Ich komme dann morgen auch zwei Stunden früher«) anzubieten.

(4) Zweite Durchführung des Rollenspiels

Im Anschluss sollte das Rollenspiel unbedingt ein zweites Mal durchgeführt werden. Der/die Patient:in sollte in diesem Kontext versuchen, die im Rahmen des ersten Rollenspiels erarbeiteten Verbesserungsvorschläge umzusetzen und sein/ihr Verhalten weiter zu erproben. Voraussetzung für die zweite Durchführung ist, dass die Situation insgesamt den gleichen Schwierigkeitsgrad aufweist wie die des ersten Rollenspiels. Auf diese Weise können Teilnehmende die Erfahrung machen, dass die Anspannung bei der Durchführung absinkt.

Fallbeispiel

(Auszug) Nachdem die Chefin Frau Friedrich gebeten hat, die Mehrarbeit zu übernehmen, nimmt Frau Friedrich Blickkontakt auf und sagt ohne Umschweife: »Frau Maier, ich kann gut verstehen, dass das eine wichtige Sache ist. Leider ist es mir aber nicht möglich, das heute noch zu erledigen. Ich möchte pünktlich Feierabend machen, da ich noch einen anderen Termin habe. Vielleicht können wir gemeinsam kurz überlegen, wie man da am besten vorgehen kann.«

(5) Auswertung des Rollenspiels

Im Anschluss an das zweite Rollenspiel folgt eine erneute Auswertung des Rollenspiels (analog zu oben). Das Rollenspiel kann bei Bedarf ein weiteres Mal durchgeführt werden. Bei Variationen der Situation und Erhöhung der Schwierigkeit sollte u. U. eine erneute Vorbesprechung erfolgen.

Fallbeispiel

Frau Friedrich sagt, dass es ihr dieses Mal gelungen sei, ihr Anliegen direkt und konkret (ohne Entschuldigungen) anzusprechen. Sie habe zudem nicht sofort eine Kompensation angeboten, sondern signalisiert, dass sie gerne gemeinsam mit der Chefin eine Möglichkeit suchen würde, das Problem zu lösen.

(6) Abschluss

Zum Schluss sollten die gemachten Erfahrungen noch einmal zusammenfassend diskutiert und der Transfer in den Alltag vorbereitet werden (»Was haben Sie heute gelernt?«, »Wie können Sie das u. U. auch in anderen Situationen anwenden?«, »Welche Probleme könnten dabei auftreten?«). Dafür kann z. B. eine Hausaufgabe erarbeitet werden.

Im Gruppensetting bietet es sich vor der Durchführung der ersten Rollenspiele an, dass Therapeut:innen zusammen mit einem / einer Co-Therapeut:in ein Modell-Rollenspiel vorführen. Dies kann dabei helfen, den prototypischen Ablauf der Rollenspiele zu demonstrieren und den Teilnehmenden Ängste in Bezug auf die Rollenspiele zu nehmen.

Wichtig

Zu Beginn eines sozialen Kompetenztrainings kann es (sowohl im Einzel- als auch im Gruppensetting) hilfreich sein, den Patient:innen Modellverhalten vorzuspielen, um zu verdeutlichen, wie angemessenes Zielverhalten aussehen kann (Modelllernen). Dabei sollte jedoch unbedingt darauf geachtet werden, das Zielverhalten angemessen, aber nicht zu perfekt darzustellen. Eine zu große Diskrepanz könnte die Motivation senken und Ängste vor den Rollenspielen verstärken.

Feedback und Rückmelderegeln

Eine angemessene Rückmeldung durch Therapeut:innen und »Mitspielende« ist sehr wichtig, damit die Teilnehmenden Kritik selbstwertdienlich verarbeiten und Verbesserungsvorschläge gut umsetzen können. Deswegen sollten Therapeut:innen vorher genaue Instruktionen geben, auf welche Weise in einem sozialen Kompetenztraining Rückmeldung gegeben wird (Feedbackregeln). Geschieht dies nicht, könnten vor allem »ungeübte« Mitpatient:innen dazu neigen, überwiegend kritische Rückmeldungen zu geben, die nicht konkret und wenig konstruktiv sind.

Fallbeispiel

Mitpatient zu Frau Friedrich: »Du hast auf mich wieder sehr unsicher gewirkt. So wie neulich im Frühstücksraum. Wenn du dich so verhältst, ist doch klar, dass deine Chefin auf dir rumtrampelt. Du musst einfach taffer sein.«

Einige Regeln für konstruktives Feedback sind:

- konkrete Verhaltensmerkmale ansprechen, allgemeine Wertungen, unspezifische und unbegründete Aussagen vermeiden (Beispiel: »Gut fand ich, dass Sie zu Beginn klar und deutlich Ihr Anliegen formuliert haben« anstatt »Das hat doch schon ganz gut geklappt, nicht wahr?«)
- Rückmeldung mit positivem Aspekt beginnen, mit vielen Beispielen beschreiben (»Sie haben Ihr Anliegen mit Ihrem nonverbalen Verhalten gut unterstrichen. Ihre Körperhaltung war aufrecht und Sie haben Ihr Gegenüber direkt angeschaut ...«)
- ein bis maximal zwei Verbesserungsvorschläge nennen (Beispiel: »Im zweiten Rollenspiel könnten Sie versuchen, noch etwas lauter zu sprechen ...«)
- keine persönliche Wertung (richtig / falsch) benutzen; Rückmeldung auf das vorher festgelegte Verhalten beziehen, das der Rollenspieler ändern wollte (keine »neuen Punkte« einbringen, das könnte ihn überfordern)
- »Feedback erhalten« erfolgt freiwillig, der Rückmeldende sollte deswegen vorher nachfragen, ob ein Feedback erwünscht ist

Teil III

21.3.4 Transfersicherung und Rückfallprophylaxe

Wichtig

Ein wichtiges Ziel eines sozialen Kompetenztrainings liegt nicht in der Einübung standardisierter Verhaltensweisen – das wäre auch gar nicht möglich bzw. hilfreich –, sondern in der *Erweiterung des Handlungsspielraums* und der *Vergrößerung der Handlungsflexibilität* von Patient:innen.

Aus diesem Grund kommt der Durchführung von Hausaufgaben (vgl. Kap. 15) im sozialen Kompetenztraining eine besondere Bedeutung zu. Dabei können die Teilnehmenden die neu erworbenen Kompetenzen im Alltag erproben. In vielen Trainings werden hierzu Beispielsituationen vorgegeben (z. B. »Sie sind mit einem guten Freund beim Essen. Einige Gerichte auf der Speisekarte sind Ihnen nicht bekannt. Da Sie einige Lebensmittelallergien haben, lassen Sie sich die Zutaten von der Servicekraft genau erläutern«). Mit fortgeschrittenen Patient:innen können dann zunehmend individualisierte Übungen in ihrem alltäglichen Umfeld erarbeitet werden. Beispielsweise könnte Frau Friedrich aus unserem Fallbeispiel die Aufgabe erhalten, ihre Chefin zu fragen, ob sie an einem bestimmten Tag eine Stunde früher gehen darf und – sollte diese nicht zustimmen – mit ihr einen Kompromiss auszuhandeln.

Die Übungen sollten im Vorfeld mit den Patient:innen intensiv vorbesprochen und geübt werden. Dies ist wichtig, um auf mögliche »Fallen« und Misserfolge vorzubereiten. Die Erfahrung zeigt zudem, dass es wichtig ist, dass sich der / die Patient:in noch in der Therapiesitzung für eine Übung entscheidet. Dies erhöht die Selbstverpflichtung, die

Aufgabe auch tatsächlich durchzuführen. Genauso wichtig ist es natürlich, eine ausführliche Nachbesprechung in der nächsten Sitzung vorzunehmen.

Darüber hinaus sollte eine ausführliche Rückfallprophylaxe durchgeführt werden (vgl. Kap. 28). Hierzu ist es hilfreich, die wichtigsten Erkenntnisse und Entwicklungen aus dem Training schriftlich festzuhalten (»Was hilft mir in welchen Situationen?«, »Zu welchen dysfunktionalen Kognitionen bzw. Verhaltensweisen neige ich, welche Strategien habe ich, damit umzugehen?«). Auch wenn Patient:innen im Training gute Fortschritte gemacht haben, ist es wichtig, sie auf Rückschläge und Probleme nach dem Training vorzubereiten und Strategien im Umgang mit Misserfolgen zu besprechen (»Welche Schwierigkeiten könnten in Zukunft auftreten?«, »Wie kann ich damit umgehen?«). Es sollte zudem erarbeitet werden, woran sie eine tatsächliche Verschlechterung der Symptomatik erkennen können und ob bzw. wann sie sich erneut Unterstützung suchen sollten.

21.4 Typische Schwierigkeiten und Fehler

Überforderung und Unterforderung

Für die Durchführung eines Rollenspiels im sozialen Kompetenztraining ist die Auswahl der richtigen Übungssituation sehr wichtig. Die Situationen sollten für die teilnehmenden Personen einen mittleren Schwierigkeitsgrad aufweisen. Häufig fällt es den Teilnehmenden schwer, die Schwierigkeit der Übungen im Vorfeld richtig einzuschätzen (beispielsweise erleben sie im Rollenspiel eine viel höhere Angst als vorher antizipiert). Für die Übungen ist es jedoch sehr wichtig, dass die Situation im Rollenspiel einen angemessenen Schwierigkeitsgrad aufweist, damit effektives Üben möglich ist. Deswegen ist es relevant, dass in der Vorbesprechung die Übung möglichst detailliert erarbeitet wird, um sich eine angemessene Vorstellung von der zu übenden Situation zu machen.

Unkonstruktives Feedback

Für die richtige Umsetzung eines sozialen Kompetenztrainings ist eine angemessene Rückmeldung durch Therapeut:innen und Mitspielende sehr wichtig. Die Rückmeldung nach einem Rollenspiel sollte einer festen Abfolge unterliegen:

(1) Zuerst schätzt der / die Patient:in selbst sein / ihr eigenes Verhalten ein (Selbstverstärkung vor Fremdverstärkung).
(2) Danach geben Teilnehmende Feedback, die unmittelbar am Rollenspiel beteiligt waren.
(3) Zuletzt erfolgt das Feedback der Therapeut:innen.

Das Einhalten der Rückmelderegeln fällt einigen Patient:innen recht schwer. Es empfiehlt sich daher, die Rückmelderegeln schon bei der Erarbeitung auf einem großen Flipchart zu notieren und möglichst bei allen weiteren Übungssitzungen gut sichtbar im Raum aufzuhängen, damit die Therapeut:innen während des Trainings immer wieder darauf verweisen können.

Zudem haben viele Teilnehmende Probleme mit der Selbstverstärkung: Es fällt ihnen schwer, in ihrem Verhalten im Rollenspiel etwas Positives zu sehen, und sie äußern vor allem Kritik. Zum Beispiel könnte Frau Friedrich direkt nach dem Rollenspiel sagen: »Na toll, das war ja klar, ich habe wieder ganz leise gesprochen und habe total rumgestammelt. Fast hätte ich nicht mal gesagt, was ich mir vorgenommen hatte.« Therapeut:innen sollten daher ihren Patient:innen helfen, positive Aspekte zu erkennen, jedoch ohne die Selbstverstärkung durch Fremdverstärkung zu ersetzen (hilfreich hierbei: Videofeedback).

Ein weiteres Problem besteht darin, dass Personen mit aggressivem Durchsetzungsverhalten durchaus kurzfristige Erfolge erzielen können. Solche Teilnehmende neigen dazu, auf ihrem aggressiven Verhalten zu beharren und dies gut und richtig zu finden (»Wieso? Ich habe mich doch durchgesetzt und bekommen, was ich wollte. Manchmal muss man eben laut werden, sonst kapieren die anderen das nicht!«). Hier kann es hilfreich sein, den / die Rollenspielpartner:in zunächst die eigenen Gefühle schildern zu lassen (»Ich habe mich in der Situation richtig verletzt gefühlt«, »Irgendwann habe ich dir gar nicht mehr zugehört und bin immer wütender geworden«). Danach kann der / die Therapeut:in die Situation auf einer Metaebene betrachten und gemeinsam mit dem Patienten bzw. der Patientin »zu Ende denken«: (»Ja, das stimmt, Sie haben Ihr Ziel erreicht, aber was ist noch passiert? Wie geht es dem anderen? Möchten Sie das erreichen? Wie könnte die Interaktion in der Realität weiterverlaufen?«). So können ihm / ihr die langfristigen Konsequenzen des Verhaltens verdeutlicht werden.

Eine weitere hilfreiche Strategie im Umgang mit aggressivem Durchsetzungsverhalten besteht darin, Feedback der Gruppe einzuholen und diese zu fragen, wie das Verhalten auf sie gewirkt hat. Die Rückmeldungen der Gruppenteilnehmer:innen werden von Patient:innen oft als besonders ehrlich und authentisch wahrgenommen. Voraussetzungen dafür sind natürlich eine gute Gruppenkohäsion und das Einhalten der Rückmelderegeln.

Unrealistische Erwartungen

Ein soziales Kompetenztraining kann vor allem bei sozial unsicheren Personen überhöhte Ansprüche an das eigene Verhalten hervorrufen (»Das schaffe ich nie, ich würde mich ja noch nicht mal trauen, überhaupt meine Meinung zu sagen und dann so klar und direkt. Nein, das kann ich nicht!«). Es ist deswegen wichtig, dass Therapeut:innen in der Behandlung überhöhten Ansprüchen und eventuellem Leistungsdruck auf Seiten von Patient:innen aktiv entgegenwirken. Dies kann durch kognitive Interventionen erfolgen (vgl. Kap. 20).

Soziale Wahrnehmungsprobleme bei der Differenzierung von Verhaltens- und Situationstypen

Manche Patient:innen haben Probleme, zwischen den einzelnen Verhaltenstypen oder Situationstypen zu differenzieren. Beispielsweise fällt es ihnen schwer, unsicheres durch selbstsicheres Verhalten zu ersetzen. Stattdessen zeigen sie mitunter eher aggressives Verhalten; es findet also quasi eine Überkompensation statt. Einige Patient:innen generalisieren dies auf ihren Alltag und verfallen insgesamt in ein zu striktes und aggressives Abgrenzungsverhalten (»Ich habe mir jahrelang auf der Nase rumtanzen lassen, jetzt bin ich mit Fordern dran!«). Sie verwechseln in diesem Zusammenhang »B-Situationen« mit »R-Situationen«, was zu neuerlichen Problemen im sozialen Umfeld führen kann. Um diesen Problemen entgegenzuwirken, ist es besonders wichtig, mit den Patient:innen an einer differenzierten Wahrnehmung der sozialen Realität zu arbeiten. Therapeut:innen sollten also nicht den Fehler machen, allein »Durchsetzungsverhalten« zu verstärken, sondern gemeinsam mit den Patient:innen für jede Situation neu erarbeiten, wann welches Zielverhalten angemessen ist.

21.5 Kritische Einordnung

Mehrere Studien bescheinigen sozialen Kompetenztrainings (isoliert oder als Modul von umfassenderen Programmen durchgeführt) eine gute Wirksamkeit bei der Behandlung verschiedener psychischer Störungen, etwa bei Depressionen, Schizophrenie, verschiedenen Persönlichkeitsstörungen sowie bei substanzbezogenen Störungen (vgl. Bauer & Pfingsten, 2015; Segrin & Givertz, 2003). Beispielsweise zeigten Interventionen zur Verbesserung der sozialen Kompetenz bei Schizophrenie einen positiven Einfluss auf das allgemeine Funktionsniveau und die Negativsymptomatik der Betroffenen (Granholm et al., 2014; Kurtz & Mueser, 2008). Weitere Einsatzgebiete der Förderung sozialer Kompetenzen liegen in der Behandlung forensischer Patient:innen (z. B. das Therapieprogramm SEKT von Friedenstab, 2013) sowie von Patient:innen mit Autismus-Spektrum-Störungen (z. B. das Gruppentraining GATE von Gawronski et al., 2012). Pilotstudien weisen darauf hin, dass das Kiesler-Kreis-Training ebenfalls wirksam zu sein scheint (vgl. Guhn et al., 2019). Darüber hinaus existieren viele Wirksamkeitsbelege in Bezug auf die Soziale Phobie (Beidel et al., 2014; Herbert et al., 2005; van Dam-Baggen & Kraaimaat, 2000). Allerdings sollte die Indikation zur Durchführung eines sozialen Kompetenztrainings gerade bei diesem Störungsbild kritisch geprüft werden. Mehrere Studien zeigen, dass ein Großteil der schlechten Performanz sozialphobischer Patient:innen in sozialen Situationen durch Angst und Vermeidungstendenzen verursacht ist und nicht durch ein reines »Fähigkeitsdefizit« (Thompson & Rapee, 2003; vgl. auch »Kompetenz-Performanz-Debatte«; Fydrich, 2002). Daher kann der Einsatz eines sozialen Kompetenztrainings die störungsspezifische Bearbeitung der aufrechterhaltenden Bedingungen oft nicht ersetzen (vgl. Stangier et al., 2009) und Therapeut:innen sollten darauf achten, die ohnehin hohen Leistungsansprüche der Patient:innen an das eigene Verhalten dadurch nicht zu verstärken.

Bei (chronischen) Depressionen zeigt sich im Rahmen von CBASP die Situationsanalyse, welche gezielt auf soziale Kompetenz durch Rollenspiele und Arbeit mit dem Kiesler-Kreis als wirksam und hilfreich (vgl. Kap. 24).

Insgesamt erweisen sich soziale Kompetenztrainings als wichtige störungsübergreifende Interventionen, die ergänzend zu störungsspezifischen Maßnahmen einen bedeutsamen Beitrag für die psychotherapeutische Versorgung leisten können.

FAQ

Sollte ich ein soziales Kompetenztraining im Einzel- oder Gruppensetting durchführen?

Die Durchführung eines sozialen Kompetenztrainings ist sowohl im Einzel- als auch im Gruppensetting als auch in Kombination von beidem möglich. Die Durchführung in der Einzeltherapie hat den Vorteil, dass die Interventionen besonders gut individualisiert werden können. Der/die Therapeut:in kann sich Zeit nehmen, problematische Situationen zu analysieren und, wenn nötig, eine ausführliche kognitive Umstrukturierung dysfunktionaler Kognitionen sowie eine intensive Nachbesprechung durchzuführen.

Das Gruppensetting hat den Vorteil, dass Teilnehmende auf mehrere Personen mit ähnlichen Problemen treffen. Dadurch besteht eine hohe Chance auf ein konstruktives und supportives Gruppenklima. Zudem lassen sich manche Rollenspielsituationen in einer Gruppe besser umsetzen. Andere Teilnehmende können wichtiges Feedback geben, da sie sich in die Problematik häufig gut hineinversetzen können. Zudem können sie gegenseitig als Modell fungieren und voneinander lernen.

Was mache ich, wenn sich niemand freiwillig zum Rollenspiel meldet?

Die motivierte Beteiligung aller Teilnehmenden an den Rollenspielen ist eine Grundvoraussetzung für die Durchführung des sozialen Kompetenztrainings. Zu Beginn sind die Betroffenen jedoch oft sehr ängstlich und möchten sich nicht vor der Gruppe exponieren. Es hat sich als hilfreich erwiesen, dieses Problem proaktiv anzusprechen und so Befürchtungen der Teilnehmenden vorwegzunehmen. Zudem sollten Therapeut:innen von Anfang an betonen, dass die Teilnahme an den Rollenspielen eine wichtige Übungsmöglichkeit darstellt und dass man sich sonst um eine sehr hilfreiche Erfahrung bringt. Nicht zuletzt aus berufsethischen Gründen sollten Therapeut:innen allerdings vermeiden, einzelne Teilnehmende gegen ihren Willen zum Rollenspiel zu verpflichten. Das kann Reaktanz erzeugen und sich negativ auf die Motivation der Teilnehmenden und das Gruppenklima auswirken. Schließlich ist auch »Abwarten« immer eine gute Methode, eine freiwillige Person für ein Rollenspiel zu gewinnen (10-20 Sekunden können dabei oft ausreichen). Auch hat es sich als hilfreich erwiesen, wenn sich Therapeut:innen an Rollenspielen beteiligen.

Weiterführende Literatur

Hinsch, R. & Pfingsten, U. (2015). Gruppentraining sozialer Kompetenzen (GSK). Grundlagen, Durchführung, Anwendungsbeispiele (6. Aufl.). Weinheim: Beltz.

Stenzel, N.M. & de Veer, A.-M. (2021). Aufbau und Förderung sozialer Kompetenz. Göttingen: Hogrefe.

Ullrich, R. & Ullrich de Muynck, R. (2001, 2003, 2004). Das Assertiveness-Training-Programm (ATP). 3 Bände. Stuttgart: Klett-Cotta.

22 Problemlösetraining

Silja K. Schenk • Nikola M. Stenzel • Stefan Krumm

22.1 Hintergrund und allgemeine Merkmale

Menschen werden in ihrem Alltag fortlaufend mit einer Vielzahl von Herausforderungen und Schwierigkeiten konfrontiert. Der Begriff »Problem« wird für Situationen verwendet, die das Potenzial haben, negative Konsequenzen (z. B. gesundheitlicher oder emotionaler Natur) zu verursachen, ohne dass der betroffenen Person eine unmittelbar ersichtliche oder verfügbare adaptive Lösung zum Umgang mit der Situation zur Verfügung steht (vgl. Nezu, Nezu & Hayes, 2019). Beispiele hierfür können einschneidende Lebensereignisse wie der Verlust eines nahestehenden Menschen, chronische Erkrankungen, oder auch einmalige Entscheidungen mit weitreichenden Auswirkungen sein, wie etwa die Wahl einer Ausbildung oder des passenden Studiums.

Darüber hinaus können auch anhaltende Alltagsprobleme wie Partnerschaftsprobleme oder finanzielle Schwierigkeiten sowie auch kleinere, alltägliche Hürden, wie z. B. die Erledigung des wöchentlichen Einkaufs, zu anhaltender Belastung führen, sofern die Bewältigungsmöglichkeiten fehlen. In der Verhaltenstherapie stehen etablierte Ansätze zur Verfügung, die es ermöglichen, Patient:innen auf ihrem Weg hin zu einer individuell generierten Lösung zu unterstützen und dabei einen nachhaltigen Kompetenzzuwachs im Bereich der Problemlösefähigkeiten zu fördern.

Definition

Eine klassische, breite Definition des Konstrukts **Problemlösen** findet sich bei D'Zurilla und Goldfried (1971). Sie definieren Problemlösen als »behavioral process [...] which (a) makes available a variety of potentially effective response alternatives for dealing with the problematic situation and (b) increases the probability of selecting the most effective response from among these various alternatives« (S. 108).

Das Prozessmodell des sozialen Problemlösens wurde durch D'Zurilla und Goldfried erstmals 1971 beschrieben und in der Folge von den Autoren selbst weiterentwickelt (D'Zurilla & Nezu, 2010).

Exkurs

Der Begriff *social problem-solving* wurde eingeführt, um den oft vielschichtigen Herausforderungen beim Lösen von Alltagsproblemen (»real-life problems«) im Gegensatz zu Problemen von vorrangig kognitiver oder intellektueller Natur, wie z. B. dem Lösen einer mathematischen Gleichung, Rechnung zu tragen (vgl. D'Zurilla & Nezu, 1982, Nezu et al., 2023). In der englischsprachigen Literatur hat sich dieser Begriff etabliert, wobei aber die Begriffe *problem-solving* und *social problem-solving* auch synonym verwendet werden. Im deutschsprachigen Raum ist der Ausdruck *Problemlösen* geläufig.

D'Zurilla und Goldfried (1971) unterscheiden im Prozessmodell des sozialen Problemlösens zwei Prozesse: *Problemlöseorientierung* und *Problemlösekompetenz (Problemlösestil)*. Mit Problemlöseorientierung ist der motivationale Aspekt gemeint (Bewertungen, Einstellungen und emotionale Reaktionen hinsichtlich einer problematischen Situation), mit Problemlösekompetenz das tatsächliche Vorgehen (kognitive und verhaltensbasierte Aktivitäten) beim Problemlösen.

Exkurs

Aktuelle Ansätze postulieren ein Fünfkomponentenmodell des sozialen Problemlösens, worin die Kernprozesse weiter differenziert werden (positive vs. negative Problemorientierung, rationaler vs. vermeidender vs. impulsiver Problemlösestil). Die einzelnen Komponenten sind dabei nicht als überdauernde Merkmale im Sinne von Traits zu verstehen, sondern vielmehr als überwiegende Tendenz einer Person, problematische Situationen auf eine bestimmte Art und Weise zu bewerten und sich entsprechend zu verhalten, die aber je nach Art und Anforderungen des Problems variieren kann (vgl. Nezu et al., 2019).

Kernprozess	Komponente
Problemorientierung	Positive Problemorientierung: ▶ Probleme werden als potenziell lösbare Herausforderungen betrachtet ▶ Hohe Selbstwirksamkeitserwartung im Umgang mit schwierigen Problemen ▶ Der Einsatz von Zeit und Mühe wird als notwendige Herausforderung effektiven Problemlösens akzeptiert ▶ Aversive Emotionen werden eher als Informationsquelle, denn als Hindernis betrachtet
	Negative Problemorientierung: ▶ Probleme werden als bedrohlich erlebt ▶ Probleme werden als generell unlösbar betrachtet ▶ Niedrige Selbstwirksamkeitserwartung ▶ Geringe Frustrationstoleranz im Umgang mit Problemen oder aversiven Emotionen

Kernprozess	Komponente
Problemlöse-kompetenz / Problemlösestil	Planvoll / rational (planful / rational problem-solving): Systematisches und geplantes Vorgehen zur Erreichung eines bestimmten Ziels
	Vermeidend (avoidant problem-solving): Prokrastination, Passivität, hohe Abhängigkeit von anderen Menschen bei der Generierung von Lösungsmöglichkeiten
	Impulsiv (impulsive / careless problem-solving): Tendenz, impulsive / übereilte Versuche zur Problemlösung zu unternehmen

Wichtig

Problemlösekompetenz beschreibt das tatsächliche Vorgehen beim Problemlösen in mehreren aufeinanderfolgenden Schritten (D'Zurilla & Nezu, 2010; Nezu et al., 2019), wobei planvolles / rationales Problemlösen durch die systematische Anwendung der folgenden Schritte gekennzeichnet ist:

- Problemdefinition und -formulierung
- Generieren von Lösungsalternativen
- Auswahl einer Lösungsmöglichkeit
- Umsetzen der gewählten Lösungsalternative
- Überprüfung der Umsetzung

Auf Basis ihres Prozessmodells entwickelten D'Zurilla und Goldfried (1971) eines der ersten Problemlösetrainings. Darauf aufbauend erfolgten mehrere Weiterentwicklungen (Grawe et al., 1980; Mynors-Wallis, 2005; D'Zurilla & Nezu, 2010; Nezu et al., 2019). Das Ziel von Problemlösetrainings besteht darin, Heuristiken und Handlungsschemata für einen funktionalen und selbstständigen Umgang mit Problemen zu vermitteln. Die verschiedenen Ansätze unterscheiden sich vor allem in Bezug auf die Anzahl der im Problemlöseprozess als notwendig erachteten Schritte sowie den Detailgrad, in dem diese beschrieben werden. Sie ähneln sich jedoch in den wesentlichen Kernaspekten. Es kommen Techniken der kognitiven Umstrukturierung (vgl. Kap. 20), die Vermittlung einer angemessenen Problem- und Zielsetzung, Rollenspiele (vgl. Kap. 21), Verhaltensproben und weitere Interventionen zum Einsatz.

Eine Weiterentwicklung aus dieser Arbeitsgruppe ist die *Problem-Solving-Therapy* (PST), die auch als eigenständige, störungsübergreifende Therapiemethode angewendet werden kann. Sie besteht aus mehreren Bausteinen, die im Englischen folgendermaßen bezeichnet sind (ein deutschsprachiges Manual liegt bislang nicht vor):

- Problem-Solving Multitasking: Overcoming Cognitive Overload (when under Stress)
- Overcoming Emotional Dysregulation and Maladaptive Problem Solving under Stress

- Healthy Thinking and Positive Imagery – Overcoming Negative Thinking and Low Motivation
- Planful Problem Solving – Fostering Effective Problem Solving

In der neuesten Weiterentwicklung zur *Emotion-Centered Problem-Solving Therapy* (Nezu et al., 2019) wird der Fokus des therapeutischen Vorgehens stärker auf die motivationale Komponente (Problemorientierung) gelegt und es werden verstärkt Interventionen zum Umgang mit negativem emotionalen Arousal integriert, wie sie z. B. auch im Skills-Training der DBT nach Linehan (1993, vgl. Kap. 61) zu finden sind.

Als weitere wichtige Interventionsform im deutschsprachigen Raum ist die Selbstmanagementtherapie zu nennen, in der der gesamte Therapieprozess am allgemeinen Problemlösemodell ausgerichtet wird (vgl. Kanfer et al., 2012, Kap. 25).

22.2 Indikation, Kontraindikation und Nebenwirkungen

Indikation. Problemlösetrainings sind ein fester Bestandteil kognitiv-behavioraler Methoden und bei vielen psychischen Störungen indiziert (z. B. Angststörungen, Depressionen, Schizophrenie, Substanzmissbrauch).

Die Trainings können sowohl im Einzel- als auch im Gruppensetting erfolgen. Ein Vorteil besteht darin, dass sie sich gut mit anderen Methoden der KVT kombinieren lassen und so als einer von mehreren Bausteinen in der Therapie verwendet werden können. Problemlösetrainings finden sich zudem häufig als Komponente von Stressbewältigungstrainings. Die *Problem-Solving-Therapy* (PST) kann aber auch als eigenständiges Therapieverfahren angewendet werden.

Kontraindikationen. Insbesondere das Vorliegen akuter schwerer Beeinträchtigungen stellt eine Kontraindikation dar (z. B. Suizidalität), da in diesen Fällen andere Interventionen zunächst Priorität haben können. Probleme ergeben sich, wenn die betroffenen Personen aufgrund ihrer kognitiven Verfassung nicht in der Lage sind, den Instruktionen zu folgen oder Verantwortung für ihr Handeln zu übernehmen (z. B. bei akuter schwerer Depression, wahnhafter Schizophrenie oder einer akuten manischen Erkrankung). Wenn die Akutsymptomatik abgeklungen ist, können Problemlösetrainings allerdings bei diesen Störungsbildern eine wichtige Intervention sein.

Nebenwirkungen. Mögliche Risiken und Nebenwirkungen eines Problemlösetrainings können vor allem dann entstehen, wenn die Patient:innen ihren Verhaltensstil deutlich verändern (klare Entscheidungen treffen, Ereignisse in ihrem Umfeld stärker steuern, unabhängiger von anderen werden). Die Konsequenzen können als Nebenwirkungen bezeichnet werden (vgl. Kap. 83), z. B. wenn die Verhaltensänderungen im sozialen Umfeld der Betroffenen zu Irritationen bis hin zu Trennungen führen.

22.3 Praktische Durchführung

Problemlösetrainings unterscheiden sich zwar in Bezug auf die Anzahl der vorgesehenen Schritte im Problemlöseprozess, es bestehen jedoch Ähnlichkeiten in den wesentlichen Kernaspekten. Im Folgenden wird die Durchführung eines Problemlösetrainings praxisnah erläutert.

Fallbeispiel

Vera Walder ist 46 Jahre alt und gelernte Steuerfachgehilfin. Momentan ist sie vorrangig Hausfrau und kümmert sich um ihre beiden Söhne (10 und 12 Jahre). Ihr Mann betreibt ein kleines Ingenieurbüro, in dem sie als geringfügig Beschäftigte angestellt ist und sich um Büroarbeiten und die Steuer kümmert.

Zu Beginn ihrer stationären Behandlung berichtet Frau W., dass sie sich depressiv und antriebslos fühle. Sie erzählt, dass sie »im Alltag nichts mehr hinbekommt« und sich »von den kleinsten Problemen überfordert fühlt«. Schon der Gedanke, ins Büro ihres Mannes zu gehen, lasse sie verzweifeln. Sie sehe dann nur noch einen Berg Arbeit vor sich. Deswegen versuche sie meist, sich abzulenken, und betrete das Büro nicht mehr. Sie sei deswegen sehr enttäuscht von sich selbst. Bei Frau W. wird eine mittelgradige depressive Episode diagnostiziert.

22.3.1 Erfassung von Problemlösefertigkeiten

Bevor Interventionen zum Problemlösen zur Anwendung kommen, sollte diagnostisch erfasst werden, wie stark die Defizite im Problemlösen ausgeprägt sind, auf welche Situationen sie sich beziehen und in welchem Zusammenhang sie zur Symptomatik stehen. Zudem sollten Ziele und Ressourcen der betroffenen Person klar herausgearbeitet werden.

Dies sollte durch eine ausführliche Exploration und durch Verhaltensanalysen problematischer Situationen (vgl. Kap. 10) geschehen. Darüber hinaus bieten sich Fragebögen und Testverfahren an, um einen besseren Eindruck von den Problemlösefertigkeiten einer Person zu erhalten. Hierfür eignen sich z. B. der *Social Problem-Solving Inventory – Revised* (SPSI-R, D'Zurilla et al., 2002; deutsche Version: Graf, 2006) oder das *Diagnostische Inventar zur Erfassung der Problemlösefähigkeit* (DIP, Dirksmeier, 1991). Ein strukturiertes Interview, das ebenfalls die Erfassung der Problemlösefähigkeit ermöglicht, ist das *Interview zur operationalisierten Fertigkeitsdiagnostik* (OFD; Stenzel et al., 2010).

22.3.2 Durchführung von Interventionen zum Problemlösen

Der Problemlöseprozess lässt sich in mehrere Stufen unterteilen. Im Problemlösetraining werden diese nacheinander vermittelt. Im Rahmen des Trainings sind aber auch Rückkoppelungsprozesse vorgesehen: Manchmal kann es wichtig sein, zu einer früheren Stufe zurückzukehren (z. B. wenn eine Person einen Teilschritt nicht erfolgreich bewältigen konnte oder bei der Problembearbeitung neue, unvorhergesehene Informationen sich ergeben).

Fallbeispiel

Im Laufe des Klinikaufenthaltes von Frau W. tritt folgende Situation auf: In den letzten Wochen hat sich die Symptomatik von Frau W. gebessert. Vor einer Belastungserprobung (BE) am Wochenende wird sie jedoch wieder unruhig und angespannt. Sie versucht sogar, die BE unter einem Vorwand zu verschieben. Nach einigem Zögern berichtet Frau W., dass für das Ingenieurbüro ihres Mannes die jährliche Steuererklärung anstehe. Die letzten Jahre habe sie das immer allein und auch sehr gerne erledigt, da sie sich in diesem Bereich gut auskenne. Dieses Mal sehe sie sich dazu aber einfach nicht in der Lage. Sie sei deswegen sehr enttäuscht von sich selbst. Eigentlich hätte ihr Mann ja auch selbst damit anfangen können. Letztes Wochenende habe sie ihm einen Stapel Unterlagen deutlich sichtbar in die Küche gelegt, das hätte er eigentlich sehen müssen. Wahrscheinlich wolle er sich einfach nicht damit beschäftigen. Bestimmt habe er bald auch genug von ihr.

Problemdefinition und Erarbeitung eines Ziels

Zunächst einmal ist es wichtig, dass Patient:innen lernen, ein Problem auszuwählen und genau zu beschreiben. Dies sollte möglichst konkret und differenziert erfolgen. Die therapeutische Unterstützung sollte darauf abzielen, dass möglichst alle relevanten Informationen zusammengetragen werden, sowie dass das Problem vorwiegend anhand objektiver Fakten eingegrenzt und von subjektiven Annahmen getrennt wird.

Häufig sind die Patient:innen zu Beginn eines Problemlösetrainings nicht in der Lage, ein konkretes Problem zu benennen. Sie geben eher eine diffuse Beschreibung dessen, was sie momentan belastet. Das therapeutische Vorgehen sollte hier darauf ausgelegt sein, sokratisch-anleitend (vgl. Kap. 20) zunächst ein konkretes Teilproblem zu identifizieren, an dem im Folgenden gearbeitet werden kann.

Ziele SMART gestalten

Die Abkürzung SMART beschreibt Aspekte, die bei der Formulierung eines ergebnisbezogenen Ziels wichtig sind: *Spezifisch, Messbar, Attraktiv, Realistisch, Terminiert* (vgl. die arbeitspsychologische Zielsetzungstheorie von Locke & Latham, 1990).

(1) **Spezifisch:** Ein gutes Ziel ist klar und präzise formuliert. Es sollte genau beschreiben, was erreicht werden soll, damit keine Unklarheiten über das gewünschte Ergebnis bestehen.

(2) **Messbar:** Ein Ziel sollte so formuliert sein, dass Fortschritte und das Erreichen des Ziels messbar und entsprechend gut überprüfbar sind. Dies ermöglicht es, den Erfolg zu überwachen und bei Bedarf Anpassungen vorzunehmen.

(3) **Attraktiv:** Ein gutes Ziel sollte relevant für die übergeordneten persönlichen Ziele sein (vgl. Kap. 54, 55). Es sollte eine Bedeutung haben und einen positiven Einfluss auf das Leben haben.

(4) **Realistisch:** Ziele sollten realistisch und erreichbar sein. Unrealistische Ziele können demotivierend wirken und die Wahrscheinlichkeit des Scheiterns erhöhen.

(5) Zeitgebunden: Ziele sollten eine klare zeitliche Begrenzung haben. Das Setzen von Fristen hilft dabei, sich zu konzentrieren und Prioritäten zu setzen.

Darüber hinaus ist es wichtig, dass Ziele positiv formuliert werden, um eine motivierende Wirkung zu haben. Ziele sollten auch flexibel genug sein, um bei Bedarf angepasst zu werden, ohne jedoch ihre Grundrichtung zu verlieren.

Im nächsten Schritt sollte ein angemessenes Ziel erarbeitet werden. Dabei ist es wichtig, dass das Ziel realistisch, erreichbar und überprüfbar ist. Eine häufige Schwierigkeit besteht darin, dass unrealistische Ziele gesetzt werden, die nicht unbedingt im eigenen Einflussbereich der Betroffenen liegen. Frau W. könnte beispielsweise das Ziel haben, dass andere von selbst sehen sollten, wie schlecht es ihr geht und welche Aufgaben gerade anstehen (z. B. durch den Stapel Unterlagen, den sie demonstrativ in die Küche gelegt hat). Sie könnte auch das Ziel haben, dass andere ihr Aufgaben von sich aus abnehmen würden (»Wenn ich meinem Mann wirklich wichtig wäre, müsste er wissen, dass mir das zu viel ist«).

Zudem ist es wichtig, das Ziel konkret und präzise zu beschreiben. Viele Menschen haben Schwierigkeiten, ein positiv formuliertes und konkretes Ziel auszuwählen. Sie formulieren dagegen nur, dass der von ihnen als aversiv erlebte Zustand aufhören sollte (»Ich möchte mich nicht mehr so überfordert fühlen«). Es ist die Aufgabe von Therapeut:innen, den Fokus von Vermeidungszielen weg hin zu Annäherungszielen zu lenken und die Auswahl eines konkreten und positiven Ziels zu unterstützen, das realistisch und überprüfbar ist. Weitere Anregungen zu diesem Thema finden sich bei Kanfer et al. (2012) sowie im Kapitel Situationsanalyse (Kap. 24).

Erarbeiten von Lösungsalternativen

Viele Patient:innen haben verlernt, über ihre Probleme konstruktiv nachzudenken. Häufig fallen ihnen nur wenige Lösungsmöglichkeiten ein und sie neigen dazu, diese schnell wieder zu verwerfen. Aus diesem Grund sollten zunächst möglichst viele verschiedene Lösungsmöglichkeiten gesammelt werden (mindestens drei) – und zwar zunächst ohne Bewertung derselben.

Es gibt verschiedene therapeutische Strategien, die eingesetzt werden können, um die Generierung möglichst vielfältiger Lösungsmöglichkeiten anzuregen. Brainstorming eignet sich für Einzel- und Gruppentherapie, hier bietet eine gut funktionierende Gruppe aber sicherlich einen deutlichen Vorteil. Eine andere Strategie bezieht sich darauf, einen Perspektivwechsel anzuregen: »Was würde z. B. Ihre Mutter oder ein guter Freund tun?« Eine weitere Möglichkeit ist, frühere funktionale Problemlösestrategien zu übertragen: »Können Sie sich an eine ähnliche Situation erinnern, in der Sie zu Ihrem Ziel gekommen sind? Wie sind Sie damals damit umgegangen?« In Tabelle 22.1 sind die von Frau W. generierten Lösungsmöglichkeiten gemeinsam mit den Bewertungen dargestellt, die im nächsten Schritt erarbeitet werden.

Bewertung der Lösungsalternativen und Entscheidung für einen Lösungsweg

Im Folgenden soll eine Entscheidung für eine der Lösungsmöglichkeiten getroffen werden. Zunächst wird ein kurzes Screening aller Möglichkeiten durchgeführt. Dabei sind Patient:innen meist schon in der Lage, einige Möglichkeiten direkt auszusortieren (weil sie nicht umsetzbar sind oder negative Folgen haben, die die Betroffenen nicht in Kauf nehmen möchten). Bei der Bewertung der weiteren Möglichkeiten wird jedoch meist Hilfestellung benötigt (z. B. durch das gemeinsame Anfertigen einer Pro-Contra-Liste). Die verschiedenen Lösungsalternativen werden dann bewertet (z. B. auf einer Skala von – – bis + +).

Fallbeispiel

Die von Frau W. generierten Lösungen und ihre Bewertung könnten wie folgt aussehen:

Lösungsmöglichkeiten	Vor- und Nachteile
(1) »Ich bleibe am Wochenende in der Klinik und fahre nicht nach Hause. Sollen die doch sehen, wie sie das alleine hinkriegen.«	+ Ich gehe dem Stress aus dem Weg. – Langfristig kann ich mich nicht ablenken und grüble das ganze Wochenende. – Das Problem bleibt wahrscheinlich bestehen bzw. wird noch größer.
(2) »Ich fahre nach Hause und warte darauf, dass mein Mann die Steuererklärung von sich aus anspricht (ich selbst sage nichts).«	+ Ich muss ihn nicht um etwas bitten und meine Schwäche eingestehen. – Vielleicht hat er das gar nicht präsent, da er grade selbst so viel Stress hat. – Das wird mich am Wochenende auch unter Druck setzen, da ich darauf warte, dass er das anspricht. – Das Problem bleibt wahrscheinlich bestehen bzw. wird noch größer.
(3) »Ich spreche mit meinem Mann heute am Telefon das Thema an und bitte ihn, mich zu unterstützen.«	+ Ich könnte ihn auf das Problem aufmerksam machen. + Wir können gemeinsam planen, wie wir damit umgehen. – Ich muss zugeben, dass ich mich damit überfordert fühle, das alleine zu schaffen.
(4) »Eigentlich ist ja noch ein Monat Zeit. Vielleicht geht's mir nächste Woche besser. Ich verschiebe das auf nächstes Wochenende.«	+ Ich gehe dem Stress vorerst aus dem Weg. – Langfristig kann ich mich nicht ablenken und grüble das ganze Wochenende. – Das Problem bleibt wahrscheinlich bestehen bzw. wird noch größer.

(5) »Ich erledige am Wochenende nur einen Teil der Steuererklärung. Ich fülle die Formblätter aus (damit kenne ich mich aus), suche aber keine Belege zusammen, mache keine Kopien, Anschreiben etc.«	+ Diesen Teil würde ich mir zutrauen, das hat mir früher Spaß gemacht (ich hab´ Erfahrung). + Das möchte ich eigentlich gern machen und es würde mir vielleicht gut tun. + Den anderen Teil könnte ich vielleicht abgeben (an meinen Mann?).

Auf Basis dieser Bewertungen (die ggf. auch gewichtet werden können) könnte Frau W. sich für eine Kombination aus den Lösungsmöglichkeiten 3 und 5 entscheiden: »Ich rufe meinen Mann an und bitte ihn, mich zu unterstützen. Ich sage, dass ich nur einen Teil erledigen kann und möchte.«

Planung der Umsetzung

Die Umsetzung der Verhaltensalternativen sollte schrittweise geplant werden, d.h., es sollten Teilziele definiert werden, die direkt umsetzbar und überprüfbar sind. Hier kann die konkrete Planung mit hilfreichen Fragen unterstützt werden (»Was ist nun also der erste Schritt? Wie können Sie das umsetzen? Müssen Sie dafür etwas vorbereiten [z.B. jemandem Bescheid sagen, um Hilfe bitten]?«).

Fallbeispiel

Im Falle unseres Beispiels plant die Therapeutin mit Frau W. nun das Telefongespräch mit ihrem Mann. Zusätzlich könnte sie auch ein Rollenspiel mit Frau W. durchführen, um Frau W. auf die Situation vorzubereiten.

Bewertung des Lösungsversuchs

Nach der realen Umsetzung des Lösungsversuchs werden die Betroffenen nun dazu angeleitet, die Ergebnisse des Lösungsversuchs zu bewerten. Dabei soll geprüft werden, wie erfolgreich die Umsetzung gelungen ist. Die Ergebnisse werden im Hinblick auf die Kriterien bewertet, die für die Auswahl der Lösungsalternative herangezogen wurden (z.B. Zielerreichung, Kosten-Nutzen-Bilanz, kurzfristige / langfristige Konsequenzen).

In einem frühen Stadium der Behandlung sollte jeder Lösungsversuch ausgiebig verstärkt werden. Langfristig sollten Betroffene jedoch lernen, sich selbst zu verstärken, um das eigene Verhalten noch besser steuern zu können. Dafür kann in der Therapie das Prinzip der »Selbstverbalisation« etabliert werden (Kanfer et al., 2012). Darüber hinaus können auch externe Verstärker (Belohnung) eingesetzt werden (die allerdings von der Person selbst gewählt und eingesetzt werden).

Es ist völlig normal, dass Problemlöseprozesse nicht einfach glatt verlaufen und dass also regelmäßig nachgesteuert werden muss (und dies sollte auch gemeinsam mit den Patient:innen antizipiert werden). Falls sich bei der Evaluation herausstellt, dass das Ziel noch nicht vollständig erreicht wurde, werden die Ursachen für die Probleme in der Umsetzung gemeinsam in der Therapie erarbeitet. Möglicherweise war das Ziel nicht realistisch umsetzbar und es ist eine Anpassung erforderlich, oder in der Zwischenzeit haben sich interne / externe Bedingungen verändert, die mitberücksichtigt werden müssen. Möglicherweise sind aber auch Interventionen zur Schulung anderer Fertigkeiten erforderlich, bevor ein Verhalten ausgeführt werden kann (z. B. Interventionen zur Emotionsregulation, vgl. Abschn. 22.4). Im weiteren Verlauf der Therapie sollten die bereits erarbeiteten Lösungsalternativen gemeinsam angepasst bzw. neue Möglichkeiten generiert werden.

T: Anfang der Woche hatten wir uns überlegt, auf welche Weise Sie mit der Problematik der bald anstehenden Steuererklärung umgehen möchten. Sie hatten sich für folgendes Vorgehen entschieden [zeigt das Arbeitsblatt aus der letzten Sitzung] … Beschreiben Sie mir doch bitte, wie Sie nun tatsächlich vorgegangen sind und welche Folgen das hatte.

P: Anfangs habe ich gezögert und mich nicht getraut, ihn anzurufen. Aber dann habe ich an das gedacht, was wir besprochen haben: Ich habe meinen Mann angerufen und ihm erst einmal mitgeteilt, dass die Steuererklärung bald ansteht.

T: Schön, dass Sie das geschafft haben. Sie haben ja vorher gesagt, dass Ihnen das sehr schwerfallen wird. Und wie hat er reagiert?

P: Er hatte gar nicht mehr daran gedacht und sich bedankt, dass ich trotz meines Klinikaufenthaltes daran denke.

T: Wie ging es dann weiter?

P: Ich habe ihm gesagt, dass ich das dieses Mal nicht alleine machen kann und ich mir seine Unterstützung wünsche – und Pausen brauche. Er hat dann angeboten, dass er die Anschreiben fertig machen und alles zusammensuchen kann, und mich gefragt, ob ich die Formulare ausfüllen könne, da er sich damit nicht auskenne. Das möchten wir am Wochenende gemeinsam versuchen.

T: Das hört sich sehr gut an! Ich würde mir jetzt gern noch einmal das Arbeitsblatt mit den verschiedenen Lösungsalternativen anschauen und dann gemeinsam mit Ihnen prüfen, als wie erfolgreich Sie die Umsetzung für sich bewerten und welche Folgen Ihr Verhalten hatte [zieht das Arbeitsblatt hinzu und leitet dann die Patientin darin an, die Ergebnisse im Hinblick auf die Kriterien zu bewerten, die für die Auswahl der Lösungsalternative herangezogen wurden, z. B. Zielerreichung, Kosten-Nutzen-Bilanz, kurzfristige / langfristige Konsequenzen].

22.4 Typische Schwierigkeiten und Fehler

Die erfolgreiche Problemlösung kann durch mehrere Aspekte erschwert werden. Es ist daher wichtig, auf einige therapeutische Fallstricke zu achten.

Grundsymptomatik berücksichtigen

In manchen Fällen gelingt es im Training zunächst gut, die Problemstellung zu erarbeiten und eine prinzipiell geeignete Lösungsmöglichkeit auszuwählen. Die Umsetzung gestaltet sich dann aber sehr schwierig. Bei Vorliegen einer depressiven Grundsymptomatik kann beispielsweise eine Antriebsminderung die Umsetzung der gewählten Lösung behindern. Bei deutlicher Impulsivität können üblicherweise Fokus und Durchhaltefähigkeit beeinträchtigt sein, so dass an übereilt entschiedenen Maßnahmen nicht drangeblieben wird. Es ist wichtig, dass solche Schwierigkeiten bereits bei der Planung der Lösungsumsetzung berücksichtigt werden, damit es nicht zu Misserfolgen kommt.

Auch Defizite in der Emotionsregulation können den Ablauf eines Problemlösetrainings erschweren: Starkes negatives Arousal kann die kognitiven Verarbeitungskapazitäten reduzieren und dazu führen, dass auf mehreren Stufen des Problemlöseprozesses Einschränkungen bestehen (z. B. kommt es zu Schwierigkeiten bei der Problemanalyse, die Auswahl der Lösungsalternativen ist v. a. durch den Wunsch bestimmt, negative Affekte reduzieren zu wollen [Vermeidung], oder die Umsetzung der ausgewählten Lösungsalternativen ist deutlich erschwert). Nezu et al. (2019) betonen, dass in einem solchen Fall zusätzliche Interventionen zur Stärkung der Emotionsregulation nötig sind, um den Erfolg des Problemlösetrainings zu gewährleisten (vgl. Kap. 33). Liegen sehr starke Defizite in der Emotionsregulation vor (bspw. bei einer Borderline-Symptomatik), empfiehlt es sich, zunächst auf die entsprechenden störungsspezifischen Therapieverfahren zurückzugreifen (vgl. Kap. 53).

Zudem können starke soziale Kompetenzdefizite die Durchführung der Lösungsalternative erschweren. In solchen Fällen sind zusätzliche Interventionen zur Stärkung der sozialen Kompetenz notwendig. Dazu könnte beispielsweise bei der Planung der Umsetzung ein Rollenspiel durchgeführt werden (vgl. Kap. 21). Auch erscheint bei interpersonellen Problemen die Situationsanalyse hilfreich, die oft als soziales Problemlösen konzipiert wird (Kap. 24). In jedem Fall ist es wichtig, dass die Therapeut:innen die jeweiligen Bedingungen im Vorfeld eruiert haben und ihre Patient:innen gut kennen. So können mögliche Hindernisse vorweggenommen und therapeutisch bearbeitet werden.

Klare Problemdefinition entwickeln

Oft geben Patient:innen zu Beginn einer Behandlung zunächst eine eher diffuse Beschreibung dessen, was sie momentan belastet. So könnte Frau W. aus unserem Beispiel auf die Aufforderung, ein konkretes Problem zu beschreiben, zunächst antworten, dass sie »Schwierigkeiten zu Hause habe« und ihr »eine Belastungserprobung zu anstrengend« sei. An dieser Stelle ist es von hoher Relevanz, die Patientin zur Auswahl eines ganz konkreten Problems anzuleiten und mit ihr eine differenzierte Beschreibung des Problems zu erarbeiten – also zu konkretisieren, zu spezifizieren und zu präzisieren. Dabei sollte stets auch zwischen »objektiv bestätigbaren« Fakten und »lediglich subjektiven« Annahmen unterschieden werden. Zur vertieften Exploration des Problems können beispielsweise *konstruktive W-Fragen* herangezogen werden (vgl. Prior, 1999).

Manchmal sind die berichteten Probleme ineinander verschachtelt. In solchen Fällen sollten die Patient:innen zunächst darin unterstützt werden, das Problem in Teilprobleme zu zerlegen. Einige Betroffene verlieren sich in Problemketten, die sie nacheinander aufzählen (»Im Haushalt bleibt alles liegen, im Büro stapeln sich die Rechnungen. Früher hätte ich das längst gemacht. Und dann jetzt diese Steuererklärung. Mein Mann hat bestimmt nichts daran getan. Er war neulich am Telefon so einsilbig. Was mache ich, wenn meine Beziehung den Bach runtergeht?«). In diesem Fall ist es wichtig, jedes Problem für sich zu betrachten, da sonst keine konstruktive Problemlösung möglich ist.

Konstruktives Durchspielen von Lösungsmöglichkeiten vs. Grübeln
Es ist wichtig, den Unterschied zwischen rationalem Problemlösen und Grübeln zu verdeutlichen (z. B. »Wieso soll ich mich jetzt noch mehr mit dem Problem beschäftigen? Ich grüble sowieso den ganzen Tag und komme nicht weiter.«). Teismann et al. (2017) plädieren dafür, zu diesem Thema folgende Faustregel zu vermitteln: Beim problemlösenden Denken beschäftigt man sich eher mit »Wie-Fragen« (»Wie könnte eine konkrete Lösung aussehen?«), während Grübeln eher durch (rückwärtsgerichtete, generalisierte) »Warum-Fragen« gekennzeichnet ist (»Warum ist mir das passiert?«, »Warum habe ich nie Glück?«).

Wichtig ist zudem, dass bei der Generierung von Lösungsmöglichkeiten die einzelnen Alternativen noch nicht bewertet werden sollen. Dies fällt Personen, die zum Grübeln neigen, besonders schwer. Deswegen sollte betont werden, dass es sich beim Durchdenken von Lösungsmöglichkeiten um einen rein hypothetischen Akt handelt und dass damit nicht automatisch eine Verpflichtung einhergeht, eine der generierten Lösungsmöglichkeiten auch tatsächlich in die Tat umzusetzen.

22.5 Kritische Einordnung

Im Umgang mit (komplexen) negativen und / oder belastenden Ereignissen dient planvolles / rationales Problemlösen als wichtige Bewältigungsstrategie. Verschiedene Primärstudien und Metaanalysen belegen die Relevanz von Problemlösefertigkeiten für klinische Störungsbilder wie Angststörungen und Depressionen (z. B. Becker-Weidman et al., 2010; Cuijpers et al., 2018, 2023; Grawe et al., 2001; Zhang et al., 2018; Metz et al., 2023; vgl. Kap. 42, 43), psychosomatische Erkrankungen (Malouff et al., 2007), Schizophrenie (Morris et al., 2004; Veltro et al., 2011; Rodewald et al., 2011; vgl. Kap. 42) oder Substanzmissbrauch (D'Zurilla & Nezu, 2010; vgl. Kap. 50). Insgesamt gelten die verschiedenen Problemlösetrainings und Problemlösetherapien als effektive und etablierte Verfahren in der Verhaltenstherapie.

FAQ

Wie gehe ich damit um, wenn Probleme beim Generieren von Lösungsmöglichkeiten auftreten?
In solchen Situationen können Therapeut:innen leichte Hilfestellung geben und erste Vorschläge für Lösungsmöglichkeiten machen. Es sollte aber darauf geachtet werden, trotzdem ausreichend Spielraum für eigene Ideen zu lassen. Die Lösungsmöglichkeiten sollten also noch nicht perfekt sein. Es kann sich auch um extreme oder unkonventionelle Varianten handeln. Oder aber nur um eine recht »grobe erste

Idee«. Auf diese Weise werden Patient:innen dabei unterstützt, sich von »gewohnten« Gedankengängen und Blickrichtungen zu lösen.

Nezu, Nezu & Hayes (2019) geben in ihrem Manual einige Anregungen, wie die Kreativität beim Generieren von Lösungsalternativen gefördert werden kann.

Wie gehe ich damit um, wenn die Umsetzung der ausgewählten Lösungsalternative aufgrund motivationaler Schwierigkeiten oder aufgrund starken emotionalen Arousals erschwert ist?
Hier bieten sich Interventionen zur Förderung einer positiven Problemorientierung (vgl. 22.1) an. Es können Techniken der Motivierenden Gesprächsführung (Kap. 4) sowie weitere kognitive Techniken (Kap. 20) eingesetzt werden. Nezu et al. (2019) empfehlen zudem den Einsatz von Visualisierungstechniken, insbesondere zur Reduktion starker Hoffnungslosigkeit. Beim Vorliegen starken emotionalen Arousals können zunächst die Kompetenzen im Bereich der Emotionswahrnehmung durch die Vermittlung von Techniken der Achtsamkeit (Kap. 29) sowie konkreter Übungen zur Förderung der Emotionsregulationskompetenzen (Kap. 33) gefördert werden. Auch hierzu finden sich detaillierte Anregungen (z. B. SSTA-Übung: ***S****TOP*, ***S****low down*, ***T****hink*, ***A****ct*) in den Manualen der (EC-) PST (Nezu et al., 2012, Nezu et al., 2019).

Sollte ein Problemlösetraining im Einzel- oder Gruppensetting stattfinden?
Die Durchführung eines Problemlösetrainings ist sowohl im Einzel- als auch im Gruppensetting möglich. Die Durchführung in der Einzeltherapie hat den Vorteil, dass die Interventionen besonders gut individualisiert werden können. Auf der anderen Seite hat das Gruppensetting den Vorteil, dass hier mehrere Personen mit ähnlichen Problemen aufeinandertreffen. Zudem können andere Teilnehmer:innen hilfreiche Lösungsmöglichkeiten vorschlagen und generell wichtiges Feedback geben, da sie sich in die Problematik häufig gut hineinversetzen und gegenseitig als Modell fungieren können.

Weiterführende Literatur

D'Zurilla, T. J. & Nezu, A. M. (2010). Problem-solving therapy. In K. S. Dobson (Ed.), Handbook of Cognitive-behavioral Therapies (pp. 197–225). New York: Guilford.

Nezu, A.M., Nezu, C. M. & Hayes, A.M. (2019). Emotion-centered problem-solving therapy. In K. S. Dobson (Ed.) & D.A. Dozois (Ed.) Handbook of Cognitive-behavioral Therapies, 4th Ed., (pp. 171–190). New York: Guilford.

23 Kommunikationstraining

Sarah Weusthoff

23.1 Hintergrund und allgemeine Merkmale

Kommunikationstrainings strukturieren und verbessern durch eine überschaubare Anzahl von Fertigkeiten die interpersonelle Kommunikation zwischen zwei (oder mehr) Interaktionspartner:innen. Das übergeordnete Ziel ist, die Kommunikationspartner:innen zu konstruktiver Selbstöffnung zu befähigen. So sollen zukünftig schwierige Interaktionen und Konflikte kompetent und eigenständig gelöst werden können. Zunächst werden psychoedukativ das zugrunde liegende Entstehungs- und Aufrechterhaltungsmodell für die Kommunikationsprobleme sowie die notwendigen Kommunikationsfertigkeiten anhand von Beispielen erarbeitet. Die neuen Kommunikationsfertigkeiten werden anschließend in therapeutisch angeleiteten Gesprächen und später eigenständig von den Interaktionspartner:innen eingeübt.

Zumeist werden Kommunikationstrainings zur Behandlung von Partnerschaftsproblemen eingesetzt. Hier kann die Theorie von Gottman zur ehelichen Stabilität (1993) als Erklärungsmodell genutzt werden, welches selbstverständlich auch auf nicht verheiratete Paare oder andere Beziehungskonstellationen angewandt werden kann. Gottman sieht das Verhältnis von positiver (z. B. Komplimente, Lob, den anderen anlächeln) zu negativer (z. B. den anderen kritisieren, beleidigen, ignorieren, nicht ernst nehmen) Kommunikation als entscheidend für die Zufriedenheit einer Beziehung an. Unterschreitet dieses Verhältnis die Grenze von 5:1 (positive zu negative Kommunikation), kippt der »Schalter« um und die Beziehung wird von den Partner:innen als negativ erlebt.

23.2 Indikation, Kontraindikation und Nebenwirkungen

Indikation

Sowohl in der verhaltenstherapeutischen Paar- als auch in der Einzelpsychotherapie können Kommunikationstrainings eingesetzt werden. Eine häufige Indikation in beiden Settings stellen Partnerschaftsprobleme dar. Diese resultieren zumeist aus Kommunikationsproblemen und können über entsprechende Kommunikationstrainings gut behandelt werden. Daher sind die Beispiele in diesem Kapitel vorrangig auf Kommunikationstrainings bei Partnerschaftsproblemen ausgerichtet.

Auch in der Einzeltherapie von Patient:innen mit psychischen Störungen und (psycho-)somatischen Erkrankungen können Kommunikationstrainings unter Einbezug von Partner:innen oder anderer Bezugspersonen durchgeführt werden.

Interpersonelle Konflikte sind ein Risikofaktor für die Entstehung unipolarer depressiver Episoden. In der Nationalen Versorgungsleitlinie zur unipolaren Depression wird entsprechend ambulante Psychotherapie als Behandlungsoption auch im Mehrpersonensetting wie z. B. der Paartherapie empfohlen (DGPPN, 2022).

Der Aufbau sozialer Fertigkeiten sowie die Rückfallprophylaxe und Familienbetreuung bei Patient:innen mit schizophrenen Erkrankungen können ebenfalls Indikationen für ein Kommunikationstraining unter Einbezug der Angehörigen sein. Entsprechende familienbasierte Interventionen werden in der aktuellen S3-Leitlinie Schizophrenie empfohlen (DGPPN, 2019).

Auch in der psychoonkologischen Versorgung werden Kommunikationstrainings häufig eingesetzt. Diese zielen meist auf die Steigerung von konstruktiver sozialer Unterstützung und Bewältigungsstrategien ab. So sollen Paare und Familien in der Bewältigung der psychosozialen Konsequenzen einer Krebserkrankung unterstützt werden (Heinrichs & Zimmermann, 2008).

Kontraindikation

Beim Einsatz von Kommunikationstrainings in Einzeltherapien können Kontraindikationen im Rahmen der Symptomatik der jeweils zugrunde liegenden Erkrankung bestehen (z. B. Veränderungen des Realitätserlebens, Beeinträchtigungen der Leistungsfähigkeit oder Einschränkungen im sozialen Kontakt). Beispiele sind eine akute Positivsymptomatik bei schizophrenen Erkrankungen oder starke Konzentrationsschwierigkeiten bei depressiven Erkrankungen, bei denen ein Kommunikationstraining nicht durchgeführt werden sollte.

Wichtig

Eine unabdingbare Voraussetzung für die Durchführung von Kommunikationstrainings ist die Bereitschaft aller beteiligten Partner:innen, neue Verhaltensweisen für gemeinsame Gespräche zu erlernen und diese zunächst unter therapeutischer Anleitung sowie später eigenständig im Rahmen von Hausaufgaben zu üben. Ist diese Bereitschaft bei einem der Gesprächsparteien nicht gegeben und lässt sich auch durch entsprechende motivationsfördernde Interventionen (vgl. Kap. 3) nicht herstellen, stellt dies ebenfalls eine Kontraindikation für die Durchführung von Kommunikationstraining dar.

23.3 Praktische Durchführung

Zunächst wird gemeinsam mit den Partner:innen das Genese- und Aufrechterhaltungsmodell der Kommunikationsprobleme unter Nutzung von Beispielen aus dem Alltag des Paares erarbeitet. Bei Verwendung des Modells von Gottman (1993) lässt sich über das folgende Beispiel anschaulich die verhaltenstherapeutische Grundannahme zum Zusammenhang zwischen Gedanken, Gefühlen und Verhalten erarbeiten. Auch können von therapeutischer Seite so bereits modellhaft Kommunikationsfertigkeiten (insbesondere Paraphrasieren und aktives Zuhören) demonstriert und wichtige Merkmale konstruktiver und destruktiver Kommunikation mit dem Paar abgeleitet werden. Alternativ können die Kommunikationsfertigkeiten auch über Videobeispiele von Paarinteraktionen oder durch Rollenspieldemonstrationen von Therapeut:in mit einer / einem Kolleg:in als Co-Therapeut:in abgeleitet werden.

Beispiel

»Stellen Sie sich bitte folgende Situation vor: Partner:in A eines zufriedenen Paares bereitet gerade das gemeinsame Abendessen zu. Partner:in B kommt verspätet von der Arbeit nach Hause und hat Partner:in A seine:ihre Lieblingsschokolade mitgebracht. Was vermuten Sie, geht Partner:in A in diesem Moment durch den Kopf?«

(dem Paar Zeit zum Überlegen und Antworten geben, anschließend das Gesagte auch im Sinne des Modelllernens zusammenfassend wiederholen)

»Genau, vermutlich etwas in der Richtung, die Sie eben vermutet haben: ›Wie nett, dass er / sie an mich gedacht und sich trotz des ganzen Arbeitsstresses die Mühe gemacht hat, mir meine Lieblingsschokolade zu besorgen!‹ Was vermuten Sie, wie sich Partner:in A in dieser Situation fühlt?«

(erneut dem Paar Zeit zum Überlegen und Antworten geben, anschließend das Gesagte wieder zusammenfassend wiederholen)

»Richtig, vermutlich fühlt sich Partner:in A glücklich oder zufrieden, entspannt könnte man vielleicht auch sagen. Auf jeden Fall scheint es zu angenehmen Gefühlen zu kommen. Was vermuten Sie, wie Partner:in A nun gegenüber Partner:in B reagieren wird?«

(s. o.)

»Genau, vermutlich wird Partner:in A Partner:in B anschauen und anlächeln, sich bedanken und möglicherweise mitteilen, dass er / sie sich über die Schokolade freut.«

Identisch zum Vorgehen bei einem zufriedenen Paar werden auch bei einem unzufriedenen Paar auftretende Gedanken, Gefühle und Verhaltensweisen mit den Partner:innen erarbeitet (wie z. B. Auftauchen der Emotion Wut bei Partner:in A durch wiederholtes Zuspätkommen von Partner:in B, Gefühl, alleingelassen zu werden mit der Hausarbeit und Interpretation der Schokolade als zu simpler Versuch der Wiedergutmachung). Im Anschluss werden durch den / die Therapeut:in nochmals die wesentlichen Aspekte des Gedankenexperiments zusammengefasst und bereits erarbeitete Kommunikationsfertigkeiten in Form von einprägsamen Stichworten (»Regeln«) getrennt nach Sprecher:in und Zuhörer:in auf einem Flipchart aufgelistet.

Beispiel

»Wir haben also festgestellt, dass die identische Situation *Partner:in kommt verspätet von der Arbeit nach Hause und bringt mir Schokolade mit* abhängig von der partnerschaftlichen Zufrieden- oder Unzufriedenheit zu sehr unterschiedlichen Verhaltensweisen, Gedanken und Gefühlen führt.«

(falls notwendig kann an dieser Stelle auch das verhaltenstherapeutische Rational abgeleitet oder wiederholt werden)

»Sie haben bereits einige Verhaltensweisen beschrieben, die zwischen den Partner:innen in der Kommunikation gezeigt werden. Einige davon decken sich bereits mit den Kommunikationsfertigkeiten, die ich heute mit Ihnen für das Kommunikationstraining erarbeiten möchte. Wir unterteilen die Fertigkeiten dabei in sogenannte Sprecher- und Zuhörerregeln.«

(Therapeut:in notiert bereits benannte Regeln)

Noch fehlende Regeln werden zunächst beim Paar erfragt (»Fallen Ihnen noch andere für die Kommunikation wichtige Aspekte ein?«) oder ggf. unter therapeutischer Anleitung erarbeitet.

Kommunikationsfertigkeiten der Sprecherrolle. Die Kommunikationsregeln bilden ab und vermitteln, dass die Sprecherrolle

- im Hier und Jetzt anhand
- konkreter Beispiele und
- konkreter Situationen
- die eigenen Gedanken, Gefühle, Wahrnehmungen und Bedürfnisse als solche kennzeichnet (Ich-Botschaften mit Selbstöffnung).

Dabei muss darauf geachtet werden, dass keine Vorwürfe oder Anklagen erfolgen (meist gekennzeichnet durch »Du«-Sätze) und die Aussagen keinen verallgemeinernden oder angreifenden Charakter haben (häufig gekennzeichnet durch die Verwendung von »nie« oder »immer«).

Kommunikationsfertigkeiten der Zuhörerrolle. Die Kommunikationsregeln bilden ab und vermitteln, dass die Zuhörerrolle dem Gespräch aktiv und aufnehmend folgt, indem

- sogenannte *Quittierungszeichen* (z. B. bestätigendes Nicken), Blickkontakt und eine offene, zugewandte Körperhaltung gezeigt und
- das Gesagte zusammenfassend wiederholt (*paraphrasieren*) werden.
- Durch *offene Rückfragen* können Verständnisschwierigkeiten oder Unklarheiten bezüglich der Gefühle und Gedanken der Sprecherrolle geklärt und der Gesprächsfluss fortgeführt werden.

- Durch *Lob und positives Feedback* kann das Gesprächsverhalten der Sprecherrolle verstärkt werden.
- Bei sehr starken Gefühlsregungen kann die Person in der Zuhörerrolle in Form einer kurzen Ich- Botschaft *eigene Gefühle zurückmelden*, bevor der Gesprächsinhalt der Sprecherrolle zusammengefasst wird.

Die Gespräche werden aufsteigend nach Schwierigkeit durchgeführt. Begonnen wird mit einem vorgegebenen Thema zum Ausdruck positiver Gefühle (z. B. »Was würde ich tun, wenn ich 1.000 € geschenkt bekäme, die ich nur für mich selbst ausgeben dürfte?«), welches keine inhaltliche Nähe zu den Schwierigkeiten der Kommunikationspartner:innen aufweist. Die Rollen sind für den Verlauf eines Gesprächs fest verteilt (Partner:in A übernimmt die Sprecherrolle, Partner:in B die Zuhörerrolle). Anschließend wird das Gespräch mit vertauschten Rollen wiederholt. Rollenwechsel (und damit Sprecherwechsel) werden von therapeutischer Seite vorgegeben. Beide Partner:innen sollten beide Rollen mindestens einmal eingenommen haben. Der / Die Therapeut:in coacht die Partner:innen hinsichtlich der Einhaltung der Gesprächsregeln und strukturiert das Gespräch deutlich. Bei hochstrittigen Paaren erfolgt ggf. zunächst ausschließlich Kommunikation über den / die Therapeut:in ohne direkten Austausch zwischen den Partner:innen. In diesem Fall ist die Körperhaltung und Blickrichtung beider Partner:innen auf den / die Therapeut:in anstatt zueinander ausgerichtet, und beide Partner:innen kommunizieren ausschließlich mit ihm / ihr. Zwischen den Partner:innen findet keine direkte Kommunikation statt (sog. »triadisches Setting«).

Wenn beide Partner:innen zu positiv besetzten Themen ausreichend gut die Regeln anwenden können, werden von therapeutischer Seite Themenvorschläge zum Üben des Ausdrucks negativer Gefühle gemacht, aus denen das Paar dann eines auswählt, das als für die Beziehung relevant aber nicht zu schwierig erscheint.

In einem dritten Schritt wird das sogenannte »turn-taking« mit durchgängigem Wechsel von Sprecher- und Zuhörerrolle eingeführt. Parallel werden die strukturierenden Vorgaben stufenweise reduziert und das Gespräch (falls bisher ein triadisches Interaktionssetting notwendig war) in ein sogenanntes »dyadisches Interaktionssetting« überführt. Hierbei wenden sich die Partner:innen einander (wieder) zu und interagieren dann direkt miteinander.

Wichtig

Erst wenn beide Partner:innen die Fertigkeiten der Sprecher- und Zuhörerrolle sowohl beim Ausdruck positiver als auch negativer Gefühle und bei wechselnden Rollen sicher beherrschen, werden von den Partner:innen gewählte persönliche Themen unter Anwendung der Kommunikationsfertigkeiten besprochen.

Während der ersten Übungen sollten die Regeln für die Sprecher- und Zuhörerrolle zusammengefasst auf separaten Karteikarten verfügbar sein. So liegen beiden Partner:innen die entsprechenden Regeln nochmals in Kurzfassung vor, und auch die feste Aufteilung in Sprecher- und Zuhörerrolle ist zusätzlich visualisiert. Vor Gesprächsbeginn wird die jeweilige Aufgabe beider Partner:innen verdeutlicht.

Beispiel

»Ich möchte heute mit Ihnen eine erste Übung zum Erlernen und Einüben der Kommunikationsregeln durchführen. Die Regeln für die Sprecher- und Zuhörerrolle finden Sie auf den Karteikarten kurz zusammengefasst. Ich werde Ihnen gleich ein Thema vorgeben, zu dem Sie sich bitte austauschen. Nach etwa 10 Minuten werde ich Sie dann bitten, die Rollen zu tauschen, Sie sind also beide jeweils einmal in der Sprecherrolle und einmal in der Zuhörerrolle. Es kann sein, dass sich die Gesprächssituation zunächst etwas künstlich anfühlt und Sie noch nicht alle Regeln beachten können. Dass macht aber nichts. Ich werde Sie dabei unterstützen, die Regeln einzuhalten und Sie ggf. an diese erinnern.«

Das Therapeut:innenverhalten bei der Anleitung eines Kommunikationstrainings wird an das Verhalten der Partner:innen angepasst. Ggf. notwendige Interventionen können schrittweise in ihrer Intensität gesteigert werden. Therapeutische Maxime ist dabei, so wenig wie möglich und so viel wie nötig zu intervenieren, um ein konstruktives Gespräch zwischen den Partner:innen zu ermöglichen. Insbesondere am Anfang sollten beide Partner:innen *kontingent* und *explizit* für die Regelanwendung in der Sprecher- und Zuhörerrolle *verstärkt* werden. Dies kann über unmittelbare kurze verbale oder nonverbale Rückmeldungen (»Gut«, bestätigendes Nicken) erfolgen. Falls notwendig, kann Rückmeldung auch ausführlicher in *Feedbackform* im Anschluss an eine Trainingseinheit (z. B. »Es ist Ihnen gut gelungen, Ihre eigenen Gefühle wie Enttäuschung oder Angst vor dem Alleinsein zu benennen«) gegeben werden. Erfahrungsgemäß ist es für das Feedback hilfreich, sich bereits während des Kommunikationstrainings Notizen zum Kommunikationsverhalten beider Partner:innen zu machen um den Partner:innen separat ein individuelles Feedback geben zu können. Bei der Struktur des Feedbacks hat sich das »Sandwich« bewährt: Zunächst werden positive Aspekte des Gesprächsverhaltens zurückgemeldet, dann ein bis zwei Änderungsvorschläge formuliert und mit einem weiteren positiven Aspekt das Feedback abgeschlossen.

Während des Trainings kann man die Partner:innen durch kurzes und prägnantes *Coaching* mit leiser Stimme auf förderliche Gesprächsregeln (»Bitte zusammenfassen«) oder mit entsprechenden Gesten auf Blickkontakt oder Rollenwechsel hinweisen. Coaching wird bei (einzelnen) Kommunikationsfehlern oder stockendem Gesprächsfluss eingesetzt.

Hilft wiederholtes Coaching nicht oder wirkt es auf die Gesprächspartner:innen bestrafend, setzt man *Prompting/Souffllieren ein.* Mit leiser Stimme weist der/die Therapeut:in über kurze *Prompts* auf Regeln hin (»Ich-Gebrauch«, »Gefühl benennen« usw.). Ist dies nicht ausreichend, um einen konstruktiven Gesprächsfluss unter Regeleinhaltung zu ermöglichen, kann er/sie Formulierungshilfen *soufflieren* (»Ich fühle mich …«, »… dabei geht es mir …«) oder Vorschläge zu direkten Gefühlsäußerungen (»Ich bin traurig oder hilflos oder …«) anbieten.

Bei Schwierigkeiten bei der Einhaltung der Kommunikationsregeln, kann der/die Therapeut:in die Gesprächssituation über einen *Schnitt* unterbrechen und einen *Neubeginn* einführen. Ein Neubeginn des Gesprächs kann dann vermeiden, dass Partner:innen durch ausbleibende konstruktive Kommunikation frustriert sind und sich hierdurch Veränderungsmotivation reduziert. Vor dem Neubeginn des Gesprächs sollte die/der Therapeut:in die wichtigsten Gesprächsregeln kurz wiederholen und konkrete Instruktionen für Verhaltensänderungen geben. Sollte es notwendig sein, kann die/der Therapeut:in den Gesprächseinstieg modellhaft demonstrieren.

Auch bei sehr schwierigen oder eskalierenden Gesprächssituationen (bspw. wenn ein:e Partner:in stark zu weinen beginnt, schreit oder beleidigend wird) kann über einen *Schnitt* das Gespräch unterbrochen werden. Bei starker Erregung oder Belastung einer oder beider Partner:innen kann eine kurze Auszeit vom Training zur Selbstregulation der Partner:innen hilfreich sein. Nach einem Schnitt kann der:die Therapeut:in Lösungsvorschläge für den weiteren Gesprächsverlauf machen oder alternatives Gesprächsverhalten bei Bedarf modellhaft demonstrieren.

23.4 Typische Schwierigkeiten und Fehler

Therapeut:innenverhalten

Die Anleitung von Kommunikationstrainings erfordert hohe Aufmerksamkeit und inhaltliche Neutralität. Insbesondere bei hochstrittigen Paaren kann eine Gesprächssituation schnell eskalieren und (für Therapeut:innen plötzlich und schwer vorhersehbar) zu intensiven emotionalen Reaktionen bei einer oder beiden Partner:innen führen. Es empfiehlt sich, vor Kommunikationstrainings mit strittigen Paaren oder zu konfliktbelasteten Themen das triadische Setting einzuführen oder auf dieses zurückzugreifen, um Eskalationen zu vermeiden und als Therapeut:in aktiv das Gespräch strukturieren zu können. Bei der Anleitung von Kommunikationstrainings sollten Rückmeldungen und Interventionen regelbasiert erfolgen und eine inhaltliche Positionierung zu Gesprächsinhalten durch die Therapeut:innen konsequent vermieden werden.

Redezeiten

Die Redezeiten der jeweiligen Sprecherrolle sollten nicht zu lang werden (ca. 2–3 Minuten). Insbesondere bei sehr belasteten Kommunikationspartner:innen kann es sonst rasch passieren, dass sich einer der beiden Partner:innen »in Rage redet« und die Einhaltung der Kommunikationsregeln aus dem Blick verliert. Dabei kommt es oft zu verletzenden Äußerungen mit weitreichenden Konsequenzen: Das Kommunikationstraining ist unterbrochen, eine konstruktive Interaktion zwischen den Partner:innen wird unwahrscheinlicher und das Risiko für einen Konflikt bzw. die weitere Eskalation eines bestehenden Konflikts steigt. Auch die Möglichkeiten der Therapeut:innen, strukturierend oder deeskalierend einzugreifen, sind dann reduziert. Zusätzlich ist es der Person in der Zuhörerrolle in solch einer Situation kaum möglich, alles Gesagte aufzunehmen.

Steigerung des Schwierigkeitsgrads

Der Schwierigkeitsgrad im Kommunikationstraining (von vorgegebenem, positivem Thema mit fester Rollenverteilung hin zu selbst gewähltem Thema und freiem turn-taking) muss schrittweise und orientiert an den Kompetenzen der Gesprächspartner:innen erfolgen. Beherrschen alle Gesprächspartner:innen die Regeln der Sprecher- und der Zuhörerrolle sicher bei einem positiven Thema, erfolgt die nächste Schwierigkeitsstufe (vorgegebenes kritisches oder negatives Thema). Insbesondere durch die Partner:innen selbst gewählte negative Themen gehen häufig mit hoher Anspannung und einem erhöhten Konfliktrisiko einher (Kröger et al., 2009). Daher sollten präventiv Handlungs- und Interventionsmöglichkeiten bei steigendem Anspannungsniveau vereinbart werden (»Anspannungsthermometer«; vorab vereinbarte Handzeichen zum Abbruch der Gesprächssituation, wenn das subjektive Anspannungsniveau eine vorher festgelegte Grenze übersteigt; ggf. eine sich anschließende Auszeit).

Kommunikation zwischen den Partner:innen unterbrechen

Einige Therapeut:innen berichten von Schwierigkeiten, die Kommunikation zwischen den Gesprächspartner:innen zu unterbrechen (Sorge der Gefährdung der therapeutischen Beziehung). Insbesondere bei sehr »mitteilungsbedürftigen« Partner:innen oder bei Schwierigkeiten in der Einhaltung der Kommunikationsregeln kann es bestrafend wirken, wenn Therapeut:innen häufig intervenieren müssen. Meist ist es aber ausreichend, vorab das therapeutische Verhalten anzukündigen und zu erklären. (»Gerade am Anfang werde ich Sie vermutlich häufiger in Ihrem Gesprächsfluss unterbrechen, beispielsweise wenn es eine kurze Pause braucht, damit die Person in der Zuhörerrolle das bis dahin Gesagte zusammenfassend wiederholen kann. Können wir vereinbaren, dass ich Ihnen ein kurzes Handzeichen gebe, wenn ein Gesprächsabschnitt länger als zwei bis drei Minuten dauert?«)

Interpretieren statt zusammenfassen

Insbesondere wenn eigene Themen der Partner:innen mit konfliktbehafteten Inhalten im Kommunikationstraining besprochen werden, kann es der Person in der Zuhörerrolle schwerfallen, ausschließlich bei der Zusammenfassung der Inhalte der Sprecherrolle zu bleiben. Beginnt die Person in der Zuhörerrolle, eigene Inhalte zum Gesagten hinzuzufügen oder die Aussagen der Sprecherrolle zu interpretieren oder zu kommentieren, muss der / die Therapeut:in sofort intervenieren. Um zu verhindern, dass die Gesprächssituation konflikthaft eskaliert, sollte die Person in der Zuhörerrolle kurz validiert und die Aufgabe anschließend nochmals benannt und begründet werden.

Beispiel

»Ich kann mir vorstellen, dass es bei diesem [emotionalen / belastenden/…] Thema schwierig ist, in der Zuhörerrolle zu sein und noch nicht auf das Gesagte reagieren zu dürfen. Sie bekommen später auf jeden Fall auch noch die Gelegenheit, Ihre Sicht darzustellen. Für den Moment möchte ich Sie bitten, sich ganz darauf zu konzentrieren, was Ihr:e Partner:in sagt, und dies zusammenzufassen. So können Sie auch beide überprüfen, ob das Gesagte so angekommen ist, wie es gemeint war. Wie kann ich Sie dabei noch unterstützen?«

23.5 Kritische Einordnung

Die Forschungsergebnisse zur Effektivität von Kommunikationstrainings weisen auf eine gute Wirksamkeit hin. Einige Befunde stammen aus Studien zu partnerschaftlichen Präventionsprogrammen, da hier Kommunikationstrainings unter standardisierten Bedingungen erfolgen. Kommunikationstrainings haben sich dabei kulturübergreifend und sowohl für heterosexuelle als auch gleichgeschlechtliche Paare als effektiv erwiesen (die Datenbasis für gleichgeschlechtliche Paare ist jedoch bedeutend kleiner; Markman et al., 2022). Über Zeiträume von bis zu 25 Jahren hinweg zeigten sich dabei signifikante Unterschiede in den Trennungs- und Scheidungsraten von Paaren, die an einem Kommunikationstraining teilnahmen, verglichen mit einer Kontrollgruppe ohne Trainingsteilnahme (5% vs. 26 %; Engl et al., 2019).

Metaanalysen berichten Effektstärken bei Prä-post-Vergleichen im mittleren bis hohen Bereich für die Verbesserung von Kommunikationsfertigkeiten durch Kommunikationstrainings im Rahmen partnerschaftlicher Präventionsprogramme (d = .36–.65). Höhere Effektstärken fanden sich für längere Follow-up-Zeiträume von mehr als sieben Monaten und für stärker belastete Paare. Online durchgeführte Kommunikationstrainings im Rahmen partnerschaftlicher Präventionsprogramme sind ähnlich wirksam wie analoge Durchführungsformen (Stanley et al., 2020).

Eine Zusammenfassung der wesentlichen Wirksamkeitsbefunde von Kommunikationstrainings bei Schizophrenie, affektiven Störungen und Angststörungen geben Kröger et al. (2009).

FAQ

Was mache ich, wenn die Gesprächssituation zwischen den Partner:innen eskaliert?

Es bietet sich an, bereits präventiv vorab einige Vereinbarungen mit den Partner:innen zu treffen. So können die Rahmenbedingungen des Kommunikationstrainings (Therapeut:in strukturiert zunächst recht viel, Partner:innen müssen auf ihre Redeanteile ggf. warten) nochmals wiederholt oder z. B. vorab Handzeichen vereinbart werden, mit deren Hilfe in den Gesprächsverlauf eingegriffen werden kann.

Die therapeutischen Interventionsmethoden bieten für den »kommunikativen Notfall« (z. B. Beleidigungen, Beschimpfungen oder andere Eskalationsformen der Gesprächssituation) die Möglichkeit des Schnitts, um das Gespräch zu unterbrechen. Wichtig ist es, dem Paar die Intervention zu benennen (»Schnitt – ich möchte das Gespräch an dieser Stelle unterbrechen«) und kurz zu erläutern, warum der Schnitt angewandt wurde (»Das Gespräch zwischen Ihnen wurde immer lauter und es sind beleidigende Worte gefallen. Bitte lehnen Sie sich einen Moment zurück, vielleicht rutschen Sie auch mit den Stühlen ein wenig auseinander und versuchen sich zu beruhigen, damit wir anschließend einen neuen Gesprächsversuch starten können«). Wenn möglich, sollten vor der Fortführung der Gesprächssituation konstruktive Verhaltensweisen der Partner:innen benannt und verstärkt werden.

Was mache ich, wenn eine:r der Partner:innen nicht oder nur sehr wenig spricht?

Der / Die Therapeut:in kann zunächst versuchen, über Nutzung der Kommunikationsregeln die Redeanteile zu erhöhen. Hat dies keinen Effekt, sollte möglichst konkret angesprochen werden, was jeweils ungünstig ist (»Ich habe den Eindruck, dass Sie in der Sprecherrolle häufig nur das Nötigste sagen / dass Sie sich unwohl fühlen, wenn Sie eigene Gefühle benennen sollen. Wie geht es Ihnen in der Sprecherrolle? / Was geht Ihnen durch den Kopf, wenn Sie über Gefühle sprechen sollen?«). So können ggf. vorliegende dysfunktionale Kognitionen (»Über Gefühle zu reden bringt doch eh nichts«) ermittelt und disputiert werden. Falls notwendig können individuelle Absprachen mit dem / der jeweiligen Partner:in getroffen werden (z. B. entsprechende Prompts).

Weiterführende Literatur

Hahlweg, K., Dürr, H., Dose, M. & Müller, U. (2005). Familienbetreuung schizophrener Patienten: Ein verhaltenstherapeutischer Ansatz zur Rückfallprophylaxe. Göttingen: Hogrefe.

Markman, H.J., Hawkins, A.J., Stanley, S.M., Halford, W.K. & Rhoades, G. (2022). Helping couples achieve relationship success: A decade of process in couple relationship education research and practice, 2010-2019. Journal of Marital and Family Therapy, 48(1), 251-282.

Schindler, L., Hahlweg, K. & Revenstorf, D. (2020). Partnerschaftsprobleme? So gelingt Ihre Beziehung. Handbuch für Paare. Heidelberg: Springer.

24 Situationsanalyse

Eva-Lotta Brakemeier

24.1 Hintergrund und allgemeine Merkmale

Die Situationsanalyse kann als eine Basistechnik der Verhaltenstherapie bezeichnet werden, da hier verhaltensbezogene und kognitive Strategien eingesetzt werden – kombiniert mit interpersonellen (Kiesler-Kreis; vgl. Kap. 5) und übenden Techniken. Die Situationsanalyse ist eine strukturierte, mehrstufige, interpersonelle Problemlöseaufgabe bzw. Situation-Reaktion-Konsequenz-Technik, die ihre Wurzeln in der Verhaltensanalyse von Kanfer und Saslow (1969, vgl. auch SORKC-Modell, Abschn. 10.3.1) findet. Im Gegensatz zur Verhaltensanalyse wurde die Situationsanalyse jedoch nicht als diagnostisches Instrument entwickelt, sondern als therapeutische Lernstrategie zur direkten Veränderung von Verhalten und Interpretationen.

Situationsanalyse aus CBASP

Die Form der Situationsanalyse, die im Folgenden beschrieben wird, wurde von James McCullough (2000, 2006) im Rahmen der Psychotherapie *Cognitive Behavioral Analysis System of Psychotherapy* (CBASP, vgl. Kap. 60) für Patient:innen mit chronischen bzw. persistierenden Depressionen entwickelt. In CBASP gilt die Situationsanalyse als zentrale Technik, weil sie ca. 75 Prozent der gesamten Therapiezeit in Anspruch nehmen sollte.

Beschreibung und Bezug zum Störungsmodell. Während der Situationsanalyse wird die Aufmerksamkeit der Patient:innen auf den Umgang mit konkreten, schwierigen Situationen gelenkt. Patient:innen mit chronischen Depressionen zeigen häufig ein ungenaues Beobachten verbunden mit globalem, transsituationalem, präoperationalem Denken (z. B. »Alles in meinem Leben geht schief, daran kann ich nichts ändern«; vgl. Abschn. 60.1). Dieses soll durch die Aufmerksamkeitsfokussierung allmählich aufgelöst werden und dazu beitragen, die oft vorherrschenden Gefühle der Hilf- und Hoffnungslosigkeit zu beheben. Die Patient:innen lernen, dass ihr Verhalten entgegen ihrer Erwartung und Lerngeschichte Konsequenzen auf die Umwelt hat: *What you do matters!* Dieser Mechanismus wird auch als »wahrgenommene Funktionalität« bezeichnet. Patient:innen lernen so, mit ihrer Umwelt wieder in Verbindung zu treten. Insbesondere bei Betroffenen, die unter chronischen Depressionen leiden, erscheinen diese Strategien wertvoll, da sie häufig aufgrund von frühen traumatisierenden Beziehungserfahrungen (vgl. Kap. 5 und 60) negative Erwartungen gebildet haben, wie Menschen auf sie reagieren. Die Folge ist oft eine Ineffektivität in sozialen Situationen, die direkt in der Situationsanalyse bearbeitet wird.

Hauptziele der Situationsanalyse

(1) **Genau hinschauen:** Patient:innen sollen lernen, interpersonell herausfordernde Situationen genauer zu analysieren, ihre Wahrnehmung zu schärfen und Wahrnehmungsverzerrungen aufzulösen.

(2) **Ziele setzen:** Patient:innen mögen die Fähigkeit entwickeln, sich in sozialen Kontexten realistische, auf ihre eigenen Werte und Bedürfnisse abgestimmte Ziele zu setzen.

(3) **Ziele erreichen:** Patient:innen lernen zu erkennen, dass sie ihre Ziele durch konstruktive, situationsangepasste Interpretationen und angemessenes Verhalten tatsächlich erreichen können (Erleben von wahrgenommener Funktionalität).

(4) **Mit der Umwelt in Verbindung treten:** Patient:innen erfahren, dass sie – oft entgegen ihren Erwartungen – Einfluss auf ihre Umgebung ausüben können und dieser nicht hilflos ausgeliefert sind.

Negative Verstärkung nutzen. McCullough hat beobachtet, dass Patient:innen mit chronischen Depressionen meist kaum oder gar nicht auf positive Verstärkung reagieren. Ein Lob scheint oft einfach abzuprallen. Es wird vermutet, dass dies durch das »Abgetrenntsein« von der Umwelt bedingt wird (vgl. Kap. 60). Wenn jedoch die Patient:innen während der Situationsanalyse erleben, dass durch eigene Gedanken- und Verhaltensänderungen negative Gefühle plötzlich abnehmen (negative Verstärkung), entstehen sogenannte Erleichterungsmomente. Diese können Schlüssel für dauerhafte Verhaltensänderungen sein.

24.2 Indikation, Kontraindikation und Nebenwirkungen

Indikation. Da die Situationsanalyse im Rahmen von CBASP entwickelt wurde, gilt die chronische bzw. persistierende Depression als primäre Indikation. In den letzten Jahren wurde die Situationsanalyse auch in CBASP-Gruppentherapien verwendet, wobei Manuale für das ambulante (Schramm et al., 2012) sowie das stationäre Setting (Brakemeier et al., 2021) existieren. Zudem wurde die Situationsanalyse auch als Internet-Therapie zur Aufrechterhaltung des Behandlungserfolgs nach einer stationären CBASP-Therapie eingesetzt (CBASP@home; Netter et al., 2022).

Aus klinischer Perspektive betrachtet erscheint der Einsatz der Situationsanalyse bei allen Patient:innen mit interpersonellen Problemen sinnvoll und hilfreich. Das Vorliegen von frühen traumatisierenden Beziehungserfahrungen muss dabei keine notwendige Bedingung sein. Folgende Indikationen werden bereits erprobt (vgl. Kap. 60):

- episodische Depression
- komorbide Substanzstörungen
- komorbide Persönlichkeitsstörungen
- hochbetagte Patient:innen

Kontraindikation. Als Kontraindikationen erscheinen sämtliche Störungen, bei denen das Empathievermögen bzw. die Beziehungsgestaltung fundamental gestört sind, wie schwere psychotische Störungen, manische Phasen, schizoide und schizotype Störungen sowie antisoziale Persönlichkeitsstörung. Für Patient:innen mit Autismus-Spektrum-Störungen sollte die Situationsanalyse in der Hinsicht modifiziert werden, dass bei dem erwünschten Ergebnis (EE) die Besonderheiten dieser Patient:innengruppe (weniger interpersonelle Ziele, eher Nischenfindung, vgl. Kap. 38) berücksichtigt werden.

Wichtig

Suizidalität ist per se keine Kontraindikation. Ganz im Gegenteil kann die Situationsanalyse bei Suizidalität oft hilfreich genutzt werden, indem Situationen, in denen Betroffene suizidale Gedanken oder gar Pläne hatten, analysiert werden (vgl. Brakemeier & Knoop, 2016).

Zeitpunkt des Einsatzes der Technik. Die Situationsanalyse sollte möglichst früh in einer Psychotherapie gemeinsam mit dem Kiesler-Kreis eingeführt werden. Die Patient:innen sollen diese Technik möglichst häufig durchführen (auch vermehrt als Hausaufgabe), am Ende der Psychotherapie ohne therapeutische Hilfe anwenden können und auch nach ihrer Therapie weiter für sich anwenden, da es Hinweise gibt, dass die Durchführung von Situationsanalysen einen großen Anteil am Behandlungserfolg hat und zusätzlich rückfallpräventiv wirkt (vgl. Abschn. 24.6).

Nebenwirkungen. Folgende Nebenwirkungen wurden bei der klinischen Anwendung beobachtet:

- kurzfristige Verschlechterung bedingt durch
  - Versagensgefühle, die Schritte nicht korrekt durchführen zu können
  - Schamerleben und / oder Selbstwerterleben, das Ziel wieder nicht erreicht zu haben
- langfristige Verschlechterung bedingt durch
  - gehäuft frustrane Erlebnisse bei der Durchführung der Situationsanalyse
  - die Erkenntnis, die persönlichen Ziele bedingt durch verzerrte Interpretationen, inadäquates Verhalten oder unrealistische, nicht verankerte Zielsetzung dauerhaft nicht erreicht zu haben

Zu beachten gilt, dass kurzfristige Verschlechterungen aufgrund der Wirkung der negativen Verstärkung am Ende der Explorationsphase sogar erwünscht sind. Den langfristigen Nebenwirkungen kann in der Regel durch adäquates, individualisiertes und empathisches Anwenden der Situationsanalyse vorgebeugt werden (s. Abschn. 24.4).

24.3 Praktische Durchführung

Der Ablauf einer Situationsanalyse ist manualisiert. Die interpersonelle Situationsanalyse ist dabei die wichtigste Form. Bei den ersten Durchführungen können Behandelnde auf einem entsprechenden Arbeitsblatt oder einem Flipchart die Schritte ausfüllen, fortgeschrittene Patient:innen können auch selbst mitschreiben.

Explorationsphase

Die Explorationsphase ist ähnlich wie das SORKC-Modell von Kanfer und Saslow (1976) bzw. das »ABC-Schema« von Albert Ellis (1962) eine Mikroanalyse (vgl. Abschn. 10.3.1), in welcher ein Problemverhalten in Zusammenhang mit seinen antezedenten und konsequenten Bedingungen in einer exemplarischen spezifischen Situation durch sechs Schritte analysiert wird. Hilfreich hat sich dabei erwiesen, die im Folgenden erläuterte Filmmetapher zu verwenden.

Schritt 1: Situationsbeschreibung. Zu Beginn sollen die Patient:innen ein problematisches, interpersonelles Ereignis (meist aus der jüngsten Vergangenheit) mit einem klar definierten Anfangs- und Endpunkt beschreiben. Für Patient:innen ist es oft hilfreich, sich diesen konkret umschriebenen Zeitabschnitt als einen Filmausschnitt vorzustellen, wobei im ersten Schritt nur das beschrieben werden sollte, wasZuschauende sehen können. Die Betroffenen werden also ermutigt, als Regieführende zunächst rein deskriptiv zu beschreiben, was beobachtbar war.

Schritt 2: Interpretationen. Der zweite Schritt wird wie folgt angeleitet:

- »Wie haben Sie die Situation interpretiert (oder gelesen oder bewertet)?«
- »Welche zentralen Gedanken schossen Ihnen durch den Kopf?«

Die Interpretationen, um die es hier also geht, sind die Gedanken, die Patient:innen in der Situation möglichst wortwörtlich »durch den Kopf schießen«. Analog der Filmmetapher kann hier vom »inneren Film« gesprochen werden, wobei Betroffene diese Interpretationen auch gerne als »Kopfkino« bezeichnen. Hilfreich ist es auch, die Patient:innen darauf hinzuweisen, dass sie die Gedanken zeitlich einordnen können:

- »Was haben Sie jeweils ganz am Anfang, während der Situation und am Ende gedacht?«

Schritt 3: Verhalten. Nun wird der Fokus auf das konkrete Verhalten der Patient:innen gerichtet. Es wird festgehalten, wie sich die Betroffenen hinsichtlich Mimik, Gestik, Blickkontakt, Stimme etc. verhalten haben (nonverbale und paralinguistische Aspekte). Hier kann Patient:innen vermittelt werden, dass sich der Scheinwerfer auf sie richtet oder die Kamera heranzoomt. Wir haben die Erfahrung gemacht, dass hier der Kiesler-Kreis (vgl. Kap. 5) hilfreich herangezogen werden kann (Brakemeier et al., 2021): »Wo würden Sie sich im Kiesler-Kreis einordnen? Waren Sie eher offen oder verschlossen (dominant oder submissiv)? Ist durch Ihr Verhalten eher Nähe oder Distanz entstanden (freundlich oder feindselig)?«

Schritt 4: Tatsächliches Ergebnis (TE). An dieser Stelle wird das TE in Verhaltensbegriffen festgehalten. Als Hilfestellung oder »Trick« sollte den Patient:innen vermittelt werden, dass das TE meist dem letzten Satz in der Situationsbeschreibung entspricht (wie auch in der Beispielsituation).

Schritt 5: Erwünschtes Ergebnis (EE). Dieser Schritt ist therapeutisch der wichtigste, denn hier benennen die Patient:innen ihr jeweiliges EE, wobei dieses EE realistisch umsetzbar und im Patienten / in der Patientin verankert sein soll (bedeutet: in seiner / ihrer Macht, unter seiner / ihrer Kontrolle). Häufig wählen Patient:innen zuerst ein Ergebnis, das nicht in ihnen verankert ist.

Beispiel

T: Welches Ergebnis wollten Sie erzielen?

P: Na ja, meine Nachbarin soll endlich aufhören, mich immer auszunutzen.

T: Diesen Wunsch kann ich gut verstehen. Jedoch haben wir Ihre Nachbarin ja nicht hier. Was wäre denn ein EE, das Sie direkt beeinflussen können?

P: Mmh, stimmt. Ich müsste wohl mal Nein sagen.

Bei einer Gruppentherapie bietet es sich an, an dieser Stelle zunächst die anderen Gruppenmitglieder zu ermutigen, EEs zu benennen, um der Patientin bzw. den Patienten aufzuzeigen, wie viele unterschiedliche Möglichkeiten des Handelns zur Verfügung stehen. Erst danach wird die bzw. der Index-Patient:in aufgefordert, ein EE auszuwählen bzw. ein eigenes zu formulieren.

Schritt 6: Vergleich TE mit EE. Schließlich wird das TE mit dem EE verglichen: »Haben Sie erreicht, was Sie wollten?« Dies muss gerade in der Anfangsphase von den Patient:innen meist verneint werden, was oft zum unbehaglichen Gefühl führt, auf einem »heißen Stuhl« zu sitzen, woran sich die diagnostische Frage anschließt: »Warum haben Sie Ihr erwünschtes Ergebnis nicht erreicht?« Die Antwort der Patient:innen bleibt unkommentiert. Dadurch soll der subjektive Leidensdruck der Patient:innen noch einmal bewusst intensiviert werden, um ihn während der anschließenden Lösungsphase bis zum Erleichterungsmoment zu verringern (vgl. negative Verstärkung, s. Abschn. 24.1).

Lösungsphase

Schritt 1: Revision der Interpretationen. Hier kommen kognitive Techniken zur Anwendung (vgl. Kap. 20), wobei diese Techniken vergleichsweise wenig Zeit in Anspruch nehmen sollten. Die Therapierenden erörtern mit den Patient:innen zwei Fragen: Inwieweit ist die Interpretation aus Schritt 2 der Explorationsphase in der spezifischen Situation

(1) verankert (heißt: entspricht der beobachtbaren Realität)?
(2) hilfreich (funktional) für das Erreichen des neuen, erwünschten Ergebnisses?

Bei Zeitknappheit sollte nur die zweite Frage gestellt werden (McCullough et al., 2015).

Im Beispiel ist die erste Interpretation in der Situation verankert, denn die Patientin wollte tatsächlich keine Salate machen, da sie auch viel Stress hatte. Zudem ist der Gedanke hilfreich, um das EE (*Nein sagen*) zu erreichen. Derartige verankerte und hilfreiche Interpretationen können beispielsweise mit einem roten Häkchen versehen werden. Die zweite Interpretation: »Ich muss für alle da sein und allen helfen!« ist nicht direkt in der Situation verankert, da ihre Nachbarin sie nur fragt, ob sie Salate mache (Denkfehler = Generalisierung, vgl. Kap. 20). Hier kann kurz der Zusammenhang zu vergangenen Beziehungserfahrungen hergestellt werden, da dieser Satz genau die Prägung durch die

Mutter und den Bruder ist (vgl. Kap. 60). Es empfiehlt sich, die Patient:innen nicht-verankerte und nicht-hilfreiche Gedanken mit einem roten Stift durchstreichen zu lassen. Zudem sollten sie ermutigt werden, zusätzlich hilfreiche Verhaltensinterpretationen bzw. Handlungsinstruktionen (englisch: *action interpretation*) zu generieren, was Patient:innen gerne als Schlachtrufe oder Mutmachsätze bezeichnen (z. B. Sag was! Wehr dich! Raus aus der Vermeidung!).

Schritt 2: Revision des Verhaltens durch Rollenspiele. Im zweiten Schritt der Lösungsphase lautet die entscheidende therapeutische Frage: »Mit welchem Verhalten wollen Sie zum EE kommen?« Patient:innen können planen, mit welchen Verhaltensweisen sie am wahrscheinlichsten zum EE unter Nutzung des Kiesler-Kreises gelangen. Häufig werden hier Verhaltensdefizite aufgedeckt, die nun durch Rollenspiele bearbeitet werden. Diese Rollenspiele können vergleichbar sein mit dem Training sozialer Kompetenzen (vgl. Kap. 21) oder auch dem Kommunikationstraining (vgl. Kap. 23). Allerdings sind die Rollenspiele im Rahmen der Situationsanalyse spezifisch auf die individuellen Bedürfnisse und Ziele der Patient:innen in der jeweiligen Situation zugeschnitten. Bei vielen Patient:innen spielt dabei ein Training in Durchsetzungsvermögen, in Selbstsicherheit und in Abgrenzung (Nein sagen wie in unserem Beispiel) gewöhnlich die größte Rolle. Einige Patient:innen müssen jedoch auch lernen, Kontrolle über reflexartige, feindselige Reaktionen zu bekommen bzw. sich für Wutausbrüche entschuldigen lernen (vgl. Beispiel Zukunfts-Situationsanalyse im Kap. 60).

Shaping. Meist benötigen Patient:innen mehrere Versuche, um durch ein adaptives Verhalten zum EE zu gelangen. Hier versuchen Behandelnde nach dem jeweiligen Rollenspiel, in dem sie selbst die Rolle des Gegenübers übernehmen, durch empathisches Shaping (= Verhaltensformung) über positive Rückmeldung, aber auch durch weitere Verbesserungsvorschläge den Betroffenen zu helfen, ihr Verhalten immer weiter zu optimieren.

Schritt 3: Zusammenfassung. Schließlich sollten die Patient:innen formulieren, was sie durch die Situationsanalyse gelernt haben – im Sinne einer Take-home-Message: »Was nehmen Sie mit?«

Schritt 4: Lerntransfer und Generalisierung. Abschließend erfolgen folgende Fragen: »Kennen Sie so etwas auch aus anderen Situationen? Wie würden Sie sich jetzt in diesen Situationen verhalten?«

Positive Situationsanalse. Wenn ein:e Patient:in erstmals eine Situationsanalyse in die Stunde mitbringt, in der sie bzw. er ihr bzw. sein Ziel erreicht hat – also TE = EE ist –, dann sollte dies gefeiert werden (positive Verstärkung). Auch bei positiven Situationsanalysen können die Interpretationen und das Verhalten hinsichtlich Verankerung und Funktionalität überprüft werden, da sich trotz Erreichen des Ziels beispielsweise ein nicht--hilfreicher Gedanke eingeschlichen haben könnte. Das Ziel der Therapie besteht darin, dass Patient:innen am Ende möglichst viele positive Situationsanalysen erleben.

Zukunfts-Situationsanalyse. Bei der Zukunfts-Situationsanalyse wird eine schwierige zukünftige interpersonelle Situation vorbereitet. Das Vorgehen entspricht in vielen Aspekten der interpersonellen Situationsanalyse, allerdings wird die Reihenfolge der Schritte geändert (vgl. Kap. 60).

Innere Situationsanalyse. Wenn Patient:innen die interpersonelle Situationsanalyse häufig erfolgreich angewendet haben, jedoch vermehrt über schwierige Situationen ohne Interaktionspartner klagen (insb. bei Einsamkeit), kann nach unseren Erfahrungen die innere Situationsanalyse hilfreich sein (Brakemeier et al., 2021). Der Unterschied zur interpersonellen Situationsanalyse besteht darin, dass die Revisionen der Interpretationen entscheidend sind und am meisten Zeit in Anspruch nehmen sollten – zumal Rollenspiele meist entfallen bzw. kurz ausfallen können.

Beispiel • Interpersonelle Situationsanalyse von Insa Vogelsang

Im Folgenden wird eine interpersonelle Situationsanalyse am Beispiel der Patientin Insa Vogelsang, die unter chronischen Depressionen leidet, exemplarisch dargestellt (vgl. Fallbeispiel aus Kap. 60), wobei im Anschluss die jeweiligen Schritte genau erläutert werden.

Explorationsphase		**Kriterien**
(1) Situationsbeschreibung	Ich schließe meine Wohnungstür auf. Meine Nachbarin schaut aus ihrer Wohnung und sagt: »Hallo Insa. Am Samstag ist ja schon meine Party! Ich habe gerade nur so einen Arbeitsstress. Kannst du bitte zwei Salate mitbringen?« Ich sage leise: »Mmh, ich habe eigentlich auch keine Zeit!« Sie antwortet: »Ach komm, deine Salate sind die allerbesten! Bitte!« Ich sage sehr leise »Okay« und gehe in meine Wohnung.	▶ Anfangspunkt und Endpunkt festlegen ▶ Situation rein beschreibend, kurz und prägnant das Wesentliche zusammenfassen ▶ in »Ich-Form«
(2) Interpretationen	▶ Ich will keine Salate machen. ▶ Ich muss für alle da sein und allen helfen. ▶ Wenn ich sie enttäusche, habe ich bald keine Freunde mehr.	▶ maximal drei Interpretationen ▶ jeweils ein Satz
(3) Verhalten	Schließe Tür auf, stehe gebückt, schaue sie kurz an, antworte ihr das erste Mal leise und zögernd, das zweite Mal noch leiser ohne Blickkontakt und gehe schnell in meine Wohnung. Kiesler-Kreis: eher verschlossen und distanziert = feindselig-unterwürfig	▶ Körpersprache, Gestik, Mimik, Sprache etc. ▶ einordnen im Kiesler-Kreis

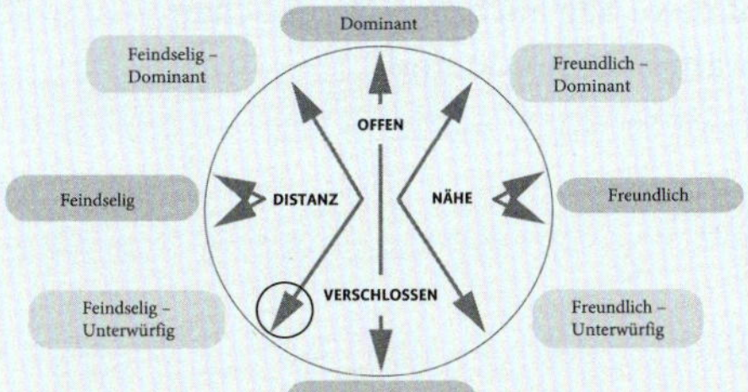

(4) Tatsächliches Ergebnis (TE)	Ich sage sehr leise: »Okay« und gehe in meine Wohnung.	▶ in Verhaltensbegriffen formulieren (Vergleich letzter Satz bei (1)
(5) Erwünschtes Ergebnis (EE)	Ich sage ihr: »Dieses Mal schaffe ich es leider wirklich nicht, zwei Salate zu machen, da ich auch keine Zeit habe.«	▶ EE ist durch Patient:in selbst realistisch erreichbar und in ihr selbst verankert ▶ möglichst nur ein Satz, in Verhaltensbegriffen formulieren
(6) EE erreicht? Warum nicht?	Nein. Weil ich es nie schaffe, mich abzugrenzen. Ich stelle immer meine Bedürfnisse zurück. Daher nutzen mich ja immer alle aus.	▶ Gegenüberstellen von (4) und (5) ▶ subjektive Sicht der Patient:in
Lösungsphase		
(1) Revision der Interpretationen	▶ Ich will keine Salate machen! *in der Situation verankert und hilfreich* ▶ Ich muss für alle da sein und allen helfen! *Prägung von meiner Mutter, aber nicht in der Situation verankert und nicht hilfreich* Revision: Ich will nicht mehr immer für alle da sein und mich ausnutzen lassen, also sage ich Nein! ▶ Wenn ich sie enttäusche, habe ich bald keine Freunde mehr. *nicht in der Situation verankert und nicht hilfreich* Revision: Ich darf auch mal Nein sagen und auf mich achten. Wenn sie mich dann nicht mehr mag, war sie keine richtige Freundin! Verhaltensinterpretationen (»Schlachtrufe«): Achte auf dich! Sag auch mal Nein! Schau, wer die wahren Freunde sind!	▶ Patient:in soll lernen, in einer Situation nur das zu lesen, was de facto abläuft, und hilfreiche Interpretationen zu formulieren, die ihr bzw. ihn zum neuen EE bringen ▶ kurze prägnante Aufforderungen, die Patient:innen ermutigen bzw. auffordern, ins »Tun« zu kommen

(2) Revision des Verhaltens	Ich richte mich auf, schaue sie an und sage freundlich, aber bestimmt: »Dieses Mal schaffe ich es leider wirklich nicht, zwei Salate zu machen, da ich auch keine Zeit habe.« Kiesler-Kreis: freundlich-dominant Anschließend Durchführung von mehreren Rollenspielen (s. unten)	▶ zielführendes Verhalten überlegen ▶ im Kiesler-Kreis einordnen ▶ mindestens 2–5 Rollenspiele unter Nutzung von Shaping
(3) Was habe ich gelernt?	Ich muss lernen, auch mal Nein zu sagen, denn wenn ich immer alles mache, ist es ja auch kein Wunder, dass mich immer alle fragen. Ich habe verstanden, dass mich meine früheren Prägungen bzw. Erfahrungen hindern, Nein zu sagen, aber da muss ich jetzt gegen ansteuern.	▶ Take-home-Message formulieren
(4) Ist das Gelernte auf andere Situationen anwendbar?	Ja, auf viele Situationen, denn ich sage ja nie Nein und mache immer alles. (…)	▶ Generalisierung und Übertragung des Gelernten auf andere Situationen

Teil III

24.4 Typische Schwierigkeiten und Fehler

In Tabelle 24.1 sind typische Schwierigkeiten bei der Durchführung, Lösungsansätze bzw. Supervisionsempfehlungen zusammengefasst.

Tabelle 24.1 Typische Schwierigkeiten und Lösungsansätze bei der Situationsanalyse

Typische Schwierigkeit	Lösungsansatz / Supervisionsempfehlung
Explorationsphase	
Schritt (1): Situation ist zu lang bzw. nicht aus der Beobachterperspektive geschildert	▶ Patient:innen fragen, welche Situation am allerschwierigsten für sie war; Situation kurz davor beginnen und beim schwierigen Verhalten enden lassen ▶ Filmmetapher nutzen: Was können Zuschauende auf der Leinwand sehen?
Schritt (4): Tatsächliches Ergebnis ist nicht in Verhaltensbegriffen formuliert	▶ »Trick« anwenden und den letzten Satz aus der Situationsbeschreibung übernehmen

Tabelle 24.1 (Fortsetzung)

Typische Schwierigkeit	Lösungsansatz / Supervisionsempfehlung
Schritt (5): Das erwünschte Ergebnis ist zu vage formuliert, zu schwer für Patient:innen, wird von diesen nicht gefunden	▶ Patient:in immer wieder auf die beiden Kriterien hinweisen: (1) in ihr bzw. ihm verankert = Patient:in muss es *tun* können, also in Verhaltensbegriffen formulieren; (2) realistisch umsetzbar, d. h. durch Übungen erreichbar. ▶ Vorsicht: gerade bei Patient:innen mit chronifizierten Verläufen EE mit geringem Schwierigkeitsgrad wählen, damit sie nicht durch zu schwierige Ziele überfordert werden
Lösungsphase	
Schritt (1): Für die Revision der Interpretationen wird zu viel Zeit benötigt	▶ In der Praxis hat es sich als hilfreich erwiesen, nur kurze Zeit mit der Revision der Interpretationen zu verbringen, um anschließend ausreichend Zeit für Rollenspiele zu haben (Ausnahme: innere Situationsanalyse). ▶ bei Zeitmangel daher nur die Frage stellen, inwieweit der Gedanke hilfreich / funktional für das Erreichen des EE ist ▶ Fokussieren auf das Formulieren neuer Interpretationen und vor allem auf kurze Handlungsinstruktionen
Schritt (2): Patient:in möchte keine Rollenspiele machen, zeigt sich überfordert, erreicht ihr / sein EE nicht	▶ »psychologischen Trick« anwenden: Patient:in nicht explizit fragen, ob sie bzw. er ein Rollenspiel machen möchte, sondern möglichst im Fluss und wie selbstverständlich ins Rollenspiel übergleiten ▶ bei Überforderung / Nicht-Erreichen des EE wurde Rollenspiel entweder nicht gut genug vorbereitet oder der Schwierigkeitsgrad zu hoch angesetzt; sehr gute Vorbereitung (z. B. die neuen Interpretationen und »Schlachtrufe« vorher wiederholen) und angemessener Schwierigkeit, den Therapeut:innen ja selbst durch ihre / seine Reaktion im Rollenspiel bestimmen kann – wichtig!
Generelle Schwierigkeiten	
Die Durchführung nimmt zu viel Zeit ein (länger als eine Therapiestunde)	▶ Patient:innen aktiver durch die Situationsanalyse führen, Fokus behalten, ggf. mehr helfen, Revision der Interpretationen kürzen bzw. überspringen, Ziel sollten immer Rollenspiele und Take-home-Message sein!
Patient:innen bringen keine Situationen mit	▶ Beispielsituationen nennen, ggf. Situation aus der Therapie nehmen, Aktivitätsprotokoll führen lassen

24.5 Kritische Einordnung

Erfolgskriterien. Zur Messung, in welchem Ausmaß Patient:innen das Vorgehen der Situationsanalyse gelernt haben, entwickelte McCullough eine Ratingskala, die *Patient Performance Rating Form* (PPRF, vgl. McCullough, 2000). PPRF-Studien geben Hinweise, dass die Durchführung von Situationsanalysen einen großen Anteil am Behandlungserfolg hat, da bei erfolgreich behandelten Patient:innen die Anzahl an Situationsanalysen mit dem Ansprechen korreliert und die Anzahl an erfolgreichen Situationsanalysen zu einer geringeren Rückfallrate führt (z. B. Manber et al., 2003; Brakemeier et al., 2013). Spezifische andere Erfolgskriterien wären eine Abnahme des präoperationalen Denkens (z. B. gemessen durch den Lübecker Interactive Test of Interpersonal Behavior; Klein et al., 2015) und eine Veränderung im Kiesler-Kreis (als Fremd-Rating gemessen durch das *Interpersonal Message Inventory*, Caspar, 2002, und als Selbstbeurteilung gemessen durch das *Inventar Interpersoneller Probleme*, Horowitz et al., 2000, vgl. Abschn. 8.4). Weitere Erfolgskriterien können der Rückgang der Depressivität, eine Zunahme von Kontrollüberzeugungen und adäquaten Attributionsstilen sein.

Grad der empirischen Absicherung. Die Situationsanalyse wurde im Rahmen von CBASP entwickelt. CBASP wurde mittlerweile in zahlreichen Studien empirisch untersucht (vgl. Kap. 60). Erste Studien weisen auf die Wirksamkeit der Situationsanalyse als CBASP-Gruppentherapie hin (Michalak et al., 2015). Eine erste kleine Pilotstudie wurde durchgeführt, welche die Situationsanalyse mit der Interpersonellen Diskriminationsübung verglichen hat (Long et al., 2024). Um den Anteil der Situationsanalysen an der Wirksamkeit methodisch aussagekräftig zu bestimmen, müssten weitere größere Dismantling-Studien durchgeführt werden.

Die Situationsanalyse wird nun schon seit einigen Jahren in der Behandlung von Patient:innen, die unter schwer chronifizierten Depressionen leiden, angewendet; jedoch wird sie auch bei anderen Patient:innen mit interpersonellen Problemen eingesetzt. Im Vergleich zu traditionellen Verhaltensanalysen erscheinen Situationsanalysen therapeutisch betrachtet oft hilfreicher, da konkret und direkt das Verhalten durch Rollenspiele verändert wird. Zudem erscheint der Einsatz der Situationsanalyse in Gruppentherapien absolut empfehlenswert, da Patient:innen voneinander lernen, sich gegenseitig unterstützen und Rollenspiele in Gruppen oft besser durchführbar sind als im Einzelkontakt (vgl. auch Kap. 78). Die Situationsanalyse kann auch als wertvoller Skill bezeichnet werden, der auch nach der Therapie im Sinne von Selbsthilfe weiterhelfen kann.

FAQ

Was mache ich, wenn ich bemerke, dass ich die Situationsanalyse nicht in einer Therapiestunde beenden kann?
Wichtig wäre es, sämtliche Strategien aus Tabelle 24.1 anzuwenden, notfalls auf die Revision der Interpretationen (Schritt 1 der Lösungsphase) zu verzichten und direkt ins Rollenspiel zu gehen.

Was mache ich, wenn Patient:innen eine Situationsanalyse mit mir durchführen (also quasi die Rollen tauschen) möchten?
Dann freue ich mich, denn so kann ich ja am besten das mögliche Kopfkino (die nicht verankerten Interpretationen) meiner Patient:innen hinterfragen (also: was sie oder er denkt, was ich denke), indem ich sage, wie ich die Situation erlebt habe und was ich gedacht habe.

Was mache ich bei erwünschten Ergebnissen, die therapeutisch nicht wünschenswert sind?
In diesem Fall bespreche ich mit den Patient:innen die Konsequenzen des jeweiligen EEs, wobei der Einbezug des Kiesler-Kreises auch hilfreich ist. Wenn Patient:innen dennoch am schwierigen EE festhalten, kann ich den Patient:innen auch offen mit der Haltung des *disziplinierten persönlichen Einlassens* (vgl. Kap. 60) mitteilen, was ich über das EE denke bzw. welche Emotionen die oder der Betroffene gerade in mir auslöst.

Gibt es auch Situationen, in denen ich feindselig-dominantes Verhalten unterstütze?
Ja. In manchen Fällen kann feindselig-dominantes Verhalten durchaus angebracht und zielführend sein, wobei in den Fällen mit den Patient:innen im Rollenspiel ausprobiert werden sollte, wie sie dieses Verhalten zeigen, ohne dass es zu einer Eskalation kommt.

Weiterführende Literatur

Brakemeier, E.-L., Guhn, A. & Normann, C. (2021). Praxisbuch CBASP. Behandlung chronischer Depression (2. Aufl.). Weinheim: Beltz.

Brakemeier, E.-L. & Buchholz, A. (2013). Die Mauer überwinden. Wege aus der chronischen Depression. Selbsthilfe und Therapiebegleitung mit CBASP. Weinheim: Beltz.

Guhn, A., Köhler, S. & Brakemeier, E.-L. (2019). Kiesler-Kreis-Training: Manual zur Behandlung interpersoneller Probleme. Weinheim: Beltz.

Klein, J.P., Backenstraß, M. & Schramm, E. (2024). Therapie-Tools CBASP. Psychotherapie chronischer Depression. Weinheim: Beltz.

Schramm, E., Fangmeier, R. & Brakemeier, E.-L. (2012). CBASP in der Gruppe: Das Kurzmanual. Stuttgart: Schattauer.

25 Selbstmanagement

Dominik Ülsmann

25.1 Hintergrund und allgemeine Merkmale

Teil III

Selbstmanagement ist ein Sammelbegriff für Methoden, die Patient:innen zu einer besseren Selbstregulation befähigen sollen. Methoden des Selbstmanagements unterstützen dabei, das Leben selbstbestimmt und in Einklang mit eigenen Werten und Zielen zu gestalten. Der Ursprung dieser Methoden liegt in der sozialen Lerntheorie, Theorien der Selbstkontrolle und der Selbstregulation sowie der Kognitiven Verhaltenstherapie (u. a. Bandura, 1977; Meichenbaum, 1977).

Wichtig

Selbstmanagement-Methoden stellen eine Basistechnik der Kognitiven Verhaltenstherapie dar, da sie einen zentralen Punkt des Selbstverständnisses der KVT berühren: Verhaltenstherapie ist Hilfe zur Selbsthilfe (Margraf, 2009a). Selbstmanagement-Ansätze bieten dementsprechend Anleitungen dafür, WIE in der KVT gearbeitet werden kann, sodass die bearbeiteten Inhalte und angewendeten Methoden nachhaltig im Erleben und Verhalten der Patient:innen verankert werden.

Selbstmanagementtherapie (SMT)

Die *Selbstmanagementtherapie* (SMT) nach Kanfer et al. (2012) stellt im Rahmen der Selbstmanagement-Ansätze die umfangreichste und wohl auch elaborierteste Ausarbeitung dar. Hierbei versteht sich die SMT explizit als Ergänzung der KVT im Sinne eines Rahmenmodells. Ein hervorstechendes Merkmal der SMT ist es, Selbstmanagement nicht nur durch das zeitlich begrenzte fokussierte Training einzelner Fertigkeiten zu fördern, sondern die gesamte Prozessgestaltung der Therapie auf das Ziel *Selbstmanagement* zu fokussieren. Zentrale Merkmale dieser Prozessgestaltung stellen eine hohe Transparenz und eine aktive Beteiligung der Patient:innen dar (vgl. Reinecker, 2009).

Bewusste vs. automatisierte Selbstregulation

Die SMT nimmt wie die VT ganz allgemein an, dass Menschen in ihrem Verhalten durch soziale, psychische und physische Variablen beeinflusst werden (vgl. Parfy & Lenz, 2009). Vor allem aber existiere im Menschen ein starkes Streben nach Selbstbestimmung des eigenen Lebens und die Erfahrung zeige immer wieder, dass Menschen soziale, psychische und physische Gegebenheiten im Sinne ihrer Ziele und Werte beeinflussen können.

Für die Erarbeitung einer besseren Selbstregulation wird in der SMT die Bedeutung innerer Prozesse (Denken, Entscheiden, Problemlösen etc.) betont. Die in der Therapie geförderten inneren Prozesse beschreiben, ganz im Gegensatz zur meist automatisierten Form der Informationsverarbeitung im Rahmen psychischer Störungen, eine kontrollierte Form der Informationsverarbeitung. So werden störende Erlebens- und Verhaltensmuster bewusst dokumentiert, bewertet und verändert. Erwünschte Erlebens- und Verhaltensmuster werden bewusst ausprobiert, bewertet, angepasst, aufrechterhalten und aufwändig trainiert.

- Zu Beginn der Therapie richten Patient:innen ihre Aufmerksamkeit mittels *Selbstbeobachtung* gezielt auf diese Erlebens- und Verhaltensmuster und machen sich mit verschiedenen Hilfsmitteln (Arbeitsblätter, Listen usw.) selbst ein detailliertes Bild der Probleme.
- In der darauf folgenden *Selbstbewertung* vergleichen sie die dokumentierten Erlebens- und Verhaltensmuster mit ihren Zielen und Werten. Die Patient:innen üben dann *Selbstkontrolle* aus und unternehmen eine bewusste Entscheidung gegen automatisierte und meist kurzfristig belohnende oder entlastende Handlungen zugunsten von Handlungen, die langfristig den eigenen Zielen und Werten dienen.
- Mittels *Selbstverstärkung* unterstützen die Patient:innen die Aufrechterhaltung der neuen Handlungen. Nach weiterem intensivem Ausprobieren in ihrem Lebensumfeld sollten die neuen Handlungen dann schließlich automatisiert ablaufen.

Psychotherapie als dynamischer Problemlöseprozess

Eine Besonderheit der SMT ist es, Selbstmanagement-Fertigkeiten nicht nur explizit in einzelnen Stunden der Therapie fokussiert zu trainieren, sondern durch die Gestaltung des Therapieprozesses in jeder Stunde zu fördern. Therapeut:innen können sich in diesem Sinne nach jeder Stunde fragen: Habe ich das Selbstmanagement der Patient:innen durch meine Prozessgestaltung heute so gut wie möglich gefördert? Diese Grundidee der SMT kann anschaulich an der Fertigkeit des *Problemlösens* erläutert werden. Patient:innen haben sowohl in der Therapie als auch in ihrer Lebenswelt oft gleich mit mehreren Teilschritten eines Problemlöseprozesses Probleme. Es fällt ihnen schwer, genau zu definieren, was das Problem ist, sie haben unklare, utopische oder konflikthafte Zielvorstellungen und die Mittel, die sie wählen, sind wenig zielführend. Zudem wird oft nicht konkret geplant und die Planung stringent umgesetzt. Problemlöseprozesse von Patient:innen sind oft automatisiert, umfassen kurzfristige Strategien und sind langfristig eher hinderlich. Tragischerweise tragen die gewählten Problemlösungen meist noch – wie z. B. im Falle von Vermeidungsverhalten – zur Aufrechterhaltung der Störung bei. Problemlösetraining findet in der VT meist als Intervention in einzelnen Stunden statt (vgl. Kap. 22). Die SMT geht hierüber allerdings weit hinaus. In der SMT machen sich Therapeut:innen den Umstand zunutze, dass Therapie selbst, sowohl in ihrer Gesamtheit als auch in kleineren Einheiten (Therapiestunde, Intervention), als Problemlöseprozess strukturiert ist:

- Probleme erkennen und definieren
- konkrete Ziele aus langfristigen Lebenszielen (Werten) ableiten

- Mittel wählen, die vom Problem zum Ziel führen
- konkrete Schritte planen und stringent verfolgen
- Ergebnisse evaluieren und Abweichungen als (neues) Problem definieren

Problemlösefertigkeiten können somit in jeder Stunde mit den Patient:innen erarbeitet werden. Dazu muss der Prozess allerdings mit hoher Transparenz und unter Betonung der Eigenverantwortung der Patient:innen gestaltet werden. Die Definition dessen, was jeweils das Problem ist, die Definition dessen, was das Ziel der Therapie oder der Sitzung ist, sowie die Wahl der Mittel sollten so weit wie zu einem gegebenen Zeitpunkt möglich von den Patient:innen selbst erarbeitet werden. Die SMT betont dabei, dass menschliches Leben dynamisch verläuft, sodass es auch eine dynamische Betrachtung des Problemlösens benötigt. Die Veränderung von Problemen und Zielen ist eher die Regel als die Ausnahme. Alle Entscheidungen im Therapieprozess gelten daher immer nur bis auf Weiteres. Immer wieder ist mit den Patient:innen in Klärungsprozesse einzutreten, um z. B. Probleme, Ziele und Mittel neu zu bestimmen. Diese Dynamik des menschlichen Lebens liefert ein gewichtiges Argument dafür, Patient:innen insgesamt zu komplexem Problemlösen zu befähigen anstatt sie nur zu behandeln.

Beispiele für die Prozessgestaltung im Selbstmanagement-Ansatz
Die Beschreibung der Prozessgestaltung in der SMT ist umfangreich, aber äußerst kohärent. Die einzelnen Bestimmungsstücke verweisen stets logisch aufeinander. Durch alle Aspekte der Prozessgestaltung ziehen sich als roter Faden eine hohe Transparenz und die Betonung der Eigenverantwortung der Patient:innen. Im Folgenden sollen exemplarisch einige Aspekte der Prozessgestaltung der SMT beschrieben werden.

Aktive Beteiligung. Patient:innen werden von Beginn an diversen Stellen des Therapieprozesses aktiv beteiligt. Sie übernehmen so viel Verantwortung für den Prozess wie jeweils möglich (z. B. Definition von Problem und Ziel sowie Wahl der Mittel). Dies erhöht die wahrgenommene Kontrolle, die Selbstwirksamkeitserwartung und die intrinsische Motivation, was wiederum die Bereitschaft steigert, Risiken einzugehen und auch autonom neue Problemlösungen in der eigenen Lebenswelt auszuprobieren.

Transparenz. Transparenz ist in der SMT kein Selbstzweck – sie dient zentral der Förderung von Selbstmanagement. Mittels Transparenz können sich Patient:innen aktiv an der Therapie beteiligen und bei Problem- und Zieldefinitionen sowie der Ableitung der Mittel eigenverantwortlich handeln. Darüber hinaus ist nur über Transparenz das ethisch-berufsständische Prinzip des *informed consent* (informiertes Einverständnis) realisierbar.

Therapiebeziehung. Eine positiv wahrgenommene Therapiebeziehung ist *notwendige* Voraussetzung für eine erfolgreiche Therapie. Neben der patienten- und therapeutenseitigen Übereinkunft hinsichtlich der therapeutischen Ziele und der Strategien und Mittel zur Zielerreichung ist eine zugewandte, akzeptierende und empathische Form der Beziehungsgestaltung dabei die Grundbedingung.

Gleichzeitig ist eine gute Therapiebeziehung aber *nicht hinreichend* für das Erreichen der weitergehenden Ziele der Patient:innen. Hinzukommen müssen zielgerichtete Interventionen. Die Rolle der Therapeut:innen ist dabei die von Änderungsassistent:innen.

Therapeut:innen unterstützen die Patient:innen, Änderungen da vorzunehmen, wo sie wirken sollen: in ihrem Leben. Patient:innen werden dabei als mündige Person betrachtet. Jegliche Form der Abhängigkeit oder der gezielten Beeinflussung ist zu vermeiden. Vielmehr sollte ein möglichst sanktionsfreier Raum geschaffen werden, in dem die Patient:innen sich selbst explorieren und verändern können. Die Vorstellungen und Wünsche der Patient:innen an die Therapiebeziehung sollten dabei so weit wie möglich und im Falle von Störungen erneut transparent geklärt und zu einem gemeinsamen expliziten Verständnis geführt werden.

Intrinsische Motivation. Intrinsische Motivation ist zum Aufbau eines selbstbestimmten Lebens im Dienste der eigenen Ziele und Werte essenziell. Persönlich bedeutsame Ziele stellen eine wichtige intrinsische Motivation für Patient:innen dar, neue anspruchsvolle Handlungen zu unternehmen und auch auf Dauer aufrechtzuerhalten. Die Ziele der Patient:innen stellen zudem eine zentrale Referenz zum Aufbau von Struktur in der Therapie dar. Was auch immer in der Therapie unternommen wird, wird explizit als Mittel unternommen, um die persönlich bedeutsamen Ziele der Patient:innen zu erreichen. Fehlende, unklare, konflikthafte oder negativ formulierte Ziele behindern ein selbstbestimmtes Leben. Aufgabe der Therapeut:innen ist es dabei, die Ziele und Werte der Patient:innen bereits früh in der Therapie zu klären. Strategien zur Findung von Lebenswerten werden in den Kapiteln 58 und 59 beschrieben. Darüber hinaus sollte sowohl dieser Klärungsprozess als auch die weitere Prozessgestaltung die Patien:innen in die Lage versetzen, ihre Ziele und Werte auch in späteren Phasen der Therapie und ihres Lebens selbstständig klären zu können.

Therapie als Instigation. Je mehr in der Therapie das Ziel »Hilfe zur Selbsthilfe« verfolgt wird, desto mehr sollte sich Therapie als *Instigation* (Anregung) auffassen. Die gemeinsamen Sitzungen haben dabei vor allem den Zweck, Anregungen für neue Lernerfahrung außerhalb der Therapieräume im Lebensalltag der Patient:innen zu bieten. Komplexe Erlebens- und Verhaltensmuster, die über Jahre gelebt wurden, sind nur schwer in 12 bis 80 Stunden Gespräch (dem üblichen Rahmen einer VT als Richtlinienverfahren in Deutschland) zu verändern. Patient:innen müssen neue, als hilfreich erkannte Handlungen aufwändig in ihrem Lebensumfeld immer wieder umsetzen, um sich auch langfristig gegen gut gebahnte Gewohnheiten und äußere Widerstände zu behaupten. Dementsprechend werden die unternommenen Veränderungen der Patient:innen in ihrem Lebensumfeld als bedeutender erachtet als das Verhalten im Therapieraum. Patient:innen sollten sich dabei nur für Aufgaben außerhalb der Therapie entscheiden, die sie selbst als Mittel im Dienste ihrer Ziele wahrnehmen und nur insofern als hilfreich und notwendig erachten.

Zukunftsorientierung. Einsichten und Erkenntnisse stellen lediglich ein Mittel zum Zweck dar. Die Analyse der aktuellen Probleme vor dem Hintergrund der Lebens- und Lerngeschichte dient allein dazu, die gewonnenen Erkenntnisse auch zukünftig für das Leben im Sinne von konkreten Problemlösungen nutzbar zu machen.

Inhaltsabstinenz. Die SMT betont einen *Pluralismus der Werte* sowie die *Maximierung der Freiheit* der Patient:innen. Therapeut:innen halten sich dementsprechend mit dem Ausdruck ihrer Wünsche und Werte stark zurück. Externe Kontrollversuche von therapeutischer Seite, z. B. Überredungsversuche oder mehr oder weniger subtile Bestrafungen (z. B. durch den Ausdruck von Ungeduld oder Ärger), sollten unterlassen werden. Widerstand und Gegenkontrolle auf Seiten der Patient:innen werden so minimiert. Zugleich stellt die Betonung dieser Inhaltsabstinenz gemäß der SMT die Lösung für das ethische Problem des Machtgefälles in der Therapie dar.

Prinzip der minimalen Intervention. Patient:innen sollte im Dienste des Selbstmanagement jeweils mit den geringstmöglichen Mitteln geholfen werden, die ausreichen, um wieder ohne externe Hilfe leben zu können.

Teil III

25.2 Indikation, Kontraindikation und Nebenwirkungen

Indikation für den Einsatz der SMT oder einzelner Selbstmanagement-Methoden stellt das Vorhaben dar, Hilfe zur Selbsthilfe leisten zu wollen. Die oben beschriebenen Aspekte der Prozessgestaltung in der SMT decken sich dabei komplett mit dem Selbstverständnis der KVT (vgl. Margraf, 2009a).

Wichtig

Die Frage nach der (Kontra-)Indikation von Selbstmanagement-Methoden im Rahmen der KVT ist eher eine Frage nach dem Mehr oder Weniger zu einem gegebenen Zeitpunkt und weniger eine generelle Frage.

Im Falle von Persönlichkeitsstörungen oder starken Persönlichkeitsakzentuierungen besteht eine Problemlage darin, dass die jeweiligen Muster des Erlebens und Verhaltens erhöht ich-synton sind und Störungen sich meist als Störung in der Interaktion äußern (Fiedler, 2016; Kap. 52). Ziele von Patient:innen mit Persönlichkeitsstörungen sind daher zunächst oft auf das Verhalten anderer Personen gerichtet. Dieser Problemlage kann die transparente und auf Ziele orientierte Form der Gesprächsführung sowie die Betonung der Eigenverantwortung zunächst Grenzen setzen. Die Einsicht in die Eigenverantwortung und die Entwicklung nachhaltiger autonomer und zugleich sozial verträglicher Ziele stellt aber stets ein bedeutsames Teilziel in der KVT von Personen mit Persönlichkeitsstörungen dar (vgl. Fiedler, 2016). Ist dieser Teilschritt erst einmal gelungen, kann wieder auf Hilfe zur Selbsthilfe mit Methoden des Selbstmanagement gesetzt werden.

Auch einige andere psychische Störungen bzw. Symptome machen die Verantwortungsübernahme ebenfalls zumindest temporär schwer bis unmöglich und fordern zunächst externe Kontrolle: akute Fremd- und Selbstgefährdung, floride psychotische Phasen und akute Intoxikation. Sind die einschränkenden Symptome allerdings bearbeitet oder abgeklungen, kann wieder auf Hilfe zur Selbsthilfe mittels Selbstmanagement-Methoden gesetzt werden.

Auch wenn keine der oben genannten Einschränkungen gegeben sind, kann Widerstand auf Seiten der Patient:innen gegenüber der Verantwortungsübernahme und der Wunsch nach Verantwortungsabgabe an die Therapeut:innen (oder Dritte) bestehen. Im Regelfall kann dieser Wunsch dann in seinen Konsequenzen transparent geklärt und auf seine Zielführung hin untersucht werden. Wünschen Patient:innen auch nach einer ausführlichen Klärung weiterhin die Verantwortungsabgabe, sollten sich Therapeut:innen reiflich überlegen, ob sie diesem Wunsch entsprechen möchten.

Kanfer et al. (2012, S. 432) verweisen aber auch auf Hindernisse, die der Verantwortungsübernahme der Patient:innen im Wege stehen, jedoch in persönlichen Wünschen und informellen Interaktionsstilen der Person der Therapeut:in zu finden sind. Sie nennen hierbei vorrangig Macht, Voyeurismus und Selbsttherapie (Ausübung des Therapeutenberufs zur Lösung eigener Probleme). Diese gilt es in der Selbsterfahrung explizit zu machen und zu verändern, um Patient:innen auf Augenhöhe begegnen zu können und Hilfe zur Selbsthilfe leisten zu können.

25.3 Praktische Durchführung

Die SMT ist ein hoch elaborierter therapeutischer Ansatz mit einer Fülle logisch aufeinander verweisender Prozessgestaltungsmerkmalen. An dieser Stelle sollen lediglich einige Beispiele die Prinzipien der SMT exemplarisch darstellen. In allen Beispielen werden die zentralen Bestimmungsstücke der Prozessgestaltung (hohe Transparenz und Betonung der Eigenverantwortung) realisiert.

Rollenerwartungen transparent klären

Die Vorstellungen und Wünsche der Patient:innen an die Therapiebeziehung sollten bereits früh in der Therapie transparent verhandelt werden, indem explizit die Rollenerwartungen geklärt und zu einem gemeinsamen Verständnis geführt werden.

T: Wie sehen Sie meine Rolle in Ihrer Therapie?

P: Naja, Sie sind der Experte. Vielleicht hören Sie sich von mir an, was das Problem ist, und sagen mir dann, was ich tun soll, um aus der Sache rauszukommen?

T: Den Wunsch kann ich gut nachvollziehen und ich höre heraus, dass Sie noch nicht genau wissen, was in Anbetracht Ihrer Probleme mögliche Lösungen sein können. Gleichzeitig frage ich mich, ob Sie sich eher wünschen, dass andere, so wie ich, Ihnen Lösungen vorgeben – oder ob Sie sich eher wünschen, eigene Lösungen zu erarbeiten?

P: Eigentlich möchte ich das natürlich selbst können, aber bei diesen Problemen weiß ich einfach keine Lösungen.

T: Wenn Sie sagen, dass Sie es prinzipiell vorziehen, eigene Lösungen zu erarbeiten, können wir auch so arbeiten, dass Sie selber auf Lösungen kommen und ich Sie auf dem Weg dahin mit hilfreichen Fragen unterstütze. Wie fänden Sie das?

P: Das fände ich gut!

Irritationen in der Therapiebeziehung

Auch bei Irritationen in der Beziehung im Verlauf der Therapie empfiehlt sich zuerst eine transparente Klärung. Dreh- und Angelpunkt derartiger Klärungen sind stets die expliziten Ziele der Patient:innen.

T: Ich habe gerade den Gedanken, dass Sie sich über mich ärgern. Liege ich da richtig oder passt das eher nicht?

P: Ja, irgendwie schon. Ich wünschte mir halt, Sie würden mir einfach auch mal praktische Vorschläge machen, was ich tun kann.

T: Den Wunsch kann ich gut verstehen – und gleichzeitig frage ich mich, ob das Ihr Ziel ist, dass ich Ihnen sage, was Sie in Ihrem Leben machen sollen.

P: Generell natürlich nicht. Aber in dieser Frage schon.

T: Wenn Sie sagen »generell natürlich nicht«, was meinen Sie damit?

P: Naja, ich muss es ja irgendwie selbst lernen. Aber diese Frage ist zu schwierig!

T: Wenn Ihr langfristiges Ziel ist, selbstständig derartige Fragen zu lösen, frage ich mich, wie hilfreich es wäre, wenn ich Ihnen jetzt einfach sage, was Sie tun sollen. Was sagen Sie?

P: Naja, nicht so hilfreich.

T: Wäre es denn im Sinne Ihres langfristigen Ziels hilfreich, wenn wir uns damit beschäftigen würden, wie Sie selbst auf Lösungen kommen können, und überlegen, wie Sie dies dann weiter üben können?

P: Ja, das fände ich gut.

Motivation(en) transparent klären

Therapiemotivation ist keine globale oder statische Einflussgröße. Vielmehr ist sie spezifisch – Wofür sind Patient:innen in einem gegebenen Moment motiviert? – und dynamisch. Dies bedeutet für Therapeut:innen, sich im Therapieprozess immer wieder neu zu orientieren, wie wichtig den Patient:innen die Ziele und Teilziele der Therapie sind. Zu dieser Klärung gehört auch das Nachdenken darüber, welche Mittel zur Zielerreichung führen können und welchen Aufwand (Zeit, Einsatz, Risiken etc.) die Zielerreichung fordert.

T: Wie wichtig ist Ihnen das Therapieziel (momentan)?

P: Es bedeutet mir total viel.

T: Sehr wichtig! Ich verstehe. Wie viel Einsatz (Zeit) möchten Sie dann zur Erreichung (momentan) außerhalb unserer Sitzungen aufwenden? Was sollen wir hierzu verabreden?

Transparente Evaluation der Zielerreichung

In regelmäßigen Evaluationen der Zielerreichung können Patient:innen überlegen und entscheiden, wie in der Therapie weiter vorgegangen werden soll. In den Klärungsprozessen berufen sich Therapeut:innen dabei abermals auf die Ziele der Patient:innen.

Wichtig

Generell gilt es bei der Wahl von Zielen und Zielerreichungsmethoden zu akzeptieren, dass Patient:innen stets das Recht haben, sich gegen Veränderung und die dazu nötigen Schritte zu entscheiden. Therapeutische Aufgabe an dieser Stelle ist es dann, erneut in einen transparenten Klärungsprozess über die persönlichen Ziele der Patient:innen einzusteigen. Da man nicht gleichzeitig das aktuelle Verhalten und das Ziel beibehalten kann, bleibt bei der Entscheidung gegen eine Veränderung nur die Veränderung der Ziele.

T: Wie bewerten Sie Ihren momentanen Einsatz in Anbetracht Ihrer Therapieziele? Wie wollen Sie weiter vorgehen?

P: Ich finde es so schwer, den Plan umzusetzen, obwohl es mir klar ist, dass es eigentlich das Sinnvollste wäre …

T: Wenn ich Sie richtig verstehe, finden Sie das Verhaltensexperiment immer noch sinnvoll, das wir vor zwei Sitzungen herausgearbeitet haben. Zudem erscheint es Ihnen die einzige Möglichkeit zu sein, die Befürchtung zu testen.

P: Ja, das haben wir ja ausführlich besprochen.

T: Und gleichzeitig wollen Sie es nicht machen, richtig?

P: Ja, irgendwie kann ich das Risiko nicht eingehen …

T: Das verstehe ich sehr gut: Wie wir gemeinsam herausgefunden haben, ist die Chance, dass Ihre Befürchtung eintritt, zwar gering, aber eben nicht null. Und gleichzeitig frage ich mich, wie Sie Ihr Ziel ohne das Experiment erreichen wollen?

P: Das geht leider nicht.

T: Hm, und was sollen wir mit dem Ziel Ihrer Meinung nach dann machen?

Naive Haltung und geleitetes Entdecken

In der SMT wird empfohlen, eine naive Haltung einzunehmen, um den Prozess möglichst von externer Einflussnahme freizuhalten (vgl. Sokratischer Dialog in Kap. 20). Die Gesprächsführung sollte so gestaltet sein, dass Schlussfolgerungen im geleiteten Entdecken möglichst von den Patient:innen gezogen werden. Dies betrifft vor allem Schlussfolgerungen über die Bedeutung von Sachverhalten oder Schlussfolgerungen über zu ergreifende Maßnahmen. Vorschläge sollten vergleichsweise selten und wenn, dann sehr unverbindlich vorgebracht werden.

T: Wenn ich Sie richtig verstehe, ist Ihr Vermeidungsverhalten kurzfristig hilfreich, weil es die Angst wieder abfallen lässt. Langfristig hat sich durch das Vermeidungsverhalten an der Angst aber nichts geändert. Was denken Sie: Welche Erfahrung bräuchten Sie, um zu wissen, dass Ihre Befürchtung nicht zutrifft?

P: Hm, ich müsste mich der Sache stellen und herausfinden, dass nichts passiert.

T: Okay, verstehe ich. Und das wollen Sie machen?

Transparente Therapie- und Stundenplanung

Therapie sollte wie in der VT üblich in ihrer Gesamtheit, in der Stundengestaltung und innerhalb einzelner Sequenzen strukturiert sein. Die Strukturiertheit des Vorgehens hilft, die Komplexität dessen, was zu bearbeiten ist, zu reduzieren. Werden zu viele oder zu komplexe Anliegen in der Therapie insgesamt oder in einer Stunde bearbeitet, besteht die Gefahr, dass der Fokus verloren geht und man sich in der Fülle der Probleme verliert. Struktur und Selbstmanagement sind dabei kein Widerspruch. Selbstmanagement heißt auch, sich selbst immer wieder zu strukturieren und die Komplexität des Erlebens- und Verhaltensflusses handhabbar zu reduzieren, um zielführende Lösungswege initiieren zu können. Somit sollte die Therapie und einzelne Sitzungen gemeinsam mit den Patient:innen in ihrer Struktur geplant werden, um diese Fertigkeit zu fördern. In Abgleich mit den Therapiezielen können Patient:innen z. B. entscheiden, welche Themen sinnvoll zu besprechen wären und welche in Anbetracht des zeitlichen Rahmens eher nicht.

T: Was besprechen wir heute? Zu welchem Therapieziel gehört das?

T: Welche von den Anliegen, die Sie heute mitbringen, besprechen wir? Schaffen wir alle Punkte, oder möchten Sie auswählen? Wie würden Sie bei der Auswahl vorgehen?

T: Sie wissen nicht, was wir besprechen sollen? Wäre es in Ihrem Sinne, wenn Sie wüssten, was Sie besprechen wollen, wenn Sie zur Therapie kommen? Wäre es in Ihrem Sinne, wenn wir heute besprechen, wie Sie das erreichen können?

Rekapitulationen

Rekapitulationen dienen dazu, allgemeine Prinzipien erfolgreicher Selbstregulation zu abstrahieren und auf neue Situationen zu transferieren.

T: Es freut mich zu hören, dass Sie die Sitzung heute hilfreich fanden. Was halten Sie davon, wenn wir noch einmal zusammen überlegen, was genau hilfreich war und wie Sie das in Ihrem Alltag anwenden können?

T: Wie sind wir bei der Bearbeitung vorgegangen?

T: Was haben wir / Sie zuerst getan (z. B.: bestimmte Abläufe genau beobachtet; Probleme geklärt, Bedingungen analysiert; danach Ziele geklärt, analysiert)?

T: Wie haben Sie bestimmte Entscheidungen getroffen?

T: Nach welchen Kriterien haben Sie gehandelt (mit welchem Ergebnis)?

T: Was haben Sie daraus gelernt?

T: Gibt es Situationen (eventuell in der Zukunft), in denen Sie nach einem ähnlichen Muster vorgehen könnten?

Fokussierung und Stringenz transparent besprechen

Selbstmanagement braucht als Fertigkeit, sich fokussieren zu können und einmal begonnene Problemlöseprozesse auch stringent weiter zu verfolgen. Um Selbstmanagement maximal zu fördern, empfiehlt es sich daher, auch diese Fertigkeiten bereits im Therapieprozess zu realisieren. Die jeweilige Entscheidung, sich zu fokussieren und stringent bei einem Thema zu bleiben, kann dabei genauso transparent besprochen und in Eigenverantwortung der Patient:innen verabschiedet werden wie jede andere Prozessvariable auch.

T: Ich merke gerade, wie Sie Ihr gewähltes Thema verlassen und ein neues Thema anschneiden. Möchten Sie das momentan tun?

P: Ja, ach so, ja, das ist ja auch sehr wichtig!

T: Wie wollen Sie mit Ihrem ursprünglichen Thema verfahren? Sollen wir es unter den Tisch fallen lassen?

P: Ach so, nein, schaffen wir denn nicht beides?

T: Was sagen Sie?

P: Ach Mist, nee. Ich glaube, es ist besser, wir reden wieder über das alte Thema.

T: Und was machen wir mit dem neuen Thema?

P: Ich bringe es zur nächsten Stunde wieder mit.

25.4 Typische Schwierigkeiten und Fehler

Auf der einen Seite scheint es für angehende Therapeut:innen schwer, eigene Bewertungen und Wünsche aus dem Therapieprozess herauszuhalten. Auf der anderen Seite verwechseln sie die Instruktion, inhaltsabstinent, transparent und unter Betonung der Eigenverantwortung vorzugehen, mit einer kühl distanzierten Haltung den Patient:innen gegenüber. Gleichzeitig eine zugewandte, akzeptierende und empathische Form der Beziehungsgestaltung zu realisieren und in der oben beschriebenen Art die Gesprächsführung zu gestalten, bedarf der Erfahrung nach einiger Übung. Zudem widersprechen viele der zentralen Bestimmungsstücke der Prozessgestaltung in der SMT (ebenso wie in der KVT) den ansonsten im Alltag üblichen Umgangsformen. Dies irritiert angehende Therapeut:innen zunächst. Im Alltag gibt es oft den Impuls zu helfen, indem man sich mit seiner Meinung und seinem Handeln aktiv einbringt. Diesen Impuls zurückzustellen und die oben beschriebene Art der professionellen Prozessgestaltung anzuwenden, führt somit zunächst zu Schwierigkeiten. Oft werden Befürchtungen gegenüber diesem Vorgehen von Psychotherapeut:innen in Ausbildung benannt, die meist daraus entstehen, dass die therapeutische Interaktion noch mit einer alltäglichen Interaktion verwechselt wird. Diese Befürchtungen gilt es in Supervision und Selbsterfahrung zu klären. Zudem ist der Wortschatz in dieser neuen Art des Gesprächs selbstverständlich noch nicht entwickelt, und es kommt zwangsläufig zu Frustrationen. In der Supervision ist darauf zu achten, dass derartige Frustrationen nicht in einen Rückfall in bekannte informelle Formen der Interaktion münden. Immer wieder müssen Auszubildende in der Motivation gestärkt werden, den langwierigen Prozess des Erlernens dieser Strategien trotz Frustration aufrechtzuerhalten.

25.5 Kritische Einordnung

Die SMT ist ein elaborierter Therapieansatz, der sich explizit als Rahmenmodell zur Umsetzung der KVT auffasst. Dementsprechend lassen sich sämtliche der dort aufgeführten Strategien im Selbstverständnis der KVT widerspruchsfrei verorten. Die SMT bietet dabei die wohl pointierteste Ausarbeitung dafür, wie der Therapieprozess in der KVT gestaltet werden kann, um »Hilfe zur Selbsthilfe« zu leisten. Die empirische Bestätigung der SMT speist sich aus einer großen Anzahl von Einzelbefunden, in denen die Wirksamkeit von Selbstmanagement in verschiedenen Feldern therapeutischer Arbeit bereits gezeigt werden konnte (im Überblick Kanfer et al., 2012).

Teil III

FAQ

Selbstmanagement, das klingt schon so kühl! Was ist mit der Therapiebeziehung?
Es ist unbedingt zu betonen, dass das Vorgehen in der SMT nicht mit einer kühl-distanzierten Haltung den Patient:innen gegenüber einhergehen darf. Eine zugewandte, akzeptierende und empathische Form der Beziehungsgestaltung ist zur Umsetzung der SMT eine notwendige Bedingung!

Ist das Vorgehen nicht sehr verkopft, sodass Gefühle zu kurz kommen?
Die SMT ist ein Rahmenmodell zur Prozessgestaltung. Das heißt, jede Methode der KVT – auch emotionsfokussiertes Arbeiten – darf und soll angewendet werden. Die SMT hält dazu Strategien bereit, WIE um diese Methoden herum so gearbeitet werden kann, dass der Erfolg auch nachhaltig im Sinne einer »Hilfe zur Selbsthilfe« gesichert wird.

Was mache ich, wenn Patient:innen keine Eigenverantwortung übernehmen möchten und auf mich als Expertin oder Experten setzen, die oder der sie heilen soll?
Wie jedes Problem im Prozess sollte dies explizit und transparent besprochen werden. In diesem Gespräch sollten auf jeden Fall die langfristigen Ziele der Patient:innen mit der gewünschten Verantwortungsabgabe kontrastiert werden sowie die Rollen von Patient:in und Therapeut:in explizit verhandelt werden.

Weiterführende Literatur

Kanfer, F. H., Reinecker, H. & Schmelzer, D. (2012). Selbstmanagement-Therapie (5. Aufl.). Heidelberg: Springer.

26 Krisenintervention und Suizidalität

Tobias Teismann

26.1 Hintergrund und allgemeine Merkmale

Krisenintervention. Krisenintervention ist durch verschiedene allgemeine Prinzipien gekennzeichnet. Hierzu zählen

(1) der rasche Beginn,
(2) ein aktiv-unterstützendes, pragmatisches, insbesondere aber auch klärendes Verhalten der Helfenden,
(3) Methodenflexibilität,
(4) der Fokus auf die aktuelle Situation / das aktuelle Erleben bzw. unmittelbare Entlastungs- und Bewältigungsmöglichkeiten,
(5) die forcierte Aktivierung und Nutzung sozialer Ressourcen des Betroffenen sowie
(6) die aktive Unterstützung bei der Inanspruchnahme weiterer psychosozialer / medizinischer / juristischer Dienste (Sonneck et al., 2016).

Suizidalität. Suizidales Erleben und Verhalten – als extreme Zuspitzung des Krisengeschehens – macht eine ebensolche Herangehensweise erforderlich.

Suizidales Erleben und Verhalten ist in der Allgemeinbevölkerung und besonders in klinischen Populationen sehr verbreitet: In einer deutschen Repräsentativbefragung gaben beispielsweise 8 Prozent aller Befragten an, in den vergangenen zwei Wochen unter Suizidgedanken gelitten zu haben (Forkmann et al., 2012). Die Lebenszeitprävalenz von Suizidversuchen in Deutschland liegt bei etwa 1,7 Prozent (Nock et al., 2014). Diese Zahl erhöht sich jedoch signifikant in jugendlichen Bevölkerungsgruppen, mit Prävalenzraten von bis zu 8 Prozent (Donath et al., 2019). Jährlich versterben in Deutschland ungefähr 9.000 bis 10.000 Menschen durch Suizid. Trotz dieser alarmierenden Zahlen ist in den vergangenen Jahrzehnten ein rückläufiger Trend bei den Suizidzahlen zu beobachten. Besonders bemerkenswert ist dabei, dass Menschen im höheren Lebensalter ein erhöhtes Risiko für Suizid aufweisen (Statistisches Bundesamt, 2023); diese demografische Verschiebung unterstreicht die Notwendigkeit gezielter Präventionsmaßnahmen und Unterstützungsangebote für ältere Menschen.

26.2 Indikation, Kontraindikation und Nebenwirkungen

Die Abwendung von Selbst- und Fremdgefährdung hat Vorrang vor allen anderen therapeutischen Aufgaben. Deuten sich im Gespräch also Hinweise auf Lebensmüdigkeit oder Suizidabsichten an, so sollten sie unmittelbar angesprochen und expliziert werden.

Wichtig

Es ist ein Mythos anzunehmen, dass man Personen auf die Idee bringt, sich umzubringen, wenn man sie auf suizidales Erleben anspricht.

Neben der indizierten Risikoabschätzung bei direkten oder indirekten Suizidäußerungen empfehlen Jacobs und Brewer (2004) eine Routineabklärung suizidalen Erlebens und Verhaltens bei

(1) Erstkontakten in psychosozialen, psychotherapeutischen und psychiatrischen Institutionen,
(2) Veränderungen des Behandlungssettings und des Überwachungsstatus,
(3) abruptem Wechsel des klinischen Erscheinungsbildes,
(4) einer – trotz Behandlung – ausbleibenden Zustandsverbesserung oder graduellen Zustandsverschlechterung,
(5) Antizipation oder Eintreten eines bedeutsamen interpersonalen Verlustes bzw. psychosozialen Belastungsfaktors,
(6) Ausbruch einer (ernsthaften) körperlichen Erkrankung.

Kontraindikationen für die Abklärung und Auseinandersetzung mit suizidalem Erleben und Verhalten sind nicht bekannt. Krisentherapeutisches Handeln ist nicht indiziert im Umgang mit chronischer Suizidalität. In solchen Fällen, insbesondere bei Patienten mit Borderline-Persönlichkeitsstörung, müssen in stärkerem Maße operante Verstärkungsbedingungen beachtet werden, um eine (unabsichtliche) Aufrechterhaltung suizidalen Verhaltens zu vermeiden (Teismann & Koban, 2022). Wenn chronische Suizidalität bei Patient:innen vorliegt, die unter chronischen Depressionen leiden, bietet das Cognitive Behavioral Analyses System of Psychotherapy (CBASP) Techniken, diese psychotherapeutisch zu behandeln (vgl. Kap. 60).

26.3 Praktische Durchführung

Es existieren verschiedene Leitfäden zur Gestaltung von Krisenkontakten. Sonneck und Kollegen (2016) fassen in dem Akronym BELLA generische Aufgaben der Krisenintervention zusammen: **B**eziehung aufbauen, **E**rfassen der Situation, **L**inderung der Symptomatik, Einbezug von **L**euten, die unterstützend wirken und das Finden eines **A**nsatzes zur Problembewältigung.

Für den speziellen Umgang mit suizidalen Krisen hat Dorrmann (2018; vgl. auch Teismann & Dorrmann, 2021) ein Interventionsmodell vorgeschlagen, in dem folgende Prozessziele differenziert werden:

(1) Beziehung herstellen
(2) Risikoabschätzung vornehmen
(3) Zeit gewinnen – Reflexion anregen
(4) Selbstkontrolle fördern

(5) Allgemeine Strategien der Krisenintervention
(6) Setting festlegen

Die einzelnen Prozessziele werden im Folgenden ausführlicher dargestellt.

26.3.1 Beziehung herstellen

Zu Beginn des Kontaktes geht es um die Bildung einer tragfähigen und vertrauensvollen Therapeuten-Patienten-Beziehung. Unter der Perspektive, dass suizidale Wünsche oftmals Resultat von Einsamkeit und fehlendem Zugehörigkeitserleben sind (vgl. Interpersonelle Theorie suizidalen Verhaltens; Joiner, 2005), kann eine gute therapeutische Beziehung bereits für sich genommen suizidpräventiv wirken. Die Beziehungsgestaltung mit suizidalen Patienten lässt sich mit Blick auf zwei zentrale Aspekte konzeptualisieren: Selbstbestimmung und Fürsorge. Mit Blick auf die Selbstbestimmung von Patient:innen ist es wichtig den Todeswunsch empathisch zu validieren, transparent und offen über alle Behandlungsaspekte zu informieren, Autonomie explizit zu betonen und Patient:innen Selbstwirksamkeitserleben zu ermöglichen. Mit Blick auf den Fürsorgeaspekt ist es wichtig, das Belastungserleben von Patient:innen empathisch zu validieren, erreichbar zu sein und sich Patient:innen als verlässliche und unterstützende Partner:in in der Krise anzubieten.

26.3.2 Risikoabschätzung vornehmen

Parallel zum Aufbau der therapeutischen Beziehung beginnen Therapeut:innen unmittelbar mit der Risikoabschätzung. Diese orientiert sich an bekannten Risiko- und Schutzfaktoren (vgl. BÄK et al., 2022).

Risiko- und Schutzfaktoren für Suizide

Demographische Faktoren
- männliches Geschlecht
- höheres Lebensalter (v. a. Männer > 70 Jahre)
- niedriger sozioökonomischer Status

Krankheitsbezogene Faktoren
- psychische Erkrankungen, insbesondere affektive Störungen, Schizophrenie, Borderline-Persönlichkeitsstörung, Substanzkonsumstörungen, Schlafstörungen
- körperliche Erkrankungen, insbesondere chronische Schmerzen, schwerwiegende neurologische Erkrankungen

Suizidbezogene Vorgeschichte

- Suizidversuche und Suizidgedanken
- Suizide in der Familie
- Zugang zu Mitteln und Methoden

Psychosoziale Faktoren

- Hoffnungslosigkeit
- Impulsivität
- soziale Isolation und mangelnde soziale Unterstützung
- Beziehungskonflikte / Streitigkeiten oder Verluste
- Arbeitsplatzverlust / finanzielle Krisen

Schutzfaktoren

- soziale Unterstützung
- Spiritualität / Religiosität
- Selbstwirksamkeitserleben

Einen hilfreichen Rahmen zur Gestaltung der Risikoabschätzung bietet der Ansatz der »Chronologischen Erfassung suizidaler Ereignisse«. Im Rahmen dieses Ansatzes empfiehlt Shea (2011) die Risikoabschätzung dadurch zu strukturieren, dass die Art und das Ausmaß suizidaler Ideen und Handlungen in Bezug auf verschiedene Zeiträume erfragt werden.

(1) **Exploration aktueller Suizidalität:** In schwierigen Lebensphasen stellen sich manche Menschen grundlegende Fragen über den Sinn des Lebens oder haben Gedanken darüber, ob es besser wäre, nicht mehr zu leben. Es ist wichtig, offen über solche Gedanken zu sprechen. Wie ist das bei Ihnen?
   - **Häufigkeit, Dauer, Intensität und Auslöser aktueller Suizidgedanken**: Wie sehen diese Gedanken aus? Wie oft denken Sie derzeit daran, sich das Leben zu nehmen? Wie lange dauern diese Gedanken normalerweise an? Als wie überwältigend erleben Sie diese Gedanken? Was löst diese Gedanken aus?
   - **Spezifität der Gedanken und konkrete Planung**: Haben Sie auch darüber nachgedacht, wie, wo und wann Sie sich töten werden? Haben Sie auch über andere Methoden, sich zu töten, nachgedacht?
   - **Verfügbarkeit der Mittel**: Haben Sie die notwendigen Mittel zu Hause? Haben Sie überlegt, wie Sie die Mittel erhalten?
   - **Vorbereitungen und Probehandlungen**: Haben Sie auch andere Dinge schon vorbereitet? (Internet nach Suizidmethoden abgesucht, Abschiedsbrief geschrieben, persönliche Sachen verschenkt, Testament verfasst, Zahlungsmodalität der Lebensversicherung abgeklärt etc.)? Haben Sie schon mal probiert wie es wäre, wenn Sie es dann wirklich tun würden? (potentiellen Suizidort aufgesucht, Seil geknüpft, Medikamentenmix erstellt, etc.)?
   - **Entschlossenheit / Distanz zu suizidalen Impulsen**: Wie stark ist Ihre aktuelle Absicht, diesen Todeswunsch in die Tat umzusetzen? Wo stehen Sie auf einer Skala

von 0 bis 10, wenn 0 heißt »keine Absicht, die Gedanken umzusetzen« und 10 heißt »die Gedanken bei der ersten sich bietenden Gelegenheit umzusetzen«?

(2) **Exploration suizidalen Verhaltens in den vergangenen zwei Monaten**: Während der letzten sechs bis acht Wochen, wie viel Zeit haben Sie da – an schlechten Tagen – darüber nachgedacht, sich das Leben zu nehmen? Eher so 90% des Tages oder 70% des Tages? Wie oft haben Sie in den letzten zwei Monaten erwogen, sich mit [spezifische Methode] das Leben zu nehmen? An wie vielen Tagen haben Sie einen Suizidversuch konkret vorbereitet oder geprobt?

(3) **Exploration vergangener Suizidhandlungen**: Haben Sie schon versucht, sich das Leben zu nehmen? Wie oft haben Sie in Ihrem Leben versucht, sich umzubringen?
   - **Letzter Suizidversuch:** Wann haben Sie zuletzt versucht, sich das Leben zu nehmen? Was genau haben Sie gemacht? Wie ist es dazu gekommen, dass Sie überlebt haben? Waren Sie im Anschluss in medizinischer Behandlung? Haben Sie den Versuch länger geplant, oder ist es eher plötzlich dazu gekommen? Wie fanden Sie es seinerzeit überlebt zu haben?
   - **Schwerster Suizidversuch:** Welchen Suizidversuch würden Sie als Ihren schwersten bezeichnen, d.h. wann war ihr Wunsch zu sterben am allergrößten bzw. wann waren Sie sich am sichersten, dass das gewählte Vorgehen tödlich sein würde?
   - **Selbstverletzungen**: Haben Sie sich schon einmal oder mehrfach selbst Verletzungen beigefügt, ohne dass Sie hierbei sterben wollten? Was genau haben Sie gemacht? Fügen Sie sich derzeit weiterhin Verletzungen zu?

(4) **Exploration unmittelbarer Suizidalität**: Wie sieht es eigentlich mit suizidalen Gedanken aus, während wir gerade miteinander reden? Und wenn Sie jetzt die Praxis verlassen: Was denken Sie passiert mit Ihrem Wunsch zu sterben?

Schließlich müssen sich Diagnostiker:innen natürlich auch ein Bild vom Vorliegen verschiedener Risikofaktoren (Hoffnungslosigkeit, soziale Isolation, Impulsivität, Furcht vor Tod und Sterben), dem Suizidmotiv, den Lebensbedingungen und dem Krisenanlass machen. Zudem braucht es eine Abklärung potenzieller Schutzfaktoren.

Die Einschätzung des aktuellen Suizidrisikos ergibt sich schließlich aus der Gewichtung der vorliegenden Risiko- und Schutzfaktoren. Grundsätzlich muss man sich darüber im Klaren sein, dass eine sichere Risikoabschätzung nicht möglich ist: Weder ist es möglich suizidales Verhalten vorherzusagen, noch ist es möglich – in ausreichendem Maße – zwischen Hochrisiko- und Niedrigrisikopatient:innen zu differenzieren (Teismann et al., 2022). Dies bedeutet aber mitnichten, dass auf ein abklärendes Gespräch verzichtet werden könnte. Der Fokus sollte aber weniger auf der Idee liegen, am Ende des Gesprächs eine Kategorisierung vornehmen zu können, als eher auf dem Ziel herauszufinden, was Patient:innen in einer Krisensituation benötigen (Teismann et al. 2019): *Was wünscht sich der/die Patient;in von der Behandlung? Was braucht der/die Patient:in, um sich sicherer zu fühlen? Was gibt es für modifizierbare Risikofaktoren?*

Dokumentation von Risikoabschätzung und antisuizidalen Maßnahmen

Gerade vor dem Hintergrund der prinzipiellen Unsicherheit der (insbesondere ersten) Risikoabschätzungen ist es besonders wichtig, die entsprechenden Explorationen jedesmal sehr genau zu dokumentieren, also etwa folgendes schriftlich festzuhalten:

- Welche Risiko- und Protektivfaktoren (inkl. Gründe für das Leben) wurden abgefragt?
- Inwieweit erscheint die Person in ihrer Freiverantwortlichkeit eingeschränkt (z. B. aufgrund von Intoxikation, Psychose etc.)?
- Wie wird das Suizidrisiko eingeschätzt (niedrig, moderat, hoch, extrem)?
- Welche Interventionen wurden umgesetzt (z. B. Notfallplan, Means Restriction)?
- Welche Absprachen wurden getroffen?

Teil III

Fallbeispiel

Frau S. ist eine 25-jährige türkische Studentin, die sich wegen depressiver Stimmung in Behandlung begibt. Im Erstgespräch berichtet sie, dass sie vor drei Monaten den Kontakt zu ihrer Familie abgebrochen habe. Ihr Vater sei von jeher »herrschsüchtig« gewesen und ihre Brüder würden wie »Kampfhunde« über die Einhaltung der Familienregeln wachen. Nachdem ihr der Kontakt zu ihrem Freund untersagt worden sei, habe sie es zuhause nicht mehr ausgehalten und sei »weggelaufen«. In der vergangenen Woche habe sich ihr Freund nun von ihr getrennt, nachdem er herausgefunden habe, dass sie Rechnungen von Onlineeinkäufen ungefragt über sein Konto abgewickelt hat. Beiläufig erwähnt sie, dass sie daraufhin versucht habe, sich zu erhängen. Es sei ihr aber einfach nicht gelungen, sich in das Seil hineinfallen zu lassen. Einerseits sei sie froh darüber, andererseits wisse sie nicht, wie ihr Leben weitergehen solle. Gegenwärtig berichtet sie von täglichen, für mehrere Minuten anhaltenden Suizidgedanken. Selbstverletzendes Verhalten, Planungs- und Vorbereitungshandlungen verneint sie, genauso wie weitere Suizidversuche in der Vorgeschichte.

26.3.3 Zeit gewinnen – Reflexion anregen

Im Anschluss an die Risikoabschätzung und parallel zur weiteren Festigung der therapeutischen Beziehung geht es im Fall eines anzunehmenden Suizidrisikos darum, die Entscheidung von Patient:innen zum Suizid ins Wanken zu bringen. Zu diesem Zweck können insbesondere Strategien zur Bearbeitung ambivalenter Einstellungen zum Suizid, wie sie im Rahmen des Motivational Interviewing beschrieben werden (vgl. auch Kap. 4), eingesetzt werden. Das Motivational Interviewing bei Suizidalität (Britton et al., 2011) vollzieht sich in drei Phasen:

Exploration der gegenwärtigen Probleme und der Motivation zu sterben (Phase 1). Das Gespräch nimmt seinen Ausgang bei der Exploration der Gründe für das Sterben bzw. gegen das Leben: »Und was ist es eigentlich genau, dass Sie im Moment sagen lässt, es ist besser für mich zu sterben? Was erhoffen und versprechen Sie sich von einer Selbsttötung?«

Patient:innen muss Zeit gegeben werden, die Gründe für das Sterben genau zu betrachten und darzustellen; vor einer vorschnellen Fokussierung potentiell lebensbejahender Motive sei gewarnt. Genauso sollte auf eine Infragestellung persönlich relevanter Motive zu sterben an dieser Stelle der Auseinandersetzung verzichtet werden.

Aufbau von Motivation zu leben (Phase 2). In der nächsten Gesprächsphase geht es um die Aktivierung und Exploration fortbestehender Gründe für das Leben bzw. gegen das Sterben. Den meisten Patient:innen fällt hierzu erst mal nicht viel ein – was ganz normal ist: In der Regel ist der lebenswillige Teil nur sehr klein und wenig spürbar. Gleichzeitig muss es etwas geben, ansonsten hätte der Patient nicht angefangen, von seinen Suizidideen zu sprechen. Genau hier lässt sich anknüpfen: »Gibt es einen Teil in Ihnen, der nicht für das Sterben eintritt? Einen Teil, der zweifelt und den noch etwas mit dem Leben verbindet?

Mit dem Ziel, Patient:innen darin zu unterstützen zum Fürsprecher für das Weiterleben zu werden, sollten lebensbejahende Aussagen – auch wenn sie zaghaft und skeptisch geäußert werden – verbal und nonverbal bestärkt werden. Es hilft zudem, um genauere Ausführungen zu bitten, sobald ein motivierender Aspekt angesprochen wird. Hierdurch wird die Bedeutung dieses Aspektes verstärkt und es können weitere motivierende Aussagen hervorgerufen werden. Ergänzend sollten Therapeut:innen darauf achten, dass Patient:innen Vertrauen in ihre Anpassungs- und Problemlösefähigkeit zurückgewinnen: Der Rückblick auf die Überwindung vergangener Krisen, das Ansprechen persönlicher Stärken und Unterstützungsmöglichkeiten und das Thematisieren hypothetischer Änderungen stellen dabei hilfreiche Strategien dar.

Selbstverpflichtung zu leben stärken (Phase 3). In der dritten Phase geht es darum, Wege zu einem lebenswerteren Leben zu entwickeln. Die Phase beginnt damit, dass Therapeut:innen die Überlegungen, welche Aspekte für das Sterben / gegen das Leben und für das Leben / gegen das Sterben sprechen, zusammenfassen.

Fallbeispiel

In Bezug auf Frau S. ergab sich die folgende Zusammenfassung: »Es hört sich so an, als wären Sie zwischen zwei Zuständen hin- und hergerissen. Einerseits sind Sie sehr verzweifelt und haben wenig Hoffnung, dass sich Ihr Leben jemals wieder als lebenswert darstellen wird: Ihr Freund hat sich getrennt, Sie haben keinen Kontakt zu Ihrem Vater und Ihren Brüdern und Sie sitzen auf einem Berg Schulden. Andererseits befürchten Sie, dass Ihre Mutter ›kaputtgehen‹ würde, wenn Sie sich umbringen würden, und das ist etwas, was Sie überhaupt nicht wollen. Zudem gibt es einen Teil in Ihnen, der daran glaubt, dass Sie Ihren Freund zurückgewinnen können. Hier möchten Sie nichts unversucht lassen. Schließlich gibt es Momente, in denen Sie große Angst davor haben, dass ein Suizidversuch scheitern könnte. Habe ich vielleicht etwas vergessen? (…) Was nun? Wie soll es aus Ihrer Sicht weitergehen?«

An dieser Stelle können Therapeut:innen beginnen, Informationen zu Behandlungsmöglichkeiten zu geben und konkrete Vorschläge zur Entschärfung der gegenwärtigen Situation zu machen. Allerdings darf dies nur entlang der Aufnahmebereitschaft von Patient:innen erfolgen – es ist also zu vermeiden, dass Patient:innen sich durch die Ratschläge mehr eingeengt als unterstützt fühlen. Flankierend können in dieser Phase des Gesprächs kognitive Disputationsstrategien eingesetzt werden, um die Sinnhaftigkeit einzelner Suizidmotive infrage zu stellen.

26.3.4 Selbstkontrolle fördern

Teil III

Strategien zur Förderung der Selbstkontrolle kommen dann zum Einsatz, wenn Patient:innen die Entscheidung, sich das Leben zu nehmen, erst einmal aufgeschoben haben. Sie sollen Patient:innen dabei helfen, den gefassten Entschluss, am Leben zu bleiben, auch angesichts erneuter Krisen weiter verfolgen zu können.

Zugang zu letalen Mitteln begrenzen. In diversen Untersuchungen konnte gezeigt werden, dass u. a. die Sicherung von Brücken, die Hausgasentgiftung, die Verschärfung von Waffengesetzen sowie die Reduktion der Packungsgrößen letaler Medikamente mit einer bedeutsamen Reduktion der Suizidrate assoziiert sind (Teismann & Glasow, 2021). Um zu verhindern, dass Suizidimpulse spontan in die Tat umgesetzt werden können, sollte im therapeutischen Gespräch daher besprochen werden, wie die Verfügbarkeit potenzieller Suizidmethoden eingeschränkt werden kann. Angedachte Mittel sollten hierzu verschlossen, unzugänglich oder weit weg aufbewahrt bzw. gänzlich beseitigt werden.

Notfallplan. Der Einsatz von Notfall- oder Sicherheitsplänen gilt als weitere Standardintervention im Umgang mit suizidalen Krisen (BÄK et al., 2022). Beim Notfallplan handelt es sich um eine Liste von hierarchisch organisierten Strategien und Personen / Institutionen, die Patient:innen im Fall einer suizidalen Zuspitzung anwenden bzw. kontaktieren können. Im Notfallplan sollten verschiedene Elemente spezifiziert werden (Stanley & Brown, 2012):

(1) **Identifikation von Warnzeichen einer suizidalen Krise** (z. B. Agitiertheit, anhaltendes morbides Grübeln, pervasive Hoffnungslosigkeit)

(2) **Bewältigungsstrategien, die unabhängig von anderen Personen genutzt werden können** (z. B. kalt duschen, Lieblingsmusik hören, kochen, joggen, den Hund streicheln, intensive körperliche Stimulation)

(3) **Personen und soziale Situationen aufsuchen, die einen ablenken** (z. B. Cafés, Kirchen, Fitnessstudios, Einkaufszentren, Kinos)

(4) **Personen, die gezielt um Hilfe gebeten werden können** (z. B. Freunde, Angehörige, Eltern, Partner)

(5) **Kontakte zu professionellen Hilfsstellen** (z. B. Haus- und Facharzt, Therapeut, Telefonseelsorge, notfallaufnehmende Klinik, Notarzt)?

(6) **Den Zugang zu letalen Mitteln begrenzen** (s. o.)

Der Notfallplan sollte auf einer (Visiten- oder Kartei-)Karte, die im Portemonnaie mitgeführt werden kann, notiert oder im Smartphone (z. B. Krisenkompass-App) gespeichert werden. Wichtig ist, dass er den Patient:innen jederzeit zur Verfügung steht.

Als alternative Strategie zur Förderung von Selbstkontrolle kann auch ein *Antisuizidvertrag* aufgesetzt werden (Dorrmann, 2018) oder es wird ein so genanntes *Hope Kit* (Wenzel et al., 2009) genutzt. Bei Letzterem handelt es sich um eine Schachtel oder einen Koffer, der mit Utensilien angefüllt wird, welche an die persönlichen Gründe für das Weiterleben erinnern (z. B. Fotos, Postkarten, Briefe insb. Liebesbriefe, CDs usw.).

Fallbeispiel

Frau S. zeigte sich im weiteren Verlauf des Gesprächs glaubhaft distanziert von akuter Suizidalität, sodass eine (intensivierte) ambulante Weiterbehandlung möglich erschien. Frau S. ließ sich bereitwillig darauf ein, ihre Wohnung gegen einschießende suizidale Impulse zu sichern. Sie warf das Seil fort, mit dem sie versucht hatte, sich zu erhängen, und bereinigte ihren Medikamentenschrank. Als zentrale Bewältigungsstrategie, die unabhängig von anderen Personen genutzt werden kann, wählte Frau S. YouTube-Videos von japanischen Trickfilmsendungen (die sie unmittelbar im Smartphone verlinkte); zusätzlich wählte sie »kalt duschen«, »laute Musik hören« und »Fitnessübungen«. Zwei Freundinnen wurden als Ansprechpartnerinnen in den Notfallplan aufgenommen und es wurde die Anschrift der notfallaufnehmenden Klinik genauso notiert wie die Telefonnummer der Telefonseelsorge. Ausgeprägte (körperliche) Unruhe sowie anhaltendes Grübeln wurden als Symptome festgelegt, welche zur unmittelbaren Anwendung des Notfallplans führen.

26.3.5 Allgemeine Strategien der Krisenintervention

Neben den bisher beschriebenen Interventionen und Methoden, die sich spezifisch auf den Umgang mit akuter Suizidalität beziehen, fließen in den Umgang mit suizidalen Personen auch allgemeine Strategien der Krisenintervention ein. Hierzu zählen beispielsweise

(1) die Förderung sozialer Unterstützung und der Einbezug von Familienangehörigen / Freund:innen in die Behandlung,

(2) die Sicherung der Lebensbedingungen, d. h. die Sicherung der materiellen Situation, der Wohnsituation und der körperlichen Gesundheit der suizidalen Person durch Hilfe von Therapeut:innen und die Vernetzung mit anderen Stellen des psychosozialen Hilfesystems,

(3) das Management belastender Symptome (u. a. Schlafstörungen / Alpträume, Depersonalisation, Antriebslosigkeit, Agitiertheit, Panik, anhaltendes Grübeln) und

(4) die therapeutische Unterstützung bei der Auseinandersetzung mit gegenwärtigen Belastungsfaktoren.

26.3.6 Setting festlegen

In Abhängigkeit vom Ausmaß des akuten Schweregrades suizidaler Symptome, der psychosozialen Lebenssituation von den Patient:innen und der vorhandenen Behandlungsmöglichkeiten muss schließlich über das geeignete weitere Behandlungssetting entschieden werden. Der Nationalen Versorgungsleitlinie zur Behandlung unipolarer Depressionen (BÄK et al., 2022) zufolge sollte für solche Patient:innen eine stationäre Einweisung erwogen werden

- bei Patient:innen, die akut suizidgefährdet sind oder die die nach einem Suizidversuch medizinischer Versorgung bedürfen;
- bei so schwerem Krankheitsbild der zugrundeliegenden depressiven Störung, dass die ambulanten Therapiemöglichkeiten nicht ausreichen;
- wenn eine hinreichend zuverlässige Einschätzung der Suizidalität anders nicht möglich ist;
- wenn die Etablierung einer tragfähigen therapeutischen Beziehung nicht gelingt und die Person trotz initialer Behandlung akut suizidal bleibt.

Ambulante Weiterbehandlung. Im Fall, dass sich Patient:innen glaubwürdig und sicher von einer Umsetzung suizidaler Gedanken distanzieren können und diesbezüglich absprachefähig erscheinen, kann eine ambulante Weiterbehandlung erfolgen. Es sollten in dieser Situation allerdings verschiedene Anpassungen der therapeutischen Vorgehensweise erwogen werden: Zum einen sollten die Sitzungsfrequenz erhöht und (außer-) planmäßige Telefonkontakte vereinbart werden. Zum anderen ist es günstig, einen Arzt oder eine Ärztin sowie Angehörige der Patient:innen einzubeziehen und Supervison/ Intervision in Anspruch zu nehmen.

Stationäre Weiterbehandlung. Im Fall, dass sich Patient:innen nicht sicher von einer Umsetzung suizidaler Gedanken distanzieren können bzw. nicht absprachefähig erscheinen, muss eine freiwillige oder unfreiwillige stationäre Weiterbehandlung veranlasst werden. Grundsätzlich existieren in Deutschland zwei Möglichkeiten, Patient:innen gegen ihren Willen in eine Klinik einzuweisen: Besteht bei Patient:innen eine gesetzliche Betreuung (die den Bereich der Gesundheitsfürsorge inklusive des Aufenthaltsbestimmungsrechts umfasst), wird zumeist eine zivilrechtliche Unterbringung infrage kommen. Voraussetzung für die Unterbringung ist, dass die Gefahr besteht, dass die Person sich tötet oder erheblichen gesundheitlichen Schaden zufügt. Besteht keine Betreuung, so kann der Weg einer öffentlich-rechtlichen Unterbringung veranlasst werden. Dies ist in den Unterbringungsgesetzen oder Psychisch-Kranken-Gesetzen (Psych-KGs) der einzelnen Bundesländer geregelt: Maßnahmen nach Psych-KG können ergriffen werden, wenn eine Person psychisch krank, geistig behindert oder suchtkrank ist, wenn im Rahmen der Krankheit die Gefahr besteht, dass sie sich selbst oder anderen Schaden zufügt, und wenn diese Gefahr nicht auf andere Weise abzuwenden ist. Einer Unterbringung nach Psych-KG müssen eine ärztliche Untersuchung und eine richterliche Anhörung des Patienten bzw. der Patientin vorausgehen.

26.4 Typische Schwierigkeiten und Fehler

Problematische Vorgehensweisen, die besonders im Umgang mit suizidalen Patienten auftreten können, sind in Tabelle 26.1 aufgeführt.

Dos	Don'ts
Risikoabschätzung	
Beim Verdacht auf suizidales Erleben umgehend eine ausführliche Risikoabschätzung vornehmen und zu Beginn jeder Folgesitzung wiederholen. Erst, wenn sich über mehrere Sitzungen hinweg keine Anzeichen mehr für suizidales Erleben und Verhalten identifizieren lassen, auf eine solche engmaschige Abklärung verzichten.	Hinweise auf suizidales Erleben nicht explizieren, bagatellisierende Kommentare von Patient:innen (»So schlimm ist das schon nicht!«, »Es ist ja nichts weiter passiert.«) unhinterfragt akzeptieren und sich vorschnell auf positive Veränderungen konzentrieren, statt zunächst den Status quo zu klären (Dorrmann, 2018).
Therapeutisches Angebot	
Im Umgang mit suizidalen Patient:innen verlieren einige gängige »Regeln« therapeutischen Arbeitens ihre Gültigkeit, d. h. es kann erforderlich werden, (1) Sitzungen zu überziehen, (2) zwei oder mehr Sitzungen pro Woche anzubieten, (3) Telefonkontakte zu vereinbaren (und ggf. auch außerplanmäßig entgegenzunehmen bzw. zu tätigen), (4) im Zweifelsfall einen Kollegen oder eine Kollegin in die Sitzung hinzuzuziehen, (5) direktiver vorzugehen und mehr praktische Unterstützung anzubieten (wenn gewünscht und notwendig).	Sitzungen nach 50 Minuten beenden, obwohl noch kein ausreichendes Verständnis des gegenwärtigen Risikos gewonnen wurde. Dem schwankenden Verlauf suizidaler Krisen nicht durch eine Anpassung der Sitzungsfrequenz bzw. zusätzliche therapeutische Angebote oder Überweisungen begegnen.
»Manipulatives« suizidales Verhalten	
Im Krisenfall und bei unzureichender Kenntnis von Patient:innen muss immer ein konservatives – auf Sicherheit ausgerichtetes – Vorgehen gewählt werden. Es sei davor gewarnt, die Ernsthaftigkeit suizidaler Äußerungen Patient:innen gegenüber in Frage zu stellen oder sich gar von dem Mythos leiten zu lassen, dass »wer vom Suizid spricht, diesen nicht vollzieht«. Das Gegenteil ist wahr.	Selbstverletzendes Verhalten und suizidale Äußerungen *nicht* abklären, weil sie als »manipulativ« konzeptionalisiert werden und man dem keine »positive Verstärkung« zukommen lassen möchte.

Dos	Don’ts
Dokumentation	
Sämtliche Kontakte mit suizidalen Patient:innen müssen sorgfältig dokumentiert werden: *Was nicht dokumentiert wurde, hat im Zweifelsfall nicht stattgefunden.* Dokumentiert werden sollten für jede einzelne Sitzung die Maßnahmen und Ergebnisse der Risikoeinschätzung, therapeutische Indikationsentscheidungen, angewendete Interventionen sowie Kontakte zu behandelnden Ärzt:innen, Familienmitgliedern und Supervisor:innen.	Der Vermerk, dass Patient:innen »sich von suizidalem Erleben distanzieren kann und diesbezüglich absprachefähig erscheint«, reicht im Fall, dass suizidales Erleben und Verhalten Thema der Therapiesitzung war, zu Dokumentationszwecken nicht aus.

26.5 Kritische Einordnung

In Studien konnte gezeigt werden, dass sich das Risiko (erneuter) Suizidversuche durch suizid-fokussierte kognitive Verhaltenstherapie reduzieren lässt; darüber hinaus konnten einige Studien zeigen, dass sich das Risiko intentionaler (suizidaler und nicht-suizidaler) Selbstverletzungen infolge einer dialektisch-behavioralen Therapie reduziert (z. B. Sobanski et al., 2021; Witt et al., 2021). Effektiv scheint Psychotherapie insbesondere dann zu sein, wenn suizidales Erleben und Verhalten den erklärten Fokus der Behandlung darstellen.

Insgesamt ist die empirische Absicherung psychotherapeutischer Suizidprävention noch unzureichend. In den vergangenen Jahren lässt sich allerdings eine positive Entwicklung feststellen, die sowohl die psychologische Theoriebildung als auch die empirische Überprüfung von Kriseninterventions- und Psychotherapiekonzepten betrifft (Teismann et al, 2021). Es steht somit zu hoffen, dass – auch im Kontext der Suizidalitätsbehandlung – »Glaubenssätze« zunehmend einem echten Behandlungswissen weichen.

FAQ

Hat nicht jeder Mensch ein Recht darauf, sich selbst das Leben zu nehmen?
Ein Suizidversuch bzw. ein Suizid ist keine Straftat. Entsprechend gehört zum Selbstbestimmungsrecht eines jeden auch das Recht, über Art und Zeitpunkt der Beendigung des eigenen Lebens zu entscheiden. Allerdings werden viele Suizide im Rahmen psychischer Erkrankungen bzw. akuter Krisen vollzogen, sodass sich die Frage stellt, wie unvoreingenommen und »frei« die Entscheidung zum Suizid bei vielen Betroffenen tatsächlich getroffen wurde.

Welche Medikamente haben einen antisuizidalen Effekt?
Ein antisuizidaler Effekt konnte wiederholt für Lithium und Clozapin gezeigt werden. Die antisuizidale Wirkung von Antidepressiva ist hingegen umstritten. So verweisen diverse Untersuchungen darauf, dass Antidepressiva keine über Placebo hinausgehende suizidalitätsverringernde Wirkung haben: »Zur speziellen akuten Behandlung der Suizidalität sollten Antidepressiva nicht eingesetzt werden.« (BÄK et al., 2022, S. 183)

Weiterführende Literatur

Friedrich, S. & Teismann, T. (2022). Therapie-Tools: Suizidalität und Krisenintervention im Kindes- und Jugendalter. Weinheim: Beltz.

Freedenthal, S. (2018). Helping the suicidal person. New York: Routledge.

Teismann, T., Forkmann, T. & Glaesmer, H. (Hrsg.).(2021). Suizidales Erleben und Verhalten. Ein Handbuch. Köln: Psychiatrie-Verlag.

Teismann, T. & Friedrich, S. (2022). Therapie-Tools: Suizidalität und Krisenintervention. Weinheim: Beltz.

27 Entspannungsmethoden

Thomas Heidenreich • Paula Kröger • Andrea Chmitorz • Johannes Michalak

27.1 Hintergrund und allgemeine Merkmale

Psychische Störungen sowie psychische Belastungen im Kontext körperlicher Erkrankungen sind sehr häufig durch ein übersteigertes Arousal gekennzeichnet. Physiologisch zeigt sich dies durch eine verstärkte Aktivität des sympathischen Nervensystems im Gegensatz zum parasympathischen Nervensystem.

Wichtig

Auch wenn häufig von Entspannungs*verfahren* gesprochen wird und diese oft über die Ziffer »Übende *Verfahren*« abgerechnet werden, wird hier der Begriff der Entspannungs*methoden* verwendet, weil der Begriff des *Verfahrens* im rechtlichen Rahmen der Psychotherapie in Deutschland den übergeordneten Therapieverfahren vorbehalten ist (also Analytische und Tiefenpsychologisch fundierte Psychotherapie, Systemische Therapie und Verhaltenstherapie). Die Auflösungsebene unter Methoden wiederum ist die der Technik.

Entspannungsmethoden dienen dem Zweck, die erhöhte (und häufig chronifizierte) Anspannung zu reduzieren. Auch imaginative Methoden (s. Kap. 30 und 31) und Achtsamkeit (s. Kap. 29) weisen entspannende Wirkungen auf – selbst wenn dies (im Gegensatz zu Entspannungsmethoden im engeren Sinne) nicht das angestrebte Ziel ist.

27.2 Indikation, Kontraindikation und Nebenwirkungen

Indikation. Den wesentlichen Indikationsbereich für Entspannungsmethoden stellen psychische Störungen sowie körperliche Zustandsbilder dar, die mit einer erhöhten Aktivität des autonomen Nervensystems einhergehen (s. für einen Überblick: Petermann & Vaitl, 2014). Sie umfassen in jedem Fall den Bereich der Angststörungen (s. Kap. 43) sowie vielfältige Bereiche körperlicher Erkrankungen, die mit psychischen Belastungen einhergehen.

Kontraindikation. Kontraindikationen liegen insbesondere im Bereich psychotischer Störungen (s. Kap. 40) vor. Psychotische Patient:innen mit einer entsprechenden Vulnerabilität erleben im Rahmen von Entspannungsübungen gelegentlich stark angstinduzierende Zustände, die zu einer Exazerbation psychotischen Erlebens führen können.

Bei der Behandlung von Angststörungen kommt Entspannungsmethoden potenziell ein hoher Stellenwert zu, um das erhöhte Arousal zu senken – gleichzeitig besteht die Gefahr, dass Patient:innen die Entspannungsübungen im Sinne eines Sicherheitsverhaltens dysfunktional einsetzen. Dies ist ein Grund, weshalb Entspannungsmethoden im kognitiv-behavioralen Kontext stets im Rahmen einer umfassenden Fallkonzeption eingesetzt werden sollten.

Eine weitere Kontraindikation für Entspannungsmethoden stellt die Blut-Verletzungs-Phobie dar. Diese ist (im Gegensatz zu anderen Phobien) durch einen raschen Abfall des Blutdrucks sowie damit einhergehender Ohnmachtsneigung charakterisiert. Dementsprechend sollte bei diesem Störungsbild die »applied tension« (Öst & Sterner, 1987) zum Einsatz kommen (vgl. Jacobi et al., 2023, Kap. 43).

Auch bei Patient:innen mit Schmerzstörungen (s. Kap. 56) sollte v. a. die Methode der Progressiven Muskelrelaxation nur äußerst behutsam eingesetzt werden. Sollten Schmerzen auftreten, ist die Anspannung in der entsprechenden Muskelpartie abzubrechen. Häufig ist zunächst eine Haltungsänderung sinnvoll. Auch die Erprobung alternativer Anspannungsmodi und die Verwendung von Kissen o. Ä. können für die Durchführungen Abhilfe verschaffen. Sollte eine Muskelgruppe dauerhaft schmerzen, ist es wichtig, diese bei der Anspannung auszulassen und sich auf die Entspannung bzw. andere angenehme Gefühle (Wärme oder Kühle) in diesem Bereich zu konzentrieren. Insgesamt sollte dann die An- und Entspannung der schmerzfreien Muskelpartien im Vordergrund stehen. Eine detaillierte Beschreibung der absoluten und relativen Kontraindikationen über die einzelnen Störungsbilder hinweg findet sich bei Krampen (2013).

27.3 Praktische Durchführung

Die Methoden *Progressive (Muskel-)Relaxation (P(M)R)* und *Autogenes Training (AT)* zählen in der klinischen Praxis zu den am meisten verbreiteten Entspannungsmethoden. Daher möchten wir im Folgenden vor allem diese beiden körperlichen Entspannungsmethoden hinsichtlich der konkreten praktischen Durchführung genauer beschreiben.

Wichtig

Beide Ansätze sind als übende Methoden zu verstehen, was bedeutet, dass das Erlernen der Entspannung ein gewisses Maß an Übung und Geduld erfordert. Diese Grundprinzipien gilt es dabei den Patient:innen zu vermitteln, um einem überhöhten Leistungsdenken und Frustrationserleben vorzubeugen.

Bei der Erläuterung des Rationals könnte ein Therapiedialog dabei wie folgt verlaufen:

T: Das Erklärungsmodell, das wir in den letzten Sitzungen gemeinsam entwickelt haben, legt nahe, dass ein wichtiges aufrechterhaltendes Element für Ihre Problematik die erhöhte Anspannung ist. Ich möchte Ihnen deshalb vorschlagen, im Laufe der nächsten Wochen eine sogenannte Entspannungsmethode zu erlernen. Haben Sie schon Erfahrung mit solchen Methoden?

P: Ja, als ich vor Jahren mal in einer psychosomatischen Reha war, gab es eine Entspannungsgruppe – das war immer einmal die Woche und keiner hatte Lust darauf – hat mir auch nichts gebracht.

T: Was genau haben Sie als hinderlich erlebt?

P: Wir waren da eine Gruppe von 12 Leuten und haben immer das Gleiche gemacht, weil ja jedes Mal jemand Neues dabei war. Und dann immer dieses An- und Entspannen, keine Ahnung wie mir das helfen soll.

T: Ihnen fehlte eine Erklärung für das Ganze?

P: Ja, wir wurden da einfach alle hingeschickt.

T: Dann lassen Sie uns – nachdem wir in den letzten Stunden viel über *An*spannung geredet haben – etwas genauer über *Ent*spannung sprechen und darüber, wie sich diese für Sie anfühlt und woran Sie Entspannung erkennen. Gerne erkläre ich Ihnen dann auch genauer, was dabei körperlich passiert.

Im Anschluss wird mit der Patientin oder dem Patienten eine genaue Zieldefinition von »Entspannung« erarbeitet und es wird eine Entspannungsmethode ausgewählt, eingeübt und hinsichtlich der Zielerreichung auf den erarbeiteten Dimensionen der individuellen Entspannung bewertet.

27.3.1 Progressive Muskelrelaxation (PMR)

Hintergrund. Die Methode der PMR wurde in den 1920er Jahren von Edmund Jacobson (2006) entwickelt und findet inzwischen im klinischen wie im präventiven Kontext weite Verbreitung. Das Grundprinzip der PMR besteht darin, dass nacheinander bestimmte Muskelgruppen (z. B. die Hände, Arme, Gesicht) für wenige Sekunden (5–7 Sek.) willentlich angespannt und anschließend deutlich länger (30–45 Sek.) entspannt und gelockert werden. Dabei ist (laut Jacobson) das Hauptziel der PMR die »Kultivierung des Muskelsinnes«, was eine differenzierte Wahrnehmung von muskulärer An- und Entspannung sowie dem Kontrast zwischen beiden Zuständen meint.

Erlernen. Generell wird ein trainingsartiges, schrittweises Erlernen der PMR empfohlen (Bernstein & Borkovec, 1973). Im Rahmen des Trainings wird dabei zunächst die differenzierte An- und Entspannung von insgesamt 16 Muskelpartien in Form einer bis zu 40 Minuten dauernden Übung (Langform) eingeübt. Die historisch ursprüngliche Variante der PMR umfasste 30 verschiedene Muskelpartien und wurde von Bernstein und Borkovec (1973) auf 16 Muskelpartien komprimiert (Trainingsdauer ca. 12 Sitzungen). Erst nach mehrmaliger Durchführung der Langform werden die PMR-Übungen verkürzt, indem die 16 Muskelpartien zu vier Muskelgruppen zusammengefasst werden (s. Übung 2, Dauer ca. 15 Min.). Der Sprechanteil des Anleitenden wird zusätzlich mit der Zeit immer weiter reduziert. Mit noch mehr Übung können dann »Schnellentspannungsübungen« erlernt werden, die beispielsweise nur noch eine kurze gleichzeitige Anspannung möglichst vieler Muskelpartien mit anschließender Ganzkörperentspannung beinhalten. Diese sollen es ermöglichen, in Stresssituationen sehr schnell mit Entspannung zu reagieren. Häufig wird im Rahmen von PMR-Trainings (z. B. Hofmann, 2012; Kaluza, 2015) die Kurzform mit imaginativen Entspannungsinstruktionen wie einer Ruheszene (s. Exkurs Hypnose) kombiniert, um ein noch tieferes Entspannungserleben zu ermöglichen. Ein weiterer wichtiger Baustein beim Erlernen der PMR ist das regelmäßige Üben im Alltag (möglichst täglich, Heidenreich & Chmitorz, 2022). Dabei wird häufig mit Übungsprotokollen gearbeitet, in denen Übende neben *Datum* und *Dauer* der Durchführung auch Merkmale wie *Anspannung vor der Übung, Entspannung nach der Übung* und *Konzentration während der Übung* angeben können.

Durchführungshinweise

Signalwort. Die Anspannungsphase sollte in der Übungsanleitung an ein Signalwort wie »Jetzt« geknüpft werden, um einen klaren Anspannungsbeginn zu kennzeichnen.

Entspannungskonditionierung. Bei Einleitung der Entspannungsphase ist es üblich, diese an die Ausatmung zu koppeln (»Mit dem nächsten Ausatmen lösen Sie die Anspannung«) und mit Instruktionen wie »bei jedem Ausatmen die Muskeln weiter entspannen« die Verknüpfung von Ausatmung und Entspannung weiter zu verstärken. Zusätzlich können Therapeut:innen mit der Einführung eines Ruhewortes arbeiten, welches ebenfalls mit der Entspannungsphase verknüpft wird und den Patient:innen entsprechend eines Konditionierungsprozesses den Abruf von Entspannung im Alltag erleichtern soll. Als Ruhewörter können Adjektive wie »ruhig«, »schwer« oder »frei«, Verben wie »loslassen« oder »lösen« oder bildhafte Ausdrücke wie »Wasser« oder »Welle« dienen, die zum individuellen Entspannungserleben der Patientin oder des Patienten passen sollten.

Richtige Anspannung. Bei erstmaliger Übungsdurchführung sowie bei der Einführung neuer Muskelpartien in die Übung ist es sehr wichtig, die richtige Anspannung der Muskeln zunächst »trocken« zu üben, bevor die Entspannungsübung angeleitet wird. Neben der geeigneten Anspannungsintensität (leicht angespannt und nicht verkrampft, da die Anspannung vor allem zur Aufmerksamkeitslenkung dient) ist es wichtig, alternative Anspannungsmodi bei schmerzenden Muskelpartien vorher zu besprechen.

Rahmenbedingungen. Eine Durchführung im Liegen und mit Musik kann es vor allem PMR-unerfahrenen Patient:innen erleichtern, in einen Entspannungszustand zu kommen. Auch das Aufsuchen eines möglichst ruhigen Ortes mit wenigen Störfaktoren ist für die ersten Durchführungen hilfreich. Um einen guten Alltagstransfer zu erreichen und Einschlafen während der Übung zu verhindern, wird im Weiteren jedoch eine Durchführung im Sitzen ohne Musik empfohlen. Noch alltagsnäher kann eine Durchführung im Stehen sein.

Anspannungsmodi Kurzform (aus Kaluza, 2015)

(1) Arme (Beide Hände zu Fäusten ballen und Ellenbogen anwinkeln)
(2) Kopf, Hals und Nacken (Augenbrauen zusammenziehen, Nase rümpfen, Zähne und Lippen zusammenpressen, Kopf leicht einziehen und nach hinten drücken)
(3) Rumpf (Schultern nach hinten unten zusammendrücken, leicht ins Hohlkreuz gehen und Bauchdecke hart machen)
(4) Beine (Beide Fersen auf den Boden drücken, Zehenspitzen aufrichten, dabei Unterschenkel, Oberschenkel und Gesäßmuskeln anspannen)

Weitere detaillierte Hinweise zur Anspannung spezifischer Muskelpartien finden sich bei Kaluza (2015), Jacobson (2006) sowie Heidenreich und Chmitorz (2022).

Übungsanleitung. Da es ohne Vorerfahrung in PMR sinnvoll ist, zunächst eine differenzierte An- und Entspannung klar begrenzter Muskelpartien zu erlernen, kann die folgende Übung zum Hand-Arm-Bereich als Einstiegsübung dienen.

Beispiel

Instruktion zur Einleitung

(1) Ablenkende Reize minimieren: »Schließen Sie die Augen oder suchen Sie sich einen Punkt auf dem Boden, den Sie entspannt fixieren können …«
(2) Angenehme aufrechte Körperhaltung: »Nehmen Sie eine bequeme Körperhaltung ein, mit Ihren Füßen flach auf dem Boden, Ihre Beine sind nicht überkreuzt, Ihre Hände ruhen in Ihrem Schoß.«
(3) Atemfokussierung, um mit dem Körper in Kontakt zu kommen: »Spüren Sie Ihren Atem, fühlen Sie den Atemfluss, die Luft, die in die Lungen ein- und ausströmt … Wie sich Ihre Bauchdecke beim Einatmen hebt und beim Ausatmen wieder senkt.«

Übung 1: Schritte der Einsteigerübung

(1) Konzentration auf eine bestimmte Muskelpartie: »Richten Sie Ihre Aufmerksamkeit auf Ihre *rechte Hand* und Ihren *rechten Unterarm*.«
(2) Signal zur Anspannung (Anspannungsdauer ca. 5–7 Sekunden): »Ballen Sie Ihre *rechte Hand* zur Faust – jetzt.«
(3) Hinweise zur Aufmerksamkeitslenkung und differenzierten Wahrnehmung der Spannung: »Halten Sie die Spannung einen Moment. Was nehmen Sie wahr?«
(4) Signal für die Entspannung mit Knüpfung an die Ausatmung: »Und mit dem nächsten Ausatmen lösen Sie die Anspannung in *Hand* und *Unterarm* und lassen die Muskeln locker.«
(5) Erneuter Hinweis zur Aufmerksamkeitslenkung und differenzierten Wahrnehmung der Entspannung: »Achten Sie auf den Unterschied zwischen der Anspannung vorher und der nun aufkommenden Entspannung. Welches Gefühl

entwickelt sich in *Hand* und *Unterarm*? Vielleicht ein Gefühl von Schwere oder Wärme? Vielleicht ein leichtes Kribbeln?«

(6) Vertiefung der Entspannungsphase durch Koppelung an die Ausatmung (Entspannungsdauer ca. 30–45 Sek.): »Spüren Sie, wie sich mit dem Nachlassen der Anspannung das Gefühl der Entspannung ausbreiten kann. Beobachten Sie dieses Gefühl der Entspannung und lassen Sie es mit jedem Ausatmen tiefer und tiefer werden …«

(7) [Äquivalent weiter mit *rechtem Oberarm*.] Dann: »Lassen Sie den rechten Arm entspannt ruhen und wenden Sie Ihre Aufmerksamkeit nun der *linken Hand* und dem *linken Unterarm* zu. Ballen Sie die *linke Hand* zur Faust …« [Ablauf äquivalent zur rechten Hand / Oberarm]

Instruktion zur Beendigung

(1) Wahrnehmungen der Entspannung in den zuvor aktivierten Muskelpartien einprägen: »Gehen Sie jetzt noch einmal in Gedanken durch Ihre Hände – die Unterarme – die Oberarme – und spüren Sie, wie sich die Entspannung anfühlt.«

(2) Aktivierung mit Atemfokus: »Und wenn Sie bereit sind, lenken Sie Ihre Aufmerksamkeit wieder auf Ihren Atemrhythmus und atmen Sie ein paar Mal kräftig tief durch.«

(3) Aktivierung mit Körperfokus: »Strecken und räkeln Sie sich.«

(4) Rücknahme der Entspannung: »Öffnen Sie langsam Ihre Augen mit der Absicht, die erlebte Entspannung in den aktuellen Moment und den Rest des Tages zu bringen.«

Übung 2: Kurzform

»Richten Sie als Erstes Ihre Aufmerksamkeit auf die Muskeln in beiden Armen. Spannen Sie die Muskeln gleichzeitig an – jetzt – [5–7 Sekunden Pause] – und mit dem nächsten Ausatmen lassen Sie wieder los und entspannen die Muskeln. Achten Sie ganz konzentriert auf das Nachlassen der Spannung und die aufkommende Entspannung [30–45 Sekunden Pause]. […]

Als letztes spannen Sie bitte alle Muskelpartien zusammen an, beide Arme, Gesicht, Hals, Nacken, Rumpf und beide Beine – jetzt – [5–7 Sekunden Pause] – und dann mit dem nächsten Ausatmen lassen Sie die Spannung wieder los und entspannen. Überlassen Sie sich für einige Atemzüge ganz dem Gefühl der Entspannung und lassen Sie es überfließen auf den gesamten Körper [30–45 Sekunden Pause].«

27.3.2 Autogenes Training (AT)

Hintergrund

Das von Johannes Heinrich Schultz (1884–1970) entwickelte Autogene Training (AT) basiert auf der Idee, dass Entspannungszustände von einer Person selbst (»autogen«)

durch eine sogenannte »Selbstsuggestion« erzeugt werden können. Unter Selbstsuggestion werden dabei bestimmte Formeln verstanden, welche sich die übende Person wiederholt sagt. So hat das Autogene Training Überschneidungsbereiche mit der Hypnose und wurde laut Kossak (2014, S. 119) ursprünglich als Selbsthypnose entwickelt.

Erlernen. Wie bei der PMR handelt es sich auch beim AT um ein übendes Verfahren. Dabei unterscheidet Schultz (1973) unterschiedliche Übungskomplexe bestehend aus den sechs Unterstufenübungen (psychophysiologischer Fokus), den Oberstufenübungen (meditativer Fokus) und den speziellen Übungen. Im klinischen Alltag finden dabei die Unterstufenübungen die häufigste Anwendung. Dabei scheint es das Erlernen zu erleichtern, wenn sich im Rahmen des Trainings auf wenige Formeln beschränkt wird (s. Abschn. 27.5).

Teil III

Formeln des Autogenen Trainings

- Vorab: Ruhetönung

»Ich bin ganz ruhig und gelassen.«

Formeln der sechs Unterstufenübungen:

(1) Schwere-Übung
»Der rechte Arm ist schwer.«
Wenn die Übende oder der Übende mit dieser Formel vertraut ist, kann erweitert werden auf den linken Arm, beide Arme, das rechte Bein usw.

(2) Wärme-Übung
»Der rechte Arm ist warm.«
Analog wie bei Schwere-Übung weiter.

(3) Herz-Übung
»Das Herz schlägt ruhig und gleichmäßig.«

(4) Atem-Übung
»Es atmet mich.«

(5) Kopf-Übung
»Die Stirn ist angenehm kühl.«

(6) Sonnengeflecht-Übung
»Das Sonnengeflecht (Leib, Magen) ist strömend warm.«

Durchführungshinweise

Vor- und Nachbesprechung. Auch wenn es wichtig ist, die Patientin oder den Patienten gut darauf vorzubereiten, was sie oder ihn erwartet, um Befürchtungen (z. B. Kontrollverlustängste) abzubauen, ist die Nachbesprechung der Erfahrungen aus der Übung laut Vaitl (2014) eigentlich noch entscheidender.

Rahmenbedingungen. Eine Durchführung im Liegen wird von vielen Patient:innen begrüßt, der verbreitete »Droschkenkutschersitz« hat dagegen den Vorteil, dass Einschlafen weniger wahrscheinlich ist.

Vorstellungshilfen. Manchen Patient:innen fällt es leichter, Körperempfindungen entsprechend den verschiedenen Formeln zu spüren, wenn sie eine Vorstellungshilfe bekommen. So kann bei der Wärme-Übung die Vorstellungshilfe »wie in der Badewanne« oder »wie im warmen Sand« lauten.

Dauer. Generell gilt: lieber öfter und dafür kürzer üben.

Übungsanleitung. Die Ruhetönungsübung wird häufig als Einleitung verwendet. Jede Formel wird sechsmal gesprochen (ca. alle 30 Sek.). Erst wenn die »Schwere« im Körper gespürt wird, kann die Übung im nächsten Schritt um die »Wärme«-Formel erweitert werden etc.

Exkurs • Hypnose

Hintergrund. Die Technik der Hypnose hält in den letzten Jahrzehnten als ergänzender Baustein vermehrt Einzug in die Verhaltenstherapie. Hauptziel dieser Technik ist dabei laut Kossak (2014), der Patientin oder dem Patienten den Zugang zu Gefühlen, Wahrnehmungen, Bedürfnissen, Erinnerungen und Ressourcen zu erleichtern. Auch eine Anwendung mit dem Ziel der Entspannung ist möglich und erzielt nachweislich ähnliche Effekte wie andere Entspannungsmethoden (Kossak, 2014).

Durchführung. Dabei unterscheidet man in der Hypnoseinstruktion drei Folgeschritte: *(1) Einleitungsphase* (Hypnose- bzw. Trance-Induktion), *(2) Entspannungsphase* (Hypnose-Entspannung) und *(3) Therapiephase* (Hypnose-Behandlung). Bei einer Durchführung mit dem Ziel der Entspannung kann auf die emotionsfokussierte dritte Therapiephase verzichtet werden. Meist wird lediglich die erste Phase (Induktion) durchgeführt. Dabei wird in dieser Phase (1) durch eine bestimmte Kommunikation mit der Patientin oder dem Patienten ermöglicht, dass dieser Umweltreize weitestgehend ausblendet und nur noch die Worte der Therapeutin oder des Therapeuten wahrnimmt. Dabei sind eine ruhige und monotone Stimme seitens Therapeut:in sowie die Augenfixation der Patientin oder des Patienten auf einen Punkt im Raum wichtige Hilfsmittel. Angeschlossen an die Induktion können dann im Rahmen der Entspannungsphase (2) konkrete Entspannungssuggestionen (z. B. »In wenigen Augenblicken werden Sie sich angenehm und entspannt fühlen, tief entspannt. Ihre Augenlider werden dann immer schwerer und schwerer werden …« (diese und weitere Formulierungen in Kossak, 2013) verwendet werden. Häufig wird in dieser zweiten Phase auch eine Ruheszene genutzt (z. B. Strandszene in Kossak, 2013).

Voraussetzungen. Anders als bei der PMR und dem AT ist für die erfolgreiche Anwendung der Hypnose kein regelmäßiges Training notwendig. Jedoch ist es wichtig, dass die Patientin oder der Patient ein gewisses Maß an Konzentrations- und Aufnahmefähigkeit mitbringt. Auch sollte er / sie über eine gute (v. a. bildhafte) Vorstellungskraft verfügen (Kossak, 2014). Außerdem ist eine vertrauensvolle und kooperative Beziehung zwischen Therapeut:in und Patient:in zentral für das Gelingen der Hypnose.

27.4 Typische Schwierigkeiten und Fehler

Im Folgenden sollen sogenannte »Fallstricke« bei der Durchführung von Entspannungsmethoden allgemein sowie im Speziellen bei der Durchführung und Anwendung von PMR als sehr häufig angewendetes Verfahren beschrieben und Hilfen für einen Umgang mit diesen Schwierigkeiten gegeben werden.

Allgemeine »Fallstricke« bei der Durchführung von Entspannungsmethoden

Angst vor Kontrollverlust. Es kann vorkommen, dass Patient:innen mit Entspannungszuständen (und dem Verfahren des AT im Besonderen) die Befürchtung verbinden, die Kontrolle über sich zu verlieren. Mögliche Befürchtungen sollten daher im Vorfeld erfragt werden. Wichtig ist auch, darauf hinzuweisen, dass bestimmte Phänomene (z. B. Zuckungen in den Muskeln) häufig als Begleiterscheinung von Entspannung auftreten.

Erwartungen der Patient:innen. Wie bereits mehrfach betont ist es wichtig, die Erwartungen der Patient:innen zu erfragen und klarzustellen, was ein Entspannungstraining leisten kann und was nicht. Dabei ist die Entspannung als Angebot zu verstehen, nicht als Versprechen und der Entspannungseffekt entsteht u. U. erst am Ende eines mehrwöchigen Trainings.

Niesen, Husten, Schnauben. Insbesondere bei der Durchführung in der Gruppe ist es wichtig vorwegzunehmen, dass Impulsen wie Niesen, Husten, Schnauben, Haltungsänderungen o. Ä. nachgegeben werden sollte, da der Versuch, diese zu unterdrücken, die Anspannung steigert.

Störende Gedanken. Hierbei kann es hilfreich sein, im Verlauf der Entspannungsinstruktion wiederholt eine Art Gedankenabfrage einzubauen: »Achten Sie nun für einen Moment auf Ihre Gedanken, was denken Sie gerade?« und dann ein Angebot für den Umgang mit den Gedanken zu machen: »Lassen Sie Ihre Gedanken kommen und dann auch wieder gehen, vorüberziehen, wie Wolken am Himmel …«.

Externe Störungen (z. B. Geräusche). Auch hier kann im Verlauf der Entspannungsinstruktion wiederholt eine Art Geräuschabfrage eingebaut werden: »Nun achten Sie für einen Moment auf die Geräusche im Raum, nehmen Sie jedes einzelne Geräusch wahr« und dann ein Angebot für den Umgang mit den Geräuschen machen: »Die Geräusche werden nicht verschwinden, aber Sie können sie in den Hintergrund treten lassen, hören sie wie von ganz weit weg …«

Atmungsfokussierung löst Angst aus. Insbesondere bei Patient:innen mit einer Angsterkrankung löst die Beobachtung von Herzschlag und Atmung des Öfteren Angst aus (erhöhte interozeptive Wahrnehmung). Dies kann zum einen als Konfrontationsübung psychoedukativ aufgegriffen werden (ähnlich Hyperventilationsübung als Symptomprovokation in der Angstbehandlung). Da vor allem die negative Bewertung der Körperreaktionen die Anspannung erhöht, kann es in diesem Fall auch hilfreich sein, eine desidentifizierende Haltung gegenüber Gedanken mittels Achtsamkeitsübungen zu vermitteln.

Kein Fortschritt. Wenn sich trotz mehrfachen Übens durch eine Entspannungsmethode keine Verbesserung der Entspannungsfähigkeit einstellt, kann dies viele Ursachen haben. Geduld und eine sorgfältige Hindernisanalyse sind zunächst wichtig. Auch ist es zentral zu klären, woran die Patient:innen Entspannung erkennen und was »Fortschritt« bedeutet.

Anstieg der Anspannung. In diesem Fall ist es wichtig, Empathie und Verständnis für die Patientin oder den Patienten zu zeigen und ihre oder seine Bemühungen wertzuschätzen. Ferner ist es wichtig zu ergründen, was nächstes Mal anders sein müsste und was ihr oder ihm helfen könnte, zu entspannen. Auch sollte besprochen werden, wie beim nächsten Mal auf ansteigende Anspannung reagiert werden soll (z. B. Handzeichen, Rausgehen o. Ä.).

Einschlafen. Das Einschlafen sollte zunächst als Zeichen von Entspannung gewertet und benannt werden. Gleichzeitig sollte dargestellt werden, dass es für einen langfristigen Übungseffekt hilfreich ist, den Instruktionen und Übungen möglichst aufmerksam zu folgen. Gemeinsam sollte nach Möglichkeiten gesucht werden, um ein Einschlafen zu verhindern (z. B. Übung im Sitzen statt liegend durchführen).

»Fallstricke« bei der Durchführung der PMR

Atmung während der Anspannung. Viele Patient:innen neigen dazu, während den 5 bis 7 Sekunden in der Anspannung die Luft anzuhalten. Dies kann zu Verkrampfungen führen und behindert die differenzierte Wahrnehmung von An- und Entspannung im gerade fokussierten Muskelbereich. Daher ist es wichtig, die Patient:innen entsprechend zur Weiteratmung zu instruieren, bei der Anleitung auf die richtige Atmung zu achten und ggf. korrigierend einzuwirken.

Langform der PMR. Da eine differenzierte An- und Entspannung aller 16 Muskelpartien im Rahmen einer Übung meist eine Dauer von 30 Minuten übersteigt, wird dies von den Patient:innen manchmal als anstrengend empfunden. Eine Möglichkeit wäre es dann, 16 Muskelpartien auf zwei Übungen aufzuteilen und, sobald eine differenzierte Wahrnehmung der Muskeln eingeübt ist, zügig zur Kurzform mit nur noch vier Muskelbereichen (Dauer ca. 15 Min.) überzugehen.

27.5 Kritische Einordnung

Wichtig

In zahlreichen Studien wie auch Metaanalysen hat sich die Wirksamkeit der in diesem Kapitel schwerpunktmäßig beschriebenen beiden Entspannungsmethoden bestätigt.

Progressive Muskelrelaxation. Bereits in den älteren, breit und störungsübergreifend angelegten Metaanalysen von Carlson und Hoyle (1993) (Effekt r = 0,40) sowie von Grawe et al. (1994) konnte die PMR hinsichtlich ihrer Wirksamkeit überzeugen. In neueren Reviews und Metaanalysen zeigte sich die Effektivität der PMR bei der Behandlung von diversen körperlichen Erkrankungen (dabei stellt die allgemeine psychische Befindlichkeit und Lebensqualität ein häufiges Outcomemaß dar; Halm, 2009; Hamm, 2014; Volpato et al., 2015) sowie von verschiedenen psychischen Erkrankungen – insbesondere bei Angststörungen und Depression (Doubrawa, 2006; Klainin-Yobas et al., 2015; Manzoni et al., 2008; Pluess et al., 2009). Die genauen physiologischen Wirkmechanismen der PMR scheinen bisher allerdings noch unklar.

Autogenes Training. Bezüglich der Effekte des AT kommt Vaitl (2014) in seiner Literaturübersicht zu dem Schluss, dass es eine große Zahl an klinischen Studien zu physiologischen Effekten des AT gibt, wohingegen psychologische Effekte weniger gut untersucht sind. Bei den neueren, besser kontrollierten Studien sieht er dabei deutliche Hinweise darauf, dass Kurzzeittrainings (meist nur zwei der sechs Unterstufenübungen mit relativ kurzen Übungsperioden durchgeführt) effektiver zu sein scheinen als Langzeittrainings. Linden (1994) findet für das AT im Prä-Post-Vergleich Effektstärken von $d = .43$ für biologische und von bis zu $d = .58$ für psychologische und behaviorale Outcomemaße und sieht das AT in seiner Wirksamkeit damit der PMR gleichwertig. Einen systematischen Effekt der Behandlungslänge kann Linden dabei nicht feststellen. Eine weitere Studie zur Wirksamkeit des AT stammt von Stetter und Kupper (2002). Diese bestätigt die Befunde von Linden und zeigt in Prä-Post-Vergleichen mittlere bis große störungsspezifische Effekte des AT.

Zusammenfassung und Ausblick. Allgemein gilt es zu beachten, dass sich die oben dargestellten Effekte vorrangig auf Prä-Post-Vergleiche bzw. den Vergleich der Entspannungsmethoden mit einer inaktiven Kontrollgruppe beziehen. Im Vergleich zu psychotherapeutischen Interventionen zeigen sich die Entspannungsmethoden allein meist weniger effektiv. In der psychotherapeutischen Praxis sind Entspannungsmethoden daher vor allem als ergänzendes Behandlungselement zu sehen.

Aufgrund der unklaren Befundlage zur genauen Wirkweise der hier vorgestellten Methoden ist eine differenzierte Indikationsstellung erschwert. Häufig wird die Entspannungsmethode daher auf der Grundlage pragmatischer Erwägungen gewählt. So wird die Entscheidung (nach Ausschluss von Kontraindikationen, vgl. Abschn. 27.2) üblicherweise von den Vorerfahrungen und der Motivation der Patientin oder des Patienten abhängig gemacht. Da bei der PMR gerade in der ersten Phase des Übens die meisten Teilnehmenden relativ schnell Entspannung erleben und aufgrund der umfangreicheren Instruktionen weniger häufig Konzentrationsstörungen auftreten, ist die PMR zum Einstieg in das Entspannungstraining sehr gut geeignet. Ein zusätzliches Erlernen weiterer Entspannungsmethoden sowie die Kombination verschiedener Methoden scheinen bei vielen Patient:innen durchaus sinnvoll.

FAQ

Müssen Patient:innen wirklich so viel üben?

Das Rational für das Erlernen einer Entspannungsmethode ist den meisten Patient:innen problemlos zu vermitteln. Schwierigkeiten und Widerstände treten häufig im Hinblick auf die Übungsmenge und -intensität auf. Hier bietet es sich an, mit den Patient:innen zu thematisieren, dass sie in der Regel Jahre bis Jahrzehnte damit verbracht haben, eine angespannte Lebensweise einzuüben – dementsprechend ist es plausibel anzunehmen, dass eine alternative, entspannte Haltung ebenfalls intensive Übung erfordert.

Unterscheiden sich Patient:innen darin, wie gut sie mit verschiedenen Entspannungsmethoden zurechtkommen?

Insbesondere Patient:innen, die noch wenig Erfahrung mit Entspannung haben oder die sich sehr schwertun mit Entspannen, profitieren initial von klaren Instruktionen, die sich auf die Handlungsebene beziehen (wie im PMR üblich). Suggestionen, wie sie im AT üblich sind, führen bei dieser Gruppe gelegentlich zu Irritationen (»Hände sind schwer und warm« – »Stimmt doch gar nicht, ich friere, irgendwas mache ich falsch, die Übung ist nichts für mich«), weshalb PMR als Einstiegsmethode empfohlen wird.

Weiterführende Literatur

Folkman, S. & Lazarus, R. S. (1986). Stress, appraisal and coping. New York: Springer.

Heidenreich, T. & Chmitorz, A. (2022). Entspannung. Göttingen: Hogrefe.

Heinrichs, M., Stächele, T. & Domes, G. (2015). Stress und Stressbewältigung. Göttingen: Hogrefe.

Kaluza, G. (2015). Stressbewältigung: Trainingsmanual zur psychologischen Gesundheitsförderung (3. Aufl.). Heidelberg: Springer.

Krampen, G. (2013). Entspannungsverfahren in Therapie und Prävention (3. Auflage). Göttingen: Hogrefe.

Kossak, H.-C. (2013). Hypnose. Lehrbuch für Psychotherapeuten und Ärzte (5. Aufl.). Weinheim: Beltz.

Petermann, F. & Vaitl, D. (2014). Entspannungsverfahren. Das Praxishandbuch (5. Aufl.). Weinheim: Beltz.

Trepel, M. (2017). Neuroanatomie – Struktur und Funktion (7. Aufl.). München: Elsevier.

28 Rückfallprophylaxe und Therapiebeendigung

Vincent Bohnacker • Eva-Lotta Brakemeier

28.1 Hintergrund und allgemeine Merkmale

Es existieren durchaus befriedigende Ergebnisse zur Langzeitwirkung von Psychotherapie – z. B. treten bei mittelschweren Depressionen Rückfälle seltener und später auf als bei Pharmakotherapie (z. B. Voderholzer & Barton, 2016). Dennoch sollte vor dem Hintergrund, dass nicht alle Patient:innen respondieren bzw. gar remittieren, ein bedeutsames Ziel einer jeden Psychotherapie auch darin bestehen, neben der akuten Symptomreduktion ebenfalls die Wahrscheinlichkeit eines erneuten Auftretens einer Störung (nach vollständiger Genesung) bzw. eines Rückfalls (bei bestehender Restsymptomatik) in Zukunft zu verringern. Daher sollen in der Therapie Werkzeuge vermittelt werden, um erstens einer erneuten substanziellen Verschlechterung eigenverantwortlich vorzubeugen und zweitens dieser Verschlechterung bei Eintreten mit adaptiven Bewältigungsmöglichkeiten begegnen zu können.

Gegen Ende der Behandlung steht also neben einer Stabilisierung und Reflexion des bisher Erreichten die Vorbereitung auf zukünftige Schwierigkeiten und Krisen sowie deren Vorbeugung und sinnvolle Bewältigung im Mittelpunkt. Hierfür sollten die Betroffenen ihre individuellen Frühwarnzeichen sowie ihre persönlichen konkreten hilfreichen Strategien kennen. Metaphorisch gesprochen geht in es dieser Phase darum, mit den Patient:innen einen Rucksack voller hilfreicher Werkzeuge für den Weg nach der Therapie zu packen.

Zudem werden die Patient:innen darauf vorbereitet, dass ein gewisses Ausmaß an Einschränkungen durch die Symptomatik auch nach Abschluss der Therapie erhalten bleiben kann und die behandelte Symptomatik einer natürlichen Schwankung unterliegt – das vollständige Verschwinden bestimmter unangenehmer Emotionen oder Gedanken kann also kein realistisches Ziel sein. Mit bestimmten Einschränkungen sollten die Patient:innen im gegebenen Fall leben lernen und sie annehmen (Hautzinger & de Jong-Meyer, 2003; vgl. folgenden Kasten). So erscheint es relevant, mit den Betroffenen an ihrer Akzeptanz und einem angemessenen Umgang mit den häufig verbleibenden Residualsymptomen oder auch eines möglichen Rückfalls bzw. Wiederauftretens zu arbeiten.

Der Wert von monatlich oder quartalsweise stattfindenden Sitzungen am Ende einer Therapie (in sog. »Booster-Sessions«) kann nicht überschätzt werden, stellt er für viele Patient:innen einen wertvollen Ankerpunkt und Schutz beim Übergang in den Alltag ohne therapeutischen Kontakt dar (Clark et al., 2006).

Wichtig

Eine Therapie sollte niemals abrupt enden, sondern einen Übergang zur eigenverantwortlichen und selbstbestimmten Aufrechterhaltung der erlernten Veränderungen darstellen. Die Patient:innen sollen verinnerlichen, dass sie nun – im Vergleich zum Beginn der Therapie – über effektive Bewältigungsstrategien verfügen und zur eigenständigen Anwendung und Optimierung dieser angeregt werden, um so einen Rückfall unwahrscheinlicher zu machen bzw. im Falle einer erneuten Verschlechterung des Zustandes schnellstmöglich gegensteuernde Maßnahmen einleiten zu können, sodass es möglichst bei einem begrenzten Ausrutscher (»lapse«) bleibt und es nicht zu einem nachhaltigem Rückfall (»relapse«) kommt. So wird die Selbstwirksamkeit, mit zukünftigen belastenden Situationen und Krisen umgehen zu können, gezielt gestärkt. Die Patient:innen werden zu Expert:innen ihrer Störung, die Verhaltenstherapie ist »Hilfe zur Selbsthilfe«.

Psychotherapie unter der Perspektive der Rehabilitation

Grundsätzlich ist im Zusammenhang mit Rückfallprophylaxe und Therapiebeendigung auch die Konzeptualisierung psychischer Störungen als *komplexe und eventuell länger anhaltende Beeinträchtigung* (und weniger als akuter Krankheitszustand) und die Langzeitperspektive in der Psychotherapie weniger als Akutbehandlung denn als *Rehabilitation* zu erwägen (Linden, 2016). Denn häufig können die Vulnerabilitäten und Risikofaktoren auf Patientenseite, aber auch im familiären und gesellschaftlichen Kontext nicht vollständig beseitigt werden, sondern es wird insbesondere ein funktionalerer Umgang bzw. eine günstigere Bewältigung der psychischen Probleme angestrebt. Dies unterstreicht auch die Notwendigkeit, nicht nur die Störungssymptomatik im engeren Sinne, sondern auch Aspekte der Fähigkeiten und der Teilhabe diagnostisch und bei der Therapieplanung im Blick zu behalten (vgl. Kap. 8).

Entsprechend Linden (2016, S. 81) ist die Psychotherapie die Methode der Wahl, um bei chronischen Patient:innen die Krankheitsbewältigung zu unterstützen, also z. B. Skills zur Bewältigung der nicht restlos zu beseitigenden Affektlabilität bei Borderline-Störungen zu vermitteln, oder Fähigkeiten zur Förderung der sozialen Teilhabe von Patient:innen, die unter nicht beseitigbaren schizophrenen Erkrankungen leiden, zu trainieren oder spezifische Kontext- bzw. Umweltbedingungen herzustellen, um bei Kindern eine schulische Inklusion trotz nicht vollständig heilbarer ADHS zu ermöglichen.

Somit muss also in vielen Fällen bei der Beendigung einer Psychotherapie weit über die aktuelle Therapie hinausgedacht und die aktuelle Behandlung in eine Langzeitperspektive eingebettet werden, die meist auch andere Behandlungs- und Hilfeoptionen jenseits der Psychotherapie berücksichtigt (vgl. Jacobi et al., 2022).

28.2 Indikation, Kontraindikation und Nebenwirkungen

Indikation

Folgende Variablen können das Rückfallrisiko erhöhen:

Anamnestische Variablen	▶ früher Beginn der Erkrankung ▶ rezidivierender Verlauf ▶ lange Dauer der einzelnen Episoden ▶ chronischer Verlauf ▶ Medikamentenresistenz bzw. -unverträglichkeit ▶ komorbide Störungen
Variablen nach Akut-KVT	▶ geringe Symptomreduktion während der Behandlung ▶ Residualsymptomatik nach Akut-Therapie (trotzt adäquater Durchführung) ▶ vorhandene bzw. antizipierte Stressoren in der Umwelt

Zeitpunkt des Einsatzes der Technik. Der ideale Zeitpunkt, die Rückfallprävention in die Therapie einzubauen, ist individuell verschieden. Grundlegend empfiehlt es sich, schon zu einem frühen Zeitpunkt der Therapie damit zu beginnen, die erlernten Bewältigungsstrategien systematisch zu evaluieren und bereits erzielte Lernfortschritte der Patient:innen somit aktiv ins Bewusstsein zu rufen. Dieses »Leitmotiv« der Rückfallprävention – der bewusste eigenständige Einsatz und die ständige Verbesserung der Bewältigungsstrategien – darf nicht vernachlässigt werden.

Anzahl der Stunden zur Rückfallprophylaxe (kann fallbezogen erheblich schwanken):

- ▶ Kurzzeittherapie: letzte 3–5 Sitzungen
- ▶ Langzeittherapie: letzte 5–10 Sitzungen

Zusätzlich empfiehlt es sich, einige Sitzungen zum »Ausschleichen« bzw. für Booster-Sessions übrig zu lassen. Die Beendigungsphase einer Therapie wird in der Regel im Sinne eines Ausschleichschemas geplant, die Zeiträume zwischen den Sitzungen von 14 Tagen bis hin zu einem Monat ausgeweitet (Zarbock, 2014).

Kontraindikationen und Nebenwirkungen

Grundlegend gibt es keine Kontraindikationen für eine Rückfallprophylaxe. Es sollte aber auf eine transparente und einfühlsame Kommunikation geachtet werden, da die Konfrontation mit einem potenziellen Rückfall eine belastende Situation für Patient:innen darstellen kann. Hierbei geht es darum, die Patient:innen möglichst gut auf eine solche Verschlechterung vorzubereiten, diese zu entkatastrophisieren und eher als Normalfall denn als persönliches Scheitern zu attribuieren.

Bei der Therapiebeendigung sind folgende Schritte transdiagnostisch wichtig:
(1) Wiederholung des Störungsmodells
(2) Therapieevaluation: Wurden die Therapieziele erreicht?
(3) Therapiebilanz: Welche Interventionen waren hilfreich?
(4) Individuelle Frühwarnzeichen und Umgang mit Krisen
(5) Vorbereitung auf Rückschläge mit Notfallplan
(6) Finden von Zielen für die Zukunft
(7) Abschied: Beendigung der therapeutischen Beziehung

28.2.1 Störungsmodell rekapitulieren: Verstehen die Patient:innen ihre Störung?

Es ist in der Regel sinnvoll, zum Abschluss der Therapie erneut das individuelle Störungsmodell im Lichte der in der Therapie gemachten Erfahrungen zu besprechen (vgl. Kap. 9). Hierbei ist es besonders zielführend, wenn die Patient:innen dies – orientiert am bio-psycho-sozialen Modell (vgl. auch Henningsen, 2015) – in ihren eigenen Worten beschreiben und für ihre Unterlagen schriftlich festhalten. Die erneute Beschäftigung mit dem Störungsmodell erfüllt zwei Ziele:
(1) Stärkung des Verständnisses der Entstehungsbedingungen, der Manifestation, Aufrechterhaltung und Funktionalität der Störung seitens des Patienten
(2) Therapeutische Möglichkeit, auf eventuell noch vorhandene maladaptive Annahmen bezüglich des Auftretens und der Aufrechterhaltung der Störung (z. B. »Schuld«, »Schwäche« etc.) einzugehen

Fallbeispiel

Das erstmalige Auftreten sowie die Aufrechterhaltung der Panikstörung über mehrere Jahre bei der Patientin Frau Mayring werden gemeinsam rekapituliert: Dafür werden individuelle Vulnerabilitäten (u. a. Angststörung der Mutter, maladaptive perfektionistische Grundannahmen), die besprochenen Modelle des generellen Anspannungsniveaus, psychophysiologische Aufschaukelungsprozesse sowie störungsaufrechterhaltende Verhaltensweisen und Prozesse (Fokusverschiebung, Sicherheitsverhalten, Vermeidung) gemeinsam wiederholt und systematisch analysiert (vgl. Kap. 19, 43).

28.2.2 Therapieevaluation: Wurden die festgelegten Ziele erreicht?

Die Erreichung der zu Beginn der Therapie festgelegten Ziele (vgl. Kap. 13) soll hier sowohl im Gespräch als auch unterstützt durch Fragebögen zur Verlaufsdokumentation »objektiv« evaluiert werden (Risch et al., 2012; vgl. Kap. 9).

Fallbeispiel

Frau Mayring berichtet über eine deutliche subjektive Verbesserung der Paniksymptomatik. Sie weist geringere Werte im Marburger Angst-Tagebuch und im Mobilitäts-Inventar auf, welche über den Verlauf der Therapie erhoben und nun grafisch dargestellt werden. Frau Mayring wird von ihrem Umfeld als offener, entspannter und zufriedener beschrieben und zeigt sich im IIP (*Inventar Interpersoneller Probleme*; vgl. Kap. 7) als weniger sozial vermeidend, selbstunsicher und streitsüchtig.

28.2.3 Therapiebilanz: Welche Interventionen waren hilfreich?

Der Übergang von der Therapieevaluation zur Therapiebilanz gestaltet sich häufig fließend. Es geht in diesem Schritt darum, zu erkennen, welche der durchgeführten Interventionen für den Patienten hilfreich waren – und warum diese Interventionen »funktioniert« haben. Ziel ist es, dass der Patient diese Interventionen eigenständig – z. B. im Falle einer Symptomverschlechterung – anwenden kann. Der Rucksack für den Weg nach der Therapie wird hier also mit sinnvollen Werkzeugen bestückt.

Fallbeispiel

Die Hyperventilationsübung stellte für Frau Mayring. den Wendepunkt der Therapie dar. Auch das Entkatastrophisieren einer möglichen Ohnmacht erlebte sie als sehr befreiend. Aus dieser Erkenntnis entstandene Merkkärtchen trägt Frau Mayring seitdem auch nach Therapieabschluss noch bei sich, um sich in schwierigen Situationen daran zu erinnern und aus ihrem Teufelskreis der Angst auszusteigen.

28.2.4 Frühwarnzeichen und Umgang mit Krisen

Zur zielführenden Anwendung der hilfreichen Interventionen ist es unabdinglich, die Notwendigkeit deren Einsatzes überhaupt erst einmal zu erkennen. Hierfür ist es sinnvoll, mögliche Krisen und die Funktionalität der Reaktionen auf solche zu besprechen. Da die zeitnahe Wahrnehmung von Frühwarnzeichen (z. B. bei affektiven Störungen eine Veränderung des Schlafrhythmus, des Essverhaltens, erhöhte Reizbarkeit etc.) eine notwendige Bedingung zur Bewältigung darstellt, sollte an dieser Stelle auch die Wichtigkeit des achtsamen und wertfreien Umgangs mit den eigenen Emotionen und Gedanken betont werden (s. Kap. 29). Es sollte gemeinsam überlegt werden, welche speziellen Belastungssituationen in den nächsten Wochen bis Jahren zu erwarten sind (z. B. Wohnortwechsel, Auszug der Kinder, Berentung), die ein Rückfallrisiko beinhalten, und wie diesen am effektivsten (und im Idealfall schon präventiv) begegnet werden kann.

Fallbeispiel

Frau Mayring definiert folgende individuelle Belastungsfaktoren und Frühwarnzeichen als Risikofaktoren für ein erneutes Auftreten ihrer Panikstörung:

Meine Belastungsfaktoren	Meine Frühwarnzeichen
hohe Arbeitsbelastung	anhaltende Reizbarkeit
Schlafmangel	verringerte körperliche Belastbarkeit
perfektionistische Grundannahmen	Überforderungserleben
Streit mit meinen Kindern	sozialer Rückzug
Zukunft: Beförderung; Absetzen der Antidepressiva	

Sie empfand es als entlastend, mögliche Konsequenzen der bevorstehenden Beförderung gemeinsam mit ihrem Therapeuten genau zu besprechen.

28.2.5 Vorbereitung auf Rückschläge mit Notfallplan

Für den Fall einer krisenhaften Verschlechterung sollte ein konkreter Notfallplan erarbeitet und notiert werden, den Patient:innen ggf. auch auf einer kleinen Karte oder Smartphone-basiert mit sich führen können. Hierfür sollte gemeinsam ein Stufenplan entwickelt werden – von Selbsthilfe bis zur erneuten professionellen Hilfe.

Dysfunktionale Kognitionen, die häufig mit einem Rückfall einhergehen, sollten schon früh thematisiert werden. Negative internale, stabile und globale Attributionen (»Ich werde es nie schaffen. Ich bin ein Versager.«) sollten dabei erkannt und alternative Kognitionen erarbeiten werden (»Rückfälle gehören dazu. Ich lasse mich dadurch aber nicht von meinem Weg abbringen.«).

Fallbeispiel • Notfallplan Frau Mayring

(1) hilfreiche Gedanken auf den Merkkärtchen nachlesen, wie z. B.: »Ein Rückfall ist ganz normal«, »Es ist toll, dass ich es so weit geschafft habe, ich lasse mich jetzt davon nicht entmutigen«.
(2) individuelles Störungsmodell angucken und aktuelles Sicherheits- und Vermeidungsverhalten identifizieren und auflösen
(3) mit Ehemann sprechen und dessen Unterstützung annehmen
(4) Arbeitsbelastung senken (einen Tag oder mehr frei nehmen), ausreichend schlafen
(5) Kontakt zum Therapeuten aufnehmen, wenn keine Besserung eintritt

28.2.6 Finden von Zielen für die Zukunft

Neben der Konzentration auf Frühwarnzeichen, mögliche Rückschlage und Bewältigungsstrategien für schwierige Situationen ist die ressourcen- und wertorientierte Perspektive auf erwünschte Veränderungen im Leben (und deren Aufrechterhaltung) sowie auf angenehme Aktivitäten sinnvoll (s. Kap. 16, 18, 58). So kann aus psychohygienischer Sicht ein Ausgleich zu den Belastungen des Alltags generiert und diese im Sinne des Vulnerabilitäts-Stress-Modells abgefedert werden. Hierbei können z. B. autark erreichbare Lebensziele / Werte für die Zeit nach der Therapie einen Platz finden.

Fallbeispiel

Frau Mayring beschließt, ihr altes Hobby, das Schwimmen, wieder aufzunehmen. Ihren lang gehegten Wunsch, Spanisch zu lernen, erfüllt sie sich mit dem Besuch eines Volkshochschulkurses und will damit »die schönen Dinge des Lebens auskosten«.

28.2.7 Abschied: Beendigung der therapeutischen Beziehung

Unabhängig vom Behandlungsschwerpunkt geht es, ganz im Sinne einer aktiv gestalteten, guten therapeutischen Allianz, immer auch darum, eine entstandene Beziehung zwischen Therapeut:in und Patient:in auf eine positive Art zu beenden – sich zu verabschieden. Für viele Patient:innen mag dies eine von wenigen Beziehungen sein, die von gegenseitiger Wertschätzung, Vertrauen, Offenheit und Urteilsfreiheit geprägt sind. Jedoch kann eine therapeutische Beziehung kein langfristiger Ersatz für eine »richtige« Beziehung darstellen. Daher ist genau zu eruieren, was das Beenden der Therapie für den Patienten oder die Patientin bedeuten kann. Entsprechend ist es unabdingbar, auf einhergehende Befürchtungen und Ängste einzugehen. Hier sollte thematisiert werden, dass Gefühle wie Besorgnis, Angst oder Trauer über das bevorstehende Ende der Therapie ganz normal sind und auch ihre Berechtigung haben (Validierung). Zusätzlich sollte die Funktion, die die therapeutische Beziehung für den die Patientin oder den Patienten einnimmt, evaluiert und gemeinsam überlegt werden, wie eine mögliche Lücke im Leben sinnvoll ausgefüllt werden kann (z. B. durch den Besuch einer Selbsthilfegruppe). Bei Patient:innen mit dependenten Zügen wird das Thema der Therapiebeendigung möglicherweise bereits in der Mitte der Therapie eine wichtige Rolle spielen und geradezu einen Fokus der therapeutischen Arbeit ausmachen.

Auch deshalb empfiehlt sich ein »Ausschleichen« der Therapie mit immer größeren Abständen zwischen den letzten Sitzungen, um sich mit der Trennung vertraut zu machen und bestimmte Schwierigkeiten dabei gemeinsam besprechen zu können. Hierbei erscheint es uns sinnvoll, das Erreichte gemeinsam zu reflektieren, aber auch die Notwendigkeit der schlussendlichen Trennung von Patient:in und Therapeut:in zu betonen, da die Zusammenarbeit zeitlich begrenzt ist und die Patient:innen ihren Weg nun wieder alleine gehen können und wollen. Das Ende einer Therapie bedeutet nicht, dass nie wieder eine Therapie in Anspruch genommen werden darf. Auch können kleine Rituale (wie eine Karte mit einer zur Therapie passenden Weisheit, ein Stein als Symbol etc.) ein schönes, hilfreiches und ggf. tröstendes Symbol sein, dass die Therapie zwar äußerlich beendet ist, jedoch patientenseitig weiter langhaltig nachwirken kann und der / die Therapeut:in als Introjekt den / die Patient:in weiter begleitet.

Fallbeispiel

In den letzten quartalsweise stattfindenden Sitzungen besprechen Frau Mayring und ihr Therapeut aufgekommene Schwierigkeiten und deren selbstständige Bewältigung. Zum Abschied erhält Frau Mayring eine Karte mit einem Zitat von Hermann Hesse, das häufiger in der Therapie thematisiert wurde und eine Hilfe für sie darstellte: »Über dem ängstlichen Gedanken, was etwa morgen uns zustoßen könnte, verlieren wir das Heute, die Gegenwart und damit die Wirklichkeit.«

28.3 Typische Schwierigkeiten und Fehler

Möglichkeit eines Rückfalls nicht thematisieren (Therapeut:in). Ein möglicher Rückfall sollte einfühlsam, transparent und am neuesten wissenschaftlichen Erkenntnisstand orientiert kommuniziert werden – diesen gar nicht zu thematisieren, stellt einen Kunstfehler dar. Die Botschaft an die Patient:innen lautet grundsätzlich, dass diese zuversichtlich sein dürfen, von nun an ihren Weg alleine gehen zu können, und dass kurzfristige Verschlechterungen der Symptomatik bzw. Rückfälle dabei ganz normal sind – sie sich durch diese aber nicht von seinem Weg abbringen lassen mögen.

Sich »auf dem Erreichten ausruhen« (Patient:in). Nach einer Psychotherapie sind nicht alle Probleme »gelöst«, sondern die erlernten Bewältigungsstrategien sollten nachhaltig angewendet und verfeinert werden. Je früher zum selbstverantwortlichen Anwenden und Evaluieren des in der Therapie Erlernten angeleitet wird, desto leichter und natürlicher wird dies zum Ende und auch nach Abschluss der Therapie fallen.

»Heilung« im Sinne des völligen Verschwindens der Symptomatik als Ziel der Psychotherapie definieren (Therapeut:in). Wenn remittierte Patient:innen die Therapie mit der Idee verlassen, sie wären dadurch vor dem Auftreten belastender Gedanken, Gefühle etc. vollständig und für immer gefeit, erhöht dies paradoxerweise das Rückfallrisiko, da dadurch ein Schwarz-Weiß-Denken gefördert wird: Beim Auftreten der ersten Anzeichen der zuvor behandelten Symptomatik kann es schnell zu katastrophisierenden Gedanken kommen, die den Startpunkt eines erneuten Teufelskreises darstellen können, somit den effektiven eigenständigen Einsatz der erlernten Bewältigungsstrategien schwieriger und einen erneuten Rückfall wahrscheinlicher machen. Zentral ist in diesem Zusammenhang auch, die vorausschauende Vernetzung der aktuellen Psychotherapie mit (parallel und zukünftig zu nutzenden) anderen Behandlungsinstanzen (z. B. hausärztliche oder psychiatrische Mit- und Weiterbehandlung) und nicht-ärztlichen Hilfeoptionen (z. B.

sozialarbeiterische Begleitung, Selbsthilfe) nicht zu vernachlässigen, insbesondere bei schweren psychischen Störungen (vgl. Gühne et al. 2019).

Einen möglichen Rückfall katastrophisieren (Therapeut:in und Patient:in). Das Eintreten eines Rückfalls ist bei vielen Störungen eher die Regel als die Ausnahme. So sollte dieser nicht als persönliches Versagen, sondern als normaler Teil des Therapieverlaufs konstruiert werden. Wichtig ist hierbei jedoch, auch die Selbstwirksamkeit der Patient:innen nicht zu unterminieren, indem ohne weitere Erklärung hohe Rückfallraten präsentiert werden. Patient:innen sollten dafür sensibilisiert werden, dass bestimmte Lebensumstände einen Rückfall »provozieren« können, auf die sie selbst keinen Einfluss haben und somit auch keine »Schuld« am Rückfall tragen, dabei aber auch nicht den Eindruck von vollkommener Machtlosigkeit vermitteln. Auch wenn eigenes Fehlverhalten für einen Rückfall verantwortlich gemacht wird, sollte dies nicht davon abhalten, es weiter zu versuchen und dabei ggf. auch professionelle Hilfe aufzusuchen, bevor es zu einer weiteren Verschlechterung bzw. sogar Chronifizierung der Symptomatik kommen kann.

28.4 Kritische Einordnung

Grad der empirischen Absicherung

Es konnte gezeigt werden, dass eine KVT-Behandlung günstigere Effekte bezüglich ihrer rückfallprophylaktischen Wirkung aufweist als andere Verfahren. Hierbei zeigten sich sowohl »Carry-over-Effekte« aus der Akut-Behandlung sowie eine erhöhte Wirksamkeit der KVT-Erhaltungstherapie. Leider gehört eine systematisierte Rückfallprophylaxe nicht immer zum Standard von manualisierten Behandlungsansätzen, bzw. wird diese dort zwar oft als wichtiger Baustein der Behandlung aufgezählt, jedoch selten systematisiert und detailliert ausgeführt.

Sinnvoll und wirksam erscheint auch der sequenzielle Einsatz der KVT als Erhaltungstherapie zur antidepressiven Rückfallprophylaxe auch nach biologischen Therapien wie der Elektrokonvulsionstherapie (Brakemeier et al., 2015). Diese Ansätze wurden vor allem bei depressiven Störungen im Vergleich zur rein medikamentösen Behandlung (vgl. Vittengl et al., 2007) oder Wartekontrollgruppen (vgl. NICE, 2018) ausführlich untersucht. Hinweise auf rezidivprophylaktische Effekte fanden sich auch bei vielen weiteren Störungen; allerdings stellt sich die empirische Absicherung – vor allem durch den Mangel an hochwertigen Studien für längere Katamnesezeiträume – als noch nicht befriedigend dar.

In den Leitlinien zur Behandlung der unipolaren Depression findet sich die Empfehlung: »Im Anschluss an eine psychotherapeutische Akutbehandlung soll zur Stabilisierung des Therapieerfolgs sowie zur Rückfallprophylaxe eine angemessene Weiterführung der psychotherapeutischen Behandlung angeboten werden. (...) Eine längerfristige Psychotherapie (Rezidivprophylaxe) soll Patient:innen mit einem erhöhten Risiko für ein Rezidiv angeboten werden (BÄK et al., 2022, S.123).

FAQ

Sind längere psychotherapeutische Erhaltungstherapien in Deutschland entsprechend Therapierichtlinie möglich?
Leider erschweren die aktuellen Rahmenbedingungen eine längere Erhaltungstherapie erheblich. Nach maximal 80 Sitzungen Verhaltenstherapie wird eine Verlängerung nur selten bewilligt, da das Konzept einer psychotherapeutischen Erhaltungstherapie trotz nachgewiesener Wirksamkeit nicht explizit vorgesehen ist. Dies erschwert die kontinuierliche Betreuung von Patient:innen mit chronischen oder rezidivierenden Erkrankungen. Allerdings können für die Rezidivprophylaxe vorgesehene Stunden auch bis zu zwei Jahre nach Abschluss einer Langzeittherapie in Anspruch genommen werden (als Bestandteil des vorher bewilligten Gesamtkontingents, d.h. nicht als zusätzlichen Stunden).

Weiterführende Literatur

Gühne, U., Weinmann, S., Riedel-Heller, S. G., & Becker, T. (Eds.). (2019). S3-Leitlinie psychosoziale Therapien bei schweren psychischen Erkrankungen. Heidelberg: Springer.

Risch, A. K., Stangier, U., Heidenreich, T. & Hautzinger, M. (2012). Kognitive Erhaltungstherapie bei rezidivierender Depression. Rückfälle verhindern, psychische Gesundheit erhalten. Heidelberg: Springer.

Zarbock, G. (2010). Praxisbuch Verhaltenstherapie. Grundlagen und Anwendungen biografisch-systemischer Verhaltenstherapie. Lengerich: Pabst.

IV Integrative Techniken in der Verhaltenstherapie

Editorial

Integrative Techniken in der Verhaltenstherapie

Eva-Lotta Brakemeier • Frank Jacobi

Hintergrund und Struktur von Teil IV

Die acht hier präsentierten Techniken können insofern als »integrativ« bezeichnet werden, als dass sie nicht primär als kognitiv oder behavioral eingestuft werden können und sich auch nicht wie die VT-Basistechniken (vorgestellt im Teil III) innerhalb der (K)VT-Tradition heraus entwickelt haben. Vielmehr entstammen sie aus anderen psychotherapeutischen Schulen (wie z.B. Stuhldialoge aus der humanistischen Therapie) oder Traditionen (wie die Achtsamkeit aus der buddhistischen Tradition). Integriert werden diese Techniken immer häufiger in die Verhaltenstherapie, jedoch überwiegend in Weiterentwicklungen der klassischen VT, die auch als »Dritte-Welle«-Methoden bezeichnet werden und die wir im Teil VI vorstellen. Beispielsweise ist ein Kernmerkmal vieler dieser Methoden, dass Elemente der grundsätzlich veränderungsorientierten Verhaltenstherapie durch die Aspekte Achtsamkeit und Akzeptanz ergänzt werden. Die meisten dieser Techniken sind erlebensorientiert (experiential) und adressieren somit insbesondere auch den Wirkfaktor der Problemaktualisierung (Grawe, 1995).

Die meisten integrativen Techniken erfahren aktuell sowohl in Forschung als auch in der Therapie große Beachtung und kommen sowohl störungsspezifisch (z. B. zur Behandlung von PTBS und zugrundeliegenden Traumata bei Persönlichkeitsstörungen) als auch transdiagnostisch bei der Veränderung belastender Gefühle und Erinnerungen zum Einsatz.

Wichtig

Wir möchten betonen, dass diese Techniken – wie alle therapeutischen Interventionen – neben positiven Effekten potenziell auch Risiken und Nebenwirkungen mit sich bringen können. Die Integration sollte daher wohlüberlegt sein und auf der Basis fundierter Kenntnisse erfolgen.

Dies vorausgesetzt handelt es sich jedoch um Techniken, die Betroffenen nicht nur dabei helfen, ihre Probleme zu behandeln, sondern durch Fördern von Ressourcen gezielt Resilienz stärken. Daher eröffnen sie eine Reihe von Chancen, die sich auch auf die Bereiche Prävention und Rückfallprophylaxe beziehen. Innovativ erscheint uns dabei, dass diese nicht nur eine kurative oder akute, sondern eben auch einer präventive, bewältigungsorientierte und auch palliative Psychotherapie (Ansatz zur Verbesserung der Lebensqualität von Patient:innen und ihren Familien, die mit einer lebensbedrohlichen

Erkrankung konfrontiert sind) unterstützen können. Dieser Buchteil soll somit dazu dienen, dass Psychotherapeut:innen ihren Behandlungsspielraum erweitern sowie neue Denkanstöße und Impulse gewinnen.

Wir haben versucht, die gängigsten integrativen Techniken vorzustellen, die auch zentrale Rollen in den modernen VT-Ansätzen spielen (s. Teil VI). Ferner finden sich hier auch »Körperfokussierte Techniken in der VT« (Kap. 36).

Einige wichtige weitere integrative Techniken, welche wir hier nicht berücksichtigen konnten, seien an dieser Stelle zumindest genannt (eine umfassende Sammlung findet sich in Senf et al., 2020; auch sei auf unsere Schwesterbände »Psychodynamische Therapie in der Praxis« sowie »Systemische Therapie in der Praxis« verwiesen):

- Lösungsorientierte Techniken
- Neukonstruktion von Lebensnarration
- Genogrammarbeit
- Reframing
- Systemaufstellungen bzw. Arbeit mit Paaren, Familien und Systemen
- Psychodrama
- Bewegung und Ausdauertraining
- Ergo-, Musik- und Sozialtherapie

Obwohl solche Techniken in der Praxis vielfach Anwendung finden und von manchen Therapeut:innen als bereichernd empfunden werden, ist die wissenschaftliche Evidenz zur Wirksamkeit für die meisten hier aufgelisteten allerdings bislang begrenzt. Einige Vertreter:innen argumentieren jedoch, dass die Prinzipien, auf denen sie beruhen (zum Beispiel bei Impact-Techniken: Nutzung von Metaphern und multisensorischen Reizen; Beaulieu, 2025), in anderen therapeutischen Kontexten empirisch nachgewiesene positive Effekte gezeigt haben.

Die Kapitel dieses Teils sind ebenso wie bei den Basistechniken einheitlich gegliedert, wobei wie zuvor der praktischen Durchführung und den typischen Problemen in der Praxis die wichtigste Rolle zukommt:

(1) Hintergrund und allgemeine Merkmale
(2) Indikation, Kontraindikation und Nebenwirkungen
(3) Praktische Durchführung
(4) Typische Schwierigkeiten und Fehler
(5) Kritische Einordnung
(6) Frequently Asked Questions (FAQ)
(7) Weiterführende Literatur

Weiterführende Literatur

Beaulieu, D. (2025). Impact-Techniken für die Psychotherapie. Stuttgart: Carl Auer.

Senf, W., Broda, M. & Wilms, B. (2013). Techniken der Psychotherapie: Ein methodenübergreifendes Kompendium. Stuttgart: Thieme.

29 Achtsamkeit und Akzeptanz

Sabine Weidenfeller • Thomas Heidenreich • Johannes Michalak

29.1 Hintergrund und allgemeine Merkmale

Seit rund 30 Jahren entwickelt sich in der Psychotherapie ein zunehmendes Interesse an der Integration achtsamkeits- und akzeptanzbasierter Methoden. Besonders deutlich ist diese Entwicklung im Bereich der Kognitiven Verhaltenstherapie zu beobachten (Khoury et al., 2013; Kuhr, 2004). Einige Autor:innen sprechen in diesem Zusammenhang auch von der »dritten Welle« der Verhaltenstherapie (z. B. Hayes, 2004; Heidenreich & Michalak, 2013). Kernmerkmal der betreffenden Behandlungsansätze ist, dass Elemente der grundsätzlich veränderungsorientierten Verhaltenstherapie durch die Aspekte Achtsamkeit und Akzeptanz ergänzt werden (vgl. v.a. Teil VI dieses Buches).

Theoretische Grundlagen

Achtsamkeit bedeutet, die Aufmerksamkeit bewusst und absichtsvoll auf den gegenwärtigen Augenblick zu lenken und diesen nicht-wertend wahrzunehmen (Kabat-Zinn, 1990), d. h. nicht nach Kategorien wie »positiv oder negativ«, »angenehm oder unangenehm« zu beurteilen bzw. – da diese Bewertungsprozesse häufig automatisiert ablaufen – sich solcher Bewertungen bewusst zu sein. Diese Fähigkeit besitzt grundsätzlich jeder Mensch und Praktiken zur Förderung dieser Haltung finden sich in allen Kulturen. Eine besondere Bedeutung hat das Prinzip der Achtsamkeit allerdings in der buddhistischen Tradition, in der über mehr als 2.500 Jahre hinweg verschiedene Wege entwickelt wurden, Achtsamkeit zu kultivieren. Eng verbunden mit der Achtsamkeitspraxis ist das Prinzip der Akzeptanz. Es ist nicht zu verwechseln mit Passivität oder Resignation. Hayes und Kollegen (1999) betrachten Akzeptanz vielmehr als Gegensatz zur (emotionalen) Vermeidung. Es geht um die Bereitschaft, Ereignisse und Situationen aktiv und offen zu erleben und Erfahrungen zunächst so anzunehmen, wie sie sind – unabhängig davon, ob sie angenehm oder unangenehm sind (s. insb. auch Kap. 58).

Der »Autopilotenmodus« (Kabat-Zinn, 1990) stellt gewissermaßen das Gegenteil von Achtsamkeit dar. Gemeint ist mit diesem Begriff die alltägliche Erfahrung, dass Menschen sich während einer Tätigkeit gedanklich mit etwas anderem beschäftigen. Eine zentrale Annahme achtsamkeitsbasierter Ansätze besteht darin, dass dieser Modus flexibles und situativ angemessenes Handeln erschwert, da er automatisierte und starre Verarbeitungs- und Reaktionsmuster begünstigt. Hierzu zählen beispielsweise Rumination (Mao et al., 2023; Segal et al., 2018), »experiential avoidance« (Boulanger et al., 2010), ungünstige metakognitive Prozesse (Bernstein et al., 2020, vgl. auch Kap. 65), die Tendenz zur Aktivierung übergeneralisierter autobiografischer Gedächtnisinhalte (Levi & Rosenstreich, 2019) und die reduzierte Habituation an unangenehme Stimuli (Breslin et al., 2002). Ziel der Kultivierung von Achtsamkeit und Akzeptanz ist es, das Bewusstsein in den gegenwärtigen Augenblick zu bringen und eine andere Haltung gegenüber Gedanken, Gefühlen und Körperempfindungen zu entwickeln. Die Patient:innen werden dabei im Erkennungsprozess unterstützt, dass Gedanken und Gefühle lediglich mentale Phänomene sind und keine Tatsachen oder valide Beschreibungen des eigenen Selbst. Man spricht in diesem Zusammenhang von Dezentrierung oder Disidentifikation. Im Gegensatz zum klassischen kognitiv-verhaltenstherapeutischen Vorgehen werden also nicht die Inhalte der Gedanken und dysfunktionalen Kognitionen verändert, sondern die Haltung diesen Gedankenmustern gegenüber. Das Üben dieser Fähigkeit wirkt ungünstigen Verarbeitungs- und Reaktionsmustern entgegen und fördert gleichzeitig die Möglichkeit, bewusst zu agieren statt automatisch zu reagieren.

Wichtig

Achtsamkeit und Akzeptanz können mithilfe verschiedener Übungen entwickelt bzw. vertieft werden. Ein wichtiger Unterschied zu anderen therapeutischen Konzeptionen besteht jedoch darin, dass sich die Anwendung dieser beiden Prinzipien nicht auf problemrelevante Situationen beschränkt. Ziel ist, Achtsamkeit (und Akzeptanz) in *jeder* Situation zu praktizieren, d. h. auch bei scheinbar trivialen Dingen wie Treppensteigen oder Telefonieren. Das Einnehmen einer achtsamen Haltung stellt daher in erster Linie ein Lebensprinzip und erst in zweiter Linie eine therapeutische Strategie dar.

Kategorien achtsamkeits- und akzeptanzbezogener Methoden. Inzwischen gibt es eine Reihe empirisch überprüfter Ansätze, die Achtsamkeit und Akzeptanz in unterschiedlichem Ausmaß in die Behandlung integrieren. Germer (2005) unterscheidet in diesem Zusammenhang drei Kategorien:

- In einigen klassischen v. a. analytischen Psychotherapieverfahren finden sich **achtsamkeitsähnliche Prinzipien**, die sich inhaltlich allerdings mehr oder weniger deutlich vom oben beschriebenen Achtsamkeitsbegriff unterscheiden. Hierzu zählt beispielsweise Freuds »gleichschwebende Aufmerksamkeit«.
- In den sogenannten **achtsamkeitsinformierten Ansätzen** stellt Achtsamkeit eines unter mehreren gleichrangigen Therapieprinzipien dar. Ausgedehnte Meditationsübungen werden im Rahmen dieser Ansätze in der Regel nicht durchgeführt. Zur Kategorie der achtsamkeitsinformierten Ansätze zählen unter anderem die Akzeptanz- und Commitmenttherapie (ACT; Hayes et al., 1999; Kap. 58) und die Dialektisch-Behaviorale Therapie (DBT; Linehan, 1993; Kap. 61).
- Im Rahmen **achtsamkeitsbasierter Ansätze** wie der Achtsamkeitsbasierten Stressreduktion (Mindfulness-Based Stress Reduction, MBSR; Kabat-Zinn, 1990) oder der Achtsamkeitsbasierten Kognitiven Therapie (Mindfulness-Based Cognitive Therapy, MBCT; Segal et al., 2002; Kap. 64) bildet Achtsamkeit das zentrale Therapieprinzip. Es werden intensive Meditationsübungen durchgeführt, sowohl im Gruppensetting

als auch in Form von regelmäßigen Hausaufgaben (vgl. Kap. 15). Ergänzt werden die Meditationsübungen durch die Vermittlung zentraler Inhalte der Stresstheorie (MBSR) bzw. die Integration kognitiv-verhaltenstherapeutischer Behandlungselemente (MBCT). Inzwischen liegen mehrere störungsspezifische Adaptionen zu diesen beiden Verfahren vor.

29.2 Indikation, Kontraindikation und Nebenwirkungen

Indikation. Für achtsamkeitsbasierte und -informierte Ansätze, zu denen u. a. die MBSR und die ACT (Kap. 58) zählen, findet sich ein weites klinisches Anwendungsfeld. MBSR und ACT werden bei einer Vielzahl von psychischen und / oder körperlichen Beschwerden angewandt (insbesondere MBSR teilweise komplementär zur medizinischen bzw. psychotherapeutischen Behandlung); sie eignen sich zudem als Behandlungsoption für Patient:innen, die zuvor nicht ausreichend von bestehenden Therapieansätzen profitieren konnten. Darüber hinaus gibt es empirisch abgesicherte störungsspezifische Ansätze wie die MBCT für Personen mit rezidivierenden depressiven Störungen oder die DBT für Personen mit Borderline-Persönlichkeitsstörung (Kap. 61). Aufbauend auf MBSR wurden weitere störungsspezifische Verfahren entwickelt. Hierzu zählt z. B. die Achtsamkeitsbasierte Rückfallprävention bei Substanzabhängigkeit (MBRP; Bowen et al., 2012) und die MB-EAT Intervention zur Behandlung von Essstörungen (Kristeller & Hallett, 1999). MBCT hat sich außerdem als effektiv in der Behandlung von Angststörungen erwiesen (z. B. Hofmann et al., 2010) und in abgewandelter Form auch für andere Krankheitsbilder wie z. B. Schlafstörungen (MBCT-I; Heidenreich et al., 2006). Zusammenfassend deutet die aktuelle Forschungslage darauf hin, dass die Kultivierung von Achtsamkeit und Akzeptanz möglicherweise störungsübergreifend bzw. transdiagnostisch wirkt, indem dysfunktionale Prozesse beeinflusst werden, die für die Entstehung bzw. Aufrechterhaltung unterschiedlicher psychischer Störungen von Bedeutung sind (Goldberg et al., 2018, 2022). Einen weiteren wichtigen Indikationsbereich sehen wir daher zusätzlich in der Prävention.

Kontraindikation und Nebenwirkungen. Derzeit existieren keine Studien, die sich explizit mit Kontraindikationen und Nebenwirkungen achtsamkeits- und akzeptanzbasierter Verfahren beschäftigen. Für einige der Störungen, die lange als Kontraindikation galten, fanden sich eher empirische Hinweise darauf, dass sich der dosierte Einsatz von achtsamkeits- und akzeptanzbasierten Verfahren positiv auf den Krankheitsverlauf auswirkt, z. B. bei akuten Depressionen (z. B. Strauss et al., 2014) oder psychotischen Störungen (z. B. Jansen et al., 2020). Es ist allerdings generell zu beachten, dass sowohl die intensive Übungspraxis als auch die Konfrontation mit körperlich und / oder psychisch schmerzhaften Zuständen für die Betroffenen zumindest kurzfristige Belastungen mit sich bringen können (Baer et al., 2019). Körperbezogene Übungen wie der Body-Scan können bei Personen mit Posttraumatischer Belastungsstörung beispielsweise Flashbacks auslösen. Dobkin et al. (2012) sprechen – vor allem mit Blick auf achtsamkeitsbasierte Verfahren – folgende Empfehlungen zur Verringerung der Auftretenswahrscheinlichkeit von unerwünschten Wirkungen bzw. Nebenwirkungen aus:

- Standardmäßig sollte auch bei achtsamkeitsbasierten Verfahren wie MBSR im Vorfeld eine Anamnese durchgeführt werden: Erstens, um zu ermitteln, ob psychische Probleme, Substanzabhängigkeiten oder eine Posttraumatische Belastungsstörung vorliegen, zweitens, um sicherzustellen, dass entsprechende Störungen medizinisch und / oder psychotherapeutisch behandelt werden und drittens, um zu ermitteln, inwiefern sich aus der jeweiligen Störung möglicherweise Probleme in Bezug auf die Meditationspraxis ergeben können.
- Die Entscheidung, ob Patient:innen in diesem Fall teilnehmen sollten und ob andere Verfahren (z. B. achtsamkeitsinformierte oder traditionelle KVT-Ansätze) vor dem jeweiligen Hintergrund möglicherweise besser geeignet wären, sollte individuell getroffen werden.
- Die Patient:innen sollten vorab über die Herausforderungen aufgeklärt werden, die mit der Meditationspraxis verbunden sind (v. a. über die intensive, regelmäßige Übungspraxis und die Hausaufgaben). Zusätzlich sollten sie Hinweise erhalten, wie sie mit Hindernissen und Schwierigkeiten umgehen können.
- Die Therapeutin bzw. der Therapeut sollte selbst über entsprechende Meditationserfahrung verfügen, um adäquat auf die Probleme reagieren zu können, mit denen die Patient:innen unter Umständen konfrontiert werden.
- Während der Sitzungen sollte immer wieder darauf hingewiesen werden, dass die Patient:innen selbst am besten wissen, was ihnen gut tut und was nicht. Sie sollten ermutigt werden zu entscheiden, was für sie das Beste ist und im Zweifelsfall die Therapeutin bzw. den Therapeuten darauf ansprechen. Im Mittelpunkt stehen nicht die Übungspraxis, das Programm oder die Methode, sondern die Person und ihr Wohlbefinden.

29.3 Praktische Durchführung

Grundsätzlich lassen sich zwei Arten von Achtsamkeitsübungen unterscheiden: informelle und formelle Achtsamkeitsübungen.

Informelle Übungen bestehen darin, möglichst viele Routinetätigkeiten wie z. B. Arbeiten, Treppensteigen, Essen oder Zähneputzen mit einer achtsamen Haltung durchzuführen. Bezogen auf achtsames Zähneputzen bedeutet dies beispielsweise, bei jedem Zähneputzen zu spüren, wie sich die Zahnbürste in der Hand anfühlt, den Duft der Zahnpasta wahrzunehmen, den Geschmack und die Konsistenz zu spüren, die Empfindungen und Bewegungen der Hand, die die Zahnbürste hält, wahrzunehmen, ebenso wie das unweigerliche Abschweifen der Gedanken, und dann nicht-wertend mit der Aufmerksamkeit zum jeweiligen Augenblick zurückzukehren. Dies fördert den Transfer und die Integration von Achtsamkeit in den Alltag (Anregungen hierfür finden sich u. a. bei Kabat-Zinn, 2019).

Die *formelle Meditationspraxis* ist dadurch charakterisiert, dass über einen vorher festgelegten Zeitraum eine ausschließlich der Kultivierung von Achtsamkeit dienende Übung durchgeführt wird (eine Übersicht über formelle Achtsamkeitsübungen findet sich in Kap. 60). Als Beispiel für eine formelle Achtsamkeitsübung wird im Folgenden die Instruktion zum sog. »Atemraum« beschrieben. Die Praktizierenden werden für diese Übung zunächst gebeten, eine aufrechte, aber entspannte Sitzhaltung einzunehmen, die ein Gefühl von Präsenz, Wachheit und Würde verkörpert.

Beispiel • Instruktion zur Meditationsübung »Atemraum«

(aus Segal et al., 2008, S. 189)

»Nun schließen Sie Ihre Augen, wenn das für Sie angenehm ist, und werden Sie sich in einem ersten Schritt gewahr, wirklich gewahr, was gerade in Ihnen vor sich geht. Aufmerksam sein für das, was Ihnen durch den Kopf geht: Welche Gedanken sind gerade da? Hier wieder, so gut es Ihnen möglich ist, Ihre Gedanken einfach als geistige Vorgänge betrachten … Wir nehmen sie also zur Kenntnis, und dann beobachten wir die Gefühle, die in diesem Moment vorhanden sind ... wir wenden uns dabei insbesondere jeder Empfindung von Unwohlsein oder unangenehmen Gefühlen zu. Anstatt also zu versuchen, sie wegzuschieben oder zu ignorieren, einfach diese Gefühle anerkennen, vielleicht indem Sie sagen: ›Aha, da bist du also, so fühlt es sich also gerade an.‹ Genauso mit Körperempfindungen … Sind gerade Empfindungen wie Anspannung, Festhalten da – oder Ähnliches? Und wieder sich dessen gewahr sein, sie einfach nur zur Kenntnis nehmen. Okay, so ist es also jetzt gerade. Wir haben nun also ein Gefühl dafür, was gerade geschieht. Wir sind aus dem Autopilotenmodus ausgestiegen. Der zweite Schritt besteht nun darin, unser Gewahrsein zu sammeln, indem wir uns auf ein einzelnes Objekt fokussieren – die Bewegungen des Atems. Jetzt sammeln wir uns also, indem wir unsere Aufmerksamkeit nach unten auf die Bewegungen im Bauch richten, das Heben und Senken der Bauchdecke mit der Atmung … wir konzentrieren uns ungefähr für eine Minute oder so auf die Bewegungen an der Bauchdecke … Moment für Moment, Atemzug für Atemzug, so gut es uns möglich ist. So, dass wir wissen, wann der Atem hineinströmt und wann er wieder hinausströmt. Einfach die Aufmerksamkeit mit den Mustern von Bewegung dort unten verbinden … den Atem als Anker benutzen, um sich zu sammeln, um wirklich gegenwärtig zu sein. Und jetzt als dritten Schritt, nachdem wir uns bis zu einem gewissen Grad gesammelt haben, lassen wir unser Gewahrsein sich ausdehnen. Wir schließen sowohl den Atem als auch ein Gefühl für den Körper als Ganzes in unser Gewahrsein mit ein, sodass unser Gewahrsein ganz weit wird … Ein Gefühl für den Körper als Ganzes, einschließlich jeglicher Form von Anspannung oder Empfindungen in Verbindung mit Festhalten in den Schultern, im Nacken, im Rücken oder im Gesicht … dem Atem folgen, so als ob Ihr ganzer Körper atmen würde. Und all dies in dem weichen, weiten Raum des Gewahrseins halten. Und dann, wenn Sie bereit sind, die Augen langsam öffnen.«

Für die erfahrungsgeleitete Vermittlung von Achtsamkeit und Akzeptanz ist es wichtig, dass die Praktizierenden ihre Übungserfahrungen reflektieren und mit den Zielen des jeweiligen Ansatzes in Bezug bringen. Unterstützt werden sie hierbei durch gezielte Fragen der Therapeutin bzw. des Therapeuten. Diesem so genannten *Inquiry* kommt vor allem in achtsamkeitsbasierten Verfahren wie MBSR und MBCT eine besondere Bedeutung zu (s. Kap. 64).

29.4 Typische Schwierigkeiten und Fehler

Ein Kernmerkmal, das in fast allen achtsamkeitsbasierten und -informierten Ansätzen eine wesentliche Rolle spielt, ist die Achtsamkeitspraxis der Therapeutin bzw. des Therapeuten. Die eigene Meditationserfahrung ist eine wichtige Voraussetzung für die sinnvolle Integration in die therapeutische Arbeit und sorgt für eine glaubwürdige Vermittlung des jeweiligen Ansatzes. Studien haben zudem gezeigt, dass der Umfang der Achtsamkeitspraxis der Therapeutin bzw. des Therapeuten einen Einfluss auf die Effektivität des jeweiligen Verfahrens haben kann (Khoury et al., 2013). Schwierigkeiten und Fehler bei der Vermittlung entsprechender Übungen sowie beim Inquiry haben ihren Ursprung typischerweise darin, dass Therapeut:innen nicht genug Eigenerfahrung mitbringen. Weitere verfahrensspezifische Hinweise zu möglichen Problemen und Fehlerquellen finden sich in den Kapiteln 58 (ACT), 61 (DBT) und 64 (MBCT).

29.5 Kritische Einordnung

Grad der empirischen Absicherung. Die Wirksamkeit achtsamkeitsbasierter und akzeptanzorientierter Ansätze wurde in einer Vielzahl von Studien überprüft, wobei die methodische Qualität dieser Studien zum Teil sehr unterschiedlich ausfällt. Insgesamt gibt es jedoch konsistente Hinweise auf die Wirksamkeit dieser Strategien bzw. Verfahren bei einer Vielzahl von körperlichen und psychischen Störungen (z. B. Metaanalysen von Goldberg et al., 2018, sowie Khoury et al., 2013). Die Effektivität der achtsamkeitsbasierten und -informierten Ansätze ist für die beschriebenen Indikationsbereiche überwiegend vergleichbar mit der etablierter Methoden und Verfahren. Zusätzlich wurde in neurowissenschaftlichen Studien nachgewiesen, dass eine regelmäßige Achtsamkeitspraxis zu funktionellen und anatomischen Veränderungen im Gehirn führt, u. a. zu einer Steigerung der Alpha- und Theta-Aktivität im EEG, zu einer Zunahme der Aktivität im präfrontalen Cortex und im anterioren cingulären Cortex und zu einer erhöhten Konzentration der grauen Substanz in Hirnarealen, die für verschiedene Aufmerksamkeitsleistungen zuständig sind (z. B. Brandmeyer et al., 2019).

Fazit. Die Integration von Achtsamkeit und Akzeptanz in veränderungsorientierte Verfahren wie die Verhaltenstherapie kann eine sinnvolle und gewinnbringende Erweiterung des therapeutischen Repertoires ergeben. Die Integration dieser Ansätze sollte vor dem Hintergrund möglicher Risiken und Nebenwirkungen wohlüberlegt sein und auf der Basis fundierter Kenntnisse erfolgen. Dies vorausgesetzt, handelt es sich um Verfahren, die eine Reihe von Chancen eröffnen, vor allem im Bereich der Prävention, Rückfallprophylaxe und in Fällen, in denen die Standardbehandlung nicht zum gewünschten Ergebnis führt.

FAQ

Kann ich einzelne Achtsamkeitsübungen auch losgelöst von manualisierten Programmen wie MBSR oder MBCT in die Therapie integrieren?
Ja, das ist grundsätzlich möglich. Der Einsatz von Achtsamkeits- und Akzeptanzübungen sollte jedoch auf der Basis einer gut ausgearbeiteten Fallkonzeption erfolgen. Entscheidend ist die Frage, für welche Störungen und in welchem Behandlungsabschnitt die Integration von Achtsamkeit und Akzeptanz sinnvoll und überhaupt möglich ist. Spezifische Probleme können sich beispielsweise bei der Nutzung achtsamkeitsbasierter Interventionen bei *akuten* Störungen ergeben. Patient:innen mit einer akuten Depression oder Angststörung erleben häufig aversive automatische Gedanken. Zu lernen, diese achtsam wahrzunehmen und zu akzeptieren, kann in der Akutphase sehr schwierig sein. Zusätzlich können störungsspezifische kognitive Prozesse (z. B. ausgeprägte Erfahrungsvermeidung) das Erlernen von Achtsamkeit erschweren. Hinweise zum Einsatz von Achtsamkeit in der Psychotherapie außerhalb standardisierter Programme wie MBSR und MBCT finden sich u. a. bei Michalak et al. (2022).

Ist die Anwendung achtsamkeitsbasierter Übungen an einen religiösen Kontext gebunden?
Nein. Die formellen Übungen wurden zwar aus der buddhistischen Meditationstradition übernommen, sie werden im Rahmen achtsamkeitsbasierter und achtsamkeitsinformierter Verfahren allerdings weltanschaulich neutral vermittelt.

Weiterführende Literatur

Harrer, M.E. & Weiss, H. (2015). Wirkfaktoren der Achtsamkeit: Wie sie die Psychotherapie verändern und bereichern. Stuttgart: Schattauer.

Hayes, S.C., Follette, V.M. & Linehan, M.M. (2012). Achtsamkeit und Akzeptanz. Das Erweitern der kognitiv-behavioralen Tradition. Tübingen: dgvt.

Heidenreich, T. & Michalak, J. (2009). Achtsamkeit und Akzeptanz in der Psychotherapie (3. Aufl.). Tübingen: dgvt.

Heidenreich, T. & Michalak, J. (2013). Die »dritte Welle« der Verhaltenstherapie. Grundlagen und Praxis. Weinheim: Beltz.

Michalak, J., Heidenreich, T. & Williams, J.M.G. (2022). Achtsamkeit (2. Aufl.). Göttingen: Hogrefe.

30 Imagination

Laura Seebauer • Eva Faßbinder • Gitta Jacob

30.1 Hintergrund

Imagination in der Psychotherapie beschreibt die Arbeit mit mentalen Inhalten, die sensorische Eigenschaften besitzen: sogenannte *mentale Bilder*. Mentale Bilder zu haben bezeichnet die subjektive Erfahrung, Geräusche, Gerüche, sensorische Empfindungen, Geschmäcker und visuelle Bilder vor dem inneren Auge zu erleben, ohne dass diese zu diesem Zeitpunkt tatsächlich präsent sind (»sehen mit dem inneren Auge, hören mit dem inneren Ohr usw.«, Kosslyn et al., 2001). Durch die Arbeit mit Imagination in der Therapie können solche Bilder bewusst gemacht, modifiziert oder gezielt aufgebaut werden.

Teil IV

Mentale Bilder bei psychischen Erkrankungen

Durch intensive Forschung in den letzten Jahren wurde deutlich, dass belastenden mentalen Bildern bei fast allen psychischen Erkrankungen eine bedeutsame Rolle zukommt. Dabei erleben Menschen mit psychischen Störungen häufig eine stärkere emotionale Intensität, die insbesondere unangenehme Emotionen betrifft. Sie berichten nicht nur gehäuft negative Bilder, sondern erleben auch geringere Steuerungsmöglichkeiten und versuchen daher, diese Bilder zu vermeiden oder wegzudrängen, was die Häufigkeit des Auftretens der Bilder erhöht (z.B. bei der Posttraumatischen Belastungsstörung, vgl. Kap. 46). An diesem Punkt setzt die psychotherapeutische Arbeit mit mentalen Bildern häufig an, indem sie Vermeidung reduziert.

Der Inhalt der belastenden mentalen Bilder ist oft störungsspezifisch. Beispielsweise sind für die PTBS Intrusionen oder Albträume vom Trauma typisch, während bei der Sozialen Phobie (vgl. Kap. 43) beschämende Bilder des Selbst dominieren.

Es bestehen inzwischen zahlreiche Hinweise darauf, dass mentale Bilder einen größeren Einfluss auf Emotionen haben als der gleiche Inhalt in verbaler Form. Darüber hinaus ist die Veränderung automatischer Gedanken effektiver, wenn Imagination involviert ist (z.B. Holmes & Mathews, 2005).

Imaginative Techniken in der Psychotherapie

Bei der Durchführung imaginativer Techniken wird gezielt mit mentalen Bildern gearbeitet. Dies hat einerseits zum Ziel, angenehme Bilder und Gefühle gezielt zu fördern und andererseits mentale Bilder, die mit unangenehmen Emotionen verbunden sind (z.B. belastende Erinnerungen) zu verändern oder zu reduzieren, die metakognitiven Fertigkeiten sowie die Bedeutung von mentalen Bildern zu verändern und die metakognitiven Fertigkeiten in Bezug auf mentale Bilder zu verbessern. Die Wurzeln imaginativer Techniken in der Psychotherapie lassen sich bis ins 19. Jahrhundert zurückverfolgen. Eine der ältesten Beschreibungen der Nutzung imaginativer Techniken finden sich 1889 bei Janet (van der Hart et al., 1989), welcher die Veränderung eines belastenden mentalen Bildes in der Therapie beschreibt (*imagery substitution*). Großen Anteil an der Verbreitung imaginativer Techniken in der Psychotherapie hatten von Beginn an Hypnotherapeut:innen und Gestalttherapeut:innen, welche sich die Arbeit mit Traumbildern und mentalen Bildern in der Therapie gezielt zunutze machten, um assoziierte Emotionen zu beeinflussen und Patient:innen in Kontakt mit belastenden Erlebnissen aus der Vergangenheit zu bringen (Überblick in Edwards, 2007).

In der Verhaltenstherapie kamen imaginative Techniken erstmals in den 1970er Jahren zum Einsatz. Bei der Entwicklung von Techniken wie der Systematischen Desensibilisierung, Exposition in sensu und der verdeckten Sensibilisierung wurde zunächst großen Wert auf Realitätsbezug gelegt. Als weitere wichtige Anwendungsfelder von imaginativen Techniken konnten sich Entspannungsverfahren (Kap. 27) und der Einsatz von Imagination zur Ziel- und Werteklärung (Kanfer et al., 2012) in der Verhaltenstherapie etablieren. Seit den 1990er Jahren gibt es zunehmend systematische Beschreibungen der Anwendung imaginativer Techniken, die deren Potenzial bei der Veränderung impliziter Überzeugungen stärker nutzbar machen.

Die Weiterentwicklungen finden sich zum einen im Rahmen von integrativen Therapiemethoden wie der Schematherapie (Young et al., 2008, vgl. Kap. 66), in der Behandlung von Albträumen mit Imagery Rehearsal (Krakow & Zadra, 2006), in der Akzeptanz- und Commitmenttherapie (ACT, vgl. Kap. 58) oder der Achtsamkeitsbasierten Therapie (vgl. Kap. 64), aber beispielsweise auch bei der Psychodynamisch-Imaginativen Traumatherapie (Reddemann, 2004) oder beim Eye Movement Desensitization and Reprocessing (EMDR, Kap. 32). Zum anderen werden imaginative Techniken aber auch als isolierte Strategie zur alleinigen Behandlung von bestimmten psychischen Erkrankungen oder Problemen eingesetzt.

In diesem Kapitel sollen zum einen Techniken vorgestellt werden, die zur Förderung von positiven inneren Bildern und zum Ressourcenaufbau beitragen, und zum anderen Techniken zur Bearbeitung von negativen inneren Bildern (z.B. Trauma Erinnerungen) eingesetzt werden. In der folgenden Tabelle werden Beispiele für den Einsatz dieser Techniken beschrieben.

Tabelle 30.1 Techniken zur Förderung positiver innerer Bilder und zur Bearbeitung negativer innerer Bilder und Traumata

Techniken zur Förderung positiver innerer Bilder	Techniken zur Bearbeitung von negativen inneren Bildern und Traumata
▶ Entspannungsübungen, z.B. Fantasiereisen ▶ Achtsamkeitsübungen, z.B. achtsam atmen ▶ Imaginatives Probehandeln von funktionalem, gesundem Verhalten ▶ Übungen zum Ressourcenaufbau, z.B. »der sichere Ort« ▶ Übungen, bei denen vorhandene Ressourcen zur Lösung von Konflikten und problematischen Emotionen genutzt werden, z.B. »Mein Konferenzraum voller Ressourcen« oder »Mein inneres Team« ▶ Übungen zur Werteklärung, z.B. »Mein 80. Geburtstag«	▶ Exposition in sensu ▶ Systematische Desensibilisierung ▶ Imagery Rescripting and Reprocessing Therapy (IRRT) ▶ Imagery Rescripting (ImRS) ▶ Eye Movement Desensitization and Reprocessing Therapy (EMDR) ▶ Cognitive Restructuring and Imagery Modification (CRIM) ▶ Imaginative Techniken zur Defusion bei Grübeln oder belastenden Gedanken und Bildern, z.B. »Gedanken auf Blätter legen«

Teil IV

Wichtig

Innere Bilder sind stark mit Emotionen verknüpft, weshalb Imagination einen wirksamen Zugang zur Veränderung von unangenehmen Emotionen und der Förderung von angenehmen Emotionen darstellt. Studien zeigen, dass die Veränderung von automatischen Gedanken effektiver ist, wenn Imagination involviert ist. Was Menschen während Imaginationsübungen erleben, ähnelt echtem Erleben, das haben Studien über Hirnaktivität während Imaginationsübungen gezeigt. Deshalb werden bei Vorstellungsübungen auch »echte« Gefühle aktiviert und bearbeitet.

30.2 Indikation und Kontraindikation

Indikation. Grundsätzlich ist der Einsatz von imaginativen Techniken bei allen psychischen Störungsbildern möglich. Die Techniken können dabei sowohl transdiagnostisch (z.B. Werteimaginationen, Übungen zum Ressourcenaufbau) als auch störungsspezifisch (z.B. beim ImRS oder IRRT bei PTBS, vgl. Kap. 31) als auch bei spezifischen Störungsbildern eingesetzt werden. Patient:innen mit schweren psychischen Störungen können ebenso wie Gesunde in der Selbsterfahrung vom Einsatz imaginativer Techniken profitieren. In der Psychotherapie kommt Imagination sowohl in der Diagnostik als auch in der Behandlung zum Einsatz. Sowohl Einzel- und Gruppentherapie als auch ambulante und stationäre Behandlung sind möglich.

Innerhalb eines fundierten Behandlungsplans sollte klar sein, mit welchem Ziel eine Imaginationsübung in der Therapie eingesetzt wird. Bei unzureichender Kenntnis von Biografie und Symptomatik können imaginative Techniken starke negative emotionale Reaktionen auslösen. Schwierig gestaltet sich der Einsatz von imaginativen Techniken, wenn Gefühle sehr stark vermieden werden, z.B. bei Dissoziation oder fehlender Therapiemotivation. Imaginationsübungen sollten in einer Psychotherapie nur auf Basis einer stabilen Therapiebeziehung sowie nach umfassender Vorbereitung und Aufklärung durchgeführt werden. Dabei ist zu berücksichtigen, dass viele Patient:innen starkes Vermeidungsverhalten gegenüber emotionsaktivierenden Techniken zeigen. Hier sollten Therapeut:innen durch Vermittlung von Stabilität und Verlässlichkeit die Bereitschaft von Patient:innen zur Arbeit an problematischen Emotionen fördern. Zudem sollten sie Patient:innen ein logisches Rational vermitteln, warum und mit welchem Ziel die Imaginationsübung durchgeführt wird, um deren Motivation zu steigern.

Wichtig

Als problematische Nebenwirkung der imaginativen Arbeit kann es durch die Beschäftigung mit mentalen Bildern zu einer (vorübergehenden) Häufung des Auftretens belastender oder intrusiver Bilder kommen. In diesem Fall sollte Therapeut:innen sich nicht von der Arbeit mit Imaginationen zurückziehen, sondern im Gegenteil Patient:innen dabei unterstützen zu lernen, Abstand von den belastenden Bilder zu bekommen (z.B. durch Vermittlung von Defusions- und Akzeptanzstrategien) bzw. sie zu verändern.

30.3 Praktische Durchführung

30.3.1 Grundsätzliche Hinweise zur Durchführung von Imaginationsübungen

- **Zeitliche Planung**: Planen Sie die Durchführung von Imaginationsübungen, bei denen negative mentale Bilder aktiviert werden, so, dass Sie nach Abschluss der Übung noch 15 bis 20 Minuten zur Verfügung haben, um die Übung nachzusprechen und sicherzustellen, dass der / die Patient:in wieder ganz im Hier und Jetzt angekommen ist.
- **Entspannte Körperhaltung**: Leiten Sie den / die Patient:in dazu an, eine entspannte Körperhaltung einzunehmen, bei der möglichst beide Beine Kontakt zum Boden haben.
- **Intensivierung des emotionalen Erlebens**: Sie können das emotionale Erleben fördern, indem Sie den / die Patient:in dazu anleiten, die Augen zu schließen (wenn dies als zu unangenehm empfunden wird, einen Punkt im Raum fixieren lassen), indem Sie das Hier und Jetzt der Imaginationsübung ansprechen (»Wo sind Sie gerade?«), gezielt

nach Emotionen und Bedürfnissen fragen (»Was fühlen Sie?«, »Was brauchen Sie jetzt?«) und indem Sie Patient:innen ermutigen, die Situation durch die eigenen Augen zu erleben (Feldperspektive). Insbesondere zu Beginn der Arbeit mit imaginativen Techniken sollten Ängste und Präferenzen von Patient:innen zu jeder Zeit ernst genommen und berücksichtigt werden.

30.3.2 Techniken zur Förderung positiver Innerer Bilder

In der Psychotherapie stellt der Aufbau von Ressourcen ein wichtiger Wirkfaktor in der Behandlung psychischer Störungen dar (vgl. Kap. 16). Trotzdem fokussieren Patient:in und Therapeut:in häufig auf Probleme, Symptome und unangenehme Gefühle in den Gesprächen. Als Gegengewicht zu dieser »Problemfokussierung« können imaginative Techniken eingesetzt werden, die gezielt positive mentale Bilder fördern. Beim Konzept der Positiven Psychologie geht man davon aus, dass das Erleben von angenehmen Gefühlen das Bewusstsein erweitert und so die Voraussetzung dafür schafft, dass neue Ressourcen aufgebaut werden (*Broaden-and-Build Theory*; Fredrickson, 2013).

Beispielhaft für die Förderung von Ressourcen und positiven mentalen Bildern werden im Folgenden die beiden Techniken *der sichere Ort* und *mein Konferenzraum voller Ressourcen* vorgestellt.

Der sichere Ort

Der »sichere Ort« stellt eine im deutschen Sprachraum von Luise Reddemann (2001) verbreitete Imaginationsübung dar. Das Ziel dieser Übung ist es, gemeinsam mit Patient:innen ein inneres Bild von einem Ort zu entwickeln, an welchem sich der / die Patient:in geborgen und sicher fühlt. Patient:innen können selbstständig üben, dieses Sicherheitsbild in belastenden Situationen zur Emotionsregulation aufzurufen. Mögliche Varianten des sicheren Ortes sind:

- der sichere Garten
- ein Bild des / der Patient:in in einer sicheren Blase
- der schützende Mantel

Grundsätzlich kann aber jeder Ort, den Patient:innen als sicher und tröstlich erleben, als inneres Bild des »sicheren Ortes« fungieren. Die genaue Ausgestaltung des sicheren Ortes sollte von den Bedürfnissen der Patient:innen geleitet sein und kann individuell in der Therapie entwickelt werden.

Imaginationsanleitung: Der sichere Ort

»Bitte atmen Sie tief ein und aus. Stellen Sie sich nun vor, dass Sie an einem Ort sind, an dem Sie sich völlig sicher und geborgen fühlen … Das kann ein realer Ort aus Ihrem Leben sein, oder ein Ort, den Sie sich in Ihrer Fantasie ausmalen … Vielleicht ist es ein Ort in Ihrer Wohnung oder eine Erinnerung an einen Platz, an dem Sie früher einmal waren … Vielleicht ist es aber auch eine Stelle irgendwo in der Natur

… Haben Sie einen Ort gefunden? … Dann malen Sie sich diesen Ort mit allen Details aus … Konzentrieren Sie sich auf Ihr Gefühl … Fühlen Sie sich vollkommen sicher? … Gibt es noch etwas, was Sie an dem Bild noch verändern möchten, um sich noch sicherer zu fühlen? … Konzentrieren Sie sich jetzt ganz auf dieses Gefühl von Sicherheit. Wo spüren Sie es in Ihrem Körper? Wie fühlt sich das an? … Dieses Bild gehört jetzt Ihnen. Das ist Ihr sicherer Ort, an den Sie jederzeit kommen können, wenn Sie ihn brauchen.«

Mein Konferenzraum voller Ressourcen

Diese Imaginationsübung zur Förderung von positiven Bildern macht sich bereits vorhandene Ressourcen und Kompetenzen sowie das Erfahrungswissen einer Person zunutze. In der Therapie entstehen Lösungen für Probleme und Dilemmata idealerweise aus der Person selbst. Nur sie hat die Kompetenzen und Informationen, die nötig sind, um sich selbst zu helfen. Die von Roy Kiessling (2005) beschriebene Imaginationsübung »Mein Konferenzraum voller Ressourcen« begünstigt einen Fokus auf Eigenschaften und Kompetenzen, die dabei helfen können, eine problematische Situation oder Gefühlszustand zu verlassen oder zu verändern.

Fallbeispiel • Mein Konferenzraum voller Ressourcen

Leonie Leitermeier leidet schon immer unter starken Schamgefühlen. Ihre Kolleg:innen schätzen Frau Leitermeier, was diese jedoch schlecht annehmen kann. Sie versucht, ihre Versagensgefühle mit perfektionistischer, zwanghafter Vorbereitung zu kompensieren, was zu großer Erschöpfung geführt hat. In der Therapie berichtet Frau Leitermeier von einer anstehenden Präsentation in der kommenden Woche. Ihre Therapeutin schlägt Frau Leitermeier vor, sich vorzustellen, sie sitze in einem Konferenzraum, in dem alle Plätze bis auf den von Frau Leitermeier selbst noch frei sind.

T: Ich möchte Sie jetzt bitten, nacheinander die Stärken, Kompetenzen und Eigenschaften zu der Konferenz einzuladen, die Ihnen helfen können, die Präsentation zu bewältigen. Welche Eigenschaft laden Sie als erstes ein?

P: Also am dringendsten brauche ich *Selbstbewusstsein* und *Mut* für diese Präsentation.

T: Dann stellen Sie sich jetzt vor, wie die beiden Ressourcen Selbstbewusstsein und Mut den Raum betreten und am Tisch Platz nehmen. Welche Gestalt haben diese Ressourcen? Wie bewegen Sie sich? Was sagen diese zu Ihnen?

P: Also Mut ist auf jeden Fall eine Löwin. Sie betritt den Raum mit erhobenem Haupt und schreitet selbstbewusst zu ihrem Platz. *(Die Patientin stellt sich vor, wie neben Selbstbewusstsein und Mut auch noch die Ressourcen »Zuversicht« und »Gelassenheit« den Raum betreten und gestaltet sie aus.)*

T: Wie fühlt es sich jetzt an, Ihr Team hier versammelt zu sehen? ... Wo spüren Sie das in Ihrem Körper? In welcher Form könnten Sie Ihre Ressourcen nächste Woche mitnehmen?

Weitere Techniken zur Bearbeitung von negativen inneren Bildern. Beispielhaft für die Bearbeitung von negativen inneren Bildern und Traumata mit Imagination seien hier die Techniken des *Imagery Rescripting (IRRT)* genannt, welche im Kapitel 31 vorgestellt werden (s. hierzu auch Arntz & Weertman, 1999; Hackmann et al., 2010; Holmes & Mathews, 2010; Seebauer & Jacob, 2021).

30.3.3 Weitere Therapieoptionen

Der Einsatz von imaginativen Techniken ist sowohl für das stationäre als auch für das ambulante Setting sehr gut geeignet. Die Häufigkeit der Durchführung von Imaginationsübungen orientiert sich an der individuellen Problematik und den Präferenzen von Patient:innen. Imaginative Techniken können Hauptbestandteil einer Therapie sein (*stand-alone treatment*) und über mehrere Wochen hinweg z.B. zur intensiven Arbeit an Traumata eingesetzt werden. In anderen Therapien können imaginative Techniken auch einmalig oder nur wenige Male zur Ergänzung einer KVT dienen, z.B. wenn ein spezifisches emotionales Problem bearbeitet oder die Hintergründe einer Therapieblockade exploriert werden sollen. Imaginative Techniken können auch in Gruppen sehr gut eingesetzt werden. Dabei haben strukturierte Imaginationsübungen, z.B. angeleitete Fantasiereisen oder Entspannungsübungen, seit langem einen festen Platz im therapeutischen Repertoire der Gruppentherapie (vgl. Kap. 78).

30.4 Typische Schwierigkeiten und Fehler bei der Durchführung von Imaginationsübungen

Schwierigkeiten bei der Durchführung von Imaginationsübungen sind in den meisten Fällen auf dysfunktionale Vermeidung von unangenehmen Emotionen und Köperempfindungen (*experiential avoidance*) zurückzuführen, welche den Einsatz von emotionalen Interventionstechniken generell erschwert. Diese äußert sich beispielsweise, indem der / die Patient:in

- keine Erinnerung findet bzw. sich nicht an seine / ihre Kindheit erinnern kann,
- vor oder während der Übung dissoziiert,
- Emotionen durch Rationalisierung und Unterbrechen der Übung vermeidet oder schlichtweg Schwierigkeiten hat, seine / ihre Emotionen zu benennen, da er / sie es nie gelernt hat,
- unwillig ist, den Instruktionen zu folgen z.B. die Augen zu schließen oder die Perspektive des Kindes einzunehmen.

Im Falle von Emotionsvermeidung ist es hilfreich, die Vermeidung als solche zu benennen und einzuordnen. Darüber hinaus sollten Therapeut:innen genau analysieren, welche Ängste und Befürchtungen hinter der Vermeidung stehen, um die kurzfristige Schutzfunktion der Vermeidung validieren zu können. Patient:innen sollte im Anschluss aufgezeigt werden, dass diese dem langfristigen Ziel nach einem gesünderen Umgang mit Emotionen im Weg stehen und die aktuellen psychischen Beschwerden aufrechterhalten. Weiterhin kann es hilfreich sein, Patient:innen Kontrolle über die Situation zu geben, beispielsweise indem man eine feste Dauer der Übung (z.B. 10 Minuten) oder ein Zeichen (z.B. Arm heben) festlegt, welches zu starke Belastung signalisiert. Bei Schwierigkeiten, sich an die eigene Kindheit zu erinnern, kann es hilfreich sein, durch Fotos, Erinnerungsstücke etc. assoziative Netzwerke zu aktivieren.

30.5 Kritische Einordnung

Imaginative Techniken können in der Therapie flexibel und kreativ eingesetzt werden. Auch kurz zurückliegende Erinnerungen, belastende mentale Bilder oder befürchtete Zukunftsbilder können imaginativ bearbeitet werden. Zudem kann mit mentalen Bildern auch auf einer rein symbolischen Ebene und ohne Fokus auf Erinnerungen oder stark präsente mentale Bilder gearbeitet werden, wie bspw. im katathymen Bilderleben (Bahrke & Nohr, 2013). Imaginative Techniken können sowohl als vollwertiger Behandlungsansatz als auch als Ergänzung einer KVT oder Psychodynamischen oder Systemischen Therapie bei der Bearbeitung mentaler Bilder sowohl störungsspezifisch als auch transdiagnostisch relevant sein.

Selbstverständlich hat die Wirksamkeit von imaginativen Techniken Grenzen. Die Durchführung von Imaginationsübungen muss auf Basis einer guten Therapiebeziehung und ausführlicher Psychoedukation durchgeführt werden. Gerade zu Beginn der imaginativen Arbeit äußern Patient:innen häufig Vorbehalte und Ängste, welche es unverzichtbar machen, den Ablauf und Zweck dieser Übungen für Patient:innen transparent zu gestalten und ihnen Kontrollmöglichkeiten einzuräumen.

FAQ

Zu welchem Zeitpunkt der Therapie kann mit der imaginativen Arbeit begonnen werden?

Es ist von Vorteil, möglichst früh in der Therapie mit imaginativer Arbeit zu beginnen. Dies macht es für Patient:in und Therapeut:in leichter, im Verlauf der Therapie darauf zurückzukommen. Wenn Patient:innen starke Vorbehalte haben oder es ihnen schwerfällt, sich auf die Übungen einzulassen, kann es hilfreich sein, in kleinen Schritten vorzugehen. So kann man z.B. zunächst die Länge der Imagination beschränken (z.B. 5 Minuten), mit der Bearbeitung gegenwärtiger Situationen beginnen oder zunächst angenehme Übungen (z.B. Sicherer Ort) durchführen.

Weiterführende Literatur

Hackmann A., Bennett-Levy J. & Holmes E.A. (2012). Imaginationstechniken in der Kognitiven Therapie. Weinheim: Beltz.

Kirn, T., Echelmeyer, L. & Engberding, M. (2009). Imagination in der Verhaltenstherapie. Heidelberg: Springer.

Seebauer, L. & Jacob, G. (2021). Imaginatives Überschreiben. Göttingen: Hogrefe.

31 Imagery Rescripting

Helen Niemeyer • Christine Knaevelsrud

31.1 Hintergrund und allgemeine Merkmale

Imagery Rescripting ist ein Sammelbegriff für Imaginationstechniken (vgl. auch Kap. 30), die darauf abzielen, die negativen Bedeutungen früherer belastender Erlebnisse, wie zum Beispiel traumatischer Erfahrungen, zu verändern. Mervyn Smucker entwickelte die Methode ursprünglich unter der Bezeichnung »Imagery Rescripting & Reprocessing Therapy« für Patient:innen mit einer Posttraumatischen Belastungsstörung (PTBS, vgl. Kap. 46), die unter wiederholtem intrusiven Wiedererleben des Traumas in Flashbacks oder Albträumen litten (Smucker et al., 1995). Imagery Rescripting ist auch bei anderen Störungsbildern indiziert, wenn wiederkehrende negative Erinnerungsbilder vorliegen. In einem dreistufigen Imaginationsprozess werden diese Bilder schrittweise modifiziert. Dazu wird das belastende Ereignis zunächst aus der Perspektive des damaligen Selbst (z. B. als Kind) und in der Gegenwartsform nacherlebt. Die ursprüngliche Erinnerung wird dann im schlimmsten Moment (»Hot Spot«) umgeschrieben, indem die Patient:innen das erwachsene Selbst in die Imagination holen, das z. B. den Täter vertreibt und für das Kind sorgt. In aktuellen Modifikationen wurde das Vorgehen erweitert: Zum einen muss die belastende Szene nicht mehr zwingend bis zum Hot Spot imaginiert werden, und zum anderen können auch andere Personen oder fiktive Helferfiguren in die Szene geholt werden (Ehring et al., 2022; Seebauer und Jacob, 2021). Ziel der Intervention ist eine Veränderung der Bedeutung der Erinnerung und eine emotionale Bewältigung des Traumas. Tabelle 31.1 stellt den Prozess des Imagery Rescripting zusammenfassend dar.

Tabelle 31.1 Übersicht über den Prozess des Imagery Rescripting (90 Minuten)

Phase	Inhalt
(1) Imaginatives Wiedererleben	Der / die Patient:in erlebt die vergangene belastende Situation in dem Alter wieder, in dem sie aufgetreten ist.
(2) Imaginatives Umschreiben: Bewältigungserfahrung	Das Ereignis wird nun aus der Beobachterperspektive des jetzigen Erwachsenen wiedererlebt. Das erwachsene Selbst oder eine andere Helferfigur betritt die Szene und hilft dem jüngeren Selbst. Bei PTBS-Patient:innen findet eine Konfrontation und Vertreibung des Täters bzw. der Täterin statt.
(3) Imaginatives Erleben von Selbstfürsorge	Entwicklung von Bildern der Beruhigung, Tröstung und Versöhnung zwischen dem erwachsenen Selbst oder einer Helferfigur und dem traumatisierten Selbst bzw. Kind.

Kognitive Modelle der PTBS (Ehlers & Clark, 2000) nehmen an, dass traumatische Erinnerungen mit den Bedeutungen im Gedächtnis gespeichert werden, die sie zum Zeitpunkt des Ereignisses hatten. Der darauf basierende Behandlungsansatz beinhaltet, diese Bedeutungen durch Exposition in sensu zugänglich zu machen (Kap. 19). Nach der Information-Processing-Theorie (Foa & Rothbaum, 1998) existiert ein Furchtnetzwerk, dessen Veränderung die Aktivierung sowie die Bereitstellung und Integration neuer Informationen erfordert. Das imaginative Wiedererleben dient der Aktivierung der mit dem belastenden Erlebnis verbundenen Emotionen und Bedeutungen. Zusätzlich wird der Ausdruck weiterer traumarelevanter Gefühle (z. B. Aggression) ermöglicht, indem sich der / die Patient:in gegenüber dem / der Täter:in konfrontativ verhält und sich selbst Mitgefühl entgegenbringt. Durch das Umschreiben der Erinnerung wird mehr korrektive Information bereitgestellt als bei der reinen Traumakonfrontation. Imagery Rescripting kann gut in die Kognitive Verhaltenstherapie (KVT) integriert oder als alleinstehende Intervention im Rahmen einer Kurzzeittherapie angewendet werden. Die Arbeit auf der imaginativen Ebene ergänzt die kognitive Umstrukturierung durch eine Intensivierung des Erlebens und realisiert emotionale Aktivierung als Wirkfaktor (Grawe, 1998).

Wichtig

Der Prozess des Umschreibens sollte sich auf die zentralen Überzeugungen der Patient:innen beziehen.

31.2 Indikation, Kontraindikation und Nebenwirkungen

Indikation. Imagery Rescripting ist als Teil der KVT oder als alleinstehende Methode bei PTBS sinnvoll, insbesondere wenn die Patient:innen Scham, Schuld oder Wut als vorherrschende Emotionen erleben. Auch wenn Patient:innen bisher nicht ausreichend von einer Expositionsbehandlung profitiert haben, ist Imagery Rescripting indiziert. Es kann ebenfalls internetbasiert durchgeführt werden (Wagner et al., 2022). PTBS-Patient:innen mit einem fortwährenden Gefühl der Kontamination nach sexuellem Missbrauch profitieren von einer mit imaginativer Modifikation kombinierten kognitiven Umstrukturierung (Cognitive Restructuring and Imagery Modification, CRIM; Jung & Steil, 2013). Imagery Rescripting kann auch zur Veränderung pathogener Schemata bei Persönlichkeitsstörungen (Arntz & Weertman, 1999, vgl. Kap. 52-53) oder negativer Selbstbilder bei der Sozialen Phobie (Wild & Clark, 2011; vgl. Kap. 43) oder andere Störungsbilder angewendet werden. Bei Patient:innen mit Bulimie und Binge Eating (Kap. 48), Depression (Kap. 42) oder komplizierter Trauer (Kap. 47), bei denen bildhafte belastende Erinnerungen auftreten, kann es ebenfalls in die Kognitive Verhaltenstherapie integriert werden oder als alleinige Methode angewendet werden (Arntz, 2012; Smucker & Köster, 2014). Aktuelle Studien zeigen auch gute Behandlungserfolge bei

Zwang (Fink et al., 2021; Tenore et al., 2020; Kap. 45), Trauma-Erinnerungen bei Psychosen (Clarke et al., 2022; Kap. 40), Krankheitsängsten (Nilsson et al., 2019), Albträumen (Kunze et al., 2017), oder in der Paartherapie (Roedinger et al., 2020).

Kontraindikation. Bei Suizidalität (Kap. 26), Substanzabhängigkeit (Kap. 50), dem Vorliegen einer Dissoziativen Identitätsstörung oder schwersten Traumatisierungen mit ausgeprägten Dissoziationen sowie bei nur vagen oder unvollständigen Erinnerungen sollte Imagery Rescripting nicht eingesetzt werden.

Nebenwirkungen. Da Imagery Rescripting darauf abzielt, das aktuelle Erleben von Emotionen, Gedanken und Empfindungen zu fördern, damit diese verarbeitet und verändert werden, können die Intrusionen zunächst zunehmen, was sich bei Fortschreiten der Behandlung abschwächt.

31.3 Praktische Durchführung

Fallbeispiel

Die 20-jährige Patientin berichtet, ich ihrer Jugend von ihrem Vater häufig geschlagen und stark vernachlässigt worden zu sein (z. B. Essensentzug, Verwehrung von Bildung). Dies rechtfertigte er damit, dass eine Frau keine Rechte habe und »sowieso dumm und ungebildet ist und bleibt«. Häufiger Ort dieser Misshandlungen sei ihr Kinderzimmer gewesen. Ihren Vater beschreibt die Patientin als Patriarchen, der durch seine tiefe und bestimmende Stimme alle einschüchtern konnte. Die Patientin habe sich nicht gewehrt, da sonst die Geschwister und die Mutter ebenfalls zum Angriffsziel der Gewalt geworden wären. Momentan klagt die Patientin über Flashbacks, Schlaf- und Konzentrationsstörungen. Ebenso meidet sie Kontakt zur Familie.

Die Durchführung setzt eine tragfähige therapeutische Beziehung voraus. Zu Beginn vermittelt ihr Therapeut das Behandlungsrational und leitet dann die Imagination ein: »Ich werde Sie gleich bitten, die Erinnerungen an die schlimmste Misshandlung durch Ihren Vater abzurufen. Am besten schließen Sie Ihre Augen. Es ist wichtig, dass Sie die Misshandlung in der Gegenwartsform beschreiben, so als würde es in diesem Moment passieren, hier und jetzt. Haben Sie Fragen, bevor wir beginnen? (…) Bitte beschreiben Sie, was Sie sehen und fühlen, und auch die Gedanken, die Sie haben bezüglich dessen, was passiert« (Smucker & Köster, 2014). Die Patientin antwortet: »Ich habe meinen Rucksack nach der Schule nicht ordentlich weggeräumt und mein Vater kommt in mein Kinderzimmer und stolpert darüber. Er bekommt einen Wutanfall und prügelt wie von Sinnen auf mich ein. Ich liege auf dem Boden und befürchte, dass er mich totschlägt. Ich habe wahnsinnige Angst.« Der Therapeut erfragt dabei alle 5 bis 10 Minuten, welche Emotionen die Patientin empfindet und wie intensiv diese ausgeprägt sind (sog. subjective units of distress, SUDs). Im schlimmsten Moment, zum Zeitpunkt der höchsten Belastung, beginnt die Phase des Umschreibens: »Wir gehen jetzt zur nächsten Phase über. Ich möchte, dass Sie mir noch einmal das gesamte Ereignis berichten, aber dieses

Mal so, als wären Sie als heutige Erwachsene mit im Raum und würden beobachten, was passiert. Sie können sich auch vorstellen, dass eine andere helfende Person oder eine Fantasiefigur die Szene betritt. Das bedeutet, dass Sie aus der dritten Person heraus berichten. Sieht Ihr Vater Sie? Wie reagiert er auf Ihre Anwesenheit im Raum?« Patientin: »Ich betrete das Zimmer und mein Vater schaut mich kurz an, prügelt dann aber weiter.« Die Erwachsene beziehungsweise die Helferfigur unterstützt das Kind in der Imagination: »Was würden Sie, die Erwachsene, in diesem Moment gerne tun? Können Sie sich selbst sehen, wie Sie das tun? Wie reagiert der Täter darauf?« Patientin: »Ich gehe auf ihn zu und schreie ihn an. Ich stelle mich direkt vor ihn und brülle immer lauter ›Lass sie in Ruhe‹. Er ist irritiert und tritt zurück. Ich schreie ihn so lange an, bis er das Zimmer verlässt ...« Es können auch mehrere unterstützende Personen, z. B. Polizisten zur Vertreibung des Täters in die Imagination geholt werden. Nachdem der Täter vertrieben ist, fragt der Therapeut: »Was würden Sie als Erwachsene dem Kind gerne sagen? Können Sie sich sehen, wie Sie dem Kind etwas sagen? Wie reagiert das Kind? Was braucht das Kind an diesem Punkt?« Patientin: »Ich gehe zu ihr und helfe ihr auf. Sie weint und ich tröste sie.« Die Patientin erlebt in der Regel Mitgefühl: »Sie ist so klein und wehrlos. Ich umarme sie und sie ist sehr froh über meine Nähe.« In dieser Phase kommt es zu einer Neubewertung: »Es ist passiert, weil der Täter schlecht war, nicht, weil ich schlecht bin. Es ist nicht ihre Schuld, sie ist nur ein kleines Mädchen." Nach der Imagination sollte genug Zeit für eine Nachbesprechung sein, um die neuen Überzeugungen zu vertiefen. Als Hausaufgabe hört sich die Patientin täglich eine Aufnahme der imaginativen Umschreibung an und schätzt dabei ihren inneren Spannungszustand anhand der 10-stufigen Skala »Subject Units of Disctress« (SUD-Protokolle, nach Wolpe; 0 bedeutet »macht mir heute gar nichts mehr aus«, 10 bedeutet »völlig unerträglich, schon der Gedanke daran«) ein (Smucker & Köster, 2014). Weitere Ausführungen zu diesem Fallbeispiel finden sich in Kap. 46.

Wichtig

Ziel des Rescripting ist die kognitive Veränderung der Bedeutung des traumatischen Ereignisses und maladaptiver missbrauchsbezogener Überzeugungen.

Bei der Sozialen Phobie sind Erinnerungen an frühere soziale Situationen, in denen sich der / die Patient:in beschämt gefühlt hat, mit einem negativen Selbstbild verbunden, das in aktuellen Situationen aktiviert wird. Für die Durchführung des Imagery Rescripting wird ein Bild identifiziert, das in sozialen Situationen wiederkehrt (»Meist gehen einem, wenn man sehr ängstlich wird, eine Mischung aus Gedanken und Bildern durch den Kopf. Gibt es bei Ihnen solche spontanen Bilder?«), zusammen mit einer damit verbundenen Erinnerung. Dann wird die gemeinsame Bedeutung von beidem erarbeitet (»Was ist das Schlimmste? Was sagen die Bilder über Sie als Person aus?«) und vor dem imaginativen Umschreiben eine kognitive Umstrukturierung durchgeführt, damit die Erwachsenenperspektive in der Imagination leichter eingenommen werden kann. Der / die

Erwachsene vermittelt dann dem jüngeren Selbst die neue Bewertung und verhält sich dabei mitfühlend und fürsorglich (Wild & Clark, 2011).

Bei Patient:innen mit Persönlichkeitsstörungen wird im Imagery Rescripting die in der Kindheit nicht erhaltene Zuwendung und Fürsorge nachgeholt. Nach der Imagination einer aktuellen negativen Situation erinnert sich der/die Patient:in daran, wann er/sie sich zum ersten Mal so gefühlt hat wie in der gegenwärtigen Szene (»affektive Brücke«). Dann imaginiert er/sie die frühere Erfahrung und holt eine hilfreiche erwachsene Person oder eine andere Helferfigur hinein. Patient:innen mit einer Persönlichkeitsstörung scheinen am besten zu profitieren, wenn dies nicht das eigene erwachsene Selbst, sondern der/die Therapeut:in ist (Arntz, 2011).

31.4 Typische Schwierigkeiten und Fehler

Wenn Patient:innen Probleme mit der Imagination haben, kann vorab ein Trainingsprogramm für Imagination durchgeführt werden. In der Imagination selbst sollten zur Intensivierung alle Sinnesmodalitäten angesprochen werden: Sehen, Hören, Riechen, Fühlen, Schmecken. Beispiele sind: »Welche Möbel stehen in Ihrer Küche?«, »Wie fühlt es sich an, über das Fell des Hundes zu streicheln?«.

Manche Patient:innen erzählen das Ereignis in der Vergangenheitsform. Wenn der/die Patient:in im imaginativen Nacherleben in die Vergangenheitsform zurückfällt, ist es hilfreich, ihn/sie aufzufordern, das gerade Gesagte noch einmal in der Gegenwartsform zu wiederholen. Man kann auch unterbrechen und sagen: »Person X *ist* in Ihrem Raum.«

Einige Patient:innen neigen dazu, in der Imagination schuldinduzierende Bewertungen vorzunehmen und sich vorzuwerfen, sich nicht ausreichend gegen den/die Täter:in gewehrt zu haben. In dem Fall wird gemeinsam erarbeitet man gemeinsam daran zu verstehen, dass es in der damaligen Situation plausible Gründe für dieses Verhalten gab, zum Beispiel weil es lebensbedrohlich gewesen wäre. Diese Gründe werden dann vom erwachsenen Selbst dem damaligen Selbst in der Imagination vermittelt. Manchmal benötigt das Umschreiben mehr Zeit, bis eine zufriedenstellende Reaktion gefunden ist. Wenn das gesamte Ereignis nicht in einer Sitzung umgeschrieben werden kann, kann die Imagination in der nächsten Sitzung abgeschlossen werden.

31.5 Kritische Einordnung

Imagery Rescripting zeigt sich in Studien bei verschiedenen Störungsbildern effektiv. In einer Studie mit PTBS-Patient:innen (Arntz et al., 2007) war die Exposition in sensu ebenso wirksam wie die Exposition in Kombination mit Imagery Rescripting und die Abbrecherquote war in der Kombinationsbehandlung signifikant niedriger. In Studien zur Anwendung von CRIM (Steil et al., 2011a; Jung & Steil, 2012, 2013) zeigten sich deutliche Reduktionen in der Lebhaftigkeit des Kontaminationserlebens und der PTBS-Symptomatik. Bei Sozialer Phobie fanden sich positive Effekte auf negative Überzeugungen und Angst vor negativer Bewertung (Wild & Clark, 2011), auch wenn es nur in einer Sitzung durchgeführt wurde (Nilsson et al., 2012). Wirksamkeitsnachweise liegen auch für die Behandlung von Persönlichkeitsstörungen (Arntz & Weertman, 1999; Weertman & Arntz, 2007), Bulimie (Cooper et al., 2007) und Depressionen vor (Wheatley et al., 2007). Die Evidenzlage ist ermutigend und insbesondere in den letzten Jahren ist eine Vielzahl von neuen Studien veröffentlicht worden. Dennoch sind weitere Studien mit randomisiert-kontrolliertem Design, ausreichend großen Stichproben und der Erfassung der Langzeiteffekte notwendig. Auch der relative Beitrag der einzelnen Komponenten der dreiphasigen Imagination zur Wirksamkeit muss noch weiter untersucht werden.

FAQ

Was mache ich, wenn ein:e Patient:in das traumatische Ereignis in der Imagination ungeschehen machen möchte?

Patient:innen sollen nicht imaginieren, dass das belastende Ereignis nie passiert sei (z. B. dass nie eine Vergewaltigung stattgefunden hat). Ziel ist, der Erinnerung an das Trauma eine andere Bedeutung zu geben, indem es dahingehend umgeschrieben wird, was im Moment des Ereignisses hilfreich gewesen wäre.

Was ist zu tun, wenn es eine Vielzahl traumatischer Erinnerungen gibt?

Eine häufige Schwierigkeit ist, dass Therapeut:innen unsicher sind, welche Erinnerung bearbeitet werden sollte und wie viele Erinnerungen sie bearbeiten müssen. In solchen Fällen befragt man die Patient:innen nach der belastendsten Erinnerung und arbeitet zuerst mit dieser. Da viele der Erinnerungen meist ein ähnliches Thema haben (z. B. Zurückweisung oder Beschämung), generalisiert der Effekt in der Regel auf die anderen Erinnerungen. Wenn das nicht geschieht, müssen noch weitere Erinnerungen in den folgenden Sitzungen umgeschrieben werden.

Weiterführende Literatur

Smucker, M., Reschke, K. & Kögel, B. (2008). Imagery Rescripting & Reprocessing Therapy. Behandlungsmanual für Typ I Trauma. Herzogenrath: Shaker.

Schmucker, M. & Köster, R. (2017). Praxishandbuch IRRT: Imagery Rescripting & Reprocessing Therapy bei Traumafolgestörungen, Angst, Depression und Trauer. Stuttgart: Klett-Cotta.

32 EMDR

Martin Sack • Eva Schäflein

32.1 Hintergrund

Eye Movement Desensitization and Reprocessing (EMDR) ist eine manualisierte Therapiemethode zur konfrontativen Bearbeitung von traumaassoziierten Symptomen. EMDR gilt als eine Methode der ersten Wahl zur Behandlung der Posttraumatischen Belastungsstörung (PTBS), wird aber auch bei anderen Symptomen eingesetzt, beispielsweise phobischen Angststörungen und bei Phantomschmerzen nach traumatischem Verlust von Gliedmaßen. Die EMDR-Methode wurde von der amerikanischen Psychologin Francine Shapiro entwickelt (Shapiro, 2022).

Wichtig

Der therapeutische Ansatzpunkt von EMDR ist die Integration von kognitiven, emotionalen und körperlichen Reaktionen, die sich unter und in Folge einer psychischen Traumatisierung entwickelt haben. Hierfür muss die belastende Erinnerung wiederbelebt, wahrgenommen und fokussiert werden.

Mittels EMDR wird angestrebt, durch das Trauma induzierte Dissoziation aufzuheben und die in der traumatischen Situation unterbrochene Verbindung zwischen Wahrnehmungen, Gedanken, Emotionen und Körperreaktionen wiederherzustellen. Bedarfsweise erfolgt auch eine Bearbeitung von dysfunktionalen Kognitionen, z. B. von anhaltenden Schuldgefühlen oder anderen negativen Selbstbewertungen, die auf unrealistischen Einschätzungen der traumatischen Situation oder der eigenen Person beruhen. Zielsetzung ist die Verarbeitung der belastenden Erinnerung im Sinne einer Reduktion des emotionalen Belastungsgehalts, die Verknüpfung der Erinnerung mit adaptiver Information (z. B. »Es ist vorbei«, »Ich habe richtig gehandelt«, »Ich habe keine Schuld«), eine Neubewertung sowie der Abbau von die Symptomatik aufrechterhaltendem Vermeidungsverhalten.

Die traumatische Erinnerung wird, nach entsprechender Vorbereitung und bei ausreichender psychischer Ich-Stabilität, gezielt exploriert und bearbeitet. Mögliche Anknüpfungspunkte für die Bearbeitung sind Auslösereize im Alltag, Fehlbewertungen (sog. dysfunktionale Kognitionen) bezüglich der eigenen Person bzw. der traumatischen Situation sowie belastende Erinnerungen mit zugehörigen Erinnerungsbildern, Gedanken, Handlungsimpulsen und anderen Sinneswahrnehmungen, die im Detail exploriert werden.

Im EMDR werden, abweichend von der klassischen verhaltenstherapeutischen Expositionsbehandlung (vgl. Kap. 19 und 46), die Traumaexpositionsphasen nur relativ kurz (30–90 Sekunden) durchgeführt und durch bilaterale Stimulierung in Form von Augenbewegungen (der sich bewegenden Hand der Therapeut:innen mit den Augen folgen), durch alternierende Berührungsreize (z. B. Tapping auf die linke und rechte Hand) oder durch wechselseitige auditive Stimuli (Tonsignale per Kopfhörer) ausgelöst. Die konfrontative Bearbeitung der Traumafolgesymptomatik geschieht in einem Halt und Sicherheit vermittelnden therapeutischen Rahmen und auf der Basis einer tragfähigen therapeutischen Beziehung.

32.2 Indikation, Kontraindikation und Nebenwirkungen

Wichtige Vorbedingungen für die EMDR-Behandlung sind eine ausreichende körperliche und psychische Stabilität der Patient:innen.

Wichtig

Da im Rahmen der konfrontativen Bearbeitung der traumatischen Erinnerung starke und belastende Affekte aktiviert werden können, ist es besonders wichtig, dass Patient:innen zumindest über grundlegende Fähigkeiten zur Emotionsregulation und Distanzierung verfügen. Das bedeutet konkret, dass Patient:innen in der Lage sein sollten, über das Trauma zumindest in Form einer Zusammenfassung zu sprechen, dabei in Kontakt mit der emotionalen Belastung zu sein und danach aus eigenen Ressourcen wieder Alltagsstabilität zu erreichen.

Eine weitere Voraussetzung für die konfrontative Bearbeitung von Traumafolgesymptomen mit EMDR ist die Fähigkeit und Bereitschaft, Selbstfürsorge im Anschluss an die Therapiesitzungen zu übernehmen.

Zur Behandlungsvorbereitung gehört die ausführliche Erklärung des Störungsmodells und der EMDR-Methode, die Erarbeitung einer Motivation zur konfrontativen Arbeit durch Psychoedukation sowie die Vermittlung eines Störungsmodells (Hofmann, 2014). Obligatorisch ist auch die Erhebung einer Belastungs-/Traumaanamnese, da im Rahmen der Bearbeitung einer traumatischen Erinnerung weitere Traumata aktualisiert werden können.

Die Indikation zur Bearbeitung traumatischer Erinnerungen ist gegeben, wenn Symptome vorliegen, die die alltägliche Lebensführung beeinträchtigen und die eindeutig oder zumindest sehr wahrscheinlich auf die Folgen nicht ausreichend verarbeiteter traumatischer oder sehr belastender Erfahrungen zurückzuführen sind. Insbesondere intrusives Wiedererleben einer stark belastenden / traumatischen Situation, traumaassoziierte Auslöser, triggerbare Angstsymptome oder dissoziative Stressreaktionen weisen darauf hin.

Im Sinne einer Hierarchie der Therapieziele muss geklärt sein, dass keine andere Symptomatik vordringlich zu behandeln ist und dass keine destabilisierenden, äußeren Faktoren vorliegen, für die vordringlich eine Lösung gefunden werden muss (z. B. Bedrohung oder Stalking durch eine:n Täter:in). Selbstverständlich bedarf es vor Behandlungsbeginn einer sorgfältigen Aufklärung und eines klaren patient:innenseitigen Auftrags für die traumakonfrontative Behandlung.

Checkliste: Indikation zu einer traumakonfrontativen Behandlung mit EMDR

- Eine Traumafolgesymptomatik liegt aktuell vor.
- Es sind keine anderen Probleme oder Symptome vordringlich zu behandeln.
- Es gibt keine äußeren destabilisierenden Faktoren (z. B. andauernde Gewalt, Stalking etc.).
- Der Rahmen der Behandlung ist haltgebend und verbindlich.
- Bei Bedarf besteht die Möglichkeit, Krisen aufzufangen.
- Der / Die Patient:in ist ausreichend informiert und es gibt einen klaren Auftrag für die Behandlung.
- Der / Die Patient:in verfügt über ausreichend selbstregulative Ressourcen, um zwischen den Behandlungssitzungen selbstständig mit Gefühlen, Reaktionen und ggf. neuen Erinnerungen umzugehen.
- Der / Die Patient:in ist in der Lage, sich mit belastenden Erinnerungen auseinanderzusetzen, besonders, wenn die Symptomatik aufgrund einer (vorsätzlichen) Schädigung durch andere Menschen entstanden ist.

Als unerwünschter Effekt einer Behandlung mit EMDR kann es vorübergehend zu einer verstärkten Belastung durch traumatische Erinnerungen kommen. Belastende Details von Erinnerungen werden mitunter im Zuge der konfrontativen Bearbeitung erstmals deutlich wahrgenommen. Im Extremfall kann die Arbeit an belastenden Erinnerungen mit EMDR zu einer vorübergehenden Destabilisierung im Alltag führen und eine Krankschreibung notwendig machen. Wichtig ist es, Patient:innen vor Behandlungsbeginn über dieses Nebenwirkungsprofil aufzuklären und aufzuzeigen, welche Hilfsmöglichkeiten bestehen.

Ein für die Anwendung von EMDR geeigneter Behandlungsrahmen sollte die Möglichkeit bieten, Krisensituationen aufzufangen, und eine ausreichende zeitliche Perspektive eröffnen, um die im Zuge der Traumabearbeitung aktualisierte Problematik durchzuarbeiten. Eine gewisse zeitliche Flexibilität, um bei Bedarf zusätzlich ambulante Termine anbieten zu können oder um die Behandlung an individuelle Bedürfnisse anzupassen, kann wichtig sein, um die Traumabearbeitung erfolgreich abschließen zu können.

Da es sich um eine komplexe Behandlungsmethode handelt, bei der es zu einer schnellen und starken Mobilisierung traumatischer Erinnerungen kommen kann, sollte sie nur von Therapeut:innen mit spezieller Ausbildung in Psychotraumatologie sowie in EMDR eingesetzt werden (Hofmann, 2014).

32.3 Praktische Durchführung

Das EMDR-Therapiemanual gliedert sich in acht Phasen, die im Folgenden verkürzt beschrieben werden (ausführlicher dargestellt bei Hofmann, 2014):

(1) Anamnese und Behandlungsplanung
Die erste Behandlungsphase dient dem Aufbau einer tragfähigen therapeutischen Beziehung und der Einschätzung, ob die Patient:innen körperlich und seelisch ausreichend stabil sind, um mit den während der Behandlung potenziell auftretenden intensiven Emotionen umgehen zu können. Ein Behandlungsplan – z. B. wöchentliche EMDR-Sitzungen, Kontaktmöglichkeit zwischendurch – wird erstellt und besprochen. Basierend auf einer ausführlichen Information über Nutzen der Behandlung sowie Risiken und Nebenwirkungen holen die Therapeut:innen einen eindeutigen Behandlungsauftrag (Informed Consent) von den Patient:innen ein.

(2) Vorbereitung
Die Patient:innen werden darüber informiert, dass beim EMDR Erinnerungen in assoziativer Weise durchgearbeitet werden (»Wie ein Puzzle, das wieder zusammengesetzt wird«). Dabei können potenziell alle Erinnerungsdetails – negativ wie positiv – und alle Sinnesqualitäten von Bedeutung sein. Die Mitarbeit der Patient:innen besteht idealerweise darin, die auftauchenden Erinnerungen und Assoziationen offen und ohne Vorbehalt wahrzunehmen (»So, als würde man aus dem Fenster eines fahrenden Zuges schauen«). Zudem werden in dieser Phase z.B. Ressourcen aktiviert und Skills zur Emotionsregulation wiederholt bzw. eingeübt.

(3) Bewertung der belastenden Erinnerung
Die Patient:innen werden gebeten, sich auf die belastende Erinnerung zu konzentrieren und ein Bild auszuwählen, das repräsentativ für die ganze Erinnerung ist (vorzugsweise der schlimmste Moment des traumatisierenden Ereignisses). Die Patient:innen werden gefragt, welche – aus heutiger Sicht – negative Selbstbewertung zu dem Ereignis gehört (negative Kognition: z. B. »Ich bin hilflos«, »Ich habe versagt«). Danach wird gefragt, welche positive Selbstbewertung in Bezug auf das traumatische Ereignis wünschenswert wäre (positive Kognition: z. B. »Ich kann heute etwas tun«, »Ich tue, was ich kann«). Schließlich werden die Patient:innen gebeten, sich auf das traumatische Bild und auf die negative Kognition zu konzentrieren und die dadurch ausgelösten Gefühle zu benennen. Das Ausmaß der subjektiven Belastung wird von den Patient:innen auf einer Skala von 0 bis 10 eingeschätzt. Danach wird nach Körperempfindungen gefragt, die mit der traumatischen Erinnerung verbunden sind.

(4) Desensibilisierung und Reprozessieren

Die traumatische Erinnerung wird durch Bilder, negative Gedanken, belastende Gefühle und zugehörige Körperempfindungen lebendig wachgerufen und so lange mithilfe bilateraler Stimulation (z. B. Sets von ca. 20–30 Augenbewegungen) bearbeitet, bis die subjektive Belastung deutlich abgesunken ist. Anzustreben sind Belastungswerte von 0 oder 1 auf einer Skala von 0 bis 10 (*subjective units of distress*; SUD-Wert). Nach jeder Serie von Augenbewegungen werden die Patient:innen gefragt, welche Wahrnehmung sich eingestellt hat. Wenn Veränderungen der bildhaften Vorstellungen, Gedanken, Gefühle oder Körperempfindungen berichtet werden, gibt der / die Therapeut:in die Instruktion, die Aufmerksamkeit auf das neu aufgetauchte Material zu richten, und induziert die nächste Augenbewegungsserie.

Wichtig

Ziel der Bearbeitung ist die Aktualisierung und assoziative Ergänzung der Erinnerung durch spontan auftauchende »innengesteuerte« Exploration. Abweichend von einer »üblichen« Psychotherapie werden die Erinnerungsinhalte nicht weiter exploriert und besprochen.

Grundsätzlich kann im Laufe der Augenbewegungsserien entweder ein kontinuierliches Distanzieren und Verändern von Gefühlen, bildhaften Erinnerungen und Einstellungen erfolgen, oder aber es tauchen assoziative, neue Erinnerungsdetails auf, z. B. weitere Details der Traumatisierung. Dies führt oft zu einem Anstieg der Erregung, in manchen Fällen auch zu einem deutlichen Spannungsabfall. Auch Assoziationen zu anderen Ereignissen oder Erinnerungen können auftauchen. Alle emotional bedeutsamen Erinnerungen, die in einem Gedächtnis-Netzwerk assoziativ verbunden sind, werden so lange mit Augenbewegungen bearbeitet, bis die Erregung abgeklungen ist und keine neuen Erinnerungsdetails auftauchen. Dieser Prozess der Be- und Verarbeitung erstreckt sich in der Regel über mehrere Behandlungsstunden.

(5) Verankerung

Nach Abschluss der Desensibilisierung wird anhand einer Skala von 1 bis 7 erfragt, wie die Stimmigkeit der in der Einschätzungsphase vorformulierten positiven Kognition jetzt bewertet wird. Ist die positive Kognition ausreichend stimmig, werden die Patient:innen gebeten, gleichzeitig an die durchgearbeitete traumatische Erinnerung und an die positive Kognition zu denken. Dann werden so lange Serien von Augenbewegungen durchgeführt, bis ein Wert von 6 oder 7 erreicht ist.

(6) Überprüfung der Körperempfindungen

Abschließend folgt eine Überprüfung auf vorhandene Anspannungen oder Missempfindungen im Körper. Wenn solche Empfindungen berichtet werden, werden die Patient:innen gebeten, ihre Aufmerksamkeit darauf zu richten, und eine neue Augenbewegungsserie wird induziert. In manchen Fällen können dadurch weitere dysfunktionale

Informationen aufgedeckt und verarbeitet werden. Positive Körperempfindungen werden durch Augenbewegungsserien verstärkt.

(7) Abschluss
Die Patient:innen werden dabei unterstützt (z. B. durch Entspannungs- und / oder Distanzierungsübungen, positive Imaginationen; vgl. Kap. 33), wieder in einen Zustand des seelischen Gleichgewichtes zurückzufinden. Es wird erklärt, dass sich die Traumaverarbeitung manchmal auch nach Abschluss der Behandlungssitzung fortsetzen kann (sog. Nachprozessieren), und dass es dann günstig ist, auftretende Gedanken, Erinnerungen und Träume aufzuschreiben, um sich zu distanzieren. Das aufgetauchte Material kann ggf. in der nächsten Sitzung weiterbearbeitet werden.

(8) Nachbefragung
In der folgenden Sitzung wird der Erfolg der Behandlung überprüft. Ein anderes traumatisches Ereignis sollte in der Regel nur dann bearbeitet werden, wenn das zuvor bearbeitete Ereignis als relativ neutral eingeschätzt wird, d. h. SUD-Werte von 0 oder 1 vorliegen.

32.4 Typische Schwierigkeiten und Fehler

Affektbrücken und Dissoziation
Im Rahmen der Behandlung können durch sogenannte Affektbrücken – beispielsweise starkes Wiedererleben von Ohnmacht und Hilflosigkeit – weitere traumatische Erinnerungen aktualisiert werden. Aus diesem Grund ist es notwendig, vor Behandlungsbeginn eine vollständige Traumaanamnese (in Stichworten, nicht in Details) zu erheben. Bei Kenntnis der Traumaanamnese lassen sich potenzielle Aktualisierungen zusätzlicher Erinnerungen antizipieren und begrenzen. Die Bearbeitung kann dann wieder auf das vereinbarte Thema fokussiert werden. Hierdurch lässt sich ein ungewolltes Hineinrutschen in andere traumatische Erinnerungen während der konfrontativen Bearbeitung in aller Regel vermeiden oder begrenzen.

Eine sorgfältige Anamneseerhebung und Diagnostik im Vorfeld der Behandlung ist auch essenziell wichtig, um das Vorliegen dissoziativer Störungen zu erkennen. Bei im Alltag auftretenden dissoziativen Symptomen mit (situativ) fehlendem Selbstbezug, Depersonalisation und Derealisation oder Symptomen von Fragmentierung (Amnesien im Alltag, eingeschränktes Identitätserleben oder Verlust der Steuerungsfähigkeit durch Aktualisierung belastender interpersoneller Beziehungserfahrungen) muss die traumakonfrontative Arbeit an die individuelle Belastbarkeit angepasst werden (Sack & Gromes, 2020). Dissoziative Symptome gehen typischerweise mit fehlendem Selbstbezug einher und werden aufgrund der internalisierenden Symptomatik leicht übersehen. Durch die Arbeit an traumatischem Erinnerungsmaterial kann es bei Patient:innen mit dissoziativen Störungen unbemerkt zu einer Überforderung und anschließender Destabilisierung kommen. Daher ist ein behutsames und schonendes Vorgehen, unter Berücksichtigung der patientenseitig möglicherweise fehlenden Wahrnehmung von

Überforderung, notwendig. Vor Beginn einer traumakonfrontativen Behandlung sollte routinemäßig zumindest ein Screening auf dissoziative Symptome durchgeführt werden (Schäfer et al., 2019).

Unklare Rahmenbedingungen
Weitere potenzielle Schwierigkeiten für die Behandlung sind ein unklarer Behandlungsauftrag, verbunden mit einer schwankenden oder ambivalenten Motivation zur konfrontativen Arbeit an belastenden Erinnerungen. Wichtig sind dann motivierende Maßnahmen, einschließlich der Förderung einer ausreichend tragfähigen und vertrauensvollen therapeutischen Beziehung sowie die sorgfältige Information und Aufklärung über Nutzen und Risiken der Therapie.

Besonderheiten bei komplexen Traumafolgestörungen
EMDR ist auch bei Patient:innen mit komplexen Traumafolgestörungen (Sack et al., 2022) in Folge von Traumatisierungen in der Kindheit eine bewährte Behandlungsform zur Bearbeitung belastender Erinnerungen. Allerdings ist hierbei zu beachten, dass die Behandlung der individuellen Fähigkeit zur Affektregulation und der psychischen Stabilität der Patient:innen angepasst werden muss. Auch auf mögliche destabilisierende Bedingungen im Alltag der Patient:innen, z. B. durch destruktive Beziehungen, muss besonders geachtet werden.

Bei Patient:innen mit komplexen Traumafolgestörungen kommt ein modifiziertes, der verminderten psychischen Belastbarkeit Rechnung tragendes Behandlungsprotokoll zum Einsatz (Hofmann, 2014). Anders als im Standardprotokoll werden zunächst mit den traumatischen Belastungen in Zusammenhang stehende Auslösereize und Stresssituationen im Alltag bearbeitet, bevor etwa die Erinnerung an eine Missbrauchserfahrung in der Kindheit fokussiert wird. Auch Vernachlässigungserfahrungen lassen sich vielversprechend mit EMDR bearbeiten (Hafkemeijer et al., 2021). Hierbei ist jedoch zu beachten, dass die alleinige Aktualisierung der Vernachlässigungserinnerung die Belastung meistens nicht löst, sodass während des EMDR Hilfe und Versorgung auf imaginäre Weise assoziiert werden sollten, um Erfahrungen von Bewältigung zu gewinnen (Sack & Gromes, 2020; Reddemann, 2013).

In der Regel bestehen bei Patient:innen mit komplexen Traumafolgestörungen über die konfrontative Behandlung hinaus weitere Therapiebedürfnisse, beispielsweise bezüglich der Themen Selbstwirksamkeit, Selbstbezug und Selbstakzeptanz, Affektwahrnehmung und Affektdifferenzierung, Beziehungsregulation und Bindungsfähigkeit. Diese Therapiethemen werden durch die primär konfrontativen Behandlungsmethoden allein nur teilweise abgedeckt und machen gegebenenfalls eine umfassendere Behandlungsplanung (vgl. z.B. Kap. 46) erforderlich (Sack et al., 2022). Erfreulich ist, dass die EMDR-Behandlung sich mit anderen Therapiemethoden insbesondere auch im Rahmen einer Verhaltenstherapie sehr gut kombinieren lässt.

32.5 Kritische Einordnung

Die Wirksamkeit der EMDR-Behandlung bei Patient:innen mit PTBS ist inzwischen in einer Vielzahl von kontrollierten Studien untersucht und auch hinsichtlich der Ergebnisse des Langzeitverlaufs überzeugend nachgewiesen. Wie Metaanalysen zur Wirksamkeit der EMDR-Behandlung zeigen, gehört EMDR zu den wirksamsten Behandlungsverfahren bei Posttraumatischer Belastungsstörung (Bradley et al., 2005; Lewis et al., 2020). EMDR gilt daher zusammen mit den kognitiv-behavioralen Verfahren der Traumakonfrontation als Behandlungsmethode der ersten Wahl zur Behandlung der PTBS (Foa et al., 2008; Bisson et al., 2019, 2013).

Im Rahmen von Traumatisierungen, besonders wenn diese mit peritraumatischer Dissoziation einhergehen, ist die Kontextualisierung und Symbolisierung und somit die weitere Verarbeitung der Erfahrung erschwert (van der Kolk et al., 1997). Die Gedächtnisforschung beschreibt mit dem sogenannten Rekonsolidierungsparadigma, dass Erinnerungen durch assoziative Ergänzung modifizierbar sind und durch funktionale Information ergänzt werden können (Nadel et al., 2012). Die assoziative Vorgehensweise beim EMDR scheint Prozesse der Erinnerungsverarbeitung besonders zu begünstigen (Panksepp, 2012). Ob die beim EMDR eingesetzte bilaterale Stimulation ausschließlich wirksam ist oder inwieweit andere Formen der Distraktion bzw. des dualen Aufmerksamkeitsfokus bei bestimmten Störungsbildern bzw. Komorbiditäten ebenfalls hilfreich sein können, bedarf weiterer Klärung (vgl. Landin-Romero et al., 2018; Sack et al., 2016).

Aufgrund der vorliegenden empirischen Studien zur Wirksamkeit wurde EMDR im Jahr 2006 durch den Wissenschaftlichen Beirat Psychotherapie als empirisch gestützte Psychotherapiemethode anerkannt und 2014 in die Richtlinienpsychotherapie integriert. Spezielle EMDR-Ausbildungen existieren nach den Standards der Kassenärztlichen Bundesvereinigung oder etwas umfänglicher anhand der Standards der EMDR-Fachgesellschaft (www.emdria.de).

EMDR ist somit eine bewährte und empirisch validierte Therapiemethode für die Behandlung von Patient:innen mit Posttraumatischer Belastungsstörung und mutmaßlich (hier sind noch weitere Studien notwendig) auch für komplexe Traumafolgestörungen. Vermehrt wird geprüft, ob die Indikation auch auf andere Störungsbilder wie Angststörungen und phobische Störungen, Suchterkrankungen und depressive Störungen ausgeweitet werden kann (Valiente-Gómez et al., 2017; Scelles et al., 2021). Bei weiteren positiven Befunden könnte EMDR als Behandlungsmethode bzw. Behandlungsbaustein auch über die PTBS hinaus bei psychischen Störungsbildern eingesetzt werden, bei denen belastende Erinnerungen eine ursächliche Rolle spielen und eine Fokussierung auf die Informationsverarbeitung indiziert ist.

FAQ

Muss ich die Patient:innen nicht zuerst einmal stabilisieren, bevor ich traumakonfrontativ vorgehe?

Zum einen wird argumentiert, dass eine konfrontative Auseinandersetzung für die Traumabearbeitung notwendig ist und ein Unterlassen der direkten Beschäftigung mit dem Trauma die Zeit, in der die Patient:innen Intrusionen erleben, nur verlängert. Zum anderen bedarf es aber bei manchen Patient:innen, welche die Indikationskriterien für EMDR nicht unmittelbar erfüllen (die z. B. stark dissoziieren oder sich immer noch in einem traumatisierenden Umfeld befinden) entsprechender vorangehender Therapieschritte, einer besonderen Vorbereitung oder einem angepasst »schonenden« Vorgehen. Wir halten die sogenannte Stabilisierungsdebatte allerdings insofern für schwierig, da sie oft von beiden Seiten polemisch geführt wird.

Sind die Augenbewegungen wirklich notwendig?

Der Erfolg von EMDR wurde bislang hauptsächlich unter Verwendung von bilateraler Stimulation belegt. Inwiefern Distraktion bzw. ein dualer Aufmerksamkeitsfokus bei anderen Störungsbildern/Komorbiditäten ebenfalls hilfreich sein kann, ist bislang unzureichend empirisch geklärt.

Weiterführende Literatur

Foa, E.B., Keane, T.M., Friedman, M.J. & Cohen, J.A. (2008). Effective treatments for PTSD: Practice guidelines from the International Society for Traumatic Stress Studies. New York: Guilford.

Hofmann, A. (2014). EMDR-Praxishandbuch zur Behandlung traumatisierter Menschen. Stuttgart: Thieme.

Sack, M. & Gromes, B. (2020). Schonende Traumatherapie – Ressourcenorientierte Behandlung von Traumafolgestörungen (2. Aufl.). Stuttgart: Schattauer.

Sack, M., Sachsse, U. & Schellong, J. (2022). Komplexe Traumafolgestörungen. Diagnostik und Behandlung von Folgen schwerer Gewalt und Vernachlässigung (2. Aufl.). Stuttgart: Schattauer.

33 Emotionsregulationstraining

Matthias Berking • Marie Keinert • Christian Aljoscha Lukas

33.1 Hintergrund

Wichtig

Unter **Emotionsregulation** versteht man sämtliche Prozesse, die am Monitoring, an der Evaluation und an der zielgerichteten Modifikation emotionaler Reaktionen – insbesondere deren Intensität oder zeitlicher Dauer – beteiligt sind. Auch die Akzeptanz von Gefühlen kann als eine wichtige Regulationsstrategie angesehen werden, da sie verhindern kann, dass sich ein unerwünschtes Gefühl und dessen negative Bewertung gegenseitig aufschaukeln und / oder dass die negative Bewertung zu weiteren unerwünschten Gefühlen führt.

Dysfunktionale Reaktionen auf unerwünschte Gefühle können eine zentrale Rolle bei der Entwicklung und Aufrechterhaltung psychischer Störungen spielen. In der Regel liegen solchen Reaktionen Defizite im Bereich emotionaler Kompetenzen zugrunde. Diese können zum einen dazu führen, dass die nicht erfolgreich regulierten Gefühle selbst die in den Klassifikationssystemen festgelegten Schwellen hinsichtlich Intensität, Dauer oder Häufigkeit überschreiten, sodass zentrale Diagnosekriterien für affektiv geprägte Störungen erfüllt sind. Zum anderen kann die mangelnde Verfügbarkeit funktionaler Emotionsregulationskompetenzen dazu führen, dass die Betroffenen auf behaviorale oder kognitive Strategien zurückgreifen, die zwar kurzfristig die belastenden Gefühle reduzieren, langfristig aber zur Entwicklung psychischer Störungen führen. In diesem Sinne lassen sich auch eine Vielzahl kognitiver und behavioraler Symptome psychischer Störungen als dysfunktionale Emotionsregulationsstrategien verstehen, welche durch ihren kurzfristigen »affektiven Gewinn« (s. Kasten) aufrechterhalten werden.

Beispiel • Beispiel für den »affektiven Gewinn« dysfunktionaler Emotionsregulationsstrategien

Depressives Denken ist dadurch gekennzeichnet, dass die aktuelle Situation als vollständig aversiv, unkontrollierbar und zeitlich stabil bewertet wird (Teasdale & Bernard, 1993). Der »affektive Gewinn« einer solchen Denkweise kann u. a. darin bestehen, dass sie den Druck reduziert, eine Lösung für aktuelle Probleme finden zu müssen. Aus der Einschätzung, dass man das Problem nicht lösen kann, lässt sich logisch ableiten, dass es dann auch nicht sinnvoll ist, weiterhin mühsam nach einer

Lösung zu suchen. In dem Maße, in dem ich – dieser Logik folgend – »aufgebe«, resultiert ein Entspannungsmoment, das den Wechsel in die depressogene Denkweise systematisch verstärkt. Eine solche »Entspannung durch Aufgeben« scheint insbesondere dann »verlockend«, wenn die Betroffenen (1.) über einen längeren Zeitraum vergeblich versucht haben, eine Vielzahl äußerst belastender Probleme zu lösen, (2.) dabei unter erheblichem innerem Stress standen, der (u. a. vermittelt über eine beeinträchtigte Schlafqualität) bereits zu einer ausgeprägten Erschöpfung geführt hat, und (3.) keine alternativen adaptiven Wege zur Verfügung stehen, mit denen der aversiv-unkontrollierbare Zustand beendet bzw. Entspannung herbeigeführt werden kann.

Im Einklang mit diesen Annahmen belegen mittlerweile zahlreiche querschnittliche, längsschnittliche und experimentelle Studien die transdiagnostische Relevanz von Emotionsregulationsdefiziten für die Entstehung und Aufrechterhaltung psychischer Störungen (z. B. Lukas et al. 2018). Um die sich daraus ergebende Frage zu beantworten, wie man diese Defizite reduzieren kann, gilt es zunächst zu klären, wie ein adaptiver Umgang mit belastenden Gefühlen aussieht. Das in Abbildung 33.1 dargestellte »Adaptive Coping with Emotions (ACE)«-Modell (Berking, 2017) versucht, diese Frage zu beantworten.

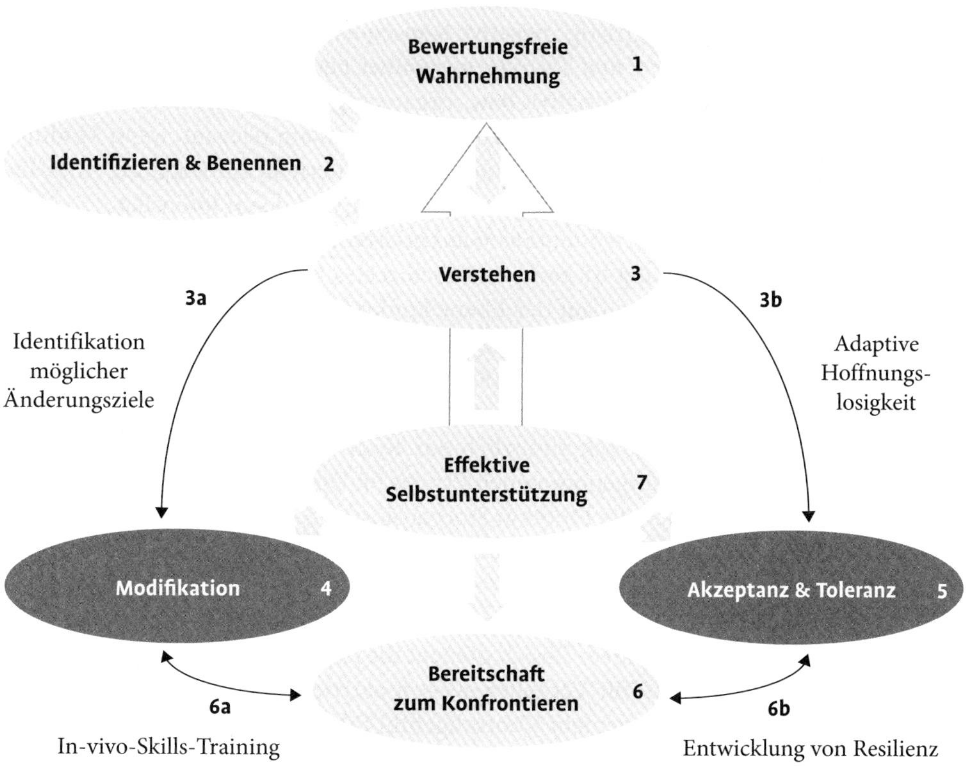

Abbildung 33.1 Adaptive Strategien zur Regulation der eigenen Emotionen

Das Modell konzipiert adaptive Emotionsregulation als situationsangepasstes Zusammenspiel der folgenden emotionalen Kompetenzen:

(1) Das *bewusste Wahrnehmen* des zu ändernden Gefühls bildet den Ausgangspunkt jedweder Bewertungen von Gefühlen und damit auch die Grundlage etwaiger Regulationsaktivitäten. Eine solche bewusste Wahrnehmung ist zwingend nötig, um jedwede kognitiven Ressourcen zur Regulation des Gefühls erfolgreich einsetzen zu können.

(2) Durch das *Erkennen und Benennen* der Emotion werden kognitive Repräsentationen der Emotion aktiviert. Dadurch wird es möglich, das mit diesen Repräsentationen verbundene Wissen für die Emotionsregulation zu nutzen und weiteres emotionsspezifisches Regulationswissen aufzubauen.

(3) Eine valide *Identifikation der Ursachen* der emotionalen Reaktion ermöglicht ein konstruktives Verständnis darüber, warum welche Gefühle gegenwärtig präsent sind. Ein solches Modell sollte entschuldigen, validieren, normalisieren, erklären und Ansatzpunkte für Veränderung bzw. Akzeptanz bieten. Hilfreiche Elemente eines solchen Modells sind: (a) Auslöser, (b) Bewertung dieser Auslöser und (c) aktuelle Bedürfnisse / Wünsche / Ziele, die der Bewertung zugrunde liegen.

(4) Die *gezielte Modifikation* negativer Emotionen bezieht sich auf den erfolgreichen Einsatz adaptiver Strategien, mit denen sich die Dauer oder Intensität unerwünschter Emotionen in eine gewünschte Richtung verändern lässt. Adaptiv bedeutet, dass dies möglichst ohne langfristige negative Konsequenzen erfolgt.

(5) Die Fähigkeit, *Akzeptanz und Toleranz* gegenüber negativen Emotionen zu aktivieren, ist die wichtigste Alternative bzw. Ergänzung zur Modifikationskompetenz. Akzeptanz- und Toleranzkompetenzen sind immer dann relevant, wenn Modifikationsbemühungen nicht erfolgreich sind. Sie verhindern die Entwicklung eines Teufelskreises aus negativen Bewertungen der Gefühle und deren Intensität.

(6) Durch die *Bereitschaft, sich Situationen auszusetzen*, die negative Emotionen auslösen, wenn dies notwendig ist, um persönlich relevante Ziele zu erreichen, können Modifikationskompetenzen auf der Ebene konkreter Handlungskompetenzen eingeübt und reale Erfolgserlebnisse erzielt werden. Zudem kann die damit verbundene Konfrontation mit negativen Emotionen die Entwicklung von Akzeptanz und Toleranz von bzw. gegenüber unerwünschten Emotionen fördern. Um diese Effekte zu erzielen, bedarf es jedoch zusätzlich zur Konfrontation auch eines zumindest partiellen, subjektiv wahrgenommenen Erfolgs im Umgang mit negativen Gefühlen (der im besten Fall auch die Emotion Stolz auslöst).

(7) Alle bisher aufgeführten Kompetenzen können aversive Erfahrungen auslösen und somit zu einer Verschlechterung des emotionalen Befindens führen. Beim Überschreiten einer kritischen Schwelle kann dies hochautomatisierte Reaktionstendenzen aktivieren, die nur einem Zweck dienen: die negative Emotion zu beenden. In dieser Situation werden oft Verhaltensweisen aktiviert, die zu kurzfristiger Stimmungsverbesserung oder einem Kontrollgefühl führen, die aber langfristig für die Entstehung und Aufrechterhaltung psychischer Störungen verantwortlich sind. Viele Patient:innen beschleunigen diesen Prozess oft noch dadurch, dass sie sich

dafür kritisieren, negative Emotionen zu haben. Um solchen dysfunktionalen Prozessen entgegenzuwirken, ist es wichtig, dass sich die Betroffenen *innerlich effektiv unterstützen*, während sie an unerwünschten Gefühlen arbeiten. Konkret kann dies z. B. erfolgen, indem sie ein warmes und kraftvolles Gefühl der Anteilnahme mit sich selbst aktivieren und sich dann über einen liebevoll geführten inneren Dialog validieren, trösten und Mut machen.

Immer dann, wenn eine oder mehrere dieser Kompetenzen durch die repetitive Durchführung zuvor spezifizierter Übungen systematisch gefördert werden, lässt sich von Emotionsregulations*training* sprechen. Solche Trainings unterscheiden sich darin, inwieweit sie auf einen bestimmten Affekt- oder Störungsbereich fokussieren und welchen Fokus sie dabei legen (s. Kasten).

Beispiel

Fokus auf spezifische affektive Reaktionen: z. B. Stressbewältigungstraining nach Meichenbaum, 1985; Angstbewältigungstraining nach Goldfried, 1971; Ärgerbewältigungstraining nach Steffgen, 1993; Compassionate Mind Training zur Schambewältigung, nach Gilbert & Procter, 2006; Trauma Informed Guilt Reduction Therapy (TrIGR) zur Bewältigung von Schuldgefühlen, Norman et al., 2014).

Fokus auf spezifische Störungsbereiche: z. B. das DBT-Emotionsregulations-Skills-Training für Borderline-Persönlichkeitsstörung (Bohus & Wolf-Arehult, 2013; vgl. Kap. 61), bzw. mit Anpassungen für Abhängigkeitserkrankungen (Linehan et al., 1999; Daig et al., 2011), Binge-Eating-Störung (Sipos et al., 2011; Wiser & Telch, 1999), Posttraumatische Belastungsstörung (Bohus et al., 2013; Steil et al., 2011) oder Depression (Harley et al., 2008); Emotionsregulationstrainingsteil des ImpulsE-Programms für Binge-Eating-Störung (Preuss et al., 2017) oder des Cognitive Remediation and Emotion Skills Trainings für Anorexie (CREST; Money et al., 2011); Achtsamkeitsbasierte Rückfallprävention für Substanzabhängigkeit (Mindfulness-Based Relapse Prevention, MBRP; Witkiewitz et al., 2005).

Affekt- und Störungsübergreifende Trainings: z. B. Achtsamkeitsbasierte Stressbewältigung (Mindfulness-Based Stress Reduction; MBSR) nach Kabat-Zinn (2005) oder Training Emotionaler Kompetenzen (TEK; Berking, 2017; s. Kap. 67).

33.2 Indikation und Kontraindikation

Indikation. Grundsätzlich sind Emotionsregulationstrainings dann indiziert, wenn Emotionsregulationsdefizite eine wichtige Rolle bei der Entstehung und Aufrechterhaltung der Probleme der Patient:innen spielen. Bei der Auswahl eines konkreten Trainingsansatzes lohnt es sich zunächst – trotz der transdiagnostischen Relevanz von affektübergreifenden Regulationsdefiziten – zu klären, inwieweit die zu behandelnden

Emotionsregulationsdefizite typisch für ein ggf. im Vordergrund der Behandlung stehendes Störungsbild sind. In diesem Fall sollte zunächst einmal der Einsatz von spezifischen Vorgehensweisen erwogen werden, die validiert und publiziert vorliegen. Sind die zu behandelnden Emotionsregulationsdefizite jedoch unspezifisch und generalisiert (Probleme beim Wahrnehmen, Verstehen, Akzeptieren und Verändern von Gefühlen im Allgemeinen), sollte eher der Einsatz transdiagnostisch ausgerichteter Ansätze erwogen werden.

Kontraindikation. Hinsichtlich etwaiger Kontraindikationen spielt die jeweilige Art der Psychopathologie i. d. R. eine untergeordnete Rolle. Insbesondere der leider oft und geradezu reflexhaft praktizierte Ausschluss von Patient:innen mit Psychosen oder latenter Suizidalität. Beide Patientengruppen haben in der Regel einen eklatanten Bedarf an verbesserter Emotionsregulation und sind oft durchaus in der Lage, von einem diesbezüglichen Training zu profitieren. Somit muss die Indikationsentscheidung letztlich individuell getroffen werden: Per Expert:innenurteil gilt es eine Prognose zu erstellen, die antizipiert, inwieweit der / die jeweilige Patient:in das jeweilige Emotionsregulationstraining erfolgreich absolvieren und davon profitieren kann. Im Gruppensetting ist darüber hinaus zu berücksichtigen, inwieweit der / die Patient:in ggf. den Gruppenprozess (z. B. aufgrund unregulierter narzisstischer oder histrionischer Tendenzen) übermäßig stark beeinträchtigen kann (vgl. Kap. 78).

33.3 Praktische Durchführung

Bei der praktischen Durchführung gilt es zunächst im Rahmen einer diagnostischen Abklärung Art und Ausmaß vorliegender Emotionsregulationsdefizite zu bestimmen. Dabei sollte einerseits berücksichtigt werden, ob es sich um generalisierte Emotionsregulationsdefizite handelt oder ob Probleme in der Regulation spezifischer Emotionen vorliegen. Andererseits sollte abgeklärt werden, welche konkreten Kompetenzen im Sinne des ACE-Modells (Abbildung 33.1) betroffen sind. Bei der diagnostischen Abklärung kann mittlerweile auf eine Reihe von standardisierten Selbstauskunftsinventaren zurückgegriffen werden (Berking & Znoj, 2008; Ebert et al., 2013; Dorn et al., 2013). Diese Fragebögen sind als ökonomische Screening-Instrumente zu verstehen, die zwingend durch die individuelle Exploration der Reaktion auf unangenehme Gefühle in Belastungssituationen ergänzt werden müssen. Dazu sollten im Rahmen der Mikroanalyse zunächst bedeutsame affektive Reaktionen herausgearbeitet werden (Ärger, Angst, innere Anspannung, Scham, depressive Stimmung). Um das Emotionsverständnis zu fördern, sollten gleichzeitig die für die jeweilige Emotion relevanten Situationsaspekte, Interpretationen und Bewertungen sowie die tangierten Bedürfnisse, Wünsche, Ziele oder Erwartungen geklärt werden. Darauf aufbauend folgen Fragen dazu, wie der Patient den jeweiligen Affekt erlebt, was der Affekt in ihm auslöst, wie er mit dem affektiven Zustand jeweils umgeht, und warum er so reagiert, wie er reagiert (Stichwörter dabei: Prägung und Lerngeschichte). Anschließend gilt es zu klären, welche alternativen Reaktionen auf den jeweiligen Affekt sich der Patient vorstellen kann und was ihn daran gehindert hat, diese einzusetzen.

Auf diesem Wege kann gemeinsam ein Modell erarbeitet werden, welches erklärt, wie dysfunktionale Reaktionen auf belastende Gefühle das eigentlich zu lösende Problem aufrechterhalten. Mithilfe des geleiteten Entdeckens kann darauf hingewirkt werden, dass Patient:innen selbst zu dem Schluss kommen, dass es hilfreich wäre, funktionalere Emotionsregulationsstrategien zu erarbeiten. Dabei sollte auch die Bedeutung von regelmäßigem Training herausgearbeitet werden. Für die praktische Umsetzung können konkrete Übungen erarbeitet werden, die dann so lange praktiziert werden, bis sie beherrscht werden und bis sich ein hinreichend großer Effekt auf die zu regulierenden Gefühle eingestellt hat.

Im Emotionsregulationstraining selbst werden dann entweder einzelne, mehrere oder alle der in Abbildung 33.1 aufgeführten Kompetenzen vorgestellt und ihre jeweilige Relevanz für einen adaptiven Umgang mit Gefühlen erläutert. Anschließend werden die Patient:innen in Übungen eingeführt, mit denen sich die jeweilige Kompetenz systematisch stärken lässt. Diese Übungen werden dann zunächst zusammen mit therapeutischer Begleitung und später eigenständig durchgeführt. Um den Trainingserfolg zu gewährleisten, ist dabei sowohl auf eine hinreichend hohe Trainingsfrequenz (z. B. 1-mal pro Tag) als auch auf einen hinreichend langen Trainingszeitraum (z. B. 6 Wochen) zu achten. In der letzten Phase des Trainings wird der konkrete Einsatz der Strategien in Belastungssituationen geübt und mithilfe von therapeutischen Rückmeldungen (sowie etwaiger Rückmeldungen von Mitpatient:innen in der Trainingsgruppe) weiter optimiert. Abschließend gilt es, die therapeutischen Übungen möglichst als »Übungsrituale« so in den Alltag einzubauen, dass besonders wichtige Kompetenzen auch nach Abschluss des Trainings weitertrainiert werden und so möglichst dauerhaft zur Verfügung stehen.

33.4 Typische Schwierigkeiten und Fehler

Was ist eigentlich eine Emotion? Eine Herausforderung, die es im Kontext von Emotionsregulationstrainings zu meistern gilt, ist terminologischer Art. Mit dem Begriff »Emotion« werden in der Wissenschaft vergleichsweise kurzlebige affektive Reaktionen bezeichnet, die üblicherweise einen relativ eindeutigen Auslöser haben (z. B. Angst, Ärger, Traurigkeit, Freude). Würde man sich in der therapeutischen Praxis jedoch auf die Bewältigung dieser Emotionen beschränken, bliebe eine Vielzahl affektiver Reaktionen unberücksichtigt, die für die zu behandelnde Problematik oft eine große Rolle spielen, deren Bewältigung sich gut trainieren lässt und die teilweise mit denselben Emotionsregulationskompetenzen bewältigt werden können wie die »richtigen« Emotionen. Zu diesen affektiven Reaktionen zählt u. a. Stress. Mit diesem Begriff kann eine Art »Vor-Emotion« bezeichnet werden, die aktiviert wird, wenn potentiell Gefahr droht, und die zu einer körperlichen Mobilisierung und einer geistigen Aktivierung und Lenkung der Aufmerksamkeit auf die mögliche Gefahr führt – mit dem Ziel, diese möglichst frühzeitig zu konkretisieren und abzuwehren. Ebenso bedeutsam ist die depressive Stimmung, die ausgelöst wird, wenn die aktuelle Situation als inakzeptabel aversiv, unkontrollierbar und zeitlich stabil bewertet wird. Ferner gibt es eine Vielzahl von körperlichen Reaktionen, wie beispielsweise Müdigkeit oder Erschöpfung, die akademisch korrekterweise eher als Körperreaktion klassifiziert werden können, die sich aus therapeutischer Perspektive aber, genauso wie Emotionen, durch bestimmte Auslösebedingungen und Handlungsimpulse auszeichnen, womit sie sich als Informations- und Energiequelle für adaptives Verhalten nutzen lassen (z. B. Information von Erschöpfung: »Deine Batterien sind zu leer.«, Handlungsaufforderung: »Mach mal ‹ne Pause!«). Es stellt sich die Frage, ob es aus pragmatischen Gründen auch akzeptabel ist, eigentlich eher kognitiv zu verortende Phänomene wie Neid, Eifersucht oder Hoffnungslosigkeit auch als »Gefühl« zu betrachten und zum Trainingsgegenstand in Emotionsregulationstrainings zu machen. Dafür spricht, ähnlich wie bei den Körperreaktionen, dass sich auch diese Phänomene auf eine spezifische Weise »anfühlen« und damit nicht ausschließlich (kalte) Kognitionen sind. Daher müsste man sie eigentlich als »gefühlte Bewertungen« bezeichnen.

Motivationsförderung. Im Bereich der praktischen Durchführung besteht eine zentrale Herausforderung darin, die Teilnehmenden für das regelmäßige Durchführen der kompetenzstärkenden Übungen zu gewinnen. Hier kommt dem therapeutischen Arbeitsbündnis (vgl. Kap. 1) eine große Bedeutung zu. Dabei ist es hilfreich, mit den Teilnehmenden klar zu erarbeiten, inwieweit sich durch das intensive Üben Ziele erreichen lassen, die von großer persönlicher Bedeutung sind. In der Mehrzahl der Fälle muss man aber auch solche positiv besetzten Annährungsziele erst einmal erarbeiten. Schließlich gilt es, dafür zu sorgen, dass die Patient:innen möglichst unmittelbar nach jeder Trainingshandlung ein positives Gefühl verspüren, welches die Handlung verstärkt und zu einer Gewohnheit werden lässt. Ein Kandidat für ein solches positives Gefühl ist die Freude über den im Training erzielten Erfolg. Da sich derselbe oft aber erst später einstellt, ist es im Trainingskontext zunächst einmal wichtig, auf Stolz zu fokussieren. Stolz wird aktiviert, wenn man glaubt, eine Leistung erbracht zu haben. Stolz verstärkt die erbrachte Leistung und motiviert zu weiterer Anstrengung. Patient:innen haben oft Schwierigkeiten, Stolz zur Selbstbelohnung bzw. -motivation zu nutzen, weil sie ihre Leistung als etwas Unbedeutendes ansehen und nicht glauben, dass sie es wert sind, sich für irgendetwas zu loben. Aus diesem Grund empfiehlt es sich, während der Arbeit an emotionalen Kompetenzen auch die Themen Selbstwert und Stolz zu adressieren. Idealerweise lernen die Patient:innen dabei, (1.) dass sie es wert sind, sich für sich selbst einzusetzen; (2.) dass es nicht selbstverständlich ist, so hart an sich zu arbeiten und sie deshalb stolz auf sich sein können; und (3.) dass Stolz sie einerseits für ihre Trainingsarbeit belohnen und motivieren und andererseits ihren Selbstwert stärken kann.

33.5 Kritische Einordnung

Erfolgskriterien. Zur standardisierten Erhebung des Erfolgs von Emotionsregulationstrainings stehen in Bezug auf den Aufbau emotionaler Kompetenz eine Reihe von Fragebogenverfahren zur Verfügung. Ein Beispiel für ein solches Verfahren ist der *Fragebogen* *zur Selbsteinschätzung emotionaler Kompetenzen* (SEK-27; Berking & Znoj, 2008; vgl. auch SEK-ES, Ebert et al., 2013), welcher das Ausmaß erfragt, in dem die in Abbildung 33.1 illustrierten Kompetenzen erfolgreich angewendet werden können. Kontrolliert man die diesbezüglichen Angaben um das Ausmaß, in dem in dieser Zeit belastende Gefühle erlebt wurden, erhält man einen Indikator für die emotionale Kompetenz des / der Patient:in. Mit dem SEK-ES steht ferner eine Variante des Fragebogens für die Erfassung emotionsspezifischer Kompetenzen zur Verfügung (Ebert et al., 2013). Zunächst speziell für den Einsatz bei Kindern entwickelt, aber später um eine Erwachsenenversion ergänzt, steht ferner der *Fragebogen zur Erhebung der Emotionsregulation bei Erwachsenen* (FEEL-E; Grob & Horowitz, 2014) zur Verfügung, der die selbsteingeschätzten Kompetenzen für den Umgang mit Wut, Angst und Traurigkeit erfasst. Im englischsprachigen Raum ist ferner die *Difficulties in Emotion Regulation Scale* (DERS; Gratz & Roemer, 2004) weit verbreitet, die den Einsatz adaptiver und maladaptiver Emotionsregulationsstrategien mit besonderem Fokus auf Borderline-assoziierte Reaktionsmuster erfasst.

Grad der empirischen Absicherung. Emotionsregulationstrainings gehören in einem gewissen Umfang zum Standardrepertoire der Verhaltenstherapie und können in dem Maße als evidenzbasiert gelten, in dem evidenzbasierte Emotionsregulationsstrategien trainiert werden, also zum Beispiel Entspannungstechniken (Li et al., 2020; Manzoni et al., 2008; Zhang et al., 2021; Kap. 27), Techniken der kognitiven Umbewertung (Denny & Ochsner, 2014; Kivity & Huppert, 2016; Liu et al., 2019; Ranney et al., 2017; Kap. 20) und Selbstmitgefühl (Diedrich et al., 2014; 2016). Darüber hinaus ist die Wirksamkeit der meisten in diesem Kapitel aufgeführten standardisierten Trainings durch einschlägige Studien belegt. Für einzelne Trainings, die auf spezifische Emotionen oder Störungen ausgerichtet sind, liegen jedoch bislang nur Pilotstudien oder erste RCTs vor, sodass deren Wirksamkeit in weiteren Studien bestätigt werden sollte (Compassionate Mind Training: Gilbert & Procter, 2006; Matos et al., 2017; Trauma Informed Guilt Reduction Therapy: Norman et al., 2014; 2018; Cognitive Remediation and Emotion Skills Training: Davies et al., 2012; Money et al., 2011; Tchanturia et al., 2014; 2015). Da der Übergang von Therapie zu Training und umgekehrt in vielen Fällen fließend ist, sei an dieser Stelle darauf hingewiesen, dass auch für die Emotionsregulations*therapie* (ERT; Mennin & Fresco, 2024) positive Befunde im Bereich der Behandlung der generalisierten Angststörung mit komorbider Depression und für die Emotionsfokussierte Therapie (Greenberg, 2002; Kap. 62) positive Befunde im Bereich der Behandlung von Depressionen sowie sozialer Angststörung, Trauma und Essstörungen vorliegen (Fülep et al., 2021).

FAQ

Wie vermittle ich Patient:innen mit ausgeprägten Defiziten in der Emotionswahrnehmung emotionale Kompetenzen?
Oft ist es hilfreich, sich von dem Druck freizumachen, diese Patient:innen zu den großen »Spürern« und »Fühlern« machen zu müssen. Unter Umständen werden diese Patient:innen nie zu denselben gehören. Aber selbst dann, wenn eine gute

Emotionswahrnehmungs- und -identifikationskompetenz den Einsatz nachfolgender Emotionsregulationskompetenzen erleichtert, so lässt sich doch auch unter Nutzung vergleichsweise wenig spezifischer Emotionsbezeichnungen am Aufbau bedeutsamer emotionaler Kompetenzen arbeiten. Falls ein Patient beispielsweise nicht über die Benennung »extrem blödes Gefühl« hinauskommt, kann man durchaus mit ihm daran arbeiten: (1.) zu verstehen, wann das »blöde Gefühl« ausgelöst wird; (2.) das Gefühl zunächst erstmal zu akzeptieren; (3.) Wege zu finden, wie er Einfluss auf das Gefühl nehmen kann; und (4.) effektive Strategien zu identifizieren und einzusetzen, mit denen er sich so lange innerlich unterstützt, wie das »blöde Gefühl« da ist (sodass nicht vorzeitig die Nutzung adaptiver Strategien zugunsten langfristig schädlicher Strategien aufgegeben wird).

Weiterführende Literatur

Berking, M. (2017). Training Emotionaler Kompetenzen (4. Aufl.). Heidelberg: Springer.

Berking, M. (2024). Emotion regulation and mental health: current evidence and beyond. *World Psychiatry*, *23*(3), 438.

Berking, M. & Musa, N. S. (2024). Affect Regulation Training (pp. 391-398). In Gross J. & B. Ford (Eds.) Handbook of Emotion Regulation. New York: Guilford

Greenberg, L. S. (2002). Emotion-focused therapy: Coaching clients to work through their feelings. Washington, DC: American Psychological Association.

Linehan, M. (1993). Cognitive-Behavioral Treatment of Borderline Personality Disorder. New York: Guilford.

Mennin, D. & Farach, F. (2007). Emotion and Evolving Treatments for Adult Psychopathology. Clinical Psychology: Science and Practice, 14, 329–352.

34 Stuhldialoge

Gitta Jacob • Eva Fassbinder • Laura Seebauer

34.1 Hintergrund und allgemeine Merkmale

Stuhldialoge sind eine variantenreiche und kreative therapeutische Technik, die in vielen Kontexten eingesetzt werden kann. Wichtige Schwerpunkte sind dabei sowohl intra- als auch interpersonelle Konflikte. Stuhldialoge wurden in der humanistischen Therapietradition entwickelt. Sie sind jedoch grundsätzlich in nahezu jedes therapeutische Verfahren integrierbar und werden im Rahmen der »dritten Welle« zunehmend in integrativen therapeutischen Methoden eingesetzt (s. Teil VII).

Ein Stuhldialog wird mit einem oder mehreren Stühlen durchgeführt. Die Stühle stehen beispielsweise für verschiedene innere Anteile, Emotionen oder Gedanken der Patient:innen. Sie können aber auch Entscheidungsoptionen, Elemente aus Träumen oder Personen aus der Vergangenheit oder Gegenwart symbolisieren. Die Betroffenen wechseln zwischen diesen Stühlen und versetzen sich dadurch in die verschiedenen Seiten des bearbeiteten Konflikts hinein. Ziele können beispielsweise sein,

- Emotionen wahrzunehmen und zu regulieren,
- eigene innere Anteile zu erkennen und einen anderen Umgang mit ihnen zu erlernen,
- andere Perspektiven einzunehmen,
- Konflikte zu verstehen und / oder zu lösen,
- mehr Distanz zu inneren Ereignissen zu bekommen oder
- Entscheidungen zu treffen.

In Stuhldialogen wird sowohl auf der kognitiven als auch auf der erfahrungsorientierten Ebene gearbeitet. Je nach therapeutischer Ausrichtung lassen sie sich eher kognitiv oder emotionsorientiert gestalten. Wir verstehen die Technik in erster Linie als emotionsorientiert bzw. als gute Möglichkeit, die kognitive Arbeit um erlebnisorientierte Aspekte zu bereichern.

Wichtig

In Stuhldialogen wird parallel auf kognitiver und der emotionaler Ebene gearbeitet. Wir empfehlen eine möglichst stark erfahrungsorientierte Ausrichtung, um optimale Effekte zu erzielen.

34.2 Indikation, Kontraindikation und Nebenwirkungen

Indikation. Stuhldialoge können immer eingesetzt werden, wenn in der Therapie Konflikte oder Ambivalenzen zum Thema werden, deren Bearbeitung therapeutisch sinnvoll erscheint. Sie sind eine geeignete Technik, wenn Patient:innen »sich selbst nicht verstehen«, ein »Emotionschaos« haben, wenn ihre Haltung gegenüber einer bestimmten Thematik stark schwankt oder wenn sie »etwas vom Kopf her wissen, aber vom Bauch her einfach nicht fühlen können«. Stuhldialoge können auch bei Therapieblockaden sinnvoll sein, beispielsweise wenn der / die Therapeut:in die eigene Tendenz bemerkt, den / die Patient:in von einer »gesunden Perspektive« überzeugen zu wollen, während diese:r in der dysfunktionalen Perspektive verharrt (»An meiner Situation kann man nichts ändern«). Im Folgenden finden sich einige typische Äußerungen, bei denen ein Stuhldialog geeignet sein kann:

- »Ich suche jetzt schon sehr lange nach einem Haus / einer Wohnung / einem neuen Job / einem Partner / … Aber jedes Mal, wenn etwas infrage kommt, schrecke ich irgendwie zurück.«
- »Ich ärgere mich sehr häufig über meinen Chef / meinen Partner / … und möchte bestimmte Dinge unbedingt ansprechen. Aber immer, wenn es sich eigentlich anbieten würde, passiert doch etwas anderes.«
- »In der letzten Sitzung habe ich gesagt, dass ich meine Beziehung beenden werde. Einen Tag später konnte ich mir das überhaupt nicht mehr vorstellen.«
- »Wenn meine Mutter diesen klagenden Ton hat, könnte ich ausrasten. Aber wenn ich auch nur ein bisschen abweisend zu ihr bin, bekomme ich sofort ein fürchterlich schlechtes Gewissen.«

Stuhldialoge können grundsätzlich zu jedem beliebigen Zeitpunkt in der Therapie eingesetzt werden. Wir empfehlen jedoch, diese Technik schon recht früh in der Therapie einzuführen. Dann gehen in der Regel sowohl Patient:innen als auch Therapeut:innen am unbefangensten damit um. Je mehr ein:e Patient:in daran gewöhnt ist, sich während einer therapeutischen Sitzung nicht von seinem / ihren Sessel weg zu bewegen, desto schwerer ist er / sie in der Regel für einen Stuhldialog zu motivieren.

Kontraindikation. Als wichtige Kontraindikation für emotionsorientierte Techniken im Allgemeinen galten lange Zeit schwere psychische Störungen wie Persönlichkeitsstörungen oder psychotische Störungen angesehen. Hintergrund dessen war die Erfahrung, dass die Betroffenen von den dabei auftretenden Gefühlen zu sehr »überflutet« werden können. Mit dem Einsatz von Stuhldialogen in Behandlungsverfahren für schwere Störungen wie der Schematherapie (vgl. Kap. 66) hat sich diese Kontraindikation stark relativiert. Studienergebnisse und Pilotdaten zeigen, dass Stuhldialoge gut bei sehr schweren Persönlichkeitsstörungen und sogar bei Dissoziativen Identitätsstörungen einsetzbar sind. Allerdings muss beachtet werden, dass in solchen Fällen der / die Therapeut:in die Führung übernehmen muss und die Technik nicht dem Prozess des Patienten bzw. der Patientin allein überlassen bleiben darf. Dann drohen in der Tat Dekompensation oder – weitaus häufiger – Abwehr, Vermeidung oder Dissoziation.

Nebenwirkungen. Nebenwirkungen können in Form von emotionaler Überflutung oder Abwehrreaktionen während der Übung auftreten, da Patient:innen im Rahmen von Stuhldialogen relativ rasch mit unerwartet starken Gefühlen konfrontiert werden können. Durch Stuhldialoge können auch bis dahin unterdrückte Gefühle nachhaltig aktiviert werden, z. B. Trauer oder Ärger. Häufig handelt es sich dabei aus therapeutischer Perspektive durchaus um erwünschte Prozesse, die für die Patient:innen jedoch unangenehm sein können.

34.3 Praktische Durchführung

Zu Beginn eines Stuhldialogs wird für jede Seite des Konflikts, die initial erkennbar ist, ein Stuhl aufgestellt. Im klassischen Vorgehen stellt der / die Patient:in selbst die Stühle so auf, wie er / sie es passend findet. Bei einem stärker therapeutisch geführten Stuhldialog kann auch der / die Therapeut:in die Stühle aufstellen. Der / die Patient:in nimmt dann auf allen Stühlen nacheinander Platz und bringt die jeweilige Seite des Konflikts zum Ausdruck. Der / die Therapeut:in hat die Aufgabe, diesen Prozess zu begleiten und darauf zu achten, dass der / die Patient:in sich auf jedem Stuhl auf die jeweilige Konfliktseite konzentriert. Wenn spontan weitere Affekte auftauchen, werden diese durch eigene Stühle in den Stuhldialog integriert. Sofern das Ziel des Dialogs das Verstehen eines Konflikts ist, wird dieser Prozess so lange fortgeführt, bis der Konflikt effizient dargestellt erscheint. Dafür ist in der Regel ein Zeitfenster von 15 bis 30 Minuten ausreichend, gefolgt von einer Reflexion, für die der Stuhldialog wieder verlassen wird.

Wenn das Ziel eher in der Lösung eines Konflikts oder der Stärkung einer bestimmten Seite des / der Patienten / Patientin besteht, wird im Stuhldialog nach Wegen gesucht, wie die gewünschten Seiten stärker gespürt und ausgedrückt werden kann. Das Erleben und Ausdrücken von Emotionen und Affekten kann dabei verstärkt werden, beispielsweise durch das therapeutische Modell, durch Übergangsobjekte, durch Symbole oder durch die Identifikation mit Personen, die für diese Anteile stehen.

Fallbeispiel

Kerstin Maiersberger, eine 42-jährige Sozialarbeiterin, hat kürzlich die Leitung einer Beratungsstelle übernommen, in der sie vorher als Beraterin gearbeitet hatte. Ihre Beförderung wurde vom Team grundsätzlich begrüßt, dennoch kommt es gelegentlich zu Eifersüchteleien und Konflikten. Frau Maiersberger leidet sehr darunter und es fällt ihr schwer, bei Konflikten eine Führungsrolle zu übernehmen. Sobald ein:e Kolleg:in mit etwas nicht zufrieden ist, fühlt sie sich elend und hat ein schlechtes Gewissen. Auch wenn sie rational versteht, dass nicht jeder jederzeit zufrieden sein kann, kann sie sich emotional nicht davon distanzieren. Dieser innere Konflikt belastet sie über einige Monate so sehr, dass sie eine depressive Symptomatik entwickelt. Frau Maiersberger ist mit einer chronisch depressiven Mutter aufgewachsen, die sie stark parentifiziert und für ihr Wohlergehen verantwortlich gemacht hat. Die Schuldgefühle gegenüber den Kolleg:innen erinnern Frau Maiersberger an die Schuldgefühle, die sie lange Zeit hatte, wenn es ihrer Mutter nicht gut ging.

Die Therapeutin schlägt Frau Maiersberger einen Stuhldialog mit zwei Stühlen zur Auseinandersetzung mit ihren Schuldgefühlen vor. Ein »Schuldstuhl« repräsentiert ihr schlechtes Gewissen und ihre Schuldgefühle gegenüber Kolleg:innen. Der »gesunde Stuhl« repräsentiert die realistische Sichtweise, die sie gerne stärker spüren würde. Auf dem »Schuldstuhl« drückt Frau Maiersberger massive Schuldgefühle aus. Sie fühlt sich in einem Maß für das Wohlergehen der Kolleg:innen verantwortlich, das völlig übertrieben erscheint. Auf dem gesunden Stuhl kann sie zaghaft anerkennen, dass es unmöglich ist, dass jeder zu jeder Zeit vollkommen zufrieden ist. Zudem sieht sie, dass es zu ihrer neuen Führungsaufgabe zwangsläufig gehört, auch konfliktträchtige Entscheidungen durchzusetzen.

Nachdem beide Seiten des Konflikts zum Ausdruck gebracht wurden, wird daran gearbeitet, wie Frau Maiersberger die »gesunde Seite« intensiver spüren kann. Sie sucht nach Sätzen, die diese Seite gut repräsentieren: »Es ist unrealistisch, dass immer alle zufrieden sind! Es ist nicht die Aufgabe der Chefin, alle glücklich zu machen! Konflikte gehören zum Leben und sind ganz normal!« Gemeinsam mit der Therapeutin übt sie, diese Sätze mit kräftiger Stimme und starker Überzeugung auszusprechen. Auch wenn sie das anfangs etwas seltsam findet, fühlt sie sich dadurch sehr gestärkt. Am Ende der Übung werden diese Sätze verankert, indem sie auf eine Postkarte geschrieben werden, die Frau Maiersberger mit nach Hause nimmt. Zudem stellt sie sich ein bestimmtes Lied als Klingelton für ihr Handy ein, das diese entspannte und realistische Haltung für sie gut repräsentiert.

Einführung von Stuhldialogen. Initial sind Stuhldialoge für Patient:innen oft eine eher etwas befremdliche Technik. Therapeut:innen sollten sie deshalb ganz selbstverständlich einführen. Lange Erklärungen vorab sind in der Regel wenig zielführend, da sie Ängste und den Widerstand gegen die Technik eher verstärken. Zudem wird der hohe Wert dieser Technik ohnehin erst im Verlauf und im Erleben erfahrbar. Therapeut:innen, die sich selbst in der Durchführung dieser Technik noch nicht sicher fühlen, sollten zunächst mit Patient:innen beginnen, die eher leichter erkrankt und zur Mitarbeit gut motiviert sind.

Typische Prozesse in Stuhldialogen. Grundsätzlich sind Stuhldialoge sehr flexible Übungen, deren Verlauf vorab nie sicher vorhergesagt werden kann. Dementsprechend müssen Therapeut:innen auch während des Stuhldialogs offen für alle Impulse von Patient:innen sein. Bei aller Verschiedenartigkeit gibt es jedoch typische Prozesse, die in Stuhldialogen wiederholt auftauchen:

- **Auseinandersetzung mit und Reduktion von übermäßigen Standards.** Hier stehen sich im Stuhldialog häufig eine fordernde / perfektionistische / »innerer Antreiber«-Seite und eine gesunde, selbstfürsorgliche Seite gegenüber. Die selbstfürsorgliche Seite begrenzt den Perfektionismus und stärkt eine Haltung, die es erlaubt, Grenzen zu setzen und nicht alles perfekt zu erledigen.
- **Auseinandersetzung mit Schuldgefühlen.** Ähnlich wie bei der Auseinandersetzung mit übermäßigen Standards stehen sich hier ein »Schuldstuhl« und ein realistischer, gesunder Stuhl gegenüber. Häufig spielt auch der Ausdruck von Ärger eine Rolle – etwa mit einem eigenen Ärgerstuhl bei Patient:innen, die ihren Ärger gelegentlich unangemessen heftig ausdrücken. Alternativ kann bei stark ärgergehemmten Patient:innen das Üben eines angemessenen Ärgerausdrucks Teil der Rolle des »gesunden Stuhls« sein.

- **Auseinandersetzung mit der eigenen Verletzlichkeit.** Dazu kommt es häufig, wenn Patient:innen bestimmte Herausforderungen vermeiden und im Stuhldialog der Hintergrund dieser Vermeidung erarbeitet werden soll. In aller Regel werden dann Gefühle wie Angst, Versagen oder Scham deutlich. Diese Stuhldialoge erfordern in der Regel einen Stuhl für die Vermeidung, einen Stuhl für die (häufig erst im Stuhldialog auftretende) eigene Verletzlichkeit sowie einen »gesunden« Stuhl, auf dem sich der / die Patient:in selbst ermutigt und stärkt.
- **Auseinandersetzung mit Ambivalenzen.** Dies betrifft Situationen, in denen Patient:innen in einer für sie schädlichen Situation oder Beziehung verbleiben, die sie »eigentlich« verändern möchten. Die beteiligten Stühle sind die »verharrende« Seite sowie die »änderungswillige« Seitc. Dabei kann zum einen eine der bereits geschilderten Dynamiken entstehen, z. B. wenn die Patientin ihren Partner aus Schuldgefühlen heraus nicht verlässt. Zum anderen kann jedoch auch die Funktionalität des Verhaltens deutlich werden. Dies ist beispielsweise der Fall, wenn ein Patient durch eine Beziehung finanzielle oder andere Vorteile erhalten kann, wenn ein ungeliebter Job gleichzeitig sehr bequem ist oder wenn eine Veränderung der Situation mit hohen Anstrengungen verbunden wäre. Sehr häufig geht es letztlich um eine Auseinandersetzung mit vermeidenden oder undisziplinierten Anteilen. Im Stuhldialog geht es darum, eine Entscheidung zu finden, die mit der Veränderung notwendige Anstrengung und Verantwortungsübernahme zu reflektieren und eventuell erste Schritte zu planen.

Wichtig

Stuhldialoge sollten grundsätzlich sehr individuell durchgeführt werden. Dennoch zeigen sich bei verschiedenen Patient:innen doch immer wieder sehr ähnliche emotionale Prozesse.

Fallbeispiel • Auseinandersetzung mit Ambivalenzen

Stefan Pull, ein 36-jähriger Internist, hat vor zwei Jahren nach Ende seiner Facharztausbildung eine Stelle im Gesundheitsamt angenommen. Das war für ihn damals sehr praktisch, weil sein Kind noch klein war und die Stelle mit wenig Aufwand auszufüllen war. Mittlerweile spricht er häufiger davon, sich niederlassen zu wollen. Irgendwie hat er jedoch das Gefühl, auf der Stelle zu treten, und darüber bereits etwas depressiv zu werden. Deshalb bespricht er das Thema mit einem Therapeuten. Der Therapeut führt mit ihm einen Stuhldialog durch – ein Stuhl steht für den Wunsch, sich niederzulassen, der andere Stuhl für das Verharren an der aktuellen Stelle. Herr Pull beginnt auf dem Stuhl, der sich den Wechsel wünscht. Er führt dort aus, dass ihn die aktuelle Stelle fachlich nicht ausfüllt und dass das Prestige der Stelle und die Karriereaussichten beschränkt sind. Dies klingt alles sehr schlüssig. Der Therapeut bittet ihn daraufhin, sich auf den Stuhl des Verharrens zu setzen, was Herrn Pull zunächst gar nicht behagt. Der Therapeut kann ihn jedoch überzeugen, dass es wichtig ist, diesen Stuhl kennenzulernen, um seine aktuelle Situation besser zu verstehen.

Auf dem Stuhl des Verharrens führt Herr Pull aus, dass sein aktueller Job sehr vorhersehbar und vor allem sehr bequem ist. Er kann immer um 17 Uhr daheim sein und hat viel Zeit für sein Kind. Die Stelle ist sicher und in zwei Jahren wird er höchstwahrscheinlich verbeamtet. Außerdem scheut er das mit einer Niederlassung verbundene Risiko. Insbesondere mit Fragen der Abrechnung und des Marketings setzt er sich nur sehr ungern auseinander. Die Langeweile auf der aktuellen Stelle kann er in seiner Freizeit recht gut wettmachen.

Der Stuhldialog macht Herrn Pull sehr nachdenklich. Ist sein Wunsch nach der Niederlassung womöglich eher eine nette Fantasie als ein ernsthaftes Vorhaben? Was ist es ihm wirklich wert, eine neue Herausforderung zu suchen?

Variationen der Durchführung. Klassischerweise wird in Stuhldialogen mit Stühlen gearbeitet, auf die sich die Patient:innen setzen. Wenn diese sich jedoch emotional von diesem Vorgehen überfordert fühlen, kann mit mehr Distanz gearbeitet werden. Beispielsweise können lediglich Stühle aufgestellt und dann von außen besprochen werden, welche Gefühle und Impulse auf welchem Stuhl auftauchen. Noch mehr Distanz entsteht, wenn mit Ersatzmaterialien wie Puppen, Spielzeugfiguren oder Symbolen gearbeitet wird. Umgekehrt können Affekte auch durch Provokationen oder Modellverhalten intensiviert werden, z. B. indem der / die Therapeut:in auf einem Stuhl einen bestimmten Anteil des Patienten bzw. der Patientin »spielt«, um ihm / ihr eine Außenperspektive auf sich selbst zu ermöglichen.

Führung des Prozesses. Bei gesünderen Patient:innen wird im Stuhldialog in erster Linie der emotionale Prozess aufgegriffen. In aller Regel entfalten sich die beteiligten Affekte sehr stimmig. Bei schwerer beeinträchtigten Patient:innen, z.B. mit Persönlichkeitsstörungen, sollten Therapeut:innen den Stuhldialog stärker in bestimmte Richtungen leiten und manche Prozessanteile aktiv bremsen. Zum Beispiel sollte ein:e Patient:in mit Borderline-Persönlichkeitsstörung nicht lange auf dem Stuhl des »inneren Kritikers« sitzen bleiben, da dadurch oft intensive Emotionen von Selbsthass, Schuld und Scham verstärkt werden können. Um den Stuhl einer funktionalen und gesunden Sichtweise auszufüllen, brauchen diese Patient:innen häufig aktive therapeutische Unterstützung und Modellbildung. Diese sollte unbedingt angeboten werden, wenn im Stuhldialog viele bedrohliche Emotionen aktiviert wurden. Das Ziel von Stuhldialogen ist nicht, wahllos Emotionen auszulösen, sondern auch einen heilsamen Prozess zu stimulieren, den der / die Patient:in als prinzipiell steuerbar, hilfreich und nicht überflutend erlebt.

34.4 Typische Schwierigkeiten und Fehler

Die wichtigsten Schwierigkeiten und Fehler bei der Durchführung von Stuhldialogen betreffen das angemessene Aufgreifen der auftretenden Affekte. Wir betrachten es als angemessen, wenn

- die spontan in der Therapiesitzung und im Stuhldialog auftretenden wichtigen Emotionen berücksichtigt werden,
- nicht zu viele Anteile aufgegriffen werden, um Verwirrung zu vermeiden,

- die Übung eher auf der emotionalen als der kognitiven Erlebensebene durchgeführt wird,
- der / die Therapeut:in mit der Übung ein angemessenes Ziel verfolgt sowie
- die Führung des Prozesses dem Störungsgrad des Patienten bzw. der Patientin angepasst ist und
- der / die Patient:in den Prozess als steuerbar erlebt.

Eine Übersicht über die damit korrespondierenden wichtigsten Schwierigkeiten und Fehler finden sich im folgenden Kasten. Alle diese Fehler treten typischerweise auf, wenn Therapeut:innen noch relativ wenig Erfahrung mit dieser Technik besitzen. Mit etwas Übung, Routine und Supervision legen sich diese Probleme in der Regel.

Häufige Probleme bei Stuhldialogen

- Die Impulse des Patienten bzw. der Patientin werden nicht angemessen aufgegriffen bzw. der / die Therapeut:in hängt zu rigide an der eigenen Prozessvorstellung.
- Der / die Therapeut:in ist verunsichert, weil er / sie keine klare Zielvorstellung besitzt.
- Der Stuhldialog wird übermäßig komplex / es gibt zu viele Stühle.
- Die Übung driftet in eine rein kognitive Reflexion ab.
- Patient:innen mit schwerer Störung erhalten zu wenig Führung und reagieren mit emotionaler Überflutung oder (häufiger) Abwehr.

Emotionen werden nicht angemessen aufgegriffen. Therapeut:innen neigen manchmal dazu, zu sehr an eigenen Vorstellungen über die in der Übung aktivierten Emotionen zu hängen und die spontan auftretenden Impulse von Patient:innen zu wenig wahrzunehmen und zu berücksichtigen. Beispielsweise platziert der / die Therapeut:in einen »gesunden Stuhl« und realisiert nicht, dass der / die Patient:in auf diesem Stuhl eher in die Vermeidung geht. Oder der / die Therapeut:in realisiert nicht, dass die Begrenzung eines Introjekts (z. B. der »Antreiber«) starke Angst auslöst. Anstatt sich hier auf die eigenen therapeutischen Vorannahmen zu verlassen, müssen Therapeut:innen lernen, die spontan auftretenden Emotionen von Patient:innen wahrzunehmen und einzubinden.

Therapeut:in hat keine klare Zielvorstellung. Insbesondere Verhaltenstherapeut:innen, die klare Strukturen und Hausaufgaben gewöhnt sind, finden es oft schwierig, sich auf die relative Offenheit von Stuhldialogen einzulassen. Nach einem Stuhldialog entsteht hier manchmal eine Art kommunikatives Vakuum im Sinne eines »Und was jetzt?«. Diese Situation kann vermieden werden, wenn man eine Vorstellung davon besitzt, was man mit dem Stuhldialog erreichen möchte. Geht es darum, Ambivalenzen und Konflikte zu klären und zu verstehen? Dann ist das Verständnis eines Konflikts ein gutes Ergebnis der Übung. Oder besteht das Ziel darin, bestimmte Seiten oder Anteile zu stärken und weiterzuentwickeln? Dann sollte aktiv daran gearbeitet werden, der jeweiligen Seite im Stuhldialog Raum zu geben und sie beispielsweise mit Symbolen oder Übergangsobjekten zu stärken und zu unterstützen.

Der Stuhldialog wird übermäßig komplex. In Stuhldialogen sollten prinzipiell alle für eine gegebene Situation oder einen bestimmten Konflikt relevanten Anteile berücksichtigt werden. Dabei kann es jedoch passieren, dass so viele Stühle aufgestellt werden, dass der Überblick verloren geht. Als Faustregel kann gelten, dass die Arbeit mit mehr als fünf Stühlen in den meisten Fällen nicht mehr zielführend ist.

Die Übung wird zu kognitiv. Gerade kognitive Verhaltenstherapeut:innen neigen dazu, dysfunktionale Kognitionen rasch auf dem kognitiven Niveau zu hinterfragen und zu disputieren. Sie tun dies häufig auch mitten im Stuhldialog, beispielsweise gegenüber den Botschaften eines perfektionistischen Antreibers. Im Stuhldialog soll es jedoch darum gehen, dass der / die Patient:in die Wirkung dieser Worte und die dadurch ausgelösten Emotionen von einem anderen Stuhl aus erlebt und dadurch selbst eine andere Sichtweise entwickelt. Das kann durch zu frühe Disputation unterlaufen werden.

Schwer kranke Patient:innen reagieren mit Vermeidung oder (seltener) emotionaler Überflutung. Wie beschrieben, sollte etwa bei Patient:innen mit schweren Persönlichkeitsstörungen der Prozess aktiv gesteuert und die Patient:innen durch die Übung geführt werden. Geschieht dies nicht – wird beispielsweise der / die Patient:in zu stark dem Stuhl seines / ihres strafenden Anteils überlassen –, so kann es entweder zu Überflutungen mit unangenehmen Emotionen oder zu Vermeidung, Dissoziation oder anderen Abwehrstrategien kommen. Dabei fürchten sich Therapeut:innen stärker vor der emotionalen Überflutung; nach unserer klinischen Erfahrung treten jedoch in der Mehrzahl dieser Fälle vermeidende Reaktionen auf.

Beispiel

In einer schematherapeutischen Behandlung (vgl. Kap. 66) verfolgt die Therapeutin das Ziel, dass die Borderline-Patientin (vgl. Kap. 53) ihren strafenden inneren Anteil (»strafender Elternmodus«) bekämpft. In einer der ersten Sitzungen kommt das Thema Selbstabwertung zur Sprache und die Therapeutin stellt Stühle für einen Stuhldialog auf (beteiligte Stühle: 1. strafender Anteil, 2. gesunder Anteil). Die Patientin setzt sich spontan auf den Stuhl des strafenden Anteils und beginnt, ihren Selbsthass zu elaborieren. Dabei gerät sie immer stärker in diesen Modus hinein. Auf vorsichtige Versuche, sie aus dem Modus herauszulenken, sagt die Patientin, dass der Modus absolut im Recht sei. Sie sei wertlos und zu nichts zu gebrauchen. Die Therapeutin ist durch diese Reaktion verunsichert und kann die Patientin nicht mehr von diesem Standpunkt abbringen.

In dieser ersten Phase der Therapie ist die Patientin noch nicht in der Lage, sich selbständig gegen den strafenden Modus zu wehren. Es ist deshalb eine wichtige Aufgabe der Therapeutin, die Patientin zu schützen, indem sie beispielsweise diese Übung erst zu einem späteren Zeitpunkt in der Therapie durchführt, die Aussagen des entsprechenden Stuhls nur mit Distanz formulieren lässt, die Auseinandersetzung damit zeitlich eng begrenzt hält und dem Aufbau von Stärke auf dem gesunden Stuhl viel Zeit widmet und den gesunden Anteil für die Patientin modelliert.

34.5 Kritische Einordnung

Stuhldialoge haben eine lange therapeutische Tradition und werden in vielen aktuellen Ansätzen wie der Schematherapie (Jacob & Arntz, 2015; s. auch Kap. 66), der Emotionsfokussierten Therapie (Greenberg, 2006; s. auch Kap. 62) oder der Compassion Focused Therapy (Gilbert, 2013; Bell et al., 2021) – mit unterschiedlichen Zielen – eingesetzt. Zu diesen Ansätzen liegen in unterschiedlichem Umfang positive Wirkungsnachweise vor, die vermuten lassen, dass Stuhldialoge eine wirksame Technik sind. Allerdings beziehen sich Studien zu diesen Ansätzen nicht alleine auf die Technik der Stuhldialoge. Solche Studien zur Wirksamkeit von Stuhltechniken als einziger Intervention sind noch rar, beschränken sich auf kurze Interventionen und Pilotstudien und haben häufig einen qualitativen Ansatz. Sie zeigen insgesamt, dass sich Patient:innen durch diese Technik durchaus gefordert fühlen, aber sehr davon profitieren können (z.B. Josek et al., 2023; Lafrance Robinson et al., 2014; Stiegler et al., 2018). Randomisierte Studien mit längeren Behandlungszeiträumen stehen noch aus. Dennoch halten wir Stuhldialoge für eine fruchtbare Technik, deren Einsatz sich in sehr vielen therapeutischen Situationen lohnen kann.

Teil IV

FAQ

Wie viele Stühle sind für einen Stuhldialog ideal bzw. maximal geeignet?
Die Auswahl und Anzahl der Stühle hängt von den emotionalen Prozessen des Patienten bzw. der Patientin ab. Generell erscheinen zwei bis maximal fünf Stühle günstig und vom Grad der Komplexität her noch zu bewältigen.

Ab wann können Stuhldialoge in der Psychotherapie eingesetzt werden?
Es erscheint empfehlenswert, grundsätzlich zu einem frühen Zeitpunkt der Therapie mit dieser Technik zu beginnen, um sie ganz selbstverständlich einzuführen. Wenn Patient:innen erst einmal mit der Technik vertraut sind, werden in aller Regel keine Vorbehalte mehr bestehen.

Wie können Patient:innen auf Stuhldialoge vorbereitet werden?
Es hat sich bewährt, lediglich kurz zu erläutern, dass verschiedene Anteile auf verschiedene Stühle gesetzt werden, und dann mit dem Stuhldialog zu beginnen. Je selbstverständlicher Therapeut:innen diese Methode einsetzen, desto selbstverständlicher wird auch der / die Patient:in folgen.

Weiterführende Literatur

Faßbinder, E. & Jacob, G. (2014). Stuhldialoge in der Psychotherapie. Beltz Video-Learning (DVD). Unter Mitarbeit von E.-L. Brakemeier, C.-H. Lammers, F. Matthies, V. Sipos. Weinheim: Beltz.

Lammers, C.-H. (2015). Emotionsfokussierte Techniken. Techniken der Verhaltenstherapie. Weinheim: Beltz.

35 Selbstwertstärkende Techniken

Friederike Potreck

35.1 Hintergrund

Die meisten Patient:innen, die sich in einer psychotherapeutischen Behandlung befinden, wünschen sich einen besseren Selbstwert und hoffen, dass eine Psychotherapie ihnen dazu verhilft. Auch die meisten Psychotherapeut:innen halten eine Steigerung des Selbstwerts ihrer Patient:innen für zentral, wenn es um die langfristige Stabilisierung der psychischen Situation geht. Zahlreiche empirische Studien belegen, dass es enge positive Korrelationen zwischen einem gesunden Selbstwert und psychischer Gesundheit, Wohlbefinden und Lebenszufriedenheit gibt, wohingegen psychische Krankheit, soziale Probleme und Depressionen sowie generalisierte Angst negativ mit dem Selbstwert verknüpft sind (z.B. Baumeister et al., 2003; Stangier et al., 2009). In diesem Kapitel werden therapeutische Interventionen dargestellt, die geeignet sind, den Selbstwert zu stärken, und sich in der therapeutischen Praxis bewährt haben.

Zunächst einige Gedanken zur theoretischen Fundierung des hier dargestellten Ansatzes.

Definition

Der **Selbstwert** ist die Summe aller positiven Bewertungen der eigenen Person.

Das bedeutet zunächst: Je mehr Aspekte eine Person an sich selbst als positiv einschätzt, umso höher ist ihr Selbstwert. Dieses im Grunde sehr einfache Theorem ist der Ausgangspunkt für die therapeutischen Interventionen zur Steigerung des Selbstwerts: Die Patient:innen werden angeleitet, die positiven Aspekte der eigenen Person und des eigenen Handelns mehr und mehr wahrzunehmen und diese auch als positiv anzuerkennen. Somit kommt es zu einer nicht nur kognitiv, sondern auch emotional verankerten Wertschätzung der eigenen Person, der eigenen Eigenschaften, Fähigkeiten und Handlungen.

In diesem Prozess sind zwei Aspekte bedeutsam: Zum einen geht es darum, die bisherige Fokussierung auf die als negativ wahrgenommenen Elemente der eigenen Person aufzulösen, die in der Regel für die große Zahl von negativen Selbstbewertungen verantwortlich sind. Dies geschieht durch die therapeutisch unterstützte Fokussierung auf die positiven Aspekte der eigenen Person. Zum anderen geht es um die systematische Modifikation von in der Regel lerngeschichtlich tief eingebetteten Selbstbewertungsgewohnheiten, die den meisten Patient:innen in ihrer Ausprägung und ihren Konsequenzen für den Selbstwert nicht annähernd bewusst sind. Dies geschieht durch die Etablierung von positiven selbstwertbezogenen Ritualen im Alltag, die durch kontinuierliche therapeutische Begleitung schrittweise aufgebaut werden.

Eine sehr wertvolle und für die Therapie gut nutzbare Differenzierung des Selbstwertkonzepts leisten Schütz et al. (2016), die ausgehend von dem Selbstkonzeptansatz von Shavelson et al. (1976) einen Test zur Erfassung des Selbstwerts (MWSW) entwickelten, der auf den folgenden sechs Skalen verschiedene Dimensionen des Selbstwerts abbildet:

(1) emotionale Selbstwertschätzung
(2) soziale Selbstwertschätzung: Sicherheit im Kontakt
(3) soziale Selbstwertschätzung: Umgang mit Kritik
(4) leistungsbezogene Selbstwertschätzung
(5) körperbezogene Selbstwertschätzung: physische Attraktivität
(6) körperbezogene Selbstwertschätzung: Sportlichkeit

Setzt man diesen Test in der Therapie ein und wertet ihn gemeinsam mit der Patientin oder dem Patienten aus, so erfährt er oder sie unmittelbar, dass der Selbstwert sich aus verschiedenen Teilaspekten der Person zusammensetzt, die durchaus unterschiedlich ausgeprägt sein können. Damit eröffnen sich Möglichkeiten, gezielt einzelne Aspekte des Selbstwerts zu verändern.

Schöne und Stiensmeier-Pelster (2016) entwickelten zudem ein Selbstwertinventar für Kinder und Jugendliche, das über drei Skalen Selbstwerthöhe, Selbstwertstabilität und Selbstwertkontingenz erfasst.

35.2 Indikation, Kontraindikation und Nebenwirkungen

Patient:innen, die sich in einer psychotherapeutischen Behandlung befinden, haben in der Regel einen geringen Selbstwert. Durchgängig sind in den klinischen Studien, in denen neben den Symptomen auch der Selbstwert erfasst wird, psychische Störungen und psychosoziale Probleme mit einem niedrigen Selbstwert verknüpft. Insofern ist eine Stärkung des Selbstwerts für die meisten Patient:innen auch im Rahmen einer störungsbezogenen Psychotherapie angezeigt.

Kontraindiziert sind selbstwertstärkende Interventionen dann, wenn Patient:innen offensichtlich zur Selbstüberschätzung neigen. Meist ist das Phänomen der Selbstüberschätzung mit einer Reihe von sozialen Problemen oder Interaktionsproblemen verbunden, die darauf hindeuten, dass der Person die Balance aus kritischer Selbstreflexion und angemessener Selbstwertschätzung fehlt (Schütz, 2005). Dies ist vor allem bei Personen mit Narzisstischen Persönlichkeitsstörungen (vgl. Kap. 52) gegeben. Für nahezu alle anderen Patient:innen sind selbstwertstärkende Interventionen geeignet.

Damit zusammenhängend ist eine potenzielle Nebenwirkung der hier dargestellten Interventionen, nach der Patient:innen oft fragen, der »zu hohe Selbstwert«. Darin spiegelt sich die (in der Regel unbegründete) Befürchtung wider, am Ende selbstsüchtig oder egozentrisch zu wirken und damit möglicherweise einem Persönlichkeitstyp zu entsprechen, den die meisten Patient:innen mit niedrigem Selbstwert vehement ablehnen. Diese Befürchtung ist oft auch für die Vorbehalte verantwortlich, die Patient:innen gegenüber den hier dargestellten Techniken äußern.

Ein Effekt selbstwertsteigernder Interventionen ist allerdings eine wachsende Bereitschaft, aufmerksamer für die eigenen Interessen und Bedürfnisse zu werden und mehr und mehr Sorge dafür zu tragen, diesen im Alltag einen angemessenen Platz einzuräumen. Aus der psychotherapeutischen Perspektive handelt es sich dabei um einen durchaus erwünschten Effekt, denn dies bedeutet, sich selbst ebenso wertzuschätzen und wichtig zu nehmen wie die anderen. Dies ist durchaus ein Entwicklungsziel, das für die meisten Patient:innen mit niedrigem Selbstwert außerordentlich schwer zu erreichen ist. Aus der Perspektive der Sozialpartner:innen, seien es Lebenspartner:innen, Kinder, Familienangehörige, Kolleg:innen oder Vorgesetzte, kann dies freilich anders aussehen. Sie erleben es möglicherweise als eine unerwünschte Nebenwirkung des Persönlichkeitswachstums, vielleicht sogar als unbequeme und ärgerliche Nebenwirkung, dass die betreffende Person (Partner:in, Mutter, Vater, Freund:in, Kolleg:in, etc.) sich zunehmend für ihre oder seine Interessen und Bedürfnisse einsetzt. Die damit einhergehenden potenziellen Konflikte im Alltag der betreffenden Person sollten in der Therapie unbedingt rechtzeitig thematisiert und ausführlich besprochen werden (vgl. Kap. 83).

35.3 Praktische Durchführung

Die Interventionen zur Selbstwertsteigerung bestehen aus fünf Elementen, die nach Möglichkeit aufeinander folgen und explizit in den Arbeitskontext »den Selbstwert steigern« gestellt werden sollten. Es hat sich als wenig sinnvoll und wirksam erwiesen, einzelne Elemente in der Therapie herauszugreifen und daran zu arbeiten, wenn sich gerade eine Gelegenheit oder ein Anlass dazu ergibt oder aber die störungsspezifische Arbeit gerade den Raum dazu lässt.

(1) **Arbeitsbündnis herstellen**. Mit den Patient:innen wird ausdrücklich vereinbart, dass in den Therapiestunden die aktive Steigerung des Selbstwerts im Mittelpunkt steht. Das bedeutet vor allem, dass sie oder er zwischen den Sitzungen Energie und Zeit einsetzt, die besprochenen Schritte umzusetzen.

(2) **Prinzipien der Selbstwertregulation erläutern**. Die Patient:innen lernen die Bedeutung der Selbstbewertung für den Selbstwert und das Konzept der bereichsspezifischen »Selbstwerte« kennen.

(3) **Selbstbewertungsprozesse erkennen**. Die Patient:innen fokussieren ihre Aufmerksamkeit auf die negativen und positiven Selbstbewertungen in ihrem Alltag. Darüber hinaus vergleichen sie ihre eigene Bewertung mit der Bewertung, die sie durch andere erfahren.

(4) **Positive Selbstbewertung fördern**. Die Patient:innen lernen, sich regelmäßig den positiven Aspekten ihrer Person, ihrer Erfahrungen und ihres Handelns zuzuwenden und Wertschätzung dafür zu entwickeln.

(5) Negative Selbstbewertung reduzieren. Die Patient:innen treten ihrer gewohnheitsmäßigen Selbstentwertung aktiv entgegen und lernen, zwischen Geringschätzung und Achtlosigkeit gegenüber der eigenen Person und angemessener Selbstkritik zu unterscheiden.

35.3.1 Arbeitsbündnis herstellen

Im Rahmen einer störungsorientierten Verhaltenstherapie zeigt sich nach einer ersten Phase der primär symptomorientierten Interventionen oft, dass der geringe Selbstwert in erheblichem Maß als antezedente oder aufrechterhaltende Bedingung wirksam ist. In dieser Therapiephase ist die explizite Vereinbarung, gezielt mit erheblichem Energieeinsatz an dem Therapieziel »Selbstwertsteigerung« zu arbeiten, angebracht und erweist sich oft als sehr hilfreich für den langfristigen Therapieerfolg.

Zu diesem Zeitpunkt ist es wichtig, den Patient:innen zu erläutern, dass Selbstwertsteigerung nicht »von allein« geschieht, gleichsam eine erwünschte Nebenwirkung der Therapie ist, sondern dass dieses Persönlichkeitswachstum nur durch sehr konkrete, aktive Arbeit an Verhaltens- und Gefühlsgewohnheiten erreicht wird. Dabei sollte transparent sein, dass diese Arbeit vor allem zwischen den Therapiesitzungen Zeit und Energie beansprucht und nicht »nebenbei« erledigt werden kann. Da die meisten Patient:innen einen starken Selbstwert als sehr erstrebenswert erleben, ist die Einigung über diese Therapiebedingung zu diesem Zeitpunkt in der Regel nicht kompliziert, auch wenn dies oft leider keine Prognose zur Umsetzung zulässt, da der *Wunsch* nach Veränderung nicht immer mit der entsprechenden *Bereitschaft* zur aktiven Veränderung einhergeht. Genau deshalb ist es so wichtig, vor Beginn der Arbeit die notwendigen Bedingungen transparent zu machen, sodass man hierauf zurückgreifen kann, wenn die Arbeit ins Stocken kommt und dies ganz offensichtlich daran liegt, dass die Patient:innen sich nicht genügend Zeit dafür nehmen oder der Arbeit keinen ausreichend hohen Stellenwert einräumen.

35.3.2 Prinzipien der Selbstwertregulation erläutern

Wesentlich für den Therapieerfolg sind das Verständnis des den Interventionen zugrundeliegenden Arbeitsmodells und die Akzeptanz der damit verbundenen Arbeitsprinzipien. Dazu gehören die folgenden Basissätze:

- Der Selbstwert setzt sich aus mehreren »Selbstwerten« zusammen, die verschiedene Aspekte der Persönlichkeit und der Lebenswelt der Patient:innen betreffen (soziale Kompetenz, Leistung, emotionale Kompetenz, Körper etc.). Sie können unterschiedlich intensiv ausgeprägt sein und differenziell angesprochen und verändert werden.
- Es gibt selbstwertförderliche und selbstwertschädliche Strategien. Dies können Gedanken, Gefühle und Aktivitäten sein. Ziel der Interventionen ist es, selbstwertför-

derliche von selbstwertschädlichen Strategien unterscheiden zu lernen und gezielt die Entwicklung von selbstwertförderlichen Strategien zu trainieren.

Selbstwertförderliche Strategien mit Beispielen

+ positive Selbstbewertung
  »Diese schwierige Situation habe ich gut gemeistert.«
+ angemessene Vergleichspartner:innen für die Selbstbewertung wählen
  »Für eine Anfängerin im Nähen ist mir das Kleid gut gelungen.«
+ selbstfürsorgliches Verhalten
  »Nach dieser anstrengenden Woche gönne ich mir einen komplett faulen Sonntag.«

Selbstwertschädliche Strategien mit Beispielen

- negative Selbstbewertung
  »Meine Kollegin hätte diese Situation besser gemeistert.«
- Vergleichspartner:innen mit höherem Standard für die Selbstbewertung wählen
  »Wenn die Kursleiterin das Kleid sieht, schäme ich mich in Grund und Boden.«
- achtloses und rücksichtsloses Verhalten sich selbst gegenüber
  »Ich habe die ganze anstrengende Woche über alles im Haushalt schleifen lassen. Bevor ich mich auf die faule Haut lege, muss ich das alles erst in Ordnung bringen.«

35.3.3 Selbstbewertungsprozesse erkennen

Wenn die motivationalen und kognitiven Voraussetzungen für die gezielte therapeutische Arbeit am Selbstwert geschaffen sind, erfolgt die Sensibilisierung der Patient:innen für die in der Regel allgegenwärtigen, aber oft unbemerkten Selbstbewertungen. Methode der Wahl ist die Selbstbeobachtung anhand von Protokollbögen hinsichtlich unterschiedlicher Kriterien, wie beispielsweise Lebensbereiche, Aufgaben, Tätigkeiten, Auswirkungen auf die Stimmung, auf die Leistungsfähigkeit, auf den sozialen Kontakt. Oft wird den Patient:innen erst durch diese Selbstbeobachtungsaufgaben bewusst, wie oft und wie streng sie sich und ihr Verhalten bewerten und welche Konsequenzen das für ihre Stimmung und ihr Sozialverhalten hat. Deshalb ist es sehr wichtig, zum einen die Selbstbeobachtungszeiträume angemessen zu begrenzen und zum anderen die Protokolle sorgfältig auszuwerten. Dabei ist besonders zu beachten, dass die oft emotional belastenden Erkenntnisse über das Ausmaß der Selbstentwertung gewürdigt werden und dass sie gleichzeitig zur Steigerung der Änderungsmotivation der Patient:innen herangezogen werden. Der in dieser Therapiephase induzierte Prozess ist die Aufmerksamkeitsfokussierung auf *alle* Selbstbewertungen und ihre Konsequenzen für den Selbstwert, die Stimmung und die Gefühle.

Bei Patient:innen mit Selbstwertproblemen ist damit zu rechnen, dass erheblich mehr negative Selbstbewertungen samt ihrer Konsequenzen beobachtet und protokolliert werden.

Am Ende dieser Selbstbeobachtungsphase sollten den Patient:innen das Prinzip der Aufmerksamkeitsfokussierung und die damit verbundenen Möglichkeiten der Selbstwertregulation klar sein. Hier geht es vor allem darum, den Einfluss zu verdeutlichen, den sie selbst auf die Selbstbewertung nehmen können.

35.3.4 Positive Selbstbewertung fördern

Im Übergang von der Selbstexploration zur Selbstregulation vollzieht sich die therapeutisch induzierte Fokussierung der positiven Aspekte der eigenen Person und des eigenen Handelns.

Teil IV

Wichtig

Oft ist es für die Patient:innen nicht nur ungewohnt, sondern auch schambesetzt, sich selbst wohlwollend anzuschauen und dies aufzuschreiben und womöglich auch noch darüber zu reden. Die therapeutisch erteilte Erlaubnis und ausdrückliche Verordnung dieser wohlwollenden Grundhaltung sich selbst gegenüber ist ein entscheidender Wirkfaktor für die Selbstwertveränderung, denn genau diese Erlaubnis kann der übermäßig strenge Anteil des Selbst, der an allem und jedem etwas auszusetzen hat, in der Regel nicht selbst geben.

Zentrale Aufgabe der therapeutischen Arbeit ist es nun, Zugang zu den wohlwollenden Ich-Anteilen herzustellen und diesen Zugang sicher aufrechtzuerhalten. Hierzu werden wahlweise folgende Methoden eingesetzt (s. dazu ausführlich Potreck-Rose & Jacob, 2021):

- symbolische Repräsentation (Maskottchen, Puppe, Schmuckstück etc.)
- Imagination (»wohlwollende Begleiterin« oder unterstützender Coach)
- Texte (Briefe oder E-Mails des wohlwollenden Ichs, Wohlwollens-Tagebuch, Zwiegespräche zwischen wohlwollenden und kritischen Ich-Anteilen)

Ziel ist es, ein oder zwei verlässliche Rituale im Alltag der Patient:innen zu etablieren, die es ihnen erlauben, möglichst täglich, mindestens aber jeden zweiten Tag mit wohlwollender Grundhaltung auf die eigene Person und das eigene Tun zu schauen und sich selbst darüber in systematischer Form Rechenschaft zu geben.

Einüben der wohlwollenden Grundhaltung sich selbst gegenüber

Beispiele für Rituale:

- schriftliche Tagesbilanz: »Was ist mir heute gut gelungen?«, »Was habe ich heute gut gemacht?«
- Brief oder E-Mail von der wohlwollenden Begleiterin
- Imaginationsübungen mit unterstützendem »Coach«
- 10 Minuten Stille pro Tag: »Was ist mir heute wichtig?«, »Was will ich heute Gutes für mich tun?«
- »Drei Smileys«: vor dem Schlafengehen drei Dinge aufschreiben, die den Tag »gut« gemacht haben: Gefühle, Taten, Gedanken, Geschenke, schöne Momente

Diese so einfach erscheinende Intervention hat es wirklich in sich. Auch wenn die Patient:innen sehr motiviert bei der Arbeit sind, gibt es eine Vielzahl von Hinderungsgründen, die guten Vorsätze täglich in die Tat umzusetzen. Verantwortlich dafür sind vor allem die lang eingeübten und automatisierten Gewohnheiten der Fokussierung auf das Negative sowie die oft völlig verplanten Tage, die den Patient:innen keinen Raum fürs Innehalten und Resümieren lassen. Das therapeutische Vorgehen erfordert große freundliche Beharrlichkeit und Geduld, regelmäßig über einen längeren Zeitraum an die verabredeten Übungen und Rituale zu erinnern, immer wieder nach der Wirkung der Übungen zu fragen und sich darüber anhand der Patient:innen-Aufzeichnungen auszutauschen. Die Aufmerksamkeit, die die Therapeutin oder der Therapeut dem Wohlwollen der Patient:innen sich selbst gegenüber widmet, hat so zum einen Modellcharakter, zum anderen trägt sie genau zu der Fokussierung des Positiven bei, die den Patient:innen selbst so schwer fällt.

Wichtig

Um eine wohlwollende Grundhaltung sich selbst gegenüber verlässlich im Alltag zu verankern, ist tägliche Übung erforderlich!

35.3.5 Selbstentwertung reduzieren

Während es oft schwierig ist, einen Zugang zu den wohlwollenden Ich-Anteilen (vgl. hierzu Schulz von Thun & Stegemann, 2004) der Patient:innen zu finden, sieht dies für die Arbeit mit den kritischen und hyperkritischen Ich-Anteilen ganz anders aus. Der »innere Kritiker« ist jeder Patientin und jedem Patienten vertraut und wird in der Regel als allgegenwärtig und übermächtig erlebt. Entsprechend leicht fällt es Patient:innen, Sätze des inneren Kritikers zu sammeln und sich so dessen Einfluss auf die Selbstbewertung bewusst zu werden. Diese Explorationsphase, die analog zu den Techniken zum Wohlwollen gestaltet werden kann, sollte nicht viel Raum einnehmen, denn die Fokussierung auf das Negative ist bei den Patient:innen ohnehin ausgeprägt und vertieft allenfalls die erschütternde Erkenntnis, wie gnadenlos die Selbstentwertung alle Lebens- und Erlebensbereiche betrifft. Die therapeutische Arbeit konzentriert sich anschließend an die Exploration demnach ausschließlich darauf, den Patient:innen eine Distanzierung zu den in der Regel automatisch ablaufenden Entwertungsprozessen zu ermöglichen (vgl. automatische Gedanken und »Denkfehler« sensu Beck et al., 2010, Kap. 20).

Hierzu werden folgende Methoden eingesetzt:
- Analyse der Bewertungsstereotypien des inneren Kritikers
- Analyse des Werte- und Normsystems
- Revision des Werte- und Normsystems

Es ist für die Patient:innen sehr entlastend, wenn sie erkennen, dass »ihr Kritiker« nach beschreibbaren Mustern agiert, die für alle Kritiker:innen gelten, und dass sich die Kritiker:innen verschiedener Personen allenfalls darin unterscheiden, unterschiedliche Präferenzen im Gebrauch der Stereotypien zu haben.

Teil IV

Die häufigsten und beliebtesten Kritiker-Stereotypien:
- unfaire Vergleiche anstellen
- mit zweierlei Maß messen
- negative Gedanken anderer lesen
- übertriebene Verantwortung fordern
- perfektionistische Ansprüche stellen
- Positives externalisieren, Negatives internalisieren
- Alles-oder-nichts-Denken
- Generalisieren

Beispiele dazu s. Potreck (2023), S. 54f.

Die Übersicht über die Kritiker-Strategien kann für die Arbeit genutzt werden, indem Beispiele aus den Protokollen des Patient:innen ausgewählt und der entsprechenden Stereotypie zugeordnet werden. Allein dieser Prozess bewirkt durch das Benennen von persönlich wirksamen Zusammenhängen eine kritische Distanzierung und relativiert die Bedeutung der geäußerten Entwertungen.

Analyse des Werte- und Normensystems

Bei der Analyse der von Patient:innen gesammelten selbstkritischen Sätze wird schnell deutlich, dass der innere Kritiker sich an Normen und Regeln orientiert, die den Patient:innen selten bewusst sind, weil sie zumeist nicht explizit benannt sind und oft weit in die Lerngeschichte zurückgreifen.

Ein sehr pragmatischer Zugang zu diesen Verhaltens- und Leistungsnormen besteht darin, die Patient:innen für einen bestimmten Zeitraum und / oder für bestimmte Tätigkeiten **alle** Ich-muss-/Du-musst-/Ich-sollte-/Du-solltest-Sätze aufschreiben zu lassen, die im Alltag auftauchen, gleichgültig, ob im Zusammenhang mit einer bestimmten Aktivität oder »einfach so«. Im nächsten Schritt werden diese Sätze den dazugehörigen (elterlichen) Geboten, Maximen oder Leistungsnormen zugeordnet.

Analyse des Werte- und Normensystems:

- **alle** Ich-muss-/Du-musst-/Ich-sollte-/Du-solltest-Sätze aufschreiben
  - bestimmter Zeitraum
  - ausgewählte Tätigkeiten
- zugehörige Gebote / Maximen identifizieren
- Gebote / Maximen nach »selbstwertschädlich« versus »selbstwertförderlich« sortieren
- aus den wichtigsten selbstwertförderlichen Geboten Ich-will-/Ich-darf-Sätze machen

Beispiel

Satz	Du musst noch etwas für die Klausur tun, du bist noch lange nicht gut genug vorbereitet.
Norm / Gebot	Du musst zu den Besten gehören, du darfst deine Eltern nicht enttäuschen.
Autonome Entscheidung	Soll das auch heute noch gelten? Will ich dieses Gebot für mich modifizieren?
Vision / Entwicklungsziel	Ich will mir auch durchschnittliche Leistungen erlauben. Ich darf meine Eltern enttäuschen.

An diese Analyse schließt sich der entscheidende Entwicklungsschritt an, in dem die Patient:innen sich die Freiheit nehmen, ihre Werte und Normen als erwachsene und autonome Personen selbst zu gestalten. Das bedeutet, für alle aufkommenden Normen, Maximen oder Gebote folgende Fragen zu stellen: »Soll das auch heute noch für mich gelten? Ist das selbstwertförderlich oder selbstwertschädlich? Will ich das ändern? Wenn ja, wie?« So ergibt sich nach der Auseinandersetzung mit den Geboten, die den gesammelten Ich-muss-Sätzen zugrunde liegen, eine Liste von Maximen, nach denen die Patient:innen ihr aktuelles Handeln künftig ausrichten möchten. Es ist eine wichtige Aufgabe der sich daran anschließenden Therapiephase, die Umsetzung dieser angestrebten Veränderungen kontinuierlich sehr aufmerksam zu begleiten. Methode der Wahl ist dabei immer wieder die protokollierte Selbstbeobachtung für einen definierten Zeitraum oder einen definierten Fokus. Die Analyse der Protokolle kann durch Techniken der sokratischen Gesprächsführung sehr effizient unterstützt werden (Stavemann, 2013, vgl. Kap. 20). Dabei ist zu beachten, dass die angestrebten Veränderungen in der Regel emotional tief verwurzelte Verhaltensmuster betreffen, die sich nur durch beharrliche Arbeit und nicht per Therapiebeschluss modifizieren lassen (vgl. z.B. auch Prägungen in CBASP, Kap. 60). Die Erkenntnis, dass alte Gebote und Leistungsnormen aktuell selbstwertschädlich sind, ist dabei von besonderem Wert, insbesondere dann, wenn diese Erkenntnis auch emotional verankert ist. Die Arbeit daran braucht jedoch darüber hinaus kontinuierliche Ermutigung.

35.4 Typische Schwierigkeiten

In Tabelle 35.1 sind die häufigsten Schwierigkeiten aufgeführt, die sich im Verlauf der Selbstwertarbeit einstellen können. Meist handelt es sich um mehr oder weniger bewusst wahrgenommene Zweifel der Patient:innen am Therapierational oder an ihrer Berechtigung, sich selbst mehr Wertschätzung entgegen zu bringen, als sie es bisher gewohnt waren. Grundsätzlich gilt für alle Schwierigkeiten, dass sie von der Therapeutin oder dem Therapeuten transparent aufgegriffen und konsequent bearbeitet werden sollten, denn wenn die Patient:innen insgeheim Zweifel an der Richtigkeit oder Angemessenheit des Vorgehens hegen, wird sich allenfalls oberflächlich etwas an ihrem Selbstwert ändern (vgl. auch Kap. 6 zum Umgang mit schwierigen Therapiesituationen).

Teil IV

Tabelle 35.1 Häufigste Schwierigkeiten bei der Arbeit am Selbstwert

Schwierigkeit	Patient:in	Therapeut:in
Patient:in findet es »unecht/künstlich«, sich mit den eigenen positiven Aspekten zu beschäftigen.	»Mich selbst loben?! Nein, das kann ich nicht! Das finde ich unecht, da fühle ich mich total komisch.« »Nein, das nicht.«	»Klar, das kann ich verstehen, schließlich sind Sie ja vor allem gewöhnt, sich selbst zu kritisieren. Fühlt es sich für Sie auch an wie ›nicht ehrlich sein‹ also wie ›etwas Unwahres sagen‹?« »Wollen Sie versuchen, darin etwas Übung zu bekommen, das Positive an sich selbst zu sehen, auch wenn Sie sich richtig daran gewöhnen müssen?«
Patient:in nimmt sich nicht genügend Raum und Zeit für die Wohlwollens-Übungen.	»Letzte Woche hat es wieder nicht geklappt mit dem Aufschreiben, irgendwie ist mir das alles zu viel.« »Ja, und im Aufschreiben war ich noch nie gut.«	»Ich weiß, das ist richtig schwer, schließlich ist das etwas ganz Neues für Sie, so was haben Sie ja in Ihrem ganzen Leben noch nicht gemacht.« »Lassen Sie uns vielleicht noch einmal nach zwei Aspekten schauen. Zum einen: Wofür ist das wichtig?« [*Hier erfolgt nochmals die Überprüfung des Störungsmodells.*] »Und zum anderen müssen wir noch überprüfen, wie sehr Sie sich denn angestrengt haben, das wirklich jeden Tag zu machen. Haben Sie es denn wirklich jeden Tag versucht?« [*Hier erfolgt eine Reflexion des Energie-Einsatzes, die Aufgabe wie besprochen zu erledigen, danach eine Würdigung und Erneuerung des Änderungswillens, anschließend die Antizipation möglicher Hindernisse.*]

Tabelle 35.1 (Fortsetzung)

Schwierigkeit	Patient:in	Therapeut:in
Patient:in schämt sich, positiv von sich selbst zu schreiben oder zu sprechen.	»Das kann ich nicht, das finde ich total peinlich, Ihnen das alles vorzulesen.« [*Was die Patientin oder der Patient gut gemacht hat in der der vergangenen Woche.*] »Eigenlob stinkt!«	»Hm, ja, das geht den meisten Patient:innen bei diesem Schritt so. Das haben wir ja als Kinder auch gut gelernt: Das tut man nicht, hieß es da. Kennen Sie den passenden Satz dazu?« »Genau! Und dann haben wir gründlich gelernt, statt uns wertzuschätzen, immer mehr und kritischer auf das zu achten, was wir an uns nicht in Ordnung finden oder was andere an uns nicht in Ordnung finden könnten. Sie entscheiden, ob Sie es bei dieser selbstwertschädlichen Gewohnheit lassen wollen oder ob Sie etwas Neues, im ersten Moment für Sie Ungewöhnliches lernen wollen.«
Patient:in findet, der Kritiker hat Recht.	»Mal ehrlich, eigentlich hat mein Kritiker Recht, ich bin ein fauler Hund, komme morgens nicht aus dem Bett und kriege den ganzen Vormittag nichts auf die Reihe.«	»Okay, eins zu null für den Kritiker. Und was machen wir jetzt? [Spannung aushalten, eigentlich weiß die Patientin oder der Patient zu diesem Zeitpunkt bereits, dass etwas argumentativ nicht stimmt. Variante 1: paradox weiterarbeiten und vorschlagen, »die Sache mit dem Wohlwollen abzublasen«. Variante 2: Perspektivenwechsel ermöglichen und vorschlagen, die Patientin oder der Patient möge sich vorstellen, ihre beste Freundin oder sein bester Freund würde von sich genau diese Sätze sagen und dann die Frage stellen: »Wie würden Sie dann reagieren?«]

35.5 Kritische Einordnung

Es ist zu bedauern, dass es zu diesen umfänglich in der Praxis erprobten und auf dem wissenschaftlichen Fundus der VT basierenden Interventionen immer noch wenig systematische Wirkungs- und Wirksamkeitsforschung gibt, so wie auch insgesamt wenig klinisch-therapeutisch zum Thema Selbstwert geforscht wird, wohingegen die Zahl veröffentlichter Therapiekonzepte in den letzten Jahren deutlich zugenommen hat (Chmielewski & Hanning, 2021; Fennel, 2016; Rashid & Seligman, 2021; Rashid et al., 2023; Stavemann et al., 2020). Ein wichtiges Konzept ist in diesem Zusammenhang das »Selbstmitgefühl« (*self compassion;* vgl. *compassion focused therapy,* CFT; Ferrari et al., 2019; Kirby et al., 2017; Neff, 2022). Die CFT geht davon aus, dass (insbesondere früh traumatisierten) Patient:innen geholfen werden kann, indem sie lernen, Sicherheit und Geborgenheit in sich selbst und mit anderen aufzubauen. Gefühle wie Freude, Liebe, Güte und

Mitgefühl sollen dabei nicht nur anderen gegeben werden können, sondern es muss auch gelernt werden, solche zu empfangen und für sich selbst aufzubringen. Die CFT konzentrierte sich zunächst auf die Anwendung von (Selbst-) Mitgefühl bei komplexen, schambasierten psychischen Störungen, kann aber im Kontext einer KVT auch in anderen Problembereichen eingesetzt werden; dieser Ansatz erscheint vielversprechend und ist bei Patient:innen sehr beliebt (Millard et al., 2023), wobei Evidenzlage noch weiterer Entwicklung bedarf (große methodische Variabilität der Studienqualität).

Eine bemerkenswerte, gut strukturierte Übersicht über selbstwertbezogene Interventionen in der Psychotherapie samt der wenigen Wirksamkeitsstudien geben Fehm und Weidmann (2023). Ihre umfangreiche Recherche zeigt, dass es im internationalen Sprachraum zumindest einige wenige belastbare empirische Belege für die Wirksamkeit von Programmen zur Selbstwertsteigerung gibt (Kolubinski et al., 2018; Korrelboom et al., 2011, 2012).

Im deutschen Sprachraum ist dagegen die Datenlage noch sehr verbesserungsbedürftig. Schütz et al. (2016) haben im Rahmen der Entwicklung der MSWS einige klinische Gruppen untersucht, jedoch keine Wirksamkeitsstudien im engeren Sinne angestellt. Hilbert et al. (2019) untersuchten, ob sich die depressiven Symptome von stationären Patient:innen (N=147) durch die Teilnahme an einer Selbstwert-Gruppe (basierend auf dem Konzept von Potreck & Jacob, 2021) verbesserten und kamen zu dem Schluss, dass diejenigen Patient:innen hinsichtlich der depressiven Symptome am meisten profitierten, deren Selbstwert sich am stärksten verbesserte. Die Liste der offenen Wünsche an die künftige empirische Forschung ist lang und letztlich dringlich, denn der weit verbreitete Einsatz selbstwertbezogener Interventionen in der stationären wie in der ambulanten Psychotherapie ist unbestritten und der klinische Erfolg der Interventionen oft beeindruckend.

Völlig ungeklärt ist beispielsweise der Einfluss von verbesserter Selbstwirksamkeit (Bandura, 1997) oder stärkerer Willenskontrolle (Baumeister & Tierney, 2022). In der mittlerweile in ihrer Wirksamkeit gut belegten Dialektisch-Behavioralen Therapie (DBT) stellt die Arbeit am Selbstwert im dortigen »Skills-Training« (Linehan, 2015a; Bohus & Wolf-Arehult, 2012; vgl. Kap. 53 und 61) einen wichtigen Baustein dar, wurde jedoch nicht separat untersucht.

Ebenso finden sich Anknüpfungspunkte zum klassischen Training sozialer Kompetenzen im Einzel- oder im Gruppensetting (z. B. Ullrich & Ullrich de Muynck, 2006; vgl. Kap. 21; Hinsch & Pfingsten, 2023), zur Positiven Psychologie (Seligman, 2015; Rashid & Seligman, 2021; Niemic, 2014), zu achtsamkeits- und akzeptanzbasierten sowie ressourcenorientierten Verfahren (Heidenreich & Michalak, 2023; Fiedler & Willutzki, 2022) oder auch zur Selbstmanagement- und der Well Being Therapy, für welche zunehmend positive Forschungsbefunde vorliegen (vgl. Kap. 16, 25, 58, 64, 68).

FAQ

Besteht bei Anwendung dieser Techniken nicht die Gefahr, dass wir narzisstische Persönlichkeitszüge und / oder egozentrisches Verhalten fördern?
Die Sorge, einen überschießenden Selbstwert zu entwickeln, ist in der Regel unbegründet. Selbst wenn Patient:innen im Verlaufe einer Therapie eine enorme Selbstwertsteigerung erreichen können, ist nicht zu erwarten, dass damit insgesamt mehr als ein mittelgradig bis gut ausgeprägter Selbstwert erreicht wird. Von unkritischer Selbstüberschätzung und Egozentrismus sind diese Patient:innen nach aller Erfahrung auch nach Abschluss des Prozesses immer noch weit entfernt. Die Patient:innen sollten unbedingt dahingehend beruhigt werden, unter Umständen sogar auch, wenn sie diese Befürchtung nicht explizit äußern.

Weiterführende Literatur

Fehm, L. & Weidmann, A. (2023). Selbstwertbezogene Interventionen. Göttingen: Hogrefe.

Potreck, F. (2023). Von der Freude, den Selbstwert zu stärken (17. Aufl.). Stuttgart: Klett-Cotta.

Potreck, F. & Jacob, G. (2024). Selbstzuwendung, Selbstakzeptanz und Selbstvertrauen. Psychotherapeutische Interventionen zum Aufbau von Selbstwertgefühl (14. Aufl.). Stuttgart: Klett-Cotta.

Potreck, F. (2021). Ich bin genug! Wege zu einem starken Selbstwert. Stuttgart: Klett-Cotta.

Stavemann, H.H., Scholz, A. & Scholz, K. (2020). Integrative KVT bei Selbstwertproblemen. Weinheim: Beltz.

36 Körperfokussierte Techniken

Friederike Wardenga • Josephine Händel

36.1 Hintergrund und allgemeine Merkmale

Die Annahme einer Dualität von Körper und Psyche gilt in der aktuellen psychologischen Forschung als überwunden – in den vergangenen Jahrzehnten ist ein regelrechter *Somatic Turn* (oder auch *Embodied Turn*) zu verzeichnen. Der Körper rückte etwa in der Neuro- und Kognitionswissenschaft sowie der Säuglings- und Bindungsforschung in den Fokus.

Wichtig

Geuter (2023, S. 12) kommt vor dem Hintergrund der zunehmenden Beachtung körperlicher Aspekte im psychischen Geschehen zu folgendem Schluss: »Im Grunde spricht die Forschung eher dafür, dass psychotherapeutische Verfahren, die nicht den Körper einbeziehen, begründen müssten, warum sie es trotz der heutigen psychologischen und neurowissenschaftlichen Forschungsergebnisse nicht tun, als dafür, eigens begründen zu müssen, warum man es tut.«

In der Verhaltenstherapie wird der Körper von jeher in die Behandlung einbezogen – sei es zum Beispiel im Rahmen von Entspannungsübungen, in der Behandlung von Körperschemastörungen, bei interozeptiven Übungen zur Überwindung der Panikstörung oder in der Verhaltensanalyse, bei der somatische Reaktionen als eine von vier Ebenen des Erlebens und Verhaltens berücksichtigt werden.

Noch systematischer geschieht der Einbezug des Körpers in körperpsychotherapeutischen Ansätzen. Hier werden »Körper und Geist« als Einheit verstanden – eine Trennung in Entitäten gibt es demnach nicht, der Körper ist Bewusstsein und das Bewusstsein verkörpert (*embodied*). Verschiedene Begrifflichkeiten verdeutlichen diese zentrale Perspektive: So wird mit dem Begriff *Körpergedächtnis* Bezug genommen auf emotional-prozedurale und implizite Gedächtnisinhalte, die nicht semantisch abgespeichert sind und sowohl affektiv als auch körperlich erlebt werden. Auch das Traumagedächtnis zählt dazu. *Affektmotorische Schemata* entstehen als Narrative aus frühkindlichen Interaktionserfahrungen und umfassen motorische und affektive Muster. Sie prägen das spätere Erleben von Beziehungen.

Auch die Beziehung zwischen Therapeut:in und Patient:in hat körperliche Aspekte – der Körper kann hier als Informationsquelle (z.B. somatische Resonanz) dienen, aber auch als Mittel zur Intervention genutzt werden. Ein wichtiges Beispiel stellt hier die

Koregulation dar, welche (ähnlich wie aus der Säuglingsforschung bekannt) die Förderung von Selbstregulation stärken kann. Auch kann schon das Reichen einer Hand, um Kontakt oder Widerstand spürbar zu machen, die Atmung zu unterstützen oder haltgebende Berührungen (*Containment*) anzubieten, einen wertvollen Beitrag zur Therapie leisten.

Entwicklung körperfokussierter Psychotherapie

Die Anfänge einer Körperpsychotherapie – auch wenn hier nicht von einem einheitlichen Verfahren bzw. einer einheitlichen Methode gesprochen werden kann – reichen in das frühe 20. Jahrhundert zurück. Mehrere Protagonist:innen leiteten körperbezogene Interventionen direkt aus den Grenzen der Psychoanalyse ab, die sich in der Arbeit mit einigen Patient:innen zeigten. Die körperpsychotherapeutische Arbeit ist zudem geprägt von der Lebensreformbewegung, der Gestalttherapie, gesellschaftlichen Strömungen der 1960er und 1970er Jahre sowie von Erkenntnissen aus der neuropsychologischen Forschung, der Bindungs- und Säuglingsforschung und der Traumaforschung. Auch die gezielte Nutzung der Atmung (»Breathwork«) hat eine lange Tradition (vgl. Havenith & Nemri, 2025).

Körperfokussiertes Arbeiten in der Psychotherapie ermöglicht eine große Bandbreite stabilisierender sowie emotionsaktivierender bis hin zu komplexen traumatherapeutischen Interventionen. Diese können in jeder Behandlungsphase und transdiagnostisch in die Psychotherapie integriert werden. Der Körper kann als Informationsquelle genutzt werden, um wertvolle Hinweise auf präverbale Erlebnisse zu erhalten und sein Einbezug kann der Deaktivierung chronischen Stresses und zur Reduktion psychopathologischer Beschwerden dienen. Übergeordnetes Ziel der Anwendung von körperfokussierten Techniken und Methoden ist die (Wieder-)Erlangung von Selbstregulation und Lebendigkeit, also einem authentischen Gefühlsausdruck und dem Erleben von Vitalität / Körperlichkeit.

Wichtig

Insbesondere frühkindliche, präverbale und traumatische Inhalte können mittels körperfokussierter Arbeit adressiert werden. Weiterbildung, Selbsterfahrung und Supervision sind in diesem Bereich eine notwendige Voraussetzung.

36.2 Indikation, Kontraindikation und Nebenwirkungen

Je nach Phase der Therapie können verschiedene körperfokussierte Techniken die Behandlung bereichern und vertiefen. Dabei können insbesondere affektive und Angsterkrankungen sowie Erkrankungen mit somatischen Aspekten vom Einbezug körperfokussierter Techniken profitieren (vgl. Tab. 36.1).

Tabelle 36.1 Einsatzgebiete körperfokussierter Techniken in der Verhaltenstherapie

Phase der Therapie	Ziel	Techniken
Anamnese und Vorbereitung der Behandlung	▶ Informationsgewinnung ▶ Körperwahrnehmung fördern ▶ Erkunden und Entdecken körperlicher Prozesse	▶ Körperbiografie ▶ Achtsamkeitsbasierte Verfahren (z.B. Body Scan) ▶ Verschiedene Übungen zu Bewegung im Raum, Nähe und Distanz etc. – wichtig: Nachspüren und verbalisieren
Stabilisierung und Ressourcenaufbau	▶ Sicherheit vermitteln, Vertrauen schaffen, Orientierung geben ▶ Orientierung im Hier und Jetzt schaffen ▶ Regulation und Modulation von Emotionen fördern	▶ Aufmerksamkeitslenkung ▶ Entspannungsverfahren ▶ Innere:n Beobachter:in für physiologische Prozesse etablieren ▶ Pendelübung (vgl. Fallbeispiel) ▶ Übungen zum Grounding und Zentrieren ▶ Containment-Übungen
Emotions-aktivierende Techniken	▶ Verarbeitungstiefe generieren ▶ Dissoziation überwinden ▶ Integration verschiedener Aspekte von Erinnerung ▶ Transformation und Neubewertung von Erfahrungen von Überwältigung ▶ Realitätscheck und Neubewertung ermöglichen ▶ Neuerfahrung	▶ Übungen zum Embodiment von Emotionen ▶ Aufstellungen (z.B. aus systemischer Familientherapie) ▶ Physiologisch aktivierende Techniken wie z.B. Symptomprovokation oder Sport ▶ Förderung des Ausdrucks von Emotionen
Techniken zum »Training« von interpersonellem Verhalten	▶ Interpersonelle Flexibilität über Körpersprache	▶ Kiesler-Kreis-Training (vgl. Kap. 5 und 60) ▶ Jegliche Art von Rollenspielen mit Reflexion der Körpersprache (vgl. insb. Training sozialer Kompetenzen Kap. 21)
Techniken zur Deaktivierung chronischen/posttraumatischen Stresses	▶ Sicherheit herstellen, Überwältigung vorbeugen ▶ Window of Tolerance vergrößern ▶ Deaktivierung/Entladung	▶ Impulsvollendung nach Somatic Experiencing© ▶ Tension and Trauma releasing exercises (TRE)© ▶ EMDR ▶ Orientierung im Raum ▶ Orientierung auf die Körperperipherie
Rückfall-prophylaxe	▶ Körperbewusstsein fördern	▶ Sich im Körper spüren ▶ Ausdauersport (z.B. zur Beeinflussung des Cortisollevels) ▶ Achtsamkeitsübungen

Mithilfe körperfokussierter Techniken können biologisch angelegte Selbstregulationsprozesse aktiviert werden, die anhaltende sympathische Erregung nach überwältigenden Ereignissen wieder deaktivieren. Akute wie chronische Symptome, die aus einer anhaltendenden Stressreaktion resultieren, können so wirksam behandelt werden, z.B. die Posttraumatische Belastungsstörung, Depressionen und Angststörungen oder chronische Schmerzsyndrome (Andersen et al., 2017; Ellegaard et al., 2012).

Nebenwirkungen und Risiken von körperfokussierten Techniken

Körperfokussierte Techniken sind in der Regel erlebnis- und emotionsaktivierend. Sie können Erinnerungen und Erfahrungen bahnen, die von einer sehr hohen affektiven Intensität begleitet werden. Insbesondere körpergeleitete Traumatherapie sollte daher nur nach Abschluss entsprechender, zertifizierter Weiterbildungen angewandt werden, die Selbsterfahrung und Supervision als elementare Bausteine beinhalten.

36.3 Praktische Durchführung

An dieser Stelle soll aus den vielfältigen Möglichkeiten zum Einsatz von körperfokussierten Techniken in der Verhaltenstherapie ein praktisches Beispiel beschrieben werden.

Beispiel für Stabilisierung und Ressourcenaufbau

Im Rahmen der *Pendelübung* können Therapeut:innen die Patient:innen dazu ermutigen, gezielt ihre Aufmerksamkeit von Bereichen der Anspannung im Körper auf Bereiche der Entspannung oder reduzierten Anspannung zu lenken. Zwischen diesen Bereichen der Anspannung und Entspannung wird mittels Aufmerksamkeitslenkung »gependelt«, bis es zu einer Stressreduktion kommt. Diese zeigt sich durch physiologische Marker, z.B. durch einen tiefen Atemzug, Kribbelgefühle, Prickeln oder Wärmeabstrahlung.

Anleitung. »Ich möchte Sie bitten, sich auf eine Stelle in Ihrem Körper zu konzentrieren, an der Sie die Anspannung besonders deutlich wahrnehmen können. Bleiben Sie mit Ihrer Aufmerksamkeit hier und nehmen Sie ganz bewusst wahr, wie sich die Anspannung bei Ihnen in diesem Bereich des Körpers anfühlt. – Schauen Sie nun, ob es irgendwo in Ihrem Körper einen Bereich gibt, der sich gut, entspannt, okay oder neutral anfühlt. Nehmen Sie diesen Bereich in Ihrem Körper ganz bewusst wahr. Wie fühlt es sich jetzt gerade an? – Nun wandern Sie mit der Aufmerksamkeit wieder zurück zu der Stelle, an der Sie die Anspannung sehr deutlich spüren. Wahrnehmen, verharren, spüren. – Und dann wieder pendeln zu der Stelle, die sich okay oder entspannt anfühlt. Wahrnehmen, verharren, spüren.«

Dann noch einige Male hin- und herpendeln, bis es zur Anspannungsreduktion kommt.

Fallbeispiel

Der 25-jährige Patient Jannis Heidemüller erfüllt in einem klinischen und strukturierten Interview die diagnostischen Kriterien für Prüfungsangst, Generalisierte Angststörung, Panikstörung, Depressive Störung mittelgradiger Episode, Schlafstörungen und selbstunsicher-vermeidende Persönlichkeitsstörung. Im Laufe der Therapie, in der Herr Heidemüller über Schwierigkeiten der Vorbereitung auf universitäre Prüfungen berichtet, wird erkennbar, dass er sich wiederholt an den Hals fasst. Von der Therapeutin darauf angesprochen, berichtet er eher beiläufig, dass er dort schon immer Druck verspüre, wenn er unter Stress gerate und er auch manchmal Angst habe, zu ersticken, aber wisse, dass dies Unfug sei. Die Therapeutin mit Weiterbildung im Bereich Somatic Experiencing© (vgl. Brom et al., 2017) begleitet ihn freundlich, dieser Empfindung einmal ohne Bewertung Aufmerksamkeit zu schenken. Der Patient erlebt daraufhin aufsteigende Angst und dann Übelkeit, die die Therapeutin durch geführte Aufmerksamkeitslenkung adressiert.

T: *(offen)* Gibt es einen Impuls, der mit dieser Empfindung in Ihrem Hals einhergeht?

P: Ich weiß nicht, ja, als würde ich erbrechen müssen.

T: *(entspannt)* Wenn Sie diesen Impuls gerade einmal achtsam wahrnehmen, ohne ihn unterdrücken zu wollen …

P: *(angstvoll)* … dann bekomme ich Panik.

T: *(ruhig und entspannt)* Dann ist da ein Gefühl aufsteigender Angst. Wie ist es, wenn Sie noch einmal achtsam Kontakt zum Sessel aufnehmen, auf dem Sie sitzen? Lassen Sie Ihren Blick gern einmal ganz bewusst im Raum schweifen. So können Sie sich im Hier und Jetzt orientieren. Sie dürfen sich gerne Zeit dafür nehmen.

P: *(orientiert sich im Raum, begleitet durch Nicken und Zuwendung der Therapeutin)*

T: *(ruhig und offen)* Wie ist es jetzt?

P: *(wird etwas ruhiger)* Dann wandert der Druck und ich habe das Gefühl, mich erbrechen zu müssen.

Die Therapeutin validiert Herrn Heidemüller, indem sie die Gültigkeit seiner Wahrnehmung bestätigt. Dabei überprüft sie kontinuierlich die eigene Anspannung und reguliert sich, um wieder Ruhe auszustrahlen und in gutem Kontakt zu sein. Sie ermutigt den Patienten, sich einmal das Übergeben bildlich vorzustellen und bereitet ihn darauf vor, dass der Körper Mikro-Bewegungen des Erbrechens zeigen könnte. Herr Heidemüller würgt leicht, wird dabei unterstützt, dass dies nichts Ungewöhnliches darstelle, um die Scham und die Angst vor Kontrollverlust zu reduzieren. Der Patient nimmt mit Neugier die Bewegungen wahr und beendet sie.

T: Wie ist es jetzt?

P: Jetzt wird mir schwindelig.

T: Das ist okay. Möglicherweise findet im Körper eine Neuorganisation und Integration statt. Ich bin bei Ihnen. Nehmen Sie gerne auch noch einmal Kontakt zu Ihrer Umgebung auf. Wie ist es dann?

Jannis Heidemüller sieht sich erneut im Raum um, nimmt wieder Kontakt mit der Therapeutin auf und es erfolgt ein automatisches, tiefes Einatmen und Seufzen.

P: Jetzt ist der Druck weg!

T: Und wie ist es mit der Angst?

P: *(hält inne, erkundet)* Davon merke ich auch gerade nichts mehr.

In der Folgesitzung berichtet Herr Heidemüller, dass er sich sei der vergangenen Sitzung deutlich ruhiger fühle und das erste Mal seit langer Zeit wieder auf die Vorbereitung der universitären Prüfungen konzentrieren konnte. Weiter habe er mit der Mutter telefoniert und von dem Erlebten erzählt. Diese habe berichtete, dass er als Kleinkind tatsächlich einmal beinahe erstickt sei und ein Fremdkörper medizinisch aus den Atemwegen entfernt werden musste. Herr Heidemüller hörte diese Geschichte zum ersten Mal. Beschwerden der Angst blieben auch in den Folgewochen dauerhaft deutlich reduziert.

36.4 Typische Schwierigkeiten und Fehler

Voraussetzung für die Behandlung mittels körperfokussierter Techniken ist eine stabile, vertrauensvolle und tragfähige Beziehung. Um die Gefahr von Doppelbotschaften zum Beispiel durch Unsicherheiten der Therapeut:innen zu vermeiden, ist eine gute therapeutenseitige Selbstwahrnehmung und körperfokussierte Selbsterfahrung erforderlich.

Von zentraler Bedeutung ist, dass die entsprechenden Techniken stimmig in das gesamte Behandlungskonzept integriert werden (vgl. Kap. 13). Dafür eignen sich verschiedene Ansätze der Verhaltenstherapie, insbesondere die Methoden der Dritten Welle. Dabei hat es sich bewährt, den Körper von Anfang an in die Behandlung einzubeziehen, wenn körperfokussierte Techniken zum Einsatz kommen sollen.

Insbesondere Patient:innen mit Gewalterfahrungen oder Bindungstraumatisierungen können viele Jahre von ihren Körperempfindungen dissoziiert leben oder keine adäquate Introspektion entwickelt haben. Hier ist es wichtig, behutsam in die Körperarbeit einzusteigen und die Aufmerksamkeit immer wieder auf die kognitive Ebene zurückzuführen (Integration des Erlebten), um kleinschrittig in die Resilienz zurückzubegleiten.

36.5 Kritische Einordnung

Obwohl es durchaus sinnvoll ist, den Körper systematisch in die psychotherapeutische Diagnostik und Behandlung einzubeziehen, gibt es auch Vorbehalte, ganze Verfahrensansätze einfach isoliert als Techniken in der Verhaltenstherapie einzusetzen, denn die Ansätze unterscheiden sich teilweise sehr deutlich von der Verhaltenstherapie bezüglich theoretischer Konzeptualisierung, Prozessorientierung sowie der Berücksichtigung der therapeutischen Beziehung. Bisher gibt es zudem keine Forschung explizit zum Einsatz körperfokussierter Techniken in der Verhaltenstherapie.

In Bezug auf die Vielfalt körperpsychotherapeutischer Ansätze lassen sich zunehmend Bestrebungen beobachten, die Gemeinsamkeiten herauszuarbeiten (u.a. Geuter, 2019). Zudem gibt es vielversprechende Forschung in dem Bereich, vor allem aus Ländern, in denen körperpsychotherapeutische Methoden deutlich etablierter sind als in Deutschland. In Metaanalysen zeigten sich insgesamt gute Effektstärken (Rosendahl et al., 2021; van de Kamp et al., 2019). Allerdings wird hier auf die große Heterogenität der Studien und einen besonderen Bedarf an weiterer Forschung verwiesen, z.B. zur differenziellen Indikation. Ein stets aktualisierter Überblick findet sich auf der Seite der *European Association for Body Psychotherapy* (https://eabp.org/research).

FAQ

Ist Körperpsychotherapie ein eigenständiges Verfahren?

Es gibt nicht »die« Körperpsychotherapie, und Körperpsychotherapie – meist im Feld der Humanistischen Therapie verortet – ist in Deutschland nicht als (Richtlinien-)Verfahren anerkannt (vgl. Kriz, 2023; zum internationalen wissenschaftlichen Stellenwert Humanistischer Therapie(n) s. Elliott et al., 2021). Unter dem Begriff wird eine Vielzahl unterschiedlicher Techniken, Methoden, Verfahren und Schulen subsummiert. Mitunter bestehen Bestrebungen, Gemeinsamkeiten herauszuarbeiten und zu integrieren. Im Rahmen von Richtlinienverfahren wie der Verhaltenstherapie können allerdings körperfokussierte Techniken eingesetzt werden, wenn diese stimmig in einen individuellen Behandlungsplan eingebunden sind.

Wird bei körperfokussierten Methoden und Techniken immer auch mit Berührung gearbeitet?

Berührung kann zahlreiche positive Effekte haben. Sie kann helfen, Stress zu reduzieren, Halt geben oder einen Zugang zu verkörperten Erinnerungen bahnen. Dennoch stehen viele Kolleg:innen aus den Richtlinienverfahren Berührung aus guten Gründen kritisch gegenüber (z.B. Berührung im therapeutischen Kontext als Grenzverletzung, vgl. Kap. 82).

Grundsätzlich gilt bei körperfokussierten Techniken wie in anderen Kontexten auch, dass Berührung niemals ohne vorherige Absprache erfolgen darf. Ein besonders Maß informierter Zustimmung ist hier nötig und die Art der Berührung an gemeinsam vereinbarte Absprachen gebunden. Es gibt zahlreiche körperfokussierte Methoden, die erfolgreich mit Berührung arbeiten. Genauso gibt es gute Alternativen zu diesen Interventionen (z.B. imaginierte Berührung, Gewichtskissen etc.). Ob Berührung zum Einsatz kommen soll oder nicht, sollte behutsam unter Zuhilfenahme verschiedener Kriterien erwogen werden. Eine gute Entscheidungshilfe bietet die Verhaltenstherapeutin Maren Langlotz-Weis (2019) an.

Weiterführende Literatur

Geuter, U. (2015). Körperpsychotherapie (2. Aufl.). Heidelberg: Springer.

Geuter, U. (2023). Praxis Körperpsychotherapie. Heidelberg: Springer.

Havenith, M., Nemri, A. (2025). Atemkraft - Das Breathwork-Handbuch. Stuttgart: Schattauer.

Henn-Mertens, G. & Zimmek, G. (2021). Körperorientierte Techniken in der Schematherapie. Weinheim: Beltz.

Langlotz-Weis, M. (2019). Körperorientierte Verhaltenstherapie. München: Reinhardt.

Levine, P. (2010). Sprache ohne Worte (8. Aufl.). München: Kösel.

van der Kolk, B. (2023). Das Trauma in dir: Wie der Körper den Schrecken festhält und wie wir heilen können. Berlin: Ullstein.

Marlock, G. & Weiss, H. (2023). Handbuch der Körperpsychotherapie. Stuttgart: Schattauer.

V Störungsorientierte Behandlung

Editorial

Störungsorientierte Behandlung

Frank Jacobi • Eva-Lotta Brakemeier

Psychopathologie als zentraler Ansatzpunkt der Verhaltenstherapie

Psychische Störungen werden als überzufällig gemeinsam auftretende psychopathologische Symptome und Probleme (Dysfunktionen) definiert, die das Individuum (und gegebenenfalls seine Umgebung) in »klinisch bedeutsamer Weise« belasten (Leiden verursachen) und beeinträchtigen (Funktionseinschränkungen und Behinderungen bewirken). Die ICD-11 bietet hier eine umfassendere allgemeine Charakterisierung von psychischen Störungen als die ICD-10, bleibt jedoch weniger formalisiert und systematisch als das DSM-5. Klassifikatorische Diagnosen haben allein für sich genommen nur begrenzte Aussagekraft, da sie sich aus sehr unterschiedlichen Symptomkonstellationen ergeben können: Patient:innen mit dem gleichen Diagnosecode unterscheiden sich oft sehr deutlich in ihrer Problematik. Daher ist es in der Therapieplanung unerlässlich, bei einer spezifischen Diagnose genau hinzuschauen und die zugrunde liegende Symptomatik – also die individuelle Psychopathologie – zu berücksichtigen.

Die Abgrenzung psychischer Störungen von normalen Stimmungsschwankungen und Stressreaktionen basiert vor allem auf Kontext und Prognose. Störungsorientierte Behandlungsstrategien liefern evidenzbasierte Ansätze, um indikationsrelevante Einordnungen vorzunehmen und Krankheitsverläufe zu antizipieren.

Die Frage nach der Validität einzelner spezifischer Diagnosen – etwa, ob es sinnvoll und empirisch gut begründbar ist, Angststörungen in viele einzelne Diagnosen aufzuteilen – sollte von der grundsätzlichen Frage nach der Legitimität einer störungsorientierten Behandlung getrennt werden. Eine Gegenposition könnte argumentieren, dass Symptome immer Ausdruck »dahinterliegender« und biografisch für jede Patientin und jeden Patienten neu zu bestimmender *Konflikte* sind und dass dementsprechend eine diagnosespezifische Herangehensweise den Blick für das »eigentliche« Problem und seine Ursachen nur verstelle, oder dass Symptome in erster Linie systemischen Konstellationen geschuldet sind, die über das betroffene Individuum hinausgehen. Hierzu möchten wir kurz die verhaltenstherapeutische Haltung beschreiben.

Die Rolle der Störungsorientierung in der Verhaltenstherapie

Patient:innen präsentieren sich mit Symptomen und Symptommustern, und es entspricht dem Selbstverständnis der Verhaltenstherapie, diese ernst zu nehmen und mit der Behandlung dort anzusetzen, wo der Leidensdruck besonders groß ist. Diese Muster entwickeln häufig eine Eigendynamik, die durch störungsorientierte Behandlungsstrategien an den aufrechterhaltenden Bedingungen unterbrochen werden kann. Dadurch wird das psychologische System des Individuums wieder flexibilisiert, was eine eigenständige Neuorientierung erst ermöglicht.

Die biografische Bedingtheit psychischer Probleme und der Einfluss angelegter und erworbener Vulnerabilitäten werden damit keineswegs geleugnet. In vielen Therapien wird zum Beispiel erkennbar, dass ein Symptom bzw. Problemverhalten auch als Lösungsversuch gesehen werden kann, der zu einem früheren Zeitpunkt eine wichtige Funktion gehabt hat, im Laufe der Zeit aber dysfunktional geworden ist. Dennoch reicht eine solche Erkenntnis in der Regel nicht aus, das dysfunktionale Erleben und Verhalten einfach aufzugeben. Hier setzen störungsorientierte Behandlungsstrategien an, die konkrete Hilfen bieten, um solche eingefahrenen Muster direkt zu bearbeiten und aufzulösen.

Diagnosespezifische Programme und störungsorientierte Ansätze

Mittlerweile existiert eine Vielzahl von diagnosespezifischen Behandlungsprogrammen, die sich häufig im Rahmen der Verhaltenstherapie entwickelt haben. Diese Programme eignen sich besonders für verhaltenstherapeutische Gruppenbehandlungen (vgl. Kap. 78), beispielsweise in stationären Settings, in denen Patient:innen mit ähnlicher Problematik ein standardisiertes Programm gemeinsam durchlaufen. Viele dieser Programme wurden aus der Praxis heraus entwickelt, um klinische Schwierigkeiten bei bestimmten Patientengruppen zu überwinden. Ein umfangreiches, gut beherrschtes Methodenrepertoire bietet Psychotherapeut:innen nicht nur Sicherheit in der Behandlung, sondern ermöglicht auch eine authentische und einfühlsame Zuwendung zu den Patient:innen. Der Rückgriff auf bewährte, erlernbare und reproduzierbare Methoden stärkt die Basis der Psychotherapie als solides »Handwerk« und grenzt sie von einer schwer nachvollziehbaren »Kunst« oder gar Beliebigkeit ab (Hoffmann, 2015, S. 5).

Debatte um die Störungsorientierung

Angesicht der genannten Vorzüge störungsorientierter Behandlungsansätze verwundert es bisweilen, dass bereits seit den 1980er Jahren ein solches Vorgehen regelmäßig kritisch hinterfragt und debattiert wird. Nach wie vor bestehen manche Vorbehalte im Sinne von: »Das Manual funktioniert bei echten Patient:innen in der Praxis nicht!«, welche jedoch häufig auf folgenden Missverständnissen beruhen:

- **Manualentwicklung und Praxistauglichkeit:** Gute Manuale entstehen nicht unter praxisfernen Laborbedingungen oder mit therapeutisch unerfahrenen Forschenden. Sie basieren auf klinischen Erfahrungen und haben sich auch in klinisch repräsentativen Anwendungsbedingungen bewährt (z. B. Shadish et al., 2000; Gaskell et al., 2023).
- **Individualisierung und Anpassung:** Viele moderne Manuale verstehen sich eher als Leitfäden, die eine inhaltliche Struktur mit Zielen und Techniken vorschlagen, ohne für jede Sitzung starre Vorgaben zu machen. Sie bieten zudem Anleitungen zur Anpassung an Komorbiditäten, Diversitätsaspekte, Persönlichkeit und individuelle Lerngeschichten sowie Kontext und systemische Aspekte (vgl. Teil VII). Eine Individualisierung der konkreten Therapien wird in diesem Buch ohnehin stets mitgedacht (vgl. Brakemeier & Herpertz, 2019; Deisenhofer et al., 2024; Kap. 57, 69, 80).

Ein häufiges Problem in der Praxis ist, dass störungsspezifische Behandlungsmanuale nicht immer manualgetreu umgesetzt werden. Dies zeigt sich zum Beispiel oft in Fallberichten, in denen wirksame Ansätze wie Expositionsverfahren erst spät eingesetzt wurden – häufig mit unerwartet positiven Ergebnissen. Dies unterstreicht, wie wichtig es ist, Manuale zunächst adhärent und kompetent anwenden zu können, um ihren Nutzen voll auszuschöpfen.

Debatten um Krankheitswertigkeit psychischer Diagnosen am Beispiel der Anpassungsstörung

Obwohl die Anpassungsstörung in der ambulanten Praxis häufig diagnostiziert wird – möglicherweise nicht immer adäquat (z. B. Roth & Steins, 2024) – ist sie an dieser Stelle nicht gesondert vertreten. Wir möchten jedoch darauf hinweisen, dass verhaltenstherapeutische Techniken und Methoden (Teile III & IV) auch bei Anpassungsstörungen individuell anwendbar sind und entsprechende Behandlungsansätze existieren (z. B. Habenstein, 2024; Hubert & Bengel, 2020; Maercker, 2019). Eine besondere Herausforderung liegt in der Bewertung der Krankheitswertigkeit. Kritische Lebensereignisse lösen in der Regel normale, nicht-pathologische Reaktionen aus, aber manchmal gelingt die Anpassungsleistung auch nicht. Die Abgrenzung zwischen einem belastenden, aber funktionalen Anpassungsprozess und einer behandlungsbedürftigen Störung erfordert daher eine sorgfältige Diagnostik (die übrigens durch die ICD-11 präziser möglich ist; Bachem, 2022).

Auswahl und Struktur von Teil V

Die Auswahl der hier behandelten 20 Störungsbilder orientiert sich an ihrer Relevanz in der psychotherapeutischen Versorgung. Auch wenn damit nicht das gesamte Feld störungsspezifischer Behandlungen abgedeckt wird, bilden wir – insbesondere in Verbindung mit den Anwendungsbeispielen aus den Teilen III, IV und VI – eine große Bandbreite ab.

Einige Kapitel erscheinen uns besonders wichtig, da sie neben den störungsspezifischen Aspekten auch übergreifende psychotherapierrelevante Themen adressieren, die in der Aus- und Weiterbildung oft zu kurz kommen. Dazu zählen zum Beispiel Behinderung und Inklusion (Kap. 37 zu Störungen der Intelligenzentwicklung) oder die Sexualität (Kap. 55 zu sexuellen Störungen und Problemen).

Die Kapitel dieses Teils sind einheitlich strukturiert, wobei der praktischen Durchführung und den typischen Problemen in der Praxis besondere Bedeutung zukommt.

- Diagnostik, Komorbidität und Differenzialdiagnostik
- Verhaltenstherapeutische Ziele und Strategien
- Praktische Durchführung
- Weitere Therapieoptionen
- Typische Schwierigkeiten und Fehler
- Kritische Einordnung
- FAQ
- Weiterführende Literatur

Die Störungsbereiche folgen der ICD-11-Codierung, die – trotz ihrer noch ausstehenden Implementierung im deutschsprachigen Raum – wertvolle Modernisierungen bietet. Diese positiven Entwicklungen werden in diesem Teil auch aufgegriffen, beispielsweise bei den neuromentalen Entwicklungsstörungen, Trauma-, Sucht-, Persönlichkeits- und Sexualstörungen.

Weiterführende Literatur

Bachem, R. (2022). Anpassungsstörung. In M. Linden & M. Hautzinger (Hrsg.), Verhaltenstherapiemanual – Erwachsene (9. Aufl., S. 447–454). Göttingen: Hogrefe.

Brakemeier, E.L. & Herpertz, S.C. (2019). Innovative Psychotherapieforschung: auf dem Weg zu einer evidenz- und prozessbasierten individualisierten und modularen Psychotherapie. Der Nervenarzt, 90 (11), 1125–1134.

Deisenhofer, A.K., Barkham, M., Beierl, E.T., et al. (2024). Implementing precision methods in personalizing psychological therapies: Barriers and possible ways forward. Behaviour research and therapy, 172, 104443.

Gaskell, C., Simmonds-Buckley, M., Kellett, S., Stockton, C., Somerville, E., Rogerson, E. & Delgadillo, J. (2023). The effectiveness of psychological interventions delivered in routine practice: Systematic review and meta-analysis. Administration and Policy in Mental Health and Mental Health Services Research, 50(1), 43–57.

Habenstein, A. (2024). Therapie-Tools Anpassungsstörungen. Weinheim: Beltz.

Maercker, A. (Hrsg.). (2019). Traumafolgestörungen. Berlin: Springer.

Roth, M. & Steins, G. (2024). Anmerkungen zur Problematik fehlender Psychotherapieplätze. Psychologische Rundschau, 75 (4), 289–300.

37 Störungen der Intelligenzentwicklung

Claudia Köppen • Frank Jacobi

37.1 Diagnostik, Komorbidität und Differenzialdiagnostik

Behinderung und Beeinträchtigung der Teilhabe

Intelligenzminderungen und neuronale Entwicklungsstörungen können in sehr unterschiedlichen Formen auftreten und sind oft mit großen Beeinträchtigungen von Teilhabe verbunden (vgl. International Classification of Functioning, ICF; z. B. Linden et al., 2009). Menschen mit Lernschwierigkeiten leiden ebenso wie alle Menschen zeitweise unter psychischen Störungen. Leider ist es für sie häufig besonders schwer, einen Psychotherapieplatz zu finden. Einerseits haben sie oft Schwierigkeiten, den Zugang zur Psychotherapie eigenständig zu bewältigen, anderseits gibt es auf Seiten der Psychotherapeut:innen immer noch Berührungsängste, dieser Personengruppe Therapie anzubieten. In der Psychotherapieforschung und -ausbildung galt intellektuelle Beeinträchtigung lange Zeit als Kontraindikation für Psychotherapie. Ein Umdenken findet jedoch bereits seit einiger Zeit statt, obwohl die entsprechende UN-Behindertenrechtskonvention (UN-BRK), die in Deutschland bereits 2009 in Kraft trat, bislang noch nicht vollständig umgesetzt ist und Barrierefreiheit in diesem Bereich weiterhin fehlt.

Intellektuelle Beeinträchtigung im Wandel der Begrifflichkeiten

Die Begriffe des hier behandelten Themas sind offensichtlich vielfältig: Allein im einführenden Absatz wurden *Störung der Intelligenzentwicklung, Intelligenzminderungen und neuronale Entwicklungsstörungen, Lernschwierigkeiten* und *intellektuelle Beeinträchtigung* genutzt. Es gibt immer wieder neue Versuche, die Gruppe der Menschen mit einer Störung der Intelligenzentwicklung respektvoll und nicht stigmatisierend zu benennen. Der umgangssprachlich geläufigste und auch in Gesetzestexten noch gängigste Begriff ist »geistige Behinderung«. Dieser Begriff wird aber, ebenso wie das englische »mental retardation«, als defizitorientiert und stigmatisierend wahrgenommen.

Betroffene Menschen, die in der Bewegung »People First« für sich eintreten (vgl. https://www.menschzuerst.de), wünschen sich die Bezeichnung »Menschen mit Lernschwierigkeiten«. Andere Menschen finden, dass damit nicht ausreichend das Maß der Einschränkung und des Unterstützungsbedarfs beschrieben wird, so dass die Suche nach einer geeigneten Begrifflichkeit noch anhält.

Wir verwenden hier weitgehend »Menschen mit intellektueller Entwicklungsstörung« oder diagnostische Begriffe aus der ICD-11, wie »Störung der Intelligenzentwicklung«, weil diese zum aktuellen Zeitpunkt einen guten Konsens darstellen.

Störungen der Intelligenzentwicklung wirken sich neben verschiedenen kognitiven Einschränkungen auf alle Lebensbereiche aus: auf die emotionale Entwicklung, die sozialen Möglichkeiten, Sprache und Kommunikation, selbstständige Lebensführung und Teilhabe am gesellschaftlichen Leben. Die WHO beschreibt in ihrer Initiative »Bessere Gesundheit – Besseres Leben« darüber hinaus: »Behinderung ist nicht nur von der individuellen Gesundheit oder der Beeinträchtigung eines Kindes abhängig, sondern hängt auch entscheidend davon ab, in welchem Maße die vorhandenen Rahmenbedingungen seine vollständige Beteiligung am gesellschaftlichen Leben begünstigen.«

Diagnostische Verfahren und Epidemiologie

In der ICD-10 befinden sich »Intelligenzstörungen« im Abschnitt F70-79. In der ICD-11 wird das Kapitel 06 »Psychische Störungen, Verhaltensstörungen oder neuronale Entwicklungsstörungen« mit den »Neuronalen Entwicklungsstörungen« (06A*) eingeleitet. Hierzu zählen insbesondere Störungen der Intelligenzentwicklung und Lernentwicklungsstörungen. Ebenso dort verortet sind Autismus-Spektrum-Störungen (Kap. 38) und Aufmerksamkeits-Hyperaktivitätsstörung (ADHS, Kap. 39). Weitere Störungsbereiche, auf die wir nicht im Besonderen eingehen können, sind Störungen der Sprech- und Sprachentwicklung und stereotype Bewegungsstörungen sowie Demenzen und andere neurokognitive (erworbene) Störungen (06D7*, 06D8*) – aber für diese können durchaus auch einige der hier vorgestellten Behandlungsprinzipien gelten. Die Diagnosen werden mit Schweregraden (leicht – mittelgradig – schwer – tiefgreifend) klassifiziert, wobei diese Einstufungen in der Regel anhand des Ausmaßes der Abweichung von Normwerten in Tests vorgenommen werden.

Testdiagnostische Erhebungen sind wünschenswert, gerade wenn die verbale Selbstauskunft eingeschränkt ist. Aus dem Kontakt mit den Patient:innen können tagesaktuelle diagnostische Einschätzungen und Skalierungen in Bezug auf positive Entwicklungen, Anspannung und Belastung vorgenommen werden. Passende Testverfahren zur Intelligenzdiagnostik, geeignete Instrumente für die Erfassung der sozio-emotionalen Entwicklung (s. u.) sowie eine störungsspezifische Testdiagnostik für Menschen mit einer Intelligenzstörung können oft in der psychotherapeutischen Praxis bzw. Behandlungseinrichtung nicht vorgehalten werden. Gutachter:innen sind im Rahmen der Beantragung einer Psychotherapie bei gut erwogener Indikationsstellung für Psychotherapie i. d. R. allerdings wohlwollend.

Gut möglich und hilfreich ist, das Einverständnis der Patient:innen vorausgesetzt, fremdanamnestisch Betreuer:innen oder auch Familienmitglieder zur Exploration einzuladen. Gerade für biografische Informationen ist dies ergänzend zur Arbeit mit den Patient:innen eine wichtige Informationsquelle. Manchmal lässt sich eine umfassendere Diagnostik auch in einem spezialisierten Behandlungszentrum langfristig planen. Hinsichtlich Psychotherapiebedarf müssen diagnostisch zwei wichtige Phänomene im Blick behalten werden:

- **Underreporting:** Für Menschen mit einer Intelligenzminderung ist es mitunter schwer zu wissen, ob das Erlebte eine Folge der Behinderung ist, oder ob sie damit eigentlich gar nichts zu tun hat, weil auch Menschen ohne Beeinträchtigung so fühlen würden.

Dadurch ist die Wahrscheinlichkeit erhöht, dass spezifische psychische Symptome als solche nicht wahrgenommen werden können und dadurch auch nicht proaktiv berichtet werden.

- **Overshadowing:** Verhalten und Gefühle werden als Ausdruck der kognitiven Beeinträchtigung erlebt und daher möglicherweise falsch eingeordnet. Ein Beispiel: Interpretation der vehementen Forderung einer Patientin nach einer verschlossenen Tür als Dickköpfigkeit und fehlende Flexibilität aufgrund der intellektuellen Entwicklungsstörung – und dadurch Übersehen des Bedürfnisses nach Sicherheit in Folge der traumatischen Erfahrung eines sexuellen Übergriffs. Bei der Frage, ob es sich um eine (in der Regel durchaus behandelbare) psychische Störung handelt, neigen Menschen (Patient:innen und professionelle Helfer:innen) dazu, die Probleme eher als Teil der Entwicklungsstörung zu erleben.

Etwa ein Prozent der Bevölkerung hat eine Intelligenzstörung aus dem genannten ICD-11-Spektrum, wobei es überwiegend leichtere und quantitativ abnehmend schwergradige Fälle gibt. Psychische Erkrankungen treten bei Menschen mit einer Intelligenzminderung drei- bis viermal häufiger auf als im Durchschnitt der Bevölkerung und weisen oft besondere Charakteristika auf (vgl. Schanze, 2018; Schützwohl & Sappok, 2020). Es kommt häufiger zu belastenden Lebensereignissen und einer Überforderung der Bewältigungsmöglichkeiten und damit zu einer erhöhten Vulnerabilität. Es liegen mehr körperliche Belastungen durch Krankheiten und mehr neurologische Diversität vor. Das familiäre Umfeld ist durch die Geburt eines Kindes mit einer Entwicklungsstörung häufig belasteter.

37.2 Verhaltenstherapeutische Ziele und Strategien

Da in die ambulante psychotherapeutische Praxis in erster Linie Menschen mit einer leichten bis mittelgradigen Störung der Intelligenz kommen, beziehen sich die nachfolgenden Ausführungen zur Anpassung therapeutischer Strategien und zur praktischen Durchführung auf diesen Personenkreis. Die therapeutische Herausforderung besteht darin, den aktuellen Entwicklungsstand der Patient:innen angemessen zu erfassen und auf dieser Grundlage ihre emotionalen Bedürfnisse zu berücksichtigen. Ziel ist es, einen persönlichen Entwicklungsraum zu schaffen, in dem mögliche Nachreifung gefördert wird. Gleichzeitig geht es darum, Akzeptanz für bestehende Einschränkungen zu entwickeln und den Fokus auf die Lebensbedingungen zu richten, wenn eine Weiterentwicklung (derzeit) nicht möglich ist und stattdessen eine Anpassung der Lebensumstände erforderlich erscheint.

Regulation und Entwicklungsorientierung

Ein aus der Traumatherapie geläufiges Modell beschreibt das *Stresstoleranzfenster*. Es unterscheidet einen Bereich, in dem Erlebnisse ganzheitlich verarbeitet werden können, wenn die Anforderungen der Verarbeitung zu einer mittleren emotionalen Anspannung führen und Verarbeitungsmöglichkeiten nicht überfordert werden. In diesem Bereich ist

Lernen möglich. Gehen Anforderungen darüber hinaus, werden Überlebensstrukturen aktiviert, die sich an den biologischen Überlebensprogrammen Fight / Flight / Freeze orientieren und die alle mit einer Reduktion der kognitiven Verarbeitungskapazität einhergehen. In der lebensgeschichtlichen Entwicklung wächst das Stresstoleranzfenster und ermöglicht zunehmend, komplexere Ereignisse zu verarbeiten.

Eine geringere Intelligenz macht die Welt für ein Individuum komplexer und weniger verstehbar. Ist das Stresstoleranzfenster (noch) nicht ausreichend entwickelt, braucht es Regulation von außen, damit wieder ein Erleben von Sicherheit entstehen kann. Ansonsten werden die Grenzen der Stresstoleranz und Impulskontrolle leicht überschritten, was in der Folge die Vulnerabilität für traumatische Erfahrungen erhöht und bei psychischer Überforderung leichter zu einer Überschreitung der aktuellen Bewältigbarkeit von Erfahrungen führt. Dies mündet wiederum leicht in »Verhaltensstörungen«, die für das Umfeld schwer nachvollziehbar sind. Bei überforderten Verarbeitungskapazitäten ist zudem der Zugriff auf persönliche Ressourcen in solchen Momenten stark eingeschränkt. Dies geht einher mit einem Nervensystem, das in diesen Phasen emotional schwer regulierbar ist. Diese Sichtweise kann sowohl Patient:innen als Verstehensmodell (»mein grüner Bereich«) als auch dem betreuenden Umfeld hilfreich sein, um ein besseres Verständnis zu entwickeln und den Fokus zunächst auf die Regulation statt auf die Anpassung zu legen. Das Ziel ist, ein Gefühl von Kontrollierbarkeit, Sicherheit und Orientierung zu fördern, um so einen ganzheitlichen Zugriff auf die vorhandenen kognitiven und emotionalen Ressourcen zu ermöglichen.

Eine weitere wichtige Orientierung bringt der *entwicklungspsychologische Blick* auf eine unvollendete sozio-emotionale Entwicklung (vgl. Sappok & Zepperitz, 2019; Došen, 2018).

Beurteilung der (komplexen) sozio-emotionalen Entwicklung

Eine eingeschränkte Intelligenz wird dazu führen, dass Entwicklungsschritte gar nicht oder unvollständig vollzogen werden. Die Entwicklung verläuft dabei nicht so homogen, wie dies bei der Entwicklung der kindlichen Intelligenz ohne kognitive Beeinträchtigung in der Regel der Fall ist. Daher wurden Beobachtungsinstrumente entwickelt, die helfen, die sozio-emotionale Entwicklung bei einem erwachsenen Menschen mit einer Intelligenzminderung in ihrer Unterschiedlichkeit einzuschätzen – wie zum Beispiel die Skala der Emotionalen Entwicklung (SEED-2; Sappok et al., 2023b), zu deren Einschätzung ggf. auch Bezugs- oder Betreuungspersonen mit herangezogen werden können. Die Bearbeitung und Auswertung der SEED kann eine gute kooperative Bestandsaufnahme und entwicklungsdiagnostische Einschätzung darstellen (auch wenn insbesondere bei leichtgradig Beeinträchtigten bisweilen nicht alle Untersuchungsdimensionen passend erscheinen). Das hilft dabei, therapeutische Ziele zu definieren und die Therapie zu planen. Weitere Hinweise zur Entwicklungsdiagnostik finden sich bei Senckel und Luxen (2021).

Berücksichtigung der Besonderheiten der komplexen Lebenswelt

Eine intellektuelle Entwicklungsstörung nach ICD hat meist einen lebenslangen Assistenzbedarf zur Folge. Menschen mit einer intellektuellen Beeinträchtigung leben sehr oft in systemisch komplexen Zusammenhängen – zum Beispiel mit Mitbewohner:innen und Betreuer:innen oder eigener Wohnung mit aufsuchender Betreuung, Werkstatt für Menschen mit Behinderung u. a.m. Dabei entstehen weit verzweigte Unterstützungssysteme, die möglicherweise viele verschiedene Meinungen und Unterstützungsvorstellungen haben.

Da die meisten Menschen mit intellektueller Entwicklungsstörung nach wie vor in Kontexten der Behindertenhilfe leben und arbeiten, bestehen viele Kontakte zu anderen Menschen mit intellektueller Beeinträchtigung, die ihrerseits sehr individuelle sozio-emotionale Entwicklungsstände haben. Auch das kann den interaktionellen Umgang fordernd gestalten und ein hohes Maß an sozialer Kompetenz abverlangen.

Bedürfnisse nach Autonomie und Verbindung sind als Grundbedürfnisse daher oft schwer mit der Lebensrealität von Unterstützungsbedarf übereinzubringen. So kann das Bedürfnis nach Selbstbestimmung und Freiheit mit der Notwendigkeit institutionalisierter Unterstützung kollidieren. Ebenso ist es möglich, dass die Wünsche nach Unterstützung und Nähe nicht individuell nach den entwicklungspsychologischen Bedürfnissen befriedigt werden können. Bei Bedarf wird der Kontakt zur Psychotherapie in der Regel durch das helfende Umfeld angeregt und hergestellt; nur etwa eine:r von zehn Patient:innen nimmt selbst persönlich Kontakt zu einer psychotherapeutischen Praxis auf (Schützwohl & Sappok, 2020). Dadurch gibt es eine Art Auftraggeber:in hinter den Patient:innen, und häufig gibt es neben dem Leidensdruck der Patient:innen auch bereits Leidensdruck auf Seiten des helfenden Systems. Daher ist ein wichtiges Ziel der Behandlung, Patient:innen selbst zu Expert:innen für den Kontakt und die Kommunikation mit Helfenden und Interaktionspartnern zu machen.

Psychotherapeutisches Case-Management bei widersprüchlichen Zielen

Oft gibt es bei psychischen Problemlagen seitens der Beteiligten verschiedene Ziele, die bei der Auftragsklärung berücksichtigt werden müssen. So möchten zum Beispiel Umfeld und Hilfesystem, dass das »herausforderndes Verhalten« aufhört, aber der / die Patient:in wünscht sich in erster Linie Unterstützung darin, Bedürfnisse besser anzusprechen zu können und sich Raum zu nehmen. Menschen mit Intelligenzminderung sind in der Regel überfordert dabei, widersprechende Erwartungen im System als solche zu erkennen und klärend zu lösen. Daher kann es ein therapeutisches Teilziel sein, im Sinne eines therapeutischen Case-Managements die Systeme in Bezug auf die Klärung von Widersprüchlichkeiten zu unterstützen und Erwartungen offenzulegen.

Psychotherapeutischer Kontakt

Im therapeutischen Kontakt sind Therapeut:innen bemüht, eine wertschätzende, die Selbstheilungskräfte aktivierende Haltung auf Augenhöhe einzunehmen. Dies erfordert angesichts einer intellektuellen Beeinträchtigung, die in der Regel mit einer deutlichen Sensibilisierung für Hierarchiegefälle einhergeht, besondere Aufmerksamkeit.

37.3 Praktische Durchführung

Menschen mit einer Intelligenzminderung sind sehr unterschiedlich in ihren Ressourcen und Defiziten, sodass die Psychotherapie sich auch durch den Mut auszeichnen muss, die Behandlung individuell und kreativ anzupassen. Dabei sollten parallel die zentralen Grundthemen – die Förderung emotionalen und soziales Wachstums und der Umgang mit den emotionalen und sozialen Folgen einer Behinderung – im Blick behalten werden.

Behandlungsaufnahme und Strukturgestaltung

Auftragsklärung mit dem Umfeld. Auch für Menschen mit einer intellektuellen Beeinträchtigung gilt die Regelung von Schweigepflicht gegenüber Dritten. Sie können eine Behandlung selbst aufnehmen, und auch bei Vorliegen einer gesetzlichen Betreuung dürfen Menschen mit einer intellektuellen Entwicklungsstörung einen Therapieantrag selbst unterschreiben.

Durch die zumeist noch über das betreuende Umfeld stattfindende Kontaktaufnahme stellt sich dennoch gleich am Anfang die Frage, mit wem wie viel Kontakt aufzunehmen und zu pflegen ist.

Wichtig

Psychotherapiekontingent: Beim Vorliegen einer entsprechenden ICD-Diagnose können Stunden mit dem betreuenden Umfeld (Abrechnung 35xxxB) beantragt und abgerechnet werden, sodass diese Zusammenarbeit nicht das Therapiekontingent der Patient:innen belastet.

Daneben können mehr Sprechstunden und probatorische Stunden abgerechnet werden, um auch hier ggf. schon das unterstützende Umfeld miteinbeziehen zu können; Rezidivprophylaxe wird wie bei anderen Diagnosen abgerechnet.

Kommunikation und Sprache. Intellektuelle Einschränkungen können das Sprechen und Verstehen in der Therapie erschweren. Viele Patient:innen haben bereits früh Diskriminierung erfahren und schämen sich oft, nachzufragen. Daher ist es wichtig, Scham und Angst abzubauen und zu vermitteln, dass Nachfragen erwünscht ist. Ebenso sollten Therapeut:innen sich bewusst um Verständlichkeit bemühen und eine fehlerfreundliche Haltung fördern.

Leichte Sprache in Wort und Schrift

Leichte Sprache kann der Barrierefreiheit und Vereinfachung von Therapie bei kognitiven Beeinträchtigungen dienen. Regeln, die die Kommunikation erleichtern:

- kurze, aktive Sätze nutzen
- nur eine Aussage pro Satz
- keine Fremdwörter gebrauchen bzw. sie bei Gebrauch erklären
- Konjunktiv, Verneinungen und Ironie vermeiden
- Genitiv durch »Von«-Konstruktion ersetzen (z. B. statt »der Eingang des Wohnheims« »der Eingang von dem Wohnheim«)
- Bildhafte Sprache vermeiden (z. B. »Rabeneltern«) und keine Metaphern verwenden, es sei denn, sie stammen von dem / der Patient:in selbst
- Bei schriftlicher Kommunikation: serifenlose Schrift (z. B. Arial), mind. 14 pt, nur 1 Zeile pro Satz, linksbündig mit Flattersatz; Aufzählungspunkte verwenden; Bilder können helfen, einen Text besser zu verstehen

Hilfreiche Hinweise zu *Leichter Sprache* und *Einfacher Sprache* (letztere hat etwas weniger Regeln) finden sich zum Beispiel bei der Deutschen Gesellschaft für Leichte Sprache (https://dg-ls.de / regelwerk). Ein sehr hilfreiches spezifisches Werk »Einfach sprechen über Gesundheit und Krankheit« bietet medizinische Aufklärungsbögen (Sappok et al., 2021). Lohnenswert ist es zudem, sich über die in zunehmendem Maße zur Verfügung stehenden KI-basierten Tools oder Apps zu informieren. Entsprechende Broschüren sind auch bei der BZgA bestellbar.

Behandlungsstruktur anpassen und Strukturen geben. Aufmerksamkeitsspannen können sehr variieren. Daher kann die Flexibilität bei der Gestaltung der Stunden notwendig werden, z. B. Therapiezeiten so zu planen, wie es hilfreich ist. Manche brauchen eine Therapiepause in der Stunde sowie Rituale über die rein therapeutische Arbeit hinaus (z. B. Nutzen einer Wohlfühlbar für Selbstfürsorglichkeit oder Rausgehen und Bewegungsspiele). Andere Patient:innen benötigen lange Zeit, um in der Stunde anzukommen und profitieren mehr von einer Doppelstunde in einem weitläufigeren Abstand.

Ko-Regulation an der Erregung entlang: Emotion und körperliches Empfinden lesen und regulieren lernen

- Das Wahrnehmen und Regulieren von Anspannung ist besonders für Menschen mit Intelligenzminderung eine Voraussetzung für therapeutische Arbeit. Verhaltensauffälligkeiten und erhöhte Erregbarkeit resultieren oft aus fehlenden Bewältigungsressourcen. Kommt es regelmäßig zur Überforderung, sollte zunächst durch Ko-Regulation Sicherheit wiederhergestellt werden, zum Beispiel durch begleitetes Wahrnehmen, Körper-Spürübungen und achtsamkeitsbasierte Ansätze (Elstner et al., 2012). Die Einbeziehung des Umfelds kann hilfreich sein, insbesondere wenn auch im Alltag Unterstützung bei der Ko-Regulation erforderlich ist. Da dies ein zentrales therapeutisches Ziel ist, lohnt es sich, dem in jeder Sitzung ausreichend Raum zu geben.

Überwindung des Defizitdenkens: Von »Ich bin behindert« zu »Menschen sind vielfältig, und ich bin in Ordnung, wie ich bin«

In der Behindertenhilfe wurde lange Zeit das Ziel der »Normalisierung« verfolgt. Eine Anpassung an das, was als »normales« Leben definiert wurde, galt als erstrebenswert. So lange es um gleiche Chancen und Möglichkeiten der Teilhabe ging, war dieses Ziel nach Jahren der Hospitalisierung ein bedeutender Fortschritt. Die neuere Idee der Unterschiedsfreundlichkeit geht jedoch noch einen Schritt weiter: Sie betrachtet Diversität als eine natürliche Form der Vielfalt. In diesem Sinne bedeutet die Betonung von Diversität, sowohl das Gemeinsame als auch das Individuelle wertzuschätzen und die individuellen Bedürfnisse anzuerkennen.

Wichtig

In der Arbeit mit Menschen mit Intelligenzminderung ist ein zentraler Aspekt, sich in Selbstreflexion mit der eigenen Haltung zur Therapie auf Augenhöhe, zum eigenen Umgang mit Diversität sowie zum Recht jedes Menschen, anders als die Norm zu sein, auseinanderzusetzen (vgl. »Handreichung zur Leitidee der Selbstbestimmung«; Hähner et al., 2016).

Gefühle sind nicht behindert. Jeder Mensch ist Experte für sein eigenes Fühlen – unabhängig von kognitiven Fähigkeiten. Selbst wenn seelische Bedürfnisse durch strukturelle Defizite bedingt sind (z. B. fehlendes Sättigungsgefühl beim Prader-Willi-Syndrom), stellen sie eine reale emotionale Erfahrung dar. Menschen mit intellektueller Beeinträchtigung erleben oft eine defizitorientierte Sichtweise, die auch ihre Gefühle abwertet. Da sie diese meist nicht hinterfragen, kann es ein therapeutisches Ziel sein, Reflexion und das Einholen von Hilfe zu fördern.

Beispiel

Ein Mann mit schwerer intellektueller Entwicklungsstörung soll einen neuen Sessel bekommen. Da er nicht sprechen kann, fahren seine Unterstützer:innen mit ihm in ein Möbelhaus und beobachten, wohin er sich setzt. Dieser Sessel wird anschließend gekauft.

Ressourcenzustand nutzen. Jeder Mensch hat Ressourcenzustände – Bereiche, in denen Handeln leichtfällt und positive Erfahrungen möglich sind. Besonders in der Therapie von Menschen mit Intelligenzminderung ist es wertvoll, gezielt Räume zu schaffen, in denen vorhandene Ressourcen gestärkt werden (vgl. Hermes, 2023). Das Erkennen von Vorlieben kann therapeutische Zugänge verbessern.

Beispiel

- Eine Patientin schreibt gerne Geschichten ab und nutzt dies zur Verarbeitung von Therapiethemen.
- Eine Patientin mit Emotionsregulationsproblemen nimmt sich in der Therapie beim Rollenspiel auf und sieht sich die Videos zur Selbstregulation zuhause an.
- Ein Patient, der sich für Gesundheit interessiert, entwickelt (Fantasie-)Messgeräte und dokumentiert damit seine Selbstbeobachtungen.

Das Körpererleben hat kein Defizit – Expert:in für das Innere werden. Ein zentrales Ziel der Verhaltenstherapie ist es, das eigene Körpererleben bewusst wahrzunehmen und benennen zu können. Sprache bietet einen Zugang zur Selbstwirksamkeit. Früher wurde angenommen, dass Menschen mit Intelligenzminderung vor allem durch Belohnungslernen Verhalten ändern. Heute weiß man, dass sie ebenso nach Selbstermächtigung streben – indem sie ihr Erleben verstehen und reflektieren.

Direkte verbale Konfrontation kann Stress auslösen. Der Fokus auf ein gemeinsames »Drittes« erleichtert den Kontakt:

- Malen oder Laufen während des Gesprächs
- Spiele, Aufstellungen, Stuhlarbeit, Rollenspiele
- Methoden aus Improvisationstheater oder Körperspürübungen

Diese Techniken schaffen alternative Wege zur Selbstwahrnehmung und zum therapeutischen Austausch.

Spezielle therapeutische Ansatzpunkte

- **Arbeit mit Materialien und Medien: Erfahrungstransfer unterstützen.** Menschen mit Intelligenzminderung fällt es oft schwer, Erlebtes zu reflektieren und in den Alltag zu übertragen. Hilfreich sind daher visuelle Materialien, die Erfahrungen sichtbar machen, z. B. Therapiehefter mit Bildern oder Fotos sowie visualisierende Kalender. Wichtig: Materialien für Kinder können zwar inhaltlich passen, sollten aber mit Bedacht gewählt werden, da sie als beschämend empfunden werden könnten. Auch Fotos von Menschen mit sichtbarer Intelligenzminderung sollten sensibel eingesetzt werden. Die Auswahl sollte immer individuell und gemeinsam mit den Betroffenen erfolgen.
- **Störungsspezifische Verhaltenstherapie**. Neben allgemeinen therapeutischen Themen besteht oft Bedarf an störungsspezifischer Therapiearbeit. Hierfür gibt es verschiedene Manuale mit praxisnahen Anregungen (z. B. Braun et al., 2023; Elstner et al., 2012; Erretkamps et al., 2017; Krause & Schroeter-Rupieper, 2018).

37.4 Typische Schwierigkeiten und Herausforderungen

Risiken für Denkfallen: Barrieren im eigenen Kopf beachten

Im Rahmen der psychotherapeutischen Behandlung ist ein Ziel, das Erleben von Ohnmacht abzubauen und eine in unserer Gesellschaft verbreitete Defizitorientierung zu überwinden. Sich im therapeutischen Prozess immer wieder diesbezüglich zu reflektieren, um nicht unbewusst stark verankerte Hierarchiewahrnehmungen zu reproduzieren, ist Teil einer guten Therapie, z. B. wenn Helfer:innen zu wissen meinen, was »eigentlich« für Menschen mit eingeschränkten intellektuellen Möglichkeiten gut wäre, oder wenn sie »stellvertretend für die Betroffenen denken« (vgl. Hähner et al., 2016).

Wichtig • Direktivität und Wissen um das, was richtig ist

Die Arbeit mit Menschen mit Intelligenzminderung erfordert oft mehr Struktur und weniger Komplexität, z. B. durch konkrete Alternativen statt offener Fragen. Dies dient der Orientierung und Unterstützung – nicht jedoch dem Vorgeben, was für die Betroffenen »richtig« ist oder ihrer Einschränkung in der Selbstbestimmung.

Eine verbreitete Sorge ist, dass Betroffene sich schaden könnten, wenn sie ihre Impulse nicht richtig einschätzen. Doch auch Menschen ohne Beeinträchtigung treffen nicht immer ideale Entscheidungen. In dieser ethisch sensiblen Frage gilt oft der Grundsatz »Würde geht vor Risikominimierung«.

Sich nicht anstecken lassen

In einer Gesellschaft, die »Behinderung« oft unbewusst mit Minderwertigkeit assoziiert, sollten Therapeut:innen darauf achten, sich nicht von solchen Bewertungen beeinflussen zu lassen. Eine Gefahr besteht darin, Fortschritte zu übersehen und sich entmutigen zu lassen.

Tempo und Konkurrenz mit dem Umfeld

Therapeut:innen stehen oft unter Druck, schnelle Erfolge zu liefern oder klassische Therapieziele für Gutachter:innen festzuhalten. Wichtig ist jedoch, bewusst das Tempo zu entschleunigen und die persönlich-emotionale Entwicklung nicht hinter Verhaltenszielen zurückzustellen.

37.5 Kritische Einordnung

Obwohl dieser Bereich lange vernachlässigt wurde, gibt es mittlerweile viele Belege für die Wirksamkeit von Psychotherapie bei Störungen der Intelligenzentwicklung (vgl. Sappok et al., 2023a; MEMENTA-Studie, Schützwohl et al., 2017). Die psychotherapeutische Landschaft öffnet sich zunehmend für diese Zielgruppe, dennoch besteht eine gravierende Unterversorgung.

Strukturelle Maßnahmen wie aufsuchende Therapien mit angemessener Vergütung könnten Barrieren abbauen, indem sie den Zugang erleichtern und Therapeut:innen ermöglichen, sich ein besseres Bild vor Ort zu machen. Die Aufnahme des Themas in die psychotherapeutische Weiterbildung sowie die Möglichkeit, Sitzungen mit dem unterstützenden Umfeld abzurechnen, sind erste positive Schritte.

Es bleibt viel zu tun, doch die praktische Erfahrung zeigt: Therapie ist immer auch eine Gelegenheit, von den Patient:innen zu lernen – eine Win-win-Situation für beide Seiten!

FAQ

Muss man für die Behandlung von Menschen mit Störungen der Intelligenzentwicklung eine Spezialausbildung haben?
Nein. Ziel ist die Teilhabe an der psychotherapeutischen Grundversorgung. Entscheidend sind Flexibilität und ein individueller Blick – wie bei jeder Therapie. Eine tragfähige Allianz kann auch hier entstehen. Falls ambulante Therapie nicht ausreicht, sind stationäre oder spezialisierte Behandlungen möglich.

Ist das ein höherer Aufwand?
Ja, ein höherer Aufwand ergibt sich meist durch zusätzliche Absprachen mit dem Umfeld. Diese Leistungen sind abrechenbar, werden aber oft nicht genutzt.

Weiterführende Literatur

Braun, D., Helmes, A., & Bengel J. (2023). Therapie-Tools Angst bei Menschen mit geistiger Behinderung, Weinheim: Beltz.

Došen, A. (2018). Psychische Störungen und Verhaltensauffälligkeiten bei Menschen mit intellektueller Beeinträchtigung: Ein integrativer Ansatz für Kinder und Erwachsene (2. Aufl.). Göttingen: Hogrefe.

Sappok, T. (Hrsg.) (2018). Psychische Gesundheit bei intellektueller Entwicklungsstörung. Ein Lehrbuch für die Praxis. Stuttgart: Kohlhammer.

Sappok, T., Bayer, M., Helmes, A., Gabriel, A., Wagner, J., von Rekowski, A.S. & Tergeist, M. (2023a). Psychotherapie bei Störungen der Intelligenzentwicklung – aktuelle Evidenz und praktische Umsetzung. Nervenarzt, 94, 446–455.

Sappok, T., Zepperitz, S., Morisse, F., Fergus Barrett, B. & Došen, A. (2023b). SEED-2: Skala der Emotionalen Entwicklung. Göttingen: Hogrefe.

38 Autismus-Spektrum-Störungen

Martina Radtke

38.1 Diagnostik, Komorbidität und Differentialdiagnostik

Autistische Störungen zählen nach den gängigen Klassifikationssystemen zu den tiefgreifenden Entwicklungsstörungen. Sie manifestieren sich bereits in den ersten Lebensjahren und sind dadurch gekennzeichnet, dass sie sich nicht zurückbilden, sondern bis ins Erwachsenenalter fortbestehen. Mit der Neuauflage des DSM (DSM-5, APA, 2013) hat sich der Begriff der »Autismus-Spektrum-Störung« im klinischen Alltag zunehmend durchgesetzt. Die bisherige Zuordnung zu Subkategorien wie dem frühkindlichen Autismus, dem Asperger-Syndrom und dem atypischen Autismus in der ICD-10 wird dem dimensionalen Charakter der Störung nicht ausreichend gerecht und ist prognostisch eher von geringerer Bedeutung (Tebartz-van Elst et al., 2021). Im Rahmen der Neuerungen der ICD-11 werden autistische Störungen in Angleichung an das DSM-5 ebenfalls unter dem Begriff der »Autismus-Spektrum-Störungen« (ASS) geführt. Gemeinsam mit den Störungen der Intelligenzentwicklung, den Entwicklungsstörungen des Sprechens und der Sprache, des Lernens und der motorischen Koordination, den Aufmerksamkeitsstörungen und den stereotypen Bewegungsstörungen sind die Autismus-Spektrum-Störungen im Kapitel »Neuronale Entwicklungsstörungen« zusammengefasst.

Teil V

Wichtig

Gekennzeichnet werden Autismus-Spektrum-Störungen (ASS) durch Defizite in der sozialen Kommunikation und Interaktion sowie durch restriktive und repetitive Verhaltens- und Interessenmuster.

Konkret bedeutet dies, dass Menschen mit ASS Probleme haben, Beziehungen und Kontakte zu Mitmenschen aufzubauen und aufrechtzuerhalten. Die Fähigkeiten, soziale Interaktionen durch nonverbales Verhalten zu regulieren sowie dieses adäquat zu interpretieren, sind eingeschränkt. Zudem bestehen Defizite in der sozioemotionalen Gegenseitigkeit. Betroffene haben weiterhin häufig eine Aversion gegen Veränderungen und halten stark an Routinen und Abläufen fest. Dies manifestiert sich z. B. in Bereichen wie Tagesplanung und der Auswahl von Kleidung, Essen oder Wegstrecken. Bei vielen Menschen mit Autismus zeigen sich ferner hochgradig eingegrenzte, fixierte Interessen (sog. Sonderinteressen), Besonderheiten in der Wahrnehmung (wie akustische, visuelle, taktile und / oder olfaktorische Überempfindlichkeiten) sowie Defizite der Feinmotorik und Koordination.

Trotz der zunehmenden Aufmerksamkeit für autistische Störungen in der Erwachsenenpsychiatrie und -psychotherapie besteht eine besonders markante Versorgungslücke, nicht zuletzt weil die Diagnose nach wie vor oft lange unerkannt bleibt (selbst wenn sich die Betroffenen wegen psychischer Probleme in Behandlung begeben). Beispiele für Screening-Instrumente zur Selbst- und Fremdbeurteilung, die der Erkennung von Autismus-Spektrum-Störungen dienen und dabei die große Bandbreite an Ausprägungen und Schweregraden berücksichtigen, sind:

- AQ (Autism Spectrum Quotient; Baron-Cohen et al., 2001)
- FSK (Fragebogen zur sozialen Kommunikation; Bölte & Poustka, 2006)
- RAADS-R (Ritvo Autism Asperger Diagnostic Scale – Revised; Ritvo et al., 2011)
- SRS (Skala zur Erfassung sozialer Reaktivität; Bölte & Poustka, 2008)

Herausforderungen der Diagnostik

Der internationale Goldstandard der Diagnostik von Autismus-Spektrum-Störungen besteht in der Fremdeinschätzung mit der Diagnostischen Beobachtungsskala für Autistische Störungen (ADOS-2; Poustka et al., 2015) und dem Diagnostischen Interview für Autismus – Revidiert (ADI-R; Bölte et al., 2006). Insbesondere der Einsatz von ADOS und ADI-R erfordert umfassende fachliche Qualifikation sowie spezifische Schulungen. Aufgrund des hohen Zeit- und Kostenaufwands finden diese diagnostischen Verfahren überwiegend in spezialisierten Zentren Anwendung, die häufig stark ausgelastet sind. Dies führt oftmals zu längeren Wartezeiten für die betroffenen Personen.

Zu beachten ist, dass der diagnostische Prozess ursprünglich für den KJP-Bereich entwickelt wurde. Die Adaptation auf den Erwachsenenbereich birgt besondere Herausforderungen. Für das ADI-R-Interview steht häufig keine Bezugsperson zur Verfügung, die in der Lage und bereit ist, Auskunft über das Verhalten in der Kindheit zu geben. Für die ADOS gilt insbesondere bei hochfunktionalen Betroffenen, dass diese häufig wirksame Kompensationsstrategien entwickelt haben, wodurch Defizite im sozialen und kommunikativen Verhalten teilweise im vorgegebenen Rahmen nur schwer erkennbar sind.

Insbesondere ASS-Patient:innen mit einem hohen Funktionsniveau werden häufig unter anderen klinischen Diagnosen geführt. Die der komorbiden Symptomatik zugrunde liegende autistische Störung wird dabei in vielen Fällen übersehen und nicht erkannt. Aufgrund der beschriebenen Besonderheiten autistischer Menschen kann dies in der Folge zu ineffektiven und für beide Seiten frustranen Therapieversuchen führen.

Zu den häufigsten Komorbiditäten bei ASS zählen (Hofvander et al., 2009; Lugnegard et al., 2011):

- affektive Störungen, insbesondere depressive Störungen (Kap. 42)
- Angststörungen (Kap. 43)
- Aufmerksamkeitsdefizit- / Hyperaktivitätsstörung (ADHS, Kap. 39)

- Persönlichkeitsstörungen (Kap. 53)
- Ticstörungen
- Zwangsstörungen (Kap. 45)

38.2 Verhaltenstherapeutische Ziele und Strategien

ASS sind als lebenslange Störungen zu verstehen, deren Symptomatik bis ins hohe Alter bestehen bleibt.

Wichtig

Die Kernsymptome des Autismus können grundsätzlich nicht »wegtherapiert« werden. Verhaltenstherapeutische Interventionen zielen bei ASS vielmehr darauf ab, Umgangs- und Kompensationsstrategien im Hinblick auf die bestehenden Kerndefizite zu erlernen und zu fördern.

Dies kann z. B. durch Training der Kommunikation und Interaktion (vgl. Kap. 23), Erlernen von Techniken zum Umgang mit Stress, Unterstützung bei der optimalen Nutzung von Stärken sowie dem gezielten Suchen von beruflichen und sozialen Nischen zur Kompensation von Schwächen erreicht werden. Weitere Ziele bestehen in der Förderung der Selbstakzeptanz und der Akzeptanz durch das Umfeld (Peters et al., 2021). Von zentraler Bedeutung in der Therapie ist die Berücksichtigung der Besonderheiten und speziellen Bedürfnisse von Menschen mit ASS. Diese leiten sich aus der Kernsymptomatik der Störung ab.

38.3 Praktische Durchführung

Bislang existieren nur vereinzelt spezifische verhaltenstherapeutische Konzepte für Erwachsene mit ASS. In manualisierter Form sind im deutschsprachigen Raum das *Freiburger Autismus-Spezifische Therapiekonzept für Erwachsene* (FASTER; Ebert et al., 2013), das *Gruppentraining für Autismus im Erwachsenenalter* (GATE) der Kölner Studiengruppe (Gawronski et al., 2012) und das kognitiv-verhaltenstherapeutische Manual für Patient:innen mit hochfunktionalem Autismus und Asperger-Syndrom (Dziobek & Stoll, 2019) erschienen.

Die in größerer Anzahl vorhandenen Therapieansätze für das Kinder- und Jugendalter zielen meist auf die Behandlung des frühkindlichen Autismus, Minderbegabung oder Sprachentwicklungsstörungen ab und sind daher nur sehr eingeschränkt auf den Erwachsenenbereich übertragbar (Peters et al., 2021). Demgegenüber steht ein hoher Bedarf erwachsener Menschen mit einer Autismus-Spektrum-Störung nach einer psychotherapeutischen Behandlung (Gawronski et al., 2011).

Rahmenbedingungen
Das selbständige Bemühen um eine Behandlung fällt vielen autistischen Menschen schwer (Preißmann, 2023). Eine schriftliche Kontaktaufnahme oder eine Vermittlung durch Dritte sollte von den Behandelnden nicht als Zeichen mangelnder Eigenmotivation interpretiert werden, sondern als Ausdruck der Kerndefizite der Störung. Zu Beginn der Therapie sollten die Rahmenbedingungen sehr explizit besprochen werden. Autistische Menschen profitieren besonders von festen Regeln und einer verbindlichen Planung. Kurzfristige Terminveränderungen oder -absagen sollten möglichst vermieden und geplante Abwesenheiten der Behandelnden langfristig vorab mitgeteilt werden. Weiterhin sind die sensorischen Empfindlichkeiten autistischer Menschen zu berücksichtigen. Dazu zählt z. B. das Vermeiden von starken Gerüchen, grellen Lichtquellen und Hintergrundgeräuschen. Schon Geräusche mit geringen, für nicht-autistische Menschen kaum wahrnehmbaren Lautstärken (wie z. B. PC-Betriebsgeräusche) können für Menschen mit ASS so störend sein, dass eine Konzentration auf die Therapieinhalte unmöglich wird.

Therapiesetting
Die für Erwachsene mit ASS existierenden Psychotherapiekonzepte (Ebert et al., 2013; Gawronski et al., 2012) basieren häufig auf gruppentherapeutischen Ansätzen (vgl. Kap. 78). Ein Gruppensetting bietet den Vorteil eines engen Austausches der Betroffenen untereinander. So kann die Akzeptanz für das Störungsbild gestärkt und das Gefühl des »Anders-Seins« der Betroffenen verringert werden (Mannherz et al., 2021). Zudem bietet die Gruppe ein sehr praxisnahes, ressourcenorientiertes Übungs- und Lernfeld. Für manche Betroffene ist die Vorstellung, an einer Gruppentherapie teilzunehmen, jedoch mit sehr großen Ängsten oder Widerwillen verbunden. Bei zu großer Aversion gegenüber einer Gruppentherapie oder beim Vorliegen schwerer komorbider Störungen ist die Einzelpsychotherapie zu bevorzugen. Prinzipiell sind die für das Gruppensetting entwickelten Konzepte auch gut in der Einzeltherapie anwendbar.

Therapeutenverhalten und therapeutische Beziehung
Für ein unterstützendes Therapeutenverhalten und das Schaffen optimaler Therapiebedingungen sind aus klinischer Erfahrung die folgenden Punkte wichtig (vgl. Biscaldi et al., 2012; Riedel, 2021):

- klare, deutliche und explizite Ausdrucksweise; keine Andeutungen oder indirekter Ausdruck von Sachverhalten
- sparsame Verwendung von bildhafter Sprache, Metaphern und Ironie
- ausführliche Klärung von Missverständnissen
- klare Strukturierung der Sitzungen
- Transparenz bezüglich der Therapieziele und -inhalte
- häufiger und direkter Einsatz von Feedback
- Vermeidung von (unangekündigtem) Körperkontakt
- Geduld bei der Zielfindung, kein zu großes Drängen auf Veränderungen

Da Menschen mit ASS außer den engsten Bezugspersonen oft nur wenig Kontakt zu anderen Menschen haben, kommt der therapeutischen Beziehung eine wichtige Rolle zu (Preißmann, 2023). Wohlwollen und Verständnis für die autistischen Besonderheiten und die daraus resultierenden Schwierigkeiten sind für die Betroffenen sehr wichtig. Häufig stellen Therapeut:innen für autistische Menschen ein soziales Rollenvorbild dar. Authentizität und ein offener Umgang mit eigenen Fehlern und Wissenslücken sind daher besonders hilfreich (Riedel, 2021). Nicht selten haben Betroffene mehr theoretisches Wissen zum Thema Autismus als die Behandelnden, und viele Betroffene wünschen sich fundierte störungsspezifische Kenntnisse auf therapeutischer Seite (Gawronski et al., 2011; Riedel, 2021). Dies sollte jedoch nicht generell vor einer Behandlung abschrecken, vielmehr sollte die Therapie als wechselseitiger Prozess des Lernens mit- und voneinander verstanden werden.

Therapieinhalte und -schwerpunkte

Insbesondere in der Einzeltherapie können Therapieinhalte und -schwerpunkte individuell nach den Bedürfnissen ausgewählt werden. In Tabelle 38.1 sind aus klinischer Erfahrung relevante Therapieinhalte dargestellt.

Tabelle 38.1 Mögliche Therapieinhalte (in Anlehnung an Ebert et al., 2013, und Riedel, 2021)

Inhalte der Therapie	Durchführung	Beispiele für einführende Fragen
Psychoedukation	adaptiert an den individuellen Wissensstand der Patient:innen; Erarbeiten individueller Stärken und Schwächen	▶ »Was wissen Sie bereits über Autismus-Spektrum-Störungen?« ▶ »Wie macht sich diese bei Ihnen bemerkbar?« ▶ »Welche Vor- und Nachteile entstehen Ihnen daraus?«
Hilfe zur Identitätsfindung und Selbstakzeptanz	intensive Auseinandersetzung mit der Bedeutung der ASS-Diagnose und Integration ins Selbstbild; Hilfestellungen zur Entwicklung eines positiveren Bezugs zum Autismus	▶ »Was bedeutet die Diagnose Autismus für Sie? Finden Sie sie passend für Sie?« ▶ »Welche Ihrer Stärken können Sie besonders gut nutzen?«
Umgang mit Stress	Identifikation individueller Stressoren; Entwicklung von Bewältigungsstrategien; Achtsamkeitstraining	▶ »Welche Situationen sind besonders stressig für Sie?« ▶ »Wie reagieren Sie in solchen Situationen?«
Emotionen	Grundlagen der Emotionspsychologie; Erkennen und Ausdrücken von Emotionen	▶ »Welche Gefühle kennen Sie?« ▶ »Woran erkennen Sie diese?« ▶ »Wofür haben wir Gefühle?«

Tabelle 38.1 (Fortsetzung)

Inhalte der Therapie	Durchführung	Beispiele für einführende Fragen
Erwerb sozialer Fertigkeiten	Erarbeiten der Bereiche nonverbaler und verbaler Kommunikation; Training einfacher (Zuhören, Anliegen ausdrücken etc.) und komplexerer sozialer Interaktionen mittels Rollenspielen, Videos und Feedback	▶ »Welche Arten der Kommunikation kennen Sie?« ▶ »Was unterscheidet nonverbale und verbale Kommunikation?« ▶ »Wie kann man nonverbal kommunizieren?«
Analyse sozialer Situationen	Ziel des besseren Verständnisses und der Bewältigung von zwischenmenschlichen Situationen; Besprechung von konkreten Beispielen aus dem Alltag der Patient:innen; Behandelnde verdeutlichen transparent eigenes Erleben und eine »typisch nicht-autistische«, die sogenannte neurotypische Sichtweise	▶ »Welche sozialen Situationen haben Sie erlebt, in denen Sie sich missverstanden gefühlt haben oder das Gegenüber nicht verstanden haben?« (vgl. Fallbeispiel)
Unterstützung in lebenspraktischen Belangen	Hilfestellungen bei sowie konkrete Vorbereitung von alltäglichen und organisatorischen Belangen (z. B. Amtstermin); Erstellen von Tages- und Wochenplänen; Finden von sozialen und beruflichen Nischen	▶ »Welche alltäglichen Situationen bereiten Ihnen Schwierigkeiten?« ▶ »Was fällt Ihnen dann schwer?« ▶ »Wie kommen Sie mit der Organisation Ihres Alltags zurecht?«

Ein Einbeziehen des Umfeldes, z. B. im Rahmen gemeinsamer Sitzungen, ist häufig sehr sinnvoll, insbesondere in Bezug auf psychoedukative Anteile und zur Entlastung der Angehörigen von Schuldgefühlen. Weitere mögliche Themen in der Einzeltherapie sind die Bereiche Partnerschaft, Sexualität und / oder Kinderwunsch.

Beispiel • Analyse sozialer Situationen

P: Gestern bin ich meinem Nachbarn im Treppenhaus begegnet. Die Situation hat mich verwirrt.

T: Was ist denn passiert?

P: Er hat von seiner kranken Frau erzählt. Auf einmal sagte er: »Das scheint Sie ja nicht zu interessieren« und ging. Dabei habe ich die ganze Zeit zugehört.

T: Der Nachbar hatte also den Eindruck, Sie sind nicht daran interessiert, was er erzählt. Wie haben Sie sich denn verhalten – ich meine z. B. auch bezüglich Blickkontakt und Körperhaltung?

P: Halt wie immer. Ich habe auf den Boden geschaut, weil mich Blickkontakt stresst. Die Arme hatte ich verschränkt.

T: Ich könnte mir vorstellen, dass der Nachbar den fehlenden Blickkontakt als Zeichen Ihres Desinteresses gedeutet hat, denn neurotypische Menschen schauen ihrem Gegenüber üblicherweise immer wieder in die Augen, um Interesse zu signalisieren. Zudem haben Sie die Arme verschränkt. Dies kann für das Gegenüber abweisend wirken. Haben Sie in dem Gespräch auch etwas gesagt oder gefragt?

P: Nein, ich wusste nicht, was ich sagen sollte.

T: Auch das könnte der Nachbar als Ausdruck von Desinteresse gedeutet und deswegen so reagiert haben. Wenn Sie möchten, können wir jetzt konkret besprechen und im Rollenspiel üben, wie Sie Ihrem Gegenüber in einem Gespräch Ihr Interesse signalisieren könnten.

Behandlung von Komorbiditäten

Komorbide Störungen wie z. B. Depressionen und Angststörungen entstehen bei autistischen Menschen häufig aus einem ständigen Erleben von Defiziten und Erfahrungen des Scheiterns (Radtke, 2021; Radtke & Domschke, 2021). Von Therapien, die ihren Fokus auf den Umgang mit den Defiziten legen, können die Betroffenen daher auch hinsichtlich der komorbiden Symptomatik profitieren. Ist diese stark ausgeprägt oder bereits chronifiziert, ist eine Therapie obligat. Die Behandlung komorbider Störungen ist auch deshalb von hoher Relevanz, weil diese die autistische Kernsymptomatik verstärken können.

Unter Berücksichtigung der Kerndefizite und Besonderheiten der Betroffenen können hierbei klassische verhaltenstherapeutische Interventionen zur Anwendung kommen. Neue Therapieansätze kombinieren Elemente aus Programmen für Autismus und störungsspezifischen Therapiekonzepten der komorbiden Störung. Hier sei z. B. das Cognitive Behavioral Analysis System of Psychotherapy (CBASP; McCullough, 2000, vgl. Kap. 60) erwähnt, das sich aufgrund der hohen Authentizität und Transparenz der Therapeuten sowie dem Fokus auf interpersonelle Situationen gut für die Arbeit mit autistischen Personen zu eignen scheint (Brakemeier et al., 2021; Radtke, 2021).

38.4 Weitere Therapieoptionen

Wie bereits betont, sind Gruppentherapien bei ASS zu empfehlen. Die S3-Leitlinie »Autismus-Spektrum-Störungen im Kindes-, Jugend- und Erwachsenenalter – Teil 2: Therapie« formuliert vielfältige Empfehlungen zu Behandlungsansätzen, einschließlich der therapeutischen Rahmenbedingungen (z. B. »Notwendigkeit der Formulierung von konkreten, individuellen Therapiezielen« oder »Kompetenzen der Therapeuten«). Während psychoanalytische Deutungen autistischer Symptome (z. B. »intellektualisierende Abwehr«: Die eingeschränkte Wahrnehmung für Gefühle wird als Abwehrmechanismus der Person interpretiert) für die Betroffenen häufig keine hilfreichen Ansätze darstellen (Riedel, 2021), erscheinen im psychodynamischen Bereich mentalisierungsbasierte Ansätze (MBT; z. B. Reul et al., 2020) naheliegend und aussichtsreich zu sein, auch wenn bislang noch unzureichende Evidenzen vorliegen. Zudem wurden einige computergestützte Programme entwickelt: Mind Reading (Baron-Cohen, 2002), Frankfurter Test und Training des Erkennens faszialen Affekts (FEFA; Bölte et al., 2002) und das Social Cognition Training Tool (SCOTT; Dziobek, 2011). Mithilfe von Bild- und Tonmaterial lernen Betroffene, Komponenten der sozialen Interaktion zu trainieren. Weitere Entwicklungen beziehen schematherapeutische Ansätze in die Behandlung ein (Parpart et al., 2018; Vuijk et al., 2023). Zuletzt seien auch medikamentöse Therapieansätze genannt, wobei einschränkend zu erwähnen ist, dass es keine Medikamente gibt, die kausale Behandlungsoptionen darstellen. Zudem sind nur wenige evidenzbasierte Studien zur Wirksamkeit von Medikamenten bei ASS vorhanden. Dennoch können Betroffene aus klinischer Erfahrung von medikamentösen Therapien profitieren (Tebartz van Elst, 2021).

38.5 Typische Schwierigkeiten und Fehler

In Tabelle 38.2 sind typische Schwierigkeiten in der Arbeit mit autistischen Menschen und Lösungsansätze zusammengefasst.

Tabelle 38.2 Typische Schwierigkeiten und Lösungsansätze in der Arbeit mit Menschen mit Autismus-Spektrum-Störungen

Typische Schwierigkeit	Lösungsansatz
Patient:in wirkt desinteressiert oder unmotiviert.	Keine neurotypischen (nicht-autistischen) Interpretationen des Verhaltens! Intuition des / der Therapeut:in kann täuschen. Direktes Nachfragen.
Patient:in und Therapeut:in verstehen einander nicht bzw. falsch.	Berücksichtigung des konkretistischen und sachbezogenen Sprachverständnisses. Vermeiden von Ironie, bildhafter Sprache und Metaphern. Zeitnahe ausführliche Klärung von Missverständnissen.
Patient:in hat keine Hausaufgaben gemacht.	Klärung der Gründe, z. B. ob Aufgabe verstanden wurde. Möglichst konkrete Aufgabenstellung formulieren.

Tabelle 38.2 (Fortsetzung)

Typische Schwierigkeit	Lösungsansatz
Patient:in wehrt Veränderungen ab.	Geduld auf therapeutischer Seite. Möglichst wenig Druck ausüben. Aufteilen der geplanten Veränderung in kleinere Schritte.
Patient:in lehnt Rollenspiel ab.	Erklärung der Vorteile von praktischen Übungen. Druck rausnehmen: Umsetzung im Rollenspiel bedeutet nicht auch gleich Umsetzung im Alltag. Möglichst konkrete Vorbesprechung der Rollenspiele.
Patient:in kann sich fiktive Beispielsituation nicht vorstellen.	Besprechen und Üben anhand von konkreten Beispielen des / der Patient:in.
Therapeut:in wird auf der Straße von Patient:in ignoriert.	Meist kein Ausdruck von Unhöflichkeit, sondern einer defizitären Gesichtserkennung. Ggf. Patient:in darauf ansprechen.
Patient:in wählt sozial erwünschte Ziele, die ihn / sie überfordern (wie z. B. auf große Partys gehen, in eine WG ziehen).	Therapeut:in unterstützt Patient:in darin, soziale Nischen zu finden, die seinen / ihren autistischen Bedürfnissen entsprechen (z. B. sich mit wenigen Freunden treffen, alleine wohnen, ggf. mit einem Haustier).

Zusammenfassend betrachtet ist es wichtig, sich die Defizite und besonderen Eigenschaften von Menschen mit ASS immer wieder zu verdeutlichen. In der gemeinsamen Arbeit sollten der Mangel an intuitivem, unbewusstem Wissen im zwischenmenschlichen Bereich berücksichtigt und Menschen mit ASS in ihren sozialen Fertigkeiten nicht überschätzt werden. Leicht wird übersehen, wie anstrengend es für Betroffene sein kann, soziale Interaktionen zu bewältigen – selbst dann, wenn sie sich im Laufe der Zeit durch kompensatorische Strategien ein äußerlich angepasstes Interaktionsverhalten angeeignet haben.

38.6 Kritische Einordnung

Bislang existieren nur vereinzelte Studien zu Wirksamkeitsnachweisen psychotherapeutischer Interventionen bei Autismus im Erwachsenenalter. Studien mit geringen Fallzahlen wiesen auf die Wirksamkeit von Achtsamkeitstrainings (vgl. Kap. 29, 64) bei Autismus (Spek et al., 2013) und auf positive Effekte der Gruppenpsychotherapie FASTER (Ebert et al., 2013) hin; erste randomisiert kontrollierte Studien laufen (Tebartz van Elst et al., 2021).

FAQ

Wie gehe ich vor, wenn ich bei Patient:innen die Verdachtsdiagnose einer Autismus-Spektrum-Störung habe?
Die Diagnostik sollte eine ausführliche Exploration und Verhaltensbeobachtung sowie die Erhebung einer Fremdanamnese (insb. im Hinblick auf Kindheit und Jugend) und eine organische Ausschlussdiagnostik umfassen. Mit einbezogen werden zudem psychometrische Daten ggf. auch neuropsychologische Untersuchungen. Wichtige etablierte Instrumente werden eingangs im Kapitel genannt. In verschiedenen Zentren in Deutschland existieren Autismus-Spezialambulanzen, zu denen Patient:innen zur Diagnostik überwiesen werden können.

Inwiefern sollte ich mich als Therapeut:in als Person in die Therapie miteinbringen?
Für die Betroffenen ist es häufig sehr hilfreich, wenn die Therapierenden in ihnen unverständlichen Situationen das nicht-autistische, neurotypische Erleben und die eigene Sichtweise verdeutlichen. Wichtig hierbei ist ein zielgerichteter und für die Patient:innen transparenter Einsatz.

Weiterführende Literatur

Dziobek, I. & Stoll, S. (2024). Hochfunktionaler Autismus bei Erwachsenen: Ein kognitiv-verhaltenstherapeutisches Manual (2. Aufl.). Stuttgart: Kohlhammer.

Ebert, D., Fangmeier, T., Lichtblau, A., Peters, J., Biscaldi-Schäfer, M. & Tebartz van Elst, L. (2013). Asperger-Autismus und hochfunktionaler Autismus bei Erwachsenen: Ein Therapiemanual der Freiburger Autismus-Studiengruppe. Göttingen: Hogrefe.

Gawronski, A., Pfeiffer, K. & Vogeley, K. (2012). Hochfunktionaler Autismus im Erwachsenenalter: Verhaltenstherapeutisches Gruppenmanual. Weinheim: Beltz.

Preißmann, C. (2023). Psychotherapie und Beratung bei Menschen mit Asperger-Syndrom: Konzepte für eine erfolgreiche Behandlung aus Betroffenen- und Therapeutensicht. Stuttgart: Kohlhammer.

Tebartz van Elst, L. (2021). Autismus-Spektrum-Störungen im Erwachsenenalter. Berlin: Medizinisch Wissenschaftliche Verlagsgesellschaft.

39 ADHS im Erwachsenenalter

Alexandra Philipsen • Marie-Christin Atzor

39.1 Prävalenz, Diagnostik und Differenzialdiagnostik

Prävalenz

Die Kernsymptomatik der Aufmerksamkeitsdefizit- / Hyperaktivitätsstörung (ADHS) besteht aus der Triade von Unaufmerksamkeit, Hyperaktivität und Impulsivität, die bei Betroffenen ein normales Maß deutlich überschreitet. Die Prävalenz im Erwachsenenalter beträgt etwa 2.8 % (Fayyad et al., 2017). Neuere Forschungsergebnisse zeigen, dass die Symptome im Erwachsenenalter seltener als Hyperaktivität auftreten und sich stattdessen häufiger in Form von Unaufmerksamkeit, innerer Unruhe, Impulsivität und emotionaler Dysregulation zeigen (Soler-Gutiérrez et al., 2023; Kverno et al., 2024).

Diagnostik

Für die Diagnose ADHS müssen Symptome von Hyperaktivität, Impulsivität und / oder Unaufmerksamkeit die Kriterien der ICD-11 oder DSM-5 erfüllen, einschließlich moderater Beeinträchtigungen in Beziehungen, Leistungsfähigkeit oder Teilhabe in mehreren Lebensbereichen (APA, 2021). Die ICD-11 unterscheidet drei Subtypen: (i) vorwiegend unaufmerksames Erscheinungsbild, (ii) vorwiegend hyperaktives-impulsives Erscheinungsbild und (iii) kombiniertes Erscheinungsbild, wobei die Symptome vor dem 12. Lebensjahr erkennbar sein müssen (WHO, 2022).

Die ADHS-Diagnose erfordert eine umfassende Anamnese, die die allgemeine Entwicklung, die Funktionsfähigkeit in persönlichen, schulischen, beruflichen und sozialen Bereichen sowie Begleitumstände wie Substanzmissbrauch, Persönlichkeitsstörungen und Emotionsregulationsstörungen umfasst (NICE, 2019). Die Diagnose sollte nicht allein auf Ratingskalen oder Beobachtungsdaten basieren. Eine Übersicht über validierte Diagnostikinstrumente bieten Kooij und Kollegen (2019).

Die ADHS zeigt in der genetischen Forschung eine hohe Erblichkeit. Studien haben gemeinsame genetische Marker identifiziert (Taylor et al., 2023; Demontis et al., 2023). Hinweise auf ADHS in der Familienanamnese, etwa bei Eltern, Geschwistern oder Kindern, sollten demnach beachtet werden, da sie das Risiko für das Auftreten der Störung innerhalb der Familie erhöhen.

ADHS bei Frauen: Merkmale und diagnostische Besonderheiten

Frauen mit ADHS sind häufig unterdiagnostiziert, was möglicherweise durch die Maskierung der Symptome, Komorbiditäten, Überweisungsverzerrungen und hormonelle Einflüsse auf das dopaminerge System bedingt ist (Attoe & Climie, 2023; Babinski & Libsack, 2024). Weitere Forschung ist notwendig.

Wichtig: Auch hormonelle Faktoren bei Frauen mit ADHS sind in der Diagnostik zu beachten (Zyklusphase, Nutzung hormoneller Kontrazeptiva, PMS, Schwangerschaft / Geburt, Menopause)

Differenzialdiagnostik

ADHS im Erwachsenenalter tritt häufig komorbid auf mit Störungen der Emotionsregulation und affektiven Störungen wie bipolarer Störung, Depression und Angststörungen (Choi et al., 2022). Die häufigsten Begleiterkrankungen sind Substanzgebrauchsstörungen (z. B. Nikotin, Alkohol, Psychostimulanzien, Cannabis, Opioide; Choi et al., 2022). Komorbid auftretende Störungen, wie beispielsweise die Borderline-Persönlichkeitsstörung, sollten auch unter differentialdiagnostischen Gesichtspunkten im Hinblick auf die Emotionsregulation und Impulsivität beleuchtet werden (Ditrich et al., 2021).

Eine besondere Herausforderung bei der Differentialdiagnose von ADHS im höheren Erwachsenenalter ergibt sich aus Ähnlichkeiten im klinischen Erscheinungsbild mit altersbedingten neurodegenerativen Erkrankungen (Dobrosavljevic et al., 2023) und / oder Auswirkungen von Medikamenten- oder Substanzkonsum (Benzodiazepine etc.).

39.2 Verhaltenstherapeutische Interventionen

Die Behandlung der ADHS erfordert einen ganzheitlichen Ansatz, der auf die individuellen Bedürfnisse der Patient:innen abgestimmt ist (NICE, 2018). Im Rahmen eines multimodalen Behandlungsplans werden psychosoziale, psychotherapeutische und pharmakologische Maßnahmen kombiniert. Die empirische Evidenz für verhaltenstherapeutische Ansätze, die an die Bedürfnisse von ADHS Patient:innen im Erwachsenenalter angepasst ist, wächst zwar stetig (NICE, 2018), ist aber noch nicht ausreichend. Aktuelle Studien zeigen, dass gezielte, fertigkeitenbasierte Interventionen zur wirksamen Bewältigung der Alltagsherausforderungen beitragen können (William et al., 2024).

Eine umfassende Psychoedukation für Patient:innen und relevante Bezugspersonen sollte stets als zentrale Grundlage aller Interventionen angeboten werden (S3-Leitlinie, Arbeitsgemeinschaft Wissenschaftlich Medizinischer Fachgesellschaften (AWMF), 2017). Darüber hinaus wird ein individuelles Störungskonzept entwickelt, das die Grundlage für eine fundierte Darstellung der Behandlungsmöglichkeiten der ADHS und möglicherweise assoziierter Schwierigkeiten bietet. Ziel ist es, den Patient:innen eine partizipative Entscheidungsfindung zu ermöglichen.

In der Therapie von Erwachsenen mit ADHS ist es zentral, zunächst die Akzeptanz der Symptomatik als Grundlage für Verhaltensveränderungen zu fördern. Im Fokus stehen die Entwicklung von Bewältigungsstrategien, die Verbesserung von Alltagsfunktionen sowie die Stärkung von Resilienz und protektiven Faktoren.

Bei Erwachsenen mit ADHS tritt Hyperaktivität häufig in den Hintergrund und äußert sich eher als innere Unruhe. Impulsivität bleibt jedoch oft bestehen, zeigt sich etwa in Schwierigkeiten, abzuwarten, Unterbrechen in Gesprächen oder regelwidrigem Verhalten im Straßenverkehr. Der größte Leidensdruck entsteht jedoch durch Aufmerksamkeits- und Konzentrationsprobleme, die erhebliche Einschränkungen in Beruf, Familie und Freizeit verursachen. Mangelnde Organisationsfähigkeit, Vergesslichkeit und planloses Handeln verstärken diese Herausforderungen.

Da Betroffene im Vergleich zu Menschen ohne ADHS-Symptome häufiger maladaptive Emotionsregulationsstrategien einsetzen (Soler-Gutiérrez et al., 2023), sollte der Umgang mit Emotionen gezielt thematisiert werden. In der Woche vor Beginn der Menstruation können ein Anstieg des Progesteronspiegels und ein Rückgang des Dopaminspiegels ADHS-Symptome wie Reizbarkeit, Vergesslichkeit und Impulsivität (oft gleichzeitig) die emotionale Dysregulation noch verstärken (Eng et al., 2024).

Neben der Reduktion der ADHS-Symptomatik ist auch die Behandlung häufig komorbider Symptomatik wie Depressivität, Angststörungen oder Selbstwertproblematik essentiell (S3-Leitlinie, AWMF, 2017). Zudem sollte der Stellenwert einer ausgewogenen Ernährung und regelmäßiger körperlicher Aktivität betont und auf erste Hinweise zur Vermeidung künstlicher Farbstoffe oder bestimmter Nahrungszusätze hingewiesen werden (S3-Leitlinie, AWMF, 2017; Faraone et al. 2024).

Psychoedukation und Psychostimulanzien werden als first-line Behandlung für ADHS bei Erwachsenen empfohlen. Im Falle einer Indikation für eine Psychotherapie sollte die kognitive Verhaltenstherapie (KVT) angewandt werden (S3-Leitlinie, AWMF, 2017; Nice, 2018).

Tabelle 39.1 Schlüsselstrategien in der ADHS-Behandlung

Problembereich	Intervention
Emotionaler Bereich	
Stigmatisierung und Etikettierung	**Kognitive Umstrukturierung:** Selbstabwertende Gedanken durch Stigmatisierung werden identifiziert und disputiert (vgl. Kap. 20). Patient:innen lernen, ADHS und neurobiologische Besonderheit als Erklärung ihrer täglichen Herausforderungen statt als Defizit zu sehen und ihre individuellen Stärken, wie Kreativität oder Spontanität zu erkennen und zu nutzen (Stichwort Neurodiversität). **Förderung von Selbstmitgefühl:** Betroffene lernen, sich selbst mit Verständnis und Akzeptanz zu begegnen. Diese Ansätze helfen, das Selbstwertgefühl zu stärken und die Wahrnehmung der Diagnose als Möglichkeit zur Verbesserung ihrer Lebensqualität und als Weg zu mehr sozialer Unterstützung zu begreifen.

Teil V

Tabelle 39.1 (Fortsetzung)

Problembereich	Intervention
Impulsivität	**Selbstregulationstraining:** Patient:innen lernen, Emotionen und Impulse zu erkennen und leichter zu regulieren, was zu einer verbesserten Selbstkontrolle führen sollte (vgl. Kap. 33). Dazu gehört auch das Erlernen von Atemübungen oder Entspannungstechniken, um in impulsiven Momenten ruhiger und überlegter zu handeln. **Achtsamkeitstraining:** Achtsamkeitsbasierte Interventionen (vgl. Kap. 29) helfen, Impulse bewusst wahrzunehmen, bevor sie zu Handlungen führen. Durch regelmäßige Achtsamkeitsübungen können Patient:innen ihre Fähigkeit verbessern, Impulse zu erkennen und zu regulieren, was zu einer bewussteren Entscheidung führt. Das **Ampelsystem** hilft ADHS-Patient:innen, Impulse in Echtzeit zu bewerten, indem sie in Kategorien wie »Grün« (handeln), »Gelb« (überlegen) und »Rot« (stoppen) unterteilt werden. **Ablenkungsstrategien** lenken die Aufmerksamkeit auf alternative Tätigkeiten oder Pausen, um impulsive Handlungen zu vermeiden und die Selbstregulation zu fördern.
Selbstwert	**Stärken- und ressourcenorientierte Interventionen:** Bei diesen Interventionen konzentriert sich die Therapie darauf, die individuellen Stärken der Patient:innen zu identifizieren (z. B. Kreativität, Spontanität, flexible Problemlösungsfähigkeiten). Das Bewusstsein für eigene Stärken fördert das Gefühl der Selbstwirksamkeit und stärkt den Selbstwert (vgl. Kap. 16 und 35).
Dysfunktionale Grundannahmen Automatische Gedanken Denkfehler	**Erhebung biografischer Erfahrungen:** Reflektion früherer Erlebnisse hilft, unbewusste Überzeugungen und Regeln zu verstehen, die Selbstbild und Verhalten prägen, mit Fokus auf negative Erfahrungen wie berufliche Probleme, Konflikte oder Missverständnisse ausgelöst durch ADHS-Symptome.
Soziale und interpersonelle Ebene	
Partnerschaftsdynamik und ADHS	▶ Kommunikationsskills verbessern: Aktives Zuhören (vgl. Kap. 23) ▶ Achtsamer Umgang mit intensiven Emotionen erlernen ▶ Gesunde Wege finden, Impulsivitäts-geladene Entscheidungen zu steuern (Bsp. Affären) ▶ Paartherapie ▶ Verstärkung von positiven Interaktionen: Dankbarkeitsübungen ▶ Klärung von Bedürfnissen, Erwartungen und Grenzen

Tabelle 39.1 (Fortsetzung)

Problembereich	Intervention
Gefühl des Nicht-Dazugehörens	**Soziale Unterstützung:** Die Teilnahme an Selbsthilfegruppen oder ADHS-Communities (online oder vor Ort) und die Förderung positiver zwischenmenschlicher Beziehungen kann das Gefühl der Zugehörigkeit und das Selbstwertgefühl stärken.
Freundschaften schließen & aufrechterhalten	**Soziale Kompetenztrainings**: Patient:innen nehmen an Programmen zur Verbesserung sozialer Fähigkeiten (vgl. Kap. 21) teil, wie aktives Zuhören, Empathie und Kommunikationstechniken, um zwischenmenschliche Beziehungen zu stärken und Missverständnisse zu vermeiden. Hier lernen Betroffene, auf die Bedürfnisse ihrer Freundschaften besser einzugehen und gesunde Gesprächsmuster zu etablieren. **Selbstmanagement-Strategien:** Zeit und Energie so zu organisieren, dass ADHS-Betroffene Verabredungen einhalten und Beziehungen pflegen können. Kalender und Erinnerungsfunktionen, um soziale Verpflichtungen nicht zu vergessen und regelmäßigen Kontakt zu Freund:innen zu halten.
Exekutivfunktionen	
Unaufmerksamkeit, Ablenkbarkeit	**Achtsamkeit und Bewegung:** Achtsamkeitsbasierte Ansätze wie MBCT und ACT fördern Aufmerksamkeit und Stressregulation (vgl. Kap. 58 und 64). Studien belegen zudem, dass körperliche Aktivität die Aufmerksamkeit und Inhibitionskontrolle wirksam unterstützt.
Emotionale Dysregulation	**Dialektisch-behaviorale Therapie (DBT, Linehan):** DBT ist besonders wirksam bei der Behandlung von emotionaler Dysregulation (vgl. Kap. 61). Sie kombiniert Achtsamkeit, Akzeptanz und Verhaltensänderung, um Betroffenen zu helfen, ihre Emotionen besser zu verstehen, anzunehmen und auf gesunde Weise darauf zu reagieren.
Organisation & Motivation	**Zielsetzung und Erfolgserlebnisse:** Die schrittweise Festlegung realistischer Ziele und das Feiern von Erfolgen, auch kleinen, kann das Selbstwertgefühl positiv beeinflussen. Dabei wird der Fokus auf Fortschritte und nicht auf Fehler gelegt.
Zeitmanagement (Time blindness, Ungeduld)	**Einsatz von Zeitplänen und Uhren:** Visuelle Hilfen wie farbcodierte Kalender, Wochenübersichten und Uhren mit Timer- oder Alarmfunktionen unterstützen dabei, den Tag zu strukturieren, Verhaltensroutinen zu schaffen und Aufgaben im Blick zu behalten.

Tabelle 39.1 (Fortsetzung)

Problembereich	Intervention
Verhaltensprobleme	
Desorganisation	**Zeitmanagement-Techniken:** Patient:innen lernen, ihre Zeit effektiver zu nutzen, indem sie Tools wie **Zeitplanung**, **Kalender, Time-Blocking** und **Pomodoro-Technik** (Arbeiten in festgelegten Zeitintervallen mit Pausen) anwenden. Diese Techniken helfen, Aufgaben zu priorisieren und sich besser auf wichtige Tätigkeiten zu konzentrieren. Die **Salamitaktik** ist eine Variante des Problemlösetrainings (Kap. 22) und teilt große Aufgaben in kleine, überschaubare Schritte, um Überforderung zu vermeiden. Diese Methode hilft ADHS-Patient:innen fokussiert und motiviert an Aufgaben zu arbeiten.
Prokrastination	**Verhaltensanalyse & Behaviorale Aktivierung:** Die Gründe für das Aufschieben werden identifiziert – zum Beispiel fehlende Motivation / Unlustvermeidung und ungünstige Kognitionen, die Überwältigung durch zu viele Aufgaben oder das Fehlen von klaren Zeitstrukturen. Auf dieser Grundlage können dann Strategien zur besseren Zeitplanung und Priorisierung entwickelt werden. **Emotionsregulation:** Prokrastination ist oft mit unangenehmen Emotionen wie Angst oder Frustration verbunden. Techniken zur **Emotionsregulation** (Kap. 33) helfen, diese negativen Gefühle zu identifizieren und zu bearbeiten, sodass die betroffenen Personen besser mit der inneren Blockade umgehen können.
Mangelnde Anpassung an die Umwelt	**Stimuli-Optimierung:** Manche profitieren von visuellen Reizen oder Hintergrundmusik zur Steigerung der Aufmerksamkeit, andere von Noise-Cancelling-Kopfhörern oder ruhigen Zonen zur Lärmreduktion. Individuelle Präferenzen sollten berücksichtigt werden. **Flexibilität im Arbeitsrhythmus**: Personen mit ADHS profitieren häufig von einem flexiblen Arbeitszeitrahmen, der es ermöglicht, in Phasen intensiver Konzentration zu arbeiten und bei Bedarf kürzere Konzentrationsphasen und Pausen einzulegen.

Quellen: Caroll et al., 2024; López-Pinar et al., 2024; Mehren et al., 2024; Munawar et al., 2021; Seery et al., 2023

39.3 Fallstudien mit praktischen Beispielen

»ADHS bedeutet nicht, dass wir keine Aufmerksamkeit haben – wir lenken sie nur gezielt dorthin, wo es für uns Sinn macht.«

»Unsere Aufmerksamkeit ist keine Störung – sie ist wie ein Scheinwerfer: Was uns fesselt, beleuchten wir intensiv, dabei vergessen wir manchmal, den Rest des Raums zu sehen.«

Fallbeispiel

Anja Küstenkind, 34 Jahre alt, arbeitet in einem Büro und hat kürzlich die Diagnose ADHS im Erwachsenenalter erhalten. Sie berichtet, dass sie große Schwierigkeiten habe, sich bei langweiligen oder sich wiederholenden Aufgaben zu konzentrieren. Besonders belastend sei für sie die monatliche Abrechnung ihrer Projekte, bei der sie Daten in Excel-Tabellen eingeben und kontrollieren müsse. Sie schiebe diese Aufgabe oft bis zur letzten Minute auf, sei dadurch gestresst und mache vermehrt Fehler. Sie beschreibt sich selbst als »chaotisch« und ist frustriert, weil sie das Gefühl habe, »einfach nicht diszipliniert genug« zu sein.

Verhaltensanalyse

Ziel: Frau Küstenkind wird dabei unterstützt zu erkennen, welche Gründe hinter dem Aufschieben der Aufgabe stehen. Sie wird ermutigt, hilfreiche Gedanken und Anweisungen zu entwickeln, um sich schrittweise durch die Aufgabe zu begleiten.

T: Können Sie sich vorstellen, dass das Aufschieben auch etwas Positives hat?

P: Hm, auf den ersten Blick nicht wirklich. Es stresst mich ja immer nur mehr. Aber … Na ja, wenn ich die Aufgabe aufschiebe, muss ich mich erstmal nicht damit auseinandersetzen. Es fühlt sich dann so an, als könnte ich den unangenehmen Stress hinauszögern. Manchmal denke ich, dass ich mich dann vielleicht später besser fühle und es mir leichter fällt.

T: Das klingt so, als ob das Aufschieben kurzfristig eine Art Erleichterung verschafft?

P: Ja, genau. Für den Moment fühlt es sich an, als hätte ich mehr Kontrolle, weil ich entscheide, wann ich mich damit beschäftige. Aber am Ende kommt der Stress dann halt mit voller Wucht zurück.

T: Das ist ein wichtiger Punkt. Das Aufschieben hat also kurzfristig einen Nutzen, verschärft aber langfristig den Druck.

P: Ja, und irgendwie brauche ich manchmal auch diesen Druck. Wenn die Zeit knapp wird, fühlt es sich so an, als würde ich plötzlich die Energie finden, die ich vorher nicht hatte. Als ob ich den richtigen »Kick« brauche, um überhaupt anzufangen.

T: Das klingt so, als ob fehlende Stimulation am Anfang ein Problem ist und der Zeitdruck dann die nötige Anregung bringt?

P: Genau. Ohne diesen Druck ist alles irgendwie diffus und ich kriege nichts auf die Reihe. Aber wenn die Deadline immer näher kommt, schaffe ich plötzlich, in kürzester Zeit die Abrechnung zu erledigen, was ich vorher tagelang vor mir hergeschoben habe.

T: Das ist nachvollziehbar. Vielleicht können wir gemeinsam überlegen, wie Sie diese kurzfristige Erleichterung oder nötige Anregung anders erreichen könnten, ohne dass der Druck danach größer wird.

Dieser Dialog veranschaulicht, wie die Therapeutin in der Verhaltensanalyse die funktionale Bedeutung des Aufschiebens ergründet. Es wird deutlich, dass das Aufschieben kurzfristig eine entlastende Wirkung oder die notwendige Stimulation bieten kann, während es langfristig den Druck verstärkt. Zudem zeigt sich, wie hinderliche Kognitionen, wie »Ich bin chaotisch« oder »Ich brauche diesen Druck, um überhaupt etwas zu schaffen«, die Aufrechterhaltung des problematischen Verhaltens begünstigen.

Entsprechend der Abbildung 39.1 (Beispiel für Prokrastination) wird der Teufelskreis des Prokrastinierens gemeinsam mit der Patientin analysiert. Dabei werden sowohl die kurzfristige negative Verstärkung durch das Aufschieben als auch die negative Verstärkung, die beim Überprüfen der Tabelle am Tag der Deadline auftritt, verdeutlicht und im Kontext des Verhaltensmusters reflektiert.

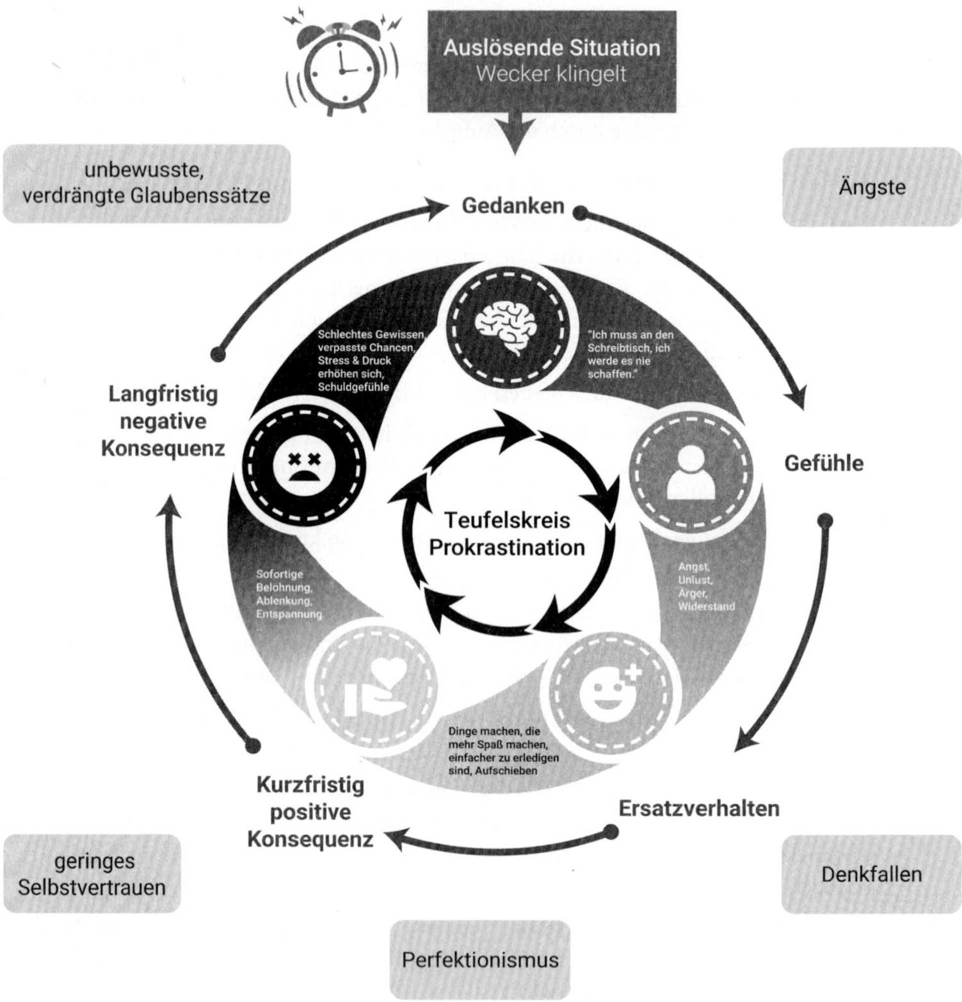

Abbildung 39.1 Beispiel für einen Teufelskreis des Prokrastinierens

Diese Denkmuster können dann nicht nur gezielt hinterfragt und durch konkrete, positive Selbstinstruktionen ersetzt werden – beispielsweise könnte die Patientin den Gedanken »Ich werde es nie schaffen!« durch einen hilfreichen Impuls ersetzen: »Ich konzentriere mich jetzt nur auf die erste Tabelle.« –, sondern auch biografisch reflektiert werden. So lässt sich ergründen, wie diese Überzeugungen entstanden sind und welche Erfahrungen sie geprägt haben. Auf diese Weise entsteht Raum, sodass sich die Patientin aktiv für eine Veränderung entscheiden kann, um gemeinsam adaptive Strategien zu entwickeln, die kurzfristige Entlastung ermöglichen, ohne den Stress langfristig zu verstärken, während gleichzeitig ein tieferes Verständnis für die eigene Lebensgeschichte und deren Einfluss auf das aktuelle Verhalten geschaffen wird.

Therapeutische Reflexion
In der folgenden Sitzung berichtet Frau Küstenkind, dass eine Kombination aus Verhaltensanalysen, Selbstinstruktionen und Pomodoro-Technik (Die Patientin teilt die Abrechnung in vier Zeitblöcke à 25 Minuten auf. Nach jedem Block belohnt sie sich mit einer kurzen Pause, z. B. Kaffee oder Bewegung) ihr geholfen haben, die Abrechnung ohne große Aufschieberei zu erledigen. Sie merkt an, dass vor allem die kleinschrittigen Selbstanweisungen und die klaren Zeitgrenzen ihr ein Gefühl von Kontrolle und Struktur geben. Gemeinsam werden ihre Erfahrungen ausgewertet und die Strategien weiter angepasst.

Teil V

39.4 Typische Schwierigkeiten und Fehler

Komplexität der Symptomatik. ADHS geht häufig mit weiteren psychischen Erkrankungen einher, wie z. B. Angststörungen, Depressionen oder Substanzmissbrauch. Diese Komorbiditäten erschweren die Behandlung, da sie die ADHS-Symptome überlagern oder beeinflussen können. Die Behandlung muss daher oft individuell angepasst und auf mehrere Symptome gleichzeitig ausgerichtet werden.
Unterschiedliche Ausprägung der Symptome. ADHS-Symptome wie Unaufmerksamkeit, Impulsivität und Hyperaktivität zeigen sich bei Erwachsenen häufig anders als bei Kindern und bei Männern anders als bei Frauen (Attoe & Climie, 2023). Erwachsene erleben oft innere Unruhe statt äußerer Hyperaktivität, was die Identifikation und Behandlung der Symptome erschwert. Zudem können die Symptome im Laufe des Lebens variieren, was eine fortlaufende Anpassung der Therapie erfordert.
Mangelnde Adhärenz. Viele ADHS-Patient:innen haben Schwierigkeiten, sich an Therapiepläne zu halten, sei es durch Impulsivität, mangelnde Struktur oder Probleme mit der Organisation. Dies kann zu einer geringen Therapieadhärenz führen, was wiederum den Behandlungserfolg beeinträchtigt. Es bestehen oft auch Schwierigkeiten, spezialisierte Behandler:innen zu finden.
Medikamentöse Behandlung und Nebenwirkungen. Stimulanzien, die häufig als erste Wahl in der medikamentösen Behandlung von ADHS eingesetzt werden, können bei einigen Patient:innen Nebenwirkungen wie Schlafstörungen, Appetitlosigkeit oder erhöhte Reizbarkeit verursachen. Die Wahl des passenden Präparates, der optimalen Dosis und Einnahmezeitpunkte sind entscheidend.

39.5 Weitere Therapieoptionen

Pharmakotherapie. Die medikamentöse Behandlung von Erwachsenen mit ADHS erfolgt in der Regel zunächst mit Stimulanzien wie Lisdexamfetamin (z. B. Elvanse) oder Methylphenidat (z. B. Ritalin, Medikinet), sofern keine relevanten Komorbiditäten oder Kontraindikationen vorliegen. Bei fehlender Wirksamkeit oder Kontraindikationen kommt das noradrenerg wirksame Präparat Atomoxetin in Frage. Alle drei genannten Wirkstoffe sind in Deutschland für Erwachsene mit ADHS zugelassen. Bis dato nur zur Behandlung der ADHS bei Kindern in Deutschland zugelassen ist Guanfacin. Bei akuten psychotischen oder manischen Episoden sollte die ADHS-Medikation abgesetzt werden. Nach Abklingen der Episode kann unter Berücksichtigung individueller Vorteile und Risiken sowie unter einer zuverlässigen medikamentösen Behandlung der komorbiden Erkrankung (z. B. Mood Stabilizer bei bipolarer Erkrankung) die Behandlung wieder aufgenommen werden.

Gruppentherapie. Gruppentherapie bei ADHS ermöglicht es Betroffenen, von gemeinsamen Erfahrungen zu profitieren und gegenseitige Unterstützung zu erfahren. Sie fördert soziale Kompetenzen, den Umgang mit Impulsivität, die Stärkung von Selbstwert und die Entwicklung alltagsnaher Strategien (Neisen; 2024; Caroll et al., 2023; vgl. Kap. 78).

Neurofeedback. Die Evidenz für Neurofeedback ist auch bei Erwachsenen mit ADHS nicht ausreichend. Möglicherweise profitieren einzelne, im Gruppenvergleich sind die Ergebnisse nicht überzeugend. Keinesfalls sollte eine wirksamere Option dadurch verzögert oder ersetzt werden (Westwood et al., 2024, Fernández et al., 2024).

Selbsthilfe. Selbsthilfe ist hilfreich im Umgang mit ADHS. Organisationen wie ADHS Deutschland e.V. bieten sehr gute Informationen auf ihrer Website und lokale Gruppen und Beratung für Betroffene und Angehörige an. Diese fördern Gemeinschaft, reduzieren Isolation, Stigmatisierung und bieten Informationen und praktische Strategien (Babinski & Libsack, 2024). Auch Social-Media-Communities ermöglichen Vernetzung und Erfahrungsaustausch.

Internetbasierte Interventionen. Digitale Gesundheitsanwendungen (DiGAs) und mobile Interventionen bieten innovative Ansätze zur Linderung von ADHS-Symptomen und unterstützen Betroffene im Alltag. Sie schließen Versorgungslücken und beinhalten Therapiebausteine wie Psychoedukation, verhaltenstherapeutische Interventionen, Emotionstagebücher und Medikamentenerinnerungen (Păsărelu et al., 2020; vgl. Kap. 79). Seit 2025 stehen erstmals digitale Gesundheitsanwendungen (DiGA) für Erwachsene mit ADHS zur Verfügung (https://diga.bfarm.de/de).

39.6 Kritische Einordnung

Die Behandlung von ADHS erfordert eine Kombination bewährter und innovativer Ansätze. Empirische Studien zeigen, dass Dritte-Welle-Verfahren wie Fertigkeitstraining und achtsamkeitsbasierte Ansätze in der Behandlung der adulten ADHS wirksam sind (Fullen et al., 2024). Eine Kombination aus medikamentöser und nicht-pharmakologischer Therapie sollte abgewogen werden und ist vor allem dann sinnvoll, wenn Medikamente bereits helfen, aber weiterhin Symptome bestehen (S3-Leitlinie, AWMF, 2017).

FAQ

Gibt es apparative Verfahren (z. B. fMRI), aus deren Ergebnisse eine Diagnose abgeleitet werden kann?
Apparative Verfahren wie fMRI ermöglichen keine eindeutige ADHS-Diagnose. Die wichtigste Grundlage bilden eine umfassende biographische und klinische Anamnese, Einbezug des sozialen und beruflichen Umfelds und psychometrische Tests zur genauen Symptomerfassung (Selbst- und Fremdbeurteilung und Interviews).

Ist eine Medikation mit Methylphenidat für eine erfolgreiche Psychotherapie notwendig?
Es ist keine notwendige Voraussetzung für eine erfolgreiche Psychotherapie, verbessert jedoch oft den Verlauf signifikant, indem sie dazu beiträgt, dass bestimmte Symptome schneller abklingen oder deutlich verbessert werden.

Wie kann ich die Adhärenz für die Therapie steigern?
Die Adhärenz kann durch einfache Erinnerungstools (Biederman et al., 2020), Gespräche zu Zeitmanagement, Organisationsstrategien und den Umgang mit Nebenwirkungen in der Therapie gestärkt werden. Auch eine regelmäßige Überprüfung der Medikamenteneinnahme ist wichtig, da mangelnde Adhärenz auf eine mögliche Fehleinnahme oder auch Ablehnung der Therapieform hinweisen kann.

Patient:innen, die in Psychotherapie kommen, kennen häufig alle in den Manualen beschriebenen Strategien. Was kann ich diesen Patient:innen noch anbieten?
Es sollte geklärt werden, welche Ansätze hilfreich waren und warum andere scheiterten, wobei ADHS-Symptome wie mangelndes Durchhaltevermögen oder Selbstorganisation berücksichtigt werden. Die Therapie kann dann gezielt auf individuelle Strategien und ADHS-spezifische Herausforderungen eingehen. Ressourcenorientierung und Humor sollten auf keinen Fall zu kurz kommen, um Stimulation und Motivation zu erhalten.

Teil V

Weiterführende Literatur

Arbeitsgemeinschaft der Wissenschaftlichen Medizinischen Fachgesellschaften (AWMF). (2017). Aufmerksamkeitsdefizit-/Hyperaktivitätsstörung (ADHS) im Erwachsenenalter: S3-Leitlinie und nationale Versorgungsleitlinie (NVL), Langfassung – Version 1.0. AWMF. https://register.awmf.org/de/leitlinien/detail/028-045

Kirsch, P. & Haible-Baer, N. (2024). Therapie-Tools ADHS im Erwachsenenalter. Weinheim: Beltz.

40 Psychotische Störungen

Tania Lincoln

Schizophrenie und vor allem das Vorliegen einer akuten Wahnsymptomatik galten lange Zeit als Kontraindikation für die Verwendung psychotherapeutischer, insbesondere kognitiver Techniken. Neben der gängigen Ansicht, dass Schizophrenie fast ausschließlich durch biologische Faktoren verursacht wird, steckt hinter der Skepsis im Hinblick auf Psychotherapie bei diesem Störungsbild auch die Annahme, dass schizophrenietypische Symptome wie z. B. Wahn sich so stark vom normalen Erleben unterscheiden, dass sie für rationale Interventionen nicht zugänglich seien.

Wichtig

Heutzutage setzt sich immer mehr die Annahme eines Kontinuums zwischen normalen und psychotischen Erlebnissen und Überzeugungen durch. Diese Überzeugung bildet die Grundlage dafür, dass auch psychotische Symptome Ergebnis normaler Prozesse der Meinungsbildung und des Lernens und folgerichtig auch kognitiv-verhaltenstherapeutischen Interventionen zugänglich sind.

40.1 Diagnostik, Komorbidität und Differenzialdiagnostik

Diagnostische Verfahren

Schizophrenie ist durch Störungen in mehreren Bereichen gekennzeichnet, einschließlich der Überzeugungen (z. B. Wahnvorstellungen), des Denkens (z. B. Desorganisation in der Form des Denkens oder Beeinträchtigung der Aufmerksamkeit), der Wahrnehmung (z. B. Halluzinationen), des Selbsterlebens (z. B. das Erleben, dass die eigenen Gedanken oder das Verhalten unter der Kontrolle einer externen Kraft stehen), des Willens (z. B. Motivationsverlust), des Affekts (z. B. abgestumpfter Gefühlsausdruck) und des Verhaltens (z. B. Verhalten, das bizarr oder zwecklos erscheint oder impulsives Verhalten). Psychomotorische Störungen können vorhanden sein. Die Symptome sind nicht Folge anderer körperlicher Erkrankungen und sind nicht auf die Wirkung oder den Entzug einer Substanz oder eines Medikaments zurückzuführen.

In Tabelle 40.1 sind die Kriterien für Schizophrenie in gekürzter Version nach ICD-11 (Entwurfsfassung der deutschen Übersetzung) wiedergegeben.

Tabelle 40.1 Diagnostische Kriterien für Schizophrenie (F20.0-20.3) in gekürzter Version nach ICD-11 (WHO, 2022)

G1. Mindestens ein Kriterium aus G1.1 oder zwei aus G1.2 über mindestens einen Monat	
Symptome aus mindestens zwei der folgenden Symptomgruppen über die meiste Zeit von mindestens 1 Monat, wobei eines der Symptome aus der Gruppe (1) bis (4) stammen muss:	(1) persistierender Wahn (z. B. Größenwahn, Beziehungswahn, Verfolgungswahn). (2) persistierende Halluzinationen (gewöhnlich akustisch, obwohl auch jede andere Sinnesmodalität betroffen sein kann). (3) formale Denkstörungen (z. B. tangentiales, inkohärentes oder zerfahrenes Denken, assoziative Lockerung, Vorbeireden, Neologismen). (4) Ich-Störungen (z. B. Gedankeneingebung, Gedankenentzug, Gedankenausbreitung, Fremdbeeinflussungserleben). (5) Negativsymptome (z. B. Affektverflachung, Aphasie oder Sprachverarmung, Antriebsmangel, sozialer Rückzug, Anhedonie). (6) Grob desorganisiertes Verhalten, das sich in jeder zielorientierten Aktivität bemerkbar macht (z. B. bizarr oder ziellos erscheinendes Verhalten sowie unvorhersehbare oder inadäquate emotionale Reaktionen, die die Organisation von Verhaltensweisen stören). (7) Psychomotorische Störungen (z. B. katatone Unruhe oder Agitation, Haltungsstereotypien, wächserne Flexibilität, Negativismus, Mutismus, Stupor).

Obwohl singulärer Wahn oder wahnähnliche Erlebnisse auch in der Normalbevölkerung anzutreffen sind, liegt die Lebenszeitprävalenz einer Schizophrenie-Diagnose nur bei rund 0,7 Prozent (Gaebel & Zielasek, 2020). Frauen und Männer sind dabei statistisch gleich häufig betroffen. Zur Bestimmung einer reliablen Diagnose kann auf Verfahren wie das *Strukturierte Klinische Interview für DSM-5* (Beesdo-Baum et al., 2019) zurückgegriffen werden. Sowohl für die Evaluation der Psychotherapie als auch für eine detailliertere symptombezogene Diagnostik bieten sich neben gängigen Instrumenten zur Messung der globalen Schwere der Psychopathologie (z. B. die *Symptom-Check-List 90*) psychosespezifische Verfahren an, die auch in deutscher Sprache vorliegen (Lincoln, 2019; Mehl & Heibach, 2022). Exemplarisch sei hier auf die Instrumente *Psychotic Symptoms Rating Scales* (PSYRATS; Haddock et al., 1999), *Community Assessment of Psychic Experiences* (CAPE; Stefanis et al., 2002) und *Choice of Outcome in CBT for Psychoses* (CHOICE; Greenwood et al., 2010) hingewiesen.

Differenzialdiagnostik

Differenzialdiagnostisch ist vor allem an sekundäre, somatisch induzierte Schizophrenien zu denken, die beispielsweise durch Epilepsie oder Tumore verursacht sein können, sowie an substanzinduzierte Schizophrenien. Wahngedanken im Rahmen einer Schizophrenie müssen von Wahn im Rahmen einer affektiven Störung oder Zwangsgedanken mit wenig Einsicht abgegrenzt werden. Des Weiteren muss das Vorliegen von Persönlichkeitsstörungen und anderen psychotischen Störungen in Betracht gezogen werden. Die wichtigsten Differenzialdiagnosen und ihre Abgrenzung sind dem DSM-5 (APA, 2013) zu entnehmen.

Komorbide Störungen

Zu den Störungen, die häufig im Zusammenhang mit Schizophrenie zu beobachten sind, zählen in erster Linie Substanz-, Angst- sowie affektive Störungen, die in der klinischen Diagnostik und der Behandlung beachtet werden sollten. Im Zusammenhang mit komorbider Depression ist auch die hohe Suizidrate bei Schizophrenie zu beachten. Die Rate versuchter Suizide wird auf etwa 20 bis 40 Prozent, die der vollendeten Suizide auf ca. 10 Prozent aller an Schizophrenie erkrankten Personen geschätzt. Ein besonderes Suizidrisiko besteht in der Residualphase, wenn die Erkrankung und ihre möglichen Konsequenzen verarbeitet werden (vgl. Kap. 26).

40.2 Verhaltenstherapeutische Strategien

Grundlagen

Vulnerabilität-Stress-Modelle der 1960er bis 1980er Jahre gehen davon aus, dass das Risiko einer Schizophrenie das Ergebnis der Ausprägung der genetischen Vulnerabilität in Interaktion mit äußeren Belastungen und Stressoren darstellt. In kognitiven Weiterentwicklungen dieser Modelle (z. B. Garety et al., 2001) kommt neben der genetischen auch der kognitiven Vulnerabilität in Form dysfunktionaler Schemata eine besondere Rolle zu. Diese Schemata entstünden beispielsweise als Folge traumatisierender oder negativer interpersoneller Erfahrungen. Ferner wird in den Modellen die Rolle von Bewertungsprozessen bei der Verarbeitung von Stressoren betont. Beispielsweise könnten Körperempfindungen oder Halluzinationen, die durch Überlastungsreaktionen entstanden sein könnten, katastrophisierend (»Hilfe, ich werde verrückt«) oder auch wahnhaft (»Da hat mir jemand einen Chip eingepflanzt«) bewertet werden. Dabei werde eine dysfunktionale oder gar wahnhafte Bewertung durch Angst, Aktivierung dysfunktionaler Selbst- und Fremdkonzepte sowie spezifische Urteilsverzerrungen (z. B. voreiliges Schlussfolgern) begünstigt. Denselben Faktoren wird auch eine gewichtige Rolle bei der Aufrechterhaltung der Symptome zugeschrieben. Die Annahme, dass dysfunktionale Bewertungsprozesse zur Ausbildung psychotischer Symptome beitragen, bildet eine wesentliche Voraussetzung für die Anwendung kognitiver Interventionen.

Ziele verhaltenstherapeutischer Interventionen

Kognitive Verhaltenstherapie für Psychosen zielt darauf ab, psychotische Symptome zu reduzieren, die Beeinträchtigung durch Symptome zu lindern und die Patient:innen zu unterstützen, soziale und berufliche Aktivitäten im Rahmen ihrer Möglichkeiten zu verfolgen. Dies geschieht zunächst durch emotionale Entlastung und Ermutigung, Erarbeitung funktionaler Symptombewertungen und Coping-Strategien sowie durch Verbesserung der Fähigkeit, Symptome oder ihre Vorboten zu erkennen und adäquat auf diese zu reagieren. Die folgenden Ausführungen stützen sich auf die Therapiemanuale führender Expert:innen auf dem Gebiet (Beck et al., 2009; Chadwick et al., 1996; Fowler et al., 1995; Kingdon & Turkington, 2004; Morrison et al., 2004), ein deutsches Behandlungsmanual (Lincoln, 2019) und klinische Erfahrungen.

40.3 Praktische Durchführung

Aufbau einer guten Therapiebeziehung

Die Probleme von Patient:innen, die sich mit einer schizophrenen Psychose in Psychotherapie begeben, sind vielfältig. Zu den direkten Folgen der für die Störung typischen Symptome wie Wahn oder Halluzinationen und den damit verbundenen Ängsten kommen zusätzliche Belastungen, die sich aus sozialen und beruflichen Einschränkungen, Nebenwirkungen bisheriger Behandlungen oder der Stigmatisierung der Betroffenen und Angehörigen ergeben. In der ersten Phase der Therapie ist daher die Kernaufgabe die aktive Perspektivübernahme (vgl. Kanfers »11 Gesetze der Therapie«, Kap. 13). Beispiel: Eine Therapeutin wendet sich ihrem Patienten mit einer offenen Haltung zu, um zu verstehen, welche Probleme für ihn relevant sind, wie Symptome und Überzeugungen entstanden sind und auf welche Weise er die Symptome zu bewältigen versucht. Gelingt es der Therapeutin, die wahnhaften Überzeugungen vor dem Hintergrund der Erfahrungen des Patienten nachzuvollziehen, werden sie ihr zunehmend weniger bizarr oder wahnhaft vorkommen. Um den Patienten emotional zu entlasten, signalisiert die Therapeutin zudem Verständnis für die Bewertungen und Gefühle des Patienten.

Beispiel

»Vor dem Hintergrund der Erfahrungen, die Sie gemacht haben, kann ich verstehen, dass Sie anderen Personen gegenüber eher misstrauisch oder skeptisch eingestellt sind« oder »Ich kann gut verstehen, dass Ihnen in dieser Situation, als Ihr Kollege etwas unwirsch reagierte, schnell der Gedanke kam, er meine es nicht gut mit Ihnen«.

Individuelle Erklärungsmodelle für spezifische Symptome

Ein wichtiger Bestandteil kognitiver Interventionen ist die gemeinsame Erarbeitung von Erklärungsmodellen, die anhand psychologischer Mechanismen erklären, wie psychotische Symptome beginnen oder aufrechterhalten werden. Diese Modelle sollten stets – auf Grundlage allgemeiner kognitiver Modelle – auf Patient:innenebene individuelle Akzente setzen. Solche Arbeitsmodelle beinhalten plausible alternative Erklärungen für einige der Erfahrungen der Patient:innen, die – ebenso wie ihre bisherigen Erklärungen – richtig oder falsch sein können und gemeinsam im Laufe der Therapie weiter überprüft werden. Wie bei der Exploration der Symptomatik ist auch bei der Erarbeitung der Modelle eine offene Haltung auf Therapeut:innenseite wichtig. Man sollte also das individuelle Modell stets so flexibel handhaben, dass Anregungen oder Korrekturen der Patient:innen darin Platz finden können. Beispiel:

»Ich habe Sie so verstanden, dass Sie Ihre Schwierigkeiten in erster Linie darauf zurückführen, dass Sie davon überzeugt sind, Ihre Arbeitskollegen und Ihre Familie haben sich gegen Sie verschworen und möchten Ihnen schaden. Nun, aufgrund Ihrer momentanen stressigen beruflichen Situation und den Konflikten in Ihrer Familie kann ich gut nachvollziehen, dass Sie zu dieser Schlussfolgerung gekommen sind. Und es ist nicht ausgeschlossen, dass Sie Recht haben. Andererseits ergeben sich aus Ihren Erzählungen auch andere mögliche Erklärungen für Ihre Erlebnisse. Auch diese sind nicht notwendigerweise richtig. Dies sind nur Ideen, wie Ihre Probleme auch entstanden sein könnten. Diese Ideen würde ich gerne mit Ihnen besprechen. Ist das in Ordnung für Sie?«

Interventionen bei akustischen Halluzinationen

Das Ziel von Interventionen für Halluzinationen ist die Erhöhung der wahrgenommenen Kontrolle über das Symptom. Dem Grundprinzip kognitiv-verhaltenstherapeutischer Problemanalysen folgend (vgl. Kap. 10, 13) basieren auch die Ansätze bei Halluzinationen auf der Annahme, dass die Symptome in einem Kontext auftreten, der durch emotionale, kognitive und psychophysiologische Faktoren charakterisiert ist, die eine auslösende oder aufrechterhaltende Funktion haben können. Auslösende Faktoren sind beispielsweise ungünstige Lebensumstände wie Konflikte mit Angehörigen oder innere Zustände wie Grübeln oder Ärger. Aufrechterhaltende Faktoren können dysfunktionale Reaktionen auf die Halluzinationen sein, z.B. sozialer Rückzug, katastrophisierende oder wahnhafte Bewertungen (s. Abb. 40.1).

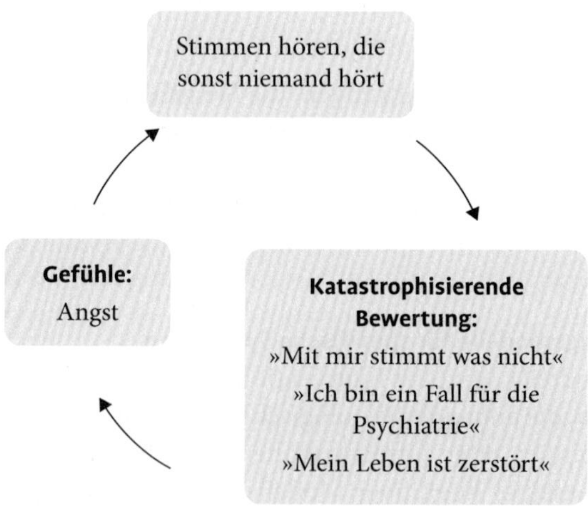

Abbildung 40.1 Beispiel für die aufrechterhaltende Funktion katastrophisierender Bewertungen bei akustischen Halluzinationen

Die Therapie setzt entsprechend an den Bewertungen und Verhaltensweisen an, die als auslösend oder aufrechterhaltend identifiziert wurden. Hierunter können beispielsweise die Entwicklung oder Optimierung funktionaler Coping-Strategien im Umgang mit den Halluzinationen fallen. Potenziell hilfreiche Strategien sind z. B. Austausch mit anderen über die Stimmen, Musik hören oder sich auf Aufgaben zu konzentrieren. Um gemeinsam mit dem Patienten zu überprüfen, welche Strategie für ihn persönlich nützlich ist, werden sie nacheinander ausprobiert und anhand von Protokollbögen in ihrem Erfolg systematisch überprüft.

Um katastrophisierenden Interpretationen von Stimmen zu begegnen, werden zudem sogenannte Normalizing-Techniken eingesetzt. Sie zielen auf eine Entlastung durch Entpathologisieren der Symptomatik. Die Information, dass unsere Wahrnehmung allgemein vielen Irrtümern unterliegt und auch gesunde Personen akustische Halluzinationen erfahren können, dient diesem Zweck. Zum Beispiel könnte eine Therapeutin sagen: »Tatsächlich zeigen Umfragen, dass viele Menschen, sogar mehr als 10 Prozent, Phänomene wie Stimmenhören oder das Lautwerden von eigenen Gedanken kennen. Das Stimmenhören an sich ist also im Grunde ganz normal und bedeutet nicht automatisch, dass Sie psychisch krank sind oder etwas Grundlegendes mit Ihnen nicht in Ordnung ist. Viel entscheidender ist, wie Sie die Stimmen bewerten.«

Dysfunktionale Bewertungen der Halluzinationen werden mithilfe kognitiver Interventionen infrage gestellt (vgl. Kap. 20). Neben den klassischen Techniken wie dem Sammeln von Beweisen und dem Abklopfen von Überzeugungen im Hinblick auf ihre Funktionalität, bieten sich für die Infragestellung von Bewertungen von Halluzinationen auch Verhaltensexperimente an. Beispielsweise kann die Überzeugung eines Patienten, dass eine Halluzination unkontrollierbar sei, dadurch infrage gestellt werden, dass er die Erfahrung macht, dass die Halluzination beim Vorlesen von Texten leiser wird. Schließlich kann es für manche Patient:innen auch hilfreich sein, zu lernen, ihren Stimmen selbstsicherer gegenüberzutreten und ihnen Grenzen zu setzen.

Die Arbeit mit Wahn

Eine Veränderung von Wahn ist vor allem dann indiziert, wenn der Wahn mit extremer Beeinträchtigung einhergeht, von der Verfolgung relevanter persönlicher Ziele abhält oder Selbst- bzw. Fremdgefährdung verursacht. Bevor mit der Infragestellung von Wahnüberzeugungen begonnen wird, müssen verschiedene Voraussetzungen erfüllt sein. Eine erste ist, dass der Therapeut oder die Therapeutin tatsächlich gut nachvollziehen kann, wie und warum sich die Wahnüberzeugungen entwickelt haben. Gerade der Beginn einer wahnhaften Überzeugung ist manchmal noch einfacher nachzuvollziehen als ein komplexes Wahnsystem. Deshalb kann es für das Verständnis hilfreich sein, zunächst bei den Anfängen einzusteigen.

Eine weitere Voraussetzung ist, die patientenseitige Motivation für eine Veränderung der Wahnüberzeugungen einschätzen zu können. Dafür werden die positiven und negativen Folgen, die die Beibehaltung oder die Aufgabe der wahnhaften Überzeugungen haben könnten, gemeinsam erarbeitet. Welche Folgen es haben kann, wenn man fälschlicherweise an der Wahnüberzeugung festhält oder sie fälschlicherweise verwirft, kann man gut mit einer Vier-Felder-Tafel (Tab. 40.2) veranschaulichen. Durch die Erarbeitung von Konsequenzen wird der Patientin bewusster, dass ihr Leben ohne die Wahnüberzeugungen einen positiveren Verlauf nehmen könnte, was eine gute motivationale Basis für die Arbeit am Wahn darstellt. Die Umstrukturierung von Wahnüberzeugungen erscheint hingegen wenig vielversprechend, wenn es für die Patientin wenig zu gewinnen, aber viel zu verlieren gibt, was insbesondere bei Größenwahnüberzeugungen der Fall sein kann. In diesen Fällen ist es hilfreicher, an anderen Bereichen anzusetzen, die eventuell als ursächlich für die Wahnüberzeugung ausgemacht werden können (z. B. Arbeit am Selbstwert).

Tabelle 40.2 Vier-Felder-Schema zur Erarbeitung der Implikationen einer fälschlicherweise beibehaltenen oder aufgegebenen Überzeugung

Annahme: **Realität:**	**Familie plant Verschwörung**	**Familie plant keine Verschwörung**
Familie plant Verschwörung		▶ Ich vertraue meiner Familie Dinge an, die sie gegen mich verwenden können. ▶ Ich werde zum leichten Opfer meiner Familie.
Familie plant keine Verschwörung	▶ Ich verliere den Kontakt zu meiner Familie, die mir sehr wichtig ist. ▶ Der Konflikt wird sich nicht lösen. Die Familie wird von mir zu Unrecht beschuldigt und reagiert mit Unverständnis. ▶ Ich verpasse es, mich um andere wichtige Bereiche in meinem Leben zu kümmern (Arbeitsstelle, Freunde), weil ich so sehr damit beschäftigt bin, mich vor meiner Familie zu schützen.	

Wenn eine hinreichende motivationale Basis gegeben ist, können Therapeut:in und Patient:in alternative Erklärungen für die Erlebnisse besprechen. Dem Sammeln und Untersuchen von Beweisen kommt hier eine wichtige Rolle zu. Auch Rollenspieltechniken, in denen die Patient:in angehalten wird, die Rolle des Gegenparts zu übernehmen und die eigenen Überzeugungen infrage zu stellen, können hier eingesetzt werden. In jedem Fall bietet es sich an, mit Überzeugungen zu beginnen, die eher in jüngerer Zeit entstanden sind und noch etwas weniger verfestigt erscheinen. Im weiteren Verlauf der Therapie kann auch mit der klassischen Spaltentechnik zur Überprüfung von Überzeugungen gearbeitet werden.

T: Sie haben mir eine Situation von gestern beschrieben, in der Sie sich in der U-Bahn angespannt fühlten, nachdem Sie das Gefühl hatten, dass mehrere Personen Sie anstarrten. Sie dachten, dass diese Leute vielleicht vom Geheimdienst sind und Sie beschatten. In der letzten Sitzung haben wir bereits besprochen, warum Sie so empfänglich für die Idee sind, dass der Geheimdienst hinter Ihnen her ist. Scheint es Ihnen plausibel, dass jemand anders, der noch keine Berührungspunkte zum Geheimdienst hatte, die Situation vielleicht anders empfunden und interpretiert hätte?

P: Ja, möglich. Mein Freund wäre vielleicht nur genervt davon gewesen, dass die Bahn so überfüllt ist und hätte gar nicht bemerkt, dass die Leute ihn anstarren. Aber er ist ja nicht schon im Visier des Geheimdienstes.

T: Wie hätte er sich dann in dieser Situation gefühlt?

P: Nun, anders wahrscheinlich. Normal eben. Vielleicht etwas verärgert über die überfüllte Bahn.

T: Ist es in Ordnung für Sie, wenn wir einen genaueren Blick auf die Beweise werfen, die für und gegen Ihre Annahme sprechen?

P: Ja, okay.

T: Zum Anfang würde ich gerne wissen, wie sehr Sie momentan davon überzeugt sind, dass die Leute vom Geheimdienst mit Ihnen in der Bahn waren und Sie ausspionierten? Können Sie Ihre Überzeugung auf einer Skala von 0 bis 100 Prozent einschätzen?

P: Vielleicht etwa 80 Prozent.

T: Okay. Lassen Sie uns alle Beweise notieren, die für Ihre Annahme sprechen. Und vielleicht gibt es auch einige Fakten, die gegen Ihre Überzeugung sprechen. Auch diese könnten wir notieren. Ist das in Ordnung für Sie?

P: Ja, ist gut.

Sammeln von Beweisen, die notiert werden

T: Wenn wir uns nun das Blatt mit den Beweisen betrachten: Haben Sie das Gefühl, dass die Sammlung vollständig ist oder denken Sie, wir sollten noch etwas hinzufügen?

P: Nein, das ist alles.

T: Gut. Nehmen Sie doch das Blatt mit nach Hause und vielleicht fällt Ihnen noch etwas ein, das Sie hinzufügen möchten. In der Zwischenzeit würde ich gerne Fakten sammeln, die dagegensprechen, dass Sie ausspioniert wurden. Gibt es vielleicht andere Erklärungen dafür, dass die Leute in der Bahn Sie angeschaut haben?

P: Nun, ich bin zur Bahn gerannt und habe sie gerade noch erwischt. Vielleicht haben deshalb die Leute so geschaut.

Weitere Beweise werden gesammelt und notiert

T: Wenn Sie nun wieder in Prozent angeben müssten, wie sehr Sie von der Annahme überzeugt sind, dass die Leute in der Bahn vom Geheimdienst waren und Sie ausspionierten?

P: Nun, vielleicht 63 Prozent.

T: Obwohl Sie noch davon überzeugt sind, dass es Leute in der U-Bahn gab, die Sie anstarrten und Sie ausspionierten, scheinen Sie weniger davon überzeugt zu sein. Stimmt das?

P: Ja, ich denke es ist hilfreich, über andere Erklärungen nachzudenken, weshalb mich die Leute angeschaut haben könnten. Ich bin mir nicht mehr ganz so sicher, dass die U-Bahn wirklich voller Leute vom Geheimdienst war.

Interventionen bei Negativsymptomatik

Patient:innen mit Negativsymptomatik wird oft signalisiert, dass ihre Schwierigkeiten Ausdruck von Schwäche oder Faulheit seien, oder es wird vermittelt, die Probleme seien eine unausweichliche Folge der Schizophrenie und deshalb kaum zu beheben. Dieser selbststigmatisierenden Haltung (Corrigan et al., 2009) arbeiten die Therapeut:innen entgegen, indem sie betonen, dass der Rückzug der Patient:innen zunächst eine nachvollziehbare und sinnvolle Reaktion darstellt, um sich vor weiterer Belastung zu schützen. Die Therapeut:innen gestehen den Patient:innen daher Zeit zur Erholung explizit zu und setzen sie nicht durch hohe Erwartungen unter Druck.

Nach einer Phase der Validierung werden zunächst Interventionen zur Erhöhung der Motivation eingesetzt. Hierzu erarbeiten Therapeut:in und Patient:in gemeinsam attraktive kurz- und langfristige Ziele, die in Balance mit der Erreichbarkeit der Ziele stehen sollten. Die Auswahl weiterer Interventionen für Negativsymptomatik erfolgt ebenfalls auf der Basis individueller Problemanalysen (Kap. 10, 13). Als auslösende Faktoren können u. a. bedeutsam sein:

- neuropsychologische Defizite
- reizarme Umgebung
- Mangel an bedeutsamen Beschäftigungsmöglichkeiten
- ungewollte Effekte der Medikation
- chronische Stressoren
- Positivsymptomatik

Aber auch (typische) dysfunktionale Annahmen können im Zusammenhang mit der Negativsymptomatik stehen. Für diese wird auf bekannte Techniken der kognitiven Umstrukturierung (Kap. 20) zurückgegriffen. Ferner können für die Depressionstherapie entwickelte Techniken zum Aufbau positiver Aktivitäten eingesetzt werden, in denen Patient:innen nach und nach angenehme Aktivitäten in ihren Alltag integrieren (Kap. 18). Je nach Ergebnis der individuellen Problemanalyse kann es zudem wichtig sein, an spezifischen Aspekten wie dem Fehlen bestimmter Fertigkeiten, neuropsychologischen Defiziten, komorbiden Angststörungen, an der familiären oder beruflichen Situation oder an der Medikation anzusetzen.

Umstrukturierung dysfunktionaler Selbst- und Fremdschemata

Basierend auf den Befunden, dass Personen mit einer Wahnsymptomatik sich im Vergleich zu anderen als minderwertig, weniger respektiert und akzeptiert sehen, ist die Verbesserung von Selbstwert und Selbstakzeptanz ebenfalls ein wichtiger Bestandteil der Therapie. Hinweise auf die Entstehungsfaktoren solcher Konzepte sind meist in der Lebensgeschichte oder in der Mikroanalyse zu identifizieren, die dann mit Hilfe der Pfeil-abwärts-Technik weiter eruiert werden können (Ableiten von Grundüberzeugungen aus negativen automatischen Gedanken; vgl. Kap. 20). Die Behandlung dysfunktionaler Überzeugungen erfolgt durch die klassischen Techniken der kognitiven Umstrukturierung. Gegebenenfalls können hier auch schematherapeutische Interventionen (Young et al., 2003; vgl. Kap. 66) zum Einsatz kommen.

Interventionen der Rückfallprävention

Im letzten Abschnitt der Therapie geht es darum, die Patient:innen auf mögliche Rückfälle vorzubereiten und ihnen zu helfen, zukünftig frühe Anzeichen oder erste Symptome zu erkennen, damit sie frühzeitig darauf reagieren können. Hierzu werten Therapeut:in und Patient:in zunächst gemeinsam das Verhalten, die Gefühle und Gedanken der Patient:innen im Vorfeld der letzten psychotischen Episoden aus. Der Einsatz eines Kalenders mit wichtigen Eckdaten oder die Perspektive von Angehörigen und Freund:innen empfehlen sich. Allerdings muss darauf geachtet werden, katastrophisierende Bewertungen von Rückfällen zu vermeiden, die durch eine übermäßige Sensibilisierung für Frühwarnzeichen noch weiter verstärkt werden könnten (z. B. »Ich habe heute schlecht geschlafen. Ich werde auf jeden Fall einen Rückfall haben. Ich werde nie wieder gesund werden.« usw.). Solche Bewertungen führen eher zu einem Anstieg von Angst und machen einen Rückfall somit wahrscheinlicher. Die Kernbotschaft sollte lauten, dass es zu Rückfällen kommen kann, und zugleich, dass ein Rückfall keine Katastrophe ist (vgl. Kap. 28). Hilfreicher ist es, sich auf Rückfälle gut vorzubereiten, indem vorab überlegt wird, welche Maßnahmen in welcher Phase eines sich anbahnenden Rückfalls ggf. hilfreich wären.

40.4 Weitere Therapieoptionen

Medikamentöse Behandlung

Die Behandlung mit Neuroleptika stellt seit langem einen Hauptpfeiler der Behandlung psychotischer Störungen dar. Die kurzfristige Wirksamkeit dieser Medikamente auf psychotische Symptome (vor allem Wahn, Halluzinationen, Erregbarkeit) ist gut belegt, auch wenn die Effektstärken nur im moderaten Bereich liegen (Leucht et al., 2017). Obwohl medikamentöse Behandlung bei Schizophrenie in allen gängigen Behandlungsleitlinien empfohlen wird, ist ein gewisses Dilemma nicht von der Hand zu weisen. Einerseits soll zur Entlastung der Patient:innen und ihrer Angehörigen möglichst rasch ein Rückgang psychotischer Symptome erreicht werden. Andererseits hat die Medikation meist gravierende und auch langfristige Nebenwirkungen wie Störungen des Bewegungsapparates, ein stark erhöhtes Risiko für das metabolische Syndrom oder sexuelle Funktionsstörungen. Auch eine erhöhte Wahrscheinlichkeit für absetzbedingte psychotische Rückfälle wurde beobachtet. Was der optimale Absetzzeitpunkt für Neuroleptika ist, um die beste Wirkung bei minimalem Risiko zu erzielen, hängt auch vom bisherigen Krankheitsverlauf ab und ist Gegenstand anhaltender Kontroversen. Weitgehende Einigkeit besteht darin, dass es sich empfiehlt, die Dosis so niedrig wie möglich zu halten und Mehrfachmedikation zu vermeiden.

Patient:innen kommen oft mit wenig Vorwissen über die Wirkungsweise ihrer Medikamente in die Therapie. Dies kann sich negativ auf die Behandlungsmotivation der Patient:innen auswirken. Hier sollte von Therapeut:innenseite her Aufklärung betrieben werden. Ausführliche Arbeitsblätter dazu finden sich bei Mehl und Heibach (2022). Viele Patient:innen sind auch nach einer Aufklärung über die Wirkweise in Bezug auf die antipsychotische Medikation ambivalent eingestellt. Therapeut:in und Patient:in können in einem solchen Fall die Argumente für und gegen die antipsychotische Medikation in Form einer Pro-Contra-Liste sammeln und sie gemeinsam gegeneinander abwägen. Für Patient:innen ist es zudem entlastend, wenn Psychotherapeut:in und Fachärzt:in bezüglich der Medikation an einem Strang ziehen. Enge Kooperation oder zumindest Rücksprache mit behandelnden psychiatrischen Kolleg:innen ist hilfreich, oft sogar notwendig für ein gutes Gelingen der Therapie.

Verfahren der »dritten Welle«

Als Alternative oder Ergänzung zur klassischen kognitiven Umstrukturierung der Wahnüberzeugung gibt es Interventionen, die sich – geprägt durch Verfahren der sogenannten »dritten Welle der KVT« (vgl. Teil VI) – eher auf Gedankenprozesse als auf Inhalte fokussieren. So wird in metakognitiven und achtsamkeitsbasierten Ansätzen betont, dass auch wahnhafte Bewertungen zunächst einmal lediglich Gedanken sind, die kommen und gehen können. Ausgehend von dieser Haltung können Patient:innen lernen, ihre Gedanken wahrzunehmen, ohne diese jedoch zu bewerten. Gleichzeitig lernen sie, durch gezieltes Umlenken der Aufmerksamkeit die Beschäftigung mit diesen Gedanken auf bestimmte Zeiträume zu limitieren.

Eine weitere Therapieoption bei Wahnsymptomatik ist das Metakognitive Training, das die mit Wahn assoziierten Urteilsverzerrungen, wie beispielsweise voreiliges Schlussfolgern, adressiert (Penney et al., 2022) umfangreiche Arbeitsmaterialien finden sich unter https://clinical-neuropsychology.de/metakognitives_training_psychose).

Familieninterventionen

Der Einsatz von Familieninterventionen zielt einerseits auf die Unterstützung der durch die Betreuung der Betroffenen zunehmend belasteten Angehörigen. Andererseits birgt das familiäre Umfeld ein großes Potenzial an Toleranz und Fürsorge, das für den therapeutischen Prozess genutzt werden kann. Die psychoedukativ-verhaltenstherapeutische Familienintervention (Hahlweg et al., 2006) stellt eine Variante der Familienintervention dar, die verhaltensorientiert an die Bedürfnisse von Menschen mit Schizophrenie angepasst ist. Da vor allem familiäre Kommunikationsmuster (z. B. übermäßige Kritik und Feindseligkeit) mit Rückfällen in die Psychose in Verbindung gebracht werden, beinhaltet dieser Ansatz neben der Vermittlung von Informationen über Schizophrenie und Medikation eine Analyse familiärer Konflikte und Belastungen sowie ein Kommunikations- und Problemlösetraining.

40.5 Typische Schwierigkeiten

Tabelle 40.3 fasst häufige Schwierigkeiten bei der Behandlung von Psychosepatient:innen mit hilfreichen Empfehlungen zum Umgang damit zusammen.

Tabelle 40.3 Typische Schwierigkeiten bei der Behandlung von Psychosepatient:innen und Empfehlungen an die Therapeut:innen

Akzeptanz der Diagnose	
Beschreibung	Ablehnen der Diagnose, z. B. aufgrund der Ansicht, dass der eigentliche Leidensdruck durch Verfolgung oder schlechte Behandlung durch andere Personen entsteht und / oder aufgrund der Angst vor Stigmatisierung
Empfehlung	Gründe für die Skepsis gegenüber der Diagnose (z. B. »mit der Diagnose werde ich nicht mehr ernst genommen«) eruieren, diesen mit Verständnis begegnen und sie, wenn möglich, ausräumen
Wahnhafte Überzeugungen und Misstrauen	
Beschreibung	Wahnüberzeugungen werden therapeutenseitig zu früh in Frage gestellt und der / die Patient:in gerät in Verteidigungshaltung
Empfehlung	Gelassenheit und eine offene Haltung, die die Möglichkeit zulässt, dass Patient:in in einigen oder auch in allen Aspekten wahnhaft anmutender Annahmen Recht haben könnte Authentisches Verständnis und Empathie für die emotionalen Reaktionen auf wahnhaft verarbeitete Erlebnisse zeigen anstatt für die Bewertungen selbst (»Ich kann verstehen, dass Sie Angst hatten, als Sie dachten, dass Ihre Peiniger draußen vor der Tür auf Sie warten, und dass Sie den Wunsch hatten, sich zu verstecken«). Fühlt sich Patient:in verstanden, fällt es in der Regel während der Therapie leichter, eigene Bewertungen infrage zu stellen.
Negativsymptomatik und neurokognitive Einschränkungen	
Beschreibung	Erschwerter Beziehungsaufbau (Vermeidung von Blickkontakt, einsilbige Antworten, Annahme der Therapieinhalte) durch Negativsymptomatik und / oder neurokognitive Einschränkungen
Empfehlung	Problematik ansprechen und gemeinsam mit Patient:in nach Lösungen suchen, z. B. häufigere Pausen während der Therapiesitzung, Teil der Therapie während eines Spaziergangs durchführen oder zunächst kürzere und dafür häufigere Sitzungen durchführen.

Teil V

40.6 Kritische Einordnung

Die Effektivität von KVT bei Schizophrenie ist inzwischen in vielen randomisiert kontrollierten Studien (RCT) belegt worden. Typischerweise wird dabei KVT in Kombination mit medikamentöser Behandlung entweder mit ausschließlich medikamentöser Behandlung (Treatment as usual, TAU) oder mit Medikation in Kombination mit einer weiteren psychologischen Intervention (z. B. Psychoedukation, supportive Therapie) verglichen. Über viele Meta-Analysen hinweg zeigen sich überzeugend Kurz- und Langzeiteffekte von KVT auf die Reduktion psychotischer Symptome und allgemeiner Psychopathologie (Lincoln & Pedersen, 2019). Die Übertragbarkeit dieser Ergebnisse aus internationalen randomisierten Studien auf die klinische Praxis in Deutschland konnte auch nachgewiesen werden (Lincoln et al., 2012). Ferner wurde in mehreren Studien gezeigt, dass KVT-Interventionen ohne begleitende Medikation dazu geeignet sind, bei Personen, die noch keine klinisch diagnostizierbare psychotische Störung, aber Symptome der Prodromalphase aufweisen, den Übergang in eine psychotische Episode zu verhindern oder aufzuhalten. Das Risiko dafür, eine volle klinische Psychose-Diagnose zu erhalten, konnte durch KVT mehr als halbiert werden (Hutton & Taylor, 2013). Schließlich ist erwähnenswert, dass KVT sich in einer Studie auch bei Patient:innen mit dem Vollbild einer Psychose, die keine Medikamente einnehmen, als wirksam erwiesen hat (Morrison et al., 2014).

Eine überzeugende Evidenz gibt es auch für psychoedukative Familieninterventionen in Kombination mit Fertigkeitentraining im Hinblick auf die Reduktion von Rückfällen und Rehospitalisierungen. Auch neuere Entwicklungen der sogenannten »dritten Welle« auf die Therapie von Psychosen zu übertragen, zeigt vielversprechende Ergebnisse, wobei hier vergleichsweise weniger Originalstudien durchgeführt wurden (Lincoln & Pedersen, 2019).

Diese Evidenz spiegelt sich auch in den Empfehlungen deutscher Behandlungsleitlinien für Schizophrenie und andere psychotische Störungen wider (DGPPN, 2019; Lincoln et al., 2019). Diese empfehlen, Patient:innen mit Schizophrenie KVT unabhängig von der Störungsphase und der Medikamentenadherenz zur Besserung der Positiv- und Negativsymptomatik anzubieten. Ferner wird für Menschen mit erhöhtem Psychoserisiko KVT zur Reduktion des Risikos eines Übergangs oder zur Verzögerung des Übergangs in eine Psychose empfohlen. Darüber hinaus wird empfohlen, spezifische psychotherapeutische Familieninterventionen zur Reduktion der Wiedererkrankungs- und Rehospitalisierungsrate anzubieten.

Auch werden eine Reihe von spezifischen Therapieansätzen für spezifischere Probleme empfohlen. Beispielsweise sollen Patient:innen bei relevanten Einschränkungen der sozialen Kompetenz sowie bei anhaltender Negativsymptomatik ein Training sozialer Fertigkeiten angeboten werden, und es sollen bei Beeinträchtigungen der kognitiven Leistungsfähigkeit kognitive Trainings angeboten werden. Die überzeugende Evidenz für die Wirksamkeit von Psychotherapie bei psychotischen Störungen hat auch zu einer Änderung der Psychotherapierichtlinie geführt. Waren die Möglichkeiten ambulanter Psychotherapie für die Gruppe von Patient:innen in Deutschland lange Zeit eingeschränkt, gilt seit 2015 für psychotische Störungen über alle Krankheitsstadien hinweg eine uneingeschränkte Indikation. Um den Bedarf zu decken, werden dringend Kolleg:innen benötigt, die hierfür gut aus- bzw. fortgebildet sind und keine Ängste oder althergebrachten Vorbehalte gegenüber der Behandlung von Psychosen haben.

FAQ

Konsumieren Patient:innen mit psychotischen Symptomen tatsächlich häufiger psychotrope Substanzen als die Normalbevölkerung? Wie begegne ich einer komorbiden Substanzstörung?
Verglichen mit der Normalbevölkerung konsumieren Personen mit psychotischen Störungen häufiger psychotrope Substanzen, insbesondere Cannabis (Matheson et al., 2014). Dabei wirkt sich der Konsum von Cannabis ungünstig auf den Verlauf einer psychotischen Störung aus. Gerade mit jugendlichen Patient:innen gilt es daher, dieses Problem im Blick zu haben und Aspekte der suchtspezifischen Behandlung (z. B. Hoch et al., 2011) zu integrieren.

Was mache ich, wenn sich durch meine KVT kaum bzw. nur sehr langsam etwas bei meinen Patient:innen verändert?
Manchmal werden Therapeut:innen den Eindruck haben, dass sie bei ihren Patient:innen gerade wenig erreichen. Zugegeben: Der therapeutische Prozess mit Psychosepatient:innen ist vergleichsweise langsam und es ist leichter, die therapeutischen Techniken zu beschreiben, als sie tatsächlich durchzuführen. Wichtig ist, sich nicht entmutigen zu lassen. Manchmal werden Erfolge erst später sichtbar. Oft werden vielleicht nur kleine Veränderungen erreicht, für die Patient:innen aber dennoch dankbar sind. Nicht zu vernachlässigen ist dabei zudem, dass die Patient:innen immerhin die Erfahrung einer zuverlässigen, vertrauensvollen Beziehung haben machen können (vgl. heilsame korrigierende Beziehungserfahrung, Kap. 5). Möglicherweise werden sie aufgrund dieser Erfahrung in Zukunft weniger skeptisch auf Therapeut:innen und Ärzt:innen reagieren.

Teil V

Weiterführende Literatur

Hahlweg, K., Dürr, H., Dose, M. & Müller, M. J. (2006). Familienbetreuung schizophrener Patienten. Ein verhaltenstherapeutischer Ansatz zur Rückfallprophylaxe. Göttingen: Hogrefe.

Lincoln, T.M. (2019). Kognitive Verhaltenstherapie der Schizophrenie. Ein individuenzentrierter Ansatz. 3. überarbeitete Auflage. Göttingen: Hogrefe.

Mehl, S. & Heibach, E. (2022). Therapie-Tools Psychosen. Weinheim: Beltz.

Nelson, H. E. (2010). Kognitiv-behaviorale Therapie bei Wahn und Halluzinationen. Ein Therapieleitfaden. Stuttgart: Schattauer.

41 Bipolare Störungen

Thomas D. Meyer • Claudia Lex

41.1 Diagnostik, Komorbidität und Differenzialdiagnostik

Die Diagnose einer Bipolaren Störung erfordert nach DSM-5 (APA, 2014), dass mindestens eine manische Episode vorliegt (= Bipolar I), unabhängig vom Vorliegen depressiver Episoden (vgl. Kap. 42), oder mindestens eine hypomane Episode im Kontext einer oder mehrerer depressiver Phasen auftrat (= Bipolar II). Die ICD-11 übernimmt diese Definitionen weitgehend (DIMDI, 2017), während die ICD-10 noch den rezidivierenden Charakter betont. Es müssen mindestens zwei affektive Episoden aufgetreten sein, von denen mindestens eine maniform war (DIMDI, 2015).

Wichtig

Zentrale Symptome einer (Hypo-)Manie sind gehobene Stimmung oder Reizbarkeit gepaart mit einem gesteigerten Antrieb. Weitere Symptome sind u. a. geringeres Schlafbedürfnis, gesteigerte Libido, impulsives Verhalten und deutlich gesteigertes Selbstvertrauen.

Im Unterschied zur Hypomanie sind Symptome einer Manie so schwer, dass die Funktionalität in sozialen, beruflichen oder anderen wichtigen Lebensbereichen nicht mehr gegeben ist oder eine intensive Behandlung (z. B. stationäre Aufnahme) nötig ist.

Ein Screening mit einem Fragebogen (z. B. die Hypomanie Checkliste-32; Hautzinger & Meyer, 2011) kann helfen, nicht-diagnostizierte Fälle zu identifizieren. Das Screening kann jedoch eine genaue Anamnese und Diagnostik – idealerweise unter Einbezug von Dritten (z. B. Partner) und eines Lifecharts – nicht ersetzen (DGPPN & DGBS, 2019).

Konservative Schätzungen der Lebenszeitprävalenz Bipolarer Störungen gehen von 1 bis 2 Prozent in der Allgemeinbevölkerung aus. Komorbiditäten sind eher die Regel als die Ausnahme; besonders häufig sind Angst- und Zwangssymptome sowie Missbrauch von Alkohol und anderen Substanzen. Für die Differenzialdiagnostik ist besonders wichtig, dass

(a) ein phasenhafter Verlauf vorliegt und
(b) für Dritte beobachtbare Veränderungen in der Stimmung und im Antrieb auftreten.

41.2 Verhaltenstherapeutische Ziele und Strategien

Der Fokus einer Kognitiven Verhaltenstherapie bei Bipolaren Störungen hängt vom aktuellen Zustand der Betroffenen ab, wird aber langfristig oft in der Verhinderung von Rückfällen und Rezidiven gesehen. Zudem sollten die Patient:innen möglichst Expert:innen ihrer Störung werden (Hilfe zur Selbsthilfe), weshalb Psychoedukation (vgl. Kap. 14) eine besondere Bedeutung bekommt. Weitere Ziele und Strategien werden im Folgenden zusammengefasst:

- Die Depressionsbehandlung ist weitgehend identisch mit der der unipolaren Depression (Kap. 42) und sollte auf das Kernproblem abgestimmt sein (z. B. der Antrieb, negative Kognitionen, Suizidalität oder chronische subschwellige Symptome).
- Wenn manische/hypomane oder gemischte Symptome vorliegen, ist das primäre Ziel die Vermeidung einer Eskalation der Symptome oder die Deeskalation gepaart mit therapeutischer Unterstützung. Zahlreiche Strategien können zum Einsatz kommen, die je nach Individuum und Situation erheblich variieren und oft auch davon abhängen, wie stabil die therapeutische Beziehung ist. Das Repertoire reicht von behavioralen Strategien (z. B. Stimulusreduktion) über kognitive Techniken (z. B. Pro-Contra-Liste, vgl. Kap. 20) bis hin zu vorübergehender Einnahme zusätzlicher Medikamente (z. B. Schlafmittel).
- Wenn der Zustand euthym und stabil erscheint, dann ist aus professioneller Sicht die Verhinderung von Rezidiven das primäre Ziel. Aus Patientensicht können jedoch andere Probleme im Vordergrund stehen, z. B. Beziehungs- oder Selbstwertprobleme. Es ist ratsam, diese subjektiv relevanten Probleme hinreichend zu berücksichtigen und in die Rezidivprophylaxe zu integrieren, da sie oft Trigger darstellen oder Stress induzieren, was Rezidive wahrscheinlicher macht.

Wichtig

Die konkreten Ziele hängen vom aktuellen Zustand – depressiv, (hypo)manisch, gemischt, euthym – sowie vom Kontext ab; sie sollten regelmäßig gemeinsam evaluiert werden.

41.3 Praktische Durchführung

Behandlung von depressiven Phasen

Im Vergleich mit der KVT der unipolaren Depression nimmt die medikamentöse Behandlung bei Bipolaren Störungen mehr Raum ein – deswegen besteht oft ein großer Bedarf, die medikamentöse Behandlung in der Therapie zu besprechen. Zum einen geht es dabei um die Abklärung der Motivation, zum anderen um die Förderung der Eigenverantwortung und des Selbstmanagements der eigenen Erkrankung. Zudem gilt bei allen KVT-Interventionen, eine Balance und Stabilität anzustreben: Sowohl zu wenig als auch zu viel (z. B. an Aktivitäten, Schlaf, Terminen) können problematisch sein. Im Gegensatz zu unipolaren Depressionen ist es allerdings wichtig, nicht nur auf *daily hassles,* sondern auch auf *daily uplifts* zu achten. Auch hier sollte eine Balance angestrebt werden, da positive Erlebnisse, v. a. im Zusammenhang mit dem Erreichen persönlich wichtiger Ziele (wie Boni am Arbeitsplatz, bestandene Prüfung, Verlieben, Heirat), die Imbalance und das Auftreten maniformer Symptome begünstigen können. Ansonsten kommen dieselben KVT-Strategien wie in Kapitel 42 beschrieben zum Einsatz.

Behandlung von manischen Zuständen

Bei manischen Zuständen ist Psychotherapie einen Versuch wert (Chatterton et al., 2017; Pfennig et al., 2012). Wenn es um die Behandlung der akuten (Hypo-)Manie geht, steht zunächst meistens eine Abklärung im Vordergrund, ob es sich wirklich um eine klinisch relevante Symptomatik handelt oder nur um eine vorübergehende gehobene oder gereizte Stimmung in Reaktion auf interne oder externe Auslöser. Oft hat man die Betroffenen nie zuvor hypoman oder manisch erlebt und ein extravertiertes und proaktives Auftreten von Betroffenen – vor allem bei Patient:innen, die die Therapeut:innen als primär depressiv kennen – kann Befürchtungen und vorschnellen Aktionismus bei Therapeut:innen auslösen.

Beispiel

P: *(kommt in die Therapiesitzung)* Gut, dass wir heute einen Termin haben. Ich habe Ihnen einiges zu berichten. Ich habe einige Ideen, was ich in der Zukunft machen könnte. Ich muss was in meinem Leben ändern. Und meine Frau denkt ja schon wieder, ich sei manisch. Warum darf es mir denn nie mal gut gehen? Sind alle nur noch zufrieden, wenn ich brav auf dem Sofa sitze und meine Pillen schlucke?

T: Normalerweise sehen wir zu Beginn ja immer gemeinsam das Stimmungsbuch an. Ich habe aber das Gefühl, dass Sie mir zuerst ganz viele andere Dinge berichten wollen. Wollen Sie mit mir das Stimmungstagebuch durchgehen oder zuerst erzählen, was alles passiert ist?

P: Lassen Sie mich erst mal berichten … *(berichtet von etlichen möglichen beruflichen Plänen, von verbalen, z. T. lauten Diskussionen mit der Ehefrau, von hitzigen Debatten am Arbeitsplatz, ca. 15 min ohne Unterbrechung)* … Sie sagen ja gar nichts?!

T: Ich wollte Sie nicht unterbrechen, und ich hatte den Eindruck, es lag Ihnen viel auf der Seele, das Sie loswerden wollten.

P: Und? Was denken Sie?

T: Ich bin mir nicht sicher – Sie haben mir sehr viel erzählt, Sie haben mir berichtet, dass es Konflikte mit anderen gab, dass sich Ihre Frau Sorgen macht. Vielleicht sollten wir beide uns das Stimmungstagebuch ansehen, um etwas mehr Klarheit zu bekommen, und besprechen, was gerade passiert. Ist das in Ordnung für Sie?

P: *(holt Stimmungstagebuch heraus, das nur teilweise ausgefüllt ist, ziemlich unordentlich aussieht, z. B. Kaffeeflecken)* Hatte nur wenig Zeit, das Ding auszufüllen.

T: Hm. So habe ich Ihr Tagebuch noch nie gesehen. Das passt gar nicht zu dem, wie ich Sie sonst kenne. Ich hoffe, es ist okay für Sie, aber ich würde gern mit Ihnen die Liste von Symptomen durchgehen, die wir mal gemeinsam erstellt haben.

P: Wenn es sein muss …

Hilfreiche Verhaltensweisen, um die therapeutische Beziehung in dieser Situation positiv zu nutzen, sind:

- Ruhe zu bewahren und sich als Therapeut:in Zeit zu nehmen, um sich einen guten Eindruck über die aktuelle Situation des / der Patient:in zu verschaffen
- sich auf Patient:in einlassen und diagnostische Label vermeiden, solange der / die Patient:in sich nicht selbst als »manisch« bezeichnet

Das Ziel ist in diesem Kontext *nicht*, bedingungslose Krankheitseinsicht zu erreichen, sondern ein gemeinsames Arbeitsbündnis zu schaffen, sodass Patient:innen bereit sind, gemeinsam die Situation genauer zu analysieren und eventuell Strategien in Betracht zu ziehen, die eine mögliche Eskalation vermeiden.

Beispiel • Beispiele für hilfreiche deeskalierende Strategien

- behutsames Besprechen des Stimmungstagebuchs
- mit dem Einverständnis der Betroffenen gemeinsames Durchgehen der diagnostischen Kriterien für eine Manie oder – wenn vorhanden – der Liste der individuellen Frühwarnzeichen
- gemeinsames Besprechen, welche Verhaltensweisen aktuell riskant oder problematisch sein könnten (z. B. vermehrter Alkoholkonsum, nächtliches Aufbleiben) und wie man diese reduzieren kann
- Einplanen von Ruhepausen
- gemeinsames Planen der Tagesstruktur für die nächsten Tage
- überlegen, wie ein adäquater Tag / Nacht Rhythmus eingehalten werden kann
- gemeinsam mögliche ›Reizüberflutungen‹ und Überstimulationen identifizieren und überlegen, wie diese minimiert werden können (z. B. nur eine Freundin oder einen Freund treffen anstatt mehrere Treffen pro Tag).

Wenn möglich, dann ist es vor allem bei Patient:innen, die manisch sind und ein entsprechendes Problembewusstsein haben, sehr hilfreich, entweder regelmäßige telefonische Kontakte zwischen den Sitzungen oder häufigere kürzere Sitzungen (20–30 Minuten) zu vereinbaren. Sofern bereits ein Notfallplan erarbeitet wurde, kann dieser aktiv zum Einsatz kommen, oder es sollte in dieser Situation zumindest ein vorläufiger Notfallplan für den Zeitraum bis zur nächsten Sitzung erstellt werden.

Wichtig

Wie sich eine Manie und Depression im Einzelfall äußern und ankündigen, ist individuell sehr verschieden und ein Lernprozess für Betroffene sowie Therapeut:innen.

Rezidivprophylaxe

Eine effektive Rezidivprophylaxe setzt voraus, dass Betroffene hinreichend remittiert oder stabil sind, um aktiv in der Behandlung mitzuarbeiten (z. B. Konzentrationsfähigkeit, Antrieb). Entscheidend für die aktive Mitarbeit der Patient:innen im weiteren Verlauf der Behandlung nach der Psychoedukation ist, dass

- die Betroffenen hinreichend über die Störung informiert sind,
- ein Problembewusstsein vorhanden ist,
- eine hinreichend stabile therapeutische Beziehung existiert.

Das Format und die Struktur können variieren, aber eine Grundregel lautet, in den ersten zwei bis drei Monaten wöchentliche Sitzungen zu planen und dann – falls gewünscht und indiziert – in einen 14-tägigen Rhythmus zu wechseln. Monatliche Sitzungen sollten in Betracht gezogen werden, wenn angenommen werden kann, dass neue Fertigkeiten und Coping-Strategien eine reelle Chance haben, auch im Alltag außerhalb der Sitzungen zum Einsatz zu kommen.

In Tabelle 41.1 sind die zentralen Module und Themen einer kognitiv-verhaltenstherapeutischen Rezidivprophylaxe aufgeführt. Modul 1 und 2 bilden das Fundament, da die daraus resultierende individuelle Fallkonzeption Entscheidungshilfen liefert, gemeinsam Schwerpunkte für die weitere Behandlung festzulegen. Nicht alle weiteren Module und die darin bearbeiteten Themen sind gleich wichtig für alle Patient:innen. In manchen Fällen kann es sein, dass die verbleibenden Sitzungen weitgehend oder ausschließlich dem Aufbau sozialer Fertigkeiten dienen oder der Bearbeitung eines extrem negativen Selbstkonzepts, wenn in diesen Bereichen zentrale Risikofaktoren für das Auftreten manischer und / oder depressiver Phasen identifiziert wurden.

Wichtig

Die auslösenden Kognitionen und Verhaltensweisen, die das Auftreten von (Hypo-) Manien und Depressionen begünstigen, können unterschiedlich oder identisch sein.

Tabelle 41.1 Module und Themen einer kognitiv-verhaltenstherapeutischen Rezidivprophylaxe

	Modul	Inhalte und spezifische Ziele
(1)	Motivation und Psychoedukation (Therapiebeginn)	Aufbau der therapeutischen Beziehung
		Darstellung des Therapiekonzeptes
		gemeinsame Erarbeitung von Basiswissen (z. B. Medikation) und des Vulnerabilitäts-Stress-Modells
(2)	Selbstmonitoring + Individuelle Rezidivanalyse (Fallkonzeption)	Bearbeitung potenzieller Probleme in der aktiven Mitarbeit
		Identifikation individueller Warnsignale
		Erarbeitung eines individuellen Rückfallmodells mit Hilfe eines Life Charts
		Identifikation von spezifischen Therapiezielen im Hinblick auf die weiteren Module
(3)	Hauptphase	
(3a)	Aktivitätsniveau und Kognition in der Manie und Depression	Identifikation und Abbau von Verhaltensweisen, die das Auftreten oder Persistieren manischer und / oder depressiver Episoden begünstigen
		Einführung zentraler Konzepte wie »automatische Gedanken«
		Identifikation und Bearbeitung von kognitiven Prozessen, die das Auftreten oder Persistieren affektiver Symptome begünstigen
(3b)	Problemlösestrategien + interpersonelles Verhalten	Erarbeitung individueller Problemlösungen
		soziale Kompetenzen: Umgang mit Konflikten und Kommunikation (z. B. Ausdrücken von Gefühlen und Bedürfnissen, selbstsicheres Auftreten)
(3c)	Wahrnehmung von Emotionen + Achtsamkeit	verbesserte Wahrnehmung von Gefühlen und Beachtung des eigenen Stresslevels
		erhöhte Akzeptanz negativer Gefühle
		Achtsamkeitsübungen
(4)	Notfallplan	Standortbestimmung der Therapie
		Erarbeitung von Notfallplänen für Depression und Manie (Notfallpläne sollten bereits früh in der Therapie eingeführt und im Verlauf ergänzt werden)

41.4 Weitere Therapieoptionen

Für Patientinnen und Patienten mit Bipolaren Störungen werden z. T. Psychoedukationsgruppen angeboten (z. B. Schaub et al., 2004; vgl. Kap. 14), die Betroffenen auch helfen können, für sich zu klären, ob eine weiterführende individuelle Psychotherapie sinnvoll sein könnte. Interpersonelle Psychotherapie (vgl. Kap. 59) in ihrer modifizierten Fassung als »Interpersonal Social Rhythm Therapy « (IPSRT) scheint indiziert und wirksam, wenn sie in einer depressiven Phase begonnen wurde (Frank et al., 2005). Eine verhaltenstherapeutisch orientierte Familientherapie, die »Familienfokussierte Therapie« (FFT), ist eine strukturierte Behandlung, die spezifisch darauf abzielt, wechselseitiges Verständnis in Familien zu fördern und Problemlöse- sowie kommunikative Fertigkeiten zu verbessern. Die FFT erweist sich als sehr effektiv in der Prävention von Rezidiven, erfordert idealerweise allerdings die Mitarbeit und Bereitschaft der gesamten Familie sowie von zwei Therapeut:innen (Miklowitz, 2010; 2022).

Eine Pharmakotherapie wird in den meisten Fällen als essenziell betrachtet, v. a. wenn rezidivierende Episoden oder psychotische Symptome in der Vorgeschichte vorliegen; hierbei sind die Behandlungsvarianten und deren mögliche Risiken und Nebenwirkungen vielfältig (die Behandlungsleitlinien sehen u. a. Mood Stabilizer wie Lithium oder manche Antikonvulsiva, Antidepressiva, Antipsychotika, Anxiolytika vor). Somit ist die Kooperation mit ärztlichen Kolleg:innen ein wichtiger Bestandteil der Psychotherapie. Das Thema Medikation nimmt gelegentlich in der Therapie viel Raum ein. Eine bestehende Pharmakotherapie sollte allerdings keine Voraussetzung für eine Psychotherapie sein, solange zumindest die Bereitschaft besteht, eine solche in der Therapie zu diskutieren.

41.5 Typische Schwierigkeiten und Fehler

Schwierigkeiten und Fehler treten oft aufgrund falscher therapeutischer Annahmen und Stereotype im Zusammenhang mit Bipolaren Störungen auf, welche in Folge diagnostische Entscheidungen und die therapeutische Vorgehensweise beeinflussen. Beispiele für solche sind:

- **Bipolare Störungen sind ausschließlich biologisch-genetisch bedingt.** Diese Annahme birgt die Gefahr, dass die Bedeutung von Verhaltensänderungen unterschätzt und die Rolle von Medikamenten überschätzt wird (externale Kontrollüberzeugung).
- **Ein plötzlich gestiegenes Selbstvertrauen ist Ausdruck gesunder Selbstfürsorge.** Auch realitätskonformes, nicht-psychotisches überhöhtes Selbstvertrauen und Größenideen sind diagnostisch relevant. Diese Symptome können Frühwarnzeichen und Symptome einer (Hypo)manie sein.
- **Eine Manie ist so beeinträchtigend, dass sie immer zu einem stationären Aufenthalt führt.** Diese Annahme birgt das Risiko, manische Episoden nicht zu erkennen und hypomane Episoden als normale gute Stimmung zu verkennen.

- **Manien gehen den Depressionen immer voraus oder umgekehrt: Auf depressive Einbrüche folgen immer direkt Manien.** Diese Annahme birgt das Risiko, jegliche positive Stimmung nach der Depression als potenziell manisch zu klassifizieren – oder umgekehrt.
- **Stress und kritische Lebensereignisse spielen im Verlauf der Störung zunehmend eine geringere Rolle.** Diese Annahme birgt das Risiko eines therapeutischen Nihilismus, indem man den Einfluss von Stress auf den Krankheitsverlauf unterschätzt.

Manche Therapeut:innen befürchten, dass Patient:innen in einem ambulanten psychotherapeutischen Setting nicht gut führbar seien und eine Gefährdung darstellen könnten, wenn sie (hypo-)manisch werden. Physisch aggressives Verhalten gegenüber Therapeut:innen ist allerdings sehr selten und unwahrscheinlich, wenn man eine Grundregel beachtet: Vermeiden Sie Verhaltensweisen, die von Betroffenen in einem agitiert-reizbaren Zustand als Übergriff oder Einschränkung ihrer Autonomie interpretiert werden könnten (z. B. den Weg zur Tür blockieren, jeglichen Körperkontakt).

41.6 Kritische Einordnung

Teil V

Psychotherapieforschung im Bereich Bipolarer Störungen ist nach wie vor ein junges Forschungsgebiet verglichen mit Angststörungen oder (unipolaren) Depressionen. Übersichtsarbeiten und Metaanalysen (z. B. Miklowitz et al., 2021; Salcedo et al., 2016; Scott et al., 2007) legen nahe, dass strukturierte psychologische Interventionen positive Effekte auf den Verlauf haben. Die Befundlage ist jedoch gemischt, wobei der Fokus bislang fast immer auf dem primären Outcome-Kriterium »Rezidiv« lag. Wenn man vermehrt auf andere Kriterien fokussiert, wie z. B. Reduktion depressiver Symptome, Zunahme an Lebensqualität oder Teilhabe, die für Patient:innen oft wichtiger sind als »die Zeit bis zum nächsten Rezidiv«, dann fällt die Befundlage eindeutiger zugunsten der Psychotherapie aus (z. B. Bernhard & Meyer, 2014; Bonnín et al., 2019; Miklowitz & Scott, 2009). In jedem Fall erscheint es wichtig, dass die Psychotherapie in ausreichender Länge durchgeführt wird, wobei als Empfehlung nicht kürzer als sechs Monate und idealerweise begleitend über zwei Jahre sinnvoll ist (Meyer & Hautzinger, 2013).

FAQ

Ist es sinnvoll, Partner und Angehörige einzubeziehen?
Ja, denn wenn wichtige Bezugspersonen zumindest gelegentlich oder idealerweise konsistent in die Behandlung integriert werden können, verbessert dies die Erfolgsaussichten deutlich.

Sollte eine Abstimmung mit der psychiatrischen Behandlung erfolgen?
Eine gute, kollegiale Zusammenarbeit mit den jeweiligen ärztlichen Kolleg:innen ist für alle Beteiligten von großem Vorteil. Daher sollte unbedingt ein Austausch mit den behandelnden Psychiater:innen und anderen in die Behandlung involvierten

Personen angestrebt werden. Es ist jedoch selbstverständlich wichtig abzuklären, ob bzw. in welchem Umfang man von der Schweigepflicht entbunden wird.

Was mache ich, wenn ein Patient oder eine Patientin mit der Diagnose einer Bipolaren Störung mir sehr viele positive Dinge (wie Urlaubspläne, berufliche Veränderungen, Verlieben) berichtet und ich Sorge habe, dass er oder sie in eine (hypo-)manische Phase rutscht?
Sprechen Sie von Anfang an offen darüber und erinnern Sie ggf. daran, dass es Situationen geben kann, in denen er oder sie positiv gestimmt in die Sitzung kommt, Sie sich jedoch dann in der schwierigen Position befinden, abklären zu müssen, ob alles in Ordnung ist oder möglicherweise Anzeichen einer manischen Phase vorliegen.

Weiterführende Literatur

Hautzinger, M. & Meyer, T. D. (2011). Bipolare affektive Störungen. Fortschritte der Psychotherapie. Göttingen: Hogrefe.

Meyer, T. D. (2014). Mal himmelhoch, mal abgrundtief. Bipolare Störungen – Hilfen für Betroffene und Angehörige. Weinheim: Beltz.

Meyer, T. D. & Hautzinger, M. (2013). Bipolare Störungen. Kognitiv-verhaltenstherapeutisches Behandlungsmanual. Weinheim: Beltz.

Miklowitz, D. J. (2022). Familienfokussierte Psychotherapie bei Bipolaren Störungen. Weinheim: Beltz.

42 Depressive Störungen

Sarah Wyka • Nikola M. Stenzel • Simon Bollmann • Eva-Lotta Brakemeier

42.1 Diagnostik, Komorbidität und Differenzialdiagnostik

(Unipolare) depressive Störungen zählen gemeinsam mit den Bipolaren Störungen (Kap. 41) und anderen verwandten Störungen zu den Affektiven Störungen. In der ICD-11 werden die Dysthyme Störung, die Prämenstruelle Dysphorische Störung und Depressionen mit Beginn in der Peripartalzeit ebenfalls dieser Gruppe zugeordnet. In den meisten Fällen verlaufen Depressionen episodisch (d. h. mit benennbarem Anfang und Ende); die chronischen bzw. persistierenden Depressionen (bis zu 30% der Fälle; Dauer länger als 2 Jahre und / oder Beginn im Jugendalter) werden im Kapitel 60 näher erläutert. Nach den Kriterien der ICD-11 wird eine depressive Episode diagnostiziert, ähnlich wie eine Major Depression im DSM-5, wenn innerhalb eines Zeitraums von mindestens zwei Wochen mindestens fünf Symptome vorliegen. Eines dieser Symptome muss dabei ein Kernsymptom sein (Tabelle 42.1; WHO, 2018; Kühner, Schricker & Nayman, 2021).

Tabelle 42.1 Symptome der depressiven Episode nach ICD-11 (6A70, 6A71)

Symptome der depressiven Episode nach ICD-11 (6A70, 6A71) [A]	
5 von 10 Symptomen müssen über mindestens 2 Wochen bestehen [DE]**:**	
(1) Kernsymptome (mind. 1)	
Affektives [B] **Cluster**	▶ depressive Stimmung ▶ Interessenverlust oder Freudlosigkeit
(2) Zusatzsymptome (mind. 3 oder 4, je nach Anzahl an Kernsymptomen)	
Kognitives Cluster	▶ verminderte Konzentration oder Entscheidungsfähigkeit ▶ Lebensüberdruss-, Suizidgedanken oder Suizidhandlungen ▶ Hoffnungslosigkeit [C] ▶ Verlust des Selbstwertgefühls oder exzessive / unangemessene Schuldgefühle
Neuro-vegetatives Cluster	▶ Energielosigkeit oder Erschöpfung [F] ▶ Schlafstörungen jeglicher Art ▶ Deutliche Appetits- oder Gewichtsveränderung ▶ Psychomotorische Unruhe oder Verlangsamung

Wesentliche Veränderungen gegenüber ICD 10: [A] Schweregradbestimmung erfolgt basierend auf Symptomschwere, Funktionsbeeinträchtigung sowie äquivalent zur ICD-10 unter Einbezug der Symptomanzahl; [B] Einführung von Symptomclustern; [C] Neuaufnahme des Symptoms Hoffnungslosigkeit; [D] Ausschluss von normaler Trauerreaktionen; [E] in der ICD-10 bedurfte es 4 von 10 Symptomen; [F] Antriebslosigkeit / Energieverlust gehörte zu den 3 Kernsymptomen

Komorbidität. Depressive Störungen treten selten isoliert auf. In Studien an repräsentativen Bevölkerungsstichproben findet sich in ca. drei Viertel der Fälle zumindest eine weitere Diagnose. Zu den häufigsten Komorbiditäten zählen Angststörungen, Zwänge, Abhängigkeitserkrankungen, Essstörungen, Somatoforme Störungen und Persönlichkeitsstörungen. Seltener werden Depressionen von schizophrenieformen Störungen, Demenzerkrankungen und chronischen (körperlichen) Krankheiten begleitet (vgl. Pieper et al., 2008; Hasin et al., 2018).
Epidemiologie. Die Unipolare Depression gehört mit einer Lebenszeitprävalenz von 15,9% zu den häufigsten psychischen Störungen (Streit et al., 2022). Die 12-Monats-Prävalenz liegt bei 7,7% für Unipolare Depressionen, bei 6% für eine depressive Episode und bei 2% für die Dysthyme Störung (Jacobi et al., 2014). Insgesamt sind Frauen ca. doppelt so häufig von allen unipolaren affektiven Störungen betroffen wie Männer. Menschen mit diversen Geschlechtsidentitäten scheinen im Vergleich mit cisgeschlechtlichen Menschen ebenfalls ein erhöhtes Risiko für unipolare affektive Störungen zu haben (Budge et al., 2013; Reisner et al., 2016). Ursächlich werden unter anderem gesellschaftliche Diskriminierung, Stigmatisierung und psychosoziale Belastungsfaktoren diskutiert, die mit der Geschlechtsinkongruenz und den damit verbundenen Lebensrealitäten einhergehen (Hendricks & Testa, 2012). Hier herrscht allerdings großer Forschungsbedarf, insbesondere bezüglich repräsentativer epidemiologischer Daten (vgl. auch Kap. 72). Das Ersterkrankungsalter liegt meist zwischen 25 und 35 Jahren (de Graaf et al., 2003). Aktuelle Studien weisen darauf hin, dass die Prävalenz von Depressionen in jüngeren Altersgruppen zunimmt. Eine Analyse des Wissenschaftlichen Instituts der AOK (WIdO) zeigt, dass die Diagnoseraten bei 10- bis 24-Jährigen in den letzten fünf Jahren um etwa 30 % gestiegen sind; besonders während der COVID-19-Pandemie wurde ein signifikanter Anstieg der Depressionsfälle bei Jugendlichen und jungen Erwachsenen beobachtet (Kohring et al., 2023). Diese Entwicklungen unterstreichen die Notwendigkeit gezielter Präventions- und Interventionsmaßnahmen für jüngere Altersgruppen.

42.2 Verhaltenstherapeutische Ziele und Strategien

Die Kognitive Verhaltenstherapie (KVT) ist – neben der psychoanalytischen Therapie – die älteste und von allen Psychotherapieformen die am häufigsten evaluierte Behandlungsform für Depressionen (z. B. Cuijpers et al., 2021).

Als ätiologische KVT-Theorien spielt die *Verstärkerverlust-Theorie* (z. B. Lewinsohn et al., 1979) eine prominente Rolle, nach der ein Mangel an verhaltenskontingenter positiver Verstärkung (»Belohnung«) als entscheidende Variable für die Entstehung und Aufrechterhaltung einer Depression angesehen wird. Kognitionspsychologische Sichtweisen gehen weiterhin davon aus, dass negativ-verzerrte Sichtweisen des Selbst, der Welt und der Zukunft (»kognitive Triade«) sowie eine mangelnde Informationsverarbeitung sich infolge dysfunktionaler kognitiver Grundannahmen bei depressiven Erkrankungen manifestieren (Beck, 1976; Clark et al., 1999). Weitere kognitive Theorien postulieren, dass das Erleben einer nicht-kontrollierbaren aversiven Situation bei Vorliegen bestimmter Attributionsprozesse (Weiner, 1986) zu einer gelernten Hilflosigkeit bzw. Hoffnungslosigkeit führt (z. B. der erlernten Hilflosigkeit; Seligman, 1975). Auch interpersonelle Probleme und mangelnde soziale Kompetenzen spielen oft eine wichtige ätiopathogenetische Rolle, worauf zum Beispiel die Interpersonelle Therapie (IPT, Kap. 63) besondere Aufmerksamkeit legt.

In modernen kognitiv-behavioralen Theorien wird vor diesem Hintergrund angenommen, dass die Genese einer Depression anhand eines komplexeren *Vulnerabilitäts-Stress Modells* beschrieben werden kann (vgl. Hautzinger, 2021).

Wichtig

Unipolare Depressionen entstehen, wenn bei einem Individuum situative Auslöser auf eine Konstellation von realitätsfremden, verzerrten, negativen Kognitionen stoßen, sowie weitere Vulnerabilitätsfaktoren vorliegen, wie u. a. Verhaltensdefizite, gelernte Hilflosigkeit und ein Mangel an positiv verstärkenden Aktivitäten.

Ziele der KVT bei Depression

Im Rahmen einer kognitiv-verhaltenstherapeutischen Behandlung werden folgende Ziele verfolgt:

(1) Entwicklung eines individuellen Entstehungsmodells der Depression
(2) Formulieren von Behandlungszielen
(3) Steigerung positiv erlebter Erfahrungen und Erreichen eines hilfreichen Verhältnisses von angenehmen, verstärkenden Aktivitäten und Pflichten bzw. aversiven Aktivitäten
(4) Verbesserung der sozialen Kompetenzen durch Steigerung der interaktionellen Kompetenzen sowie eine Korrektur überzogener Ansprüche und Einstellungen
(5) Aufbau eines differenzierenden, relativierenden, auf das konkrete Verhalten bzw. die konkrete Erfahrung und Situation bezogenen Denkens
(6) Umgang mit suizidalen Krisen, Notfallplanung, Stabilisierung
(7) Vorbeugung von und Umgang mit Rückfällen

Um diese Ziele zu erreichen, bietet die KVT eine Fülle von Strategien (vgl. Kapitel in Teil III), beispielsweise

- Psychoedukation,
- behaviorale Strategien zur Verhaltensaktivierung und Verhaltensänderung,
- kognitive Techniken und Strategien zur Veränderung dysfunktionaler Kognitionen, Grübeln und Grundüberzeugungen (einschl. Gesprächsführung basierend auf sokratischem Dialog),
- Rollenspiele, Modelllernen und Shapingprozesse zur Vermittlung sozialer Fertigkeiten.

In den modernen Weiterentwicklungen der KVT in der Behandlung von Depressionen fließen viele der in den Teilen IV und VI skizzierten integrativen Strategien ein, wie zum Beispiel Achtsamkeits- und Akzeptanzstrategien, Imaginationstechniken, Emotionsregulationstraining, Stuhldialoge, Selbstwertstärkende Techniken, sowie als umfangreichere Methoden CBASP, IPT und Behavioral Activation.

42.3 Praktische Durchführung

42.3.1 Übersicht über die praktische Durchführung

Ein strukturiertes, problemzentriertes, lösungsorientiertes Vorgehen ist eine wichtige Basis für die KVT (Hautzinger, 2021). In Tabelle 42.2 sind wichtige allgemeine Voraussetzungen und Grundelemente einer KVT bei Depressionen dargestellt.

Tabelle 42.2 Voraussetzungen und Grundelemente einer KVT der Depression (vgl. Brakemeier & Hautzinger, 2018; Sachse, 2005; Speyerer, 2015; Zimmer, 2011)

Therapie	▶ psychoedukativ, direktiv, strukturiert ▶ problemorientiert, zielorientiert, lösungsorientiert ▶ fertigkeitsorientiert, Ziel: Erwerb von Kontrolle und Kompetenzen ▶ wichtiger Bestandteil: Übungen zum Neulernen ▶ Hausaufgaben als Bestandteil der Therapie ▶ zeitlich begrenzt
Therapeut:in	▶ Stil: interessiert, aktiv, direktiv, transparent, freundlich, positiv, unterstützend, bei Bedarf konfrontativ, je nach Passung auch humorvoll ▶ Variablen: Warmherzigkeit, Empathie, unkonditionale Akzeptanz ▶ Erklärungen, Rückmeldungen, Zusammenfassungen gebend, Affirmationen ▶ professionell, sicher ▶ beachtet, was Patient:in während gemeinsamer Interaktionen auslöst
Patient:in	▶ aktive:r Problemlöser:in
Therapeutische Beziehung	▶ kooperatives, aktives Arbeitsbündnis ▶ symmetrische, motivorientierte bzw. komplementäre Beziehung
Evaluation	▶ regelmäßiges objektives Erfassen der depressiven Symptomatik

Das psychologische Therapiemodell der KVT basiert vereinfacht dargestellt auf dem sogenannten Dreiecksmodell der Depression. Dieses Modell beschreibt die wechselseitige, sowohl positive als auch negative Beeinflussung von Verhalten, Gedanken (Kognitionen) und Gefühlen (Emotionen) (siehe Abb. 42.1). Die klassischen KVT-orientierten Techniken – wie der Aktivitätsaufbau (Kap. 18) und Kognitive Techniken (Kap. 20) – setzen in der Regel zunächst am Eckpunkt »Verhalten« und anschließend am Eckpunkt »Kognitionen« des Dreiecks an. Dies liegt daran, dass das Verhalten am direktesten beeinflussbar ist, gefolgt von den Kognitionen, während Emotionen nur begrenzt direkt verändert werden können.

Wichtig

Authentische Affirmationen (= Würdigen von Stärken, Erfolgen und Fortschritten) und Ressourcen-orientierte Interventionen sind ein weiterer hilfreicher und wirksamer Therapiebaustein (Flückiger et al., 2023; Kap. 16). Bei der Motivierenden Gesprächsführung (Miller & Rollnick, 2015; Kap. 3) wird dabei empfohlen, die Aussagen ohne Ich-Botschaften zu formulieren, um den Fokus auf die Person bzw. die Sache zu lenken: »Sie haben sich diese Woche richtig reingekniet. … (konkrete Eigenschaft) scheint eine Stärke von Ihnen zu sein!«

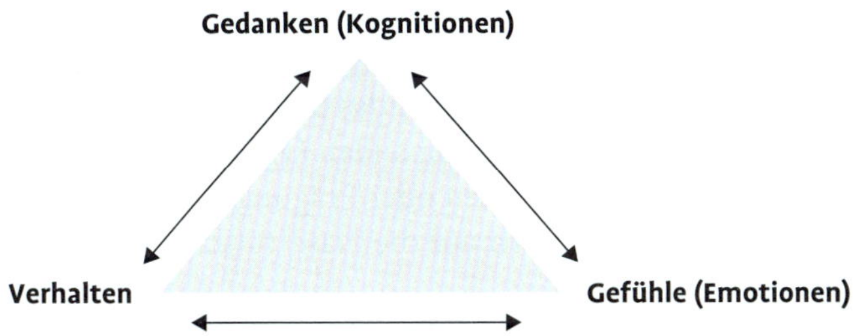

Abbildung 42.1 Dreiecksmodell der Depression

Tabelle 42.3 Übersicht über verschiedene Module der KVT bei Depression

Module	Inhalt
Modul 1	Anwendung des therapeutischen Basisverhaltens Vermittlung des therapeutischen Rationals
Modul 2	Verhaltensaktivierung, Tagesstrukturierung, Aufbau positiver Aktivitäten, Abbau von Belastungen
Modul 3	Veränderung von Kognitionen, kognitive Umstrukturierung, Werte, Ziele, metakognitive Vorgehensweisen, Umgang mit Grübeln
Modul 4	Kompetenzsteigerung, Erlernen neuer Fertigkeiten, Verbesserung sozialer Fertigkeiten, Achtsamkeit, Problemlösen
Modul 5	Erkennen von depressiven Einbrüchen und Beginn neuer Episoden, Notfallplanung, Beibehaltung des Therapieerfolgs

Hautzinger (2021) versteht die Module als *Vorschläge* zum Vorgehen bei der Behandlung. Er betont, dass es sich dabei um eine Strategiesammlung handelt, vor dessen Hintergrund Therapeut:innen individualisiert vorgehen, angepasst an die Bedürfnisse der Person.

Einsatz von Metaphern

Der Einsatz von Metaphern und Bildern kann Patient:innen mit Depressionen dabei helfen, ihre Gefühle und Erfahrungen besser zu verstehen und auszudrücken. Gleichzeitig unterstützen sie Therapeut:innen, empathisch auf die Auswirkungen der Symptomatik einzugehen. Beispiele für hilfreiche Metaphern sind:

- »Ein grauer Schleier, der sich über alles legt«
- »Ein schwarzer Hund, der Sie begleitet«
- »Wie hinter einer Mauer, abgeschottet von der Umwelt leben«

Die letzten beiden Metaphern wurden auch in Selbsthilfebüchern verwendet: »Mein schwarzer Hund« (Johnstone & Linquist, 2008) und »Die Mauer überwinden: Wege aus der chronischen Depression« (Brakemeier & Buchholz, 2012). Insbesondere die Metapher der »Mauer« beschreibt treffend das Erleben von Menschen, die unter einer persistierenden depressiven Störung leiden (vgl. Kap. 60). Zur Veranschaulichung der Wirkung von Glaubenssätzen oder Prägungen eignet sich das Bild einer »Brille, die unbemerkt von der Stirn auf die Nase rutscht« und so die Wahrnehmung verändert.

Wichtig ist, dass die Metaphern an den Sprachstil der Patient:innen angepasst werden. Sehr effektiv ist es zudem, auf individuelle Formulierungen der Patient:innen einzugehen und diese kreativ in den therapeutischen Prozess einzubinden. So können Metaphern nicht nur Klarheit schaffen, sondern auch eine Brücke zur Veränderung bauen.

42.3.2 Darstellung der praktischen Durchführung an einem Fallbeispiel

Fallbeispiel

Dave Trute, 28 Jahre alt, berichtet, dass er seit mehreren Jahren unter wiederkehrenden Phasen niedergeschlagener Stimmung leidet. In diesen Phasen fühlt er sich hoffnungslos, antriebslos und emotional leer. Nach Abklingen der Phasen geht es ihm dann wieder gut, dann kann er Freude empfinden und engagiert seinen Alltag bewältigen. Aktuell fehlt ihm erneut jegliche Lebensfreude, er fühlt sich traurig, kann sich zu nichts aufraffen und leidet unter Schlafstörungen.

Sein Befinden wirkt sich zunehmend auf sein Physikstudium aus. Im letzten Semester hörte er auf, die Universität zu besuchen, obwohl ihm nur noch die Abschlussprüfungen und eine Hausarbeit zum Studienabschluss fehlten. Den Kontakt zu seinen Kommiliton:innen hat er – abgesehen von einem guten Freund – vollständig abgebrochen. Auch zum Basketballtraining im Unisport, das ihm früher viel bedeutet hat, geht er aktuell nicht mehr.

Besonders belastend empfindet Herr Trute die Tatsache, dass seine Eltern sein Studium finanzieren. Da die Eltern ihm häufig Vorwürfe machen, verstärken sich seine Versagens- und Schuldgefühle.

Interventionen zum Aufbau positiver Aktivitäten und zum Abbau von Belastungen

Eine wichtige Rolle in der Behandlung depressiver Erkrankungen spielt die Verhaltensaktivierung (Kap. 18). Dabei sollen durch einen Aufbau positiver Aktivitäten allmählich angenehme Gefühle erreicht und gleichzeitig negative, belastende Erfahrungen reduziert werden. Um Herrn Trute die Relevanz von Verhaltensaktivierung zu verdeutlichen, wird ihnen das Konzept der Depressionsspirale bzw. der Aktivierungsspirale vermittelt (vgl. Abb. 42.2).

(1) Sie fühlen sich niedergeschlagen und haben keine Lust, etwas zu tun.
(2) Sie haben im Alltag keine positiven Erlebnisse.
(3) Ihre Stimmung wird schlechter und Sie tun nur noch das Nötigste.
(4) Sie haben nichts mehr, an dem Sie sich freuen können.
(5) Ihre Stimmung ist auf dem Nullpunkt, alles ist zu viel.

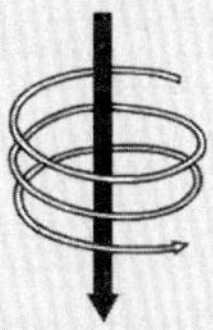

(1) Ihre Stimmung wird besser, Sie planen weitere Dinge, die Ihnen Spaß machen.
(2) Heute tun Sie außer Ihren Pflichten etwas, das Ihnen Spaß macht.
(3) Sie freuen sich über Ihren Erfolg, die Laune wird besser.
(4) Sie raffen sich auf und machen etwas, das Sie schon lange tun wollten.

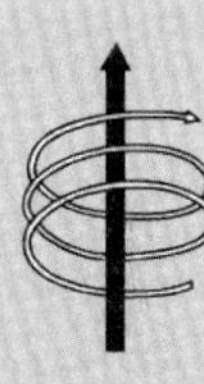

Abbildung 42.2 Depressions- und Aktivierungsspirale (vgl. Hautzinger, 2013, S. 96 ff.)

Im weiteren Verlauf wird Herr Trute zur Selbstbeobachtung angeleitet. Ein wichtiges Instrument dafür ist der Wochenplan. Darin sollen Betroffene Stunde für Stunde notieren, was am jeweiligen Tag passiert ist bzw. welche Aktivitäten sie ausgeführt haben. Gleichzeitig wird das Befinden (z. B. auf einer Skala von - - bis + +) von ihnen eingeschätzt (Beispiel s. Tab. 42.4).

Tabelle 42.4 Wochenplan von Herrn Trute (Auszug)

Zeit	Montag	Dienstag
8–9	wach, im Bett gelegen, gegrübelt (– –)	aufgestanden, Bad (–)
9–10	spät aufgestanden, Bad (–)	Frühstück, Kaffee, Inhalte auf sozialen Netzwerken durchgesehen (+/–)
10–11	Kaffee, Serie geguckt (– –)	Computer, Übungsaufgaben bearbeitet (+/–)
11–12	Computer angemacht, nichts geschafft (–)	Computer, Übungsaufgaben bearbeitet (+/–)
12–13	Kaffee, Essen, Serie geguckt (–)	Kaffee, Essen, Zeitung (+/–)
13–14	Telefonat mit Freund (+/–)	Couch, Serie geguckt (+/–)
14–15	Computer, Übungsaufgaben bearbeitet (+/–)	Couch, Serie geguckt (–)

Tabelle 42.4 (Fortsetzung)

Zeit	Montag	Dienstag
15–16	Kaffee, Beiträge in den sozialen Medien verfolgt (+/–)	Couch, eingeschlafen
16–17	Serie geguckt (+/–)	Serie geguckt (– –)
17–18	Serie geguckt (–)	Anruf von Freund (+/–)
18–19	Serie geguckt (– –)	Einkauf (+/–)
19–20	Telefonat mit Mutter, die mir Vorwürfe gemacht hat (– –)	Essen, Zeitung lesen (+/–)
20–24	Fernsehen, Essen, auf Couch eingeschlafen (–)	Couch, Buch gelesen (+/), ins Bett (23.00)

In der Anfangsphase der Behandlung dient der Wochenplan vor allem der Selbstbeobachtung. Ziel ist es, gemeinsam Zusammenhänge zwischen Verhalten, bestimmten Gegebenheiten und der Stimmung zu erkennen (z. B. scheinen sich Aktivitäten wie »Serie gucken«, »grübelnd im Bett liegen« oder »Vorwürfe der Mutter« negativ auf die Stimmung von Herrn Trute auszuwirken). Dazu wird gemeinsam der jeweilige Wochenplan ausgewertet (z. B. »Was gibt es für Auffälligkeiten? Gibt es Muster, die sich wiederholen?«) und es werden konkrete Zusammenhänge zwischen dem Verhalten (bzw. bestimmten Ereignissen) und dem Befinden des Patienten herausgearbeitet.

Im späteren Verlauf dient der Wochenplan auch dazu, aktiv eine Tagesstruktur zu erarbeiten und Aktivitäten konkret zu planen. Hautzinger (2021) unterscheidet in diesem Kontext sogenannte »Typ-A«- und »Typ-B«-Aktivitäten. Mit Typ-A sind Aktivitäten gemeint, die eine Person als neutral / unangenehm erlebt, die jedoch ausgeführt oder erledigt werden müssen. Als Typ-B bezeichnet er dagegen Aktivitäten, die eine Person als angenehm erlebt, die aber nicht unbedingt ausgeführt werden müssen.

Wichtig

Ziel der Interventionen zur Verhaltensaktivierung ist es, dass Patient:innen langfristig ein angemessenes Aktivitätsniveau im Alltag bzw. ein gutes Verhältnis von Typ-A- und Typ-B-Aktivitäten erreichen.

Über mehrere Sitzungen hinweg wird gemeinsam erarbeitet, wie depressionsfördernde Aktivitäten (im Beispiel von Herrn Trute: fernsehen, morgens lange im Bett liegen und grübeln, sozialer Rückzug) reduziert und durch hilfreiche Aktivitäten ersetzt werden können. Vielen Patient:innen mit einer depressiven Erkrankung fällt es in akut depressiven Phasen schwer, sich daran zu erinnern, welche Aktivitäten überhaupt angenehm sind bzw. ihnen Freude bereiten. In diesem Zusammenhang kann die *Liste angenehmer*

Aktivitäten (vgl. Hautzinger, 2021) helfen, Anregungen für entsprechende Aktivitäten zu sammeln. Der (Wieder-)Aufbau von sozialen Kontakten sollte dabei ausreichend beachtet werden.

Behutsame Verhaltensaktivierung: Ein schrittweiser Ansatz. Bei der Verhaltensaktivierung ist es entscheidend, behutsam und im Tempo der Patient:innen vorzugehen, um eine langfristige Stabilisierung zu ermöglichen. Das Aktivitätsniveau sollte dabei schrittweise und nachhaltig ausgeweitet werden.

Insbesondere bei schweren depressiven Episoden kann es sinnvoll sein, mit einer einzigen Aktivität pro Woche zu beginnen und die Patient:innen langsam zu kleinen Steigerungen anzuleiten, beispielsweise um eine weitere Aktivität pro Woche hinzuzufügen. Wichtig ist es zudem, Patient:innen darauf vorzubereiten, dass Aktivitäten oft nicht unmittelbar zu einer spürbaren Gefühlsveränderung führen. Veränderungen benötigen in der Regel Zeit.

Eine hilfreiche Analogie könnte lauten: »So wie bei bestimmten körperlichen Erkrankungen Medikamente die zentrale Behandlung darstellen, ist es bei einer Depression das Nachgehen von Aktivitäten. Was halten Sie davon, wenn wir Ihnen diese Aktivitäten in der akuten Phase wie ein ›Medikament‹ verschreiben?«

Durch eine klare Erklärung und gezielte Anleitung können Patient:innen motiviert und langfristig für diesen Ansatz gewonnen werden.

Wichtig

Bei der Verhaltensaktivierung hat es sich im Verlauf nach Initiierung einer Stimmungsveränderung als hilfreich erwiesen, sowohl für die Auswahl der Aktivitäten als auch zur Steigerung der Motivation werteorientiert vorzugehen (vgl. Kap. 59). Werte sind zunächst für viele Betroffene schwer zu identifizieren. Für die Erarbeitung eignet sich die offene Exploration, z. B. mit »Wertekarten« (www.gp-probst.de/pdf/buecher/Werte-Karten.pdf); auch imaginative Verfahren oder Fragbögen zu Werten können Hilfreich sein (z. B. Wertefragebogen ACT; Wengenroth, 2012). Weitere konkrete Interventionen hierzu finden sich bei Hötzel & von Brachel (2022) und im Kapitel 59.

Kognitive Techniken

Die typischen Denkstile von Patient:innen mit Depressionen werden von Beck (1976) als »einseitig« oder »unreif« beschrieben; nicht-depressives Denken bezeichnet er dagegen als »reflexiv« oder »reif«. Kognitive Techniken haben zum Ziel, dass die Betroffenen lernen, dysfunktionale Gedanken und ihre Auswirkungen (gewissermaßen aus einer Vogelperspektive) selbstständig zu erkennen, zu hinterfragen und durch funktionale Gedanken zu ersetzen (vgl. Kap. 20).

Im ersten Schritt geht es darum, dass die Person lernt, automatische Gedanken überhaupt zu erkennen und den Unterschied zwischen auslösenden Ereignissen, Gedanken und Gefühlen versteht. Hierzu kann der / die Therapeut:in das 3-Spalten-Protokoll (vgl. Tab. 42.5) nutzen.

Tabelle 42.5 Ausgefülltes 3-Spalten-Protokoll von Herrn Trute

Auslöser (internales / externales Ereignis)	Automatische Gedanken	Gefühle, Beschwerden, Stimmung
Ich sitze vor meinem Computer und habe Probleme, die Übungsaufgabe zu lösen.	»Ich bin einfach zu blöd für das Studium.«, »Ich schaff das nicht.«, »Am besten sollte ich mich gleich exmatrikulieren.«	Traurigkeit, Scham, Verzweiflung
Ich sitze am Nachmittag vor meiner Serie und plötzlich fällt mir auf, dass wieder drei Stunden vergangen sind.	»Mist, schon wieder nichts geschafft.«, »Jetzt lohnt es eh nicht mehr anzufangen.«	Niedergeschlagenheit, Enttäuschung über sich selbst

Im weiteren Verlauf werden gemeinsam Regelhaftigkeiten erarbeitet (Welche automatischen Gedanken und kognitiven Fehler treten wiederholt im Kontext welcher Auslöser auf? Welche wiederkehrenden Themen?). Die Selbstbeobachtung wird über mehrere Sitzungen hinweg durchgeführt, und zunehmend von den Betroffenen selbstständig (z. B. als Hausaufgabe) weitergeführt.

Sind den Patient:innen diese Zusammenhänge klar und geläufig, wird daran gearbeitet, automatische Gedanken und kognitive Muster zu beeinflussen. Ein wichtiges Mittel hierfür ist der *sokratische Dialog* (vgl. Kap. 20).

Wichtig

Mithilfe des sokratischen Dialoges sollen die Patienten durch gelenktes Fragen in die Lage versetzt werden, selbst zu entdecken, dass ihre gewohnte Art zu denken nur eine mögliche Form ist und dass es für die Erklärung eines bestimmten Ereignisses auch andere Interpretationen gibt, die ebenso berechtigt bzw. sogar realitätsgerechter sind (vgl. Hautzinger, 2021, S. 162).

Es geht also nicht darum, Betroffene »argumentativ zu übertrumpfen« oder zu belehren, sondern darum, gemeinsam eine neue, faire Perspektive auf die eigenen Gedanken und Konzepte zu entwickeln. Ziel ist es, die Person dazu zu befähigen, eine Metaperspektive einzunehmen, die es ihr ermöglicht, auch in Zukunft neu auftretende Gedanken kritisch zu hinterfragen.

Zunächst werden die automatischen Gedanken, die in einer bestimmten Situation auftreten, systematisch zusammengetragen. Im weiteren Verlauf werden diese Gedanken einzeln bearbeitet und hinterfragt. Hierbei kommen verschiedene Techniken zum Einsatz, darunter:

- Pro- und Contra-Argumente sammeln: Für und gegen eine bestimmte Sichtweise argumentieren.

- Realitätstestung: Die Annahmen mit der Wirklichkeit abgleichen.
- Entkatastrophisieren: Das Worst-Case-Szenario hinterfragen und relativieren.
- Zielführendheit überprüfen: Analysieren, ob der Gedanke hilfreich ist, um ein Ziel zu erreichen.
- Rollentausch: Beispielsweise die Perspektive eines nahestehenden Menschen einnehmen (»Wie würden Sie reagieren, wenn Ihr:e Sohn / Tochter oder beste Freund:in das sagt?«).
- Verhaltensexperimente durchführen: Praktische Überprüfung der Gedankengültigkeit (siehe Therapiedialoge in Kap. 20).

Das Ziel dieses Prozesses besteht darin, dass Patient:innen am Ende alternative, rationalere und hilfreichere Gedanken entwickeln, die die automatischen Gedanken ersetzen können. Für die Dokumentation und Strukturierung dieses Prozesses kann das klassische 3-Spalten-Protokoll um zwei zusätzliche Spalten erweitert werden (vgl. Tab. 42.6).

Tabelle 42.6 Ausgefülltes 5-Spalten-Protokoll von Herrn Trute

Situationsbeschreibung	Gefühle	Automatische Gedanken	Rationalere bzw. hilfreichere Gedanken	Ergebnis
Ich sitze vor meinem Computer und habe Probleme, die Übungsaufgabe zu lösen.	Traurigkeit, Scham, Verzweiflung 85	»Ich bin einfach zu blöd für das Studium.« »Ich schaff das nicht.«	Ich habe Schwierigkeiten, diese spezielle Aufgabe zu verstehen. Das heißt aber nicht, dass ich generell für das Studium nicht intelligent genug bin. Vor meiner Depression bin ich auch ganz gut mitgekommen.	etwas zuversichtlicher, etwas weniger verzweifelt 40

Während der kognitiven Interventionen sollten sich Behandler:innen immer bewusst sein, dass die tatsächliche und nachhaltige Veränderung von Konzepten sehr langwierig sein kann und viel Übung erfordert. Aus diesem Grund sollte nicht zu rasch vorgegangen und Betroffenen Zeit gelassen werden, selbst auf Lösungen für die Probleme zu kommen. Zur Generalisierung und Stabilisierung der Effekte sollten die Übungen zudem als Hausaufgabe vorgegeben werden.

Identifikation bzw. Modifikation dysfunktionaler Grundannahmen. Im weiteren Therapieverlauf wird der Schwerpunkt der kognitiven Interventionen zunehmend auf die Identifikation und Modifikation dysfunktionaler Grundannahmen gelegt. Hierzu können auch Techniken wie Rollentausch, Stuhldialoge, Rollenspiele oder Imagery Rescripting zentraler assoziierter Erfahrungen eingesetzt werden. Ideen und Anregungen für entsprechende Interventionen finden sich in den Kapiteln 20 und 31 in diesem Buch, sowie bei Leahy (2007), Beck (2013), Hautzinger (2015) und Wilken (2015).

Weitere häufige kognitiv-behaviorale Interventionen
Wenn Betroffene grübeln, können Strategien wie Gedankenstopp oder Entspannung (vgl. Kap. 27) genutzt werden. Darüber hinaus werden sehr häufig bei Depressionen weitere Fertigkeitstrainings (Problemlösetraining, vgl. Kap. 22; Training sozialer Kompetenzen, vgl. Kap. 21) sowie ein Training der Genussfähigkeit (vgl. Kap. 17) durchgeführt. Je nach der spezifischen Indikationsstellung können diese Interventionen relativ früh (parallel zur Verhaltensaktivierung) eingeleitet werden oder erst im späteren Verlauf (nach der Bearbeitung dysfunktionaler Kognitionen und der Veränderung von Grundüberzeugungen).

Verbesserung von Problemlösekompetenzen. Betroffene haben oft ein geringes Repertoire an Problemlösefertigkeiten. Um die verschiedenen Teilkompetenzen (u. a. Problemformulierung, Generieren von Lösungsalternativen) zu erwerben und das Selbstmanagements zu fördern, wird das Problemlösetraining genutzt (Kap.22). Bei Herrn Trute wurde der Umgang mit Phasen betrachtet, die mit einer Vielzahl an Anforderungen einhergehen. Neben Insuffizienzkognitionen, die mittels kognitiver Techniken bearbeitet wurden, fiel es ihm schwer, Aufgaben zu strukturieren und parallel angenehme Tätigkeiten nicht zu vernachlässigen. Herr Trute sammelte Lösungsmöglichkeiten und übte die Anwendung seiner favorisierten Strategien ein.

Verbesserung sozialer und interaktiver Kompetenzen. Patient:innen, die unter Depressionen leiden, haben häufig wenig oder konflikthafte soziale Beziehungen. Eine Besserung der depressiven Symptomatik allein ist oft nicht ausreichend, um das zu verändern, da viele Betroffene Defizite in sozialen Fertigkeiten aufweisen. Dadurch wird auch die Verhaltensaktivierung erschwert. Es bedarf also oft spezifischer Interventionen zur Verbesserung der sozialen Fertigkeiten. Um die sozialen Kompetenzen zu stärken, können Therapeut:innen auf verschiedene Techniken zurückgreifen (Kap. 21). Die Basis entsprechender Interventionen ist meist das praktische Einüben sozial kompetenter Verhaltensweisen im Rollenspiel, ggf. mit Videofeedback (z. B. eigene Bedürfnisse ausdrücken, sich abgrenzen, soziale Kontakte initiieren). Im Fall von Herrn Trute wurden in der Therapie folgende Übungen immer wieder durchgeführt: anderen freundlich zu widersprechen und ihnen Grenzen aufzuzeigen (z. B. gegenüber den vorwurfsvollen Eltern) oder frühere soziale Kontakte (z. B. ehemalige Kommiliton:innen, Sportkamerad:innen vom Unisport) wieder zu vertiefen. Bei Betroffenen ist es besonders wichtig, im Rahmen der Übungen kleinschrittig vorzugehen, um Überforderung zu vermeiden. Der Kiesler-Kreis, kombiniert mit der Situationsanalyse aus dem Cognitive Behavioral Analysis System of Psychotherapy (CBASP, siehe Kap. 60), bietet sehr hilfreiche Möglichkeiten, soziale Fertigkeiten gezielt zu fördern. Dabei können die Übungen speziell auf die individuellen Probleme und Situationen des Betroffenen abgestimmt werden, um maximale Wirksamkeit zu erzielen.

Einbezug von Angehörigen. Angehörige von Betroffenen sollten nach Möglichkeit immer in die Psychotherapie einbezogen werden. Insbesondere bei chronischen Beziehungskonflikten bietet es sich an, Partner:innen im Rahmen eines Kommunikationstrainings in die Behandlung zu integrieren. Dieses Training kann dazu beitragen, Konflikte zu klären, Fertigkeiten für eine effektive Konfliktlösung zu entwickeln und das dyadische

Coping zu stärken (vgl. Schindler et al., 1998; Bodenmann, 2012; siehe auch Kap. 23). Auch wenn keine chronischen Beziehungsprobleme bestehen, ist es sinnvoll, Partner:innen oder andere wichtige Bezugspersonen mindestens einmal in den therapeutischen Prozess einzubinden. Dies ermöglicht Behandelnden, wertvolle Informationen über die Kommunikationsmuster der Patient:innen mit ihren Angehörigen zu erhalten und ein differenziertes, objektiveres Bild zu gewinnen – besonders, da Patient:innen ihre Bezugspersonen manchmal kognitiv verzerrt wahrnehmen und beschreiben. Zudem bietet ein solcher Einbezug die Möglichkeit, Angehörige über die Erkrankung aufzuklären. Ein besseres Verständnis der Situation kann nicht nur die Beziehung entlasten, sondern auch den Umgang mit der Erkrankung erleichtern. Darüber hinaus können gemeinsam konkrete Absprachen für den Umgang mit akuten depressiven Krisen getroffen werden. Schließlich sollte auch die Belastung der Angehörigen selbst berücksichtigt werden. Oft sind sie durch die Situation stark beansprucht, und es kann hilfreich sein, im Rahmen der Therapie zu klären, welche Unterstützung sie benötigen, um sowohl die Betroffenen als auch sich selbst zu entlasten

Vorbeugung von und Umgang mit Rückfallen. Ein zentraler Bestandteil der Behandlung sollte eine umfassende Vorbereitung auf den Umgang mit erneuten depressiven Symptomen oder einer möglichen Verschlechterung sein (vgl. Kap. 28). Eine hilfreiche therapeutische Haltung ist es, das erneute Auftreten depressiver Symptome (z. B. schlechte Stimmung) zu entpathologisieren und den Betroffenen zu verdeutlichen, dass vor allem der Umgang mit diesen Symptomen entscheidend ist. Patient:innen sollten darin geschult werden, ein erneutes Auftreten von Symptomen individuell angemessen einzuordnen, beispielsweise als Frühwarnzeichen, und frühzeitig geeignete Gegenmaßnahmen einzuleiten. Ein individuell angepasster Notfallplan für emotionale Krisen sollte gemeinsam erarbeitet werden. Dabei ist es wichtig, potenzielle Auslöser im Vorfeld zu identifizieren und geeignete Strategien zu entwickeln, die im Ernstfall angewendet werden können. Diese Strategien sollten während der Therapie erprobt werden, um ihre Wirksamkeit und Anwendbarkeit sicherzustellen. Ein solcher Ansatz stärkt die Selbstwirksamkeit und trägt dazu bei, Rückfälle frühzeitig abzufangen und langfristige Stabilität zu fördern.

Fallbeispiel

In der Endphase der Behandlung regt der Therapeut Herrn Trute dazu an, potenzielle kritische Situationen zu antizipieren und Strategien zu entwickeln, wie er damit umgehen kann.

T: Gibt es in den nächsten Wochen und Monaten Situationen, bei denen Sie sich vorstellen könnten, wieder in die alten Verhaltensmuster zurückzufallen?

P: Ja – ich denke, wenn die Blockprüfungen zum Ende des Studiums anstehen, dann könnte es wieder schwieriger werden.

T: Was könnte dann passieren?

P: Da muss ich wieder viel lernen und ich habe dann keine Zeit mehr rauszugehen oder etwas zu unternehmen und meine Eltern würden mich ständig auf die Prüfungen hinweisen.

T: Würden Sie dann wirklich die ganze Zeit lernen?

P: Na ja, wahrscheinlich würde ich auch wieder vor dem PC sitzen und mir Gedanken machen und eigentlich nicht lernen – oder zumindest nicht effektiv. Ich würde mir wieder nicht erlauben, auch mal Pause zu machen und ein paar Stunden etwas Schönes zu machen.

T: Genau das wäre die Gefahr dabei. Was, meinen Sie, könnte Ihnen helfen, in dieser Zeit mehr auf sich zu achten und auch Pausen einzuhalten?

P: Vielleicht so etwas wie ein Lernplan, in dem auch Pausen und Zeit für Basketball eingeplant sind? Den könnte ich ja dann auch meinen Eltern zeigen … Und ich sollte meinen Freund einbeziehen, er könnte zum Basketball mitkommen. Das würde mich dann motivieren tatsächlich auch hinzugehen.

T: Das ist eine gute Idee! Möchten Sie einen solchen Lernplan zur nächsten Sitzung vielleicht schon einmal vorbereiten?

42.4 Weitere Therapieoptionen

Psychotherapeutische Ansätze. Abgesehen von der »klassischen« KVT-Behandlung werden zahlreiche andere Psychotherapien wie Schema Focused Cognitive Therapy oder Family Focused Therapy zu der Gruppe der KVT-Therapien gezählt (vgl. Kap. 57), welche zur Behandlung der Depression eingesetzt werden. Bedeutsame Neuentwicklungen wie Behavioral Activation (Kap. 59), die Mindfulness Based Cognitive Therapy (MBCT, Kap. 64) oder CBASP zur Behandlung der chronischen Depression (Kap. 60) haben ebenfalls Wurzeln in der KVT und scheinen im Durchschnitt ähnlich wirksam zu sein wie die KVT (vgl. Schefft et al., 2023). Mit der Interpersonellen Psychotherapie (IPT, Kap. 63) liegt zudem ein bedeutendes schulenübergreifendes und sehr wirksames Verfahren zur Depressionsbehandlung vor. Auch sind Gruppentherapie (vgl. Kap. 78) und stationäre, psychotherapeutische Behandlungen (Brakemeier et al., 2023) bei Depressionen sinnvoll und wirksam. Außerdem sehen die Behandlungsleitlinien auch psychodynamische und systemische Psychotherapie als Alternative vor.

Pharmakotherapeutische Ansätze. Neben psychotherapeutischen Ansätzen spielt auch die pharmakologische Behandlung bzw. die Kombination beider Verfahren eine wichtige Rolle. Laut S3-Leitlinien wird bei schweren Depressionen eine Kombinationsbehandlung empfohlen (https://www.awmf.org/service/awmf-aktuell/nationale-versorgungsleitlinie-unipolare-depression). In Tabelle 42.7 findet sich eine Übersicht über wichtige antidepressiv wirksame Substanzen; häufige Nebenwirkungen sind bei Grüner und Bschor (2019) einzusehen.

Tabelle 42.7 Übersicht über Substanzen, die zur Depressionsbehandlung eingesetzt werden

Substanz(-klassen)	Substanzen (Beispiele)
Tri- und tetrazyklische Antidepressiva (TZA)	Amitriptylin, Imipramin, Maprotilin
Selektive Serotonin-Rückaufnahme-Inhibitoren (SSRI)	Fluoxetin, Paroxetin, Citalopram
Monoaminoxidase (MAO) -Inhibitoren	Phenelzin, Moclomebid, Tranylcypromin
Weitere Antidepressiva	Venlafaxin, Mirtazapin, Trazodon
Lithium (als Phasenprophylaktikum)	Lithium

Digitale Interventionen sowie Bewegungs- und Sporttherapie. Es gibt empirische Wirksamkeitsbelege für Bewegungs- und Sporttherapie (z. B. Morres et al., 2019) und digitale Interventionen (z. B. Köhnen et al., 2021; vgl. Kap. 79). Die Nationalen S3-Versorgungsleitlinien (2022) empfehlen eine begleitete Anwendung durch Fachpersonen (z. B. Psychiater:in, Hausärzt:in) insbesondere ab einer mittelgradigen Depression als Ergänzung zur Psychotherapie bzw. Pharmakotherapie. Beide Interventionen können auch zur Überbrückung von Wartezeiten für höherschwellige Behandlungsangeboten genutzt werden.
Weitere Behandlungsformen. Es stehen für die Behandlung von Depressionen auch weitere somatische Therapieverfahren zur Verfügung. Besonders wirksam bei sogenannten »therapieresistenten« Depressionen ist die Elektrokonvulsionstherapie (EKT), die als Goldstandard in schweren Fällen gilt. Auch repetitive transkranielle Magnetstimulation (rTMS) wird zunehmend als nicht-invasive Alternative eingesetzt (z. B. Aust et al., 2022; Kirov et al., 2021). Darüber hinaus gewinnen innovative Ansätze wie Ketamin, ein NMDA-Rezeptor-Antagonist mit rasch einsetzender antidepressiver Wirkung, sowie Psilocybin, ein psychedelischer Wirkstoff, der in kontrollierten Settings vielversprechende Ergebnisse zeigt, in der Forschung und klinischen Praxis an Bedeutung (vgl. Evens & Wolff, 2024). Diese Verfahren eröffnen neue Perspektiven für Patient:innen, bei denen traditionelle Behandlungen nicht ausreichend wirksam sind.

42.5 Typische Schwierigkeiten und Fehler

Abklären von und Umgang mit Suizidalität

Bei vielen depressiven Erkrankungen spielt das Thema »Suizidalität« eine wichtige Rolle. Aus diesem Grund sollte darauf geachtet werden, sich direkt zu Beginn der Therapie ein Bild von der möglichen Suizidalität zu machen (Einschätzung unter Berücksichtigung typischer Risikofaktoren, vgl. Kap. 26). Zudem sollte ein Commitment erarbeitet werden, dass bei einer Verstärkung der Suizidalität diese offen angesprochen wird.

Auch im Verlauf sollte man bezüglich einer möglichen Suizidalität immer wachsam bleiben. Hilfreich ist bei moderater bis schwerer Depressivität ein regelmäßiges Monitoring (vgl. Kap. 8). Wird akute Suizidalität festgestellt, müssen angemessene Maßnahmen (ggf. stationäre Einweisung, Medikation, Notfallpläne) ergriffen werden.

Patient:innen bei der kognitiven Umstrukturierung »an die Wand diskutieren«
Die Disputation dysfunktionaler Kognitionen sollte auf dem sokratischen Dialog basieren. Ziel der kognitiven Umstrukturierung sollte es sein, dass Betroffene selbst zu einer neuen werte- und zielorientierten Problemwahrnehmung und -bewertung kommen.

Manche Therapeut:innen machen den Fehler, streng zu debattieren oder gar zu streiten, und versuchen, Patient:innen auf diese Weise von ihrer Sichtweise zu überzeugen. Unter Umständen kann sich das zu einem regelrechten »Kreuzverhör« steigern, in dem Therapeut:innen durch kurze, schnell aufeinanderfolgende Fragen Druck aufbauen, sodass Betroffene – argumentativ in die Ecke gedrängt – irgendwann aufgeben, jedoch ohne tatsächlich überzeugt zu sein.

Ein anderer Fehler kann darin bestehen, dass Therapeut:innen selbst Antworten auf ihre Fragen formulieren anstatt Patient:innen die Antworten entwickeln zu lassen oder aber übersehen, dass die Patient:innen im Moment nicht in der emotionalen Verfassung für eine kognitive Umstrukturierung sind. Solches kann sich negativ auf die therapeutische Beziehung auswirken, zudem erreichen die Therapeut:innen damit unter Umständen das Gegenteil von dem, was sie eigentlich erreichen wollten. Statt den Selbstwert durch die Interventionen zu stärken, findet eine Überhöhung in der Rolle als »allwissend« statt. Ebenso ist beim Hinterfragen von Kognitionen entscheidend, zunehmend die Verantwortung an die Betroffenen zu übergeben und das Selbstmanagement zu fördern.

42.6 Kritische Einordnung

KVT-Interventionen haben im Vergleich zu anderen Therapien zur Depressionsbehandlung die robusteste empirische Fundierung zur Wirksamkeit mit über 200 durchgeführten RCTs sowie mehreren Metaanalysen. Die Studien decken die verschiedenen Behandlungssettings und Altersstufen ab. KVT-Therapien sind *effektiver als Kontroll-Bedingungen* (z. B. Placebo, care-as-usual, Warteliste) in Bezug auf die Response-, Remissionsrate und Langzeiteffekte. Besonders die Verbesserung der Fähigkeit zur Problemlösung scheint mit höheren Langzeiteffekten einherzugehen. Ebenso liegen gute Wirksamkeitsbelege für Methoden der »Dritten Welle« und die schulenübergreifende IPT (Kap. 63) vor (Cuijpers et al., 2021). In der Zusammenschau der Studien gibt es keine Belege, dass KVT in der Behandlung der Depressionen wirksamer ist als andere evidenzbasierte Psychotherapien.

Die Ergebnisse von Metaanalysen sprechen für eine mindestens ebenbürtige Wirksamkeit der KVT im Vergleich zur Pharmakotherapie (Cuijpers et al., 2020; Gartlehner et al., 2015). Die meisten Vergleichsstudien konzentrieren sich jedoch auf *mittelschwere* Episoden; insbesondere bei leichteren Episoden ist die Überlegenheit von Psychotherapie (gegenüber »Spontanremission«) nicht durchgehend geklärt. Gartlehner et al. (2015) konstatieren, dass bei vergleichbarer Wirksamkeit Psychotherapie mit einem geringeren

Risiko für unerwünschte Effekte einhergeht. Bezüglich der Vergleichbarkeit von Langzeiteffekten ist die Qualität der empirischen Evidenz gering. Es gibt jedoch Hinweise für eine Überlegenheit von Psychotherapie gegenüber einer alleinigen Pharmakotherapie (Voderholzer & Barton, 2016).

Bei moderaten und schweren Episoden ist die *Kombinationsbehandlung aus Pharmakotherapie und Psychotherapie* einer Monotherapie in der Wirksamkeit überlegen (Cuijpers et al., 2020). Dementsprechend wird in den Nationalen Versorgungsleitlinien (2022) bei schwerer Episode eine Kombinationsbehandlung empfohlen. Bei mittelgradiger Episode sollen beide Behandlungsformen gleichermaßen angeboten werden, und bei einer leichten Episode stellen zunächst niedrigintensive Interventionen das Mittel der ersten Wahl dar (u. a. Selbsthilfeliteratur, psychoedukative-supportive Gespräche); besteht die Symptomatik fort, so wird laut Leitlinie eine Psychotherapie empfohlen.

Trotz der nachgewiesenen Wirksamkeit psychotherapeutischer und pharmakologischer Interventionen zeigen Studien, dass bis zu 30 % aller Depressionen einen chronischen Verlauf nehmen können (Gilmer et al., 2005; Keller et al., 1995). Vor diesem Hintergrund wurden in den letzten Jahrzehnten verstärkt Psychotherapiemethoden entwickelt, die gezielt auf die Besonderheiten verschiedener Subgruppen depressiver Erkrankungen eingehen. Ein Beispiel hierfür ist CBASP, das speziell für die Behandlung chronischer Depressionen konzipiert wurde (vgl. Kapitel 60). Auch das Konzept der »Personalisierten Psychotherapie« hat in den letzten Jahren zunehmend an Bedeutung gewonnen. Durch die Integration von Forschungsbefunden, die Antworten auf die Frage liefern: What works for whom?, besteht die Hoffnung, die Wirksamkeit psychotherapeutischer Ansätze in der Depressionsbehandlung weiter zu verbessern (vgl. Kapitel 80).

FAQ

Gibt es auch Anpassungen der KVT für ältere Patient:innen mit Depressionen?

Auch im fortgeschrittenen Alter können depressive Erkrankungen erfolgreich behandelt werden, die Behandlung erfordert jedoch einige Anpassungen an die spezifischen Bedürfnisse der Zielgruppe (vgl. Kap. 71). Hautzinger (2016) hat dafür ein Interventionsprogramm entwickelt, welches als Einzel- und Gruppentherapie umsetzbar ist und sich speziell an den gerontopsychologischen Rahmenbedingungen orientiert. Das Programm kann sowohl im ambulanten als auch im stationären Setting durchgeführt werden.

Weiterführende Literatur

Beck, J. (2024). Praxis der Kognitiven Verhaltenstherapie (3. Aufl.). Weinheim: Beltz.

Schramm, E., Brakemeier, E.L. & Hautzinger, M. (2025). Therapieresistente und chronische Depression. Göttingen: Hogrefe.

Hautzinger, M. (2021). Kognitive Verhaltenstherapie bei Depressionen. Behandlungsanleitung und Materialien (8. Aufl.). Weinheim: Beltz.

Hautzinger, M. (2016). Depression im Alter. Psychotherapeutische Behandlung für das Einzel- und Gruppensetting (2. Aufl.). Weinheim: Beltz.

Teismann, T., Hanning, S., von Brachel, R. & Willutzki, U. (2012). Kognitive Verhaltenstherapie depressiven Grübelns. Heidelberg: Springer.

43 Angststörungen

Frank Jacobi • Andreas Poldrack • Peter Neudeck

Die verhaltenstherapeutische Behandlung von Angststörungen ist mittlerweile sehr gut ausgearbeitet und bewährt (Craske, 2015; Becker & Hoyer, 2005; Jacobi et al., 2023; Lang et al., 2018; Neudeck, 2015; Stangier et al., 2016, Pittig et al., 2021; Weisman & Rodebaugh, 2020). Im Rahmen der Therapie sollen Patienten lernen, subjektiv als gefährlich erlebte externe (Situationen, Orte, Tätigkeiten) und interne Reize (Gedanken, Gefühle, körperliche Symptome) nicht mehr zu meiden und die als unangenehm erlebte Angstreaktion zu tolerieren. Für die Betroffenen ist es so möglich, die Lernerfahrung zu machen, dass die von ihnen befürchteten bzw. erwarteten Konsequenzen (sterben, verrückt werden, »es nicht aushalten können«) unter verschiedenen situativen Umständen und Bedingungen (Kontexten) nicht eintreten (Widerlegung von Erwartungen). Dadurch wird ein neuer, konstruktiver Umgang mit den Ängsten möglich, und der Handlungsspielraum im Alltag erweitert sich.

43.1 Diagnostik, Komorbidität und Differenzialdiagnostik

In Abgrenzung von »normalen« Ängsten haben Angststörungen folgende Gemeinsamkeiten:

(1) Betroffene erleben ihre Angstreaktion und ihr Vermeidungsverhalten als eigentlich unbegründet bzw. unangemessen stark und unangemessen häufig.
(2) Betroffene vermeiden stark und verlieren die Kontrolle über die Angst.
(3) Die Angstreaktionen treten konsistent und überdauernd auf.
(4) Betroffene erleben ausgeprägtes Leiden und eine deutliche Beeinträchtigung der Lebensqualität.

Eine Schwierigkeit bei der diagnostischen Erkennung von Angststörungen ist die große Variabilität der Erscheinungsbilder, bei oftmals sich überschneidender Symptomatik. Oft stehen begleitende (unspezifische) Körpersymptome wie Herzrasen, Verspannungen, Übelkeit, Schwindel, Schwitzen, Stress, Konzentrationsschwierigkeiten, Schlafstörungen oder Ruhelosigkeit im Vordergrund der geschilderten Problematik. Manche Betroffene suchen Hausärzte oder Fachärzte – wie Kardiologen oder Internisten – auf, da sie von einer körperlichen Ursache der Symptome ausgehen. Oftmals wird auch das zugehörige Gefühl nicht sofort als Angst beschrieben.

Ob eine Angststörung mit Krankheitswert vorliegt, also die klassifikatorische Diagnose sensu ICD oder DSM, wird im besten Fall mit einem diagnostischen Interview erfasst (vgl. Kap. 7) – die diagnostischen Kriterien werden an dieser Stelle als bekannt vorausgesetzt. Beachtet werden sollten die zum Teil fließenden Übergänge zwischen verschiedenen Angststörungen und anderen emotionalen Störungen, insbesondere der Depression (Brown & Barlow, 2009). In der ICD-11 gibt es im Bereich der Angststörungen kaum Veränderungen gegenüber ICD-10; die deutsche Fassung findet sich unter https://www.bfarm.de/DE/Kodiersysteme/Klassifikationen/ICD/ICD-11/uebersetzung/_node.html.

Zur Therapieplanung (und für kontinuierliches Monitoring, Modifikation sowie zur Erfolgsbewertung) sind jedoch weitere diagnostische Schritte notwendig, wobei das Prinzip der kognitiv-behavioralen Behandlung vor allem auf die aktive Mitarbeit der Patient:innen setzt, die im Laufe der Behandlung zu Expert:innen ihrer Störung werden sollen (»Hilfe zur Selbsthilfe«, vgl. Kap. 13). Während des diagnostischen Prozesses werden Patient:innen gebeten, sich in Form von Beobachtungsaufgaben (z. B. Angsttagebuch) genauer mit ihrer Problematik zu beschäftigen. Hierzu gehört auch die Identifikation angstassoziierter dysfunktionaler Gedanken, z. B. mittels Imagination, Gedankenprotokollen und Verhaltensanalysen (aus alltäglichen Situationen oder im Rahmen diagnostischer Verhaltensexperimente und Verhaltensstichproben; vgl. Kap. 9). Ein genaues Bild der individuellen Ausprägung der Ängste ergibt die funktionale Diagnostik, die insbesondere auch die Überzeugungen bezüglich der Wirksamkeit des Vermeidungsverhaltens herausarbeiten muss (vgl. Kap. 9, 12).

Funktionale Diagnostik bei Angststörungen

Mikroanalytische Informationen, also horizontale Verhaltensanalysen spezifischer Problemsituationen, erfassen alle angstrelevanten auslösenden externen und internen Stimuli und befürchteten Konsequenzen (welche zumeist auf kognitiven Fehlern bzw. Verzerrungen beruhen) sowie das individuelle Sicherheits- und Vermeidungsverhalten. Hierunter fallen häufig

- passives Vermeiden (bzw. Situation gar nicht erst aufsuchen oder zulassen),
- Flucht bzw. Verlassen der Situation, sobald die Angstreaktion auftaucht,
- häufiges Rückversichern und »Checking«,
- offene oder verdeckte Rituale, Sicherheitssignale (wie z. B. Mobiltelefon, begleitende Personen, gedankliche Ablenkung von der Situation),
- weitere Hilfsmittel zur Beruhigung (z. B. Mitführen von Beruhigungsmitteln oder entsprechender Medikamente, Alkoholkonsum in angstbesetzten Situationen).

Weiterhin werden zum genauen Verständnis des Problemverhaltens auch makroanalytische Informationen zur lerngeschichtlichen Einordnung der Störung erfasst (Vulnerabilitäten, Auslösefaktoren, belastende Lebensereignisse, Störungsverlauf und [interpersonelle] Konsequenzen – einschließlich »Krankheitsgewinn« – sowie das Vorliegen anderer psychischer Störungen und Auffälligkeiten, vgl. Kap. 9).

Weitere Informationsquellen sind etablierte Fragebogeninstrumente – eine umfangreiche Sammlung findet sich z. B. bei Hoyer et al. (2005).

43.2 Verhaltenstherapeutische Ziele und Strategien

Da die Angstreaktionen bei verschiedenen Angststörungen in ihrer Symptomatik weitgehend ähnlich sind und sich auch bei der Entstehung und Aufrechterhaltung viele Gemeinsamkeiten ergeben, gelten einige grundlegende Therapieprinzipien der Angstbehandlung übergreifend (vgl. Boisseau et al., 2010, Pittig et al 2021). Zentrale Ziele sind hierbei:

(1) Verändern der negativen (kognitiven) Bewertungen gegenüber vormals angstauslösenden Situationen (insbes. Stärkung der Toleranz gegenüber Unsicherheit)
(2) Unterbinden von emotionalem Vermeidungsverhalten, d. h. Exposition nicht (nur) mit bestimmten Situationen, sondern mit der emotionalen Angstreaktion selbst
(3) Etablieren von neuen Verhaltenstendenzen, die dem bisherigen (dysregulierten und automatisierten) Angstverhalten entgegenlaufen. Durch die Erfahrung, dass die befürchteten Konsequenzen nicht eintreten und dass dieses Wissen konsolidiert wird (d. h. ins Langzeitgedächtnis eingespeist), lernen die Patienten, sich nicht mehr nur als Objekt der Angst zu erleben, sondern nehmen sich zunehmend als handelndes Subjekt in einer angstbesetzten Situation wahr (Hoffmann & Hofmann, 2012).

Die Arbeit mit (Neu-)Bewertungen – insbesondere über Vermittlung korrigierender Erfahrungen und Etablierung von mehr Akzeptanz gegenüber negativen Emotionen – und der Abbau rein emotionsgesteuerten Verhaltens erfordert dabei häufig zuerst, überhaupt einmal Emotionen wahrnehmen, beobachten und einordnen zu lernen.

43.3 Praktische Durchführung

Bereits im Erstgespräch können Informationen zu übersteigerten Ängsten und ihrer Behandlung angesprochen werden, noch ohne auf Veränderung zu drängen oder bereits konkrete individuelle Lösungen anzubieten. Jacobi und Chaker (2010) geben konkrete Hinweise für den Erstkontakt bei wahrscheinlicher Angststörung (differenziert nach Diagnoseart, inkl. typischer Schwierigkeiten und spezifischer Formulierungsvorschläge).

Angstpatient:innen haben nicht nur Annäherungsziele (z. B. etwas wieder tun zu können), sondern – besonders am Anfang – spezifische Vermeidungsziele (z. B. sich nicht zu blamieren). Sie wissen nicht, mit wem sie es zu tun bekommen, und befürchten, abgewertet, etikettiert, missverstanden oder überfordert zu werden. Eine zugewandte, nicht wertende Grundhaltung und Signale aktiven Zuhörens sind hier therapeutische Grundbedingungen. Die Betroffenen müssen sich sicher sein können, dass die aus ihren

Vermeidungszielen entstehenden Befürchtungen nicht eintreten, um sich auf ein fruchtbares Arbeitsbündnis einlassen zu können (vgl. Hoyer et al., 2003).

Psychoedukation: Allgemeine und individualisierte Informationen über die Störung Nach der Diagnostik werden im Rahmen von Psychoedukation (Kap. 14) und kognitiver Vorbereitung des expositionsbasierten Vorgehens (Kap. 19) Informationen über die allgemeine Natur der Angst und der individuellen Entstehung und Aufrechterhaltung der Störung vermittelt (z. B. was gesunde Angst von Angststörungen unterscheidet oder welche Funktion die körperlichen Veränderungen während eines Angstanfalls haben). Erst danach planen Therapeut:in und Patient:in das weitere Vorgehen und setzen dann die Veränderungsschritte in die Praxis um.

Psychoedukation bei Angststörungen

Ein gut in der Therapie nutzbares Störungsmodell für Angststörungen liefert die Lerntheorie der Panikstörung aus der Arbeitsgruppe von David Barlow (vgl. Barlow, 2002), die für die Konditionierung von Emotionen verschiedene Vulnerabilitätsfaktoren postuliert:

(1) (unspezifische) biologische Faktoren (z. B. genetisch vermittelte Trait-Angst), die begünstigen, auf negative Lebensereignisse mit hoher Emotionalität, negativer Affektivität und stark körperlich (bis hin zu Panikattacken) zu reagieren
(2) unspezifische psychologische Faktoren, z. B. frühe Erfahrungen von Unvorhersagbarkeit und Unkontrollierbarkeit
(3) spezifische Lernerfahrungen (Modell- und operantes Lernen), die eine Sensibilisierung für eine mögliche Bedrohung durch körperliche Symptome begünstigen

Bestimmte Auslöser (z. B. Stress aufgrund von Lebensereignissen) führen dann zu übersteigerten Angstreaktionen (»falscher Alarm«), die eine Eigendynamik entwickeln, indem sie wiederum selbst (d. h. unabhängig von »echten« Stresssituationen) dazu führen, dass Körpersymptome als Auslöser für weitere Panikanfälle fungieren (»erlernter Alarm«).

Dieses Modell kann zum Beispiel erklären, warum Panikattacken oft scheinbar »aus heiterem Himmel« auftauchen und sich eine Panikstörung sehr schnell entwickeln kann, auch wenn keine konkreten aktuellen Belastungen zur Erklärung der Angstanfälle identifiziert werden können. Dies wiederum wird patientenseitig in der Regel als entlastend erlebt.

Entpathologisieren. Zentral ist immer folgende Botschaft: »Angst ist eine in die Zukunft gerichtete psychophysiologische Reaktion, die in Situationen auftritt, die wir als bedrohlich, ungewiss oder unkontrollierbar erleben.« Solche Informationen haben eine »entpathologisierende« Wirkung derart, dass Patient:innen erfahren, dass Angst etwas grundsätzlich Normales und Sinnvolles ist und dass sich ihre Ängste nicht qualitativ von den Ängsten gesunder Menschen unterscheiden. Ferner werden die evolutionsbiologische Funktion der Angst als Kampf-Flucht-Reaktion oder die Funktion von Sorgen oder Zwängen als Instrumente zur Prävention von Gefahren besprochen und die verschiedenen Reaktionsebenen, die im Zustand der Angst aktiviert werden, vermittelt.

Wichtig

Anhand von aktuellen, im Alltag auftretenden Situationen werden die kognitiven, emotionalen, physiologischen und behavioralen Anteile der Angstreaktion erarbeitet und ein Verständnis dafür entwickelt, dass die individuellen Ängste vielleicht zunächst einmal eine sinnvolle Funktion hatten, mittlerweile aber übersteigert und automatisiert sind und letztlich nunmehr einen nicht mehr adäquaten, »missglückten Lösungsversuch« darstellen.

Bei der Informationsvermittlung und Vorbereitung auf die therapeutischen Veränderungen ist es wichtig, das natürliche Reaktanzverhalten zu minimieren, wenn jemandem etwas vorgesetzt wird, das ihm nicht passt oder ihn in seiner Freiheit einschränkt. Somit bietet es sich an, statt »Frontalunterricht« in der Psychoedukation eher »geleitetes Entdecken« einzusetzen, z. B. in Gedankenspielen über mögliche Angstverläufe in hypothetischen Situationen (vgl. Kap. 19). Hierbei sollten drei Prinzipien besonders beachtet werden (vgl. »Systemimmanenz«, Tuschen-Caffier & Fiegenbaum, 2010):

(1) Das Modell muss mit den subjektiven Krankheitsüberzeugungen des Patienten kompatibel sein bzw. ggf. bereits im Vorfeld mit diesen Krankheitsüberzeugungen kompatibel gemacht werden, indem unrealistische Vorstellungen angemessen hinterfragt und korrigiert werden (z. B. hinsichtlich »Durchdrehen und Zusammenbrechen, wenn man nicht aus einer Paniksituation herauskommt«).
(2) Weiterhin muss das Modell eine gute bzw. optimistische Perspektive bieten (z. B. dass auch lange bestehende Angstprobleme heilbar bzw. beeinflussbar sind).
(3) Man sollte keine falsifizierbaren Aussagen treffen. Aufgrund oftmals extrem ausgeprägten Kontroll- und Sicherheitsbedürfnisses (dies ist ein übergreifendes Muster emotionaler Störungen; Chorpita & Barlow, 1998, Abramowitz & Blakey, 2020, Wroblewski et al., 2017) und dem damit verbundenen Wunsch nach »100-prozentiger Sicherheit« bezüglich möglicher Gefahren und aversiver Erlebnisse ist es wichtig, dass Therapeut:innen diesem Wunsch nicht nachgeben und nur nicht-falsifizierbare (Wahrscheinlichkeits-)Aussagen treffen – so verständlich und normal der Wunsch nach absoluter Sicherheit auch sein mag.

Tabelle 43.1 Beispiele für ungünstige bzw. günstige Formulierungen von Therapeuten bei der Psychoedukation

Ungünstige Formulierungen	Günstige Formulierungen
Sie können nicht verrückt werden.	Es ist sehr unwahrscheinlich, dass Sie vor Angst verrückt werden. Ich habe das noch nicht erlebt.
Es ist ausgeschlossen – vor Angst kann man keinen Herzinfarkt bekommen.	Ich habe noch nie erlebt, dass jemand vor lauter Angst einen Herzinfarkt bekommen hat, ausschließen kann ich es jedoch nicht. (Allerdings: Glauben Sie, dass ich es Ihnen nahelegen würde, wenn ich es selbst für gefährlich hielte?)
Eigentlich ist Ihre Angst übertrieben – Sie überschätzen die Gefahr.	Obwohl Ihre Angstsymptome im Regelfall normale, unschädliche körperliche Begleiterscheinungen von Angst sind, ist es mir wichtig, Ihnen zu sagen, dass Belastung und Schwere Ihrer Symptome und die damit verbundenen Einschränkungen dennoch ernsthaft sind (und die Kriterien für eine Angststörung erfüllen). Deshalb steht Ihnen eine Behandlung zu und wir nehmen Ihre Symptome nicht auf die leichte Schulter.
Sie werden das auf jeden Fall schaffen.	Ich traue Ihnen zu, dass Sie es tolerieren können, sich in unserer Therapie Ihren Ängsten zu stellen. Sie werden nichts tun müssen, was ich nicht verantworten kann.
Die Angst wird hochgehen und dann ganz schnell nachlassen.	Beobachten Sie den Angstanstieg und nehmen Sie dann wahr, wie der Angstverlauf sein wird.
Da kann überhaupt nichts schiefgehen, es ist zu 100 % sicher.	Es gibt keine 100-prozentige Sicherheit – aber schauen wir uns die Entwicklung einmal an und ziehen daraus unsere Schlüsse.

Herausarbeiten der Eigendynamik von Angststörungen. Für alle Angststörungen ist es besonders wichtig, die jeweils relevanten Faktoren, die bei der Aufrechterhaltung eine Rolle spielen, (in patientengerechter Sprache) zu erklären. Allgemein gilt für die Aufrechterhaltung von Angststörungen:

- Die negative Verstärkung des Vermeidungsverhaltens ist der relevante aufrechterhaltende Mechanismus. Dabei handelt es sich um die Reduktion verschiedener aversiver Ebenen des Erlebens; Gedanken können ebenso vermieden werden wie Gefühle oder körperliche Empfindungen. Ebenso können auch externe Situationen oder Orte vermieden werden.
- Bereits die Antizipation oder Erwartung eines unangenehmen Zustandes wird als unangenehmer Zustand erlebt, und das Vermeiden führt vermeintlich dazu, dass erwartete Befürchtungen nicht eintreten.

- Dieser Mechanismus führt zu regelrechten Teufelskreisen (z. B. Ausweitung der Problematik bis hin zur praktischen Unfähigkeit, übliche Lebensvollzüge zu bewältigen); diese müssen im spezifischen Teil der Informationsvermittlung für jede Störung und stets individuell erarbeitet werden.
- Da wir Menschen (wie alle Säugetiere) so veranlagt sind, dass wir – insbesondere bei (vermeintlicher) Gefahr – kurzfristigen Konsequenzen ein größeres Gewicht geben als langfristigen Konsequenzen, laufen wir Gefahr, langfristig ein ungünstiges Kosten-Nutzen-Verhältnis zu erzielen. Beispiel: Eine expositionsbasierte Angsttherapie wird zweifellos kurzfristig aversive Erlebnisse mit sich bringen (diese Nebenwirkung ist hierbei sogar notwendig, damit ein neuer Umgang mit emotionalen Reaktionen gelernt und trainiert werden kann), – langfristig aber können die Verringerung von Erwartungsangst und die bessere Bewältigung zukünftiger Angstsituationen wahrscheinlich neue Spielräume und verbesserte Lebensqualität ermöglichen, die in der Vergangenheit gänzlich »von der Angst gedeckelt« wurden.

Durchführung von Exposition / Training

Im Anschluss an die individuelle, störungsspezifische Informationsvermittlung bzw. kognitive Vorbereitung wird ein therapeutisches Rational abgeleitet. Für jede Angststörung stehen Interventionen zur Verfügung, die in Bezug auf die individuelle Problematik der Patienten zugeschnitten und modifiziert werden. Im Folgenden sind die Expositionsverfahren und -techniken genannt, die bei Angststörungen angewandt werden. Diese können sowohl graduiert als auch massiert durchgeführt werden (vgl. Kap. 19).

- **Panikstörung (und auch bei Hypochondrie)**: primäre und sekundäre interozeptive Exposition (Provokation von Körpersymptomen), in sensu Exposition
- **Agoraphobie**: Exposition angstbesetzter Situationen in vivo (i. d. R. Situationen, in denen man im Falle eines Angstanfalls »festsitzen« könnte)
- **Soziale Phobie**: Verhaltensexperimente (aktiv oder beobachtend, hypothesentestend oder explorativ; vgl. Kap. 21), Exposition in vivo bei Unterlassen des üblichen Sicherheitsverhaltens
- **Spezifische Phobien**: Exposition in vivo (ggf. mit Hilfe und Anleitung des Therapeuten: *guided mastery*), Exposition in sensu, angewandte Anspannung (*applied tension* bei Blut- / Spritzen-/Verletzungsphobie; hierbei wird durch gezielte Muskelanspannung einer Ohnmacht durch Blutdruckabfall vorgebeugt)
- **Generalisierte Angststörung**: Exposition in sensu (Sorgenexposition), ggf. Exposition in vivo bzw. als Verhaltensexperiment

Den Angststörungen ähnlich verhält es sich bei:

- **Zwangsstörungen**: Reizkonfrontation mit Reaktionsverhinderung (d. h. hier muss im Besonderen darauf geachtet werden, dass während und nach der Exposition kein »neutralisierendes« ritualisiertes Verhalten eingesetzt werden kann)
- **Posttraumatische Belastungsstörung**: zentral ist die gezielte (und damit auch konfrontative) Beschäftigung mit dem Trauma (bewältigende Verarbeitung); hierfür gibt es verschiedene Varianten (vgl. Kap. 46)

Wichtig

Es sollte darauf geachtet werden, dass auf der Prozessebene ein ausgewogenes Verhältnis zwischen direktiver therapeutischer Unterstützung einerseits und der Förderung von Eigenverantwortung andererseits eingehalten wird. Zu Beginn des Expositionstrainings erweisen sich Standardsituationen als nützlich, die in Begleitung aufgesucht werden. Hierbei ist die therapeutische Aufgabe, nicht als Sicherheitssignal zu dienen, sondern im Sinne des »*guided threat focus*« bzw. der verstärkten Extinktion (Craske, 2015) die vermiedenen Gedanken und Befürchtungen zu aktualisieren, um so den Fokus auf die befürchteten Konsequenzen zu lenken (vgl. Neudeck & Wittchen, 2013). So lernen die Patient:innen, sich mithilfe eines expertengeleiteten Expositionsprotokolls zu exponieren, um dann möglichst schnell im Selbstmanagement das Gelernte zu vertiefen und zu stabilisieren.

Durchführung kognitiver Interventionen

Kognitive Interventionen (vgl. Kap. 20) sind einerseits integraler Bestandteil der Psychoedukation, wobei die Krankheitsüberzeugungen bearbeitet und mithilfe des geleiteten Entdeckens mögliche dysfunktionale Kognitionen zur Problembewältigung korrigiert werden sollen. In den meisten Fällen ist es darüber hinaus erforderlich, problemrelevante störungsspezifische und störungsübergreifende *Muster, wie z. B. die Intoleranz gegen Unsicherheit, die Überschätzung von Kosten oder die (für Zwänge typischen) Gedanken-Handlungsfusionen,* zu bearbeiten. Diese stehen in direktem Bezug zu den Befürchtungen, und ohne eine erfolgreiche Modifizierung ist es möglich, dass die Expositionen keinen nachhaltigen Erfolg zeigen bzw. anfängliche Erfolge wieder einbrechen.

Um dysfunktionale kognitive Strukturen bzw. Muster zu bearbeiten, hat sich folgendes Vorgehen bewährt: (1) Explizieren (gemeinsames Herausarbeiten der Annahmen), (2) Disputieren (auf den Prüfstand stellen, Hinterfragen), (3) Modifizieren (neue, funktionalere Annahme entwickeln), (4) Anwenden (Einüben der neuen Annahme, z. B. mittels Exposition in sensu oder in vivo) (Mühlig & Poldrack, 2011).

Teil V

43.4 Weitere Therapieoptionen

Für die Therapie von Panikstörung, Agoraphobie, Generalisierter Angststörung, Sozialer und Spezifischer Phobie existiert für Deutschland eine S3-Leitlinie (www.awmf.org). Trotz der Probleme solcher Leitlinien-Entwicklungen (meist sehr grobe, kompromisshafte Aussagen) soll hier erwähnt werden, dass neben den in diesem Kapitel beschriebenen Ansätzen (KVT, Evidenzgrad Ia) auch für folgende Verfahren Evidenz vorliegt:

- Psychodynamische Psychotherapie (IIa) – soll angeboten werden, wenn KVT nicht wirkt, nicht verfügbar ist oder wenn eine Präferenz hierzu besteht.
- Psychopharmaka (in der Leitlinie noch hinsichtlich Präparat und Dosierung genauer aufgeschlüsselt): SSRI oder SNRI (Ia), sowie TZA, wenn SSRI / SNRI nicht wirkten oder nicht vertragen wurden (Ia); bei Generalisierter Angststörung außerdem Kalziummodulator (Ia); keine Empfehlung zu Psychopharmaka bei spezifischer Phobie

Ferner sollen – allerdings nur auf niedrigerem Evidenzgrad (Expertenkonsens) – Patient:innen und Angehörige über Selbsthilfe- und Angehörigengruppen informiert und, wenn angebracht, zur Teilnahme motiviert werden; auch kann bei nicht zufriedenstellender Wirkung der o. g. Verfahren eine Kombination mit anderen Ansätzen erwogen werden, wie etwa mit akzeptanzbasierten Methoden (vgl. Kap. 29, 58) oder der systemischen Therapie (vgl. von Sydow & Borst, 2018).

43.5 Typische Schwierigkeiten und Probleme

Vermeidungsstrategien der Patientin bzw. des Patienten äußern sich bereits bei der Exploration der Ängste

Probleme bei der Entwicklung einer therapeutischen Arbeitsbeziehung können entstehen, wenn man z. B. aus der Befürchtung heraus, die Patient:innen zu sehr zu bedrängen, nicht konkret genug nachfragt, sodass entscheidende Dinge gar nicht zur Sprache kommen. Das Konkretisieren von als problematisch erlebten Sachverhalten, Verhaltensmustern, Einstellungen und Gefühlslagen hat nicht nur ordnende und entlastende, sondern auch konfrontative Effekte (Förderung von Exposition in sensu). Daher fällt es Patient:innen oft schwer, bestimmte Befürchtungen »zu Ende zu denken«. So ist es beispielsweise für Angstpatient:innen eher aversiv, konkrete Rückfragen nach Befürchtungen in angstbesetzten Situationen mit konkret ausgestalteten Vorstellungsbildern zu beantworten. Dies ist verhaltensanalytisch gut nachvollziehbar, denn ein Vermeiden unangenehmer Gedankenspiele stellt ebenso wie das Vermeiden unangenehmer Situationen kurzfristig eine Entlastung dar (negative Verstärkung). Dennoch ist es kontraproduktiv, dieser Vermeidungstendenz zu folgen und »zur Schonung« auf Konkretisieren und Zu-Ende-Denken zu verzichten. Eine explizite Überprüfung operationalisierbarer Befürchtungen oder Erwartungen ist sehr wichtig für eine erfolgreiche Angstbehandlung (Craske et al., 2014; Pittig et al., 2021). In aktuellen Manualen wird dem Rechnung getragen, indem im Rahmen der kognitiven Vorbereitung eine Befürchtungsliste und eine Befürchtungshierarchie erstellt werden (Neudeck et al., 2024).

Mögliche Nebenwirkungen im Zuge einer (ansonsten erfolgreichen) Therapie

Hinsichtlich möglicher Folgen einer (ansonsten erfolgreichen) expositionsbasierten Therapie sollte u. a. antizipiert werden:

- Die Angststörung hatte eine inter- oder intrapsychische Funktionalität; nach erfolgreicher Expositionsbehandlung entfällt die stabilisierende Wirkung und Konflikte brechen auf (falls dies nicht bei der Fallkonzeption im Blick behalten und ausschließlich »nach Manual« vorgegangen wurde; vgl. Kap. 13).
- Die Partnerbeziehung basierte auf patientenseitiger Unselbstständigkeit, und der Partner oder die Partnerin fühlt sich nun existenziell bedroht. Dies kann bis hin zur versuchten Sabotage der Therapie gehen.
- Es herrscht eine tiefe Trauer darüber, dass eigentlich alles so einfach zu bewältigen ging und man im Grunde Jahre »eigentlich umsonst« mit Angststörung verbracht hat (Gewahrwerden einer deprimierenden Lebensbilanz).

Konflikt zwischen direktivem Vorgehen und der Eigenverantwortung
Die verhaltenstherapeutische Angstbehandlung hat durchaus direktive Anteile. Ein Therapiemanual kann Therapeut:innen u. U. zu ungünstigen Verhaltensweisen verführen, wie Informationsvermittlung im Vortragsstil, voreiligem Drängen zur Exposition oder der generellen Überzeugung, man wisse, was für die Patientin oder den Patienten gut sei, und man müsse es nur schonend beibringen.

Im günstigsten Fall hilft direktives Vorgehen, einen stringenten und plausiblen Therapieplan zu entwickeln, die Therapie zu beschleunigen und evtl. Vermeidung in einer Expositionssituation zu verhindern. Die Kehrseite jedoch ist eine Entbindung der Patient:innen von ihrer Eigenverantwortung für die Veränderungen in der Therapie. Dies führt mitunter zu dem Gefühl, Therapeut:in gebe Gas und Patient:in stünde auf der Bremse. Hier gilt es, den Therapieplan kurz beiseite zu legen, und das Problem als das zu analysieren, was es ist: eine Störung auf der Ebene der Problembearbeitung, mit der angemessen umgegangen werden muss. Therapeutenseitig bedeutet das, den Fuß vom Gas zu nehmen, d. h., Patient:in für das Erreichen der eigenen Therapieziele wieder in die Verantwortung zu nehmen. Nur wenn in der Angsttherapie dieses Spannungsverhältnis auf einer Metaebene permanent mitgedacht wird, gelingt die Balance zwischen direktivem Verfahren und respektierter Eigenverantwortung.

43.6 Kritische Einordnung

Die Evidenz kognitiv-verhaltenstherapeutischer Angstbehandlung ist umfangreich (s. z. B. ausführliche Übersicht zur Studienlage in den AWMF-S3-Leitlinien, 2021). Die in kontrollierten Studien mit verhaltenstherapeutischen Manualen zur Angstbehandlung erzielte Wirksamkeit lässt sich im Praxisalltag allerdings bisweilen nicht im selben hohen Ausmaß replizieren. Ob es daran liegt, dass Praktiker:innen sich nicht ans Manual halten, oder daran, dass das Manual nicht auf alle Patient:innen gleichermaßen anwendbar ist, darüber streiten Forscher:innen und Praktiker:innen, seit es Manuale gibt. Vermutlich stimmt beides insofern, als dass letztendlich eine »personalisierte« Therapie anzustreben ist, die allerdings vorhandene Evidenzen berücksichtigen sollte. Jedenfalls haben die Therapiemanuale die Möglichkeiten der Angsttherapie in der Breite des Praxisalltags entscheidend verbessert. Nicht nur für »Novizen«, auch für erfahrene Praktiker:innen stellen sie eine wertvolle Quelle gesicherten Veränderungswissens dar.

FAQ

Was tun, wenn Patient:in bestimmte Expositionsübungen ablehnt, weil sie nicht unmittelbar zu den eigenen Problemen zu passen scheinen?
Um zu verhindern, dass Patient:innen Expositionsübungen als lebensfern, unsinnig oder abwegig erleben, sollte der Fokus bei jeder Übung auf der Überprüfung der patientenseitig befürchteten Konsequenz und dem Tolerieren der Symptome liegen. Die Wahrnehmung sollte also auf die Aspekte des Erlebens gerichtet werden. Es

geht nicht darum, bestimmte Situationen zu trainieren (z.B. wieder mit dem Bus zur Arbeit fahren können), sondern einen grundsätzlich neuen Umgang mit Angst zu erlernen. So wird auch die Erwartungsangst gegenüber gänzlich neuen oder unerwarteten Situationen reduziert – und Erwartungsänderung ist ohnehin ein zentraler Wirkfaktor nachhaltiger Veränderungen in der Verhaltenstherapie.

Kann eine expositionsbasierte Therapie auch bei komplexen, z.B. komorbiden Fällen eingesetzt werden?
Wenn Patient:innen Informationen aus der Psychoedukation und vor allem das abgeleitete Therapierational (Exposition) nicht wie beschrieben aufnehmen können oder wollen, sondern skeptisch oder ablehnend darauf reagieren, ist es durchaus angebracht, das Manual an die Patient:innen anzupassen und nicht umgekehrt! Zu empfehlen ist hier die gezielte und ausführliche Anwendung kognitiver Interventionen, bevor man zur Exposition schreitet, getreu dem Motto: Klärung vor Veränderung. Auch die Kombination mit Elementen anderer wirksamer Therapiemethoden, z.B. aus der klärungsorientierten Gesprächstherapie, der akzeptanz- und achtsamkeitsbasierten Therapie oder der Schematherapie kann sinnvoll sein und wird im Praxisalltag mit Erfolg eingesetzt.

Dennoch soll betont werden, dass in der Regel eine expositionsbasierte Verhaltenstherapie auch »komplexeren« Fällen (Komorbidität, soziale Probleme, interaktionelle Schwierigkeiten etc.) – die im klinischen Alltag eher die Regel als die Ausnahme darstellen – nicht vorenthalten werden sollte; »Komplexität« stellt keinesfalls eine Kontraindikation für Expositionsverfahren bei Angststörungen dar.

Weiterführende Literatur

Alpers, G.W., Bandelow, B., Beutel, M.E., Hoffmann, S., Zottl, C. (2021). S3-Leitlinie Behandlung von Angststörungen. https://register.awmf.org/de/leitlinien/detail/051-028 [6.9.2023]

Boisseau, C.L., Farchione, T.J., Fairholme, C.P., Ellard, K.K., Barlow, D.H. (2010). The Development of the Unified Protocol for the Transdiagnostic Treatment of Emotional Disorders: A Case Study. Cognitive and Behavioral Practice, 17, 102–113.

Hoffmann, N. & Hofmann, B. (2012). Expositionen bei Ängsten und Zwängen (2. Aufl.). Weinheim: Beltz.

Neudeck, P. (2015). Expositionsverfahren. Techniken der Verhaltenstherapie. Weinheim: Beltz.

Neudeck, P., Heinig, I., Hummel, K., im Brahm, C. & Hamm, A.O. (2024). Erwartungsveränderung und Neulernen. Ein Manual zur expositionsbasierten Behandlung von Ängsten. Göttingen: Hogrefe.

44 Hypochondrie, Krankheitsangststörung und Krankheitsangst

Florian Weck

44.1 Diagnostik, Komorbidität und Differenzialdiagnostik

Das Störungsbild der *Krankheitsangststörung* wird im DSM-5 unter den Somatischen Belastungsstörungen und verwandten Störungen aufgeführt (vgl. Kap. 49) und ist gekennzeichnet durch die »übermäßige Beschäftigung damit, eine ernsthafte Krankheit zu haben oder zu bekommen« (APA, 2013). In der ICD-10 wurde die *Hypochondrie* noch den somatoformen Störungen zugeordnet; in der ICD-11 hingegen (http:/icd.who.int) wird sie unter den Zwangsstörungen und verwandten Störungen im Unterabschnitt *Krankheitsangststörungen* aufgeführt. Krankheitsbezogene Ängste müssen bei dem Störungsbild für mindestens sechs Monate vorliegen und gesundheitsbezogene Verhaltensweisen bezüglich der befürchteten Krankheiten gezeigt werden (z. B. wiederholtes Kontrollieren des Körpers).

Im DSM-5 ist auch die Somatische Belastungsstörung durch ausgeprägte Krankheitsängste gekennzeichnet. Dabei gehen somatische Symptome mit ausgeprägten Gesundheitssorgen einher. Die Krankheitsangststörung selbst wird nur dann vergeben, wenn Krankheitsängste ohne somatische Symptome auftreten oder diese nur in geringer Intensität vorliegen.

Am häufigsten befürchtete Krankheiten sind Krebs-, Herz- oder neurologische Erkrankungen. Die Krankheitsangststörung kann vom körperbezogenen Wahn abgegrenzt werden, bei dem gänzlich unrealistische oder bizarre Vorstellungen zu möglichen Erkrankungen und deren Ursachen vorhanden sein können. Vorübergehende Sorgen über ernsthafte Krankheiten sind in der Allgemeinbevölkerung ein verbreitetes Phänomen.

Fallbeispiel

Herr M. ist 43 Jahre alt und hat seit seiner Jugend immer wieder Ängste vor ernsthaften Krankheiten. Momentan befürchtet er, an einem Hirntumor zu leiden. Wenn er auf eine weiße Wand schaut, sieht er »merkwürdige Punkte«, die er als Symptom eines Hirntumors wertet. Zudem ist er häufig unkonzentriert und kann seiner Tätigkeit als Verwaltungsangestellter deshalb nicht mehr so gut nachgehen wie früher. Auch dies ist für ihn ein klarer Indikator für den Hirntumor.

Von *Krankheitsängsten* (auch Gesundheitsängste, Krankheitssorgen, Gesundheitssorgen) wird gesprochen, wenn krankheitsbezogene Befürchtungen bestehen, jedoch das

Vollbild der Hypochondrie / Krankheitsangststörung nicht erfüllt ist. Während das Vollbild der Hypochondrie mit einer Prävalenz von etwa 0,4 Prozent in der Allgemeinbevölkerung vorliegt, kommen ausgeprägte Krankheitsängste deutlich häufiger vor (2–13 %; Weck et al., 2014). Die Hypochondrie weist hohe Komorbiditätsraten mit affektiven Störungen (18–47 %) und Angststörungen (32–56 %) auf (Sunderland et al., 2013). Die meisten Studien finden keine Unterschiede hinsichtlich der Häufigkeit der Hypochondrie für Männer und Frauen. Die Hypochondrie findet sich nicht bei den psychischen Störungen des Kindes- und Jugendalters. Jedoch weisen empirische Befunde darauf hin, dass Krankheitsängste bereits bei 5- bis 7-jährigen Kindern vorliegen können (Rask et al., 2012).

44.2 Verhaltenstherapeutische Ziele und Strategien

Ziel der (Kognitiven) Verhaltenstherapie bei Hypochondrie und Krankheitsängsten ist die Veränderung von sowohl *kognitiven* als auch *verhaltensbezogenen Merkmalen*, die mit der Aufrechterhaltung der Störung im Zusammenhang stehen.

Relevante kognitive Merkmale und dazugehörige Veränderungsstrategien

- Selektive Aufmerksamkeit auf körperliche Symptome führt zur verstärkten Wahrnehmung dieser Symptome. Die Veränderung dieser Prozesse kann durch Aufmerksamkeitsumlenkung verändert werden.
- Die Fehlinterpretation körperlicher Symptome als Zeichen einer Krankheit kann mittels kognitiver Umstrukturierung (z. B. sokratischer Dialog) verändert werden.
- Bei den Patient:innen besteht darüber hinaus oft ein einseitiges Gesundheitskonzept, das problematische Ansichten über Gesundheit und Krankheit beinhaltet. Hierbei können Informationen über das »normale« Funktionieren des Körpers für die Patient:innen hilfreich sein (z. B. Funktionsweise des vegetativen Nervensystems, Homöostase).

Verhaltensbezogene Merkmale (Sicherheitsverhalten) und Veränderungsstrategien

- Patient:innen rückversichern sich bei anderen Personen, im Internet und bei Ärzt:innen. Therapeutisches Ziel ist es, das Rückversicherungsverhalten zu reduzieren. Dies kann durch Aufzeigen der Vor- und Nachteile des gezeigten Verhaltens erfolgen.
- Selbstuntersuchungen des Körpers (z. B. Abtasten des Bauches bei Angst vor Magenkrebs) sind bei Patient:innen mit Hypochondrie weit verbreitet. Auch diese problematischen Verhaltensweisen können durch Aufzeigen der Vor- und Nachteile der Selbstuntersuchungen abgebaut werden.
- Bei Vermeidungsverhalten bezüglich Krankheiten (z. B. Vermeidung von Arztbesuchen oder Medienberichten über Krankheiten) ist Exposition wirkungsvoll (s. Abschn. 45.3).

44.3 Praktische Durchführung

Bei Hypochondrie und Krankheitsängsten lassen sich vielfältige kognitiv-verhaltenstherapeutische Strategien einsetzen (ausführliche Darstellung z. B. bei Bleichhardt & Weck, 2019). Da im Rahmen dieses Kapitels nicht auf alle Interventionsmöglichkeiten eingegangen werden kann, wird exemplarisch die Durchführung von Exposition dargestellt, die sich als hoch wirksame Handlungsstrategie erwies (Weck et al., 2015b).

Exposition bei Hypochondrie und Krankheitsängsten
Für die Durchführung der Expositionsübungen (vgl. Kap. 19) ist es zunächst notwendig, Patient:innen ein Rational zu vermitteln, um eine ausreichende Motivation für häufig anstrengende Expositionsübungen aufzubauen. Hierbei ist es wichtig, gemeinsam mit Patient:innen Argumente zu erarbeiten, die für die Exposition bei Krankheitsängsten sprechen. Wichtige Argumente sind hierbei:

- Vermeidungsverhalten führt zur Aufrechterhaltung der Ängste.
- Auslöser für Krankheitsängste lassen sich im Alltag nicht vollständig vermeiden.
- Exposition führt langfristig zu einer Abnahme von Ängsten.

Teil V

Beispiel

Es sollte ein verständliches Rational für die Durchführung von Expositionsübungen vermittelt werden, um die Patient:innen für diese hinreichend zu motivieren.

T: Vielen Patient:innen hilft es im Umgang mit ihren Krankheitsängsten, wenn sie sich mit diesen Ängsten konfrontieren, d. h., sich direkt mit ihnen auseinandersetzen, auch wenn das sehr unangenehm sein kann. Können Sie sich vorstellen, dass Ihnen das auch hilft?

P: Ich denke doch so häufig an meine Ängste, und das hilft mir nicht.

T: Ja, aber was machen Sie üblicherweise, wenn Sie Krankheitsängste haben?

P: Ich versuche sie loszuwerden, indem ich mich ablenke oder versuche, nicht mehr daran zu denken.

T: Genau. Bei dem Vorgehen, das ich Ihnen vorschlage, geht es jedoch darum, dass Sie sich Ihren Ängsten stellen, ohne zu vermeiden oder Sicherheitsverhalten anzuwenden. Was könnte das bei Ihnen bewirken?

Generell ist es bei der Durchführung von Expositionsübungen wichtig, dass Patient:innen währenddessen kein Sicherheitsverhalten anwenden (z. B. gedankliches Ablenken, Rückversicherungsverhalten).

Interozeptive Exposition. Häufig sind bestimmte körperliche Empfindungen Anlass für Krankheitsängste. Deshalb ist das Provozieren von körperlichen Symptomen eine wichtige Expositionsübung. Eine sehr gut geeignete Übung, die viele unangenehme Symptome hervorruft (z. B. Schwindel, Atemnot, Herzklopfen), ist die Hyperventilationsübung, bei der Patient:innen für etwa eine Minute flach und schnell atmen (Hechelatmung). Sie lernen bei dieser Übung, dass auch massive körperliche Empfindungen nicht zwangsläufig Zeichen einer Krankheit sind, sondern willkürlich hervorgerufen werden können. Während bei einer ersten Durchführung der Hyperventilationsübung häufig spezifische Befürchtungen und Ängste bestehen (z. B. »Ich könnte von der Übung Schaden nehmen«), zeigt sich eine Abnahme dieser Befürchtungen und Ängste bei wiederholter Durchführung. Patient:innen können anhand der Übung auch das Grundprinzip von Exposition erfahren und erleben, dass eine wiederholte Auseinandersetzung mit angstauslösenden Situationen zu einer Abnahme von Ängsten führt.

Exposition in sensu. Bei der Hypochondrie werden Ängste häufig durch Vorstellungen ausgelöst, die sich auf die Themen Krankheit oder Tod beziehen. Patient:innen versuchen meist, diese Vorstellungen zu unterdrücken, was jedoch einen gegenteiligen Effekt hat. Dementsprechend ist es ein weiteres Ziel der Behandlung, dass sich Patient:innen damit konfrontieren (Exposition in sensu). Dies würde z. B. bedeuten, sich mit der Vorstellung konfrontieren, dass die befürchtete Krankheit (z. B. Magenkrebs) tatsächlich vorliegen könnte. Hierbei ist es wichtig, sich während der Exposition ihre Vorstellungen möglichst bildhaft vor Augen zu führen.

Die Exposition in sensu führt dazu, dass Patient:innen sich spontan aufkommenden Vorstellungen eher gewachsen fühlen und diese emotional aushalten können, ohne vermeiden zu müssen oder Sicherheitsverhalten auszuführen. Sie hat auch (entgegen einer häufigen Annahme der Patient:innen) zur Folge, dass negative Vorstellungen über Krankheit und Tod seltener auftreten.

Exposition in vivo. Krankheitsbezogene Ängste führen häufig zu vielfältigem Vermeidungsverhalten. Hierbei werden Orte (z. B. Krankenhäuser, Friedhöfe) oder Situationen (z. B. Gespräche über Krankheiten) vermieden, die mit Krankheit oder Tod zu tun haben. Diese Situationen sollten in einer Angsthierarchie festgehalten werden. Patient:innen werden motiviert, entsprechende Situationen wiederholt aufzusuchen, ohne Sicherheitsverhalten auszuführen. Bereits die Reduktion von Sicherheitsverhalten stellt eine Form der Exposition dar.

44.4 Weitere Therapieoptionen

Neben der Kognitiven Verhaltenstherapie (KVT) erweisen sich auch pharmakologische Ansätze bei der Behandlung der Hypochondrie als effektiv. Empirisch am besten abgesichert ist die Wirksamkeit von Selektiven Serotonin-Wiederaufnahmehemmern; Greeven et al., 2007). Auch kognitiv-verhaltenstherapeutische Gruppentherapien erwiesen sich bei der Behandlung der Hypochondrie als effektiv (z. B. Weck et al., 2015a). Hinweise für ihre Wirksamkeit zeigten darüber hinaus achtsamkeitsbasierte Ansätze (McManus et al., 2012) und die Akzeptanz- und Commitmenttherapie (ACT, Eilenberg et al., 2013). Zudem zeigen sich auch psychoedukative Behandlungsansätze (z. B. Buwalda et al., 2006) und ein Stressbewältigungstraining als effektiv (Clark et al., 1998). Für die Effektivität psychodynamischer Therapieansätze gibt es kaum positive Ergebnisse, wobei hier zu beachten ist, dass in Studien, die Wirksamkeitsbelege erbrachten, zum Teil hypochondrische Patient:innen enthalten waren, aber spezifische Studien weitgehend fehlen (Sørensen et al., 2011; Abbass et al., 2014).

44.5 Typische Schwierigkeiten und Fehler

Da die Expositionsübungen für Patient:innen anstrengend sind und Mut abverlangen, ist es notwendig sicherzustellen, dass Patient:innen das Rational verständlich ist und eine hohe Bereitschaft zur Durchführung der Übungen besteht. Andernfalls sollten keine Expositionen durchgeführt werden.

Eine weitere Schwierigkeit, die bei der Behandlung der Hypochondrie bestehen kann, ist das ausgeprägte Bedürfnis der Patient:innen nach Rückversicherung. So ist es wichtig, dass Therapeut:innen nicht zu einer Quelle von Rückversicherung werden, da dies zur Aufrechterhaltung der Ängste beiträgt.

Eine erhebliche Schwierigkeit besteht bei einigen Patient:innen darin, dass der Arztbesuch eine sehr starke, aber nur sehr kurz anhaltende Rückversicherung darstellt. Damit tragen Arztbesuche immer wieder zu einer Aufrechterhaltung der Ängste bei, da die Patient:innen durch den Arztbesuch nicht die Möglichkeit haben, sich ausreichend mit ihren Ängsten zu konfrontieren. Hierbei ist es eine wichtige Strategie, die Vor- und Nachteile von Arztbesuchen für die eigene Gesundheit sowie für die Aufrechterhaltung von Krankheitsängsten mit den Patient:innen zu besprechen, um klare Regeln für die Konsultation von Ärzt:innen zu vereinbaren (vgl. Bleichhardt & Weck, 2019).

44.6 Kritische Einordnung

Die Wirksamkeit von KVT zur Behandlung von Krankheitsängsten ist empirisch sehr gut abgesichert. In Metaanalysen finden sich hohe Effektstärken für kognitiv-verhaltenstherapeutische Behandlungsansätze (Cooper et al., 2017; Maaß et al., 2020).

Etwa zwei Drittel der Patient:innen mit Hypochondrie weisen nach einer KVT auch langfristig eine klinisch signifikante Veränderung (»Response«) auf, etwa die Hälfte befindet sich nach einer Behandlung nicht mehr in einem klinisch auffälligen Bereich (»Remission«) (Weck & Neng, 2015). Diese Erfolgsraten unterscheiden sich nicht von denjenigen bei Angststörungen; jedoch besteht bei der Hypochondrie, wie auch bei den Angststörungen, noch Verbesserungsbedarf, da sich etwa die Hälfte der Patient:innen nach Behandlung noch in einem klinisch auffälligen Bereich befinden.

FAQ

Wie soll damit umgegangen werden, wenn Patient:innen ihre Therapeut:innen zu einer befürchteten Krankheit und ihren Risiko, an dieser erkrankt zu sein, befragen?
Falls mit Patient:innen bereits über die aufrechterhaltende Bedeutung von Rückversicherung gesprochen wurde, sollte ein Bezug zu diesem Thema hergestellt und die Krankheitsangst aufrechterhaltende Funktion von Rückversicherung betont werden. Falls sich die Therapie noch in den Anfängen befindet, sollten Therapeut:innen besonders empathisch mit dieser Frage umgehen und verdeutlichen, dass Rückversicherung meist nur kurzfristig hilfreich ist.

Sollte Exposition in jedem Fall bei Patient:innen mit Hypochondrie durchgeführt werden?
Nein, Exposition sollte nur dann durchgeführt werden, wenn Patient:innen das Rational von Expositionsübungen verstanden haben und eine ausreichende Motivation für eine erfolgreiche Durchführung der Expositionsübungen besteht.

Wie viel Zeit sollte für eine Exposition in sensu eingeplant werden?
Für eine Exposition in sensu sollte mindestens eine Doppelsitzung eingeplant werden. Es ist sinnvoll, das Expositions-Szenario mindestens zweimal durchzugehen, sodass Patient:innen beim zweiten Durchgang erleben kann, dass die Angst weniger stark ausgeprägt ist als beim ersten Durchgang.

Weiterführende Literatur

Bleichhardt, G. & Weck, F. (2019). Kognitive Verhaltenstherapie bei Hypochondrie und Krankheitsangst (4. Aufl.). Heidelberg: Springer.

Gropalis, M., Witthöft, M. Bailer, J. & Weck, F. (2018). Optimizing Exposure Therapy for Pathological Health Anxiety: Considerations from the Inhibitory Learning Approach. Cognitive and Behavioral Practice, *25*, 250–260.

45 Zwangsstörungen

Rüdiger Spielberg • Eva Kischkel

45.1 Erscheinungsbild, Diagnostik, Epidemiologie und Komorbidität

Störungsbild und Diagnostik

Die Zwangsstörung zeichnet sich durch den Drang aus, wiederkehrend bestimmte Dinge zu denken (Zwangsgedanken) oder zu tun (Zwangshandlungen), obwohl die Betroffenen dies zumindest teilweise als intrusiv oder unerwünscht wahrnehmen. Häufig wird Widerstand gegen die Zwangssymptome gezeigt, beispielsweise werden Zwangshandlungen aufgeschoben oder Zwangsgedanken durch Beschäftigung mit anderen Themen unterdrückt.

Zentraler Mechanismus der Aufrechterhaltung, der in der Therapie auch psychoedukativ vermittelt wird, ist die Regulation negativer, durch den Zwangsgedanken ausgelöster Emotionen wie Angst, Ekel und Körpersensationen (Anspannung, Unruhe) mittels Zwangshandlungen oder Vermeidungsverhalten. Dabei kann die Zwangshandlung sichtbar (z. B. Kontrollieren oder Waschen) oder verdeckt stattfinden (sich zurückerinnern, ob der Herd wirklich ausgeschaltet war).

Um die Störungskriterien zu erfüllen, muss Leiden oder die Beeinträchtigung wesentlicher Funktionsbereiche wie Arbeit oder soziale Beziehungen vorliegen. Zusätzlich gibt die ICD-11 ein Zeitkriterium von einer Stunde oder mehr Symptomatik pro Tag vor. Die bisherigen Subtypen und die Mindestdauer von 14 Tagen entfallen.

Merkmale der Zwangsstörung (ICD-11)

- Drang, Dinge zu denken (Zwangsgedanken, ZG) und / oder zu tun (Zwangshandlungen, ZH)
- ZG verursachen negative Emotionen / Zustände, die mittels ZH reguliert (neutralisiert) werden.
- Zwänge sind zeitintensiv (>1 Std / Tag) oder verursachen Leiden, zentrale Lebensbereiche sind beeinträchtigt.
- Die Einsicht in die Übertriebenheit der Symptome variiert intra- und interindividuell.

Zur Diagnostik der Störung sind die entsprechenden Sektionen strukturierter klinischer Interviews (z. B. SCID-5-CV) oder die Internationalen Diagnosen-Checklisten für ICD-10 (IDCL; Hiller et al., 1995) geeignet. Der Schweregrad kann mithilfe der Y-BOCS (Yale-Brown Obsessive-Compulsive Scale, Goodman et al., 1989) bestimmt werden.

Dieses Fremdrating-Verfahren besteht aus einer Symptomcheckliste, mit deren Hilfe die Art der Symptomatik dokumentiert wird, sowie einem Interviewleitfaden und einem Protokollbogen zur Schweregradeinschätzung, und ist der Goldstandard in Therapieevaluationsstudien. Ein Beispiel für ein geeignetes Selbstrating-Verfahren ist das OCI-R (dt. Version: Gönner et al., 2009), welches auf sechs Skalen, die jeweils mit drei Items gemessen werden, Art und Ausprägung einer Zwangssymptomatik erfasst. Auch von der Y-BOCS liegt eine deutschsprachige Selbstrating-Variante vor (Fricke, 2021).

Epidemiologie und Komorbidität

> **Wichtig**
>
> Die Lebenszeitprävalenz der Zwangsstörung liegt zwischen 1 und 3 Prozent (vgl. z. B. Kessler et al., 2012), die 12-Monatsprävalenz wird bei Jacobi et al. (2014) mit 3,6 Prozent angegeben.

Eine Metaanalyse (Fawcett et al., 2020) sieht die Lebenszeitprävalenz bei Frauen mit 1,5 Prozent etwas höher als bei Männern mit 1,0 Prozent. Dabei leiden Frauen häufiger unter Reinigungszwängen und Kontaminationsängsten, während Männer häufiger sexuelle und symmetriebezogene Zwangsgedanken aufweisen (Hallion et al., 2015). Ruscio et al. (2010) zeigen, dass 90 Prozent der Zwangspatient:innen im Laufe ihres Lebens Komorbiditäten entwickeln. Dabei trat in ca. 75 Prozent der Fälle die Zwangsstörung erst nach der komorbiden Erkrankung auf. Komorbide affektive Störungen und Störungen mit Substanzgebrauch weichen von diesem Muster ab.

45.2 Verhaltenstherapeutische Ziele und Behandlungsphasen

Hauptziele der kognitiv-verhaltenstherapeutischen Behandlung der Zwangsstörung sind die Reduktion der stark lebenseinschränkenden repetitiven Zwangshandlungen, die Verminderung der auf die Zwangsgedanken folgenden starken negativen Affekte sowie des häufig gezeigten Vermeidungsverhaltens.

Weitere systemisch wirksame Ziele betreffen z. B. die Stärkung sozialer Kompetenzen oder die Arbeit an anderen, mit der Zwangsstörung funktional verknüpften Bereichen. Eine Verbesserung der Lebensqualität ist Hauptzweck aller Interventionen.

> **Wichtig**
>
> Die Exposition mit Reaktionsverhinderung (ERV) ist die zentrale Intervention bei Zwängen, die stets in den Gesamtbehandlungsplan eingebettet sein soll.

Tabelle 45.1 Prototypischer Therapieverlauf

Therapiephase	Behandlungselemente
Anfangsphase	▶ Beziehungsaufbau ▶ Exploration, Anamnese, Diagnostik ▶ Psychoedukation
Selbstbeobachtung und Verhaltens-analyse	▶ Mikroanalysen der Symptomatik, Bedingungsanalyse ▶ Makroanalyse mit Life-Chart ▶ Psychoedukation
Kognitive Vorbereitung: Verschiebung der Problemdefinition und Motivation	▶ Zielklärung und -operationalisierung ▶ Entwicklung des Genesemodells ▶ Psychoedukation: Entwicklung des Störungsmodells sensu Salkovskis und Vermittlung des Expositionsrationals ▶ kognitive Umstrukturierung, Distanzierungsstrategien, Motivation
Exposition begleitet	▶ Entwicklung einer Hierarchie oder eines Expositionsplans ▶ Durchführung der begleiteten Exposition
Exposition selbstgesteuert	▶ eigenständige Durchführung von Exposition durch Patient:innen ▶ gemeinsame Vor- und Nachbereitung in der Therapie
Arbeit an weiteren Problembereichen	▶ z. B. soziale Kompetenz, komorbide Störungen, Ablösung vom Elternhaus
Rückfall-vorbereitung	▶ Identifikation von Risikosituationen ▶ Hinweise auf Rückfall definieren (Frühwarnzeichen) ▶ Zusammenfassung aller erarbeiteten Bewältigungsstrategien ▶ »Booster-Sitzungen«

Teil V

45.3 Praktische Durchführung

Fallbeispiel

Beispiel 1: Häusliche Kontrollen

Bevor er die Wohnung verlässt, kontrolliert Thomas M. Elektrogeräte, Wasserhähne, Fenster und Türen. Er befürchtet eine Havarie oder einen Einbruch. Seine »Rundgänge« dauern mittlerweile ca. eine Stunde. Dem Patienten gelingt es zunehmend schlechter, pünktlich zur Arbeit zu kommen.

Beispiel 2: Aggressive Zwangsgedanken

Susanne S. leidet unter dem aufdringlichen Gedanken, sie könne ihre zwei kleinen Kinder mit dem Messer verletzen. Der Gedanke tritt häufig bei der Küchenarbeit auf. In der Folge stellt sie sicher, dass die Kinder nicht in die Küche kommen, während sie dort arbeitet, oder sie holt ihren Freund unter einem Vorwand hinzu, um »abgesichert« zu sein. Die Patientin berichtet über eine Beeinträchtigung aller relevanten Lebensbereiche, da sie über weite Strecken des Tages immer wieder versuchen müsse, die intrusiven Gedanken und die daraus resultierenden Befürchtungen, eine »Gefahr für die Kinder« oder »unberechenbar« zu sein, zu unterdrücken.

45.3.1 Beziehungsaufbau

Exemplarisch greifen wir eine Strategie heraus, die sich in der Arbeit mit Zwangspatient:innen als hilfreich erwiesen hat.

Demonstration von Vertrautheit mit der Zwangssymptomatik
Menschen mit Zwangsstörungen fällt es aus Scham häufig sehr schwer, ihre Symptomatik mitzuteilen. In diesen Situationen hilft es, Vertrautheit mit der Symptomatik zu vermitteln, indem man ihnen bei der Exploration quasi »entgegenkommt«.

T: Aus Erfahrung weiß ich, dass Zwänge häufig mit aufdringlichen Gedanken verbunden sind, die man als beschämend erlebt und am liebsten niemandem erzählen möchte. Oft geht es um schwierige Themen wie Sexualität, Gewalt oder Religion. Wäre es für Sie hilfreich, wenn ich Ihnen einfach mal einige Beispiele solcher Gedanken nenne? Und könnten Sie mir ein Handzeichen geben, wenn der eine oder andere Gedanke auch bei Ihnen vorkommt?«

P: *(nickt)*

T: In Ordnung. Ein Beispiel für aggressive Zwangsgedanken ist die Befürchtung, jemandem, z. B. einer geliebten Person, etwas anzutun, ihn beispielsweise mit dem Messer anzugreifen. Weitere Beispiele sind [...]

45.3.2 Psychoedukation

Psychoedukative Elemente prägen die KVT bei Zwangsstörungen (vgl. Kap. 14). In der Anfangsphase der Therapie demonstrieren sie Vertrautheit mit der Materie des Zwangs, stimulieren Besserungserwartungen und ergänzen das subjektive Störungsmodell der Patient:innen. Ein wichtiger Aspekt der Psychoedukation ist die Vermittlung eines Modells der Störungsaufrechterhaltung (Abb. 45.1). Dieses Modell ermöglicht die Ableitung des Expositionsrationals und erklärt die »innere Logik« des Zwangs.

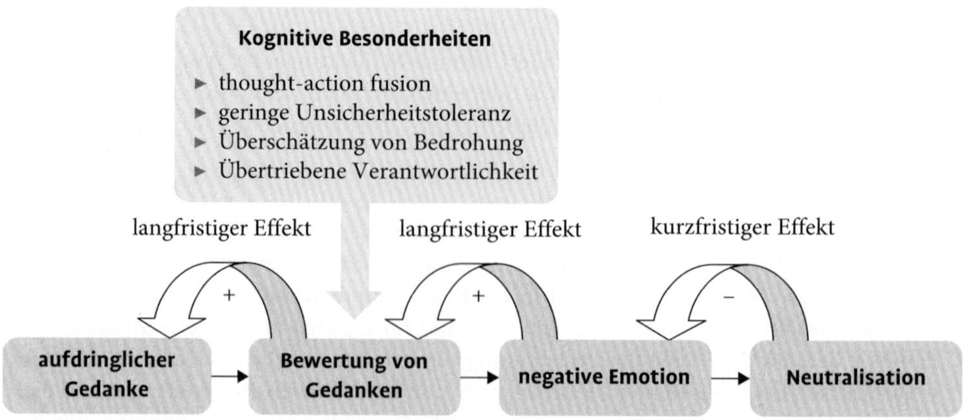

Abbildung 45.1 Kognitives Modell der Zwangsstörung (modifiziert nach Lakatos & Reinecker, 2016)

Wichtig

Belastende, auf die Zwangsgedanken folgende Emotionen werden durch Zwangshandlungen kurzfristig reguliert, langfristig verfestigt sich jedoch die Symptomatik.

Das Modell geht davon aus, dass der Inhalt der Zwangsgedanken an sich unproblematisch ist und genau so auch bei Menschen ohne Zwangsstörung vorkommen kann. Zwangsspezifisch und gleichsam störungsaufrechterhaltend ist der Umgang mit den Zwangsgedanken, der durch verschiedene kognitive und Informationsverarbeitungsstrategien, z. B. die *thought-action fusion* (der Gedanke wird mit der Handlung gleichgesetzt und führt daher zur Gedankenunterdrückung), den Wunsch nach 100-prozentiger Sicherheit (fehlende Unsicherheitstoleranz) oder eine subjektiv erhöhte Verantwortlichkeit gekennzeichnet ist (Übersicht bei Clark, 2020).

Weitere Elemente der Psychoedukation sind die Entwicklung eines hypothetischen Genesemodells aus der Verhaltensanalyse, Vermittlung der Ergebnisse zur Wirksamkeit von KVT bei Zwängen sowie die Psychoedukation von Angehörigen.

45.3.4 Selbstbeobachtung und Verhaltensanalyse

Wie bei anderen Störungsbereichen ist eine gute verhaltensanalytische Diagnostik grundlegend. Eine Analyse der Auslösebedingungen, des Verlaufs und der Konsequenzen der Zwänge macht intrapsychische und interpersonelle Funktionen deutlich.

Intrapsychisch sind Emotionsregulation, Erlangen von Sicherheit und Kontrolle sowie Selbstwertstabilisierung die häufigsten Funktionalitäten (Külz et al., 2010). Interpersonell rangierte die Erlangung von Autonomie mit weitem Abstand vor der Herstellung von Nähe. Es liegt ein Fragebogen zur Funktionalität von Zwangserkrankungen vor (FFZ, Kulla et al., 2015).

45.3.5 Verschiebung der Problemdefinition und Motivation

Manche Patient:innen haben eine geringe Distanz zu den Zwangsgedanken, zum Beispiel wenn sie die Zwangshandlungen als besonders verantwortungsbewusstes Verhalten darstellen. Der befürchtete Schaden bei Verstoß gegen das Regelsystem der Zwänge verbietet Veränderung. Hier setzt die »Verschiebung der Problemdefinition« an (Lakatos & Reinecker, 2016).

Patient:innen mit Zwangsstörung haben zu Beginn der Behandlung häufig eine eher systemimmanente Sicht auf ihr Problem (z.B. subjektive Gefahr, aufgrund eigener Unachtsamkeit könne einen Brand entstehen lassen). Die enorme Belastung durch die Kontrollen im Rahmen der verwendeten »Sicherheitsstrategie« ist oft nur wenig präsent. Zur Durchführung der Exposition ist jedoch eine überwiegend subjektive Störungsbeschreibung im Sinne eines »Fehlalarms« bzw. eines »Gedankenproblems« erforderlich.

Weiterhin kann mittels der Zwänge äußerst wirksam Einfluss innerhalb des Familiensystems ausgeübt werden. Ist kein Alternativverhalten vorhanden, bedeutet eine erfolgreiche Symptombehandlung das Auftreten eines neuen Problems und wird deshalb vermieden. Die Anwendung kognitiver und motivationaler Strategien sowie der Aufbau eines geeigneten Alternativverhaltens sind hier sinnvoll.

Tabelle 45.2 Techniken und Strategien zur Verschiebung der Problemdefinition

Strategie	Erläuterung / Beispiel
Erfragen des subjektiven und emotionalen Beendigungskriteriums der Zwänge	Das Beendigungskriterium ist immer emotional, und damit ein starkes Argument für eine »subjektive« Problemdefinition: »Woran merken Sie, dass Sie genug kontrolliert haben?«
Disputationsstrategie, bezogen auf emotionales Beendigungskriterium	»Bitte stellen Sie sich vor, Sie engagieren eine Firma, um nach Ihrem Haus und Grundstück zu sehen. Welche Erwartung hätten Sie an die Firma: Sollte sie einem festen Ablaufplan folgen, oder sollte sie den Wohnungsrundgang abhängig machen vom momentanen Befinden des Mitarbeitenden?«
Genaue Exploration von Belastung und Einschränkung durch den Zwang	»Wie wirkt sich der Zwang auf Ihre Beziehung, Ihre Freizeit, Ihre Arbeit aus? Konnten Sie früher Dinge tun, die jetzt aufgrund des Zwangs nicht mehr möglich sind?«

Auch Selbstmanagement-Techniken wie die *Ziel-Wert-Klärung* sensu Kanfer (vgl. Kap. 25) wie etwa Erarbeitung von (Lebens-)Zielen können während der Exposition als »Zugpferd« (»Ich tue das jetzt, weil ich das will und xy erreichen möchte«) zum Einsatz kommen (vgl. auch »Subjektkonstituierung«, Hofmann & Hoffmann, 2005).

Außerdem können *Distanzierungsstrategien* eingesetzt werden, zum Beispiel achtsamkeitsbasierte Ansätze, denen das Vorgehen gemein ist, gedankliche Prozesse wahrzunehmen, sich von diesen aber nicht vereinnahmen zu lassen. Die Akzeptanz- und Commitmenttherapie (vgl. Kap. 58) erreicht dies über sog. Defusionstechniken, bei denen die Gedanken beispielsweise gesungen oder mit verstellter Stimme ausgesprochen werden.

45.3.6 Exposition

Bei der Expositionsbehandlung (vgl. Kap. 19) wird eine Situation hergestellt, in der Zwangsgedanken und der Drang, diese zu neutralisieren (Zwangshandlungen), mit hoher Wahrscheinlichkeit auftreten (Stimulusphase). Da neutralisierendes Verhalten unterlassen werden soll (Reaktionsverhinderung), führt dies vorübergehend zu negativen Emotionen und Anspannung bei den Patient:innen. In der zweiten Phase der Exposition (Habituationsphase) unterstützt der / die Therapeut:in den / die Patient:in darin, sich nicht abzulenken und die damit einhergehenden negativen Gefühle auszuhalten, da ein zumindest mittleres Maß an Aktivierung als notwendige Voraussetzung für eine erfolgreiche Exposition gilt. So kann der / die Patient:in beispielsweise detailliert und wiederholt beschreiben, gegen welche Regeln des Zwangs gerade verstoßen wurde oder welche Zwangsgedanken gerade auftreten. Der / Die Therapeut:in motiviert, fragt regelmäßig den Grad der Anspannung sowie Art und Ausmaß der begleitenden negativen Gefühle (z. B. Angst, Ekel) ab. Distanzierungstechniken (»nur ein Zwangsgedanke«) und hilfreiche Gedanken bezüglich der Ziele der Exposition sind Beispiele angewandter Bewältigungsstrategien. Für die Zeit nach der Exposition werden Vereinbarungen getroffen, die es ermöglichen sollen, den durch die Übung erreichten Stand zu halten. Beispielsweise sollen Kontrollen in den Bereichen, in denen bereits geübt wurde, nur in dem Maß weiter durchgeführt werden, wie es auch in der Übung der Fall war.

Wichtig

Exposition soll zunächst begleitet und – sofern notwendig – auch außerhalb der Praxis erfolgen und idealerweise bis zur Remission der Symptomatik (Y-BOCS < 12) fortgeführt werden.

Exposition ist massiert oder graduiert wirksam, wobei die graduierte Vorgehensweise oft von Patient:innen besser akzeptiert werden kann. Dabei ist eine blockweise Durchführung üblich und einer kurzen Expositionsdauer auch überlegen. Der EBM (Einheitlicher Bewertungsmaßstab) ermöglicht die Abrechnung von bis zu vier Sitzungen am Stück. Die GOÄ / GOP ermöglicht dies nicht, so dass die blockweise Durchführung im Gutachten beantragt werden sollte. Diese Blöcke sollten idealerweise zeitlich dicht aufeinander folgen. Folgende Bedingungen sollten vor der Exposition erfüllt sein:

- Einverständnis der Patient:innen zur Durchführung von Übungen
- gemeinsam entwickelter Expositionsplan bzw. Expositionshierarchie; »Überraschungen« sind zu vermeiden
- erfolgte Verschiebung der Problemdefinition
- Ziele für die Zeit nach der Exposition und möglichst genau operationalisierte Zielzustände (z. B. »nur ein Rundblick in den Raum von der Tür aus«) bezüglich des aktuellen Problemverhaltens formulieren
- Klärung, dass »Misserfolge« nicht sanktioniert werden

45.3.7 Rückfallvorbereitung

Selbst nach guter symptomatischer Besserung ist es nicht unwahrscheinlich, dass Zwänge erneut auftreten. Daher kommt der Rückfallvorbereitung eine wichtige Bedeutung zu (vgl. Kap. 28). Mögliche Strategien sind die Anwendung von Distanzierungstechniken, die selbstgesteuerte Durchführung von Expositionsübungen, eine medikamentöse (Neu-)Einstellung, Teilnahme an Selbsthilfegruppen sowie die Durchführung einiger begleiteter Boostersitzungen oder -expositionen.

45.4 Weitere Therapieoptionen

Medikation: Die Behandlungsleitlinien betonen die Rolle der KVT als Hauptbehandlung. SSRI können therapiebegleitend eingesetzt werden. Eine Monotherapie mit Medikamenten kann z. B. dann erfolgen, wenn KVT nicht verfügbar oder aufgrund der Symptomschwere nicht durchführbar ist.
Gruppentherapie: KVT im Gruppensetting scheint ebenfalls wirksam zu sein (z. B. Jónsson et al., 2011) und soll angeboten werden, falls Einzeltherapie nicht verfügbar ist.
Stationäre Behandlung ist dann zwingend indiziert, wenn Lebensgefahr oder schwere Vernachlässigung vorliegen oder aufgrund des Schweregrades der Zwänge eine ambulante Therapie nicht mehr möglich ist. Auch ein krankheitsförderndes häusliches Umfeld rechtfertigt sie.
Internetbasierte KVT scheint besonders dann positive Effekte zu erzielen, wenn auch therapeutische Unterstützung vorhanden ist (z. B. Lundström et al., 2022).
Verfahren der »dritten Welle«: Seit der ersten Leitlinienversion verdichten sich die Hinweise darauf, dass ACT (vgl. Kap. 58), MBCT (vgl. Kap. 64) und metakognitive Verfahren (vgl. Kap. 65) hilfreich sein und entweder als Add-On oder als Alternative bei Versagen einer KVT zum Einsatz kommen können.

45.5 Typische Schwierigkeiten und Fehler

Viele der Supervisionsthemen in Therapien von Zwangsstörungen betreffen Fragen und Unsicherheiten bzgl. der Exposition.

Tabelle 45.3 Typische Schwierigkeiten und Lösungsansätze

Typische Schwierigkeit	Lösungsansatz / Supervisionsempfehlung
Einwand: »Exposition ist aufwändig und bringt den Terminkalender durcheinander.«	Stimmt. Aber längerfristige Planung mildert diese Probleme. Exposition ist ein sehr wirksames Therapieelement, das auch für Therapeut:innen hochmotivierend sein kann. Der Aufwand lohnt sich! Gute Hinweise hierzu geben Hillebrand und Niedermeier (2014).
Exposition wird zu früh durchgeführt.	Um zu verhindern, dass Patient:innen, die noch nicht über ausreichende Veränderungsmotivation verfügen, alles »rückgängig« machen, sollte eine ausreichende Zielentwicklung und Motivationsphase durchgeführt werden.
Exposition wird zu spät durchgeführt.	Es fehlt ausreichend Zeit für Übungen. Strategie: Bearbeitung weiterer Themenbereiche zeitlich begrenzen oder diese nach der Exposition durchführen.
Exposition wird nicht begleitet durchgeführt.	Patient:innen entwickeln Vermeidungsstrategien oder neutralisieren, da sie das Vorgehen noch nicht verinnerlicht haben.

45.6 Fazit

Die S3-Leitlinie zu Zwangsstörungen (2022) betont die zunehmend gut belegte Wirksamkeit von KVT. Die Rate remittierter Patient:innen wird jedoch noch als verbesserungsbedürftig betrachtet. Exposition soll zunächst begleitet und, sofern notwendig, auch außerhalb der Praxis erfolgen und idealerweise bis zur Remission der Symptomatik (Y-BOCS < 12) fortgeführt werden. Kathmann et al. (2022) zeigen zudem, dass Therapien im naturalistischen Setting einer universitären Hochschulambulanz im Wesentlichen dieselben Effektstärken erzielen wie standardisierte Programme in RCTs.

Dennoch steht die therapeutische Motivation der Patient:innen zur oft angstbesetzten Exposition stets in der Gefahr der Erzeugung von Reaktanz. Verfahren wie die Motivierende Gesprächsführung scheinen weiterhin geeignet, die Adhärenz bezüglich begleiteter und selbstgesteuerter Exposition, die ein Prädiktor für das langfristige Therapieergebnis darstellt, zu stärken (vgl. Guzick et al., 2021). Darüber hinaus wächst die Evidenz, dass Strategien aus Dritte-Welle-Verfahren eine hilfreiche Ergänzung der KVT bei Zwängen sein können bzw. bei Nonresponse eingesetzt werden können.

Daher sollte im Therapieverlauf der Förderung der Patientenadhärenz besondere Aufmerksamkeit gewidmet werden.

FAQ

Ist es gefährlich, mit Patient:innen mit aggressiven Zwangsgedanken eine Übung durchzuführen? Symbolisieren Zwangsgedanken unbewusste Wünsche?
Nein, denn bei Zwangsstörungen besteht das Problem nicht in der (objektiven) Gefahr, Gedanken in die Tat umzusetzen, sondern darin, dass durch das bloße Auftreten von Gedanken mit aggressivem Inhalt die Betroffenen große Angst haben, dass dies in der Realität geschehen könnte. Wenn man als Psychotherapeut:in dieser Annahme folgt, bestätigt man die Betroffenen darin, dass diese Gedanken bedeuten, dass sie als Personen gefährlich sind. Zudem hilft eine gute störungsbezogene Diagnostik und Anamnese (z. B. ob aggressive Fantasien ich-synton oder ich-dyston sind, oder ob in Vergangenheit aggressives Verhalten aufgetreten ist).

Warum wird bei der VT der Zwangsstörung die »Reaktionsverhinderung« genannt und hervorgehoben (denn es ist ja grundsätzlich bei Expositionstherapie wichtig, dass kein Vermeidungsverhalten ausgeführt wird)?
Bei den meisten Betroffenen mit einer Zwangsstörung liegen in der Regel sowohl Zwangsgedanken als auch Zwangshandlungen vor, wobei letztere das Ziel haben, die durch die Gedanken aufgetretene Unruhe, Angst oder Ekel erträglich zu machen. Die Reaktionsverhinderung bei der Behandlung von Zwangsstörungen ist deshalb so wichtig, weil sie direkt die maladaptive Bewältigungsstrategie (Zwangshandlungen und Rituale) adressiert, die die Störung aufrechterhält, und den Patient:innen hilft, effektivere Strategien im Umgang mit ihren Zwangsgedanken zu entwickeln. Zudem führt ein konsequentes Management von Reaktionsverhinde-

rung dazu, dass bestimmte Annahmen hinterfragt und geprüft werden, die durch das wiederholte und automatisierte Ausführen von Zwangshandlungen gefestigt wurden (z. B. »Wenn ich *nicht* dreimal den Herd kontrolliert hätte, wäre die Wohnung abgebrannt«).

Wie unterscheiden sich Zwangsstörung und Zwanghafte Persönlichkeitsstörung?
Bei der Zwanghaften Persönlichkeitsstörung liegen üblicherweise keine Zwangsgedanken oder -handlungen vor. Es wird vielmehr eine häufig rigide, um Perfektionismus, Fehlervermeidung und Regelorientierung strukturierte Persönlichkeit beschrieben. Handlungssteuernde Regeln sind hier ich-synton und werden als allgemeingültig angesehen, während Zwangsgedanken und -handlungen eher ich-dyston erlebt werden. Allerdings gibt es bei Betroffenen mit Zwangsstörungen oft im übergeordneten Sinne oft auch eine gewisse Zwanghaftigkeit (z. B. besondere Gewissenhaftigkeit), ohne dass Kriterien einer Persönlichkeitsstörung erfüllt sind.

Weiterführende Literatur

Clark, D.A. (2020). Cognitive-Behavioral Therapy for OCD and Its Subtypes. New York: Guilford.

Fricke, S., Rufer, M. & Hand, I. (2006). Verhaltenstherapie bei Zwangsstörungen – Fallbasierte Therapiekonzepte. München: Elsevier.

Hillebrand, T. & Niedermeier, N (2014). Intensive ambulante Expositionsbehandlung bei schweren Zwängen – zwei Modelle aus der Praxis für die Praxis. Verhaltenstherapie, 24, 201–210.

Lakatos, A. & Reinecker, H. (2016). Kognitive Verhaltenstherapie bei Zwangsstörungen. Ein Therapiemanual. Göttingen: Hogrefe.

46 Posttraumatische Belastungsstörung

Maria Böttche • Christine Knaevelsrud

46.1 Diagnostik, Komorbidität und Differenzialdiagnostik

Eine der am häufigsten diagnostizierten psychischen Störungen nach dem Erleben eines traumatischen Ereignisses ist die Posttraumatische Belastungsstörung (PTBS). ICD-11 und DSM-5 definieren hierbei sowohl die Art des Traumas im klinischen Sinne als auch die phänotypischen Merkmale für eine Diagnose. In den beiden Klassifikationssystemen unterscheiden sich die phänotypischen Merkmale der PTBS (s. Tab. 46.1).

Tabelle 46.1 Gegenüberstellung der Diagnosekriterien für eine PTBS ICD-11/DSM-5

ICD-11 (6B40)	DSM-5
A Traumakriterium	**A Traumakriterium**
extrem bedrohliches oder entsetzliches Ereignis oder eine Reihe von Ereignissen	(drohender) Tod, (drohende) ernsthafte Verletzung, (drohende) sexuelle Gewalt, …
	direkt erlebt; bezeugt; davon erfahren (naher Verwandter oder Freund); indirekte Konfrontation im Kontext beruflicher Tätigkeiten
B Wiedererleben	**B Wiedererleben**
	wiederkehrende, belastende Intrusionen
lebhafte intrusive Erinnerungen / Flashbacks	wiederkehrende, belastende traumaassoziierte Träume
Albträume	dissoziative Reaktionen (z. B. Flashback)
	Intensive oder anhaltende psychische Belastung bei Konfrontation mit traumatischen Hinweisreizen
-	körperliche Reaktion bei Konfrontation mit inneren oder äußeren Hinweisreizen

Teil V

Tabelle 46.1 (Fortsetzung)

ICD-11 (6B40)	DSM-5
C Vermeidung	**C Vermeidung**
Vermeidung von traumaassoziierten Gedanken oder Erinnerungen	(versuchte) Vermeidung traumaassoziierter Erinnerungen, Gedanken oder Gefühle
Vermeidung von traumaassoziierten Aktivitäten, Situationen oder Menschen	(versuchte) Vermeidung traumaassoziierter äußeren Hinweisreize (Menschen, Orte etc.)
-	**D Negative Veränderungen traumaassoziierter Kognitionen und Affekte**
-	Unfähigkeit, wichtige Aspekte des Traumas zu erinnern
-	vermindertes Interesse oder Teilnahme an wichtigen Aktivitäten
-	Gefühl der Losgelöstheit / Entfremdung von anderen
-	Unfähigkeit, positive Gefühle zu empfinden
-	anhaltende, übersteigerte negative Überzeugungen oder Erwartungen bzgl. eigener oder anderer Person oder der Welt
-	anhaltende, verzerrte Kognitionen über Ursache oder Folgen des Traumas
-	anhaltend negatives Gefühlserleben (z. B. Angst, Schuld, Schamgefühle)
D Anhaltendes Gefühl der Bedrohung	**E Deutliche Veränderungen in der Erregbarkeit und den Reaktionen**
-	Schlafstörungen
-	unruhiges Verhalten oder Wutausbrüche
-	Konzentrationsprobleme
Hypervigilanz	übermäßige Wachsamkeit
erhöhte Schreckhaftigkeit	übertriebene Schreckhaftigkeit
-	leichtsinniges oder selbstzerstörerisches Verhalten
Dauer	**Dauer**
mind. 1 Monat	mind. 1 Monat

Die Häufigkeit der PTBS schwankt in repräsentativen Studien zwischen 2,4 und 4,0 Prozent (u. a. ICD-11 Lebenszeitprävalenz: Kessler et al., 2017; Stein et al., 2014, Wisco et al.

2016). In Deutschland konnte eine 1-Monatsprävalenz von 1,5 Prozent festgestellt werden (Maercker et al., 2018). Unterschiede in den PTBS-Prävalenzraten beruhen vor allem auf der Häufigkeit von eintretenden Traumatisierungen in einer Gesellschaft (z. B. Naturkatastrophen, Kriege, Gewalthäufigkeit in der Allgemeinbevölkerung) sowie in der Art der Traumatisierung (z. B. von Menschen verursacht vs. akzidentell).

Differenzialdiagnostisch ist die PTBS (6B40) von anderen trauma- und stressbezogenen Störungen abzugrenzen: von der akuten Belastungsreaktion (ICD-11: QE84), der Anpassungsstörung (ICD-11: 6B43), der komplexen Posttraumatischen Belastungsstörung (ICD-11: 6B41) sowie der Anhaltenden Trauerstörung (ICD-11: 6B42).

Die PTBS tritt häufig nicht als singuläre psychische Erkrankung auf; häufig besteht Komorbidität mit depressiven Erkrankungen (Kap. 42), Angststörungen (Kap. 43), Somatoformen Störungen (Kap. 49) sowie Suchterkrankungen (Kap. 50, 51).

Wichtig

Für eine Diagnose einer komplexen PTBS (kPTBS) ist sowohl eine PTBS-Diagnose als auch das Vorhandensein von drei weiteren separaten Clustern (Probleme der Affektregulation, negatives Selbstbild und interpersonelle Probleme) mit jeweils einem bestehenden Symptom notwendig.

46.2 Verhaltenstherapeutische Ziele und Strategien

Die traumafokussierte Psychotherapie ist in der nationalen Leitlinie zur Behandlung der PTBS (Schäfer et al., 2019) die Methode der Wahl und umfasst traumafokussierte kognitive Verhaltenstherapien sowie Eye Movement Desensitization and Reprocessing (EMDR; Kap. 32). Die Ziele der Therapie – vor allem verschiedener Varianten der Traumakonfrontation – in Bezug auf die Reduktion der PTBS-Symptomatik unterscheiden sich hier je nach zugrundeliegender Theorie. Nachfolgend sind daher nicht nur die Ziele und Strategien, sondern auch deren theoretische Fundierung aufgeführt (s. Tab. 46.2).

Tabelle 46.2 Ziele, Strategien und die jeweils zugrundeliegende Theorie einer PTBS-Behandlung

Ziel	Strategie	Theorie
Habituation	Aktivierung und Deaktivierung der Furchtstruktur *Umsetzung: Traumakonfrontation*	Furchtstrukturmodell* (Foa & Kozak, 1986)
Reduktion der intrusiven Symptomatik	Elaboration der traumatischen Erinnerungen und Diskriminierung von Triggern *Umsetzung: Traumakonfrontation*	Kognitives Modell** (Ehlers & Clark, 2000)

Tabelle 46.2 (Fortsetzung)

Ziel	Strategie	Theorie
Integration von traumaassoziierten Gedächtnisinhalten ins autobiographische Gedächtnis	Überführung von Traumaerinnerungen aus dem situativ zugänglichen Gedächtnissystem in das verbal zugängliche Gedächtnissystem *Umsetzung: Traumakonfrontation*	Duales Repräsentationsmodell*** (Brewin et al., 1996)
Bearbeitung traumaassoziierter, dysfunktionaler Überzeugungen und Bewertungen	Modifizieren von dysfunktionalen Einstellungen bzgl. Traumamomenten (sog. hot spots) *Umsetzung: Kognitives Umstrukturieren (v. a. sokratischer Dialog), Traumakonfrontation*	Kognitives Modell** (Ehlers & Clark, 2000)
Aufgabe von dysfunktionalen kognitiven und behavioralen Strategien	Identifikation und Bewusstwerdung aufrechterhaltender Strategien *Umsetzung: Verhaltensexperimente*	Kognitives Modell** (Ehlers & Clark, 2000)

Anmerkung: * Modell empirisch nicht bestätigt, ** Modell empirisch fundiert; *** Modell aufgrund divergierender Befunde kritisch zu betrachten.

46.3 Praktische Durchführung

Die dargestellten Therapiestrategien beziehen sich auf das nachfolgende Fallbeispiel. An dieser Stelle werden exemplarisch wirksame Ansätze zur Behandlung der PTBS näher beschrieben.

Fallbeispiel

Eine 20-jährige Patientin wurde von ihrem Vater in ihrer Jugend häufig geschlagen und schwer vernachlässigt (z. B. Essensentzug, Verwehrung von Bildung). Häufiger Ort dieser Misshandlungen war ihr Kinderzimmer. Dies rechtfertigte der Vater damit, dass eine Frau keine Rechte habe und »sowieso dumm und ungebildet ist und bleibt«. Ihren Vater beschreibt die Patientin als Patriarch, der durch seine tiefe und bestimmende Stimme alle einschüchtern konnte. Sie habe sich nicht gewehrt, da sonst die Geschwister und die Mutter ebenfalls zum Angriffsziel der Gewalt geworden wären. Momentan klagt sie über Flashbacks, Schlaf- und Konzentrationsstörungen. Ebenso vermeidet sie Kontakt zur Familie.

46.3.1 Kognitive Therapie

Auf Grundlage der Kognitiven Theorie von Ehlers und Clark (2000) setzt die Kognitive Therapie (in der Originalversion 12 Sitzungen à 60 Minuten) an der Veränderung der negativen Interpretation des Traumas (d. h. der Bedeutung des Traumas) und seiner Folgen sowie aufrechterhaltenden Faktoren an (Ehlers et al., 2005). Dabei formulieren die Autor:innen drei Hauptziele, die für Patient:innen unterschiedlich stark ins Gewicht fallen und dementsprechend die Therapie individualisieren:

- Modifizieren von übertrieben problematischen Bewertungen des Traumas und dessen Folgen
- Reduzierung der intrusiven Symptomatik durch Elaboration der traumatischen Erinnerungen und Diskrimination von Triggern
- Aufgabe von dysfunktionalen kognitiven und behavioralen Strategien

Modifizieren von übertrieben problematischen Bewertungen des Traumas und dessen Folgen. Dysfunktionale Bewertungen (z. B. »Ich bin schuld, weil ich eine Frau bin und sowieso nichts wert bin«) des traumatischen Ereignisses bzw. von besonders belastenden Traumamomenten (sogenannten Hot Spots) werden erarbeitet und anschließend in ihrer subjektiv individuellen Bedeutung modifiziert. Dies geschieht vor allem durch die Anwendung des Sokratischen Dialogs als kognitive Technik. Ist eine *alternative Bewertung* durch Patient:innen gefunden (z. B. »Ich bin nicht schuld. Mein Vater hat mich erniedrigt, sowohl körperlich als auch seelisch, um sich selbst aufzuwerten«), wird diese parallel zum »Hot Spot« verbalisiert bzw. imaginiert. Praktisch realisiert wird dies entweder durch ein schriftliches Narrativ, in dem die Alternativbewertung während des Vorlesens eingefügt wird (Patientin liest in der Sitzung das schriftlich fixierte traumatische Ereignis laut vor); an der Stelle, die als Hot Spot identifiziert wurde, wird die Alternativbewertung ebenso laut verbalisiert, sodass beide Bewertungen nebeneinanderstehen. Auch können Patient:innen während der imaginativen Konfrontation die Alternativbewertung laut imaginieren (Patientin hat die Alternativbewertung während der imaginativen Konfrontation ihrem Vater ins Gesicht gesagt, nachdem er sie geschlagen hat).

T: Ich würde Sie nun bitten, nochmals in die belastende Situation zu gehen, in der Ihr Vater ins Kinderzimmer kam … Wenn Sie dies jetzt erzählen, dann möchte ich Sie bitten, die in der letzten Stunde erarbeitete alternative Bewertung ebenso einzubauen.
(Patientin erzählt die traumatische Situation noch einmal ausführlich.)

P: Ich falle auf den Boden, da der Schlag meines Vaters so heftig war. … *(Pause)*. Und jetzt soll ich ihm sagen, was ich über das Ganze denke?

T: Ganz richtig. Versuchen Sie, in der Situation zu bleiben.

P: Das fühlt sich seltsam an.

T: Das kann ich gut nachvollziehen. Versuchen Sie, einfach wieder die Augen zu schließen und es sich vorzustellen.

P: *(schließt die Augen)* Ich schaue meinen Vater vom Boden aus an. Dann stehe ich wieder auf und trete an ihn heran. Ich versuche ihn anzuschauen. *(erzählt mit ganz leiser ängstlicher Stimme, kaum hörbar)* Warum hast du das gemacht? Warum hast du mich geschlagen? *(Pause)*

T: Das war schon sehr gut. Sie sind an Ihren Vater herangetreten und haben ihn angeschaut. Das ist sehr mutig! Versuchen Sie es noch einmal. Stellen Sie sich nochmals genau diese Sequenz vor, Sie treten vor ihn und sagen ihm mit fester Stimme, was Sie denken.

P: Okay. Ich stehe auf und blicke ihn an. So was macht man nicht. Man schlägt keine Kinder. Ich habe gar nicht zu laut gespielt, ich war ganz leise, daher hattest du kein Recht, mich zu schlagen.

T: Darf ich hier ganz kurz einspringen? *(Therapeutin validiert nochmals den Mut der Patientin und weist darauf hin, dass sie sich hier rechtfertigt)* Ich möchte Sie bitten, es noch einmal zu probieren.

P: Ich stehe wieder auf und sehe ihn direkt an. Es gibt keinen Grund, warum du mich schlägst. Nichts auf der Welt rechtfertigt, dass du mich so behandelst. Du solltest dich dafür schämen, dass du mich schlagen musst, um dich besser zu fühlen.

T: Wie fühlt sich das an?

P: Einerseits leichter, gut und stark. Aber ich werde auch gerade sehr traurig, da mir klar wird, was mein Vater alles zerstört hat, auch so viele Jahre danach.

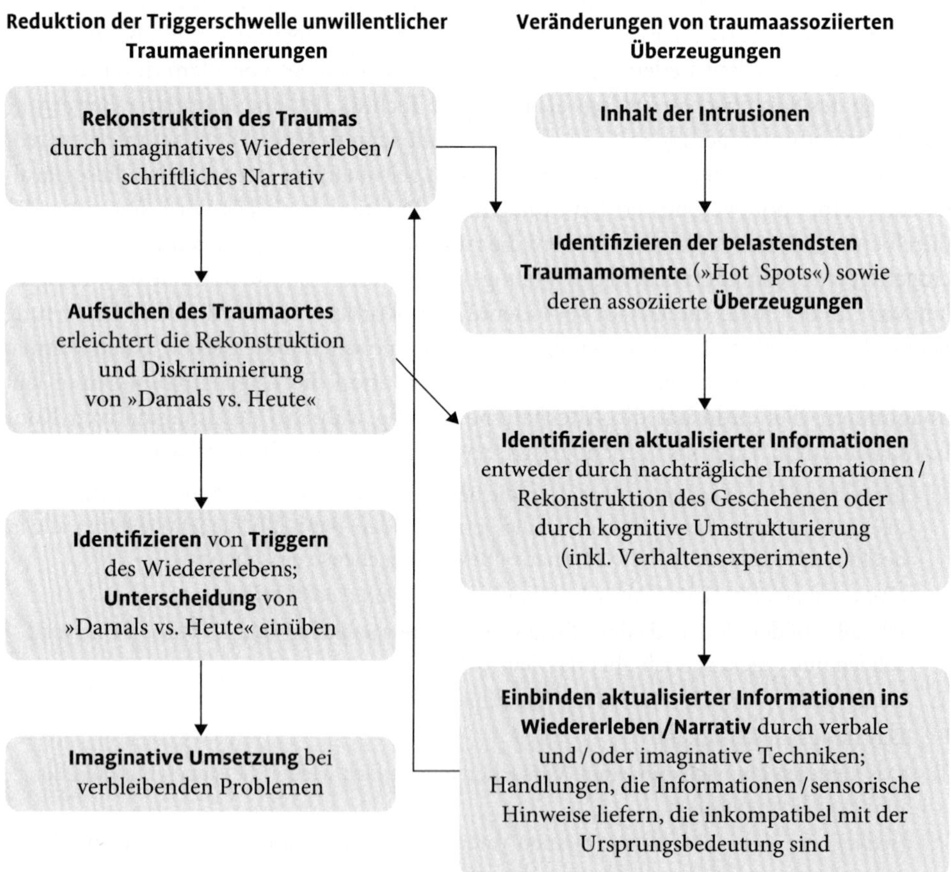

Abbildung 46.1 Techniken zur Reduzierung von Symptomen des Wiedererlebens und zum Verändern von Überzeugungen in der Kognitiven Therapie (nach Ehlers et al., 2005)

Reduzierung der intrusiven Symptomatik durch Elaboration der traumatischen Erinnerungen und Diskrimination von Triggern. Dies wird erreicht durch die Erarbeitung eines zeitlich kohärenten Traumanarrativs und durch die Identifikation intrusionsauslösender Stimuli (z. B. Laternenlicht, Knarren des Dielenbodens). Anfang des Narrativs ist der Zeitpunkt kurz vor Beginn des Traumas (z. B. »Ich liege im Schlafanzug in meinem Kinderbett und versuche gerade einzuschlafen. Da höre ich Schritte im Flur, es nähert sich jemand meinem Zimmer«). Das Narrativ endet mit dem Moment, in dem Patient:innen wieder »sicher« sind (z. B. »Mein Vater verlässt den Raum und ich bin wieder allein in meinem Kinderzimmer«). Praktisch realisiert wird die Entwicklung des Narrativs durch (a) imaginative Konfrontation, (b) Konfrontation in vivo oder (c) schriftliche Konfrontation. Durch die Identifizierung von intrusionsauslösenden Stimuli können Patient:innen lernen, zwischen dem »Damals« und »Heute« zu unterscheiden.

Fallbeispiel

Die Patientin identifiziert, dass sie während der körperlichen Gewaltausübung durch den Vater das Knarren der Dielen hörte sowie in die Lichter der Laterne vor ihrem Fenster schaute. Es zeigte sich, dass dieses fokussierte Laternenlicht oder das Dielenknarren Symptome des Wiedererlebens auslösten. In der Therapie werden nun diese Stimuli aktiv provoziert (z. B. Raum abdunkeln und eine Taschenlampe anmachen), sodass die Patientin die Möglichkeit hat, anders zu reagieren (z. B. vom Stuhl aufstehen und sich im Zimmer bewegen). Somit wird das Diskriminationsempfinden zwischen dem Damals und Heute verstärkt, und die Intrusionen werden verringert.

Aufgabe von dysfunktionalen kognitiven und behavioralen Strategien. Diese Strategien haben das kurzfristige Ziel, Gefühle aktueller Bedrohung zu reduzieren, halten jedoch langfristig die PTBS-Symptomatik aufrecht. Therapeutisch wird die Aufgabe der Strategien durch deren Identifikation und Bewusstwerdung erreicht.

Fallbeispiel

Die Patientin verlässt Konversationen mit Männern, die eine ähnliche Stimmlage wie ihr Vater haben. Wenn sie dies nicht macht, steigt ihre Anspannung, das Herz schlägt schneller und sie kann sich auf nichts konzentrieren. In der Therapie übt sie, in solchen Situationen zu bleiben und weiter an der Unterhaltung teilzunehmen, ohne (kognitives) Vermeidungsverhalten zu zeigen. Sie kann dadurch die Erfahrung machen, dass die Übererregung mit der Zeit abnimmt.

46.3.2 Prolongierte Exposition

Die Prolongierte Exposition (engl. Prolonged Exposure Therapy, PE, Foa & Rothbaum, 1998) hat sowohl die Habituation bzgl. der angstbesetzten Stimuli als auch eine Neubewertung und Bewältigung des traumatischen Erlebens zum Ziel. Die Kurzzeittherapie besteht aus vier Komponenten:

(1) **Psychoedukation.** Vermittlung und Erklärung traumatischer Folgestörungen sowie der Entwicklung und Phänomenologie der PTBS.

(2) **Atemtraining.** Das Einüben von Atemtechniken zur Entspannung soll kurzfristig in belastenden Momenten zu einer Reduktion der negativen Gefühle und Gedanken führen. Die Durchführung der Atemübung wird hauptsächlich in Form von Hausaufgaben realisiert. Das Atemtraining kann dann im Anschluss an die Konfrontation eingesetzt werden, um das Anspannungsniveau der Patient:innen zu reduzieren.

(3) **Konfrontation in vivo**. Die Patient:innen suchen sichere Situationen in ihrem Alltag auf, die sie aufgrund des traumatischen Ereignisses vermeiden (z. B. Konversation mit Männern mit tiefer Stimme). Das Ziel ist es, die Vermeidung zu durchbrechen und traumabezogene negative Gedanken und Gefühle zu reduzieren. Die Durchführung geschieht ausschließlich in Form von Hausaufgaben.

(4) **Konfrontation in sensu**. Das traumatische Ereignis wird imaginativ in der Therapiesitzung erinnert. Dies geschieht detailliert mit allen Sinneseindrücken und in der Ich- und Gegenwartsform.

Beispiel • Einleitung der Traumakonfrontation

»Die nun folgenden Stunden können Sie sich vielleicht so vorstellen: Das belastende Erlebnis hat Ihnen eine tiefe seelische Wunde zugefügt – und ist in ihrem Heilungsprozess vergleichbar mit einer körperlichen Wunde. Manchmal kann es sein, dass diese Wunde nicht wirklich verheilt, sondern sich immer wieder entzündet, aufbricht und schmerzt. Was wir nun tun, ist Folgendes: Wir werden die Wunde säubern. Und dazu ist es notwendig, sie noch einmal richtig zu öffnen, die entzündeten Stellen noch einmal freizulegen, sodass mögliche Keime und Schmutz entfernt werden können. Dies ist schmerzhaft und erfordert ein sehr genaues Hinschauen und Untersuchen der Wunde, sodass nichts übersehen wird. Wenn dies geschafft ist, dann kann die Wunde langsam und richtig verheilen. Doch so wie bei einer körperlichen Wunde entwickelt sich auch bei Ihrer seelischen Wunde eine Narbe. Sie wird Sie daran erinnern und manchmal vielleicht auch schmerzen, doch nicht in der Form, wie sie es jetzt macht, wo sie noch offen und entzündet ist. (...)«

(Einholung der Erlaubnis zur konfrontativen Arbeit)

»Ich möchte Sie nun bitten, sich an das Trauma zu erinnern, d. h. an die Situation, als Ihr Vater ins Zimmer kam und Sie geschlagen hat. Schließen Sie dazu die Augen. Wenn Sie so weit sind, dann beginnen Sie in der Gegenwartsform, d. h. im Hier und Jetzt zu beschreiben, wie Sie im Zimmer sitzen und die Schritte im Flur hören. (...)«

Wichtig

Es ist wichtig, die Sinnhaftigkeit der Exposition und der damit verbundenen belastenden Erinnerungen in der Therapie zu erklären und den Patient:innen verständlich zu machen. Ebenso ist das Erklären von möglichen vorübergehenden Symptomverschlechterungen im Nachgang der ersten Expositionssitzungen essenziell.

Die PE besteht aus ca. neun bis zwölf wöchentlichen oder 14-tägigen Sitzungen. Die erste Sitzung umfasst psychoedukative Elemente sowie den Ablauf der Therapie und die Einführung des Atemtrainings. In der zweiten Sitzung geht es um die Erstellung von Hierarchien bzgl. angstbesetzter Situationen für die In-vivo-Konfrontationen. Diese werden erklärt und vorbereitet, sodass sie zwischen den Sitzungen als Hausaufgabe durchgeführt und jeweils in den kommenden Sitzungen besprochen werden. Dabei gestaltet sich die tägliche Hausaufgabe so, dass die Patient:innen jeweils eine angstbesetzte Situation wählen (beginnend mit wenig angstbesetzten Situationen) und sich dann dieser angstbesetzten, aber jetzt sicheren Situation aussetzen. Vorangestellt ist jeweils das eingeübte Atemtraining. Ab der dritten Sitzung steht die imaginative Konfrontation mit dem traumatischen Ereignis im Vordergrund. In sieben bis zehn Sitzungen beschreiben die Patient:innen in der Ich-Form und im Präsens detailliert das Trauma. Dabei werden diese 45-minütigen Traumaexpositionen aufgenommen und als tägliche Hausaufgabe vor der jeweiligen Konfrontation angehört.

46.3.3 Kognitive Verarbeitungstherapie

Die Kognitive Verarbeitungstherapie (Cognitive Processing Therapy; CPT, Resick & Schnicke, 1993, deutsche Version: König et al., 2012) ist eine kognitiv-verhaltenstherapeutische Kurzzeittherapie und geht davon aus, dass die traumatischen Erlebnisse in die Konzeptsysteme (d. h. Grundannahmen, Schemata) integriert werden können. Dies geschieht entweder durch die Assimilation in bestehende Schemata / Grundannahmen oder durch das Akkommodieren, d. h. das Anpassen dieser an die neuen Informationen.

Als primär kognitive Therapie ist das Ziel die Bearbeitung der traumaassoziierten dysfunktionalen Überzeugungen. Im Fokus steht die Interpretation des traumatischen Ereignisses und nicht das Trauma selbst. Dies beinhaltet daher auch die Auseinandersetzung mit dem Trauma und dessen kognitiven und affektiven Folgen.

Eine Durchführung der CPT kann sowohl im Einzel- (50–60 Min.) als auch im Gruppensetting (90 Min.) realisiert werden, wobei das ursprüngliche Manual zwölf Sitzungen umfasst. Dabei kann die CPT sowohl verkürzt (Auslassen des Traumanarrativs) als auch verlängert werden (Zusatzmodul »Traumatischer Verlust«).

Die CPT ist modulartig aufgebaut und beinhaltet drei übergeordnete Phasen:

(1) **Psychoedukation**. Es werden die Schwerpunkte der Therapie vermittelt (Identifikation von assimilierten und akkommodierten Überzeugungen). Die Erarbeitung und Erklärung eines individuellen Modells zur Symptom- und Krankheitsentstehung und die Vermittlung eines Krankheitsverständnisses stehen hier im Vordergrund.

(2) **Arbeit mit dem Traumanarrativ**. Die Konfrontation mit dem traumatischen Ereignis wird in schriftlicher Form als Hausaufgabe zwischen den Sitzungen realisiert. Dabei soll nur auf das Trauma fokussiert werden. Das schriftliche Narrativ wird in den darauffolgenden Stunden von den Patient:innen laut vorgelesen, die dadurch in Kontakt mit den dort niedergeschriebenen Gefühlen kommen sollen. Um mögliche Gedanken hinsichtlich Selbstbeschuldigungen und »Ungeschehenmachens des Traumas« aufzudecken, wird in der Sitzung selbst der Sokratische Dialog angewandt. Mit den neuen Erkenntnissen aus der Stunde werden die Patient:innen angehalten, bis zur nächsten Sitzung das Traumanarrativ erneut niederzuschreiben. Anschließend werden Unterschiede zwischen den Texten erarbeitet und die eruierten Verfestigungen als Hausaufgabe täglich bearbeitet.

(3) **Kognitive Arbeit**. Hier steht die Bearbeitung dysfunktionaler Überzeugungen über das traumatische Ereignis im Vordergrund. Dabei wird zu Beginn an der Aufdeckung der assimilierten Überzeugungen gearbeitet, die direkt mit dem traumatischen Ereignis assoziiert sind (z. B. »Ich wurde Opfer von Misshandlungen, weil ich als Frau keinen Wert habe«). Zu einem späteren Zeitpunkt in der Therapie werden dann die überakkommodierten Überzeugungen hinterfragt, die sich auf übergeordnete Konzepte beziehen und typische Schwierigkeiten von PTBS-Patient:innen aufgreifen (Sicherheit, Vertrauen, Macht / Kontrolle, Wertschätzung, Intimität). Dies geschieht ebenfalls mithilfe des sokratischen Dialogs, der durch das Hinterfragen von Überzeugungen ein Identifizieren, Überprüfen und Verändern derselben ermöglicht. Die Therapeut:innen haben hier die Aufgabe, die Patient:innen durch dezidiertes Fragen zu leiten und dadurch neue Erkenntnisse zu ermöglichen.

Begleitet wird die gesamte Therapie durch Hausaufgaben, die zwischen den Sitzungen durchgeführt und am Anfang der Stunden besprochen werden.

46.4 Weitere Therapieoptionen

In den letzten Jahrzehnten haben sich weitere Behandlungsmethoden etabliert, die in ihrer Vielfalt auch ein Dilemma darstellen, da es an methodisch hochwertiger Indikationsforschung mangelt. An dieser Stelle sind zum einen die Dialektisch-Behaviorale Therapie der PTBS (DBT-PTBS, Bohus et al., 2013), das Eye Movement Desensitization and Reprocessing (EMDR, Shapiro, 1989; Kap. 32), die Narrative Expositionstherapie (Schauer et al., 2011) als auch das Skillstraining zur affektiven und interpersonellen Regulation kombiniert mit dem narrativen Therapieansatz (STAIR / NT, Cloitre et al., 2014) zu nennen. Die Imagery Rescripting and Reprocessing Therapy (IRRT; Smucker

& Köster, 2014) wird in Kapitel 31 näher beschrieben. Eine detaillierte Übersicht hierzu findet sich in den Metaanalysen von Yunitri et al. (2023) sowie von Morina et al. (2021).

Hinsichtlich der Gabe von Psychopharmaka empfehlen die S3-Leitlinien (Schäfer et al., 2019), dass eine rein medikamentöse Behandlung nicht indiziert ist. Die Empfehlung sieht eine Unterstützung der Symptomkontrolle durch Psychopharmaka vor, die jedoch keine traumaspezifische Psychotherapie ersetzt.

46.5 Typische Schwierigkeiten und Fehler

Allgemeine Schwierigkeiten

Gefühle von Schuld. Es gibt traumabezogene Schuldgefühle, die (1) objektiv unbegründet, (2) objektiv teilbegründet sowie (3) objektiv begründet sein können. Ein spezifisches Schuldgefühl ist häufig die sogenannte Überlebensschuld. Therapeutisch bedeutsam ist die Unterscheidung zwischen tatsächlicher Verantwortlichkeit und objektiver Unschuld, d.h. pathologischen Schuldgefühlen. Im Rahmen der Kognitiven Therapie werden die Patient:innen angeleitet, die Denkfehler bezüglich der eigenen Schuld zu hinterfragen. Praktisch umgesetzt wird dies mit dem Sokratischen Dialog.

Gefühle von Scham. Bei internalisierter Scham (Person empfindet sich selbst als schambehaftet) müssen Grundüberzeugungen bezüglich des Selbst bearbeitet werden. Bei externalisierter Scham (Annahme, andere Person schaut auf einen herab und beurteilt einen als minderwertig, unzulänglich, ekelhaft) sind Grundüberzeugungen zum Selbst in Bezug zu anderen zu bearbeiten.

Gefühle von Ärger. Ärger, Wut oder Rachephantasien können zunächst adäquate Reaktionen sein. Die übermäßige Beschäftigung mit Ärger und Wut auslösenden Kognitionen verhindert jedoch, dass Patient:innen mit diesen abschließen. Durch Interventionen zur kognitiven Umstrukturierung soll den Patient:innen daher vermittelt werden, dass der übermäßige Ärger (und das Ausführen von Rachefantasien) den Patient:innen selbst und nicht den Verursachenden des Traumas schadet.

Schwierigkeiten während der Exposition

Einholen der Erlaubnis für eine Konfrontation. Beginnen Sie eine Konfrontation niemals ohne die informierte Einwilligung der Patient:innen. Diese Phase der Therapie benötigt größtmögliche Transparenz bzgl. Inhalt und Vorgehensweise, sodass die Patient:innen die Möglichkeit haben, sich darauf einzulassen und sich sicher zu fühlen.

Vermeidung auf Seiten der Patient:innen und der Therapeut:innen. Therapeut:innen müssen sich über eigene Vermeidungsstrategien sowie über die der Patient:innen im Klaren sein, wenn es um die Bearbeitung und Konfrontation des Traumas geht. Daher müssen die Therapeut:innen das eigene Verhalten reflektieren (ggf. durch Intervision oder Supervision und Selbsterfahrung; vgl. Kap. 81).

Kognitive Vermeidung der Exposition. Therapeut:innen sind angehalten, mögliches kognitives Vermeidungsverhalten auf Seiten der Patient:innen zu erkennen und darauf aufmerksam zu machen. So ist darauf zu achten, dass die Patient:innen während der Exposition nicht auf einer Metaebene ihre aktuellen Belastungsempfinden reflektieren

(z. B. durch längere Antwortlatenz bei der SUD-Skala). Ein guter Indikator für das direkte Durchleben der traumatischen Situation ist hier das aktuelle Erregungsniveau der Patient:innen (z. B. Erröten, Schwitzen).

Abbruch der Exposition. Wenn es trotz vorheriger infomierter Zustimmung zu einem Abbruch kommt, ist es wichtig, eine Beendigung der vorher besprochenen Traumasequenz zu erreichen. Dies kann z. B. durch Distanzierungstechniken realisiert werden. Eine Beendigung ist erforderlich, um dysfunktionale Überzeugungen nicht zu bestätigen (z. B. »Ich halte die Angst nicht einmal in der Therapie aus, wie wird das denn, wenn ich allein bin? Ich darf mich daher um nichts in der Welt daran erinnern.«). Die Wichtigkeit des Fortführens ist den Patient:innen zu erklären.

Schwierigkeiten, zu imaginieren. In diesem Fall sollte nicht sofort mit der Imagination des traumatischen Ereignisses begonnen, sondern im Vorfeld eine Imagination mit positivem Inhalt durchgeführt werden (z. B. eine angenehme Situation in der Vergangenheit). So können sich Patient:innen die Technik aneignen und fühlen sich in der eigentlichen belastenden Imagination sicherer.

Dissoziationen während der Exposition. Therapeut:innen sollten im Vorfeld mit den Patient:innen klären, welche Maßnahmen sie ergreifen dürfen, um den dissoziativen Zustand zu unterbrechen (z. B. Berührung, Aushändigen eines Igelballs, Duftflasche unter die Nase). Dies ist wichtig, um auf beiden Seiten eine Sicherheit zu schaffen und eine Verschlimmerung der Dissoziation zu vermeiden.

Schwierigkeiten während Anwendung kognitiver Techniken

Kognitive Restrukturierung bleibt zu oberflächlich bzw. wird als künstlich und ich-fern erlebt. Therapeut:innen sollten hier sorgsam intervenieren und dem bisherigen Bestreben Anerkennung zollen. Dabei ist wichtig, noch einmal den Sinn der einzelnen Interventionen zu erklären und möglichst kleinschrittig zugrunde liegende Annahmen zu eruieren. Die kognitive Arbeit gelingt besser bei vorheriger, emotionaler Aktivierung der dysfunktionalen Bewertungen (vgl. Exposition). Unterstützend wird ebenfalls der Wechsel der Perspektive erlebt, d. h. die Ermunterung, die eigene Situation z. B. aus der Sicht einer fiktiven Freundin zu betrachten.

46.6 Kritische Einordnung

Die Wirksamkeit in Bezug auf die Reduktion der PTBS-Symptomatik konnte für alle dargestellten Therapieansätze nachgewiesen werden (Yunitri et al., 2023). Dabei ist anzumerken, dass die Wirksamkeit der drei beschriebenen Ansätze nicht nur auf die Behandlung von singulären, akzidentellen Traumata beschränkt ist, sondern sich bei unterschiedlichem Schweregrad und Traumatyp als wirksam erwiesen hat.

FAQ

Warum ist es wichtig, die Exposition und die damit verbundenen belastenden Erinnerungen und kurzfristigen Verschlechterungen der Symptomatik zu durchleben?
Eine zeitweise Verschlechterung der Symptomatik kann vorkommen, da durch das aktive und detaillierte Erinnern das Vermeidungsverhalten aufgebrochen wird (»Dies ist ganz normal. Die verstärkten Symptome nehmen nach ein paar Tagen wieder allmählich ab«). Jedoch steht eine zeitweise Verschlechterung nicht in Zusammenhang mit einem schlechteren Therapieerfolg oder gar einer Retraumatisierung, sondern ermöglicht die aktive Verarbeitung des traumatischen Erlebens und dessen Konsequenz (»Ein verstärktes Wiedererleben nach einer Traumasitzung zeigt, dass Sie sich intensiv damit auseinandergesetzt haben und Sie auf einem guten Weg der Verarbeitung sind«).

Wenn die Komorbiditäten so hoch sind – was soll ich mit komorbiden Patient:innen zuerst bearbeiten?
Hier können Patient:innen aktiv miteinbezogen werden (z. B. »Welche Probleme sind für Sie am belastendsten? Würde es Ihnen wieder richtig gut gehen, wenn diese Symptome nicht mehr da wären? Wie sah Ihr Leben vor dem Trauma aus?«). Je nachdem, welches Bild sich hier abzeichnet, können nach einer detaillierten diagnostischen Phase Störungsbilder gleichzeitig oder vorrangig behandelt werden (s. detailliertere Ausführungen: S3-Leitlinien, Schäfer et al., 2018).

Weiterführende Literatur

König, J., Resick, P. A., Karl, R., & Rosner, R. (2012). Posttraumatische Belastungsstörung: Ein Manual zur Cognitive Processing Therapy. Göttingen: Hogrefe.

Maercker, A. (Hrsg.). (2019). Traumafolgestörungen. Heidelberg: Springer.

Schnyder, U. & Cloitre, M. (Eds.) (2022). Evidence Based Treatments for Trauma-Related Psychological Disorders - A Practical Guide for Clinicians (2. Ed.). Cham: Springer International Publishing.

47 Anhaltende Trauerstörung

Eva-Lotta Brakemeier • Hansjörg Znoj

47.1 Besonderheiten, Hintergrund und allgemeine Merkmale

Der Verlust einer nahestehenden Person gilt als *normatives kritisches Ereignis*, weil es praktisch jeden Menschen im Verlauf des Lebens betrifft und per se eine hohe Anpassungsleistung erfordert. Wir Menschen sind fähig, Bindungen einzugehen und uns mit einigen Mitmenschen besonders verbunden zu fühlen, selbst wenn wir von diesen zeitweilig örtlich getrennt sind. Der endgültige Verlust solcher Beziehungen durch den Tod verursacht eine Reihe von Symptomen, die allgemein als Trauerreaktion bezeichnet wird.

Bis zum DSM-5 (APA, 2013) galt ein Verlust als Ausschlusskriterium für eine Depression. Mit der neuen Edition wurde dies aufgehoben, jedoch blieb die komplizierte Trauer ohne eigene Diagnose. Forschung der letzten 30 Jahre zeigt jedoch, dass sich komplizierte Trauerformen von normaler Trauer und Depression unterscheiden lassen (Überblick in Wagner, 2024). In der ICD-11 wurde die anhaltende Trauerstörung als eigenständige klinische Diagnose aufgenommen.

Wir verwenden hier den Terminus »anhaltende Trauer« (oder prolongierte Trauer, englisch: prolonged grief), der sich auch in der Forschung gegenüber Begriffen wie »pathologische Trauer«, »traumatische Trauer« oder »unnormale Trauer« durchzusetzen scheint.

Kriterien für die Diagnose »Anhaltende Trauerstörung« (ICD-11)

Zentrale Bestandteile der in der ICD-11 neu aufgenommene Diagnose »anhaltende Trauerstörung« sind:

(1) anhaltende Trauerreaktion nach dem Tod einer nahestehenden Person (z. B. Partner:in, Kind, Elternteil)

(2) ausgeprägte Sehnsucht nach der verstorbenen Person, die von starken emotionalen Schmerzen begleitet wird (z. B. Traurigkeit, Schuldgefühle und -zuweisungen, Wut, Verleugnung, emotionale Taubheit, Schwierigkeiten, den Tod anzunehmen, das Gefühl, einen Teil des eigenen Selbst verloren zu haben, die Unfähigkeit, eine positive Stimmung zu erleben, Schwierigkeiten bei der Beschäftigung mit sozialen oder anderen Aktivitäten)

(3) Die Trauerreaktion persistiert über einen atypisch langen Zeitraum nach dem Verlust der nahestehenden Person (mindestens sechs Monate).

(4) Die Trauerreaktion übersteigt die erwarteten sozialen, kulturellen oder religiösen Normen für Kultur und Kontext des Einzelnen.

(5) Trauerreaktionen, die über längere Zeiträume andauern und sich aufgrund des kulturellen und religiösen Kontextes der Person als eine normative Trauerzeit betrachten lassen, werden als normale Trauerreaktionen angesehen und erhalten keine Diagnose.

Die anhaltende Trauerstörung weist ein spezifisches Symptomcluster auf, unterscheidet sich jedoch qualitativ kaum von normaler Trauer (Überblick: Wagner, 2019). Die beschriebenen Beeinträchtigungen können auch in den ersten Wochen und Monaten eines normalen Trauerverlaufs auftreten (Holland et al., 2009). Der Hauptunterschied liegt im Zeitkriterium von mindestens sechs Monaten sowie in der anhaltenden Dauer und Intensität der Symptome.

Die Beziehung zur verstorbenen Person bestimmt die Trauerreaktion stärker als andere Umstände (Stroebe & Shut, 2001). Bei sehr intensiver Trauer können emotionale und somatische Regulationsvorgänge nachhaltig gestört werden. Langfristig kann dies zu psychischen und somatischen Störungen führen. Eine Prolongierung oder Komplizierung der Trauer kann sowohl durch externe als auch personale Umstände erfolgen (Znoj, 2016; Buur et al., 2024), unter anderem:

- Todesumstände (unerwarteter oder plötzlicher Tod, traumatische oder gewaltsame Todesumstände wie Todesfälle durch Unfälle, Tötungsdelikte oder Suizide; Rynearson et al., 2013)
- Beziehungsgrad zur verstorbenen Person: höchste Prävalenzraten bei trauernden Eltern (41,6 %), Witwen und Witwern (33,7 %) sowie trauernden Geschwistern (29,4 %) (Thieleman et al., 2023)
- demografische und soziale Faktoren (u. a. niedriger Bildungsstand oder geringes Einkommen, weibliches Geschlecht)

Prävalenz und Komorbiditäten. Unterschiedliche Zeitkriterien in ICD-11 (6 Monate) und DSM-5 (12 Monate) führen zu abweichenden Prävalenzraten der Anhaltenden Trauerstörung. Eine deutsche Befragung (N = 2.509) ergab Prävalenzen von 4,7 Prozent (DSM-5) und 5,4 Prozent (ICD-11) (Treml et al., 2024).

Die Studien weisen in der Gesamtschau darauf hin, dass PTBS (vgl. Kap. 46) häufig komorbid mit anhaltender Trauerstörung auftritt, während die PTBS ohne Trauerstörung nach Trauerfall selten sind. Gleichzeitig weisen viele Trauernde keine funktionalen Einschränkungen auf: Eine Untersuchung zu verwitweten Personen ergab, dass 46 Prozent nur schwache Trauersymptome oder Resilienz zeigten (Bonanno et al., 2002).

Weitere psychische Störungen, die häufig komorbid mit einer Anhaltenden Trauerstörung einhergehen, sind Depressionen (Kap. 42), Generalisierte Angststörung und Panikstörungen (Kap. 43) (Simon et al., 2007). Auch können Drogen (insb. Alkohol) als dysfunktionale Coping-Strategie gegen die Trauer eingesetzt werden.

Teil V

47.2 Anpassung und Integration von Strategien

Die hohe Komorbiditätsrate beim Vorliegen einer komplizierten Trauerreaktion sowie die spezifischen Auslösebedingungen der komplizierten Trauer erfordern eine sensible Traueranamnese und ein differenzielles therapeutisches Vorgehen. Die Therapie der Trauer kann für Betroffene zunächst auch ein motivationales Problem darstellen, da sie in der Phase des Schmerzes nicht sich und das eigene Leiden im Vordergrund sehen, sondern sich vielmehr mit der verstorbenen Person solidarisieren.

Ein interpersonaler Fokus in der Therapie ist entscheidend, wobei die Beziehung zum / zur Patient:in als Ressource betrachtet werden sollte (Znoj, 2016). Das duale Prozessmodell von Strobe und Shut (2001) beschreibt Trauer als mentale Reorganisation und Anpassung an neue Rollen, ähnlich den vier Traueraufgaben nach Worden (2008) oder den Trauerphasen nach Kast (2013) und Kübler-Ross und Kessler (2006; s. Tab. 47.1).

Die Interpersonelle Psychotherapie (IPT; vgl. Kap. 63) war die erste Methode, die Trauer als Behandlungsschwerpunkt definierte. Darauf aufbauend entwickelten Shear et al. (2005) die Complicated Grief Treatment (CGT). Eine spezifische Kognitive Verhaltenstherapie für anhaltende Trauer, die PG-CBT (Prolonged Grief-specific Cognitive Behavioural Therapy), erwies sich in einer großen RCT-Studie als wirksam im Vergleich zur Present-Centered Therapy (PCT) (Rosner et al., 2024).

Birgit Wagner (2019) schlägt eine modulare, flexible Therapie vor, die komorbide Störungen berücksichtigt und moderne KVT-Strategien mit IRRT (Kap. 31) kombiniert. Auch ACT (Kap. 58), Logotherapie (Frankl, 1995) und Existenzanalyse (Yalom, 2010b) lassen sich integrieren (Grober et al., 2016).

Im Folgenden werden insbesondere Strategien der IPT und CGT / PG-CBT beschrieben.

47.3 Praktische Durchführung

Wichtig

Die Hauptbehandlungsziele der anhaltenden bzw. komplizierten Trauer beziehen sich auf

(1) die schrittweise Förderung eines aktiven Trauerprozesses (entgegen der Vermeidung),
(2) die Hilfe bei der Aufnahme von Interessen und Beziehungen zum Ausgleich des Verlustes (interpersonelle Bewältigungshilfen).

Zunächst wird versucht, gemeinsam zu einer realistischen Einschätzung der Bedeutung des Verlustes zu gelangen. Gleichzeitig werden Patient:innen unterstützt, sich von der lähmenden Bindung zur verstorbenen Person zu befreien, indem die Beziehung neu definiert und ins Leben integriert wird. Schließlich werden Energien zum Aufbau neuer Interessen und befriedigender Beziehungen geweckt.

47.3.1 Erste Phase der Trauertherapie

Aspekten der Vermeidung bzw. mangelnder Akzeptanz kommen in der Komplizierung bzw. langen Dauer der Trauer ganz entscheidende Rollen zu. Deshalb ist für die Fallkonzeption eine möglichst genaue Traueranamnese einschließlich Exploration des Verhaltens und der Gedankeninhalte wichtig.

Einige hilfreiche Fragen bei der Exploration (Beispiel: Tod des Partners)

- Sind durch den Tod Ihres verstorbenen Partners Gedanken aufgekommen, dass Ihr eigenes Verhalten im Zusammenhang mit dem Tod der geliebten Person steht?
- Inwieweit akzeptieren Sie heute den Verlust als endgültig? Welche Rolle spielt Ihr verstorbener Partner in Ihrem täglichen Leben?
- Gibt es Dinge im Zusammenhang mit Ihrem verstorbenen Partner, über die nicht gesprochen werden darf oder die tabuisiert werden?
- Inwieweit konnten Sie Abschied nehmen? In welcher Form?
- Hat das Leben ohne Ihren verstorbenen Partner für Sie noch einen Sinn? Welche Zukunftsperspektiven gibt es?
- Vermeiden Sie das Thema »Tod«? Wie steht es mit Besuchen auf dem Friedhof? Dienen diese der Auseinandersetzung oder der Vermeidung?
- Haben Sie einen Todeswunsch oder eine Todessehnsucht?
- Haben Sie im Zusammenhang oder in der Folge des Verlustes private oder berufliche Schwierigkeiten?
- Inwieweit setzen Sie Alkohol oder andere Substanzen ein, um die Trauer zu bewältigen?

Fallbeispiel

Der 57-jährige Witwer und Firmenchef Detlev Paulsen leidet seit dem Tod seiner Frau vor 19 Monaten unter Schlafstörungen, Stimmungsschwankungen und sozialem Rückzug. Er hat seine Frau über Jahre durch ihre Krebserkrankung begleitet, die letzte Woche im Krankenhaus war für beide traumatisch. Seitdem meidet er frühere soziale Aktivitäten und zieht sich zurück. Seine Firma zu führen kostet ihn extreme Kraft, Abende und Wochenenden verbringt er allein. An Feiertagen und im Urlaub besucht er bewusst die Lieblingsorte seiner Frau, was seinen Schmerz verstärkt. Sein Alkoholkonsum hat zugenommen, insbesondere am Wochenende. Seit ihrem Tod habe er in ihrer Wohnung noch nichts verändert. Ihm komme es vor, als sei eine Hälfte von ihm abgeschnitten, was »so wahnsinnig weh« tue … Bis heute fehle sie ihm »jede Sekunde seines Lebens«.

Edukation über die Trauerphasen. Als hilfreich bei der Psychotherapie der anhaltenden bzw. komplizierten Trauer hat sich eine möglichst frühe Edukation über die vier Aufgaben der Trauer (nach Worden, 2008) oder die vier Trauerphasen (nach Kast, 2013; vgl. auch Kübler-Ross & Kessler, 2006) erwiesen, welche in Tabelle 47.1 einschließlich einer Auswahl an therapeutischen Implikationen aufgeführt werden. Wichtig ist dabei zu betonen, dass die einzelnen Phasen nicht unbedingt ineinander übergehen müssen und voneinander abgrenzbar sind. Studien zeigen, dass sich die Phasen überlappen und nicht chronologisch verlaufen (z. B. Maciejewski et al., 2007).

Tabelle 47.1 Trauerphasen und therapeutische Implikationen

	Trauerphase	Beschreibung	Traueraufgabe	Auswahl therapeutischer Implikation
1	Phase des Nicht-Wahrhaben-Wollens	Schock, Aufruhr, Leugnung, ggf. mit intrusiven Erinnerungen	die Wirklichkeit des Verlustes akzeptieren lernen	▶ Abschiednehmen, z. B. Betrachten des Toten (in der Imagination) ▶ Akzeptanz des Verlusts ▶ Konfrontation / Exposition mit Realität des Verlusts bzw. dem traumatischen Ereignis ▶ Auseinandersetzung mit dem Trennungsschmerz ▶ sich Zeit und Erlaubnis geben ▶ Rituale pflegen
2	Phase der intensiven, teilweise widersprüchlichen Gefühle	Angst (vor der Zukunft), Schuld (auch »Überlebens-Schuld«), Sorge, Ärger, Scham, Enttäuschung, Sehnsucht, Erleichterung, Dankbarkeit	den Schmerz des Verlustes (sowie andere Gefühle) verarbeiten lernen	▶ Zulassen / Akzeptanz und Aushalten der Gefühle, ggf. weinen ▶ IRRT, Stuhlarbeit ▶ Versöhnungsinterventionen ▶ soziale Unterstützung suchen (Familie, Freunde, Selbsthilfegruppe)
3	Phase der Hilflosigkeit, Orientierungslosigkeit und Leere	die Welt ohne den Verstorbenen realisieren, in der Vergangenheit leben	sich der veränderten Umgebung anpassen lernen	▶ Zeit lassen für Erinnerungen (positive u. negative Aspekte der Beziehung), darüber sprechen ▶ heutige Beziehungen zum Ausgleich des Verlustes suchen ▶ soziale Fertigkeiten, Rollenspiele ▶ Kognitive Umstrukturierung ▶ IRRT
4	Phase des Abschieds, der Akzeptanz und der Neuorientierung	Abschiedsrituale, Aufbau eines inneren Bildes, Neuorientierung	die Beziehung zur verstorbenen Person neu definieren	▶ Trauerprozess nach außen symbolisieren durch Rituale ▶ versäumte Dinge nachholen, z. B. durch imaginative Aussprachen, Briefe ▶ persönliche Gedenktage gestalten – Akzeptanz durch alltagsnahe Strategien fördern (z.B. durch Achtsamkeit, Aufstellen von Bildern, Aufsuchen bedeutungsvoller Orte) ▶ heutige Beziehungen zur Kompensation intensivieren

Bereits die pietätvolle Psychoedukation der Trauerphasen und -aufgaben entlastet viele Patient:innen.

Fallbeispiel • Emotionale Verarbeitung und Normalisierung der Trauerphasen

Herr Paulsen schwankt zwischen Hilflosigkeit, Wut und Verzweiflung. Die Therapeutin vermittelt ihm, dass diese Wechsel normal sind. Besonders die Wut auf seine verstorbene Frau (»Warum hast du mich allein gelassen?«) entlastet ihn, als er erfährt, dass diese Emotion oft Teil des Trauerprozesses ist.

Wichtig

Die Vermittlung folgender Botschaften ist für jede Trauertherapie wichtig: Jeder Mensch trauert individuell, sodass die Phasen nicht vollständig und auch nicht statisch oder chronologisch durchlaufen werden müssen. Es gilt vielmehr herauszufinden, welche der zahlreichen aktiven Trauerstrategien für die Trauernden passend und hilfreich sind. Zudem sollten die Therapierenden den Betroffenen die Hoffnung vermitteln, den Trauerprozess gemeinsam bewältigen zu können. Trauer braucht jedoch Zeit.

47.3.2 Hauptphase der Trauertherapie

Anbei werden einige ausgewählte Trauerstrategien vorgestellt, welche flexibel, individualisiert und kreativ in beliebiger Reihenfolge eingesetzt werden können (vgl. modulare Therapie, Wagner, 2019). Für weitere Trauerstrategien sei auf die weiterführende Literatur verwiesen. Um den aktiven Trauerprozess zu fördern, können die spezifischen Trauerstrategien durch allgemeine Strategien wie Achtsamkeit und Akzeptanz (Kap. 29), Imagination (Kap. 30) und Stuhldialoge (Kap. 34) unterstützt werden.

Den Trauerprozess aktivieren. Um den therapeutischen Prozess zu aktivieren bzw. intensivieren, empfiehlt sich die sogenannte Mindmap-Technik. Die Patient:innen werden angeleitet, den Namen des Verstorbenen in die Mitte eines Blattes zu schreiben und die ihn betreffenden Assoziationen darum zu notieren: »Welche Gedanken und Gefühle verbinden Sie mit der verstorbenen Person?« In der Folge erhalten die Therapierenden einen umfassenden Eindruck von der verstorbenen Person aus der Patientensicht. Es ist wichtig, die Worte und Gefühle zu validieren. Zudem sollte auf Idealisierungen und Widersprüche geachtet werden, sie werden im späteren Therapieverlauf relevant. Diese Übung kann wiederholt, individualisiert und erweitert werden.

Rekonstruktion der Ereignisse um den Tod und Konfrontation mit den schmerzhaftesten Erinnerungen. Durch respektvolles und empathisches Nachfragen können Erinnerungen an die verstorbene Person geweckt und die Gefühle des Verlustes und die Bedeutung des

Verstorbenen erfragt werden. Die Ereignisse vor, während und nach dem Tod der Bezugsperson sollten pietätvoll exploriert werden. Mögliche Leitfragen sind: »Wie haben Sie erfahren, dass … verstorben ist? Wo waren Sie, wie wurde es Ihnen mitgeteilt? Was haben Sie davor gemacht, was direkt danach? Konnten Sie Abschied nehmen? Wie ging es Ihnen in den Monaten danach?«

Fallbeispiel

Herr Paulsen berichtet, dass er die letzten Tage fast immer an der Seite seiner Frau im Krankenhaus war. Als er in einer Nacht kurz nach Hause ging, um zu duschen und sich umzuziehen, verstarb sie. Bis heute habe er Schuldgefühle, dass er nicht bei ihr war. Die Therapeutin entlastet Herrn Paulsen durch die Aussage, dass es sehr häufig geschehe, dass die Betroffenen genau in den Augenblicken versterben, wenn die Angehörigen gerade nicht im Zimmer seien. In einer Imagination (vgl. Kap. 30 und 31) verarbeitet Herr Paulsen die Nacht ihres Todes und kann seiner Frau nun eine Botschaft sagen, die er aus einem traurigen, aber dennoch optimistischen Lied entnommen hat.

Als einzelne therapeutische Technik gilt die *Konfrontation mit dem Tod bzw. den schmerzhaftesten Erinnerungen* als eine Schlüsselintervention. Dazu braucht es die patientenseitige Bereitschaft, sich auf die schmerzhafte Realität einzulassen, die Endgültigkeit des Verlustes zu akzeptieren und die aktive Auseinandersetzung mit den Implikationen, die der Verlust für das eigene Leben hat. Wie lange dieser Prozess dauert und welche Mittel und Rituale dafür nützlich und hilfreich sind, sollte nicht durch einseitige therapeutenseitige Vorstellungen vorgegeben werden.

Reflexion des aktuellen Trauerverhaltens. Das aktuelle Trauerverhalten kann mithilfe folgender Leitfragen reflektiert werden: »Gehen Sie manchmal auf den Friedhof? Wie verbringen Sie Jahrestage? Mit wem sprechen Sie über Ihre Gefühle?"

Fallbeispiel • Bewältigungsstrategien von Herrn Paulsen

- Er beginnt Zwiegespräche am Grab zu führen, was ihm Erleichterung bringt.
- Durch die Reflexion mit der Therapeutin erkennt er, dass seine Urlaube an den Lieblingsorten seiner Frau seinen Alkoholkonsum verstärken und ihn in frühe Trauerphasen zurückwerfen. Stattdessen nimmt er eine Einladung seiner Freunde zur Wandertour an – und kann sie teilweise genießen.
- Soziale Öffnung: Er beginnt, sich seinen Neffen und Freunden wieder anzuvertrauen.

Rekonstruktion der Beziehung der/des Verstorbenen zur/zum Patient:in. Um den aktiven Trauerprozess weiter zu fördern, erfolgt die gemeinsame Rekonstruktion der Beziehung: »Wie haben Sie mit … die Zeit verbracht? Was haben Sie unternommen und wie oft haben Sie sich gesehen? Wie war das Verhältnis, gab es auch manchmal Streit, worüber?". Je nach Beziehungserfahrung kommen hierbei neben dem Gefühl des Verlustes und der Trauer möglicherweise auch Erleichterung oder Wut zum Vorschein (vgl. Trauerphase 2). An dieser Stelle ist insbesondere der Einsatz von Imaginationen (Kap. 30), Stuhldialogen (Kap. 34) oder das gemeinsame Aufsuchen von bedeutungsvollen Orten sinnvoll. Offene und ungeklärte Fragen können so bearbeitet werden. Beispielsweise kann im Rollenspiel sich selbst (in der Rolle des Toten) Absolution erteilt oder vergeben werden.

Fallbeispiel • Verarbeitung des unerfüllten Kinderwunsches und Loslassen

Das Thema Kinderlosigkeit wird in der Therapie intensiv bearbeitet. In einem Stuhldialog mit seiner verstorbenen Frau findet Herr Paulsen emotionale Erleichterung. Anschließend schreibt er ihr einen Brief, den er mit einem Gasluftballon steigen lässt. Ein Hausbesuch der Therapeutin macht sichtbar, dass er in der Wohnung nichts verändert hat. Während der Sitzung beginnt er, den Kleiderschrank seiner Frau auszuräumen und spendet viele Sachen.

Ressourcenorientierung und Integration des Verstorbenen ins Leben der Betroffenen. Das Durchleben der Trauer ermöglicht deren Integration. Parallel zum Trauerprozess sollten die Therapierenden ressourcenaktivierend arbeiten (Kap. 16) und den Betroffenen bei der Wiederaufnahme von Interessen und Beziehungen zum Ausgleich des Verlustes verhelfen. Folgende Leitfragen sind zu empfehlen: »Wie sieht Ihr Leben momentan aus? Welche sozialen Kontakte stehen Ihnen zur Verfügung? Welche Freunde / Bekannte sehen Sie? Mit wem können Sie offen sprechen?"

Fallbeispiel

Herr Paulsen kann im Verlauf der Therapie die Angebote seines Freundeskreises, mit ihm Zeit zu verbringen, vermehrt annehmen. Abgesehen von der Wandertour genießt er Zeit mit seinen Neffen und deren Kindern. Er lernt zudem, auch alleine essen zu gehen, und knüpft neue Kontakte in seiner Heimatstadt.

Sehr hilfreich hat sich in diesem Kontext auch der Einsatz der »3-Spalten-Technik« erwiesen. Diese kann früh in der Therapie eingeführt und als fortwährendes Arbeitsblatt genutzt werden (vgl. Tab. 47.2)

Tabelle 47.2 3-Spalten-Technik: Fallbeispiel

Was habe ich durch den Tod meines Angehörigen verloren?	Was ist jedoch auch gleich geblieben in meinem Leben?	Was könnte für mich nun eine Chance darstellen?
Meine geliebte Frau	Meine Firma	Erkennen, wer meine wirklichen Freunde sind
Viele Zukunftspläne	Meine Wohnung	Mehr wertvolle Zeit mit meinen Freunden und Neffen verbringen
Geborgenheit	Meine Familie, insbesondere meine Neffen	Besser wissen, was wirklich zählt im Leben (nämlich das gelebte Leben)
Meine Basis	Einige Freunde	Mein Leben neu ausrichten
Sexualität	Meine Hobbys	
Jemand, der alles im Griff hatte (z. B. auch Steuererklärung, Einkauf, Kochen)	Ich (mehr oder weniger)	

47.3.3 Abschiedsphase der Trauertherapie

Analog zur IPT (Kap. 63) empfiehlt es sich, die Abschiedsphase transparent und frühzeitig zu benennen. Nach einer intensiven Trauertherapie kann diese Phase schließlich erneut Anlass zur Trauer geben, da sich die Betroffenen nun auch vom Therapeuten bzw. der Therapeutin verabschieden müssen. Ein Ausschleichen der Sitzungen bzw. eine Erhaltungstherapie bieten sich hier an.

47.4 Umgang mit Diversität: unterschiedliche kulturelle Hintergründe

Unterschiedliche Kulturen manifestieren sich nicht zuletzt durch den unterschiedlichen Umgang mit Trennungen und dem Umgang mit Verstorbenen, d. h., eine »normale« Trauerreaktion ist in hohem Ausmaß durch die jeweiligen kulturellen Vorstellungen geprägt. Die Erwartung, dass ein sozialer Verlust einer nahestehenden Person intensives Leid notwendig auslöst und damit gleichermaßen ein Maßstab des »normalen« Trauerns ist, ist genauso verbreitet wie Vorstellungen über eine Fortsetzung der Beziehung über den Tod hinaus (Stroebe et al., 1999; Znoj, 2016).

Dazu gehören auch Vorstellungen über ein Leben nach dem Tod und religiöse Haltungen. Der Glaube kann in der Tat helfen, Verluste besser zu verarbeiten (z. B. Pargament, 1997); allerdings gibt es auch Befunde, die dafür sprechen, dass Menschen mit einem problematischen Gottesbild (z. B. Verlust als Strafe) Verluste weniger gut verarbeiten (Znoj et al., 2004). Transparenz bezüglich eigener, auch religiöser Einstellungen ist wichtig, weil es in einer Therapie nicht darum gehen kann, ein anderes Wertesystem zu übernehmen, sondern entsprechend den eigenen kulturellen Vorstellungen mit dem Verlust zurechtzukommen (vgl. Kap. 72). Der Fokus der Therapie liegt also nicht auf der Revision kultureller Vorstellungen, sondern auf dem individuellen und möglicherweise problematischen Umgang mit dem Verlust.

47.5 Typische Schwierigkeiten und Fehler

Bei der besonderen Form einer Trauertherapie kann man in einige Fallen tappen (Tab. 47.3).

Tabelle 47.3 Dos und Don'ts einer Trauertherapie

Dos	Don'ts
Einstellungen und Umgang mit Trauer	
▶ Normalisieren der Trauerreaktion u. a. durch Edukation über die Trauerphasen und -aufgaben ▶ Untröstlichkeit akzeptieren und anerkennen	▶ Trauer als gefährlichen Zustand beenden wollen ▶ Trauer relativieren (»Das wird schon wieder!«)
▶ Tod als Erfahrung akzeptieren	▶ Tod tabuisieren
Therapeutische Beziehungsgestaltung	
▶ Modell sein (evtl. mitweinen, aber trotzdem weitersprechen können und nicht abbrechen) ▶ beruhigendes Rückversichern: »Ich werde mit Ihnen gemeinsam durch den schmerzhaften Prozess gehen.« ▶ Schweigen können ▶ eigene Hilflosigkeit gegenüber dem Tod eingestehen ▶ Geduld haben: Trauer braucht Zeit ▶ Supervision und Selbsterfahrung nutzen	▶ zu aktiv, dominant, vorgebend auftreten ▶ Trauer nicht aushalten können, zu schnell trösten ▶ zu sehr in den Trauerprozess involviert werden, sich nicht abgrenzen können

Tabelle 47.3 (Fortsetzung)

Dos	Don'ts
Therapeutisches Vorgehen / Strategien	
▶ individuelles Vorgehen ▶ kreativ aktive Trauerstrategien dem Patienten anbieten, aber ihn entscheiden lassen	▶ normatives Vorgehen (z. B. »Weinen ist gut«) ▶ unreflektierte therapeutenseitige Vorstellungen bezüglich Trauer und Verlustverarbeitung
▶ Emotionen als Ressource nutzen und aktivieren	▶ Emotionen problematisieren
▶ Vermeidungsverhalten bzgl. der Trauer besprechen	▶ Versäumen, das Vermeidungsverhalten zu hinterfragen
▶ neben positiven auch negative Aspekte der verstorbenen Person explorieren	▶ sich rein auf die positiven Aspekte der Beziehung zum Verstorbenen fokussieren
▶ Trauer aushalten: zuhören, begleiten und aushalten, dass der Wunsch des Patienten, den Angehörigen zurückzuerhalten, nicht eintreffen wird	▶ Ausweichen auf eine aktionistische Ebene
▶ zunächst solide Vertrauensbasis schaffen	▶ zu frühe Problemaktualisierung ▶ zu früh auf problematische Verhaltensweisen und kognitive Denkmuster hinweisen
▶ Konfrontation mit dem Tod bzw. den schmerzhaften Erinnerungen in jedem Fall vorschlagen	▶ Konfrontation mit dem Tod bzw. den schmerzhaften Erinnerungen vermeiden, z. B. aus Angst vor emotionaler »Ansteckung« (»contagion«)

47.6 Kritische Einordnung

Erfolgskriterien

Als Erfolg kann gewertet werden, wenn der Gedanke an die verstorbene Person zugelassen werden kann, ohne gleichzeitig Vermeidungsstrategien oder Schutzverhalten zu aktivieren. Auf der interindividuellen Ebene sind neue und tiefe Beziehungen möglich, bestehende Beziehungen können wieder gepflegt werden. Die emotionale Verbundenheit zur verstorbenen Person existiert möglicherweise in einer transformierten Form weiter. Diese Beziehung hat aber keine einschränkende Auswirkung auf das tägliche Leben oder die Beziehung zu lebenden Personen. Gefühle der Trauer (insb. Traurigkeit und Sehnsucht) können vorkommen, sie werden aber situationsgerecht geäußert und nicht als unkontrollierbar erlebt. Neben einer spezifischen Diagnostik existiert eine Vielzahl von allgemeinen Instrumenten und Belastungsindizes, welche sich in der Trauer einsetzen lassen (Znoj, 2016).

Wirksamkeit von Trauertherapien

- Hochrisikogruppen: Interventionen für Hochrisikogruppen erzielen deutlich bessere Effekte als Primärinterventionen für alle Hinterbliebenen (Currier et al., 2010)
- Psychotherapeutische Maßnahmen, insbesondere Kognitive Verhaltenstherapie, zeigten in mehreren Studien signifikante Verbesserungen der Trauersymptomatik ($d = 0{,}53$) (Wittouck et al., 2011)
- Complicated Grief Therapy (CGT) wurde in drei randomisierten Studien evaluiert und führte zu signifikanten Symptomreduktionen (Shear et al., 2005, 2014, 2016); Antidepressiva zeigten hingegen keinen Effekt auf Trauersymptome (Shear et al., 2016).
- Prolonged Grief-specific Cognitive Behavioural Therapy (PG-CBT) und die Present-Centered Therapy (PCT) erwiesen sich als wirksam und gut akzeptiert (Rosner, et al., 2024), wobei PG-CBT der PCT sowohl nach der Behandlung als auch im Follow-up hinsichtlich komorbider Symptome überlegen war.
- Trauergruppen: Eine Metaanalyse aus 2022 ergab nur schwache Effekte für Trauergruppen ($d = 0{,}33$), die nach der Intervention nicht aufrechterhalten wurden (Maaß et al., 2022). Dies ist bedeutsam, da Trauergruppen in Deutschland am häufigsten angeboten werden, insbesondere im Selbsthilfebereich und karitativen Kontext.
- Johannsen et al. (2019) fanden, dass Interventionen besonders wirksam sind, wenn sie individuell angeboten werden, die Teilnehmenden hohe Trauersymptome aufweisen und erst mindestens sechs Monate nach dem Verlust eingeschlossen werden. Allerdings bleiben die Therapieeffekte insgesamt moderat.

Die Ergebnisse der Studien unterstreichen die Bedeutung differenzierter Behandlungsansätze, um individuelle Bedürfnisse trauernder Menschen gezielt zu adressieren. Es besteht weiterhin Forschungsbedarf, insbesondere zu langfristigen Effekten und der Wirksamkeit von Gruppenangeboten.

Digitale Therapieangebote

Die Digitalisierung hat in der psychotherapeutischen Versorgung zu einem Umdenken geführt (Kap. 79), auch bei Trauerinterventionen. Internetbasierte Schreibtherapie zeigte für verschiedene Trauergruppen signifikante Verbesserungen der Trauersymptomatik und der allgemeinen Psychopathologie, die auch nach 1,5 Jahren erhalten blieben (Wagner 2006; Wagner et al., 2020). Hybride Ansätze, die digitale und persönliche Therapie kombinieren, könnten eine vielversprechende Entwicklung darstellen (vgl. Wagner, 2024).

Letztlich bleibt der Tod – wie auch die Trauer – eine grundlegende, existenzielle menschliche Erfahrung, für die es keine endgültige Lösung geben kann. Vielmehr ist es eine lebenslange Aufgabe, sich darauf vorzubereiten und die eigene Endlichkeit anzunehmen. In den Worten von Ingeborg Bachmann (1953, S. 7): »Die gestundete Zeit wird sichtbar am Horizont.« Ein Gedanke, der uns daran erinnert, im Bewusstsein der Vergänglichkeit zu leben und darin vielleicht auch Trost zu finden.

FAQ

Ich habe selbst gerade einen Trauerfall in meiner Familie und sehe im Erstgespräch einen Patienten, der vermutlich unter einer Anhaltenden Trauerstörung leidet. Kann oder sollte ich die Therapie übernehmen?

Sollten auf keinen Fall – dies ist Ihre Entscheidung, die Sie in Super- oder Intervision reflektieren können. Wenn der eigene Trauerfall Sie derzeit sehr beansprucht und Sie selbst mitten in Ihrer aktiven Trauerarbeit sind, wäre es ggf. ratsam, den Fall an eine Kollegin oder einen Kollegen abzugeben. Wenn Sie jedoch die Kraft spüren, Patient:innen in ihrer Trauer zu begleiten, kann es sogar hilfreich sein, dass Sie selbst auch trauern. Durch die Transparenz darüber zeigen Sie sich menschlich und empathisch, ggf. können Sie berichten, welche Strategien Ihnen helfen (bzw. früher geholfen haben). Auch ein gemeinsames Weinen kann bei dem unsichtbaren Leid verbinden. Selbstverständlich sollte der Fokus der Therapie – die anhalte Trauer Ihres Patienten bzw. Ihrer Patientin – dabei jedoch nie verloren gehen.

Weiterführende Literatur

Novon, A. & Rosner, R. (2025). Present-Centered Therapy: Ein Manual zur Behandlung der Anhaltenden Trauerstörung. Göttingen: Hogrefe.

Paul, C. (2018). Warum hast du uns das angetan? Ein Begleitbuch für Trauernde, wenn sich jemand das Leben genommen hat. Gütersloh: Gütersloher Verlagshaus.

Röseberg, F. (2014). Handbuch Kindertrauer: Die Begleitung von Kindern, Jugendlichen und ihren Familien. Göttingen: Vandenhoeck & Ruprecht.

Rosner, R., Pfoh, G., Rojas, R., Brandstätter, M., Rossi, R., Lumbeck, G., Kotoucová, M., Hagl, M. & Geissner, E. (2015). Anhaltende Trauerstörung: Manuale für die Einzel- und Gruppentherapie. Göttingen: Hogrefe.

Wagner, B. (2019). Psychotherapie mit Trauernden. Grundlagen und therapeutische Praxis. Weinheim: Beltz.

Yalom, I. (2010). Existenzielle Psychotherapie (5. Auf.). Köln: Edition Humanistische Psychologie.

Znoj, H. (2016). Komplizierte Trauer (2. Aufl.). Göttingen: Hogrefe.

48 Essstörungen

Brunna Tuschen-Caffier • Jennifer Svaldi

Klinisch relevante Essstörungen können sich u. a. dahingehend äußern, dass die betreffenden Personen immer wieder Essanfälle haben, während derer sie sehr viel mehr essen als andere Menschen. Auch können sich Essstörungen im anderen Extrem zeigen, nämlich dass die Betreffenden viel zu wenig essen und infolgedessen nur noch ein lebensbedrohlich niedriges Körpergewicht haben. Im Folgenden gehen wir auf die Symptomatik, Klassifikation, Ätiologie und Psychotherapie der Essstörungen Anorexia nervosa (AN), Bulimia nervosa (BN) und Binge-Eating-Störung (BES) ein. Das Vorgehen in der Psychotherapie wird störungsorientiert entlang der drei Störungsbilder beschrieben und bildet den Schwerpunkt des Beitrags.

48.1 Diagnostik, Komorbidität und Differenzialdiagnostik

Anorexia nervosa

Die Anorexia nervosa (AN) ist nach den Kriterien des DSM-5 durch drei Hauptsymptome gekennzeichnet: (A) dauerhafte Einschränkung der Energiezufuhr, welche zu einem signifikant niedrigen Körpergewicht führt, (B) ausgeprägte Angst vor einer Gewichtszunahme oder Angst, zu dick zu werden, oder dauerhafte Verhaltensweisen, die einer Gewichtszunahme entgegenwirken sollen, sowie (C) Störungen in der Wahrnehmung des eigenen Gewichts und der eigenen Figur. Unterschieden wird zwischen einem restriktiven Typ und einem Binge-Eating- / Purging-Typ; bei letzterem kommt es in einem Zeitraum von drei Monaten wiederkehrend zu Essanfällen und »Purging« (u. a. Erbrechen, Missbrauch von Laxantien), während dies bei ersterem Typ der AN fehlt; stattdessen setzen Patient:innen des restriktiven Typs zur Gewichtskontrolle Verhaltensweisen wie z. B. Diäten, Fasten oder Sport ein. Der Schweregrad der AN wird über den Body-Mass-Index (BMI: kg/m^2) definiert: leicht (BMI > 17), mittel (BMI 16–16,99), schwer (BMI 15–15,99), extrem (BMI < 15). Die ICD-11-Kriterien sind mit denen des DSM-5 weitestgehend vergleichbar, für die Einschätzung des Schweregrades sind in der ICD-11 jedoch nur zwei Einschätzungen möglich: AN mit signifikant niedrigem Gewicht (BMI zwischen 18,5 und 14,0 bzw. ein BMI unterhalb des 5. alters- und geschlechtsabhängigen BMI-Perzentils für Kinder und Jugendliche) sowie AN mit gefährlich niedrigem Gewicht (BMI unter 14,0 bzw. ein BMI unter den 0,3 Perzentilen bei Kindern und Jugendlichen).

Bulimia nervosa

Die Bulimia nervosa (BN) ist nach den Kriterien des DSM-5 durch folgende Hauptsymptome gekennzeichnet: (A) wiederholte Episoden von Essanfällen, die mit dem Erleben von Kontrollverlust einhergehen, (B) wiederholte Anwendung von unangemessenen kompensatorischen Maßnahmen (z. B. selbstinduziertes Erbrechen), die einer Gewichtszunahme entgegenwirken sollen. Zudem wird für die Essanfälle und die einer Gewichtszunahme entgegenwirkenden Maßnahmen jeweils ein Häufigkeitskriterium angegeben: Beide Symptome müssen im Durchschnitt mindestens einmal pro Woche über einen Zeitraum von drei Monaten auftreten (Kriterium C), wenn die Diagnose BN gestellt werden soll. Schließlich ist die übermäßige Abhängigkeit der Selbstbewertung von der Figur und dem Körpergewicht ein weiteres Diagnosekriterium (Kriterium D). Die Einschätzung des Schweregrads der BN erfolgt über die Anzahl der wöchentlichen Episoden kompensatorischer Maßnahmen: leicht (1 bis 3 Episoden), mittel (4 bis 7), schwer (8 bis 13), extrem (14 oder mehr). In Abweichung zum DSM-5 kann eine BN nach ICD-11 bereits gestellt werden, wenn die betroffene Person wöchentliche Essanfälle über einen Zeitraum von vier Wochen beschreibt. Treten die Essanfälle und unangemessenen kompensatorischen Maßnahmen im Rahmen einer AN auf, darf die BN (nach DSM-5 und ICD-11) nicht vergeben werden.

Binge-Eating-Störung

Zentrales Merkmal der Binge-Eating-Störung (BES) sind die wiederkehrenden Essanfälle (A), die mit einem Gefühl von Kontrollverlust einhergehen (A2) und die im Durchschnitt mindestens einmal pro Woche über einen Zeitraum von drei Monaten vorkommen (D). Ferner müssen die Betroffenen unter den Essanfällen leiden (C) und es müssen mindestens drei von fünf Merkmalen zur Beschreibung des Essverhaltens während der Essanfälle zutreffen (z. B. wesentlich schneller essen als sonst). Darüber hinaus dürfen bei der BES keine unangemessenen kompensatorischen Maßnahmen wiederholt auftreten (Kriterium E). Assoziiert mit der BES kommen häufig Übergewicht bzw. Adipositas vor. Der Schweregrad der BES wird über die Häufigkeit der wöchentlichen Essanfälle bestimmt: leicht (1 bis 3 Episoden), mittel (4 bis 7), schwer (8 bis 13), extrem (14 oder mehr). Nach ICD-11 kann in Abweichung zum DSM-5 eine BES nach zwei Monaten wöchentlicher Episoden von Essanfällen gestellt werden. Eine Einschätzung des Schweregrads der BES ist nach ICD-11 nicht vorgesehen. Treten die Essanfälle im Rahmen einer BN oder AN auf, darf die BES nicht vergeben werden.

Wichtig

- Die Lebenszeitprävalenz von Essstörungen unter europäischen Frauen liegt in unterschiedlichen Studien bei <1 % bis 4 % für die AN und <1 % bis 2 % für die BN sowie zwischen 1 % und 4 % für die BES und 2–3 % für subklinische Essstörungen, mit deutlicher Schwankung je nach Altersgruppe, erfasstem Gebiet und ethnischer Zugehörigkeit. Bei Männern liegt die Lebenszeitprävalenz von klinischen Essstörungen bei 0,3 %, von subklinischen Essstörungen bei 0,7 % (Keski-Rahkonen & Mustelin, 2016).
- Die Neuerkrankungsrate für die AN ist über die letzten Jahrzehnte hinweg stabil geblieben (wobei aber manche Studien auf einen Anstieg im Zuge der Covid-19-Pandemie bzw. der Lockdown-Maßnahmen hindeuten), die Ent-

deckungsrate in der allgemeinen Versorgung hat sich jedoch verbessert. Für die BN ist ein leichter Rückgang zu beobachten. Vergleicht man Daten zu Prävalenzraten aus populationsbasierten und versorgungsbasierten Stichproben, zeigt sich, dass nach wie vor nur ein geringer Anteil der Betroffenen adäquat behandelt wird (Keski-Rahkonen & Mustelin, 2016).

Die Prävalenz von Essstörungen, insbesondere bei der AN, ist zwar eher niedrig, aber es handelt sich um schwere psychische Störungen, die chronisch verlaufen und mit schweren Begleitproblemen bis hin zu einer deutlich erhöhten Mortalitätsrate (insbesondere bei der AN) einhergehen.

Differenzialdiagnostik

Bei einem niedrigen Körpergewicht sind differentialdiagnostisch körperliche Ursachen auszuschließen (z. B. gastrointestinale Störungen, Malignome, erworbenes Immunabwehrschwächesyndrom [AIDS]). Ebenso kann es bei psychischen Störungen wie der Major Depression (Kap. 42), Schizophrenie (Kap. 40) oder Substanzkonsumstörungen (Kap. 50) zu Gewichtsverlust oder auffälligem Essverhalten kommen. Bei diesen Störungen fehlen aber die für die AN typischen Körperbildstörungen und Ängste vor einer Gewichtszunahme.

Auch Essanfälle können bei körperlichen Erkrankungen (z. B. Klein-Levin-Syndrom) und bei anderen psychischen Störungen, z. B. bei affektiven Störungen wie der Major Depression oder bei der Borderline-Persönlichkeitsstörung (Kap. 53) vorkommen. Sowohl bei körperlichen Erkrankungen als auch bei den genannten psychischen Störungen oder Persönlichkeitsstörungen fehlen aber Symptome einer Körperbildstörung. Die Essanfälle gehen bei anderen Erkrankungen als den Essstörungen in der Regel nicht mit dem Erleben von Kontrollverlust einher.

Bei Essstörungen kommen zudem Symptome vor, die auch bei anderen psychischen Störungen wie z. B. der Sozialen Angststörung (»sich schämen, in der Öffentlichkeit zu essen«, Kap. 43), der Zwangsstörung (nahrungsbezogene Zwangshandlungen und -gedanken, Kap. 45) und der Körperdysmorphen Störung vorkommen können (z. B. Überzeugung, dass die Waden zu groß sind). Es ist differenzialdiagnostisch systematisch abzuklären, um welche psychische Störung es sich jeweils handelt bzw. inwiefern eine dieser Störungen komorbid zur Essstörung besteht.

Komorbidität

Bei über 70 % der Betroffenen ist die Essstörung mit einer weiteren psychischen Störung assoziiert. Der hohe Anteil an komorbiden psychischen Störungen ist geschlechterübergreifend. Am häufigsten gehen Essstörungen mit Angststörungen (53 %) und affektiven Störungen (43 %) einher. Circa 10 % der Betroffenen leiden komorbid unter Störungen des Substanzmissbrauches bzw. der Substanzabhängigkeit (Keski-Rahkonen & Mustelin, 2016). Auch Persönlichkeitsstörungen treten häufig komorbid bei Essstörungen auf. Während der restriktive Subtypus der AN am häufigsten mit der zwanghaften und der ängstlich-vermeidenden Persönlichkeitsstörung komorbid auftritt, ist die Borderline-Persönlichkeitsstörung die häufigste komorbide Persönlichkeitsstörung des binge-eating purging Subtypus der AN, der BN und der BES (Sansone, Levitt & Sansone, 2005; Udo & Grilo, 2019).

Diagnostische Verfahren

Für die strukturierte Erfassung der Psychopathologie der Essstörungen sowie der Erfassung therapierelevanter Informationen ist das *Eating Disorder Examination* (Fairburn & Cooper, 1993; Hilbert & Tuschen-Caffier, 2016b) zu empfehlen, das als Goldstandard in der Diagnostik von Essstörungen gilt.

Als Fragebogen zur Erfassung der Essstörungspathologie aus Sicht der Patient:innen ist das *Eating Disorder Examination Questionnaire* (EDE-Q: Fairburn & Beglin, 1994; Hilbert & Tuschen-Caffier, 2016) zu empfehlen (Bearbeitungszeit: ca. 15 Minuten). Der EDE-Q8 ist eine noch ökonomischere Kurzversion des EDE-Q mit guten psychometrischen Kennwerten (Kliem et al., 2016). Das Instrument eignet sich als Screening bzw. als Therapieverlaufsinstrument, allerdings ohne Subskalenauswertung. Bei Verdacht auf eine Essstörung sollten die Diagnosekriterien systematisch abgefragt werden.

Entstehung, Auslösung und Aufrechterhaltung von Essstörungen

Grundannahme eines kognitiv-behavioralen Modells der Essstörungen ist, dass Essstörungen multifaktoriell bedingt sind, also individuelle Faktoren (psychische, biologische und verhaltensbezogene Faktoren), Umweltfaktoren sowie die Wechselwirkung der verschiedenen Faktoren für die Entstehung (Prädisposition), Auslösung und Aufrechterhaltung von Bedeutung sind. Tabelle 48.1 (aus Tuschen-Caffier & Hilbert, 2016) fasst die wesentlichen Befunde zur Ätiologie der Essstörungen zusammen.

Tabelle 48.1 Ätiologie von Essstörungen

Entstehung	*Individuelle Faktoren:* ▶ genetische Faktoren ▶ Adipositas im Kindes- und Jugendalter ▶ Probleme im Bereich exekutiver Funktionen (z. B. Impulsivität) *Störungsübergreifende Umweltfaktoren als allgemeine Vulnerabilitätsfaktoren:* ▶ Psychopathologie der Eltern bzw. der Familie ▶ körperliche / sexuelle Missbrauchserfahrungen *Störungstypische Umweltfaktoren:* ▶ elterliches Übergewicht ▶ elterliche bzw. familiäre Essprobleme ▶ restriktiver Erziehungsstil in Bezug auf Ernährung
Auslösende Faktoren	*Individuelle Faktoren:* ▶ Sorgen um Figur und Gewicht ▶ Selbstwertprobleme ▶ Perfektionismus *Umweltfaktoren:* ▶ Belastungen, z. B. kritische Lebensereignisse wie Trennungen, negative Kommentare gegenüber Figur und Gewicht

Tabelle 48.1 (Fortsetzung)

Aufrechterhaltung	*Individuelle Faktoren:* ▶ Probleme im Bereich exekutiver Funktionen (z. B. Impulsivität) ▶ negative Affekte und Dysregulation negativer Affekte ▶ Sorgen um Figur und Gewicht ▶ Störungstypische Aufmerksamkeits- und Gedächtnisprozesse (z. B. selektiv auf negative Aspekte des Körpers achten) ▶ Selbstwertprobleme ▶ Diäthalten, gezügelter Essstil *Umweltfaktoren:* ▶ Belastungen, z. B. interpersonelle Konflikte, Exposition gegenüber Figur und Gewicht

Wichtig

Sorgen um Figur und Gewicht im Zusammenhang mit verhaltensseitigen Faktoren wie Diäthalten oder einem gezügelten Essstil gelten als sehr wichtige aufrechterhaltende Faktoren für Essstörungen wie der AN und BN.

48.2 Verhaltenstherapeutische Ziele und Strategien

Die Behandlung der drei Essstörungen AN, BN und BES weist in Bezug auf zentrale Ziele und Strategien über die drei Störungen hinweg eine Reihe von Ähnlichkeiten auf. So ist die Normalisierung des Essverhaltens für alle drei Störungen Ziel der Psychotherapie, wenn auch mit unterschiedlicher Dringlichkeit: Bei der Behandlung der AN muss die Restitution des Körpergewichts und damit die Ernährungstherapie zu Beginn der Therapie im Fokus stehen, während bei der BES auch die Bearbeitung störungsübergreifender Themen, z. B. interpersoneller Probleme, zu Beginn der Therapie oder sogar im gesamten Verlauf der Behandlung im Fokus stehen kann. Des Weiteren ist die Veränderung von Körperbildstörungen bei der AN und BN von zentraler Bedeutung, während dies bei der BES optional ist bzw. von der Problemkonstellation im Einzelfall abhängt. Die Veränderung bzw. Bearbeitung von symptomassoziierten Themen – wie der Umgang mit Belastungen, die Regulation von Emotionen oder die Veränderung ungünstiger Problemlösestile – ist bei allen Essstörungen ein wichtiges Thema. Tabelle 48.2 gibt einen Überblick über Therapieziele und Behandlungsstrategien bei den drei Essstörungen.

Tabelle 48.2 Überblick über Therapieziele und Behandlungsstrategien bei den drei Essstörungen

Art der Essstörung	Therapieziele	Strategien
Bulimia nervosa (BN)	▶ regelmäßige Mahlzeitenstruktur, ausgewogene Ernährung, Steigerung der Genussfähigkeit ▶ Verbesserung des Körperbildes ▶ Bewältigung von Stress, Konflikten etc., ohne zu essen	▶ Ernährungstraining, u. a. Essbegleitung ▶ kognitive Interventionen (Ernährung, Genuss, Hunger und Sattheit), Selbstbeobachtung ▶ Körperbildexposition, kognitive Interventionen ▶ Kompetenztrainings (z. B. Stressmanagement, Emotionsregulation; Kommunikation, Problemlösen) ▶ Stress- und Nahrungsmittelexpositionen
Binge-Eating-Störung (BES)	▶ regelmäßige Mahlzeitenstruktur, ausgewogene Ernährung, Steigerung der Bewegung, Steigerung der Genussfähigkeit ▶ *bei Indikation*: Verbesserung des Körperbildes ▶ Bewältigung von Stress, Konflikten etc., ohne zu essen ▶ ggf. Gewichtsreduktion ▶ ggf. Reduktion körperlicher *Folgeprobleme*	▶ Ernährungstraining, u. a. Essbegleitung ▶ kognitive Interventionen (Ernährung, Genuss, Hunger und Sattheit), Selbstbeobachtung, Bewegungstraining, Genusstraining ▶ Körperbildexposition, kognitive Interventionen ▶ Stress- und Nahrungsmittelexposition mit Reaktionsverhinderung ▶ Kompetenztrainings (z. B. Stressmanagement, Emotionsregulation; Kommunikation, Problemlösen) ▶ Adipositastherapie ▶ ggf. medizinische Interventionen
Anorexia nervosa (AN)	▶ Gewichtsrestitution ▶ ggf. Behandlung körperlicher Folgeerkrankungen ▶ Aufbau von Eigenverantwortung für Veränderung ▶ Verbesserung des Körperbildes ▶ Aufbau von Kompetenzen bei Konflikten, Stress etc. ▶ Verbesserung sozialer Beziehungen	▶ Ernährungsmanagement ▶ ggf. medizinische Interventionen ▶ Psychoedukation, Gesprächsführung zur Motivierung ▶ kognitive Interventionen und Körperbildexposition ▶ Verhaltensübungen zur Identifikation und Überprüfung von irrationalen Kognitionen und Sicherheitsverhalten (z. B. »Eine Kugel Eis führt zu 10 Kilo Gewichtszunahme«) ▶ Kompetenztrainings (z. B. zu Kommunikation und Problemlösen, Emotionsregulation, Selbstsicherheit) ▶ ggf. Einbezug der Familie oder des Partners / der Partnerin (u. a. Kommunikationstraining)

48.3 Praktische Durchführung

Behandlung der Bulimia nervosa

Das folgende Fallbeispiel erläutert beispielhaft die Symptomatik der BN. Die unten beschriebenen Therapiestrategien kommen bei der Behandlung dieser Patientin zur Anwendung.

Fallbeispiel

Miriam Kaisersheim, 21 Jahre alt, leidet seit drei Jahren an Essanfällen mit anschließendem Erbrechen. Sie wiegt 58 Kilogramm bei einer Körpergröße von 1,75 m (BMI = 18,9). Mit ihrem derzeitigen Körpergewicht sei sie im Wesentlichen zufrieden, allerdings habe sie ständig Angst vor einer Gewichtszunahme. Eine Psychotherapie habe sie wegen ihrer Essanfälle noch nicht gemacht, sie habe immer gehofft, das Problem selbst »in den Griff« zu bekommen. Ängste vor einer Gewichtszunahme habe sie bereits als Kind und Jugendliche gelegentlich gehabt, sie habe dann sehr aufs Essen geachtet, u. a. auf Süßigkeiten verzichtet oder auch eine Mahlzeit ausgelassen. Zusammen mit ihrer drei Jahre älteren Schwester sei sie behütet und gut umsorgt in einer Kleinstadt groß geworden: Ihr Vater sei Lehrer an einem Gymnasium, die Mutter Hausfrau. Es sei ihr immer sehr wichtig gewesen, die Anerkennung der Eltern, insbesondere des Vaters, für ihre schulischen Leistungen zu bekommen. Dabei habe sie selbst strengere Maßstäbe an die Beurteilung ihrer Leistungen angelegt als die Eltern, die auch bei ihren manchmal nicht so guten Noten verständnisvoll gewesen seien. Bis heute sei sie sehr perfektionistisch und selten zufrieden mit ihren Leistungen. Die Essanfälle hätten vor drei Jahren begonnen, als sie sich auf das Abitur vorbereitet habe. Sie habe mehr gegessen als sonst, da sie durch Essen ruhiger geworden sei. Dann habe sie 8 Kilogramm zugenommen, was auch den Eltern und ihren Freundinnen aufgefallen sei, die kritische Kommentare über ihre Figur abgegeben hätten. Um Gewicht abzunehmen, habe sie nach dem Essen willentlich Erbrechen herbeigeführt. Sie habe es auch genossen, nicht mehr so auf das Essen achten zu müssen, da das Erbrechen ja eine »geniale« Strategie sei, so viel essen zu dürfen, wie man wolle, ohne zuzunehmen. Aber mit der Zeit hätten sich die Essanfälle und das Erbrechen ihrer Selbstkontrolle völlig entzogen, sie fühle sich inzwischen dem Essen gegenüber ausgeliefert und leide sehr unter den Ess-Brech-Attacken. Sie habe nun infolge ganz unterschiedlicher Belastungen (z. B. Langeweile, schlechte Stimmungen, zu viele Anforderungen in ihrem Lehramtsstudium) häufige Essanfälle mit anschließendem Erbrechen.

Die kognitiv-behaviorale Behandlung umfasst in der Eingangsphase eine ausführliche Diagnostik der BN-Symptomatik sowie der damit einhergehenden Probleme (z. B. Selbstwertprobleme). Die Behandlung erfolgt orientiert an einem Behandlungsmanual (Tuschen-Caffier & Florin, 2012; Svaldi & Tuschen-Caffier, 2018) und beinhaltet die folgenden Behandlungsmodule:

- **Modul zur Therapie des Essverhaltens:** z. B. Selbstbeobachtung des Essverhaltens anhand von Tagebüchern, u. a. Analyse der Funktionalität des Essens; verhaltensbezogene und kognitive Interventionen zum Aufbau einer gesundheitsorientierten

Mahlzeitenstruktur, u. a. Essenspläne, Veränderung der Zusammensetzung der Makronährstoffe bei der Nahrungszufuhr, Identifikation und Veränderung dysfunktionaler Gedanken und Gefühle zum Essen und zur Ernährung.

- **Modul zur Therapie von Körperbildstörungen:** insb. Interventionen zur Veränderung negativer Gefühle und Gedanken gegenüber der Figur und dem Gewicht, z. B. durch Körperbild-Expositionen anhand eines Ganzkörperspiegels und durch kognitive Interventionen.
- **Modul zur Therapie dysfunktionaler Stressreaktionen:** z. B. kognitive Interventionen und Fertigkeitstrainings, u. a. zur Emotionsregulation, Kommunikation, Problemlösen und Nahrungsmittelexpositionen im Zusammenhang mit Stressexpositionen.

Während der gesamten Psychotherapie setzten die Therapeut:innen Strategien der *systemimmanenten Gesprächsführung* oder Interventionen im Sinne einer *Motivierenden Gesprächsführung* (Kap. 4) ein, die sich bei ambivalenter Therapiemotivation bewährt haben. Die Betroffenen sollten nicht zu einer therapeutischen Intervention bzw. Veränderung der Symptomatik gedrängt werden. Stattdessen wird in der z. B. Behandlung betont, dass die Intervention sich bei anderen Patient:innen als sehr wirksam erwiesen hat, aber dass das im konkreten Fall nichts bedeuten muss. Die Entscheidung für oder gegen eine therapeutische Intervention liegt immer bei den Patient:innen.

T: Bei den meisten Patient:innen führt ein Tagesablauf mit drei Hauptmahlzeiten und zwei Zwischenmahlzeiten dazu, dass sich die Mangelernährung im Körper ausgleicht und folglich der Heißhunger und die Essanfälle weniger werden. Aber ich habe verstanden, dass Sie das nicht möchten. Und wenn Sie sich absolut sicher sind, dass das bei Ihnen nichts helfen wird, wäre das auch der falsche Ansatz.

P: Absolut sicher bin ich mir natürlich auch nicht! Vielleicht habe ich auch nur ein wenig Angst davor.

T: Das ist absolut verständlich, das ist ja auch eine schwere Übung. Sie würden damit eine Gewohnheit verändern, die Ihnen sehr vertraut ist: Seit Jahren lassen Sie Mahlzeiten komplett ausfallen und nun komme ich und rate Ihnen, das nicht mehr zu tun. Das ist nicht so einfach umzusetzen. Aber ich traue Ihnen zu, dass Sie das schaffen, denn Sie haben viel Kraft. Und Sie schaffen es auch, über Ängste im Zusammenhang mit solchen therapeutischen Aufgaben zu sprechen. Das ist eine ganz wichtige Fähigkeit, die die Wahrscheinlichkeit für einen erfolgreichen Verlauf der Behandlung erhöht.

P: Hm, das tut schon gut, dass Sie das so sagen … aber es macht mir auch Druck, denn ich frage mich, ob ich wirklich stark genug dafür bin.

T: Vielleicht können Sie sich erst einmal in Gedanken darauf einlassen, dass Sie Ihre Essgewohnheiten umstellen würden. Ob Sie das jemals tun werden, ist eine andere Sache, aber vielleicht können Sie es als reines Gedankenexperiment zulassen: Wie fühlt sich das an, wenn Sie morgen damit anfangen würden, regelmäßig und ausreichend zu essen, keine Mahlzeiten mehr auszulassen? Was genau macht Ihnen Angst?

P: Nun, dass das nichts nützt und ich genauso häufig Essanfälle habe wie jetzt. Wenn ich dann die Kalorien aus den Essanfällen und die aus den normalen Mahlzeiten und Zwischenmahlzeiten zusammenzähle, dann könnte mein Tageslimit deutlich überschritten sein, und das würde bedeuten, dass ich dick werde. Das wäre schrecklich und das würde ich nicht ertragen …

T: Sie haben deutlich zum Ausdruck gebracht, dass es schrecklich für Sie wäre, wenn Sie an Gewicht zunehmen würden. Tatsächlich ist es so, dass die wenigsten Patientinnen dauerhaft an Gewicht zunehmen, wenn sie erfolgreich die Mahlzeitenstruktur und die Zusammensetzung der Ernährung verändern. Aber es gibt natürlich Ausnahmen und es stellt sich mir die Frage, wie Sie herausfinden können, zu welcher Gruppe Sie zählen?

P: Wahrscheinlich geht das nur, wenn ich es ausprobiere?

T: Das denke ich auch. Aber wollen Sie das? Wollen Sie sich diesen Ängsten vor einer Gewichtszunahme aussetzen? Wäre es nicht einfacher, erstmal alles so zu lassen, wie es ist?

P: Ja, schon. Aber dann ändert sich ja nichts. Ich glaube, ich muss es ausprobieren, auch wenn ich Angst davor habe …

Therapeutische Aufgaben wie z. B. die Veränderung der Mahlzeitenstruktur werden demnach auch als Gedanken- bzw. Verhaltensexperimente eingeführt, anhand derer die Patient:innen mit therapeutischer Unterstützung Einflussmöglichkeiten auf die Wirkmechanismen ihrer Probleme erproben können. Dadurch sind Patient:innen häufig motivierter, auch stark negativ besetzte Änderungen (z. B. Veränderung des Essverhaltens in Richtung eines normalen bzw. gesunden Essstils) auszuprobieren. Auch kann es bei starken Ängsten vor einer Gewichtszunahme sinnvoll sein, zunächst mit kognitiven Interventionen im Hinblick auf diese Ängste zu starten, bevor dann das Ernährungstraining (Modul 1) und danach die Körperbildinterventionen (Modul 2) und schließlich die Interventionen zur Bewältigung von Stress ohne Essanfälle erfolgen.

Körperbildtherapie. Bei der Körperbildtherapie (Modul 2) werden die Patient:innen gebeten, sich während der Therapiesitzungen wiederholt und langandauernd (d. h. in der Regel ca. 40–50 Minuten) in einem Spiegel (vorzugsweise mit zwei schwenkbaren Flügeln) anzuschauen, der die Betrachtung des Körpers in seiner gesamten Größe erlaubt. Um genügend Zeit für die Bearbeitung der Erfahrungen zu haben, bieten sich hier Doppelsitzungen in der Therapie an. Wird die Körperbildtherapie graduiert durchgeführt, beginnen die Patientinnen damit, ihre Figur bzw. ihre körperliche Erscheinung in Alltagsbekleidung zu betrachten (ca. 1–2 Sitzungstermine). Im weiteren Verlauf der Übungen werden die Patient:innen angeleitet, ihre körperliche Erscheinung zu betrachten und zu beschreiben, während sie figurbetonte Kleidungsstücke bis hin zu einem Gymnastikanzug (oder Badeanzug) tragen. Wird die Therapie im Sinne des *Flooding* durchgeführt, beginnen die Patient:innen von Anfang an damit, sich in figurbetonter Kleidung ihrem Körper bzw. ihrer Figur gegenüber auszusetzen. Es hat sich gezeigt, dass im Regelfall mindestens drei bis vier Expositionssitzungen durchgeführt werden sollten, um substanzielle Veränderungen zu erzielen (Trentowska et al., 2014; Krohmer, Naumann, Tuschen-Caffier & Svaldi, 2022; Tanck et al., 2022).

Bewältigung von Stress. Ziel des Moduls zur *Therapie dysfunktionaler Stressreaktionen* ist zum einen, dass die Patient:innen negative Gefühle (z. B. im Kontext von Belastungen) aushalten, ohne Symptome wie Heißhunger und Essen zu zeigen (wie bei BN und BES). Zum anderen sollen sie durch den Aufbau entsprechender Fertigkeiten (z. B. bzgl. Affektregulation, Kommunikation, Problemlösen) in die Lage versetzt werden, Probleme so zu lösen, dass Essanfälle oder andere Symptome einer Essstörung (z. B. Nahrungsverweigerung) als Problemlösestrategie überflüssig werden; die entsprechenden Trainings (z. B. Kommunikations- und Problemlösetrainings: Kap. 22 und 23, soziale Kompetenztrainings: Kap. 21, Trainings zur Regulation von Emotionen: Kap. 33) sind in diesem Buch an anderer Stelle bzw. in der Literatur bereits gut beschrieben. Wir beschränken uns daher darauf, kurz das Vorgehen der Expositionstherapie in Anlehnung an Jansen (2010) im Kontext von Stress und Essen zu skizzieren, das bei Patient:innen mit BES, teilweise auch bei Patient:innen mit BN indiziert ist. Die Expositionen beginnen damit, dass die Patient:innen mit Nahrungsmitteln konfrontiert werden (cue exposure), ohne dass sie diese komplett essen dürfen. Sie betrachten die Nahrungsmittel, riechen daran, essen sehr kleine Mengen der Nahrungsmittel und beschreiben, was sie schmecken, riechen und sehen und wie stark ihr Bedürfnis ist, das jeweilige Nahrungsmittel zu essen. Lernziel der Expositionen ist, das Bedürfnis zu essen auszuhalten und die Erfahrung zu machen, dass diese Empfindungen aushaltbar sind bzw. sich über die Dauer der Exposition reduzieren. Sobald diese Erfahrungen wiederholt gemacht wurden, wird die Übung gepaart mit den individuellen Stressoren dargeboten, die in der Regel Essanfälle auslösen (z. B. für eine Klausur lernen, die Vergegenwärtigung des letzten Streits mit dem Partner oder der Partnerin). Therapeut:innen versuchen dabei, durch entsprechende Simulationen (z. B. Rollenspiele, Filmszenen, geleitete Imaginationen) jene Gefühle zu induzieren, die im Alltag der Patient:innen in den entsprechenden Situationen vorherrschen und das Essen anstoßen. Bei Patient:innen mit BN sollte darauf geachtet werden, dass die Nahrungsmittelexpositionen im Kontext von Stressexposition erst dann eingesetzt werden, wenn keine Essanfälle mehr vorkommen, die durch Mangelernährung im Zusammenhang mit dem gezügelten Essstil bedingt sind.

Während die beschriebene Exposition mit Reaktionsverhinderung für Patient:innen mit AN kontraindiziert ist, sind gezielte Essensexpositionsübungen i.S. von Verhaltensübungen bei der Behandlung der AN sehr sinnvoll. Ziel dieser Übungen ist es, Essen in angstbesetzten bzw. stark vermiedenen Situationen gezielt zu trainieren und damit Vermeidungsverhalten abzubauen. Nach Erarbeitung einer Angsthierarchie werden im Rahmen dieser Übungen irrationale Ängste (z. B. »Wenn ich eine Kugel Eis esse, nehme ich 10 Kilo zu.«) identifiziert und durch die Verhaltensübung überprüft. Gleichzeitig ermöglichen diese Übungen durch das therapeutische Monitoring und Modell den Abbau dysfunktionaler ritualisierter Verhaltensweisen (z. B. ein Gummibärchen vor dem Verzehr in acht Teile zu schneiden).

Behandlung der Binge-Eating-Störung

Die Behandlung der BES zielt in der Regel darauf ab, die BES-Symptomatik – also die Essanfälle – zu reduzieren und die damit assoziierten Probleme zu verändern (z. B. Defizite in der Stressbewältigung, u. a. mangelnde Fertigkeiten in der Affektregulation, Selbstwertprobleme). Zudem wird im Rahmen eines Gesamtbehandlungsplans auch die Veränderung des Übergewichts bzw. der Adipositas sowie komorbider psychischer Störungen (z. B. Depressionen) angestrebt. Die Behandlungsmodule (Therapie des Essverhaltens, Körperbildtherapie, Therapie dysfunktionaler Stressreaktionen) anderer Essstörungen sind für die Psychotherapie der BES adaptiert und empirisch überprüft worden (Berking, Eichler, Naumann & Svaldi, 2022; de Zwaan et al., 2016; Hilbert & Tuschen-Caffier, 2010; Tuschen-Caffier & Hilbert, 2016). Im Unterschied zur BN muss das Modul zur Körperbildtherapie bei der BES nicht immer umgesetzt werden. Zudem sind bei der BES im Zusammenhang mit dem Ernährungstraining auch Interventionen erforderlich, um das Körpergewicht zu stabilisieren. Die Patientinnen werden zu einer moderaten Steigerung ihres Bewegungsverhaltens angeregt. Auch sind ggf. im Anschluss an die Therapie der BES Interventionen zur Reduktion des Übergewichts bzw. der Adipositas notwendig.

Behandlung der Anorexia nervosa

Ein zentrales Behandlungsziel für die Psychotherapie der AN ist die Gewichtsrestitution und der Aufbau eines normalen bzw. gesunden Essstils. Bei entsprechender Ausgangslage (u. a. stabiler psychischer und körperlicher Zustand der Patient:innen) kann die Therapie ambulant durchgeführt werden. Bei einer Verschlechterung der Symptomatik oder bei ausbleibenden Veränderungen der Symptomatik sind stationäre oder teilstationäre Behandlungsangebote zu erwägen. Im ambulanten Setting sollte eine Gewichtszunahme von 200 bis 500 g / Woche, im stationären Setting von 500 bis 1000 g / Woche angestrebt werden (Herpertz et al., 2011; Zeeck et al., 2018). Des Weiteren sind Ängste gegenüber einer Gewichtszunahme abzubauen, eine akzeptierende Haltung gegenüber dem eigenen Körper zu fördern sowie die mit dem Nichtessen in Verbindung stehenden psychischen Belastungen (z. B. Perfektionismus, Leistungsängste, Angst vor dem Erwachsenwerden) zu bearbeiten. Auch ist abzuklären, ob körperliche Folgeprobleme der AN bestehen, die eine medizinische Behandlung erforderlich machen.

Wichtig

Bei der AN können das Untergewicht und die damit einhergehenden körperlichen Komplikationen (z. B. Herz-Kreislauf-Probleme) lebensbedrohlich sein. Die Gewichtsrestitution ist daher ein zentrales Therapieziel.

48.4 Weitere Therapieoptionen

Bei der Behandlung der BN und BES kann die Interpersonelle Therapie (IPT, Kap. 63), die ursprünglich für die Behandlung von Depressionen entwickelt wurde, eine Alternative zu der bisher am besten untersuchten und bewährten KVT-Behandlung sein (Hilbert et al., 2019; Svaldi et al., 2019). Neben der (erweiterten) KVT (CBT-E), die zusätzlich zu den beschriebenen KVT-Modulen optional Module zu Perfektionismus, niedrigem Selbstwert und interpersonellen Problemen vorsieht, gibt es für die Behandlung der AN eine Reihe weiterer evidenzbasierter Programme. Bei Kindern und Adoleszenten gilt dies für die familienbasierte Therapie – in Deutschland ist die Systemische Therapie seit 2024 auch im Gebiet Kinder- und Jugendlichenpsychotherapie als Richtlinienverfahren zugelassen. Bei Erwachsenen gelten die fokale psychodynamische Psychotherapie (FPT), das Maudsley Model of Anorexia Nervosa Treatment for Adults (MANTRA) und das Specialist Supportive Clinical Management (SSCM) als ausreichend evidenzbasiert. Dabei ist zu beachten, dass IPT, MANTRA und SSCM entsprechend der Richtlinienpsychotherapie in Deutschland keine für die Indikation »Essstörungen« anerkannten Psychotherapiemethoden sind.

48.5 Typische Schwierigkeiten und Fehler

Therapeut:innen können zu viel Verantwortung für den therapeutischen Veränderungsprozess übernehmen und dadurch quasi die Rolle eines bestrafenden oder fordernden Elternteils einnehmen, der Patient:innen auffordert, mehr und ausgewogener zu essen (AN), weniger zu essen (BES), regelmäßiger zu essen (AN, BN, BES) oder Stress nicht durch Essen oder Nahrungsverweigerung zu bewältigen (BES, BN, AN). Je stärker Therapeut:innen sich vornehmen, den Veränderungsprozess zu beschleunigen, desto eher wird auf Seiten der Patient:innen Reaktanz gegenüber den Veränderungszielen entstehen. Günstiger ist eine therapeutische Haltung, die deutlich macht, dass die Verantwortung für Veränderung – auch für die Schnelligkeit der Veränderung – bei den Patient:innen liegt.

Auch kann es schwierig sein, bei AN-Patient:innen, die ihrer Selbstverantwortung für Veränderung nicht entsprechen, da sie wenig Einsicht in die Schwere ihrer Erkrankung haben, rechtzeitig die Konsequenzen zu ziehen (z. B. Abbruch der ambulanten Therapie und Fortsetzung der Behandlung im stationären Setting). Hilfreich ist, bereits vor Beginn der Therapie klare (schriftliche) Zielvereinbarungen zu treffen, unter welchen Voraussetzungen die ambulante Therapie möglich bzw. nicht mehr verantwortbar sein wird, sodass Vorhersehbarkeit geschaffen wird.

48.6 Kritische Einordnung

Die S3-Behandlungsleitlinie (http://www.awmf.org/leitlinien/detail/ll/051-026.html, sowie Herpertz et al., 2019) gibt folgende Empfehlungen:

Behandlung der Bulimia nervosa

- Patient:innen (Jugendliche und Erwachsene) mit BN sollten ambulant und als Behandlungsmethode der ersten Wahl mittels KVT behandelt werden. Absehbar wird auch die Systemische Therapie in die Behandlungsleitlinien mit aufgenommen werden.

- Wenn KVT nicht verfügbar ist, sollte als Alternative eine IPT empfohlen werden. Diese ist allerdings in Deutschland im Rahmen der Richtlinienpsychotherapie nicht zugelassen. Alternativ kann auch tiefenpsychologisch fundierte Psychotherapie empfohlen werden. Bei Kindern und Jugendlichen kann auch eine familienbasierte Therapie angeboten werden. Die Teilnahme an therapeutisch geleiteten, KVT-basierten Selbstmanagementprogrammen kann ebenso empfohlen werden.
- Pharmakotherapie soll nicht als alleinige Behandlung angeboten werden. Nur Fluoxetin ist in Deutschland in Kombination mit Psychotherapie für die Behandlung der BN und nur für die Behandlung von Erwachsenen zugelassen.

Behandlung der Binge-Eating-Störung

- Ambulante Psychotherapie soll Behandlungsmethode der ersten Wahl sein (und hierunter wiederum KVT als erste Wahl).
- Wenn KVT nicht verfügbar ist, sollte IPT alternativ angeboten werden. Systemische Therapie, Tiefenpsychologisch fundierte Psychotherapie sowie Humanistische Psychotherapie können mit begrenzter Evidenz empfohlen werden. IPT und Humanistische Psychotherapie sind in Deutschland jedoch entsprechend der Richtlinientherapie keine anerkannten Psychotherapiemethoden. Strukturierte, manualisierte Selbsthilfe, insbesondere wenn KVT-basiert, sollte empfohlen werden.
- Psychopharmakotherapie mittels zentralnervös wirkender Stimulantien, Antidepressiva der zweiten Generation und Antikonvulsiva kann aufgrund der Nebenwirkungen und fehlender Evidenz von Langzeiteffekten nur dann erwogen werden, wenn Psychotherapie abgelehnt wird oder nicht zum Erfolg führt. Darüber hinaus müssen Patient:innen über den Off-Label-Use aufgeklärt werden.
- Patient:innen mit BES und komorbider Adipositas kann eine konservative Gewichtsreduktionstherapie, insbesondere basierend auf multimodalen Programmen mit Fokus auf Ernährung, Bewegung und Verhalten, empfohlen werden, allerdings sind die Langzeiteffekte nicht ausreichend erforscht.
- Stationäre Therapien können erwogen werden, wenn ambulante Therapien nicht ausreichen.

Behandlung der Anorexia nervosa

Die Evidenzbasierung der Leitlinien-Empfehlungen zur Behandlung der Anorexia nervosa ist deutlich geringer als jene für die BN und BES. Es wurden u. a. folgende Empfehlungen formuliert, die häufig eher auf Expertenmeinungen denn auf empirischen Studien basieren:

- Psychotherapie soll Behandlungsmethode der ersten Wahl sein.
- Die Behandlung sollte störungsorientiert sein und die körperlichen Aspekte der Erkrankung berücksichtigen. Vorrangiges Ziel der Therapie ist die Normalisierung des Essverhaltens und des Gewichts und die Bearbeitung der damit verbundenen psychischen Probleme. Als Zielgewicht eignet sich für Jugendliche die 25. BMI-Perzentile, bei Erwachsenen ein BMI $\geq 18{,}5\,kg/m^2$.
- Die ambulante Behandlung erster Wahl bei Patientinnen mit AN sollte eine evidenzbasierte Psychotherapie sein: bei Kindern und Adoleszenten familienbasierte Thera-

Teil V

pie, bei Erwachsenen Fokale Psychodynamische Psychotherapie (FPT), erweiterte kognitive Verhaltenstherapie (CBT-E), Maudsley Model of Anorexia Nervosa Treatment for Adults (MANTRA), Specialist Supportive Clinical Management (SSCM); letztere sind allerdings nicht in deutscher Psychotherapierichtlinie enthalten.

- Patientinnen mit AN sollen in Abhängigkeit von der körperlichen Situation aktiv und regelmäßig zu Verlaufsuntersuchungen einbestellt werden. Kriterien für eine stationäre Behandlung sind u.a. Gewichtsverlust, gravierendes Untergewicht, unzureichende Gewichtszunahme sowie psychische, soziale oder familiäre Einflussfaktoren, die den Genesungsprozess stark behindern.
- Bei Kindern und Jugendlichen sollten die Sorgeberechtigten bzw. nahe Angehörige ausführlich über die Erkrankung und Behandlungsmöglichkeiten informiert und in die Behandlung mit einbezogen werden.
- Neuroleptika und Antidepressiva sollen nicht zur Erreichung der Gewichtszunahme eingesetzt werden. Bei erheblich auf Gewichtsängste und Essen eingeschränktem Denken und bei nicht zu beherrschender Hyperaktivität kann der Versuch eines Einsatzes niedrig dosierter Neuroleptika (Olanzapin) im Einzelfall gerechtfertigt sein.

FAQ

Wie lange dauert die Behandlung von Essstörungen im Regelfall?
Essstörungen erfordern im ambulanten Setting im Regelfall mindestens eine Behandlungsdauer von 45 Therapiestunden; je nach Schwere und Dauer der Erkrankung kann auch eine längere Behandlungsdauer notwendig sein.

Welche Kriterien zur Einschätzung der Indikation für eine ambulante oder stationäre Therapie gibt es?
Die Entscheidung hängt nicht von einem Kriterium, sondern vom Gesamtbild der Erkrankung, der Persönlichkeit der Patient:innen und der Umstände ab. So kann es notwendig sein, eine stationäre Therapie in Erwägung zu ziehen, wenn eine AN-Patientin einen geringen Body-Mass-Index (< 15) in Kombination mit einer hohen Komorbidität für psychische Störungen, einer geringen Krankheitseinsicht und einer geringen Ansprechbarkeit auf ambulante therapeutische Interventionen zeigt. Auch kann es sinnvoll sein, einer Patientin mit BES, die komorbid eine sehr stark ausgeprägte Adipositas mit körperlichen Begleitproblemen (z. B. Gelenkprobleme) hat und die sehr weite Anfahrtswege zu ambulanten Therapieangeboten hat, zunächst ein stationäres Behandlungsangebot zu machen.

Weiterführende Literatur

Jacobi, C. & Beintner, I. (2021). Anorexia nervosa. Fortschritte der Psychotherapie (Bd. 81). Göttingen: Hogrefe

Svaldi, J. & Tuschen-Caffier, B. (2018). Bulimia nervosa. Fortschritte der Psychotherapie (Bd. 71). Göttingen: Hogrefe

Tuschen-Caffier, B. & Hilbert, A. (2016). Binge-Eating-Störung. Fortschritte der Psychotherapie (Bd. 62). Göttingen: Hogrefe

Tuschen-Caffier, B., Pook, M. & Hilbert, A. (2005). Diagnostik von Essstörungen und Adipositas. Göttingen: Hogrefe.

49 Somatische Belastungsstörung

Ricarda Mewes • Urs M. Nater

Viele Menschen kennen vorübergehende körperliche Beschwerden wie Schmerzen, Schwindel, Verdauungsbeschwerden oder Herz-Kreislauf-Beschwerden. Allerdings berichten einige Personen auch belastende und länger andauernde Symptome, die mit erheblichem Leiden und Beeinträchtigungen im Alltag einhergehen. Bei einem großen Anteil dieser Personen können nach Konsultationen von Fachärzt:innen und entsprechenden Untersuchungen keine eindeutigen medizinischen Ursachen für die Beschwerden identifiziert werden. Es wird dann von somatoformen oder auch medizinisch nicht ausreichend erklärten Beschwerden gesprochen. Bei anderen Personen gehen das Leiden und die Beeinträchtigung durch die Beschwerden über das Maß hinaus, was aufgrund der medizinischen Befunde und vorliegenden Krankheiten zu erwarten wäre. In beiden Fällen spielen für das Leiden und die Beeinträchtigung psychologische Faktoren wie der Umgang mit den Beschwerden, das Verhalten und kognitive Faktoren eine besondere Rolle.

49.1 Diagnostik, Komorbidität und Differenzialdiagnostik

Diagnostik. Bis vor wenigen Jahren wurden sowohl im ICD als auch im DSM die somatoformen Störungen als Kernstörungen in diesem Bereich beschrieben. Diese waren durch das Vorliegen somatoformer Beschwerden gekennzeichnet. In den letzten Jahren hat sich dies jedoch grundlegend verändert: Starke Evidenz spricht für den Einbezug medizinisch erklärter Beschwerden in die Diagnostik, da psychologische Faktoren eine entscheidende Rolle im Umgang mit diesen Beschwerden spielen, wie im Folgenden beschrieben wird.

Länger andauernde und beeinträchtigende körperliche Beschwerden mit Störungswert werden im ICD-11 unter 6C20 als »Körperstressstörung« bzw. »Somatische Belastungsstörung« diagnostiziert. Diese ist durch belastende körperliche Symptome (mindestens eins) gekennzeichnet, die an den meisten Tagen über mehrere Monate vorliegen. Gleichzeitig muss eine übermäßige Aufmerksamkeit auf die Symptome gerichtet sein, die sich durch häufige Arztbesuche, eine starke Beschäftigung mit den Symptomen und ihren negativen Konsequenzen und einer fehlenden Beruhigung durch negative Untersuchungsergebnisse zeigt. Die Körperstressstörung kann in drei Schweregraden (leicht, mittelgradig, schwer) vorliegen, deren Einteilung sich nach den Einschränkungen in der alltäglichen Lebensführung richtet.

Für die Kerndiagnose »Somatische Belastungsstörung« (300.82) im DSM-5 muss ebenfalls mindestens ein beeinträchtigendes und Leiden verursachendes körperliches

Symptom (egal ob somatoform oder medizinisch erklärt) über mindestens sechs Monate vorliegen. Zusätzlich dazu sollte mindestens eins der folgenden drei psychologischen Klassifikationskriterien vorliegen:

(1) übertriebene und anhaltende Gedanken über die Ernsthaftigkeit der Beschwerden
(2) eine anhaltende starke Angst um die eigene Gesundheit oder die Symptome
(3) ein exzessiver Zeit- oder Energieaufwand in Bezug auf die Symptome oder Gesundheitssorgen

Ähnlich wie bei der ICD-11 kann nach DSM-5 die Somatische Belastungsstörung auch bei einer medizinisch vollständig erklärten Erkrankung diagnostiziert werden, sobald eines dieser psychologischen Klassifikationskriterien vorliegt.

Mit Prävalenzraten von 6 bis 11 Prozent gehörten somatoforme Störungen zu den häufigsten psychischen Störungen. Erste Studien zu den neu definierten Störungsbildern lassen annehmen, dass diese ähnlich häufig vorkommen (z. B. Löwe et al., 2021). Frauen sind in der Regel häufiger betroffen. Die Gründe hierfür können z. B. geschlechtsspezifische Auffälligkeiten auf endokriner (z. B. Unterschiede in der Regulierung von Stresshormonen), psychosozialer (z. B. häufiger berichtete frühkindliche Traumatisierung) und soziokultureller (z. B. Unterschiede im Krankheitsverhalten) Ebene sein.

Komorbidität. Die Komorbiditätsraten mit depressiven (vgl. Kap. 42) und Angststörungen (vgl. Kap. 43) sind besonders hoch bei Personen mit Körperstressstörung / Somatischer Belastungsstörung. In diesem Zusammenhang zeigten faktorenanalytische Auswertungen von Kotov et al. (2011) und Woodling et al. (2022), dass somatoforme Beschwerden bzw. Störungen eine von anderen Störungen unabhängige Kategorie darstellen. Dies weist darauf hin, dass es sich beim gemeinsamen Auftreten von Körperstressstörung / Somatischer Belastungsstörung mit anderen Störungen um wirkliche Komorbiditäten und nicht um Ausdrücke desselben darunterliegenden Syndroms handelt.

Wichtig

Körperstressstörungen / Somatische Belastungsstörungen gehören zu den häufigsten psychischen Störungen. Trotz hoher Komorbiditätsraten mit anderen psychischen Störungen sind sie als eigenständige psychische Störungen zu betrachten.

49.2 Verhaltenstherapeutische Ziele und Strategien

In Bezug auf die Behandlung liegen Empfehlungen zum somatomedizinischen Management vor. Auch verhaltensmedizinische Interventionen (vgl. Kap. 76), z. B. im Hinblick auf eine gesündere Lebensführung und mehr Bewegung, spielen eine wichtige Rolle bei der Behandlung somatoformer Beschwerden. Insgesamt stellt allerdings die Kognitive Verhaltenstherapie (KVT) gemäß den aktuellen Leitlinien die Behandlungsmethode der Wahl dar.

Körperstressstörungen / Somatische Belastungsstörungen lassen sich als multifaktorielle Störungen bezeichnen. Dabei spielen auf biologischer Seite eine genetische Prädisposition sowie eine Dysregulation stressresponsiver Systeme eine Rolle. Daneben wurden Änderungen in der Schmerzwahrnehmung und -regulierung sowie Auffälligkeiten in mit kognitiven Prozessen assoziierten Gehirnarealen auf zentralnervöser Ebene beobachtet. Auf psychologischer Seite haben frühe traumatisierende Beziehungserfahrungen, Stress, sozioökonomische Bedingungen und Lernprozesse eine besondere Bedeutung für die Entstehung und Aufrechterhaltung einer Somatoformen Störung (u. a. Fischer & Nater, 2013). In diesem Zusammenhang wurden auch typische kognitiv-behaviorale Faktoren identifiziert, z. B. ein als schwach und wenig belastbar wahrgenommenes Körperbild, Katastrophisierung körperlicher Beschwerden oder Schonverhalten (Mewes, 2022).

Wichtig

Körperstressstörungen / Somatische Belastungsstörungen sind multifaktoriell bedingt. Dabei spielen kognitiv-behaviorale Faktoren eine zentrale Rolle für ihre Diagnostik, Entstehung und Aufrechterhaltung.

Teil V

Inanspruchnahmeverhalten. Personen mit Körperstressstörungen / Somatischen Belastungsstörungen zeigen zudem häufig ein erhöhtes und dysfunktionales Inanspruchnahmeverhalten, d. h. häufige Arztbesuche, viele Krankenhaustage sowie eine häufige Nutzung anderer Gesundheitsleistungen. Dies kann in der Psychotherapie zu Problemen führen, wenn Patient:innen ständig Ärzt:innen in Bezug auf ihre Beschwerden konsultieren und so immer wieder neue somatische Erklärungsversuche für die Beschwerden unternehmen, die das Voranschreiten in der Therapie erschweren. Psychotherapeutisch interessant ist dabei, dass die genannten psychologischen Faktoren auch einen Einfluss auf die Häufigkeit der Inanspruchnahme haben. Wird die Reduktion des Inanspruchnahmeverhaltens als ein Ziel der Therapie definiert, kann dieses über die Einwirkung auf die genannten psychologischen Faktoren erreicht werden.

Behandlungsziele. Vor diesem Hintergrund werden im Rahmen der verhaltenstherapeutischen Behandlung häufig die folgenden Behandlungsziele vereinbart:

- Aufbau von Bewältigungskompetenzen in Bezug auf die Beschwerden
- Abbau von Schonverhalten
- Entwicklung alternativer Erklärungen für die körperlichen Empfindungen
- Aufbau von Stressbewältigungskompetenzen
- ggf. Reduktion von häufiger Inanspruchnahme von Gesundheitsleistungen

Strategien zur Zielerreichung. Als Strategien zur Zielerreichung sind die folgenden zu nennen:

- Psychoedukation über Schmerzgedächtnis bzw. Sensibilisierung bestimmter Körperbereiche, Entstehung und Auswirkungen von Schonhaltung oder Schonverhalten

- Erlernen von Entspannungsverfahren, z. B. Progressive Muskelentspannung
- Erlernen von Aufmerksamkeitslenkungstechniken
- Identifikation und Veränderung dysfunktionaler Gedanken, die auf die Beschwerden und / oder auf eigene Ansprüche fokussiert sind
- Restrukturierung des Alltags im Hinblick auf mehr positive Aktivitäten und Bewegung
- Stressbewältigung, Umgang mit Anforderungen an sich selbst (Informationsvermittlung zu Stress und Stressbewältigung; Erkennen der persönlichen Stressoren, der stressverstärkenden Einstellungen oder Motive und der Stressreaktionen, Erarbeiten der Bewältigungsstrategien)
- Evtl. Erarbeitung von Möglichkeiten für eine Zukunftsperspektive (z. B. eine Beschäftigung finden, bei der sich Patient:innen nicht überfordert fühlen)

49.3 Praktische Durchführung

Die praktische Durchführung richtet sich nach den o. g. Behandlungszielen und Strategien und soll anhand eines Fallbeispiels verdeutlicht werden.

Fallbeispiel

Frau Petra Kanaster (58 Jahre) berichtet im Erstgespräch, seit langem unter vielfältigen körperlichen Beschwerden zu leiden. Diese verstärkten sich besonders in Situationen, in denen sie sich aufrege. Seit vielen Jahren habe sie ständig Schluckbeschwerden, noch länger leide sie schon unter Rückenschmerzen. Seit einigen Jahren treten in Stresssituationen zusätzlich auch Herzrasen, Schweißausbrüche, Schwindel, Augenschlieren, Taubheitsgefühle in der rechten Körperhälfte, Übelkeit und Magenschmerzen auf, sodass Frau Kanaster Angst vor einem Schlaganfall habe. Sie sei wegen dieser plötzlich auftretenden Beschwerden schon einige Male bei ihrem Arzt gewesen, dieser könne aber keine Ursachen finden.

Auf Grundlage eines strukturierten klinischen Interviews (Strukturiertes Klinisches Interview für DSM-IV) und eines differenzialdiagnostischen Ausschlusses einer Panikstörung (und weiterer eventueller Komorbiditäten) wurde eine Somatisierungsstörung diagnostiziert.

Psychoedukation und Therapierational

Zunächst wurde zusammen mit Frau Kanaster das folgende Erklärungsmodell für die Entstehung und Aufrechterhaltung ihrer Beschwerden entwickelt: Zuerst hat sie ihre Beschwerden aufgrund ihrer Lerngeschichte (»keine Gefühle / Schwäche zeigen«) zu ignorieren versucht; die Angst, es könne etwas Ernstes sein, blieb aber im Hinterkopf und wurde immer stärker, als sie sich beruflich zunehmend überfordert fühlte und zunehmend Aufmerksamkeit auf die Beschwerden lenkte. Dies führte wiederum zu einer stärkeren Wahrnehmung der Beschwerden; im Laufe der Zeit wurde so u. a. ein Schmerzgedächtnis aufgebaut, das Frau K. empfindlicher für die Schmerzen machte. Um den Schmerz zu verringern, schonte sie sich häufiger, was zum Abbau der Muskulatur führte; dadurch entstanden aber mehr Verspannungen und die Schmerzen wurden stärker und chronifizierten bzw. wurden leichter ausgelöst, z. B. durch bestimmte Bewegungen oder eine verkrampfte Haltung. Während der Arbeit traten besonders in Stresssituationen (Zeitdruck, mehrere Aufgaben auf einmal) vermehrt Beschwerden auf, die Frau Kanaster mit dem Stressmodell der körperlichen Flucht- und Kampfreaktion auf »gefährliche Situationen« erklärt wurden. Es wurde außerdem mit ihr besprochen, dass sie nur unzureichend gelernt hatte, Gefühle richtig zu erkennen und einzuordnen und so körperliche Anzeichen von Gefühlen wie z. B. Wut oder Trauer als Krankheitszeichen (fehl-) interpretierte.

Der Teufelskreis der Aufmerksamkeitslenkung auf Beschwerden und der »falschen Einordnung« wurde auch anhand von Beispielen verdeutlicht (»auf Daumen konzentrieren«: bei einer längeren Konzentration auf den Daumen fängt dieser an, sich unangenehm anzufühlen, z. B. heiß und schmerzhaft; »nicht an einen rosa Elefanten denken«, dabei passiert in der Regel genau das Gegenteil), die Frau Kanaster gut nachvollziehen konnte. Auf der Basis dieses Erklärungsmodells wurde anschließend gemeinsam das weitere Behandlungsvorgehen abgeleitet: mit Progressiver Muskelentspannung (PMR) nach Jacobson mehr Entspannung der Muskulatur und insgesamt leichtere Entspannbarkeit sowie mehr Sensibilität für Anspannung erreichen, Schonhaltung abbauen und Bewegung aufbauen, z. B. über eine Intensivierung von Spaziergängen und Fahrradfahren;

Strategien für den Umgang mit stressreichen Situationen wurden erarbeitet. Einen Ausgleich schaffen z. B. Aktivitäten mit Freunden. Zudem sollte geübt werden, Gefühle zu erkennen und körperliche Anzeichen für Gefühle einordnen zu können.

Aufbau von Entspannung und positiven / sportlichen Aktivitäten

Auf Nachfrage nach Zeitpunkten, in der die Beschwerden weniger stark waren, berichtet Frau Kanaster von einem Urlaub. In diesem habe sie sich oft entspannt und war auch viel spazieren gegangen. Es wurde mit Frau Kanaster daraufhin überlegt, wie sie diese positiven Erfahrungen mehr in ihren jetzigen Alltag einbauen könne. Als Erstes wurde mit Frau Kanaster ausgemacht, wieder häufiger Fahrrad zu fahren und im Wald zu laufen, was sie auch umsetzen konnte und bemerkte, wie gut ihr dies tat. Sie merkte außerdem, dass sie während der Arbeit kaum an Pausen dachte. Dementsprechend wurden Gedächtnishilfen für Pausen im Alltag erarbeitet, z. B. ein Bild, das an den entspannten Urlaub erinnert, an eine wichtige Stelle kleben oder einen Zettel mit der Aufschrift: »Was tust du für dich?« (dies war ein bedeutsamer Satz für Frau Kanaster) prominent auslegen. Zudem sollte Frau Kanaster Pausen fest in ihren Tagesplan einbauen. Sie konnte so zunehmend Tätigkeiten als »für sich tuend« einordnen und baute mehr Pausen in ihren Alltag ein, was sie sehr zufrieden machte.

Dann wurde Frau Kanaster PMR beigebracht (s. Kap. 27). Sie konnte sich dabei in der Therapie gut entspannen und baute die Entspannung bald regelmäßig in ihren Tagesablauf ein, z. B. in der Mittagspause. Das von ihr ausgesuchte »Entspannungsbild«, das sie in ihre Brotdose für das Mittagessen legte, half ihr dabei, sich an die Durchführung der PMR zu erinnern. Frau Kanaster stellte fest, dass durch die vermehrte Entspannung und die durch ihren Spruch und das Bild häufiger hervorgerufene Erinnerung an Positives auch ihre Beschwerden weniger wurden und die Arbeit wieder mehr Spaß machte.

Allerdings traten gerade zu Beginn der Behandlung immer wieder Situationen auf, in denen es Frau Kanaster schlechter ging. Diese wurden oft durch das Thema Tod ausgelöst. Frau Kanaster war – z. B. wenn sie vom Tod weit entfernter Bekannter erfuhr – sehr traurig, bemerkte dann jedoch vor allem auch eine Verstärkung ihrer körperlichen Beschwerden. Mit Frau Kanaster wurden die auftretende Hilflosigkeit und Trauer mit ihren frühen Erfahrungen in ihrer Familie in Zusammenhang gebracht. Somit wurden auch existenzielle Themen in die Therapie eingebracht und bearbeitet (vgl. Kap. 47 und 71).

Es wurde ferner überlegt, dass Frau Kanaster sich zum einen durch ablenkende Arbeiten helfen könne, zum anderen aber auch Unterstützung durch Gespräche mit ihrer besten Freundin suchen solle. Dies führte dazu, dass sich die Stimmung bei Frau Kanaster wieder besserte. Außerdem entdeckte sie auch, dass Musik ihr half, sich in schwierigen Situationen zu entspannen und zu sich zu finden.

Strategien für den Umgang mit stressreichen Situationen und der Entkatastrophisierung körperlicher Beschwerden

Umgang mit Zeitdruck/stressigen Situationen. Beim Umgang mit Zeitdruck wurden zunächst anhand von Situationsanalysen (vgl. Kap. 24) Frau Kanasters Gedanken identifiziert. Häufige Gedanken waren dabei »Mann, wieso macht der Kollege nicht schneller? Ich schaff‹ das alles nicht. Das ist zu viel.« Diese Gedanken lösten schnell Wut aus, die sich in einem schnelleren Herzschlag und Schwitzen äußerte sowie einem Erstarren auf der verhaltensbezogenen Seite. Das Herz wurde in der Therapie somit als Barometer für Ärger und Wut bezeichnet, was Frau Kanaster auch sehr gut annehmen konnte. Anschließend wurde zusammen überlegt, was für alternative Gedanken und alternative Verhaltensweisen ihr helfen könnten. Frau Kanaster fand zum Beispiel den Gedanken »Du kannst es jetzt eh nicht ändern« hilfreich für Situationen, in denen sie auf etwas warten musste, woran sich ein aktives Verhalten (z. B. Kollegen freundlich-dominant ansprechen und Hilfe anbieten oder in Ruhe eigene Aufgabe erledigen) anschloss.

Katastrophisierung körperlicher Beschwerden. Abgesehen vom Herzen als Barometer für Ärger und Wut wurde der Magen als Stimmungsbarometer eingeführt, vor allem für Trauer vs. gute Stimmung. Diese Zusammenhänge konnte Frau Kanaster sehr gut nachvollziehen, sie konnte ihre Gefühle mithilfe dieser Barometer oft besser identifizieren als früher. Der Angst vor einem Schlaganfall konnte Frau Kanaster durch Ablenken mit Arbeit oder Musik/Entspannung begegnen. Dadurch vermied sie Besuche beim Hausarzt und wurde zunehmend sicherer in der Einschätzung ihrer Symptome.

Abschluss der Therapie

Die Therapie wurde als Kurzzeittherapie (25 Sitzungen) mit Booster-Sitzungen durchgeführt und nach Erreichen der Therapieziele beendet (bei anderen Patient:innen mit somatoformen Störungen, auch je nach Komorbidität, sind durchaus auch Langzeittherapien die Regel). Zum Abschluss der Therapie wurde mit Frau Kanaster ausführlich Bilanz gezogen und eine Rückfallprophylaxe in Form eines Notfallplans mit allen nützlichen Strategien erarbeitet.

49.4 Weitere Therapieoptionen

Eine Bewertung der Evidenz und Empfehlungen zu weiteren Therapien (z. B. Analgetika und andere Medikation, physikalische Therapie) bei verschiedenen Formen von körperlichen Beschwerden findet sich z. B. in der S3-Leitlinie »Funktionelle Körperbeschwerden« (AWMF, 2018). Insgesamt ist die Empfehlungslage bezüglich einer Behandlung mit Psychopharmaka (einschließlich Naturprodukten) bei Körperstressstörungen / Somatischen Belastungsstörungen bei Erwachsenen eher schwach (z. B. Cochrane Review von Kleinstäuber et al., 2014); auch bei verwandten Störungsbildern wie dem Fibromyalgie- oder dem Reizdarm-Syndrom sollten Antidepressiva nur mit Zurückhaltung und vorwiegend bei Problemen mit Stimmung, Schlaf und Schmerzen eingesetzt werden.

Erste Studien zu psychodynamischen Kurzzeittherapien zeigen gute Effekte, die wahrscheinlich auch mit anderen etablierten Psychotherapien vergleichbar sind. Insgesamt ist die Evidenzlage hier aber noch sehr gering. Ob auch systemische Ansätze (Zulassung in Deutschland als Richtlinienverfahren 2020) Eingang in die Behandlungsleitlinien finden werden, ist noch offen.

49.5 Typische Schwierigkeiten und Fehler

Generell ist es sehr wichtig, die Beschwerden und Sorgen der Patient:innen ernst zu nehmen. Diese sind auch bei nicht ausreichender medizinischer Erklärbarkeit nicht eingebildet, sondern psychophysiologisch in aller Regel gut zu erklären. Dies sollte auch den Patient:innen (immer wieder) deutlich gemacht werden, die häufig die Sorge haben, als »verrückt« abgestempelt zu werden. Gerade in der Anfangsphase der Therapie werden Gespräche über die körperlichen Beschwerden einen recht großen Raum einnehmen, später werden sie dann weniger im Vordergrund stehen. Es ist wichtig, dabei geduldig zu bleiben. Es braucht häufig etwas Zeit, bis sich Patient:innen mit Körperstressstörungen / Somatischen Belastungsstörungen in einer Psychotherapie als am richtigen Platz fühlen. Dahinter stehen bei vielen Betroffenen die oben angesprochenen Ängste, stigmatisiert zu werden.

Auf der anderen Seite sollten sich Therapeut:innen nicht von den Sorgen der Patient:innen in Bezug auf mögliche Krankheiten anstecken lassen. Generell empfiehlt es sich, Rücksprache mit den behandelnden Ärzt:innen zu halten, um eigene Unsicherheiten kurz abzuklären.

Das Finden der Therapieziele kann sich insofern als schwierig erweisen, als dass der Wunsch nach völliger Symptomfreiheit häufig als Ziel genannt wird. In der Regel erreicht man aber keine vollständige Symptomfreiheit, sondern kann vor allem die Beeinträchtigung durch die Symptome im Alltag reduzieren. Es empfiehlt sich, gut nachzufragen, was sich verändern würde, wenn die Symptome weg wären und ob die Verbesserungen nicht v. a. mit der Beeinträchtigung im Alltag zu tun haben. Ggfs. sollten andere Ziele aktiv vorgeschlagen werden bzw. kann das Ziel der Symptomfreiheit erstmal so angenommen werden und im Laufe der Therapie nochmal auf seinen Realitätsgrad überprüft werden.

Manchmal fällt es den Patient:innen schwer, alternative Ursachen bzw. beeinflussende Faktoren für ihre Beschwerden zu finden. Es empfiehlt sich deswegen, selbst einige alternative Ursachen parat zu haben, die dann vorgeschlagen werden können. Das Ziel besteht hierbei erstmal darin, einfach mehrere mögliche Ursachen präsent zu machen. Diese sollten dann im Verlauf der Therapie z. B. anhand von Situationen aus Beschwerdetagebüchern oder Verhaltensanalysen immer wieder aufgegriffen werden, sodass die Gewichtung hin zu psychologischen Ursachen und Einflussmöglichkeiten verlagert werden kann. Es geht hier nicht darum, Recht zu haben oder zu beweisen, welche Ursache die »richtige« ist (zudem gibt es die eine richtige Ursache wahrscheinlich sowieso nicht). Therapeut:innen müssen sich also flexibel zeigen.

Selbst wenn man alternative Ursachen für die Beschwerden bereits ausführlich besprochen hat, sollte man nicht damit rechnen, dass diese bei den Patient:innen immer präsent sind. Häufig müssen mögliche alternative Ursachen wiederholt besprochen werden. Dabei ist es wichtig, geduldig zu bleiben, die Ängste der Patient:innen ernst zu nehmen und sich nicht durch den scheinbar ausbleibenden ersten Erfolg der Intervention entmutigen zu lassen.

Es empfiehlt sich besonders in der Anfangsphase und ggfs. auch wiederholt über die Therapie, Symptomtagebücher führen zu lassen, um Symptomverstärker, aber auch Situationen, in denen die Beschwerden weniger oder nicht vorhanden sind, identifizieren zu können. Diese Tagebücher sollten zusammen mit dem Patient:innen besprochen werden. So kann das Kontrollerleben in Bezug auf die Symptome gestärkt und gefühlte Hilflosigkeit verringert werden (nicht entmutigen lassen, falls sich keine Einflussfaktoren ausmachen lassen; erstmal so annehmen, auf andere Interventionen z. B. Entspannungsverfahren fokussieren, und im weiteren Verlauf der Therapie immer mal wieder darauf zurückkommen).

Ein Problem, mit dem Therapeut:innen in diesem Kontext konfrontiert werden können, ist ein Begehren auf Berufsunfähigkeitsrente von Seiten der Patient:innen. Das ist aus zwei Gründen schwierig: Erstens müssen Patient:innen ihr Kranksein beweisen (und Therapeut:innen werden ggfs. zum Gutachten hierzu aufgefordert), um diese Rente zu bekommen, und können konsequenterweise nicht »gesund« werden. Zweitens ist den Patient:innen auch häufig nicht bewusst, dass eine Berentung die Beschwerden selbst und v. a. auch mögliche komorbide depressive Symptome verstärken und die finanzielle und soziale Lage verschlechtern kann. Die angesprochenen Ambivalenzen sollten transparent und empathisch mit den Betroffenen besprochen werden. Dabei sollte man nicht vergessen, dass die Patient:innen ein Rentenbegehren häufig zunächst als einzige hilfreiche Möglichkeit in ihrer schwierigen Lage sehen.

49.6 Kritische Einordnung

Kognitive Verhaltenstherapie mit verhaltensmedizinischen Elementen und Reattribuierungstrainings zeigen vermutlich die beste Wirksamkeit für die Behandlung von Körperstressstörungen / Somatischen Belastungsstörungen.

Ein Cochrane-Review zu Psychologischen Therapien bei somatoformen Beschwerden (van Dessel et al., 2014), das 21 Studien (2.658 Teilnehmenden) mit je 1 bis13 (!) Therapiesitzungen umfasste, kam zu dem Schluss, dass die Kognitive Verhaltenstherapie die am besten untersuchte Therapierichtung in diesem Bereich ist. Sie zeigte stabile kleine Effekte bis zu einem Jahr nach Behandlungsende, vor allem im Vergleich zu Wartegruppen oder Usual Care. Vier Studien mit 499 Teilnehmenden lieferten Daten über Änderungen in dysfunktionalen Kognitionen, Emotionen und Verhalten im Vergleich zu Enhanced Care; hier zeigte sich ein Jahr nach Therapieende eine Überlegenheit der Therapie mit einem kleinen Effekt. Wenn man nur die Effekte innerhalb der behandelten Gruppen betrachtet, finden sich in der Regel mittlere bis große Effektstärken (Metaanalyse von Kleinstäuber et al., 2011; Kleinstäuber et al. 2019).

FAQ

Sind Körperstressstörungen / Somatische Belastungsstörungen psychische oder körperliche Störungen oder beides?
Folgt man den Definitionen von Körperstressstörungen / Somatischen Belastungsstörungen, wie sie im DSM-5 und ICD-11 formuliert sind, so äußern sich zwar einige der Symptome auf körperlicher Ebene, aber bei dem Störungsbild selbst handelt es sich um eine psychische Störung.

Kann eine Körperstressstörung / Somatische Belastungsstörung auch dann diagnostiziert werden, wenn eine medizinische Erklärung für die Symptome vorliegt?
Während noch im DSM-IV und ICD-10 eine (vollständige) medizinische Erklärung für die Symptome ein Ausschlusskriterium für die Diagnosestellung war, wurde dieses Kriterium im DSM-5 und ICD-11 fallengelassen. Im Vordergrund stehen nun Erleben und Verhalten, das in Zusammenhang mit körperlichen Symptomen gezeigt wird, unabhängig davon, ob diese Symptome medizinisch erklärbar sind oder nicht.

Weiterführende Literatur

Glier, B. (2020). Chronische Schmerzen bewältigen (5. Aufl.). Stuttgart: Klett-Cotta.

Kleinstäuber, M., Thomas, P., Witthöft, M. & Hiller, W. (2012). Kognitive Verhaltenstherapie bei medizinisch unerklärten Körperbeschwerden und somatoformen Störungen. Heidelberg: Springer.

Kleinstäuber, M., Bleichhardt, G., Gottschalk, J. & Rief, W. (2018). Therapie-Tools Somatoforme Störungen. Weinheim: Beltz.

Teil V

50 Störungen durch Substanzgebrauch

Sabine Rau

Störungen durch Substanzgebrauch erfordern in Prävention und Behandlung verschiedenartige Annäherungsformen. Im Folgenden wird Suchtmittelkonsum als zunächst häufige, universelle und wirksame Problemlösestrategie in den Blick genommen, auch bei Patientinnen und Patienten, die mit anderen führenden Diagnosen psychotherapeutisch behandelt werden. Außerdem wird ein Einblick in »das Suchthilfesystem« gegeben. Ferner werden die Stärken psychotherapeutischer Ansätze in der Suchtbehandlung aufgezeigt.

In der Studie zur Gesundheit Erwachsener in Deutschland (DEGS1-MH; Jacobi et al., 2014; ausführliche diagnostische Interviews) erhielten etwa 4 Prozent der Frauen und knapp 8 Prozent der Männer zwischen 18 und 79 Jahren die (12-Monats-)Diagnose einer alkoholbezogenen Störung. Die Erhebung des Epidemiologischen Suchtsurveys (ESA; Diagnostik mit Screeninginstrumenten) ergab im Jahr 2021 12-Monats-Prävalenzen substanzbezogener Probleme von 10 Prozent für Tabak und 17,6 Prozent für Alkohol. 5,7 Prozent der Befragten berichteten einen problematischen Medikamentengebrauch und 2,5 Prozent einen problematischen Cannabiskonsum. Im Vergleich dazu zeigten sich die Sucht-Prävalenzen mit 0,4 Prozent deutlich geringer für Probleme durch andere illegale Drogen.

Ein weiterhin steigender Konsumtrend – nicht notwendigerweise mit Störungswert – zeichnete sich für Cannabis (8,8 Prozent) und andere illegale Drogen sowie die Einnahme von Analgetika ab (vgl. Rauschert et al., 2022). Im Rahmen der Diskussionen um eine Cannabis-Legalisierung bzw. deren Wiederabschaffung und vor dem Hintergrund, dass der Konsum von Cannabis unter den Suchtmitteln jenseits von Tabak und Alkohol Spitzenreiter ist, gilt es im Sinne einer ausgewogenen Betrachtung neben dem zunehmenden Hype von Cannabisprodukten auch Nebenwirkungen und Krankheitsrisiken zu beleuchten. Dabei ist zu berücksichtigen, dass Cannabis- und Tabakkonsum (Tabak ist der Suchtstoff mit der höchsten Rate an Personen mit behandlungsbedürftiger psychischer Störung; vgl. Pabst et al., 2013) oft eine enge Verbindung haben.

Wichtig

Im Vergleich zu anderen psychischen Störungen sind die psychotherapeutischen Behandlungsraten für Suchtstörungen sehr niedrig. Gründe hierfür mögen darin liegen, dass Abhängigkeitsdiagnosen bis 2011 ein Ausschlusskriterium für ambulante Psychotherapie darstellten, Betroffene zur Dissimulation und Bagatellisierung neigen oder dass die betreffenden Substanzen unerkannt oder unbenannt »mit im

Therapieraum sitzen«. Die besonderen Rahmenbedingungen der Psychotherapierichtlinie, das schwer durchschaubare Hilfesystem und die Notwendigkeit der Vernetzung sind weitere mögliche Hemmnisse für die ambulante Psychotherapie. Positiv betrachtet eröffnet die Suchterkrankung als ein durch Vielfältigkeit geprägtes Störungsbild wiederum unterschiedlichste Kooperationsmöglichkeiten und Vernetzungsangebote – die Behandlung ist abwechslungsreich, interaktiv und spannend.

50.1 Diagnostik, Komorbidität und Differenzialdiagnostik

Die ICD-10 unterscheidet unter der Überschrift »Psychische und Verhaltensstörungen durch psychotrope Substanzen« zwischen schädlichem Gebrauch und Abhängigkeitssyndrom. Diese Unterscheidung bleibt auch in der ICD-11 bestehen. Die bisherigen Diagnosekriterien werden in der ICD-11 neu zu Paaren gebündelt, von denen zwei erfüllt sein müssen. Dabei ist innerhalb eines Paares das Vorliegen nur eines Kriteriums für deren Erfüllung gefordert. So werden zum Beispiel *Toleranzentwicklung* und *Entzugssyndrom* zum Paar »physiologische Merkmale« zusammengefasst. ICD-10 und ICD-11 beinhalten keine substanzspezifischen Kriterien, bilden aber in der Klassifikation verschiedene Substanzen ab. Im DSM-5 wurde die Trennung zwischen Missbrauch und Abhängigkeit aufgehoben und auch eine gegenüber dem DSM-IV deutlich veränderte Bezeichnung eingeführt. Mit der Aufhebung der Trennung zwischen Missbrauch und Abhängigkeit wird der Kontinuum-Gedanke gestärkt, der von einem Diagnoseübergang ohne qualitative Grenze ausgeht. Unterschieden werden anhand der Anzahl der erfüllten Kriterien eine moderate oder schwere Ausprägung. Aus der Behandlungs- und Betroffenensicht ist der Wegfall der Unterscheidung zwischen Missbrauch und Abhängigkeit im DSM-5 durchaus auch kritisch zu diskutieren (vgl. Batra et al., 2016).

Die Veränderung der Bezeichnung von »Störungen durch psychotrope Substanzen« im DSM-IV zu »Sucht und zugehörige Störungen« im DSM-5 und die entsprechende Bezeichnung der Rubrik in der ICD-11 als »Störungen aufgrund von Substanzgebrauch oder süchtigen Verhaltens« bedeutet eine Öffnung für Verhaltenssüchte in beiden Klassifikationssystemen. Das pathologische bzw. gestörte Glücksspiel wird damit im DSM-5 und im ICD-11 klar der Sucht zugeordnet. Während die Computerspielstörung / Internetbezogene Störung im DSM-5 als Forschungsdiagnose eingeführt wurde, wird sie in der ICD-11 analog zum Glücksspiel in die neue Kategorie »Störung aufgrund von Verhaltenssüchten« (Kap. 51) eingeordnet.

Abhängigkeitserkrankungen sind oft komorbid, z. B. mit Traumastörungen, Depression, Persönlichkeitsstörungen und ADHS (z. B. Voigt, 2012; Soyka, 2014; Schuhler & Schmitz, 2016; Barth et al., 2015). Es wird außerdem über komorbide Störungen im Kontext spezifischer Suchtstoffe berichtet. Bonnet et al. (2006) benennen eine psychiatrische Komorbidität bei 70 Prozent aller Cannabisabhängigen. Insgesamt werden hohe Komorbiditätsraten und zum Teil komplexere Störungsbilder bei Drogen- und Mehrfachabhängigkeit berichtet (vgl. Klein, 2006); die angegebenen Komorbiditätsraten schwanken allerdings enorm, da die Patienten-, Behandlungs-, Setting- und Ergebnisvariablen der einzelnen Studien sich jeweils stark unterscheiden.

Auch Zusammenhänge zwischen Angst-, affektiven, Traumafolge- sowie Persönlichkeitsstörungen und Suchtmittelkonsum sind bekannt. Somit muss dem Suchtmittelkonsum in der ambulanten Psychotherapie stets auch bei anderen Behandlungsanlässen Aufmerksamkeit geschenkt werden. Hinweise zu Verlauf und Prognose in der Wechselwirkung von Sucht und weiterer psychopathologischer Belastung gibt der Versuch einer Systematik von vier Typen nach Rosenthal und Westreich (1999). Bezogen auf die therapeutische Strategie sei auch auf die vier Störungsmodelle bei Doppeldiagnosen nach Moggi und Donati (2004) verwiesen.

In der umgekehrten Perspektive erläutert Lindenmeyer (2013, S. 3) zur »Chance, aber auch Verantwortung« ambulanter Psychotherapeut:innen auf der Basis verschiedener Quellen, dass schätzungsweise 20 bis 30 Prozent aller Patient:innen in ambulanter Psychotherapie ein Alkoholproblem haben, ohne dass dies auch notwendigerweise adäquat in der Therapie berücksichtigt wird.

Eine umfassende individuelle Diagnostik ist unerlässlich. Die S3-Leitlinie »Screening, Diagnose und Behandlung alkoholbezogener Störungen« (AWMF, 2021) empfiehlt hierzu den Einsatz von Screeningverfahren, z. B. die Kombination von Fragebogenverfahren und biologischen Markern des schädlichen bzw. abhängigen Suchtmittelkonsums, die auch als Zustandsmarker bezeichnet werden, zur Früherkennung, Diagnosestellung, aber vor allem als Grundlage der weiteren Therapieplanung. Anzuraten ist, bereits zu Therapiebeginn eine Standardabfrage bezogen auf Suchtmittelkonsum insgesamt zu implementieren. Die Verwendung diagnostischer Interviews (z. B. SCID oder IDCL, vgl. Kap. 8) wird hier ebenso empfohlen wie der Einsatz spezifisch auf einzelne Suchtmittel bezogener Screeningverfahren, zum Beispiel des AUDIT (*Alcohol Use Disorders Identification Test*; in Lindenmeyer, 2013).

Berücksichtigung von Behandlungsleitlinien

Im Suchtbereich existieren in Deutschland eine Reihe an Behandlungsleitlinien und evidenzbasierten Empfehlungen (die bei der AWMF regelmäßig aktualisiert werden), deren Sichtung wir hinsichtlich Diagnose und Behandlung wir hier besonders empfehlen möchten:

- Arbeitsgemeinschaft der Wissenschaftlichen Medizinischen Fachgesellschaften (AWMF) (2021). S3-Leitlinie. Screening, Diagnose und Behandlung alkoholbezogener Störungen. https://register.awmf.org/de/leitlinien/detail/076-001
- Arbeitsgemeinschaft der Wissenschaftlichen Medizinischen Fachgesellschaften (AWMF) (2021). S3-Leitlinie Rauchen und Tabakabhängigkeit. Screening, Diagnose und Behandlung. https://register.awmf.org/de/leitlinien/detail/076-006
- Arbeitsgemeinschaft der Wissenschaftlichen Medizinischen Fachgesellschaften (AWMF) (2020). S3-Leitlinie Medikamentenbezogene Störungen. https://register.awmf.org/de/leitlinien/detail/038-025

▶ Arbeitsgemeinschaft der Wissenschaftlichen Medizinischen Fachgesellschaften (AWMF) (angekündigt). S3-Leitlinie. Opioidbezogene Störungen. https://register.awmf.org/de/leitlinien/detail/076-012

50.2 Verhaltenstherapeutische Ziele und Strategien

Verhaltenstherapeutisches Ziel ist eine mittel- und langfristige Änderung des Konsumverhaltens. Zentrale Ansatzpunkte zur Veränderung des Suchtverhaltens sind Einstellungen, Werte, Motivation, Lernen, Emotionen, Kognitionen, sowie unterschiedlich ausgeprägte Basis- und Konfliktbewältigungskompetenzen. Insbesondere in der Emotionsregulation kommt dem Suchtmittelkonsum eine bedeutsame Aufgabe zu.

Individuelle Strategien zur Veränderung und Schaffen der Voraussetzungen für eine Therapie. Körkel (2014) macht in seinem Konzept zur »zieloffenen Suchtarbeit« deutlich, dass Patient:innen in Bezug auf ihren Suchtmittelkonsum eigene und bezogen auf einzelne Suchtstoffe ggfs. unterschiedliche Ziele verfolgen, zu einer Veränderung zunächst »einzuladen« sind und eine individuelle Zielvereinbarung wichtig ist.

Die Einordnung im Motivationsmodell von Prochaska und DiClemente (1992) und die Ausrichtung der therapeutischen Strategie an der entsprechenden Phase kann hilfreich sein, um sich die therapeutischen Möglichkeiten zu vergegenwärtigen. Bei noch fehlendem therapeutischem Auftrag kann gerade eine offene Einladung zu einem gemeinsamen »Versuchsdesign« helfen, in dem der Betroffene zunächst beobachtet und dokumentiert. Hier steht die therapeutische Beziehung im Vordergrund und im Sinne der Motivierenden Gesprächsführung (Kap. 4) die Verdeutlichung mangelnder Übereinstimmung zwischen Zielen und Verhalten. Die therapeutische Strategie besteht also in einem vorsichtigen Gewinnen zur Beobachtung, zum Hinterfragen und zur Formulierung von Änderungswünschen. Kann auf dieser Basis ein Behandlungsauftrag abgeleitet werden, folgt das gezielte Training alternativer Verhaltensstrategien zum Suchtmittelkonsum oder der Einsatz von Expositionsverfahren als Vorgehen der Wahl. Dies soll deutlich machen, dass es nicht ein alleiniges therapeutisches Ziel oder *die eine* Strategie gibt, sondern vielmehr eine flexible Ausrichtung am Individuum gefragt ist.

Insbesondere wenn Patient:innen mit anderer initialer Diagnose in der ambulanten Psychotherapie einen auffälligen Suchtmittelkonsum zeigen, ist ein umsichtiges, im Umgang mit dem Thema souveränes Vorgehen entscheidend. Dabei dürfen die Nachteile einer Veränderung nicht übersehen werden, und ein Prozess des Abwägens ist wertschätzend zu begleiten. Das patientenseitige Verständnis für die Notwendigkeit einer Verhaltensänderung ist zu unterstützen, Vorteile einer solchen Verhaltensänderung herauszuarbeiten und eine (Selbstwirksamkeits-)Überzeugung zu fördern, dass er oder sie die Veränderungen auch meistern kann. Erst danach erscheinen therapeutische Maßnahmen zur Verhaltensänderung und zur Rückfallprävention sinnvoll.

Ziele. In Abhängigkeit vom Behandlungssetting können vorgegebene Ziele bestehen. So sind z. B. im Rahmen einer Rehabilitation die Erreichung bzw. vielmehr die Erhaltung

Teil V

einer stabilen Abstinenz von den jeweiligen psychotropen Substanzen und die Behandlung der somatischen, psychischen und sozialen Folge- und Begleitstörungen Behandlungsauftrag durch die Kosten- und Leistungsträger. Wenn Abstinenz nicht erreicht werden kann, ist ein anderes Beratungs- oder Behandlungssetting zu wählen und die Patient:innen entsprechend über die bestehenden Möglichkeiten zu informieren; dies gilt auch für die ambulante Psychotherapie.

Unter dem Konzept »harm reduction« werden dabei Angebote zusammengefasst, die das Ziel haben, mit dem Konsum verbundene gesundheitliche und soziale Risiken zu minimieren. Substitutionsbehandlung, Konsumräume oder Originalstoffvergabe sind hier bekannte zugehörige Begriffe. Meili et al. (2004) haben die Ziele in der Suchttherapie jenseits des Abstinenzparadigmas übersichtlich dargestellt. Die dauerhafte Abstinenz ist ein hohes Ziel in der Zielehierarchie und sollte stets angestrebt bleiben. Die Gefahr wachsender Angebote jenseits der Abstinenz ist, dass Motivationsfaktoren in Richtung Abstinenz genommen bzw. solche, die gegen eine abstinente Lebensführung sprechen, gestärkt werden. Hier ist als Beispiel der Wegfall der psychosozialen Betreuung im Rahmen der Substitutionsbehandlung mit Erreichen von Abstinenz zu nennen.

50.3 Praktische Durchführung

50.3.1 Hintergrundbedingungen und Therapievoraussetzungen

Das Suchthilfesystem und die Rolle der Psychotherapie

Das deutsche Suchthilfesystem ist äußerst facettenreich und komplex (vgl. https://www.dhs.de/suchthilfe). Psychotherapie kommt in verschiedenen Sektoren zur Anwendung, sollte aber immer möglichst vernetzt wirksam werden. Für Behandler:innen ist von großem Wert, sich Vernetzungsbezüge zu vergegenwärtigen (vgl. Basiswissen Sucht, PTK NRW & LPK RP, 2017). Die entscheidende, ganz praktische Aufgabe besteht darin, dass die unterschiedlichen Systeme (z. B. Akutbehandlung und Rehabilitation, Psychotherapeutische Praxis und Drogenberatungsstelle) so zusammenwirken, dass sie eine größtmögliche Wirksamkeit erreichen. Weitere flankierende Maßnahmen können z. B. aufgrund der sozialen Folgen von Sucht u. a. im Bereich der sozialen Arbeit sinnvoll sein. Diese Hilfen sind oft nicht suchtspezifisch, deshalb aber nicht weniger bedeutsam.

Das GKV-Versorgungsstärkungsgesetz (2015) erweiterte die Befugnisse von Psychotherapeut:innen auf die Verordnung von Leistungen zur psychotherapeutischen Rehabilitation, Ergotherapie, Soziotherapie, Krankenhausbehandlung und psychiatrischen häuslichen Krankenpflege (§73 SGB V). Der psychotherapeutische Behandlungsspielraum wurde damit erhöht. Die diagnoseabhängigen Indikationsbereiche bzw. -einschränkungen sind zu beachten. Mehr Informationen für Psychotherapiepraxen sind unter anderem in der Reihe PraxisWissen der KBV online verfügbar (KBV, 2022).

Die *Psychotherapie-Richtlinie* (https://www.g-ba.de/richtlinien/20/) beschränkt im §27 (2) (2021) die ambulante Psychotherapie bei Abhängigkeit von psychotropen Substanzen zunächst auf den Zustand der Suchtmittelfreiheit. Zulässig ist sie, wenn bis zum

Ende von maximal zehn Behandlungsstunden Abstinenz erreicht und nachgewiesen werden kann. Eine Behandlungsfortsetzung nach Rückfall setzt sofortige Behandlungsmaßnahmen zur Wiederherstellung der Suchtmittelfreiheit bzw. Abstinenz voraus. Für opiatabhängige Patient:innen ist eine ambulante Psychotherapie unter Substitution bei stabiler Beigebrauchsfreiheit möglich, unter der Voraussetzung einer regelmäßigen Zusammenarbeit und Abstimmung mit dem substituierenden Arzt sowie mit der zuständigen psychosozialen Betreuung.

Abstinenznachweise

Die in der Psychotherapierichtlinie geforderten Abstinenznachweise können je nach Substanzgruppe erhebliche Laborkosten und mit dem Ziel der Verringerung der Manipulationsmöglichkeiten auch erheblichen Aufwand verursachen. Niedergelassene Ärzt:innen werden sich in der Folge nicht um die Übernahme der Kontrollen reißen, wenn die dafür vorgesehene Kostenpauschale für zuverlässige und lückenlose Nachweise nicht ausreicht. Als Teil des Psychotherapieantrags kann ein Einzelantrag für die Kostenübernahme von Laborleistungen an die jeweilige Krankenkasse zur Erstattung gestellt werden. Die Durchführung der Kontrollen kann auch direkt im Labor erfolgen. Abstinenzkontrollen stellen den Rahmen einer ambulanten Psychotherapie bei Sucht dar, und diesen sicherzustellen ist eine gemeinsame Aufgabe von Psychotherapeut:innen und Patient:innen.

Tabelle 50.1 Übersicht: Abstinenznachweise als Basis für Psychotherapie bei Sucht

Suchtmittel	Alkoholkonsum		Cannabis / Medikamente / illegale Drogen
Nachweisverfahren	Atem-Alkoholkontrolle , Carbo-defizientes Transferrin (CDT, Vollblut- oder Serumprobe)	Urinkontrolle (Laborauswertung gegenüber Streifenschnelltest zu bevorzugen; Kosten nach GOÄ (z. B. Ziffer 4155 Cannabinoide): ca. 15.- € pro Einzeluntersuchung, in der Regel Nachweis von 6 Parametern) Empfehlung: 2x pro Woche in der ersten Hälfte der Behandlung, bei stabiler Abstinenz im weiteren Verlauf stichprobenhafte Nachweise	
Hinweis		Nachweis von ETG (Ethylglucuronid) als Abbauprodukt von Alkohol	bei Methadon Nachweis des Abbauproduktes EDDP statt Methadon angeraten
Nachweisfenster	wenige Stunden; CDT: 2–4 Wochen	ca. drei Tage	drei Tage bis drei Wochen
Vorteile	praktikabel und kostengünstig	größeres Nachweisfenster als Atemalkoholkontrolle	bei positiven Befunden mittels Laborauswertungen auch Differenzierung bzw. Quantifizierung möglich

Tabelle 50.1 (Fortsetzung)

Suchtmittel	Alkoholkonsum		Cannabis / Medikamente / illegale Drogen
Nachteile	kleines Nachweisfenster	Abnahme der Kontrolle unter Sicht erforderlich, teurer als Atemalkoholmessung	Abnahme der Kontrolle unter Sicht erforderlich
Alternative Verfahren		**Kapillarblut- und Speichelproben** Hinweis zu Kapillarblutproben: Die Abnahme der Kapillarblutproben erfolgt mit sehr einfachem System und ist auch für den medizinischen Laien leicht anwendbar. Das Nachweisfenster ist analog zu dem der Urinprobe. Die minimal invasive Kapillarblutentnahme hat eine hohe Akzeptanz und kann die Urintestung ergänzen. Manipulationsmöglichkeiten sind noch nicht bekannt. Die Auswertung ist noch etwas teurer als die der Standard-Urinprobe, lohnt sich aber ab einem Nachweis von vier Parametern. Kosten laut GOÄ Ziffer4210: ca. 50–60 € pro Anwendung.	

Passive vs. aktive Therapieerwartung

Ein wesentlicher Faktor der Schwierigkeit der Konsumreduktion oder -beendigung bei Suchterkrankungen kann sein, dass der Substanzkonsum bei chronifizierten Verläufen einer Abhängigkeitserkrankung nicht mehr vorrangig zu einem positiven, erwünschten Effekt und damit der angenehmen Hauptwirkung führt (»A-Prozess«), sondern dazu dient, die der Substanzwirkung physiologisch entgegen gerichtete Entzugssymptomatik zu antagonisieren (»B-Prozess«, vgl. Gegenprozesstheorie nach Solomon und Corbit (1974) und deren Erweiterung; Drummond et al., 1990). Eine angenehme Hauptwirkung und unangenehme Nebenwirkung, die wiederum durch erneuten Substanzkonsum abgemildert werden kann, charakterisieren ein Suchtmittel. Lindenmeyer (2010) benennt als zwei Mechanismen der Toleranzsteigerung den veränderten Abbau und die »aufgetürmte unangenehme Nachwirkung«.

Im ungünstigen Verlauf erfahren Betroffene ihre eigene Wirksamkeit hinsichtlich der Kontrolle ihrer Konsummuster als gering oder gar nicht mehr vorhanden. Die Kombination von wahrgenommenem Leiden und wahrgenommener mangelnder Selbstunwirksamkeit macht nachvollziehbar, dass sich eine ausgeprägte passive Therapieerwartung entwickeln kann. Die Hoffnung nach einem das Suchtverlangen dämpfenden Medikament (»Anti-Craving-Substanz«), nach einem hypnotischen Verfahren, einer Therapie unter Narkose und ähnliche Vorstellungen, die jeweils auch durch entsprechende Therapieansätze gestärkt werden, ist Ausdruck einer solchen passiven Therapieerwartung. Trotz der Hoffnung vieler Betroffener muss aber konstatiert werden, dass der medikamentöse Ansatz gegen Suchterkrankungen bisher wenig erfolgsversprechend und höchstens als Adjuvans zu einer (psychotherapeutisch begleiteten) Änderung des Konsumverhaltens indiziert ist.

Die Funktion des Suchtmittelkonsums
Die Auswahl des Suchtmittels ist bestimmt von der Verfügbarkeit und vielleicht noch mehr von dessen Funktionalität. Suchtmittelkonsum ist zunächst einmal eine »potente Lösungsstrategie«. Nichts anderes hilft so schnell und ist stets verfügbar, insofern ist diese Lösungsform zunächst einmal wertzuschätzen und seine Potenziale anzuerkennen. Mittels SORKC-Modells (vgl. Kap. 10) werden Lernvorgänge abgebildet, es dient in der Regel als Basis für die Erarbeitung von Verhaltensalternativen. Das konkrete Konsumverhalten wird gemeinsam einschließlich kurz- und langfristiger Konsequenzen erarbeitet. Hieraus leiten sich Hinweise darauf ab, welche alternativen Verhaltensweisen zu erwerben sind, um die Funktion des Suchtmittelkonsums zu ersetzen. In der Kategorie der Organismusvariablen sind jene grundsätzlichen Eigenschaften, Gewohnheiten und auch Defizite zu beschreiben, die entscheidenden Anteil an der Aufrechterhaltung haben und die im Rahmen der »allgemeinen Psychotherapie« ebenfalls erarbeitet werden können und sollen.

50.3.2 Verhaltenstherapeutische Ansatzpunkte

Ressourcenorientierung ist eine wesentliche und sehr wirksame psychotherapeutische Grundhaltung (vgl. Kap. 16). Die Veränderung eines Konsumverhaltens ist in der Regel ein tiefgreifender Einschnitt in das Leben eines Menschen; die enorme hierfür erforderliche Energie kann oftmals nur aufgebracht werden, wenn grundsätzlich sehr positiv besetzte Ziele die nötige Motivation liefern und die Kraftreserven für die Umsetzung ausreichen. Ressourcenorientierung schafft eine wichtige Grundlage für die bei der Suchtbehandlung oftmals besonders stark beanspruchte therapeutische Beziehung.
Training im Umgang mit kritischen Situationen. Vielfältige Alltagssituationen sind kontextspezifische Auslöser für Suchtdruck (»cue reactivity«). Suchtdruck ist als klassisch konditionierte Reaktion mit oftmals messbaren körperlichen Parametern des Entzugs verstehbar. Werden suchtkranke Patient:innen mit sozialen, räumlichen, sensorischen, emotionalen etc. Merkmalen der üblichen Suchtumgebung konfrontiert, wird eine klassisch konditionierte Entzugssymptomatik ausgelöst, die wiederum sehr wirksam eine Konsumhandlung (zum Vermeiden dieser Entzugssymptomatik) einfordert. In diesem Zusammenhang ist das Konsumverhalten nicht nur als Annäherungs-, sondern auch als ein Vermeidungsverhalten zu verstehen.

Situationen mit diesen Merkmalen stellen eine Rückfallgefahr dar. Das Training des Umgangs mit solchen kritischen Situationen ist eine besondere verhaltenstherapeutische Kompetenz und verfolgt im Kern entweder das Vermeiden solcher Situationen (»Stimuluskontrolle«) oder »cue exposure« als eine suchtspezifische Expositionstechnik (vgl. z. B. Batra & Bilke-Hentsch, 2022). Hierbei werden zunächst Situationen mit unterschiedlich stark ausgeprägtem Verlangen identifiziert und graduell oder massiert aufgesucht unter Unterlassung des Vermeidungs-, also Konsumverhaltens. Das Erreichen einer anhaltenden Habituation bei der einzelnen Exposition sowie die häufige Wiederholung der Exposition mit dem Ziel der Generalisierung sind wichtige Merkmale. Sind diese Merkmale nicht durchgängig gegeben, besteht die Gefahr einer intermittierenden Verstärkung des Problemverhaltens.

Fallbeispiel

Ein Patient beschreibt unkontrollierbares Alkoholverlangen im Zusammenhang mit Kneipenszenen. Er wird instruiert, auf Aufforderung sein Suchtverlangen zwischen 0 (kein) und 10 (maximal) zu quantifizieren. Nach intensiver kognitiver Vorbereitung werden in einer ersten Therapieeinheit z. B. zuvor zusammengeschnittene Kneipenszenen per Video präsentiert, die der Patient als Alkoholverlangen auslösend klassifiziert hat. Die Präsentation erfolgt so lange, bis stabil kein Suchtverlangen mehr berichtet wird. Dazu sind mehrere Stunden vorzusehen. Dieses Vorgehen ist mehrfach (auch vom Patienten alleine) zu wiederholen. Eine zweite Situation kann das Einfüllen von Bier in ein Glas, das anschließende Riechen an dem Glas bis hin zum Benetzen der Lippen mit Bierschaum sein. Auch diese Verhaltenssequenz wird so lange durchgeführt, bis Habituation eintritt. Wieder ist von einem Zeitaufwand mehrerer Stunden auszugehen. Eine dritte Expositionssituation und Steigerung kann das reale Aufsuchen einer Kneipe mit Bestellen eines alkoholischen Getränks sein (ohne dieses dann zu konsumieren). Wie bei expositionsbasierter Behandlung üblich, muss die Habituationserfahrung wiederholt und in möglichst vielen verschiedenen Kontexten gemacht werden. Alle Situationen bis hin zu den kritischsten (z. B. Belassen einer geöffneten Flasche im Zimmer) werden wiederholt, wobei der Konsum unterbunden und dabei ein Nachlassen von Craving erfahren wird.

Einbezug von Angehörigen. Angehörige und Umfeld sind für den Behandlungsverlauf und den Therapieerfolg sehr entscheidend. Sie sollten als Unterstützer der Behandlung, Veränderung und der Abstinenz gewonnen werden. Über die Angehörigen kommt auch ein weiterer Informationsgeber hinzu und damit eventuell auch ein wichtiges Korrektiv. Nicht selten hat der Suchtmittelkonsum eine Funktion in der Beziehung der Betroffenen zu anderen Menschen, und durch den Einbezug des Umfeldes wird ein Stück reales Leben in die Behandlung integriert. Empfehlenswert sind Hausbesuche und ggf. auch der Einbezug der beruflichen Umgebung. Handlungsbedarfe werden hier ebenso schnell erkennbar wie Ressourcen sichtbar, und vor allem wird ein Mensch in mehrere Facetten seines Lebens erlebbar.

Korrigierende Beziehungserfahrungen. Das Erleben korrigierender Beziehungserfahrungen ist ein wesentliches Element der Behandlung. Wichtig ist eine therapeutische Beziehung, die durch Echtheit, Empathie, aber auch Bereitschaft zur Thematisierung, Aushandlung und Bearbeitung schwieriger Themen gekennzeichnet ist (vgl. Kap. 1). Erfahrungsgemäß findet häufig ein Test dieser Beziehungselemente statt, weil Betroffene durch ihr Vertuschungsverhalten, ihr Erleben der Stigmatisierung, der Schädigung von sich selbst und / oder anderen ihr Vertrauen in die vorherrschenden Beziehungsmerkmale verloren haben. Psychotherapie mit Suchtkranken heißt deshalb nicht nur die Anwendung von »Techniken«, sondern sich als ganze Person in eine therapeutische Beziehung hineinzubegeben und somit neue Erfahrungen zu ermöglichen.

50.4 Weitere Therapieoptionen

Neben Motivierender Gesprächsführung (Kap. 4) sowie kognitiven Verfahren zur selbstständigen Kontrolle der Rückfallgefahr oder -bewältigung und »cue exposure« spielen problemlöseorientierte und übende Verfahren und Kompetenztrainings eine besondere Rolle (vgl. Kap. 19-22). Die Motivierende Gesprächsführung hat sich hierbei als Gesprächsführungstechnik und grundsätzliche therapeutische Haltung erwiesen, die besonders gut in der Lage ist, die aktive Therapieerwartung zu fördern und Patient:innen mit auffälligem Suchtmittelkonsum auf ihrem Veränderungsweg zu begleiten. Da während typischer Behandlungsverläufe immer wieder motivationale Schwankungen auftreten, ist dies nicht nur während der initialen Motivationsphase hilfreich, sondern eine grundsätzlich unterstützende Haltung in allen Stadien der Veränderung.

Manuale zur Rückfallprävention

Die große Bedeutung der Rückfallprävention in der Suchtbehandlung hat zur Entwicklung einer Vielzahl von Manualen in diesem Bereich geführt, die als »Schatzkisten« zu betrachten sind, z. B.: Rückfallprävention mit Alkoholabhängigen – Das strukturierte Trainingsprogramm zur Alkoholrückfallprävention S.T.A.R. (Körkel & Schindler, 2010), Lust auf Abstinenz (Bachmann & El Akhras, 2014); Rückfallprophylaxe bei Drogenabhängigkeit: Ein Trainingsprogramm (Klos & Görgen, 2009) und Achtsamkeitsbasierte Rückfallprävention bei Substanzabhängigkeit (das MBRP-Programm; Bowen et. al., 2023).

Oft ist ein (ggf. ergänzendes) Gruppensetting hilfreich; auch diese Option sollte in der ambulanten Psychotherapie nicht ungenutzt bleiben (vgl. Kap. 78). Lindenmeyer (2010, 2011) stellt einen bewährten Fundus hilfreicher Materialien zu offenen Gruppen zur Verfügung.

Teil V

50.5 Typische Schwierigkeiten und Fehler

Der »atypische stille Teilhaber« in der ambulanten Psychotherapie
Suchtmittelkonsum fungiert zum Teil als »atypischer stiller Teilhaber« in der Behandlung, der durch ein stärkeres Mitspracherecht bei Veränderungen in Systemen als ein gewöhnlicher stiller Teilhaber gekennzeichnet ist, aber nach außen unsichtbar bleibt. Genau dies entspricht oft dem Bestreben der betroffenen Patient:innen. Aufgabe der Psychotherapie ist es, Faktoren, die Veränderungen begünstigen oder blockieren, sichtbar zu machen und aktiv zu nutzen.

Kontrollierter Konsum als Therapieziel
Während ein »kontrollierter Konsum« immer häufiger als Behandlungsoption dargestellt wird, ist gleichzeitig festzustellen, dass viele Betroffene verzerrte Vorstellungen von diesem Konzept haben und zunächst keinen Abstinenzwunsch entwickeln, sondern die

Bürde der Abhängigkeit hinter sich lassen, gleichzeitig das Suchtmittel aber weiterhin »kontrolliert« konsumieren wollen. In ihrer Definition wird hier der »kontrollierte Konsum« häufig mit »gewöhnlichem« bzw. »normalem Suchtmittelkonsum« verwechselt bzw. gleichgesetzt (Körkel, 2002; Körkel & Schindler, 2010). Unter kontrolliertem Konsum wird aber eigentlich ein Suchtmittelkonsum verstanden, der anhand eines zuvor festgelegten Plans erfolgt bzw. an Konsumregeln ausgerichtet ist, die die Betroffenen eigenständig zur Kontrolle ihres Konsums festgelegt haben (vgl. »Punktabstinenz«). Mit jedem Patienten und jeder Patientin ist eine Zielklärung vorzunehmen. Dabei sind die Erfolgsaussichten und die Präferenzen des Patienten auf der Grundlage einer einheitlichen Begriffsdefinition zu prüfen, denn es gibt viele Langzeit-Ergebnisse dahingehend, dass nur ein sehr kleiner Teil der Patient:innen zu einem kontrollierten Konsum in der Lage ist (Bühringer, 2008).

Mehr Informationen gibt das Konzept der »Zieloffenen Suchtarbeit (ZOS)« (Körkel, 2014). Der klinische Alltag lehrt, dass eine Konsumreduktion bzw. ein »kontrollierter Konsum« für schwer abhängige Menschen meist nicht stabil realisiert werden kann. In der ambulanten psychotherapeutischen Praxis kann das Konzept jedoch hilfreich sein, wenn ein risikoreicher oder schon schädlicher Konsum festgestellt wird, aber noch keine Abhängigkeit vorliegt. Es ist als eine Art »Notziel« zu verstehen, wenn Patient:innen für eine vollständige Suchtmittelabstinenz nicht zu gewinnen sind. Allerdings ist dann das therapeutische Setting fortlaufend kritisch zu prüfen.

50.6 Kritische Einordnung

Bei der Suchtbehandlung handelt es sich in der Regel um multimodale Behandlungsansätze. Aus gesundheitsökonomischer Perspektive erscheint die Behandlung effektiver als die Nichtbehandlung (Fleischmann, 2015). Die gesellschaftliche Last durch alkoholbezogene Mortalität, Morbidität, soziale Probleme und Folgekosten in Deutschland sind immens (Kraus et al., 2011). Substanzmissbrauch und -abhängigkeit stellen, auch verglichen mit anderen psychischen oder somatischen »Volkskrankheiten« eine außerordentlich große gesellschaftliche Herausforderung dar (Wittchen et al., 2011). Die Ansatzpunkte zur Prävention, Behandlung und Rehabilitation sind vielfältig und die insgesamt eingesetzten Ressourcen beträchtlich.

Die Ergebnisse der im Rahmen der Rehabilitation standardmäßig durchgeführten katamnestischen Befragungen werden als Beleg für den Behandlungserfolg sowohl bezogen auf die Abstinenz wie auch bezogen auf weitere Kriterien interpretiert. Diese werden jährlich durch den Fachverband Sucht (FVS) und den Bundesverband für stationäre Suchtkrankenhilfe (buss) veröffentlicht und sind online abrufbar. Wirksamkeitsstudien gibt es bezogen auf spezifische Interventionskomponenten; die aktuelle Studienlage hierzu ist in der S3-Leitlinie (s. o.) übersichtlich dargestellt.

FAQ

Welchen Sinn ergibt Psychotherapie bei Sucht mit Blick auf die hohen Rückfallquoten?
Für den Bereich Alkoholabhängigkeit werden nach Rehabilitation Abstinenzquoten bei konservativer Berechnung ein Jahr nach Entlassung um 40 Prozent berichtet; bezogen auf Abhängigkeit von illegalen Drogen liegen die Abstinenzquoten deutlich niedriger. Rückfallprävention ist damit hochgradig bedeutsam. Rezidive sind bei psychischen Störungen insgesamt eher Regel als Ausnahme. Bei Abhängigkeitserkrankungen werden diese aber gerne als »Nachweise des Scheiterns« fokussiert – hilfreicher erscheint die Einordnung des Rückfalls nicht nur als Risiko, sondern auch als Lern- und Entwicklungschance. Bedeutsam wird es sein, die Abstinenten in den Fokus zu rücken und denen, die erneut Hilfe aufsuchen, passgenaue Behandlungsangebote zu machen.

Was mache ich, wenn ich bei Patient:innen, die sich eigentlich wegen anderen Problemen vorgestellt hatten, im Rahmen der Diagnostik oder der Behandlung Alkohol- oder Cannabisgeruch wahrnehme?
Den Alkohol- oder Cannabisgeruch ohne Wertung und nicht im Sinne einer Konfrontation als Beobachtung und als Frage ansprechen, den Patienten oder die Patientin einladen, eine Einschätzung vorzunehmen und Offenheit im Umgang mit dem Thema vermitteln. Am wichtigsten sind eine wertschätzende Grundhaltung und die Möglichkeit zur Rückmeldung auf der Basis eines guten therapeutischen Arbeitsbündnisses. Die Rückmeldung wird ein bisschen »Beziehungskredit« benötigen.

Wie gehe ich mit einem akut alkohol- oder drogenintoxikierten Patient:innen um?
Prinzipiell sind intoxikierte Menschen in diesem Zustand nicht behandlungsfähig. Also je nach Einschätzung nach Hause oder in die Klinik schicken. Beachte: Bei schwerer Abhängigkeit kann der Rat, den Konsum sofort zu beenden, aufgrund von »Entzugskrampfanfällen« und deliranten Zuständen sogar lebensbedrohlich sein!

Weiterführende Literatur

Deutsche Hauptstelle für Suchtgefahren e.V.: https://www.dhs.de/suchthilfe [u.a. detaillierte Analyse der Hilfen und Angebote des deutschen Suchthilfesystems, mit Updates]

Hoch, E., Zimmermann, P., Henker, J., Rohrbacher, H., Noack, R., Bühringer, G. & Wittchen, H.-U. (2011). Modulare Therapie von Cannabisstörungen – Das CANDIS-Programm. Göttingen: Hogrefe.

Körkel, J. (2021). Kontrolliertes Trinken. So reduzieren Sie Ihren Alkoholkonsum. Stuttgart: Trias.

Lindenmeyer, J. & Mühlig, S. (2019). Therapie-Tools Alkohol- und Tabakabhängigkeit. Weinheim: Beltz.

Lindenmeyer, J. (2022). Lieber schlau als blau. Entstehung und Behandlung von Alkohol- und Medikamentenabhängigkeit (10. Aufl.). Weinheim: Beltz. [siehe hierzu auch: http://www.salus-materialien.de/sortiment/ambulante-psychotherapie]

Zimmermann, P., Förster, J. & Reiske, S. (Hrsg.) (2021). DBT-Sucht: Dialektisch-Behaviorale Therapie bei Borderline- und Substanzgebrauchsstörungen (DBT-S). Göttingen: Hogrefe.

51 Störungen durch Verhaltenssüchte

Katajun Lindenberg • Astrid Müller • Rudolf Stark

51.1 Diagnostik, Komorbidität und Differenzialdiagnostik

Störungen durch Verhaltenssüchte fanden erstmals Einzug in das Diagnosesystem der WHO, die International Classification of Diseases (ICD), im Rahmen der 11. Revision (World Health Organization, 2018). Sie sind definiert als »erkennbare und klinisch bedeutsame Syndrome, die mit Leiden oder Beeinträchtigungen persönlicher Funktionen einhergehen und sich als Folge wiederholter belohnender Verhaltensweisen entwickeln, bei denen es sich nicht um den Konsum von abhängigkeitserzeugenden Substanzen handelt« und enthalten die *Glücksspielstörung* und die *Computerspielstörung* als definierte Störungsbilder. Beide können entweder Online- oder Offline-Verhalten umfassen. Während der pathologische Gebrauch von Glücksspielen bereits in der ICD-10 unter den Impulskontrollstörungen zu finden war (ICD-10-Code: F63.0), handelt es sich bei der Computerspielstörung um eine neue Diagnose.

Glücksspielstörung und Computerspielstörung. Beide sind gekennzeichnet durch ein exzessives Spielverhalten, das mit signifikantem Leidensdruck einhergeht. Bei Betroffenen ist 1) die Kontrolle über das Spielverhalten beeinträchtigt, 2) hat das Glücksspiel bzw. Computerspiel Priorität im Vergleich zu anderen Lebensinteressen und 3) wird es trotz negativer Konsequenzen fortgesetzt. Das zusätzlich geforderte Zeitkriterium von 12 Monaten kann verkürzt werden, wenn die Symptome schwerwiegend sind. Im Gegensatz zur fünften Auflage des DSM-5 (American Psychiatric Association, 2013), welches für die Forschungsdiagnose der *Internet Gaming Disorder* insgesamt 9 Kriterien formuliert, aus denen eine beliebige Kombination aus mindestens 5 erfüllt sein muss, erfordert eine Diagnose nach ICD-11 das Vorhandensein aller drei Kriterien und ist somit konservativer.

Fallbeispiel

Lucas ist 16 Jahre alt und spielt oft bis tief in die Nacht hinein Videospiele. Sein Schlaf-Wach-Rhythmus ist verschoben, er geht seit 3 Monaten nicht mehr zur Schule, und seine Versetzung ist gefährdet. Er war bereits früher sozial nur wenig in die Klasse integriert und hat im letzten Jahr alle bisherigen Hobbys zugunsten des Computerspielens vernachlässigt. Außerhalb der Online-Videospiele hat er keinen Kontakt mehr zu Gleichaltrigen. Seine Interessen und sein Verhalten sind eingeengt auf Computerspiele und Essen, mit deutlicher Gewichtszunahme im letzten halben Jahr. Es gibt massive Konflikte mit den Eltern, die sich hilflos fühlen und sich Sorgen machen. Trotz Einsicht über die schädlichen Konsequenzen und Absichten der Reduktion des Spielverhaltens schaffte er es nicht, sein Verhalten zu ändern.

Neben der Glücks- und Computerspielstörung werden in der ICD-11 unter der Diagnose *Andere spezifizierte Störungen durch Verhaltenssüchte* die *Soziale-Netzwerke-Nutzungsstörung*, die *Shoppingstörung* und die *Pornografie-Nutzungsstörung* (Brand et al., 2020) vorgeschlagen. Wenn eine *Online*-Verhaltenssucht (aus den Bereichen Glücksspiel, Computerspiel, Soziale-Netzwerke-Nutzung, Shopping oder Pornografiekonsum) vorliegt, wird alternativ auch der Begriff *Internetnutzungsstörung* verwendet (Rumpf et al., 2021). Die Shoppingstörung und die Pornografie-Nutzungsstörung werden aktuell nach ICD-11 im Kapitel der Impulskontrollstörungen eingeordnet, obwohl die Symptomatik auch die Einordnung unter den Verhaltenssüchten nahelegt. Es ist zu erwarten, dass hier eine Umgruppierung stattfinden wird, wenn Forschung belegt, dass die zugrundeliegenden Prozesse bei diesen beiden Störungen ähnlich denen anderer Verhaltenssüchte sind.

Shoppingstörung. Die Shoppingstörung wird in der ICD-11 als ein Beispiel in der Kategorie *andere spezifizierte Impulskontrollstörungen* aufgeführt, nicht jedoch als eigenständige psychische Störung. Sie ist durch eine zwanghafte Beschäftigung mit Warenkonsum und den wiederholten Kontrollverlust über das Kaufen gekennzeichnet. Es kommt dadurch zu finanziellen Problemen, familiären Konflikten, Distress und klinisch signifikanter Beeinträchtigung in wichtigen Funktionsbereichen. Mit der Ausbreitung des elektronischen Handels ist auch eine Zunahme der Online-Shoppingstörung oder der Kombination aus Offline- und Online-Shoppingstörung zu verzeichnen.

Fallbeispiel

Deborah Hauff recherchiert täglich mehrmals für mehrere Minuten und abends ausgiebig für ein bis zwei Stunden im Internet nach Kleidung und Haushaltsartikeln. Sie bestellt auch mehrmals die Woche etwas, das sie eigentlich gar nicht benötige, und das, obwohl sie schon länger kein Geld mehr für Extraeinkäufe habe. Weil ihr Partner sie deswegen schon mehrfach kritisiert hat, verheimlicht sie die Bestellungen vor ihm und nimmt das Geld für die Einkäufe vom Sparbuch, das ihre Eltern für die Enkelkinder angelegt haben, die davon nichts wissen. Sie habe schon oft erfolglos versucht, seltener auf Shoppingwebsites zu browsen und weniger zu bestellen. Das Onlineshopping verschaffe ihr allerdings einen Kick, auf den sie nicht verzichten könne. Zudem lenke es sie von unangenehmen Gedanken und Gefühlen ab.

Pornografie-Nutzungsstörung. Die Pornografie-Nutzungsstörung kann als eine Unterform der *Störung mit zwanghaften sexuellen Verhalten* (Kap. 55) unter den Impulskontrollstörungen diagnostiziert werden. Auch hier steht der Kontrollverlust im Vordergrund, der sich darin ausdrückt, dass der Konsum von Pornografie nicht nachhaltig reduziert oder eingestellt werden kann, obwohl negative Konsequenzen zu Beeinträchtigungen in wichtigen Lebensbereichen führen. Der Konsum dominiert zunehmend das Leben, frühere Hobbys werden vernachlässigt. Das können Paarkonflikte sein oder Leistungseinbußen im beruflichen Kontext aufgrund des exzessiven, meist nächtlichen Pornografiekonsums.

Fallbeispiel

Kuno Karow ist 28 Jahre alt und ist seit 2 Jahren nach längeren Partnerschaften Single. Er lebt allein und arbeitet als Verwaltungsangestellter. Sobald er nach seiner Arbeit nach Hause kommt, konsumiert er täglich zwischen 4 und 6 Stunden Pornografie. Das hat dazu geführt, dass er sich abends kaum mehr mit Freundinnen und Freunden trifft und sozial immer mehr zurückgezogen lebt. Sein Pornografiekonsum begann im Alter von 12 Jahren. Seit dieser Zeit konsumiert er durchgehend regelmäßig Pornografie, auch in Zeiten, in denen er in einer festen Partnerschaft lebte. Seit der Trennung von seiner letzten Freundin konsumiert er täglich, wobei er auch berichtet, dass das genutzte pornografische Material »extremer« geworden sei. Weiter gibt er an, dass er sich schon während seiner Arbeitszeit gedanklich stark mit der Pornografienutzung am Abend beschäftigt, was zu einer Einschränkung seiner beruflichen Leistungsfähigkeit führt.

Die Prävalenzen liegen bei etwa 0,5 % für die Glücksspielstörung (Potenza et al., 2019), 3 % für die Computerspielstörung (Stevens et al., 2021), 5 % für die Soziale-Netzwerke-Nutzungsstörung (Cheng et al., 2021), 5 % für die Shoppingstörung (Maraz et al., 2016) und 5 % für die Pornografienutzungsstörung (Markert et al., 2023). Während Glücksspielstörung, Computerspielstörung und Pornografie-Nutzungsstörung häufiger bei Männern vorkommen, sind Betroffene einer Soziale-Netzwerke-Nutzungsstörung oder Shoppingstörung häufiger weiblich. Das Ersterkrankungsalter der Computerspielstörung und der Soziale-Netzwerke-Nutzungsstörung liegt meist in der Jugend, während sich Betroffene mit einer Glücksspielstörung, Shoppingstörung oder Pornografie-Nutzungsstörung bei Ersterkrankung in der Regel zwischen der zweiten und fünften Lebensdekade befinden. Schwierigkeiten in relevanten lebensrelevanten Bereichen (Familie, Schule, Arbeit oder Peerbeziehungen) erhöhen das Erkrankungsrisiko. Im Bereich der Komorbiditäten lassen sich für alle benannten Störungsbilder insbesondere die Diagnosen Aufmerksamkeitsstörung, Angststörung, depressive Störung oder Substanzkonsumstörung finden (Lindenberg et al., 2017; Müller et al., 2019; Palazzolo & Bettman, 2020; Potenza et al., 2019). Die Shoppingstörung geht zudem häufig mit pathologischem Horten der Konsumgüter und mit Essstörungen, insbesondere der Binge-Eating-Störung, einher (Müller et al., 2019).

51.2 Verhaltenstherapeutische Ziele und Strategien

Ziel der (Kognitiven) Verhaltenstherapie bei Verhaltenssüchten ist der Abbau des Suchtverhaltens und die Behebung der eingetretenen Schäden in den verschiedenen Lebensbereichen. Dies soll durch die Modifikation der aufrechterhaltenden Mechanismen erreicht werden. Interventionstechniken beinhalten insbesondere den Aufbau von Veränderungsmotivation, die Erarbeitung eines individuellen Störungsmodells, den Aufbau adaptiver Emotionsregulations- und Problemlösestrategien, den Aufbau belohnender Aktivitäten und die Substitution des Suchtverhaltens, die Löschung des Suchtverhaltens durch (Teil-)Abstinenz und die Verbesserung der Verhaltenskontrolle durch effektive Stimuluskontrolltechniken.

Relevante kognitive, emotionale und verhaltensbezogene Merkmale und deren Veränderung

- Überschätzte Belohnungserwartungen an das Suchtverhalten, erhöhte Reizreaktivität und Aufmerksamkeitslenkung auf suchtrelevante Stimuli sowie Bagatellisierung negativer Konsequenzen führen zu kognitiver und verhaltensbezogener Einengung. Zum Aufbau von Veränderungsmotivation, Problemeinsicht und Problemverständnis können verschiedene kognitive Übungen (Pro-Contra-Listen, fiktive Fallbeispiele, Teufelskreismodelle) wirkungsvoll eingesetzt werden (vgl. Kap. 4).
- Die Priorisierung des Suchtverhaltens und die Vernachlässigung anderer Aktivitäten in relevanten Lebensbereichen führen zu einem Verstärkerverlust, der wiederum durch das Suchtverhalten kompensiert wird. Um eine nachhaltige Verhaltensänderung zu erreichen, soll ein Wiederaufbau alternativer belohnender Alltagsaktivitäten parallel zum Abbau des Suchtverhaltens stattfinden (vgl. Kap. 18).
- Betroffene setzen Suchtverhalten als dominante Emotionsregulations- und Problemlösestrategie ein. Durch eine Schulung der Emotionswahrnehmung und des Emotionsverständnisses und ein Training situationsangemessener Emotionsregulationsstrategien sowie Problemlösestrategien können effektive Alternativstrategien erlernt werden (vgl. Kap. 22 und 33).
- Fortgesetztes Suchtverhalten führt zu einer Sensitivierung des Belohnungssystems und Craving. Diese konditionierte Reaktion kann durch Abstinenz gelöscht werden. Weiterhin kann Exposition mit Reaktionsverhinderung zur Verringerung des Cravings eingesetzt werden (Habituation). Stimuluskontrolltechniken erleichtern die Verhaltenskontrolle und verringern habituelles Suchtverhalten (vgl. Kap. 50), ggf. kann dies unterstützt werden durch entsprechende Apps z. B. zum Screentime-Management.

Lebensweltbezogene Merkmale und Veränderungsstrategien

- Probleme in anderen Lebensbereichen sind bei Patient:innen mit Verhaltenssüchten weit verbreitet. Die Anbahnung von ergänzenden Hilfen (z. B. durch Jugendhilfe, Erziehungsberatung, (Schul-)Sozialarbeit, Jobcenter, Schuldenberatung, Soziotherapie und im Falle der Pornografie-Nutzungsstörung auch Paarberatung) ist wichtiger Bestandteil der Therapie. Daneben sind therapeutische Interventionen notwendig, die Probleme innerhalb der Familie oder in der Paarbeziehung adressieren.

51.3 Praktische Durchführung

Bei Verhaltenssüchten lassen sich vielfältige kognitiv-verhaltenstherapeutische Strategien einsetzen. Für die verschiedenen Störungsbilder haben sich sowohl gemeinsame als auch störungsspezifische kognitiv-verhaltenstherapeutische Interventionen, die jeweils die Besonderheiten berücksichtigen, als effektiv erwiesen (Glücksspielstörung: Müller & Wölfling, 2020); Computerspielstörung: Lindenberg et al., 2023; Wölfling et al., 2013); Soziale-Netzwerke-Nutzungsstörung: Illy, 2023; Shoppingstörung: Müller et al., 2020, 2023; Pornografienutzungsstörung: Stark, 2020). Im Folgenden wird exemplarisch auf den Motivationsaufbau in der Therapie mit Jugendlichen eingegangen, da Veränderungsmotivation zentraler Bestandteil der Behandlung aller Verhaltenssüchte ist.

Motivationsaufbau bei Verhaltenssüchten

Jugendliche, die sich in der Regel auf Wunsch ihrer Eltern in der Therapie vorstellen, haben typischerweise wenig Problemeinsicht und dementsprechend eine niedrige Motivation, ihr Verhalten zu ändern. Auch bei erwachsenen Patient:innen besteht eine große Ambivalenz, sodass eine Stärkung von Veränderungsmotivation absolut notwendig ist. Für den Aufbau von Veränderungsmotivation ist es deshalb zunächst wichtig, keine Reaktanz zu erzeugen, um tatsächliche sowie innerliche Therapieabbrüche direkt zu Beginn zu vermeiden (Kap. 4). Im Jugendalter hat es sich bewährt, zunächst fiktive Fallbeispiele für die Psychoedukation heranzuziehen, um das Verständnis des Suchtteufelskreises aus Vermeidung, Problemaggravation, Verselbständigung des Suchtverhaltens und Bagatellisierung der Konsequenzen zu vermitteln (Lindenberg et al., 2020). Im Anschluss können die Übertragung und der Aufbau von Veränderungsmotivation anhand des eigenen Störungsverständnisses erfolgen. Kernbotschaften sind:

- Suchtverhalten ist kurzfristig funktional (sowohl belohnend als auch ablenkend, z. B. von Schwierigkeiten in anderen Lebensbereichen, unangenehmen Tätigkeiten oder Emotionen), führt aber mittel- und langfristig zu negativen Konsequenzen.
- Probleme in relevanten Lebensbereichen und negative Emotionen akkumulieren sich durch das Suchtverhalten.
- Durch die Verselbstständigung des Suchtverhaltens werden alternative Emotionsregulationsmöglichkeiten und Problemlösestrategien aus dem Verhaltensrepertoire verdrängt, verlernt oder gar nicht erst aufgebaut.

Pro-Contra-Liste und Balkenwaage. Insbesondere bei Patient:innen mit geringer Problemeinsicht ist es wichtig, die Funktionalität und Vorteile des Suchtverhaltens anzuerkennen. Für die Erarbeitung einer gesunden Balance zwischen realer und virtueller Welt werden mit einer symbolischen Balkenwaage verschiedene Kriterien (z. B. Wohlbefinden, Präferenz, flexibler Wechsel und freie Wahl- und Kontrollmöglichkeiten) bewertet.

Tabelle 51.1 Beispiel für eine Pro-Contra-Liste

Reale Welt	**Virtuelle Welt (Soziale Netzwerke, Online-Gaming)**
Vorteile	**Vorteile**
▶ Qualität zwischenmenschlicher Interaktion ▶ Soziale Teilhabe (Peers, Familie, Schule) ▶ Intensives körperliches Erleben, Spontanität	▶ Hohes Kontrollerleben ▶ Selbstgewählte Aktivitäten, schnelle Erfolge ▶ Anonymität, unendliche Verfügbarkeit
Nachteile	**Nachteile**
▶ Lästige Tätigkeiten und Pflichten ▶ Unberechenbarkeit, Unkontrollierbarkeit ▶ Probleme in verschiedenen Lebensbereichen (z. B. Ausgrenzung durch Peers)	▶ Vernachlässigung relevanter Lebenswelten (Peers, Familie, Schule) ▶ Eingeschränkte zwischenmenschliche Interaktion ▶ Einseitiges Weltbild

Eine nicht-urteilende therapeutische Haltung und Verständnis für die Funktionalität des Suchtverhaltens sind wichtig für den Aufbau von Commitment (vgl. Kap. 4).

Methode des fiktiven Fallbeispiels mit exemplarischem Teufelskreis. Fiktive Fallbeispiele werden zum Einstieg zur Psychoedukation und Erarbeitung fiktiver Teufelskreise eingesetzt. Ein Beispiel: Der 15-jährige Toni langweilt sich und verbringt seine gesamte Freizeit mit seiner Konsole. Er wird in der Schule ausgegrenzt und ist auch außerhalb der Schule nicht mehr sozial eingebunden, andere Freizeitaktivitäten hat er aufgegeben. Lästige Tätigkeiten und Schulaufgaben schiebt er auf, seine Versetzung ist gefährdet und die Eltern sind verzweifelt. Über Videospiele und virtuelle Freunde hat er jedoch Erfolgserlebnisse und fühlt sich nicht mehr einsam.

Nach der Bewertung von Tonis Balkenwaage wird Tonis Suchtteufelskreis erarbeitet, beginnend mit (1) positiven Emotionen durch das Videospielen und die Nutzung sozialer Netzwerke (Stolz, Erfolgserleben, Ablenkung), (2) negativen Konsequenzen durch das Verhalten (Konflikte mit den Eltern, Vernachlässigung der Schule, Gefährdung der sozialen Integration), (3) negativen Folgeemotionen (Wut, Trauer, Versagensängste, Einsamkeit) und (4) Verselbständigung der Regulation unangenehmer Emotionen durch weiteres Suchtverhalten (Videospiele, soziale Netzwerke). Die Erarbeitung des stellvertretenden Teufelskreises hat zur Folge, dass Jugendliche Analogien zu ihrem eigenen Verhalten erkennen und eigenmotiviert bereit sind, dieses zu analysieren, ohne sich direkt in einer von außen problematisierten Rolle zu befinden.

Individueller Teufelskreis und Funktionalität des Suchtverhaltens. Im Zentrum des individuellen Teufelskreises steht die kurzfristige Funktionalität des Suchtverhaltens im Sinne einer Gratifikation (durch Erfolgserleben, Spaß und Unterhaltung), Kompensation (z. B. von Langeweile, Einsamkeits- oder Unzulänglichkeitsgefühlen) oder Ablenkung (z. B. von stark negativen Emotionen, schwierigen Lebensumständen). Diese sind insbesondere vor dem Hintergrund der individuellen Vulnerabilitäten (z. B. Probleme in den Lebensbereichen Familie, Schule oder Peerbeziehungen) einzuordnen. Veränderungsmotivation wird aus den daraus abgeleiteten negativen Konsequenzen (z. B. Schulversagen, soziale Isolation, Konflikte) und negativen Folgeemotionen gefördert, sowie aus dem Verständnis, dass diese habituell durch vermehrtes Suchtverhalten reguliert werden und dadurch ein Teufelskreis entsteht.

51.4 Weitere Therapieoptionen

Kognitiv-verhaltenstherapeutische Einzel- sowie Gruppen- und Kombinationstherapien weisen bei der Behandlung von Verhaltenssüchten aktuell den höchsten Evidenzgrad auf (Antons et al., 2022; Müller et al., 2023; Stevens et al., 2019). Darüber hinaus existieren erste Effektivitätsstudien zur Wirksamkeit von Komplementärmedizin (Elektroakupunktur; Li et al., 2017; Zhu et al., 2012), Entspannungsverfahren wie z. B. Qi Gong (Lu et al., 2020) und pharmakologischen Ansätzen mit Bupropion bei Erwachsenen mit komorbider Depression (Han & Renshaw, 2012). Für Minderjährige gibt es bisher keine ausreichende Evidenz für die Wirksamkeit von Pharmakotherapie bei Internetnutzungsstörungen. Im Jugendalter zeigen erste Studien zur Systemischen Therapie und zu familienbasierten Ansätzen vielversprechende Ergebnisse (z. B. Zhong et al., 2011). Auch können Betroffene ggf. ermuntert werden, sich im Internet zu informieren und auch jenseits einer Richtlinienpsychotherapie in spezialisierten Einrichtungen Beratung zu suchen (z. B. bei »Lost in Space«, https://verhaltenssucht-berlin.de).

51.5 Typische Schwierigkeiten und Fehler

Grundsätzlich ist es wichtig, von Beginn an parallel zur Psychotherapie Hilfen in den beeinträchtigten Lebensbereichen anzubahnen (z. B. Soziotherapie, Schuldenberatung, Jugend- und Familienhilfe, Sozialarbeit), um den Aufbau alternativer Aktivitäten und die zuverlässige Wahrnehmung der Therapie zu ermöglichen.

Da Betroffene von Verhaltenssüchten, insbesondere im Jugendalter, in der Regel nicht selbstmotiviert die Therapie aufsuchen und auch bei erwachsenen Patient:innen eine große Ambivalenz besteht, ist die größte Therapieherausforderung das Herstellen einer ausreichenden Problemeinsicht und Therapiemotivation. Sozialisationsunterschiede und Generationenkonflikte gehen oft mit dem Wunsch der Angehörigen einher, dass Therapeut:innen sich positionieren. Darüber hinaus sind Medien, Pornografie oder Geldmanagement grundsätzlich emotional besetzte Themen. Deshalb ist es wichtig, dass Therapeut:innen nicht zu Anwälten einer Partei werden, da dies zur weiteren Emotionalisierung und Eskalation beitragen würde. Bagatellisierungstendenzen, Scham- und Schuldgefühle sowie Ambivalenz erfordern ein besonderes Maß an Motivations- und Commitmentstrategien über den gesamten Therapieverlauf.

51.6 Kritische Einordnung

Aufgrund der Neuheit der Diagnosekategorie ist die Evidenzlage bisher überschaubar und es sind noch viele Fragen ungeklärt. Die Wirksamkeit von KVT zur Behandlung von Verhaltenssüchten ist allerdings empirisch gut abgesichert. Gleichzeitig gibt es wenig Wissen über die differenzielle Wirksamkeit einzelner Therapiekomponenten (Abstinenz, Exposition, kontrollierte Nutzung), die notwendige Behandlungsintensität sowie die Behandlungshierarchie bei Komorbiditäten.

FAQ

Sollte eine Abstinenz auch bei Verhaltenssüchten angestrebt werden?
Abstinenz ist eine sehr wirksame Methode, die allerdings ein hohes Maß an Motivation erfordert und von vielen Patient:innen zunächst abgelehnt wird. Erste Befunde zeigen, dass auch eine kontrollierte Nutzung zur Symptomreduktion beitragen kann. Aktuell gibt es noch keine ausreichenden Daten zum Vergleich von abstinenzorientierten Methoden und zu Risikominimierungsansätzen.

Wie wird damit umgegangen, wenn die Perspektiven zu Problemen und zum normativen Medienverhalten zwischen Eltern und Kindern weit auseinandergehen?
Sowohl die Bagatellisierungstendenzen der Betroffenen als störungsinhärente Symptome als auch die Aggravationstendenzen von Angehörigen als Ausdruck von deren Belastung und die daraus resultierenden divergierenden Standpunkte müssen besprochen werden. Therapeutisch angeleitete Umfragen bei anderen Eltern und Kindern bzw. Bekannten im Umfeld der Familie können als Übung eingesetzt werden, um die verschiedenen Perspektiven normativ einzuordnen.

Soll bei vorliegender Komorbidität zuerst die Verhaltenssucht oder die komorbide Störung behandelt werden?
Bisher gibt es keine empirischen Daten, aus denen Empfehlungen für die Behandlungshierarchie abgeleitet werden können. Klinischer Konsens ist es, mit derjenigen Symptomatik zu beginnen, die den größten Leidensdruck erzeugt.

Teil V

Weiterführende Literatur

Lindenberg, K., Kewitz, S. & Lardinoix, J. (2023). Internet- und Computerspielsucht bei Kindern und Jugendlichen. Stuttgart: Kohlhammer.

Müller, A. & Laskowski, N. M. (2022). Ratgeber Kaufsucht. Informationen für Betroffene und Angehörige. Göttingen: Hogrefe.

Müller, K. W. & Wölfling, K. (2020). Glücksspielstörung. Stuttgart: Kohlhammer.

Stark, R. (2020). Ratgeber sexuelle Sucht. Informationen für Betroffene und Angehörige. Göttingen: Hogrefe.

Wölfling, K., Jo, C., Bengesser, I., Beutel, M. E. & Müller, K. W. (2013). Computerspiel- und Internetsucht. Ein kognitiv-behaviorales Behandlungsmanual. Stuttgart: Kohlhammer.

52 Persönlichkeitsstörungen

Joachim Kosfelder • Frank Jacobi

Auf den ersten Blick sind Persönlichkeitsstörungen (PS) in der therapeutischen Praxis wie auch in der Forschung wenig attraktive Störungen: Sie sind konzeptionell uneindeutig, ihre Diagnostik war in der Vergangenheit mäßig reliabel und wenig valide, die Bezeichnung gilt als stigmatisierend und die Behandlung als schwierig. Ein zweiter, genauerer Blick könnte diesen Eindruck jedoch aufhellen: Es zeigen sich substanzielle Fortschritte in Konzeption und Diagnosestellung in den aktuellen Diagnosemanualen ebenso wie neue Forschungsfelder (vgl. Kap. 12) – und eben auch erweiterte psychotherapeutische Optionen.

Was also ist eine Persönlichkeitsstörung? Ein struktureller »Defekt« der Person? Ein rigides habituelles Reaktionsmuster? Spezifische Defizite in der Beziehungsgestaltung? Ein stigmatisierendes Etikett für anstrengende Patient:innen mit unerwünschtem Interaktionsverhalten? Historisch wurden PS ausgesprochen heterogen definiert; gegen Ende des 20. Jahrhunderts änderte sich allerdings die Perspektive (Fiedler & Herpertz, 2022): Statt einer *gestörten Persönlichkeit* bildeten nun *Störungen in Interaktionen* und Beziehungen einen Verständnishintergrund, weil sich die Symptome der meisten PS primär interpersonell zeigten.

Parallel dazu finden sich weitere Ansätze, die belasteten und als stigmatisierend empfundenen Begriffe und Konzepte selbst zu hinterfragen. So wird der fließende Übergang von Persönlichkeitsstilen und -störungen betont (Fiedler & Herpertz, 2022); PS werden zu extremisierten Formen *normaler* psychischer Prozesse. Das unterstreicht auch Sachse (2019), wenn er ein Unterkapitel mit dem Statement »Persönlichkeitsstörungen sind nicht pathologisch« überschreibt und die ursprünglich adaptiven Funktionen herausstellt, die den heute abweichenden und unflexiblen Mustern des Erlebens und Verhaltens zugrunde liegen.

Schließlich ändern sich die Vorstellungen über die zentralen Symptome und die diagnostische Vorgehensweise bei PS mit dem im DSM-5 vorgeschlagenen alternativen hybriden Modell (s. Kap. 12) und noch stärker mit der radikalen Abkehr von (beinahe) sämtlichen kategorialen PS-Typen in der ICD-11 (WHO, 2023) drastisch: Die hinsichtlich Reliabilität und Validität, vor allem aber auch bezüglich ihrer konzeptionellen Leistungsfähigkeit und therapeutischen Relevanz häufig kritisierten Störungskategorien weichen (zumindest teilweise) dimensionalen Modellen. Diese ermöglichen eine spezifischere – und damit bestenfalls auch therapeutisch nutzbare – Beschreibung der Art der Persönlichkeitsprobleme und eine präzise operationalisierte Bestimmung ihres Schweregrades.

Wichtig • Kategoriale vs. dimensionale Diagnosemodelle von PS

Die kategoriale Einteilung in *spezifische* Persönlichkeitsstörungen, wie sie das DSM-5 (im Hauptteil) und die ICD-10 in der Tradition von Kurt Schneider seit dem ICD-6 (von 1948) vorgenommen haben, soll hier nur sehr knapp umrissen werden (vgl. Fiedler & Herpertz, 2022; Tyrer et al., 2015). Ausführlicher wird in der Neukonzeption der ICD-11 entsprechend ein dimensionales Verständnis von PS Raum gegeben, welches sich auch im alternativen hybrid kategorial-dimensionalen Modell im (Forschungs-)Teil III des DSM-5 wiederfindet (s. Kap. 12)

Mit dem Wegfall der einzelnen PS-Kategorien und ihren Clustern tritt die zweite erwähnte Entwicklung immer deutlicher hervor: Die Borderline-PS hebt sich von den anderen Erscheinungsbildern von PS ab. Dies zeigt sich auch in den eigenständigen S3-Leitlinien (vgl. Stoffers-Winterling et al., 2023; Kap. 53). Im Fokus dieses Kapitels stehen vor allem jene Formen von PS jenseits der Borderline-PS.

Bei aller Euphorie über neue Konzepte und diagnostische Einordnungen: Geblieben sind die bekannten Schwierigkeiten, auf problematisches Interaktionsverhalten bei Patient:innen mit PS adäquat zu reagieren, die Problematik in ihrer Funktionalität zu verstehen und diese dauerhaft zu verändern. Daher wird der Schwerpunkt dieses Kapitels auf Strategien und Modellen der Therapie von Persönlichkeitsstörungen liegen.

52.1 Diagnostik und Komorbidität

Drei Formen diagnostischer Prozesse können im Kontext der PS-Diagnostik unterschieden werden:

(1) Klassifikatorische Diagnostik zur Feststellung des Vorliegens und des Schweregrads einer PS
(2) Interview- und Fragebogendiagnostik zur Quantifizierung der Ausprägung von PS-Merkmalen
(3) Unmittelbar therapieleitende Diagnostik, bspw. von kognitiv-affektiven Schemata oder Charakteristika der therapeutischen Interaktion

Diagnostik auf der Ebene von Diagnosen

Den verschiedenen Vorstellungen zum Konzept »Persönlichkeitsstörung« entsprechen unterschiedliche Modelle der diagnostischen Einordnung und differenzialdiagnostischen Abgrenzung. In der in Deutschland noch bis voraussichtlich 2027 im Versorgungsalltag gültigen ICD-10 sind die zentralen allgemeinen Voraussetzungen für die Diagnose einer PS folgende: (1) Tief verwurzelte, anhaltende Verhaltensmuster zeigen sich in starren Reaktionen auf unterschiedliche persönliche und soziale Lebenslagen. (2) Diese sind meistens stabil und in vielfältigen Bereichen des Verhaltens und der psychologischen Funktionen erkennbar. (3) Es finden sich deutliche Abweichungen von der Mehrheit der betreffenden Bevölkerung im Wahrnehmen, Denken, Fühlen und in den

Beziehungen zu anderen, mit einem unterschiedlichen Ausmaß persönlichen Leidens und gestörter sozialer Funktionsfähigkeit.

Die kategoriale Einteilung in spezifische Persönlichkeitsstörungen, wie sie das DSM und die ICD in der Tradition von Kurt Schneider seit dem ICD-6 (von 1948) vornehmen, wird in diesem Kapitel vorausgesetzt; eine Kurzübersicht der aktuellen Störungskategorien beider Manuale findet sich in Tabelle 52.1.

Tabelle 52.1 Herkömmliche spezifische PS-Diagnosen

DSM-5 (wie DSM-IV)	ICD-10	Charakteristische Merkmale (lt. DSM-5)
Paranoide PS	Paranoide PS	Misstrauen und Argwohn
Schizoide PS	Schizoide PS	Distanziertheit in sozialen Beziehungen und eingeschränkte Bandbreite emotionalen Ausdrucks
Schizotypische PS	Schizotype Störung (unter F21 gelistet)	Unbehagen in nahen Beziehungen, Verzerrungen von Denken und Wahrnehmung sowie Eigentümlichkeiten des Verhaltens
Antisoziale PS	Dissoziale PS	Missachtung und Verletzung der Rechte anderer
Borderline-PS	Emotional instabile PS (impulsiver Typus, Borderline-Typus)	Instabilität in zwischenmenschlichen Beziehungen, Selbstbild und Affekten sowie massive Impulsivität
Histrionische PS	Histrionische PS	Dramatisierung (übermäßige Emotionalität) und Heischen nach Aufmerksamkeit
Narzisstische PS	-	Großartigkeitsgefühle, Bedürfnis nach Bewunderung sowie mangelnde Empathie
Selbstunsichere PS	Ängstliche (vermeidende) PS	soziale Hemmung, Unzulänglichkeitsgefühle und Überempfindlichkeit gegenüber negativer Bewertung
Dependente PS	Abhängige (asthenische) PS	unterwürfiges und anklammerndes Verhalten, in Verbindung mit übermäßigem Bedürfnis nach Umsorgtwerden
Zwanghafte PS	Anankastische PS	ständige Beschäftigung mit Ordnung, Perfektion und Kontrolle

Therapieunterstützende Diagnostik von Schemata und Interaktionsverhalten

Während bei vielen psychischen Störungen die Bedingtheit und Funktionalität des Problemverhaltens gut erkennbar ist, haben es Therapeut:innen bei den meisten PS mit intransparenten, strategischen und nicht selten manipulativen Verhaltensmustern zu tun. Folglich ist eine (störungs-)modellgeleitete Diagnostik nicht nur der problematischen Verhaltens- und Erlebensmuster, sondern vor allem der dahinter angenommenen kognitiv-affektiven Schemata notwendig. Sie hilft Therapeut:innen zu verstehen, *wieso* und *wozu* ein:e Patient:in spezifische, dysfunktionale Erlebens- und Verhaltensmuster (z. B. großes Misstrauen, massive Kritik oder »vorauseilender Gehorsam«) im Alltagsleben, aber auch im Therapieprozess zeigt. Mit unterschiedlichen Schwerpunkten findet sich dieser Aspekt im kognitiven Ansatz von Beck und Freeman (1999; vgl. Kap. 20) ebenso wieder wie in der Schematherapie (Young et al., 2008; vgl. Kap. 66), im CBASP (McCullough, 2000; vgl. Kap. 60) und auch in der Klärungsorientierten Psychotherapie der PS von Sachse (1997; Sachse et al., 2011).

Diese Form therapieunterstützender Diagnostik bildet quasi eine heuristische Brücke zwischen elaborierten Störungsmodellen und konkretem Problemverhalten; sie orientiert die Therapeut:innen dahingehend, welche Schemaaktivierungen und Interaktionsbesonderheiten bei dieser Patientin oder diesem Patienten zu erwarten sind. Die diagnostische Basis können dabei in der Therapie explizierte kognitive Schemata (bei Beck & Freeman, 1999), die Ergebnisse im therapiespezifischen Fragebogen (z. B. *Young Schema Questionnaire* im schematherapeutischen Ansatz; Young et al., 2008) oder Analysen des Interaktionsverhaltens sein (z. B. mit der BIBS; Sachse et al., 2015). In allen genannten Fällen bieten die Therapietheorien Heuristiken mit Erklärungswert für zunächst nicht zu erwartendes und irritierendes Patientenverhalten (Womit habe ich dieses Misstrauen verdient? Wieso werde ich derart hart kritisiert? Warum bemüht sich mein Gegenüber derart, alles perfekt zu machen?).

Prävalenz und Komorbidität

Prävalenzen von Persönlichkeitsstörungen insgesamt liegen bei gut 10 Prozent in der Allgemeinbevölkerung (Volkert et al, 2018). Generell wird die Komorbidität von PS sowohl untereinander als auch mit anderen psychischen Störungen als hoch eingeschätzt. Insbesondere ist eine erhöhte Komorbidität von PS mit Depressionen, Angststörungen und Substanzabhängigkeiten nachgewiesen. In nicht wenigen Fällen sind diese Komorbiditäten zunächst das primäre Behandlungsanliegen, zumal Problembewusstsein und Leidensdruck bei ich-syntonen PS gering ausfallen.

52.2 Ziele, Störungsmodelle und Behandlungsstrategien

Hierarchie der Behandlungsziele

Persönlichkeitsstörungen sind oft schwere psychische Störungen. Entsprechend verweisen die Empfehlungen der S2-Leitline zu PS (DGPPN, 2009) sowie der S3-Leitlinie »Diagnostik, Therapie und Rehabilitation von Patientinnen und Patienten mit schwerer Beeinträchtigung der Persönlichkeitsfunktionen« (https://register.awmf.org/de/leitlinien/

detail/134-001) auf eine *Hierarchie der Behandlungsziele*, welche generell der Therapie von PS zugrunde liegen sollte:

(1) Reduktion von Suizidalität und Fremdgefährdung
(2) Therapieinanspruchnahme sichern bzw. therapiegefährdendes Verhalten abbauen
(3) Störungen der Verhaltenskontrolle (z. B. impulsives Verhalten) reduzieren
(4) Störungen des emotionalen Erlebens verbessern
(5) Probleme der Lebensgestaltung bearbeiten

Sollten sich also bei der Arbeit an emotionalen Beeinträchtigungen, bspw. an einer intensiv erlebten Kränkung bei einem Patienten mit Narzisstischer PS, Hinweise auf einen potenziellen Therapieabbruch ergeben, rücken diese notwendig mit höherer Priorität in den Fokus der Therapie; das aktuelle Thema steht derweil zurück.

Allgemeine Strategien bei der Behandlung von Persönlichkeitsstörungen
In den Leitlinien (DGPPN, 2009) werden allgemeine Behandlungsprinzipien und -strategien bei PS beschrieben, die in Abhängigkeit von den für diese PS typische Verhaltens- und Erlebensmustern, anderen komorbid auftretenden psychischen Störungen und somatischen Erkrankungen sowie den sozialen Rahmenbedingungen zum Tragen kommen:

(1) Ausführliche Problemanalyse
(2) Besprechung der PS-Diagnose und Psychoedukation
(3) Therapievereinbarung / Behandlungsvertrag
(4) Aufbau und Bearbeitung der therapeutischen Beziehung sowie Interaktionsdiagnostik
(5) Nutzung spezifischer und unspezifischer Veränderungsstrategien
(6) Inanspruchnahme von Super- und Intervision
(7) Kontrolle der Fortschritte im Therapieverlauf

Problemanalyse. Die Analyse des Problemverhaltens sollte ein *funktionales Verständnis* der maladaptiven Verhaltens- und Interaktionsmuster ermöglichen und somit *therapeutische Ansatzpunkte* für passgenaue Interventionen liefern (vgl. Kap. 10, 13). Zu den klassischen Bestandteilen der Verhaltensanalyse gehören auslösende bzw. förderliche sowie verstärkende externe Bedingungen, vor allem die jeweiligen Reaktionen des sozialen Umfeldes auf das Verhalten der Patientin bzw. des Patienten. In den Leitlinien wird empfohlen, die kognitive Verarbeitung, insbesondere idiosynkratrische Wahrnehmungen und Interpretationen sowie Denk-, Erlebens- und Beziehungsmuster ebenso explizit zu untersuchen wie situativ aktualisierte Handlungstendenzen und -kompetenzen (Skills). Ein besonderer Fokus sollte dabei auf *Defizite im Verhaltensrepertoire* gelegt werden sowie auf fehlende – nicht gelernte – Verhaltensalternativen für einen konstruktiveren Umgang mit den analysierten Situationen.
Mitteilung der Diagnose und Psychoedukation. Soll den Patient:innen die Diagnose »Persönlichkeitsstörung« mitgeteilt werden (vgl. Kap. 8)? Die Leitlinien benennen die Kontroverse darum, sie verzichten auf eine letztliche Festlegung, nennen dann jedoch deutlich mehr Argumente *für* eine nicht-stigmatisierende, für die Betroffenen plausible und

validierende Kommunikation des Störungsbildes. Dabei kann eine dimensionale Betrachtung hilfreich sein, welche die Schwierigkeiten der Patientin bzw. des Patienten auf einem Kontinuum anordnet (»... das heißt, dass es gerade für Sie viel wichtiger als für viele andere Menschen ist, Aufmerksamkeit von anderen zu bekommen«).

Im günstigsten Fall ist die Einordnung der PS-Diagnose nicht nur als *biografisch sinnhafter Lösungsversuch* annehmbar, sondern auch *perspektivisch*: Aus dem Störungsmodell ergeben sich – realistische – Veränderungsoptionen in der Psychotherapie. Beispiele für derartige biografisch validierende und perspektivische Modelle sind das der Dialektisch-Behavioralen Therapie (DBT) zugrundeliegende biopsychosoziale Modell (s. Kap. 61) oder das im nächsten Abschnitt vorgestellte Modell der doppelten Handlungsregulation.

Therapievereinbarung und Behandlungsvertrag. Befürwortet werden *schriftliche Verträge*, in welchen nicht nur die Therapieziele vereinbart und die organisatorischen Rahmenbedingungen geregelt werden, sondern ggf. auch Notfallpläne, welche die (Nicht-)Erreichbarkeit der / des Therapeut:in sowie Regelungen für diesen Fall beinhalten. Ebenfalls festgehalten werden sollte die Nutzung von Daten und Aufzeichnungen (z. B. für die Supervision).

Die therapeutische Beziehung. Psychotherapeut:innen und Forscher:innen räumen der therapeutischen Beziehung allgemein einen besonderen Stellenwert ein – in der Behandlung von PS potenziert sich dieser noch (vgl. Bollmann et al., 2021). Drei Aspekte werden in den Leitlinien hervorgehoben:

(1) Der **Beziehungsaufbau** geschieht durch eine aktive Gestaltung der therapeutischen Beziehung komplementär zu den möglichst frühzeitig erkannten interaktionellen Motiven der Patient:innen.

(2) In der **Interaktionsdiagnostik** und Interaktionsanalyse nutzen Therapeut:innen die erlebte Wirkung des Beziehungsverhaltens ihres Gegenübers.

(3) Unter dem Stichwort »**Beziehungsarbeit**« wird die explizite und gezielte Nutzung der Therapiebeziehung als Lernort verstanden: Hier können Patient:innen die Auswirkungen ihrer (alten) Interaktionsstrategien erfahren, was zu Verunsicherung und Irritationen führen kann. Sie können auch neue Strategien und alternative Muster lernen und erhalten valide Rückmeldungen dazu. »In dieser *dialektischen Dynamik* zwischen Beziehungsaufbau durch Akzeptanz und Beziehungsgefährdung durch Irritation liegt der Schlüssel zum Gelingen der therapeutischen Arbeit« (DGPPN, 2009, S. 51; Hervorhebung im Original).

Nutzung kognitiv-verhaltenstherapeutischer Veränderungsstrategien. Alle in der Problemanalyse erfassten Variablen sind gleichzeitig potenzielle Ansatzpunkte für therapeutische Interventionen:

(1) Externe Bedingungen. Je nachdem, welche funktionalen Bedingungen in der Problemanalyse festgestellt wurden, können hier systematische Problemlösestrategien ebenso trainiert werden wie neue soziale, emotionale, selbstregulatorische oder kommunikative Kompetenzen und Skills; auch akzeptanzorientierte Methoden stehen zur Verfügung.

(2) **Idiosynkratrische Wahrnehmung und Interpretationen.** Empfohlen werden Techniken der Kognitiven Therapie zur Identifikation der oft ich-syntonen Verzerrungen und ihrer anschließenden Modifikation mit Strategien der Kognitiven Umstrukturierung.

(3) **Dysfunktionale Muster des Denkens und Erlebens.** Abhängig von den Ergebnissen eines präzisen problemanalytischen Verständnisses der Auslösung und Aufrechterhaltung (z. B. mittels Schema- oder Plananalyse) können hier Expositionsverfahren, Techniken der Kognitiven Umstrukturierung oder auch operante Verfahren zur Modifikation von Verstärkungsbedingungen zielführend sein.

(4) **Aktualisierte Handlungstendenzen und verfügbares Verhaltens-Repertoire.** Die häufig hoch-automatisierten Handlungsimpulse und fehlenden Verhaltensalternativen können durch therapeutisches Modellverhalten und – zunächst in sensu – Verhaltensexperimente flexibilisiert und erweitert werden.

(5) **Manifeste Verhaltens- und Interaktionsmuster.** Hier geht es nun um die Umsetzung neuer Verhaltensstrategien in vivo. Dies kann durch gut geplante und vorbesprochene Verhaltensexperimente erfolgen, die durch Rollenspiele vorbereitet werden können. Bei der realen Ausführung neuer Interaktionsmuster sind massive emotionale Belastungen (z. B. durch Angst, Schuldgefühle oder Scham) möglich, die ggf. antizipiert werden sollten.

(6) **Reaktionen des sozialen Umfeldes.** Patient:innen leben in sozialen Systemen, welche ihrerseits auf ein verändertes Interaktionsverhalten reagieren werden – und das nicht notwendigerweise günstig. Eine Vorbereitung darauf und eventuell die Einbindung von Bezugspersonen kann diese Schwierigkeiten entschärfen.

In den S2-Leitlinien werden gleichberechtigt *psychodynamische Veränderungsschritte* aufgeführt, deren Kenntnis angesichts konvergierender Entwicklungen in verschiedenen Therapierichtungen (exemplarisch Fiedler, 2014) die kognitiv-verhaltenstherapeutische Perspektive bereichert.

Inanspruchnahme von Super- und Intervision. Sicherlich auch durch die Erfahrungen mit der Dialektisch-Behavioralen Therapie beeinflusst (s. Kap. 61) wird Super- bzw. Intervision, nach Möglichkeit videogestützt, als »integraler Bestandteil« (DGPPN, 2009, S. 55) postuliert, für den entsprechende Ressourcen bedacht und bereitgestellt werden sollten.

Weitere Empfehlungen. Weiterhin werden in Behandlungsleitlinien Empfehlungen zur Pharmakotherapie und zu Kombinationsbehandlungen gegeben; zur Behandlungsdauer finden sich lediglich Hinweise auf – verglichen mit anderen psychischen Störungen – längere Behandlungsprozesse. Außerdem wird ein Monitoring zur Verlaufskontrolle mit störungsspezifischen und störungsübergreifenden Instrumenten vorgeschlagen (vgl. Kap 8).

Behandlungsempfehlungen für spezifische PS. Über diese allgemeinen Aspekte hinaus werden zu den einzelnen PS spezifische Behandlungsprinzipien, basierend überwiegend auf klinischen Erfahrungen, gegeben. Empirisch gut bewährte Verfahren sind für die Borderline-PS verfügbar (s. Kap. 53 und 61 und S3-Leitlinie), zum Teil evidenzbasierte

Programme liegen weiterhin für die Dissoziale und die Selbstunsichere PS vor. Darüber hinaus existieren elaborierte und teilweise empirisch fundierte Modelle, welche primär zur Behandlung von PS entwickelt (z. B. die Klärungsorientierte Therapie der PS; Sachse et al., 2011; s. u.) oder dafür adaptiert wurden (z. B. die Schematherapie; s. Kap. 66).

52.3 Die Behandlung von Persönlichkeitsstörungen in der therapeutischen Praxis

52.3.1 Klärungsorientierte Behandlungsstrategien: Hintergrund

Exemplarisch für komplexe Behandlungsprogramme für PS soll hier auf die *Klärungsorientierte Psychotherapieder PS* näher eingegangen werden (Sachse, 2019; Sachse et al., 2011). Zur Einordnung des Behandlungsansatzes können die von Grawe (2000) postulierten vier potenziellen Wirkfaktoren von Psychotherapie herangezogen werden (Problemaktualisierung, Ressourcenaktivierung, Problemveränderung und -bewältigung, Problemklärung und Einsicht), welche er als Ergebnis langjähriger Psychotherapieforschung schulunabhängig formulierte.

Wichtiger als die einseitige Realisierung einzelner Wirkfaktoren ist ihr *Zusammenspiel*: So wird eine *Problemklärung* erst im Zusammenwirken mit einer Aktivierung relevanter Schemata (*Problemaktualisierung* im Gegensatz zu emotionaler Vermeidung) und mit der Aktivierung und Nutzung von (vor allem Beziehungs-)*Ressourcen* möglich sein.

Wichtig

Traditionell sollten verhaltenstherapeutische Ansätze primär problemverändernd und -bewältigend wirken, wohingegen psychodynamische und humanistische Verfahren überwiegend problemklärend und einsichtsfördernd arbeiten. Diese Schwerpunktsetzung ist aber keineswegs zwingend – und auch nicht unbedingt nützlich: Nach Grawe (2000) sollte es nicht von der Person, der Ausbildung oder den Präferenzen des / der Therapeut:in abhängen, welche Wirkprinzipien in welchem Umfang realisiert werden, sondern von den Anforderungen und Bedürfnissen des / der jeweiligen Patient:in.

Die Klärungsorientierte Psychotherapie kann somit als – insbesondere bei ich-syntonen Störungen hilfreiche – Ergänzung zum veränderungs- und bewältigungsorientierten Schwerpunkt der Kognitiven Verhaltenstherapie verstanden werden.

52.3.2 Das Modell der doppelten Handlungsregulation

Das Modell der doppelten Handlungsregulation (Sachse, 2019), welches der Klärungsorientierten Psychotherapie zugrunde liegt, spezifiziert die an zwischenmenschlichen Interaktionen beteiligten Handlungsregulationsprozesse auf drei Ebenen (s. Abb. 52.1):

(1) auf der Ebene der authentischen Motive
(2) auf der Ebene der (dysfunktionalen) Schemata
(3) auf der sogenannten »Spielebene«

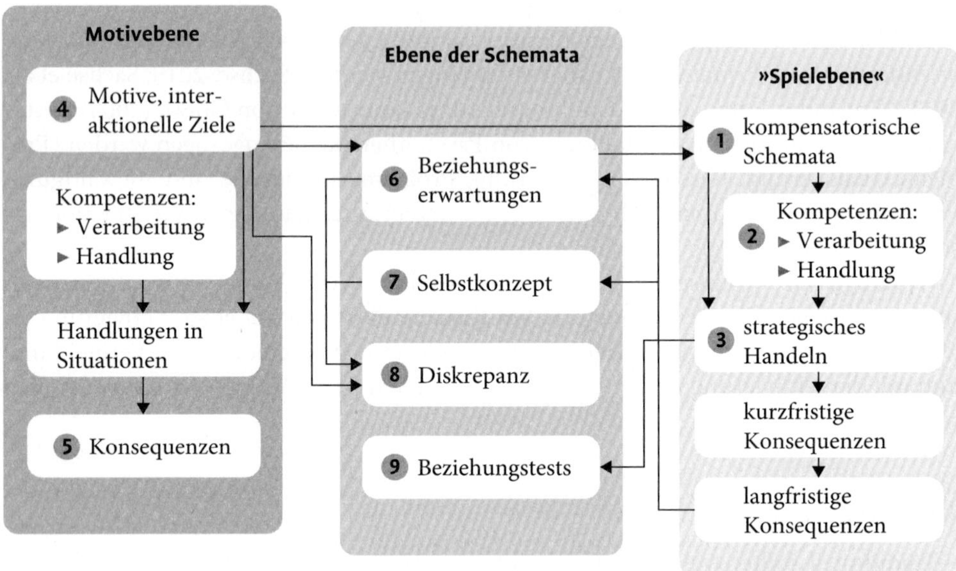

Abbildung 52.1 Das Modell der doppelten Handlungsregulation (modifiziert nach Sachse, 1997)

Die Spielebene. Nur die letztgenannte Ebene wird in der Interaktion mit einer Person mit PS unmittelbar sicht- und erlebbar. Dabei ist der aus der Transaktionsanalyse entliehene »Spiel«-Begriff zunächst irreführend, weil er gemeinhin mit bewussten, absichtsvollen »Spielzügen« assoziiert ist. Im Modell wird demgegenüber jedoch eben *nicht* unterstellt, dass Patient:innen im Regelfall bewusst ein – böswilliges – »Spiel« mit ihren Therapeut:innen treiben; vielmehr geht es um häufig ausgesprochen ich-syntone *kompensatorische Schemata* und daraus resultierende strategische Verhaltensweisen, die als Lösungsversuch angesichts frustrierter (authentischer) Motive zu verstehen sind. Folglich sind in diesem Modell die erkennbaren manipulativen und strategischen Handlungen der Patient:innen, etwa *Images* und *Appelle* (Beispiele in Tab. 52.3), lediglich ein (schlechter) Kompromiss: Wenn ich schon nicht bekommen kann, was ich brauche, dann versuche ich zumindest das, was ich bekommen kann, zu erzwingen.

Je nach PS kann dieses Verhalten sehr unterschiedlich aussehen: Eine dependente Patientin könnte ein Image als schwach und hilflos mit einem Appell: »Verlasse mich nicht!« aussenden, während ein Patient mit Narzisstischer PS durch dominante selbstaufwertende bzw. fremdabwertende Strategien und Appelle wie »Bewundere mich!« oder »Bestätige meine Überlegenheit!« auffallen kann.

Tabelle 52.3 Beispiele für Images und Appelle von Patient:innen

Images	Appelle
▶ »Ich bin ein kooperativer Klient.« ▶ »Ich bin eine Klientin, die genau auf sich selbst schaut und sich mit sich auseinandersetzt.« ▶ »Ich bin insgesamt okay, wenig problembeladen, habe nur ein umgrenztes Problem.« ▶ »Ich bin besonders problembelastet, arm dran, hilflos.« ▶ »Ich bin Opfer der Umstände, anderer Personen, Situationen, meiner eigenen Biografie.« ▶ »Ich kann nichts für meine Probleme.« ▶ »Ich kann meine Probleme selbst nicht ändern.«	▶ »Schone mich!« ▶ »Bleib mir vom Leib, halte Distanz!« ▶ »Lass mich in Ruhe!« ▶ »Hilf mir!« ▶ »Rette mich!« ▶ »Nimm mich ernst!« ▶ »Solidarisiere dich mit mir!« ▶ »Gib mir Recht!« ▶ »Bestätige mich!« ▶ »Tröste mich!« ▶ »Finde mich, finde das, was ich mache, toll!« ▶ »Sei für mich verfügbar!« ▶ »Gib mir Hinweise, Ratschläge, aktive Hilfen!«

Auf der Spielebene steuern kompensatorische Schemata in Abhängigkeit von den Verarbeitungs- und Handlungskompetenzen ein strategisches Problemverhalten, welches dann zumeist kurzfristig verstärkt wird (Nutzen), aber mittel- bis langfristig dysfunktional ist: So kann z. B. ein Patient mit Dependenter PS (kurzfristig) mit Images von Hilflosigkeit und entsprechenden Apellen (»Lass mich nicht allein!«; »Sei immer für mich da!«) verhindern, dass seine Partnerin dieses Wochenende mit Freunden verbringt; langfristig könnte sich die Partnerin aufgrund dieser Verhaltensmuster aber in der Beziehung stark eingeschränkt fühlen und an eine Trennung denken (Kosten).

Die Ebene der authentischen Motive. Die Spielebene mit ihren letztlich unbefriedigenden Interaktionsmustern verdeckt zunächst die beiden anderen, in der Interaktion nicht sichtbaren Ebenen, welche für die Handlungsregulation jedoch ebenfalls bedeutsam sind. Auf der Ebene der authentischen Motive postuliert das Modell sechs grundlegende *interaktionelle Motive*:

(1) Anerkennung und Wertschätzung
(2) Wichtigkeit
(3) Solidarität
(4) Verlässlichkeit
(5) Autonomie
(6) Achtung der eigenen Grenzen

Werden sie in der Biografie und Gegenwart befriedigt und respektiert, so sollten sich funktionale Selbst- und Beziehungsschemata entwickeln (z. B. »Ich bin in Ordnung und liebenswert«, »Ich bin meinen Bezugspersonen wichtig«) – ein strategisches und manipulatives Handeln wäre dann unnötig. Führten jedoch Versuche, diese authentischen Motive mit den engeren Bezugspersonen zu befriedigen, wiederholt zu emotional bedeutsamen Frustrations- und Misserfolgserfahrungen, so bleiben diese Motive in der individuellen Bedürfnishierarchie prominent. Zugleich führen diese Frustrationserfahrungen zur Ausbildung *negativer* kognitiv-affektiver Schemata (Sachse, 2010).

Die Ebene der dysfunktionalen Schemata. Hier finden sich dann, resultierend aus den Erfahrungen mit den Versuchen zur Befriedigung der authentischen Beziehungsmotive, gefestigte *negative Selbst-* und *Beziehungsschemata*: Zum einen sieht sich die Person z. B. als nicht wertvoll und sozial nicht akzeptabel, als unwichtig oder – schlimmer – negativ wichtig für ihre engere soziale Umwelt (»Ich bin nichts wert«; »Ich bin anstrengend«; »Meine Mutter leidet, weil es mich gibt«). Zum anderen werden Beziehungen als nicht solidarisch und loyal, als nicht verlässlich oder als grenzverletzend erwartet; im Sinne selbsterfüllender Prophezeiungen kann genau dies auch eintreten und – zumeist intermittierend – die negativen Schemata wiederum bestätigen.

In der Beziehung mit ihren Therapeut:innen können sich für Menschen mit derartigen Selbstrepräsentationen und Beziehungserwartungen nun allerdings widersprüchliche Erfahrungen ergeben: Im Einklang mit den o. g. authentischen Motiven, aber diskrepant zu den maladaptiven Schemata verhalten sich Therapeut:innen wertschätzend, Grenzen achtend und verlässlich, gewähren Autonomie und Solidarität. Zur Auflösung dieser Diskrepanz und zur Reduktion der damit verbundenen Verunsicherung können Menschen mit einer PS zu sogenannten *Beziehungstests* greifen (Curtis & Silberschatz, 1996). Sie »inszenieren« Interaktionssituationen, in denen ihr:e Therapeut:in als Interaktionspartner:in auf die Probe gestellt wird: Bleibt er oder sie immer noch wertschätzend und zugewandt, auch wenn ich ihn oder sie massiv kritisiere? Wird er oder sie mir längere oder zusätzliche Termine gewähren, wenn ich mein Leiden dramatisiere? Wird er oder sie die Therapie mit mir fortsetzen, wenn ich immer alles genauso wie vorgeschlagen mache?

Wichtig

Sachse (2010) betont, dass selbst wenn »Beziehungstests« nach therapeutischer Bearbeitung negativ ausfallen – die Therapeutin gewährt zum Beispiel keine Sondertermine oder nennt die Privatnummer auf Nachfrage nicht –, sie dennoch für Patient:innen einen *Gewinn* bringen: Ungeachtet ihres Ausgangs reduzieren Beziehungstests die Unsicherheit hinsichtlich des Interaktionspartners, sie werden also negativ verstärkt (vgl. Abschn. 52.4).

Differenzielle Überlegungen anhand des Modells der doppelten Handlungsregulation. Die unbefriedigten authentischen Motive, die Schemata und Tests sowie die kompensatorischen Schemata und Strategien unterscheiden sich je nach vorliegender PS. Das Modell stellt differenzierte und störungsspezifische Vorstellungen darüber zur Verfügung, welche authentischen Motive unbefriedigt und frustriert sein könnten, welche dysfunktionalen Selbst- und Beziehungsschemata resultieren dürften und welche – stärker oder weniger stark – manipulativen Strategien und Tests erwartet werden können. Eine Person mit narzisstischem Interaktionsmuster könnte beispielsweise ursprünglich nach Anerkennung und Wertschätzung um ihrer selbst willen gestrebt haben – diese authentischen Bedürfnisse wurden jedoch nicht oder nur unzureichend erfüllt. Derartig frustrierende Beziehungserfahrungen manifestieren sich in maladaptiven Schemata und Annahmen über zwischenmenschliche Beziehungen. Folglich würde dieser Mensch nun auf der Spielebene Images und Apelle nutzen (z. B. »Bestätige mich!« oder »Finde mich und das, was ich mache, toll!«), um als kompensatorische Motive Aufwertung und Bewunderung durch die Interaktionspartner:innen manipulativ einzufordern.

52.4 Die Phasen der Klärungsorientierten Psychotherapie

Sachse beschreibt das therapeutische Vorgehen in fünf Schritten bzw. Phasen (zusammenfassend Sachse, 2019), welche weitgehend kompatibel mit den oben aufgeführten Behandlungsleitlinien sind und diese ausdifferenzieren. Zur Beschreibung der Beziehungsgestaltung wird dabei die merkantilistische Metapher eines »Beziehungskontos« angeführt, wonach motivkomplementäres, also bedürfnisbefriedigendes Interaktionsverhalten der Therapeutin bzw. des Therapeuten auf dieses Konto »einzahlt«, wohingegen konfrontative oder schmerzhafte Interventionen von diesem imaginären Konto »abbuchen« und somit »Beziehungskredit kosten«.

Phasen der Klärungsorientierten Psychotherapie von PS

(1) Beziehungsgestaltung komplementär zu den authentischen Motiven
(2) Strategien zur Ermöglichung der Arbeit an relevanten Schemata
(3) Schemaklärung
(4) Schemabearbeitung
(5) Transfer und Verhaltensänderungen

Phase I: Beziehungsgestaltung komplementär zu den authentischen Motiven
Zentral in der ersten Phase ist der Auf- und Ausbau eines spezifisch auf die patientenseitigen Bedürfnisse abgestimmten Beziehungsangebots, d. h., die Beziehungsgestaltung ist explizit differenziell.

Wichtig

Aus dem Modell der doppelten Handlungsregulation ergibt sich, dass sich Therapeut:innen unbedingt komplementär zu den authentischen Motiven und *nicht* zu den kompensatorischen interaktionellen Schemata auf der Spielebene verhalten sollten. Schildert beispielsweise eine histrionische Patientin ein Erlebnis stark dramatisierend, so sollte weniger auf diese (situative) Schilderung eingegangen werden (z. B.: »Das ist ja furchtbar!«), sondern stärker die angenommenen interaktionellen Bedürfnisse angesprochen werden (z. B. Wichtigkeit: »Es ist mir ganz wichtig, dass ich verstehe, was das *für Sie* bedeutet«; »Ich nehme Sie sehr ernst, wenn Sie sagen …«; »Lassen Sie uns mal einen Moment da bleiben; mir ist das ganz wichtig zu verstehen, was da bei Ihnen passiert…«).

Die bewusste Gestaltung der therapeutischen Beziehung und die Arbeit damit bzw. darin bilden den Fokus der ersten Phase – sie bleibt jedoch die gesamte Therapie über bedeutsam und kann zur Förderung von Einsicht genutzt werden (»Was Sie gerade so eindringlich schildern, erinnert mich an das, was wir in der vorletzten Sitzung hatten …«; »Das ist jetzt wieder so ein Moment, in dem Sie ganz viel dafür tun, dass ich *Sie* da auch wirklich sehe … – haben Sie das Gefühl, ich verstehe jetzt, wie es Ihnen da geht?«). Sämtliche folgenden motivierenden, klärenden und schemaverändernden Interventionen setzen den o. g. »Beziehungskredit« voraus. Im Kontext des oben skizzierten Wirkfaktorenmodells stellt die therapeutische Allianz die zentrale Ressource in der klärungsorientierten Psychotherapie der PS dar.

Tabelle 52.4 Dos und Don'ts in Phase I der Klärungsorientierten Psychotherapie

Dos	Don'ts
Finden Sie möglichst früh heraus, welche (authentischen) interaktionellen Motive für diesen Patienten hoch bedeutsam sind und welche kompensatorischen Schemata das strategische Handeln steuern.	Vermeiden Sie es, strategisches Handeln zu belohnen bzw. abrupt von einem zunächst belohnenden Stil zu einer Löschung interaktionellen Problemverhaltens (z. B. Ignorieren von dramatischen Klagen) zu wechseln.
Verhalten Sie sich explizit (verbal) und implizit komplementär zu den individuell wichtigsten interaktionellen Motiven.	Vermeiden Sie *negative* Signale und »Trigger« für kompensatorische Strategien (z. B. Nicht-Einhalten von Zusagen bei dependenten Patient:innen mit erhöhtem Bedürfnis nach Verlässlichkeit oder Zuspätkommen bei Personen mit ausgeprägtem Wichtigkeitsmotiv).

Tabelle 52.4 (Fortsetzung)

Dos	Don'ts
Rechnen Sie mit Beziehungstests (z. B. Kritik) und behandeln Sie diese nicht primär inhaltlich (z. B. sich gegen die Kritik verteidigen), sondern fokussieren Sie das dahinter angenommene Bedürfnis (z. B. dass es dem Patienten besonders wichtig ist, ernst genommen zu werden, und dass der Therapeut dies auch tun wird).	Verhindern Sie bei (Beziehungs-)Tests, zwar professionell, aber unauthentisch zu wirken (schnelle Gegenfragen, Pokerface); es geht hier *nicht* in erster Linie um die Anwendung einer Technik, sondern um die Gestaltung und Bearbeitung einer zwischenmenschlichen *Beziehung*!

Phase II: Strategien zur Ermöglichung der Arbeit an relevanten Schemata

Viele PS fußen auf zeitstabilen und ich-syntonen Erlebens- und Verhaltensmustern. Selbst wenn diese (zumeist indirekten) Leidensdruck erzeugen, wird die Motivation zum Hinterfragen und zur Modifikation der eigenen kognitiven Schemata in der Regel gering ausfallen. Zudem ergeben sich in der Therapie zwangsläufig auch Aktivierungen der dysfunktionalen kompensatorischen Schemata auf der Spielebene und Anreize für strategisches Handeln: Beispielsweise erscheinen Therapeut:innen als Interaktionspartner mit hohem Sozialstatus und ausgewiesener Kompetenz ideal geeignet zur Bestätigung narzisstischer Größenfantasien, sie können mit ihrem Auftreten selbstunsicheren Patient:innen Halt und Sicherheit geben und sie signalisieren Menschen mit Paranoider oder auch Schizoider PS, dass die Beachtung und Sicherung ihrer Grenzen tatsächlich hoch bedeutsam ist.

Folglich ist – nicht nur in der Anfangsphase – von einer sehr begrenzten Motivation der Patient:innen auszugehen, an ihren Schemata als *internale Determinanten* ihres Erlebens und Verhaltens zu arbeiten. Die therapeutische Aufgabe in dieser zweiten Phase ist also die Motivierung, wozu verschiedene Schritte möglich sind:

- falls erforderlich, zunächst stabilisierende und sichernde Interventionen einsetzen, z. B. Aufbau verstärkender Aktivitäten, Training emotionsregulativer Kompetenzen (Skills-Training; s. auch Kap. 67), Imaginationsübungen und antidissoziative Techniken
- wertschätzende Konfrontation mit einem dysfunktionalen (z. B. vermeidenden) Umgang mit relevanten Aspekten (z. B. Emotionen, Motiven, Konflikten etc.) anbringen. Sachse spricht hier von einer *Bearbeitung der Bearbeitung*, d. h. von einer therapeutischen Auseinandersetzung mit der Art und Weise, *wie* ein:e Patient:in mit interaktionellen Schwierigkeiten umgeht (z. B. relativierend, rationalisierend, bagatellisierend o. ä.).
- Aushandeln eines *Arbeitsauftrages* als Behandlungsgrundlage – oft ein bei ich-syntonen PS bedeutender Schritt zur Klärung. Dazu kann gehören, mithilfe des Modells der doppelten Handlungsregulation die sog. »Spielstruktur«, also das strategische Handeln (und das Verfehlen der authentischen Motive) und die daraus resultierenden Kosten (s. o.) aufzuzeigen.

Zum Abschluss der zweiten Phase sollten die Patient:innen vor dem Hintergrund ausreichender Stabilität, eines transparenten Behandlungsmodells und eines verbindlichen Arbeitsauftrages hinreichend motiviert sein, ihre problemrelevanten kognitiv-affektiven Schemata zu klären.

Tabelle 52.5 Dos und Don'ts in Phase II der Klärungsorientierten Psychotherapie

Dos	Don'ts
Vergewissern Sie sich, dass Patient:in stabil genug für eine Auseinandersetzung mit maladaptiven Schemata und den resultierenden kompensatorischen Strategien ist.	Vermeiden Sie (wie sonst auch, nur *noch sorgfältiger*) Bloßstellungen, implizite Abwertungen, negative Zuschreibungen – kurz: Vermeiden Sie Selbstwertschädigungen!
Versuchen Sie durch Empathie, authentische Wertschätzung und dosierte Konfrontationen *Einsicht* in patientenseitiges strategisches Handeln und dessen Hintergründe zu erzielen und einen *Auftrag* für die gemeinsame Klärung und Modifikation dysfunktionaler Schemata zu erhalten.	Zwingen Sie den Patient:innen das Störungsmodell nicht auf, sondern machen Sie neugierig und laden Sie dazu ein, sich selbst besser zu verstehen.
Stellen Sie *über den gesamten Prozess* sicher, dass Sie den Patienten oder die Patientin *als Mensch* mit vielfältigen Ressourcen sehen und annehmen können – trotz eventueller manipulativer Strategien und interaktioneller Defizite.	Das vielleicht wichtigste »Gesetz« Kanfers (Kanfer et al., 2012) gilt insbesondere bei konfrontativen Interventionen: »Sägen Sie nicht den Ast ab, auf dem der Klient sitzt, bevor Sie ihm geholfen haben, eine Leiter zu bauen, auf der er herabsteigen kann!«

Phase III: Schemaklärung

Sind die Voraussetzungen bezüglich der Arbeitsbeziehung (→ Phase I) und der Therapiemotivation (→ Phase II) erfüllt, ist eine *Klärung* der Schemata möglich. Gemeint ist damit die Identifikation der psychischen Prozesse (Schemata, Motive, Interpretationen, Normen etc.), welche für das durch die PS beschriebene patientenseitige Erleben und Verhalten verantwortlich sind, und die validierende biografische Einordnung in Lebensphasen und -bedingungen, unter denen sie adaptiv waren.

Häufig wird dazu neben informativen, konkretisierenden und vertiefenden Fragen sowie Paraphrasierungen und Verbalisierungen eine *explikative* therapeutische Strategie erforderlich sein: Relevante kognitiv-affektive Schemata werden erschlossen und für die Patient:innen ausgesprochen, damit sie die Passung prüfen können (»Das heißt, im Grunde sagen Sie zu sich: ›Ich darf niemandem wirklich vertrauen, sonst werde ich ganz schlimm verletzt werden!‹, stimmt das?«; »Eigentlich haben Sie da jetzt wieder genau dieses Gefühl, dass Sie sich auf niemanden verlassen können, weil Sie ja doch wieder enttäuscht werden, oder?«). Explizierungen sind also aus dem individualisierten Störungsmodell abgeleitete therapeutische Annahmen oder Hypothesen, die dabei helfen sollen, die individuellen Schemata zu benennen und auszusprechen. Wie alle Annahmen bedürfen sie einer kritischen Prüfung (insbesondere bei Patient:innen mit Selbstunsicherer und Dependenter PS), weil nur passende Schemata gewinnbringend geklärt und im nächsten Schritt auch modifiziert werden können.

Tabelle 52.6 Dos und Don'ts in Phase III der Klärungsorientierten Psychotherapie

Dos	Don'ts
Zeit nehmen und Klärungstempo ggf. anpassen	Patient:in mit vielen Fragen überfordern, zu wenig explizieren
Arbeitsbeziehung (»Beziehungskredit«) und Veränderungsmotivation als Erhaltungsziele aus den vorangegangenen Phasen beachten	suggerieren statt explizieren; Explikationen sind gut überlegte Formulierungen für begründet angenommene Patienten-Schemata

Phase IV: Schemabearbeitung

Die Bearbeitung und Veränderung kognitiver Schemata setzt zwei weitere der von Grawe postulierten Wirkfaktoren voraus: die Schemaaktivierung (Problemaktualisierung) und das Hinzukommen von (therapeutischen) Ressourcen, um das aktivierte Schema zu verändern (Ressourcenaktivierung). Schemata können sich, so die allgemeine Annahme kognitiver Therapien, verändern, wenn sie aktiviert sind und wenn in diesem Moment neue, therapeutisch wirksame Information hinzukommt.

Somit sind es primär erlebnisaktivierende Methoden, welche in der Phase der Schemabearbeitung eingesetzt werden. Eine solche Technik ist das Ein-Personen-Rollenspiel (EPR; Sachse et al., 2008), eine Zwei-Stuhl-Technik, bei welcher ein Patient (im »Patientenstuhl«) seine Schemata und darauf basierende Annahmen vertritt, um sie anschließend als »Therapeut:in« im gegenüberliegenden Sessel sitzend zu hinterfragen. Dem oder der (echten) Therapeut:in kommt die Aufgabe zu, den Prozess zu strukturieren und Patient:in in der jeweiligen Rolle zu unterstützen: Dies kann zunächst die Präzisierung und emotionale Aktivierung der zu disputierenden Schemata sein, wohingegen im zweiten Schritt, wenn Patient:in im »Therapeut:innenstuhl« sitzt, die Behandler:in als Live-Supervisor:in fungiert und mithilft, Gegenargumente bzw. adaptivere Schemaformulierungen auszudrücken. Diese kann wiederum der oder die Patient:in im dritten Schritt, zurück auf dem »Patient:innenstuhl«, prüfen und ggf. annehmen oder eine weitere Dialogrunde einleiten (vgl. auch Kap. 34; Faßbinder & Jacob, 2014).

Gelingt mit dieser und weiteren Techniken die Modifikation maladaptiver Schemata im Therapieraum, so bedeutet das nicht, dass die gut gelernten, automatisierten Schemaaktivierungen im Alltag nicht mehr stattfinden. Im Gegenteil gilt es nun, in der letzten Phase das neue Interaktionsverhalten in die alltägliche Praxis zu übertragen (unterstützt z. B. durch Situationsanalysen, Kap. 24).

Tabelle 52.7 Dos und Don'ts in Phase IV der Klärungsorientierten Psychotherapie

Dos	Don'ts
das EPR gut einführen, erklären und strukturieren; je weniger Ressourcen ein:e Patient:in zur Befolgung der Abläufe aufbringen muss, desto mehr Kapazität steht ihr oder ihm zur Schemabearbeitung zur Verfügung; entsprechend werden EPRs auch eher in fortgeschrittenen Therapiephasen eingesetzt	Patient:innen überfordern mit komplexen Erklärungen, Anweisungen, Korrekturen etc.; günstiger scheint es, den Prozess nach kurzer Vorbesprechung zu initiieren und strukturierend zu begleiten
beim EPR eine sehr aktive Rolle einnehmen und die Patientin bzw. den Patienten in beiden Rollen spürbar unterstützen	ungeduldig werden und Druck ausüben; natürlich ist die Therapeutin bzw. der Therapeut in der Rolle des »Supervisors« (spätestens) zu diesem Zeitpunkt klar, wie eine zielführende Disputation eines maladaptiven Schemas aussehen sollte – trotzdem braucht es Zeit, um im Stuhldialog zu den jeweiligen individuellen Einsichten zu gelangen
die Ergebnisse der Schemamodifikation von der Patientin bzw. dem Patienten gut und kritisch prüfen lassen; eine selbst erarbeitete Einsicht ist wesentlich überzeugender als ein mit »therapeutischer Überzeugungskraft« gewonnenes Ergebnis	

Phase V: Transfer und Verhaltensänderungen

Eine Korrektur maladaptiver Schemata durch korrektive Einsichten im EPR (oder auf anderen Wegen) stellt einen wichtigen Schritt dar – die Überwindung der für die PS charakteristischen Erlebens- und Verhaltensmuster bedeutet dies noch nicht. Viele (interaktionelle) Auslösereize im Alltag (»Trigger«) laden Patient:innen ein, mit den »bewährten«, stark automatisierten Mustern zu reagieren. Zudem können anfangs auch die erforderlichen Kompetenzen fehlen: soziale Kompetenzen (z. B. bei Personen mit selbstunsicheren oder schizotypen Merkmalen), Fähigkeiten zur Regulation negativer Gefühle (z. B. bei Borderline- oder Dependenter PS) oder auch Empathie (z. B. bei Narzisstischer oder Antisozialer PS). In der letzten Phase einer klärungsorientierten Therapie der PS kann es also um Kompetenzaufbau und Fertigkeitentrainings oder um die Implementierung klassischer Selbstmanagementfähigkeiten gehen (Kanfer et al., 2012; vgl. Kap. 25), wie sie für aktuelle kognitiv-verhaltenstherapeutische Ansätze typisch sind.

Widerstände gegen die neu entwickelten, flexibleren Verhaltensmuster kann es aber auch in den (Familien-)Systemen geben, in welchen die Patient:innen leben: Partner:innen, Eltern oder Kinder sehen die Veränderungen im Verhalten der Patient:innen teilweise kritisch bis hin zur Ablehnung, an Arbeitsplätzen tun sich neue Konflikte auf, langjährige Interaktionspartner fühlen sich befremdet (vgl. auch Kap. 83 zu Nebenwirkungen der Psychotherapie). Auch diesen Hürden sollte eine Therapie in der letzten Phase begegnen und Strategien zum Umgang mit Widerstand in den sozialen Systemen der Patient:innen erarbeiten und etablieren.

Tabelle 52.8 Dos und Don'ts in Phase V der Klärungsorientierten Psychotherapie

Dos	Don'ts
Motivieren Sie dazu, neue Interaktionsmuster zur Überwindung der maladaptiven Schemata häufig und gezielt im Alltag einzusetzen.	Unterschätzen Sie die Hindernisse bei der Umsetzung neuer Erkenntnisse nicht! Das im geschützten Therapieraum aufgrund einer gewonnenen Einsicht neu überlegte (Interaktions-)Verhalten wird in Stresssituationen nicht unmittelbar abrufbar sein; stattdessen werden alte, häufig genutzte (dysfunktionale) Reaktionstendenzen wahrscheinlicher.
Trainieren Sie systematisch und gleichrangig die dazu erforderlichen Fähigkeiten.	
Versuchen Sie, gemeinsam mögliche Hemmnisse für die neu entwickelten Interaktionsmuster vorherzusehen und entwickeln Sie Strategien zum Umgang mit diesen.	

52.5 Weitere Therapieoptionen

Die hier skizzierte Klärungsorientierte Psychotherapie der PS steht exemplarisch für verschiedene elaborierte Therapieansätze der PS: Alternativ stehen zum Beispiel schematherapeutische (Young et al., 2008; Kap. 66) und kognitive Behandlungsmodelle (Beck & Freeman, 1999) zur Behandlung vieler PS zur Verfügung. Weiterhin soll betont werden, dass – in der Regel mit interaktionellem Fokus arbeitende – psychodynamische Ansätze bei der Therapie von PS Wirksamkeitsnachweise (einschließlich RCTs) vorweisen können.

Ausblick

Die Neuerungen im alternativen hybriden Modell im DSM-5 und mehr noch die Revolution in der ICD-11 wurden primär als *diagnostische* Neukonzeption von PS aufgefasst (Kap. 12). Diese birgt jedoch auch Implikationen für die *Psychotherapie von PS*: (I) Behandlungsmodule, welche versuchen, die *Funktionsbeeinträchtigungen* (in Selbst- und Beziehungsaspekten) zu vermindern bzw. die entsprechenden Persönlichkeitsfunktionen zu verbessern, sowie (II) Therapiestrategien, welche an den *Merkmalsbereichen* orientiert sind:

(I) Wenn eine PS von *Dysfunktionen spezifischer Persönlichkeitsfunktionen* (s. o.) (mit-) bestimmt wird – was spricht dann dagegen, genau diese Persönlichkeitsfunktionen gezielt zum Ansatzpunkt therapeutischer Interventionen zu machen? Die Behandlung könnte zusätzlich zu der in der klärungsorientierten Therapie besonders ausgearbeiteten motivationalen Klärung (Einsicht in authentische Motive und dysfunktionale Schemata sowie Veränderung maladaptiver kompensatorischer Strategien) ergänzt werden um gezielte Trainings von Selbstkompetenzen und spezifische interpersonale Skills.

(II) Fiedler und Herpertz (2022) arbeiten heraus, welche Behandlungsziele und -strategien für jede der fünf Domänen oder Merkmalsbereiche nützlich sein können, also beispielsweise »Negativer Affektivität«, »Enthemmung« oder »Distanziertheit« entgegenwirken können. Insbesondere Prozesse und Strategien neuerer VT-Varianten wie z. B. Fokus auf Werteorientierung erscheinen neben bewährten Modulen wie dem Training Sozialer Kompetenzen in der gezielten Therapie domänenspezifischer Defizite indiziert.

In der Konsequenz kann sich hier auch eine weitere Entwicklungsperspektive analog zur Entstehung der Dialektisch-Behavioralen Therapie für die Borderline-PS ergeben: Dort werden spezifische therapeutische Interaktionsstrategien (insbes. dialektische Strategien) ergänzt durch Trainings zum Ausgleich störungsspezifischer Defizite (u. a. der Emotions- und Impulsregulation). Ein solches multimodales Vorgehen, das auch eine Förderung Selbst- und interpersoneller Kompetenzen einsetzt, könnte auch bei den anderen Erscheinungsformen von PS die Behandlung optimieren.

52.6 Kritische Einordnung

Sowohl nationale (DGPPN, 2009) als auch internationale Reviews (Bateman et al., 2015) konstatieren aktuell noch einen Mangel evidenzbasierter psychotherapeutischer Programme für die meisten PS (mit Ausnahme der Borderline-PS; Stoffers-Winterling, 2023); allerdings ist mit Blick auf die neuen PS-Konzeptionen bereits eine S3-Leitlinie verfügbar (»Diagnostik, Therapie und Rehabilitation von Patientinnen und Patienten mit schwerer Beeinträchtigung der Persönlichkeitsfunktionen«; https://register.awmf.org/de/leitlinien/detail/134-001).

Somit basieren die hier vorgestellten Ansätze, die zumindest in S2-Leitlinien repräsentiert sind, in weiten Teilen auf »Erfahrungswissen« – das allerdings breit rezipiert und von vielen Praktiker:innen geteilt wird, also nicht einer idiosynkratrischen »Schule« zugeordnet werden sollte.

FAQ

Patient:innen können es als unpassend oder gar als Bedrohung empfinden, wenn ihre persönlichen Eigenschaften als »Störung« aufgefasst werden. Wie kommuniziere ich transparent die Diagnose (wozu ich berufsrechtlich verpflichtet bin), ohne die Patient:innen vor den Kopf zu stoßen?
Eine für das Gespräch über Diagnosen gut geeignete – wenn auch eher populärwissenschaftliche – Quelle ist das Buch von Oldham und Morris (2021): Dort werden ganz gezielt nicht-pathologisierende Formulierungen für Persönlichkeitsstile, -akzentuierungen und -störungen geliefert, welche die Dimensionalität und durchaus auch Zweckmäßigkeit entsprechender interaktioneller Stile hervorheben – was es

Patient:innen erleichtern kann, diese »anzunehmen«, und auch Therapeut:innen ermahnt, vorsichtig mit klaren, dichotomen Störungsdiagnosen umzugehen. Die Übergänge zwischen Persönlichkeitsstil, akzentuierten Persönlichkeitszügen und Persönlichkeitsstörung sind fließend bzw. eine Frage des individuellen Ausprägungsgrades von sozialer Unflexibilität und Normabweichung sowie der (beruflichen und privaten) Beeinträchtigungen und Leiden, die mit diesen Beziehungsstörungen einhergehen. Wir behandeln als Psychotherapeut:innen nicht die persönlichen Eigenschaften an sich, sondern die sich daraus ergebenden problematischen Folgen, also die Störungen des Erlebens (Emotionen, Realitätswahrnehmung, Selbstwahrnehmung) und Verhaltens (komplexe Interaktionsstörungen, Impulskontrolle). Die Konzentration auf die negativen Konsequenzen (die »Kosten«) erleichtert es, mit den Patient:innen an der PS zu arbeiten.

Weiterführende Literatur

Deutsche Gesellschaft für Psychiatrie, Psychotherapie und Nervenheilkunde DGPPN (Hrsg.). (2009). Behandlungsleitlinie Persönlichkeitsstörungen. Reihe: S2-Praxisleitlinien in Psychiatrie und Psychotherapie (Bd. 1). Heidelberg: Steinkopff.

Fiedler, P. & Herpertz, S. (2022). Persönlichkeitsstörungen (8. Aufl.). Weinheim: Beltz.

Langens, T., Sachse, R. & Hammelstein, P. (Hrsg.). (Reihe, seit 2011). Praxis der Psychotherapie von Persönlichkeitsstörungen. Göttingen: Hogrefe.

Sachse, R. (2019). Persönlichkeitsstörungen. Leitfaden für die Psychologische Psychotherapie (3. Aufl.). Göttingen: Hogrefe.

Sachse, R., Fasbender, J. & Sachse, M. (2011). Klärungsorientierte Psychotherapie von Persönlichkeitsstörungen. Grundlagen und Konzepte. Göttingen: Hogrefe.

53 Borderline-Persönlichkeitsstörung

Christian Stiglmayr

53.1 Diagnostik, Komorbidität und Differenzialdiagnostik

Die Borderline-Persönlichkeitsstörung (BPS) ist eine schwere psychische Erkrankung, die nicht nur bei den Betroffenen, sondern auch im sozialen Umfeld und bei den Behandler:innen viel Unverständnis und Überforderung auslöst. Nicht selten verweigern aus diesem Grund ambulante Psychotherapeut:innen die Behandlung von Patient:innen mit einer BPS; in ihrer Not suchen diese häufig stationäre Einrichtungen auf.

Diagnostik

Wichtig

Im DSM-5 (APA, 2013) ist die Störung durch neun Kriterien gekennzeichnet, von denen mindestens fünf Kriterien im Fall einer Borderline-Diagnose vergeben werden müssen. Diese können drei psychopathologischen Dimensionen zugeordnet werden: (1) Störungen der Affektregulation, (2) Störungen der Identität und (3) Störungen der sozialen Interaktion.

(1) **Störungen der Affektregulation** sind durch sehr schnell auslösbare, übermäßig starke und lang anhaltende emotionale Zustände gekennzeichnet. Je nach Ausmaß können diese emotionalen Zustände von den Betroffenen nicht mehr differenziert wahrgenommen werden; es verbleibt ein diffuses Gefühl innerer Anspannung, welches häufig mit dissoziativem Erleben einhergeht (Stiglmayr et al., 2005). Diese als nicht mehr kontrollierbar und höchst unangenehm erlebten Spannungs- und dissoziativen Zustände werden mithilfe schnell wirksamer, aber langfristig dysfunktionaler Verhaltensweisen wie Selbstverletzungen oder Suizidversuchen alsbald zu beenden versucht (Kleindienst & Bohus, 2009). Impulsives Verhalten in Form von Essattacken, erhöhtem Alkohol- oder Drogenkonsum oder Hochrisikoverhalten (z. B. auf Baukräne klettern, U-Bahn-Surfen) sind ebenfalls Folge einer gestörten Affektregulation. Bei manchen Betroffenen sind zusätzlich heftige Wutausbrüche zu beobachten; anderen hingegen ist ein Gefühl von Wut auf andere Personen völlig fremd, sie richten diese stattdessen gegen sich selbst.

(2) **Störungen der Identität** zeichnen sich bei Borderline-Patient:innen durch die Abwesenheit eines klaren Gefühls für die eigene Person aus. Stattdessen berichten sie von sehr schwankenden Vorstellungen über sich selbst, sich ständig verändernden Lebenszielen und Vorlieben. Das äußere Erscheinungsbild kann häufig variieren.

Folge dieser fehlenden Identität ist ein chronisches Gefühl der inneren Leere, welches wird von vielen Betroffenen als ausgesprochen quälend empfunden wird.

(3) **Störungen der sozialen Interaktion** sind durch einen schnellen Wechsel zwischen Idealisierung und Abwertung des Gegenübers gekennzeichnet. Damit einher geht eine unangemessene Nähe-Distanz-Regulation. Das Beziehungsverhalten von Borderline-Patient:innen ähnelt in vielen Fällen denen von Pubertierenden. Aus diesem Grund werden Borderline-Patient:innen häufig als »chronisch Pubertierende auf hohem Niveau« bezeichnet.

In der ICD-10 sind die Kriterien der BPS der emotional instabilen Persönlichkeitsstörung untergeordnet, die sich aufteilt in einen *impulsiven Typus* sowie einen *Borderline-Typus*. Wie bereits im DSM-5 können auch in der ICD-10 die Borderline-Kriterien den drei oben benannten psychopathologischen Dimensionen zugeordnet werden. Ein Cut-Off, ab welcher Anzahl von Kriterien die Störung vergeben werden darf, fehlt hier allerdings.

Die in der ICD-11 (bfarm, 2022) aufgeführten Kriterien der BPS entsprechen im Wesentlichen denen des DSM-5. Im Unterschied zum DSM-5 bedient sich die ICD-11 ausschließlich einer dimensionalen Diagnostik, während das DSM-5 sowohl eine kategoriale (Sektion II) wie auch eine dimensionale Diagnostik (Sektion III) vorhält.

Diagnostische Instrumente

Als Fremdbeurteilungsverfahren zur Diagnostik der BPS kann das *Strukturierte Klinische Interview für DSM-5 – Persönlichkeitsstörungen* (SCID-5-PD; Beesdo-Baum et al. 2019) empfohlen werden (vgl. auch Kap. 52). Zur Verlaufsmessung empfiehlt sich die *Borderline-Symptom-Liste* (BSL; Bohus et al., 2007).

Komorbiditäten und Differenzialdiagnose

Nur selten findet sich die ausschließliche Diagnose einer BPS. Bezogen auf die Lebenszeitkomorbidität findet sich am häufigsten eine affektive Störung (80 %), eine Angststörung (80 %), eine Essstörung (70 %), ein Substanzmissbrauch (60 %), eine Posttraumatische Belastungsstörung (PTBS; 60 %; kPTBS 40%) sowie bei ca. 80 Prozent eine weitere Persönlichkeitsstörung (Überblick: Stiglmayr, 2023; DGPPN, 2022b).

Ebenfalls häufig findet sich bei ca. 50 bis 80 Prozent der Betroffenen eine komorbide dissoziative Störung, bei der ca. 20 bis 30 Prozent der Wachzeit dissoziative Symptome auftreten (Priebe et al., 2014).

Differentialdiagnostisch muss die BPS vor allem von einer komplexen PTBS, einer Schizophrenie, einer Histrionischen und einer Dependenten Persönlichkeitsstörung abgegrenzt werden (Barnow et al., 2010; Gronau et al., 2015; Überblick s. DGPPN, 2022b).

Prävalenz und Verlauf

In der Allgemeinbevölkerung wird eine Punktprävalenzrate von 1,9 Prozent (Volkert et al., 2018) und eine Lebenszeitprävalenzrate von 3 Prozent angenommen (z. B. Trull et al., 2010). Etwa 50 Prozent der Betroffenen sind Frauen. Bei der BPS sind selbstverletzende Handlungen häufig (70–80 % der Fälle), die Suizidrate liegt bei 5,9 Prozent (Temes et al., 2019). Die große Angst der Therapeut:innen vor einem Suizid kann mit der hohen Zahl an Suizidversuchen (66 %) erklärt werden (Bohus, 2007). Zwischen 50 (Zahlen aus Großbritannien: Coid et al., 2006) und 80 Prozent (Zahlen aus Norwegen: Torgersen et al., 2001) aller Borderline-Patient:innen befinden sich in psychiatrischer und / oder psychotherapeutischer Behandlung. Übertragen auf Deutschland besteht damit ein Versorgungsbedarf von etwa 500.000 erwachsenen Patient:innen. Der Berliner Borderline-Versorgungsstudie (BBV) zufolge betragen die Krankheitskosten über 12 Monate 26.000 € pro Borderline-Patient:in, wovon 13.000 € allein den stationären Behandlungen zuzuordnen sind (Wagner et al., 2013); auch hinsichtlich erhöhter somatischer Komorbidität und Mortalität ist die Krankheitslast erheblich (Jacobi et al., 2021). Höhere Krankheitskosten entstehen im Rahmen von psychischen Störungen nur noch bei Patient:innen mit einer Schizophrenie (Konnopka et al., 2007).

Der Verlauf zeigt sich positiver, als es im Rahmen einer Persönlichkeitsstörung zu erwarten wäre: Ca. 75 Prozent aller behandelten Borderline-Patient:innen erfüllen nach sechs Jahren nicht mehr die Kriterien einer BPS. Die Remissionsrate zeigt sich mit einer Rückfallrate von nur 6 Prozent als bemerkenswert stabil (Zanarini et al., 2003). In der bereits erwähnten BBV-Studie (Stiglmayr et al., 2015) erfüllten nach einem Jahr DBT-Behandlung nur noch 23 Prozent der eingeschlossenen Patient:innen die Kriterien einer BPS nach DSM-IV.

Negative prognostische Prädiktoren sind neben der Anzahl zusätzlicher psychiatrischen Diagnosen, allen voran eine Abhängigkeitserkrankung, eine ausgeprägte Neigung zur Impulsivität wie z. B. wiederholte Suizidversuche oder häufiges selbstverletzendes Verhalten (SVV) sowie körperliche Gewalt und Vernachlässigung in der Kindheit (Überblick: Temes & Zanarini, 2018).

53.2 Verhaltenstherapeutische Ziele und Strategien

Aktuell gibt es zwei durch kontrolliert-randomisierte Studien (RCT) evaluierte verhaltenstherapeutische störungsspezifische Methoden zur Behandlung der BPS: Die Dialektisch-Behaviorale Therapie (DBT) von Marsha Linehan (1996a, b; 2016a, b) und die Schematherapie (ST) von Jeffrey Young und Arnoud Arntz (Arntz & van Genderen, 2010; Roediger, 2009). Da die ST ausführlich durch ein Fallbeispiel einer BPS-Patientin im Kap. 66 beschrieben wird, wird an dieser Stelle die Behandlung einer Borderline-Störung mit DBT praxisnah dargestellt. In Kapitel 61 wird zudem auf weitere Anwendungsbereiche und Modifikationen der DBT fokussiert.

Die Dialektisch-Behaviorale Therapie (DBT) ist eine manualgestützte, verhaltenstherapeutisch orientierte Therapie. Neben den etablierten kognitiv-behavioralen Methoden integriert die DBT eine Vielzahl weiterer Strategien und Techniken vor allem aus der Gesprächspsychotherapie, der Gestalttherapie, der Hypnotherapie und dem Zen-Buddhismus.

Ziele der DBT

Im Rahmen der DBT wird angenommen, dass der BPS eine Affektregulationsstörung zugrunde liegt, welche auf zwei Faktoren zurückgeführt werden kann: eine bestehende oder erworbene erhöhte *emotionale Verletzbarkeit* bei gleichzeitiger *Unfähigkeit zur Modulation von Emotionen* (Linehan, 1996a).

Primäres Behandlungsziel der DBT ist demnach der Aufbau bzw. die Verbesserung von funktionalen Strategien zur Emotionsregulation. Dieses Ziel unterteilt Marsha Linehan in zwei Unterziele:

(1) In einem ersten Schritt wird den Borderline-Patient:innen vermittelt, »die extreme Emotionalität zu verändern und fehlangepasste stimmungsabhängige Verhaltensweisen zu reduzieren« (Linehan, 1996a, S. 47). Spezifische Fertigkeiten (»Skills«) werden im Rahmen eines Skills-Trainings erlernt (Bohus & Wolf-Arehult, 2012; Linehan, 1996b, 2016a, b).

(2) Im zweiten Schritt werden Borderline-Patient:innen aufgefordert, »den eigenen Gefühlen, Gedanken und Aktivitäten ihre Berechtigung zuzugestehen und ihnen zu vertrauen« (Linehan, 1996a, S. 47).

53.3 Praktische Durchführung

53.3.1 Die biosoziale Theorie

Teil V

Die DBT kann in ihrer Zielsetzung, der praktischen Durchführung sowie ihrer Dynamik nur vor dem Hintergrund ihres ätiologischen Modells über das Zustandekommen einer BPS verstanden werden. Nach Linehan (1996a) befindet sich im Zentrum der BPS eine Emotionsregulationsstörung. Auf der Grundlage eines biosozialen Ätiologiemodells nimmt Linehan zum einen an, dass eine *biologische* Disposition zu (1) einer erhöhten Sensibilität auf emotionale Reize, (2) einem erhöhten emotionalen Erregungsniveau sowie (3) einer verlangsamten Rückkehr auf das emotionale Ausgangsniveau führt. Zum anderen erlernen die Patient:innen aufgrund ungünstiger *sozialer* Bedingungen keine ausreichenden Fertigkeiten, mit ihren Emotionen umzugehen.

Da BPS-Patient:innen aus diesem Grund ihre Emotionen meist als unbeherrschbar erleben, entsteht ein sehr nachhaltiges Problem: Die Betroffenen versuchen, soweit es ihnen möglich ist, ihre Emotionen zu vermeiden, d. h. sie sind in der Regel sehr emotionsphobisch. Dies betrifft nahezu alle distinkten Emotionen wie Scham, Schuld, Ärger, Angst, aber auch angenehme Emotionen wie Liebe oder Freude (Santangelo et al., 2014). Da sich Emotionen jedoch nicht dauerhaft vermeiden lassen, entwickeln die Betroffenen Regulationsstrategien, z. B. selbstverletzendes Verhalten (SVV), Alkohol- oder Drogenkonsum, Hochrisikoverhalten oder Suizidversuche. Diese sind kurzfristig effektiv, langfristig allerdings sehr schädlich.

Für die angenommene biologische Disposition gibt es mittlerweile zahlreiche empirische Belege. Auf (neuro-)biologischer Ebene zeigen Borderline-Patient:innen Veränderungen der HPA-Achse (z. B. Lieb et al., 2004), verringerte Volumina der Amygdala und des Hippocampus (zur Übersicht: Krause-Utz et al., 2014), eine verstärkte Aktivierung der Amygdala (z. B. Schulze et al., 2016) sowie eine eingeschränkte Verbindung zwischen präfrontalem Cortex und der Amygdala (Minzenberg et al., 2007). Phänomenologisch zeigen sich diese Auffälligkeiten durch ein im Vergleich zu psychisch gesunden Kontrollproband:innen durchschnittlich 9-fach erhöhtes emotionales Erregungsniveau, welches deutlich häufiger ausgelöst wird, schneller ansteigt und etwa doppelt so lange anhält (Stiglmayr et al., 2005). Außerdem wird infolge der starken emotionalen Erregung von einer verstärkten Dissoziationsneigung ausgegangen (Stiglmayr et al., 2008).

Wichtig

Auf der sozialen Ebene ist bekannt, dass Borderline-Patient:innen zumeist in einem invalidierenden Umfeld aufwachsen. Ein invalidierendes soziales Umfeld ist durch die Tendenz gekennzeichnet, unangemessen und unberechenbar auf persönliche Erfahrungen des Kindes zu reagieren. Solche Verhaltensweisen sind besonders in Familien, in welchen es zu Missbrauch und Gewalt kommt, zu beobachten. Daher ist es nicht verwunderlich, dass die Posttraumatische Belastungsstörung (PTBS) eine der häufigsten komorbiden Störungen bei Borderline-Patient:innen ist.

53.3.2 Therapiestruktur

Die ambulante Therapie ist auf ein bis drei Jahre angelegt, in seltenen Fällen auch länger. Der Ablauf der Therapie ist klar strukturiert und lässt sich in eine Vorbereitungsphase und drei sich daran anschließende Therapieabschnitte unterteilen.

Vorbereitungsphase. Die *Vorbereitungsphase* dient der Diagnostik und Informationsvermittlung über das Krankheitsbild, der Aufklärung über den Ablauf der DBT, der Darstellung des biosozialen Ätiologiemodells und der Ziel- und Motivationsanalyse. Anhand von detaillierten Verhaltens- und Bedingungsanalysen (vgl. Kap. 10) werden die entscheidenden Problembereiche wie z. B. Suizidversuche, schwere Selbstverletzungen, fortwährende stationäre Aufenthalte und soziale Desintegration eruiert. Auch wird ein Therapievertrag unterzeichnet, welcher die wichtigsten Therapieziele und die Einhaltung bestimmter Therapievereinbarungen zum Inhalt hat. Unter anderem verpflichtet sich der Patient bzw. die Patientin, während der gesamten Therapiedauer keinen Suizidversuch zu unternehmen. Die Therapievereinbarungen gelten zunächst so lange, wie die Patient:innen zusichern können, sich nicht zu suizidieren, jedoch maximal für die Dauer eines Jahres. Die Fortsetzung der Behandlung wird vom erfolgreichen Verlauf der Behandlung abhängig gemacht.

Therapiephase 1. In der *ersten Therapiephase* werden die in der Vorbereitungsphase definierten Problembereiche bearbeitet. Für eine Zielerreichung notwendige Verhaltensfertigkeiten werden in einem gruppenbasierten Skills-Training vermittelt. Die Problembereiche sind hierarchisch nach Gefährlichkeit unterteilt: Wann immer ein höher geordneter Problembereich auftritt, z. B. schweres SVV, muss dieser unmittelbar in Form einer Verhaltens- und Lösungsanalyse behandelt werden (vgl. Kap. 10). Damit orientiert sich die DBT im Unterschied zu den meisten anderen Manualen zur Behandlung spezifischer Störungsbilder nicht an einer festgelegten Reihenfolge von Sitzungen und Inhalten, sondern an den von den Patient:innen gezeigten Verhaltensmustern. In der Regel wird für die Bearbeitung des Problemverhaltens immer die gesamte einzeltherapeutische Sitzung benötigt. Als strukturierendes Hilfsmittel führen Patient:innenein Wochenprotokoll (»Diary Card«), in welches sie alle für die Zielhierarchie relevanten Verhaltensweisen eintragen. Zu Beginn jeder Therapiesitzung händigen sie das ausgefüllte Wochenprotokoll aus. Diese Hierarchie hat maßgebliche Implikationen für den Therapieverlauf: So lange beispielsweise wöchentliches schweres SVV vorliegt, muss jede Woche eine Verhaltens- und Lösungsanalyse in der Einzeltherapie besprochen werden. Alle anderen zusätzlich vorhandenen Problemfelder können unterdessen nicht oder nur sehr kurz thematisiert werden – vorausgesetzt, es tritt kein hierarchisch höher geordnetes Problemverhalten auf. Beispielsweise sind Verhaltensweisen von Patient:innen, welche einen potenziellen Burnout der Therapeut:innen nach sich ziehen (therapiezerstörendes Verhalten), oder Verhalten, welches immer wieder schwere Krisen nach sich zieht, wie z. B. fatale Partnerschaften (krisengenerierendes Verhalten), noch vor schwerem SVV zu behandeln.

T: Haben Sie das Wochenprotokoll dabei?

P: Ja. (*überreicht das Wochenprotokoll)*

T: Hm … Ich sehe gerade, dass der Drang, sich selbst zu verletzen, bei Ihnen vergangene Woche sehr hoch war. Aber Sie haben es geschafft, dem Drang zu widerstehen … Bis auf Samstag. Ach, wie schade! Was haben Sie denn für Skills angewandt, um sich an den anderen Tagen nicht zu verletzen?

P: Ich habe mich viel abgelenkt, habe mich mit einer Freundin getroffen.

T: Super! Haben Sie diese Skills bewusst eingesetzt, um eine Selbstverletzung zu verhindern?

P: Ja. Es hat auch kurz geholfen. Aber sobald ich mit der Ablenkung aufgehört habe, ist die Anspannung wieder angestiegen. Am Samstag konnte ich dann einfach nicht mehr.

T: Ich nehme mal an, dass der beständigen Anspannung irgendein Ereignis zugrunde liegt, dessen Auswirkungen Sie immer zu spüren bekamen, sobald Sie sich nicht mehr abgelenkt haben. Kann das sein?

P: Ich weiß nicht genau … Der Arbeitsbeginn Anfang nächsten Monats könnte ein Grund sein…

T: Und haben Sie sich um die Gefühle, die der anstehende Arbeitsbeginn bei Ihnen auslöst, gekümmert?

P: Hm …

T: Hm … Heißt das, dass Sie das nicht gemacht haben? Dann ist es natürlich auch kein Wunder, dass die Anspannung nicht nachließ.

P: Ich kann mit den Gefühlen einfach nichts anfangen. Die braucht doch kein Mensch!

T: Okay. Dann müssen wir uns das eben nochmal näher anschauen. Haben Sie die Verhaltensanalyse über das selbstverletzende Verhalten dabei?

P: Ja. Aber können wir denn heute nicht mal was anderes besprechen? Immer diese Verhaltensanalysen gehen mir echt auf den Geist. Sie sehen ja auch schon ganz genervt aus.

T: Da haben Sie wohl recht: Ich finde auf die Dauer Verhaltensanalysen auch ziemlich nervig. Und in der Tat würde ich mit Ihnen auch viel lieber etwas anderes besprechen. Aber Sie wissen ja: So lange Sie dieses Verhalten zeigen, werden wir uns das in Form von Verhaltensanalysen auch näher anschauen. Und zwar so lange, bis Sie es sein lassen. Wie lange das andauert, hängt also alleine von Ihnen ab.

Therapiephase 2. Die Erhöhung der emotionalen Belastbarkeit von Patient:innen in der ersten Therapiephase stellt die Vorbereitung für die *zweite Therapiephase* dar. In dieser geht es um die Bearbeitung weiterer emotionaler Problembereiche sowie die Integration bislang nicht zugelassener Aspekte des Lebens. Bei Bestehen einer komorbiden PTBS ist die Traumabehandlung ein wesentliches Ziel dieser zweiten Therapiephase (vgl. Kap. 46). Hierzu wurde in der Arbeitsgruppe von Martin Bohus und Regina Steil ein DBT-spezifisches Vorgehen entwickelt (Steil et al., 2011b).

Therapiephase 3. Die abschließende *dritte Therapiephase* dient der Steigerung der Selbstachtung und des achtsamen Selbstmitgefühls, der Wertschätzung gegenüber anderen und sich selbst sowie der Selbstfürsorge. Hier kommen beispielsweise Programme von Potreck-Rose und Jacob (2021), Christopher Germer und Kristin Neff (2021) und Paul Gilbert (2013) zum Einsatz. Der folgende Kasten gibt einen Überblick über die einzelnen Therapiephasen und die Hierarchien der jeweiligen Problembereiche.

Therapiephasen und die Hierarchie der jeweiligen Problembereiche (aus Stiglmayr & Gunia, 2016)

Vorbereitungsphase

- Erhebung der aktuellen Beschwerden, der Anamnese und der Diagnostik
- Informationsvermittlung über das Krankheitsbild
- Aufklärung über die Therapie im Allgemeinen und über die DBT im Besonderen
- Darstellung des biosozialen Ätiologiemodells
- Motivations- und Zielanalyse
- Zustimmung zu den Behandlungszielen, Behandlungsvertrag

Erste Therapiephase: Behandlung von schweren Problemen auf der Verhaltensebene

(1) Verringern von lebensbedrohlichem Verhalten / Verbesserung der Überlebensfertigkeiten
   (a) Suizidversuche
   (b) fremdgefährdendes Verhalten (z. B. Totschlag)
   (c) potenziell lebensbedrohliche unbehandelte medizinische Zustände
   (d) Hochrisikoverhalten
   (e) lebensbedrohliches SVV

(2) Verringern von Verhalten, das zu einem Therapieabbruch führt / Verbesserung von therapie-aufrechterhaltendem Verhalten
   (a) Burnout des / der Therapeut:in (z. B. durch Bedrohung oder schwerwiegende Verunsicherung)
   (b) schwere Probleme im therapeutischen Setting (z. B. Nichterscheinen)
   (c) Finanzierungsprobleme
(3) Verringern von Krisen generierendem Verhalten / Behandlung von sehr schwerwiegenden Problemen
   (a) schwerwiegende familiäre Probleme (z. B. Jugendamt)
   (b) fatale Partnerschaften
   (c) anhaltende Bedrohung oder sexuelle Kontakte von Tätern
   (d) ungeplante psychiatrische Notaufnahmen
   (e) rezidivierende schwere SVV
(4) Verringern von Verhalten, das den Therapiefortschritt behindert / Verbesserung der Mitwirkung bei der Therapie
   (a) Intoxikationen
   (b) Dissoziationen
   (c) chronisch anhaltende Psychose
   (d) Major Depression
   (e) schwere ADHS
   (f) Non-Compliance
   (g) schwere Schlafprobleme
   (h) schwere Ess- und Trinkstörungen
   (i) schwere hormonelle Probleme (z. B. PMS)
(5) Verbesserung der Lebensqualität / Behandlung von sehr schwerwiegenden psychischen Störungen oder Problemen, die normale soziale Interaktionen und berufliche Tätigkeiten verhindern
   (a) Behandlung von weiteren schwerwiegenden Achse-I-Störungen
   (b) Behandlung von Verhaltensmustern, die eine Verbesserung der sozialen Integration und Interaktion verhindern
   (c) Rückführung auf den Arbeitsmarkt
   (d) Behandlung einer PTBS
   (e) Behandlung einer Abhängigkeitserkrankung
   (f) Behandlung einer schweren Essstörung

Zeitgleich: Aufbau und Verbesserung der Verhaltensfertigkeiten im Gruppentraining
(a) innere Achtsamkeit
(b) zwischenmenschliche Fertigkeiten
(c) bewusster Umgang mit Gefühlen
(d) Stresstoleranz
(e) Selbstwert

Zweite Therapiephase: Akzeptieren / Verändern von schwerem Leid auf der emotionalen Ebene

- weitere Reduktion posttraumatischer Symptome
- weitere Verbesserung der sozialen Integration und Interaktion
- weitere Unterstützung bei der Rückführung auf den Arbeitsmarkt
- weitere Behandlung der Achse-I-Störungen
- Behandlung Borderline-typischer emotionaler Probleme wie Einsamkeit, Angst vor Verlassen werden, Selbsthass

Dritte Therapiephase: Probleme der Lebensführung akzeptieren und lösen

- Steigerung der Selbstachtung
- Steigerung der Wertschätzung
- Steigerung der Selbstfürsorge
- Steigerung des achtsamen Selbstmitgefühls
- Entwickeln und Umsetzen individueller Lebensziele

Die in der DBT zum Einsatz kommenden Therapiebausteine sind:

- Einzeltherapie
- Fertigkeitentraining in der Gruppe
- Telefonkontakte
- Konsultationsteam
- Supervision

Die Einzeltherapie findet in der Regel einmal wöchentlich statt, das Skills-Training einmal in der Woche für zwei Zeitstunden. Für das Skills-Training werden in der Regel 1 ½ Jahre benötigt. Innerhalb dieser Zeit wird das Training zweimal durchlaufen. Das Training findet in einer Gruppe von maximal sieben bis acht Patient:innen statt und dient ausschließlich dem Vermitteln von spezifischen Fertigkeiten, welche für ein therapeutisches Fortkommen als unverzichtbar definiert wurden. Unter Fertigkeiten werden kognitive, emotionale und handlungsbezogene Reaktionen verstanden, die sowohl kurz- als auch langfristig zu einem Maximum an positiven und einem Minimum an negativen Ergebnissen führen. Die Fertigkeiten sind in sechs Module unterteilt (Bohus & Wolf-Arehult, 2012).

Die Telefonkontakte finden zwischen den einzeltherapeutischen Sitzungen statt und dienen vor allem der konkreten Anleitung und Hilfe in akuten Krisensituationen. Damit soll der Transfer des in der Therapie Erlernten in den Alltag gewährleistet werden.

Wichtig

Im wöchentlich stattfindenden Konsultationsteam treffen sich bis zu sechs ambulante Kolleg:innen und besprechen nach festen Regeln das weitere therapeutische Vorgehen für jeden ihrer Patient:innen. Aufgabe des Konsultationsteams ist zweierlei: Zum einen hat das Team dafür Sorge zu tragen, dass alle Patient:innen die bestmögliche DBT erhalten. Zum anderen ist die Aufgabe des Teams, die Behandlung gemeinsam durchzuführen und damit die Einzeltherapeut:innen zu entlasten. Im Unterschied zu den meisten anderen Therapien wird die Behandlung demnach nicht von einer Einzelperson, sondern von einem Therapeutenteam durchgeführt. Damit stellt das Konsultationsteam das »Herzstück« der DBT dar; hier fließen alle Informationen zusammen und werden ausgewertet, um anschließend mit einem neuen Auftrag die Therapie fortzusetzen.

In der Supervision werden Schwierigkeiten, die bei den einzelnen Therapeut:innen im Rahmen des Therapieprozesses auftreten, bearbeitet (vgl. Abschn. 53.5). Aber auch interaktionelle Schwierigkeiten im Konsultationsteam können Thema der Supervision sein.

Neben der beschriebenen Struktur zeichnet sich die DBT durch den Einsatz spezifischer therapeutischer Strategien bei gleichzeitiger Berücksichtigung ausformulierter therapeutischer Grundhaltungen aus. Diese Grundhaltungen stellen den »Boden« der Begegnung zwischen Patient:in und Therapeut:in dar. Der Einsatz therapeutischer Strategien fußt auf diesen Grundhaltungen und nutzt die klare Struktur zur fortwährenden Orientierung. Die Grundhaltungen wie auch die therapeutischen Strategien finden sich in Kapitel 57 näher beschrieben.

53.4 Weitere Therapieoptionen

Neben der DBT (Kap. 61) und der Schematherapie (Kap. 66) gibt es weitere psychotherapeutische Methoden, für die ein Wirksamkeitsnachweis für die Behandlung von Borderline-Patient:innen vorliegt. Hierzu zählt die Übertragungsfokussierte Therapie (TFP; Yeomans et al., 2015) und die Mentalisierungsbasierte Therapie (MBT; Bateman & Fonagy, 2006). Sowohl die TFP als auch die MBT werden der Psychodynamischen Psychotherapie zugeordnet, bedienen sich jedoch – wie die DBT – ebenfalls einer klaren therapeutischen Struktur.

Eine spezifische medikamentöse Therapie zur Behandlung der BPS als Ganzes ist nicht verfügbar. Auch gelten Bestrebungen zur Entwicklung einer solchen pharmakologischen Behandlung aufgrund der vielfältigen Symptomatik zunehmend als überholt. Stattdessen zielt der Einsatz von Psychopharmaka auf die Besserung klar umgrenzter Symptombilder, wie z. B. die Vergabe von selektiven Serotonin-Wiederaufnahme-Hemmern (SSRI) zur Behandlung einer manifesten depressiven Symptomatik oder die Verabreichung von atypischen Neuroleptika bei psychotischen Symptomen. Generell muss jedoch eher vor einem Zuviel an psychopharmakologischer Behandlung gewarnt werden. Vor diesem Hintergrund empfiehlt die S3-Leitliniengruppe, dass so wenig wie möglich psychopharmakologische Präparate zum Einsatz kommen und diese neben der Psychotherapie nur eine begleitende Funktion haben sollen (DGPPN, 2022b).

53.5 Typische Schwierigkeiten und Fehler

Patient:innen mit einer BPS gelten als schwer behandelbar. Ihnen wird von unerfahrenen Therapeut:innen oft vorgeworfen, sich »manipulativ« zu verhalten, sich »nicht ausreichend anzustrengen« oder sich »nicht verändern zu wollen«. Aggressive Verhaltensweisen den Therapeut:innen gegenüber werden als Indiz dafür gewertet, dass die Patient:innen sich nicht verändern möchten. Auch die akute Suizidalität z. B. unmittelbar vor dem Urlaub des / der Therapeut:in wird als »Erpressungsversuch« gewertet.

Als besonders schwer aushaltbar gelten die hohen emotionalen Erregungszustände, die Borderline-Patient:innen häufig erleben. Diese entstehen auch im therapeutischen Kontext, wenn hohe Anforderungen gestellt werden, wie z. B. das Einstellen von schwerem SVV. Eine häufige Reaktion ist, die Anforderungen zurückzunehmen oder die Therapie als Ganzes in Frage zu stellen.

Dos	**Don´ts**
▶ Seien Sie stets Sie selbst. ▶ Seien Sie neugierig, aber nicht um Ihrer selbst willen. ▶ Begegnen Sie den Patient:innen wertschätzend und mitfühlend. ▶ Versuchen Sie, die Patient:innen zu verstehen, besonders auch dann, wenn Ihnen das Verhalten fremd erscheint oder gegen Sie gerichtet ist. Hören Sie genau zu. ▶ Sprechen Sie Ihre eigene Befindlichkeit an, bevor Patient:innen diese auf sich selbst beziehen. ▶ Je unstrukturierter der / die Patient:in, desto strukturierter sollten Sie sein. ▶ Bleiben Sie auch bei hohen Spannungszuständen von Patient:innen ruhig. ▶ Sprechen Sie die Emotionen der Patient:innen immer, sofort und direkt an. ▶ Validieren Sie die Emotionen der Patient:innen, wann immer sinnvoll. ▶ Gehen Sie mit Ihren Fehlern offen um; entschuldigen Sie sich, wann immer angebracht. ▶ Achten Sie auch auf kleinste Veränderungen, z. B. in Gestik und Mimik. Wann immer sinnvoll, sprechen Sie diese Veränderungen direkt an. ▶ Begrüßen Sie Ihre Patient:innen direkt und freundlich. Schauen Sie sie an und drücken Ihre Freude aus, dass sie da sind.	▶ Versuchen Sie nicht, sich hinter Ihrer therapeutischen Rolle zu verstecken. ▶ Verlieren Sie niemals das Therapieziel aus den Augen. Lassen Sie sich nicht (ausschließlich) von den aktuellen Krisen leiten. ▶ Geraten Sie angesichts der starken Spannungen im Raum nicht in Panik. ▶ Haben Sie keine Angst vor den Emotionen des Patienten. ▶ Nehmen Sie Kritik und Feindseligkeit nicht persönlich. ▶ Marsha Linehan (1996a; S. 389): »If you cannot stand the heat, don't go in the kitchen«.

Therapeut:innen sind häufig von der Dynamik, die in Therapien mit Borderline-Patient:innen entstehen, überfordert. Sie »verstecken« sich hinter erlernten therapeutischen Strategien, verlieren dabei an Authentizität und Leichtigkeit. In ihrer Unsicherheit wird die Struktur an Stellen, wo sie eingehalten werden sollte, aufgeweicht, an Stellen, wo sie flexibel gehandhabt werden sollte, wird starr an ihr festgehalten.

Alle diese häufig zu beobachtenden Probleme können ein zufriedenstellendes Behandlungsergebnis ernsthaft gefährden. Den besten Schutz vor solcherart Schwierigkeiten bieten die formulierten therapeutischen Grundhaltungen (s. Kap. 61), für deren Einhaltung das Konsultationsteam verantwortlich ist, sowie engmaschige Supervision.

53.6 Kritische Einordnung

Indikation. Für die Behandlung einer BPS liegen Wirksamkeitsnachweise für die Schematherapie (ST) und DBT vor – zudem auch für die tiefenpsychologischen Methoden Mentalisierungsbasierte Therapie (MBT) und Übertragungsfokussierte Therapie (TFP). Zudem zeigt sich ein therapeutisches Vorgehen entsprechend der Richtlinien der American Psychiatric Association (APA) als wirksam (McMain et al., 2009).

Die DBT gilt als erste spezifische Psychotherapie zur Behandlung einer BPS, deren Wirksamkeit und Überlegenheit gegenüber unspezifischer Psychotherapie durch mehrere randomisiert-kontrollierte klinische Studien belegt werden konnte (z. B. Überblick: DGPPN, 2022b). Besonders effektiv hat sich die DBT hinsichtlich der Reduktion selbstverletzenden Verhaltens und Suizidversuchen erwiesen. Die Drop-out-Raten liegen in den Studien zwischen 16 und 25 Prozent, nur in einer Studie von McMain et al. (2009) gab es eine Drop-out-Rate von 39 Prozent. Zudem kann eine deutliche Kostenreduktion durch die Behandlung mit DBT festgestellt werden (z. B. Priebe et al., 2012; Wagner et al., 2014). Die Wirksamkeit der DBT im stationären Setting zur Behandlung einer BPS konnte in Studien von der Arbeitsgruppe um Bohus (z. B. Bohus et al., 2004) belegt werden. Die Ergebnisse sind mit denen aus dem ambulanten Bereich vergleichbar. Die S3-Leitliniengruppe (DGPPN, 2022b) empfiehlt, wann immer möglich, die Behandlung ambulant durchzuführen. Eine stationäre Behandlung empfiehlt sich bei Vorliegen besonders schwerwiegender dysfunktionaler Verhaltensweisen (wie z. B. häufige Suizidversuche, schweres Selbstverletzendes Verhalten, Hochrisikoverhalten) mit Einsatz der DBT sowie der MBT (DGPPN, 2022b).

In den deutschen S3-Richtlinien zur Behandlung einer BPS hat die DBT, gefolgt von der MBT, aufgrund ihrer vergleichsweise hohen Anzahl an Effektivitätsstudien (DBT: 24 Studien; MBT: 7 Studien) den höchsten Evidenzgrad zugesprochen bekommen (DGPPN, 2022b).

Kontraindikation und Nebenwirkungen. Für die Anwendung der DBT bei der Behandlung der BPS liegen bislang keine Kontraindikationen vor. Allerdings sollte für die ambulante Anwendung in jedem Fall eine ausreichende Absprachefähigkeit vorhanden sein. Bei Vorliegen von Komorbiditäten sind entsprechende Modifikationen bei der Anwendung der Methoden notwendig (vgl. Kap. 61 und 66). Keine Indikationsstellung liegt bei vorrangigen, schwerwiegenden psychotischen Erkrankungen vor.

FAQ

Ist eine Borderline-Persönlichkeitsstörung (BPS) überhaupt effektiv therapierbar?

Eine BPS gilt mittlerweile als gut therapierbar, vorausgesetzt, die Behandelnden verfügen über eine Fortbildung in einer spezifisch zur Behandlung von Patient:innen mit einer BPS entwickelten Therapie. Außerdem ist es sinnvoll und gute klinische Praxis, regelmäßig Supervision und Intervision aufzusuchen.

Was mache ich, wenn ich im Rahmen der Borderline-Behandlung zunehmend an meine Grenzen gerate?

Für Therapeut:innen ist es wichtig, die eigenen Grenzen beständig im Auge zu behalten. Sobald diese überschritten werden, sollte dies dem bzw. der Patient:in gegenüber offen angesprochen werden.

Weiterführende Literatur

Bohus, M. (2019). Borderline-Störung (2. Aufl.). Göttingen: Hogrefe.

Dulz, B., Herpertz, S.C., Kernberg, O.F. & Sachsse, U. (2011). Handbuch der Borderline-Störungen. Stuttgart: Schattauer.

Stiglmayr, C. & Gunia, H. (2016). Die Dialektisch-Behaviorale Therapie zur Behandlung der Borderline-Persönlichkeitsstörung. Ein Manual für die ambulante Therapie. Göttingen: Hogrefe.

Stiglmayr, C. (2023). Dialektisch-Behaviorale Therapie (DBT). Stuttgart: Kohlhammer.

54 Insomnie

Elisabeth Hertenstein • Christoph Nissen • Dieter Riemann

54.1 Diagnostik, Komorbidität und Differenzialdiagnostik

Schlafstörungen betreffen etwa 30 Prozent der Bevölkerung und sind somit sehr verbreitet. Die Hauptsymptome einer Insomnie sind Beschwerden über nächtliche Schlafstörungen und daraus resultierende Beeinträchtigungen während des Tages (American Academy of Sleep Medicine, 2014). Typische nächtliche Symptome sind Einschlafschwierigkeiten, Durchschlafstörungen und / oder Früherwachen. Die Tagessymptome sind u. a. Müdigkeit, Aufmerksamkeits- und Konzentrationsstörungen, eine wahrgenommene Beeinträchtigung der sozialen oder beruflichen Leistungsfähigkeit, gedrückte oder reizbare Stimmung sowie eine reduzierte Motivation und Initiative. Etwa 10 Prozent der Allgemeinbevölkerung erfüllt die diagnostischen Kriterien für eine chronische Insomnie (Morin & Jarrin, 2022).

Teil V

Wichtig

Um eine krankheitswertige Insomnie von gelegentlich auftretenden, nicht behandlungsbedürftigen Beschwerden abzugrenzen, sind Zeitkriterien sinnvoll. Die Zeitkriterien für die Diagnose einer Insomnie sind, dass die Schlafbeschwerden und damit verbundenen Tagesbeeinträchtigungen mindestens dreimal pro Woche auftreten und über mindestens drei Monate bestehen.

Frauen sind etwa 1,5-mal so häufig von einer Insomnie betroffen wie Männer, mit dem Alter steigt die Prävalenz (Ohayon, 2002). Neuen diagnostischen Systemen zufolge kann eine Insomnie auch dann als Komorbidität diagnostiziert werden, wenn noch weitere psychische oder körperliche Erkrankungen vorliegen (APA, 2013).

Die Diagnostik erfolgt über die Erfassung der subjektiven Beschwerden der Patient:innen anhand eines klinischen Interviews und sollte mithilfe von Schlaftagebüchern und Fragebögen ergänzt werden. Im Rahmen der Differenzialdiagnostik wird zunächst exploriert, ob sich Hinweise auf eine andere Schlafstörung finden, z. B. nächtliche Atemaussetzer, die auf ein Schlafapnoe-Syndrom hindeuten, ein abendliches Unruhegefühl in den Beinen als Hinweis auf ein Restless-Legs-Syndrom, eine ausgeprägte Tagesschläfrigkeit im Rahmen einer Hypersomnie oder nächtliche Verhaltensauffälligkeiten als Hinweis auf eine Parasomnie. Insbesondere bei Hinweisen auf ein Schlafapnoe-Syndrom oder eine andere Schlafstörung, die nicht durch eine Insomnie erklärbar ist, sollte eine Polysomnographie durchgeführt werden. Ansonsten ist eine Polysomnographie zur Diagnostik einer Insomnie nicht zwingend notwendig. Zur Erfassung des

Schlafrhythmus sollten die Patient:innen angeleitet werden, über zwei Wochen ein Schlaftagebuch auszufüllen. Der Pittsburgh-Schlafqualitäts-Index (Buysse et al., 1989) eignet sich als differenzialdiagnostisches Screening-Instrument. Zur Einschätzung der Ausprägung der Insomnie und zur Verlaufsmessung kann der Insomnie-Schweregrad-Index (Bastien et al., 2001) genutzt werden.

Neben Hinweisen auf andere Schlafstörungen sollte erfragt werden, ob die Schlafstörungen durch die Einnahme oder den Entzug von Substanzen erklärbar sind. Dies schließt eine ausführliche Anamnese der Medikation und des Konsums von Koffein, Nikotin, Alkohol, Schlafmedikamenten und anderen psychoaktiven Substanzen ein. Da Insomnien häufig in Komorbidität mit psychischen und körperlichen Erkrankungen auftreten, sollte insbesondere auch nach Depression (Kap. 42), Angststörungen (Kap. 43), Substanzmissbrauch (Kap. 50), akuten oder chronischen Schmerzen (Kap. 56) und Herz-Kreislauf-Erkrankungen gefragt werden.

54.2 Verhaltenstherapeutische Ziele und Strategien

Übergeordnete Ziele der Insomniebehandlung sind die Verbesserung der Schlafqualität und der Tagesbefindlichkeit. Auf Charles Morin und Kollegen geht die Kognitive Verhaltenstherapie der Insomnie (KVT-I) als Kombinationsbehandlung aus Psychoedukation (Kap. 14), Bettzeitrestriktion, Stimuluskontrolle, Entspannungsverfahren (Kap. 27) und Kognitiver Therapie (Kap. 20) zurück (Morin & Colecchi, 1994). Bei der KVT-I handelt es sich um die am besten evidenzbasierte Behandlung bei Insomnie, die jedoch bislang im klinischen Alltag noch unzureichend implementiert ist (Edinger, 2009). Ziele der KVT-I und entsprechende Behandlungsstrategien sind in Abbildung 54.1 aufgelistet. Bei jedem Patienten / jeder Patientin ist individuell zu explorieren, welche der genannten Ziele therapierelevant sind.

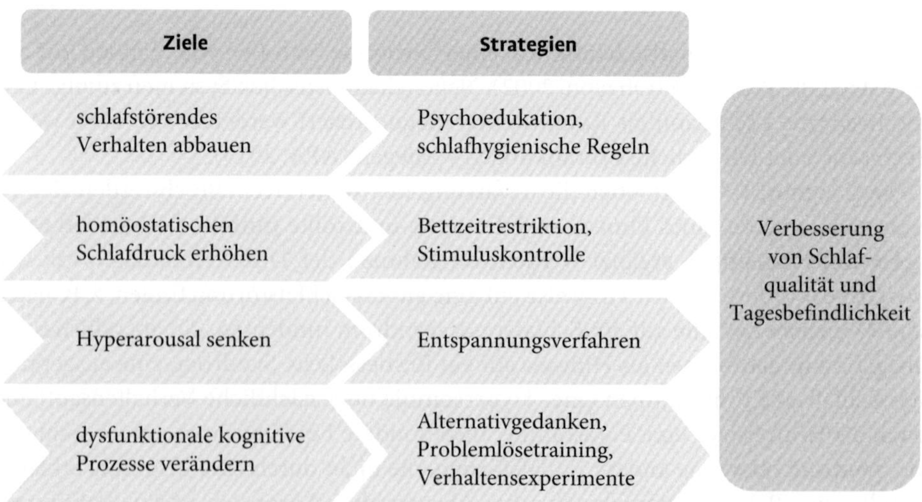

Abbildung 54.1 Ziele und Strategien der Kognitiven Verhaltenstherapie der Insomnie (KVT-I)

54.3 Praktische Durchführung

Im folgenden Abschnitt wird die praktische Durchführung der vier Behandlungsmodule der KVT-I (s. Abb. 54.1) erläutert.

54.3.1 Psychoedukation

In der Psychoedukation (vgl. auch Kap. 14) sollten Basisinformationen über Schlaf und Schlafstörungen anhand von theoretischen Modellen diskutiert werden. Die Modelle helfen Betroffenen zu verstehen, wie die Insomnie entstanden ist und wie sie aufrechterhalten wird. Darüber hinaus lassen sich die wichtigsten Therapieelemente aus den zentralen Modellen ableiten.

Das 2-Prozess-Modell von Alexander Borbély eignet sich zur Erläuterung der beiden Prozesse *Schlafhomöostase* und *circadiane Rhythmik*. Mit Verständnis dieses Modells wird klar, wieso es hilfreich ist, die Bettliegezeit eher kurz zu halten, tagsüber auf Schlaf zu verzichten und regelmäßig in etwa zur selben Uhrzeit aufzustehen.

Das Hyperarousal-Modell besagt, dass Patientinnen und Patienten mit Insomnie von einem 24-Stunden-Hyperarousal auf kognitiver und körperlicher Ebene betroffen sind. Einfacher ausgedrückt: Betroffene haben meist Schwierigkeiten, »abzuschalten« und sich zu entspannen. Hieraus lässt sich ableiten, dass Entspannungsübungen helfen können, besser zu schlafen (vgl. Kap. 27).

Ein Kognitives Modell der Insomnie hilft zu verstehen, weshalb die Arbeit an Gedanken und Einstellungen für einen guten Schlaf wichtig ist. Viele verschiedene Gefühle können uns vom Einschlafen abhalten: Angst und Ärger ebenso wie eine positive Aufregung und Vorfreude. Gefühle kommen dann zustande, wenn Situationen auf eine bestimmte Art Weise bewertet werden. So kann dieselbe Situation bei verschiedenen Menschen je nach subjektiver Bewertung ganz unterschiedliche Gefühle hervorrufen. Ein Kernproblem bei Menschen mit Insomnie ist häufig, dass das Wachliegen im Bett sehr negativ bewertet wird. Es löst Ängste vor einem Kontrollverlust und vor einer schlechten Befindlichkeit am folgenden Tag aus. Diese Ängste verhindern wiederum das Einschlafen – es entsteht ein Teufelskreis, der die Insomnie immer weiter aufrechterhält. Die Kognitive Therapie soll dabei helfen, aus diesem Teufelskreis auszusteigen.

Darüber hinaus können Betroffenen – ggf. von einer App unterstützt (vgl. Kap. 79) – Ratschläge an die Hand gegeben werden, die für einen guten Schlaf hilfreich sein können. Hierbei ist zu beachten, dass das Befolgen der Ratschläge ohne weitere Therapie meist nicht allzu hilfreich ist. Auch sollen die Ratschläge nicht als Regelwerk missverstanden werden, die von jedem zu jedem Zeitpunkt eingehalten werden müssen – viele Menschen schlafen gut, obwohl sie die Ratschläge nicht befolgen. Bei Menschen mit Schlafschwierigkeiten können jedoch die folgenden Ratschläge als erste Intervention hilfreich sein:

- Halten Sie einen regelmäßigen Schlafrhythmus ein, auch am Wochenende. Besonders wichtig ist es, immer in etwa zur selben Zeit aufzustehen.

- Schlafen Sie nicht während des Tages, auch dann nicht, wenn Sie sich müde fühlen.
- Schlafen Sie wenn möglich in einem gesonderten Schlafzimmer, in dem nicht gearbeitet und nicht gegessen wird, um die Verbindung zwischen Schlafzimmer und Ruhe / Schlaf zu stärken.
- Trinken Sie ab dem Nachmittag keine koffeinhaltigen Getränke mehr, da diese Substanzen stimulierend wirken und den Schlaf stören; auch andere Stimulanzien sowie Alkohol stören Schlaf und Schlafqualität.
- Sehen Sie nachts nicht auf die Uhr. Der dadurch erzeugte Druck (»Jetzt habe ich nur noch zwei Stunden, ich muss sofort einschlafen«) stört den Schlaf.

54.3.2 Bettzeitrestriktion und Stimuluskontrolle

Neben dem chronobiologischen Rhythmus, der sogenannten »inneren Uhr«, wird der Schlaf durch einen homöostatischen Prozess bestimmt, den man als Schlafdruck bezeichnen kann. Ziel der Bettzeitrestriktion ist es, den Schlafdruck zu erhöhen. Das folgende Vorgehen hat sich dabei bewährt:

- Der Patient / die Patientin füllt für ein bis zwei Wochen täglich morgens und abends ein Schlaftagebuch aus.
- Betroffene sollten darüber aufgeklärt werden, dass es insbesondere zu Beginn des Verfahrens zu Tagesschläfrigkeit und Müdigkeit kommen kann und dass ggf. auf das Autofahren und das Bedienen von Maschinen verzichtet werden muss. In aller Regel können Betroffene selbst gut einschätzen, wie hoch ihre Schläfrigkeit ist und wozu sie sich in der Lage sehen.
- Nach ein bis zwei Wochen wird die Schlafeffizienz in Prozent berechnet (tatsächliche Schlafzeit geteilt durch die Bettliegezeit, multipliziert mit 100). Eine gesunde Schlafeffizienz liegt im Normalfall nicht unter 85 Prozent. Liegt die Schlafeffizienz darunter, sollte mit der Bettzeitrestriktion begonnen werden.
- Es wird eine nächtliche Bettliegezeit vereinbart, die in etwa der tatsächlichen Gesamtschlafzeit pro Nacht entspricht, jedoch nicht unter 4,5 Stunden liegen sollte. Es werden feste Zeiten für das Zubettgehen und Aufstehen vereinbart, die auch am Wochenende gelten. Tagsüber sollte nicht geschlafen werden.
- Falls ein schnellerer Einstieg in die Intervention gewünscht ist, z. B. schon ab der ersten Sitzung, kann man zunächst ohne Schlaftagebuchdaten die ungefähre Bettliegezeit und Schlafzeit pro Nacht schätzen lassen. Die neue Bettliegezeit kann dann in etwa auf die geschätzte Schlafzeit angepasst werden (auch hier nicht unter 4,5 Stunden).
- Während der Patient / die Patientin sich an die vereinbarten Regeln der Bettzeitrestriktion hält, wird Woche für Woche das Schlaftagebuch analysiert. Bei einer Schlafeffizienz ab 90 Prozent kann man die Bettzeit um 15 bis 30 Minuten erhöhen, bei einer Schlafeffizienz unter 85 Prozent wird die Bettzeit weiter reduziert. Das Vorgehen wird so lange weitergeführt, bis der Betroffene morgens über einen erholsamen Schlaf berichtet.

Die Bettzeitrestriktion geht mit Stimuluskontrolle einher. Das Ziel dabei ist, die Schlafumgebung im Sinne einer klassischen Konditionierung wieder mit Schlaf anstelle von Wachheit und Unruhe zu koppeln. Bei der Stimuluskontrolle sollen die Betroffenen erst dann zu Bett gehen, wenn sie sich schläfrig fühlen. Bei Wachzeiten über gefühlten 15 Minuten sollten sie aufstehen und einer beruhigenden Aktivität nachgehen. Das Bett sollte nur zum Schlafen genutzt werden – im Bett zu essen oder fernzusehen wäre bei diesem Ansatz also nicht »erlaubt«. Es wird eine feste Aufstehzeit vereinbart. Auch hier sollte nicht tagsüber geschlafen werden.

54.3.3 Entspannungsverfahren und Imagination

Als körperliches Entspannungsverfahren hat sich bei Patient:innen mit Insomnie insbesondere die Progressive Muskelrelaxation (PMR) bewährt (vgl. Kap. 27; Übersicht in Bernstein et al., 2004). Zudem können Ruhebilder und Fantasiereisen als angenehme, beruhigende Imaginationen, die Teilnehmer:innen sich mit Beteiligung aller fünf Sinne so detailliert wie möglich vorstellen, genutzt werden (vgl. Kap. 30). Auch Achtsamkeitsübungen (vgl. Kap. 29) können hier eingesetzt werden.

54.3.4 Kognitive Therapie

Bevor mit einer kognitiven Behandlung begonnen wird, sollte genauer exploriert werden, welche Art von schlafstörenden Gedanken Patient:innen haben. Häufig sind das anstehende Entscheidungen oder aktuelle Alltagsprobleme. Gerade bei Betroffenen mit einer chronischen Insomnie spielt oft das Nachdenken über die Schlaflosigkeit selbst, den Umgang damit und möglichen Folgen eine wesentliche Rolle. Manche berichten auch, dass sie zwar nicht über bestimmte Probleme grübeln, sich aber, sobald sie sich ins Bett legen, geistig hellwach fühlen. Dies könnte möglicherweise durch eine konditionierte Verknüpfung zwischen der Schlafumgebung und einem kognitiven Hyperarousal bei langfristig bestehender Schlafstörung erklärbar sein. Die kognitive Intervention sollte zur jeweiligen Problemkonstellation passend ausgewählt werden.

Problemlösestrategien bei Grübeln

Bei Patient:innen, die im Bett über aktuelle Probleme nachgrübeln, sollte die Intervention darauf abzielen, dass Probleme tagsüber besser gelöst und abgeschlossen werden können und dann nicht den nächtlichen Schlaf stören. Kommt es trotzdem weiterhin zu nächtlichem Grübeln, können die Betroffenen auch angeleitet werden, nachts aufzustehen und sich in einem anderen Raum für eine begrenzte Zeit zielorientiert mit dem Problem auseinanderzusetzen. Ein anderer Raum sollte gewählt werden, um die Verbindung zwischen Schlafzimmer und aktivem Problemlösen zu schwächen und das Schlafzimmer stattdessen mit Ruhe und Schlaf zu koppeln. Zur Erleichterung einer Entscheidungsfindung kann etwa eine 4-Felder-Tafel erstellt werden.

Alternativgedanken formulieren

Insbesondere Betroffene mit chronischer Insomnie grübeln häufig nicht über Alltagsprobleme, sondern über die Schlafstörung selbst. Hier ist es oft hilfreich, dysfunktionale Gedanken und Einstellungen über Schlaf zu identifizieren, zu hinterfragen und durch hilfreichere Gedanken zu ersetzen. Ein Beispiel:

T: Gibt es bestimmte Gedanken, die Ihnen durch den Kopf gehen, wenn Sie nachts länger wach liegen?

P: Ja. Ich denke dann meistens daran, dass es ja auf die Dauer gravierende Folgen für meine Gesundheit und meine Leistungsfähigkeit haben muss, wenn ich nie schlafen kann.

T: Was spricht denn dafür, dass Ihre Schlafstörung tatsächlich langfristig negative Konsequenzen haben wird?

P: Ich habe schon ganz viele Artikel gelesen, in denen berichtet wurde, dass Schlafstörungen zu Depressionen und Herz-Kreislauf-Erkrankungen führen können. Und ich merke ja auch, dass ich oft erschöpft und gereizt bin.

T: Gibt es auch etwas, das gegen diesen Gedanken spricht?

P: Ich weiß nicht. Ich finde, das liegt schon ziemlich auf der Hand, dass so eine chronische Schlafstörung für den Körper extremen Stress bedeutet.

T: Haben Sie vielleicht eine Idee, was ein Freund, der Ihnen gerne helfen würde, dazu sagen könnte?

P: Na ja, ein Freund hat mal gesagt, dass das ja alles nur statistische Zusammenhänge sind, die in solchen Artikeln berichtet werden. Die Mehrzahl der Menschen mit Insomnie entwickelt gar keine Folgeerkrankung. Vielleicht habe ich ja Glück und es trifft mich nicht. Schließlich lebe ich ansonsten sehr gesund. Und wenn es mir wirklich mal ganz schlecht gehen sollte, dann habe ich ja auch ein gutes Umfeld, das mich unterstützen würde. Was mir allerdings wirklich große Sorgen macht, ist, dass meine Leistungsfähigkeit bei der Arbeit aufgrund des Schlafmangels nachlassen könnte.

T: Wie lange leiden Sie denn nun schon unter der Schlafstörung?

P: Seit über zehn Jahren!

T: Und wie sah es in dieser Zeit mit Ihrer Arbeitsfähigkeit aus?

P: Hm, ich kann mich schon oft schlecht konzentrieren, gerade wenn ich die ganze Nacht gar nicht geschlafen habe! Dann habe ich den Eindruck, dass ich sehr schusselig bin und langsamer arbeite als die anderen.

T: Das kann ich mir gut vorstellen, das muss sehr anstrengend sein! Aber gibt es denn auch ganz konkrete Einschränkungen? Bekommen Sie z. B. häufiger negative Rückmeldung von Kollegen oder Vorgesetzten, weil Sie unkonzentriert sind?

P: Nein, wenn Sie mich so fragen – das nicht. Im Gegenteil, ich wurde sogar schon häufiger für meine zuverlässige und engagierte Arbeit gelobt …

T: *(kann an dieser Stelle z. B. auf empirische Befunde eingehen, die zeigen, dass Patient:innen mit Insomnie in kognitiven Tests allenfalls leicht schlechter abschneiden als Gesunde. Außerdem kann die Diskrepanz zwischen subjektivem Gefühl und objektiver Leistungsfähigkeit besprochen werden, u. a. durch Phänomene der Aufmerksamkeitslenkung und »sich selbst erfüllenden Prophezeihungen«)*

Neben dem Hinterfragen dysfunktionaler Überzeugungen im Gespräch können Alternativgedanken auch mithilfe von Verhaltensexperimenten gefunden werden. Betroffene können z. B. im Schlaftagebuch jeweils Befindlichkeit und Leistungsfähigkeit am Tag notieren. So kann nachvollzogen werden, ob die Tagesbefindlichkeit tatsächlich so eng an die Schlafqualität gekoppelt ist, wie der/die Betroffene annimmt. Meist wird man dabei feststellen, dass neben dem Schlaf auch zahlreiche andere Faktoren die Leistungsfähigkeit beeinflussen.

54.4 Weitere Therapieoptionen

Akute schwere Insomnien können kurzfristig medikamentös behandelt werden. Hierzu eignen sich Benzodiazepine und Benzodiazepin-Rezeptor-Agonisten (Buscemi et al., 2007). Die Behandlung ist für einen Zeitraum von bis zu vier Wochen evidenzbasiert. Bei längerfristiger Anwendung kann es zu unerwünschten Arzneimittelwirkungen kommen, insbesondere droht eine Toleranz- und Abhängigkeitsentwicklung. Deshalb ist eine mittel- oder langfristige Behandlung mit Benzodiazepinen oder Benzodiazepin-Rezeptor-Agonisten nicht indiziert. Nach ausführlicher Abwägung von Nutzen und Nachteilen kann ggf. die Ergänzung einer psychotherapeutischen Behandlung durch ein niedrig dosiertes, sedierendes Antidepressivum (z. B. Trazodon) sinnvoll sein (Buscemi et al., 2007).

Als Ergänzung und zur Optimierung der Effektivität von KVT-I werden auch weitere Therapieverfahren bei Patient:innen mit Insomnie eingesetzt, darunter die Achtsamkeitsbasierte Kognitive Therapie (MBCT, Ong et al., 2014; vgl. Kap. 64), das Intensive Sleep Retraining (Harris et al., 2012) und die Akzeptanz- und Commitmenttherapie (ACT; Hertenstein et al., 2014, 2024); zu letzterem finden sich in Abbildung 54.2 weitere Überlegungen.

In einem Modell zur Pathophysiologie der Insomnie betonen Espie et al. (2006), dass Patientinnen und Patienten mit Insomnie ihre Aufmerksamkeit stark auf schlafbezogene Reize fokussieren und dem Einschlafprozess bewusste Intention und angestrengtes Bemühen widmen. Menschen, die gut schlafen können, schenken dem Schlaf hingegen meist wenig Aufmerksamkeit. Hier könnten ACT-Interventionen, die spezifisch darauf ausgerichtet sind, dysfunktionale Kontrolle abzubauen, helfen, eine Haltung der Akzeptanz und Gelassenheit zu stärken. Darüber hinaus spielt schlafbezogenes Vermeidungs- und Sicherheitsverhalten eine wichtige Rolle in der Aufrechterhaltung der Insomnie (Hood et al., 2011). Auch hier könnten ACT-spezifische Interventionen zur Klärung persönlicher Werte und Lebensziele und zum zielorientierten Verhalten hilfreich sein. Defusionsübungen könnten für Patient:innen mit Insomnie besonders geeignet sein, weil dabei nicht direkt auf den Inhalt der Gedanken eingegangen wird. So wird eine schlafförderliche kognitive Deaktivierung erleichtert und der Fokus auf schlafbezogene Inhalte reduziert.

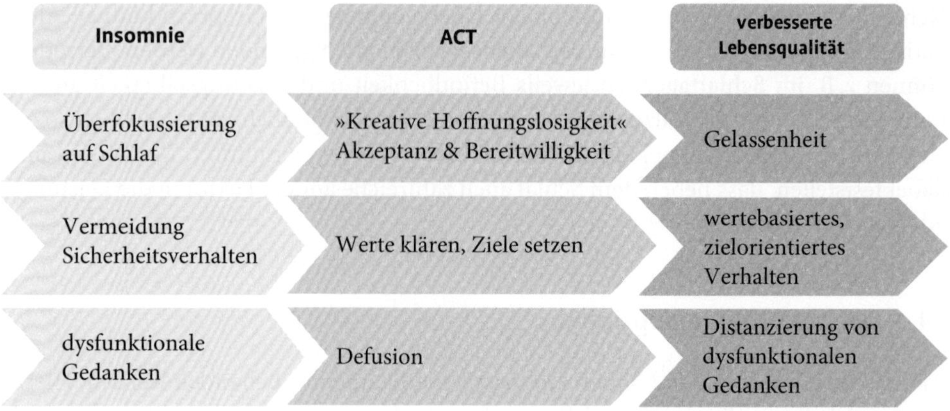

Abbildung 54.2 Überlegungen zur Wirkung von Akzeptanz- und Commitmenttherapie (ACT) bei Patienten mit chronischer Insomnie (vgl. auch Hertenstein et al., 2014)

54.5 Typische Schwierigkeiten bei der Durchführung der Behandlung

Schwierigkeit	Lösungsmöglichkeit
Verlust der Hoffnung aufgrund zahlreicher erfolgloser Selbsthilfeversuche.	Auf hohe Erfolgsquote der KVT-I verweisen. Diskutieren, ob Strategien in Eigenregie wirklich über einen ausreichenden Zeitraum angewandt wurden - häufig lassen sich Misserfolge dadurch erklären, dass die Strategien zu kurzfristig angewandt wurden. In der Regel sind Wochen bis Monate nötig, um eine anhaltende Veränderung zu erzielen.
Ausgeprägte Tagesschläfrigkeit als Nebenwirkung der Bettzeitrestriktion	Zu erwartende Nebenwirkungen bereits im Vorfeld ankündigen und Umgangsmöglichkeiten besprechen. Darauf verweisen, dass dies in der Regel nur die ersten Wochen betrifft. Positive Aktivitäten für die »gewonnene« Zeit planen. Aktive Strategien planen, die bei Müdigkeit eingesetzt werden können.
Kontraproduktiver Leistungsanspruch bei Entspannungsübungen	Offen ansprechen, Aufmerksamkeit vom Nachdenken auf die Wahrnehmung körperlicher Empfindungen verschieben
Attribution sämtlicher Alltagsprobleme auf die Schlafstörung (»Wenn ich nur schlafen könnte, dann hätte ich gar keine Probleme …«)	Dazu anregen, auch unabhängig von der Schlafstörung an einer Verbesserung der Lebensumstände zu arbeiten (z. B. mit ACT-Techniken, vgl. Kap. 58).

Wann sollte ich die KVT-I nicht anwenden?	Bei Patient:innen, bei denen eine Kontraindikation bzgl. Schlafrestriktion besteht (z. B. Epilepsie, Manie), sollte die Bettzeitrestriktion mit Vorsicht angewandt werden – insbesondere sollte die Liegezeit nicht zu kurz gewählt werden, wenn Schlafmangel als Trigger bekannt ist. Es kann mit Entspannungsverfahren und kognitiven Techniken gearbeitet werden. Außerdem kann die Einhaltung eines regelmäßigen Schlaf-Wach-Rhythmus mit ausreichender Bettzeit (ca. 8 Stunden) empfohlen werden.

54.6 Kritische Einordnung

Die KVT-I ist die am besten evidenzbasierte Behandlungsform für Patientinnen und Patienten mit chronischer Insomnie; sie ist einer Medikation mit Benzodiazepinen oder Benzodiazepin-Rezeptor-Agonisten aufgrund besserer Therapieergebnisse im Langzeitverlauf klar überlegen (Riemann & Perlis, 2009). Die Pharmakotherapie mit den genannten Hypnotika ist bislang nur für einen Zeitraum von vier Wochen evidenzbasiert. Da die Insomnie nach Absetzen der Medikamente in der Regel zurückkehrt und bei Langzeitbehandlung eine Toleranz- und Abhängigkeitsentwicklung droht, ist eine Langzeitbehandlung mit Benzodiazepinen oder Benzodiazepin-Rezeptor-Agonisten nicht empfohlen. Patient:innen mit chronischer Insomnie sollten daher mit KVT-I als Kombinationstherapie aus Psychoedukation, Entspannungsverfahren, Bettzeitrestriktion oder Stimuluskontrolle und kognitiven Interventionen behandelt werden.

Effektstärken auf die Einschlaflatenz, nächtliche Wachzeit, Gesamtschlafzeit und andere Schlafparameter liegen im mittleren bis großen Bereich (Riemann & Perlis, 2009). Im Mittel kann mit einer Verkürzung der Einschlaflatenz von über 20 Minuten und einer Verringerung der nächtlichen Wachzeit um ca. 40 Minuten gerechnet werden (Smith et al., 2002). Die Effektivität der KVT-I ist sowohl für Patient:innen mit reiner (primärer) als auch für Patient:innen mit komorbiden psychischen oder körperlichen Erkrankungen belegt (Geiger-Brown et al., 2015).

Herausforderungen für die weitere Forschung sind die Verbesserung der Implementierung von KVT-I in der Versorgungspraxis und die Entwicklung neuer Therapieverfahren für Patientinnen und Patienten, die von KVT-I nicht ausreichend profitieren können, zum Beispiel mithilfe von ACT (Hertenstein et al., 2024).

FAQ

Sehr viele Patient:innen mit psychischen Störungen haben auch Ein- und Durchschlafstörungen. Reicht es hier, die zugrunde liegende psychische Erkrankung leitliniengerecht zu behandeln oder muss die Insomnie gesondert behandelt werden?
Forschungsergebnisse zeigen, dass z. B. bei Depressionen die Insomnie häufig auch nach deutlicher Besserung anderer depressiver Symptome bestehen bleibt. Außerdem zeigen Therapiestudien, dass die KVT-I auch bei Betroffenen mit komorbiden

Teil V

psychischen Erkrankungen hilfreich ist – wenn die Kriterien für eine eigenständige, komorbide Insomnie erfüllt sind. Wir empfehlen daher, bei Betroffenen mit Insomnie und komorbiden anderen Erkrankungen auch eine KVT-I durchzuführen, solange keine spezifischen Kontraindikationen gegeben sind.

Wo können Patient:innen eine KVT für Insomnie erhalten?
Eine kognitiv-verhaltenstherapeutische Behandlung kann durchaus gut im Rahmen einer ambulanten Psychotherapie umgesetzt werden (vgl. Binder et al., 2024). Außerdem gibt es mittlerweile auch einige empfehlenswerte Selbsthilfemanuale sowie internetbasierte bzw. digitale Therapieprogramme.

Weiterführende Literatur

Binder, R., Schöller, F. & Weeß, H.-G. (2024). Therapie-Tools Schlafstörungen. Weinheim: Beltz.

Spiegelhalder, K., Backhaus, J. & Riemann, D. (2011). Schlafstörungen. Göttingen: Hogrefe.

55 Sexuelle Störungen und Probleme

Juliette Marchewka • Frank Jacobi • Kirsten von Sydow

Die Sicht auf Sexualität und Geschlecht – und was »normal« oder »krankheitswertig« ist – unterliegt einem stetigen gesellschaftlichem Wandel. Die WHO bekennt sich mit der Einführung der ICD-11 dazu, Varianz in Sexualität, sexuelle Präferenzen ohne Störungscharakter (Sex mit sich wie mit anderen, wenn er einvernehmlich und selbstbestimmt ist) sowie sexuelle Orientierung nicht länger zu pathologisieren. Allerdings ist das Recht aller Menschen auf eine schamfreie, gewaltfreie Auslebung der eigenen Sexualität bis heute nicht gesichert. Tabuisierung und (internalisierte) Scham, Stigmatisierung und (intersektionale) Diskriminierung, Viktimisierungserfahrungen von Betroffenen sexueller Gewalt und andere die Sexualität betreffende Faktoren können großes psychisches Leid hervorrufen.

Vorab sei bemerkt, dass hier über klinisch relevante sexuelle Störungen hinaus auch allgemein die psychotherapeutische Arbeit mit Sexualität betrachtet wird; bei der Arbeit mit sexuellen Themen wird ein weiter Blick auf Dinge jenseits der eigentlichen Sexualität benötigt (u. a. Kommunikation in Beziehungen, Traumasensitivität, Menschenrechtsorientierung, Geschlechtersensibilität, Kultursensibilität und Wissenschaftsorientierung).

55.1 Diagnostik, Komorbidität und Differentialdiagnostik

55.1.1 Klassifikation

Die Revision und Neukonzeption dieses Bereichs in den Klassifikationssystemen spiegeln eine deutliche (wissenschaftlich fundierte) Weiterentwicklung bisheriger Konzepte zu sexuellen Störungen und gleichzeitig ein Streben nach Gleichstellung, Akzeptanz und Toleranz (Marchewka et al., 2023). Tabelle 55.1 gibt einen Überblick über die Klassifikation sexueller Störungen in der ICD-11 (WHO, 2022) im Kapitel zu psychischen Störungen sowie in einem neu geschaffenen Kapitel »Zustände mit Bezug zur sexuellen Gesundheit«, in dem auch die Geschlechtskongruenz zu finden ist (vgl. Kap. 72).

Entsprechende »ätiologische Spezifikatoren« können in der ICD-11 mitkodiert werden. Aus dieser Systematik folgt, dass gesundheitliche Probleme dieser Kapitel interdisziplinär behandelt werden sollen (neben Psychotherapie durch Urologie, Gynäkologie, Endokrinologie, Chirurgie u. a.m.). Psychotherapeutische Behandlung dient hier der Linderung assoziierten psychischen Leids und dem Aufbau alternativen Verhaltens, ohne eine rein psychische Verursachung der Probleme anzunehmen.

Tabelle 55.1 Überblick über die Klassifikation sexueller Störungen in der ICD-11 (WHO, 2022)

Kapitel 6: Psychische Störungen, Verhaltensstörungen oder neuronale Entwicklungsstörungen	**Paraphile Störungen:** u. a. Exhibitionistische Störung; Voyeuristische Störung; Pädophile Störung; Sadistische Sexualstörung mit angewendetem Zwang; Frotteuristische Störung; Sonstige paraphile Störungen ohne Einwilligung einer anderen Person **Störungen der Impulskontrolle:** Störung mit zwanghaftem Sexualverhalten
Kapitel 17: Zustände mit Bezug zur sexuellen Gesundheit	**Sexuelle Dysfunktionen:** u. a. hypoaktives sexuelles Verlangen; (weibliche und männliche) Sexuelle Erregungsstörung; Orgasmusstörungen (spezifiziert nach lebenslang vs. erworben und generalisiert vs. situativ); Ejakulationsstörungen (spezifiziert nach vorzeitig vs. verzögert) **Sexuelle Schmerzstörungen:** u. a. sexuelle Penetrationsschmerzen (spezifiziert nach lebenslang vs. erworben und generalisiert vs. situativ); Scheidenkrampf Außerdem in anderem ICD-11-Kapitel: Sexuelle Dysfunktion in Zusammenhang mit Genitalprolaps [Scheiden- und Gebärmuttersenkung] bei der Frau

55.1.2 Pathologie im sexuellen Bereich in der ICD-11

Die ICD-11 klassifiziert sexuelle Störungen nur, wenn sie mit Fremd- oder erheblicher Eigenschädigung oder erheblichem psychischen Leid verbunden sind (Marchewka et al., 2023). Atypisches sexuelles Fühlen, Denken oder Handeln allein gilt nicht mehr als Störung. Auch Diagnosen im Zusammenhang mit sexueller Orientierung oder Geschlechtsidentität entfallen. Psychisches Leid allein ist nur dann diagnostisch relevant, wenn es nicht ausschließlich aus realer oder antizipierter Ablehnung resultiert – es kann jedoch andere psychische Störungen begünstigen (z. B. Anpassungsstörungen, affektive oder posttraumatische Störungen).

Paraphile Störungen. Eine paraphile Störung liegt vor, wenn anhaltende und intensive atypische sexuelle Erregungsmuster vorhanden sind und sich auf nicht einwilligungsfähige Personen (z. B. Kinder, bewusstlose Personen) beziehen oder zu schwerer Eigenschädigung führen (z. B. ausgeprägte Asphyxophilie, autoerotische Selbststrangulation, bei der das Erregungsmuster das Würgen bzw. Abschnüren der Luft beinhaltet).

Störung mit zwanghaftem Sexualverhalten. Diese Störung betrifft das anhaltende Unvermögen, sexuelle Impulse zu kontrollieren, sodass Gesundheit, Alltag und soziale Verantwortung vernachlässigt werden. Dazu gehören zum Beispiel exzessive Masturbation, Pornografiekonsum, promiskuitives Verhalten, Cybersex oder ChemSex (Sex unter dem Einfluss synthetischer Drogen). Entscheidend ist nicht die Häufigkeit des Sexualverhaltens, sondern der Kontrollverlust und die negativen Konsequenzen (vgl. Kap. 51).

Sexuelle Dysfunktion. Eine sexuelle Dysfunktion liegt vor, wenn eine erwachsene Person über längere Zeit (mehrere Monate) anhaltende Schwierigkeiten hat, persönlich befriedigende sexuelle Aktivitäten ohne Zwang zu erleben, und dies mit klinisch bedeutsamem Leid verbunden ist – unabhängig davon, ob eine körperliche Erkrankung vorliegt.

Wichtig

Sexuelle Störungen können weiter unterschieden werden nach
- Verlauf: lebenslang (»primär«) oder nach einer problemlosen Phase (»sekundär«),
- Auftreten: immer (»generalisiert«) oder nur in bestimmten Situationen (»situativ«),
- Ursache: Liegt ausschließlich eine körperliche Erkrankung zugrunde, wird eine organisch bedingte Dysfunktion diagnostiziert. Oft sind jedoch somatische, psychosoziale und partnerschaftliche Faktoren beteiligt (von Sydow, 1994; von Sydow & Seiferth, 2015).

Da epidemiologische Studien zu diesen Störungen stark variieren (nach Geschlecht, Alter, Kontext), verzichten wir hier auf konkrete Prävalenzangaben (vgl. Dombert et al., 2015; Briken et al., 2021).

Teil V

55.1.3 Differenzialdiagnostik

Folgende typische differenzialdiagnostische Abwägungen sind für die einzelnen Teilbereiche sexueller Störungen zu bedenken.

Paraphile Störungen vs. Zwangsstörungen
Paraphilien ohne Störungswert sind durch wiederkehrende sexuelle Fantasien oder Bedürfnisse gekennzeichnet, jedoch ohne Fremdschädigung oder Selbstgefährdung. Zwangsstörungen können ebenfalls aversive sexuelle Gedanken beinhalten, weshalb Betroffene oft fälschlicherweise eine Paraphile Störung vermuten.

Störung mit zwanghaftem Sexualverhalten
Erhöhte sexuelle Frequenz oder Dranghaftigkeit kann durch hirnorganische Erkrankungen (z. B. Schlaganfälle, Epilepsie, Demenz, Tourette, Chorea Huntington) oder Substanz- und Medikamenteneinflüsse (z. B. Kokain, L-Dopa) verursacht werden (Stark & Wehrum-Osinsky, 2016). Hypersexualität kann auch als ADHS-Begleitsymptom auftreten (Soldati et al., 2021). Entscheidend für die Diagnose ist der Kontrollverlust, nicht allein die hohe sexuelle Aktivität (vgl. Kap. 51).

Sexuelle Dysfunktionen
Organische oder substanzinduzierte sexuelle Dysfunktionen (z. B. durch Psychopharmaka, Diabetes, Krebsbehandlung) können psychotherapeutisch begleitet werden. Häufig liegt jedoch ein dysfunktionaler Leistungsdruck durch unrealistische Erwartungen (z. B. beeinflusst durch Pornografie) vor. Ein Beispiel: Der Orientierungswert für eine

durchschnittliche intravaginale Ejakulationslatenzzeit beträgt M=5,4 Minuten (Waldinger et al., 2005) – wobei sexuelle Variabilität groß ist.

Menschen variieren in ihrem quantitativen Interesse an Sexualität und ihren erotischen Präferenzen. Sexuelles Desinteresse steht selten mit kompletter Asexualität in Zusammenhang (ca. 1 % der Menschen; Bogaert, 2004), viel häufiger mit akutem Stress, gesundheitlichen Problemen oder Beziehungskonflikten. Im letztgenannten Fall ist der Einbezug von Partner:in in die Therapie indiziert (von Sydow & Seiferth, 2015; van Anders et al., 2021).

Sexuelle Schmerzen

Penetration sollte nie schmerzhaft sein – auch nicht beim ersten Mal. Mythen wie das »Jungfernhäutchen« (Hälterlein & Franz, 2020) führen jedoch dazu, dass sexuelle Schmerzstörungen oft unterschätzt werden. Wichtige Abklärungen sind:

- Fehlende Lubrikation → mögliche Schleimhautverletzungen, v. a. bei hormonellen Veränderungen (z. B. Wechseljahre, Stillzeit) → ggf. gynäkologische Mitbehandlung
- Schmerzen ohne Erregung / Verlangen → Bei Erregungsstörungen mit vorhandenem Verlangen kann Therapie sinnvoll sein, mangelndes Verlangen allein ist jedoch nicht pathologisch (und kann oft durch Aufklärung ausreichend entlastet werden).

55.1.4 Diagnostische Instrumente

Die Diagnostik sexueller Probleme erfolgt durch offene Fragen, eine Sexualanamnese und standardisierte Fragebögen und Interviews (Überblick: Richter et al., 2014). Viele ältere psychologische Testverfahren in diesem Bereich sind nicht mehr zeitgemäß und führen u. a. zu missbräuchlicher diskriminierender Verwendung (vgl. für eine kritische Gegenüberstellung der meisten etablierten Testverfahren im Bereich sexueller Störungen Ahlers et al., 2004). Eine Lücke besteht in Hinblick auf die Inklusion nicht-heteronormativer Personengruppen: Es gibt keine Diagnostiktools, die für Personen normiert sind, die nicht cis-binärgeschlechtlich oder nicht heterosexuell sind (s. zu den vielfältigen Begrifflichkeiten im Kontext von LGBTQI+ etc.: www.queer-lexikon.net/glossar, vgl. Kap. 72). Eine kritische Prüfung eingesetzter Instrumente und deren Passung zum jeweiligen Fall ist immer notwendig. Zu etablierten Tools im deutschsprachigen Raum zählen:

- Strukturierte Sexual-Anamnese (SSA; Ahlers & Beier, 2000)
- Fragebogen zu sexuellem Erleben und Verhalten (FSEV; Ahlers et al., 2002)
- Sexualmedizinischer Fragebogen bei chronischen Erkrankungen (SFCE; Ahlers et al., 2001)
- Inventar zu Dimensionen von Sexualität (3-D; Beier et al., 2002)
- Screening für sexuelle Probleme bei Männern (SSP-M) und Frauen (SSP-F; Velten & Zarski, 2022)
- Strukturiertes Interview für sexuelle Funktionsstörungen nach ICD-11 bei Männern (SISF-M) und Frauen (SISF-F; Velten & Zarski, 2022)
- Hypersexual Behavior Consequences Scales (HBCS; Reid et al., 2012)

Sexuelle Traumatisierung

Laut Häuser et al. (2011) berichteten 13 Prozent der Deutschen von sexuellem Missbrauch im Kindes-/Jugendalter (schwer / extrem: 2 %). Frauen sind häufiger betroffen, Täter sind meist Männer (von Franqué et al., 2023). Die Kriminalstatistik 2023 erfasste 40.674 Opfer sexualisierter Gewalt (91,9 % weiblich), wobei die Dunkelziffer hoch ist, da viele Fälle nicht angezeigt werden (»unacknowledged rape«; Marchewka et al., 2022).

Sexuelle Gewalt geschieht meist im vertrauten Umfeld (Büttner, 2018; Krahé & Scheinberger-Olwig, 2002) und kann schwerwiegende psychische und somatische Folgen haben (Flatten et al., 2011). Viele Psychotherapie-Patient:innen sind betroffen, daher sollte eine sensibel formulierte Anamnese zum Standard gehören, z. B.: »Gab es Erlebnisse im Bereich der Sexualität, die für Sie nicht in Ordnung waren?«

Für das Screening eignen sich der Adverse Childhood Experiences (ACE) Fragebogen oder der Childhood Trauma Questionnaire (CTQ) (Wingenfeld et al., 2010, 2011).

Eine sachgerechte strukturierte Sexualanamnese bewegt sich entlang verschiedener Dimensionen von Erotik und Sexualität (Lust, Beziehung und Nähe, Fortpflanzung; vgl. Beyer & Loewit, 2011). Sie ist daher umfangreich und enthält u. a. folgende Themen:

- Exploration des aktuellen sexuellen Erlebens und sexuellen Störungen (inkl. Auswirkungen, Partnerschaft, Selbstbefriedigung)
- Entstehung sexueller Beeinträchtigungen
- psychosexuelle Entwicklung (inkl. Entwicklung Beziehung zu Körperlichkeit und Nacktheit, Zärtlichkeitsvorbilder, Geschlechterrollenübernahme, sexuelle Identität, Verlauf sexueller Erfahrungen, traumatisierende Erfahrungen, kritische Lebensereignisse mit sexuellem Bezug wie Schwangerschaft oder Klimakterium)
- soziosexuelle Erfahrungen und Beziehungserfahrungen (inkl. [un-]erfüllter Kinderwunsch, Verhütung, Kommunikation über Sexualität), sexuelle Aktivität (inkl. Mediennutzung)
- Exploration der Dimensionen von Sexualität (Grundbedürfnisse in der Beziehungs-, Lust- und Reproduktionsdimension)
- somatische und psychische Anamnese

55.2 Therapeutische Ziele und Strategien

Ein wichtiger Unterschied in der Behandlung ist, ob eine Person mit oder wegen der sexuellen Problematik vorstellig wird. Besonders bei sexuellen Dysfunktionen steht die Selbstbestimmung im Mittelpunkt. Bei vorhandenem Leidensdruck oder Selbst-/Fremdschädigung gilt es zunächst, prädisponierende, auslösende und aufrechterhaltende Faktoren zu identifizieren (von Sydow & Seiferth, 2015) und passende Hilfsangebote abzuleiten.

Behandlungsstrategien variieren je nach Problemfeld – paraphile Störungen, sexuelle Dysfunktionen, Impulskontrollstörungen und Traumafolgen haben spezifische Therapieansätze, auch wenn es gemeinsame Prinzipien gibt.

55.3 Praktische Durchführung

55.3.1 Zentrale Ziele und integrative Interventionen

Übergreifende Grundsätze entsprechend allgemeiner verhaltenstherapeutischer Behandlungsplanung und (integrative) Behandlungselemente sowie problemspezifische Besonderheiten sind:

- **Psychoedukation**, die multimodal stattfindet und ergänzt wird (z. B. durch Literatur, Internet oder Inanspruchnahme von Beratungsangeboten). Hilfreich ist hierbei auch das Wissen über Überweisungsmöglichkeiten (z. B. sexualtherapeutische Universitätsambulanzen; Sexual-/Paartherapeut:innen; Sexual-/Paarberatungsstellen). Besonders bedeutsam bei der Psychoedukation ist die Normalisierung sexueller Probleme, bei der das Erlebte als normale Varianz menschlicher Sexualität gesehen wird, oder Sexmythen aufgearbeitet werden, die das Erleben verzerren. Sexuelle Aufklärung hat in unserer Gesellschaft große Lücken oder ist veraltet, egal ob es sich um Anatomie, Techniken für die eigene Lust oder um sexuellen Consent und Einvernehmen handelt. Diese gilt es hier aufzuholen, und Behandelnde sind hierbei in der Pflicht, sich in diesem Bereich differenziert zu informieren und weiterzubilden, um auch die eigenen Wissenslücken nicht unbewusst weiterzugeben.
- **Einleitung einer organmedizinischen Abklärung** (Gynäkologie, Urologie, Andrologie), dort wo es indiziert ist und ggf. interprofessionelle Kooperation.
- **Erarbeitung individueller Störungsmodelle**, bei der die individuelle Problematik mit Fachwissen plausibel nachvollziehbar wird. Dazu zählt der Einbezug weiterer belastender sexualbezogener Probleme (z. B. Traumafolgestörung nach sexuellem Missbrauch; Eifersucht und Außenbeziehungen) und Klärung der Indikation (Psychotherapie, Beratung, Selbsthilfe, Einzel-, Paar- oder Gruppenintervention).
- **Kognitive Umstrukturierung** dysfunktionaler, störungsfördernder Kognitionen (z. B. Angst oder Druck auslösende Gedanken, missbrauchsbegünstigende Relativierungen). Hierbei spielen oft Entstigmatisierung und Selbstakzeptanz und die Differenzierung des Erlebten vom Selbstwert eine wichtige Rolle, da sexuelle Störungen aller Art i. d. R. mit großen Portionen an Scham, Schuld, Druck und Minderwertigkeitsgefühlen einhergehen.
- **Stimuluskontrolle und ggf. Risikomanagement**: Egal ob es sich um angstbesetzte Teufelskreisdynamiken innerhalb sexueller Dysfunktionen, um Suchtproblematik innerhalb sexueller Sucht oder um eine paraphile Problematik handelt, ist die Kontrolle darüber zentral, welchen sexuellen Stimuli die Person ausgesetzt ist (z. B. Filter- und Blockierungssoftware, Maßnahmen zur Kontaktreduktion zu gefährdeten Personen); ggf. kann auch zeitweise Abstinenz von sexuellem Verhalten indiziert sein.

- **Erlernen eines neuen Umgangs mit kritischen Situationen**, z. B. Erarbeiten von nicht-dissexuellen Strategien und Ausleben einer selbstbestimmten, gesunden Sexualität die keine Fremdschädigung involviert, Erarbeiten von Strategien zur Grenzsetzung.
- **Trennung von Person und Verhalten**: Diese Differenzierung ist insbesondere bei (potenzieller) Dissexualität herauszuarbeiten. Förderung solcher Einsicht auf Täterseite ist gleichzeitig Opferschutz. Letztendlich dient radikale Akzeptanz der eigenen Schwierigkeiten hier der Vorbereitung auf die besondere Verantwortungsübernahme, die eine Person mit Paraphiler Störung gegenüber Personen entwickeln muss, zu denen sie sich sexuell hingezogen fühlt.
- **Traumaorientierte Psychotherapie:** Im Hinblick auf Traumatisierung sind neben offener sexueller Gewalt auch niedrigschwelligere sexuelle Übergriffe, sexuelle Objektifizierungserfahren und Grenzverletzungen, geschlechtsstereotype sexuelle Skripte und Vergewaltigungsmythen zu beachten.
- **Körperliche Selbsterfahrung**: Insbesondere im Bereich der Sexualität können bzw. sollten neben inhaltlich-verbaler Therapiearbeit auch körperliches Erleben und ggf. auch körperbezogene Techniken (vgl. Kap. 36) zum Einsatz kommen, z. B. Ganzkörperübungen, Spiegelübungen, Masturbationsübungen, Aufbau von luststeigerndem Technikwissen (»Lustschule«) und andere körpertherapeutische Ansätze (z. B. Büttner & Paschinger, 2018).
- **Besonderheiten bei pädophilen Störungen**: Hier ist der erste Schritt, dass die Problematik erkannt, diagnostiziert und die Offenheit der Patient:innen gewürdigt wird. Wenn die Thematik selbst überfordert, kann vielerorts an fachkundige Stellen verwiesen werden sowie an die psychotherapeutischen Präventionsprojekte »Kein Täter werden« für betroffene Erwachsene und »Du träumst von ihnen« für betroffene Jugendliche (Voraussetzung bei beiden Projekten ist, dass die betroffene Person nicht straffällig wurde und kein Strafverfahren läuft). Oberstes Ziel in der Therapie ist der präventive Schutz potenzieller Opfer und somit auf Patient:innenseite, dass die Betroffenen Kontrolle über ihre pädophilen Impulse gewinnen, da die sexuelle Präferenz selbst i. d. R. nicht veränderbar ist. Die gängigsten Therapieansätze sind multimodal aufgebaut (z. B. Beier et al., 2018; Andrews & Bonta, 1994; Laws & Ward, 2011).
- **Besonderheiten bei Störungen mit zwanghaftem Sexualverhalten**: Kennzeichen von sexueller Sucht, die über normale sexuelle Verhaltensweisen hinausgehen, sowie spezielle Störungsmodelle und Techniken finden sich z. B. bei Stark und Wehrum-Osinsky (2016; vgl. Kap. 51).
- **Einbezug der (Sexual-)Partner:innen in den therapeutischen Prozess**, zum Beispiel im Sinne der Selbstoffenbarung und des Risikomanagements bei Paraphilien, insbesondere aber bei sexuellen Dysfunktionen. Vielfältige Interventionsmöglichkeiten für den Paarkontext liefern von Sydow und Seifert (2015) – vom Klären von Fokus, Zielen und Motiven seitens der Beteiligten über die Arbeit an der Beziehung und der Interaktion, der Abgrenzung der Beziehung nach außen (einschließlich gegenüber Kindern und anderen Familienmitgliedern) bis hin zur Einführung neuer Sichtweisen.

- **Auseinandersetzung mit den eigenen emotionalen Grenzen und der eigenen Sexualität und ein konstruktiver Umgang damit**. Alle Behandelnden sollten neben modernem Fachwissen auch hinreichend Selbsterfahrung hinsichtlich ihrer eigenen Sexualität haben. Gelungene therapeutische Gespräche über die Sexualität und entsprechende therapeutische Maßnahmen erfordern, dass man sich damit hinreichend wohl und sicher fühlt.

Arbeit am individuellen sexuellen Selbstbild

Zu wichtigen Themen und Ansätzen der Arbeit an (sexueller) Persönlichkeit und am sexuellen Selbstbild zählen:

- **Reflexion der eigenen psychosexuellen Entwicklung**, inklusive Exploration lebenslanger Veränderungen (z. B. Bindungserfahrungen, verändertes Körpergefühl, hormonelle Einflüsse, sexuelle Fluidität) und lebenslanger Stabilitäten (z. B. Komponenten sexueller Orientierung und Präferenzen). Dabei kann zwischen mehreren Ebenen differenziert werden (z. B. Beier & Loewit, 2011), etwa zwischen Beziehungs-, Reproduktions- und Lustkomponenten, welche sexuelles Erleben und Verhalten auf physischer, emotionaler, psychologischer und sozialer Ebene betrachten und damit Sexualität als multifunktionales Verhalten verstehen, das genitale und soziale Bedürfnisse vereint.
- **Auseinandersetzung mit den eigenen sexuellen Fantasien**, insbesondere wenn diese als quälend und aversiv wahrgenommen werden, mit Ziel der Integration in das eigene sexuelle Selbstbild (z. B. Schuld und Scham bei passiven Vergewaltigungsfantasien).
- **Differenzierung zwischen Erregung, Verlangen, und Anziehung** (Chivers & Brotto, 2017), welche u. a. ein differenziertes Vokabular für Phänomene wie Asexualität und *Arousal Nonconcordance* bieten können, sowie die Exploration individueller sexueller Inhibitoren und Exzitatoren nach dem *Dual Control Model of Sexual Response* (Bancroft & Janssen, 2000).
- **Hinterfragen internalisierter sexueller Grundannahmen, gesellschaftlicher Normen und geteilter vs. individueller sexueller Skripte** (Nagoski, 2022): Dies betrifft vielfältige Reflexionen und ggf. Bearbeitung (dysfunktionaler) Inhalte; z. B. kognitive Konzeptualisierung prototypischer Abläufe und generalisiertes Wissen über sexuelle Interaktionen, Erwartungen über das eigene Verhalten, Erwartungen von Sexualpartner:innen an allgemeine und spezifische sexuelle Situationen, Meta-Erwartungen über die Erwartungen anderer über das eigene sexuelle Verhalten, normativer Einstellungen und Überzeugungen über die Angemessenheit spezifischen sexuellen Verhaltens (Krahé, 2000).
- **Erarbeiten unbedingter Selbstakzeptanz persönlicher Eigenheiten und menschlicher Varianz in der eigenen Sexualität**, inklusive Abbau sexueller Scham und Schuld und Aufbau bedürfnisorientierter sexueller Selbstwirksamkeit und Selbstbestimmung (Nagoski, 2022).

- **Umgang mit Minority Stress**, Diskriminierungs- und Viktimisierungserfahrungen, die Auswirkungen auf das sexuelle Selbstbild haben.
- **Erarbeitung eines Konzepts sexuellen Consents:** Enormen aufklärerischen Nachholbedarf haben Patient:innen wie Behandler:innen im Bereich der Sexualpädagogik, wenn es um sexuellen Consent geht. Gemeint ist dabei die völlige, informierte, selbstbestimmte, körperliche und emotionale Autonomie und Ermächtigung über die eigenen sexuellen Handlungen und die damit verbundene Einwilligung zur Teilnahme an sexuellen Handlungen durch Andere. Dabei handelt es sich um eine erlernbare, aber komplexe Fähigkeit, die Perspektivübernahme, Selbstwirksamkeit, Belohnungsaufschub und gegenseitige Akzeptanz fremder Autonomie erfordert. Eine Inspirationsquelle für die diesbezügliche therapeutische Arbeit liefert die Bundeszentrale für gesundheitliche Aufklärung (BZgA, 2011).

55.3.2 Spezielle behaviorale und integrative Sexualtherapie

Empfohlene »Behandlungspakete« bzw. Modelle sind mit weiterführenden Quellen in Tabelle 55.2 aufgeführt.

Teil V

Tabelle 55.2 Spezielle behaviorale und integrative Sexualtherapien

Hamburger Modell der Paartherapie von sexuellen Störungen (Hauch, 2019)	moderne verhaltenstherapeutische Anwendung der klassischen Sexualtherapie (i. d. R. für Paare, aber auch in Einzeltherapien anwendbar) nach Masters und Johnson (1970/1973) und später Kaplan (1974)
Integration von Modellen zu geschlechtstypisch weiblicher *Sexual Response* (vgl. Velten, 2018)	behaviorale Ansätze für die Anwendung bei Frauen: Kreislaufmodell sexueller Reaktion (Basson, 2005); duales Verursachungsmodell sexueller Funktionsstörungen (Kaplan, 1981, erweitert durch Bancroft & Janssen, 2000); Differenzierungsmodell sexueller Motivation (Chivers & Brotto, 2017)
Systemisch-integrative Sexualtherapie (vgl. von Sydow & Borst, 2018)	fokussiert auf die Sexualität in Langzeitbeziehungen, z. B. mit dem Konzept der »Differenzierung«, verstanden als der Mut, sich – auch sexuell – mit seinen Wünschen zu zeigen und die Selbstberuhigungsfähigkeit, auch in einer engen Beziehung Ablehnung riskieren zu können (Schnarch, 2009/2011) bzw. mit widersprüchlichen Bedürfnissen und Beziehungsansprüchen zu arbeiten (vgl. Perel, 2020)

Tabelle 55.2 (Fortsetzung)

Syndiastische Sexualtherapie (Beier und Loewit, 2004)	bedürfnisorientiertes Therapiekonzept sexueller Dysfunktionen, bei der der Fokus auf die defizitäre Befriedigung psychosozialer Grundbedürfnisse innerhalb der dysfunktionalen Sexualität gelegt wird; arbeitet mit Verbesserung der Kommunikation und der (Re-)Etablierung von z. B. Zärtlichkeit innerhalb der Beziehung
Berliner Dissexualitätstherapie (BEDIT; Beier, 2018)	Psychotherapie von Pädophiler und Hebephiler Störung sowie sexuellem Kindesmissbrauch und anderem dissexuellen Verhalten; Fokus ist die Erarbeitung von Impuls- und Verhaltenskontrolle
Sexualität und Trauma (Büttner, 2018)	Es gibt aus gutem Grund keine eigene Diagnose »sexuelle PTBS«; es lassen sich aber Bereiche identifizieren, unter denen Personen nach erlebter sexueller Viktimisierung häufiger leiden (z. B. Veränderungen in der Sexualität, dem Selbstbezug, dem Körperbezug, dem Beziehungsgestalten).

55.3.3 Pharmakologische Präparate

Pharmakologische Präparate behandeln nicht die Ursachen sexueller Probleme, können aber helfen, Symptome zu lindern und Teufelskreise zu durchbrechen.

- Erektionsstörungen: Sildenafil, Tadalafil, Vardenafil (z. B. Viagra®, Levitra®, Cialis®) sind meist wirksam bei psychogenen oder organischen Ursachen. Nebenwirkungen: Kopfschmerzen, Magenschmerzen, Gesichtsrötung, Sehstörungen. Wichtig: Kardiovaskuläre Risiken sollten beachtet werden, da Erektionsprobleme oft mit Herz-Kreislauf-Erkrankungen einhergehen.
- Sexualhormone: Östrogene ± Progesteron können bei (post-)menopausalen Frauen Scheidentrockenheit und schmerzhaften Geschlechtsverkehr verbessern, haben aber keinen signifikanten Effekt auf Libido, Erregbarkeit oder Orgasmusfähigkeit.
- Antiandrogene Medikamente: Zur Reduktion sexueller Impulse bei Paraphiler Störung, indem sie androgene Hormone blockieren. Sie senken sexuelles Verlangen und Impulse, ersetzen aber nicht die Psychotherapie.

55.4 Typische Schwierigkeiten und Fehler

Wichtig

Das häufigste Problem ist vermutlich, dass sexuelle Themen nicht angesprochen werden. Sexuelle Störungen werden unterdiagnostiziert (Hoyer, 2015). Nachfragen erhöht die Diagnoserate erheblich – z. B. werden dann sexuelle Dysfunktionen 20-mal häufiger erkannt (7 % vs. 0,3 %; Rump & Maß, 2015).

Auch traumatische Erfahrungen wie sexueller Missbrauch werden oft nicht erkannt oder problematisch adressiert. Gespräche können traumatische Erinnerungen triggern, daher ist es wichtig, Gesprächsbereitschaft zu signalisieren, aber Grenzen zu respektieren (Büttner, 2018; Flatten et al., 2011; s. Kap. 46). Behutsame Screeningfragen sind (Büttner, 2018):

- Gab es in Ihrer Sexualität Probleme oder unangenehme Situationen?
- Leiden Sie oder Ihr:e Partner:in darunter?
- Ist es in Ordnung, wenn ich weitere Fragen dazu stelle?
- (Falls Anspannung sichtbar ist:) Sie entscheiden, was Sie teilen möchten. Wir haben Zeit.

Ein weiteres Problem ist veraltetes Wissen. Der gesellschaftliche und diagnostische Wandel (DSM-5, ICD-11) hat frühere sexualtherapeutische Konzepte überholt – ähnlich dem Paradigmenwechsel zur Entpathologisierung von Homosexualität (DSM: 1970er, ICD: 1990).

55.5 Kritische Einordnung

Es gibt viele positive, aber auch gemischte Befunde zum Einsatz hier genannter verhaltenstherapeutischer und integrativer Behandlungsansätze (z. B. Günzler & Berner, 2012; Maß, Bauer & Briken, 2021; Nentzl & Scherner, 2021). Häufig werden schlechtere Ergebnisse insbesondere bei sexuellen Dysfunktionen bei Frauen berichtet, was wiederum besondere Bemühungen in diesem Bereich stimuliert (Velten, 2018). Einige wichtige und ausgewählte Befunde zur therapeutischen Behandlung von sexuellen Dysfunktionen sind (von Sydow & Seiferth, 2015):

- Paartherapie bzw. »mixed therapy« (Kombination aus Einzel- und Paargesprächen) ist der Einzeltherapie überlegen.
- Es ist wichtig, dass die Therapie (auch) direkt auf die sexuelle Interaktion bzw. sexuelles Verhalten fokussiert ist – allgemeine auf Emotionen und Kommunikation gerichtete Interventionen helfen meist nicht hinreichend bzgl. sexueller Probleme.
- Viele Paare haben gleichzeitig sexuelle und nicht-sexuelle Partnerschaftsprobleme; beides sollte in der Therapie berücksichtigt werden. Bei Problemen mit Außenbeziehungen sind integrative verhaltenstherapeutisch-systemische Ansätze nachweislich hilfreich.
- Bei primärer weiblicher Anorgasmie hilft »Sexual Skills Training« (Informationsvermittlung, Selbsterkundung, Selbstbefriedigungsübungen, evtl. mit Einbezug des Partners bzw. der Partnerin); expositionsorientiertes Vorgehen gilt bei Vaginismus als »wahrscheinlich effektiv«.
- Auch Internet-Angebote (z. B. Online-Sexualberatung von Pro Familia; www.sextra.de) scheinen wirksam zu sein und gut angenommen zu werden (Eichenberg, 2007; vgl. Kap. 79).

Die Sexualitätsforschung befindet sich im schnellen Wandel und weist bis heute noch viele Forschungslücken auf. Neue Erkenntnisse von Sexualaufklärung zu Anatomie, Pleasure, Consent, Heteronormativität oder neue Möglichkeiten und Befunde moderner Behandlungsansätze sind selten Teil der Curriculae und müssen sich eigenständig angeeignet werden – damit diejenigen, die aufklären und behandeln, auch fachgerecht und wissenschaftsorientiert informiert sind.

FAQ

Mir ist es peinlich, mit Patient:innen über Sex zu reden. Was kann ich tun?
Sex ist ein intimes Thema, daher empfinden viele Menschen solche Gespräche als unangenehm. Ein guter Einstieg sind Gespräche mit aufgeschlossenen, gleichaltrigen oder jüngeren Menschen desselben Geschlechts. Falls Scham stark ausgeprägt ist, sollte dies in Selbsterfahrung, Eigentherapie oder Supervision reflektiert werden. Gespräche, die großes Unbehagen auslösen, sollten vermieden und Patient:innen ggf. weiterverwiesen werden.

Was mache ich, wenn ich mich von berichteten Themen (z. B. Paraphiler Störung) überfordert fühle?
Das Vertrauen der Patient:innen wertschätzen, aber eigene Grenzen wahren – nicht jede:r muss diese Arbeit übernehmen. Es gibt Überweisungsmöglichkeiten, und eine sexualtherapeutische Weiterbildung kann helfen, Fachwissen auszubauen.

Weiterführende Literatur

Beier, K. M. (2018). Pädophilie, Hebephilie und sexueller Kindesmissbrauch: Die Berliner Dissexualitätstherapie. Heidelberg: Springer.

Büttner, M. (2018). Sexualität und Trauma: Grundlagen und Therapie traumaassoziierter sexueller Störungen. Stuttgart: Schattauer.

Clement, U. (2006). Guter Sex trotz Liebe. Berlin: Ullstein.

Hartmann, U. (2018). Sexualtherapie: Ein neuer Weg in Theorie und Praxis. Heidelberg: Springer.

Marchewka, J., Neuvians, A., Franke, G.H. & Jacobi, F. (2023). Sexuelle Gesundheit, sexuelle Störungen und Geschlechtsinkongruenz im Klassifikationssystem ICD-11: Entwicklung und Veränderungen im gesellschaftlichen Kontext. Report Psychologie, 48(2), 16–27.

Nagoski, E. (2022). Komm, wie du willst: Das neue Frauen-Sex-Buch. München: Droemer Knaur.

Stark, R. & Wehrum-Osinsky, S. (2016). Sexuelle Sucht. Göttingen: Hogrefe.

Sydow, K. v. & Seiferth, A. (2015). Sexualität in Paarbeziehungen. Göttingen: Hogrefe.

Velten, J. (2018). Sexuelle Funktionsstörungen bei Frauen. Göttingen: Hogrefe.

Velten, J. & Özdemir, U.C. (2023). Sexuelle Funktionsstörungen bei Männern. Göttingen: Hogrefe

Velten, J. & Zarski, A.-C. (2022). Therapie-Tools Sexuelle Funktionsstörungen. Weinheim: Beltz.

Wolf, G., Fünfgeld, M., Oehler, R. & Andrae, S. (2015). Empfehlungen zur Psychotherapie und Beratung mit lesbischen, schwulen und bisexuellen Klient_innen. Verhaltenstherapie und psychosoziale Praxis, 47(1), 21–48.

56 Schmerzstörungen

Beate Ditzen • Sandra Kamping • Herta Flor

Schmerz wird von der Internationalen Gesellschaft zum Studium des Schmerzes (International Association for the Study of Pain; IASP) als eine unangenehme sensorische und emotionale Erfahrung beschrieben, welche mit tatsächlichem und potenziellem Gewebeschaden einhergeht oder in Begriffen eines solchen schädigenden Ereignisses beschrieben wird (http://www.iasp-pain.org/Taxonomy#Pain).

Wichtig

Schmerz ist eine subjektive Erfahrung und das Endprodukt von Stimulation und Erfahrung und kann nicht mit Nozizeption gleichgesetzt werden, die den physiologischen Vorgang der Übertragung noxischer / schädlicher Reize vom Nozizeptor zum Gehirn beschreibt. Schmerz kann auch ohne die Reizung von Nozizeptoren auftreten (z. B. bei neuropathischen Schmerzzuständen). Derzeit gibt es keine Labormarker oder bildgebenden Verfahren, die Schmerz spezifisch nachweisen können. Eine Unterscheidung zwischen »objektiven« und »subjektiven« Schmerzen ist somit nicht möglich. Schmerz hat immer subjektiv-verbale, verhaltensbezogene und physiologische Komponenten.

Akuter Schmerz ist ein alltägliches Erlebnis und hat eine Schutz- und Warnfunktion. Eine (äußerst selten auftretende) angeborene Schmerzunempfindlichkeit kann für die Betroffenen sehr gefährlich werden, da sie Gefahren weniger gut ausweichen und Verletzungen nicht bemerken. Bei Gesunden hingegen dauert die akute Schmerzerfahrung Sekunden bis Wochen an und ist fast immer an ein auslösendes Ereignis gekoppelt. Von chronischem Schmerz wird gesprochen, wenn der Schmerz länger als drei bis sechs Monate andauert und mit einer bedeutsamen Beeinträchtigung des alltäglichen Lebens einhergeht.

56.1 Diagnostik, Komorbidität und Differenzialdiagnostik

Mit der Einführung der ICD-11 wurde die diagnostische Einordnung umfassend verändert: Chronische Schmerzen werden nun nicht mehr im Kapitel psychischer Erkrankungen diagnostiziert, sondern im Kapitel 21 »Symptome oder klinische Befunde, anderenorts nicht klassifiziert«.

Es werden die Gruppen MG30.0 Chronische primäre Schmerzen und MG30.1-6 Chronische sekundäre Schmerzen voneinander unterschieden (siehe Tabelle 56.1; Nicholas et al., 2019).

Tabelle 56.1 Chronische Schmerzen nach ICD-11

MG30.0 Chronische primäre Schmerzen	Chronische sekundäre Schmerzen
MG30.00 Chronische primäre viszerale Schmerzen	MG30.1 Chronische krebsassoziierte Schmerzen
MG30.01 Chronisches ausgedehntes Schmerzsyndrom	MG30.2 Chronische postoperative oder posttraumatische Schmerzen
MG30.02 Chronische primäre muskuloskelettale Schmerzen	MG30.3 Chronische sekundäre muskuloskelettale Schmerzen
MG30.03 Chronische primäre Kopfschmerzen oder orofaziale Schmerzen	MG30.4 Chronische sekundäre viszerale Schmerzen
MG30.04 Chronische primäre Eingeweideschmerzen	MG30.5 Chronische neuropathische Schmerzen
MG30.05 Chronischer primärer muskuloskelettaler Schmerz	MG30.6 Chronische sekundäre Kopfschmerzen oder orofaziale Schmerzen

Die emotionale Belastung (z. B. Niedergeschlagenheit, Wut) und funktionelle Beeinträchtigung (z. B. Einschränkungen im Beruf oder Alltagsaktivitäten) werden mitdiagnostiziert, sowohl beim chronischen primären Schmerz, als auch beim chronischen sekundären Schmerz, bei dem eine diagnostisch bestätigte Grunderkrankung (z. B. Krebserkrankung) vorliegt. Die drei Dimensionen (Schmerzintensität, emotionale Belastung, funktionelle Beeinträchtigung) werden auf einer numerischen Ratingskala (NRS) von 0 bis 10 eingeschätzt nach dem WHO-Schweregrad »mild« (NRS 1–3), »mäßig« (NRS 4–6) und »stark« (NRS 7–10) eingestuft.

Hinsichtlich der Mechanismen chronischer Schmerzen hat die IASP der Einteilung in nozizeptive Schmerzen und neuropathische Schmerzen den noziplastischen Schmerz hinzugefügt, der durch eine Veränderung der Nozizeption erklärt wird, ohne dass eine Gewebeschädigung oder eine Läsion im somatosensorischen System vorliegt (Fitzgerald et al., 2021).

Anhaltende chronische Schmerzen sind von Schmerz im Rahmen einer Depressiven Störung (Kap. 42) oder Schizophrenie (Kap. 40) abzugrenzen. Besonders die Abgrenzung zur Depressiven Störung fällt schwer, da die Komorbidität von chronischen Schmerzen und Depression hoch ist (ca. 10–30 Prozent). Darüber hinaus werden anhaltende Schmerzen von somatischen Belastungsstörungen (Kap. 49) abgegrenzt. Dies ist nicht immer einfach, da diese oft auch mit Schmerz einhergehen. Dies ist jedoch differentialdiagnostisch wichtig, da beide unterschiedlich behandelt werden sollten. Jedoch versuchen gerade Patient:innen mit rein somatischem Krankheitsmodell häufig, durch verschiedenste medizinische Abklärungen eine körperliche Ursache ihrer chronischen Schmerzen zu identifizieren. Dies sollte nicht mit einer hypochondrischen Störung (Kap. 44) verwechselt werden, bei der die Überzeugung, an einer ernsthaften körperlichen Krankheit zu leiden, im Vordergrund steht.

In Deutschland wurde zur Klassifikation der psychischen Dimension chronischer Schmerzstörungen die Multiaxiale Schmerzklassifikation-psychosoziale Faktoren MASK-P entwickelt (Klinger et al., 2016). Diese Skala erfasst psychosoziale Faktoren, die zur Entstehung und Aufrechterhaltung der Schmerzen beitragen, auf zehn Achsen (motorisch-verhaltensmäßige Schmerzverarbeitung, emotionale Schmerzverarbeitung, kognitive Schmerzverarbeitung, krankheitsbezogene Metakognitionen, aktuelle Stressoren, Traumata / Belastungen in der Lebensgeschichte, habituelle Personenmerkmale, maladaptive Stressverarbeitung, psychophysiologische Dysregulation, und Konfliktverarbeitungsstil).

Im Folgenden werden die häufigsten Schmerzstörungen kurz skizziert.

Chronischer Rückenschmerz

Der chronische Rückenschmerz ist keine einheitliche Diagnose, ihm können verschiedene Ursachen zugrunde liegen. In den meisten Fällen dauern die Schmerzen (z. B. im unteren Lendenwirbelbereich) eine Zeitlang an und remittieren zunächst. Im Verlauf der Erkrankung werden die Schmerzphasen länger und die schmerzfreien Phasen kürzer, bis der intermittierende Rückenschmerz in einen Dauerschmerz übergeht. Vom primären Rückenschmerz spricht man, wenn kein spezifischer Krankheitsprozess zugrunde liegt. Er zählt zu den häufigsten Schmerzerkrankungen; 24 Prozent aller Teilnehmenden einer europaweiten Studie gaben Schmerzen im Rücken an. Die Lebenszeitprävalenz von Rückenschmerz liegt bei ca. 85 Prozent, die Punktprävalenz zwischen 30 und 40 Prozent (Breivik et al., 2006). Jedoch kommt es nur bei ca. 5 Prozent der Patienten zu einer Schmerzstörung mit deutlichen Einschränkungen im Alltag.

Bei der Diagnostik des chronischen Rückenschmerzes ist zunächst die Beachtung der sogenannten »red flags« von großer Bedeutung (z. B. chronische Infekte, Blasenentleerungsstörung, Paresen, Lähmungserscheinungen und Kraftverlust in den Extremitäten) (Werber & Schiltenwolf, 2012). Diese spezifischen Warnsignale deuten auf das Vorliegen einer ernsten, den Schmerz verursachenden Erkrankung hin und müssen vor einer schmerzpsychotherapeutischen Behandlung abgeklärt werden. Da es für die Schmerzen selbst keinen labordiagnostischen Marker gibt, erfolgt die Diagnose chronischer Rückenschmerzen über eine ausführliche Anamnese des Patienten. Die nationale Versorgungsleitlinie Kreuzschmerz der AWMF (Arbeitsgemeinschaft der Wissenschaftlichen Medizinischen Fachgesellschaften e. V.) bietet einen guten Anhaltspunkt für das Vorgehen der somatischen Diagnostik.

Kopfschmerz

Die Internationale Kopfschmerzgesellschaft (International Headache Society, IHS) unterscheidet in ihrer Klassifikation 14 Kopfschmerztypen, von denen hier die Kriterien der beiden häufigsten (Spannungskopfschmerz und Migräne) herausgegriffen werden.

Spannungskopfschmerz:

- Mindestens 10 Episoden in der Vergangenheit, bei denen die Schmerzphasen (unbehandelt) zwischen 30 Minuten und 7 Tagen andauerten.
- Mindestens zwei der nachfolgenden Charakteristika sind erfüllt: beidseitige Lokalisation, drückende Qualität, leichte bis mittlere Intensität, keine Verstärkung der Schmerzen durch körperliche Aktivität

Migräne (ohne Aura):

- Mindestens fünf Attacken in der Vergangenheit, welche unbehandelt zwischen 4 und 72 Stunden andauerten,
- einseitig lokalisiert waren,
- pulsierenden Charakter und eine
- mittlere oder starke Schmerzintensität aufwiesen,
- sich bei körperlicher Aktivität verstärkten und
- begleitet waren durch Übelkeit / Erbrechen oder Photophobie / Phonophobie.

Bei der Migräne mit Aura ist der wiederkehrende Kopfschmerz mit reversiblen neurologischen Symptomen verbunden (z. B. flackernde Lichter, Sehverlust, Kribbelempfindungen).

In einer Überblicksarbeit zur Kopfschmerzprävalenz der Weltbevölkerung (hierbei stammte allerdings die Mehrheit der Originalstudien aus den Industrieländern) berichteten 52 Prozent der Teilnehmenden von Kopfschmerzen, 14 Prozent gaben an, an Kopfschmerzen vom Typ Migräne zu leiden, 26 Prozent litten an Spannungskopfschmerz (Stovner et al., 2022). Die Migräne ohne Aura ist weit häufiger als Migräne mit Aura und die Prävalenzrate unter Frauen, v. a. im gebärfähigen Alter, ca. doppelt so hoch wie bei Männern. Unregelmäßiger Konsum von Mahlzeiten (v. a. das Auslassen von Mahlzeiten) oder Koffein, ein unregelmäßiger Schlaf-Wach-Rhythmus und Stress wurden als Trigger für Migräne-Attacken identifiziert (Charles, 2017); diese Faktoren lassen sich in psychotherapeutischen Interventionen adressieren.

Fibromyalgie

Das Leitsymptom des Fibromyalgie-Syndroms (FMS) ist ein generalisierter Schmerz, der seit mindestens drei Monaten besteht (Wolfe et al., 2010). In den revidierten Klassifikationskriterien wird das FMS nach (1) dem generalisierten Schmerzindex (die Summe der Körperbereiche, in denen der Patient über Schmerzen klagt) und (2) der Symptomschwere (welche auch andere Beschwerden, wie wenig erholsamen Schlaf und kognitive Symptome umfasst) beurteilt. Auch die aktuellen S3 Leitlinien der AWMF berücksichtigen diesen Schmerzindex und die Symptomschwere. Die Prävalenz des FMS in der Allgemeinbevölkerung wird mit einer Häufigkeit zwischen 2 und 4 Prozent angegeben. Es sind substanziell mehr Frauen als Männer betroffen (Verhältnis 8 zu 1).

Chronische Unterbauchschmerzen
Auch chronische Unterbauchschmerzen betreffen deutlich mehr Frauen als Männer (bis zu 24 Prozent der Frauen leiden unter zyklusabhängigen wiederkehrenden Schmerzen). Die Ursachen für die Schmerzen können gynäkologisch, gastroenterologisch, urologisch oder muskulär sein; auch Infektionskrankheiten (Chlamydien, Syphilis, Herpes) können chronischen Unterbauchschmerzen zugrunde liegen (Juganavar & Joshi, 2022). In jüngster Zeit ist v. a. die Endometriose, eine gynäkologische Erkrankung, die mit zyklusabhängigen Unterbauchschmerzen und verminderter Fertilität einhergeht, als somatischer Faktor chronischer Unterbauchschmerzen ins Zentrum der Forschung gerückt. Beginnend mit schwersten Menstruationsschmerzen entwickelt sich über die Jahre ein komplexes chronisches Schmerzbild, welches nicht nur endometriosespezifische Symptome (Unterbauchschmerzen, Dyspareunie, Dysurie / Dyschezie, u. a.) umfasst, sondern auch zunehmend mit zusätzlichen unspezifischen Schmerzsyndromen (Kreuzschmerzen, Vulvodynie, Fibromyalgie, Reizdarmsyndrom u. a.) einhergeht. Der Schmerz führt zu einer zunehmenden Beeinträchtigung in allen Lebensbereichen, und die betroffenen Patientinnen sind in ihrer Lebensqualität und in ihrem Wohlbefinden stark eingeschränkt. Häufig kommt es in der Folge zu psychischen Begleiterkrankungen, z. B. einer Depression. Auch soziale Folgen wie z. B. langanhaltende Arbeitsunfähigkeit, Verlust von Freizeitaktivitäten und / oder Freundschaften nehmen zu. Rein hormonelle und / oder operative Therapieansätze reichen dann in diesen Fällen nicht mehr aus. Es bedarf eines multimodalen interdisziplinären Therapieansatzes, um diesen unterschiedlichen Aspekten der Schmerzerkrankung gerecht zu werden. Auch psychotherapeutische Interventionen können bei chronischen Schmerzen im Zusammenhang mit einer Endometriose hilfreich sein (Samami et al., 2023). In den AWMF-Leitlinien zur Behandlung der Endometriose werden kognitiv-verhaltenstherapeutische und achtsamkeitsbasierte Verfahren auch begleitend zu einer gynäkologischen (primär hormonellen) Behandlung empfohlen. In der Psychoedukation und Psychotherapie sollten hierbei auch der Kinderwunsch und mögliche katastrophisierende Gedanken thematisiert werden, denn diese können die Schmerzwahrnehmung und den Leidensdruck beeinflussen.

56.2 Verhaltenstherapeutische Ziele und Strategien

Bei der Behandlung von chronischen Schmerzen stellt die (Kognitive) Verhaltenstherapie bislang die Methode der Wahl dar und ist medikamentösen und chirurgischen Ansätzen überlegen.
Ziele. Von besonderer Bedeutung für die Schmerzpsychotherapie ist die Identifikation der sogenannten »yellow flags« (psychosoziale und somatische Risikofaktoren für eine Chronifizierung der Schmerzen; z. B. Depressivität, Unzufriedenheit am Arbeitsplatz, katastrophisierende schmerzbezogene Kognitionen) und deren Veränderung. Ziele der Verhaltenstherapie bei chronischen Schmerzstörungen sind damit
(1) die Identifikation individueller auslösender Reize (z. B. Stress durch Zeitdruck und / oder Leistungsdruck), der aufrechterhaltenden Prozesse (z. B. Durchhaltestrategien,

Ängste vor Schmerz und Bewegung, schmerzbezogenes Katastrophendenken, geringe Kontrollüberzeugung, inadäquate Wahrnehmung körperlicher Signale) und des Schmerzverhaltens (z. B. körperlicher und sozialer Rückzug) und
(2) der Fokus auf Aktivierung der Ressourcen des Patienten, eine Verminderung des Schmerzverhaltens und der Aufbau positiver Aktivitäten und Bewegung.

Strategien. Um diese Ziele umzusetzen, besteht eine zentrale Strategie darin, das Krankheitsmodell der Patient:innen in die Therapie mit einzubeziehen, sich aber gleichzeitig nicht auf eine Diskussion um körperliche vs. psychische Ursachen der Schmerzerkrankung einzulassen. Auch Patient:innen mit deutlich somatischem Krankheitsmodell sind häufig offen für den Einfluss psychischer Faktoren auf die aktuellen Beschwerden, wie im folgenden Beispieldialog verdeutlicht wird.

T: Was glauben Sie, warum Ihre Rückenschmerzen ursprünglich einmal entstanden sind und warum sie jetzt immer noch andauern?

P: Ich habe da ganz klar eine Veränderung an der Wirbelsäule, der Spinalkanal ist verengt und auch die Bandscheiben sind nicht mehr ganz in Ordnung, und das drückt dann halt alles auf die Nerven und löst den Schmerz aus.

T: Okay, es gibt also auf den Aufnahmen von Ihrer Wirbelsäule deutliche Veränderungen.

P: Ja, genau.

T: Verändert sich denn der Schmerz, den Sie empfinden, manchmal, oder ist der immer gleich stark?

P: Nein, also da gibt es schon Veränderungen. Abends ist es immer mehr als morgens. Und auch wenn ich bei der Arbeit viel zu tun habe, dann wird der schon manchmal stärker.

T: Also, wenn Sie sehr viel Stress bei der Arbeit erleben, dann ändert das etwas an Ihrem Rückenschmerz?

P: Ja, könnte man so sagen.

T: Es gibt also eine klare somatische Ursache für Ihren Schmerz, aber die äußeren Umstände, in denen Sie sich befinden, z. B. wenn Ihr Arbeitstag besonders stressig ist, verändern etwas an der Intensität des Schmerzes, machen ihn schlimmer.

P: Ja, genau.

Eine weitere bedeutende Strategie in der Verhaltenstherapie bei Schmerzstörungen ist der explizite Fokus auf dem erwünschten Zielverhalten. Eine Zielerreichungsskala, die gemeinsam mit dem Patienten beobachtbares Verhalten beschreibt, welches wieder mehr und / oder länger möglich sein soll (z. B. Spazierengehen, Reisen, Kinobesuche) ist damit ein wichtiger Baustein in der Therapie. Eine Fokussierung auf Annäherungsziele (»Ich möchte wieder eine halbe Stunde am Stück spazieren gehen können.«) und nicht auf Vermeidungsziele (»Ich möchte weniger Schmerzen.«) ist wichtig und sollte unbedingt mit den Patient:innen gemeinsam erarbeitet werden. Dabei ist es wichtig, sich weniger auf Schmerzfreiheit als Ziel zu fokussieren, sondern stattdessen auf ein Verhalten, das bislang mit Schmerzen inkompatibel ist, oder auf ein Verhalten, das auch trotz oder gerade mit Schmerzen gezeigt werden kann.

Wichtig

Zentrale Bestandteile der Verhaltenstherapie bei Schmerzstörungen sind

- das Wiedererlangen von Kontrolle über schmerzauslösende körperliche Prozesse,
- die Berücksichtigung des Schmerzgedächtnisses und damit respondenter und operanter Lernprozesse,
- der Fokus auf positives Alternativverhalten und Ressourcen des Patienten,
- die Verbesserung der Lebensqualität und nicht die Schmerzreduktion per se.

56.3 Praktische Durchführung

Im Zentrum der Therapie steht zunächst die Erarbeitung eines gemeinsamen Krankheitsmodells. Hierbei müssen insbesondere auf der Seite des / der Patient:in bestehende somatische Ursachen und Faktoren für die Entstehung und Aufrechterhaltung der Schmerzen berücksichtigt werden (vgl. Beispieldialog). Weitere Bestandteile der Therapie sind, wie auch bei Somatoformen bzw. Somatischen Belastungsstörungen (Kap. 44) allgemein, Psychoedukation, die Identifikation dysfunktionaler Gedanken sowie das Erlernen eines Entspannungsverfahrens (Ditzen & Ehlert, 2014). Spezifisch in der Therapie von Schmerzstörungen haben sich folgende weitere Herangehensweisen als hilfreich erwiesen.

Biofeedback

Biofeedback ermöglicht die Darstellung an sich nicht bewusster körperlicher Vorgänge über Töne oder Bilder (vgl. Martin & Schmidt, 2023). So kann z. B. die Muskelspannung mittels Elektromyogramm (EMG) abgeleitet und in Echtzeit visualisiert werden, was es dem / der Patient:in ermöglicht, willentlich darauf Einfluss zu nehmen. Besonders bei spannungsabhängigen Schmerzen können Biofeedbacktechniken helfen, die Anspannung auch außerhalb der großen Muskelgruppen zu reduzieren und ein Kontrollgefühl über die Schmerzentstehung zurückzuerlangen. Generell ist Biofeedback günstig, um den Zusammenhang zwischen Denken, Fühlen und körperlichen Vorgängen den Patienten aufzuzeigen und sie so für eine psychologische Schmerztherapie zu motivieren. Darüber hinaus kommt es durch eine erfolgreiche Kontrolle einer körperlichen Funktion zu einer besseren Überzeugung der Selbstwirksamkeit und einem erhöhten Kontrollgefühl, das sich positiv auf den Schmerz auswirkt. Biofeedback wird in den letzten Jahren, oft durch eine Kombination aus App-gesteuertem Feedback und Real-Time-Messungen, für den persönlichen Einsatz zunehmend erschwinglich und zugänglich.

Operantes Training

Operante Methoden der Schmerztherapie setzen am Schmerzgedächtnis an, welches im Laufe einer chronischen Schmerzerkrankung eine bedeutende Rolle spielt. Intensive und langandauernde Schmerzzustände hinterlassen Spuren im Gehirn, die langfristig zu einer Sensibilisierung für den nozizeptiven Input und in der Konsequenz zur Vermeidung körperlicher Aktivität und immer stärkeren Einschränkungen führen. Sowohl klassische als auch operante Konditionierung werden in das operante Training eingebunden, was am Beispiel der Aktivität besonders deutlich wird: Ausruhen wird bei Schmerzen üblicherweise sofort durch eine Schmerzverminderung negativ verstärkt. Ein unangenehmer Zustand (Schmerz) wird durch Inaktivität beendet. Dadurch wird das sich Ausruhen als angenehm erlebt und die Aktivität wird zunehmend gefürchtet, da man sich an damit verbundene Schmerzen erinnert. Im Laufe der Schmerzchronifizierung vermeiden die Patienten nun aber zunehmend Bewegung und nehmen eine Schonhaltung ein, was in der Folge zu Muskelabbau und Schmerzen bereits bei kleiner Belastung führt. Das operante Training versucht, Verstärker für Schonverhalten zu identifizieren und diese zu reduzieren. Solche Verstärker finden sich insbesondere in der Interaktion mit engen Bezugspersonen. Darüber hinaus liegt der Fokus auf positiven Konsequenzen von Aktivität, z. B. über ein positives Aktivitätentagebuch und die Kopplung von Ruhephasen an Aktivitätsziele (vgl. auch Kap. 18).

Einbezug von Bezugspersonen

Nahe, liebende Angehörige reagieren auf Schmerzausdruck automatisch, sie wenden sich der Person zu, und sie versuchen sie zu schonen. Gerade diese an sich natürliche Zuwendung verstärkt aber bei chronischen Schmerzen den Fokus auf den Schmerz, die Sensibilisierung für den Schmerz und das Schmerzverhalten. Allein die Anwesenheit eines grundsätzlich besorgten Partners verstärkt die Schmerzwahrnehmung und die zentralnervöse Aktivierung auf standardisierte Schmerzreize hin bei chronischen Rückenschmerzpatientinnen (Nees, Ditzen & Flor, 2022). Auch der beobachtbare Schmerzausdruck, z. B. Stöhnen, Humpeln, wird durch Aufmerksamkeit oder Zuwendung belohnt und in der Konsequenz häufiger gezeigt.

Das Ziel der Therapie besteht daher unter Einbezug von Partner:innen und Angehörigen in einem Abbau des Schmerzverhaltens und einem Aufbau des gesunden Verhaltens durch systematische Verhaltensübungen (Thieme, Gromnica-Ihle & Flor, 2003). Diese sollen hierbei lernen, aktives, schmerzfreies Alternativverhalten seitens der Betroffenen als besonders positiv wahrzunehmen und sich ihnen bei diesem gezeigten Verhalten zuzuwenden.

Fallbeispiel

Frau Ladwig leidet seit neun Jahren an Fibromyalgie, hat wegen der Erkrankung schon unzählige Ärzte aufgesucht, nimmt aktuell mehrere v. a. alternativmedizinische Heilmittel ein und erhält Vitamintransfusionen. Sie fühlt sich abgeschlagen, wenig belastbar und empfindet Schmerzen in mehreren Körperregionen. Ihr Mann kommt in die Psychotherapie mit, beide sind ratlos. Sie beschreiben Frau Ladwig vor der Erkrankung als aktive Frau, seitdem die Krankheit (durch eine Grippe ausgelöst) begonnen habe, könne sie aber nichts mehr unternehmen. Gartenarbeit, Ausflüge und Reisen würde sie durch starke Schmerzen büßen, das Paar kann fast nichts mehr gemeinsam unternehmen. Da Herr Ladwig berufsbedingt viel unterwegs ist, fehlt ihnen die gemeinsame Zeit. Er berichtet, dass er wann immer möglich versuche, seine Frau zu entlasten, aber dass er »am Ende seiner Weisheit« angekommen sei.

In der Therapie wird ein Modell erarbeitet, das akute Schmerzen von chronischen Schmerzen unterscheidet und aufzeigt, wie das ursprünglich hilfreiche und unterstützende Verhalten des Ehemannes mit der Chronifizierung der Schmerzen zunehmend wirkungslos werden konnte.

Die Elemente der Verhaltenstherapie zur Behandlung einer anhaltenden Schmerzstörung werden nun in Anwesenheit beider Partner in der Therapie berücksichtigt: Die Psychoedukation entlastet Frau Ladwig hierbei vom Vorwurf, ihre Schmerzen seien nur eingebildet und sie wolle Schonung. Ein (App-basiertes) Entspannungsverfahren wird ihr mit nach Hause gegeben. Beide Partner beginnen in der Therapie ein Aktivitätentagebuch zu führen, es wird nach Überschneidungen in ihrem Alltag gesucht, und gemeinsame Aktivitäten werden eingeplant. Herr Ladwig übt in den Therapiestunden, wie er positiv auf schmerzfreies Verhalten seiner Frau reagieren kann. Dies führt auch zu heiteren Situationen in der Therapie, denn beide sollen beschreiben, wie sie jeweils merken, was der andere gut oder schlecht findet. In den folgenden Therapiestunden berichten beide von zunehmend mehr gemeinsamer Zeit, sie haben begonnen, Abendspaziergänge in ihren Alltag einzubauen, was beide als positiv erleben.

Die Beeinträchtigungen von Frau Ladwig gehen im Laufe der Therapie zurück, sie erreicht allerdings keine volle Schmerzfreiheit.

Sehr wichtig ist bei dieser Form der operanten Schmerztherapie, dass den Patient:innen und Partner:innen das bisherige Zuwendungsverhalten als natürlich und nachvollziehbar erläutert wird, und sie nicht zu Schuldigen der Schmerzerkrankung gemacht werden. Ein somatisches Erklärungsmodell kann bei dieser Therapie sogar entlastend sein: Man kann gleich zu Beginn der Therapie darauf eingehen, dass die Ursache für die Schmerzerkrankung möglicherweise rein somatisch ist, dass aber viele Personen im Laufe ihres Lebens schwer erkranken und sie selbst und ihre Partner lernen müssen, damit umzugehen. Mit dieser Erklärung entgegnet man möglichen Schuldzuschreibungen und erhöht die Motivation, Alternativverhalten auszuprobieren.

56.4 Weitere Therapieoptionen

Die häufig erste Behandlung bei Schmerzstörungen stellen pharmakologische Therapien dar, hierbei werden einerseits klassische Schmerzmittel, also Analgetika (nicht-narkotische vs. narkotische), oder Nichtanalgetika, z. B. Antidepressiva, eingesetzt. Opioidhaltige Analgetika sind aufgrund ihres großen Abhängigkeitspotenzials zur Behandlung chronischer Schmerzen nur im Einzelfall zu empfehlen. Antidepressive Medikamente können über die Reduktion depressiver Symptome hinaus bei chronischen Schmerzen helfen, ihr Wirkmechanismus ist bisher allerdings nicht vollständig geklärt. Antiepileptika werden gerade in der Behandlung neuropathischer Schmerzen eingesetzt. Neuere, noch experimentelle Ansätze untersuchen den Einsatz des Neuropeptids Oxytocin in der Schmerzbehandlung, da Oxytocin (allerdings nicht durchgängig) mit einer Minderung akuter experimentell-induzierter Schmerzen in Verbindung gebracht wurde (Pfeifer et al., 2016). Auch hier stehen Wirknachweise und eine Übertragung auf chronische Schmerzen noch aus. Die Akzeptanz- und Commitment Therapie (ACT; Kap. 58) legt den Fokus auf das Erlangen einer flexibleren Einstellung des Patienten zu seinem Schmerzerleben. Der Schmerz soll nicht mehr als »Feind« angesehen und dadurch eine neue Lebensperspektive entwickelt werden; Schmerzakzeptanz korrelliert hierbei mit psychologischer Flexibilität, aber nicht mit Veränderungen der Schmerzintensität, Hughes et al., 2016).

56.5 Typische Schwierigkeiten und Fehler

Viele Patient:innen mit Schmerzen unklarer Genese (insbesondere Patient:innen mit Fibromyalgie) erleben, dass sie mit ihrer Erkrankung und ihren Schmerzen nicht ernst genommen werden. Daher sollte zunächst die Validierung der Symptome der Patient:innen eine zentrale Rolle einnehmen. Schmerzen sind ein subjektives Phänomen und sollten als real akzeptiert werden. Therapeut:innen sollten vermeiden, sich auf eine Diskussion um die »wahre« Entität der Schmerzen oder ihre körperliche vs. psychische Ursache einzulassen. Stattdessen sollte diese Diskussion schon früh aus der Therapie ausgespart werden (z. B. »Als Psychotherapeut:in kann ich die körperliche Ursache ihrer Schmerzen nicht beurteilen, international anerkannt ist aber, dass Schmerzen immer eine psychische Komponente haben. Auf diese können wir hier in der Therapie fokussieren.«).

In den ersten Sitzungen wird dem Schmerz häufig eine große Rolle eingeräumt. Es ist wichtig, die Symptome einerseits zu validieren, aber auch sukzessive auf Bewältigungsmöglichkeiten hinzuweisen und somit lösungsorientiert zu arbeiten. Der Schmerz sollte im Verlauf der Behandlung immer weniger Raum einnehmen und spezifische Techniken, z. B. Stressbewältigung, Konfliktbewältigung und der Aufbau von Aktivitäten in den Vordergrund treten.

Viele Patient:innen erhalten Krankengymnastik verschrieben. Dies ist in allen Fällen zu unterstützen. Häufig sind die Anweisungen leider jedoch nicht sehr spezifisch, sodass die Patienten eine Massage oder ähnliches erhalten. Hier ist Kommunikation sowohl mit den ärztlichen Kolleg:innen als auch mit den Patient:innen wichtig, sodass die Krankengymnastik (z. B. am Gerät) zum Aktivitätsaufbau beiträgt.

Schmerzerkrankungen werden nicht aufgrund der Stärke der Schmerzempfindung, sondern als Folge ihrer Dauer bzw. Chronifizierung und den damit verbundenen Beeinträchtigungen diagnostiziert. Die Behandlung hingegen orientiert sich meist an den Mechanismen akuter Schmerzen. Leider werden auch in der Behandlung chronischer Schmerzen häufig opioidhaltige Analgetika mit hohem Abhängigkeitspotenzial eingesetzt, die zwar kurzzeitig einen schmerzlindernden Effekt haben, langfristig aber keine klinische Besserung bringen (Abdel Shaheed et al., 2016). In der Psychotherapie chronischer Schmerzen ist es deshalb zentral, die Unterschiede zu akuten Schmerzen im Auge zu behalten: Schmerzverhalten und Zuwendung durch andere sind bei akuten Schmerzen angebracht und gesund – bei chronischen Schmerzen sind sie dysfunktional. Es gilt darum, nicht per se Schmerzwahrnehmung und Schmerzausdruck zu pathologisieren, sondern die Besonderheit der Chronifizierungsprozesse in der Therapie zu betonen.

56.6 Kritische Einordnung

Übersichtsarbeiten (z. B. Williams et al., 2012) bescheinigen der kognitiv-verhaltenstherapeutischen Schmerzbehandlung kleine bis moderate Effekte auf Stimmung und schmerzbezogene Einschränkungen, nicht allerdings auf die Schmerzintensität selbst. Spezifisch durch operante Schmerztherapie konnte bei Fibromyalgie-Patient:innen auch eine Schmerzreduktion erzielt werden (Thieme et al., 2003). Die Kognitive Verhaltenstherapie in der Schmerzbehandlung ist hilfreich und bedarf keiner weiteren grundlegenden Überprüfung. Stattdessen sollte der Fokus zukünftig auf spezifische Wirkkomponenten und Patientenpopulationen gerichtet werden, um zu klären, wer warum von der KVT am besten profitiert.

FAQ

Wie verhindere ich, dass sich in die Therapie einbezogene Partner:innen in der operanten Schmerztherapie als »Schuldige« für die Aufrechterhaltung der Schmerzen fühlen?
Indem mit beiden, Partner:innen und Betroffenen, gemeinsam die Prozesse des operanten Lernens erörtert werden und gemeinsam Beispiele im Alltag gefunden werden. Den Partner:innen sollte mitgeteilt werden, dass ihr Verhalten für den akuten Schmerz genau das richtige Vorgehen ist, jedoch beim chronischen Schmerz eher zur Aufrechterhaltung beiträgt. Dabei sollte betont werden, dass dies ein Verhalten ist, das üblicherweise von fast allen Menschen gezeigt wird. Außerdem kann den Partner:innen aufgezeigt werden, wie sie wirksam gegen die patientenseitigen Schmerzen helfen können.

Teil V

Weiterführende Literatur

AWMF (Arbeitsgemeinschaft der Wissenschaftlichen Medizinischen Fachgesellschaften e.V.): unter https://register.awmf.org/de/start finden sich über 30 Leitlinien zur Behandlung von Schmerzen im Zusammenhang unterschiedlicher Erkrankungen

Flor, H. (2016). Chronische Schmerzsyndrome. In U. Ehlert (Hrsg.), Verhaltensmedizin. Heidelberg: Springer.

Hahlweg, K. & Baucom, D. (2008). Partnerschaft und psychische Störung (Fortschritte der Psychotherapie, Band 34). Göttingen: Hogrefe.

Kröner-Herwig, B., Frettlöh, J., Klinger, R. & Nilges, P. (2016). Schmerzpsychotherapie: Grundlagen – Diagnostik – Krankheitsbilder – Behandlung. Heidelberg: Springer.

Martin, A. & Schmidt, J. (2023). Biofeedback und Neurofeedback. Göttingen, Hogrefe.

von Wachter, M., Kappis, B. (2019). Therapie-Tools Schmerzstörungen. Weinheim: Beltz.

VI Integrative Weiterentwicklungen und die »dritte Welle« der Verhaltenstherapie

Editorial

Jenseits der »klassischen Verhaltenstherapie«: Charakteristika (integrativer) Weiterentwicklungen

Eva-Lotta Brakemeier • Frank Jacobi

In diesem Teil möchten wir unsere Leser:innen mit modernen, insbesondere integrativen Weiterentwicklungen der Verhaltenstherapie (VT) vertraut(er) machen. In den vergangenen Jahrzehnten haben sich – teilweise unter dem Schlagwort der »dritten Welle« – neue psychotherapeutische Ansätze etabliert, die sich von der »klassischen« Kognitiven Verhaltenstherapie (KVT) abgrenzen und sich nicht mehr klar einer der großen traditionellen Psychotherapieschulen zuordnen lassen.

Diese Ansätze erfreuen sich wachsender Beliebtheit – sichtbar etwa an der hohen Nachfrage nach Workshops oder ihrer Präsenz auf Fachkongressen –, auch wenn die Evidenzlage für einige dieser Ansätze bislang noch begrenzt ist. Gemeinsam ist ihnen (vgl. Hayes & Hofmann, 2021):

- eine stärkere Berücksichtigung von Emotionen, Kontextfaktoren und funktionalem Verhalten – weniger im Sinne kategorialer Störungsdiagnosen (vgl. Meißner, 2025)
- eine Ausrichtung auf ein breites und flexibles, häufig der KVT nahestehendes Repertoire
- eine Integration von Strategien aus verschiedenen psychotherapeutischen Schulen, darunter auch humanistische, psychodynamische, existentielle und systemische Ansätze

Einige dieser Methoden beziehen zudem explizit schwierige frühkindliche Beziehungserfahrungen mit ein und nutzen die therapeutische Beziehung intensiver und zielgerichteter als die klassische KVT – teils in Anlehnung an tiefenpsychologische Konzepte, wenngleich sich das konkrete Vorgehen häufig deutlich unterscheidet (vgl. Kap. 5; Benecke, 2016).

Im Fokus vieler »Dritter Welle«-Ansätze stehen Techniken, die nicht primär als kognitiv oder behavioral klassifiziert werden – etwa achtsamkeitsbasierte und emotionsorientierte Methoden (vgl. Teil IV). Neben einzelnen Techniken und Strategien existieren auch klar umrissene Therapieprogramme, von denen einige in diesem Teil exemplarisch vorgestellt werden.

Sensible Fragen zum Einsatz neuer Ansätze

Die Integration solcher Ansätze wirft zentrale theoretische und praxisrelevante Fragen auf – etwa in Fallkonzeptionen (Kap. 13), Supervision oder Qualitätssicherung (Kap. 81):

- Wann besteht eine Indikation zur Anwendung eines »neuen« Ansatzes innerhalb des VT-Spektrums?
- Soll bei gegebener Indikation die gesamte Therapieform übernommen werden (z. B. Schematherapie, CBASP, ACT) oder lassen sich auch einzelne Elemente sinnvoll in bestehende Behandlungen integrieren?
- Wie prüfen Therapeut:innen die Konsistenz und Sparsamkeit ihres Vorgehens, um unnötige Komplexität zu vermeiden und Patient:innen nicht zu verunsichern?

Diesen Fragen widmen wir uns zunächst im Beitrag zu »Chancen und Risiken« (Kap. 57), bevor wir zentrale, inzwischen vielfach erprobte Ansätze der »dritte Welle« systematisch vorstellen.

Weitere Ansätze: Hypnose, Mitgefühl und narrative Exposition

Nicht alle Weiterentwicklungen und integrativen Methoden können im Rahmen dieses Buchteils durch eigene Kapitel berücksichtigt werden. Drei besonders interessante Ansätze sollen hier jedoch exemplarisch kurz vorgestellt werden:

- Die **Hypnotherapie oder Hypnosepsychotherapie** (Revenstorf & Peter, 2023; Erickson & Rossi, 2016) ist ein ressourcenorientiertes Heilverfahren mit über 250-jähriger Tradition. Sie gilt als transdiagnostischer Ansatz und findet Anwendung bei Verhaltensproblemen, psychosomatischen Störungen und in der Medizin. Charakteristisch ist der therapeutische Einsatz von Trance- und Suggestionstechniken. Milton H. Erickson begründete die moderne Hypnotherapie, die mit formellen und informellen Trancezuständen arbeitet, häufig in Form von Geschichten, Metaphern und indirekten Suggestionen. Seit 2006 ist die Hypnotherapie in Deutschland vom Wissenschaftlichen Beirat Psychotherapie für bestimmte Anwendungsbereiche bei Erwachsenen als wissenschaftlich anerkanntes Verfahren zugelassen.
- Die **Compassion Focused Therapy** (CFT; Gilbert, 2010; deutsch: Selbstmitgefühl-Therapie, Gilbert & Plata, 2013; Stierle, 2022) verfolgt das Ziel, Mitgefühl gegenüber schwierigen inneren Anteilen, Selbstakzeptanz und Mitgefühl gegenüber anderen aufzubauen. Sie integriert Elemente aus der KVT, Achtsamkeit, Imagination, Stuhlarbeit und Schreibübungen. Die CFT wird insbesondere bei Scham- und Selbstkritikproblematiken empfohlen. Randomisierte kontrollierte Studien stehen bislang allerdings aus.
- Die **Narrative Expositionstherapie** (NET; Neuner et al., 2021) wurde für hochbelastete, mehrfach traumatisierte Personen entwickelt, insbesondere in krisenhaften Kontexten (z. B. Kriegs- und Fluchtsituationen mit begrenztem Zugang zu Versorgung). Sie kombiniert Aspekte der Testimony Therapy – die vollständige narrative Aufarbeitung der Lebensgeschichte – mit verhaltenstherapeutischer Exposition. Dabei basiert die Wirkung weniger auf Habituation, sondern auf neueren Erkenntnissen zur Gedächtnisverarbeitung. Es existiert eine breite Evidenz zur Wirksamkeit bei sequentiellen, multiplen Traumatisierungen – kulturübergreifend.

Fazit

In der Psychotherapie wird es wohl niemals die eine »perfekte Welle« geben. Doch durch sachliche Diskussion, innovative Forschung und praxisnahe Implementierung können Wissenschaft und Praxis Psychotherapien weiterentwickeln – mit dem Ziel, mehr Betroffene wirksam zu erreichen.

Weiterführende Literatur

Alford, B.A. & Beck, A.T. (1997b). The Relation of Psychotherapy Integration to the Established Systems of Psychotherapy. Psychotherapy Integration, 7(4), 275-289.

Erickson, M.H. & Rossi, E.L. (2016). Hypnotherapie: Aufbau - Beispiele – Forschungen. Stuttgart: Klett-Cotta.

Hayes, S.C. & Hofmann, S.G. (2021). »Third-wave« cognitive and behavioral therapies and the emergence of a process-based approach to intervention in psychiatry. Word Psychiatry, 20, 363-375.

Heidenreich und Michalak (2023). Verhaltenstherapie in Bewegung – Störungsspezifische und transdiagnostische Perspektiven. Weinheim: Beltz.

Meißner, J. (Hrsg.) (2025). Gefühle als zentraler Therapiekompass. Verhaltenstherapie und Psychosoziale Praxis, 57(1), 5-107.

Neuner, F., Catani, C. & Schaunber, M. (2021). Narrative Expositionstherapie (NET). Göttingen. Hogrefe.

Revenstorf, D. & Peter, B. (2023). Hypnose in Psychotherapie, Psychosomatik und Medizin: Manual für die Praxis. Berlin. Springer.

Stierle, C. (2022). Compassion Focused Therapy in der Praxis. Weinheim: Beltz.

57 Kognitive Verhaltenstherapie und integrative Weiterentwicklungen: Chancen und Risiken

Frank Jacobi • Dominik Ülsmann • Eva-Lotta Brakemeier

Die Verhaltenstherapie entfaltet seit jeher eine ausgeprägte integrative Kraft (vgl. Kap. 84; Alford & Beck, 1997a). In diesem Kapitel möchten wir zentrale Argumentationslinien zusammenführen, um die integrative Entwicklung der VT kritisch zu beleuchten:

- Erweiterung oder Reformulierung? Führen neue Ansätze tatsächlich zu einer Verbesserung der Therapie, etwa durch ein erweitertes Interventionsspektrum?
- Neuer Inhalt oder neue Verpackung? Handelt es sich bei modernen Konzepten um substanzielle Fortschritte oder lediglich um eine zeitgemäße Umformulierung bestehender Prinzipien (»alter Wein in neuen Schläuchen«)?
- Fortschritt oder Rückschritt? Können vermeintliche Innovationen sogar kontraproduktiv sein und bewährte Therapieansätze verwässern oder behindern?

Diese Fragen sind zentral für die Weiterentwicklung der Kognitiven Verhaltenstherapie – mit potenziellen Chancen, aber auch Risiken.

57.1 Historische Einordnung

KVT als integrativer Prozess

Die heute klassische Kognitive Verhaltenstherapie ist selbst ein Produkt einer integrativen Weiterentwicklung ihres »rein verhaltenstherapeutischen« Vorläufers. Aaron »Tim« Beck (1921–2021) stellt in seinem heute noch lesenswerten Artikel »Cognitive therapy: Nature and relation to behavior therapy« (1970) heraus, welche zusätzlichen Ansatzpunkte zur behavioristischen Schule die Kognitive Therapie geboten hat.

Wichtig • Paradigma der Kognitiven Therapie als integrative Erweiterung des Behaviorismus

Die grundlegende kognitive Technik besteht darin, die spezifischen Fehleinschätzungen, Verzerrungen und unangemessenen Annahmen von Patient:innen herauszuarbeiten und ihre Gültigkeit und Angemessenheit zu überprüfen. Indem sie den Griff ihrer hartnäckigen, verzerrten Vorstellungen lockern, werden Patient:innen in die Lage versetzt, ihre Erfahrungen realistischer zu formulieren – und darüber Symptomverbesserungen in Form eines positiveren emotionalen Erlebens und zielführenden Verhaltens zu erreichen (Beck, 1970).

In den 1920er Jahren, zur Entstehungszeit der Verhaltenstherapie, dominierte in der wissenschaftlichen Psychologie der Behaviorismus mit seinem strikten Dogma, ausschließlich offen beobachtbare Stimuli, Verhaltensweisen und deren Konsequenzen zu berücksichtigen. Verdeckte Variablen wie Kognitionen wurden als unwissenschaftlich abgelehnt. Diese Auffassung war wesentlich den damaligen Bemühungen geschuldet, die Psychologie als reine Naturwissenschaft zu etablieren. Mit Beginn der 1960er Jahre zeichnete sich dann allerdings ein Paradigmenwechsel – die »kognitive Wende« – in der wissenschaftlichen Psychologie ab. Die Grenzen des behavioristischen Psychologieverständnisses in der Erklärung des Erlebens und Verhaltens wurden zunehmend offensichtlich, so dass sich immer mehr Forschende verdeckten Konstrukten – insbesondere kognitiven Prozessen – zuwandte.

Die Entwicklung innerhalb der Verhaltenstherapie mündete in die Kognitive Verhaltenstherapie (KVT). Während viele lerntheoretische und verhaltenstheoretische Prinzipien beibehalten wurden, wurden sie in einen neuen, kognitiven Rahmen eingebettet. Erstmals rückten auch interne, nicht direkt beobachtbare Prozesse in den Fokus, und Kognitionen wurden als übergeordnete Variable betrachtet, die die Wirkung von Reizen und Konsequenzen auf Erleben und Verhalten modifiziert.

Doch nicht nur die kognitive Wende markierte einen tiefgreifenden Wandel – die (K) VT war in den letzten 100 Jahren einem kontinuierlichen Entwicklungsprozess unterworfen. Theorien und Methoden wurden fortlaufend ergänzt, adaptiert oder verworfen, manche Konzepte gerieten vorübergehend in den Vordergrund, während andere an Bedeutung verloren.

Kontroverse Debatten

Zu keinem Zeitpunkt gab es einen allgemeinen Konsens über die Bewertung der Entwicklungen. Vielmehr lassen sich immer wieder kontroverse Debatten rekonstruieren, etwa der paradigmatische Umbruch zur kognitiven Wende in der KVT (u. a. Wolpe, 1978; Ellis, 1979). Während einige neue Ansätze lediglich als Variation bereits etablierter Konzepte betrachteten, wurden sie von anderen als bahnbrechende Weiterentwicklung gefeiert – oder gar als Rückschritt abgelehnt.

Erwartungsgemäß setzten sich in solchen Diskursen nicht immer »die« besseren Argumente oder »die« empirische Datenlage durch. Vielmehr spielten oft auch der Zeitgeist und die subjektiven Präferenzen zentraler Akteur:innen eine entscheidende Rolle dabei, welche Sichtweise sich zu einem bestimmten Zeitpunkt als dominant etablierte.

Im Folgenden möchten wir die Frage erörtern, ob die Entwicklungen der Verhaltenstherapie eher von Nutzen sind oder potenziell auch Risiken bergen. Dazu fassen wir zunächst zentrale Pro- und Contra-Positionen zusammen. Anschließend formulieren wir grundlegende Leitfragen, die eine allgemeine Beurteilung neuer Therapieansätze ermöglichen sollen.

57.2 Nutzen und Chancen neuer Entwicklungen

Unbestreitbar bieten integrative Entwicklungen und der Einbezug neuer therapeutischer Ansätze – einschließlich der Methoden der dritten Welle – zahlreiche Chancen:

- **Erweiterung der konzeptionellen Basis:** Obwohl die KVT über ein bewährtes und fundiertes theoretisches Gerüst verfügt, konnte sie von Weiterentwicklungen außerhalb ihres ursprünglichen Rahmens profitieren. So wurde beispielsweise der Schemabegriff in der Kognitiven Therapie von psychodynamischer Seite um interpersonelle, entwicklungsbezogene, motivationale, emotionale und konfliktbezogene Aspekte erweitert (Safran, 1990a, b). Dadurch wurde die konzeptuelle Basis der KVT bereichert. Ähnliche Entwicklungen fanden auch im Kontext der »dritten Welle« statt, etwa durch eine Erweiterung der Indikationsbereiche – beispielsweise hinsichtlich interaktioneller Störungen. Zudem wurden neue therapeutische Schwerpunkte gesetzt, etwa auf korrigierende interpersonelle und emotionale Erfahrungen. Dies steht in Einklang mit klassischen KVT-Prinzipien, da solche Erfahrungen zur Veränderung von Bewertungen und Erwartungen beitragen – ein zentraler Wirkmechanismus der KVT (z. B. Smith et al., 1993; Craske et al., 2014).
- **Vertieftes Verständnis der Funktionalität von Kognitionen und Emotionen:** Die unterschiedlichen theoretischen Grundannahmen neuer therapeutischer Ansätze haben zu einem erweiterten Verständnis von Veränderungsprozessen geführt. Während in der klassischen KVT häufig die Qualität, Häufigkeit oder situative Einbettung »negativer« Gedanken und Emotionen verändert werden sollte, rückten neuere Entwicklungen verstärkt die Beziehung der Patient:innen zu ihrem eigenen Erleben in den Fokus (Hayes & Hofmann, 2021).
- **Förderung individualisierter psychologischer Störungsmodelle:** Eine größere Vielfalt an psychotherapeutischen Perspektiven eröffnet die Möglichkeit einer differenzierten und individualisierten Behandlung. So können spezifische psychotherapeutische Strategien und Techniken gezielt im Einzelfall eingesetzt werden, auch wenn sie nicht unmittelbar aus der KVT stammen, aber dennoch wissenschaftlich fundiert sind (Jacobi & Brodrück, 2021; vgl. Kap. 84). Dies steht im Einklang mit der traditionellen KVT-Praxis der Fallkonzeption, bei der vor Behandlungsbeginn eine individuelle diagnostische Einschätzung vorgenommen wird, um zentrale Komponenten des Störungsmodells für den jeweiligen Fall zu priorisieren (vgl. Rief, 2019; Kap. 13). Durch die Integration neuer Entwicklungen wird das Repertoire an Interventionsstrategien erweitert, ohne dabei die grundlegenden Prinzipien der KVT aufzugegeben.
- **Erweiterung therapeutischer Techniken:** Auf einer feiner aufgelösten Ebene der Techniken haben Ansätze der dritten Welle therapeutisch wertvolle Techniken hervorgebracht – oder bereits etablierte Methoden weiterentwickelt und in neue theoretische Rahmen eingebettet (vgl. Teil IV). Beispiele hierfür sind modifizierte Ansätze der Stühlearbeit in der Schematherapie, Techniken der Emotionsfokussierten Therapie (EFT) zur Aktualisierung und Bearbeitung von Emotionen, Akzeptanz- und Commitmenttherapie (ACT)-Techniken zum Aushalten aversiver Emotionen oder Strategien der Dialektisch-Behaviorale Therapie (DBT) zur Regulation von Emotionen.

- **Berücksichtigung unterschiedlicher Patientenpräferenzen:** Nicht zuletzt spielen Patientenpräferenzen und die Verfügbarkeit von Therapiealternativen eine wichtige Rolle für den Erfolg individueller Psychotherapien und der psychotherapeutischen Versorgung insgesamt. Ein breites Spektrum an evidenzbasierten Therapieansätzen ermöglicht es, Patient:innen die für sie passende Behandlung anzubieten. Dies entspricht dem Prinzip der patientenzentrierten Versorgung und kann die Wirksamkeit der Psychotherapie insgesamt steigern (Cuijpers et al., 2021).

57.3 Risiken, Herausforderungen und kritische Einwände

Die Auseinandersetzung mit der »Abkehr von der klassischen KVT« erfordert eine kritische Betrachtung möglicher Risiken und Herausforderungen:

- **Unzureichender Theoriebezug:** Beim gleichzeitigen Einsatz von Methoden und Techniken unterschiedlicher Herkunft besteht die Gefahr, dass unkontrollierte Experimentierräume entstehen (Benecke, 2019) oder Wechselwirkungen nicht ausreichend berücksichtigt werden können (Leichsenring et al., 2019). Bislang fehlt eine schlüssige integrative Theorie, die verfahrensübergreifend breite Zustimmung findet (vgl. Norcross & Goldfried, 2019; Kap. 84). Dies beginnt bereits mit dem jeweils zugrunde gelegten Krankheitsbegriff, der einerseits Erklärungen für pathologische Veränderungen liefert und andererseits als Basis für spezifische Behandlungsprozesse, Methoden und Techniken dient.
- **Leichtfertiger Umgang mit Begriffen:** Eng verknüpft mit theoretischen Konzepten sind zentrale hypothetische Konstrukte wie »Schema«, »Übertragung«, »Erwartung« oder »therapeutische Beziehung«. Diese Begriffe werden in der klassischen KVT, den Methoden der dritten Welle sowie beim integrativen Vorgehen unterschiedlich konzipiert und verwendet. Ein unreflektiertes Vermengen verschiedener therapeutischer Ansätze kann daher zu einer unsauberen Begriffsverwendung und im schlimmsten Fall zu therapeutischer Verwirrung führen.
- **Evidenz für Zusatznutzen (noch) unklar:** Während anerkannte psychotherapeutische Verfahren bereits eingehend empirisch überprüft wurden, bleiben einige Fragen zur Wirksamkeit neuer Entwicklungen offen. Dabei sind zwei Aspekte zu bedenken: a) Die Wirksamkeit der Verhaltenstherapie stellt sich heute nicht mehr so günstig dar wie noch in den 1990er-Jahren (vgl. Einführung dieses Buches). b) Eine umfassende Evidenzbasierung erfordert mehr als nur den Nachweis durch randomisierte kontrollierte Studien (RCTs). Viele Methoden der dritten Welle sind (noch) im Status »vielversprechend, aber noch weitere Forschung nötig" bzw. »gute Wirksamkeitsnachweise, aber (noch) kein Mehrwert gegenüber klassischer KVT belegbar« (z. B. Benfer et al., 2021; Cuijpers et al., 2021; Gloster et al., 2020; Schefft et al., 2023). Dies gilt insbesondere für den transdiagnostischen Einsatz ursprünglich störungsspezifischer Interventionen (z. B. Cognitive Behavioral Analysis System of Psychotherapy jenseits der chronischen Depression) sowie für die Kombination verschiedener Techniken

und Methoden (z. B. Integration schematherapeutischer Stühlearbeit in eine klassische KVT). Beide Bereiche sind bislang nicht hinreichend empirisch abgesichert.

- **Unbeabsichtigte Nebenwirkungen bei unreflektiertem Standardeinsatz:** Mit der Erweiterung des Methodenspektrums wachsen auch Notwendigkeit und Anforderungen einer präzisen Indikationsstellung. So sollte beispielsweise kritisch hinterfragt werden, ob bei der Dialektisch-Behavioralen Therapien, die vielerorts schon selbstverständlich eingesetzt wird, der Einsatz von Emotionsregulations-Skills nicht unbeabsichtigt Vermeidungsstrategien fördern könnte.
- **Verschlechterung therapeutischer Ergebnisse durch »Verwässerung« bewährter KVT (»therapist drift«):** Waller und Turner (2016) argumentieren, dass die Effektivität der KVT in der klinischen Praxis abgenommen habe, weil häufig gar keine »echte« KVT mehr durchgeführt werde. Sie sprechen von »therapist drift«, wenn Therapeut:innen von evidenzbasierten Methoden abweichen und Behandlungen nicht mehr adäquat gemäß ihrer Ausbildung durchführen. Dies kann bewusst oder unbewusst geschehen – mit der Folge, dass sich die Genesungschancen von Patient:innen verringern. Auch ohne diese These im Detail zu diskutieren, ist unbestreitbar, dass der Einsatz neuer Methoden solche Entwicklungen begünstigen kann, indem bewährte Interventionen verdrängt oder verwässert werden. Gerade in diesem Kontext erscheint die Stringenz der therapeutischen Arbeit als Wirkfaktor von großer Bedeutung (»weniger ist mehr«; vgl. Kap. 13).
- **Fehlinterpretation des »Dodo-Verdikts« und Kaschieren therapeutischer Inkompetenz durch Überbetonung von »common factors«:** Eine weitere Gefahr besteht in der unkritischen Vermengung verschiedener Verfahren und Techniken mit der Begründung, dass »common factors« – also unspezifische Wirkfaktoren – eine entscheidende Rolle in der Psychotherapie spielen (vgl. Kap. 84). Eine übermäßige Betonung dieser unspezifischen Wirkmechanismen kann jedoch dazu führen, dass wesentliche Unterschiede zwischen therapeutischen Ansätzen ignoriert werden. Denn auch wenn allgemeine Faktoren wie die therapeutische Beziehung von Bedeutung sind, erzielen verschiedene Verfahren spezifische Effekte, wenn sie gezielt und methodisch korrekt eingesetzt werden. In diesem Zusammenhang ist es essenziell, klar zwischen Verfahren (z. B. KVT), Methoden (z. B. Eye Movement Desensitization and Reprocessing, EMDR) und Techniken (z. B. hypothesentestende In-vivo-Übung) zu unterscheiden. Die Vermischung unsauber definierter Integrationsargumente, etwa unter Berufung auf allgemeine therapeutische Beziehungsfaktoren (vgl. Teil I dieses Buches), kann dazu führen, dass spezifische Techniken nicht sachgemäß durchgeführt werden und verfahrensspezifische Qualitätsstandards vernachlässigt werden.

57.4 Grundsätzliche Fragen zur Bewertung von neuen Therapie-Entwicklungen

Die Bewertung neuer Therapie-Ansätze bewegt sich oft entlang folgender zentraler Fragen (vgl. Jacobi & Brodrück, 2021):

(1) Ist die neue Entwicklung wirklich neu?
Viele aktuelle Ansätze setzen neue Schwerpunkte oder erweitern bestehende Konzepte innerhalb der klassischen KVT. Doch der Fokus auf Neuigkeitswert kann auch dazu führen, dass Bewährtes in den Hintergrund tritt (Goldfried, 2019). Ob tatsächlich von »neuen Therapien« oder gar »echten Paradigmenwechseln« gesprochen werden kann, wird oft hinterfragt (Alford & Beck, 1997a; Dozois & Beck, 2011). Einige Beispiele verdeutlichen dies:

- **Akzeptanz und Achtsamkeit.** Strategien der Akzeptanz und der Achtsamkeit haben in der Kognitiven Therapie bereits früh eine (wenn auch nicht dominante Rolle) gespielt (z. B. Beck et al., 1985). Williams und Lynn (2010) zeichnen das Konzept der Akzeptanz in der gesamten Psychologie des 20. Jahrhunderts beginnend bei Freud nach.
- **Funktionalität**. Dozois und Beck (2011) betonen, dass die Kognitive Therapie immer schon versuchte, sowohl die Form als auch die Funktion von Kognitionen zu modifizieren. Die Analyseebene der Verhaltenstherapie ist von jeher die der Funktionalität von Verhalten (s. auch Kanfer et al., 2011).
- **Emotionen**. Die Wechselwirkung von Kognition, Emotion und Verhalten ist entgegen eines weit verbreiteten Missverständnisses von Beginn an ein zentrales Anliegen der KVT (Ellis, 1962). Die emotionsregulatorischen Ansätze der dritten Welle lassen sich in bestehende Theorien der Emotionsregulation integrieren und entsprechend einordnen (Aldao et al., 2010; Lincoln et al., 2022); z. B. fokussiert klassische KVT dabei eher auf problemlöseorientiertes Coping und Reappraisal (»antecedent-focused emotion regulation«), während Dritte-Welle-Verfahren verstärkt auch auf emotionsorientiertes Coping setzen (»response-focused emotion regulation«; Hofmann & Asmundsen, 2008).
- **Transdiagnostische Perspektive**: Vor der störungsspezifischen Wende in den 1990er-Jahren war die KVT bereits transdiagnostisch ausgerichtet. Die dritte Welle könnte zur Rückbesinnung auf diese Perspektive beigetragen haben (Schäuffele et al., 2024).
- **Therapeutische Beziehung**: Die therapeutische Allianz spielt in der KVT traditionell eine wichtige Rolle (Lazarus, 1993; vgl. Kap. 5). Vergleichsstudien zeigen keine signifikanten Unterschiede zwischen KVT und tiefenpsychologischen Verfahren (Raue et al., 1993, 1997; Waddington, 2002). Derartige Vergleiche mit Verfahren der dritten Welle liegen (noch) nicht vor.
- **Neue Techniken:** Die KVT war von Beginn an methodisch eklektisch (Beck, 1991). Viele heute als neu geltende Techniken, wie Stühlearbeit oder imaginative Verfahren, waren bereits in frühen KVT-Texten beschrieben (Beck et al., 1979; Pugh, 2017; Blackwell, 2021).

- **Mediatoren der Veränderung**: Neuere Methoden zeigen ähnliche Wirkmechanismen wie die KVT, oft vermittelt über klassische Mediatoren wie die Veränderung dysfunktionaler Annahmen. Ein Beispiel ist ACT, das zusätzlich über die Reduktion emotionaler Vermeidung wirkt (A-Tjak et al., 2021).

Statt von »Wellen« sprechen einige Autoren daher treffender von einem verzweigten Baum (Hofmann, 2010) oder einem Bach, der sich stetig weiterentwickelt (Martell, 2008). Etwas weniger blumig betonen Dozois und Beck (2011), dass es sich bei den Komponenten eher um eine kontinuierliche Weiterentwicklung und Verfeinerung der KVT handelt als um radikale paradigmatische Wechsel.

(2) Ist die neue Entwicklung theoretisch schlüssig formuliert (und konsistent mit bestehender Theorie)?

Neue Therapieansätze müssen wissenschaftstheoretischen Anforderungen genügen, darunter präzise Begrifflichkeiten, klare Definitionen und theoretische Sparsamkeit.

Beispielsweise kritisieren Hoyer und Tuschen-Caffier (2014) in ihrem »Plädoyer für Skeptizismus« bezüglich der Schematherapie, dass deren 18 Schemata auf hoch ambiguen Konstrukten beruhen und nur unscharf definiert seien. Dies erschwere die empirische Forschung und mindere ihre Erklärungskraft. Ähnlich problematisch seien die theoretischen Annahmen von CBASP, das sich auf wenig evidenzbasierte Ätiologiemodelle stütze und mit vereinfachenden Metaphern arbeite (z. B. die Vorstellung, dass frühe traumatische Erfahrungen eine »Mauer« zur Umwelt errichten). Diese Kritik hat Forscher:innen dazu veranlasst, die theoretischen Annahmen empirisch zu überprüfen – was in weiten Teilen durchaus erfolgreich gelungen ist (vgl. Kap. 60 und 66). Ein weiteres Beispiel über (noch) unzulängliche theoretische Kozeptualisierung ist »Mindfulness« als Kombination von Akzeptanz und Achtsamkeit (u. a. unklare Abgrenzung von Achtsamkeit und Aufmerksamkeit, unklares Verhältnis beider Konstrukte zueinander; Brown & Ryan, 2004; Herbert & Forman, 2012).

Integrative Ansätze lassen sich von schulenspezifischen Ansätzen in ihrer Funktion als Therapietheorie nicht prinzipiell unterscheiden. Beide selektieren, kombinieren und geben Handlungsanweisungen für therapeutisch zu verwertende Elemente auf Basis von Regeln (Schulte, 1996). Eine »unifying theory« der Psychotherapie existiert allerdings nicht und wird es wohl auch nie geben, da manche grundlegende Konzepte, z. B. »therapeutische Abstinenz«, in verschiedenen Therapieansätzen (KVT vs. Psychoanalyse) nicht vereinbar sind. Auch die ethische Bewertung dieser divergierenden Methoden ist keine empirische, sondern eine normative Frage, die nur durch fortlaufenden wissenschaftlichen Diskurs beantwortet werden kann (Habermas, 1991).

Dennoch gibt es übergreifende theoretische Ansätze. Die Prozessbasierte Therapie (Hayes & Hofmann, 2018; Kap. 69) nutzt beispielsweise die Evolutionswissenschaft als Metatheorie. Klaus Grawe (1998, 2004) argumentiert, dass wissenschaftliche Psychologie die Grundlage für jede Theoriebildung in der Psychotherapie sein sollte.

Alford und Beck (1997b) betonen, dass die Kognitive Therapie als angewandte klinische Wissenschaft eine hohe empirische Validität, theoretische Konsistenz, Sparsamkeit und breite Anwendbarkeit aufweist – kombiniert mit einem gut überprüfbaren Modell von Psychopathologie, Persönlichkeit und therapeutischen Veränderungsprozessen. Neue Entwicklungen sollten diese Standards nicht unterschreiten.

(3) Ist die neue Entwicklung empirisch untermauert?
Die Deutsche Gesellschaft für Psychologie (2019) betont Evidenzbasierung als oberste Priorität in der Ausbildung. Die Evidenzbasierung vieler innovativer bzw. integrativer Neuerungen sind aber eher noch ein Versprechen denn dokumentierte Realität – auch wenn die entsprechenden Bemühungen mittlerweile seit mehreren Jahrzehnten betrieben werden.

Zwar liegen bereits eine Vielzahl an erfolgreichen Wirksamkeitsstudien zu verschiedenen neueren Ansätzen vor (vgl. die in allen Kapiteln in Teil VI vorliegenden Abschnitte »Kritische Einordnung«). Ob ein neuer Ansatz als »empirically supported« gilt, ist jedoch eine komplexe Frage. Reicht es beispielsweise aus, wenn er hohe Prozessqualitäten aufweist, um ihn innerhalb bereits evidenzbasierter Verfahren zu integrieren – auch ohne eigene RCT-Studien? Welche Methoden gehen über klassische stichprobenbasierte RCTs hinaus, um die komplexe Wirkweise psychotherapeutischer Interventionen in individuellen Kontexten adäquat zu erforschen und zu qualitätssichern? Ein vielversprechender Ansatz hierzu stammt von Schiepek und Pincus (2023), die eine bessere Berücksichtigung der Komplexität von Psychopathologie und Psychotherapie fordern, um Wissenschaft und Praxis enger zu verzahnen.

Kritiker:innen neuer Verfahren weisen darauf hin, dass auch erfolgreiche Wirksamkeitsstudien nicht zwangsläufig belegen, dass der Erfolg auf der Neuheit des Verfahrens beruht. Möglicherweise sind es bewährte Mechanismen aus der KVT, die bereits inhärent wirken (Schulte, 1996; Alford & Beck, 1997a,b). Daher müssen auch die Wirkmechanismen und Mediatoren empirisch belastbar nachgewiesen werden (A-Tjak et al., 2021). Zudem entfalten Interventionen je nach Kontext unterschiedliche Wirkungen (Lazarus & Messer, 1991; Alford & Norcross, 1991). Oder wie Schacht (1984) es treffend formuliert: »Salt in one's soup is quite different from salt in one's gas tank.« (p. 121). Solche Wechselwirkungen müssen systematisch geprüft werden.

(4) Hat die neue Entwicklung einen klinischen Mehrwert?
Neue Therapieansätze bewegen sich oft im Spannungsfeld zwischen Psychotherapieforschung und klinischer Praxis (Bohus, 2015; Eiling et al., 2014). Der zentrale Maßstab ist, ob sie zur präziseren Indikationsstellung beitragen – also zur Personalisierung (spezifische Behandlungen für bestimmte Patientengruppen) oder Individualisierung (flexible Anpassung innerhalb der Therapie, vgl. Kap. 80).

Gerade integrative Ansätze »punkten« hier besonders: Sie wirken attraktiv für Praktiker:innen und werden oft als intuitiv wirksam wahrgenommen. Entscheidend bleibt jedoch, ob dieser Mehrwert empirisch fundiert und klinisch relevant ist.

57.5 Von der Konfession zur Profession – und zurück?

Die Entwicklung der Psychotherapie hin zu einer wissenschaftlich fundierten Profession wurde in den 1990er-Jahren maßgeblich durch Klaus Grawe vorangetrieben (Psychotherapie im Wandel: Von der Konfession zur Profession, Grawe et al., 1994). Doch könnte dieser Fortschritt im Zuge der »dritten Welle« wieder relativiert werden? Besteht die Gefahr, dass manche neuen Ansätze eher »Glaubensrichtungen« als empirisch fundierte Konzepte entwickeln? Bereits Alford und Beck (1997b) warnten vor der politischen Dimension der Integrationsdebatte. Wenn unklar bleibt, was, wie und mit welchem Nutzen integriert werden soll, kann jede Kritik daran als Verweigerung von Inklusion missverstanden werden. Doch anstelle von ideologischen Grabenkämpfen sollte ein wissenschaftlicher Diskurs diese Fragen klären. Tatsächlich geben Therapeut:innen die integrative Orientierung als am häufigsten genutzten Ansatz an (Norcross, 2005; vgl. Kap. 84). Doch dies muss nicht allein dem Wunsch nach besserer Patientenversorgung entspringen. Persönliche Präferenzen, Fehlinformationen oder individuelle Ängste spielen ebenfalls eine Rolle (Herzog et al., 2023) – was wiederum ethische Fragen hinsichtlich der Entscheidungsgrundlagen aufwirft.

FAQ

Gibt es wirklich grundlegend neue Therapieansätze oder nur Weiterentwicklungen?
Eine mögliche Hypothese ist, dass es seit Jahrzehnten keine völlig neuen Therapieansätze, Methoden oder Techniken gibt. Vielmehr liegt der Fortschritt in der differenziellen Indikation – also in der Verfeinerung von »Wenn-dann-Regeln« zur Therapieplanung (Schulte, 1996). Dennoch können neue Akzentuierungen und konzeptionelle Rahmungen, wie sie viele Ansätze der dritten Welle bieten, therapeutisch wertvoll sein. Ähnlich einem Reframing in der Psychotherapie erhalten bestehende Prinzipien eine neue Bedeutung und entfalten dadurch möglicherweise eine höhere klinische Relevanz (Schacht, 1984).

Ist es nicht grundsätzlich gut, Neues zu integrieren und das Repertoire zu erweitern?
Nicht unbedingt. Wie in diesem Kapitel dargelegt, ist es keinesfalls per se vorteilhaft, neue Elemente in die Verhaltenstherapie zu integrieren und das Repertoire ständig zu erweitern. Dies birgt Risiken und Nebenwirkungen, wie Interferenz- und Inkonsistenzeffekte in der Therapie, Verdrängung bewährter Methoden, wodurch Patient:innen möglicherweise bewährte Interventionen vorenthalten werden, und Überforderung von Lernenden, die sich mit einer stetig wachsenden Vielfalt an Techniken konfrontiert sehen. Dennoch kann eine sorgfältige Erweiterung des therapeutischen Repertoires die Personalisierung und Individualisierung der Behandlung verbessern – unter der Voraussetzung, dass neue Elemente bedacht ausgewählt und ihre Evidenzbasis sorgfältig geprüft wird.

Hat die KVT blinde Flecken in Bezug auf Emotionen und sollte sie daher erweitert werden?
Die Interaktion von Kognition, Emotion und Verhalten war von Anfang zentral für die KVT – entgegen eines verbreiteten Missverständnisses (Ellis, 1962). Dennoch könnte die KVT von einem stärkeren Fokus auf emotionale Prozesse – von Moment zu Moment in jeder Therapiesitzung – profitieren, insbesondere durch Konzepte wie *depth of experiencing* oder *emotional productivity* (Auszra et al., 2013; Meißner & Jacobi, 2025; Whelton, 2004). Die Diskussion über Emotionen in der Psychotherapie zeigt exemplarisch, wie unterschiedlich die Perspektiven je nach theoretischem Fokus ausfallen können. Emotionale Aktivierung in der Therapie kann als Ziel verstanden werden, um einen besseren Zugang zu eigenen Gefühlen zu finden, Emotionen zu benennen, zu regulieren und zu transformieren. Sie kann aber auch als Mittel zum Zweck betrachtet werden, das als Katalysator einen Zustand schafft, in dem Veränderungen wahrscheinlicher werden. Alternativ kann sie als Symptom interpretiert werden, das als Nebenwirkung kognitiv-behavioraler Bearbeitung auftritt. Die Antwort hängt von der jeweiligen Perspektive ab. Eine differenzierte Betrachtung emotionaler Prozesse kann die KVT also sinnvoll ergänzen, ohne ihr grundlegendes Modell in Frage zu stellen.

Weiterführende Literatur

Alford, B.A. & Beck, A.T. (1997). The integrative power of cognitive therapy. New York: Guilford.

Alford, B.A. & Beck, A.T. (1997). The Relation of Psychotherapy Integration to the Established Systems of Psychotherapy. Psychotherapy Integration, 7(4), 275–289.

Beck, A.T. (1970). Cognitive therapy: Nature and relation to behavior therapy. Behavior Therapy, 1(2), 184–200.

Hayes, S.C. & Hofmann, S.G. (2021). »Third-wave« cognitive and behavioral therapies and the emergence of a process-based approach to intervention in psychiatry. Word Psychiatry, 20, 363–375.

Goldfried, M.R. (2019). Obtaining consensus in psychotherapy: What holds us back? American Psychologist, 74(4), 484–496.

Jacobi, F. & Brodrück, D. (2021). Integrative Psychotherapie: Ideengeschichtliche Darstellung der grundlegenden Theorien und Konzepte. In B. Strauß, M. Galliker, M. Linden & J. Schweitzer (Hrsg.), Ideengeschichte der Psychotherapieverfahren – Theorien, Konzepte, Methoden (S. 86–106). Stuttgart: Kohlhammer.

Lazarus, A.A. & Messer, S.B. (1991). Does Chaos Prevail? An Exchange on Technical Eclecticism and Assimilative Integration. Journal of Psychotherapy Integration, 1(2), 143–158.

Schiepek, G. & Pincus, D. (2023). Complexity science: A framework for psychotherapy integration. Counseling & Psychotherapy Research, 23(3), 941–955.

Schulte, D. (1996). Therapieplanung. Göttingen: Hogrefe.

Whelton, W.J. (2004). Emotional processes in psychotherapy: Evidence across therapeutic modalities. Clinical Psychology and Psychotherapy, 11, 58–71.

58 Akzeptanz- und Commitmenttherapie (ACT)

Mareike Samaan • Ronald Burian • Claudia Dambacher

58.1 Hintergrund

Die Akzeptanz- und Commitmenttherapie (ACT) ist eine diagnoseübergreifende Weiterentwicklung der Kognitiven Verhaltenstherapie (KVT) und bezieht dabei die Grundlagen des Skinner'schen Behaviorismus ebenso ein wie kontextuell-systemische und humanistische Ansätze (Hayes et al., 2004).

Das zentrale Ziel von ACT ist die Förderung einer offenen und flexiblen Haltung gegenüber Beschwerden und belastenden Gedanken, schwierigen Gefühlen und Körperwahrnehmungen (z. B. Schmerzen). Gleichzeitig geht es um den Aufbau von werteorientiertem Verhalten. Im Unterschied zu vielen anderen Therapieformen ist somit die Beseitigung von Symptomen nicht das primäre Therapieziel (Luoma et al., 2007). Die lerntheoretische Basis der ACT bildet die Bezugsrahmentheorie (Relational Frame Theory, RFT; Hayes et al., 2022). Diese besagt, dass Menschen durch das Instrument der Sprache Bezüge und Verknüpfungen herstellen, unabhängig davon, ob sie die Inhalte tatsächlich erlebt oder nur verbal erfahren haben (so kann uns z. B. der Gedanke an einen Herzinfarkt Angst einflößen, ohne dass wir jemals eine Herzerkrankung hatten). Diese Fähigkeit hilft einerseits, Probleme rechtzeitig zu erkennen und zu lösen, andererseits kann sie dazu führen, sich in Vermeidungs- und Kontrollstrategien zu verstricken. ACT hilft dabei, eine Balance herzustellen zwischen Lösungsstrategien für »lösbare« Probleme und der Akzeptanz von »Unlösbarem« (meist inneres Erleben). Diese Haltung wird als »psychische Flexibilität« bezeichnet.

58.2 Indikation, Kontraindikation und Nebenwirkungen

Indikation. Das diagnoseübergreifende Störungsmodell der ACT eignet sich besonders

- für ausgeprägte Vermeidungs- und Fluchtstrategien,
- zur Förderung positiver Lebensziele,
- wenn andere evidenzbasierte Verfahren und Methoden zu keiner Response geführt haben,
- bei schweren Schicksalsschlägen (wie Krebserkrankungen, Tod eines Angehörigen, unerfüllter Kinderwunsch etc.).
- bei chronischen Erkrankungen, weshalb ACT z. B. auch im Konsiliardienst bei körperlich kranken Patient:innen eine sinnvolle Option ist (Wolf & Diefenbacher, 2021).

Kontraindikation. Bisher konnten keine spezifischen Kontraindikationen nachgewiesen werden. Ausgehend vom theoretischen Modell könnte ACT bei Patient:innen ungeeignet sein, bei denen

- reduzierte sprachliche Fertigkeiten, erworbenen Hirnschäden oder sonstigen Behinderungen vorhanden sind (Harris, 2020),
- es vorrangig um das Erlernen von Fertigkeiten geht (z. B. soziale Fertigkeiten; Luoma et al., 2007).

Nebenwirkungen. Das »Sich-Öffnen« für schwierige Gedanken, Gefühle und Körperwahrnehmungen sowie einige Achtsamkeitsübungen können zunächst zu einer Symptomverstärkung führen. Ähnlich wie bei Expositionsbehandlungen in der KVT sind Symptomverstärkung und das Unterlassen von Sicherheits- und Vermeidungsstrategien jedoch erwünscht; dies sollte mit dem Patienten oder der Patientin in jedem Fall vorbesprochen werden.

58.3 Praktische Durchführung

ACT beschreibt sechs Kernprozesse, auf denen das Behandlungsmodell beruht, das sogenannte »Hexaflex«- Modell. Im Therapieverlauf werden diese Prozesse bearbeitet, um psychische Flexibilität zu fördern (Abb. 58.1):

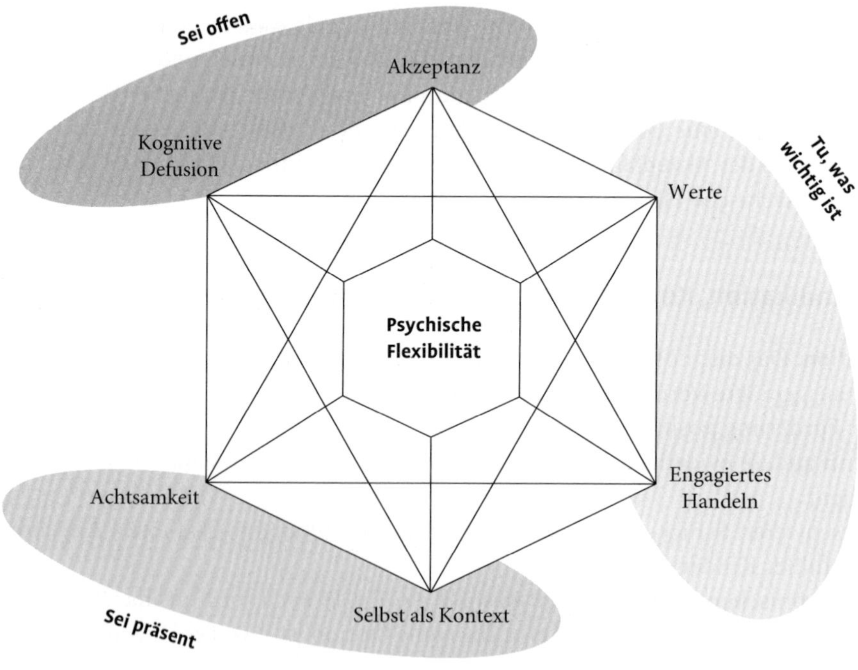

Abbildung 58.1 Die sechs Kernkomponenten des ACT-Behandlungsmodells (mod. nach Harris, 2020)

(1) Werteorientierung
(2) Akzeptanz / Offenheit / Bereitschaft
(3) Präsenz im Hier und Jetzt / Achtsamkeit
(4) Defusion
(5) »Beobachter-Selbst« / Selbst als Kontext
(6) Engagiertes Handeln

ACT gibt dabei keine Reihenfolge vor, in der die Prozesse eingeführt und bearbeitet werden müssen. Dies wird flexibel gehandhabt und von dem / der Therapeut:in dem Verlauf der Sitzung(en) und dem individuellen Störungsprofil angepasst (»Hexadancing«; Hayes, 2015). Die Vermittlung der Inhalte geschieht oft durch Metaphern, Bilder und körperbezogene Übungen.

Fallbeispiel

Frau Meyer, eine 68-jährige Rentnerin, wird auf eine psychiatrisch-psychotherapeutische Station aufgenommen. Sie lebt allein, hat aber Kontakt zu ihren beiden Töchtern und zum Enkelsohn. Ihre jahrelangen chronischen Rückenschmerzen haben sich nach der Berentung noch einmal verstärkt. Sie hat viel versucht: Medikamente, Massagen, Entspannungsübungen und Sport. Nichts hat nachhaltig geholfen. Eine Operation der Wirbelsäule ist nach Meinung des ärztlichen Fachpersonals nicht indiziert, darüber hinaus wissen die Mediziner:innen aber auch nicht weiter. Frau Meyer war zunehmend verzweifelt und erschöpft. Sie fing an, Bewegungen zu vermeiden und sich zu schonen. Das half zunächst etwas, aber langfristig ging es ihr noch schlechter. Sie fühlte sich von allem überfordert, auch davon, einmal die Woche ihren Enkel zu betreuen. Zum Schluss verließ sie kaum noch die Wohnung und nahm wahllos Schmerztabletten. Bei Aufnahme war sie deprimiert und hatte ihren Lebensmut verloren.

58.3.1 Werteorientierung

Oft haben Patient:innen aus den Augen verloren, was ihnen im Leben wichtig ist, d.h., was ihre persönlichen Werte darstellen. Die ACT-Intervention der Werteklärung hilft, wieder mit dem in Kontakt zu kommen, was jemandem »wirklich am Herzen liegt«. Dies kann mit starken Emotionen verbunden sein; häufig wird Patient:innen dadurch erst bewusst, was sie im Leben wollen. Gelingt es, eine emotionale Verbindung zu den eigenen Werten herzustellen, kann dies motivierend sein, diesen Werten auch durch konkrete Handlungen näher zu kommen.

Hilfreiche Methoden können hierbei sein (vgl. auch Strategien aus Behavioral Activation, Kap. 59):

- **Wertekompass:** Werte können wie ein Kompass betrachtet werden (Harris, 2020), sie weisen die Richtung und bieten die Orientierung. Anhand eines Wertekompass können individuelle Werte in verschiedenen Lebensbereichen, deren Wichtigkeit, Umsetzung in Handlungen und die Barrieren erarbeitet werden.

- **Grabsteinmetapher:** »Für jeden von uns ist das Leben eines Tages zu Ende. Was wäre Ihnen wichtig, was dann auf Ihrem Grabstein stehen sollte? Woran sollen sich die Menschen erinnern, wenn sie an Sie denken? Wofür soll Ihr Leben stehen?« (Eifert, 2022)

Wichtig

Werteklärung ist mehr als eine »Therapiezielklärung«. Sie gibt Orientierung und Motivation für den gesamten weiteren Behandlungsprozess. Werte sind persönlich, frei gewählt und in Handlungen umsetzbar.

58.3.2 Akzeptanz / Offenheit

Um Patient:innen dabei zu unterstützen, Vermeidungs- und Kontrollstrategien abzubauen, wird an der Förderung einer offenen und akzeptierenden Haltung gearbeitet. Hierzu können in ACT unterschiedliche Methoden angewendet werden, z. B.:

- **»Kreative Hoffnungslosigkeit«:** Dabei geht es um das Erarbeiten der Einsicht, dass die bisher angewendeten Kontrollstrategien kurzfristig wirksam, jedoch langfristig »hoffnungslos« sind (z. B. »Bewegung bereitet mir Schmerzen, also schone ich mich«). Der Prozess der »kreativen Hoffnungslosigkeit« lässt sich in *fünf Leitfragen* unterteilen:
  (1) Was haben Sie bisher alles versucht, um die Probleme (z. B. Schmerzen, Angst, Antriebslosigkeit) loszuwerden?
  (2) Hat das funktioniert?
  (3) Was waren die Kosten, die Sie für all die Versuche gezahlt haben?
  (4) Was wäre, wenn die Lösungsversuche, die Ihr rationaler Verstand Ihnen vorschlägt, gar nicht zur Lösung beitragen, sondern im Laufe der Jahre zum Teil des Problems geworden sind?
  (5) Wie wäre es, an dieser Stelle etwas ganz anderes zu versuchen, als der Verstand vorschlägt, nämlich sich den Problemen ein Stück weit zu öffnen?
- **»Tauziehen mit dem Monster«**: Diese Metapher lässt sich mit den Patient:innen gut im Rollenspiel darstellen. Patient:in und Therapeut:in halten dabei ein Seil zwischen sich. Der / Die Patient:in wird aufgefordert, fest zu ziehen, während die behandelnde Person am anderen Ende zieht. Betroffene machen dabei die Erfahrung, wie viel Kraft und Energie es kostet, ständig gegen das »Gefühlsmonster« zu kämpfen. Man spürt, dass dieser Kampf die Fähigkeit einengt, andere, wichtige Dinge (Werte) im Leben zu tun. Dann wird der / die Patient:in ermutigt, das Seil einfach loszulassen, aufzuhören, gegen etwas zu kämpfen, was sich so nicht bekämpfen lässt. Auch diese entlastende körperliche Erfahrung wird reflektiert (Dahl et al., 2005).

58.3.3 Achtsamkeit

In ACT wird Achtsamkeit als grundsätzliche Haltung eingeführt. Einerseits hilft Achtsamkeit, sich neben z. B. Körperempfindungen wie Schmerz auch wieder anderen Sinnesbereichen im Hier und Jetzt zu öffnen (informelle Achtsamkeit), andererseits kann das innere Erleben wahrgenommen werden und bewertende Gedanken (»Ich kann das nicht aushalten«) sowie belastende Gefühle (Verzweiflung, Trauer, Wut) beobachtet und vom äußeren Erleben getrennt werden (formelle Achtsamkeit). Mögliche Übungen können – unter vielen anderen – sein:

- Körperreise (Wengenroth, 2016)
- Achtsames Wahrnehmen des Atems (Harris, 2020)
- Body-Scan (Michalak et al., 2021)

Wichtig

Achtsamkeitsübungen stellen eine nicht-bewertende Konfrontation mit dem inneren Erleben dar, was sonst oft vermieden oder kontrolliert wird. Das bewertungsfreie Wahrnehmen, das »Da-sein-Lassen« auch von schwierigen Erlebensinhalten öffnet den Weg für Entscheidungen zu werteorientiertem Handeln.

Fallbeispiel

In der Werteklärung gelang es Frau Meyer zu erkennen, wie wichtig es ihr ist, eine fürsorgliche und liebevolle Großmutter zu sein. Zugleich wurde ihr deutlich, dass alle bisherigen Versuche, den Schmerz unter Kontrolle zu bringen, letztlich dazu führten, dass sich ihr Leben stattdessen immer mehr auf Vermeidung und Rückzug eingeengt hatte. Im Prozess der »kreativen Hoffnungslosigkeit« entstanden Erkenntnis und Motivation, statt weiterer Versuche, den Schmerz zu bekämpfen, an einer offenen und akzeptierenden Haltung zu arbeiten. Im Verlauf lernte Frau Meyer schrittweise, Achtsamkeit anzuwenden. Dennoch war sie weiterhin häufig mit den Inhalten der Gedanken wie verschmolzen: »Der Schmerz bringt mich um, so kann ich nicht leben« sowie »Immer ich, ich wurde auch als Kind immer bestraft, jetzt ist es der Schmerz«. Sie betrachtete diese Gedanken als Fakten oder Wahrheiten. An dieser Stelle wurden zwei wichtige ACT-Prozesse eingesetzt: zum einen durch kognitive Defusion (s. u.) Abstand zum Inhalt von Gedanken erlangen, zum anderen das Selbst als Kontext / Beobachter-Selbst (s. u.).

58.3.4 Defusion

Defusion bedeutet, sich von der »Verschmelzung« mit den Gedanken lösen zu können, Abstand zu den Lösungs- und Kontrollvorschlägen des Verstandes zu gewinnen und Gedanken als Gedanken ansehen zu können. Im Gegensatz zur KVT wird nicht der

Inhalt der Gedanken bearbeitet, sondern die Funktion eruiert: »Wozu führt es, wenn Sie diesem Gedanken folgen? Ist der Gedanke hilfreich?«

Übung • »Fahrgäste im Bus-Metapher«

Eine mögliche Übung, um kognitive Defusion zu fördern: »Stellen sie sich vor, Sie sind Busfahrer:in und folgen Ihrer Route. Dann steigen an den Haltestellen aber Fahrgäste ein, die anfangen, sich rüpelhaft zu benehmen. Sie werden angepöbelt, beleidigt, beschimpft. Sie wehren sich und fangen an, mit ihnen zu diskutieren und sich zu rechtfertigen. Das ist verständlich – aber was passiert unterdessen? Können Sie Ihre Richtung noch halten?« Diese Übung lässt sich auch gut mit verteilten Rollen in Gruppensitzungen spielen. Die Patient:innen machen die Erfahrung, dass es manchmal hilfreich sein kann, unliebsame Ereignisse (z. B. aufdringliche Gedanken) einfach »da sein zu lassen«, um seine gewünschte Richtung beibehalten zu können (Luoma et al., 2007).

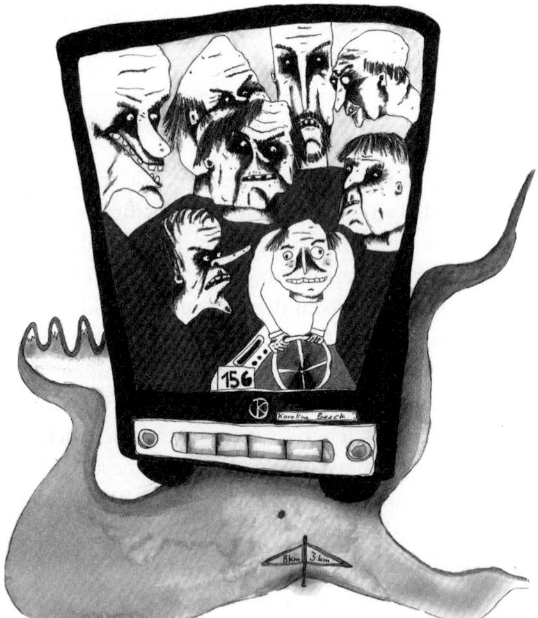

Abbildung 58.2 Metapher »Fahrgäste im Bus«. Die Metapher kann anhand dieser Zeichnung mit Patient:innen erarbeitet werden (Illustration von Karoline Beeck)

58.3.5 Beobachter-Selbst / Selbst als Kontext

Das Beobachter-Selbst beschreibt die Fähigkeit, von einer beobachtenden Perspektive auf sich selbst, seine Gedanken und Gefühle, seine eigene Geschichte und das Selbstbild zu schauen. Diese Perspektive ist offen, annehmend und mitfühlend. Dieser ACT-Prozess ist rein verbal kaum erklärbar, sondern sollte in Bildern und Übungen erfahrbar gemacht werden:

- **»Himmel-und-Wetter-Metapher«:** Der Himmel stellt das wirkliche Ich oder auch Beobachter-Selbst dar, die Gedanken und Gefühle dagegen das Wetter. Das Wetter ändert sich von Moment zu Moment. Aber unabhängig davon, wie gut oder schlecht das Wetter auch sein mag: Der Himmel ist immer da und erreichbar (Harris, 2020).
- **Schachbrettübung:** In die Therapiesitzung wird ein Schachbrett mitgebracht. Die weißen und schwarzen Figuren stellen das Innenleben des Patienten oder der Patientin dar, z. B. Schmerzen, Gedanken und Gefühle. Anhand der eigenen Erfahrungen der Betroffenen wird erarbeitet, dass die Figuren in einem ständigen Kampf miteinander stehen, der nicht gewonnen werden kann. Nun wird ein Perspektivwechsel geübt: Das Schachbrett, was für das Beobachter-Selbst steht, beobachtet den Kampf, welcher auf ihm ausgetragen wird, greift aber nicht in das Geschehen ein oder wird dadurch beeinflusst (Harris, 2020).

58.3.6 Engagiertes Handeln

Dieser ACT-Prozess ist der traditionellen Verhaltenstherapie am nächsten. Beim engagierten Handeln geht es darum, trotz innerer Barrieren seinen wertegeleiteten Zielen nachzugehen: »Was könnte ein erster kleiner Schritt sein, den Sie sich für diese Woche vornehmen könnten, um Ihren Werten etwas näherzukommen? Legen Sie eine konkrete Handlung fest und beobachten Sie bei der Ausführung, welche Gedanken und Gefühle Sie hindern wollen.«

Wichtig

Engagiertes Handeln bedeutet: »Vom ABER zum UND«. Aus der Aussage »Ich würde gern Zeit mit meinem Enkel verbringen, ABER ich habe Schmerzen« wird dann »Ich verbringe Zeit mit meinem Enkel UND ich nehme den Schmerz mit«.

Fallbeispiel

Nach dem sechswöchigen tagesklinischen Aufenthalt hat Frau Meyer weiterhin Schmerzen und hofft manchmal, diese würden eines Tages doch noch verschwinden. Auch wenn es ihr oft schwerfällt, schafft sie es, wieder selbstständig aus dem Haus zu gehen. Sie beschreibt, dass insbesondere die Wertearbeit ihr dabei geholfen hat, die Entscheidung zu treffen, ihr Leben nicht mehr vom Schmerz bestimmen zu lassen.

58.4 Weitere Therapieoptionen

ACT kann sowohl im ambulanten Einzelsetting angewendet werden als auch im stationären und teilstationären Bereich. Insbesondere sind ACT-Techniken auch gut im Rahmen einer Gruppentherapie durchführbar (Dambacher & Samaan, 2020). Zudem können ACT-Strategien mit klassischen kognitiv-verhaltenstherapeutischen Interventionen sowie biologischen Methoden (u. a. Medikation, Lichttherapie) kombiniert werden.

58.4.1 ACT im stationären und teilstationären Setting

ACT ist auch im stationären und teilstationären Setting innerhalb der psychiatrischen Regelversorgung hilfreich und wirksam (Samaan et al., 2021). Dazu ist es aber erforderlich, das multiprofessionelle Team zu schulen und im Rahmen von Super- oder Intervisionen einen regelmäßigen Austausch der beteiligten Therapeut:innen zu ermöglichen. Verschiedene Berufsgruppen können ACT anwenden. Die Implementierung ist unserer Ansicht nach mit Chancen, aber auch Herausforderungen verbunden. Beispielsweise können unterschiedliche ACT-Elemente wie Achtsamkeit einerseits in der Gruppentherapie mit den Gruppentherapeut:innen eingeführt, anschließend kreativ mit den Ergotherapeut:innen oder Erlebnispädagog:innen vertieft und schließlich alltagspraktisch mithilfe der Pflege umgesetzt werden. Eine Herausforderung besteht vor allem darin, dass das Team lernt, mit den Patient:innen die »ACT-Sprache« zu sprechen und diesen mit einer offenen und akzeptierenden Haltung zu begegnen. So kann das Team als Vorbild in der Ausübung der ACT-Prozesse für die Patient:innen fungieren.

Für Teams, die eine Implementierung beginnen wollen und noch wenig Erfahrung mit ACT haben, empfehlen wir, zunächst Team-Schulungen durchzuführen und anschließend zu erwägen, eine externe Begleitung und Supervision durch erfahrene ACT-Therapeut:innen in Anspruch zu nehmen (Burian, 2021).

58.4.2 ACT und Medikation

Wie auch bei anderen Psychotherapien widerspricht sich die gleichzeitige Anwendung von ACT und Psychopharmaka nicht. Besonders bei schweren psychischen Störungen, bei denen Patient:innen einer psychotherapeutischen Intervention zunächst gar nicht zugänglich sind (z. B. Psychose, Bipolare Störung), sollte in Kombination behandelt werden. Bach et al. (2011) haben bei mit ACT und Psychopharmaka behandelten Patient:innen mit einer Psychose eine erhöhte Medikamentenadhärenz mit reduzierter Rückfallrate gefunden. Wenn Psychopharmaka von den Patient:innen hauptsächlich als dysfunktionale Vermeidungsstrategie (z. B. Benzodiazepine bei Angststörungen) eingesetzt werden, kann dies beispielsweise mit Interventionen wie »Kreative Hoffnungslosigkeit« (s. o.) thematisiert werden.

58.4.3 ACT und KVT

Auf der Forschungsebene werden die Abgrenzung der Theorien und die unterschiedlich angenommenen Wirkmechanismen von ACT und KVT kritisch diskutiert. Unserer Erfahrung nach lassen sich die Überschneidungen der beiden Therapieansätze in der Praxis günstig nutzen, sodass ACT und KVT hilfreich miteinander kombiniert werden können. Hayes (2015) beschreibt eine mögliche Umsetzung für Achtsamkeit und engagiertes Handeln in Expositionsübungen: Ist ein:e Patient:in in Achtsamkeit geschult, kann dies in Expositionen genutzt werden, indem er / sie bei seinem inneren Erleben, z. B. der Angst, bleibt und keine Vermeidungsstrategien anwendet. Zudem kann die Exposition durch die Komponente des engagierten Handelns erweitert werden: Der / Die Patient:in entscheidet sich hierbei bewusst, in ein überfülltes Geschäft zu gehen UND die Angst dabei zu spüren, weil es ihm / ihr wichtig ist, ein selbstbestimmtes Leben zu führen.

Bei Ciarrochi und Bailey (2010) finden sich weitere Hinweise und Beispiele, wie eine Kombination aus beiden Verfahren umgesetzt werden könnte.

Wichtig

ACT- und KVT-Elemente können miteinander kombiniert werden. Dennoch sollte bei grundsätzlichen Unterschieden auf Methodenkonsistenz geachtet werden, um den / die Patient:in nicht zu verwirren (»Soll ich nun Abstand zu meinen Gedanken gewinnen oder soll ich sie umstrukturieren?«; vgl. Kap. 57).

Teil VI

58.5 Typische Schwierigkeiten und Fehler

Eine wichtige Voraussetzung für eine erfolgreiche Behandlung ist, dass die Therapeut:innen selbst eine ACT-kongruente Haltung einnehmen. Es ist hilfreich, wenn die Behandelnden die Hexaflex-Prozesse im Hier und Jetzt erfahrbar machen, dabei auch als Rollenmodell fungieren und nicht versuchen, diese den Patient:innen auf einer rein intellektuellen Ebene zu erklären.

Dos	Don'ts
fließend von einem ACT-Prozess zum nächsten gehen (»Hexadancing«)	starres Abarbeiten der Hexaflex-Komponenten ohne Flexibilität
ACT als ein Angebot einführen, eine neue Perspektive auf Symptome und Probleme einzunehmen	ACT als Methode verkaufen, die nun endlich jahrelang bestehende Probleme löst und Symptome »wegmacht«
stets die Bereitschaft für erlebensorientierte Übung klären und Erlaubnis aktiv einholen	Bereitschaft forcieren oder voraussetzen

Dos	Don’ts
Zurückführen ins Hier und Jetzt und Kontakt mit Gedanken, Gefühlen und Körperempfindungen im Augenblick	Umgang mit inneren Barrieren vorschreiben: »Sie müssen Ihre Gefühle akzeptieren!«, »Sie müssen Ihre Gedanken ziehen lassen!«
mit Metaphern und praktischen Übungen arbeiten	Überzeugungsarbeit mit rationalen Argumenten
Unterstützung beim Klären von Werten	Werte aufdrängen

58.6 Kritische Einordnung

Es liegen randomisierte kontrollierte Studien (RCTs) vor, die die Wirksamkeit von ACT für verschiedene Störungs- und Problembereiche sowie in unterschiedlichen therapeutischen Settings untersucht haben. Aus den Ergebnissen der daraus entstandenen Metaanalysen lässt sich ableiten, dass ACT wirksamer zu sein scheint als Treatment as Usual (TAU) und Wartelistenkontrollbedingungen und etwa gleichermaßen wirksam wie etablierte Therapieverfahren, insbesondere die KVT (u. a. Gloster et al., 2020).

Legt man den klassischen Standard von RCTs zugrunde, so herrscht jedoch auf störungsspezifischer Ebene noch Uneinigkeit, für welche Störungsbilder ACT als wirksames Therapieverfahren eingestuft werden kann (Samaan et al., 2021). Während die Metaanalyse von Ma et al. (2023) eine hohe Wirksamkeit für die Behandlung von Chronischen Schmerzerkrankungen zeigt, beschreiben Hacker et al. (2016) in ihrer Metaanalyse eine noch limitierte Evidenz für die Wirksamkeit von ACT bei Angststörungen und Depression, insbesondere im Vergleich mit aktiven Kontrollgruppen. A-Tjak et al. (2015) hingegen schließen aus ihrer Metaanalyse, dass sich die methodische Qualität der ACT-Studien gesteigert hat und ACT als wirksames Verfahren für Angststörungen, Depressionen, Abhängigkeitserkrankungen und Somatoforme Störungen gelten kann. Gloster et al. (2020) fanden in ihrer Metaanalyse ebenfalls einen positiven Einfluss von ACT bei der Behandlung eben dieser Störungsbilder. Auch wenn die unterschiedlichen Interpretationen zur Wirksamkeit von ACT auf variierenden Einschlusskriterien der einzelnen Studien in die jeweilige Metaanalyse basieren, zeigen die Unstimmigkeiten, dass weiterer Forschungsbedarf besteht, z. B. hinsichtlich

- der Wirksamkeit von ACT unter naturalistischen Bedingungen,
- der Wirksamkeit von ACT im stationären und teilstationären Setting,
- der Wirksamkeit von ACT als Augmentationsverfahren zusätzlich zu einer KVT oder psychodynamischen Therapie,
- der Einflussfaktoren, die den Behandlungserfolg bei ACT im Vergleich zur KVT begünstigen,
- der Prädiktoren (bzw. Moderatoren und Mediatoren), die ein Ansprechen auf ACT vorhersagen,
- ACT in der Prävention psychischer und psychosomatischer Erkrankungen.

FAQ

Heißt »kreative Hoffnungslosigkeit« nicht, die Patient:innen noch tiefer ins Elend zu stürzen?

Im Gegenteil. Kreative Hoffnungslosigkeit heißt Einsicht erzeugen, dass die Kontroll- und Vermeidungsstrategien des Verstandes nicht zum gewünschten Ergebnis führen. Der / Die Therapeut:in zeigt aber ehrliche Hoffnung und fördert die Zuversicht des Patienten oder der Patientin, dass ein wertvolles und reiches Leben möglich ist, wenn der / die Patient:in zu diesen Kontrollstrategien eine andere Perspektive einnimmt.

Stimmt es, dass bei ACT Patient:innen ihren eigenen Grabstein beschriften sollen?

Die sogenannte Grabsteinübung ist eine der bekanntesten und wirksamsten Übungen bei ACT. Hierbei wird der / die Patient:in gebeten, sich damit auseinanderzusetzen, welchen Werten er / sie sein Leben widmen will. Wofür er / sie sich wirklich einsetzen möchte, was ihm / ihr tatsächlich am Herzen liegt: »Was soll einmal von mir bleiben?«, »Was möchte ich wirklich, das auf meinen Grabstein einmal über mich geschrieben stehen soll?«

Fühlen sich Patient:innen noch ernst genommen, wenn sie in Defusionsübungen ihre Gedanken in albernen Stimmen aussprechen sollen?

Wenn der / die Patient:in dadurch lachen muss, kann an dieser Stelle bereits die Defusion eingesetzt haben: Der / Die Patient:in erkennt, dass Gedanken nur Wortketten sind und nicht »die Wahrheit«. Trotzdem sollten Defusionsübungen sensibel angewendet und die Funktion von Gedanken und Sprachen sollte vorher gut eingeführt werden.

Teil VI

Weiterführende Literatur

Association for Contextual Behavioral Science (ACBS). URL: https://contextualscience.org/ [13.03.2025]

Samaan, M., Dambacher, C. & Klein, J.P. (2024). Therapie-Basics Akzeptanz- und Commitmenttherapie (ACT). Weinheim: Beltz.

Klein, P. & Burian, R. (2024). Ratgeber Akzeptanz- und Commitment-Therapie (ACT). Göttingen: Hogrefe

59 Behavioral Activation (BA)

Ulrich Schweiger • Valerija Sipos • Jürgen Hoyer

59.1 Hintergrund

Geschichte der Methode Behavioral Activation

Behavioral Activation (BA) wurde zur Behandlung von Depressionen entwickelt und basiert auf dem ursprünglich von Peter Lewinsohn entwickelten Verstärkerverlustmodell der Depression. Der Impuls für die Weiterentwicklung der BA ging in der 1990er Jahren von der Arbeitsgruppe um Neil Jacobson aus. BA versucht, Depressionen aus dem konkreten Lebenskontext der Patient:innen heraus zu verstehen. Der wichtigste Schritt dabei ist die Suche nach den Auslösern und Konsequenzen von depressivem Verhalten, die es systematisch zu korrigieren gilt. Zu BA liegen mehrere Manuale vor (z. B. Kanter et al., 2009; Hoyer & Vogel, 2018; Martell et al., 2015).

Das Verstärkerverlustmodell

Die wesentliche Annahme des Verstärkerverlustmodells nach Lewinsohn ist, dass eine geringe Rate verhaltensbezogener positiver Verstärkung (Belohnung) Depressionen auslöst und aufrechterhält. Tatsächlich ist es unmöglich, gute Stimmung zu haben, wenn man kein Verhalten produziert, für das man belohnt wird oder das einem wichtig, wertvoll oder sinnvoll erscheint.

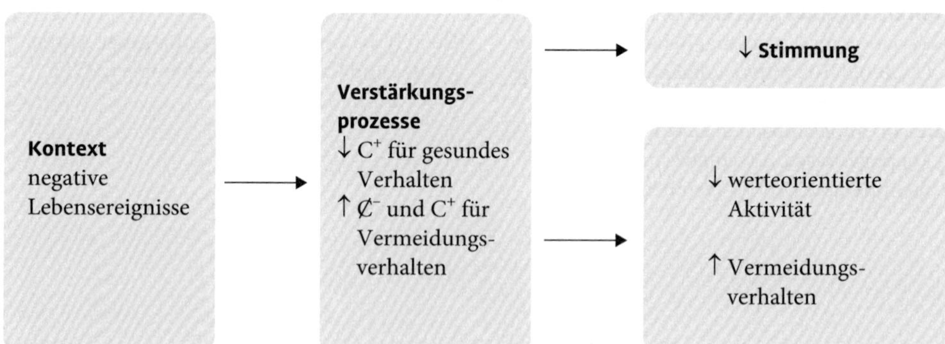

Abbildung 59.1 Das Behavioral Activation zugrunde liegende Verstärkerverlustmodell in der Modifikation von Martell

Lewinsohn betonte ursprünglich die Rolle sogenannter angenehmer Aktivitäten. Bald wurde jedoch deutlich, dass unmittelbar angenehme Aktivitäten aus dem Verhaltensrepertoire der Patient:innen zwar häufig antidepressiv wirksam sind, aber eine unzureichende Nachhaltigkeit aufweisen. In Anlehnung an das entsprechende Konzept der Akzeptanz- und Commitmenttherapie (ACT, Kap. 58) ist deshalb »werteorientierte Aktivität« die Bezeichnung für Verhalten, das zu stabilen Verstärkerwirkungen führt (Hayes & Lillis, 2012) und mitunter auch erst zeitversetzt wirkt. BA nimmt an, dass Verstärker vielfältig sein müssen, je nach den individuellen Werten einer Person, um langfristig eine antidepressive Schutzfunktion zu haben. Werteorientiertes Verhalten erfordert häufig aber auch spezifische Verhaltensfertigkeiten, Akzeptanz gegenüber aversiven Erfahrungen oder das Überwinden eigener Vermeidungstendenzen.

Fallbeispiel

Christian Tagwitz hat vor einem Monat seine Arbeitsstelle verloren. Er sitzt mit einer Flasche Bier vor dem Fernseher. Seine Freundin Julia kommt nach Hause und fragt: »Wie war dein Tag? Hast du uns etwas zum Abendessen zubereitet?« Christian brummelt: »Ich habe schon wieder eine Absage bekommen, ich habe zu nichts Lust!« Julia sagt: »Das ist wirklich schade, aber lass dich doch nicht so hängen!« Christian: »Du verstehst überhaupt nicht, wie schlecht es mir geht«, und schaut weiter in den Fernseher.

Erläuterung: Herr Tagwitz zeigt nach einem aversiven Lebensereignis ein generalisierendes Vermeidungsverhalten. Er versucht, sich durch Fernsehen und Alkoholkonsum abzulenken. Dabei vermeidet er auch Verhalten, für das er von Julia belohnt werden könnte, wie z. B. das Abendessen vorzubereiten und sie an der Tür zu begrüßen und zu umarmen. Er ist in einem Teufelskreis negativer Stimmung. Das alternative Verhalten mit einem Verzicht auf Alkohol und Fernsehen würde allerdings erfordern, dass er anerkennt, dass die aversiven Aspekte seiner Lebenssituation kurzfristig nicht zu ändern sind (Akzeptanz) und dass in anderen Wertebereichen gleichzeitig sehr wohl verstärkende Aktivitäten möglich sind, auch wenn die Stimmung ihm zunächst anders zu signalisieren scheint.

Werte

Werte sind Aktivitäten, Bereiche und Themen, die für einen Menschen wichtig sind, auf die er sein Leben ausrichten möchte. Ausrichtung des Verhaltens auf Werte führt zum Erleben von Sinnhaftigkeit und Stimmigkeit. Störungen wie Depression führen dazu, dass werteorientiertes Verhalten aus dem Blickfeld gerät und nur noch vermindert durchgeführt wird. BA nähert sich dem Thema Werte in ähnlicher Weise wie ACT (vgl. Kap. 58). Ein möglicher Einstieg ist die Auflistung von Wertebereichen (»Welche Bereiche sind wichtig? Welche Personen sind wichtig? Welche Aktivitäten führen dazu, dass Sie Ihr Leben als sinnhaft erleben?«), verbunden mit der Frage nach zugehörigem eigenem Verhalten, das zeigt, dass man den Bereich wertschätzt. Bei Herr Tagwitz ergaben sich die folgenden Beispiele für wichtige Wertebereiche (wobei er zum Zeitpunkt des Zusammentragens dieser Beispiele noch nicht alle regelmäßig umsetzen konnte; Tab. 59.1).

Tabelle 59.1 Einstieg: Auflistung persönlicher Wertebereiche und zugehöriges Verhalten

Wertebereich	Zugehöriges eigenes Verhalten (Beispiele)
Liebe, romantische Beziehungen und Sexualität	regelmäßig einige Stunden mit Julia zusammen sein, sie zärtlich behandeln
Freundschaften und andere zwischenmenschliche Beziehungen	jede Woche mit meiner besten Freundin Cleo telefonieren
Arbeit	mein Bestes geben, um wieder einen Job zu bekommen
Selbstfürsorge im Bereich Sport, gesunde Ernährung, Entspannung oder Körperpflege	zweimal pro Woche Fitnessstudio. Fällige Vorsorgeuntersuchungen in Angriff nehmen.
Bildung und Ausbildung	Ich lerne gerade darauf, den TOEFL-Test zu bestehen.
Beziehung zur Ursprungsfamilie	Weihnachten verbringe ich bei meinen Eltern (sie wohnen leider weit weg).
eigene Familie, Elternrolle	Ich wünsche mir Kinder (leider unerfüllt).
Hobbys, Kultur, Kunst	Ich besuche regelmäßig Konzerte.
Natur (Erlebnisse in der Natur, Leben im Einklang mit der Natur)	Ich wandere im Urlaub gerne in den Bergen.
Spiritualität und Religion	regelmäßig meditieren
soziales und politisches Engagement (Mitarbeit in Parteien, sozialen Projekten, NGOs)	derzeit keine solcher Aktivitäten wirklich vorstellbar

Hypothesen über für Patient:innen wichtige Werte lassen sich häufig auch aus der Lebensgeschichte oder der Verhaltensbeobachtung ableiten. Werte sind subjektive mentale Konstruktionen, die in Verbindung mit in einer Kultur bestehenden Wertesystemen stehen. Subjektive Werte werden als a priori vorhanden erlebt und entziehen sich einer »Begründung«. Die Orientierung der Patient:innen auf werteorientiertes Verhalten ist wenig aussichtsreich, wenn sie als sozialer Druck erlebt wird, sich an vorgegebene kulturelle Werte und Tugenden anzupassen. Werteorientiertes Handeln ist bei Patient:innen mit Depressionen häufig durch aversive Erfahrungen und Misserfolgserwartungen blockiert. Diese Blockade tritt insbesondere bei Menschen auf, die ihre Partnerschaft oder berufliche Tätigkeit eigentlich wertschätzen, aber schmerzliche Erfahrungen in diesen Bereichen gemacht haben und daher Vermeidungsverhalten zeigen.

Veränderung von außen nach innen
BA geht davon aus, dass ein in Richtung Werteorientierung verändertes Verhalten langfristig mit einer erhöhten Rate von Verstärkung einhergeht. Ein dadurch veränderter Kontext führt zu emotionalen Veränderungen. Diese emotionalen Veränderungen werden dabei aber nicht »direkt« angestrebt. Bei der Umsetzung von werteorientiertem Verhalten wäre es auch problematisch, wenn unmittelbare Stimmungsverbesserung zum Kriterium für erfolgreiche Umsetzung gemacht würde.

Validierung depressiver Verhaltens- und Erlebnisweisen
BA geht davon aus, dass depressive Erlebnisweisen, z. B. katastrophisierende Gedanken oder fehlender Antrieb, natürliche Folgen des Verstärkerdefizits sind. Dementsprechend verwendet BA Validierungstechniken im Umgang mit depressiven Symptomen als direkte Übernahme aus der Dialektisch-Behavioralen Therapie (DBT, Linehan, 2015a, Kap. 61).

Beispiel

»Angesichts der Enttäuschungen, die Sie erlebt haben, ist es logisch, dass Sie weitere Katastrophen befürchten. Wenn man Depressionen hat, gehört es dazu, wenig Antrieb zu haben.«

Teil VI

Validierung in BA ist in direktem Kontrast zur Annahme der klassischen Kognitiven Therapie zu sehen, wonach dysfunktionale Kognitionen als wesentlicher aufrechterhaltender Mechanismus bei Depression direkt modifiziert werden müssen. Demotivierende Gefühle und Kognitionen werden in BA hingegen als *Symptome* der Depression angesehen, die es durch ein werteorientiertes Verhalten indirekt zu verändern gilt. Diesbezüglich bestehen Parallelen zur Metakognitiven Therapie (MCT, Wells, 2011; Kap. 65).

Konzeptualisierung von Grübeln als verdecktes Vermeidungsverhalten
BA geht ähnlich wie die MCT und ACT davon aus, dass Grübeln ein verdecktes Vermeidungsverhalten ist, ein nicht zielführender Versuch, Probleme durch Nachdenken zu lösen und zugehörige Emotionen zu reduzieren. BA beinhaltet keine spezifischen Interventionen zu Inhalten von Grübelgedanken, stärkt aber den Fokus auf selbstinitiierte Aktivitäten, welche die Intensität und Dauer des Grübelns reduzieren.

Therapieziele
BA ist ein Prozess, in dem zunächst mit Stimmungs- und Aktivitätenprotokollen erfasst wird, welches Verhalten derzeit vorhanden ist, welches Verhalten aus dem Repertoire des Patienten aktiviert werden kann und welches Verhalten vermieden wird oder blockiert ist (Aktivitätenmonitoring). Im Anschluss folgt ein Prozess mit Verhaltensplanung (Aktivitätenplanung), Verhaltensexperimenten und Trouble Shooting, in dem antidepressiv wirksames Verhalten aufgebaut und dazu angeleitet wird, die dadurch natürli-

cherweise entstehenden Probleme zu bewältigen. Das Ziel besteht darin, für jede Patientin und jeden Patienten ein individuell befriedigendes Repertoire von antidepressivem und werteorientiertem Verhalten zu entwickeln. Unter appetitiver Kontrolle stehendes Verhalten soll zunehmen, Verhalten unter aversiver Kontrolle abnehmen.

59.2 Indikation, Kontraindikation und Nebenwirkungen

BA lässt sich als grundlegende Methode der verhaltenstherapeutischen Depressionsbehandlung einordnen. Sie ist leicht zu verstehen und zu erlernen und leicht umsetzbar. Sie ist für das gesamte Spektrum depressiver Erkrankungen indiziert und bei einem breiten Spektrum von Patient:innen getestet. Evidenzbasierte Kontraindikationen für BA liegen nicht vor. Die meisten Studien haben allerdings Patient:innen mit komorbiden psychotischen Störungen und Patient:innen mit Störungen der Intelligenzentwicklung ausgeschlossen. Eine Kontraindikation im Verlauf kann sich ergeben, wenn Patient:innen das zugrundeliegende Modell nicht verstehen, die Interventionen als nicht passend oder nicht hilfreich erleben oder Schwierigkeiten mit der Umsetzung von werteorientiertem Verhalten haben (Hopko et al., 2011). Die Wiederaufnahme von Aktivität in blockierten Verhaltensbereichen kann auch die Aktivierung und Bewältigung (oder Akzeptanz) von aversiven Gefühlen wie Angst, Scham, Unsicherheit, Selbstzweifel oder anderen voraussetzen, was in der Fallkonzeption zu berücksichtigen ist.

59.3 Praktische Durchführung

Diagnostik – Anamnese – Behandlungsrational

BA wird auf der Grundlage einer ausführlichen Diagnostik der Depressionen und komorbider psychischer und medizinischer Störungen durchgeführt. Neben den Standardelementen der Anamnese sind die therapeutischen Vorerfahrungen der Betroffenen bedeutsam, da diese Informationen in die Erklärung des Behandlungsrationals einfließen müssen. Patient:innen profitieren davon, über »Expertise in eigener Sache« zu verfügen. Deshalb ist es für die Durchführung von BA erforderlich, ein gemeinsames Verständnis zum Verstärkerdefizitmodell, zu den Konzepten von werteorientiertem Handeln und zur Veränderung von außen nach innen anzustreben.

Aktivitätsprotokolle

In einem ersten Schritt geht es um die Erfassung, welche Aktivitäten gegenwärtig ausgeübt werden und in welchem Zusammenhang emotionale Zustände mit diesen Aktivitäten stehen (vgl. auch Kap. 18). Um typischen depressiven Verzerrungstendenzen (inklusive Fehler der Retrospektive) zu begegnen, ist dieses Protokoll möglichst »online« durchzuführen, d. h., Patient:innen sollten das Protokoll immer mitführen und nach jeder Aktivität eine Eintragung machen, die zugehörige Emotion benennen sowie deren Intensität auf einer Skala von 1 bis 10 einstufen (Beispiel in Tab. 59.2). Dies ist im weiteren Verlauf die Grundlage der Planung der Aktivierung. Bei Patient:innen, die trotz der

Einfachheit der Materialien Schwierigkeiten mit Protokollen haben, sind Alternativen denkbar (z. B. Audiotagebuch, Fotoprotokoll, oder die Nutzung von Apps).

Entscheidend für den weiteren Erfolg der Therapie ist es, die »Daten« aus dem Protokoll in motivierender Weise zu analysieren und gemeinsam Entdeckungen zu machen, aus denen dann der Schritt zur Aktivitätenplanung überzeugend folgt. Suchfragen wären hierbei: Was leiten Sie selbst ab, wenn Sie das Protokoll sehen? Gibt es etwas, das Hoffnung macht? Erkennen Sie Muster? Woran lag es, dass dieser Tag besser lief als andere? Könnten Sie diese Aktivität in Zukunft öfter einbauen? An welcher Stelle sind Sie überrascht?

Tabelle 59.2 Aktivitätsprotokoll (mit jeweiliger zentraler Emotion) von Herrn Tagwitz

	Tag 1	Tag 2	Tag 3
13:00	Im Wohnzimmer, ohne etwas zu tun Innere Leere: 7	Mit Julia Mittagessen gekocht und gegessen Traurig: 5	Mit Julia Mittagessen gekocht und gegessen Traurig: 3
14:00	Besuch von Nachbarin, der es auch schlecht geht Traurig: 6	Versuch zu lesen (aber durch Sorgen abgelenkt) Angst: 5	Spaziergang mit Julia am Kanal Freudig: 5
15:00	Mit Freund (Dennis) gemeinsam im Fitnessstudio Freudig: 4	Mit dem Bus zur Therapiesitzung Angst: 6	Spaziergang mit Julia am Kanal Freudig: 5
16:00	Mit Freund (Dennis) gemeinsam im Fitnessstudio Freudig: 4	Therapie Angst: 8	Spaziergang mit Julia am Kanal Freudig: 5
17:00	Mit dem Bus zurück Angst: 5	Mit dem Bus nach Hause Enttäuscht: 9 (wieder nicht gesagt, was ich sagen wollte)	Zuhause auf dem Sofa Traurig: 8

Erhebung der Werteprioritäten

Vor der Aktivitätenplanung füllen die Patient:innen, gegebenenfalls mit therapeutischer Unterstützung, ein Arbeitsblatt mit den persönlichen Wertebereichen aus und markieren die drei, vier oder fünf wichtigsten. Bei Herrn Tagwitz (Tab. 59.1) waren dies »Liebe, romantische Beziehungen und Sexualität«, »Freundschaften und andere zwischenmenschliche Beziehungen«, »Arbeit« und »Selbstfürsorge (im Bereich Sport)«. Dabei gilt es, vor allem die Frage nach der Diskrepanz zwischen der Bedeutung eines Wertes und dem Ausmaß zu klären, in dem dieser Wert augenblicklich »gelebt« oder verwirklicht wird. Die Erhebung der Werteprioritäten ist zunächst eine erste Momentaufnahme, die nach Sammeln weiterer Erfahrungen wiederholt werden muss.

Aktivierung

Einfache Aktivierung. Um Schwung in den Veränderungsprozess zu bekommen, ist es naheliegend, mit kleinen Erfolgserlebnissen zu beginnen. Hierdurch kann das Prinzip des Verhaltensaufbaus rasch erfahrbar gemacht werden. Einfache Aktivierung bedeutet, dass zunächst Überlegungen zur Nachhaltigkeit der erfolgenden Verstärkung zurückgestellt werden und zunächst lieber »irgendetwas« zu tun, als an Aufgaben mit zu hohem Schwierigkeitsgrad zu scheitern. Bei vielen Patient:innen ist einfache Aktivierung ausreichend dafür, wieder eine Eigendynamik von Aktivität zu entwickeln.

Fortlaufendes Aktivitätsmonitoring. Die einfache Aktivierung wird fortlaufend in Protokollen dokumentiert und zur weiteren Fortentwicklung der Planung genutzt, etwa, indem relevante Barrieren antizipiert werden. Auf der Grundlage des Aktivitätsmonitorings und der relevanten Wertebereiche werden dann Hypothesen gebildet, welche Aktivitäten besonders als antidepressive Aktivitäten geeignet sind.

Tages- und Wochenpläne auf der Grundlage der Aktivitätshierarchie. Diese Hypothesen fließen dann in neue Tages- und Wochenpläne ein. Hierbei ist es wichtig, eine individuell angemessene Mischung von werteorientierten Aktivitäten, Pflichten und Spiel bzw. Spaß zu finden. Die entstehenden Erfahrungen werden fortlaufend ausgewertet.

Verhaltensanalysen von erfolgreichen und fehlgeschlagenen Aktivitäten

Aktivitätenaufbau mit seiner Aufhebung von Vermeidungsverhalten führt zwangsläufig dazu, dass Dinge schiefgehen, d. h., dass Verhalten nicht die gewünschten Ergebnisse erbringt. Die therapeutische Aufgabe ist hier, beim Trouble Shooting zu assistieren und gemeinsam herauszufinden, wie Handlungsplanung und Verhalten genau anzupassen sind. Hierbei sind bekannte Techniken der Verhaltensanalyse wie SORKC- oder Kettenanalyse (vgl. Kap. 10) nützlich. Die Analyse von erfolgreichem Verhalten ist besonders dann erforderlich, wenn Patient:innen ihre Stimmungsverbesserung auf externe, zufällige Faktoren attribuieren.

Stimuluskontrolle

BA will grundsätzlich Vermeidungsverhalten reduzieren. Andererseits ist auch Stimuluskontrolle im Hinblick auf dysfunktionales Verhalten erforderlich, um neue Pläne erfolgreich umzusetzen. Beispiele sind der Versuch, häusliche Situationen mit sozialer Isolation und hohem Ablenkungspotenzial (Computer, Fernsehen, Alkohol) zu reduzieren, oder den Kontakt mit Personen, die den Aktivitätenaufbau behindern (z.B. »alles aus der Hand nehmen«), ggf. vorübergehend zu verringern oder zu meiden.

Fertigkeitentraining und Kontingenzmanagement

Bei manchen Betroffenen stellt sich bei der Analyse von fehlgeschlagenen Aktivitäten heraus, dass sie Defizite in Selbstorganisation, planerischem Denken, Emotionsregulation oder interpersonellen Fertigkeiten haben. Deshalb wird BA häufig durch Fertigkeitentrainings oder Problemlösetraining ergänzt (vgl. Kap. 21–23; Hoyer & Vogel, 2018).

Einige Patient:innen haben zudem ungünstige Strategien in der Aufmerksamkeitslenkung und in der Selbstbelohnung von erfolgreichem Verhalten. Beispiele für den Einsatz von adaptivem Kontingenzmanagement sind die Verwendung von Smartphones zur Erinnerung an anstehende Termine oder die vorherige Festlegung einer Belohnung / Konsequenz.

Entgegengesetztes Handeln in emotional blockierten Wertebereichen
Werteorientiertes Handeln kann in wichtigen Bereichen emotional blockiert sein. BA verwendet zur Überwindung dieser Blockaden das Prinzip des entgegengesetzten Handelns aus der Dialektisch-Behavioralen Therapie (vgl. Kap. 61). Dabei wird gezielt Verhalten angeregt, das mit einer Intensivierung von Emotionen wie Angst und Scham verbunden ist. Ein Beispiel wäre das Eingehen einer Verabredung bei einer Patientin, die eine Enttäuschung erlebt und das Thema Partnerschaft vermieden hatte (s. Beispielkasten).

Beispiel

Erläuterung des Therapierationals und Validierung depressiver Symptomatik am Beispiel der Patientin Frau Kandel

T: BA empfiehlt als wichtigste antidepressive Strategie, wieder aktiv zu werden, wieder Dinge zu tun, die den eigenen Werten und Zielen entsprechen.

P: Ich kann mir das nicht vorstellen. Ich habe so Angst, das könnte wieder schiefgehen, so wie damals mit Lars. Ich habe ja schon Mühe, aus dem Bett zu kommen und den Tag zu bewältigen.

T: Wenn Sie sich so niedergeschlagen fühlen, ist es logisch, dass Sie große Schwierigkeiten vorhersehen, wieder aktiv zu werden. Und angesichts der Enttäuschungen, die Sie erlebt haben, ist naheliegend, dass Sie sich besonders davor fürchten, zurückgewiesen zu werden. Andererseits: Haben Sie denn die Erfahrung gemacht, dass im Bett liegen bleiben hilft, wieder gute Stimmung zu bekommen?

P: Natürlich nicht, sonst wäre ich nicht hier.

T: Das heißt, diese Alternative funktioniert aus Ihrer Erfahrung nicht. Was halten Sie davon, dass wir zusammen planen, mit welchen Aktivitäten Sie anfangen? Ich möchte Sie einladen, dieses Experiment zu machen, auch wenn es sehr schwer ist. Dabei können wir aber in kleinen Schritten vorgehen.

Erste Erhebung des Aktivitätsniveaus und von vermiedenen Aktivitäten

T: Sie haben mir berichtet, dass sich Ihre Aktivitäten sehr vermindert haben. Was machen Sie denn noch?

P: Ich treffe mich mit einer alten Freundin, allerdings nur noch selten, sie ist jetzt verheiratet und lebt in Hamburg. Dann treffe ich gelegentlich eine Mitpatientin vom letzten Aufenthalt. Meine Familie sehe ich alle paar Monate. Gelegentlich gehe ich spazieren. Einmal pro Woche gehe ich zur Arbeitstherapie.

T: Was haben Sie aufgehört zu tun, seitdem Sie krank geworden sind?

P: Vieles: Ich habe nicht wie geplant angefangen, in meinem Beruf zu arbeiten. Ich gehe den meisten alten Freunden aus dem Weg und treffe mich nicht mehr mit Männern.

T: Was vermeiden Sie am meisten?

P: Am schlimmsten ist, allein zu verreisen, das konnte ich schon früher nicht. Bei Männern habe ich schreckliche Angst, enttäuscht zu werden, dass man mir ansieht, dass ich krank bin. Wenn ich daran denke, mich irgendwo zu bewerben, glaube ich, dass ich alles aus dem Studium vergessen habe und mich niemand mehr will.

T: Was wäre denn wichtig in Ihrem Leben? Wie müsste Ihr Leben aussehen, dass es Ihren Wertvorstellungen entspricht?

P: Ich habe eigentlich ganz normale Wünsche. Ich würde gerne so arbeiten, dass ich mein eigenes Geld habe. Und ich wünsche mir eine Partnerschaft, vielleicht auch Kinder. Ich wünsche mir einen Mann, der klug ist, witzig ist, aber auch sanft mit mir umgeht. Aber im Moment traue ich mich gar nicht, an all das zu denken.

T: Es ist logisch, dass das im Moment ganz weit weg zu liegen scheint. Für mich ist aber wichtig zu wissen, wo Ihre wichtigsten Wertebereiche sind. Was waren denn in letzter Zeit die Aktivitäten, die am ehesten antidepressiv waren?

P: Die Arbeitstherapie. Das ist allerdings nicht mein Beruf und auf Dauer zu langweilig. Ich habe schon überlegt, ob ich nicht in meinem alten Beruf ein Praktikum machen kann. Da wäre ich nicht unter Erfolgsdruck.

T: Klasse Idee!

Schwierige Umsetzung von werteorientiertem Handeln

P: Das Anliegen, das ich heute bearbeiten möchte, ist: Ich möchte endlich wieder ein normales Leben führen.

T: Wenn wir uns diesem Thema zuwenden, können Sie mir deutlich machen, wie ein normales Leben für Sie aussehen würde? Welche Aktivitäten und Verhaltensweisen würden wir sehen? Welche Anliegen und Personen wären wichtig?

P: Ich hätte gerne eine richtige Stelle, vielleicht in der Firma, in der ich gerade Praktikum mache, und ich hätte gerne eine richtige Partnerschaft.

T: Okay. Sie benennen zwei wichtige Wertebereiche, das gibt eine Richtung vor. Was wäre denn am Ende unserer heutigen Therapiesitzung ein gutes Ergebnis für Sie, was würden Sie sich wünschen?

P: Eigentlich gibt es ein ganz konkretes Problem, und ich brauche dazu Ihren Rat. Ich habe bei meinem Praktikum einen Mann kennengelernt. Er ist zwei Jahre älter. Er ist total schüchtern und damit ganz anders als die Männer, die ich mir sonst herausgesucht habe. Ich finde ihn total sympathisch und er sucht auch offensichtlich meine Nähe. Aber ich schäme mich furchtbar bei dem Gedanken, dass er herausfindet, dass ich psychisch krank bin. Ich habe entsetzliche Angst, dass ich wieder abstürze, wenn er mich zurückweist. So eine ähnliche Situation hat ja vor drei Jahren dazu geführt, dass ich monatelang auf der geschlossenen Station war.

T: Angesichts Ihrer Vorerfahrungen ist es völlig logisch, dass Sie Scham und Angst vor Zurückweisung empfinden. Gleichzeitig bin ich begeistert davon, dass Sie sich einem Thema zuwenden, das einem Ihrer wichtigen Wertebereiche entspricht. Haben Sie eine Vorstellung, was Ihr nächster konkreter Schritt sein könnte?

P: Er ist wie gesagt sehr schüchtern. Ich glaube, wenn wir uns näherkommen wollen, muss ich den ersten Schritt machen und ihm vorschlagen, zusammen abends mal essen zu gehen. Ich würde mich gerne mit Ihnen beraten, ob das klug ist. Wenn ich mich dafür entscheide, brauche ich im zweiten Schritt Unterstützung, damit ich nicht vor Scham und Angst sterbe.

T: Okay, fangen wir mit dem ersten Schritt an …

59.4 Weitere Therapieoptionen

BA kann ambulant oder stationär, in Einzel- oder Gruppentherapie umgesetzt werden. BA kann problemlos mit Intervention aus dem Training sozialer Kompetenz (Kap. 21), der Metakognitive Therapie (MCT, Kap. 65), dem Cognitive Behavioral Analysis System of Psychotherapy (CBASP, Kap. 60) und Akzeptanz- und Commitmenttherapie (ACT, Kap. 58) verbunden werden. Diese Methoden bauen ebenfalls auf dem Verstärkerdefizitmodell auf, haben aber andere, zusätzliche Ansatzpunkte. Zu beachten gilt bei der Kombination von Techniken das Prinzip, »wenige Dinge richtig zu machen«. Die Kombination mit CBASP oder Training sozialer Kompetenz ist naheliegend, wenn das Verstärkerdefizit vor allem auf Fertigkeitendefizite in der Planung und Umsetzung von *interpersonellem* Verhalten zurückzuführen ist. Die Kombination mit MCT empfiehlt sich, wenn zirkuläre *kognitive* Prozesse ein großes Gewicht in der Präsentation der Störung haben. Eine ausdrückliche Kombination mit Interventionen aus der klassischen Kognitiven Therapie (im Sinne einer Vermischung) wird eher nicht empfohlen, da die Logik des Vorgehens aus Sicht der Patient:innen widersprüchlich wirken könnte (vgl. Kap. 57). Gleichzeitig gilt, dass Verhaltensaktivierung in der klassischen Kognitiven Therapie sensu Beck quasi als erste Säule der Therapie betrachtet werden kann, durch die Anfangserfolge und eine Stabilisierung erreicht werden, und dass erst darauf aufbauend Kognitive Therapie sinnvoll erscheint.

59.5 Typische Schwierigkeiten und Fehler

Typische Schwierigkeiten ergeben sich aus dem Missverständnis, ausschließlich »angenehme« anstelle von werteorientierten Aktivitäten zu wählen. Patient:innen melden dann zurück, dass etwa Spaziergänge und Kinobesuche »gut und schön« sind, aber nicht ausreichen, um grundsätzlich etwas an dem depressiven Zustand zu ändern.

Bei werteorientierten Aktivitäten stellt sich häufig die Schwierigkeit, dass die Überwindung von Vermeidungsverhalten die Akzeptanz von aversiven Emotionen und das Training spezifischer Fertigkeiten erfordert. Die Bereitschaft, dies umzusetzen, ist gerade bei schwereren Formen von Depressionen anfangs kaum gegeben. BA begegnet dem mit dem motivierenden Prinzip des Zerlegens großer Probleme in kleinere.

Ein in der Praxis besonders häufiges Problem ist, dass Patient:innen zwar die richtigen Schritte unternehmen, sich das aber aufgrund der mit den Depressionen verbundenen Anhedonie nicht so befriedigend »anfühlt« wie vorher. Dem lässt sich begegnen, indem dieses Erleben als Depressionssymptom eingeordnet und das (Wieder-)Erleben von belohnenden Erfahrungen gezielt eingeübt wird (Limpächer et al., 2024).

59.6 Kritische Einordnung

BA ist bezüglich der Wirksamkeitsnachweise eine empirisch sehr gut untermauerte Methode der Verhaltenstherapie (z. B. Cuijpers et al., 2023). Die scheinbare Einfachheit führt gerne zu dem Vorurteil, BA wäre zu vereinfachend. Die teilweise negativen Erfahrungen mit dem früheren Modell von BA und der damit verbundenen Präferenz von angenehmen Aktivitäten führen außerdem zu dem Vorurteil, BA wäre unflexibel. Tatsächlich integriert BA in der aktuellen Version eine Reihe wesentlicher innovativer Techniken aus der dritten Welle der Verhaltenstherapie und stellt eine wichtige, grundlegende Methode der modernen Verhaltenstherapie dar, die sich durch Wirksamkeit, leichte Erlernbarkeit und gute Umsetzbarkeit auszeichnet.

FAQ

Was mache ich, wenn die Patient:innen keine Aktivitätsprotokolle anfertigen?

- Validierung der mit Protokollierung verbundenen praktischen und emotionalen Schwierigkeiten (z. B. Scham)
- Wiederholung der Psychoedukation zum Rational der Protokolle
- Experimentieren mit alternativen Protokolltechniken (z. B. App)
- Protokoll des letzten Tages anfertigen und durchgehen

Was mache ich, wenn wesentliche werteorientierte Aktivitäten vermieden werden?

In BA herrscht das Prinzip der Freiwilligkeit. Wenn eine wesentliche werteorientierte Aktivität (z. B. Rückkehr in die berufliche Tätigkeit) als »unmöglich« erlebt wird, lädt die Therapie dazu ein, Experimente zu machen und alternative, dem Wertebereich zugeordnete Ziele oder Teilschritte zu definieren und zu verfolgen. Das Prinzip dahinter ist: Werte ernstnehmen, Ziele konkret, aber flexibel formulieren.

Weiterführende Literatur

Martell, C. R., Dimidjian, S., Herman-Dunn, R., Winter, L., Kahl, K. G., Sipos, V. & Schweiger, U. (2015). Verhaltensaktivierung bei Depression: Eine Methode zur Behandlung von Depression. Stuttgart: Kohlhammer.

Hoyer, J & Vogel, D. (2018). Verhaltensaktivierung. Weinheim: Beltz.

Hoyer, J. & Krämer, L. (2021). Verhaltensaufbau und -aktivierung. Göttingen: Hogrefe.

60 Cognitive Behavioral Analysis System of Psychotherapy (CBASP)

Eva-Lotta Brakemeier • Rebecca Knoop • Simon Bollmann

60.1 Hintergrund

Das Cognitive Behavioral Analysis System of Psychotherapy (CBASP) gilt als eine integrative und schulenübergreifende Psychotherapiemethode. Unbestritten kann CBASP als die erste Psychotherapie bezeichnet werden, die störungsspezifisch auf die Behandlung von chronischen Depressionen (im DSM-5 als persistierende depressive Störung bezeichnet: APA, 2015; zur Diagnostik vgl. Kap. 42) zugeschnitten ist. Zur sprachlichen Vereinfachung wird in diesem Beitrag durchgehend den Begriff »chronische Depression« verwendet. Während vieler Jahre therapeutischer Arbeit und eigener Selbsterfahrung bemerkte James McCullough, dass die bisherigen traditionellen Psychotherapiestrategien bei den zwischenmenschlich isolierten, häufig interaktionell schwierigen Patient:innen mit chronischen Depressionen nicht wirklich greifen. Nachdem er bereits in den 1970er-Jahren die Idee für eine schulenübergreifende, integrative Methode entwickelte, publizierte McCullough in den 1980ern erste Einzelfallanalysen (Überblick in McCullough, 2000). Internationale Aufmerksamkeit erhielt CBASP jedoch erst durch eine hoch publizierte randomisiert-kontrollierte Studie von Keller und Kolleg:innen aus dem Jahr 2000, an der McCullough mitgewirkt hat (vgl. Abschn. 60.6).

Forschungsergebnisse weisen darauf hin, dass etwa 70 bis 80 Prozent der Betroffenen mit chronischen Depressionen frühe traumatisierende Beziehungserfahrungen in der Kindheit aufweisen (Brakemeier et al., 2018; Struck et al., 2020). Vor allem emotionale Vernachlässigung bzw. Missbrauch stehen hier im Vordergrund. Basierend auf diesen Befunden und klinischen Beobachtungen charakterisierte McCullough (2000) die zugrundeliegenden psychopathologischen Besonderheiten der Betroffenen wie folgt:

- ein auffälliges Misstrauen in zwischenmenschlichen Beziehungen
- ein submissives und überfordertes *oder* feindseliges und abwertendes Verhalten
- ein wiederholter Ausdruck von Hilflosigkeit und Elend
- eine nahezu unverrückbare Überzeugung, dass nichts gegen die Depression helfen kann
- rigide und verfestigte Verhaltensmuster, die scheinbar resistent gegen den Einfluss äußerer Ereignisse sind

Teil VI

Beispiel

Folgende Zitate von Patient:innen aus der jeweils ersten CBASP-Therapiesitzung unterstreichen diese psychopathologischen Besonderheiten:

Frau Insa Vogelsang (vgl. Fallbeispiel aus Kap. 24; leise Stimme, kein Blickkontakt): »Ich fühle mich schon ewig so depressiv – eigentlich solange ich denken kann. Oft denke ich auch an Selbstmord. Medikamente und Psychotherapie haben bisher nichts gebracht. Ihre Therapie ist meine letzte Chance. Wenn Sie mir auch nicht helfen können, weiß ich nicht mehr weiter und werde wohl aufgeben.«

Herr Clemens Tauenzieher (vgl. Fallbeispiel aus Kap. 5; schreit seine Therapeutin an): »Das ist ja wohl ein Witz, dass Sie meine Therapeutin sein wollen. Sie sind doch viel zu jung dafür. Haben Sie denn überhaupt schon Lebenserfahrung? Wir können das Ganze eigentlich jetzt schon abbrechen, denn Sie werden mir ganz bestimmt auch nicht helfen können.«

Nach McCullough (2000) zeigen die Betroffenen, vermutlich aufgrund der erfahrenen frühen traumatisierenden Beziehungserfahrungen (Goerigk et al., 2024), häufig eine Entkoppelung von der Umwelt (auch als Wahrnehmungsdilemma bezeichnet), die durch einen zurückhaltenden, distanzierten interpersonellen Stil mit ausgeprägtem Vermeidungsverhalten, Einsamkeitserleben und somit mangelnden sozialen sowie zwischenmenschlichen Kompetenzen einherzugehen scheint. McCullough wählt in diesem Zusammenhang in Anlehnung an Piaget den Terminus *präoperatorische Denk- und Handlungsweise* (Piaget, 1981). Experimentelle Studien weisen darauf hin, dass Patient:innen mit chronischen Depressionen tatsächlich größere Defizite in diesen Bereichen aufweisen als episodisch Depressive oder Gesunde (z. B. Klein et al., 2015, 2020; Nenov-Matt et al., 2020; Sondermann et al., 2020). Der präoperatorische Denkstil verhindert den Aufbau befriedigender sozialer Interaktionen und Beziehungen und führt bei den Betroffenen oft zu Frustration, Resignation und Einsamkeitserleben. Die gehäufte Wiederholung schwieriger Beziehungserfahrungen (vgl. Reinszenierung) führt zu einer chronischen zwischenmenschlichen Ineffektivität und schließlich zu der für die chronische Depression charakteristischen resistenten Hilflosigkeit. Diese Schwierigkeiten in sozialen Beziehungen, die durch Einschränkungen in der Fertigkeit, die Folgen des eigenen Handelns zu erkennen (präoperatorisches Denken) sowie durch Probleme, andere zu verstehen und mit ihnen zu fühlen (Empathie), aufrechterhalten werden, können zusammenfassend als interpersonelle Funktionsdefizite bezeichnet werden (vgl. Klein, Guhn & Köhler, 2022). Dieser Teufelskreis wiederum löst die therapieresistente chronische Depression aus und hält sie oft über Jahrzehnte aufrecht.

Dem ätiologischen Modell liegen vor allem *Lerntheorien* zugrunde, insbesondere von Bandura, Bouton, Mowrer, Pavlov, Seligman und Skinner. Darüber hinaus bezieht McCullough soziale bzw. interpersonelle Komponenten sowie Kindheitserfahrungen und Übertragungshypothesen im Sinne von Freud und Winnicot mit ein (für weitere Ausführungen s. Brakemeier, Guhn & Normann, 2021; McCullough, 2000; McCullough et al., 2015).

Wichtig

CBASP basiert auf einem »Person x Umwelt«-Modell und wurde als Lerntherapie konzipiert. Ziele sind das Erlernen neuer Verhaltens- und Denkstrategien wie auch das transparente Erlernen bzw. Erleben neuer korrigierender Beziehungserfahrungen zur Heilung traumatisierender Beziehungserfahrungen aus der Kindheit. Folglich lässt sich CBASP als *interpersonelle Lerntherapie* verstehen.

Die Therapie- bzw. Lernziele in CBASP leiten sich direkt aus McCulloughs Annahmen über den kognitiv-emotionalen und interpersonellen Zustand von Betroffenen mit chronischen Depressionen ab (McCullough, 2000; vgl. Brakemeier et al., 2021). Die Patient:innen mögen

(1) lernen, dass ihr Verhalten – entgegen ihrer Erwartungen bzw. früheren Lernerfahrungen – Konsequenzen hat (»wahrgenommene Funktionalität«). Im Englischen heißt es passenderweise: »What you do matters!«,
(2) lernen, sich in andere hineinzuversetzen (authentische Empathie) und den sogenannten Stimuluscharakter – den sie auf andere haben und umgekehrt – im Kiesler-Kreis einzuschätzen und gezielt zu variieren (vgl. Kap. 5; 60.3.2),
(3) soziale Problemlösefertigkeiten und positive Bewältigungsstrategien anwenden lernen,
(4) interpersonelle Heilungsprozesse bzgl. früherer traumatisierender Beziehungserfahrungen erfahren.

Teil VI

60.2 Indikation, Kontraindikation und Nebenwirkungen

Indikation. Internationale Leitlinien empfehlen CBASP zur Behandlung chronischer Depressionen, meist in Kombination mit medikamentöser Therapie. Auch die deutsche S3-Leitlinie benennt CBASP, bewertet die Evidenz aber derzeit als noch zu schwach für eine eindeutige Empfehlung (BÄK et al., 2022). Die NICE-Guidelines erwähnen CBASP zurückhaltend als Option zur Rückfallprävention; in anderen Leitlinien (z. B. USA, Australien) wird CBASP bislang nicht berücksichtigt.

Die Indikation für CBASP kann sich sowohl aus der Diagnose als auch aus spezifischen interpersonellen Funktionsdefiziten ergeben, die im Rahmen einer Einzelfallanalyse ermittelt werden. Das Vorgehen sowie die zum Teil kontroversen Forschungsergebnisse hierzu werden in Klein, Guhn & Köhler (2022) erläutert.

Wichtig

Die Indikation für CBASP kann auf zwei Wegen erfolgen:

- Diagnostisch: chronische Depressionen, insbesondere bei frühem Beginn und belastenden Kindheitserfahrungen
- Funktional: interpersonelle Funktionsdefizite wie
  - eingeschränkte Fähigkeit, Konsequenzen des eigenen Verhaltens zu erkennen (präoperatorisches Denken)
  - mangelnde Empathie und Schwierigkeiten im zwischenmenschlichen Miteinander

Kontraindikation. Als kontraindiziert gelten sämtliche Störungen, bei denen das Empathievermögen bzw. die Beziehungsgestaltung fundamental gestört sind, wie psychotische Störungen, manische Phasen, schizoide und schizotype Störungen sowie die Antisoziale Persönlichkeitsstörung. Suizidalität stellt keine Kontraindikation dar. Ganz im Gegenteil können bei Suizidalität sämtliche CBASP-Strategien oft sehr hilfreich eingesetzt werden (vgl. Kap. 26 sowie Brakemeier & Knoop, 2016).

Nebenwirkungen. Nebenwirkungen können bei einer derart intensiven Psychotherapie natürlich auftreten (vgl. Kap. 83). In einer retrospektiven Befragung sechs Monate nach stationärer CBASP-Therapie berichteten 94 % der Patient:innen über mindestens eine Nebenwirkung, meist eine vorübergehende Symptomverschlechterung (Brakemeier et al., 2018b). In einer RCT-Studie (Schramm et al., 2017) traten in der CBASP-Gruppe häufiger interpersonelle Nebenwirkungen auf als in der Vergleichsgruppe mit Supportiver Psychotherapie (SP) (Meister et al., 2020). Trotz dieser Effekte war CBASP am Therapieende und im 12-Monats-Follow-up der SP überlegen. Die Nebenwirkungen scheinen somit teilweise Ausdruck notwendiger Veränderungen zu sein. Tatsächlich war in der stationären CBASP-Studie das Ausbleiben interpersoneller Veränderungen mit einem erhöhten Rückfallrisiko assoziiert (Brakemeier et al., 2018b).

60.3 Praktische Durchführung

Zur Erreichung der vier Therapieziele (Abschn. 60.1) werden kognitive, verhaltenstherapeutische, interpersonelle und psychodynamische Strategien integriert, die in Abbildung 60.1 dargestellt sind (vgl. auch Brakemeier et al., 2021; McCullough, 2000).

Wichtig

Neu an CBASP ist der integrative, schulenübergreifende Ansatz, der auf spezifischen Grundannahmen zur Psychopathologie chronischer Depressionen beruht. Im Vergleich zu anderen KVT-Verfahren ist die persönliche Beziehungsgestaltung mit dem transparenten Einbezug von Übertragungshypothesen zur Ermöglichung heilsamer Beziehungserfahrungen innovativ.

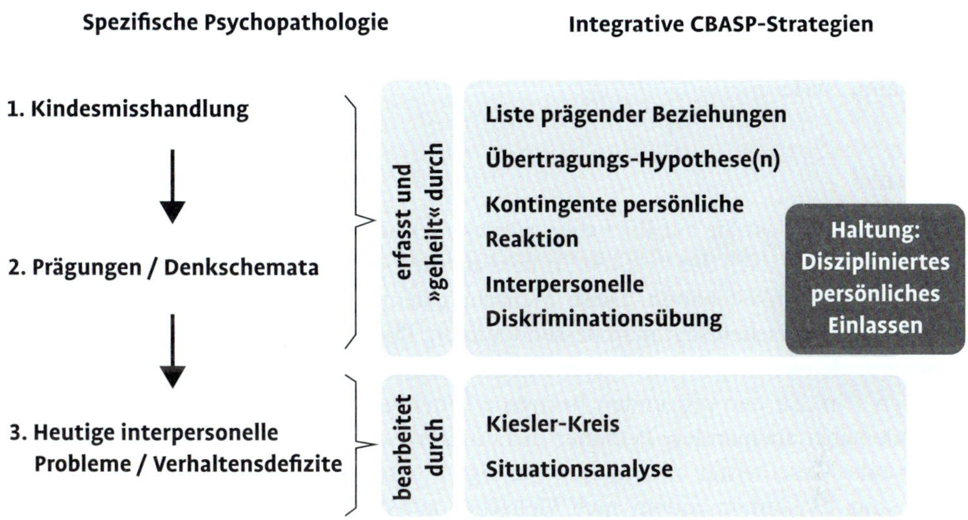

Abbildung 60.1 Therapeutische Strategien der CBASP-Psychotherapie (nach Brakemeier, Guhn & Normann, 2021)

Der Ablauf in CBASP ist nicht streng manualisiert, jedoch hat sich folgendes Vorgehen als sehr hilfreich erwiesen:

(1) In der ersten CBASP-Sitzung erfolgt eine ausführliche Anamnese mit dem Ziel, die chronisch Depression möglichst genau zu definieren. Hierbei sollte die Entstehung (early versus late onset, Kriterium vor oder nach dem 21. Lebensjahr), der Verlauf und der Schweregrad genau erfragt werden. Als hilfreich hat sich der Einsatz eines Lifecharts erwiesen (vgl. Kap. 7).

(2) Ab der zweiten Sitzung wird die Liste der prägenden Bezugspersonen erstellt, gefolgt von der Erarbeitung der Übertragungshypothesen. Dieser Prozess erstreckt sich meist über mehrere (1–4) Sitzungen. Danach werden der Kiesler-Kreis (Kap. 5) und die Situationsanalyse (Kap. 24) eingeführt und anschließend in nahezu jeder Sitzung anhand neuer problematischer sozialer Situationen genutzt (ca. 75 % der Therapiezeit).

(3) Bei therapieschädigendem Verhalten der Patient:innen oder in besonders emotionalen Situationen werden, basierend auf der Haltung des disziplinierten persönlichen Einlassens, die Techniken der Kontingenten persönlichen Reaktion (KPR) sowie der Interpersonellen Diskriminationsübung (IDÜ) (Kap. 5) von den Therapierenden angewendet.

60.3.1 Die Liste prägender Bezugspersonen mit Übertragungshypothesen

Vor dem Hintergrund der häufigen traumatisierenden Beziehungserfahrungen in der Kindheit werden die Betroffenen zu Beginn der Therapie aufgefordert, bis zu sechs prägende Personen aus ihrem Leben zu benennen, die ihre Persönlichkeit und ihren Lebensweg entscheidend beeinflusst haben. Die Therapierenden können diese Strategie wie im folgenden Beispiel dargestellt einleiten (modifiziert nach Brakemeier, Guhn & Normann, 2021).

Beispiel

»Ich möchte, dass Sie auf Ihr Leben zurückblicken und die Menschen nennen, die Ihrer Meinung nach den größten Einfluss auf die Gestaltung Ihres Lebensweges und Ihre Persönlichkeit hatten. Diese Menschen nennen wir prägende Bezugspersonen – im Englischen sagt man passend: die Big Players. Ihre Einflüsse auf uns können positiv oder negativ, schmerzhaft oder hilfreich oder insgesamt ambivalent gewesen sein. Zu den prägenden Bezugspersonen gehören immer unsere Eltern, es können aber auch andere Personen aus unserer Familie wichtig sein, etwa Großeltern oder Geschwister bzw. andere wichtige Menschen, mit denen wir aufgewachsen sind. Es können zudem auch Menschen aus der Jugend oder dem frühen Erwachsenenleben sein – wie zum Beispiel ein erster bester Freund, eine wichtige Lehrerin oder der erste Partner. Schließlich können die Bezugspersonen auch aus dem jetzigen Leben kommen, wie Ihr jetziger Partner. Bitte nennen Sie jetzt diese Personen, wobei es nicht mehr als sechs sein sollten.«

Nach einer Exploration der Beziehung zu jeder der Personen (Beispiel-Explorationsfrage: »Wie war es für Sie, mit Ihrer Mutter aufzuwachsen?«) formulieren die Patient:innen mit Unterstützung der Therapierenden für jede Person »kausal-theoretische Schlussfolgerungen«, die vereinfacht auch als »Prägungen«, »Stempel« oder »Spuren« bezeichnet werden können (Beispiel-Frage: »Welche Prägung haben diese Beziehungserfahrungen mit Ihrer Mutter bei Ihnen bis heute hinterlassen?«). Aus diesen Prägungen leiten Therapierenden gemeinsam mit den Betroffenen Übertragungshypothesen ab. Letztere spiegeln die Beziehungserwartungen wider, welche die Patient:innen aufgrund ihrer Prägungen (bewusst oder unbewusst) auch an die jeweiligen Therapierenden haben. Im Vergleich zur klassischen Psychoanalyse wird die Übertragungshypothese also früh in der Therapie proaktiv eingeführt (»Was könnte auch zwischen uns passieren? Welche Beziehungserwartungen oder Befürchtungen haben Sie an mich?«) und transparent formuliert. McCullough (2021) zieht in diesem Zusammenhang auch Parallelen zur Gegenübertragung (counter-transference reactions). Therapierende nutzen ihre eigenen emotionalen Reaktionen nicht nur als diagnostisches Instrument, sondern auch als aktiven Bestandteil des therapeutischen Prozesses. Durch den gezielten Einsatz der Kontingenten persönlichen Reaktion können maladaptive, also dysfunktionale und selbstschädigende Verhaltensweisen der Betroffenen modifiziert werden. Gleichzeitig wird erwünschtes, hilfreiches Verhalten verstärkt und stabilisiert, um langfristig bessere soziale und emotionale Anpassungsmechanismen zu fördern (vgl. auch Brakemeier et al., 2021; Klein et al., 2018).

Diese Schritte werden anhand des Patientenbeispiels von Insa Vogelsang in Tabelle 60.1 dargestellt.

Tabelle 60.1 Die vier wichtigsten Prägungen sowie die daraus abgeleitete Übertragungshypothese von Frau Vogelsang bezogen auf ihre Therapeutin*

Bezugsperson	Kurze Zusammenfassung der Exploration	Prägung (kausale Schlussfolgerung)
Mutter	Meine Mutter war mit allem überfordert, vor allem mit der Behinderung meines Bruders. Seit ich denken kann, musste ich ihr bei allem helfen. Ich wollte so gerne zum Ballett gehen, aber sie hat mir alles verboten, weil sie keine Zeit hatte.	Ich muss für alle da sein und allen helfen, da meine eigenen Bedürfnisse und Interessen nicht wichtig sind.
Vater	Mein Vater war ein kluger und trauriger Mann. Ich glaube, er war auch depressiv. Er litt unter der Behinderung meines Bruders. Ich habe immer versucht, ihn aufzuheitern, was mir auch manchmal gelungen ist, vor allem, wenn ich sehr gute Noten hatte.	(Traurige) Männer kann ich durch gute Leistungen aufheitern.
Bruder	Mein Bruder ist behindert. Er tat mir immer schon leid. Ich habe mich oft schuldig gefühlt, weil ich gesund bin. Ich habe immer versucht, alles für ihn zu tun.	Ich stelle meine Bedürfnisse zurück und kümmere mich um andere. Ich fühle mich schuldig, weil ich gesund bin.
Wichtigste Freundin	Sie hieß Steffi und war wundervoll: lebendig, spannend und klug. Bis zum Abitur waren wir unzertrennlich. Dann ging sie in die USA. Ich konnte nicht mit, weil ich meine Familie nicht verlassen wollte. Ich habe ihr viele Mails geschrieben - irgendwann hat sie mir geschrieben, dass wir uns wohl auseinandergelebt hätten und meine Mails sie nerven.	Freundinnen verlassen mich, weil ich zu langweilig bin.
Übertragungshypothese: Wenn ich meiner Therapeutin sage, was ich möchte, wird sie es nicht für wichtig erachten und früher oder später von mir genervt sein oder mich verlassen.		

* Da im Fallbeispiel die Therapeutin weiblich ist, basiert die Übertragungshypothese insbesondere auf der Prägung der Mutter und Freundin.

Durch die Prägungen wird nachvollziehbar, warum Frau Vogelsang so schüchtern und selbstunsicher wirkt und ihre Interessen stets zurückstellt.

Clemens Tauenzieher hingegen ganz andere interpersonelle Probleme: Er ist oft aufbrausend, laut und aggressiv (vgl. Kap. 60.4.3.1). Auch dieses Verhalten wird erklärbar, wenn man seine wichtigste Bezugsperson betrachtet: seinen Vater.

P: Mein Vater war Alkoholiker, groß und stark. Wenn er was getrunken hatte, wurde er schnell laut und aggressiv – oft hat er mich dann geschlagen, immer verbunden mit der Aufforderung, ich solle mich wehren und ihn zurückschlagen. Er hat mich früh in einen Boxverein geschickt, damit ich lerne, mich durchzuschlagen und zu wehren. Er meinte, Menschen an sich seien böse und man müsse sich immer wehren. Ich habe alles geglaubt und getan, was er gesagt hat. Das hat mir die ganzen Probleme eingebracht. Bis heute reagiere ich so aggressiv ...

T: Aha, jetzt sind wir schon bei der Prägung. Wie formulieren wir in einem Satz, wie Ihr Vater Sie bis heute prägt?

P: Na ja, vielleicht so: Ich reagiere schnell laut und aggressiv gegenüber anderen Menschen, weil ich immer denke, dass ich mich wehren muss.

Wichtig

Bei CBASP werden die zu Beginn explorierten Beziehungserfahrungen aus der Kindheit (und des weiteren Lebens) direkt in Bezug zu den heutigen Gedanken, Gefühlen und Verhaltensweisen gebracht.

60.3.2 Der Kiesler-Kreis

Nach Beendigung der Liste prägender Bezugspersonen und dem Aufstellen der Übertragungshypothesen wird der Kiesler-Kreis (KK) in die Therapie eingeführt (Kiesler, 1983). Das interpersonelle kreisförmige Modell dient der Einschätzung des sogenannten Stimuluscharakters eines Menschen in einer sozialen Interaktion. Der KK sowie die therapeutische Arbeit mit diesem Modell wird im Kap. 5 sowie im Abschnitt 60.4.3.1 skizziert.

Beispiel

Frau Vogelsang, die aufgrund ihrer Prägungen (s. Abschn. 60.3.1) aufgehört hat, zu sagen, was sie möchte, und bestrebt ist, stets anderen zu helfen, wirkt in den meisten Situationen sehr bemüht, dabei jedoch unsicher, ängstlich und schüchtern (KK: schwankend zwischen *freundlich-unterwürfig*, *unterwürfig* und *feindselig-unterwürfig*), worauf viele Mitmenschen mit *dominanten* Verhaltensweisen komplementär reagieren: Ihr Chef erteilt ihr ständig Sonderaufgaben, ihre Mutter nutzt sie bis heute aus und auch anderen Menschen gegenüber kann sie sich nicht abgrenzen (vgl. Fallbeispiel in Abschn. 24.3). Nachdem sie diese Wechselwirkung durch den Kiesler-Kreis verstanden hat, ist sie motiviert, in den oberen Teil des Kreises zu wandern und zu lernen, mehr für sich einzustehen, auch mal Nein zu sagen und ihre Bedürfnisse zu äußern – also *dominantes*, *freundlich-dominantes* und notfalls auch mal *feindselig-dominantes* Verhalten zu zeigen.

60.3.3 Die therapeutische Haltung: das disziplinierte persönliche Einlassen

Menschen mit chronischen Depressionen tendieren wegen der traumatisierenden Beziehungserfahrungen, die bei der Liste prägender Beziehungserfahrungen aufgedeckt werden, häufig dazu, ihre Interaktionspartner:innen, in diesem Falle die Therapierenden, mit wichtigen verletzenden Bezugspersonen aus ihrer Vergangenheit gleichzusetzen (Übertragung) und implizit Negatives, wie Zurückweisung oder Bestrafung, zu erwarten. Dem setzten die Therapierenden möglichst oft ihre tatsächlichen – positiven wie auch negativen – Gefühle und Reaktionen als Konsequenz auf das Verhalten der Patient:innen entgegen (kontingente persönliche Reaktion, KPR) . Diese persönliche Beziehungsgestaltung verbunden mit der expliziten und transparenten interpersonellen Diskriminationsübungen (IDÜ) zum heilsamen Beziehungslernen kreiert die Haltung des diszipliniert-persönlichen Einlassens (DPI, *disciplined personal involvement*, vgl. McCullough, 2006), welche sich in dieser Form in keinem anderen psychotherapeutischen Verfahren wiederfindet. Das genaue Vorgehen wird am Fallbeispiel von Herrn Tauenzieher in Kapitel 5 ausführlicher erläutert. An dieser Stelle wird daher anhand des Fallbeispiels von Frau Vogelsang kurz dargestellt, wie auch in vermeintlich weniger wichtigen Situationen ein positives KPR mit IDÜ genutzt werden kann.

Beispiel

Am Ende der fünften Stunde bittet Frau Vogelsang ihre Therapeutin, ob der übernächste Termin verschoben werden könne, da sie für den Nachmittag Karten für ein Ballett bekommen hätte. Die Therapeutin sagt zunächst, dass dies kein Problem sei. Gemeinsam finden sie einen alternativen Termin. Im Anschluss wendet die Therapeutin im Rahmen der DPI Haltung die Techniken KPR an:

T: Frau Vogelsang, können Sie sich vorstellen, wie es mir gerade geht? Schauen Sie mich mal an!

P: Mmh – Sie lächeln. Freuen Sie sich?

T: Ja, genau. Ich freue mich in der Tat, dass Sie diese Frage gestellt haben. Können Sie sich vorstellen, warum?

P: Mmh – vielleicht, weil ich mich getraut habe, Sie zu fragen? Das fiel mir auch nicht leicht …

T: Genau, ich freue mich so sehr, dass Sie heute endlich ein Bedürfnis ausgedrückt haben. Schauen Sie (deutet auf Übertragungshypothese auf dem entsprechenden Arbeitsblatt), hier haben wir aufgeschrieben: »Wenn ich meiner Therapeutin sage, was ich möchte, wird sie es nicht für wichtig erachten und früher oder später von mir genervt sein oder mich verlassen.« Ist Ihre Befürchtung eingetreten?

Anschließend erfolgt auch hier eine IDÜ, in der die Reaktion der Therapeutin mit der von Mutter, vom Vater, Bruder und der Freundin verglichen wird, was eine heilsame korrigierende Beziehungserfahrung ermöglicht.

Teil VI

60.3.4 Die Situationsanalyse

Die Situationsanalyse (vgl. Kap. 24; McCullough, 2000) ist eine strukturierte, mehrstufige, soziale Problemlösungsaufgabe, welche Strategien aus der Verhaltenstherapie (Arbeit am Verhalten durch Rollenspiele mit Shaping) wie auch der kognitiven Therapie (Umstrukturierung der Interpretationen) nutzt. Sie dient der Aufmerksamkeitsfokussierung sowie konstruktiven Formulierung und Erreichung von Zielen. Neben der in Kapitel 24 ausführlich beschriebenen interpersonellen Situationsanalyse stellt die Zukunfts-Situationsanalyse zur Vorbereitung auf potenzielle schwierige Situationen eine weitere hilfreiche Variante dar. Ihr Ablauf soll erneut am Beispiel des unter unkontrollierbaren Wutanfällen leidenden Herrn Tauenzieher veranschaulicht werden.

(1) Bevorstehende Situation: Ich gehe zu meinem Arbeitskollegen.
(2) Erwünschtes Ergebnis: Ich entschuldige mich bei ihm, indem ich sage: Hallo Manuel, ich möchte mich entschuldigen, dass ich gestern den Locher an die Wand geworfen habe.
(3) Hilfreiche Interpretationen und Verhaltensinterpretationen (Schlachtrufe):
   - Er ist ja eigentlich nett.
   - Derartige Wutausbrüche kommen von früher, aber schaden mir heute.
   - Entschuldigen ist gar nicht so schwer.
   - Überwinde deinen Schweinehund!
(4) Verhalten: Im Kiesler-Kreis v. a. freundlich und auch dominant (im Sinne von offen): mit Blickkontakt auf ihn zugehen und mit lauter (aber nicht mit zu lauter) Stimme sprechen, ihn dabei anlächeln.
(5) Durchführung von vielen Rollenspielen mit unterschiedlichem Schwierigkeitsgrad und Shaping. Herr Tauenzieher kann am Ende sein erwünschtes Ergebnis erreichen, wobei er folgende weitere Sätze als besonders hilfreich empfindet: »Es tut mir leid, Manuel. Manchmal kann ich meine Wut einfach noch nicht kontrollieren, aber ich arbeite gerade daran.«

60.4 Weitere Therapieoptionen

Erste Modifikationen von CBASP einschließlich Pilotstudien existieren u. a. zu folgenden Settings und Gruppen von Betroffenen:

- stationäres Konzept (z. B. Brakemeier et al., 2021; Brakemeier et al., 2015) mit anschließender Rückfallprophylaxe durch CBASP-Selbsthilfegruppen oder Internet-Nachbetreuung (CBASP@home; Brakemeier et al., 2013)
- Gruppentherapie (Schramm et al., 2012; Michalak et al., 2015; Sayegh et al., 2016)
- Kinder und Jugendliche mit Depressionen (CBASP@YoungAge; Dippel et al., 2022a; Dippel et al., 2022b)
- hochbetagte Patient:innenen mit chronischen Depressionen (CBASP@oldage; Bollmann et al. 2015; Bollmann & Brakemeier, 2017)

- Patient:innen mit Depression und komorbiden Substanzstörungen (Penberthy et al., 2014; Knies et al., 2016)
- Patient:innen mit Depression und komorbiden Autismus-Spektrum-Störungen (vgl. Kap. 38; Radtke, 2021)
- Patient:innen mit chronischen Depressionen und Narzissmus (CBASPersonalized für Narzissmus, CNP; Brakemeier & Lammers, 2022)

Die Anwendung des CBASP-Konzepts im stationären Setting gilt im deutschsprachigen Raum als eine wichtige Modifikation. Da Patient:innen mit chronischen Depressionen oft besonders schwer erkrankt sind, von ambulanten Therapien häufig nicht zufriedenstellend profitieren, massive häusliche Belastungen aufweisen und immer wieder in suizidale Krisen geraten, benötigen viele dieser Patient:innen eine intensive stationäre Behandlung. Studien weisen darauf hin, dass in spezialisierten Behandlungssettings für depressive Störungen der Anteil an Betroffenen mit chronischen Depressionen mehr als zwei Drittel beträgt (Sürig et al., 2021). Daher wurde auf der Basis der ambulanten CBASP-Therapie ein multidisziplinäres stationäres Therapieprogramm entwickelt, welches u.a. neue gruppentherapeutische CBASP-Konzepte integriert. Insbesondere das Gruppenformat erscheint sinnvoll, da die Patient:innen durch Modelllernen und Rollenspiele voneinander profitieren. Zudem können sie sich bedingt durch die Störungshomogenität der Gruppe leichter öffnen als in störungsheterogenen Gruppen, was ein Empathietraining innerhalb der Gruppe ermöglicht und fördert (vgl. Kap. 78). Im Rahmen einer stationären CBASP-Behandlung kann es zur Heilung traumatisierender Beziehungserfahrungen durch neue korrigierende Beziehungserfahrungen nicht nur in Kontakt mit dem Einzeltherapierenden (wie bei der ambulanten Therapie), sondern vielmehr auch durch Kontakt mit dem Behandlungsteam oder den Mitpatient:innen kommen, was von vielen Betroffenen als sehr hilfreich bzw. heilsam erlebt wird.

Pharmakotherapie. Nach den S3-Leitlinien sollte bei mittelgradiger bis schwerer Ausprägung der chronischen Depressionen empfohlen werden, CBASP mit einer medikamentösen Behandlung zu kombinieren (vgl. auch Abschn. 60.6).

60.5 Typische Schwierigkeiten und Fehler

CBASP-Therapierende können mit verschiedenen Herausforderungen konfrontiert werden. In Tabelle 60.2 werden einige relevante Dos und Don’ts zusammengefasst.

Tabelle 60.2 Dos und Don'ts während CBASP

Dos	Don'ts
potenzielle Nebenwirkungen erläutern	vergessen, auf Nebenwirkungen hinzuweisen
einen klaren Rahmen vorgeben und die Patient:innen fokussieren	den Patient:innen die Struktur überlassen
möglichst zu Therapiebeginn die Liste prägender Bezugspersonen durchführen, um schnell ein Verständnis über die Entstehung der heutigen Probleme zu bekommen	sich nicht trauen, mit der Liste prägender Bezugspersonen zu beginnen, da die Betroffenen zu krank erscheinen
Formulierung der Übertragungshypothesen vorbereiten (ggf. mit Unterstützung der Supervisor:innen) und anschließend transparent den Patient:innen vermitteln bzw. mit ihnen erarbeiten	Übertragungshypothesen weglassen (z. B. aufgrund von Schwierigkeiten bei der Formulierung)
basierend auf der stets präsenten DPI Haltung möglichst häufig die KPR mit IDÜ nutzen; hierbei die ganze Bandbreite an emotionalen Rückmeldungen einbringen	zu selten KPR und IDÜ nutzen bzw. überwiegend positive Rückmeldung geben, da Unbehagen vor dem negativen KPR besteht
möglichst häufig Empathietraining einbauen	Chancen verpassen, Empathietraining zu nutzen
sich trauen, den Betroffenen zu sagen, dass diese einem wichtig sind (gegen die emotionale Vernachlässigung)	die Beziehung zu neutral gestalten
möglichst viele Situationsanalysen mit Rollenspielen durchführen (auch als Hausaufgabe vergeben)	Situationsanalysen mit Rollenspielen vermeiden
die Vorteile von Situationsanalysen und dem Üben neuer Verhaltensweisen erläutern	die Patient:innen dazu drängen, das Gelernte im Alltag umzusetzen
Angehörige bzw. Freund:inne in die Therapie einbeziehen	den Fokus zu sehr auf die therapeutische Beziehung legen (Gefahr der Abhängigkeit!)
Therapieabschluss rechtzeitig und transparent ankündigen, Sitzungen ausschleichen und Erhaltungstherapie planen	Therapie abrupt beenden, ohne die Patient:innen darauf vorzubereiten

60.6 Kritische Einordnung

Seit der ersten randomisiert-kontrollierten Studie (RCT) zu CBASP im Jahr 2000 wurden acht RCTs sowie mehrere Beobachtungsstudien veröffentlicht (vgl. Guhn, Köhler & Klein, 2022). Insgesamt gilt CBASP in der Akutbehandlung chronischer Depressionen mittlerweile als gut etablierte evidenzbasierte Methode. Eine Meta-Analyse von Negt et al. (2016) zeigte einen kleinen, aber signifikanten Vorteil gegenüber Kontrollbedingungen (Hedges' g = 0.34). Allerdings wurde kritisiert, dass die unterschiedliche Stichprobengröße der Studien nicht berücksichtigt wurde, wodurch die Effektstärke möglicherweise überschätzt ist (Habtewold et al., 2022). Ein klarer Überlegenheitsnachweis gegenüber anderen spezifischen Verfahren steht demnach noch aus.

Eine Netzwerk-Metaanalyse (Furukawa et al., 2018) zeigt jedoch, dass die Kombination aus CBASP und Antidepressiva wirksamer ist als jede Monotherapie. Zur Langzeitwirksamkeit liegen bislang nur wenige Daten vor. In einer deutschen Multicenter-Studie (Schramm et al., 2019) verlor CBASP im Zweijahres-Follow-up gegenüber Supportiver Psychotherapie seine Überlegenheit – was auf die Notwendigkeit von Erhaltungstherapien hindeutet. So zeigten Patient:innen mit monatlicher CBASP-Folgetherapie niedrigere Rückfallraten als jene mit reinen Assessments (Klein et al., 2004).

Eine offene Studie zum multidisziplinären stationären CBASP-Konzept (Brakemeier et al., 2015) weist auf eine gute Umsetzbarkeit und vielversprechende Behandlungsergebnisse hin. CBASP-Selbsthilfegruppen erwiesen sich dabei als hilfreich für die Rückfallprophylaxe. Derzeit läuft eine von der DFG geförderte multizentrische RCT-Studie (»ChangePDD«), in der CBASP mit Behavioral Activation (BA) bei 400 therapieresistenten Patient:innen mit persistierender Depression verglichen wird (Brakemeier et al., under revision). Ziel ist es, Wirksamkeit, Moderatoren und Mediatoren beider Verfahren zu untersuchen – und damit zur individualisierten Psychotherapie beizutragen: What works for whom and why?

Teil VI

FAQ

Was mache ich, wenn mein eigentlich sehr schüchterner und einsamer Patient mit chronischen Depressionen mir eines Tages sagt, dass er sich (ein wenig) in mich verliebt habe?
Bei derart intensiven Therapien kann dies gelegentlich passieren und ist in den allermeisten Fällen so gut händelbar, dass sogar heilsame Beziehungserfahrungen für den verliebten Patienten resultieren (sie verlässt mich nicht, es gibt auch Beziehungen ohne Ausnutzen, etc.). Zuerst kann im Rahmen der DPI Haltung durch eine KPR einerseits Freude über Offenheit und derartige positive Gefühle geäußert werden, gleichzeitig sollte jedoch auch immer offen dargelegt werden, dass ich als Therapeutin mich nicht verliebt habe, was gut sei, da so die Therapie weitergeführt werden kann. Zudem kann durch eine IDÜ geschaut werden, wie andere Frauen reagiert haben, wenn der Patient seine Gefühle offenbart hat. Auch sollte untersucht werden, warum bzw. in was sich der Patient verliebt hat (z. B. »… weil Sie mir zuhören

und mir wirklich helfen wollen«), woraufhin der Anteil des Patienten daran gewürdigt wird (»Ja, das kann ich aber erst, seitdem Sie mir auch offen Ihre Probleme und Bedürfnisse erzählen«) und ihm so Mut gemacht werden kann, sich auch anderen Frauen gegenüber im nicht-therapeutischen Setting wieder offener anzunähern (vgl. als Lehrvideo: Brakemeier, 2019).

Weiterführende Literatur

Brakemeier, E.L., Klein, P., Zimmermann, J., … & Padberg, F. (under revision). Efficacy, moderators and mediators of Cognitive Behavioral Analysis System of Psychotherapy (CBASP) versus Behavioral Activation (BA) in persistently depressed treatment-resistant inpatients: Study protocol for the multicenter, randomized controlled ChangePDD trial. BMJ Open.

Brakemeier (2019). Schwierige Situationen in der modernen Psychotherapie. CBASP, DBT, MBT und Schematherapie. Beltz Video-Learning.

Brakemeier, E.-L., Guhn, A. & Normann, C. (2021). Praxisbuch CBASP. Behandlung chronischer Depression. Weinheim: Beltz.

Guhn, A., Köhler, S. & Brakemeier, E. L. (2019). Kiesler-Kreis-Training: Manual zur Behandlung interpersoneller Probleme. Weinheim: Beltz.

Klein, J.P., Backenstrass, M., Schramm, E. (2024). Therapie-Tools CBASP. Psychotherapie chronischer Depression. Weinheim: Beltz.

61 Dialektisch-Behaviorale Therapie (DBT)

Christian Stiglmayr

61.1 Hintergrund

Die Dialektisch-Behaviorale Therapie (DBT) wurde in den 1980er Jahren von Marsha Linehan störungsspezifisch zur Behandlung von Patient:innen mit einer Borderline-Persönlichkeitsstörung (BPS) entwickelt (Linehan, 1996a, b; 2016a, b). Ursprünglich war die Therapie als ambulante Behandlung für chronisch suizidale Frauen konzipiert. Heute gilt die DBT als Prototyp einer modular aufgebauten Psychotherapie und findet bei einer Vielzahl weiterer Störungsbilder Anwendung. Im Kern ist die DBT eine verhaltenstherapeutisch orientierte Methode. Es kommen jedoch zusätzlich therapeutische Techniken aus der Gesprächspsychotherapie, der Gestalttherapie und der Hypnotherapie zur Anwendung. Eine akzeptierende und wertschätzende Haltung, wie sie auch dem Zen-Buddhismus zugrunde liegt, bildet die Basis der DBT. Damit gehört die DBT zur sogenannten Dritten Welle der Verhaltenstherapie, welche die klassischen verhaltenstherapeutischen und kognitiven Techniken mit Strategien der Akzeptanz, Weisheit, kognitiven Distanzierung und Dialektik verbindet.

Ziele der DBT

Das primäre Behandlungsziel der DBT besteht im Aufbau bzw. der Verbesserung von funktionalen Strategien zur Emotionsregulation (vgl. auch Kap. 33). Unter Einsatz dieser neu erlernten Strategien können nachfolgend andere Aspekte des Lebens wie soziale Isolation, Arbeitslosigkeit, komorbide Störungen oder weitere Problembereiche therapeutisch bearbeitet werden.

Diesen konkreten Behandlungszielen übergeordnet verfolgt die DBT ein noch grundlegenderes Ziel: die Herstellung dialektischer Verhaltensmuster, d. h. eines Denkens und Handelns, das von Ausgewogenheit und Augenmaß – sowie vom »Im-Moment-Sein« – bestimmt ist. Die Auflösung dichotomer Betrachtungsweisen von sich und seiner Umgebung und damit ein tiefes inneres Annehmen dessen, was ist, stellt daher das erstrebenswerte Endziel der DBT dar.

Diese Zieldefinition ermöglicht eine sehr breite Anwendung der DBT. Das heißt, sämtliche Störungen, denen eine Störung der Affektregulation eigen ist, sind einer DBT-Behandlung zugänglich.

61.2 Indikation, Kontraindikation und Nebenwirkungen

Indikation. Aufgrund ihres manualgestützten modularen Aufbaus findet die DBT mittlerweile bei der Behandlung vieler verschiedener psychischer Störungen mit einer Affektregulationsstörung in unterschiedlichsten Behandlungssettings Anwendung. Die prominentesten DBT-Methoden sind:

- DBT bei BPS (z. B. Linehan, 1996a, b; 2016a, b; vgl. Kap. 53)
- DBT bei PTBS (z. B. Steil et al., 2011; Bohus et al., 2013, 2020; vgl. Kap. 46).
- DBT bei Suchterkrankungen (z. B. Zimmermann et al., 2021; vgl. Kap. 50)
- DBT bei Essstörungen (z. B. Sipos et al., 2011; Sipos und Schweiger, 2022; vgl. Kap. 48)
- DBT bei Depressionen (z. B. Lynch et al., 2007a; vgl. Kap. 42)
- DBT bei ADHS (Hesslinger et al., 2004; vgl. Kap. 39)
- DBT bei Störungen der Intelligenzentwicklung (Elstner et al., 2012; vgl. Kap. 37)
- DBT bei Störungen im Jugendalter (Fleischhaker et al., 2010; von Auer und Bohus 2017; von Auer und Kaess 2022; vgl. Kap. 70)
- DBT im stationären Setting (z. B. Bohus et al., 2004)
- DBT in der Forensik (z. B. McCann et al., 2000; Oermann et al., 2013)
- DBT zur Bewältigung von Problemen der Lebensführung (z. B. Rückführung auf den primären Arbeitsmarkt; DBT-ACES; z. B. Comtois et al., 2010; Burmeister et al., 2013)
- DBT bei Familien und Paaren (Fruzzetti, 2019)

Kontraindikation und Nebenwirkungen. Bei Patient:innen mit Störungen aus dem psychotischen Formenkreis hat die DBT bislang keine Anwendung gefunden. Studien zu Nebenwirkungen liegen bislang nicht vor. Aufgrund der klinischen Erfahrung sind jedoch v. a. zwei Risiken und daraus resultierende Nebenwirkungen für Patient:innen wie auch Therapeut:innen erwähnenswert: Insbesondere unerfahrene Therapeut:innen setzen ihre persönlichen Grenzen oft nicht klar genug. Die Folge ist eine übergroße Abhängigkeit des / der Patient:in und schließlich ein Burnout des / der Therapeut:in. Auch vorzeitige Therapieabbrüche sind hier häufig.

Bei Vorliegen einer komorbiden komplexen Posttraumatischen Belastungsstörung (PTBS) ist die rechtzeitige Behandlung der Traumafolgestörung unabdingbar, da ansonsten nach einem ersten Nachlassen oder gar Einstellen von dysfunktionalen Verhaltensweisen mit einem verstärkten Auftreten derselben zu rechnen ist.

61.3 Praktische Durchführung

Die DBT ruht auf zwei sehr stabilen Säulen: Eine Säule symbolisiert die zur Anwendung kommenden Techniken, die andere Säule symbolisiert die therapeutische Haltung. Die in Kapitel 53 beschriebene Therapiestruktur gibt der DBT ihren notwendigen Rahmen. All diese Komponenten sind notwendig, um die DBT wirksam werden zu lassen.

61.3.1 Die therapeutische Grundhaltung

Die therapeutische Haltung bildet die Grundlage für die effektive Anwendung therapeutischer Techniken. Aufgrund der hohen Emotionalität und der teilweise sehr belastenden dysfunktionalen Verhaltensweisen (z. B. schweres selbstverletzendes Verhalten (SVV), Suizidandrohungen, Suizidversuche, Beziehungsabbrüche, Aggressionen) wird die Arbeit mit Patient:innen mit einer ausgeprägten Emotionsregulationsstörung meist als sehr anstrengend erlebt. Aus diesem Grund wurden im Rahmen der DBT therapeutische Grundannahmen formuliert, die sowohl Therapeut:in als auch Patient:in vor Problemen dieser Art schützen (s. Kasten). Auch wenn diese Grundannahmen von Linehan für die Behandlung von Patient:innen mit BPS formuliert wurden, sind sie – ggf. mit leicht unterschiedlichen Schwerpunktsetzungen – genauso für andere Störungsbilder mit Problemen der Emotionsregulation anwendbar. Der Einfachheit halber bezieht sich die nachfolgende Beschreibung der Grundannahmen auf Patient:innen mit einer BPS.

Therapeutische Grundannahmen

(1) Patient:innen mit einer BPS geben sich wirklich Mühe. D.h., sie versuchen, das Beste aus ihren gegenwärtigen Situationen zu machen.
(2) Patient:innen mit einer BPS wollen sich verändern.
(3) Patient:innen mit einer BPS müssen sich stärker anstrengen und härter arbeiten, um sich zu verändern.
(4) Patient:innen mit einer BPS haben ihre Schwierigkeiten nicht selbst verursacht, müssen sie aber selbst lösen.
(5) Das Leben suizidaler Patient:innen mit einer BPS ist so, wie es gegenwärtig ist, unerträglich.
(6) Patient:innen mit einer BPS müssen neues Verhalten in allen relevanten Lebensbereichen erlernen.
(7) Patient:innen mit einer BPS können in der Therapie nicht versagen.
(8) Therapeut:innen, die mit Patient:innen mit einer BPS arbeiten, brauchen Unterstützung.

Patient:innen mit einer BPS erleben aufgrund ihrer stark ausgeprägten Emotionalität häufig Zustände, wie sie andere nur in lebensbedrohlichen Situationen erleben (s. Abschn. 53.3). Um mit diesen subjektiv existenziellen Zuständen umgehen zu können, müssen sich die Patient:innen fortwährend anstrengen, andernfalls wären sie schon längst tot (*Grundannahme 1*). Selbstverständlich sind die Patient:innen aufgrund der Unerträglichkeit der Lebenssituation notgedrungen bereit, sich zu verändern, auch wenn manchmal ein gegenteiliger Eindruck vorherrschen mag (*Grundannahme 2*). Veränderungen sind immer anstrengend und beängstigend, da überlebenssichernde Strategien zugunsten von noch nicht überprüften und zunächst vergleichsweise ineffektiven Strategien aufgegeben werden müssen. Dies bedeutet, dass die Patient:innen sich noch mehr anstrengen müssen, als sie dies ohnehin die ganze Zeit schon getan haben (*Grundannahme 3*). Ungerechtigkeitsempfinden ist hier häufig, sind die Betroffenen doch zumeist nicht die Verursacher ihrer Misere. Der Prozess, zu erkennen, dass die einzige

Person, der die Möglichkeit der Rettung innewohnt, die eigene Person ist, kann lang und sehr schmerzhaft sein. Genauso kann es für Therapeut:innen schmerzhaft sein, festzustellen, dass ihnen nur die Rolle des Helfenden zusteht (*Grundannahme 4*). Suizidgedanken sind angesichts der Unerträglichkeit einer solchen Situation nichts anderes als ein Ausdruck der erlebten emotionalen Not (*Grundannahme 5*). Und genau hier gilt es, weiterhin unterstützend und motivierend auf die Patient:innen einzuwirken, den einmal eingeschlagenen Weg weiter zu verfolgen, die Veränderungen auf alle Lebensbereiche auszudehnen, die Verantwortung für die eigene Person in vollem Umfang zu übernehmen (*Grundannahme 6*). Gelingt die notwendige Verhaltensänderung nicht (z. B. Aufgabe des schwerwiegenden selbstverletzenden Verhaltens), ist dies niemals die Schuld der Patient:innen. Stattdessen wird in der DBT davon ausgegangen, dass das »Versagen« der Therapie auf einen Mangel an zur Verfügung stehenden therapeutischen Strategien zurückzuführen ist (*Grundannahme 7*). Vor allem um die Therapeut:innen vor einem Ausbrennen zu schützen und damit dafür zu sorgen, dass die Patient:innen immer die bestmögliche DBT erhalten, sollte die Therapie nicht alleine durchgeführt werden. Ein Team von sich gegenseitig unterstützenden Therapeut:innen (Konsultationsteam; s. Kap. 53) ist damit eine der Grundvoraussetzungen für die Umsetzung einer effektiven DBT (*Grundannahme 8*).

61.3.2 Therapeutische Strategien

Die in der DBT zum Einsatz kommenden therapeutischen Strategien können zwei dialektischen Strategieblöcken zugeordnet werden: zum einen veränderungsorientierte und zum anderen akzeptierende Strategien. Beiden Strategieblöcken werden bestimmte Techniken zugeordnet: Zu den *akzeptanzbasierten Strategien* (vgl. auch Kap. 29) zählen Techniken der Problemerhebung und reziproken Kommunikation sowie Validierung. Diese Techniken werden ausbalanciert durch *Veränderungsstrategien* wie Problemlösung (Kap. 22), Kontingenzmanagement, Exposition (Kap. 19), kognitive Umstrukturierung (Kap. 20), provokante Kommunikationsstrategien sowie die Vermittlung von Fertigkeiten (»Skills«). Zusätzliche *dialektische Strategien* regeln den angemessenen Einsatz dieser beiden gegensätzlichen Strategieblöcke. *Strukturelle Strategien* stellen für das gesamte therapeutische Vorgehen den funktionalen Rahmen.

Die gleichzeitige Anwendung dieser sich scheinbar widersprechenden Strategien führt zu Spannungen, die für den therapeutischen Prozess genutzt werden können. Zum Beispiel haben Patient:innen mit einer BPS zwar ihr Leid häufig nicht selbst verschuldet (Akzeptanz), aber sie sind die einzigen, die dieses Leid beenden können (Veränderung; s. o. Grundannahme 3). Die durch die Unvereinbarkeit entstehende Spannung sorgt für den nötigen Druck, aber auch für die notwendige Energie, um eine Änderung herbeizuführen. Erfahrene DBT-Therapeut:innen zeichnen sich durch einen raschen, spielerisch wirkenden Wechsel zwischen diesen beiden Polen aus, sodass die gegebenen Dichotomisierungstendenzen von Patient:innen mit einer BPS aufgefangen werden und sie lernen, ihre Probleme dialektisch zu betrachten. Marsha Linehan beschreibt diesen Prozess als einen gemeinsamen Tanz von Patient:in und Therapeut:in, auf dem Boden einer energiegeladenen Tanzfläche. Deutlich wird dieser Tanz auch durch das Ausbalancieren von Nähe und Distanz.

In der DBT gibt es hierfür das Symbol der Wippe: Entfernt sich der / die Patient:in auf der Beziehungsebene, entfernt sich auch der / die Therapeut:in. Kommt der / die Patient:in hingegen auf den / die Therapeut:in zu, nähert sich auch der / die Therapeut:in. Allerdings immer darauf achtend, dass ein therapeutischer Mindestabstand gewahrt bleibt; oder bildlich gesprochen: stets darauf achtend, dass Patient:innen nicht auf die Seite der Wippe kommen, wo sich die Therapeut:innen befinden; oder umgekehrt. Ziel der Beziehungsgestaltung in der DBT ist es demnach, in Bewegung zu sein, mal stärker, mal schwächer, dabei stets auf Ausgewogenheit achtend; d. h. Ziel der Beziehungsgestaltung in der DBT ist es, miteinander zu wippen.

Beispiel

Nachfolgender Ausschnitt aus einer Therapiesitzung soll den dialektischen Einsatz der therapeutischen Strategien verdeutlichen. Der Therapeut spricht die Patientin auf das Abschließen eines Non-Suizid-Commitments an, wie es für die Umsetzung der ambulanten DBT unerlässlich ist (s. auch Abschn. 53.3).

T: Frau Schneider, wir hatten ja das letzte Mal besprochen, dass die DBT nur stattfinden kann, wenn Sie sich verpflichten, sich während der Therapie nicht umzubringen. Haben Sie darüber noch einmal nachgedacht?

P: Ja, das habe ich.

T: Und? Mit welchem Ergebnis?

P: Das ist eine sehr hohe Anforderung …

T: Ja, das stimmt!

[Kurzes Schweigen. Der Therapeut lehnt sich nach hinten und gibt der Patientin damit den notwendigen Raum, um sich mit den stattfindenden Prozessen zu beschäftigen.]

T: Das ist eine schwierige Entscheidung, oder?

P: Ja. Ich kann das nicht zusichern! Ich weiß doch nicht, wann wieder einmal eine solche Situation eintritt, in der ich nicht mehr weiter weiß.

T: Oh weh! Ohne Ihre Zusicherung, sich nicht umzubringen, kann die Therapie aber leider nicht stattfinden.

P: Aber was soll ich denn machen? Soll ich Sie anlügen?

T: Nee.

[Kurzes Schweigen. Mittlerweile hat die Spannung der Patientin deutlich zugenommen, sie wirkt verzweifelt. Der Therapeut lehnt sich wieder nach vorne.]

T: Wissen Sie, Frau Schneider – nicht, dass Sie mich missverstehen. Ich würde sehr gerne mit Ihnen die Therapie beginnen. Ich kann mir vorstellen, dass Sie von der DBT sehr profitieren können. Und außerdem habe ich auch den Eindruck, dass wir gut miteinander arbeiten könnten. Aber leider macht es so keinen Sinn.

[Hier kommen zwei gegensätzliche Strategien / Botschaften zum Einsatz: Zum einen ist der Therapeut zugewandt, formuliert, dass er gerne mit der Patientin arbeiten möchte. Gleichzeitig macht er deutlich, dass er dies unter den gegebenen Umständen nicht umsetzen kann.]

P: Aber was soll ich denn machen?

T: Sie wollen gerne eine Lösung haben, oder?

P: Ja.

T: Darf ich Ihnen etwas erzählen?

P: Hm …

[Nachfolgend versucht der Therapeut unter Einsatz einer dialektischen Strategie – das Erzählen einer Metapher –, eine Lösung zwischen diesen beiden widersprüchlichen Botschaften zu generieren.]

T: Kann es sein, dass sich Situationen, in denen Sie sich umbringen möchten, so anfühlen, wie wenn Sie sich in einem brennenden Haus aufhalten? Überall ist es heiß, Rauch versperrt Ihnen die Sicht. Aber Sie wissen, wie Sie aus dieser Hölle herauskommen. Es gibt einen Notausgang. Nämlich die Suizid-Tür. Können Sie mit dem Bild etwas anfangen?

P: Ja, genau! Das ist mein Notausgang!

T: Klar, dass Sie dann diesen Notausgang nicht hergeben möchten. Wer würde in einem brennenden Haus freiwillig seinen Notausgang verschließen?!

P: Sag ich doch!

[Kurze Pause. T. lehnt sich wieder nach hinten.]

T: Hm … Warum meinen Sie dann, dass die DBT trotzdem auf das Verschließen dieses Notausgangs besteht?

P: Woher soll ich denn das wissen?

T: Was meinen Sie? Wie bringt sich eine Person dazu, in einer solchen Situation nach anderen Notausgängen zu suchen?

P: Indem sie den alten Notausgang zumacht?

T: Genau deswegen würde ich so gerne mit Ihnen arbeiten – weil Sie so fix im Kopf sind! Und Sie haben völlig recht! Denn so lange Sie den alten Notausgang offen halten, werden Sie diesen im Notfall auch benutzen. Würde ich auch machen. Denn im Notfall funktioniert das Hirn nicht mehr so gut, handelt stattdessen nur nach bewährten Automatismen. D.h., Sie haben nur die Chance auf neues Verhalten, wenn Sie vorher eine Entscheidung treffen: nämlich das Verschließen des alten, dysfunktionalen Weges.

61.4 Weitere Therapieoptionen

Die Therapiestruktur der DBT wurde bereits in Kapitel 53 dargestellt. Daher soll an dieser Stelle auf manche der DBT-Modifikationen sowie die damit einhergehenden strukturellen Veränderungen eingegangen werden.

Allen Modifikationen gemeinsam ist der Einsatz der in Abschnitt 61.3.2 vorgestellten therapeutischen Strategien. Auch die in Abschnitt 61.3.1 beschriebene therapeutische Grundhaltung ist bei allen Varianten identisch. Worin sich die Modifikationen allerdings unterscheiden, ist deren unterschiedliche Struktur sowie die je nach Beschwerdebild zusätzlich zum Einsatz kommenden therapeutischen Interventionen (z. B. suchtspezifische Interventionen) und Therapiebausteine (z. B. Fallmanagement bei Substanzabhängigkeit, Arbeit mit Angehörigen bei Jugendlichen). Die unterschiedliche Struktur wird vor allem durch die an die jeweiligen Problembereiche angepasste Behandlungshierarchie verwirklicht.

DBT bei Suchterkrankungen (DBT-S)

Die DBT für die Behandlung von Patient:innen mit einer BPS und einer komorbiden Substanzabhängigkeit wurde Ende der 1990er Jahre von Linehan und Dimeff entwickelt (DBT-S; Linehan et al., 1999). Eine deutsche Adaption liegt vor (Zimmermann et al., 2021). In der DBT-S wurde die Behandlungshierarchie an die spezifische Problematik angepasst, indem der Konsum von vorher definierten Substanzen in die unterschiedlichen Hierarchieebenen eingearbeitet wird (s. Kap. 53, Tab. 53.1). Je gefährlicher der Konsum, desto höher die Hierarchieebene. Wie bereits bei anderem dysfunktionalen Verhalten in der Standard-DBT wird im Anschluss an einen Substanzkonsum mithilfe einer Verhaltensanalyse eine Lösungsanalyse erarbeitet, die die Wahrscheinlichkeit eines erneuten Konsums verhindert oder zumindest reduziert. Damit wird in der DBT-S auf der einen Seite der vollständige Verzicht auf Substanzkonsum eingefordert, auf der anderen Seite werden aber Rückfälle als (anfänglich) notwendiger Bestandteil der Störung behandelt. Zusätzlich werden in der DBT-S therapeutische Interventionen der klassischen Suchtbehandlung integriert (vgl. Kap. 50). Weitere Therapiebausteine, die in der DBT-S zum Einsatz kommen, betreffen vor allem die mitunter sehr desolaten Lebensbedingungen der Betroffenen wie auch die spezifischen Charakteristika von Betroffenen. Ein Case-Management sowie ein Familien- und Freund:innen-Netzwerk unterstützen die Patient:innen dabei, die therapeutischen Angebote annehmen und umsetzen zu können. Um einer Überforderung vorzubeugen, werden die Fertigkeiten im Einzelkontakt vermittelt. Das zusätzliche Skillstraining in der Gruppe dient der Stärkung der vermittelten Fertigkeiten.

DBT bei Essstörungen

Die Entwicklung der DBT für Essstörungen geht auf Wiser und Telch (1999) zurück. Die Autorinnen gehen davon aus, dass der Bulimia nervosa und der Binge-Eating-Störung ähnlich der BPS eine Emotionsregulationsstörung zugrunde liegt und sich daher eine Behandlung nach den Prinzipien der DBT empfiehlt. Eine deutsche Adaption liegt von Sipos et al. (2011) sowie Sipos und Schweiger (2022) vor. Behandlungsziel ist die Reduk-

Teil VI

tion der Essanfälle, welche durch eine entsprechende Einordnung in die Behandlungshierarchie operationalisiert wird. Die Bearbeitung des dysfunktionalen Verhaltens wird mit Verhaltens- und Lösungsanalysen umgesetzt. Klassische Interventionen aus der Essstörungstherapie (vgl. Kap. 48) wurden integriert. Im Unterschied zur Standard-DBT findet die Therapie in der Regel im Gruppensetting über insgesamt 20 Stunden statt (vgl. Kap. 78). Das Skillstraining wurde um essstörungsspezifische Fertigkeiten erweitert (z. B. Fertigkeiten zur Reduktion des Verlangens nach Essen).

DBT bei Jugendlichen (DBT-A)

Die DBT für Jugendliche wurde von Rathus und Miller (2002) entwickelt. Sie verfolgten das Ziel, die DBT an die spezifischen Bedürfnisse suizidaler Jugendlicher anzupassen. Im Jahr 2007 erschien das englischsprachige Manual (Miller et al., 2007). Die deutsche Adaption wurde von Fleischhaker et al. (2010) sowie von Auer & Bohus (2017) bzw. von Auer und Kaess (2022) publiziert. Die Standard-DBT wurde hinsichtlich Sprache und Aufbau an die Arbeit mit Jugendlichen ab dem 13. Lebensjahr angepasst. Die Behandlungshierarchie wurde beibehalten. Die Behandlungsdauer wurde auf 12 Wochen verkürzt. Zusätzliche Therapiebausteine sind der Einbezug der Eltern und anderer Erziehungsberechtigter in das Skillstraining wie auch in die Einzeltherapie. Das Skillstraining wurde im Umfang reduziert und durch spezifische Fertigkeiten erweitert, wie z. B. »Walking the middle path« (vgl. nachfolgendes Beispiel).

P: Meine Eltern sind einfach nur blöd.

T: Was findest du denn an deinen Eltern so blöd?

P: Dass sie sich ständig bei mir einmischen. Meine Mutter ist ständig nur am Rummeckern.

T: Und dein Vater?

P: Der sagt eigentlich gar nichts.

T: Was ist dir lieber: zu viel oder gar nichts sagen?

P: Hm. Finde beides blöd.

T: Hast du denn eine Idee, warum deine Eltern sich einmischen?

P: Weil sie mich nicht in Ruhe lassen wollen. Die wollen einfach nur nerven!

T: Noch eine andere Idee?

P: …

T: Denk' mal an den Skill »Walking the middle path«. Was bedeutet der?

P: Dass es nicht DIE Wahrheit gibt? Dass es immer mehrere Sichtweisen gibt?

T: Genau! Was könnte das nun in Bezug auf die Einmischungen deiner Eltern bedeuten? Warum könnte man sich noch einmischen wollen?

P: Keine Ahnung.

T: Warum mischst du dich bei deiner Freundin oder deinen Freunden ein?

P: Weil die mir wichtig sind.

T: Aha! Und warum könnten sich deine Eltern nun bei dir einmischen? Nur weil sie dich blöd finden?

P: Hm … Na ja, vielleicht auch, weil sie Interesse an mir haben?

T: Genau! Bleibt zwar trotzdem nervig, aber vielleicht fühlt es sich mit dieser Sichtweise nicht mehr ganz so schlimm an!

DBT bei Posttraumatischer Belastungsstörung (DBT-PTSD)

Die DBT zur Behandlung von Patient:innen mit einer Emotionsregulationsstörung und einer komplexen Posttraumatischen Belastungsstörung (kPTBS) wurde von der Arbeitsgruppe um Martin Bohus und Regina Steil entwickelt (DBT-PTSD; Steil et al., 2011; Bohus et al., 2013). Notwendig wurde die Entwicklung aufgrund der geringen Remissionsraten von hoch traumatisierten Patient:innen auf die Standard-DBT (Harned & Linehan, 2008). Die DBT-PTSD nutzt dieselben Therapiebausteine wie die Standard-DBT, integriert jedoch traumaspezifische kognitive und expositionsbasierte Interventionen (vgl. auch Kap. 46). Zentrales Therapieziel ist die Integration der traumatischen Erlebnisse sowie der dazugehörigen Emotionen in das Leben der Patient:innen. Die Reduktion von traumaspezifischem Vermeidungsverhalten (Meidung von traumaassoziierten Gegenständen, Orten, Gerüchen, Personen etc.) sowie »Escape«-Verhalten (d. h. Strategien zur Beendigung und Reduktion traumaassoziierter Gefühle wie z. B. Schuld durch Dissoziation oder SVV) wird als dysfunktionales Verhalten in der Behandlungshierarchie integriert. Voraussetzung für den Beginn einer DBT-PTSD ist, dass in den letzten acht Wochen kein Suizidversuch, kein schwerwiegendes SVV und kein lebensgefährliches Hochrisikoverhalten stattgefunden hat.

Bei sehr ausgeprägten und schwerwiegenden dysfunktionalen Verhaltensweisen kann es sinnvoll sein, im Vorfeld eine Standard-DBT durchzuführen. Generell wird jedoch empfohlen, mit der Traumaarbeit möglichst frühzeitig zu beginnen. Eine langandauernde Stabilisierungsphase sollte vermieden werden, denn sie führt häufig bei Vorliegen einer zusätzlichen komplexen PTBS und der nicht zeitnahen Bearbeitung der traumaspezifischen Emotionen zu einem Rückfall in alte dysfunktionale Verhaltensweisen. Die Traumabearbeitung wird nur dann unterbrochen, wenn hierarchisch höher liegendes dysfunktionales Verhalten vorliegt. Moderates bis leichtes SVV führt daher zu keiner Unterbrechung. Schwerwiegendes SVV wird hingegen als »Escape«-Verhalten in Form einer Verhaltensanalyse aufgegriffen, worüber es zu einer kurzen Unterbrechung, aber keinesfalls zu einem Abbruch der Exposition kommt. Bereiche der Lebensqualität wie z. B. Selbstwert, Beziehungsprobleme, Körpererleben oder soziale Aktivitäten werden in der DBT-PTSD erst im Anschluss an die Exposition bearbeitet.

Die DBT-PTSD besteht aus fünf Therapiephasen.

(1) Die erste Commitmentphase bereitet die Patient:innen auf die Traumatherapie vor. Im Anschluss an eine Phase der Psychoedukation (Aufklärung, was ein Trauma ist; Aufklärung über den Verlauf der DBT-PTSD) verschafft sich der / die Therapeut:in unter Einsatz von Verhaltensanalysen einen Überblick über alle relevanten dys-

funktionalen Verhaltensweisen. Anhand einer Lebenslinie werden alle relevanten Lebensereignisse erfasst und anschließend in Abhängigkeit von ihrem emotionalen Belastungsgrad in eine Rangreihe gebracht. Indextrauma ist jenes mit dem höchsten Belastungsgrad. Der gemeinsam unterzeichnete Therapievertrag markiert das Ende der ersten Therapiephase.

(2) In der nachfolgenden zweiten Planungs- und Orientierungsphase werden vor dem Hintergrund der zentralen Werte der Patient:innen deren Therapieziele erarbeitet.

(3) Die anschließende dritte Phase dient der Bearbeitung von traumabezogenen »Escape«-Strategien. Hierzu zählen v. a. die Vermittlung von Fertigkeiten zur Emotions- und Spannungsregulation. Besonderes Augenmerk wird auf das Erlernen von Strategien zu einem effektiven Dissoziationsmanagement gelegt. Damit dient diese Phase der Vorbereitung auf die nachfolgende Phase.

(4) Die vierte Expositionsphase besteht in der Regel aus einem Bericht über das Indextrauma in der Vergangenheitsform, dem Erstellen und Vorlesen eines schriftlichen Traumaskripts, dem Hören einer Audio- bzw. Sehen einer Videoaufnahme von einer Therapiesitzung, In-vivo-Exposition (z. B. Aufsuchen des Traumaortes, sofern keine reale Gefahr dort mehr besteht) und schließlich dem Bericht über das Indextrauma in der Gegenwartsform. Die Expositionsphase wird beendet, sobald es zu einem deutlichen Nachlassen des emotionalen Belastungsgrades kommt. Um diesen einschätzen zu können, wird vor, während und nach der Exposition beständig das Ausmaß der Spannung wie auch Dissoziation erfragt. Findet aufgrund zu starker Dissoziation keine ausreichende emotionale Aktivierung mehr statt, wird die Exposition unterbrochen. Im Anschluss an den Einsatz anti-dissoziativer Fertigkeiten (z. B. Ammoniak, Bewegung) wird die Exposition fortgesetzt. Je nach Ausmaß der Traumatisierung und dem Vorliegen von »Escape«-Verhalten kann die Expositionsphase wenige Wochen bis mehrere Monate andauern.

(5) Mit der Abschlussphase wird das Behandlungsende eingeführt. Hier werden Themen wie Selbstwert, Körpererleben, Sexualität und Partnerschaft aufgegriffen.

61.5 Typische Schwierigkeiten und Fehler

Eine der größten Herausforderungen bei der Anwendung der DBT ist die Einhaltung der im Vorfeld festgelegten Behandlungshierarchie. Dies ist insbesondere dann schwierig, wenn patientenseitig andere dringliche Probleme formuliert werden, die aus deren Sicht einer vorrangigen Bearbeitung zugeführt werden sollten. Besonders häufig tritt dieses Problem auf, wenn das zu bearbeitende dysfunktionale Verhalten trotz mehrmaliger Verhaltens- und Lösungsanalysen weiterhin auftritt. Der dadurch entstehende Druck ist für viele Therapeut:innen nur schwer aushaltbar, eine unangemessene Anpassung der zu behandelnden Themen ist häufig (z. B. Besprechung der Beziehungsproblematik vor Besprechung der Verhaltens- und Lösungsanalyse zu schweren SVV). Aus Sicht der DBT wäre es stattdessen vielmehr sinnvoll, den Veränderungsdruck bei gleichzeitiger Würdigung der Not der Betroffenen zu erhöhen. Ein feinfühliges Kontingenzmanagement, das gemeinsam erstellt wird, kann hier äußerst hilfreich sein (z. B. nach drei Monaten ohne SVV gehen Therapeut:in und Patient:in für eine Stunde Kaffeetrinken in ein Café, das sich der / die Patient:in aussuchen darf). Kommt es trotzdem zu keiner Verhaltensänderung, muss über eine Therapiepause, in allerletzter Konsequenz sogar über ein Therapieende nachgedacht werden (s. hierzu Grundannahme 7, Abschn. 61.3.1). Ausreichenden Schutz vor solcherart Anwendungsfehlern bieten das regelmäßig stattfindende Konsultationsteam, eine Supervision sowie eine fundierte – wie von der S3-Leitliniengruppe empfohlene (DGPPN, 2022) – Fort- und Weiterbildung.

61.6 Kritische Einordnung

Erfolgskriterien. Die primären Erfolgskriterien in der DBT betreffen die Reduktion der Anzahl wie auch der Schwere der SVV, der Suizidalität, der Anzahl der stationären Aufenthalte sowie der Anzahl an vorzeitigen Therapiebeendigungen vonseiten der Patient:innen wie auch der Therapeut:innen. Je nach Modifikation (z. B. DBT-PTSD) sind aber auch andere / zusätzliche Erfolgskriterien ausschlaggebend. Sekundäre Erfolgskriterien sind die Reduktion störungsspezifischer Symptomatik, z. B. erfasst mit der Borderline-Symptom-Liste (BSL; Bohus et al., 2001) wie auch unspezifischer Symptomatik (vgl. Kap. 8).

Grad der empirischen Absicherung. Die DBT gilt als erste Psychotherapie zur Behandlung einer Borderline-Persönlichkeitsstörung, deren Wirksamkeit durch randomisiert-kontrollierte klinische Studien (RCTs) mit durchgehend guten Effektstärken belegt werden konnte (Stoffers et al., 2012; Storebø et al., 2020). In den S3-Leitlinien (DGPPN, 2022; Lieb, 2020) wird die DBT zusammen mit der MBT als evidenzbasierte Methoden zur Behandlung einer BPS empfohlen.

Für die oben vorgestellten Modifikationen liegen ebenfalls Wirksamkeitsnachweise vor (DBT-S: Linehan et al., 1999, 2002; DBT bei Binge-Eating-Störung und Bulimia nervosa: Telch et al., 2001; Safer et al., 2010; DBT-A: Rathus & Miller, 2002, Fleischhaker et al., 2011; DBT-PTSD: Bohus et al., 2020).

FAQ

Was mache ich, wenn Patient:innen das dysfunktionale Verhalten (z. B. schweres selbstverletzendes Verhalten) nicht aufgeben möchten?
Die DBT ist nur umsetzbar, wenn die Patient:innen sich bereit erklären, dysfunktionales Verhalten zur Emotionsregulation zugunsten von Verhalten, welches ein langfristig hilfreiches Vorgehen im Umgang mit den eigenen Emotionen darstellt, aufzugeben. Beispielsweise werden die im Skillstraining vermittelten Fertigkeiten zur Emotionsregulation nur dann in aller Konsequenz zur Anwendung gebracht, wenn der / die Patient:in das selbstverletzende Verhalten vollständig aufgegeben hat.

Wie sollte ich bei Borderline-Patient:innen mit einer schweren komorbiden PTBS umgehen?

Nachdem den Patient:innen im Rahmen der Standard-DBT Fertigkeiten zum Umgang mit starken Spannungszuständen einschließlich dissoziativer Zustände sowie zum Umgang mit Emotionen vermittelt worden sind und darüber das schwere dysfunktionale Verhalten weitgehend eingestellt werden konnte, sollte zügig mit der Bearbeitung der Traumata begonnen werden.

Weiterführende Literatur

Bohus, M. & Wolf, M. (2012). Interaktives Skills-Training für Borderline-Patienten (2. Aufl.). Stuttgart: Schattauer.

Burmeister, K., Chrysanthou, C., Pflügler, S. & Höschel, K. (2013). DBT-ACES: Die zweite Stufe der Behandlung mit Dialektisch-Behavioraler Therapie – erste Erfahrungen bei der Anwendung der zweiten Behandlungsstufe der Dialektisch-Behavioralen Therapie in Deutschland. Psychotherapie in Psychiatrie, psychotherapeutischer Medizin und Klinischer Psychologie, 18, 133–149.

Stiglmayr, C. (2023). Dialektisch-Behaviorale Therapie (DBT). Stuttgart: Kohlhammer.

Stiglmayr, C. E. & Gunia, H. (2016). Die Dialektisch-Behaviorale Therapie. Göttingen: Hogrefe.

Stiglmayr, C. E. & Leihener, F. (Hrsg.). (2015). Fallbuch DBT. Weinheim: Beltz.

62 Emotionsfokussierte Therapie (EFT)

Lars Auszra • Imke R. Herrmann • Martin grosse Holtforth

62.1 Hintergrund

Die Emotionsfokussierte Therapie (EFT) stellt die Arbeit *mit* Emotionen in den Mittelpunkt (Greenberg, 2015). EFT-Therapeut:innen helfen ihren Patient:innen, ihre Emotionen wahrzunehmen, zu erlauben, zu akzeptieren, zu explorieren, ihnen bewusst eine Bedeutung zu verleihen, sie flexibel zur Lösung aktueller Probleme zu nutzen und sie zu transformieren, wenn sie nicht hilfreich sind. Veränderungen auf emotionaler Ebene werden als Motor für Veränderungen auf der Ebene der Kognitionen und des Verhaltens gesehen.

Die EFT hat sich aus der Psychotherapieprozessforschung, insbesondere der sorgfältigen Untersuchung der Rolle von Emotionen im therapeutischen Veränderungsprozess, entwickelt. Ihre Wurzeln liegen in den prozess-erlebensorientierten Ansätzen wie der Personenzentrierten Therapie und der Gestalttherapie. Die EFT verknüpft die klassischen humanistisch-erlebensorientierten Theorien mit psychologischer Emotionsforschung und affektiven Neurowissenschaften zu einer neohumanistischen Theorie, die Emotionen in den Mittelpunkt stellt.

Die Verankerung der EFT in der humanistisch-erlebensorientierten Tradition der Psychotherapie zeigt sich u. a. in der Betonung der therapeutischen Beziehung als eigenständigem Wirkfaktor sowie der Selbstexploration subjektiven (emotionalen) Erlebens als primärer Quelle von therapeutischer Veränderung.

62.1.1 Theoretische Grundlagen

Die Theorie der EFT basiert auf Erkenntnissen der psychologischen Emotionsforschung sowie der affektiven Neurowissenschaften über die Rolle von Emotionen in der Organisation des menschlichen Erlebens und Verhaltens. Sie kann als Umsetzung dieses Wissens in die klinisch-psychologische Praxis verstanden werden.

Emotionen

Emotionen sind ein evolutionär basiertes Informationsverarbeitungs- und Problemlösesystem (Frijda, 1986). Sie informieren uns schnell und automatisch über unsere wichtigsten Bedürfnisse in einer Situation und organisieren uns zu wirkungsvollem Handeln, um sie zu befriedigen. Einmal in Gang gesetzt, beeinflussen Emotionen »höhere« kognitive Verarbeitungsprozesse wie Aufmerksamkeit, Gedächtnis oder Entscheidungsprozesse. Somit spielen sie eine wichtige Rolle in der Organisation des menschlichen Erlebens und Verhaltens (Damasio, 1995).

Wichtig

Aus Sicht der Emotionsfokussierten Therapie stellen Emotionen eine wichtige Ressource im therapeutischen Veränderungsprozess dar, aus der resilientes Selbsterleben und funktionales Verhalten entspringen können.

Emotionale Schemata

Das emotionale Erleben Erwachsener basiert in weiten Teilen auf emotionalen Schemata, die komplexe emotionale Reaktionen hervorbringen. Emotionale Schemata entstehen, wenn angeborene psychomotorische Programme (z. B. für Kampf oder Flucht) mit den emotionalen Erfahrungen, die Menschen machen, sowie den Situationen, die sie ausgelöst haben, zu organisierten Einheiten im Gedächtnis verknüpft werden. Emotionale Schemata verbinden affektive, motivationale, kognitive und Verhaltenselemente zu einem Netzwerk, das durch relevante Hinweisreize ausgelöst werden kann und zukünftiges Erleben und Verhalten prägt.

Da emotionale Schemata auf Erfahrung basieren, können sie auch dysfunktional werden. Dies geschieht vor allem durch (traumatische) Lernerfahrungen in Kindheit und Jugend. Sie formen sich durch wiederholte oder besonders intensive, schmerzhafte emotionale Erfahrungen im Zusammenhang mit der Frustration wichtiger identitätsbezogener und / oder bindungsbezogener Bedürfnisse.

Beispiel

Erlebt eine Person als Kind wiederholt Entwertung durch primäre Bezugspersonen, wird sie ein emotionales Schema der Scham ausbilden, z. B. nicht liebenswert, nicht gut genug oder nicht richtig zu sein, das leicht aktiviert werden kann und ihr zukünftiges Erleben und Verhalten prägt.

Wichtig

Wenn in der EFT von der Arbeit mit Emotionen gesprochen wird, ist die Arbeit mit emotionalen Schemata gemeint. Sie sind das Ziel des therapeutischen Handelns in der EFT.

Dialektischer Konstruktivismus

Aus Sicht der EFT entspringen bewusstes Selbst-Erleben und persönliche Identität einem dialektischen Prozess aus körperlich basiertem impliziten Erleben und der expliziten, kognitiven Einordnung dieses Erlebens (Greenberg & Pascual-Leone, 2001). In jedem Augenblick sind verschiedene emotionale Schemata aktiviert. Aus ihrer automatischen Synthese entwickelt sich unsere implizite Selbstorganisation in jedem Moment. Bewusstes Erleben und persönliche Bedeutung erwachsen der Wahrnehmung, sprachlichen Symbolisierung und kognitiven Einordnung dieser körperlich basierten Selbstorganisation. Aus Sicht der EFT gehen unsere Identität und grundlegende Annahmen von uns und der Welt aus der narrativen Einordnung unseres emotionalen Erlebens hervor.

Beispiel

Wird bei einer Person z. B. aufgrund vergangener Erfahrungen immer wieder ein Schema der Scham ausgelöst, wird sie sich über viele Situationen hinweg als defekt und wertlos erleben und sich eine Geschichte von sich selbst als »nicht liebenswert« und von zwischenmenschlichen Beziehungen als potenzielle Quelle von Beschämung erzählen.

Unterschiedliche Typen emotionalen Erlebens

Die EFT unterscheidet klinisch vier Typen emotionaler Reaktionen (s. Tab. 62.1).

Tabelle 62.1 Emotionstypen (nach Greenberg, 2015; Greenberg & Safran, 1987)

Bezeichnung	Definition	Beschreibungsmerkmale
Primäre Emotionen	die erste unmittelbare Reaktion eines Menschen auf eine Situation; der Kern dessen, was er fühlt	
Primär adaptive Emotionen	bereiten Menschen vor, funktional im Sinne ihrer Bedürfnisse und Ziele zu handeln; z. B. Trauer in Reaktion auf einen Verlust, die hilft, das Verlorene loszulassen und sich neu zu organisieren, Ärger bei Grenzverletzung;	haben eine frische, lebendige Qualität, bringen unmittelbar Erleichterung und / oder Veränderung, stärken das Selbst der Patient:innen
Primär maladaptive Emotionen	spiegeln vergangenes Erleben wider und stellen keine funktionale Anpassung an aktuelle Lebensumstände dar; z. B. Scham (Erleben des Selbst als wertlos oder defekt), Angst (Erleben des Selbst als unsicher und schutzlos) und Einsamkeit / Verlassenheit (Erleben des Selbst als unverbunden)	sind schwierig, tief und belastend; alte, vertraute Gefühle, die sich jedes Mal so schlecht anfühlen wie beim letzten Mal; werden Teil der Identität und schwächen das Selbst

Tabelle 62.1 (Fortsetzung)

Bezeichnung	Definition	Beschreibungsmerkmale
Sekundäre Emotionen	sind Reaktionen auf primäre Emotionen; dienen dazu, unerträgliche oder bedrohlich empfundene primäre Emotionen zu regulieren; erlauben keine gelungene Anpassung an aktuelle Umstände; verhindern die Utilisation und / oder Transformation von primären Gefühlen in der Therapie; z. B.: Hilflosigkeit / Resignation, die handlungsunfähig macht, Ängstlichkeit, begleitet von ständigen Sorgen; Ärger, der vor Scham schützt; Traurigkeit, die vor Ärger schützt;	sind häufig diffus und global; manchmal vermischen sich zwei oder mehr Emotionen (z. B. Ärger und Trauer bei »Jammern« oder »Klagen«); Patient:innen bleiben häufig in ihnen stecken;
Instrumentelle Emotionen	dienen dazu, andere zu beeinflussen oder zu kontrollieren; so könnte jemand Trauer ausdrücken, um Mitgefühl zu wecken, oder Wut, um andere einzuschüchtern	der / die Therapeut:in spürt einen Appell der Patient:innen, sich auf eine bestimmte Weise zu verhalten oder zu erleben

62.1.2 Theorie der Entstehung psychischer Schwierigkeiten

Aus dem Modell des dialektischen Konstruktivismus lassen sich zwei Quellen von psychologischen Schwierigkeiten ableiten, die zusammenwirken: implizite, automatische emotionale Verarbeitungsprozesse und explizite, bewusste emotionale Verarbeitungsprozesse.

Unter den *impliziten Verarbeitungsprozessen* verstehen wir die schemabasierten emotionalen Selbstorganisationsprozesse, die wir im Abschnitt 62.1.1 vorgestellt haben; sie beeinflussen, mit welchen Emotionen und mit welcher Intensität Menschen auf Ereignisse reagieren. Dazu zählen maladaptive emotionale Schemata und implizite Emotionsregulationsprozesse. Implizite Emotionsregulation entwickelt sich aus der dyadischen Erfahrung der Regulation von Affekt (Schore, 2003). Ein Versagen der dyadischen Emotionsregulation führt zu Defiziten in der Fähigkeit, schmerzhafte Emotionen zu regulieren.

Unter den *expliziten Verarbeitungsprozessen* verstehen wir die Art und Weise, wie Menschen mit ihren Emotionen umgehen. Nehmen sie diese wahr? Wenden sie sich ihnen zu? Haben sie Worte für sie? Akzeptieren sie diese? Können sie diese einordnen? Sind sie in der Lage, sie bewusst zu regulieren? etc.

Symptome ergeben sich aus dem Zusammenspiel von impliziten und expliziten Verarbeitungsprozessen.

Beispiel

Wird bei einer Person aufgrund biografischer Erfahrungen nach einem beruflichen Rückschlag eine schambasierte Organisation des Selbst als schlecht und defekt aktiviert und kann sie die resultierenden Gefühle nicht akzeptieren, regulieren, einordnen und verstehen, wird sie möglicherweise depressive Symptome entwickeln, die auf emotionaler Ebene durch sekundäre Emotionen wie Hoffnungslosigkeit gekennzeichnet sein können.

62.1.3 Theorie emotionaler Verarbeitung bzw. Veränderung

Aus Sicht der Emotionsfokussierten Therapie entspringt therapeutische Veränderung sowohl der therapeutischen Beziehung als auch der Förderung der *emotionalen Verarbeitung* von Patient:innen. Emotionale Verarbeitung (*emotional processing*) ist ein theoretisches Konstrukt, das beschreibt, auf welche Weise Menschen *in der Therapie* Emotionen erleben und ausdrücken sollten, damit sie zur Linderung von Symptomen beitragen.

Prinzipien emotionaler Veränderung bzw. Verarbeitung
Die Theorie der emotionalen Verarbeitung der EFT wird in sechs Prinzipien zusammengefasst (Greenberg, 2011):

(1) **Bewusstheit / Gewahrsein.** Patient:innen soll geholfen werden, ihre Gefühle körperlich zu erleben und in Sprache zu symbolisieren. Hierdurch sollen sie Zugang zu ihren zentralen Bedürfnissen und Handlungsimpulsen erlangen und durch diese organisiert werden.

(2) **Ausdruck.** Patient:innen sollen ermuntert werden, in Worten oder Handlungen auszudrücken, was sie fühlen. Dabei geht es nicht um kathartisches Abreagieren, sondern um die Überwindung der Vermeidung primärer Emotionen.

(3) **Regulation.** Um optimal verarbeitet werden zu können, darf eine Emotion weder über- noch unterreguliert sein. Wichtige Elemente einer therapeutisch hilfreichen Emotionsregulation sind das bewusste Wahrnehmen, Zulassen, Tolerieren und sprachliche Benennen von emotionalem Erleben sowie die Verinnerlichung der Erfahrung des Gehaltenwerdens durch die Therapeut:in.

(4) **Reflexion.** Bei der Reflexion emotionalen Erlebens geht es um das Explizieren impliziter, emotional basierter Bedeutungen. Auf diese Weise erfahren Menschen, was ihnen Erlebnisse bedeuten und wer sie sind.

(5) **Transformation.** Das wichtigste Prinzip emotionaler Veränderung ist das der Transformation. Es beinhaltet, Emotionen mit Emotionen zu verändern. Hierbei sollen maladaptive Emotionen durch die gleichzeitige Aktivierung adaptiverer Emotionen »aufgehoben« werden.

(6) **Korrigierende interpersonelle Erfahrung.** Das Prinzip der korrigierenden interpersonellen Erfahrung bezieht sich auf das Erleben von Emotionen in einer heilsamen zwischenmenschlichen Beziehung; z. B. die Erfahrung, von der Therapeutin oder dem Therapeuten beim Erleben und Ausdrücken persönlich tabuisierter Emotionen wie Angst, Traurigkeit oder Ärger validiert zu werden.

Der Prozess emotionaler Veränderung

Veränderung vollzieht sich in der EFT in einer Sequenz von sekundären Emotionen zu primär maladaptiven Emotionen über das Zugänglichmachen frustrierter Bedürfnisse im maladaptiven Erleben zu primär adaptiven Emotionen (Herrmann et al., 2014). Diese bilden die Basis für resilientere Selbstorganisationen und selbststärkende Narrative.

Die therapeutische Arbeit verläuft dabei zweidimensional: Es geht stets um ein *Vertiefen* von sekundären zu primär maladaptiven zu primär adaptiven Emotionen und um ein *Verarbeiten*. Verarbeiten bedeutet, wie oben dargestellt, Patient:innen zu unterstützen, Emotionen wahrzunehmen, sich ihnen zuzuwenden, sie zu erlauben, auszuhalten, körperlich mit ihnen in Berührung zu sein, sie zu akzeptieren, in Worten zu symbolisieren, sie zu explorieren und über sie zu reflektieren, um sich ihren Sinn zu erschließen. Auf diese Weise sollen adaptive Emotionen *utilisiert* und maladaptive Emotionen mit Hilfe von alternativen, adaptiveren Emotionen *transformiert* werden.

Beispiel

Bei einer depressiven Person dominieren zu Beginn der Therapie symptomatische depressive Gefühle (sekundäre Emotionen). Im weiteren Verlauf kommt sie mit einem zentralen Schema der Scham, nicht liebenswert zu sein (maladaptive Emotion), in Berührung. Aus dessen Verarbeitung entwickeln sich z. B. selbstbehauptender Ärger (adaptive Emotion) über erlebte Entwertungen und Trauer (adaptive Emotion) über ausgebliebene Wertschätzung (frustriertes Bedürfnis). Diese helfen ihr, sich resilienter zu organisieren. In der Folge formt sie ein neues Narrativ ihrer selbst als »liebenswert« und der Welt als einem Ort, an dem grundsätzlich positive Beachtung durch andere möglich ist.

62.2 Indikation, Kontraindikation und Nebenwirkungen

Indikationen. EFT ist grundsätzlich bei allen Patient:innen anwendbar, die es sinnvoll finden, mit ihren Emotionen zu arbeiten und keine Kontraindikationen aufweisen. Am häufigsten wird sie bei Depressionen (Kap. 42), Sozialer Phobie und Generalisierter Angst (Kap. 43), Essstörungen (Kap. 48) und Traumafolgestörungen (Kap. 46) im ambulanten Einzelsetting eingesetzt.

Kontraindikationen. EFT ist *nicht* indiziert bei

- akutem psychotischen Erleben,
- Impulskontrollstörungen,

- geringem psychosozialem Funktionsniveau,
- antisozialen Persönlichkeitszügen,
- akutem Substanzmissbrauch,
- akuter Suizidalität,
- ausgeprägten Kompetenzdefiziten.

Bei Patient:innen mit einem ausgeprägten dysfunktionalen Umgang mit schmerzhaftem emotionalen Erleben, wie z. B. selbstverletzendem oder fremdschädigendem Verhalten, sollte der Fokus zunächst auf eine Verbesserung der Emotionsregulation gelegt werden. Erst dann ist emotional aktivierende Arbeit indiziert.

Nebenwirkungen. Der Fokus auf zuvor vermiedenes schmerzhaftes emotionales Erleben kann anfänglich zu einer subjektiv erlebten Verschlechterung des Befindens sowie einer Symptomverschlimmerung führen. Der / die Patient:in sollte hierüber aufgeklärt werden.

62.3 Praktische Durchführung

62.3.1 Therapeutische Haltung und Beziehungsgestaltung

EFT-Therapeut:innen bemühen sich um eine therapeutische Beziehung, die auf unbedingter Wertschätzung, Kongruenz, Empathie und Präsenz der Therapeut:in basiert (Greenberg, 2015; Rogers, 2009). Die therapeutische Beziehung ist sowohl Ziel an sich als auch Mittel zum Zweck der Förderung therapeutischer Arbeit. Der / Die Therapeut:in übernimmt die Rolle eines »Emotionscoachs« (Greenberg, 2015). Dabei ist der Patient Experte für den Inhalt seines Erlebens und der Therapeut Experte für den Prozess der Verarbeitung und Veränderung. Der Therapeut fungiert als stellvertretender Informationsverarbeiter, d. h., er begibt sich in den inneren Bezugsrahmen seines Gegenübers und macht Prozessvorschläge, um die emotionale Verarbeitung des Patienten voranzubringen. Über den gesamten Therapieprozess bemüht er sich um eine Balance aus *Folgen* und *Leiten*.

62.3.2 EFT-spezifische Wahrnehmungsfertigkeiten

EFT-Therapeut:innen erwerben spezifische Wahrnehmungsfertigkeiten. Hierzu zählen die Unterscheidung der unterschiedlichen Typen emotionalen Erlebens (s. Tab. 62.1) sowie die Einschätzung der aktuellen Art und Weise der emotionalen Verarbeitung eines / einer Patient:in.

Die Einordnung des Verarbeitungsmodus beinhaltet Antworten auf Fragen wie: Ist eine behandelte Person weit von ihren Emotionen entfernt oder nahe dran? Ist ein Zuviel oder ein Zuwenig an Emotionen vorhanden? Redet sie nur über ihre Gefühle oder erlebt sie sie? Therapeut:innen orientieren sich dabei an Aspekten wie der Stimmqualität, dem Grad der Erlebenstiefe oder der emotionalen Produktivität ausgedrückten emotionalen Erlebens (s. Greenberg, 2015). Aus der empathischen Einstimmung auf diese Aspekte ergibt sich von einem Augenblick zum nächsten die jeweils nächste Intervention. Schließlich achten Therapeut:innen auf Marker für spezifische emotionale Verarbeitungsschwierigkeiten, wie wir sie in Abschnitt 62.3.3 beschreiben.

62.3.3 EFT-spezifische Interventionsfertigkeiten

Allgemeine Strategien der Arbeit mit Emotionen

Wichtig

Therapeut:innen arbeiten mit ihren Patient:innen an der Aktivierung, Vertiefung und Verarbeitung ihres emotionalen Erlebens.

Die *Aktivierung* emotionalen Erlebens wird durch die verschiedenen Formen der Empathie und die unterschiedlichen therapeutischen Aufgaben gefördert.

Zur *Vertiefung* emotionalen Erlebens geht der / die Therapeut:in differenziell auf die verschiedenen Typen emotionalen Erlebens ein. Sekundäre Emotionen exploriert er / sie, um die Patient:innen zu den primären Gefühlen zu leiten, die ihnen zugrunde liegen. Eine wichtige Strategie dafür ist empathisches Vermuten (z. B. »Ich sehe Ihren Ärger, und ich könnte mir vorstellen, dass Sie sich innerlich total im Stich gelassen fühlen, passt das?«). Der / die Therapeut:in hilft den Patient:innen, maladaptive Emotionen bewusst zu erleben, zu akzeptieren und zu erforschen, um sie dann mithilfe adaptiverer emotionaler Reaktionen zu transformieren. Er fördert das Erleben von adaptiven Emotionen und unterstützt die Patient:innen, die wertvollen Handlungsimpulse und Bedürfnisse, die in ihnen enthalten sind, zu nutzen. Bei instrumentellen Emotionen hilft der Therapeut dem Patienten, Bewusstheit über die zugrunde liegende interpersonelle Absicht zu erhalten.

Beim *Verarbeiten* wird der *jeweils nächste Schritt* der emotionalen Verarbeitung gefördert. Dies vollzieht sich durch Reaktionen, die Gewahrsein, Ausdruck, Regulation, Reflexion und Transformation fördern sollen. Strategien, die emotionale Transformation fördern, wenn der / die Patient:in bei primär maladaptiven Emotionen angekommen ist, beinhalten:

- das Zugänglichmachen frustrierter Bedürfnisse (»Was brauchen Sie?«),
- das Zugänglichmachen von Emotionen, die im Hintergrund aktiviert sind (z. B. »Ich höre Ärger in Ihrer Stimme, können Sie einmal aus diesem Ärger heraus sprechen?«),
- das Zugänglichmachen von alternativen Emotionen durch Imaginationen (z. B. »Können Sie sich das kleine Mädchen vorstellen, das sich so mutterseelenallein gefühlt hat?«, vgl. auch Kap. 30)

Ebenso wichtig wie das, *was* EFT-Therapeut:innen tun, ist das *Wie* und das *Wann*. Entscheidend sind das Timing, die zugrunde liegende Haltung sowie die Art und Weise, in der Interventionen angebracht werden. Die Interventionen, die wir vorstellen, sind stets im Zusammenhang mit der therapeutischen Haltung und den spezifischen Wahrnehmungsfertigkeiten zu sehen.

Arbeit mit Markern und Aufgaben

> **Wichtig**
>
> Der Hauptteil der therapeutischen Arbeit findet innerhalb von therapeutischen Aufgaben bei Markern für spezifische Schwierigkeiten der emotionalen Verarbeitung statt.

Marker sind verbale und nonverbale Hinweise, dass Patient:innen mit einem bestimmten Problem der emotionalen Verarbeitung ringen. Jedem Marker ist eine therapeutische Aufgabe zugeordnet, d.h. eine Intervention, die darauf zugeschnitten ist, das entsprechende emotionale Verarbeitungsproblem zu lösen. Im Kern dienen sie der Utilisation von adaptivem und der Transformation von maladaptivem emotionalem Erleben. Die einzelnen Aufgaben und ihre Wirksamkeit sind empirisch beforscht worden (Greenberg, 2011). Im Folgenden geben wir einen Überblick über die wichtigsten Marker und Aufgaben.

Empathie. Empathie bildet den Grundmodus therapeutischen Handelns. Es können verschiedene Formen empathischer Reaktionen unterschieden werden, die von rein verstehenden über validierende zu evokativen, explorativen und vermutenden empathischen Reaktionen reichen (Elliott et al., 2007). Empathische Reaktionen begleiten gemeinsam mit spezifischen prozessdirektiven Reaktionen die therapeutischen Aufgaben. Wenn therapeutische Aufgaben abgeschlossen sind oder stocken und nicht vorangehen, kehrt der / die Therapeut:in zum rein empathischen Modus zurück.

Focusing bei unklaren Gefühlen oder Externalisieren. Bei unklaren körperlich gespürten Gefühlen (»Ich habe dieses dumpfe Gefühl im Bauch und weiß nicht, was es ist«) (*felt sense*) oder Externalisieren kann ein Prozess des Focusing (Gendlin, 1985) helfen, Emotionen zu erleben, sprachlich zu symbolisieren und zu verstehen. Hierfür werden die Klient:innen eingeladen, ihren Fokus auf inneres Erleben zu wenden, eine achtsame, wohlwollende Haltung ihrem körperlich gespürten Erleben gegenüber einzunehmen und Worte zu finden, die das Empfundene zum Ausdruck bringen.

Systematisches evokatives Erschließen bei problematischen Reaktionen. Wenn Patient:innen über eigene emotionale Reaktionen auf Ereignisse verwirrt sind (»Keine Ahnung, warum mich das Gespräch mit Bernd gestern so traurig gemacht hat«), kann ein Prozess des systematischen evokativen Erschließens helfen, mehr Klarheit über die implizite emotionale Bedeutung der Situation zu erlangen. Hierfür leitet der / die Therapeut:in die Patient:innen in der Vorstellung durch die vergangene Szene.

Teil VI

Zwei-Stuhl-Dialog bei konflikthaften Prozessen. Bei selbstkritischen (z. B. »Ich bin so ein Versager«) oder angstbasierten (z. B. »Ich mache mir immer Sorgen«) Prozessen können die zugrunde liegenden emotionalen Schemata durch einen Zwei-Stuhl-Dialog gezielt aktiviert und transformiert werden. Hierfür fördern Therapeut:innen einen Dialog zwischen einem angstmachenden oder kritischen Teil auf der einen und einem erlebenden Anteil auf der anderen Seite. Die Auflösung selbstkritischer Prozesse beinhaltet z. B. eine Stärkung des Selbst durch selbstbehauptenden Ärger und ein Weicher-Werden des kritischen Anteils durch Selbstmitgefühl sowie die darauffolgende Integration der beiden Pole.

Leerer-Stuhl-Dialog bei unabgeschlossenen Prozessen. Bei immer wiederkehrenden, problematisch erlebten Gefühlen gegenüber Bindungspersonen fördert der / die Therapeut:in die Aktivierung und Transformation primär maladaptiver Emotionen und die Aktivierung, den Ausdruck und die Utilisation primär adaptiver Gefühle durch einen Dialog mit der jeweiligen Person auf einem leeren Stuhl. Die Auflösung der Aufgabe beinhaltet, unbefriedigte Bindungsbedürfnisse als berechtigt zu erleben und nicht erfüllbare Bedürfnisse in Bezug auf die Bindungsperson loszulassen.

Zwei-Stuhl-Inszenierung bei selbstunterbrechenden Prozessen. Bei selbstunterbrechenden Prozessen, in welchen Patient:innen das Erleben und den Ausdruck primärer Gefühle und Bedürfnisse stoppen, kann eine Zwei-Stuhl-Inszenierung helfen. Dabei werden Patient:innen eingeladen, die selbstunterbrechende Aktivität zu explorieren (Wie unterbreche ich z. B. meine Traurigkeit?), zu spezifizieren und gezielt auszuführen. Die Auflösung der Selbstunterbrechung besteht im Ausdruck der zuvor unterbrochenen Gefühle und Bedürfnisse.

Selbstberuhigungs- / Selbsttröstungsdialog bei intensivem Leiden. Bei intensivem Leiden über unerfüllte Bindungs- oder identitätsbezogene Bedürfnisse kann ein Selbstberuhigungs- / Selbsttröstungsdialog helfen, die unerfüllten Bedürfnisse zu betrauern sowie Mitgefühl für den leidenden Selbstanteil zu entwickeln.

Fallbeispiel

Anna Albersmann, eine junge Mutter Anfang dreißig, kommt mit einer mittelgradigen depressiven Episode in die Therapie. Die Symptome hätten nach dem Wiedereinstieg in den Beruf schleichend begonnen. Zu Beginn folgt ihre Therapeutin Frau Albersmann empathisch und validiert ihre Gefühle der Überforderung, Erschöpfung und Leere (sekundäre Gefühle).

In der empathischen Exploration dieser Gefühle gelangt Frau Albersmann zu einem Gefühl der Scham, »nicht zu genügen«, weder im Beruf noch daheim als Mutter (primär maladaptives Gefühl). In einem Zwei-Stuhl-Dialog mit dem inneren Kritiker (5. Stunde), den die Therapeutin daraufhin einleitet (»Kommen Sie mal herüber [zeigt auf einen zweiten Stuhl] und geben Sie sich das Gefühl, nicht zu genügen. Wie machen Sie das?«), wird eine harsche innere kritische Stimme offenbar (»Du bist eine Versagerin, du bringst es einfach nicht, als Mutter nicht, als Ehefrau nicht, im Job nicht«). Frau Albersmann kommt daraufhin zunächst mit symptomatischen Gefühlen der Hoffnungslosigkeit (»Sie hat

Recht. Ich mache nichts richtig. Ich kann es auch einfach bleiben lassen«) in Berührung. Mit Unterstützung der Therapeutin, die auf den Schmerz fokussiert, den die Worte der kritischen Stimme in ihr hinterlassen (»Können Sie ihr davon erzählen, wie es weh tut?«), erhält sie Zugang zu tieferliegenden primär maladaptiven Gefühlen der Scham, »wertlos und nicht gut genug« zu sein.

Die Therapeutin hilft ihr, diese Gefühle zu verarbeiten, also wahrzunehmen, zu erlauben, zu akzeptieren, im Körper zu spüren, in Worte zu fassen und einzuordnen. Bei diesem Erleben angekommen, fragt die Therapeutin nach den Bedürfnissen von Frau Albersmann (»Was brauchen Sie von der anderen Seite?«). Die Patientin kann ihr Bedürfnis »Ich möchte ich selbst sein und angenommen werden, so wie ich bin« spüren und ausdrücken. Dabei wird ihre Stimme fester und Frau Albersmann wird erkennbar selbstbehauptender (primär adaptiver Ärger). In Reaktion auf den Ausdruck dieses Bedürfnisses wird die kritische Seite weicher, drückt Mitgefühl (primär adaptives Gefühl) gegenüber der Patientin aus (»Es tut mir leid, zu sehen, wie du leidest«) und benennt wichtige Werte und Standards (»Ich möchte doch nur, dass du eine gute Mutter bist und was aus deinem Leben machst«).

In der achten Stunde zeigt Frau Albersmann erneut einen Marker für einen selbstkritischen Prozess (»Ich werde meinen Kindern einfach nicht gerecht«), und die Therapeutin schlägt wiederum einen Dialog mit dem inneren Kritiker vor. Diesmal zeigt sich deutlich die Verachtung der kritischen Seite gegenüber der Patientin (»Du bist erbärmlich«). Die Therapeutin hilft Frau Albersmann weiterhin, schmerzhafte Gefühle der Scham, »klein und wertlos zu sein«, zu verarbeiten. Frau Albersmann bringt das Bedürfnis, »angenommen zu werden« und »einfach sein dürfen«, zum Ausdruck und entwickelt in der Folge selbstbehauptenden Ärger (primär adaptiv) auf die kritische Stimme. Diese wird daraufhin zunächst noch härter, was das Erleben primär maladaptiver Scham (»Ich fühle mich so wertlos«) vertieft und über den Ausdruck des Bedürfnisses nach Wertschätzung wiederum zum Erleben und Ausdruck von Ärger führt. Die kritische Seite wird nun abermals weich und entschuldigt sich für das Leid, das sie der Patientin zufügt und äußert schützende Absichten (»Ich wollte dich nicht so verletzen, ich wollte dich nur davor bewahren, abgelehnt zu werden). Sie verspricht der Patientin, sich in Zukunft zurückzunehmen und ihr »mehr Raum« zu geben.

In den darauffolgenden beiden Sitzungen berichtet Frau Albersmann von ersten Symptomverbesserungen. Die Therapeutin exploriert die neugewonnenen Gefühle größerer Selbstakzeptanz und Nachsicht sich selbst gegenüber, wenn Dinge nicht optimal laufen.

In der zehnten Stunde berichtet Frau Albersmann von Gefühlen der Traurigkeit, als sie ihre Mutter mit ihrer Tochter erlebte (»So liebevoll ist meine Mutter nie mit mir umgegangen und das habe ich so vermisst«). Die Therapeutin sieht hierin einen Marker für einen unabgeschlossenen Prozess mit der Mutter und schlägt einen Dialog mit ihr im leeren Stuhl vor. Zu Beginn drückt die Patientin anklagenden, beschuldigenden Ärger (sekundäre Emotion) aus. Durch empathische Exploration und empathisches Vermuten unterstützt die Therapeutin die Patientin, die darunter liegende Traurigkeit über nicht erhaltene Aufmerksamkeit und Zuneigung zugänglich zu machen. Die Patientin erlebt und drückt Scham (primär maladaptiv) darüber aus, sich in den Augen der Mutter »nicht liebenswert zu fühlen« und vermisst zu haben, »den Glanz in ihren Augen zu sehen«.

Die Arbeit an den unabgeschlossenen Prozessen mit der Mutter zieht sich über mehrere Stunden (Sitzungen 11, 13 und 15), bisweilen unterbrochen durch die Arbeit an aktuellen

Teil VI

Themen, wie Auseinandersetzungen mit dem Ehemann oder Konflikten auf der Arbeitsstelle. Der Fokus der Therapeutin ist dabei stets auf den Gefühlen, die diese Geschehnisse in der Patientin auslösen, und der Einordnung dieser Gefühle in ihr fortlaufendes Narrativ von sich und der Welt. Dabei drückt die Patientin zunehmend adaptiven Ärger über Grenzverletzungen aus.

In Stunde 16, in welcher Frau Albersmann tiefen Schmerz darüber ausdrückt, sich von ihrer Mutter nicht geliebt und angenommen gefühlt zu haben, und ein tief empfundenes Bedürfnis nach »geliebt werden, so wie ich bin« äußert, und Ärger darüber, so missachtet worden zu sein, verändert sich die Repräsentation der Mutter. Die Therapeutin bittet Frau Albersmann auf den Stuhl der Mutter und fragt sie: »Als Ihre Mutter, was passiert in Ihnen, wenn Sie das sehen und hören?« Frau Albersmann antwortet: »Es lag nicht an dir, nach der Scheidung von deinem Vater habe ich mich selbst so wertlos gefühlt, und irgendwie abgeschaltet, um den Schmerz zu ertragen. Es tut mir leid, dass ich dir nicht geben konnte, was du gebraucht hättest.« Frau Albersmann kommt daraufhin mit tiefer Trauer über die ausgebliebene Wärme und Zuneigung durch ihre Mutter in der Kindheit »und all die Jahre des Leidens« in Berührung und gelangt schließlich dahin, das Bedürfnis, die Anerkennung und Zuneigung von der Mutter noch zu bekommen, loszulassen.

In der Folge (Stunde 17 bis 19) berichtet Frau Albersmann, sich im Alltag selbstfürsorglicher zu verhalten und sich in Beziehungen besser abgrenzen zu können, und die Therapeutin exploriert und validiert ihr verändertes Selbsterleben und Verhalten. Sie hilft ihr, die Veränderungen in ihrem Selbstnarrativ (»Ich bin liebenswert und verdiene positive Beachtung und die Tatsache, dass meine Mutter es mir nicht geben konnte, heißt nicht, dass ich es nicht wert war«) explizit zu machen und zu konsolidieren. Nach 20 Stunden endet die Therapie.

62.4 Weitere Therapieoptionen

In den letzten Jahren wurde verschiedentlich versucht, EFT-Komponenten in andere therapeutische Vorgehensweisen zu integrieren. Zum Beispiel werden in der *Expositionsbasierten Therapie der Depression* (Hayes et al., 2005) unter anderem EFT-basierte Interventionen innerhalb eines kognitiv-verhaltenstherapeutischen Veränderungskonzeptes integriert, um die emotionale Verarbeitung in der Behandlung depressiver Patient:innen zu vertiefen. In zwei Pilotstudien (grosse Holforth et al., 2012; Hayes et al., 2005) und einer randomisiert-kontrollierten Studie (Caspar et al., 2023) zeigte diese Therapie große Effektstärken, die ebenso groß waren wie diejenigen einer vergleichbaren Kognitiven Verhaltenstherapie, und starke emotionale Verarbeitung sagte Symptombesserung vorher. In der Praxis wird EFT mit Pharmakotherapie ergänzt und auch im stationären Setting eingesetzt.

62.5 Typische Schwierigkeiten und Fehler

Schwierigkeiten entstehen im Umgang mit Patient:innen, die weit von ihren Gefühlen entfernt sind. Diese Schwierigkeiten sind aus EFT-Sicht entweder eine Funktion von Angst / Scham und / oder Skilldefiziten. Hier müssen Therapeut:innen mehr Sicherheit vermitteln und kleinschrittiger vorgehen. Die entscheidende Frage ist: Wie muss ich die Beziehung mit dieser Person gestalten, um ihr zu ermöglichen, in Kontakt mit zuvor vermiedenem emotionalem Erleben zu kommen? Diese Frage ist wichtiger als die nach Techniken.

Dos	Don'ts
EFT-Interventionen stets in Zusammenhang mit der emotional basierten Theorie der Veränderung, den Wahrnehmungsfertigkeiten und der therapeutischen Haltung sehen	EFT-Interventionen als reine Techniken betrachten
Im Zweifel der therapeutischen Beziehung Vorrang vor therapeutischen Aufgaben geben	Therapeutische Aufgaben vorschlagen und durchführen, wenn sich Patient:innen in der therapeutischen Beziehung nicht sicher fühlen oder es nicht sinnvoll finden, an ihren Emotionen zu arbeiten
Prozessdirektiv sein: Anregungen geben, wie der / die Patient:in mit seinem / ihren Erleben arbeiten kann	Inhaltsdirektiv sein: Vorgeben, woran Patient:innen arbeiten sollen und was sie fühlen

62.6 Kritische Einordnung

Zu Beginn wurde EFT vor allem in der Behandlung depressiver Patient:innen angewandt und beforscht. Durch den Nachweis ihrer Wirksamkeit in randomisiert kontrollierten Studien (Goldman et al., 2006; Greenberg & Watson, 1998; Watson et al., 2003) wurde sie von der American Psychological Association (APA) in die Liste der evidenzbasierten Verfahren der Depressionsbehandlung aufgenommen (Division 12, APA, 2015). Für Traumafolgestörungen (Paivio & Pascual-Leone, 2010), Generalisierte Angst (Timulak et al., 2022) und Soziale Phobie (Shahar et al., 2017) liegen ebenfalls Studien zur Wirksamkeit vor. Erste vielversprechende Ergebnisse zeigen sich auch bei der Anwendung der EFT auf Essstörungen (Greenberg, 2015). Hier besteht noch weiterer Forschungsbedarf. Neben den Ergebnisstudien liegt eine Fülle an Forschung zu den einzelnen postulierten Veränderungsprozessen vor (Greenberg, 2011).

FAQ

Kann die Emotionsfokussierte Therapie in die KVT integriert werden?
Ja, zum Beispiel als Phase-2-Verfahren nach einer Symptombehandlung und der Verbesserung von Emotionsregulationsdefiziten. Dabei sind Dos und Don'ts zu beachten (s. Abschn. 62.5).

Worin besteht der Unterschied zur Schematherapie?
Im Gegensatz zur Schematherapie beruht die EFT auf einer emotional basierten Veränderungstheorie. Der Hauptfokus liegt auf der Förderung der emotionalen Verarbeitung von einem Moment zum nächsten.

Weiterführende Literatur

Auszra, L., Herrmann, I. R. & Greenberg, L. S. (2016). Emotionsfokussierte Therapie. Ein Praxismanual. Göttingen: Hogrefe.
Greenberg, L. S. (2011). Emotionsfokussierte Therapie. München: Reinhardt.
Greenberg, L. S. (2006). Emotionsfokussierte Therapie: Lernen, mit den eigenen Gefühlen umzugehen. Tübingen: dgvt.
Herrmann, I.R. & Auszra, L. (2021). Emotionsfokussierte Therapie. Fortschritte der Psychotherapie. Göttingen: Hogrefe.

63 Interpersonelle Psychotherapie (IPT)

Rebecca Schneibel • Christine Scholz • Eva-Lotta Brakemeier

63.1 Hintergrund

Bei der Interpersonellen Psychotherapie (IPT; Klerman et al., 1984; dt. Version Schramm, 2019; Überblick: Brakemeier et al., 2023) handelt es sich um eine zeitbegrenzte und depressionsspezifische Psychotherapie. Der Kerngedanke der IPT ist simpel: Eine depressive Störung wird als behandelbare Erkrankung betrachtet und in Zusammenhang zu interpersonellen Schwierigkeiten und Belastungen gesetzt. So können belastende Ereignisse zum Auftreten depressiver Symptome führen, und umgekehrt kann die Depression zur Auslösung und Verschlimmerung zwischenmenschlicher Probleme beitragen (s. Abb. 63.1). Aus diesem Grund verfolgt die IPT-Behandlung drei elementare Ziele: (1) die Linderung der depressiven Symptomatik durch (2) das bessere Verstehen und Bewältigen der interpersonellen Schwierigkeiten unter (3) Aufbau und Einbeziehung des sozialen Netzwerks (Schramm, 2019; Markowitz & Weissman, 2012).

Die IPT wurde Ende der 1970er Jahre in den USA durch Myrna Weissman und Gerald Klerman entwickelt. Sie entstand im Kontext einer Vergleichsstudie, bei der erfolgreich pharmakotherapeutisch behandelte Patient:innen mit Depression zur Rezidivprophylaxe mit einer Psychotherapie behandelt werden sollten. Die Autor:innen stützten sich dabei auf empirische Erkenntnisse, ihre klinische Erfahrung sowie auf theoretische Einflüsse der *Interpersonal Theory* (Hauptvertreter: Harry Stack Sullivan) und der *Bindungstheorie* nach Bowlby. Auch heute wird die IPT maßgeblich von der aktuellen Forschungslage beeinflusst, wie bspw. durch die Studien zur sozialen Unterstützung als protektiver Faktor gegen Depression (z. B. Santini et al., 2015). Das Buch »Interpersonal Psychotherapy: A global reach« von Weissma und Mootz (2024) unterstreicht die globale Verbreitung der IPT und deren zunehmende Implementierung in verschiedenen kulturellen und sozialen Kontexten.

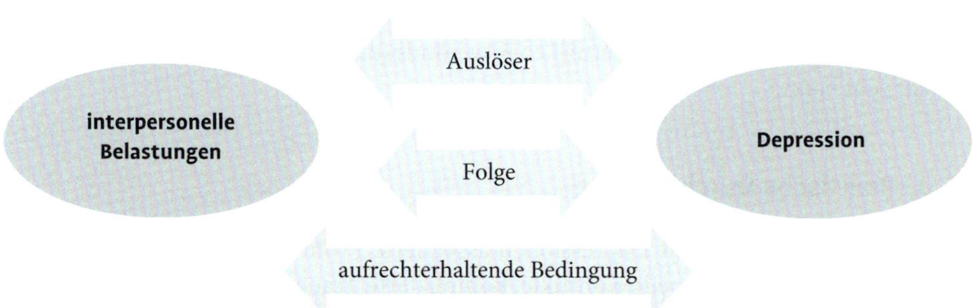

Abbildung 63.1 Wechselwirkung zwischen interpersonellen Belastungen und Depression

63.2 Indikation, Kontraindikation und Nebenwirkungen

Indikation. Ursprünglich wurde die IPT als störungsspezifische Therapie zur Behandlung unipolarer Depressionen entwickelt. Besonders hilfreich ist die IPT bei depressiven Patient:innen, die über psychosoziale Probleme, Kommunikationsprobleme oder Partnerschaftskonflikte berichten.

Es wurden zahlreiche Weiterentwicklungen für verschiedene Behandlungssettings (stationäres Konzept und Gruppentherapie, Paartherapie), für besondere Patientencharakteristika (Jugendliche [IPT-A], ältere Menschen) und Modifikationen für einzelne Störungsformen (Dysthymie, Bipolare Störung [Interpersonal Social Rhythm Therapy; IPSRT], postpartale Depression, Essstörungen, Soziale Phobie, Posttraumatische Belastungsstörung) erstellt und teilweise bereits empirisch überprüft (Übersicht in: Schramm, 2019; Weissman & Mootz, 2024; Cuijpers et al., 2016). Zudem wurde die IPT kultursensitiv angepasst und in mehreren Projekten für geflüchtete Erwachsene sowie Kinder und Jugendliche implementiert und evaluiert (Brakemeier et al., 2016; Zietlow et al., 2024).

Kontraindikation. Persönlichkeitsstörungen stellen keine Kontraindikation dar, allerdings muss dann das Format als Kurzzeittherapie überdacht werden. Bei Patient:innen mit chronischen Depressionen greift die IPT möglicherweise zu kurz. In einer Studie (Schramm et al., 2011) profitierten Patient:innen besser von der Behandlung mit CBASP (Cognitive Behavioral Analysis System of Psychotherapy, s. Kap. 60) als von der IPT. Complicated Grief Treatment (CGT) – eine Weiterentwicklung der IPT für den Fokus Trauer – weist gegenüber der IPT in der Behandlung der komplizierten bzw. lang anhaltenden Trauer Vorteile auf (s. Shear, 2015; Kap. 47). Zur Behandlung von schädlichem Gebrauch von Substanzen hat sich die IPT in bisherigen Studien als nicht effektiv bzw. nicht überlegen herausgestellt. Kontraindiziert erscheint die IPT bei akut psychotisch depressiven und manischen Patient:innen (Übersicht s. Weissman et al., 2007; Weissman & Mootz, 2024).

Nebenwirkungen. Nebenwirkungen der IPT sind bislang nicht systematisch untersucht worden. Abgesehen von den typischen Nebenwirkungen von Psychotherapien (vgl. Kap. 83) könnten IPT-spezifische Belastungen und Nebenwirkungen aufgrund des besonderen Formats der Kurzzeittherapie getriggert werden. Hierzu zählen Verschlechterungen zu Beginn der Therapie, etwa durch gezielte Fragen zur Beziehungsanalyse. Zudem könnte sich insbesondere durch die Bearbeitung des Fokus *Konflikte* eine höhere Wahrscheinlichkeit für Trennungen während oder nach der Therapie ergeben, wobei diese als Nebenwirkung diskutierte Lebensveränderung ein hilfreicher und wichtiger Schritt sein kann.

63.3 Praktische Durchführung

In der IPT werden vier mit Depressionen assoziierte Problembereiche vorgeschlagen: Rollenwechsel, interpersonelle Konflikte, komplizierte Trauer sowie Isolation / Einsamkeit (vgl. Tab. 63.1).

Tabelle 63.1 Die vier IPT-Problembereiche mit beispielhaften Themen / Problemen

IPT-Fokus	Beispiele für Themen / Probleme
Rollenwechsel (im Sinne von Lebensveränderungen)	▶ Trennung / Scheidung ▶ Beförderung / Übergang in die Rente ▶ körperliche Erkrankung / Pflege eines Angehörigen ▶ Elternschaft / »Empty nest«-Situation
Konflikte	▶ mit dem / der Partner:in ▶ mit Familienmitgliedern ▶ mit Vorgesetzen, Arbeitskolleg:innen
Komplizierte Trauer	▶ Tod einer nahen Bezugsperson
Isolation bzw. langanhaltende Einsamkeit	▶ keiner der anderen Problembereiche trifft zu: langanhaltende Einsamkeit, keine Bindungen ▶ soziale Defizite

Die Problembereiche *Rollenwechsel* und *Konflikte* sind die in der IPT am häufigsten gewählten Themen. Komplizierte Trauer als Fokus wird dann gewählt, wenn der Todesfall einer wichtigen Person der Auslöser depressiver Symptomatik ist und die Symptome nach einer gewissen Zeit nicht abgeklungen sind bzw. verzögert auftreten (vgl. Kap. 47). Isolation (ursprünglich auch als *interpersonelle Defizite* bezeichnet) sollte als Fokus nur gewählt werden, wenn kein anderer Fokus in Frage kommt. Darüber hinaus wurde inzwischen ein fünfter Fokus »Arbeitsbezogener Stress und Burnout-Erleben« konzipiert, da arbeitsbezogener Stress häufig mit interpersonellen Konfliktkonstellationen assoziiert ist (Schramm & Berger, 2013; Schramm et al., 2020). In den kultursensiblen IPT Ansätzen kann zudem »Integration« als fünfter Fokus bearbeitet werden (Brakemeier et al., 2016; Zietlow et al., 2024).

Das Kernelement der IPT als Kurzzeittherapie ist die strukturierte Arbeit an einem bis zwei Problembereichen. Hierbei wird die Entstehung der Depression als bidirektionales Modell angenommen: Depressionen können aus interpersonellen Problemen entstehen, durch sie aufrechterhalten werden oder aber zu interpersonellen Problemen führen. Dieses Modell (vgl. Abb. 63.1) wird im ersten Schritt möglichst gut verständlich vermittelt, damit Patient:innen erkennen, dass die depressive Symptomatik durch die Bearbeitung eigener interpersoneller Probleme selbst gelindert werden kann.

Die IPT ist in drei Phasen unterteilt, die sich am typischen Verlauf einer Depression orientieren: eine initiale Phase, eine mittlere Phase und eine Abschiedsphase (vgl. Schramm, 2019; Brakemeier et al., 2023). Zusätzlich empfiehlt es sich, eine Erhaltungsphase als Rückfallprophylaxe (IPT-*Maintenance*) anzuschließen. Der therapeutische Prozess umfasst je nach Phase spezifische Themen und therapeutische Techniken, die in Tabelle 63.2 zusammengefasst sind.

Tabelle 63.2 Die Phasen der IPT-Behandlung und ihre Inhalte

Initiale Phase	▶ Erhebung der Symptome und Symptommanagement ▶ Zuweisen der »aktiven Krankenrolle« ▶ Vermittlung des IPT-Konzepts ▶ Durchführung der Beziehungsanalyse (Interpersonal Inventory) ▶ Festlegung des Fokus bzw. der Problembereiche mit spezifischen Zielen ▶ Formulieren des Behandlungsvertrags bzw. der Behandlungsvereinbarung
Mittlere Phase	▶ Exploration und Bearbeitung des relevanten Fokus (bzw. Problembereiche) sowie damit verbundener Erwartungen ▶ Wahrnehmungen und Emotionen ▶ Erarbeitung alternativer Umgangsweisen
Abschiedsphase	▶ Einführung in den Abschiedsprozess ▶ Vorbereitung auf das Therapieende und die Zeit danach
Erhaltungsphase	▶ Rückfallprophylaxe ▶ Auffrischung erarbeiteter Strategien ▶ wenn nötig Behandlung weiterer Problembereiche

Eine Besonderheit der IPT stellt die therapeutische Beziehungsgestaltung dar, wobei die IPT-Therapeut:innen als unterstützende »Advokat:innen« der Patient:innen fungieren. Mit dem Verlauf der Behandlung verändert sich dabei das therapeutische Verhalten: Zu Beginn gibt es klar strukturierte Bausteine, die eine direktive und sehr aktive therapeutische Haltung erfordern. Dabei tritt man als Therapeut:in als sehr unterstützende, Hoffnung vermittelnde:r Expert:in auf, der / die effektive Strategien kennt, um Depressionen mittels Bearbeitung interpersoneller Problembereiche zu bewältigen. Im Laufe der Therapie nehmen sich die Therapierenden immer mehr zurück, um ihren Patient:innen Raum zu geben, sich aktiver einzubringen.

In der IPT werden je nach Problemfokus IPT-spezifische Techniken vorgeschlagen (vgl. 63.3). Zusätzlich können weitere interpersonell bedeutsame therapeutische Techniken aus anderen Verfahren und Methoden integriert werden, etwa Kommunikationsanalysen, Rollenspiele und klärungsorientierte Techniken sowie Gefühlsaktualisierung. Dabei wird im Hier und Jetzt an den aktuellen individuellen Themen gearbeitet.

63.3.1 Die initiale Phase

Zu Beginn der Therapie stehen Empathie, Vertrauen und die Vermittlung von Hoffnung im Vordergrund. Im Zuge der Diagnostik und der Vermittlung störungsrelevanter Informationen über den Ablauf einer IPT wird dann den Patient:innen zunehmend die »aktive Krankenrolle« zugewiesen.

Fallbeispiel • Die »zögerliche Anwältin«

Katrin Kurz ist eine 38-jährige Anwältin. Sie leidet seit Wochen unter zunehmenden Schlafstörungen, Grübeln und Appetitlosigkeit. Frau Kurz ist seit zwei Jahren mit ihrem Ehemann verheiratet, die Beziehung ist schnell erkaltet, der Partner für sie nicht mehr attraktiv, obwohl sie ihn als Menschen sehr mag. Unsicher berichtet sie von einem zunehmenden sexuellen Interesse an Frauen. Vor sechs Monaten habe sie Sonja kennengelernt, die sich in sie verliebte. Auch Frau Kurz empfindet sehr viel für Sonja, was sie extrem verunsichere. Im Berufsleben könne sie sich kaum noch konzentrieren.

Am Fallbeispiel der »zögerlichen Anwältin« werden interpersonelle Belastungen durch die Veränderung ihrer sexuellen Orientierung deutlich. Frau Kurz erfüllt die ICD-10-Kriterien einer erstmaligen schweren depressiven Episode. Das zentrale Thema der Patientin ist ihr Schuldgefühl gegenüber dem Partner (»Was soll er nur denken?«) sowie bezüglich ihrer beruflichen Pflichten (»... dass ich mich so hängen lasse«). Um dieses Gefühl zu entkräften, wird die Depression mit einer somatischen Erkrankung verglichen und der Anwältin eine »aktive Krankenrolle« zugewiesen.

T: Ich habe den Eindruck, dass Sie hohe Erwartungen an sich selbst stellen und sehr darunter leiden, momentan nicht auf allen Ebenen zu funktionieren, wie Sie es eigentlich von sich gewohnt sind.

P: Ja, es ist wirklich furchtbar für mich, mich ständig abgeschlagen zu fühlen. Sie haben mir ja gesagt, dass ich depressiv bin – ich hätte nie gedacht, dass mir das passieren könnte. Ich habe so lange versucht, mich zusammenzureißen. Wenn das so weitergeht, verliere ich das Ansehen aller Kollegen – und ich weiß nicht, wie lange meine Beziehung das noch aushält.

T: Ich verstehe, das ist eine sehr schwierige Zeit für Sie. Depressionen sind eine Erkrankung – wie eine Lungenentzündung. Wenn Sie eine schwere Lungenentzündung hätten, wäre es da nicht selbstverständlich, der Heilung etwas Zeit zu geben?

P: Ja, das stimmt.

T: Hier bei uns haben Sie jedoch eine sogenannte »aktive Krankenrolle«, weil es auch wichtig ist, dass Sie gemeinsam mit mir daran arbeiten, dass Ihre Depression sich bessert. Ist das nachvollziehbar?

P: Ja, ich habe ja schon gemerkt, dass ich irgendetwas tun muss – darum bin ich ja auch hier.

Die »aktive Krankenrolle« ermöglicht der Patientin, ihre Depression als Krankheit zu akzeptieren, und befähigt sie gleichzeitig, depressiven Symptomen aktiv entgegenzuwirken. Anschließend wird mithilfe der *Beziehungsanalyse* der Zusammenhang der depressiven Episode zu Schwierigkeiten im interpersonellen Kontext erarbeitet. Die Therapeutin verschafft sich einen möglichst genauen Eindruck über die soziale Welt der Patientin. Exemplarisch können hierbei die Fragen im folgenden Kasten gestellt werden.

Fragen zur Erarbeitung der Beziehungsanalyse

»Was ist sonst noch in Ihrem Leben passiert, als es begann, Ihnen schlecht zu gehen? In der Familie? Im Arbeitskontext? Mit Freunden? Gab es Veränderungen? Wie haben Sie sich in letzter Zeit gefühlt? Haben Sie in letzter Zeit weniger Kontakt zu anderen Menschen gehabt? Macht es Ihnen weniger Freude, Dinge zu tun, die Ihnen sonst Spaß gemacht haben – wie etwa soziale Kontakte, die Arbeit, Ihre Familie, Sex, Ihre Hobbys, Lesen, TV, im Internet zu surfen?« (Schramm, 2010).

Zur grafischen Darstellung der Beziehungsanalyse kann ein soziales Netz gezeichnet werden mit der Patientin bzw. dem Patienten im Zentrum der Sozialkontakte. Die Anzahl (Quantität) und Nähe (Qualität) der Personen geben wichtige Informationen über die zwischenmenschlichen Beziehungen der Patient:innen.

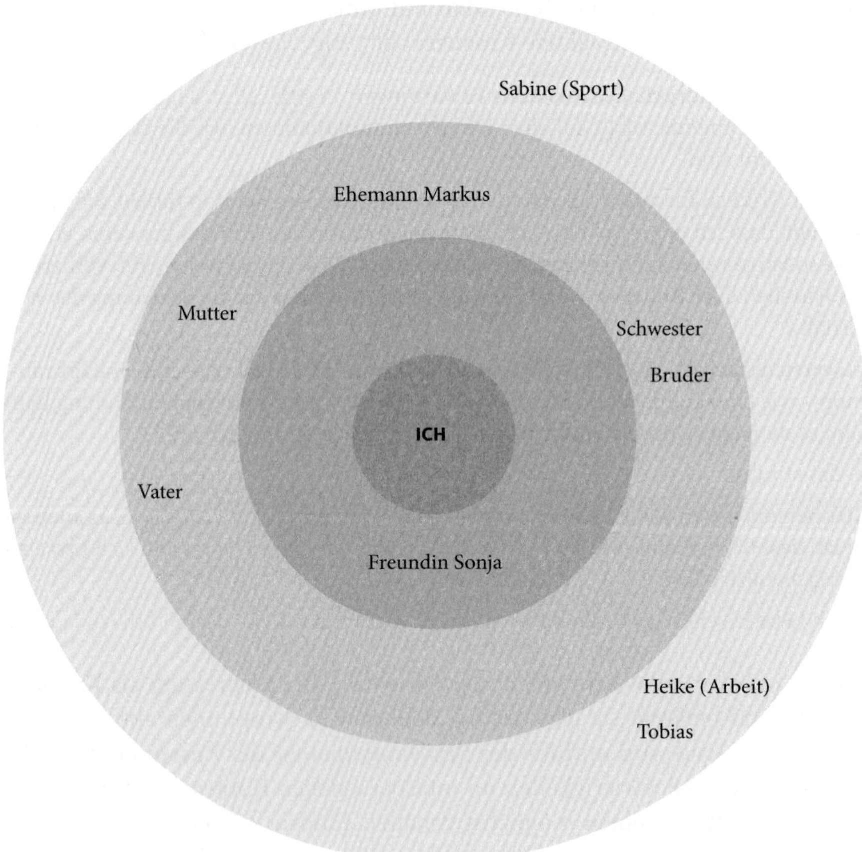

Abbildung 63.2 Soziales Netz

Fallbeispiel

Das interpersonelle Netz der »zögerlichen Anwältin« beschränkt sich auf ihre Eltern, Geschwister, die Freundin Sonja sowie ihren Ehemann Markus. Hinzu kommen einige Bekannte aus dem Arbeitskontext, mit denen sie jedoch nie über persönliche Dinge spricht (s. Abb. 63.2). Nachfolgend wird die Beziehungsanalyse auf interpersonelle Schwierigkeiten untersucht und mit der Patientin ausgewertet. Im Gespräch wird Frau Kurz deutlich, welche große Bedeutung Sonja für sie hat und wie wenig erfüllend die Beziehung mit ihrem Mann ist. Sie berichtet, dass ihr Umfeld zwar von Sonja wisse, allerdings nicht vom Ausmaß dieser Beziehung. Als die Patientin sich des zeitlichen Zusammenhangs der neuen Beziehung und dem Auftreten der depressiven Symptome klar wird, beginnt sie zu weinen, was die Therapeutin empathisch validiert.

Anschließend werden interpersonelle Schwierigkeiten und Probleme ins Zentrum der Behandlung gerückt. Relevante Problembereiche, davon abgeleitete Ziele und formale Aspekte (Dauer, Frequenz, Umgang mit Absagen) werden in einer mündlichen oder schriftlichen *Behandlungsvereinbarung* festgehalten. Um die Therapiethemen im Sinne einer »Kurzzeit«-Therapie zu begrenzen, ist eine Reduktion auf maximal zwei Problembereiche notwendig. Es hat sich als hilfreich erwiesen, die Vereinbarung schriftlich festzuhalten. Sie kann im Laufe der Behandlung ergänzt oder verändert werden.

Fallbeispiel

Im Fallbeispiel der »zögerlichen Anwältin« gestaltet sich die Erarbeitung der Problembereiche emotional, wie der folgende Dialog zeigt.

T: Frau Kurz, in der letzten Stunde haben Sie mir von den Schwierigkeiten mit Ihrem Partner erzählt. Sie sagen, er macht Ihnen Vorwürfe, weil Sie sich nicht genügend um ihn kümmern würden. Aktuell leben Sie in einer Beziehung mit Sonja, die Sie vor Ihrem Mann geheim halten. Das stelle ich mir für Sie beide als sehr belastend vor.

P: Ja, aber anders kenne ich es nicht. Ich war schon immer jemand, der Dinge gut für sich behalten konnte. Doch jetzt hat sich alles so verkompliziert. Mein Mann wird dafür kein Verständnis haben. Manchmal würde ich ihm gern von Erlebnissen mit Sonja erzählen. Inzwischen fragt er mich gar nicht mehr nach meinem Alltag.

T: Hm, das geht jetzt seit Monaten so? Es scheint, als sei es eher unwahrscheinlich, dass sich die Kommunikation mit Ihrem Mann plötzlich ändert. Was meinen Sie?

P: Das stimmt, ich glaube nicht, dass wir plötzlich wieder ins Gespräch kommen … Aber ich kann ihm das doch nicht sagen! Auf gar keinen Fall! *(Frau Kurz wendet sich ab, weint mit vorgehaltenen Händen. Nach zwei Minuten atmet sie tief durch und spricht weiter.)* Na ja, vermutlich ist es langfristig betrachtet doch eine gute Idee, Markus von Sonja zu erzählen.

T: Bereits der Gedanke daran scheint für Sie höchst beunruhigend zu sein.

Teil VI

P: Ja, ich kann mir das kaum vorstellen. Markus muss doch glauben, dass ich ihn die ganzen Jahre belogen habe. Ich weiß gar nichts mehr.

T: Ich könnte mir vorstellen, dass diese Veränderung Ihrer Lebenssituation sowie der damit verbundene Konflikt mit Ihrer Depression zusammenhängen. Sie sind eine Frau mit vielen Ressourcen, die Zukunft wartet auf Sie. Doch diese Unklarheit darüber, wie Sie leben möchten, belasten Sie derart, dass Sie eine Depression entwickelt haben.

P: Hm, ich verstehe, was Sie meinen. Aber wie soll ich denn da rauskommen? *(weint)*

T: Ich kann sehr gut verstehen, wie belastend das alles für Sie ist. Und weil die Situation derzeit so schwierig ist, sollten wir das gemeinsam in aller Ruhe besprechen. Ich würde vorschlagen, dass wir uns den potenziellen Rollenwechsel – denn so wird in der IPT eine tatsächliche oder anstehende Veränderung der eigenen Rolle im Leben genannt – in unserer Therapie genauer anschauen. Außerdem sollten wir am Konflikt mit Ihrem Mann arbeiten. Was denken Sie darüber? *(Frau Kurz nickt)* Was könnten mögliche Ziele darstellen?«

Die Behandlungsvereinbarung des Fallbeispiels umfasste folglich zwei Problembereiche mit entsprechenden Zielen. Es wurden folgende Ziele festgelegt:

- **Fokus Rollenwechsel**: Von einer heterosexuellen Ehefrau zu einer Frau in einer geheimen lesbischen Beziehung
  1.1 Ich möchte klären, ob ich mir ein Leben mit Sonja vorstellen kann. (Klärungsziel)
- **Fokus Konflikte mit meinem Mann:**
  2.1. Ich will meinem Mann erzählen, dass ich mich einsam und unglücklich in unserer Beziehung fühle.
  2.2. Ich will zudem herausfinden, ob ich die Heimlichtuerei bzgl. der Beziehung mit Sonja aufgeben und ihm auch offen von dieser berichten kann. (Klärungsziel)

Zusammenfassung • Initialphase

- Vermittlung von Hoffnung und Transparenz
- Therapeut:in = kompetente:r Expert:in (Advokat:in) für die Behandlung von Depressionen
- Behandlungsvereinbarung mit konkreten Zielen entsprechend der Beziehungsanalyse festlegen

63.3.2 Die mittlere Phase

Die mittlere Phase widmet sich der Arbeit an den im Behandlungsvertrag festgelegten Problembereichen. In dieser Therapiephase werden die Patient:innen angehalten, sich eigenverantwortlich mehr und mehr ins therapeutische Geschehen aktiv einzubringen. Sie tragen die ihnen wichtigen Themen selbstständig vor, besprechen schwierige Situationen und üben diese im Rollenspiel ein. Das Behandlungsziel der mittleren Phase ist das Verstehen der emotionalen Zusammenhänge und die Verbesserung von Handlungsoptionen im Sinne interpersoneller Fertigkeiten. Hierfür werden je nach Fokus verschiedene Strategien und Techniken vorgeschlagen, die nachfolgend überblicksartig beschrieben werden. Auf eine Beschreibung des Problembereichs *Komplizierte Trauer* wird an dieser Stelle verzichtet, da dieser Fokus in Kapitel 47 ausführlich beschrieben wird.

Der Fokus *Rollenwechsel*

Es gibt in unseren Leben vielfältige Lebensveränderungen, die einen Wechsel der Rollen im sozialen System zur Folge haben. Beispiele hierfür sind Lebensübergänge wie der Auszug aus dem Elternhaus, ein Arbeitsplatzwechsel, Trennungen, Berentung, aber auch Geburt und Hochzeit. Als Teil im sozialen Gefüge ist jeder Mensch in verschiedene soziale Rollen eingebettet, die an bestimmte Aufgaben und Normen sowie an einen Status und Rollenerwartungen gebunden sind. Alle genannten Lebensveränderungen können Depressionen auslösen bzw. aufrechterhalten – auch die vermeintlich positiv konnotierten wie Hochzeit und Kindsgeburt. Erfolgen Statusveränderungen plötzlich und entgegen des eigenen Willens, wie bei Kündigung oder Scheidung, kann dieser Verlust als besonders schmerzhaft und bedrohlich für das eigene Selbst erlebt werden. Auch unsere individuellen Erfahrungen in Krisenzeiten (vgl. Kap. 74), Beispiel der Corona-Pandemie, können als gesellschaftlicher Rollenwechsel betrachtet werden.

Für die Bewältigung eines problematischen Rollenverlustes sollte der Rollenwechsel umfassend exploriert und dieser auch betitelt werden. Als Leitfragen können die folgenden Fragen hilfreich sein: »Was geschah, bevor Sie depressiv wurden? Wie würden Sie Ihre alte Rolle benennen? Wie könnte Ihre neue Rolle heißen?« Es hat sich gezeigt, dass ungelöste Rollenwechsel häufig mit sehr starken und von Patient:innen als sehr belastend beschriebenen Gefühlen einhergehen. Deshalb ist es notwendig, diese Belastungen im Rahmen von Emotionsarbeit zu besprechen: »Wie fühlen Sie sich, wenn Sie über Ihre alte Rolle sprechen?« Dabei sollten emotionale Brücken gebaut und Verständnis zurückgemeldet werden: »Ich verstehe, es kann sehr schmerzhaft sein, eine neue Rolle einnehmen zu müssen – vor allem, wenn es so plötzlich geschieht!«

Im nächsten Schritt resümieren Patient:in und Therapeut:in gemeinsam. Es wird deutlich, dass die neue Entwicklung mit Vor- und Nachteilen einhergeht. Um diese Veränderung angemessen zu besprechen und zu betrauern, lohnt es sich, beide Rollenbilder mittels eines Vier-Felder-Schemas zu erarbeiten. Hierbei müssen positive und negative Aspekte der neuen und alten Rolle thematisiert werden. Häufig sehen die Betroffenen nur die negativen Folgen des Rollenwechsels. Im Fallbeispiel von Frau Kurz handelt es sich um einen Rollenwechsel im Rahmen der sexuellen Orientierung der Patientin.

Tabelle 63.3 Das Vier-Felder-Schema an einem Fallbeispiel

	Alte Rolle: heterosexuelle Ehefrau	Neue Rolle: Frau in geheimer sexueller Beziehung
Positive Aspekte	Leben in einem sicheren traditionellen Lebensmodell, keine Schamgefühle, keine Erklärungen, keine Angst vor Vorurteilen / Stigmatisierung	spannende Beziehung mit einer Frau einschl. intellektueller und sexueller Befriedigung, Gefühl, geliebt zu werden, aufregendes Leben
Negative Aspekte	Konflikte mit Ehemann, Einsamkeit und Langeweile in der Beziehung, keine sexuelle Erfüllung	Verheimlichung, Ängste, dass es herauskommt, Einsamkeitsgefühle, Streit mit Ehemann, sich verstellen müssen, Entscheidungskonflikte, Schlafstörungen

Die Gegenüberstellung der positiven und negativen Aspekte der neuen Rolle hilft Frau Kurz bei der Entscheidung, der Beziehung mit Sonja eine echte Chance zu geben, die Heimlichtuerei aufzugeben und Markus endlich offen von dieser lesbischen Beziehung zu erzählen.

Der neue Lebensabschnitt bringt Unsicherheit, jedoch auch neue Ziele, Herausforderungen und vielleicht sogar ein neues Glück. Zur Bewältigung neuer Rollenanforderungen sind soziale Kompetenzen und interpersonelle Fertigkeiten sehr hilfreich, die bei den Patient:innen erfragt werden können: »Was meinen Sie, wie könnte man die neue Rolle so gestalten, dass sie neue Möglichkeiten birgt? Was bräuchten Sie, damit es Ihnen besser ginge?"

Wichtig • Klare Benennung der alten und neuen Rolle

- alle Gefühle im Zusammenhang mit dem Rollenwechsel explorieren (Wut, Trauer, Angst, Hilflosigkeit, Ohnmacht, möglicherweise auch Erleichterung)
- Verlust der positiven Aspekte der alten Rolle adäquat betrauern
- positive Aspekte der neuen Rolle maximieren und negative Aspekte minimieren

Der Fokus *Interpersonelle Konflikte*

Interpersonelle Konflikte ergeben sich durch das Aufeinandertreffen unterschiedlicher Erwartungen von zwei oder mehreren Personen, wie bspw. die sich entgegenstehenden Urlaubswünsche einer Großfamilie. Zwischenmenschliche Konflikte sind häufig verdeckt und wirken sich auf Dauer negativ auf die körperliche und seelische Gesundheit aus. Dennoch streiten wir uns vor allem mit Personen, deren Erwartung, Meinung und Einstellung für uns wichtig ist.

Beim Behandlungsfokus *Konflikte* ist es zunächst hilfreich, über die Unterteilung der drei Konfliktstadien zu informieren (vgl. Tab. 63.4).

Tabelle 63.4 Die drei Konfliktstadien

Verhandlungsstadium	▶ offenes Bewusstsein über Differenzen ▶ aktiver Versuch, die Situation zu verändern
Sackgassenstadium	▶ Einstellung der Gespräche über die relevanten Themen (wie z. B. in einer »kalten Ehe")
Auflösungsstadium	▶ Beziehung ist unwiderruflich zerrüttet

Das Ziel der Behandlung besteht in der Identifikation und klärenden Betrachtung des Konflikts. Hierfür ist es notwendig, den zumeist schambesetzten und möglicherweise tabuisierten Konflikt anzusprechen und zu benennen. Es ist hilfreich, den Verlauf des Konflikts als Lösungsprozess zu verstehen, jeweils das Konfliktstadium zu bestimmen und Parallelen zu früheren Beziehungen zu erarbeiten.

Fallbeispiel

Im Fallbeispiel der »zögerlichen Anwältin« kommt ein latenter Konflikt mit dem Ehepartner Markus zur Sprache. Die Patientin beschreibt wiederkehrende Streitigkeiten, die meist nach demselben Schema ablaufen. Im Kontakt mit Markus sei es zu Vorwürfen gekommen (»Du arbeitest zu viel und bist nie für mich da«), woraufhin sich Frau Kurz zurückgezogen habe. Zur Exploration des Konfliktes erfragt die Therapeutin Kontext, Bedeutung, Dauer und Verlauf des Streites im Rahmen einer Konfliktanalyse. Hilfreiche Leitfragen hierfür sind: »Was sagen Sie genau und wie sagen Sie es? Wie genau ziehen Sie sich zurück? Kennen Sie dieses Verhalten von sich? Woher und mit wem? Gibt es auch positive Momente? Wie lange brauchen Sie, um den Konflikt zu lösen, was sind Ihre Strategien?"

Nachdem das Konfliktgeschehen verstanden wird, sollten Optionen, Hoffnungen und Wünsche sowie alle denkbaren Veränderungsmöglichkeiten erarbeitet werden: »Wie fühlen Sie sich in solch einem Moment? Könnten Sie sich vorstellen, ihm das zu sagen? Wie würden Sie ihm das sagen? Versuchen Sie, es mir einmal zu sagen!«

Frau Kurz gelingt es, im Rahmen eines Paargesprächs, ihrem Mann offen zu erzählen, wie einsam sie sich in der Beziehung fühle. Er reagiert für sie überraschend, indem er sagte, dass es ihm genauso gehe. Im weiteren Verlauf erzählte sie ihm auch von Sonja, wobei er zwar verletzt und überrascht erscheint, jedoch dann auch ihr gesteht, seit zwei Monaten selbst eine Affäre zu haben.

Wichtig

- Parallelen zu früheren Beziehungen erarbeiten
- Veränderungswünsche möglichst konkret erarbeiten
- Alternativen im Rollenspiel einüben

Der Fokus *Isolation* bzw. *Langanhaltende Einsamkeit*

Dieser Fokus erscheint in Zeiten, die von den Medien als »Epidemie der Einsamkeit« bezeichnet werden (Berlingieri et al., 2023), besonders relevant. Der Fokus der langanhaltenden Einsamkeit bezieht sich auf sozial isolierte Menschen, die keine oder nur wenige Sozialkontakte haben. Diese leiden häufig unter sozialen Defiziten, die eine positive Interaktion verhindern und sie in die Einsamkeit treiben. Steht die Depression ausschließlich im Zusammenhang mit der sozialen Isolation, sollte dieser Behandlungsfokus gewählt werden. Als Behandlungsziele gelten dann die Erweiterung des interpersonellen Repertoires durch ein schrittweises und gezieltes Einüben sozialer Fertigkeiten und der Aufbau neuer Beziehungen.

Häufig werden im Rahmen der Beziehungsanalyse bei einsamen Patient:innen dysfunktionale Beziehungsmuster deutlich, deren Ursprung in vergangenen Beziehungserfahrungen zu finden ist und die einstmals hilfreiche Lösungsstrategien dargestellt haben. Deshalb ist es in einem ersten Behandlungsschritt notwendig, frühere Beziehungen zu explorieren: »Wie sind Sie aufgewachsen? Was haben Sie mit Ihrem Bruder unternommen, worüber haben Sie gesprochen? Was hat Ihnen daran gefallen, was weniger? Ist es für Sie heute noch unangenehm, wenn es um Konkurrenz geht?".

Aufgrund der fehlenden aktuellen Beziehungen übernimmt die therapeutische Beziehung eine wichtige soziale Funktion. Oftmals ist der Therapeut oder die Therapeutin seit langer Zeit der einzige reale intensive Kontakt zur Außenwelt. Die Patient:innen werden darin unterstützt, soziale Defizite zu erkennen und im Rahmen von Rollenspielen zu reduzieren. Im Sinne der aktiven Krankenrolle sind sie dabei selbst verantwortlich, eigene Rollenspielsituationen zu entwerfen. Mögliche Leitfrage wären: »Welche Situation ist Ihnen letzte Woche gut gelungen? Was ist Ihnen schwergefallen?« Durch individuell angepasste Rollenspiele und wohlwollende Rückmeldungen werden zumeist schnelle Veränderungen deutlich.

Dieser Fokus erscheint am schwierigsten zu behandeln, weil es eben kein kritisches mit der Depression zusammenhängendes Lebensereignis gibt. Häufig handelt es sich um Patient:innen mit chronischen Depressionen (vgl. Kap. 42 und 60). Am Ende der Therapie sollten die Patient:innen über hilfreiche Strategien zur Kontaktaufnahme sowie über korrigierende Interaktionserfahrungen verfügen, die ihnen neuen Mut und Freude am Kontaktverhalten eröffnen sollten. Aufgrund der zeitlichen Begrenzung der IPT als Kurzzeittherapie ist jedoch meist keine umfassende Veränderung des Beziehungsverhaltens möglich – vielmehr bietet sie einen Ansatzpunkt für den wichtigen ersten Schritt zur Bewältigung langanhaltender Einsamkeit.

Wichtig • Ziele beim Fokus Isolation bzw. langanhaltende Einsamkeit

- Verfestigung interpersoneller Fertigkeiten anhand vielfältiger individueller Rollenspiele
- Auch die therapeutische Beziehung kann thematisiert werden.

63.3.3 Die Abschiedsphase

In der Abschiedsphase werden Gefühle (häufig auch Trauer) bezüglich des nahenden Therapieendes exploriert sowie die Fortschritte der Therapie zusammengefasst. Von großer Bedeutung sind jetzt die Erfolge und Fortschritte sowie die Erinnerungen an die gemeinsame Arbeit. Hierbei steht die Veränderung im Mittelpunkt der Gespräche. In diesem Rahmen kann die Beziehungsanalyse noch einmal aktualisiert und resümiert werden. Die Patient:innen sollten motiviert werden, einen Ausblick auf ihr Leben nach der Therapie formulieren: »Wie wird es für Sie weitergehen?«

Darüber hinaus wird ein »Notfallplan« zur Rückfallprophylaxe bei einer potenziell möglichen Verschlechterung erstellt (vgl. Kap. 28).

63.4 Weitere Therapieoptionen

Teil VI

Die IPT ist als stationäres Behandlungskonzept – ggf. in Kombination mit Medikation – sowie als IPT-Gruppentherapie erfolgreich evaluiert und mittlerweile in vielen Kliniken etabliert (Schramm, 2019). Aufgrund ihres interpersonellen Schwerpunkts liegt der Einsatz als Gruppentherapie sowohl im stationären als auch im ambulanten Setting nahe, ein entsprechendes Manual ist verfügbar (Schramm et al., 2022).

Für spezifische Altersgruppen wurden angepasste IPT-Formate entwickelt:

- **IPT-Late Life** wurde 2022 als erstes deutschsprachiges Manual für ältere Menschen mit Depression im stationären Setting veröffentlicht (Dykierek et al., 2022). Die Methode adressiert Verlusterfahrungen, Einsamkeit und tiefgreifende Lebensveränderungen und ist sowohl als Einzel- als auch Gruppentherapie konzipiert.
- **IPT-A** (Interpersonelle Psychotherapie für Adoleszente) ist eine altersgerechte Adaption für Jugendliche im stationären Setting (von Lucadou & Schramm, 2018).
- Für Kinder und Jugendliche zwischen 8 und 12 Jahren wurde die Familienbasierte IPT (**FB-IPT**; Dietz et al., 2018) entwickelt.

Auch in Entwicklungsländern gibt es erste vielversprechende IPT-Projekte, die an den jeweiligen kulturellen Kontext angepasst wurden (Markowitz & Weissman, 2012; Weissman, 2020; Weissman & Mootz, 2024). Zudem wurde IPT kultursensitiv für Schutzsuchende bzw. Geflüchtete aus arabischen Ländern (Brakemeier et al., 2017) und der Ukraine (Zietlow et al., 2024) modifiziert. Die IPT mit Schutzsuchenden strebt eine schnelle Entlastung und konkrete Unterstützung durch ein fokussiertes Bearbeiten der interpersonellen Belastungen an, was sich positiv auf die psychischen Probleme sowie – bei Indikation – auch auf die berufliche und soziale Teilhabe auswirken sollte. Die kultursensitive IPT verfolgt die Ziele, einerseits mögliche Hindernisse auf psychopathologischer Ebene, die einer gelungenen Integration in die Arbeitswelt im Weg stehen, zu beseitigen und andererseits eine aktive Unterstützung bei der Integration zu leisten. Dadurch werden die Schutzsuchenden in die Lage versetzt, die Zugangswege in die soziale und berufliche Teilhabe besser bewältigen zu können bei gleichzeitiger Thematisierung und Bearbeitung der existenziellen Themen (vgl. Kap. 73; Brakemeier et al., 2023; Brakemeier, 2024).

Schließlich werden Strategien der IPT in internet- und mobilbasierte Interventionen integriert (z. B. für Angehörige »Family Coach Depression« oder für Jüngere der Chatbot CADY; Übersicht in Brakemeier, 2024).

63.5 Typische Schwierigkeiten und Fehler

Aufgrund der besonderen Rahmenbedingungen einer Kurzzeittherapie erfordert die IPT von ihren Therapierenden Struktur und gleichzeitig Flexibilität. In der nachfolgenden Tabelle werden Lösungsstrategien für typische Probleme zusammengefasst.

Dos	Don'ts
ein bis zwei Problembereiche und dazugehörige, im Behandlungsverlauf realistisch erreichbare Ziele in Form einer Behandlungsvereinbarung schriftlich festlegen	keine Behandlungsvereinbarung formulieren bzw. eine Vereinbarung mit zu vielen Problembereichen oder unrealistischen Zielen erarbeiten
auf positive und negative Gefühle eingehen	ausschließlich handlungsorientiert Vorschläge machen, wie man sich z. B. in der neuen Rolle verhalten könnte
im Hier und Jetzt bleiben, Sitzungen strukturieren	Schwerpunkt auf die Vergangenheit legen, sich von den Patient:innen thematisch (ab-)lenken lassen
die Sitzung sowie den therapeutischen Fortschritt gelegentlich zusammenfassen	Behandlungsvertrag, Problembereiche und Ziele aus dem Blickfeld verlieren
Tempo und Entscheidungen der Patient:innen berücksichtigen (Therapierende als Advokat:in)	eigene Werte und Ziele verfolgen, den Patient:innen in seiner Lebenswelt nicht ausreichend sehen

63.6 Kritische Einordnung

Aufgrund der nachgewiesenen Wirksamkeit (vgl. z. B. Metaanalyse von Cuijpers et al., 2011, 2016) wird die IPT in nationalen wie internationalen Leitlinien zur Behandlung von Depressionen sowie von Bulimie empfohlen (z. B. Nationale Versorgungsleitlinie 2009; Fachgruppe Klinische Psychologie und Psychotherapie; de Jong et al., 2022; NICE

Guidelines: National Institute for Health and Clinical Excellence, 2022). Eine Metaanalyse kommt zum Schluss, dass die IPT auch als Rückfallprophylaxe und in der Behandlung von Essstörungen, Angststörungen und anderen psychischen Störungen wirksam ist. Auch zur Rezidivprophylaxe Bipolarer Störungen und zur Behandlung akuter depressiver Episoden im Rahmen einer Bipolaren Störung wird die *Interpersonal and Social Rythm Therapy* [IPSRT] in der S3-Leitlinie (2020) empfohlen. Bei Patient:innen mit Posttraumatischer Belastungsstörung liefern Studien Hinweise, dass die Behandlung mit IPT ähnlich wirksam zu sein scheint wie die Expositionsbehandlung oder andere aktive Therapieformen (Markowitz et al., 2015; Althobaiti et al., 2020). Die IPT wurde in zahlreichen Studien als »Forschungsintervention« erfolgreich eingesetzt, ist in der Praxis der ambulanten Behandlung in Deutschland jedoch noch wenig repräsentiert. Die IPT wurde vom Wissenschaftlichen Beirat Psychotherapie als Methode zur Behandlung affektiver Störungen und Essstörungen wissenschaftlich anerkannt. Zudem gibt es in einigen (inter-)nationalen Fort- und Weiterbildungsinstituten die Möglichkeit, IPT praxisnah zu lernen. Die Deutsche Gesellschaft für Psychotherapie (DGIPT) hat die weitere Beforschung und Verbreitung der IPT zum Ziel.

FAQ

Ist die IPT eine neue Therapie? Was ist das Besondere?
Die IPT ist eine integrative Therapiemethode, die sehr gut auch im Kontext der VT eingesetzt werden kann. Sie stellt keine völlig neue Therapie dar, sondern vielmehr kombiniert sie sinnvolle und wissenschaftlich überprüfte Strategien, die manualisiert beschrieben sind. Das Besondere ist das verfahrensübergreifende interpersonelle Modell sowie die Fokussierung auf ein bis zwei interpersonelle Problembereiche.

Die mittlere Phase ist sehr frei beschrieben. Darf man auch andere Interventionen einsetzen?
Die IPT wurde für bereits erfahrene Therapeut:innen manualisiert. Man ging davon aus, dass diese bereits über zahlreiche hilfreiche Interventionen verfügen. Daher ist es durchaus möglich und oft sehr sinnvoll, kreativ auf andere Strategien wie Achtsamkeitsübungen, Situationsanalysen oder Wertearbeit zurückzugreifen. Sämtliche Strategien im Dienste der Fokusbearbeitung sind möglich!

Teil VI

Weiterführende Literatur

Brakemeier, E.-L., Hauck, S. & Harder, F. (2023). Interpersonelle Psychotherapie (IPT): Ein evidenzbasiertes und praxisorientiertes Update zur Wirksamkeit, Durchführung und zu Weiterentwicklungen. PSYCH up2date, 17 (04), 337–357.

Schramm, E. (2019). Interpersonelle Psychotherapie. Mit dem Original-Therapiemanual von Klerman, Weissman, Rounsaville und Chevron (4. Aufl.). Stuttgart: Schattauer.

Schramm, E., Thiel, N. & Zehender, N. (2022). Interpersonelle Psychotherapie in der Gruppe. Das Therapiemanual (2. Aufl.). Stuttgart: Schattauer.

Weissman, M. & Mootz, J. (2024). Interpersonal psychotherapy: A global reach. Oxford, UK: Oxford University Press. [darin: Brakemeier, E.-L. (2024). IPT in Germany.]

64 Mindfulness-Based Cognitive Therapy (MBCT)

Johannes Michalak • Sabine Weidenfeller • Thomas Heidenreich

64.1 Hintergrund

Die Achtsamkeitsbasierte Kognitive Therapie (engl. Mindfulness-Based Cognitive Therapy, MBCT) ist ein Ansatz, der von den Psychotherapieforschern und kognitiven Verhaltenstherapeuten Segal, Williams und Teasdale (2002) ursprünglich zur Rückfallprävention für Patient:innen mit rezidivierenden depressiven Störungen entwickelt wurde. MBCT basiert auf empirischen Befunden zu Rückfallprozessen bei Depression sowie auf Studienergebnissen zum klinischen Nutzen von Meditationstechniken.

Theoretische Grundlagen. Dem derzeitigen Forschungsstand nach sind mit Blick auf die Rückfallmechanismen depressiver Störungen zwei Prozesse von zentraler Bedeutung: Zum einen ist das Denken depressiver Personen durch dysfunktionale Grundannahmen und negative Gedankenmuster geprägt. Diese Gedankenmuster klingen nach der Akutphase zwar ab, können im weiteren Verlauf allerdings bereits durch moderate Stimmungsschwankungen automatisch reaktiviert werden (Prinzip der »differential activation«). Die Reaktivierbarkeit nimmt von Episode zu Episode zu. Zum anderen neigen depressive Personen zu einer ruminativen Verarbeitung, indem sie anhaltend über mögliche Ursachen und Konsequenzen ihrer Situation nachgrübeln. Dies führt dazu, dass sich die negative Stimmung weiter verfestigt und die Fähigkeit, konstruktiv mit Belastungen umzugehen, sinkt.

Das MBCT-Programm setzt an diesen beiden Prozessen an. Im Wesentlichen geht es darum, dysfunktionale Denkmuster und Ruminationstendenzen frühzeitig zu erkennen und diese zu stoppen. Erreicht wird dies durch die Kultivierung von Achtsamkeit, also durch eine bewusste, nicht-wertende Lenkung der Aufmerksamkeit auf den gegenwärtigen Augenblick (Kabat-Zinn, 1990). Diese Fähigkeit hat prinzipiell jeder Mensch, sie lässt sich durch entsprechende Übungen jedoch weiter kultivieren (s. Kap. 29). Segal und seine Kollegen greifen hierbei auf das von dem Verhaltensmediziner Jon Kabat-Zinn (1990) entwickelte Programm der Achtsamkeitsbasierten Stressreduktion (engl. Mindfulness-Based Stress Reduction, MBSR) zurück, dessen zentrale Übungen aus der buddhistischen Meditationspraxis stammen. Die erste Hälfte dieses Programms zielt neben einer Verbesserung von Aufmerksamkeit und Konzentration auf eine bewusste Wahrnehmung von Gedanken, Gefühlen und Körperempfindungen. Zeitgleich üben die Patient:innen eine nicht-wertende Beobachtung dieser drei Ebenen. So erkennen sie, welche Rolle diese Aspekte bei der Entstehung von Stress bzw. negativen Stimmungslagen spielen. In der zweiten Hälfte des Programms wird die Übungspraxis vertieft und ein veränderter Umgang mit negativen Gedanken, Gefühlen und Körperempfindungen geübt. Im Mittelpunkt steht dabei die Förderung einer Haltung, die als Disidentifikation bezeichnet wird. Das bedeutet, dass Gedanken nicht als realitätsgetreue Abbilder der Wirklichkeit oder als valide Selbstaussagen betrachtet werden, sondern als das, was sie sind: mentale Ereignisse.

Wichtig

Im Unterschied zur klassischen Kognitiven Therapie wird keine Modifikation von Gedanken angestrebt, sondern eine Veränderung der *Haltung* gegenüber Gedanken und anderen Empfindungen.

Diese veränderte Haltung ist im Wesentlichen durch Akzeptanz und Offenheit gegenüber jeglicher Erfahrung geprägt, unabhängig davon, ob sie angenehm oder unangenehm ist. Akzeptanz ist hierbei nicht zu verwechseln mit Passivität oder Resignation. Es geht vielmehr darum, sich den eigenen Gefühlen und Empfindungen zuzuwenden, ohne an ihnen zu haften oder sie wegzudrängen. Der eigene Zustand darf sich also gemäß seiner Eigendynamik entfalten und man kann bewusst entscheiden, ob man reagieren möchte und wenn ja, wie (vgl. auch Kap. 29).

64.2 Indikation, Kontraindikation und Nebenwirkungen

Primäre Indikation. Empirisch aktuell am besten belegt ist die Wirksamkeit von MBCT als Rückfallprävention im Rahmen depressiver Störungen, insbesondere bei Patient:innen mit ausgeprägteren Residualsymptomen (Metaanalyse von Kuyken et al., 2016). Darüber hinaus liegen Hinweise vor, dass sich MBCT auch als Behandlungsmaßnahme für akute depressive Störungen und Angststörungen eignet (Goldberg et al., 2019). Die Effekte bei der Behandlung von akuten Depressionen sind mit denen von klassischer Kognitiver Verhaltenstherapie vergleichbar (Sverre et al., 2023). Nähere Informationen, was beim Einsatz von MBCT bei akut depressiven Patient:innen berücksichtigt werden sollte, geben Michalak et al. (2022).
Erweiterter Indikationsbereich. Für andere Krankheitsbilder – u. a. Bipolare Störung (Kap. 41), Soziale Phobie, Panikstörung, Generalisierte Angststörung (alle Kap. 43), Schlafstörungen (Kap. 54) sowie Anpassungsprobleme an schwere körperliche Erkrankungen wie Krebs und Multiple Sklerose – liegen ebenfalls Hinweise zur Effektivität des Programms vor (z. B. Metaanalyse von Khoury et al., 2013). Zusammengefasst deuten die Ergebnisse darauf hin, dass MBCT ähnlich wie MBSR nicht nur bei einem, sondern bei vielen verschiedenen Krankheitsbildern wirksam ist. Dies ist ein Indiz dafür, dass der Ansatz möglicherweise störungsübergreifend bzw. transdiagnostisch wirkt, indem dysfunktionale Prozesse beeinflusst werden, die für die Entstehung bzw. Aufrechterhaltung unterschiedlicher Störungen von Bedeutung sind (Hofmann et al., 2010) und auch allgemeine Vulnerabilitäten betreffen, die bei allen Menschen zur Ausbildung von Leidenszuständen führen.

Kontraindikation. MBCT ist bei psychotischen Krisen (Kap. 40), akutem Substanzmissbrauch (Kap. 50) und akuter Suizidgefahr (Kap. 26) kontraindiziert. Besondere Vorsicht ist außerdem angebracht, wenn Achtsamkeit im Einzelsetting bei Störungen eingesetzt werden soll, für deren Behandlung die Wirksamkeit achtsamkeitsbasierter Verfahren noch nicht nachgewiesen ist. Der Umgang mit einer solchen Situation setzt eine gut ausgearbeitete Fallkonzeption sowie sehr viel Erfahrung mit der Behandlung des jeweiligen Störungsbildes und mit der Praxis der Achtsamkeit voraus. Bei Personen mit körperlichen Erkrankungen oder Einschränkungen (z. B. Lagerungsschwindel, Schwächung aufgrund einer Chemotherapie) sollte zudem vorab sowohl mit der Patientin bzw. dem Patienten als auch mit dem behandelnden Arzt bzw. der behandelnden Ärztin geklärt werden, ob die körperbezogenen Achtsamkeitsübungen ggf. eine Überforderung für die Betroffenen darstellen. In diesem Fall kann das Programm entsprechend modifiziert werden.

Nebenwirkungen. In einer Studie von Britton et al. (2021) wurden Nebenwirkungen von MBCT mit einem speziellen Interviewverfahren untersucht. Bei 58% der Teilnehmer:innen traten negative Nebenwirkungen auf, bei 38% solche, die einen negativen Einfluss auf das Funktionsniveau hatten. Die Autor:innen kommen aufgrund ihrer Befunde zu der Schlussfolgerung, dass MBCT mit vorübergehenden Belastungen verbunden sein kann, die von der Häufigkeit her mit denen anderer Psychotherapiemethoden vergleichbar sind. Therapeut:innen sollten also beachten, dass sowohl die intensive Übungspraxis als auch die Konfrontation mit körperlich und/oder psychisch schmerzhaften Zuständen für die Teilnehmer:innen Belastungen mit sich bringen können (Baer et al., 2019). Hier ist es dann wichtig, eine Balance zwischen dem achtsamen Kontakt mit diesen Zuständen und dem Beachten persönlicher Grenzen bei der Übung zu finden. Treten gravierendere Probleme auf, z. B. bei Patient:innen mit Posttraumatischen Belastungsstörungen Flashbacks im Rahmen von körperbezogenen Übungen wie dem Body-Scan, sollte individuell geschaut werden, wie die Übungen an die Möglichkeiten der Patient:innen angepasst werden können (z. B. erst einmal einfaches Hören der Übungs-CD, ohne in problematische Körperregionen hineinzuspüren).

Auch kann es für Patient:innen belastend sein, wenn sie Schwierigkeiten haben, eine regelmäßige Übungspraxis in ihren Alltag zu übertragen. Hier geht es dann darum, achtsam diese Schwierigkeiten und die damit verbundenen, möglicherweise selbstabwertenden Gedankenmuster wahrzunehmen.

64.3 Praktische Durchführung

Dieser Abschnitt gibt einen Überblick über den Kursaufbau und die wichtigsten Elemente und Übungen des MBCT-Programms. Eine ausführliche Darstellung mit detaillierten Instruktionen findet sich im Behandlungsmanual von Segal et al. (2015).

64.3.1 Das MBCT-Programm im Überblick

Vorgespräch. Vor Beginn des eigentlichen Programms führt die Kursleiterin bzw. der Kursleiter mit jeder Teilnehmerin bzw. jedem Teilnehmer ein Vorgespräch. Dabei geht es darum, 1) den Hintergrund des Ansatzes zu erklären, 2) in Erfahrung zu bringen, welche Faktoren für die jeweilige Teilnehmerin bzw. den jeweiligen Teilnehmer mit der Entstehung und Aufrechterhaltung der Depression verbunden sind, 3) das Suizidrisiko zu prüfen und 4) mögliche medizinische und / oder psychotherapeutische Kontraindikationen zu klären. Zusätzlich weist die Kursleiterin bzw. der Kursleiter auf die Bedeutung der regelmäßigen Achtsamkeitspraxis hin (an 6 Tagen pro Woche mind. 45 min pro Tag), da die Übungshäufigkeit die Effektivität des Programms beeinflusst (z. B. Crane et al., 2014; Hülsebusch & Michalak, 2010). Die Teilnehmer:innen sollen anschließend einschätzen, ob sie diesen Übungsumfang in ihrer jetzigen Lebenssituation praktizieren möchten / können, und sich dann bewusst für oder gegen die Teilnahme an einem MBCT-Kurs entscheiden.
Rahmenbedingungen und Kursaufbau. Das MBCT-Programm wird in Gruppen von bis zu 15 Personen durchgeführt und umfasst acht wöchentliche Sitzungen von jeweils ca. zweieinhalb Stunden Dauer sowie einen Tag der Achtsamkeit, an dem über mehrere Stunden hinweg gemeinsam geübt wird. Jede Sitzung hat einen eigenen Themenschwerpunkt, in dessen Rahmen die Achtsamkeitsprinzipien gemeinsam erarbeitet werden (z. B. Zulassen und Akzeptanz). In den ersten vier Sitzungen geht es dabei schwerpunktmäßig um das Erlernen und Einüben von Achtsamkeit. In den Sitzungen 5 bis 8 kommen verstärkt Elemente aus der Kognitiven Verhaltenstherapie hinzu.
Hausaufgaben. Um den Transfer und die Integration von Achtsamkeit in den Lebensalltag zu unterstützen, erhalten die Teilnehmer:innen in jeder Sitzung Hausaufgaben (vgl. Kap. 15). Dabei handelt es sich sowohl um formelle als auch um informelle Achtsamkeitsübungen (s. Abschn. 64.3.2 und 64.3.3). Die Erfahrungen mit diesen Hausaufgaben werden in der jeweils darauffolgenden Sitzung ausführlich besprochen.
Nach dem Kurs. Nach Abschluss des Programms wird mit jeder Teilnehmerin bzw. jedem Teilnehmer ein Nachgespräch durchgeführt. Zusätzlich ist es sinnvoll, Booster-Sitzungen anzubieten.

64.3.2 Formelle Übungen

Im Laufe des MBCT-Programms lernen die Kursteilnehmer:innen verschiedene formelle Achtsamkeitsübungen kennen (s. Tab. 64.1). Gemeinsam ist diesen Übungen die Aufgabe, mit der Aufmerksamkeit im gegenwärtigen Augenblick zu verweilen. Früher oder später kommt es dabei – selbst bei Personen mit langjähriger Meditationserfahrung – zu einem Abschweifen der Gedanken. Bei der formellen Achtsamkeitspraxis geht es in erster Linie darum, dieses Abschweifen bewusst wahrzunehmen und anschließend zur Übung zurückzukehren, ohne das Abschweifen zu bewerten (z. B. »Jetzt habe ich es wieder falsch gemacht«). Ein »Richtig« oder »Falsch« gibt es bei diesen Übungen nicht.

Es ist – vor allem für depressive Personen, bei denen solche Gedanken schnell zu negativen Gefühlen und einer Selbstabwertung führen – wichtig, zu vermitteln:

Wichtig

Hundertmal abschweifen bedeutet kein Versagen, sondern hundert Gelegenheiten, Achtsamkeit zu trainieren. Es geht nicht darum, das Wandern der Gedanken zu verhindern, sondern es zu registrieren und danach mit der Aufmerksamkeit wieder in den gegenwärtigen Moment zurückzukehren.

Tabelle 64.1 Überblick über die vier wichtigsten formellen Achtsamkeitsübungen im MBCT-Programm (TN = Teilnehmende)

Übung	Dauer	Beschreibung und Hinweise zur Durchführung
Body-Scan	ca. 45 min	▶ Durchführung in Rückenlage auf einer weichen Matte (ggf. auch andere Übungsposition) ▶ Aufmerksamkeit zunächst einige Minuten auf die Atmung richten (Augen sind beim Body-Scan in der Regel geschlossen) ▶ danach den Achtsamkeitsfokus systematisch durch den Körper lenken, von den Zehen bis zum Kopf ▶ Aufgabe: in die einzelnen Regionen hineinspüren und möglichst achtsam wahrnehmen, was man spürt, egal was es ist ▶ wenn die TN in bestimmten Körperregionen z. B. nichts spüren, geht es darum, genau dieses »Nicht-Spüren« wahrzunehmen, oder wenn eine Verspannung registriert wird, sollte diese bewusst wahrgenommen werden
Sitzmeditation	ca. 30 min	▶ eine aufrechte und entspannte Körperhaltung, entweder auf einem Stuhl oder auf einem Sitzkissen am Boden ▶ Aufmerksamkeit zuerst auf die Atmung richten (Augen sind entweder offen oder geschlossen) ▶ anschließend die Wahrnehmung auf den ganzen Körper ausdehnen; später können auch andere Aspekte in den Fokus genommen werden, z. B. Geräusche oder Gedanken ▶ in jedem Fall sollte das, was wahrgenommen wird, achtsam betrachtet werden, ohne sich daran »festzuhalten« ▶ ab der 5. MBCT-Sitzung wird die Aufmerksamkeit gezielt auf schwierige Erfahrungen während der Übung gelenkt (z. B. Unruhe, Schmerzen); die TN werden dazu eingeladen, sich diesen körperlichen oder emotionalen Erfahrungen mit einer offenen und akzeptierenden Haltung zuzuwenden

Tabelle 64.1 (Fortsetzung)

Übung	Dauer	Beschreibung und Hinweise zur Durchführung
Atemraum	ca. 3 min	▶ eine Kurzform der Sitzmeditation (Instruktion s. Kap. 29) ▶ sollte zu drei über den Tag verteilten und vorab festgelegten Zeiten praktiziert werden ▶ möglichst an regelmäßige Alltagstätigkeiten knüpfen (z. B. vor Arbeitsbeginn, vor dem Mittagessen, vor dem Schlafengehen) ▶ die TN sollten darauf aufmerksam gemacht werden, dass diese Übung keinen Ersatz für den Body-Scan oder die Sitzmeditation darstellt, sondern eine Ergänzung ▶ mit zunehmender Übungserfahrung kann der *Atemraum* zusätzlich in Alltagssituationen angewendet werden, in denen unangenehme Gefühle oder Empfindungen auftauchen; wichtig ist, dass die Übung in diesem Fall nicht als »Fluchtmöglichkeit« betrachtet wird, sondern als ein Anker im gegenwärtigen Augenblick, der es erlaubt, bewusst wahrzunehmen, was gerade im Körper und Geist passiert
Hatha-Yoga	ca. 40 min	▶ bei den Yoga-Übungen geht es nicht primär um das richtige Ausführen der Bewegungsabläufe, sondern um die achtsame Körperwahrnehmung ▶ zusätzlich lernen die TN, ihre Grenzen bewusst zu spüren und gewohnheitsmäßige Gedankenmuster wahrzunehmen, die üblicherweise auftauchen, wenn sie an ihre Grenzen stoßen (z. B. *Das schaffe ich niemals* … oder *Ich muss mich mehr anstrengen* …)

64.3.3 Informelle Übungen

Prinzipiell ist jede Form von (Alltags-)Aktivität als informelle Übung geeignet (z. B. Essen, Zähneputzen, Treppensteigen). Durch eine achtsame Ausführung solcher Aktivitäten lernen die Teilnehmer:innen, Achtsamkeit Schritt für Schritt in ihren Alltag zu integrieren. Um den Transfer zu erleichtern, werden sie gebeten, sich zunächst *eine* routinemäßige Tätigkeit auszusuchen, die sie regelmäßig achtsam ausführen. Mit zunehmender Übungserfahrung werden sie dann dazu ermutigt, möglichst *jeder* Alltagstätigkeit mit dieser achtsamen Haltung zu begegnen.

64.3.4 Erfahrungsorientiertes Lernen

Ein zentrales Merkmal von MBCT besteht darin, dass die persönlichen Erfahrungen der Teilnehmer:innen nach jeder Übung ausführlich besprochen werden. Dieser intensive

Austausch innerhalb der Gruppe wird als *Inquiry* bezeichnet und ist eine wichtige Möglichkeit, die Haltung der Achtsamkeit zu vermitteln. Die Aufgabe der Kursleiterin bzw. des Kursleiters besteht beim *Inquiry* darin, die Teilnehmer:innen durch gezielte Fragen dabei zu unterstützen, ihre eigenen Erfahrungen zu reflektieren. Dabei lassen sich drei Schritte unterscheiden (ein eigenes Kapitel zum Thema *Inquiry* findet sich in Segal et al., 2015):

(1) Im ersten Schritt wird nach konkreten Gedanken, Gefühlen und Körperempfindungen während der Übung gefragt.
(2) Im zweiten Schritt werden diese Erfahrungen reflektiert (z. B. »Was sagt Ihnen diese Erfahrung über die Art und Weise, wie Ihr Geist arbeitet?«).
(3) Der dritte Schritt besteht darin, die gemachten Erfahrungen mit den Zielen der Gruppe in Bezug zu setzen (z. B. Umgang mit Anhaftung und Aversion).

Nicht nur die formellen und informellen Übungen werden als Ausgangspunkt für das erfahrungsorientierte Lernen genutzt. Grundsätzlich kann jede Situation, die sich im Kurs ergibt, für ein Inquiry aufgegriffen werden, z. B. eine Situation, wie sie im folgenden Therapiedialog beschrieben ist.

Beispiel

Eine Teilnehmerin (TN) kommt einige Minuten zu spät zur Sitzung. Sie wirkt sehr gereizt. Der Kursleiter (K) fragt, wie es ihr geht.

TN: Schlecht. Ich habe auf dem Weg hierhin fast eine Stunde im Stau gestanden. Und dann habe ich hier ewig nach einem Parkplatz gesucht. Ich muss mich schon den ganzen Tag abhetzen. Keine Ahnung, wie ich jetzt meditieren soll.

K: Gehetztsein und Achtsamkeit schließen sich nicht aus. Ich lade Sie zu einem Experiment ein.

Der Kursleiter bittet die Gruppe, zunächst ganz normal durch den Raum zu gehen, dann achtsam und bewusst und dabei deutlich langsamer, dann noch langsamer und schließlich wieder normal. Anschließend bittet er die Teilnehmer:innen, durch den Raum zu hetzen und nach einer Weile zu versuchen, achtsam zu hetzen und dabei den Aufmerksamkeitsfokus abwechselnd zu verengen und zu weiten. Parallel zu der Übung bittet er die Teilnehmer:innen in jeder Phase der Übung zu beobachten: Was macht das mit mir? Was verändert sich? Wie fühlt sich die Achtsamkeit an? Im Anschluss an die Übung setzen sich die Teilnehmer:innen für den Erfahrungsaustausch zusammen.

K: Was haben Sie beim Hetzen bemerkt?

TN: Das war unangenehm. Ich war total verkrampft und hatte Angst, dass ich mit jemandem zusammenstoße.

K: Wo haben Sie diese Verkrampfung gespürt?

TN: Am meisten im Brustkorb und in den Händen.

K: Und wie sind Sie mit dieser Situation umgegangen?

TN: Ehrlich gesagt, habe ich gehofft, dass die Übung bald vorbei ist.

K: Es ist ganz normal, eine unangenehme Situation auflösen zu wollen. Was könnte Ihnen Ihre Reaktion in dieser Situation über die Art und Weise verraten, wie Ihr Geist arbeitet?

TN: Ich glaube ... ich reagiere öfter so auf unangenehme Situationen.

K: Was bedeutet »so«?

TN: Zähne zusammenbeißen, Augen zu und durch und hoffen, dass es schnell vorbeigeht.

K: Was hat sich während des achtsamen Hetzens verändert?

TN: Ich habe mich irgendwie ... »weiter« gefühlt.

K: Können Sie das näher beschreiben?

TN: Mein Brustkorb hat sich nicht mehr so eng angefühlt. Meine Hände waren nicht mehr so verkrampft. Und die anderen haben nicht mehr so bedrohlich gewirkt. Ich hatte weniger Angst, mit jemandem zusammenzustoßen.

K: Haben Sie immer noch gehofft, dass die Übung schnell vorbei geht?

TN: Jein. Jedenfalls nicht mehr so stark wie beim unachtsamen Hetzen. Das achtsame Hetzen fühlte sich irgendwie weniger anstrengend an.

K: Auf welche Weise könnten Sie damit experimentieren, wenn ähnliche Erfahrungen noch einmal auftauchen sollten?

TN: Mein Arbeitsweg stresst mich eigentlich ähnlich wie diese Übung. Das wäre eine Situation, in der ich ausprobieren könnte, ob es noch mal funktioniert.

64.3.5 Kognitiv-verhaltenstherapeutische Elemente

Neben der formellen und informellen Achtsamkeitspraxis werden im Rahmen von MBCT Elemente der Kognitiven Verhaltenstherapie eingesetzt. Hierzu zählen:

- **Psychoedukation:** z. B. Informationen zu den DSM-Kriterien einer Depression, zu negativen automatischen Gedanken, zum Rückfallgeschehen (vgl. Kap. 14)
- **Kognitive Elemente:** z. B. ABC-Modell nach Ellis (vgl. Kap. 20)
- **Verhaltensbezogene Elemente:** z. B. Zusammenhänge zwischen Stimmung und Aktivität erkennen, stabilisierende Aktivitäten identifizieren, Frühwarnzeichen erkennen, Rückfallpläne erarbeiten (vgl. Kap. 18 und 28)

64.4 Weitere Therapieoptionen

Variationen im Setting. MBCT wird in der Regel als Gruppenkurs ambulant oder im Rahmen einer stationären Therapie angeboten. Zur Anwendung im Einzelsetting liegen bislang keine empirischen Studien vor. Es kann unter bestimmten Umständen trotzdem sinnvoll sein, wesentliche Inhalte des Programms in die einzeltherapeutische Behandlung zu integrieren; z. B. dann, wenn zu dem betreffenden Zeitpunkt kein Kurs angeboten werden kann. Für die Anwendung im Einzelsetting sollten allerdings folgende Voraussetzungen gegeben sein:

- Es handelt sich bei der Erkrankung der Patientin bzw. des Patienten um eine Depression oder eine andere Störung, für deren Behandlung die Wirksamkeit achtsamkeitsbasierter Verfahren empirisch belegt ist.
- Der / Die Therapeut:in besitzt viel Erfahrung in der Behandlung des betreffenden Krankheitsbildes.
- Der / Die Therapeut:in hat eigene Meditationserfahrungen.
- Der / Die Patient:in erhält im Rahmen der Therapie die Möglichkeit, die Erfahrungen mit den Übungen ausführlich mit dem Therapeuten bzw. der Therapeutin zu besprechen.

Grundsätzlich sind verschiedene Möglichkeiten denkbar, MBCT in eine einzeltherapeutische Behandlung zu integrieren. Beispielsweise können die Patient:innen das Programm anhand des Selbsthilfebuchs von Williams et al. (2009) selbstständig zuhause durchführen und ihre Übungserfahrungen in den Therapiesitzungen besprechen. Oder die Therapeutin bzw. der Therapeut gestaltet die Einzelsitzungen in Anlehnung an das MBCT-Manual. Hierbei ist es möglich, nacheinander die Themenschwerpunkte des Programms zu bearbeiten und die dazugehörigen Übungen entweder genauso wie im Kursprogramm, modifiziert oder ausschließlich zuhause mithilfe von CDs (z. B. Audio-CD von Michalak et al., 2012b) durchzuführen. Eine weitere Möglichkeit besteht darin, die Patient:innen gezielt an eine erfahrene MBCT-Lehrperson zu verweisen. Das ist vor allem dann sinnvoll, wenn die Therapeutin bzw. der Therapeut keine ausreichende Eigenerfahrung bezüglich Achtsamkeitspraxis mitbringt.

Wichtig

Unabhängig davon, in welcher Art und Weise MBCT in die Einzeltherapie integriert wird, ist es für die Patient:innen hilfreich, wenn die Therapeutin bzw. der Therapeut vorab das Rational gut erläutert bzw. einpasst, so dass keine Widersprüchlichkeiten entstehen (z. B. zwischen veränderungsorientierter KVT-Haltung und dem Primat nicht-wertender Beobachtung im Hier und Jetzt in achtsamkeitsbasierten Ansätzen).

Variationen in der Durchführung. Bei Patient:innen mit körperlichen Erkrankungen, einer Schwächung aufgrund von Behandlungsmaßnahmen (z. B. Chemotherapie) oder einer Traumatisierung sollte im Vorfeld des Kurses sowohl mit der betroffenen Person selbst als auch mit der behandelnden Ärztin bzw. dem behandelnden Arzt geklärt werden, ob die körperbezogenen Achtsamkeitsübungen eine Überforderung darstellen können. Ist das der Fall, sollte das Programm modifiziert werden; beispielsweise durch eine entsprechende Auswahl der

- Ausgangsstellungen (z. B. Body-Scan im Sitzen statt im Liegen),
- Übungen (z. B. Gehmeditation statt Yoga),
- Ausführungsmöglichkeiten (z. B. mit offenen statt mit geschlossenen Augen),
- Dauer der Übungen.

Bei Bedarf kann auch die allgemeine Herangehensweise an die Übungen angepasst werden, wie das folgende Fallbeispiel zeigt.

Beispiel

Eine Patientin berichtet im Vorgespräch, dass sie in der Vergangenheit häusliche Gewalt erlebt hat. Am Anfang des Kurses kann sie sich nicht auf den Body-Scan einlassen, weil diese körperbezogene Übung bei ihr traumatische Erinnerungen wachruft. Die Therapeutin erklärt ihr die Wichtigkeit des Body-Scans und lädt die Patientin ein, damit zu experimentieren und einen eigenen Zugang zur Übung zu finden. Die Patientin entscheidet sich daraufhin, die Übung erst einmal nicht durchzuführen, sondern sich zuhause nur die CD mit den Instruktionen anzuhören. Im weiteren Verlauf tastet sich die Patientin Stück für Stück an die Übung heran. Am Ende des Kurses lässt sie zwar immer noch bewusst bestimmte Körperteile aus, kann den Body-Scan aber größtenteils durchführen. Sie erlebt erstmals seit langer Zeit wieder positive Empfindungen in Bezug auf ihren Körper und in Verbindung damit eine für sie wichtige Erfahrung von Selbstbestimmung und Selbstwirksamkeit.

MBCT in Verbindung mit anderen therapeutischen Maßnahmen. Es gibt erste empirische Hinweise darauf, dass sich die Teilnahme an Achtsamkeitsgruppen parallel zur Psychotherapie günstig auf die Erreichung therapeutischer Ziele auswirkt und die Gesamtdauer der Therapie verkürzt (Weiss et al., 2005).

Derzeit gibt es noch keine Studien zur Kombination von MBCT mit Pharmakotherapie. In den bisherigen Studien wurde MBCT als Alternative zur Pharmakotherapie untersucht (s. Abschn. 64.6)

64.5 Typische Schwierigkeiten und Fehler

Tabelle 64.2 enthält eine Übersicht über typische Schwierigkeiten und »Fallstricke«, auf die Kursleiter:innen bei der Vermittlung von MBCT stoßen können, sowie entsprechende Supervisionsempfehlungen.

Tabelle 64.2 Typische Schwierigkeiten und Fallstricke bei der Vermittlung von MBCT (TN = Teilnehmende, KL = Kursleitung)

Typische Schwierigkeiten / Fallstricke	Supervisionsempfehlung
Übungsanleitungen	
▶ Ablesen der Übungsanleitungen; dies führt oft dazu, dass die Pausen zwischen den einzelnen Instruktionen zu kurz ausfallen und den TN nicht genug Raum zum Ausführen und Erfahren der Übung bleibt; bindet zudem die Aufmerksamkeit der KL an den Text und schränkt sowohl den Blick auf die TN als auch die Flexibilität ein	▶ frei vortragen und dabei Raum zwischen den einzelnen Instruktionsschritten lassen; KL sollte die Übungen zeitgleich selbst durchführen
▶ »Entspannungsstimme« für die Instruktionen	▶ mit sachlicher Stimme sprechen, weil die Instruktionen dazu dienen, die Aufmerksamkeit der TN zu lenken; Entspannung kann eintreten, ist aber nicht das Ziel
▶ Befehlsform (z. B. Sie müssen …, Sie sollten …, nehmen Sie Ihre Atmung wahr …)	▶ Infinitiv verwenden (z. B. Die Aufmerksamkeit auf den Atem lenken …)
Inquiry	
▶ zu starke Konzentration der KL auf die Erreichung bestimmter Lernziele ▶ unbeabsichtigter Wechsel in den »Therapeuten-Modus«, d. h. Tendenz, die Erfahrungen der TN zu hinterfragen, zu erklären, Probleme einzugrenzen oder Lösungsstrategien anzubieten (z. B. *Was spricht für diesen Gedanken und was spricht dagegen?*) ▶ weitere Verhaltensweisen, die das erfahrungsorientierte Lernen und die Vermittlung einer achtsamen Haltung erschweren: ▶ zu kurz bei den Erfahrungen der einzelnen TN bleiben ▶ Erfahrungen der TN voreilig erklären, in irgendeiner Weise bewerten (*Das haben Sie richtig gemacht …*) oder im Vorfeld der Übungen darauf hinweisen, was die TN möglicherweise erleben werden ▶ den Aussagen der TN zustimmen oder widersprechen	▶ das Erkennen der Tendenz zu solchen Reaktionen wird am ehesten durch die eigene Übungspraxis der KL geschult; eine achtsame Haltung der KL fördert neben Offenheit und Neugier gegenüber den Erfahrungen der TN auch die Bereitschaft zum Nicht-Wissen (d. h. nicht in jeder Situation eine Antwort oder Lösung parat zu haben) ▶ auch die Anwendung der drei Inquiry-Schritte (s. Abschn. 60.3.4) wird am ehesten durch Eigenerfahrung verinnerlicht

Tabelle 64.2 (Fortsetzung)

Typische Schwierigkeiten / Fallstricke	Supervisionsempfehlung
▶ zu lange bei den Erfahrungen einzelner TN bleiben, sodass die anderen TN »innerlich aussteigen«	▶ einzelne Aspekte herausgreifen, die für alle TN wichtig sind und die anderen TN »mit ins Boot holen« (z. B. *Kommt diese Erfahrung jemandem bekannt vor?*)
▶ Ja-Nein-Fragen stellen oder Fragen, die zu einer beurteilenden Antwort führen (z. B. *Wie war die Übung für Sie?*)	▶ offene Formulierung der Fragen (z. B. *Was haben Sie bei dieser Übung bemerkt? Wie sind Sie damit umgegangen?*)

64.6 Kritische Einordnung

Grad der empirischen Absicherung. Metaanalysen zeigen, dass sich das Rückfallrisiko depressiver Patient:innen durch die Teilnahme an einem MBCT-Kurs signifikant senken lässt. Dabei erwies sich MBCT sowohl im Vergleich zur Standardbehandlung als auch im Vergleich zur Behandlung mit Antidepressiva als effektiver (Kuyken et al., 2016). Das Programm stellt somit eine Behandlungsalternative für Patient:innen dar, die die Einnahme von Antidepressiva als Erhaltungstherapie ablehnen oder ihre Medikamente aufgrund von Nebenwirkungen absetzen müssen. Die Ergebnisse der Metaanalyse von Kuyken et al. (2016) deuten zudem darauf hin, dass vor allem Patient:innen mit Residualsymptomen von der Teilnahme an einem MBCT-Kurs profitieren.

In Bezug auf die Reduzierung akuter Depressionssymptome hat sich MBCT ebenfalls als effektiv erwiesen (Goldberg et al., 2019). Die Effekte sind dabei mit denen von klassischer Kognitiver Verhaltenstherapie vergleichbar (Sverre et al., 2023). Bei Patient:innen mit chronischer Depression hingegen zeigte CBASP (Kap. 60) konsistentere Effekte als MBCT (Michalak et al., 2015).

Fazit

Eine fundierte Anwendung vorausgesetzt, ist der Einsatz von MBCT zur Rückfallprävention bei Depressionen eine wissenschaftlich sehr gut abgesicherte Behandlungsoption. Bei akuten Depressionen und anderen Störungsbildern kann MBCT, vor allem aufgrund der Akzeptanz-Komponente, eine sinnvolle *Ergänzung* zu etablierten (meist veränderungsorientierten) Methoden darstellen. Bei chronischen Depressionen profitieren möglicherweise Patient:innen von störungsspezifischen Methoden wie CBASP stärker.

FAQ

Ist die Anwendung achtsamkeitsbasierter Übungen an einen religiösen Kontext gebunden?
Nein. Die formellen Übungen wurden zwar aus der buddhistischen Meditationstradition übernommen, sie werden im Rahmen von MBSR und MBCT allerdings weltanschaulich neutral vermittelt.

Benötige ich eine Ausbildung und eine eigene regelmäßige Meditationspraxis, um MBCT vermitteln zu können?
Achtsamkeitsübungen wirken auf den ersten Blick leicht umsetzbar. Das kann dazu verleiten, sich den Ansatz oder einzelne Elemente daraus nur mithilfe von Literatur oder kurzen Workshops anzueignen und lediglich im Sinne einer »Technik« einzusetzen. Für eine sinnvolle Integration in die therapeutische Arbeit und eine glaubwürdige Vermittlung von Achtsamkeit benötigt man allerdings eigene Erfahrung, deren Umfang darüber hinaus einen Einfluss auf die Effektivität des Ansatzes hat (Khoury et al., 2013). Therapeut:innen, die MBCT durchführen möchten, sollten nach Meinung der Autor:innen daher selbst Achtsamkeitserfahrung aufweisen (Empfehlung: mindestens 1–2 Jahre). Zusätzlich kann eine MBSR- oder MBCT-Ausbildung sinnvoll sein.

Ist MBCT auch in der Kinder- und Jugendpsychotherapie anwendbar?
Lee et al. (2008) haben hierfür eine modifizierte Version des Programms entwickelt (MBCT-C). Die bisherigen Studienergebnisse sind vielversprechend, die empirische Überprüfung durch randomisiert-kontrollierte Studien steht allerdings noch am Anfang.

Weiterführende Literatur

Heidenreich, T. & Michalak, J. (2009). Achtsamkeit und Akzeptanz in der Psychotherapie (3. Aufl.). Tübingen: dgvt.

Michalak, J., Heidenreich, T. & Williams, J.M.G. (2022). Achtsamkeit (2. Aufl.). Göttingen: Hogrefe.

Segal, Z. V., Williams, J. M. G. & Teasdale, J.D. (2015). Die Achtsamkeitsbasierte Kognitive Therapie der Depression (2. Aufl.). Tübingen: dgvt.

65 Metakognitive Therapie (MCT)

Michael Simons • Tobias Teismann

65.1 Hintergrund

Die Metakognitive Therapie (MCT) wurde in den 1990er-Jahren von Adrian Wells als generische Therapieform emotionaler Störungen entwickelt (Wells, 2000). Die MCT versteht sich als Weiterentwicklung der Kognitiven Therapie nach Beck (1976). Anders als die Kognitive Therapie (vgl. Kap. 20) hält die MCT Gedankeninhalte für relativ unbedeutend und vorübergehend und Überzeugungen nicht für handlungsleitend. Wells (2012) betont vielmehr, dass sich Menschen sehr unterschiedlich zu ihren Überzeugungen in Beziehung setzen und sich z. B. ganz entgegen ihrer Überzeugungen verhalten können. Eine psychische Störung entwickelt sich in diesem Verständnis erst, wenn Betroffene immer wieder in eine anhaltende Auseinandersetzung mit ihren Gedanken hineingezogen werden. Folglich fokussiert die MCT auf Denkprozesse und darauf, wie diese reguliert werden. Für die Entwicklung psychischer Störungen ist die Kontrolle bzw. Steuerung und Überwachung von perseverierendem negativem Denken verantwortlich. Dabei handelt es sich primär um persistierende Denkprozesse wie exzessives Grübeln (Rumination), sich Sorgen machen, Grollen etc., aber auch dysfunktionale Aufmerksamkeitsstrategien (selektiv auf potenzielle Gefahren) und mentale bzw. behaviorale Kontrollstrategien (wie z. B. Gedankenunterdrückung). Diese Prozesse werden unter dem Oberbegriff des »kognitiv-attentiven Syndroms« (KAS) zusammengefasst (s. Tab. 65.1).

Wichtig

Die MCT zielt nicht auf die Veränderung von Gedanken und Überzeugungen ab, sondern darauf, negative Denkprozesse zu reduzieren.

Tabelle 65.1 Bausteine des kognitiv-attentiven Syndroms

Prozess	Beispiel	Auswirkungen
Denkprozesse		
exzessives Sorgenmachen	»Was, wenn ich krank werde?«	fördert Angst
perseverierendes Grübeln (Rumination)	»Warum geht es mir so schlecht?«	fördert depressives Erleben
Grollen	»Das war gemein und unverschämt.«	fördert Ärger

Tabelle 65.1 (Fortsetzung)

Prozess	Beispiel	Auswirkungen
Aufmerksamkeitsfokussierung		
auf externe Gefahren	sich auf der Straße wiederholt umdrehen, um auf gefährliche Personen zu achten	fördert Angst
auf internale Gefahren	auf Anzeichen einer drohenden Panikattacke achten	erleichtert die Wahrnehmung der befürchteten Sensation
Dysfunktionale Lösungsversuche		
Gedankenkontrolle, Gedankenunterdrückung	besonders Trauma- und Zwangspatient:innen bemühen sich, belastende Gedanken zu unterdrücken	Rebound-Effekt: Gedanken drängen sich umso mehr auf (Wegner et al., 1987)
Vermeidung und Sicherheitsverhalten	Zwangsrituale (z. B. Kontrollieren)	▶ Lösungsversuch im Objektmodus ▶ viele Zwangsrituale haben paradoxe Effekte (z. B. unterminiert Kontrollieren das Vertrauen in die eigene Erinnerung; Linkovski et al., 2016)

Kognitionen über diese Denkprozesse werden als Metakognitionen bezeichnet. Positive metakognitive Überzeugungen motivieren die Prozesse des KAS, z. B.:

- »Ich muss mir Sorgen machen, um auf mögliche Gefahren vorbereitet zu sein.«
- »Ich muss herausfinden, warum mich alle ablehnen.«
- »Ich muss die belastenden Gedanken loswerden, sonst drehe ich durch.«
- »Ich muss auf alle möglichen Gefahren achten, um nicht von ihnen überrascht zu werden.«

Negative metakognitive Überzeugungen drehen sich um die Unkontrollierbarkeit und Gefährlichkeit dieser Prozesse:

- »Ich kann nicht mehr aufhören, zu grübeln / mir Sorgen zu machen.«
- »Ich kann meine Gedanken nicht ignorieren.«
- »Ich werde noch verrückt vor lauter Grübeln.«
- »Meine Sorgen machen mich krank.«

Ziele der MCT

Die MCT zielt darauf ab, solche metakognitiven Überzeugungen zu reduzieren, um auf diese Weise dysfunktionale kognitive Prozesse wie Grübeln / Sich-Sorgen, gefahrbezogene Aufmerksamkeitslenkung usw. zu reduzieren. Dazu ist es erforderlich, dass Patient:innen dabei unterstützt werden, vom sog. Objekt- in einen metakognitiven Modus zu wechseln. Im Objektmodus werden Gedanken wie Tatsachen behandelt. Im metakognitiven Modus werden Gedanken getrennt vom eigenen Erleben und äußeren Ereignissen betrachtet, sodass es möglich ist, sie als vorübergehende gedankliche Ereignisse zu sehen. Im Objektmodus fokussieren Patient:innen auf ihre Probleme. Im metakognitiven Modus können sie entsprechende Gedanken als Gedanken wahrnehmen – hierdurch reduziert sich die Gefahr, dass sie sich in eine inhaltliche Auseinandersetzung mit belastenden Annahmen und Überzeugungen verstricken.

Wichtig

Das Neue an der MCT ist, dass sie explizit Metakognitionen fokussiert und andere Kognitionen (also Gedankeninhalte und Überzeugungen) ignoriert.

Exkurs

Zu unterscheiden ist die MCT vom Metakognitiven Training (MKT) der Hamburger Arbeitsgruppe um Steffen Moritz. In diesem strukturierten Trainingsprogramm, das oft auch im Gruppensetting eingesetzt wird, werden metakognitive Interventionen eher weit gefasst als Behandlungen, die explizit auf metakognitive Inhalte – gekennzeichnet durch das Bewusstsein für und das Verstehen von eigenen Gedanken und Gefühlen sowie der Gedanken und Gefühle anderer – abzielen (Philipp et al., 2019). Dabei werden auch kognitive Fehler mitberücksichtigt, wie beispielsweise ein kognitiver Bias zu voreiligem Schlussfolgern oder auch zum Beharren auf eigenen Ansichten trotz Gegenbeweisen oder zumindest stichhaltiger Gegenargumente. Zum MKT liegen Behandlungsmanuale und gute Wirksamkeitsnachweise insbesondere zu Psychosen, Zwangsstörungen und Depressionen vor (Jelinek et al., 2015; Miegel et al., 2021; Philipp et al., 2019). Das komplette Trainingsprogramm mit Manualen, Materialien (z. B. Foliensätzen für das Gruppentraining), Tutorials, einer zugehörigen App und weiteren Features (einschließlich der Adaptationen für den Einsatz auch jenseits von Psychosen) ist online verfügbar: www.uke.de/mkt

Teil VI

65.2 Indikation, Kontraindikation und Nebenwirkungen

Indikation. Die MCT wurde zunächst für die Behandlung der Generalisierten Angststörung (GAS) entwickelt. Weitere ausgearbeitete Manuale stehen für Zwangsstörungen, Hypochondrie, Soziale Phobie, Posttraumatische Belastungsstörung (PTBS) und unipolare Depressionen zur Verfügung (Wells, 2011a, b). Erste Arbeiten liegen überdies für die Metakognitive Therapie psychotischer Erkrankungen vor (Morrison et al., 2014). Die Anwendung auf Kinder und Jugendliche steht noch sehr am Anfang (Simons, 2018).

Kontraindikation und Nebenwirkungen. Es gibt (bislang) keine bekannten Kontraindikationen oder Nebenwirkungen, allerdings dürfte das therapeutische Vorgehen Patient:innen mit sehr niedriger Intelligenz oder geistiger Behinderung überfordern. Eine Kombination mit KVT-Strategien sollte sehr bedacht geschehen, weil MCT und KVT häufig gegensätzliche Ziele verfolgen. So fokussiert die KVT die Auseinandersetzung mit Gedankeninhalten (Monitoring, Disputation etc.) und leitet Patient:innen darin an, umzudenken, während die MCT Gedankeninhalte für unbedeutend hält und Patient:innen anleitet, weniger analytisch zu denken. Zur Kombination mit tiefenpsychologischen Strategien liegen keine Erfahrungen vor. Allerdings unterscheiden sich auch hier die beiden Verfahren in Bezug auf den Umgang mit Gedankeninhalten. Diese werden in der Tiefenpsychologie gedeutet, z. B. als Hinweis auf (unbewusste) Konflikte, während sie in der MCT als bedeutungslos abgetan werden. Besonders deutlich wird der Unterschied bei der Behandlung von Zwangsstörungen: Tiefenpsychologisch mag es sinnvoll sein, z. B. aggressive oder sexuelle Zwangsgedanken (z. B. Gedanken daran, das eigene Kind zu ermorden, oder inzestuöse Gedanken) zu deuten. In der MCT ist dies dagegen absolut kontraindiziert; eine Deutung könnte Patient:innen aus MCT-Sicht eher motivieren, die Gedanken noch mehr zu unterdrücken.

65.3 Praktische Durchführung

Die Metakognitive Therapie ist eine hochstrukturierte Kurzzeittherapie mit einem empfohlenen Umfang von fünf bis zwölf Sitzungen. Im Rahmen der Behandlungen wird an den verschiedenen Komponenten des KAS sowie an metakognitiven Annahmen und Plänen angesetzt. Tabelle 65.2 fasst die Strategien in der zeitlichen Abfolge zusammen.

Tabelle 65.2 Metakognitive Strategien

Metakognitive Strategien	Bemerkung
Fallkonzeption und Entwickeln eines gemeinsamen Störungsmodells	Spezifische Konzepte für GAS, Zwangsstörungen, Depressionen, PTBS, Soziale Phobie, Hypochondrie; für andere Störungen empfiehlt sich ein generisches metakognitives Modell
Aufmerksamkeitstraining	Nicht bei allen Störungen indiziert; primär bei Depressionen, möglicherweise auch bei Panikstörung und PTBS
Losgelöste Achtsamkeit und Aufschieben von perseverierenden Denkprozessen wie Grübeln und Sich-Sorgen-Machen	–

Tabelle 65.2 (Fortsetzung)

Metakognitive Strategien	Bemerkung
Abbau negativer metakognitiver Überzeugungen	Methoden: sokratische Dialoge, Gedanken- und Verhaltensexperimente
Abbau positiver metakognitiver Überzeugungen	Methoden: sokratische Dialoge, Gedanken- und Verhaltensexperimente
Modifikation der Aufmerksamkeitsfokussierung	Abbau von übermäßigem Bedrohungsmonitoring und übermäßiger Selbstaufmerksamkeit
Abbau dysfunktionaler Lösungsversuche	
Rückfallprävention und Erarbeiten neuer Pläne	

Im Folgenden wird das Vorgehen der Metakognitiven Therapie schrittweise dargestellt.

Entwicklung eines metakognitiven Fallverständnisses und Psychoedukation
Ausgangspunkt der therapeutischen Arbeit ist die Entwicklung eines individuellen Fallverständnisses. Hierbei sollte auf die vorliegenden störungsspezifischen metakognitiven Modelle zurückgegriffen werden und nur – falls diese nicht vorliegen – auf das allgemeine (generische) metakognitive Modell.

Im Kontext depressiver Störungen wird bspw. anhand der folgenden Fragen ein Störungsmodell erarbeitet:

(1) **Auslöser:** Denken Sie bitte an eine Situation in der letzten Zeit, in der Sie gegrübelt haben: Was war der Auslöser für Ihre Grübelei (bzw. Ihre Niedergeschlagenheit)? Was ging Ihnen in der Situation durch den Kopf?
(2) **Grübelprozess:** Worüber haben Sie dann nachgedacht? Für wie lange haben Sie auf diese Weise nachgedacht?
(3) **Konsequenzen:** Wie haben Sie sich gefühlt, als Sie auf diese Weise nachdachten?
(4) **Negative Metakognitionen:** Haben Ihre Grübeleien Sie in dieser Situation gestört oder beunruhigt? Was stört Sie am meisten am Grübeln? Was wäre das Schlimmste daran, wenn Sie in der Zukunft weiterhin so viel grübeln? Wie viel Kontrolle haben Sie über das Grübeln? Kann das Grübeln auf irgendeine Weise schädigend oder gefährlich sein?
(5) **Positive Metakognitionen:** Gibt es irgendetwas, was Sie sich in der Situation vom Grübeln versprochen haben? Welches Ziel verfolgen Sie, wenn Sie auf diese Weise nachdenken? Was hat Sie in der Situation weitergrübeln lassen? Könnte es in irgendeiner Form hilfreich sein, sich auf diese Weise mit aufdrängenden Gedanken zu beschäftigen?

Anschließend wird das Störungsmodell miteinander besprochen und dabei die zentrale Bedeutung der negativen metakognitiven Überzeugungen betont: »Wie sehr sind Sie davon überzeugt, dass Sie nicht aufhören können zu grübeln? Wie würde es Ihnen gehen, wenn Sie wüssten, dass Sie aufhören können zu grübeln?« Im Fall einer Posttraumatischen Belastungsstörung (PTBS) wird mithilfe der Wundheilungsmetapher erklärt, wie die bisherigen Lösungsversuche eine Genesung verhindert haben (s. Beispiel).

Beispiel

»Sich von einer seelischen Verletzung zu erholen, ist ähnlich wie bei einer körperlichen Wunde. Diese heilt von ganz alleine. Manchmal juckt es, aber man sollte sie nicht aufkratzen, das würde den Heilungsprozess nur hinauszögern. Was Ihnen passiert ist, hat zu einer seelischen Wunde geführt. Diese heilt besser, wenn Sie sie einfach abheilen lassen. Und diese Heilung wird gestört, wenn Sie viel grübeln, sich Sorgen machen, Gedanken vermeiden und Ihre Aufmerksamkeit fortwährend auf potenzielle Gefahren ausrichten. Das Ziel der Therapie ist es, diese schädlichen Reaktionen auf die seelische Wunde abzubauen.«

Aufmerksamkeitstraining

Um depressive Patient:innen darin zu unterstützen, mehr Kontrolle über Denk- und Aufmerksamkeitsprozesse zu gewinnen, wird ein Aufmerksamkeitstraining, die Attention Training Technique (ATT; Wells, 1990), frühzeitig in der Therapie eingeführt. Die ATT besteht aus drei aufeinander folgenden auditiven Aufmerksamkeitsübungen, mit denen verschiedene Facetten der Aufmerksamkeitsausrichtung trainiert werden sollen: selektive Aufmerksamkeit, schnelles Umschalten der Aufmerksamkeit und geteilte Aufmerksamkeit. Die ATT kann in der Sitzung und zudem täglich ein- bis zweimal von den Patient:innen zuhause geübt werden. Hierbei können die Patient:innen das Aufmerksamkeitstraining mit anfallenden alltäglichen Geräuschen (z. B. Straßenlärm, Vogelzwitschern, Hausgeräusche, Geräusche von links und rechts) oder anhand von Audiodateien (herunterzuladen unter www.metakognitivetherapie.de) durchführen.

Losgelöste Achtsamkeit

Der Erwerb losgelöster Achtsamkeit (detached mindfulness) gilt als zentrales Ziel der Metakognitiven Therapie. Wells (2006) versteht unter losgelöster Achtsamkeit die Fähigkeit, sich innerer Ereignisse – u. a. automatischer Gedanken, Intrusionen, Gefühlen – bewusst zu sein (mindfulness), ohne sich aktiv und analytisch mit ihnen auseinanderzusetzen (detachment). Patient:innen sollen eine desidentifizierende Haltung gegenüber inneren Erlebnissen einnehmen, um auf diese Weise dysfunktionale Verarbeitungsroutinen zu unterbrechen bzw. ihnen vorzubeugen. Losgelöste Achtsamkeit wird somit eingesetzt, um Patient:innen den Wechsel vom Objektmodus in den metakognitiven Modus zu ermöglichen. Ein Zustand losgelöster Achtsamkeit lässt sich als exakter Gegenpol zum KAS verstehen. Um losgelöste Achtsamkeit einzuüben, werden Übungen wie die freie Assoziation eingesetzt: Der / Die Therapeut:in bitte hierbei die Patient:innen, den

Lauf der Gedanken zu beobachten und nicht aktiv zu beeinflussen, während der/die Therapeut:in einige (neutrale) Begriffe aufsagt, z. B.: »Blau … Stuhl … Berg … Schokolade …« Anschließend wird die Übung wiederholt, dabei werden aber einige »Problemwörter« eingeflochten: »Rot … Katze … Vergangenheit … Papier … Baum … verlassen … Hase …« Analogien und Metaphern lassen sich nutzen, um das Verständnis von losgelöster Achtsamkeit zu erhöhen (Simons, 2014), z. B.:

- Gedanken sind wie Telefonklingeln: Ich entscheide nicht, ob es klingelt oder nicht, aber ich entscheide, ob ich abhebe oder nicht.
- Gedanken sind wie Angelhaken: Man sollte sie sehen, aber nicht anbeißen, darauf herumkauen und sie hinunterschlucken.

Modifikation negativer Metakognitionen

Negative Metakognitionen unterstellen in katastrophisierender Art und Weise Unkontrollierbarkeit oder Gefährlichkeit von Denkprozessen. Zur Bearbeitung negativer Metakognitionen werden – in Ergänzung zum Aufmerksamkeitstraining und zur losgelösten Achtsamkeit – typischerweise verbale und verhaltensbezogene Disputationsstrategien genutzt. Die Beweis-Gegenbeweis-Methode kann genutzt werden, um bspw. die vermeintliche Unkontrollierbarkeit ruminativen Nachdenkens zu bearbeiten. Hilfreiche Fragen sind:

- Haben Sie jemals gegrübelt und nicht mehr damit aufgehört?
- Wenn Grübeln unkontrollierbar ist, wie kommt es, dass es irgendwann aufhört?
- Was passiert mit Ihrem Grübeln, wenn plötzlich etwas Unerwartetes passiert, z. B. Sie die Tasse mit heißem Kaffee umstoßen oder Ihre kleine Tochter die Treppe hinunterfällt? Ist das ein Beleg dafür, dass es kontrollierbar oder nicht kontrollierbar ist?

Um weitere Erfahrungen mit der Kontrollierbarkeit von Sorgen- und Grübelprozessen zu machen, empfiehlt Wells (2011) die Strategie des Sorgen-/Grübelaufschubs: Die Patient:innen werden hierbei instruiert, zunächst den (potenziellen) Auslöser für Sorgen/Grübeln zu erkennen und dann die weitere gedankliche Auseinandersetzung – unter Anwendung losgelöster Achtsamkeit – aufzuschieben. Das Sorgen/Grübeln wird auf einen festgelegten Zeitpunkt von zehn Minuten am frühen Abend verschoben. Zu diesem Zeitpunkt dürfen die Patient:innen den Gedanken weiter nachgehen. Häufig machen sie dabei die Erfahrung, dass sie zu einem späteren Zeitpunkt nicht grübeln wollen oder können. Und selbst dann, wenn sie sich tatsächlich mit den Gedanken auseinandersetzen, haben sie im Vorfeld eine deutliche Kontrollerfahrung gemacht.

Modifikation positiver Metakognitionen

Schließlich werden positive Metakognitionen hinsichtlich persistierender Sorgen- und Grübelprozesse bzw. anhaltendem Bedrohungsmonitoring infrage gestellt. Es bietet sich an, die verschiedenen positiven Erwartungen wiederum mithilfe der Beweis-Gegenbeweis-Methode zu disputieren. Die vermeintlichen Vorteile bestimmter Denkweisen können dabei durchaus auch provokativ angegangen werden, was folgende Beispieldialoge zeigen.

T: Sie sagen, Grübeln sei wichtig, weil Sie Antworten suchen. Seit wann grübeln Sie schon?

P: Seit drei Jahren bestimmt.

T: Wie viele Antworten haben Sie schon gefunden?

P: Eigentlich keine.

T: Vielleicht ist die Antwort, dass Sie aufhören sollten, zu grübeln. Wie könnten Sie das herausfinden?

P: Ich muss mir Sorgen machen, sonst setze ich mich doch blind einer Gefahr aus.

T: Sie meinen, Sorgen machen gibt Ihnen Sicherheit.

P: Ja, natürlich.

T: Wenn Ihnen Sorgen machen Sicherheit gibt, wie erklären Sie sich, dass Sie immer unsicherer werden, je länger Sie sich Sorgen machen?

Ergänzend können Patient:innen schließlich im Sinne eines Verhaltensexperiments dazu aufgefordert werden, an einem Tag vermehrt zu grübeln bzw. sich zu sorgen und an einem Folgetag weitgehend auf Sorgen und Grübeln zu verzichten. An beiden Tagen sollten Stimmungsveränderungen und das Ausmaß der konstruktiven Alltagsbewältigung protokolliert werden.

Modifikation dysfunktionaler Aufmerksamkeits- und Bewältigungsstrategien

Bei vielen Patient:innen zeigt sich eine exzessive Aufmerksamkeitsfokussierung auf (vermeintliche) internale oder externale Gefahrenherde (s. Tab. 65.1), die die Wahrnehmung der Angst verstärkt. In der MCT werden Vor- und Nachteile dieser Aufmerksamkeitsstrategien diskutiert und die Patient:innen ermutigt, sich auf sichere Aspekte der Situation zu fokussieren. So werden traumatisierte Patient:innen, die intensiv auf traumaspezifische Trigger (z. B. schnelle Autos, vermeintlich gefährlich aussehende Menschen etc.) achten, angeleitet, auf die Dinge der Umgebung zu achten, die ihnen Sicherheit vermitteln. Sozial ängstliche Patient:innen achten häufig auf Anzeichen möglicher Kritik bei ihrem Gegenüber, sie spiegeln sich förmlich im Gegenüber (»Selbst als Objekt«). In der Behandlung lernen sie, stattdessen ihre Aufmerksamkeit direkt auf ihr Gegenüber (auf Frisur, Ohren, eventuelle Zahnlücken etc.) zu richten. Ein weiterer Therapiebaustein dient dazu, dysfunktionale Strategien zur Kontrolle oder Bewältigung von negativen Gedanken, Intrusionen, Grübel- und Sorgenprozessen zu identifizieren und zu modifizieren. Dabei ist im Kontext verschiedener Störungsbilder – insbesondere Zwangsstörung und PTBS – das Aufgeben der Gedankenunterdrückung von zentraler Bedeutung. Ferner geht es um die Reduktion von Sicherheits- und Vermeidungsverhalten. Dabei sind zunächst die Vor- und Nachteile der jeweiligen Strategien zu erörtern. Aus metakognitiver Sicht liegt der primäre Nachteil darin, dass die Patient:innen durch diese Strategien die Probleme im Objekt- anstatt im metakognitiven Modus angehen: »Wenn Sie sich weiter exzessiv die Hände waschen / Wenn Sie weiterhin aus Ihrer Sorge vor Ablehnung lieber zu Hause bleiben … – behandeln Sie dann Gedanken wie Gedanken oder wie Tatsachen?«

Neue Pläne für die kognitive Verarbeitung

Am Ende der Behandlung werden die Fallkonzeption und die verschiedenen Interventionen rekapituliert und etwaige Restsymptome oder symptomförderliche metakognitive Überzeugungen exploriert und überprüft. Eine gute Zusammenfassung von Denk-, Verhaltens- und Aufmerksamkeitsmustern, die in der Behandlung modifiziert wurden, bietet die Übung »Neuer Plan«. Dabei werden in zwei Spalten alte und neue Verarbeitungspläne gegenübergestellt, z. B. »Ich glaube meinen Gedanken und mache mir Sorgen, krank zu werden« vs. »Ich überlasse meine Gedanken sich selbst; es sind nur Gedanken« (vgl. Tab. 65.3).

Tabelle 65.3 Mein neuer Plan

Auslöser: Ich sehe einen Krimi → Gedanke an Missbrauch	
Alter Plan	**Neuer Plan**
Denkstil: Versuche, Gedanken zu unterdrücken oder loszuwerden; Grübeln, warum das passiert ist; Sorgen, dass das wieder passiert, Selbstvorwürfe	**Denkstil:** Das ist nur ein Gedanke, der kommt und geht, ist unwichtig. Missbrauch ist vorbei, kein Grund, weiter in dem Mist zu wühlen
Verhalten: Rückzug, vermeide Berührungen, Ritzen	**Verhalten:** Tue etwas, was mir Spaß macht, gehe raus!
Aufmerksamkeit: Auf meine Gedanken, gefährliche Menschen hinter mir?	**Aufmerksamkeit:** Auf die Situation, freundliche Leute
Umdeutung: Ich habe den Missbrauch überlebt und lasse ihn in der Vergangenheit; Gedanken sind ungefährlich. Die Welt ist nicht gefährlicher geworden, meine Sorgen lassen sie nur gefährlicher erscheinen.	

Anwendung auf Jugendliche

In der Behandlung von Jugendlichen sind ggf. leichte, für Kinder unter zwölf Jahren meist größere entwicklungsbezogene Adaptationen des üblichen Vorgehens erforderlich. Insbesondere die Arbeit mit (erfahrungsbezogenen) Metaphern erleichtert den jungen Patient:innen (inklusive minderjährigen Geflüchteten) das Verständnis für kognitive Prozesse und Metakognitionen. So kann man zum Beispiel (als Gedankenunterdrückungsexperiment) seine (geflüchteten) jugendlichen Patient:innen darum bitten, eine Gummi-Ente in einem mit Wasser gefüllten Gefäß unter Wasser zu drücken. Die Jugendlichen stellen schnell fest, dass die Ente immer wieder auftaucht, sobald sie loslassen, worauf man erklärt: »So ist es auch mit deinen aufdringlichen Gedanken. Du versuchst, sie wegzudrücken und loszuwerden, aber sie kommen immer wieder. Das heißt, ein Grund dafür, dass du so oft diese Gedanken hast, ist, dass du sie zu sehr bekämpfst. Was denkst du, was passiert, wenn du die Ente bzw. die Gedanken einfach in Ruhe lässt?« Daraufhin wird mit den Patient:innen losgelöste Achtsamkeit als Weg besprochen, die Gedanken sich selbst zu überlassen.

In Wells (2011) metakognitiven Manualen sind verhaltensbezogene Interventionen eher nachrangig im Vergleich zu Interventionen bezüglich Denk- und Aufmerksamkeitsprozessen. In der Arbeit mit Jugendlichen ist es dagegen häufig sinnvoll, frühzeitig mit ersten verhaltensbezogenen Interventionen zu beginnen, insbesondere wenn sich das Vermeidungsverhalten der Jugendlichen in Schulabsentismus äußert. In diesen Fällen wird mit den Patient:innen schon in den ersten Sitzungen ein gestufter Aufbau des Schulbesuchs (Exposition) besprochen.

Während negative Metakognitionen auch bei Kindern und Jugendlichen wesentlich zur Problematik beitragen, gilt dies für positive Metakognitionen deutlich weniger. Nicht selten verneinen die jungen Patient:innen jegliche positiven Ideen, warum sie grübeln oder sich Sorgen machen sollten, und sind froh, wenn sie diese Prozesse einschränken und negative Metakognitionen verlieren können. In diesen Fällen ist ein Bearbeiten der positiven Metakognitionen nicht erforderlich, wodurch sich die Behandlung verkürzt.

65.4 Weitere Therapieoptionen

Die MCT findet in der Regel im ambulanten Einzelsetting mit einer Behandlungsstunde pro Woche statt. Für Zwangsstörungen und Depressionen werden auch Erfolge im gruppentherapeutischen Setting berichtet (Rees & Koesveld, 2008; Papageorgiou & Wells, 2015). Befunde zur stationären Behandlung oder zur systematischen Kombination mit einer Pharmakotherapie liegen nicht vor.

65.5 Typische Schwierigkeiten und Fehler

Psychotherapeut:innen mit kognitiv-verhaltenstherapeutischer Vorbildung fällt es zu Beginn oft schwer, im metakognitiven Modus zu bleiben und nicht immer wieder auf die Inhalte von Gedanken und Überzeugungen »zurückzufallen«. Ferner sollten metakognitive Therapeut:innen darauf achten, wie sie mit Problemschilderungen umgehen, ohne invalidierend zu sein (»Ihre Probleme interessieren hier nicht, ich möchte wissen, wie viel Sie darüber nachdenken!«), z. B. »Ich verstehe, dass das sehr schwer für Sie gewesen ist. Wie viel denken Sie darüber nach? Wird es dadurch besser oder noch schlimmer? Denken Sie, wir sollten mehr über die Probleme reden oder darüber, wie Sie weniger darüber nachdenken könnten?« Ferner fällt im Supervisionskontext oft auf, dass junge Therapeut:innen zu schnell arbeiten und ihre Patient:innen regelrecht durch verschiedene Techniken »jagen« und dabei zu wenig zuhören. Wells empfiehlt in seinen Seminaren daher immer wieder, »der Therapie zu gestatten, zu atmen.« Bei der Durchführung der losgelösten Achtsamkeit scheitern Patient:innen häufiger daran, dass die belastenden Gedanken trotz aller Bemühungen »einfach nicht vorbeiziehen wollen«. Dabei zeigt sich regelhaft, dass die Patient:innen offensichtlich die Gedanken loswerden wollen und genau dies dazu beiträgt, dass die Gedanken häufiger auftreten. Losgelöste Achtsamkeit bedeutet dagegen, auf innere Distanz zu den Gedanken zu gehen und zuzulassen, dass sie gegenwärtig da sind. Schließlich sollte die Reihenfolge der Strategien, wie sie in den Manualen festgehalten ist, eingehalten werden. Wird bspw. zu früh an positiven Metakognitionen angesetzt, sind Patient:innen vielleicht nicht mehr von der Sinnhaftigkeit des Grübelns überzeugt. Dies hilft ihnen jedoch nicht, weil sie immer noch nicht gelernt haben, weniger zu grübeln.

65.6 Kritische Einordnung

Erfolgskriterien. Neben dem primären Erfolgskriterium der Symptomreduktion zielt die MCT auf metakognitive Veränderungen ab. Diese werden z. B. anhand des Metacognitions Questionnaire 30 (MCQ-30; in Wells, 2011) erhoben. Für den Therapieerfolg ist vor allem eine Reduktion in der Unterskala »Negative Metakognitionen« bedeutsam.

Grad der empirischen Absicherung. Die Wirksamkeit der Metakognitiven Therapie, wie auch einzelner metakognitiver Therapietechniken, wurde mittlerweile in einer Reihe von Einzelfalluntersuchungen, unkontrollierten Studien und einzelnen randomisiert-kontrollierten Studien untersucht (Übersicht bei Teismann & Simons, 2014; Wells & Simons, 2014). Wirksamkeitsbelege finden sich insbesondere für die GAS (Van der Heiden et al., 2012; Nordahl et al., 2018; Wells et al., 2010), PTBS (Wells et al., 2015, Simons & Kursawe, 2019), Depressionen (Ashouri et al., 2013; Callesen et al. 2020; Jordan et al., 2015, Schaich et al., 2022) und Zwangsstörungen (Fisher & Wells, 2008; Glombiewski et al., 2021; Rees & van Koesveld, 2008; Simons et al., 2006; van der Heiden et al., 2016). Eine erste Metaanalyse über 16 Studien zu Angst- und depressiven Störungen (davon neun kontrollierte Studien) und eine zweite Metaanalyse über 25 Studien, in der auch Studien zu weiteren Störungsbildern wie Zwangsstörung und PTBS einbezogen wurden, belegen die gute Wirksamkeit, die Überlegenheit gegenüber einer Wartelistebedingung und auch gegenüber KVT, obwohl diese Daten als eher vorläufig gewertet werden müssen (Normann et al., 2014; Normann & Morina, 2018). In 22 dieser Studien wurden Katamnesen drei bis zwölf Monate nach der Behandlung durchgeführt, wobei sich die Erfolge als stabil erwiesen. Zusammenfassend verweisen die vorliegenden Studien deutlich auf die Effektivität der MCT in der Behandlung unterschiedlicher Störungsbilder und bilden somit eine gute Grundlage für die Weiterführung der Anwendung und Evaluation der MCT. Perspektivisch bedarf es jedoch der weiteren empirischen Fundierung – insbesondere braucht es weitere randomisiert-kontrollierte Studien, bestenfalls von unabhängigen Forschergruppen.

FAQ

Lassen sich Methoden der MCT mit denen der KVT kombinieren?

Die KVT hat traditionell gerne Strategien aus anderen Therapieschulen aufgenommen, so z. B. achtsamkeitsbasierte Methoden, System- und Lösungsorientierung und – insbesondere auch zur Behandlung der Generalisierten Angststörung – metakognitive Ideen. Aus KVT-Sicht sind diese Kombinationen relativ unproblematisch. Aus Sicht der MCT ist umgekehrt die Kombination mit KVT-Methoden dagegen allerdings problematisch, weil die Behandlung dann wesentlich im Objektmodus stattfände und dem metakognitiven Vorgehen widerspräche.

Wie wichtig ist Akzeptanz im Umgang mit negativen Gedanken?
In der MCT geht es primär darum, negative Gedanken in Ruhe zu lassen. Akzeptanz kann jedoch eine aktive (inhaltliche) Auseinandersetzung mit diesen Gedanken implizieren – und das entspricht eher nicht dem Vorgehen der MCT.

Besteht in der MCT nicht die Gefahr, über die Probleme zu theoretisieren, anstatt sie praktisch anzugehen?
Diese Gefahr besteht tatsächlich in der MCT genauso wie in der Kognitiven Therapie. Grundsätzlich gilt, dass eine wirksame Therapie den Patient:innen hilft, neue Erfahrungen zu machen. Abstrakte Diskussionen sind meist Ausdruck von Vermeidung und sollten vermieden werden.

Gibt es in der MCT spezielle Strategien zur therapeutischen Beziehungsgestaltung? Wie würde ein MCT-Therapeut mit Patient:innen umgehen, die z. B. feindseliges oder verschlossenes Verhalten zeigen?
Bezüglich der therapeutischen Beziehungsgestaltung steht die MCT in der Tradition der Kognitiven Therapie mit den Prinzipien des kollaborativen Empirizismus. Gerade in schwierigen Therapiesituationen sind Validierungsstrategien hilfreich, die aber metakognitiv ansetzen. Es geht also weniger darum, zu spiegeln, welche Gefühle und Gedanken die Patient:innen belasten, sondern welche Denkprozesse: »Ich sehe gerade, dass Sie mit den Tränen kämpfen. Kann es sein, dass Sie gerade wieder angefangen haben, sich Sorgen zu machen?«, »Ist es nicht verständlich, dass Sie immer verzweifelter werden, je länger Sie grübeln?« Treten in der Therapie Probleme auf, ist wahrscheinlich (ungewollt) das »kognitiv-attentive Syndrom« (KAS) aktiviert worden. Therapeut:innen sollten dies benennen und in den metakognitiven Modus wechseln. Ferner ist bei feindseligem oder verschlossenem Verhalten von Patient:innen zu prüfen, ob sie sich durch die metakognitive Arbeit in ihren Gedanken invalidiert gefühlt haben (vgl. Abschn. 65.6).

Weiterführende Literatur

Fisher, P. & Wells, A. (2015). Metakognitive Therapie. Paderborn: Junfermann.

Simons, M. (2014). Metakognitive Therapie. In O. Kunz & T. Teismann (Hrsg.), Moderne Ansätze in der Depressionsbehandlung (S. 107–130). Tübingen: dgvt.

Simons, M. (2018). Metakognitive Therapie mit Kindern und Jugendlichen. Weinheim: Beltz.

Teismann, T., & Ehring, T. (2019). Pathologisches Grübeln. Göttingen: Hogrefe.

Wells, A. (2011). Metakognitive Therapie bei Angststörungen und Depression. Weinheim: Beltz.

66 Schematherapie (ST)

Eva Faßbinder • Gitta Jacob • Laura Seebauer

66.1 Hintergrund

66.1.1 Die Entstehung der Schematherapie

Die Schematherapie (ST) wurde von Jeffrey Young (Young et al., 2008) auf Grundlage der Kognitiven Verhaltenstherapie (KVT) zunächst für KVT-Nonresponder entwickelt. In der Folge entwickelte sich die ST insbesondere zu einem Ansatz für Patient:innen mit Persönlichkeitsstörungen (PS; Jacob & Arntz, 2024). In der ST wird das hoch strukturierte änderungsorientierte Vorgehen der KVT mit einem psychodynamischen Fallverständnis, erfahrungsorientierten Techniken aus den humanistischen Verfahren und einer Therapiebeziehung mit intensivem Limited Reparenting verbunden.

66.1.2 Wichtige Konzepte in der Schematherapie

Maladaptive Schemata und Schemamodi

Young definiert Schemata als »umfassende, die Lebensführung durchdringende Themen oder Muster, die aus Erinnerungen, Emotionen, Kognitionen und Körperempfindungen bestehen« (Young et al., 2008, S. 36). Schemata entstehen im Zusammenspiel von biologischen Faktoren (Temperament, Veranlagung), kulturellen Einflüssen und Erfahrungen in Kindheit und Jugend. Wenn zentrale kindliche Grundbedürfnisse wie z. B. Sicherheit, Geborgenheit und Aufmerksamkeit nicht erfüllt werden, entwickeln sich dysfunktionale Schemata. Young beschrieb aufgrund seiner klinischen Beobachtungen 18 maladaptive Schemata (Young et al., 2008). Wird ein Schema aktiviert, so ist dies meist mit intensiven unangenehmen Emotionen wie Angst, Scham, Verlassenheit oder Ärger verbunden. Zur Bewältigung dieser Gefühle werden vermeidende oder überkompensierende Muster eingesetzt. Die Vielzahl an Schemata und möglichen Bewältigungsstrategien führt jedoch zu einer unzweckmäßigen Komplexität, was Young insbesondere in seiner Arbeit mit Patient:innen mit Borderline-PS feststellte. Er entwickelte daraufhin das Modusmodell, das in allen Wirksamkeitsstudien zur ST bei PS eingesetzt wurde (Überblick z. B. in Jacob & Arntz, 2024).

Das Modusmodell

Ein *Modus* ist definiert als eine Kombination von in einem Moment aktivierten Schemata und Bewältigungsstrategien und bezeichnet den aktuellen emotionalen Zustand. Modi können – insbesondere bei Cluster-B-PS – rasch wechseln, sodass das Moduskonzept gut geeignet ist, auch chaotisches, komplexes oder sehr dynamisches symptomatisches Verhalten abzubilden. Grundsätzlich werden vier Typen von Modi unterschieden:

(1) **Problematische Kindmodi** entwickeln sich, wenn in der Kindheit wichtige Grundbedürfnisse nicht angemessen erfüllt wurden. Kindmodi sind assoziiert mit intensiven unangenehmen Gefühlen wie z. B. Verlassenheit, Angst, Traurigkeit oder Hilflosigkeit (verletzliche Kindmodi), oder auch Ärger, Wut und Trotz (wütende, impulsive Kindmodi).

(2) **Dysfunktionale Elternmodi** sind durch starke Selbstabwertung, Selbsthass, Scham oder extremen Druck auf sich selbst gekennzeichnet. Menschen gehen in diesen Modi sehr hart mit sich ins Gericht, fordern hohe Leistungen und bestrafen sich für kleinste Fehler. Typisch sind selbstabwertende Botschaften wie »Stell dich nicht so an«, »Du bist dumm, faul, hässlich«, »Dich kann man gar nicht lieben«. Es wird davon ausgegangen, dass es sich um internalisierte negative Annahmen über das Selbst handelt, die in Kindheit und Jugend aufgrund des Verhaltens und der Reaktionen wichtiger Bezugspersonen (Eltern, Lehrer:innen, Peers) erworben wurden.

(3) **Dysfunktionale Bewältigungsmodi** dienen der Abschwächung der emotionalen Schmerzen, die in den Kind- und Elternmodi empfunden werden, und beschreiben einen übermäßigen Einsatz von Bewältigungsstrategien wie Unterwerfung, Vermeidung und Überkompensation. Diese Modi wurden meist schon früh in der Kindheit erlernt und können als frühe »Überlebensstrategien« betrachtet werden.

(4) **Gesunde Modi.** Zu den gesunden Modi gehören der Modus des gesunden Erwachsenen und der Modus des fröhlichen Kindes. Im Modus des gesunden Erwachsenen können Menschen mit intensiven Emotionen umgehen, Probleme lösen und gesunde Beziehungen zu anderen Menschen gestalten. Der Modus des fröhlichen Kindes geht einher mit Freude, Spaß, Ungezwungenheit und Spontanität. Er hilft, Stress und Belastungen zu regulieren.

66.1.3 Ziele der Schematherapie

Das übergeordnete Ziel der Therapie ist es, Patient:innen zu helfen, ihre eigenen Bedürfnisse wahrzunehmen und zu erfüllen bzw. mit der Frustration umzugehen, wenn diese Bedürfnisse nicht erfüllbar sind. Darüber hinaus gibt es für jeden Modus spezifische Behandlungsziele (s. Abb. 66.1), die mit Patient:innen transparent erarbeitet werden: Kindliche Modi sollen versorgt und getröstet werden, sodass die frustrierten Bedürfnisse erfüllt werden und neue, gesündere Schemata erlernt werden können. Dysfunktionale Elternmodi werden bekämpft und reduziert. Die Bewältigungsmodi sollen hinterfragt und ggf. durch gesündere Strategien ersetzt werden. Der Modus des gesunden Erwachsenen soll gestärkt werden, sodass Patient:innen selbst diese Aufgaben übernehmen können.

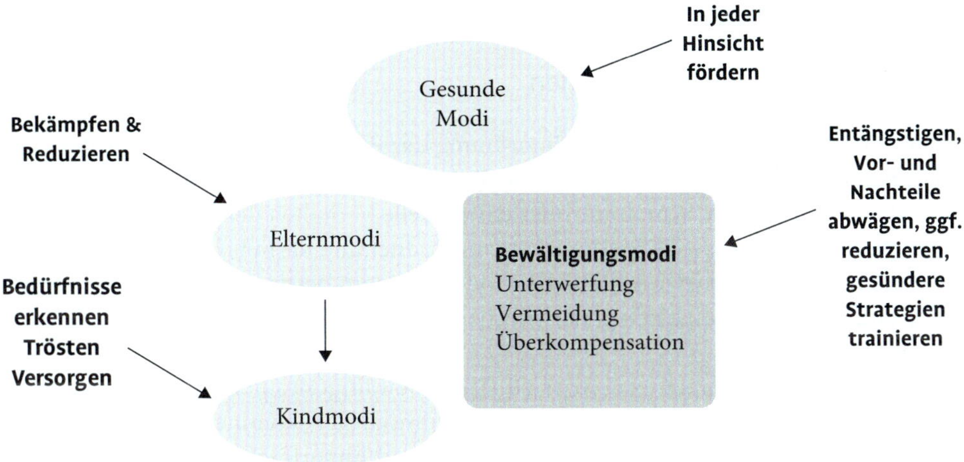

Abbildung 66.1 Die vier Modusgruppen mit spezifischen therapeutischen Zielen

66.2 Indikation, Kontraindikation und Nebenwirkungen

Indikation. Schematherapie ist insbesondere für Patient:innen mit PS und anderen komplexen chronischen Problemen geeignet. ST ist prinzipiell als transdiagnostischer Ansatz zu verstehen, es existieren aber auch prototypische Modelle für die meisten PS (Bamelis et al., 2011).

Seit einigen Jahren wird ST auch vermehrt in Supervision und Selbsterfahrung eingesetzt (Zens & Jacob, 2014).

Kontraindikation. Es gibt keine wissenschaftlich beschriebenen Kontraindikationen für ST. Bei Patient:innen mit einem akuten, umschriebenen Problem, das nicht als Teil eines überdauernden Musters zu verstehen ist, oder mit einer »einfachen« Störung, sollte aus Effizienzgründen nicht primär ST angewendet werden, sondern zunächst mit weniger komplexen Therapiemethoden gearbeitet werden. Eingeschränkte Wirksamkeit ist – wie bei allen Psychotherapien – bei Zuständen zu erwarten, die emotionales Lernen verhindern, etwa schwere medizinische oder neurologische Erkrankungen, ausgeprägter Substanzmissbrauch oder niedriger BMI bei Anorexia nervosa. Auch ist auf therapiebehindernde psychosoziale Umstände (z. B. »Täterkontakt«) zu achten. Diese Zustände sind jedoch nicht als absolute Kontraindikationen zu sehen.

Nebenwirkungen. Beim Einsatz von emotionsorientierten Techniken können intensive unangenehme Emotionen ausgelöst werden, die Patient:innen vor allem zu Beginn der Therapie überfordern können. Es ist darauf zu achten, die Emotionsaktivierung an die / den Patient:in und die Therapiephase anzupassen und durch Vermittlung von Sicherheit in der therapeutischen Beziehung auszubalancieren. Interessanterweise zeigt ST trotz der starken Emotionsaktivierung ausgesprochen niedrige Abbruchraten und eine hohe Akzeptanz bei Patient:innen.

Teil VI

66.3 Praktische Durchführung

66.3.1 Therapeutisches Vorgehen

In den ersten Sitzungen erfolgt die Einordnung der Probleme und Symptome der Patient:innen in ein individuelles Modusmodell. In der folgenden Behandlung werden alle auftretenden Probleme, Symptome oder das aktuelle Verhalten der Patient:innen in der Therapiesitzung in dieses Moduskonzept eingeordnet und darin behandelt. Das bedeutet, dass jeweils erarbeitet wird, welche Modi bei einem bestimmten Problem beteiligt sind, und dann modusspezifisch entsprechend der beschriebenen Ziele (s. Abb. 66.1) interveniert wird.

Hierbei gilt als Daumenregel, dass zunächst Bewältigungsmodi bearbeitet werden, um einen Zugang zu den dahinterliegenden Kindmodi zu bekommen. Dazu müssen die Bewältigungsmodi erst identifiziert, verstanden und hinterfragt werden. Dafür ist die Herstellung von ausreichend Sicherheit in der Therapiebeziehung wichtig. Wenn die Kindmodi erreicht sind, sollen diese insbesondere mit Imaginationsübungen (Kap. 30) und über die therapeutische Beziehung versorgt und gestärkt werden. Danach werden dysfunktionale Elternmodi bekämpft und reduziert. Gleichzeitig wird über den gesamten Therapieprozess hinweg der Modus des gesunden Erwachsenen gefördert und gestärkt, sodass der / die Patient:in selbst mehr Verantwortung übernehmen und funktionale Beziehungen außerhalb der Therapiebeziehung eingehen kann.

Um diese Ziele zu erreichen, werden modusspezifisch kognitive, emotionsorientierte und verhaltensbezogene Techniken eingesetzt und die Therapiebeziehung gezielt im Sinne des »Limited Reparenting« gestaltet, sodass Patient:innen korrigierende Erfahrungen in Bezug auf ihre Emotionen, Bedürfnisse und interpersonellen Beziehungen machen können und dysfunktionale Schemata und Modi verändert werden.

66.3.2 Fallbeispiel zur Verdeutlichung

Im Folgenden werden Fallkonzeptualisierung, kognitive, emotionsorientierte und verhaltensbezogene Techniken anhand eines Fallbeispiels verdeutlicht.

Fallbeispiel

Clara T. ist eine 21-jährige Patientin mit BPS, die in einer betreuten Wohngemeinschaft lebt. Aufgrund von schwerwiegenden Selbstverletzungen, Missbrauch von Alkohol und Cannabis sowie mehreren Impulsdurchbrüchen ist es in der WG in den letzten Monaten zu Schwierigkeiten gekommen. Clara hat bereits mehrfache, oft abgebrochene stationäre und ambulante Behandlungen hinter sich und berichtet beim Aufnahmegespräch: »Ich hätte schon gerne Hilfe, aber ich glaube, mich versteht einfach keiner. Ich selbst nicht, Therapeuten auch nicht. Irgendwann gehe ich dann halt nicht mehr hin. Na ja, selbst schuld, ich bin halt einfach zu doof. Das war schon immer so, deshalb kriege ich auch nichts auf die Reihe.« Nach ihrer Symptomatik befragt antwortet sie: »Ich komme nicht in Beziehungen klar. Ich bin überempfindlich und habe schnell das Gefühl, dass andere mich nicht mögen oder mir Vorschriften machen wollen.« Dann komme es oft zu Wutanfällen, Alkohol- und Cannabismissbrauch und Essanfällen. Selbstverletzungen träten oft nach schlimmen Streitigkeiten oder zur Selbstbestrafung auf. Über ihre Biografie möchte Clara zunächst nicht reden. Im Verlauf stellt sich heraus, dass Claras leibliche Eltern drogenabhängig waren und sie mit drei Jahren in einem Waisenheim abgegeben hatten. Sie wurde anschließend in einer Pflegefamilie mit drei anderen Kindern groß. Die leiblichen Kinder der Familie wurden bevorzugt, während Clara viel im Haushalt mit anpacken musste und körperlich und verbal misshandelt wurde.

Fallkonzeptualisierung

Die Therapeutin erarbeitet mit Clara eine Fallkonzeptualisierung (s. Abb. 66.2): Die verletzlichen Gefühle von Angst, Einsamkeit, Misstrauen werden dem Modus des verletzten Kindes zugeordnet (»Kleine verletzte Clara«), die Wutanfälle und das impulsive Verhalten dem Modus des wütenden, impulsiven Kindes (»Kleine wilde Clara«). Diese Modi sind u. a. entstanden, weil in der Kindheit wichtige Grundbedürfnisse nicht erfüllt wurden. Die selbstabwertenden Botschaften, Selbstverletzungen zur Selbstbestrafung, Selbsthass und Scham werden als strafender Elternmodus konzeptualisiert (»Der Bestrafer«) und geben die internalisierenden Botschaften der Pflegeeltern wieder. Um sich vor weiteren Verletzungen zu schützen, hat Clara bereits früh als Überlebensstrategie den Bewältigungsmodus der Vermeidung, den Selbstschutzmodus (»Der Beschützer«), erlernt. In diesem Modus zieht sie sich vor anderen zurück, lässt niemanden an sich heran und versucht, Emotionen durch Selbstverletzungen, Essanfälle, Drogen, Dissoziation und Fernsehen abzudämpfen. In den Modus der gesunden Erwachsenen (»Große Clara«) werden Claras Bereitschaft, zur Therapie zu kommen, und ihre Bemühungen, ihrer Bezugsbetreuerin mehr über sich zu erzählen und sie um Unterstützung zu bitten, eingeordnet.

Kognitive Techniken

Auf der kognitiven Interventionsebene findet Wissensvermittlung zu den Modi und ihren Entstehungsbedingungen, zu Emotionen, Grundbedürfnissen und der normalen Entwicklung von Kindern statt. Es können alle Techniken der Kognitiven Therapie eingesetzt werden (s. Kap. 20), um die modusspezifischen Ziele der ST (s. Abb. 66.1) zu erreichen. Häufig werden Pro-und-Contra-Überlegungen genutzt, insbesondere in der Bearbeitung der Bewältigungsmodi. Viele Anhaltspunkte für weitere kognitive ST-Techniken finden sich in Faßbinder et al., 2024.

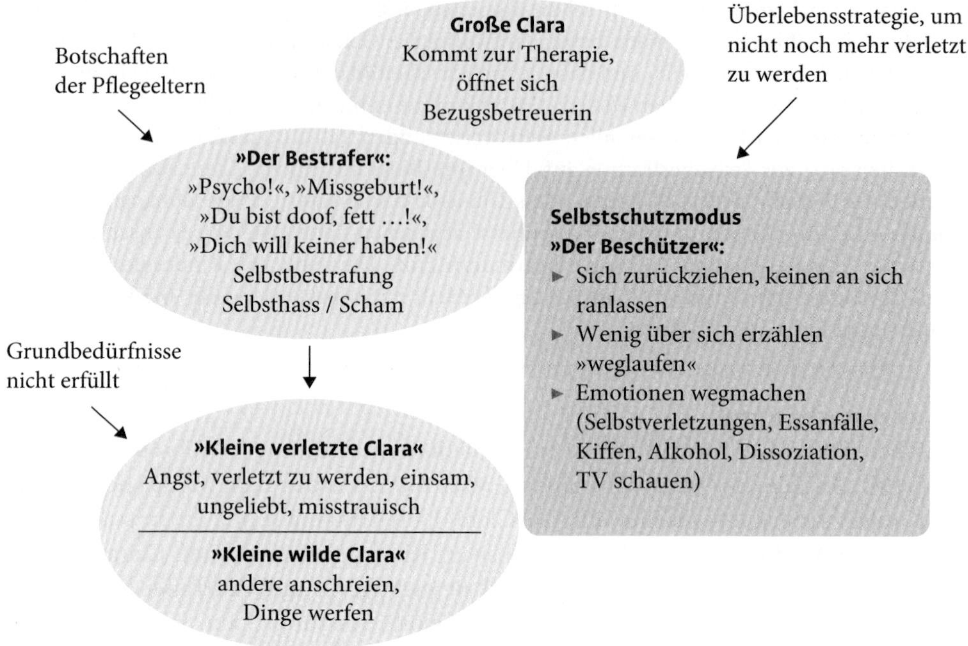

Abbildung 66.2 Modusmodell einer Patientin mit einer Borderline-Persönlichkeitsstörung

Emotionsorientierte Techniken

Die emotionsaktivierenden Techniken haben einen hohen Stellenwert in der ST, da die emotionalen Probleme im Zentrum der Schwierigkeiten von Patient:innen gesehen werden. Die wichtigsten Techniken sind dabei die Arbeit mit Stühlen (Kap. 34) und imaginative Techniken (Kap. 30).

Stuhlarbeit. In der Stuhlarbeit werden die Modi durch verschiedene Stühle dargestellt und Dialoge zwischen den Modi durchgeführt. Das Ziel ist, mehr Distanz zu den Modi zu bekommen, andere Sichtweisen zu verdeutlichen, Emotionen zu aktivieren bzw. »Emotionschaos« zuordnen. Entsprechend der oben genannten Ziele in der Schematherapie (s. Abb. 66.1) werden die Modi auch im Stuhldialog adressiert und Ton und Inhalt an den jeweiligen Modus angepasst.

Fallbeispiel

Clara T. ist in der Therapiesitzung sehr abweisend und distanziert. Gemeinsam wird herausgearbeitet, dass sie aktuell im Modus der »Beschützerin« ist. Die Therapeutin schlägt einen Stuhldialog zum besseren Verständnis der »Beschützerin« vor, worauf sich Frau T. einlassen kann.

T: Ich bitte Sie, sich hier rüber auf diesen Stuhl hier zu setzen *(holt einen Stuhl und zeigt darauf)*. Ich bitte Sie darum, dass Sie auf diesem Stuhl mal ganz in die Perspektive der »Beschützerin« eintauchen und mir nur aus der Sicht der »Beschützerin« antworten. Okay?

P: *(schaut etwas skeptisch, setzt sich aber auf den Stuhl)* Okay.

T: Super. Darf ich Sie als »Beschützerin« auf dem Stuhl duzen? *(Patientin nickt.)* Hallo Beschützerin, du bist ja ungemein wichtig für Clara, das würde ich gerne besser verstehen. Kannst du mir sagen, warum du eigentlich da bist?

P: Hm, komische Frage … Na ja, ich denke, ich passe wohl auf Clara auf, beschütze sie irgendwie.

T: Aha, das ist interessant. Vor was beschützt du sie denn?

P: Na ja, dass ihr keiner weh tut.

T: Das finde ich gut, ich möchte auch nicht, dass Clara verletzt wird. Sag mal, kannst du mir sagen, wie lange du schon da bist? Kannst du dich erinnern, wann du das erste Mal in Claras Leben aufgetaucht bist?

P: Keine Ahnung, ich glaube, ich war schon immer da.

T: Das heißt, du hast schon ganz früh auf Clara aufgepasst. *(Patientin nickt.)* Das ist auch gut so, weil bei dem, was Clara erlebt hat, wäre sie wahrscheinlich gar nicht da, wenn du nicht auf sie aufgepasst hättest.

P: Hm, ja, wahrscheinlich haben Sie da recht. Ist schon alles blöd gelaufen.

T: Ja, Clara musste wirklich viele schlimme Dinge erleben. Erst waren die Eltern plötzlich weg. Clara muss sich unglaublich allein gefühlt haben im Waisenheim. Dann kam sie ja in die Pflegefamilie und dort war es auch nicht wirklich besser. Da war niemand, der wirklich für Clara da war und ihr geholfen hätte, mit den ganzen Schwierigkeiten klarzukommen. Ganz im Gegenteil, sie wurde ja auch noch beschimpft und fertig gemacht. Und sie hätte ja etwas ganz anderes gebraucht, oder?

P: *(weint ein bisschen)* Ja, das war schlimm für Clara. Sie konnte einfach niemandem vertrauen und alle haben sie im Stich gelassen.

T: Ja, das kann ich mir vorstellen, dass das echt schlimm war. Ich bin wirklich froh, dass du als »Beschützerin« da warst und Clara geholfen hast. Wie hast du das denn eigentlich genau gemacht?

P: Na ja, ich habe aufgepasst, dass das alles nicht mehr so nah an sie rankommt. Ich habe sie abgeschottet und ihr gesagt, dass sie keinem vertrauen soll und sich auf niemanden verlassen soll. Dann konnte ihr wenigstens keiner wehtun.

T: Ja, das war früher auch sehr wichtig und ich bin wirklich froh, dass du das gemacht hast. Aber sag mal, wie geht es Clara denn heute?

P: Na ja, nicht so toll … aber immerhin kann ihr keiner mehr so schnell wehtun.

T: Ja, da hast du recht und das ist auf der einen Seite auch gut so. Gleichzeitig glaube ich, dass sie sich oft auch ganz schön einsam und traurig fühlt und gerne jemanden hätte, der ihr hilft. Was meinst denn du dazu?

P: Ja, das kann schon sein.

T: Weißt du, ich finde das ja auch gut, wenn du heute noch an vielen Stellen auf Clara aufpasst, nur manchmal hat das vielleicht auch Nachteile. Hast du eine Idee, was ich meine?

P: Na ja, ich lasse ja keinen an Clara ran und ich kann auch nicht wirklich Hilfe annehmen, und vor allem dann nicht, wenn es mir so richtig schlecht geht …

T: Ja, genau das meine ich. Und das ist auch oft eine Schwierigkeit bei uns beiden in der Therapie, oder? *(Patientin nickt.)* Ich merke dann, dass es Clara richtig schlecht geht und sie eigentlich meine Unterstützung bräuchte, aber ich komme dann gar nicht an sie ran, wenn du als »Beschützerin« so stark da bist.

P: Ja, das stimmt schon irgendwie.

T: Kannst du vielleicht irgendwie, wenn Clara bei mir ist, so ein bisschen zur Seite rücken, damit ich Clara helfen kann und sie sich nicht mehr ganz so alleine fühlt?

P: Hm, ich kann es probieren, aber ich weiß gar nicht so ganz genau, wie das geht.

T: Spitze, dabei helfe ich dir. Du hast heute schon einen tollen Anfang gemacht. Vielleicht kannst du ja jetzt ein bisschen zur Seite treten und Clara erlauben, mir zu erzählen, was los ist und wie es ihr geht.

P: Okay, ich probiere es mal.

Imaginationsübungen. Die wichtigste Intervention ist hierbei das sogenannte *Imagery Rescripting*, in dem eine belastende Kindheitserinnerung in der Imagination so verändert wird, dass die Bedürfnisse des vorher nicht ausreichend versorgten Kindes befriedigt werden. Hierzu kann als Hilfsperson der / die Therapeut:in in das Bild eingeführt werden, je nach Ressourcen von Patient:innen auch andere hilfreiche Personen oder im letzten Schritt der / die Patient:in selbst im gesunden Erwachsenenmodus.

Fallbeispiel

Im Verlauf der Therapie konnte Clara T. den »Beschützer« und die damit verbundenen Verhaltensweisen bereits deutlich reduzieren. In der Therapiesitzung berichtet sie »zerknirscht« von einer Selbstverletzung in der letzten Woche, nachdem die Bezugsbetreuerin ein Gespräch mit Clara absagen musste. Die Therapeutin validiert Clara und lobt sie dafür, dass sie Selbstverletzungen, Drogen- und Alkoholmissbrauch bereits deutlich reduziert hat. Anschließend bittet sie Clara, die auslösende Situation mit der Betreuerin erneut in der Imagination zu erleben und vertieft die Emotionen von Enttäuschung, Zurückweisung, Wertlosigkeit und Einsamkeit. Mithilfe einer »Emotionsbrücke« wird die Verbindung zu einer Situation aus der Kindheit hergestellt: Die 6-jährige Clara hat aus Versehen den Putzeimer umgekippt. Die Pflegemutter schreit Clara an: »Du tollpatschige Missgeburt! Kein Wunder, dass deine Eltern dich abgegeben haben. Dich kann wirklich keiner brauchen!« Die Therapeutin betritt die imaginierte Szene, weist die Pflegemutter zurecht und erklärt ihr, dass man so nicht mit Kindern umgehen darf. Anschließend tröstet sie die kleine Clara und erklärt ihr, dass es nichts mit ihr zu tun hat, dass die Eltern sie abgegeben haben, sondern dass die Eltern eine Erkrankung haben und sie gar nichts dafür kann, sondern ein liebenswertes Mädchen ist. Da es in der damaligen Realität des Kindes keine hilfreichen, sicheren Personen oder Orte gab, wo die Therapeutin die kleine Clara hätte hinbringen können, nimmt sie das Kind mit zu sich nach Hause und versorgt es dort. Die Patientin fühlt sich durch diese Übung gestärkt und erkennt die Gemeinsamkeiten, aber auch die

Unterschiede zu der auslösenden Situation mit ihrer Bezugsbetreuerin, die sie nicht verletzen wollte, sondern schlichtweg keine Zeit hatte. Als Hausaufgabe nimmt sie sich vor, mit ihrer Bezugsbetreuerin über die Situation zu sprechen und Strategien zu erarbeiten, wie sie in Situationen, in denen sie sich zurückgestoßen fühlt, besser für sich sorgen kann.

Verhaltensorientierte Techniken

Grundsätzlich können alle Techniken der Verhaltenstherapie zum Aufbau von neuem Verhalten eingesetzt werden. Dazu gehören Rollenspiele, Hausaufgaben, Expositionsübungen, Verhaltensexperimente, Skills-Training, Aufbau werteorientierter Aktivitäten oder Entspannungstechniken. Diese Techniken werden immer in Beziehung zum Modusmodell gesetzt. Das Hauptziel dabei ist es, Patient:innen zu fördern, dass sie mehr Zeit in den gesunden Modi verbringen.

66.3.3 Dauer der Therapie

Bezüglich der Dauer der Therapie lassen sich nur allgemeine Hinweise geben, da sehr unterschiedliche Patient:innen mit ST behandelt werden können. Bei schweren Persönlichkeitsstörungen wird von einer längeren Therapiedauer von mind. 1,5 Jahren (>50 Sitzungen) ausgegangen. Bei leichter erkrankten Patient:innen oder beispielsweise in der Selbsterfahrung lassen sich ggf. schon nach wenigen Sitzungen ausgeprägte Veränderungen erreichen.

66.4 Weitere Therapieoptionen

Schematherapie wurde ursprünglich für die ambulante einzeltherapeutische Behandlung entwickelt. Mittlerweile wurde sie erfolgreich an das Gruppensetting angepasst (Farrell & Shaw, 2013, Demmert & Faßbinder, 2021) und zeigt darin positive Daten in der Behandlung von BPS (Farrell et al., 2009; Arntz et al., 2022, Assmann et al., 2024; vgl. Kap. 53) sowie bei Patient:innen mit Sozialer Phobie und komorbider vermeidender PS (Balje et al., 2024).

Mittlerweile wird ST sowohl ambulant, (teil-)stationär und in der Forensik eingesetzt und erfreut sich immer größerer Beliebtheit in Selbsterfahrung und Supervision. Zusätzlich wurde eine schematherapeutische digitale Selbstmangement-Intervention (priovi®) für Menschen mit BPS entwickelt, die eine klinische relevante Wirksamkeit zeigen konnte (Klein et al., 2021 ; Assmann et al., accepted) und als DiGA in Deutschland verschrieben werden kann.

66.5 Typische Schwierigkeiten und Fehler

Auslösung intensiver schmerzlicher Emotionen. Schmerzliche Emotionen können Patient:innen vor allem zu Beginn der Therapie überfordern. Es ist daher wichtig, die emotionale Intensität zu balancieren und Patient:innen nicht zu Beginn der Therapie mit intensiven Emotionen zu »überfluten«. Ein typischer »Anfängerfehler« ist beispielsweise das frühe aktive Bekämpfen des strafenden Elternmodus im Stuhldialog bei Patient:innen mit starken strafenden Modi (s. hierzu Fallbeispiel in Abschn. 34.4). Prinzipiell sollten emotionsaktivierende Techniken eher zu Beginn der Sitzung eingesetzt werden, sodass am Ende der Sitzung ausreichend Zeit bleibt, um die Intervention nachzubesprechen und den Patient:innen bei der Emotionsregulation zu helfen.

Vermeidung von emotionsaktivierenden Techniken. Weitaus häufiger werden allerdings emotionsaktivierende Techniken durch Therapeut:innen vermieden. Da diese für den Therapieerfolg essenziell sind, ist es an dieser Stelle besonders wichtig, eigene Ängste zu überwinden und sich selbst zum Einsatz dieser Techniken zu ermutigen.

Übertreiben mit Reparenting oder Nähe in der Therapiebeziehung. In der ST zeigen sich Therapeut:innen nahbar und fürsorglich. Bei nicht ausreichender Selbstreflexion oder eigenen ungünstigen Mustern droht hier stärker die Gefahr von Übergriffigkeit als bei einer abstinenteren Gestaltung der Therapiebeziehung. Zudem können Therapeut:innen übermäßig viel Verantwortung übernehmen und Limited Reparenting ausschließlich im Sinne von »Bemuttern« und zu wenig im Sinne von »Autonomie fördern, Verantwortung einfordern« sehen.

66.6 Kritische Einordnung

Schematherapie gehört zu den innovativen Methoden der modernen Verhaltenstherapie und ist in den letzten Jahren nicht zuletzt wegen der guten Studienergebnisse national und international mit großem Interesse insbesondere für PS aufgenommen worden. Mehrere randomisiert kontrollierte Studien (RCTs) zeigen, dass ST eine wirkungsvolle Behandlung für Menschen mit Borderline und Cluster-C PS darstellt (Arntz et al., 2022; Assmann et al., 2024; Bamelis et al., 2013; Farrell et al., 2009; Giesen-Bloo et al., 2006; Jacob & Arntz, 2013; Nadort et al., 2009), aber auch für forensische Pateint:innen (Bernstein et al., 2023). In RCTs, in denen ST mit KVT verglichen wurde, zeigte sich für Patient:innen mit Depressionen (Carter et al., 2013), Sozialer Phobie mit komorbider vermeidender PS (Baljé et al., 2024) und Essstörungen (McIntosh et al., 2016) eine deutliche Reduktion der Symptomatik in allen Behandlungsgruppen, jedoch kein signifikanter Unterschied zwischen den Bedingungen; auch zeichnet sich ST durch eine hohe Akzeptanz und eine niedrige Abbruchquote aus.

ST bedient das Bedürfnis, Entstehungsbedingungen zu verstehen, allerdings ist der Veränderungsansatz zu Beginn oft indirekt. Zudem kann, wenn nicht ausreichend emotionsorientierte Techniken eingesetzt werden, ein verwässertes Vorgehen drohen, das eklektisch zwischen KVT und Tiefenpsychologie changiert (vgl. Kap. 57). Durch die Emotionsaktivierung wird ein intensivierter Lernprozess ermöglicht, jedoch kann dies vermeidende Patient:innen und Therapeut:innen überfordern, es ist somit auf eine gute Balance der Emotionsaktivierung zu achten.

FAQ

Das Modusmodell erscheint sehr suggestiv – wird Patient:innen nicht womöglich etwas suggeriert, das nichts mit ihnen zu tun hat?
In der Tat ist der Prozess der Moduskonzepterstellung und Vermittlung sehr direktiv – umso wichtiger ist es, das Modusmodell gemeinsam mit den Patient:innen zu erarbeiten, immer wieder deren Rückmeldung und Sichtweisen einzuholen, sodass ein ganz individuelles Modell entsteht, mit dem der / die Patient:in sich gut identifizieren kann.

Ist es tatsächlich nötig, dass Therapeut:innen im Imagery Rescripting ins Bild eintreten und die Veränderung durchführen?
Bei schwerkranken Patient:innen, insbesondere bei Patient:innen mit PS, wird ausdrücklich empfohlen, dass zunächst der / die Therapeut:in das »Rescripting« durchführt, weil diese Patient:innen in der Kindheit meist nicht erfahren haben, dass sich jemand gut und liebevoll um sie kümmert und für ihre Rechte, Gefühle und Bedürfnisse eintritt. Der / Die Therapeut:in muss deshalb zunächst einmal gesundes Verhalten modellieren, das Kind beschützen und versorgen, um sich im weiteren Therapieverlauf schrittweise immer weiter zurückzuziehen, bis schließlich der / die Patient:in genügend Fertigkeiten aufgebaut hat, um selbst als Hilfsperson zu intervenieren. Es ist, wie in der gesamten Schematherapie, ein dynamischer Prozess, bei dem Patient:innen schrittweise mehr Verantwortung übertragen wird.

Ist es nicht ethisch verwerflich, Patient:innen in den Imaginationsübungen mit zu sich nach Hause zu nehmen und dort zu versorgen?
Solches würde nur unternommen, wenn in der Kindheit keine anderen sicheren Bezugspersonen verfügbar waren (wie im Beispiel von Clara). Diese Intervention ist sozusagen eine Ultima Ratio, wenn es keine andere Möglichkeit gibt, Sicherheit und Geborgenheit für das Kind herzustellen und auf sichere Weise gesunde Beziehungserfahrungen zu machen, um einen neuen Umgang mit Bedürfnissen und Emotionen zu erfahren. Außerhalb des Imagery Rescripting validiert der / die Therapeut:in die Bedürfnisse nach Nähe und Zuwendung, erklärt andererseits aber auch die realen Grenzen der professionellen Therapiebeziehung und macht diese sehr transparent und klar.

Teil VI

Weiterführende Literatur

Arntz, A. & van Genderen, H. (2022). Schematherapie bei Borderline-Persönlichkeitsstörung (2. Aufl.). Weinheim: Beltz.

Faßbinder, E., Schweiger, U. & Jacob, G. (2024). Therapie-Tools Schematherapie (3. Aufl.). Weinheim: Beltz.

Jacob, G. & Arntz, A. (2024). Schematherapie in der Praxis (3. Aufl.). Weinheim: Beltz.

Jacob, G. & Seebauer, L. (2014). Schematherapie. Fallvideos zu Persönlichkeitsstörungen und Suizidalität. Beltz Video-Learning (DVD). Weinheim: Beltz.

Young, J.E., Klosko, J.S. & Weishaar, M.E. (2008). Schematherapie – ein praxisorientiertes Handbuch (2. Aufl.). Paderborn: Junfermann.

Zens, C. & Jacob, G. (2014). Schwierige Situationen in der Schematherapie. Weinheim: Beltz.

67 Training emotionaler Kompetenzen (TEK)

Matthias Berking • Lena Schindler-Gmelch • Christian Aljoscha Lukas

67.1 Hintergrund

Zahlreiche Studien belegen, dass Defizite in der Emotionsregulation wesentlich zur Entstehung und Aufrechterhaltung psychischer Störungen beitragen (Berking, 2024; Berking & Lukas, 2015; Berking & Wupperman, 2012, vgl. Kap. 33). Vor diesem Hintergrund wurde das *Training emotionaler Kompetenzen (TEK)* als transdiagnostischer Ansatz zur Vermittlung und Verbesserung effektiver Emotionsregulationskompetenzen entwickelt (Berking, 2008, 2017b, 2020; www.tekonline.info). Das TEK reiht sich in eine Linie therapeutischer Ansätze mit Fokus auf die Regulation belastender affektiver Zustände ein. Hier ist z. B. die Emotionsfokussierte Therapie (EFT; vgl. Kap. 62), die Emotionsregulationstherapie (ERT; Mennin & Fresco, 2024) oder die Dialektisch-Behaviorale Therapie von Marsha Linehan zu nennen (DBT; Linehan, 1996a; vgl. Kap. 61). Im Gegensatz zu diesen Ansätzen integriert das TEK schulenübergreifend Vorgehensweisen, die sich für den adaptiven Umgang mit Emotionen als effektiv erwiesen haben. Ferner erleichtert seine transdiagnostische Ausrichtung die Implementierung im ambulanten und stationären Bereich.

Wichtig

Das TEK ist ein transdiagnostisch-orientiertes Intensivtraining zur Förderung emotionaler Kompetenzen, welches zu Prävention und Behandlung psychischer Erkrankungen sowie zur Förderung der Persönlichkeitsentwicklung eingesetzt werden kann.

67.2 Indikation, Kontraindikation und Nebenwirkungen

Indikation. Der Einsatz des TEK kann immer dann erwogen werden, wenn Defiziten in der Emotionsregulation bei Entstehung oder Aufrechterhaltung von psychopathologischen Symptomen oder reduzierter Lebenszufriedenheit eine bedeutsame Rolle zugeschrieben wird. Bei leichteren psychischen Erkrankungen lässt sich das TEK als eigenständige Therapiemaßnahme einsetzen. Bei schwereren Erkrankungen sollte das TEK dagegen als Teil eines multimodalen Behandlungsprogramms zum Einsatz kommen, das auch die leitliniengemäßen störungsspezifischen Behandlungskomponenten beinhaltet. Darüber hinaus lässt sich das TEK zur Prävention psychischer Erkrankungen, zur

Förderung eines adaptiven Umgangs mit somatischen Beschwerden sowie zur Förderung der Persönlichkeitsentwicklung nutzen.

Kontraindikation. Aufgrund der zum Teil kognitiv vergleichsweise anspruchsvollen Inhalte und vergleichsweise langen Übungssequenzen ist vom Einsatz des Trainings bei Personen mit Intelligenzminderung bzw. intellektueller Entwicklungsstörung oder ausgeprägten Konzentrationsproblemen tendenziell abzuraten (bei Bedarf lässt sich diesen Herausforderungen ggf. aber mit entsprechenden Adaptationen des Trainings begegnen). Darüber hinaus gelten die für Psychotherapie üblichen Kontraindikationen wie z. B. Störung des Realitätsbezugs, akute Suchtproblematik oder im Vordergrund stehende akute Selbst- und Fremdgefährdung. Pauschale störungsbezogene Kontraindikationen sollten kritisch reflektiert werden: Auch viele Patient:innen mit bspw. psychotischen Erkrankungen oder latenter Suizidalität haben erheblichen Bedarf an einer Optimierung ihres Umgangs mit belastenden Gefühlen und sind in vielen Fällen durchaus in der Lage, ein TEK-Training erfolgreich zu absolvieren.

67.3 Praktische Durchführung

67.3.1 Aufbau, übergeordnete Zielstellung und grundlegende Vorgehensweise

Das TEK ist ein strukturiertes Gruppentraining für drei bis zwölf Teilnehmende. Je nach Gruppengröße und Belastung der Teilnehmenden sollte das TEK, wenn möglich, mit zwei Trainer:innen durchgeführt werden. Für die Durchführung des TEK werden üblicherweise 12 Behandlungsstunden á 90 Minuten benötigt. Die Verfügbarkeit weiterer Trainingsstunden ermöglicht ein vertieftes Üben der individuellen Anwendung der erworbenen Kompetenzen im Kontext der jeweiligen Probleme. In welchen Einheiten und über welchen Zeitraum das Training durchgeführt werden soll, ist individuell anpassbar. Allerdings sollte es sich erfahrungsgemäß zumindest über einen sechswöchigen Zeitraum erstrecken. Der modulare Aufbau des Trainings erleichtert die bedarfsangemessene Portionierung (z. B. zwei 1,5-Stunden-Sitzungen pro Woche über 6 Wochen plus drei Extra-Termine zum Training der Kompetenzanwendung in Belastungssituationen).

Ziel des TEK ist es, die Teilnehmenden zu einer adaptiven Reaktion auf belastende affektive Zustände zu befähigen, indem Ihnen die folgenden Kompetenzen vermittelt werden:

(1) Muskelentspannung
(2) Atementspannung
(3) Bewertungsfreie Wahrnehmung
(4) Akzeptanz und Toleranz
(5) Effektive Selbstunterstützung
(6) Analysieren
(7) Regulieren

Die Vermittlung dieser Kompetenzen erfolgt (nach einer psychoedukativen Einführung in die Natur und die Funktionen von Gefühlen) jeweils zunächst auf kognitiver Ebene, wird dann aber durch intensives Training in eine Handlungskompetenz überführt. Dabei wird zunächst die Bedeutung der jeweiligen Kompetenz mithilfe eines »neuropsychotherapeutischen Teufelskreismodells« hergeleitet. Anschließend erfolgen die Vorstellung und das gemeinsame Üben der jeweiligen Kompetenz in einer Langform. Wenn dann die nächste Kompetenz hergeleitet und in einer Langform vorgestellt wird, wird die vorausgehende jeweils in einer zunehmend verkürzten Form mitgeübt. Dadurch wird sukzessive die sogenannte TEK-Sequenz (Abb. 67.1) aufgebaut. Diese Sequenz soll zunehmend automatisiert immer bei Konfrontation mit einem unerwünschten affektiven Zustand – unabhängig welcher Art – eingesetzt werden.

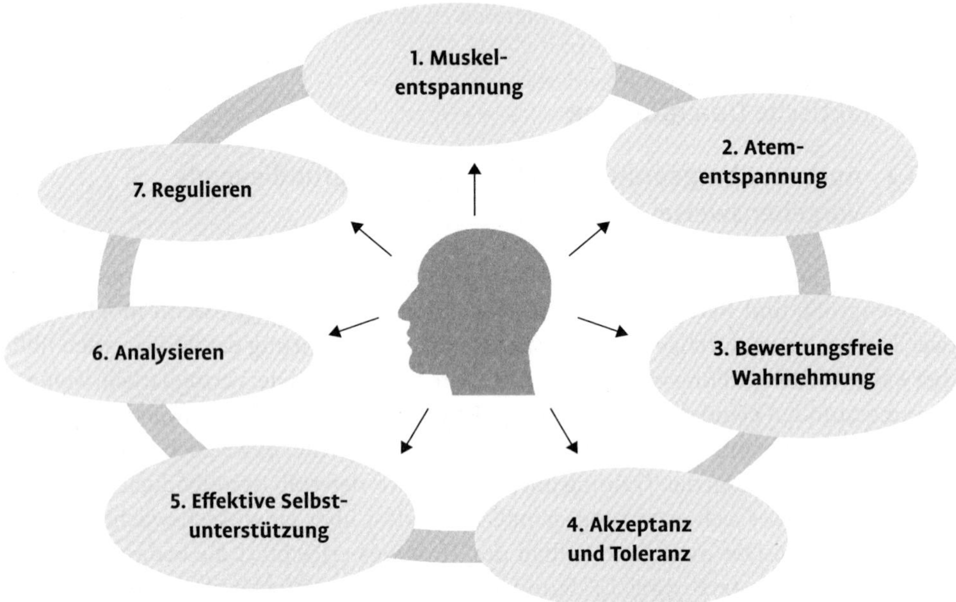

Abbildung 67.1 Adaptive Strategien zur Regulation der eigenen Emotionen

Der Erfolg beim Einüben der TEK-Sequenz hängt maßgeblich davon ab, inwieweit die Teilnehmenden täglich eigenständig die TEK-Sequenz auf dem jeweils erreichten Stand in einer Art geführter Kontemplation üben. Um diese Art des eigenständigen Trainings zu unterstützen, stehen über ein Onlineportal (www.tekonline.info; Berking, 2020) Trainingspläne, Handbücher, Vorlagen für tägliche Übungs-E-Mails, Arbeitsblätter und Audiodateien zur Verfügung. Zudem besteht die Möglichkeit, die begleitende TEK-Audio-Trainings-App zu nutzen, welche die Teilnehmenden zum regelmäßigen Training der TEK-Sequenz sowie zu täglichen Kurzübungen (TEK-Tiny-Tasks) anleitet.

67.3.2 Psychoedukation

Zu Beginn des Trainings erfolgt eine Einführung zur Entstehung und Relevanz von Gefühlen und der Wichtigkeit von Emotionsregulationskompetenzen. Hierbei werden mittels zur Verfügung gestellter Folien insbesondere die physiologischen und evolutionären Grundlagen von Stress und Emotionen dargestellt. Diese Ausführungen münden einerseits in der Botschaft, dass Gefühle wichtige und unverzichtbare Funktionen haben, die wesentliche Informationen liefern und adaptives Handeln ermöglichen. Andererseits ist zu berücksichtigen, dass Gefühle archaische Systeme sind, die sich unter Bedingungen entwickelt haben, die schon lange nicht mehr aktuell sind. In der Folge wird erarbeitet, dass es selten indiziert ist, Gefühlen blind zu vertrauen und zu folgen. Stattdessen sollten die Informationen und Verhaltensimpulse, die sie liefern, sorgsam analysiert und nur übernommen werden, wenn sie als korrekt und hilfreich eingeschätzt werden. Falls das nicht der Fall ist, gilt es, das jeweilige Gefühl zu bearbeiten. Anschließend wird auf die gefühlte Gefährlichkeit von Gefühlen (Beispiel: Angst davor, an der Angst zu sterben) eingegangen und ausgeführt, dass es sehr unwahrscheinlich ist, durch akute intensive Gefühle körperlich oder psychisch Schaden zu nehmen. Im Gegensatz dazu wird betont, dass die dauerhafte Präsenz von Stress und belastenden Gefühlen jedoch in der Tat das Risiko für die Entwicklung einer psychischen oder psychosomatischen Erkrankung deutlich erhöht. Wenn das so ist, ist es vielleicht beruhigend zu hören, dass der Körper über Regulationsmechanismen verfügt, mit denen Gefühle nach einer Weile auch wieder heruntergefahren werden können (Beispiel: Rückkopplungsmechanismen hormoneller Kaskaden, bei denen die Ausschüttung von z. B. Stresshormonen durch diese Stresshormone selbst nach einiger Zeit gehemmt wird). Leider können solche automatischen Regulationsmechanismen in manchen Fällen nicht korrekt greifen (Gruppenteilnehmer:innen nicken an dieser Stelle in der Regel zustimmend) und die spannende Frage ist, warum. An dieser Stelle führen die TEK-Trainer:innen das Konzept der »neuropsychotherapeutischen Teufelskreise« ein und erklären am Beispiel von Muskelanspannung und Stressatmung, wie sich die Aktivierung der Amygdala und die körperlichen Stressreaktionen wechselseitig aufrechterhalten können. Dies gemeinsam mit der herausgestellten Notwendigkeit zum intensiven eigenständigen Training parallel zur Gruppe markiert den Übergang vom emotionsübergreifenden psychoedukativen Einleitungsteil zur Vermittlung der spezifischen TEK-Kompetenzen (s. u.).

67.3.3 Basiskompetenzen

Basiskompetenzen 1+2: Muskel- und Atementspannung

In der Herleitung dieser Kompetenz anhand eines neuropsychotherapeutischen Teufelskreismodells wird den Teilnehmenden erläutert, dass (1) sich (als Teil der von der Amygdala eingeleiteten Stressreaktion) die Muskeln im Körper im Fall einer antizipierten Bedrohung anspannen, sich der Atem verflacht und beschleunigt und eher im Brust- als im Bauchbereich geatmet wird, (2) die Amygdala lernfähig (d. h. konditionierbar ist) und somit die mehrfache Kopplung dieser Körperempfindungen mit wahrgenommener Bedrohung dazu führt, dass (3) die Amygdala zukünftig solche Körperreaktionen als Hinweise für Bedrohung interpretiert und anfängt zu feuern, wenn sie (über die somatosensorischen Afferenzen) die Information zugespielt bekommt, dass die Muskeln angespannt sind und gerade Stressatmung praktiziert wird. Dadurch entsteht ein Teufelskreis, in dem sich die Aktivierung der Amygdala und die körperlichen Reaktionskomponenten der Stressreaktion gegenseitig wechselseitig verstärken können.

An dieser Stelle fragen die TEK-Trainer:innen die Gruppe, wie sich dieser Teufelskreis denn durchbrechen ließe, was in der Regel zu der Antwort führt, dass man dies vielleicht mit systematischer Muskel- und Atementspannung erreichen könne. Die TEK-Trainer:innen verstärken diese Antwort und steuern ggf. noch wissenschaftliche Belege für die Wirksamkeit dieser Technik in verschiedensten Problembereichen bei. Dann werden diese beiden Techniken vorgestellt und als Langform mittels Audioaufnahmen in der Gruppe geübt. Zuletzt wird über die dabei gemachten Erfahrungen gesprochen. In der Regel endet an dieser Stelle der erste Trainingstermin, sodass die Gruppe zum Abschluss zum täglichen selbständigen Üben der ersten beiden Basiskompetenzen mithilfe der dafür zur Verfügung gestellten Audio-Datei eingeladen wird.

Basiskompetenz 3: Bewertungsfreie Wahrnehmung

Die Basiskompetenz 3 wird in der Regel am zweiten Trainingstermin thematisiert. Zuvor gilt es jedoch (wie bei den folgenden Terminen auch stets zu Beginn), die Erfahrungen aller Teilnehmenden mit dem Üben der ersten beiden Basiskompetenzen zu besprechen und jedwede Aktivität in diese Richtung ressourcenorientiert zu verstärken. Dann wird die Basiskompetenz 3 unter Zuhilfenahme eines neuerlichen neuropsychologischen Teufelskreises eingeleitet. So wird besprochen, dass negative Bewertungen, beispielsweise in Form von negativen Gedanken, Grübeln, Sorgen und Befürchtungen, die Amygdala aktivieren, was ebenfalls wieder einen automatisierten Teufelskreischarakter annehmen kann. Als Möglichkeit zum Durchbrechen dieses Teufelskreises wird (im geleiteten Entdecken) das Praktizieren bewertungsfreier Wahrnehmung erarbeitet. Darunter wird die bewusste Fokussierung der Aufmerksamkeit auf sinnliche Eindrücke bzw. Wahrnehmungen, begleitet von einer neutralen, erfahrungsoffenen inneren Beschreibung dieser Wahrnehmungen verstanden (z. B. »Da ist ein Einatmen«). Dann wird diese Kompetenz im Kontext der TEK-Sequenz mit einer Reise durch die Sinne geübt, der sich die nicht-bewertende Wahrnehmung der eigenen aktuellen Gedanken, der eigenen aktuellen Bedürfnisse und Wünsche und der aktuell aktivierten Gefühle und Stimmungen in einer Langform in der Gruppe anschließt. Zuletzt werden die dabei gemachten Erfahrungen besprochen und die Teilnehmenden zum Üben dieser Kompetenz mithilfe der dafür vorgesehenen Audioanleitung eingeladen.

Basiskompetenz 4: Akzeptanz und Toleranz

Der Kern des bei Kompetenz 4 genutzten Teufelskreismodells besteht darin, dass die Amygdala bei wahrgenommener Bedrohung Vermeidungsimpulse an das restliche Gehirn sendet. Wenn sich diese Impulse auf das aktuell erlebte, belastende Gefühl beziehen, entsteht die Intention, dieses Gefühl möglichst schnell loszuwerden. Allerdings wird man in vielen Fällen mit dem Sachverhalt konfrontiert, dass sich Emotionen durch eine funktionelle Autonomie auszeichnen und oft nur sehr schwer direkt zu verändern sind (evolutionärer Hintergrund: Wer Angst einfach »ausschalten« kann, wird vermutlich nicht überleben). Dieses Misserfolgserleben und die wahrgenommene Unkontrollierbarkeit aktivieren dann wiederum negative Gefühle, neue Vermeidungstendenzen usw., wodurch ein Teufelskreis entsteht. Nach der Modellerarbeitung werden die Teilnehmenden u. a. mithilfe des TEK-5-Schritte Akzeptanz-Plans im Kontext der TEK-Sequenz darin angeleitet, wie sie diesen Teufelskreis durchbrechen, das Gefühl akzeptieren und es erfahrungsoffen zulassen können.

Basiskompetenz 5: Effektive Selbstunterstützung

Der Kern des für Kompetenz 5 genutzten Teufelskreismodells besteht in der bei vielen Personen ausgeprägten Neigung, sich selbst zu kritisieren, wenn es ihnen nicht gut geht. Diese Selbstkritik führt dann dazu, dass sich das Befinden weiter verschlechtert, wodurch sich die Kritik intensiviert usw. Um diesen Teufelskreis zu durchbrechen, ist statt der Selbstkritik eine liebevolle, effektive Selbstunterstützung gefragt. Im TEK wird diese aus den Komponenten Anteilnahme und Mitgefühl mit sich selbst sowie Selbstermutigung und -ermunterung erarbeitet: Bevor die konkreten Wege und Übungen zum Erwerb dieser Kompetenz erarbeitet werden, erfolgt ein kurzer Exkurs mit Kurzübungen zur Stärkung von Selbstwert und kontinuierlicher Selbstfürsorge. Der Hintergrund hierbei ist, dass eine gewisse Sympathie für sich selbst nötig ist, um Selbstmitgefühl empfinden zu können. Kontinuierliche Selbstfürsorge kann dabei als Weg gesehen werden, dies aufrechtzuerhalten. Zum Schluss werden die Teilnehmenden im Kontext der TEK-Sequenz in (aus dem Buddhismus entlehnte) systematische Selbstmitgefühls- und Selbstmitfreude-Übungen eingeführt und zum täglichen Durchführen dieser Übungen eingeladen.

Basiskompetenz 6: Analysieren

Zur Einführung in Kompetenz 6 wird die Schwierigkeit, unter negativen Gefühlen rational zu denken, besprochen. Stresshormone beeinträchtigen die Funktionsfähigkeit der kortikalen Areale, welche für die rationale Interpretation und Bewertung des Erlebten wichtig sind. Diese Beeinträchtigung verhindert, dass Hirnareale wie der präfrontale Cortex oder der Hippocampus durch ein valides Verstehen (bzw. kontextuelles Einordnen) der aktuellen Situation und der damit gegebenen Orientierung zur Erregungshemmung beitragen. Bleibt diese aus, feuert die Amygdala weiter, wodurch die konstruktive Analyse der Situation zunehmend stärker beeinträchtigt wird. Um diesen Teufelskreis zu durchbrechen, ist es sinnvoll, dass die Analysekompetenz so gut eingespielt ist, dass sie schon im Frühfeld der Entstehung von Emotionen, wo Veränderung noch leichter fällt, automatisiert genutzt wird bzw. derart automatisiert ist, dass sie auch unter Stress noch abgerufen werden kann. Das konkrete Einüben der Analyse-Kompetenz erfolgt dann mithilfe des TEK-Analyse-Schemas, welches unter Nutzung kreativer Methoden (»Malen Sie doch bitte mal ein besonders belastendes Gefühl aus der letzten Woche«) eingeführt und in die TEK-Sequenz integriert wird.

Basiskompetenz 7: Regulieren

Kompetenz 7 wird analog zu Kompetenz 6 hergeleitet. Stresshormone beeinträchtigen auch die Funktionsfähigkeit der kortikalen Areale, die für das Entwickeln und Umsetzen von Problemlöseideen wichtig sind, mit denen Dauer und/oder Intensität des Gefühls zielgerichtet modifiziert werden können. Der wahrgenommene Kontrollverlust, der bei einem Mangel an Modifikationsideen oder Modifikationserfolg auftritt, aktiviert erneut die Amygdala, was die Ausschüttung von Stresshormonen verstärkt. Folglich ist zum Durchbrechen des resultierenden Teufelskreises erneut hilfreich, wenn Modifikationsstrategien so präsent sind, dass sie frühzeitig oder auch unter Stress zum Einsatz kommen können. Die Vermittlung dieser Kompetenz selbst erfolgt im TEK durch die Anwendung des allgemeinen Problemlösemodells auf das Problem des Verspürens eines unterwünschten Gefühls. Aufbauend auf das Analyse-Schema aus Kompetenz 6 werden dabei im TEK-Modifikationsschema die folgenden Schritte hintereinander praktiziert:

(1) **Ein realistisches Zielgefühl auswählen:** Im TEK wird Wert darauf gelegt, mit Annäherungs- anstatt reinen Vermeidungszielen zu arbeiten (z. B. Angst von 10 runter auf handhabbare 5, dafür mehr Mut).
(2) **Brainstorming:** Es wird erarbeitet, welche Änderungen in den Bereichen der Emotionsgenese (z. B. auslösende Situation, Interpretation der Situation, Bewertung der Situation, für die Bewertung zugrundeliegende Ziele, körperliche Manifestationen des Gefühls, Bewertungen des Gefühls, welche rückwirkende Sekundärgefühle auslösen) eher das Zielgefühl und weniger das ursprüngliche Gefühl auslösen könnten.
(3) **Einen konkreten Plan erstellen:** Die vielversprechendsten der bei im Brainstorming gesammelten Strategien werden ausgewählt und in eine Reihenfolge gebracht, in der sie konkret in die Tat umgesetzt werden sollen. Mögliche Schwierigkeiten beim Umsetzen des Plans werden antizipiert und Bewältigungsstrategien für diese etwaigen Schwierigkeiten erarbeitet.
(4) **Strategien** werden so lange im Alltag umgesetzt, bis Änderungen eintreten.
(5) **Konstruktiver Umgang mit Misserfolg:** Die Teilnehmenden sollen lernen, (a) sich auch für Teilerfolge zu belohnen, (b) ihre Bemühungen bei anfänglichen Schwierigkeiten zu intensivieren, (c) ihren Plan bei anhaltendem Misserfolg zu modifizieren oder einen alternativen Plan zu entwickeln und einzusetzen und (d) wenn das nicht hilft, ihr Zielgefühl zu überdenken und zumindest für die Zeit, in der das Gefühl nicht modifizierbar ist, systematisch ihre Akzeptanz- und Selbstunterstützungskompetenzen einzusetzen.

Am Ende der Arbeit an den Basiskompetenzen sind diese sieben Kompetenzen alle in die »TEK-Sequenz« eingebaut und können mithilfe der finalen Audio-Anleitung täglich geübt werden.

67.3.4 Erarbeitung von Kompetenzen für den Umgang mit spezifischen Situationen

Die Basiskompetenzen heißen entsprechend, weil sie als adaptive Reaktion auf jedwede unerwünschte affektive Reaktion genutzt werden können. Die adaptive Reaktion hat den Vorteil, dass die Patient:innen ein Gefühl nicht erst exakt identifizieren müssen (was vielen schwerfällt), um eine adaptive Reaktion auf das Gefühl zu erreichen. Mit Blick darauf, dass sich verschiedene Gefühle in Bezug darauf unterscheiden, mit welchen Strategien sie maximal effektiv reguliert werden können, bedarf dieser Ansatz allerdings einer Ergänzung. Diese erfolgt im TEK durch die sogenannten (emotions-)spezifischen Kompetenzen, welche in separaten Sitzungen nach Abschluss der Basiskompetenzen zusätzlich eingeübt werden. Diese bestehen neben den Schritten der generellen TEK-Sequenz darin, besonders bedeutsame affektive Reaktionen (nämlich Stress, Angst, Ärger, Traurigkeit, depressive Stimmung, Schuld und Scham)

(1) zu erkennen,
(2) zu akzeptieren (bzw. zu wissen, was der spezifische Nutzen dieser Emotion ist),
(3) zu verstehen, was diese Gefühle typischerweise auslöst,
(4) einzuschätzen, in welcher Intensität / Dauer diese Gefühle jeweils hilfreich sind (bzw. was die kurzfristigen und langfristigen Konsequenzen dieser Gefühle sind),
(5) adaptive Zielgefühle zu bestimmen,
(6) zu wissen, welche Strategien sich als für diese Gefühle spezifische adaptive Reaktionen besonders bewährt haben.

Bei Angst können solche Strategien etwa Konfrontation, aber auch Entspannungsverfahren sein, solange letztere nicht zur Vermeidung eingesetzt werden. Bei Ärger sind mögliche Strategien beispielsweise das Nutzen der Emotion für angemessenes adaptives Verhalten und / oder das Üben von Mitgefühl / Großmut / Verzeihen durch ein Einfühlen in das Gegenüber, die Identifikation »entschuldigender Gründe« und die Erinnerung an eigenes Fehlverhalten. Eine mögliche Strategie bei Traurigkeit ist Trauerarbeit, während bei depressiver Stimmung eine grundlegende Neuorientierung und / oder positive Aktivitäten gemeinsam mit einer Wertschätzung des Positiven indiziert ist. Bei Schuld werden die Strategien *Entschuldigen*, *Wiedergutmachen* und *Sich-selbst-Verzeihen* thematisiert, während bei Scham die Notwendigkeit, bestehende innere Regeln zu prüfen, eigene Regeln zu entwickeln und zum Maßstab der Beurteilung des eigenen Verhaltens zu machen, besprochen und geübt wird.

67.4 Weitere Therapieoptionen

Das TEK findet in der Regel als Gruppentraining statt. Entsprechend adaptiert ist es aber auch in der Einzeltherapie nutzbar. Bisherige Erfahrungen und Befunde zeigen, dass das TEK erfolgreich sowohl im ambulanten als auch im stationären Bereich und sowohl als ergänzende als auch als eigenständige Maßnahme eingesetzt werden kann. Ferner liegt das TEK-Manual inzwischen in einer Reihe an Übersetzungen (z. B. Englisch, Berking & Whitley, 2014, Niederländisch, Berking, 2017a) vor. Übersetzungen auf Französisch und Farsi sind gegenwärtig in Evaluation (Abdolmohammadzadeh et al., 2021; Nandrino et al., 2021). Eine auf dem TEK aufbauende Variante für Kinder und Jugendliche ist auf Deutsch (Manuskript in Vorbereitung) und Niederländisch (Braet, 2019) ebenfalls gegenwärtig in Evaluation. Ferner ist neben der trainingsbegleitenden TEK-Audio-Trainings-App die umfangreichere Smartphoneanwendung *mentalis TEK* für die Nachsorge nach einer Klinikentlassung verfügbar (Böhme & Berking, 2021). Diese enthält alle Inhalte des *TEK* in digitaler Form, ermöglicht bei Bedarf Kontakt und Feedback durch einen persönlichen *TEK*-Coach und gewährleistet somit die alltagsorientierte Anwendung von adaptiven Emotionsregulationsstrategien (s. www.mentalis-nachsorge.com/emotionsregulation). Gegenwärtig werden Ansätze beforscht, diese (und weitere) smartphonebasierte Gesundheitsanwendung durch den Einsatz von störungsspezifischen Komponenten und Gamification-Aspekten weiter zu optimieren. Ein weiteres neues Forschungsfeld besteht in der Exploration der Möglichkeit, soziale Roboter (z. B. www.youtube.com/watch?v=vY1K1E-kST8) als Assistenten im TEK zu nutzen.

67.5 Typische Schwierigkeiten und Fehler

Aufgrund des zuweilen recht frontal-psychoedukativen Ansatzes wird angeraten, dass TEK-Trainer:innen alle Möglichkeiten nutzen, die Inhalte durch Einbezug der Teilnehmenden, Humor und aktivierende Übungen möglichst interessant zu gestalten. In diesem Sinne sollten sich die Trainer:innen darüber bewusst sein, dass die Art und Weise, wie sie die Inhalte des Trainings an die Teilnehmenden herantragen und wie sie auf das Geschehen in der Gruppe reagieren mindestens so wichtig für den Erfolg des Trainings ist, wie die behandelten Inhalte. Vor diesem Hintergrund sollten TEK-Trainer:innen im Einsatz therapeutischer Wirkfaktoren geschult sein, die in allen psychotherapeutischen Interventionen von Bedeutung sind. Insbesondere sind dabei (a) der Aufbau einer tragfähigen therapeutischen Beziehung und eines guten Gruppenklimas, (b) ein empathisch-unterstützender Umgang mit den Teilnehmenden, welcher explizit wichtige (interpersonale) Bedürfnisse und Ziele der Teilnehmenden berücksichtigt, und (c) eine ressourcenfokussierte Vorgehensweise zu nennen (vgl. Kap. 16). Insbesondere beim Auftreten intensiver Gefühle während des Trainings ist zentral, dass diese nicht als Störung betrachtet und / oder übergangen werden. Stattdessen gilt es, solche Situationen gekonnt als Beispiele für den adaptiven Umgang mit belastenden Gefühlen zu nutzen. Das TEK ist zwar eine manualisierte Intervention und die standardisierte Durchführung ein essenzieller Bestandteil von Erfolg und Wirksamkeit. Dennoch müssen TEK-Trainer:innen in der Lage sein, bei Bedarf vom standardisierten Vorgehen abzuweichen, wenn dies notwendig ist, um den therapeutischen Effekt zu maximieren.

67.6 Kritische Einordnung

Erfolgskriterien. Relevante Maße, an denen sich das TEK messen muss, umfassen zunächst die Stärkung emotionaler Kompetenzen, das heißt die Fähigkeit auf Gefühle möglichst adaptiv reagieren zu können. Mit *adaptiv* ist die Eigenschaft dieser Reaktion gemeint, langfristig einen möglichst hohen Grad an Zielerreichung, Bedürfnisbefriedigung und damit Lebenszufriedenheit zu bewirken. Darüber hinaus ist natürlich aber auch wünschenswert, dass sich durch ein TEK-Training die spezifische Symptombelastung verbessert.

Grad der empirischen Absicherung. Evaluationsstudien zur Effektivität des Trainings in Risikogruppen zeigen, dass das TEK zu einem signifikanten Anstieg der Emotionsregulationskompetenzen sowie des Wohlbefindens geführt hat, u. a. bei Polizist:innen und Pflegekräften (Berking et al., 2010; Buruck & Dörfel, 2018; Buruck et al., 2016). Auch für klinische Stichproben liegen vielfache Effektivitätsnachweise vor (stationär: Berking et al., 2008; 2013; 2019; 2022; Kleinstäuber et al., 2019; ambulant: Berking et al., 2019; 2022). Zusammengefasst lässt sich sagen, dass die Wirksamkeit des TEK sowohl in streng kontrollierten Studien (efficacy) als auch unter Praxisbedingungen (effectiveness) als belegt gelten kann. Eine Limitation des aktuellen Forschungsstandes besteht jedoch darin, dass der Erstautor dieses Kapitels als Entwickler des TEK an den meisten Studien beteiligt war (potenzieller Allegiance Bias). Zu den spezifischen Wirkfaktoren des TEK legen die verfügbaren Befunde nahe, dass die Kompetenzen »Akzeptanz und Toleranz«, »effektive Selbstunterstützung« und »Regulieren« in besonderem Maß für den Veränderungsprozess verantwortlich sind (z. B. Berking et al., 2008; Diedrich et al., 2014; Diedrich et al., 2016).

FAQ

Wie unterscheidet sich das TEK vom Emotionsregulationmodul der Dialektisch-Behavioralen Therapie (DBT)?

Das TEK weist bedeutsame Überlappungen (hinsichtlich der grundlegenden skillbasierten Vorgehensweise) zum Emotionsregulationsmodul der DBT auf (vgl. Kap. 61), ist aber (ähnlich der mittlerweile vorliegenden DBT-Erweiterungen über die Borderline-Persönlichkeitsstörung hinaus) transdiagnostischer angelegt. Das TEK kann besonders leicht für ein gemischtes Gruppentraining emotionaler Kompetenzen eingesetzt werden, welches beispielsweise im ambulanten Kontext parallel zur Einzeltherapie mit in diesem Kontext üblicherweise behandelten Patient:innen durchgeführt wird. Darüber hinaus gibt es wesentliche Unterschiede hinsichtlich des Aufbaus und der konkreten therapeutischen Vorgehensweise.

Weiterführende Literatur

Berking, M. (2017). Training emotionaler Kompetenzen (4. Aufl.). Heidelberg: Springer.

Berking, M. (2020). TEK – Training emotionaler Kompetenzen. URL: https://tekonline.info/

Berking, M. (2024). Emotion regulation and mental health: current evidence and beyond. World Psychiatry, 23(3), 438.

68 Well-Being-Therapie (WBT)

Eva-Lotta Brakemeier • Jan Spies • Nikola M. Stenzel

68.1 Hintergrund

Die Well-Being-Therapie (WBT) wurde in den 1990er-Jahren von Giovanni Fava in einem psychiatrischen Setting entwickelt (Fava, 1999, 2016). Ausgangspunkt waren seine klinischen Beobachtungen bei Patient:innen mit affektiven und Angststörungen, die trotz traditioneller Behandlungen – sei es durch Psychopharmakotherapie oder Psychotherapie – keine vollständige Remission erreichten oder wiederholt Rückfälle erlitten. Diese klinischen Phänomene sind mittlerweile durch zahlreiche Studien wissenschaftlich belegt (Übersicht in: Fava, 2018).

Vor dem Hintergrund dieser Herausforderungen entwickelte Fava eine Psychotherapiemethode, die gezielt auf eine nachhaltige Remission abzielt und Rückfällen vorbeugt. Dabei rückte das Konzept des subjektiven Wohlbefindens in den Mittelpunkt – ein Gedanke, der insbesondere durch seinen Mentor George Engel geprägt wurde. Während seiner Zeit in Rochester arbeitete Fava mehrere Jahre mit Engel zusammen, dessen Einfluss auf seine theoretische und klinische Ausrichtung tiefgreifend war (Fava & Sonino, 2017).

Engels biopsychosoziales Modell (z. B. Engel, 1977) geht über die traditionelle Definition von Gesundheit als bloße Abwesenheit von Krankheit hinaus und betont die Bedeutung von Wohlbefinden als integralen Bestandteil psychischer Gesundheit. Diese Perspektive knüpft an frühere Überlegungen von Parloff und Kollegen (1954) an, die bereits vorschlugen, dass Psychotherapie nicht nur auf die Reduktion von Symptomen, sondern ebenso auf die Förderung von Wohlbefinden, Selbstbestimmung und Leistungsfähigkeit abzielen sollte. Dieser Paradigmenwechsel – weg von einem defizitorientierten Krankheitsmodell hin zu einer gesundheitsfördernden Perspektive – erfährt aktuell zunehmend Unterstützung. So wird in Deutschland verstärkt die Position vertreten, dass Gesundheitsforschung essenziell sei, um langfristig die Krankheitskosten im Gesundheitssystem zu senken und die psychische Gesundheit sowie Leistungsfähigkeit der Bevölkerung – insbesondere der Fachkräfte – zu sichern.

Die Well-Being-Therapie (WBT) zeichnet sich durch folgende zentrale Merkmale aus:

- **Fokus auf ein ausbalanciertes Wohlbefinden statt Symptomminderung:** Während viele psychotherapeutische Ansätze primär auf die Reduktion von Leidensdruck abzielen, liegt der Schwerpunkt der WBT auf der Förderung eines ausbalancierten psychischen Wohlbefindens. Diese Perspektivverschiebung – von der Symptomminderung hin zur gezielten Selbstbeobachtung und Entwicklung eines stabilen Wohlbefindens (Euthymia) – kann zu besonders positiven Effekten führen.

- **Integration bewährter Strategien der Kognitiven Verhaltenstherapie (KVT):** Die WBT basiert auf evidenzbasierten Methoden der KVT. Die Therapie ist zudem manualisiert und weist eine vergleichsweise direktive Beziehungsgestaltung auf, wodurch sie sich strukturell an der KVT orientiert.
- **Philosophische, wachstumsorientierte und existenzielle Basis:** Die WBT gründet auf einem mehrdimensionalen Modell des menschlichen Potenzials, das sich auf die sechs von Marie Jahoda (1958) beschriebenen und von Carol Ryff (1995) weiterentwickelten Dimensionen des psychischen Wohlbefindens stützt (vgl. Tab 68.1) Durch diese konzeptionelle Grundlage regt die WBT eine tiefgehende Auseinandersetzung mit existenziellen Fragen an, jedoch ohne sich auf positives Denken im Sinne der Positiven Psychologie zu beschränken. Ziel ist es nicht, in jeder Dimension das höchstmögliche Wohlbefinden zu erreichen, sondern ein individuell ausbalanciertes psychisches Funktionieren, das gleichzeitig die Resilienz stärkt (vgl. Tabelle 68.1). Das übergeordnete Ziel der WBT besteht darin, die für die Betroffenen relevanten Dimensionen zu identifizieren und zu prüfen, ob bei diesen Dimensionen ein ausgeglichenes Niveau vorliegt. Bei einem geringen oder erhöhten Niveau wird erarbeitet, wie ein ausgeglichenes Niveau erreicht werden kann (s. Tab. 68.1).
- **Förderung von Flow-Erlebnissen und Lebensstil-Modifikationen:** Die WBT integriert Flow-Erfahrungen (Csikszentmihalyi, 1988) und gezielte Lebensstil-Modifikationen, um das Wohlbefinden nachhaltig zu verbessern. Patient:innen werden dazu ermutigt, Flow-Erlebnisse bewusst in den Alltag zu integrieren, beispielsweise durch eine berufliche Tätigkeit, die solche Erfahrungen ermöglicht. Gezielte Lebensstil-Anpassungen vorzunehmen, etwa regelmäßiges Walken am Morgen zur Schmerzprävention und Förderung der Autonomie. Diese Elemente werden in der Therapie direktiv gefördert und stellen eine einfache, aber wirkungsvolle Strategie dar.
- **Transdiagnostischer Ansatz:** Obwohl die WBT bisher vorrangig bei Depressionen, Angst- und Zwangsstörungen sowie Zyklothymie untersucht wurde, spricht ihr Kernkonzept für eine breite transdiagnostische Anwendbarkeit. Wohlbefinden wird in der WBT als allgemeines psychologisches Phänomen betrachtet und nicht auf spezifische Störungsbilder begrenzt. Dadurch bietet die Therapie Potenzial für den Einsatz bei einer Vielzahl psychischer und somatischer Erkrankungen.
- **Hilfe zur Selbsthilfe – Kurzzeittherapie im sequenziellen Ansatz:** Die WBT ist nicht als alleinstehendes Therapieverfahren konzipiert, sondern als Sekundär- oder Tertiärtherapie für Patient:innen, die auf herkömmliche Verfahren nicht ausreichend ansprechen oder nach einer Teilremission mit Residualsymptomatik weiterhin Unterstützung benötigen. Als autonomie- und selbstwirksamkeitsfördernder Ansatz vermittelt die WBT Patient:innen die Haltung, dass Wohlbefinden nicht ausschließlich von äußeren Umständen abhängt, sondern aktiv beeinflusst werden kann – unabhängig von der jeweiligen Erkrankung. Durch ihre kompakte Struktur (4 bis maximal 20 Sitzungen) stellt die WBT eine kosteneffiziente, leicht implementierbare Form der Erhaltungstherapie dar.
- **Wissenschaftliche Fundierung:** Seit ihrer Entwicklung wurde die WBT systematisch erforscht, sodass eine stetig wachsende Evidenz für ihre Wirksamkeit vorliegt (vgl. 68.6).

Tabelle 68.1 Psychologisches Wohlbefinden: Merkmale auf beeinträchtigtem, ausgeglichenem und überhöhtem Niveau (nach Fava, 2018)

Dimension	Beeinträchtigtes Niveau	Ausgeglichenes Niveau	Überhöhtes Niveau
Bewältigung der Umwelt	Die Person erlebt den Alltag als überfordernd, fühlt sich nicht selbstwirksam, handlungsunfähig und erkennt Möglichkeiten zur Veränderung oder Verbesserung nicht.	Die Person fühlt sich selbstwirksam und ihrer Umwelt gewachsen, kann Chancen erkennen und nutzen und trifft Entscheidungen im Einklang mit ihren eigenen Bedürfnissen.	Die Person sucht aktiv nach Herausforderungen, ist jedoch unfähig, Entspannung oder positive Gefühle zuzulassen; sie neigt zu Überengagement in beruflichen oder privaten Rollen.
Persönliche Entwicklung	Die Person fühlt sich blockiert, perspektivlos und emotional abgestumpft; sie empfindet kaum Interesse am Leben und sieht keine Entwicklungsmöglichkeiten.	Die Person erlebt sich als lernfähig und offen für neue Erfahrungen; sie hat ein klares Gefühl von persönlicher Entwicklung und innerem Wachstum.	Die Person klammert sich an unrealistische Ideale und Ziele, verleugnet negative Erfahrungen und lebt in Illusionen, die wenig mit der Realität zu tun haben.
Lebensziel und -sinn	Die Person empfindet ihr Leben als sinnlos, hat keine klaren Ziele und fühlt sich orientierungslos.	Die Person erlebt ihr Leben als sinnvoll, verfolgt persönliche Ziele und erkennt einen Zusammenhang zwischen Vergangenheit, Gegenwart und Zukunft.	Die Person verfolgt überhöhte Erwartungen, ist chronisch unzufrieden mit ihrer Leistung und zeigt Schwierigkeiten, Rückschläge anzuerkennen oder zu integrieren.
Autonomie	Die Person ist stark abhängig von der Meinung anderer, richtet ihr Verhalten an äußeren Erwartungen aus und scheut eigenständige Entscheidungen.	Die Person handelt selbstbestimmt, kann sich gegenüber sozialem Druck behaupten und orientiert sich an eigenen Überzeugungen und Werten.	Die Person isoliert sich emotional und sozial, meidet Kooperation und hat Schwierigkeiten, Hilfe anzunehmen oder von anderen zu lernen.
Selbstakzeptanz	Die Person ist unzufrieden mit sich selbst und ihrer Lebensgeschichte, lehnt eigene Eigenschaften ab und wünscht sich, jemand anders zu sein.	Die Person akzeptiert sich mit ihren Stärken und Schwächen und betrachtet ihr Leben insgesamt in einem positiven Licht.	Die Person übernimmt kaum Verantwortung für eigenes Verhalten, vermeidet Selbstreflexion und macht häufig andere für Probleme verantwortlich.
Positive Beziehungen zu anderen	Die Person hat kaum vertrauensvolle Beziehungen, vermeidet emotionale Nähe und tut sich schwer, sich anderen gegenüber zu öffnen.	Die Person pflegt stabile, wertschätzende Beziehungen, kann sich einfühlen und versteht Beziehungen als wechselseitiges Geben und Nehmen.	Die Person stellt die Bedürfnisse anderer dauerhaft über die eigenen, leidet unter einem geringen Selbstwertgefühl und neigt zu übermäßiger Nachsicht aus Angst, abgelehnt zu werden.

Wichtig

Die Well-Being-Therapie (WBT) verlagert den Fokus von der bloßen Symptomminderung hin zur Förderung eines ausbalancierten psychischen Wohlbefindens. Dieser Paradigmenwechsel – weg vom defizitorientierten Krankheitsmodell hin zu einer ressourcenorientierten, gesundheitsfördernden Perspektive – findet zunehmend Beachtung und Unterstützung.

68.2 Indikation, Kontraindikation und Nebenwirkungen

Die WBT wurde ursprünglich insbesondere als Sekundär- oder Tertiärtherapie für Patient:innen mit affektiven Störungen und Angststörungen entwickelt, die auf herkömmliche Behandlungsverfahren nicht ausreichend angesprochen haben oder nach einer Erstbehandlung lediglich eine Teilremission mit verbleibender Residualsymptomatik erreicht haben. Das Kernkonzept sowie erste Studien sprechen jedoch für eine breite transdiagnostische Anwendbarkeit. Besonders relevant erscheint die WBT für (teil)stationäre Patient:innen, die häufig unter komplexen und chronischen Störungen leiden. Darüber hinaus findet die WBT auch Anwendung bei chronischen körperlichen Erkrankungen (vgl. Fava, 2016). Für den Einsatz als Präventionsstrategie liegen erste vielversprechende Ansätze und Studien vor (vgl. Abschn. 68.6).

Kontraindikationen und Nebenwirkungen. Bisher wurden keine spezifischen Kontraindikationen für die WBT als Sekundär- oder Tertiärtherapie formuliert. Ebenso gibt es bislang keine wissenschaftlichen Belege für spezifische Nebenwirkungen der Methode. Ein möglicher Erklärungsansatz hierfür liegt in der stark individualisierten Herangehensweise der transdiagnostischen WBT, die auf die jeweiligen Bedürfnisse der Patient:innen zugeschnitten wird. Zudem ist es ein explizites Ziel der Therapie, ein mögliches »Über-das-Ziel-Hinausschießen« – also eine dysfunktionale Verstärkung bestimmter Wohlbefindensdimensionen – frühzeitig zu erkennen und therapeutisch einzuordnen, um eine potenzielle Verschlechterung der Symptomatik zu verhindern.

Wichtig

Die Well-Being-Therapie (WBT) kommt als Sekundär- oder Tertiärtherapie in gestuften Behandlungskonzepten zum Einsatz. Sie wurde zunächst für affektive und Angststörungen entwickelt, folgt heute jedoch einem transdiagnostischen Ansatz.

68.3 Praktische Durchführung

Die Well-Being-Therapie (WBT) ist als Kurzzeitverfahren konzipiert und kann zwischen 4 und 20 Sitzungen umfassen. Sowohl die Anzahl als auch die Frequenz der

Sitzungen lassen sich flexibel an die Symptomatik, die individuellen Bedürfnisse sowie die vorangegangene Primärtherapie der Patient:innen anpassen.

So kann beispielsweise eine WBT mit lediglich vier Sitzungen ausreichend sein, wenn zuvor eine kognitive Verhaltenstherapie (KVT) durchgeführt wurde, auf die die Patient:innen gut angesprochen haben – insbesondere zur Stabilisierung und Rückfallprophylaxe. Wurde hingegen primär eine rein medikamentöse Behandlung eingesetzt, kann ein längerer Verlauf mit bis zu 20 Sitzungen sinnvoll sein. Auch die Dauer der einzelnen Sitzungen ist variabel und bewegt sich in der Regel zwischen 30 und 50 Minuten.

Im Folgenden wird die Anwendung der WBT praxisnah dargestellt – gegliedert in Einführungs-, Haupt- und Abschlusssitzungen. Zur Veranschaulichung wird ein Fallbeispiel eingeführt.

Fallbeispiel

Linda Landesbauer ist 24 Jahre alt und studiert Biologie. Im Erstgespräch berichtet sie, dass sie vor zwei Jahren – zu Beginn der Corona-Pandemie – eine mehrere Monate andauernde Phase tiefgreifender Niedergeschlagenheit erlebt habe. In dieser Zeit fühlte sie sich extrem hoffnungslos, hilflos und antriebslos. Damals wurde bei ihr eine mittelgradige depressive Episode diagnostiziert.

Im Anschluss an eine stationäre Behandlung habe sich ihr Zustand zwar rasch verbessert, jedoch sei eine gewisse Restsymptomatik geblieben. Auch aktuell fehle es ihr häufig an Lebensfreude, und sie habe Schwierigkeiten, sich zu alltäglichen Aktivitäten aufzuraffen. Die fortdauernden Einschränkungen durch die Pandemie belasten sie stark. Sie berichtet, kaum noch soziale Kontakte zu haben, da sie im weitgehend digitalen Studienalltag bislang keine neuen Freundschaften knüpfen konnte.

Ihr psychisches Befinden beeinträchtigt inzwischen auch ihr Studium. Zwar stehe lediglich die Abschlussarbeit noch aus, doch falle es ihr schwer, sich über längere Zeit zu konzentrieren und dranzubleiben. Zudem quäle sie die Angst vor einem möglichen Rückfall – die Sorge, dass die Depression eines Tages erneut auftreten könnte.

Einführungssitzungen

Zu Beginn der Behandlung sollen die Patient:innen lernen, Zeiten oder Situationen des Wohlbefindens zu identifizieren. Dazu werden die Betroffenen gebeten, ein Tagebuch zu führen, in dem sie Episoden bzw. Situationen des Wohlbefindens auflisten und das »Gefühl des Wohlbefindens« auf einer Skala von 0 bis 100 einstufen (0 = vollständige Abwesenheit von Wohlbefinden, 100 = größte Ausprägung von Wohlbefinden, die sich die Patient:innen vorstellen können). Die Patient:innen werden explizit dazu ermutigt, nicht nur in speziellen hedonistisch-stimulierenden Situationen (wie ein Schaumbad nehmen, einen Spaziergang machen) nach Wohlbefindens-Momenten zu suchen, sondern auch während ihrer täglichen Aktivitäten (Momente der Ruhe und Erholung an einem sonst stressigen Tag; Phasen, in denen sie wider Erwarten in der Lage waren, über einen gewissen Zeitraum hinweg konzentriert zu arbeiten etc.).

Diese Eingangsphase erstreckt sich üblicherweise über einige Sitzungen. Die tatsächliche Dauer hängt von Faktoren wie Widerstand und Compliance (z. B. bzgl. Therapieaufgaben) sowie dem tatsächlichen Lernfortschritt der Patient:innen ab.

Hauptsitzungen

Wenn die Patient:innen in der Lage sind, Wohlbefindens-Momente zu erkennen, werden sie dazu angeleitet, die Bedingungsfaktoren der Wohlbefindens-Episoden zu analysieren. Die Patient:innen werden dazu ermutigt, zwischen unabhängigen Faktoren (Ereignisse, auf die eine Person keinen Einfluss hat, z. B. Wetter) und verhaltensabhängigen Faktoren (Ereignisse, die die Patient:innen selbst herbeigeführt haben, z. B. Pause während der Arbeit, Treffen mit einer guten Freundin) zu unterscheiden. Diese Übung ist eine Grundlage dafür, dass die Patient:innen lernen, welche ihrer Handlungen zum Wohlbefinden beigetragen haben und – im weiteren Verlauf – dass sie auch selbst Einfluss auf ihr Befinden haben.

Zudem sollen die Betroffenen lernen, automatische Gedanken, Bewertungen, Ansprüche oder Verhaltensweisen zu identifizieren, die zu einer Unterbrechung des Wohlbefindens führen (»Störende Gedanken oder Verhaltensweisen«). Hierbei finden sich Ähnlichkeiten zu der Suche nach irrationalen, spannungserzeugenden Gedanken (Rational-emotive Therapie, Ellis & Becker, 1982) sowie zur Arbeit an automatischen Gedanken in der Kognitiven Therapie (Beck et al., 1979; vgl. Kap. 19). Der Fokus der Selbstbeobachtung liegt jedoch auf dem Wohlbefinden statt auf dem psychischen Leidensdruck.

Beispiel

Frau Landesbauer hat in ihr Tagebuch folgende Eintragung vorgenommen:

Situation	Gefühl des Wohlbefindens (Intensität, 0-100)	Störende Gedanken- oder Verhaltensweisen
Es ist früher Vormittag. Ich sitze zuhause und arbeite an meiner Abschlussarbeit.	Ich kann konzentriert arbeiten, es macht sogar ein wenig Spaß. Wohlbefinden 65	»Wie schade, dass ich immer alles alleine mache. Ich würde so gern Freunde finden, aber mich mag keiner.«

Diese Phase ist von entscheidender Bedeutung, da sie Therapeut:innen und Patient:innen eine Identifikation der Bereiche des psychischen Wohlbefindens erlauben, die von irrationalen und automatischen Gedanken beeinflusst werden, und einen ersten Einblick gibt, auf welche Weise dies geschieht.

Im weiteren Verlauf der Behandlung wird mit den Patient:innen daran gearbeitet, auf welche Weise sie selbst Einfluss auf Faktoren nehmen können, die förderlich für ihr Wohlbefinden sind. In diesem Zusammenhang ist es zunächst Aufgabe der Therapierenden, die Aspekte, die in der Analyse der verhaltensabhängigen Bedingungsfaktoren deutlich geworden sind, herauszuarbeiten und die Patient:innen zu entsprechenden Aktivitäten zu ermutigen. Dies können sowohl angenehme Aktivitäten (Pausen, befriedigende soziale Kontakte) als auch gefürchtete oder herausfordernde Situationen sein, die die Patient:innen im Alltag gerne vermeiden. Beispielsweise könnte der Therapeut mit Frau Landesbauer erarbeiten, jeden Tag einen bestimmten Zeitraum an ihrer Abschlussarbeit zu arbeiten (zuerst 20 Minuten, dann 30 Minuten etc.). Die Patient:innen werden so schrittweise (vgl. gestufte Therapieaufgabe, Beck et al., 1979) an gefürchtete oder herausfordernde Situationen herangeführt und depressogenes Vermeidungsverhalten abgebaut. Es finden sich Ähnlichkeiten zur Verhaltensaktivierung, beispielsweise im Rahmen einer KVT der Depression (vgl. auch Kap. 17). In diesem Zusammenhang sollten die Therapierenden darauf achten, welche Kompetenzen den Patient:innen für die Umsetzung einer Aufgabe zur Verfügung stehen bzw. fehlen, und diese gezielt fördern. Dies sollte auch immer im Hinblick auf die sechs Dimensionen des Wohlbefindens geschehen (vgl. Abschn. 64.1).

Zusätzlich werden die Patient:innen dazu angeleitet, die Faktoren zu beeinflussen, die ihr Wohlbefinden behindern. Dabei spielt die Arbeit an dysfunktionalen Gedanken (Interrupting Thoughts) eine wichtige Rolle. Die Betroffenen sollen lernen, die Interrupting Thoughts zu hinterfragen (z. B. durch eine Realitätsprüfung, einen Perspektivwechsel u. Ä.) und werden angeleitet, eine »Observer's Interpretation« zu formulieren.

Beispiel

Frau Landesbauer ergänzt in ihrem Tagebuch die vierte Spalte:

Situation	**Gefühl des Wohlbefindens (Intensität)**	**Störende Gedanken- oder Verhaltensweisen**	**Perspektive des Beobachters**
Es ist früher Vormittag. Ich sitze zuhause und arbeite an meiner Abschlussarbeit.	Ich kann konzentriert arbeiten, es macht sogar ein wenig Spaß. Wohlbefinden 65	»Wie schade, dass ich immer alles alleine mache. Ich würde so gern Freunde finden, aber mich mag keiner.«	»Es stimmt, dass ich mich oft allein fühle – aber das bedeutet nicht, dass mich niemand mögen kann. Vielleicht darf ich mir selbst und anderen einfach jetzt eine Chance geben.«

Eine weitere zentrale Aufgabe des Therapeuten ist es, die sechs Dimensionen des Wohlbefindens (vgl. Tab. 68.1) in Abhängigkeit der Einträge der Patient:innen im Tagebuch einzuführen, wobei jeweils erklärt werden soll, dass es bei jeder Dimension ein geringes, ein ausgeglichenes und ein hohes Niveau gibt, wobei die Erreichung des ausgeglichenen Niveaus angestrebt wird (vgl. Tabelle 68.1). Mögliche Defizite werden identifiziert (also ob ein niedriges oder erhöhtes Niveau vorliegt) und diese Dimensionen dann gezielt gefördert. Wenn die Einträge eine Diskussion über alle Dimensionen ermöglichen, sollte darauf geachtet werden, den Patienten nicht mit einer zu großen Menge an Informationen zu überfordern. Daher sollten nicht mehr als zwei Dimensionen pro Sitzung besprochen werden.

Beispielsweise kann Frau Landesbauer erkennen, dass für sie der Bereich »positive Beziehungen« wichtig ist, sie jedoch zu wenig Beziehungen hat und sich einsam fühlt, also ein geringes Niveau vorliegt. Bei ihr besteht das Ziel darin, ein ausgewogenes soziales Netz mit Beziehungen aufzubauen, welche aus »Geben und Nehmen« bestehen (ausgeglichenes Niveau). Zudem kann sie erkennen, dass der Bereich Autonomie (Verantwortung für ihr Leben übernehmen) für sie ebenfalls eine zentrale Dimension ist, die sie in der Therapie bearbeitet.

Die Hauptphase der Behandlung kann sich über mehrere Sitzungen erstrecken, abhängig von der Motivation, der Fähigkeit und des Fortschritts der Patient:innen.

Abschlusssitzungen

Die Phase der Abschlusssitzungen beginnt, wenn die Patient:innen Momente des Wohlbefindens identifizieren können, sich Unterbrechungen der Wohlbefindens-Gefühle und -Gedanken bewusst sind, grundsätzlich in der Lage sind, kognitiv-behaviorale Techniken zur Bearbeitung dieser Unterbrechungen einzusetzen und optimale psychische Erfahrungen (im Sinne eines sehr hohen Wohlbefindens) anstreben. Das Hauptaugenmerk liegt in dieser Phase darauf, den Schwierigkeiten zu begegnen, die optimale psychische Erfahrungen mit sich bringen, weil durch die Bearbeitung dieser Schwierigkeiten Wachstum und Entwicklung des Selbst eintreten können. Generell soll mit den Patient:innen auf eine Stabilisierung der erreichten Fortschritte und eine Generalisierung der erarbeiteten Strategien hingearbeitet werden.

Das übergeordnete Ziel der Well-Being-Therapy (WBT) besteht darin, durch aktive Selbstbeobachtung und gezielte Einflussnahme ein ausbalanciertes psychisches Wohlbefinden zu fördern – und damit Selbstwirksamkeit und Resilienz zu stärken. Diese Fähigkeit, auch herausfordernde Lebenssituationen ohne anhaltende Beeinträchtigung zu bewältigen, erwies sich insbesondere während der Corona-Pandemie als hochrelevant – wie auch Frau Landesbauer am Ende der Beratung rückblickend beschreibt: »Ich habe gelernt, dass mein inneres Glück – oder sagen wir: mein Wohlbefinden – nicht bloß von äußeren Umständen abhängt. Ich kann selbst etwas dafür tun. Selbst als die Corona-Infektionszahlen wieder stiegen und neue Einschränkungen kamen, konnte ich mein Gleichgewicht halten. Ich habe meine Abschlussarbeit abgegeben, zwei enge Freundinnen gefunden und begonnen, mich ein Stück weit von meinen Eltern zu lösen.«

68.4 Weitere Therapieoptionen

Die WBT wurde bislang überwiegend als Add-on oder augmentative Methode eingesetzt – etwa im Rahmen einer Sekundär- oder Tertiärtherapie. Häufig ging ihr eine Pharmakotherapie voraus oder sie wurde bei bereits remittierten Patient:innen angewandt, die zuvor erfolgreich mit KVT behandelt worden waren, z. B. im Sinne einer rückfallprophylaktischen Maßnahme.

Aktuell wird die WBT jedoch zunehmend auch in andere therapeutische Settings integriert: An der Tagesklinik der LMU München wurde ein neues multimodales Therapiekonzept entwickelt und implementiert, welches die WBT transdiagnostisch mit KVT kombiniert und Einzel- sowie Gruppentherapien beinhaltet. Ziel der Untersuchung ist es, zu prüfen, ob sich durch das WBT-spezifische Gesamtbehandlungskonzept im tagesklinischen Setting neben der Reduktion psychischer Krankheitssymptome auch psychisches Wohlbefinden, Euthymie, Resilienz und Lebensqualität signifikant verbessern lassen.

Darüber hinaus wurde die WBT als Modul in ein internetbasiertes Selbsthilfeprogramm für Patient:innen auf Wartelisten für eine psychotherapeutische Behandlung integriert (Projekt eHELP_MV). Erste Ergebnisse deuten auf eine gute Umsetzbarkeit sowie eine hohe Akzeptanz dieses digitalen Formats hin – insbesondere als niedrigschwellige Unterstützung während der oft belastenden Wartezeit auf eine reguläre Psychotherapie (Schulz, 2025).

68.5 Typische Schwierigkeiten und Fehler

Ziel anstreben, das höchstmögliche Level auf allen Dimensionen des Wohlbefindens zu erreichen

Die Patient:innen werden nicht dazu ermutigt, die höchstmöglichen Level auf allen Dimensionen des Wohlbefindens zu erreichen, wie es sonst in den Interventionen der Positiven Psychologie üblich ist. Es soll vielmehr ein ausbalanciertes Funktionsniveau erlangt werden: Beispielsweise sind auch grundsätzlich positive Eigenschaften wie Dankbarkeit oder Autonomie weder als ausschließlich positiv noch als ausschließlich negativ einzuordnen. Ihre Auswirkung hängt vielmehr von der spezifischen Situation, der Interaktion mit auftretendem Stress und anderen psychischen Eigenschaften ab.

Ein optimal ausbalanciertes Wohlbefinden kann daher von Patient:in zu Patient:in deutlich variieren, abhängig von Faktoren wie Persönlichkeitseigenschaften, sozialen Rollen und kulturellen wie sozialen Kontexten. Aufgabe des Therapeut:innen ist es, gemeinsam mit den Patient:innen darauf hinzuarbeiten.

Ambivalente Einstellung zum Wohlbefinden auf Seite der Betroffenen

Über die Zeit ihres Lebens können Betroffene eine ambivalente Einstellung zum Wohlbefinden entwickeln. Sie sehnen sich danach, aber gleichzeitig sind sie irritiert oder sogar verängstigt, wenn tatsächlich positive Dinge in ihrem Leben geschehen.

Diese Momente können spezifische, negative automatische Gedanken triggern, die sich in der Regel darum drehen, dass diese Dinge nicht auf Dauer anhalten (z. B. »Es ist zu gut, um wahr zu sein«), dass sie dies nicht verdienen oder dass diese positiven Dinge langfristig einen hohen Preis haben (z. B. Schwierigkeiten in der Zukunft).

Die Therapeut:innen sollten versuchen, solche Gedanken und Befürchtungen der Patient:innen explizit aufzugreifen und die dahinterliegenden Konzepte zu bearbeiten (z. B. durch kognitive Interventionen). Zudem sollten die Patient:innen immer wieder dazu ermutigt werden, sich optimale Erfahrungen und angenehme Aktivitäten zu suchen und diese durchzuführen. Gleichzeitig sollten sie mit ihren Patient:innen im Vorfeld potenzielle Fallstricke und Probleme bei der Umsetzung dieser Aktivitäten erarbeiten. Auch eine Nachbesprechung der Aktivitäten und der damit einhergehenden Emotionen und Kognitionen ist unabdingbar. So können die Therapeut:innen eventuelle Rückschläge vorwegnehmen und sogar therapeutisch nutzen.

68.6 Kritische Einordnung

Randomisiert-kontrollierte Studien der WBT deuten darauf hin, dass das psychologische Wohlbefinden durch spezifische psychotherapeutische Methoden gesteigert werden kann, und dass diese Veränderungen eng verknüpft sind mit einer Minderung des Leidens und einer Verbesserung der Zufriedenheit, der Freundlichkeit gegenüber anderen Menschen, Entspannung und körperlichem Wohlbefinden. Im Gegensatz zu unspezifischen Interventionen, die häufig nur zu einer kurzzeitigen Verbesserung des subjektiven Wohlbefindens führen (Okun et al., 1990), lassen sich durch die WBT häufig langfristig stabile Effekte erreichen (Fava et al., 2005, 2011). Zudem ließen sich in einigen Follow-up-Erhebungen sogar steigende Effekte für die Resilienz nachweisen.

In Tabelle 68.2 findet sich eine Übersicht über mehrere Studien, die auf die Wirksamkeit der WBT bei verschiedenen Indikationsbereichen hindeuten (für eine umfangreiche Auflistung s. Fava, 2018).

Indikationsbereich	**Studien (Auswahl)**
Residualphase affektiver Störungen	Fava et al. (1998a)
Prävention rezidivierender depressiver Störungen	Fava et al. (1998b); Fava & Tomba (2009)
Rückgang der Wirksamkeit während medikamentöser Behandlung	Fava et al. (2002)
Generalisierte Angststörung	Fava et al. (2005)
Posttraumatische Belastungsstörung	Belaise et al. (2005); Fava & Tomba (2009)
Zyklothyme Störungen	Fava et al. (2011)
Interventionen im schulischen Kontext	Tomba et al. (2010); Ruini et al. (2009)

Teil VI

Viele der Studien stammen aus der Gruppe von Fava und weisen aufgrund des Pilotcharakters teilweise methodische Probleme auf (z. B. bzgl. der Power). Jedoch deuten auch Studien anderer Arbeitsgruppen auf die Wirksamkeit als Sekundär- oder Tertiärbehandlung hin (z. B. Stangier et al., 2013). Multizentrische, groß angelegte RCT-Studien stehen allerdings noch aus, um eine robuste Wirksamkeit nachzuweisen.

FAQ

Welche therapeutischen Vorkenntnisse sind bei der Anwendung der WBT hilfreich?
Da in der WBT häufig auf kognitiv-behaviorale Basistechniken wie Selbstbeobachtung, kognitive Umstrukturierung oder Aktivitätsaufbau zurückgegriffen wird, sind Grundkenntnisse in diesen Bereichen von Vorteil. Die hohe Flexibilität und vielfältige Einsetzbarkeit der WBT entsprechen dem klinischen Ansatz der Positiven Psychologie, der eine breite Palette an Interventionen erfordert, um individuell auf Patient:innen eingehen zu können.

Kann man Interventionen aus der WBT auch in der Gruppe durchführen?
Ursprünglich wurde die WBT als einzeltherapeutische Intervention konzipiert. Inzwischen finden sich aber auch erste Ansätze, die das Konzept auf das gruppentherapeutische Setting adaptieren. In einer ersten Studie mit substanzabhängigen Patient:innen konnten hierzu vielversprechende Ergebnisse erzielt werden (Pirnia & Asadi, 2015). Auch im Konzept der Tagesklinik der LMU München (vgl. Abschn. 68.4) sind Gruppentherapien integriert, die sowohl von den Betroffenen als auch den Therapierenden sehr positiv bewertet werden. Ihre Wirksamkeit muss jedoch in weiteren Studien noch belegt werden.

Weiterführende Literatur

Fava, G.A. (2018). Well-Being Therapie. Eine Kurztherapie zur psychischen Stabilisierung. (Übersetzung durch Brakemeier, E.L., Schamong, I. & Bollmann, S.). Stuttgart: Schattauer.

Fava, G.A. (2016). Well-being therapy. Treatment manual and clinical applications. Basel: Karger.

69 Prozessbasierte Therapie (PBT)

Karlin Hossner • Hicham Quintarelli • Marlon Westhoff • Stefan G. Hofmann

69.1 Hintergrund und Modell

Der Ansatz der Prozessbasierten Therapie (PBT; Hofmann & Hayes, 2019) beruht auf einem metatheoretischen Modell, das mit einer neuen Perspektive auf psychische Störungen und evidenzbasierte Therapie den Weg hin zu einer empirisch fundierten, individualisierten Behandlung weist. Neben dem Fokus auf Störungs- und Veränderungsprozesse als Ursache bzw. Behandlung psychischer Probleme zeichnet sich die PBT durch die Integration netzwerkanalytischer und evolutionswissenschaftlicher Prinzipien aus.

Theoretische Grundannahmen

Die PBT basiert auf der Grundannahme, dass eine effiziente und effektive Behandlung auf den individuellen biopsychosozialen Eigenschaften, Zielen und Bedürfnissen einer Person beruhen sollte. Durch die Fokussierung auf das Individuum als zentralen Ausgangspunkt und Richtlinie für psychologische Intervention distanziert sich die PBT von dem traditionellen medizinischen Krankheitsmodell, das psychische Störungen als Manifestation zugrundeliegender latenter Krankheiten betrachtet, und der daraus resultierenden Betonung syndrombasierter Behandlungsansätze. Aufgrund der starken Komorbidität zwischen scheinbar verschiedenen Störungsbildern (z. B. Cramer et al., 2010), Heterogenität innerhalb von Störungsbildern (Fried & Nesse, 2015) sowie begrenzter Übertragbarkeit von Gruppeneffekten auf Individuen (Molenaar, 2008) sind individuelle Ansätze von entscheidender Bedeutung (Hayes et al., 2019).

PBT stützt sich auf evolutionswissenschaftliche Prinzipien, um Psychopathologie zu begreifen und zu verändern. Anstelle latenter Krankheiten versteht sie Psychopathologie als Ausdruck maladaptiver Anpassungsprozesse an einen bestimmten Kontext. Der Mensch, nicht die Störung, steht im Mittelpunkt von PBT. Entsprechend liegt der Fokus in der PBT nicht auf Symptomen von in DSM und ICD definierten Syndromen, sondern auf der Identifikation und Förderung von Prozessen, die zu positiven Veränderungen führen. Unter einem »Prozess« wird in der PBT eine Abfolge biopsychosozialer Ereignisse verstanden, wie z. B. kognitive Vorgänge oder emotionale Zustände, die gleichzeitig miteinander interagieren und das Wohlbefinden einer Person beeinflussen. Neben der wichtigen Rolle von Störungs- und Veränderungsprozessen wird auch die Bedeutung von Interaktionsprozessen zwischen Patient:in und Psychotherapeut:in hervorgehoben (Stangier, 2019).

Wichtig

Die Neuausrichtung auf Prozesse verändert eine zentrale Fragestellung der klinischen Psychologie von »Welche Behandlungen wirken für eine Störung?« zu »Wie wirken Behandlungen bei einer spezifischen Person?«.

Das Ziel der PBT besteht darin, ein tieferes Verständnis dafür zu erlangen, welche biopsychosozialen Kernprozesse bei einer bestimmten Person in einer bestimmten Situation und im Kontext ihres individuellen Therapieziels fokussiert werden sollten und wie diese Prozesse am effizientesten verändert werden können (Hofmann & Hayes, 2019). Ein erster Schritt in Richtung dieses Ziels besteht in einer erweiterten Form der funktionalen Analyse, die sich auf die Theorie komplexer und dynamischer Netzwerke stützt.

Funktionale Analyse mittels Netzwerkmodell

Die prozessbasierte Diagnostik besteht in der Identifikation von Störungsprozessen, die sich gegenseitig beeinflussen und somit zur Entstehung maladaptiver psychischer Muster beitragen. Aufgrund der inhärent dynamischen Natur psychologischer Prozesse bietet der komplexe Netzwerkansatz einen guten Ausgangspunkt. Innerhalb der PBT werden Netzwerkmodelle genutzt, um Psychopathologie als ein kontextsensitives, idiografisches Netzwerk aus Problemen und deren Verbindungen untereinander darzustellen, das im Dialog gemeinsam erarbeitet wird und in das hypothetische Störungsmodell einfließt.

Das Netzwerk als Ganzes ist wie die Prozesse, aus denen es besteht, nicht statisch, sondern dynamisch und verändert sich im Laufe der Behandlung. Daher wird die Erfassung der Psychopathologie mittels Netzwerkmodell über die gesamte Dauer der Therapie fortgesetzt. Idealerweise werden zur Erfassung und Darstellung der Veränderungen während der Behandlung Monitoring-Methoden mit hoher Datendichte eingesetzt, wie z. B. elektronische Tagebuchdaten mittels Ecological Momentary Assessment (EMA; Shiffman et al., 2008; vgl. Kap. 8, 79). Diese Daten können mit dynamischen Netzwerkanalysen und Zeitreihenanalysen ausgewertet und für maßgeschneiderte Interventionen genutzt werden. Sollte eine Datenerhebung mit Hilfe von EMA nicht möglich sein, so können auch häufige analoge Messungen während und zwischen den Sitzungen durchgeführt werden.

In der PBT verschwimmen die Grenzen zwischen Fallkonzeptualisierung, (Verlaufs-) Diagnostik und Behandlung. Sobald die relevanten Störungsprozesse identifiziert sind und das psychopathologische Netzwerk verstanden ist, können Interventionen geplant werden. Dabei wird direkt an den Störungsprozessen angesetzt und mittels evidenzbasierter Verfahren werden Veränderungsprozesse in Gang gesetzt, um das maladaptive Netzwerk in ein adaptives Netzwerk zu verwandeln. Durch wiederholte Erfassung relevanter Variablen aus dem Netzwerkmodell kann das gemeinsam erstellte Störungsmodell und der Erfolg gewählter Interventionen überprüft werden.

Ein Modell, das einen Anhaltspunkt für die Charakterisierung von Störungsprozessen und die Auswahl entsprechender Interventionen bieten kann, wird im Folgenden vorgestellt.

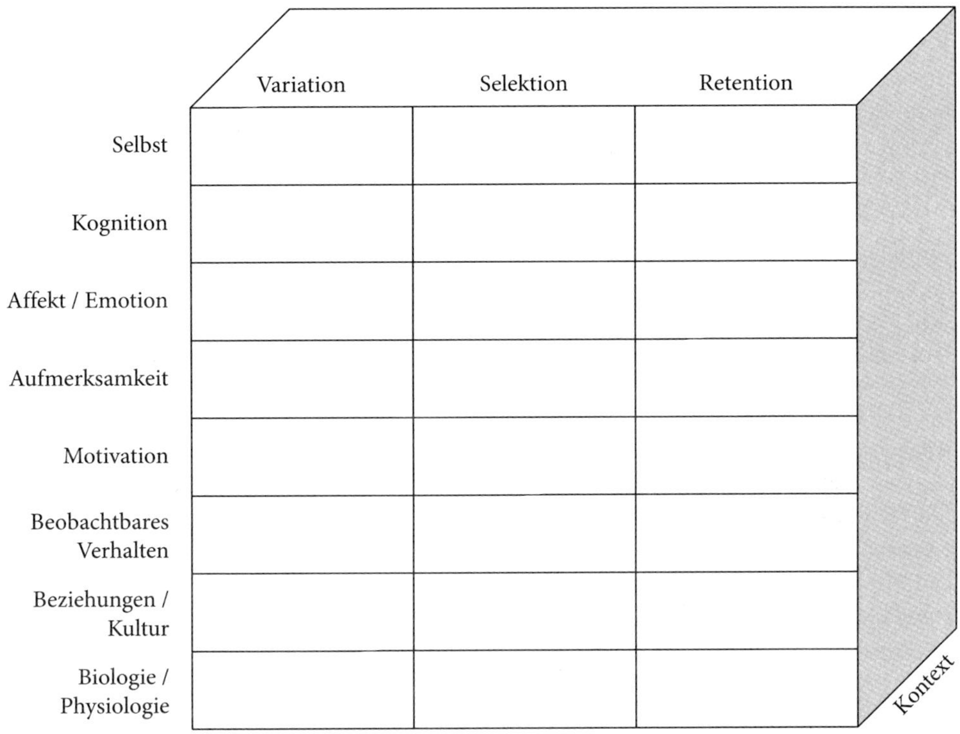

Abbildung 69.1 Das erweiterte evolutionäre Meta-Modell (EEMM). Adaptation ist die Funktion von Variation, Selektion, und Retention von idiographisch-relevanten Dimensionen des menschlichen Erlebens in Bezug auf das Selbst, der Kognition, des Affekts und der Emotion, der Aufmerksamkeit, der Motivation, des beobachtbaren Verhaltens, der zwischenmenschlichen Beziehungen und Kultur, und der Biologie und Physiologie in einem gegebenen Kontext. Diese Dimensionen unterscheiden sich in ihrer Komplexität und Abstraktheit und formieren oft ein komplexes Netzwerk, da sie in funktionaler Weise miteinander verbunden sind. Psychopathologie ist die Konsequenz von Maladaptation eines oder mehrerer dieser Prozesse und Dimensionen an einem gegebenen Kontext. Copyright 2024 von Stefan G. Hofmann und Steven C. Hayes. Alle Rechte vorbehalten.

Das erweiterte evolutionäre Meta-Modell

Das erweiterte evolutionäre Meta-Modell (EEMM) ist ein Modell, das auf Grundlage der Evolutionswissenschaften für die Bereiche der Psychopathologie und Psychotherapie adaptiert wurde und sich auf sozial erweiterte Prinzipien kontextueller Anpassung konzentriert (Hayes et al., 2020). In der PBT werden psychische Störungen als maladaptive Anpassung betrachtet, die durch Probleme bei der Variation (Fertigkeit, das eigene Verhalten flexibel zu variieren), Selektion (Auswahl geeigneter Verhaltensstrategien) und/oder Retention (Beibehaltung bewährter Verhaltensstrategien) bestimmter biopsychosozialer Dimensionen in einem spezifischen Kontext entstehen. Mithilfe des EEMM lassen sich maladaptive und adaptive Prozesse in unterschiedlichen psychologischen

Dimensionen (bspw. Affekt, Kognitionen, Verarbeitungsprozesse, Selbst, Motivation, Verhalten) einordnen, die mit weiteren Analyseebenen (bspw. physiologisch, soziokulturell) verknüpft sind (Abb. 69.1). Somit können Forschende und Praktizierende anhand des EEMM Störungsprozesse identifizieren, kategorisieren und analysieren sowie erwünschte Veränderungsprozesse ableiten, die die Wahl der Therapieverfahren beeinflussen.

Das EEMM bietet zudem eine gemeinsame Sprache für verschiedene Theorien und Modelle, wodurch die Berücksichtigung evidenzbasierter Veränderungsprozesse unabhängig von ihren spezifischen psychotherapeutischen Schulkonzepten ermöglicht wird, d. h. man kann sich frei unter evidenzbasierten Verfahren, Methoden und Techniken für jene entscheiden, die für individuelle Patient:innen am besten funktionieren.

69.2 Indikation, Kontraindikation, Nebenwirkungen

Die PBT sieht eine patientenfokussierte Behandlung vor (Hofmann & Hayes, 2019). Ihre Konzeptualisierung beinhaltet keine Leitempfehlung hinsichtlich Indikation und Kontraindikation. In der PBT geht es darum, Störungsprozesse zu identifizieren, die von standardisierten und gruppenbasierten Manualen sowie Symptomchecklisten nicht ausreichend erfasst werden können. Der Hauptfokus liegt in der Aufstellung idiographischer Funktionsanalysen mittels Netzwerksmodellen, mit denen zugrunde liegende und womöglich störungsübergreifende Prozesse aufgedeckt werden sollen. Hierbei sollte die Komplexität des Netzwerks an das jeweilige Verständnisniveau der Patient:innen angepasst werden. Die Überschaubarkeit und der pragmatische Nutzen des Netzwerkes sollten im Vordergrund stehen. Darüber hinaus ist PBT weniger für Fälle geeignet, die eine akute Stabilisierung der Symptomatik erfordern (z. B. akute Suizidalität, psychotische Episoden), bevor eine ausgiebige Exploration und Behandlung individueller Störungsprozesse erfolgen kann.

Es liegen keine wissenschaftlich beschriebenen Nebenwirkungen vor, die explizit durch PBT ausgelöst werden und über gängige unerwünschte Wirkungen von Psychotherapie hinausgehen (z. B. mangelnde Passung in der therapeutischen Beziehung; siehe Hofmann et al., 2008; vgl. Kap. 83 zu Nebenwirkungen der Psychotherapie).

69.3 Praktische Durchführung

Funktionale Analyse mittels Netzwerkmodell

In der PBT werden Netzwerkmodelle genutzt, um die Probleme der Patient:innen zu verstehen.

Erarbeitung der Verbindungen im Netzwerkmodell

Ein Netzwerk besteht aus »Knoten«, die Problembereiche bzw. Störungsprozesse einer Person darstellen, und »Kanten«, die in Form von Pfeilen funktionale Beziehungen zwischen den Problembereichen verdeutlichen (vgl. Ong et al., 2022; Stangier et al., 2023). Das Netzwerkmodell wird während der Sitzung gemeinsam erstellt. Hierbei gibt es verschiedene Varianten der Darstellung im Netzwerk, etwa in Abhängigkeit davon, ob es sich um unveränderliche oder veränderliche Kontextbedingungen handelt, oder die Dicke der Pfeile in Abhängigkeit von der Stärke der Verbindung. Dabei sollten relevante Problembereiche prägnant und authentisch abgebildet werden, mit so vielen Knoten wie nötig, aber so wenigen wie möglich. Zur Identifizierung der relevanten Probleme und zum Zweck einer vollständigen Abbildung der Problematik kann es hilfreich sein, sich bei der Exploration die Dimensionen und Ebenen des EEMM zu vergegenwärtigen und bei Bedarf gezielt nach entsprechenden Prozessen zu fragen.

Im folgenden fiktiven Fallbeispiel wird veranschaulicht, wie ein Netzwerkmodell angewendet wird und die sich daraus ergebende Therapieplanung unterstützen kann.

Fallbeispiel

Herr Kahne ist 32 Jahre alt und wohnt mit seiner Partnerin zusammen. In letzter Zeit komme es zu häufigen Streitigkeiten aufgrund eigener Gereiztheit. Die angespannte Stimmung belaste die Beziehung und sei der Hauptgrund für seine Therapieentscheidung.

Neben seiner Partnerin habe Herr Kahne viel Kontakt zu seinen zwei Brüdern und seiner Mutter. Sein Vater sei vor einem Jahr nach kurzer schwerer Krankheit gestorben. Herr Kahne spreche nur selten über den Tod des Vaters, obwohl er ihn noch sehr beschäftige. Aufgrund unterschiedlicher Lebensereignisse (Arbeitsplatzwechsel, Umzug in erste gemeinsame Wohnung mit Freundin) sei es ihm damals nicht möglich gewesen, sich im gleichen Ausmaß wie seine Brüder und Mutter an Betreuung und Pflege des Vaters zu beteiligen. Zunächst habe es so ausgesehen, als würde sich der Zustand seines Vaters stabilisieren, doch dann sei der Vater unerwartet schnell gestorben. Seither kämpfe Herr Kahne mit Schuldgefühlen. Früher habe Vater und Sohn der Aktivismus im Naturschutz verbunden. Seit dem Tod des Vaters meide er jedoch Gruppentreffen sowie das Lokal, in dem die monatlichen Stammtische stattfinden.

Das Netzwerkmodell, das in Zusammenarbeit mit Herrn Kahne entwickelt wurde, wird in Abbildung 69.2 dargestellt.

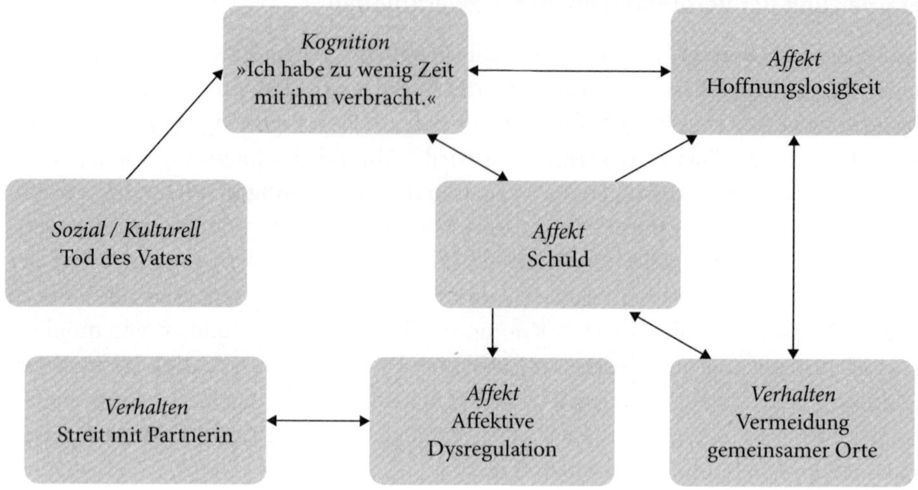

Abbildung 69.2 Netzwerkmodell für Herrn Kahne

In dem Netzwerkmodell von Herrn Kahne lassen sich unterschiedliche Beziehungen zwischen den Knoten (Problembereichen) feststellen. So quält ihn seit dem Tod seines Vaters der Gedanke, dass er zu wenig Zeit mit ihm verbracht habe. In diesem Fall handelt es sich um eine unidirektionale Beziehung – der Tod des Vaters hat diesen Gedanken überhaupt erst entstehen lassen. Die abgerundeten Ecken des Knotens »Tod des Vaters« weisen darauf hin, dass es sich um einen Kontextfaktor aus der Vergangenheit handelt, der nicht mehr verändert werden kann. Eine sich wechselseitig verstärkende Beziehung bzw. Feedback-Schleife besteht zwischen diesem Gedanken und dem Gefühl der Hoffnungslosigkeit: Der Gedanke führt zu Hoffnungslosigkeit und die Hoffnungslosigkeit ihrerseits verstärkt den Gedanken in einem Aufschaukelungsprozess.

Ähnlich verhält es sich mit Herrn Kahnes zentralem Gedanken und dem Aufkommen von Schuldgefühlen. Hierbei führt jedoch der Gedanke deutlich stärker zu Schuldgefühlen (größere Pfeilspitze), als dass seine Schuldgefühle diesen Gedanken bedingen. Ein Beispiel für einen abschwächenden Prozess im Sinne einer negativen Verstärkung findet sich zwischen der Vermeidung gemeinsamer Orte mit dem Vater sowie Herrn Kahnes Schuldgefühlen und seiner Hoffnungslosigkeit (Pfeilspitze nicht ausgefüllt). Dadurch, dass er die Gruppentreffen der Naturschutzgruppe und ihr Stammtischlokal meidet, kann er dem erwarteten Aufkommen unangenehmer Gefühle für kurze Zeit entfliehen. Die Beziehung zwischen seinen Gefühlen und seinem Vermeidungsverhalten ist ein Beispiel für einen sich selbst aufrechterhaltenden Prozess, der sich in einem Netzwerkmodell als kleineres, eigenständiges Subnetzwerk identifizieren lässt. Ein weiteres Subnetzwerk findet sich bei Herrn Kahne zwischen seinem zentralen Gedanken, seinen Schuldgefühlen und seiner Hoffnungslosigkeit, die sich gegenseitig bedingen und aufrechterhalten.

Ein Merkmal von Netzwerken ist die Konnektivität, d. h. die Verbundenheit der Knoten. Eine geringe Konnektivität zwischen Problembereichen ist ein Zeichen für ein flexibles, adaptives Netzwerk, wohingegen eine hohe Konnektivität auf ein unflexibles, pathologisches Netzwerk hinweist. Herr Kahnes Netzwerk weist eine hohe Konnektivität auf, da viele Knoten miteinander verbunden sind. In evolutionswissenschaftlichen Begriffen ausgedrückt hat der Tod seines Vaters zu maladaptiven Gedanken- und Gefühlsschleifen geführt, die eine gesunde Variation (mögliche andere Reaktionen auf den Tod des Vaters) geschweige denn eine adaptive Selektion oder Retention verhindern und somit die Anpassung an die veränderte Lebenssituation (Verlust des Vaters) und seine soziale Umwelt (Interaktionen mit Partnerin) erschweren.

Eine weitere Möglichkeit, das Netzwerk zu analysieren, besteht darin, die Zentralität der einzelnen Knoten im Gefüge des Netzwerks zu betrachten. Hierbei lässt sich »Schuld« als einflussreicher Problembereich in Herrn Kahnes Netzwerk feststellen. Direkt oder indirekt beeinflusst und verstärkt er alle anderen Knoten im Netzwerk (mit Ausnahme vom Tod des Vaters, der als vergangenes Ereignis nicht beeinflusst werden kann). Gleichzeitig wird dieser Knoten ebenfalls von anderen Knoten beeinflusst. Somit stellt Schuld einerseits einen guten Ansatzpunkt für Intervention dar, da sich eine Veränderung dieses Problembereiches positiv auf das komplette Netzwerk auswirken würde. Andererseits wird genau diese Veränderung dadurch erschwert, dass Herrn Kahnes Schuldgefühle von anderen Faktoren (schuldhafter Gedanke, Vermeidung) abhängen. Weiterhin lässt sich feststellen, dass neben Schuld auch Hoffnungslosigkeit Teil beider Subnetzwerke in seinem Netzwerkmodell ist und somit maßgeblich an der Verstärkung und Aufrechterhaltung seines maladaptiven Musters beteiligt ist.

Bemerkenswerterweise spielt der eigentliche Grund für Herrn Kahnes Therapieentscheidung, die Streitigkeiten mit seiner Partnerin, für die Aufrechterhaltung der gesamten Psychopathologie letztlich nur eine untergeordnete Rolle. Infolge affektiver Dysregulation durch anhaltende Schuldgefühle scheinen sie vor allem Ausdruck der anderen Problembereiche zu sein.

Veränderungsprozesse und Intervention

Aus dem initial erstellten und im Therapieverlauf stetig angepassten Netzwerkmodell lassen sich Hypothesen für geeignete Interventionen ableiten.

Wichtig

Bei der Erstellung eines auf das Individuum zugeschnittenen Therapieplans geht es insbesondere darum, evidenzbasierte Veränderungsprozesse zu identifizieren. Veränderungsprozesse sind nicht auf psychotherapeutische Schulkonzepte beschränkt und haben einen Einfluss auf einzelne oder mehrere Knoten in einem Netzwerk (Hayes et al., 2022; Stangier et al., 2023).

In dem Fallbeispiel könnte beispielsweise die Förderung des Selbstmitgefühls ein entscheidender Ansatzpunkt auf Affektebene sein. Selbstmitgefühl (Self-Compassion) ist ein zugrunde liegender Veränderungsprozess für Psychopathologie und gilt als nachgewiesener Schutzfaktor gegen belastende Erlebnisse, Gedanken oder wiederkehrende Schuldzuschreibungen (vgl. Treatment Kernels in Hayes & Hofmann, 2018; Hofmann et al., 2021). Übungen zum Aufbau des Selbstmitgefühls (z. B. Entwicklung und Einübung von Affirmationen wie »Ich bin liebenswert und sollte mich mehr wertschätzen.«) können eine entscheidende Rolle für die Perturbation des Netzwerks von Herrn Kahne spielen. Da Schuld als Knoten eine hohe Verbundenheit zu anderen Problembereichen (Kognition, Affekt und Verhalten) aufweist, wird eine nachgelagerte substantielle Veränderung in der Konnektivität erwartet, sprich eine Abschwächung in der Stärke und/oder Anzahl an Verbindungen. Konkret könnten also mehr Mitgefühl und Wertschätzung für sich selbst zu weniger belastenden Gedanken sowie zu verminderter Hoffnungslosigkeit führen. Gleichzeitig könnte sich die Behandlung von schuldbehafteten Gefühlen förderlich auf das Streit- und Vermeidungsverhalten auswirken.

Selbstmitgefühl stellt einen möglichen Veränderungsprozess dar, der durch therapeutische Techniken gezielt gesteigert werden kann. In Tabelle 69.1 sind exemplarische therapeutische Veränderungsprozesse sowie Techniken formuliert, die zentrale Problembereiche des Patienten abdecken.

Einen weiteren guten Ansatzpunkt für Behandlung bieten Herrn Kahnes kognitive Prozesse, da diese den vergleichsweise stärksten Einfluss auf Schuldgefühle ausüben. So könnte dysfunktionalen Gedanken (»Ich habe zu wenig Zeit mit ihm verbracht.«) mittels Techniken kognitiver Umbewertung entgegengewirkt werden. Kognitive Umbewertung bezieht sich dabei auf die Fähigkeit, Situationen, Erlebnisse oder Zuschreibungen dahingehend zu deuten, dass sie förderlich für die Ausbildung eines gesunden und stabilen Selbstwertgefühls werden (Hofmann et al., 2021; vgl. Kap. 20). In einer umfangreichen Metaanalyse mit über 50.000 eingeschlossenen Studien zeigte sich, dass »negative, unrealistische oder dysfunktionale Gedanken« eines der bedeutsamsten Veränderungsprozesse ist, der Effekte in Interventionsstudien maßgeblich vermittelt (vgl. Hayes et al., 2022). Evolutionswissenschaftlich ausgedrückt ist adaptive Veränderung aber erst möglich, sobald Herr Kahne positive Neubewertungen für sich formuliert (Variation), unter denen die selbstwertstärksten Glaubenssätze identifiziert (Selektion) und langfristig internalisiert werden (Retention).

Das mit dem Patienten erstellte hypothetische Netzwerk (s. o.) als auch identifizierte Veränderungsprozesse sollten hinsichtlich ihrer Relevanz und Konnektivität in einem nächsten Schritt regelmäßig überwacht und gegebenenfalls abgeändert werden, um eine individualisierte und passgenaue Behandlung zu gewährleisten. Dies könnte durch datengeleitete Erhebungen der Ausprägung von Störungsprozessen zu unterschiedlichen Zeitpunkten erfolgen (z. B. auf einer Skala von 0 bis 10: »Wie sehr belastet Sie der Gedanke, nicht genug Zeit mit Ihrem Vater verbracht zu haben, in diesem Moment, wobei 0 für gar nicht belastend und 10 für extrem belastend steht?«). Als Erhebungsmethoden eignen sich Tagebucheinträge in Form eines individuell erstellten Fragebogens oder EMA durch die Nutzung von mobilen Endgeräten (ausführliches Fallbeispiel bei Klipstein et al., 2023).

Tabelle 69.1 Übersicht möglicher Veränderungsprozesse mit therapeutischen Techniken für den Behandlungsplan

Störungsprozess	Möglicher Veränderungsprozess und Beispiele passender therapeutischer Techniken
Affekt	
Affektive Dysregulation	*Veränderungsprozess*: Emotionale Regulation *Technik*: Entspannungsverfahren *Übung*: z. B. Progressive Muskelrelaxation
Hoffnungslosigkeit	*Veränderungsprozess*: Achtsamkeit *Technik*: Meditation *Übung*: z. B. Anerkennung und Akzeptanz von negativen Gefühlen während Meditation
Schuld	*Veränderungsprozess*: Selbstmitgefühl *Technik*: Validierung des Selbstwertgefühls *Übung*: z. B. Entwicklung und Einübung von Affirmationen (»Ich bin liebenswert und sollte mich mehr wertschätzen.«)
Kognition	
»Ich habe zu wenig Zeit mit ihm verbracht.«	*Veränderungsprozess*: Gedanken *Technik*: Kognitive Umstrukturierung *Übung*: z. B. Gegenüberstellung negativer und positiver Gedanken (»Ich habe zu wenig Zeit mit ihm verbracht.« vs. »Wir hatten viele schöne gemeinsame Erlebnisse.«, »Ich habe nach meinen Möglichkeiten Kontakt gehalten.«, etc.); ggf. weitere Arbeit am aktiven Trauerprozess (vgl. Kap. 47)
Verhalten	
Streit mit Partnerin	*Veränderungsprozess*: Interpersonelle Fertigkeiten *Technik*: Soziales Kompetenztraining *Übung*: z. B. aktive Kommunikation zur Partnerin anstreben (z. B. Mitteilung von Gefühlen / Bedürfnissen und gemeinsame Verarbeitung von schwierigen Momenten)
Vermeidung gemeinsamer Orte mit Vater	*Veränderungsprozess:* Bewältigungsstrategien *Technik*: Exposition *Übung*: Aufsuchen gemeinsamer Orte und Aufbau funktionaler Bewältigungsstrategien

69.4 Typische Schwierigkeiten und Fehler

Individualisierung. Das Umdenken weg vom latenten Krankheitsmodell hin zu psychologischen Prozessen sowie andererseits weg von verfahrensspezifischen Behandlungstheorien hin zu allgemeinen, empirisch validierten, prozessbasierten Techniken, die individuell relevante biopsychosoziale Prozesse beeinflussen (vgl. Kap. 84), kann als ungewohnt und herausfordernd erlebt werden – aber der Nutzen dieser Individualisierung erschließt sich für Psychotherapeut:innen, die eine integrative Perspektive einnehmen können, meist unmittelbar.

Adäquate Granularität der Knoten. Da therapeutische Interventionen entsprechend der PBT maßgeblich auf Netzwerken basieren, ist bei der Erstellung dieser Netzwerke Sorgfalt geboten. Ein Netzwerk mit einer Vielzahl von Knoten wird zu kleinteilig und mit Hinblick auf therapeutische Interventionen schwer handhabbar. Andererseits könnte ein Netzwerk mit zu wenigen Knoten wichtige Aspekte des Leides möglicherweise vernachlässigen. Eine Lösung besteht darin, einzelne Mechanismen zu einem übergeordneten Gesamtprozess zusammenzufassen. Beispielsweise könnten »Traurigkeit« und »Niedergeschlagenheit« in dem Prozess »verminderte Stimmung« zusammengefasst werden. Im Gegensatz dazu wäre es ratsam, »Selbstmonitoring« zu differenzieren, da die enthaltenen Prozesse, wie beispielsweise »exzessive Gedanken über eigenes Verhalten«, »Angst vor negativem Urteil« oder »vermehrte Selbstaufmerksamkeit«, unterschiedliche Dimensionen (Gedanken, Affekte, Aufmerksamkeitsprozesse) darstellen (Hayes et al., 2020) und unterschiedliche Ansatzpunkte für Interventionen bieten.

Adäquate Berücksichtigung der Zentralität der Knoten. Sobald ein Netzwerk erstellt ist, gilt es, Ansatzpunkte für die Therapie zu identifizieren. Zentralitätsindizes für Knoten geben die relative Stärke der Assoziationen zu anderen Knoten an und dienen als Indikator für einflussreiche Knoten (Bringmann et al., 2019). Hohe Zentralitätswerte weisen somit darauf hin, dass ein Problem möglicherweise von größerer Bedeutung für das Gesamtnetzwerk ist und es nützlich sein könnte, diesen Knoten zu fokussieren, um positive nachgelagerte Auswirkungen auf andere Probleme zu erzielen (siehe z. B. Elliott et al., 2020; Rodebaugh et al., 2018). Allerdings könnte sich auch ein zentraler Knoten als schwer veränderbar erweisen, gerade weil er mit vielen anderen Knoten stark verbunden ist und durch diese beeinflusst wird. In diesem Fall könnte ein (anfänglicher) Fokus auf periphere Knoten sinnvoll sein. Hierzu sind weitere Entwicklungen von Kontrolltheorien für klinische Fragen sehr relevant, um die Wirksamkeit von Behandlungen zu quantifizieren, die an zentralen oder peripheren Problemknoten ansetzen (Stocker et al., 2023).

Kontinuierliches Ergebnismonitoring und Adaptionen im Therapieverlauf. Angesichts der dynamischen und veränderlichen Natur psychologischer Prozesse sollten relevante Prozesse des Netzwerkes entsprechend regelmäßig erfasst und bewertet werden. Dabei ist zu berücksichtigen, dass sich Prozesse unterschiedlich schnell bzw. häufig verändern (z. B. Affekte im Vergleich zur Lebenszufriedenheit). Praktizierende müssen also lernen, wie sie (optimalerweise per EMA) zur Ergebnisüberwachung in bestehende Routinen integrieren können (vgl. Kap. 80). Die so erhobenen Längsschnittdaten müssen ausgewertet und interpretiert werden, sei es zur Integration in ein kohärentes Netzwerk oder zur Identifikation von Frühwarnsignalen (Scheffer et al., 2009). Belastungen durch regelmäßige Umfrageaufforderungen führen zwangsläufig zu einem Abwägen zwischen realistischer Durchführbarkeit und potenziellem Erkenntnisgewinn. Insbesondere für Praktizierende, die mit fortgeschrittenen statistischen Methoden wenig vertraut sind, kann EMA eine Herausforderung darstellen – für die aber zunehmend handhabbare Lösungen bereitstehen (vgl. Kap. 8, 79); einstweilen können die Erstellung von Netzwerken und die Überwachung der Symptomatik aber problemlos weiterhin auf herkömmliche Weise mittels Papier und Stift erfolgen.

69.5 Kritische Einordnung

Die PBT rückt verfahrensübergreifende Veränderungsprozesse in den Mittelpunkt, die die Entstehung und Aufrechterhaltung von psychopathologischen Zuständen erklären, und fokussiert dabei vor allem die »Wie«-Frage: Wie wird Psychopathologie im Individuum aufrechterhalten, und wie kann diese am effizientesten und wirksamsten verändert werden? Hieraus ergibt sich einerseits die individualisierte Diagnostik durch dynamische Netzwerkanalysen, die aufrechterhaltende Mechanismen identifizieren. Andererseits umfasst PBT die Umsetzung evidenzbasierter Veränderungsprozesse, idealerweise unterstützt durch die Anwendung von EMA.

Das Potenzial und der klinische Nutzen prozessbasierter individualisierter Psychotherapie erscheinen beträchtlich (z. B. Ong et al. 2022; von Klipstein et al. 2023). Dennoch wird dieses Potenzial bisher noch durch den hohen Aufwand für Patient:innen, insbesondere im Hinblick auf aufwändige Datenerfassung mittels EMA, begrenzt. Die effiziente Nutzung prozessbasierter Therapie, basierend auf individuellen Prozessen, hängt maßgeblich von technologischen Fortschritten ab, die eine anwenderfreundliche und praxistaugliche Umsetzung der Datenerfassung sowie Auswertung ermöglichen (z. B. Burger et al. 2022).

Doch die Notwendigkeit der Individualisierung ist vielen Psychotherapeut:innen durchaus bewusst, und sie greifen intuitiv auf verschiedene Techniken zurück, ähnlich einem Werkzeugkasten, dessen Werkzeuge sie flexibel auf individuelle Probleme anwenden. Therapeutische Techniken, die allgemeine Muster des Denkens, Fühlens, Erlebens und Verhaltens beeinflussen und auf viele Lebenssituationen anwendbar sind, rücken zunehmend in den Fokus, und verhaltenstherapeutische Fallkonzeptionen gehen in aller Regel ohnehin über die Zuordnung von Manualen zu Störungen hinaus (vgl. Kap. 13). Die PBT bietet entsprechend einen übergeordneten, vereinheitlichenden Rahmen, der die bereits häufig intuitiv angewandte Arbeitsweise vieler Praktizierender systematisiert. Angesichts der neuartigen Komplexität besteht ein dringender Bedarf, den pragmatischen Nutzen und die Effizienz in zukünftigen Forschungsarbeiten nachzuweisen.

FAQ

Wie kompatibel ist die PBT mit »klassischer KVT«?
Die Prinzipien der PBT sind aus der verhaltensorientierten und kognitiven Tradition hervorgegangen, können jedoch in verschiedene bestehende Therapieansätze integriert werden. Dies regt dazu an, starre und manualisierte Behandlungsabläufe aufzulockern und eine einheitliche Vorgehensweise in der Psychotherapie anzustreben. Durch die Überwindung einschränkender psychotherapeutischer Verfahrenskonzepte könnte eine effektivere Behandlung individueller psychischer Probleme ermöglicht werden (vgl. Kap. 57). Ein umfassender, transtheoretischer Ansatz für Veränderungsprozesse könnte die Möglichkeit zur gemeinsamen Nutzung von Therapiemethoden fördern, ohne dabei die Kohärenz von Interventionen einzubüßen.

Weiterführende Literatur

Hayes, S. C., & Hofmann, S. G. (Hrsg.). (2018). Process-based CBT: The science and core clinical competencies of cognitive behavioral therapy. New Harbinger Publications, Inc.

Ong, C. W., Hayes, S. C., & Hofmann, S. G. (2022). A process-based approach to cognitive behavioral therapy: A theory-based case illustration. Frontiers in Psychology, 13, 1002849.

Hofmann, S. G., Hayes, S. C., & Lorscheid, D. N. (2021). Learning Process-Based Therapy: A Skills Training Manual for Targeting the Core Processes of Psychological Change in Clinical Practice. Context Press.

VII Verschiedene Gruppen und Settings: Diversität in der Verhaltenstherapie

Editorial

Verschiedene Gruppen und Settings: Diversität in der Verhaltenstherapie

Eva-Lotta Brakemeier • Frank Jacobi

Diversität: Alltag in der Psychotherapie?

Diversität (auch Vielfalt) ist ein soziologisches Konzept, das in Wirtschaft, Organisationen und Gesellschaft genutzt wird, um Gruppen- und Individualmerkmale sichtbar zu machen und anzuerkennen. Im Allgemeinen Gleichbehandlungsgesetz (AGG, umgangssprachlich auch Antidiskriminierungsgesetz) wird gefordert, »Benachteiligungen aus Gründen der Rasse oder wegen der ethnischen Herkunft, des Geschlechts, der Religion oder Weltanschauung, einer Behinderung, des Alters oder der sexuellen Identität zu verhindern oder zu beseitigen«. Ebenfalls relevant in diesem Zusammenhang ist die UN-Behindertenrechtskonvention (UN-BRK, 2008). Sie fordert unter anderem »das gleiche Recht für Menschen mit Behinderungen (...), den Lebensunterhalt durch Arbeit zu verdienen« – ein Aspekt, der ausdrücklich auch Menschen mit psychischen Erkrankungen einschließt, sofern eine Behinderung im Sinne der Definition vorliegt.

Diversität gewinnt im 21. Jahrhundert an Bedeutung – bedingt unter anderem durch den demografischen Wandel, Migration, veränderte Arbeitswelten sowie eine gestiegene Sensibilisierung für Themen wie Gendergerechtigkeit. Gleichzeitig sind damit oft auch emotional aufgeladene gesellschaftliche Debatten verbunden (z. B. »Leitkultur«, »Identitätspolitik«, »Political Correctness«, »Wokeness«). Auch die Psychotherapie bleibt von diesen Spannungsfeldern nicht unberührt: Sie kann nicht losgelöst von gesellschaftlichen Veränderungen betrachtet werden – vielmehr ist sie Teil eines größeren sozialen Kontextes, der kontinuierlich reflektiert und in die Praxis integriert werden muss.

Im psychotherapeutischen Kontext ergeben sich daraus u. a. folgende zentrale Herausforderungen:

- **Vielfalt anerkennen:** Die individuelle Vielfalt der Patient:innen gilt es zu respektieren – dazu gehört auch, konservative Haltungen oder diversitätskritische Auffassungen ernst zu nehmen.
- **Vielfalt wertschätzen:** Tolerieren Sie Unterschiedlichkeiten nicht nur, sondern nutzen und würdigen diese aktiv als Ressource.
- **Behandlungen individualisieren:** Integrieren Sie die Vielfalt gezielt in therapeutische Konzepte und Interventionen.

Hayes und Toarmino (1995) beschäftigen sich in diesem Zusammenhang mit dem wichtigen Thema *Vorurteile* (als Prozess, durch den – negative wie positive – Urteile über ein Individuum gefällt werden, ohne dass es dafür tatsächliche Belege gibt). Sie weisen darauf hin, wie wichtig individuelle Verhaltensanalysen sind, um sich gegen Vorurteile zu wappnen. Das Verständnis kultureller Vielfalt ist zwar sehr hilfreich, wenn es Hypothesen über die Geschichte einer Person und der Funktionalität ihres Verhaltens bereitstellt. Allerdings muss kritisch darauf geachtet werden, die diversitätsbezogenen Kenntnisse auch wirklich zur *Hypothesengenerierung* zu gebrauchen und nicht zum *Ziehen voreiliger Schlüsse*. Die Beschäftigung mit kultureller Diversität kann nämlich – anstatt Vorurteile abzubauen – auch neue und ausgefeiltere Vorurteile schaffen, etwa weil dadurch dann viel mehr verbale Attribute zur Verfügung stehen, die unangemessen auf Personen angewendet werden können. Damit keine voreiligen Schlüsse aus der Gruppenzugehörigkeit von Patient:innen gezogen werden, bedarf es also immer einer individuellen funktionalen Analyse. Zugleich gehört es zu guter psychotherapeutischer Praxis,

- sich **an wissenschaftlichen Standards** zu orientieren (statt aktivistisch zu agieren),
- **patientenseitige Präferenzen** zu respektieren und – falls therapeutisch sinnvoll – sie gemeinsam zu reflektieren,
- und sich **politisch zurückzuhalten,** insbesondere bei Fragen der Werteorientierung, da diese von Patient:in zu Patient:in sehr unterschiedlich ausfallen können.

Diversität: Bezug zur Berufsordnung

Zu den zentralen ethischen Grundprinzipien der Berufsordnung (vgl. Kap. 82) zählen Gerechtigkeit und Fairness. Dies betrifft nicht nur die Gleichbehandlung im therapeutischen Setting, sondern auch die bewusste Auseinandersetzung mit Diversität und Inklusion – angefangen bei der Frage, welchen Personen ich überhaupt Psychotherapie anbiete. Psychotherapeut:innen können sich selbstkritisch folgende Fragen stellen:

- **Altersgruppen**: Behandle ich Menschen aller Lebensphasen (Kinder, Jugendliche, junge Erwachsene, »junge Alte«, »mittlere Alte«, Hochaltrige)?
- **Geschlecht und sexuelle Orientierung:** Behandle ich Frauen, Männer und Personen, die sich nicht-binär verorten, unabhängig von ihrer sexuellen Orientierung?
- **Soziale Schicht:** Berücksichtige ich Menschen aus allen sozialen Bildungs- und Einkommensschichten sowie jedem sozioökonomischen Hintergrund?
- **Kultureller Hintergrund:** Unterstütze ich Menschen aus unterschiedlichen Ländern und Kulturkreisen, inklusive Migrant:innen und Geflüchteten – auch bei Sprachbarrieren?
- **Körperliche und geistige Beeinträchtigungen**: Bin ich offen für Patient:innen mit Intelligenzminderung oder körperlichen Erkrankungen und Behinderungen?
- **Psychische Störungsbilder:** Behandle ich Patient:innen mit verschiedenen Diagnosen – auch komplexeren Störungsbildern wie Suchterkraknungen, Borderline-Persönlichkeitsstörung oder Psychosen?
- **Therapie-Settings:** Nutze ich verschiedene Therapie-Settings (z. B. Gruppentherapie, digitale Interventionen), um den Zugang zur Psychotherapie möglichst inklusiv zu gestalten?
- **Globale Krisenthemen:** Bin ich bereit, in der Therapie Themen globaler Krisen – etwa die Klimakrise – aufzugreifen und zu bearbeiten, wenn diese für meine Patient:innen relevant sind?

Eine offene und ehrliche Reflexion dieser Fragen ist essenziell: Wer Diversität ernst nimmt, ist gefordert, seine Behandlungen alters-, geschlechts- und kultursensibel zu gestalten. Wer bisher bestimmte Gruppen nicht erreicht, sollte darüber nachdenken, wie sich das eigene Behandlungsangebot erweitern und differenzieren lässt.

In Teil VII dieses Buches finden unsere Leser:innen Kapitel, die Sie dabei unterstützen, psychotherapeutische Strategien an die Vielfalt Ihrer Patient:innen anzupassen. Denn: Diversität verlangt Kontext-Sensibilität – sie fordert eine bewusste, respektvolle und wissenschaftlich fundierte Integration individueller Unterschiede in jede psychotherapeutische Behandlung. Zudem trägt die Vielfalt der psychotherapeutischen Angebote dazu bei, möglichst viele Betroffene entsprechend ihrer Bedürfnisse und Präferenzen in den unterschiedlichen Lebenswelten zu erreichen (Kazdin, 2021).

Weiterführende Literatur

Chmielewski, F. (2023). Globale Krisen in der Psychotherapie: Therapeutisch konstruktiv in schwierigen Zeiten arbeiten. Weinheim: Beltz.

Hayes, S.C. & Toarmino, D. (1995). If behavioral principles are generally applicable, why is it necessary to understand cultural diversity? The Behavior Therapist, 18, 21–23.

Huey Jr, S.J., Park, A.L., Galán, C.A. & Wang, C. X. (2023). Culturally responsive cognitive behavioral therapy for ethnically diverse populations. Annual Review of Clinical Psychology, 19(1), 51–78.

Kazdin, A.E. (2021). Extending the scalability and reach of psychosocial interventions. In: M. Barkham, W. Lutz & L. Castonguay (Eds.), Bergin and Garfield›s handbook of psychotherapy and behavior change (pp. 763–789). Hoboken: Wiley.

UN-BRK (2008). Behindertenrechtskonvention der Vereinten Nationen. zu finden in https://www.bmas.de

70 Verhaltenstherapie an der Schnittstelle zum Erwachsenenalter

Charlotte Jaite • Harriet Salbach • Babette Renneberg

70.1 Hintergrund, Besonderheiten und allgemeine Merkmale

Die Adoleszenz markiert die über zehn Jahre andauernde Übergangsphase von der Kindheit bis zum Erwachsenenalter. Sie ist gekennzeichnet durch tiefgreifende körperliche, kognitive, emotionale und soziale Veränderungen und einer Vielzahl neuer Entwicklungsaufgaben. Dazu zählen das Akzeptieren des körperlichen Erscheinungsbildes, Identitätsentwicklung, Aufbau intimer Beziehungen, Erlangung emotionaler Unabhängigkeit von den Eltern und anderen Erwachsenen sowie der Aufbau einer beruflichen Zukunftsperspektive.

Seit Ende des 20. Jahrhunderts wird in westlichen Industriestaaten, bedingt durch veränderte soziokulturelle Rahmenbedingungen, eine eigenständige Entwicklungsstufe für dieses Transitionsalter postuliert (»Emerging Adulthood«), die mit etwa 18 Jahren der Phase der Adoleszenz folgt und der sich mit etwa 25 Jahren das junge Erwachsenenalter anschließt. Diese lässt sich soziologisch charakterisieren durch die Verschiebung objektiver Marker des Erwachsenenalters und psychologisch durch die verlängerte Identitätsentwicklung (Seiffge-Krenke, 2015).

Emerging Adulthood

Emerging Adulthood steht für ein Entwicklungsstadium des psychosozialen Umbruchs mit instabilen Lebens-, Bildungs- und Arbeitsverhältnissen und hoher demografischer Diversität (Arnett, 2000).

Soziologische Merkmale von »Emerging Adulthood«

Verschiebung der Ausbildungs- und Ablösungsphase:

- finanzielle Abhängigkeit von den Eltern
- Auszug aus dem Elternhaus, Berufseinstieg
- feste Partnerschaft, ggf. Heirat

Psychologische Merkmale von »Emerging Adulthood«

Ausweitung der Adoleszenz als Entwicklungsstadium:

- Exploration der eigenen Identität
- Instabilität, »Dazwischensein«
- Selbstfokussierung
- Heterogenität der Lebensläufe

Die Instabilität der Lebensumstände und die Notwendigkeit, wesentliche Zukunftsentscheidungen treffen zu müssen, werden von Heranwachsenden zunehmend als belastend empfunden. In dieser Transitionsphase treten psychische Störungen wie Essstörungen (Kap. 48), selbstverletzendes Verhalten (Kap. 53), Angst- (Kap. 43) und Suchterkrankungen (Kap. 50), Schizophrenie (Kap. 40) sowie Delinquenz erstmals auf. (Solmi et al., 2022).

70.2 Anpassung der verhaltenstherapeutischen Strategien

Aufgrund der soziologischen und psychologischen Besonderheiten der Übergangsphase zum Erwachsenenalter sind entwicklungspsychologische Aspekte von besonderer Bedeutung.

Wichtig

Dem jeweiligen Reifegrad angepasste kognitive und verhaltensbezogene Strategien sind unter Berücksichtigung störungsspezifischer Problembereiche erforderlich und sollten die für die Transitionsphase spezifische Parallelität von psychischen Störungen und zu leistenden Entwicklungsaufgaben integrieren (s. Tab. 70.1).

70.3 Praktische Durchführung

Das verhaltenstherapeutische Vorgehen bei Patient:innen im Jugend- bzw. jungen Erwachsenenalter wird im Folgenden am Beispiel der Bulimie exemplarisch dargestellt (vgl. auch Kap. 48), deren Hauptmanifestationsalter zwischen dem 16. und 19. Lebensjahr liegt.

Fallbeispiel

Auf Drängen der Eltern sucht die 18-jährige Luise eine ambulante Psychotherapie auf. Die Patientin berichtet im Erstgespräch, dass sie mit ihrem Aussehen und ihrer Figur unzufrieden sei und sich als zu dick empfinde (BMI: 21,4). Daher ernähre sie sich seit etwa einem Jahr kalorienarm und treibe regelmäßig Sport, um abzunehmen. Seit drei Monaten habe sie außerdem bis zu viermal pro Woche Essanfälle, dabei verzehre sie sehr große Mengen an Nahrungsmitteln (bis zu 5000 kcal). Nach jedem Essanfall erbreche sie die Nahrungsmittel aus Angst vor einer Gewichtszunahme. Sie fühle sich danach schlecht und habe massive Schuld- und Schamgefühle. Luise berichtet weiterhin von depressiven Symptomen wie Niedergeschlagenheit, Interessenverlust und Einschlafstörungen. Aktuell besuche sie die 12. Klasse eines Gymnasiums und wohne mit ihren Eltern und ihrer vier Jahre jüngeren Schwester in einem Haushalt. Sie habe einerseits eine enge Bindung zu ihren Eltern, andererseits aber auch den Wunsch nach Selbstständigkeit und Autonomie. Ihre Eltern stünden jedoch ihrem Wunsch, in einer anderen Stadt zu studieren, ablehnend gegenüber.

Tabelle 70.1 Störungs- und entwicklungsspezifische Charakteristika sowie die jeweiligen verhaltenstherapeutischen Strategien für Patient:innen in der Transitionsphase (beispielhaft für Essstörungen)

Störungsspezifische verhaltenstherapeutische Interventionen	**Entwicklungsspezifische Problembereiche und verhaltenstherapeutische Interventionen**			
Beispiel: Essstörungen ▶ Erarbeitung eines individuellen Störungsmodells ▶ Psychoedukation ▶ Selbstbeobachtungsprotokolle ▶ Verhaltensanalysen ▶ Kognitive Umstrukturierung: Veränderung von essstörungsspezifischen Fehlwahrnehmungen, Verzerrungen und kognitiven Fehlern ▶ Expositionsübungen bzgl. Essen und Figur	*Selbstwert/Identität* ▶ Bearbeitung dysfunktionaler Kognitionen ▶ Ressourcenaktivierung/selbstwertsteigernde Interventionen ▶ Problemmanagement	*Beziehung* ▶ Bearbeitung inner- und außerfamiliärer Konflikte und Beziehungsprobleme ▶ Training sozialer Kompetenzen ▶ Problemlösetraining ▶ Kommunikationstraining	*Emotionen* ▶ Bearbeitung dysfunktionaler Kognitionen ▶ Problemlösetraining ▶ Stressbewältigungstechniken ▶ Emotionsregulationstraining	*Leistung/Bildung/Ausbildung* ▶ Motivationstraining ▶ Problemlösetraining ▶ Selbstmanagement ▶ Ressourcenaktivierung ▶ Bearbeitung dysfunktionaler Kognitionen ▶ Bearbeiten von Leistungsproblemen

Störungsspezifische Interventionen

Die Grundlage der Kognitiven Verhaltenstherapie (KVT) bei Essstörungen (Kap. 48) in der Adoleszenz bilden genau wie im Erwachsenenalter funktionale Bedingungsanalysen. Anhand von Mikro- und Makroanalysen werden prädisponierende Faktoren sowie auslösende und aufrechterhaltende Bedingungen der Symptomatik herausgearbeitet. Dieses individuelle Störungsmodell ist für die Erarbeitung von Therapiezielen und die Ableitung der angezeigten Interventionen essenziell. Im Fokus sollte zunächst die Normalisierung des Essverhaltens stehen. Im Fallbeispiel bedeutet das für Luise eine Reduktion von Essanfällen und selbstinduziertem Erbrechen. Analog zur KVT im Erwachsenenalter werden auch im Jugendalter Selbstbeobachtungsprotokolle eingesetzt. Die damit identifizierten internen und externen Auslösebedingungen für dysfunktionales Essverhalten werden mithilfe von Verhaltensanalysen (Kap. 10) genauer betrachtet und alternative Strategien erarbeitet. Kognitive und verhaltensbezogene Interventionen zur Veränderung des Essverhaltens umfassen psychoedukative Elemente, die Erstellung eines individuellen Ernährungsplans sowie Nahrungsmittelkonfrontationen. Des Weiteren sind die Identifikation und Veränderung dysfunktionaler Kognitionen (Kap. 20) auch bei Patient:innen im Jugendalter ein wichtiges Therapieelement (s. Tab. 70.1).

Beispiel • Identifikation und Modifikation automatischer Gedanken

P: Ich habe heute Morgen 600 g mehr gewogen. Jetzt werden alle denken: »Die hat aber richtig zugelegt«.

T: Woher weißt du das?

P: Das sieht man doch.

T: Wenn deine Freundin 600 g zunimmt, würdest du das sehen?

P: Weiß nicht. Hm, vielleicht nicht.

T: Wie könntest du denn herausfinden, ob andere Personen deine Gewichtszunahme bemerkt haben?

P: Vielleicht könnte ich sie fragen.

T: Wen könntest du denn fragen?

P: Eine gute Freundin.

Entwicklungsspezifische Problembereiche und verhaltenstherapeutische Interventionen
Unabhängig vom Störungsbild sollte die Bearbeitung entwicklungsspezifischer Problembereiche in der Behandlung von Jugendlichen Beachtung finden (s. Tab. 70.1). Zur Identifikation individueller Probleme kann neben Verhaltensanalysen auch die Exploration biografisch bedeutsamer positiver und negativer Ereignisse dienen. Bezogen auf die relevanten Problembereiche lassen sich unterschiedliche Behandlungsstrategien ableiten (s. Tab. 70.1). Die Interventionen können sich z. B. auf eine Verbesserung des Selbstwerts, eine Steigerung sozialer Kompetenzen und der Kommunikationsfähigkeit beziehen oder auf die Bearbeitung von Beziehungs- und Leistungsproblemen sowie auf eine Verbesserung von Emotionsregulationsstrategien (Kap. 33) abzielen.

Einbezug der Eltern. Der Einbezug der Eltern in die Therapie ist bei Patient:innen im Transitionsalter ein wichtiges Behandlungselement. Die Besonderheiten, die mit der Veränderung der Eltern-Kind-Beziehung und der Autonomieentwicklung der Jugendlichen einhergehen, sollten in der Therapie fokussiert werden. Aus elterlicher Perspektive bestehen allerdings häufig Schwierigkeiten, den Wunsch ihrer Kinder nach Ablösung und Autonomie zu akzeptieren (s. Fallbeispiel).

Gründe für die Einbeziehung der Familie

- Unterstützung von Familienmitgliedern im Umgang mit Krisen
- innerfamiliäre Konflikte
- elterliche Überprotektion

- Autonomiebestrebungen der / des Jugendlichen werden von den Eltern gebremst
- das familiäre Umfeld führt zu einer Aufrechterhaltung dysfunktionaler Verhaltensweisen

Die Intensität der Einbeziehung der Familie in die psychotherapeutische Behandlung variiert in Abhängigkeit vom Alter sowie der familiären und sozialen Situation. Anstelle der Eltern kann es auch sinnvoll sein, andere Instanzen wie z. B. Partner:innen, soziale Hilfesysteme oder die Schule bzw. die Ausbildungsstätte in die Therapie zu integrieren. Eine hohe Transparenz und genaue Absprachen bilden die Grundlage für die Einbeziehung von Dritten in die Therapie, um die therapeutische Beziehung nicht zu gefährden.

70.4 Typische Schwierigkeiten und Fehler

Die therapeutische Arbeit wird nicht selten durch eine mangelnde Therapiemotivation der Patient:innen beeinflusst. Im Unterschied zu Erwachsenen suchen Jugendliche nicht immer aus eigener Motivation eine psychotherapeutische Behandlung auf, sondern werden oftmals von ihren Eltern oder anderen Bezugspersonen »geschickt«. Sie stehen daher einer psychotherapeutischen Behandlung häufig ambivalent bzw. ablehnend gegenüber. Therapeut:innen gegenüber verhalten sie sich zunächst oft misstrauisch verbunden mit der Sorge, der oder die Therapeut:in könnte ein:e Verbündete:r der Eltern sein.

Wichtig

Psychotherapie an der Schnittstelle zum Erwachsenenalter bedeutet für den Therapeut:innen in besonderer Weise das »Sich-Einstellen« auf Patient:innen, die rechtlich keine Jugendlichen mehr und entwicklungspsychologisch noch keine Erwachsenen sind.

In der Psychotherapie sollten anstehende Entwicklungsaufgaben der Patient:innen mit Blick auf das Spannungsverhältnis zwischen Familie und dem Autonomieanspruch der Heranwachsenden berücksichtigt werden. Eine besondere Anforderung stellt die Integration dieser sozialen Systeme in den therapeutischen Prozess dar. Behandlungsansätze, die nur ein isoliertes Problem, nicht aber die Gesamtheit der entwicklungsspezifischen Problembereiche betrachten oder wichtige Bezugspersonen aus dem therapeutischen Prozess ausgrenzen, verfehlen oftmals den intendierten Behandlungserfolg.

70.5 Kritische Einordnung

Die KVT ist das am besten evaluierte Psychotherapieverfahren für das Jugendalter. Es liegen Wirksamkeitsnachweise für ein breites Indikationsspektrum vor. Kritisch anzumerken ist jedoch, dass bislang nur eine geringe Anzahl an Psychotherapiestudien für das Transitionsalter existiert und Studienergebnisse sich häufig auf eine weite Altersspanne beziehen (Hofmann et al., 2012; Schmidt & Schimmelmann, 2015). Insbesondere besteht ein Mangel an randomisiert-kontrollierten Studien zur Wirksamkeit von Transitionsprogrammen für Betroffene an der Schnittstelle zum Erwachsenenalter.

Die Entwicklungsphase der »Emerging Adulthood« stellt die psychotherapeutische und psychiatrische Versorgung insgesamt vor neue Herausforderungen. Durch die derzeitige Trennung der Versorgungsstrukturen von kinder- und jugendpsychiatrischen und psychotherapeutischen Einrichtungen und der Erwachsenenpsychiatrie und -psychotherapie ist für Patient:innen im Transitionsalter oftmals keine Versorgungskontinuität gegeben. Hier gilt es, veränderte Formen der Kooperation zwischen Jugend- und Erwachseneneinrichtungen sowie neue Versorgungsstrukturen zu etablieren und neue integrative Modelle zu entwickeln. Auch sollte berücksichtigt werden, dass seit 2024 nicht nur Systemische Therapie für Erwachsene (Zulassung 2020), sondern auch für Kinder und Jugendliche in Deutschland als Richtlinienverfahren zur Verfügung steht.

FAQ

Was mache ich, wenn Jugendliche von den Eltern zur Therapie »geschickt« werden, selbst jedoch kaum motiviert sind?
Zur Erhöhung der Therapiemotivation sollte man eine empathische, wertungsfreie Haltung einnehmen, die es den Jugendlichen ermöglicht, sich zu öffnen. Um die Motivationslage der Betroffenen zu klären, kann die Orientierung am Phasenmodell von Prochaska und DiClemente (1982) hilfreich sein (Kap. 4).

Wie gehe ich vor, wenn die Eltern eines Patienten oder einer Patientin in die Therapie einbezogen werden sollen?
Elterngespräche sind mit Patient:innen gut vorzubereiten. Die Ziele für das gemeinsame Gespräch sollten mit den Jugendlichen vorab definiert werden. Als Vorbereitung auf das Elterngespräch sollten Schwierigkeiten, mit denen der/die Patient:in im Elterngespräch konfrontiert werden könnten, thematisiert und Lösungsstrategien erarbeitet werden.

Weiterführende Literatur

Fegert, J. M., Streeck-Fischer, A. & Freyberger, H. J. (2009). Adoleszenzpsychiatrie. Psychiatrie und Psychotherapie der Adoleszenz und des jungen Erwachsenenalters. Stuttgart: Schattauer.

Fegert, J. M. & Freyberger, H. J. (2017). Adoleszenz – eine Lebensphase weitet sich aus. Herausforderungen an eine Psychologie und Psychopathologie des Transitionsalters. Psychotherapie im Dialog, 18(02), 16-22.

Lehmkuhl, G., Resch, F. & Herpertz, S. C. (2015). Psychotherapie des jungen Erwachsenenalters. Basiswissen für die Praxis und störungsspezifische Behandlungsansätze. Stuttgart: Kohlhammer.

71 Verhaltenstherapie bei älteren Patient:innen

Eva-Marie Kessler • Simon Bollmann • Eva-Lotta Brakemeier

71.1 Besonderheiten, Hintergrund und allgemeine Merkmale

Die demografischen Veränderungen der letzten Jahrzehnte spiegeln sich zunehmend auch in psychotherapeutischen Praxen wider. Die sogenannte »Gesellschaft des längeren Lebens« ist längst Realität geworden – und damit gehört die Behandlung älterer Patient:innen heute zum beruflichen Alltag vieler, vermutlich sogar der meisten, niedergelassenen Psychotherapeut:innen. Für Deutschland liefert eine Erhebung unter den Mitgliedern der Psychotherapeutenkammer Berlin weitere Hinweise: 72 % der Befragten gaben an, ältere Menschen zu behandeln, während 28 % dies verneinten (Peters et al., 2024).

Im Kontrast zu dem mit psychischen Symptomen und Verhaltensstörungen einhergehenden demenziellen Syndrom, dessen Inzidenz über das höhere Lebensalter hinweg exponentiell ansteigt (etwa jede dritte Person über 85 Jahre mit Demenz), fallen laut einschlägiger Studienlage die Prävalenzraten anderer häufig vorkommender psychischer Erkrankungen in der älteren Bevölkerung in der Regel etwas geringer aus als in der jüngeren (Renn et al., 2020). Dazu gehören depressive Erkrankungen, Angststörungen und Alkoholkonsumstörungen. Ältere Menschen mit körperlichen Erkrankungen und Einschränkungen haben ein erhöhtes Risiko für psychische Erkrankungen, umgekehrt erhöhen unbehandelte psychische Erkrankungen aber auch das Risiko für ein Auftreten und eine Verschlechterung der körperlichen Gesundheit und für Pflegebedarf. Insgesamt gehen psychische Erkrankungen im Alter mit einer besonders hohen Krankheitslast und einem hohen Verlust an gesunden Lebensjahren einher (Cheng et al., 2024).

Der biologische Alternsprozess bringt physiologische, sensorische und kognitive Verluste mit sich (Maercker, 2015). Der Verlust beruflicher Rollen durch den Ruhestand, das Schrumpfen der Zukunftsperspektive oder das Wegbrechen nahestehender Bezugspersonen sind zudem häufige Herausforderungen. Gleichzeitig zeigen viele ältere Menschen ein erstaunlich stabiles subjektives Wohlbefinden – ein Phänomen, das in der Literatur als »Paradox des subjektiven Wohlbefindens« beschrieben wird (Staudinger, 2000). Es wird unter anderem mit normativ auftretenden sozioemotionalen Zugewinnen im Alter erklärt, insbesondere mit Selbstregulationsstrategien und einer Verschiebung der persönlichen Prioritäten hin zu weniger, aber emotional bedeutsamen Beziehungen und sinnstiftenden Erlebnissen.

71.2 Anpassung oder Erneuerung der therapeutischen Strategien

Für die psychotherapeutische Arbeit mit älteren Patient:innen sind grundlegende Kenntnisse über die altersnormativen Stärken und Schwächen des Alterns unverzichtbar. Es gilt also, bestehende therapeutische Ansätze und Methoden nicht nur störungsspezifisch, sondern auch alternssensibel auszurichten (Kessler, 2021a).

Modell der selektiven Optimierung und Kompensation (SOK)

Insbesondere aus dem ursprünglich zur Erklärung normalen und erfolgreichen Alterns entwickelten theoretischen SOK-Modell (*S*elektive *O*ptimierung mit *K*ompensation; Baltes & Baltes, 1989) lassen sich wichtige Implikationen für die psychotherapeutische Behandlung im höheren Lebensalter ableiten (vgl. Tab. 71.1). Nach Hautzinger (2016) soll im Rahmen der Kognitiven Verhaltenstherapie bei Depression im Alter der durch altersbezogene Verluste eingeschränkte individuelle Handlungsspielraum durch das Erlernen von Selbstregulationsstrategien der Selektion, Optimierung und Kompensation erweitert werden (vgl. auch Laidlaw & Kishita, 2015).

Tabelle 71.1 Drei Komponenten des SOK-Modells und Implikationen für Ziele und Strategien der Verhaltenstherapie (modifiziert nach Hautzinger, 2016)

SOK-Modell	Definition	Ziele und Strategien
Selektion (S)	Auswahl bzw. Veränderung von Zielen, Erwartungen, Ansprüchen und Verhaltensbereichen, die unter den gegebenen Umständen zu realisieren sind und höchsten Erfolg (z. B. Zugewinn an Lebensqualität) versprechen	▶ Ziele (therapeutische und allgemeine), Ansprüche und Wünsche den Lebensbedingungen (z. B. körperlicher Verfassung, Behinderung) anpassen und realistisch gestalten ▶ Bearbeiten und Aufgeben unrealistischer Ziele, alter Enttäuschungen, Hoffnungen, Verletzungen
Optimierung (O)	Nutzung und Optimieren der zur Verfügung stehenden Ressourcen und Mittel, um die Zielerreichung zu ermöglichen	▶ störungsfördernde und aufrechterhaltende Bedingungen der Lebens- und Alltagswelt der älteren Menschen (z. B. Isolation, ungünstige Wohn- und Lebensbedingungen) beseitigen ▶ positive Bedingungen der Lebens- und Alltagswelt nutzen und ggf. optimieren wie z. B. Einbezug enger Sozialpartner (Familie) in die Behandlung

Tabelle 71.1 (Fortsetzung)

SOK-Modell	Definition	Ziele und Strategien
Kompensation (K)	adaptives Reagieren (Fertigkeiten und Strategien) auf Verlust von Ressourcen, um Funktionsstand aufrechtzuerhalten	▶ kontingente Verstärkung aktiven Verhaltens ▶ Verhaltensübungen und Trainings (wie z. B. kognitive Trainings bei ersten Gedächtnisproblemen) ▶ Realitätstests zum Abbau dysfunktionaler, wenig hilfreicher, resignativer Kognitionen (Einstellungen, Annahmen, Haltungen) und Aufbau konstruktiver, selbstwertdienlicher Kognitionen

Sozioemotionale Selektivitätstheorie (SST)

Nach der *Sozioemotionalen Selektivitätstheorie* (SST; Charles & Carstensen, 2010) gewinnt mit zunehmendem Alter normativ die Regulation emotionaler Bedürfnisse an Bedeutung, gleichzeitig geht das Bedürfnis nach Exploration neuer Information zurück. Dieser Wechsel in der Priorität einzelner Entwicklungsziele hängt eng mit der subjektiven Zeitperspektive zusammen: Wenn diese in zunehmendem Maße von Grenzen bestimmt ist, wird der Gegenwartsbezug stärker und unmittelbare Bedürfnisse (Sicherheit, emotionales Wohlbefinden) werden wichtiger. Menschen bevorzugen dann emotionale und positive Informationen und Erlebnisse, auch und gerade in alltäglichen Situationen. Sie bevorzugen deshalb Erfahrungen, welche die Wahrscheinlichkeit von positiven »Ergebnissen« (Beistand, Vertrautheit etc.) erhöhen und die Wahrscheinlichkeit von negativen »Ergebnissen« (z. B. Auslaugen von psychischer Energie während Streitgesprächen in der Partnerschaft) verringern. Dieser Aspekt muss in der therapeutischen Zielsetzung und in der therapeutischen Beziehungsgestaltung berücksichtigt werden (Kessler, 2021a). Wie ältere Patient:innen gezielt ihr emotionales Wohlbefinden im Alltag fördern können, sollte störungsübergreifend von hoher Bedeutung in der Behandlung sein. Hedonistischem Erleben in Therapiesitzungen sollte genügend Raum gegeben werden, etwa durch eine Genussübung zu Beginn der Sitzung und Humor in der Therapie. Wichtig ist generell die Förderung von Emotionsregulationskompetenzen, insbesondere solcher, die der Herabregulierung von hohen negativen Erregungszuständen dienen (z. B. Haltung des »distanzierten Beobachters«). Bei der Bearbeitung emotionaler Schlüsselerlebnisse in Therapiesitzungen ist die Vermeidung emotionaler Übererregung wichtig. Expositionsübungen sollten daher in der Regel graduiert statt massiert durchgeführt werden.

Contextual Adult Lifespan Theory for Adapting Psychotherapy (CALTAP)
Ein weiteres hilfreiches Modell stellt die *Contextual Adult Lifespan Theory for Adapting Psychotherapy* (CALTAP; Knight & Poon, 2008) dar. Hierbei werden neben den Veränderungen in der Ressourcenlage und den Entwicklungsaufgaben im Alter (z. B. positive Auseinandersetzung mit der eigenen Lebensgeschichte, sog. »Ich-Integrität«) auch explizit das spezielle sozial-kulturelle Umfeld (z. B. eingeschränkte Möglichkeiten des Zugangs zu Ressourcen wie Arbeit, Bildung und gesundheitlicher Versorgung) sowie die Kohortenzugehörigkeit (z. B. Prägung durch Kriegserlebnisse und an Härte und Disziplin orientierten Erziehungsidealen) als wesentliche Faktoren für die Umsetzung psychotherapeutischer Strategien bei älteren Patient:innen benannt (vgl. Knight et al., 2015).

71.3 Praktische Durchführung

Fallbeispiel

Der 73-jährige Patient Herr Krausberg kommt aufgrund von Antriebs- und Lustlosigkeit in die psychotherapeutische Behandlung. Er sei mit 65 Jahren in Rente gegangen, aber habe sich bis vor sechs Monaten noch ehrenamtlich als Fußballtrainer engagiert. Aufgrund von Schmerzen sei ihm dies immer schwerer gefallen. Schließlich hätte der Verein ihn auch »gebeten«, zurückzutreten, damit ein junger Trainer seine Mannschaft übernehmen könne. Seine 60-jährige Partnerin sei beruflich noch voll aktiv und hätte kaum Zeit für ihn. In letzter Zeit würden sie sich häufig streiten.

Unter Berücksichtigung der Kohortenzugehörigkeit und entsprechender Vorstellungen und Überzeugungen hinsichtlich (psychischer) Gesundheit und Krankheit empfiehlt sich, zunächst die kleinschrittige Aufklärung über das Therapierational sowie erlebnisbasierte Übungen einzusetzen, um anhand anschaulicher Beispiele Zusammenhänge zwischen körperlichen und seelischen Vorgängen zu verdeutlichen (vgl. Kap. 49).

Aufbau positiver Aktivitäten
Beim Aufbau positiver Aktivitäten (vgl. Kap. 18) gilt ein besonderes Augenmerk dem privaten und häuslichen Bereich. Unter Berücksichtigung des Zusammenhangs zwischen Handeln und Fühlen wird die Wichtigkeit angenehmer Aktivitäten anhand der Depressionsspirale (vgl. Kap. 42) herausgestellt. Zur Erarbeitung angenehmer Aktivitäten können u. a. folgende Strategien mit älteren Patient:innen genutzt werden:
- Stimmungs- und Tages- bzw. Wochenprotokolle
- adaptierte Liste angenehmer Aktivitäten (Hautzinger, 2016)
- ausgewogenen Alltag besprechen und planen (Wechsel von Pflichten und angenehmen Aktivitäten)

Generell ist seitens Therapierenden eine höhere Flexibilität gefordert, wenn ältere Menschen in ihrem Bewegungsradius eingeschränkt, seh- oder hörbeeinträchtigt und wenig sozial eingebunden sind. Ein zentrales Therapieziel im Behandlungsmanual PSY-CARE (Kessler, 2021b), welches Major Depression bei Pflegebedarf adressiert, ist, dass die Patientin die Überzeugung entwickeln soll, dass sie zumindest in einigen Lebensbereichen etwas dafür tun kann, das zu bekommen, was ihr wichtig ist. Ebenso wichtig ist es, nichtproduktive Tätigkeiten wie zum Beispiel unnötiges Schlafen, Horten von Dingen und exzessives Fernsehen aufzugeben.

Fallbeispiel

Ausgefülltes Arbeitsblatt von Herrn Krausberg zu angenehmen Tätigkeiten (Belohnungen) im Zuge der Erarbeitung eines ausgewogenen Alltags:

Womit ich mich im Alltag belohnen kann

- gemütlich einen Kaffee auf dem Balkon trinken
- Pflanzen für den Balkon kaufen
- alte Fotoalben anschauen
- Fußballzeitschriften lesen
- mit einem Bekannten telefonieren
- einen Spaziergang machen

Kognitive Umstrukturierung

Bei der kognitiven Umstrukturierung (vgl. Kap. 20) mit älteren Patient:innen bietet es sich an, zunächst allgemeine Imaginations- und Vorstellungsübungen durchzuführen, um den Zusammenhang von Gedanken und Gefühlen für die Betroffenen erlebbar zu machen (vgl. auch Hautzinger, 2016). Ferner gilt es – im Sinne von möglichst einfach gehaltenen und verständlichen Instruktionen –, das ABC-Modell als EbG-Technik (Ereignis – bewertender Gedanke – Gefühl; Hautzinger, 2016) zu vermitteln und umzusetzen. Häufig stehen dysfunktionale Kognitionen im Alter im Zusammenhang mit

- negativen Altersstereotypen,
- Wahrnehmung einer eingeschränkten Lebenszeit,
- Überbewertung körperlicher Krankheiten,
- Kohorten-Überzeugungen (wie z. B. »Mit Problemen muss man allein fertigwerden«),
- Ablehnung körperlicher Veränderungen.

Daraus abgeleitet ergeben sich folgende Beispiele für funktionale Kognitionen, die im Rahmen von kognitiven Umstrukturierungstechniken trainiert werden können:

- »Ich mag das (z. B. meine Schmerzen) nicht, aber ich kann es aushalten.«
- »Ich belaste meinen Körper nicht mit Anforderungen, die er nicht mehr aushalten kann.«
- »Ich genieße jetzt bewusst die Freunde und Familie um mich herum, die ich noch habe.«
- »Ich mache nun langsam(er), eins nach dem anderen.«
- »Ich habe keinen *schlechten* Körper, sondern einen anderen als bisher.«

Fallbeispiel

Ausgefülltes EbG-Protokoll von Herrn Krausberg:

Ereignis	bewertende Gedanken	Gefühle
Ich sitze alleine zuhause auf dem Sofa, obwohl ich mir für heute etwas vorgenommen habe.	*»Ich bin einfach zu nichts mehr zu gebrauchen«, »Ich bin nur noch eine Last für meine Frau.«*	*Traurigkeit, Ärger*
Ereignis	**neue Gedanken**	**neue Gefühle**
Ich sitze alleine zuhause auf dem Sofa, obwohl ich mir für heute etwas vorgenommen habe.	*»Noch ist der Tag nicht vorbei«, »Ich könnte für mich und meine Frau heute Abend ein schönes Essen vorbereiten.«*	*fröhlich*

Da es älteren Patient:innen zunächst meist schwerfällt, kognitive Umstrukturierungstechniken selbstständig anzuwenden, können diese auch sehr gut im Rahmen von Problemlösetrainings (Kap. 22), Situationsanalysen (Kap. 24) und sozialen Kompetenztrainings (Kap. 21) realisiert und veranschaulicht bzw. erlebbar gemacht werden.

Bearbeitung von Trauer und weiteren existenziellen Themen

Trauer ist im Alter oft zentral: sei es die Trauer um nahe Angehörige oder die Trauer um (altersbedingte) Verluste (z. B. von psychosozialen Rollen, Gesundheit etc.). Das Bearbeiten der Trauer steht explizit bei der alternssensibel angepassten *Interpersonellen Therapie* (IPT-Late Life; Dykierek et al., 2022), sowohl beim Behandlungsfokus »komplizierte Trauer« als auch beim »Rollenwechsel«, im Mittelpunkt.

Hilfreich bei älteren Patient:innen mit komplizierter Trauer ist es, zwei psychotherapeutische Ziele zu verfolgen (vgl. Dykierek et al., 2022):

(1) Fördern des verzögerten Trauerprozesses (aktiver Trauerprozess)
(2) Hilfe bei der Aufnahme von Interessen und Beziehungen zum Ausgleich des Verlustes (interpersonelle Bewältigungshilfen, s. auch Kap. 63 und 47))

Fallbeispiel

Bei Herrn Krausberg war Trauer insofern zentral, als dass er den Verlust seiner Rolle als Fußballtrainer betrauern musste. Gemeinsam wurden mit Herrn Krausberg sowohl die Vor- und Nachteile der alten Rolle als auch die sich aus der neuen Rolle – als Ehrenmitglied im Vorstand des Vereins – ergebenden Chancen besprochen. Herr Krausberg konnte so besser akzeptieren, dass die ehrenamtliche Arbeit als Trainer mit den wöchentlichen Terminen auch sehr anstrengend war. In seiner neuen Rolle im Vereinsvorstand ist es ihm dagegen möglich, endlich ein lang aufgeschobenes Projekt – das Erstellen einer Vereinschronik – voranzubringen.

Der Umgang mit Schuld, Verantwortung, Tod und Sterben oder dem Sinn des Lebens kann insbesondere für ältere Patient:innen therapierelevant sein. Die Existenzielle Therapie beispielsweise nach Irvin Yalom oder die Logotherapie nach Victor Frankl bietet viele wertvolle Ansätze und Strategien bei der Bearbeitung dieser existenziellen Themen, die gut in eine KVT integriert werden können (Grober et al., 2016; Noyon & Heidenreich, 2012; vgl. Kap. 47).

Einbezug von Lebensrückblickinterventionen

Eine Therapieform, die sich neben der KVT als für das höhere Lebensalter sehr effektiv zur Behandlung von Depression, Anpassungsstörung und Traumafolgestörung erwiesen hat (Cuijpers et al., 2014a), ist die für die Psychotherapie älterer Menschen von Robert Butler (1963) entwickelte Lebensrückblicktherapie (LRT; Forstmeier & Maercker, 2024). Ziel der Lebensrückblicktherapie ist es, zu einer *alternativen Lebensgeschichte* zu kommen, die elaborierter, bedeutungsvoller und agentischer ist:

- **elaborierter**, indem von den Patient:innen mehr Details, mehr Konkretes erinnert wird, insbesondere auch die positiven Erlebnisse und Erfahrungen; ggf. aber auch »blinde Flecken«;
- **bedeutungsvoller**, indem auch die negativen autobiografischen Erlebnisse in ihrer Bedeutung und Sinnhaftigkeit für die eigene Lebensgeschichte wahrgenommen und verstanden werden;
- **agentischer**, indem die Patient:innen sich auch an Geleistetes, an Bewältigtes, erinnern.

Gleichzeitig sollen negative Formen des Lebensrückblicks (Grübeln, »Verbitterungspflege«) gestoppt werden, um letztlich eine Verstärkung von inneren Konflikten zu vermeiden. Tabelle 71.2 gibt einen Überblick über die drei Phasen und jeweiligen Strategien.

Tabelle 71.2 Die drei Phasen der Lebensrückblicktherapie nach Maercker und Forstmeier (2024)

Vorbereitungsphase	Aufklärung über Struktur und Verlauf; Ermunterung, Erinnerungsstücke mitzubringen; Ableitung von Zielen im Zusammenhang mit der Symptomatik (Aufforderung auf neutrale und positive Erinnerungen zu achten)
Mittlere Phase	Biografiearbeit (chronologisches Durchgehen von Erinnerungen); Unterstützung und Anregung zur Reflexion durch den Therapierenden
Bilanzierungsphase	Bewertung von Erinnerungen an einzelne Lebensabschnitte; Abwägen von schönen und schmerzlichen Erfahrungen; Anregungen zum Annehmen des eigenen Lebens und Akzeptanz der individuellen Biografie

Gruppensetting

Gruppenpsychotherapie kann als Modalität neue Behandlungskapazitäten für die psychotherapeutisch besonders stark unterversorgte Gruppe älterer Patient:innen schaffen

(Hoppmann & Kessler, 2024; vgl. Kap. 78). Durch die Begegnung mit anderen älteren Patient:innen, die sich in der gleichen Lebensphase befinden und ebenfalls mit den Herausforderungen des Älterwerdens konfrontiert sind, können negative Altersselbstbilder abgebaut werden und eine positive Altersidentität gefördert werden. Außerdem können Gruppenteilnehmer:innen einen adaptiven Umgang mit typischen Herausforderungen des Älterwerdens erlernen. Gruppenformate können zudem zu einer Stärkung der ohnehin oft positiven Generationenidentität (z. B. »wir Kinder der 50er Jahre«) beitragen. Eine Herausforderung besteht darin, dass es schneller zu einer Affektansteckung und -überflutung kommen kann, und die Theory-of-Mind-Fähigkeiten im Alter abnehmen.

71.4 Umgang mit Diversität

Aufgrund der Beziehungskonstellation zwischen jüngeren Therapierenden und älteren Patient:innen ergeben sich Fragen zur therapeutischen Beziehungsgestaltung. Bezugnehmend auf die Theorie der »Sozioemotionalen Selektivität« sehnen sich ältere Menschen in sozialen Beziehungen stärker als Jüngere nach emotionaler Nähe, Fürsorge oder generativen Erfahrungen (Peters, 2014). Therapierende berücksichtigen dies in der Behandlung älterer Betroffener, indem sie die persönliche Distanz verringern bzw. mehr Nähe zulassen und gleichzeitig fürsorglicher, freundlicher und zugewandter agieren (Boschann et al., 2021). Dies darf allerding nicht dazu führen, dass Psychotherapeut:innen die professionelle Distanz verlieren. Insgesamt geht es in der Ausgestaltung der therapeutischen Beziehung darum, Nähe und Distanz unter Berücksichtigung dessen flexibel zu handhaben, dass sich gerade vulnerable ältere Menschen eine geringere professionelle Distanz wünschen. Darüber hinaus sollten vorhandene Ressourcen und Kompetenzen explizit – auch unter Berücksichtigung der zeitgeschichtlichen Perspektive sowie der Lebensleistung – mit einbezogen und ausreichend gewürdigt werden. Dabei müssen auch der Altersunterschied und die daraus resultierende intergenerationelle Dynamik vom Therapierenden hinreichend reflektiert und positiv genutzt werden (Kessler & Bowen, 2015):

P: Sie sind doch viel zu jung, wie wollen Sie mir denn noch was beibringen? Sie könnten ja mein Enkel sein!

T: Ja, das stimmt. Ich bin wirklich viel jünger als Sie und Sie haben viel mehr Lebenserfahrung als ich. Ich kann daher sicher viel von Ihnen lernen. Lassen Sie uns doch daher versuchen, wechselseitig voneinander zu lernen: Wir nutzen Ihre Lebenserfahrung zusammen mit meinem psychotherapeutischen Wissen und meiner Expertise, um Ihre Probleme zu bearbeiten. Okay?

71.5 Typische Schwierigkeiten und Fehler

Es kommt immer wieder vor, dass psychische Symptome älterer Menschen aufgrund ihrer Überlappung mit körperlichen Symptomen nicht adäquat erfasst und in der Folge psychische Störungen unter- und überdiagnostiziert sowie nicht angemessen behandelt werden (Hapke et al., 2017). Der interprofessionelle Austausch mit vor- und mitbehandelnden Ärzten ist wichtig, etwa indem zu Therapiebeginn ein ausführlicher Konsiliarbericht eingeholt wird. Zu Beginn der Behandlung muss die Haltung der Patient:innen gegenüber Psychotherapie und die Therapie- und Veränderungsmotivation geklärt werden, da oft das Annehmen von Hilfe schambesetzt ist, und nicht wenige fremdmotiviert (vermittelt durch Kinder- und Enkelkinder) in die Therapie kommen. Auch sollten Vorerfahrungen mit Psychotherapie, die viele Patient:innen (gerade der Babyboomer-Generation) gemacht haben, exploriert und genutzt werden. Angesichts hoher Suizidraten im Alter ist die Abklärung von Todeswünschen, Suizidgedanken und -handlungen von hoher Bedeutung (Kessler, 2024; Kap. 26).

Angesichts der Dominanz und Wirkung von Altersstereotypen sind das Aufspüren und die Reflexion von Altersbildern in der therapeutischen Arbeit bedeutsam. Dazu gehört, dass ältere Patient:innen dabei unterstützt werden, bisher unhinterfragte, dysfunktionale und blockierende Annahmen über den Alternsprozess (z. B. »Das lohnt sich in meinem Alter nicht mehr«), bewusst zu reflektieren, sowie realistische Alterswahrnehmungen und eine positive Altersidentität zu entwickeln (Kessler, 2021a). Therapeutische Techniken, die dies ermöglichen, sind etwa:

- Zwei-Spalten-Technik. Was nehmen die Patient:innen negativ an ihrem eigenen Älterwerden wahr, was aber auch positiv?
- Disputationstechniken. Beispiel: Patientin reagiert mit Katastrophisierung darauf, dass sie etwas vergessen hat (»Ich komme überhaupt nicht mehr zurecht«). Durch Fragen wie »Woran machen Sie das fest?« oder »Hilft Ihnen der Gedanke dabei, dass es Ihnen besser geht?« kann sie flexiblere Altersbilder entwickeln (z. B. »Etwas vergesslicher zu werden ist nicht schön, aber kein Weltuntergang. Ich bleibe die Person, die ich bin.«)

71.6 Kritische Einordnung

Insgesamt besteht im Bereich der Psychotherapie im Alter, insbesondere bei sehr alten, kognitiv eingeschränkten und pflegebedürftigen Patient:innen, welche aufsuchender Psychotherapie (»home treatment«) bedürfen, erheblicher Forschungsbedarf. Gleichzeitig hat sich das Forschungsfeld enorm ausdifferenziert: Die Palette von evidenzbasierten psychologischen Behandlungsansätzen, die auf die Besonderheiten des Alters zugeschnitten sind, ist so vielfältig wie noch nie (Hinrichsen, 2019; Kessler, 2021a):

- Lebensrückblicktherapie für depressive ältere Patient:innen, die mit ihrer Vergangenheit hadern, oder bei denen ein lange zurückliegendes Trauma reaktualisiert wird
- Psychotherapie bei normaler und komplizierter Trauer
- Psychotherapie mit dem Fokus auf Rollenübergängen und Entwicklungsproblemen, etwa im Kontext von Berentung oder Heimeintritt
- Behandlung von Menschen mit kognitiven Beeinträchtigungen und leichter Demenz
- Interventionen bei spezifischen körperlichen Problemen wie M. Parkinson

- Psychotherapie für pflegebedürftige ältere Menschen, die auch Mitbehandler:innen und soziale Bezugspersonen co-therapeutisch einbeziehen
- Videotherapie für immobile ältere Patient:innen

Die meisten positiven Wirknachweise liegen für KVT, Problemlösetherapie und Lebensrückblicktherapie bei depressiver Symptomatik im Alter im Einzelsetting vor (Huang et al., 2015; Cuijpers et al., 2020). Die bisherige Evidenz deutet auf gute Wirksamkeit der Gruppentherapie hin (Überblick bei Hoppmann & Kessler, 2024). Es bedarf dringend der weiteren Entwicklung von online gestützten Psychotherapien, um Patient:innen mit beeinträchtigter Mobilität, in schlecht versorgten Regionen und wegen Pflege von Angehörigen an die Häuslichkeit gebundene ältere Patient:innen zu erreichen.

FAQ

Häufig kann man doch gar nicht richtig abschätzen, ob primär eine Depression oder eine beginnende Demenz vorliegt?
Die Symptome einer beginnenden Demenz und einer depressiven Erkrankung überschneiden sich. Ist keine eindeutige Diagnosestellung möglich, empfiehlt es sich, zunächst die depressive Symptomatik in enger Absprache mit den behandelnden Ärzt:innen psychotherapeutisch mitzubehandeln und die kognitiven Defizite im Therapieverlauf genau zu beobachten. Bleiben diese nach Abklingen der depressiven Symptomatik bestehen, gibt dies Hinweise auf eine zugrundeliegende neurodegenerative Erkrankung. Psychotherapeut:innen können in ambulanten Psychotherapien ein Demenzscreening mithilfe der Montreal-Cognitive-Assessment-Test (MoCA) durchführen (erhältlich über www.mocatest.org; Manual zur Durchführung und Auswertung www.mocatest.ch). Zeigen sich hier Auffälligkeiten und / oder liegen sensorische und motorische Einschränkungen vor, sollten Patient:innen in Gedächtnisambulanzen oder neuropsychologischen Praxen vorstellig werden. Hier wird eine umfangreichere neuropsychologische Diagnostik durchgeführt, etwa auf der Grundlage der CERAD-Testbatterie (Consortium to Establish a Registry for Alzheimer›s Disease –Neuropsychological Assessment Battery).

Weiterführende Literatur

Kessler, E.-M. (2021a). Psychotherapeutisches Arbeiten mit alten und sehr alten Menschen. Stuttgart: Kohlhammer.

Kessler, E.-M. (2021b). PSY-CARE MANUAL – Psychotherapie mit pflegebedürftigen Patient:innen mit Depression. Tübingen: dgvt-Verlag.

Hautzinger, M. (2016). Depression im Alter. Psychotherapeutische Behandlung für das Einzel- und Gruppensetting (2. Aufl.). Weinheim: Beltz.

Hinrichsen, G.A. (2019). Assessment and treatment of older adults: A guide for mental health professionals. Washington, D.C.: American Psychological Association.

Maercker, A. & Forstmeier, S. (2024). Der Lebensrückblick in Therapie und Beratung (2. Aufl.). Heidelberg: Springer.

72 Geschlechtsspezifische Aspekte in der Psychotherapie

Juliette Marchewka • Frank Jacobi • Johanna Böttcher

72.1 Cis, trans, inter*, agender und Co.: Was bedeutet »Geschlecht«?

Der wissenschaftliche Konsens ist zwar noch relativ jung, aber eindeutig: Ähnlich wie im Bereich der sexuellen Orientierung (vgl. Kap. 55) ist auch die Geschlechterdiversität ein Ausdruck normaler menschlicher Varianz. Und: Zwischen Geschlechtsgruppen gibt es auf allen biopsychosozialen Ebenen deutlich mehr Gemeinsamkeiten als Unterschiede (Hyde et al., 2019).

Wichtig

Niemand möchte anzweifeln, dass es Männer und Frauen gibt und dass cis Männer und cis Frauen (also Personen, die sich in ihrem zugeschriebenen Geschlecht auch selbst wahrnehmen) die große Mehrheit im Geschlechtsspektrum darstellen. Damit gelten sie als die »Norm«. Jedoch existieren neben diesen beiden Hauptgruppen auf allen Bereichen im biopsychosozialen Spektrum von Geschlecht natürliche Abweichungen dieser Norm, die das Recht haben, anerkannt und benannt zu werden. Um diese Varianz abzubilden, benötigen wir neue Begrifflichkeiten.

Folgende Perspektiven rund um Geschlecht sind etabliert:

- **Zuweisungsgeschlecht:** das bei der Geburt vom medizinischen Fachpersonal visuell bestimmte Geschlecht.
- **Biologische Geschlechtsmarker:** die in der Biologie vorgenommene Einordnung anhand verschiedener Parameter (u. a. Geschlechtschromosomen, Expression von Gonaden und äußerer Geschlechtsmerkmale, Sexualhormone). Abweichungen von der typischen, in den meisten Individuen verwirklichten Entwicklung sind an vielen Stellen möglich, und die biologische Forschung beschreibt das Konzept der biologischen Geschlechtsbinarität immer häufiger als zu sehr vereinfachend, also wissenschaftlich betrachtet nicht ausreichend differenziert und damit auch veraltet (u. a. Hyde et al, 2019; Morrison et al., 2021; Rehmann-Sutter et al., 2023; Viloria & Nieto, 2020. Beispielsweise führt ein XY-Chromosomensatz nicht immer dazu, dass ein männliches Geschlecht zugewiesen wird, und bereits kleinste Abweichungen in sensiblen Entwicklungsphasen (einschließlich Pubertät) führen zu natürlich vorkommender geschlechtlicher Vielfalt (eine Auflistung gängiger bekannter medizinisch definierter »Intersexsyndrome« findet sich z. B. bei Beier et al., 2005). Gleichzeitig müssen nicht alle biologischen Geschlechtsmarker kongruent demselben Geschlecht entsprechen.

- **Geschlechtsidentität:** das intrinsisch stimmige Gefühl, einer bestimmten Geschlechtsgruppe oder anteilig mehreren Geschlechtsgruppen anzugehören. Wie bei allen identitätsstiftenden Faktoren ist es individuell sehr verschieden, ob eine Person die Komponente *Geschlechtsidentität* wichtig für sich findet oder nicht, egal ob die relative Geschlechtsidentität kongruent zum Zuweisungsgeschlecht ist (cis; aus lat. »diesseits«) oder inkongruent (trans; aus lat. »jenseits«). Jenseits weiblicher und männlicher Identitäten (egal ob cis, trans oder inter*) gibt es weitere Labels zur Selbstbezeichnung. Wir nutzen hier zusammenfassend den Begriff »nichtbinär« für alle Personen, deren Geschlechtsidentität nicht (ausschließlich) männlich oder weiblich ist (was von (binär) trans oder inter* unterschieden werden muss; s. zu den vielfältigen Begrifflichkeiten im Kontext von LGBTQI+ etc.: www.queer-lexikon.net/glossar).
- **Geschlechtsrollenverhalten:** Summe der Normen bzgl. geschlechtstypischer Rollenverteilungen und Verhalten innerhalb einer Geschlechtsgruppe, d. h., wie man sich als Frau oder Mann in unterschiedlichen Bereichen typischerweise verhält. Die Inhalte dieser Normen sind historisch gewachsen und unterliegen gängigen soziokulturellen Strömungen.
- **Geschlechtsausdruck:** die von o. g. Differenzierungen unabhängige, äußerlich wahrnehmbare Darstellung von Geschlechtlichkeit, z. B. durch Kleidung, Körpersprache, Sprachmelodie. Auch diese soziale Ebene von Geschlecht unterliegt gesellschaftlichen Prägungen und ist nicht eindeutig zur Geschlechtlichkeit zugehörig (z. B. wenn eine Person mit ihrem Geschlechtsausdruck spielt, ohne die intrinsisch stimmige Geschlechtsidentität zu ändern).
- **Geschlechtserleben:** das eigene Erleben davon, in welchem Geschlecht man von der Umwelt gelesen wird. Auf ganz natürliche Weise ist diese Ebene unsichtbar für Personen, die stets in der Geschlechtsrolle gelesen werden, mit der sie sich identifizieren. Diese Ebene erklärt zusätzlich, warum ein für die Geschlechtsidentität »passender« Geschlechtsausdruck für trans Personen wichtiger werden kann als für cis Personen, da sie dadurch häufiger von anderen mit dem eigenen Erleben übereinstimmend »richtig« gelesen werden (z. B. hätte damit eine trans Frau eine größere Motivation, sich hyperfeminin zu kleiden als eine cis Frau).

Eine Differenzierung in diese Komponenten macht das biopsychosoziale Puzzle von Geschlechtlichkeit fassbarer und hilft uns, es zu versprachlichen. Darum soll es in diesem Kapitel gehen: um das Verstehen, Versprachlichen und Umgehen mit Seiten der Geschlechtlichkeit, die für die psychische Gesundheit und Gesundung wichtig sind.

72.2 Wie beeinflusst das Geschlecht die psychische Gesundheit?

72.2.1 Unterschiede in Prävalenzraten psychischer Störungen

Geschlechtsunterschiede sind mit Unterschieden in der Häufigkeit und Ausprägung psychischer Störungen verknüpft, z. B. treten depressive Störungen, Angststörungen und Essstörungen bei Frauen häufiger auf als bei Männern, wohingegen Suchtstörungen bei Männern deutlicher prävalenter sind (Jacobi et al., 2014; Klose & Jacobi, 2004). Diese Unterschiede sind in ihrem Ausmaß jedoch regionaler und zeitlicher Variabilität unterworfen. So ist der *depression gap* beispielsweise unterschiedlich groß in unterschiedlichen europäischen Ländern und scheint sich in den letzten Jahrzehnten zu verkleinern (van de Velde et al., 2010) – insbesondere wenn man die administrative Prävalenz (also nicht aus epidemiologischen Feldstudien, sondern aus Abrechnungsdaten der Gesundheitsversorgung gewonnene Prävalenzen) betrachtet (Steffen et al., 2020).

Das Risiko, an einer psychischen Störung zu erkranken, ist bei Personen, die sich als trans oder nichtbinär identifizieren, deutlich erhöht (Reisner et al., 2016). Die psychische Notlage vieler trans Personen wird durch eine über 20-fach höhere Rate an Suizidversuchen im Vergleich zu cis Personen deutlich(Adams et al., 2017).

72.2.2 Wie kann man Unterschiede in der psychischen Belastung erklären?

Wie immer in der Klinischen Psychologie gibt es auch zu diesem Sachverhalt nicht *die* eine richtige Erklärung, individuell können sehr unterschiedliche Mechanismen greifen. Im Folgenden beschreiben wir die wichtigsten Erklärungsansätze. Diese sollen auch bei der Arbeit mit Patient:innen bei der Entwicklung individueller Störungsmodelle helfen.

Minderheiten-Stress-Modell
Das Minderheiten-Stress-Modell (Meyer, 2003) erklärt, wie die Zugehörigkeit zu einer Minderheit, beispielsweise einer Gender-Minderheit, mit einem erhöhten Stresserleben (*minority stress*) verbunden ist, was wiederum die Ausbildung psychischer Störungen befördern kann. Eine Minderheit beschreibt dabei eine (nicht notwendigerweise zahlenmäßig kleine) Gruppe, der von der »Mehrheit« Diskriminierung und Benachteiligung droht – das sind aus dieser Perspektive also in verschiedenen Kontexten auch cis Frauen. Es wird in außerhalb vs. innerhalb der Person liegenden Stressoren unterschieden:

(1) **Distale Stressoren** sind reale *Erlebnisse der Diskriminierung und Viktimisierung*. Insbesondere trans, inter* und nichtbinäre Personen erleben täglich Nachteile aufgrund ihrer Geschlechtsidentität in Schule, Arbeit, Freizeit, im Gesundheitssystem und sind vielfältigen Beleidigungen und Übergriffen ausgesetzt. Distale Stressoren wirken zum einen direkt auf das psychische Wohlbefinden sowie indirekt über die sogenannten proximalen Stressoren.

(2) **Proximale Stressoren** sind *innere Stressoren, wie verinnerlichte negative Annahmen über die Minderheitenidentität* (»Ich bin unnormal«, Selbststigmatisierung), die Erwartung von Zurückweisung (»Ich werde den Job nicht bekommen«, antizipierte Stigmatisierung) und das Verbergen der Minderheitenidentität, z. B. am Arbeitsplatz. Insbesondere die proximalen Stressoren werden in der Psychotherapie relevant, da sie am ehesten selbst beeinflussbar sind. Wir sollten aber im Blick behalten, dass Minderheitenstress kein individuelles, sondern ein gesellschaftliches Problem ist.

Wichtig

Sozialpsychologische Modelle helfen dort, wo das Minderheiten-Stress-Modell zu kurz greift. So können internalisierte Geschlechtsvorstellungen auch dann zur individuellen Qual werden, wo kein Minderheitenstatus besteht, z. B. wenn auch heterosexuelle cis Männer unter Männlichkeitserwartungen leiden.

Zentrale Dimension sozialpsychologischer Modelle, z. B. Theorie der Sozialen Identität (Bem, 1993) oder die Theorie der Sozialen Rollen (Egly & Wood, 2012), bilden Geschlechtsnormen: Wenn wir allgemein darüber sprechen, wie »eine Frau« oder »ein Mann« so ist, dann betrifft dies unser kollektives Verständnis über »richtiges« und »falsches« Erleben und Verhalten. Für den Menschen als soziales Wesen sind antizipierte Sanktion und sozialer Ausschluss sowie erlebte Abweichungen der eigenen Person eine potenzielle Quelle psychischen Leids.

Eine nützliche Ergänzung der Erarbeitung von internalisierten Geschlechtsrollen kann das Konzept der Gender Performativity nach Butler (1988) sein. Dieses erklärt, dass »Geschlecht« erst durch unsere alltägliche Performanz von geschlechtsspezifischem Verhalten entsteht. Frei nach Simone de Beauvoirs berühmten Zitat: »Man kommt nicht als Frau zur Welt, man wird es«, seien Strukturen durch die ständige Wiederholung, Weitergabe und Aufrechterhaltung erst festgesetzt. Diese Theorie integriert zwei scheinbar widersprüchliche Beobachtungen: Die Änderungsresistenz von Geschlechtsnormen und gleichzeitig der ständige historische und (sub-)kulturelle Wandel derselben. Folgerung für die psychotherapeutische Praxis kann damit sein: Was als geschlechtstypisch gilt, ist veränderbar, es braucht dazu aber auch Verhaltensänderungen gesellschaftlichen Ausmaßes – wir und unsere Patient:innen als Einzelpersonen haben jedoch durchaus die Macht, mit unseren Verhaltensänderungen anzufangen und damit zu prägen, was überhaupt erst als »typisch« für unser Geschlecht wahrgenommen wird. Dieser Ansatz kann besonders bei Ohnmachts- und Fremdbestimmungserleben von Patient:innen entlastend und selbstwirksamkeitsfördernd sein.

72.3 Berücksichtigung geschlechtsspezifischer Aspekte in der Psychotherapie

Wichtig

Das Thema Geschlecht kann für alle Menschen Thema im Therapieraum werden. Denn der gesellschaftliche Druck bei wahrgenommener Normabweichung ist nicht auf trans, inter* oder nichtbinäre Personen beschränkt. Es ist jedoch diese Klientengruppe, die am häufigsten damit zu tun hat – und aber zugleich bei vielen Psychotherapeut:innen Unsicherheit auslöst.

Eine wichtige Unterscheidung im therapeutischen Umgang mit geschlechtsspezifischen Aspekten ist die, ob jemand *mit* oder *wegen* dieser Thematik vorstellig wird. Wir sprechen in diesem Kapitel von Klient:innen, wenn Personen lediglich *wegen* Geschlechtsinkongruenz und mit dem Fokus der Geschlechtsidentität vorstellig werden, da bei ihnen keine psychische Störung behandelt wird (vgl. Kap. 55 zur Änderung von Pathologiekonzeptionen in der ICD-11). Wie in diesem Buch üblich sprechen wir jedoch weiterhin von Patient:innen, wenn der Fokus der Behandlung eine begleitende oder primäre psychische Störung ist.

72.3.1 Allgemeine Hinweise zur gendersensiblen Psychotherapie

Im Folgenden wird der Fokus zunächst auf die Arbeit mit trans, inter* und nichtbinären Klient:innen und solche mit Geschlechtsinkongruenz gelegt – zentrale Ansatzpunkte für gendersensible Psychotherapie mit cis Frauen und Männern finden sich in Abschnitt 72.3.3.

Antidiskriminierender Umgang

Laut EU-Grundrechteagentur (European Union Agency for Fundamental Rights, 2020a, 2020b) erleben innerhalb von 12 Monaten 40 % der LGBTQI+ Gruppe Diskriminierung bei der Inanspruchnahme von Gesundheitsleistungen. Demnach sind auch psychosoziale Institutionen und Organe der Gesundheitsversorgung für viele trans und nichtbinären Personen (und vermutlich durchschnittlich bei noch mehr inter* Personen) Orte, die sie aus Angst vor Belästigung meiden. Daher sollte die therapeutische Praxis für alle Geschlechtergruppen diskriminierungsarm gestaltet werden. Wichtig ist die Selbstbestimmung als Grundhaltung (einschließlich der Offenheit für den Raum, den diese Thematik in der Psychotherapie einnehmen soll). Es wird zwar Reflexionsunterstützung gegeben bzgl. aller Entscheidungen und Konsequenzen in Verbindung mit der eigenen Geschlechtsidentität, Geschlechtserleben oder Geschlechtsrollenverhalten – die Entscheidungen treffen jedoch allein die Klient:innen (und tragen damit auch die Verantwortung für diese Entscheidungen).

Aufgeklärt und offen für Vielfalt

Psychotherapeut:innen sollten zu den Themen Geschlechtsrollen, -identität, -erleben und -ausdruck über spezifisches und aktuelles Fachwissen verfügen und die Thematik für sich selbst reflektiert haben (APA, 2015, 2024). Neben dem Fachwissen ist insbesondere die Selbstreflexion zentral, da sonst das Risiko besteht, dass nicht-reflektierte unsichtbare Normen etabliert und verstärkt werden. Wenn beispielsweise in der Therapie bestätigt wird, dass »Frauen halt so sind«, dann werden geschlechtstypische Stereotype normalisiert, die der Klientin eine hilfreiche Problembearbeitung behindern können. Und wenn fälschlicherweise etabliert wird, dass »Geschlecht halt binär« sei, dann wird das differenzierte Erleben der nichtbinären Klient:innen invalidiert und das Gefühl verstärkt, unnormal zu sein.

Umgang mit Diskriminierungserfahrungen

Das Wissen über die Häufigkeit und die Macht von Diskriminierungserfahrungen und die Anerkennung deren Auswirkungen auf die betroffene Person ist – selbstverständlich auch für cis Personen – bedeutsam. Eine der wichtigsten korrigierenden Beziehungserfahrungen kann hier sein, dass Behandelnde sich bezüglich der Diskriminierungserfahrungen klar positionieren, z. B.: »Ja, das haben Sie nicht verdient. Das ist nicht normal.« Erst wenn diese Grundlage vertrauensvoll steht, können die Erfahrungen in einer Weise aufgearbeitet werden, dass auch ein komplexes Betrachten dieser Erfahrungen ermöglicht wird und dass, wenn indiziert, auch internalisierte negative Annahmen über die eigene Geschlechtsidentität bearbeitet werden können.

Richtig sprechen

»Geschlecht und Sprache« ist bekanntlich ein polarisierendes Thema (wobei einiges davon in erster Linie in der Schriftsprache zum Tragen kommt). Gerade in der Psychotherapie ist es wichtig, dass Behandler:innen sowohl authentisch als auch personenzentriert sprechen, und somit muss es nicht immer zwangsläufig der Gendergap, das Sternchen oder der Doppelpunkt werden, um sensibel im Kontakt mit Klient:innen zu sprechen. Jedoch gibt es viele Vorteile, besonders im Umgang mit inter*, trans und nichtbinären Personen, eine explizit geschlechtersensible Sprache zu verwenden. In der Praxis haben sich einige Sprachbesonderheiten bewährt, um eine vertrauensvolle, tragfähige Beziehung zu unterstützen, u. a.:

- **Pejorative Begriffe vermeiden:** Pejorativa sind Begriffe, die das damit Bezeichnete implizit abwerten. Begriffe, die stigmatisierte und marginalisierte Personen bezeichnen, pejorisieren mit der Zeit. Hier sensibel und offen für neue Worte zu sein, hilft im therapeutischen Prozess, antidiskriminierend zu sprechen. Glossare für gängige antidiskriminierende Begriffe im Gender-Bereich werden u.A. von Menschenrechtsorganisationen geführt und sind online verfügbar (z. B. von Amnesty International: https://www.amnesty.ch/de/ueber-amnesty/inklusive-sprache/glossar).
- **Den richtigen Namen und die richtigen Pronomen nutzen**: In dieser Studie von Russell et al. (2018) an jungen trans und nichtbinären Personen zeigte sich, dass die Suizidalität um 56 % sank, wenn in einem weiteren sozialen Kontext der Person die richtigen Pronomen und der richtige Name genutzt wurde. Bei trans Personen, die geschlechtsbinäre Pronomen nutzen, ist der Wechsel relativ einfach. Bei nichtbinären Personen, die sich mit einem nichtbinären Pronomen wohler fühlen, kann der Wechsel jedoch (über)fordernd wirken. Es sind aber meist nur wenige sprachliche Änderungen nötig, d. h. man kann sich durchaus nach den Klient:innen richten, ohne in einer Therapiesitzung permanent auf die Sprache achten zu müssen. Üben kann man ungewohnte Begriffe, wenn man in Intervision und Supervision über die betreffende Person spricht, um den Gebrauch anzutrainieren. Die Mühe, die Behandler:innen sich hier machen, wird in jedem Fall mit Vertrauen honoriert.
- **Geschlechtersensible Sprache auch über andere Personen**: Erfahrungsgemäß hat dies einen fast größeren Nutzen, als die korrekte kongruente direkte Ansprache selbst. Beispiel: Wenn mein:e Klient:in über ihre / seine Erfahrungen mit beispielsweise Max

spricht, kann ich entweder stillschweigend davon ausgehen, dass Max mit hoher Wahrscheinlichkeit cis männlich sei. Ich könnte aber auch z.B. neutral über Max sprechen, in dem ich über *diese Person* spreche. Ich könnte auch kurz innehalten und bei meine:r Klient:in erfragen, ob er / sie wisse, welche Pronomen Max denn nutze, und dann ebendiese nutzen. Dies hat das Potenzial, der Person, die vor mir sitzt, zu zeigen, dass Geschlechtersensibilität in diesem Raum eine Rolle spielt – und zwar ganz generell.

- **Geschlechtersensible Sprache im gesamten therapeutischen Prozess nutzen** von der Schriftsprache (in Anträgen, in der Dokumentation und Aktenführung, in Attesten und Formularen, in Frage- und Anamnesebögen) bis zur Anmeldung (Anrufbeantworteransagen bis zur ersten Begrüßung).

72.3.2 Psychotherapeutisches Vorgehen bei Geschlechtsinkongruenz

Bei Klient:innen, die aufgrund von Geschlechtsinkongruenz eine Behandlung aufsuchen, gibt es zudem noch einige Besonderheiten in der Diagnostik, der Behandlungsplanung und den rechtlichen Rahmenbedingen. Wir orientieren uns hierfür an der interdisziplinären und unter Mitarbeit von Erfahrungsexpert:innen erstellten AWMF S3-Leitlinie »Geschlechtsinkongruenz, Geschlechtsdysphorie und Trans-Gesundheit« (Nieder & Strauß, 2019; eine überarbeitete Fassung wird 2026 erwartet). Diese Ansätze sind explizit für die Behandlung bei trans und nichtbinären Personen angedacht, nicht aber für inter* Personen, denn in der Regel streben inter* Personen keine geschlechtsangleichenden Maßnahmen an (bzw. lehnen sie häufig ab). Das heißt nicht, dass inter* Personen in der Psychotherapie keinen Raum für geschlechtsspezifische Themen haben sollen, sondern dass sie – so wie cis Personen – meist keine Transition anstreben und damit mit und nicht wegen ihrer Geschlechtsthematik vorstellig werden.

Diagnose Geschlechtsinkongruenz in DSM-5 und ICD-11

Im ICD-11 ist die Geschlechtsinkongruenz keine psychische Störung mehr, sondern findet sich im neugeschaffenen Kapitel 17 »Zustände mit Bezug zur sexuellen Gesundheit« (Marchewka et al., 2023; vgl. Kap. 55). Die Diagnose für das Erwachsenenalter beschreibt eine ausgeprägte und anhaltend empfundene Inkongruenz zwischen dem Zuweisungsgeschlecht und der Geschlechtsidentität, die häufig mit einem Transitionswunsch verbunden ist und sich nicht auf Varianten im Geschlechtsausdruck beschränken darf. Im DSM-5 ist dies als »Geschlechtsdysphorie« in einem eigenen Kapitel gelistet. Um den Kriterien einer psychischen Störung zu entsprechen, muss die empfundene Inkongruenz mit klinisch bedeutsamen Leid verbunden sein.

Die Diagnostik erfolgt i.d.R. im diagnostischen Gespräch unter Berücksichtigung der Diagnosekriterien. Bisher liegen keine validierten Fragebögen für den deutschsprachigen Raum vor. Ziel ist eine annehmende, respektvolle und akzeptierende Erhebung bei ganzheitlicher Betrachtung der Geschlechtskomponenten.

Wichtig

Geschlecht und Sexualität sind korrelierende, aber voneinander unabhängige Konstrukte. Abweichend zur üblichen Sexualanamnese (Kap. 55) wird an dieser Stelle davon abgeraten, im Falle von Geschlechtsinkongruenz standardmäßig die sexuellen Aspekte der psychosexuellen Entwicklung bei der Eingangsdiagnostik miteinzuschließen. Es sind gerade diese intimen Fragen zur eigenen Sexualität, die viele Betroffene im psychosozialen Kontext als aversiv erleben; darüber hinaus sind sie hier selten für die spezifische Diagnostik zielführend (Nieder et al., 2016).

Behandlungsplan

Aus den veränderten Diagnosekriterien wird einerseits deutlich, dass Geschlechtsinkongruenz per se keine Indikation für Psychotherapie darstellt. Die entsprechende interdisziplinäre S3-Leitlinie beschreibt allerdings, dass Psychotherapie für trans Personen ein Angebot im Bedarfsfall sein kann, wobei unter Anwendung bekannter verhaltenstherapeutischer Methoden häufig folgende Ziele im Vordergrund stehen:

- Unterstützung bei der Minderung von Geschlechtsdysphorie z. B. durch die Bewältigung von Scham- und Schuldgefühlen, Auflösung internalisierter Transnegativität und Unterstützung der Identitätsentwicklung
- ggf. Unterstützung bei Transitionsprozessen
- Förderung von Selbstakzeptanz, Selbstwertgefühl, Selbstmitgefühl und Selbstsicherheit

Weitere wichtige Themen und therapeutische Ansatzpunkte sind:

- **Behandlung begleitender psychischer Störungen**: Bedeutsame starke begleitende psychische Störungen (z. B. Psychosen, Wahn, starke Abhängigkeitserkrankungen), die die Diagnostik erschweren und die Entscheidungsfähigkeit der Patient:innen einschränken, sollten zwingend zuerst behandelt werden. Weitere begleitende häufige psychische Störungen (z. B. depressive Störungen, Angststörungen, Essstörungen) sollten zeitgleich behandelt und im Verlauf der individuell gewählten sozialen und körperlichen Transition beobachtet werden. Häufig treten komorbide psychische Störungen (einschließlich Suizidalität) reaktiv auf. Hier ist eine genaue Exploration der Symptomentwicklung über die Lebensspanne sinnvoll.
- **Alltagserfahrungen**: Der sogenannte »Alltagstest« ist veraltet; i. d. R. leben trans Personen, die vorstellig werden, längst in der kongruenten Geschlechtsrolle (z. B. European Union Agency for Fundamental Rights, 2014). *Personen mit Alltagserfahrungen* profitieren von der geleiteten Reflexion ihrer Alltagserfahrungen, der Bewältigung von Diskriminierungserfahrungen, der Reflektion und der Validierung positiver Erfahrungen. *Personen ohne Alltagserfahrungen* profitieren von der Bewältigung von diesbezüglichen Ängsten, selbstbestimmter Exposition in der kongruenten Geschlechtsrolle, sowie Entscheidungsfindungen bezüglich individueller Transitionsziele. In beiden Fällen sind die Ziele dieser Alltagserfahrungen zum einen die Etablierung einer differenzierten und individuellen Entscheidung über Ziele in der Transition (sowohl sozial als auch ggf. körpermodifizierend), als auch eine wachsen-

de Sicherheit und Wohlbefinden in der Bestreitung des Alltags in der kongruenten Geschlechtsrolle.

- **Angehörigenarbeit**: Gerade bei Ablehnungserfahrungen in der Familie kann laut Leitlinie der Einbezug der nahestehenden Angehörigen in die Behandlung ratsam sein, um die Klient:innen bei Bedarf beim Beziehungsaufbau zu unterstützen sowie die Angehörigen bei der Überwindung einer etwaigen Ablehnung zu stärken (Hinweise hierzu bei pro familia Bundesverband, 2016), .
- **Schriftliche Behandlungsempfehlungen**: Da bis dato für medizinische Behandlungsmaßnahmen in einem Transitionsprozess eine kurze, durch Fachkräfte auszustellende Behandlungsempfehlung notwendig ist, gilt es, diesbezügliche Wünsche in der Therapie ergebnisoffen zu sammeln. Eine Behandlungsempfehlung kann von behandelnden Psychotherapeut:innen ausgestellt werden. Inhalt der Behandlungsempfehlung ist nach der S3-Leitlinie: die Diagnose, ggf. Angabe zu begleitenden psychischen Störungen, die individuell zu empfehlende Art der Behandlung sowie eine Bestätigung, dass die betreffende Person über Diagnose und mögliche Behandlungsalternativen aufgeklärt wurde. Es kann eine gute Variante sein, das Empfehlungsschreiben früh im Prozess zu erstellen und der Person zur weiteren selbstbestimmten Verwendung auszuhändigen. Wenn diese Hürde einer von Patient:innen gewünschten Behandlungsempfehlung beseitigt ist, ist bedingungslose Offenheit im Raum erst möglich.
- **Begleitung der körperlichen und sozialen Transition:** Obwohl Psychotherapeut:innen in der weiteren interdisziplinären Behandlung nicht involviert sind, so sind sie jedoch häufig lange Begleiter:innen der Transition. Fachwissen in diesem Bereich ist notwendig, auch um Klient:innen bei der Wahl ihrer Transitionsziele zu unterstützen. Allgemein gilt: Es gibt nicht die »eine« Transition. Der Wunsch nach körpermodifizierenden Eingriffen ist individuell, und die Variabilität bezüglich gewünschter Maßnahmen ist groß (z. B. Koehler et al., 2018). Welche Transitionsbehandlungen – zum Beispiel hormonelle, operative, logopädische, Epilationen – gewünscht werden, ist sehr individuell. Wenn Personen nur bestimmte Behandlungen wünschen, alle oder gar keine außer der sozialen Transition, so gilt es als vollständige Transition stets dann, wenn die betreffende Person sich in ihrer Geschlechtsidentität völlig affirmiert sieht (vgl. Leitfaden Trans* Gesundheit, Bundesverband Trans*, 2018). Auch zusätzliche Faktoren wie Erkrankungen oder ein Kinderwunsch können beeinflussen, ob bestimmte Behandlungen umgesetzt, aufgeschoben oder zeitlich unterbrochen werden. Ein Kinderwunsch ist hier übrigens (entgegen der früheren Gesetzgebung in Deutschland) kein Widerspruch zu Transidentität (Kemper, 2024).

Wirkung körpermodifizierender Transitionsprozesse

Die Wirksamkeit körpermodifizierender Behandlungen wurde in der S3-Leitlinie (Nieder & Strauß, 2019) in 26 Studien untersucht. Insgesamt zeigte sich eine Reduktion der Geschlechtsdysphorie von 80 % und der psychischen Symptome von 78 %. Die Eingriffe erhöhten die Lebensqualität von 80 % der befragten Personen, und Suizidalität sank von ca. 50 % vor der Behandlung auf 4 % nach der Behandlung.

In den Medien werden Fälle, in denen Aspekte der Transition bereut werden, häufig benutzt, um die Nützlichkeit des Transitionsprozesses an sich in Frage zu stellen, was allerdings der Evidenzlage nicht entspricht. Trans Personen bereuen ihre Transition sehr selten – aber dennoch kommt solches vor. Eine Metaanalyse (Bustos et al., 2021) ergab eine Prävalenzrate von 1% des *Regretting*, wobei innerhalb dieser 1 % auch solche Fälle eingeschlossen sind, bei denen nicht die Transition an sich bedauert wird, sondern das individuell nicht zufriedenstellende Ergebnis körpermodifizierender Maßnahmen, oder dass die Transition gesellschaftlich nicht akzeptiert wurde und sie nun noch mehr Diskriminierung erfahren.

Risikofaktoren, die beeinflussen, dass es zum Regretting kommen kann, sind laut Leitlinie folgende: Schwere psychische Erkrankungen wie Psychosen, Abhängigkeit, und schwer ausgeprägte psychische Begleiterkrankungen, die die Entscheidungsfähigkeit einschränken, traumatische Erfahrungen, Late-Onset, Fetisch (bzgl. trans Körpern), soziale Isolation und schwere psychosoziale Belastungen. Eine umfängliche Diagnostik in der Psychotherapie – einschließlich der guten Differenzierung zwischen Transitionswunsch und sexueller Orientierung (gerade bei jungen Menschen) – sowie eine ergebnisoffene Exploration dieser Faktoren können vorbeugend wirken und Patient:innen befähigen, gute Entscheidungen für sich zu treffen.

Da Psychotherapie bei der Geschlechtsinkongruenz nur ein einzelnes Puzzlestück in einer interdisziplinären Batterie von medizinischer und therapeutischer Versorgung darstellt, ist sie am hilfreichsten, wenn sie in enger Zusammenarbeit innerhalb dieses Netzwerks steht.

72.3.3 Und was ist mit cis Männern und Frauen?

In den vorangehenden Abschnitten standen trans, inter* und nichtbinäre Klient:innen und solche mit Geschlechtsinkongruenz im Mittelpunkt, da wir hier die größten Herausforderungen für Psychotherapeut:innen wahrnehmen. Das bedeutet selbstverständlich nicht, dass Geschlecht bei cis Männern und Frauen eine untergeordnete Rolle spielt. Geschlecht kann auch für cis Personen zu einem Faktor werden, der die psychische Gesundheit auf vielfältige Art beeinflusst und im Rahmen einer Psychotherapie relevant sein kann (vgl. Kap. 55).

Diagnostik. Psychotherapeut:innen sollten sich dem diagnostischen Bias gegenüber (cis) Frauen und Männern bewusst sein. Dazu zählen zum Beispiel: Unterdiagnostizierung psychischer Erkrankungen bei Männern aufgrund Expressivitäts- und Darbietungsunterschieden von Symptomen im Vergleich zu Frauen sowie unterschiedliches Hilfesuchen und Inanspruchnahme von psychotherapeutischer Versorgung und Gesundheitsversorgung allgemein; Zuschreibung vermehrt histrionischer oder Borderline-Akzentuierung bei Frauen und narzisstischer Akzentuierungen bei Männern; Übersehen »genderunüblicher Störungen« (z. B. Essstörungen bei Männern, Alkoholabhängigkeit oder ADHS bei Frauen).

Unterschiedliche Ausgangsbedingungen und Vulnerabilitäten. Was Risikofaktoren und ätiopathogenetische Störungsmodelle betrifft, sollten Psychotherapeut:innen sich der im Durchschnitt häufig unterschiedlichen Ausgangsbedingungen bewusst sein (vgl. z. B. Else-Quest & Shibley-Hyde, 2022). So erfahren Frauen mehr sexuelle Gewalt, Gewalt in Partnerschaften, Übergriffigkeit, Objektifizierung und ungewollte »Sichtbarkeit« sowie allgemeinen Minority Stress (einschließlich Armut, wirtschaftlicher Abhängigkeit, gesellschaftlichen Anpassungsdruck etc.). Diese Faktoren sind mit spezifischen Grundannahmen und psychologischen Vulnerabilitäten assoziiert. Männer wiederum erfahren in ihrer Sozialisation im Durchschnitt mehr körperliche Gewalt (außerhalb von Partnerschaften), Intragruppen-Anpassungsdruck, Einsamkeit und ungewollte »Unsichtbarkeit«, genetische Vulnerabilitäten für Substanzabhängigkeit, oder auch Obdachlosigkeit – und solche Variablen führen ebenfalls zu speziellen lerngeschichtlichen Diathesen, die in spezielle psychische Problemkonstellationen münden können.
Probleme in Folge internalisierter Geschlechterrollen und Stereotype. Es ist für alle wichtig zu explorieren, wie z. B. internalisierte Geschlechterrollen den Emotionsausdruck beeinflussen, wo eventuell Diskrepanzen zu inneren Erwartungen, wie »ein Mann/eine Frau sein soll«, wahrgenommen werden, oder wo vielleicht auch Diskriminierung aufgrund des Geschlechts erlebt wurde. Eine (nicht-psychologische) Auseinandersetzung mit dem Genderperformance-Druck für cis Männer bieten zum Beispiel das Buch »Sei kein Mann: Warum Männlichkeit ein Albtraum für Jungs ist« (Bola, 2020) oder der amerikanische Dokumentarfilm »The Mask You Live In« (2015).
Stereotypen vermeiden. Die »eine« Therapie für Männer oder für Frauen gibt es in unseren Augen nicht, und (auch zum Teil durchaus etablierte) Bücher, die solches vorschlagen, replizieren leider häufig genau die Stereotype, die für unsere Patient:innen viel Leid verursachen können. Wir nennen solche herkömmlichen Werke also bewusst hier nicht bei der weiterführenden Literatur – auch wenn sicherlich auch in diesen Lehrbüchern zu »weiblicher vs. männlicher Psychotherapie« manches Wichtige stehen mag.

72.4 Fazit

Fallbeispiel

Die Anamnese bei Leon, einem cis männlichen Jungen mit homosexueller Orientierung, viel selbstgewählten weiblichen Sozialisationspartnerinnen und dadurch beeinflussten lerngeschichtlichen Erfahrungen, ergab eine erhöhte Vulnerabilität für sexuelle Gewalterfahrungen und ungewollte »Sichtbarkeit«. Aber er entwickelte auch erhöhte Emotionalität und Feinfühligkeit. Leon wird nicht davon profitieren, wenn Therapeut:innen ihn »typisch männlich« behandeln.

Genauso könnte es Alma gehen, einer cis weiblichen inter* Person, die große Probleme damit hat, als Mann oder trans gelesen zu werden und die durch diffuse Rollenerwartungen einer Welt, die gewohnt ist, binär zu denken, lebenslang psychosoziale Belastungen erfahren hat.

Es dürfte deutlich geworden sein, dass es »die« geschlechtsspezifische Psychotherapie nicht geben kann. Wichtiges Schlagwort ist an dieser Stelle die *Individualisierung* von Behandlungsansätzen – wie bei jeglichen Aspekten menschlicher Diversität. Die Gendermedizin verläuft übrigens aktuell ebenso in die Richtung, dass Geschlechtsaspekte zunehmend berücksichtigt werden sollen, ohne dabei aber in eine strikt getrennte »Frauen- vs. Männermedizin« zu verfallen. Auch dort ist das langfristige Ziel eine Individualisierung spezifischer krankheitsätiologischer Faktoren, welche die individuelle medizinische Behandlung verbessern soll.

Idealerweise führen solche Überlegungen also zu einer Psychotherapie, die angereichert mit geschlechtsspezifischem Wissen, eine individuelle Fallkonzeption (Kap. 13) gewährleisten und darüber sinnvolle Zugänge zur Bearbeitung liefern kann.

FAQ

Kann ich meinen Klient:innen »aus Versehen« einreden, trans zu sein?

Diese Angst ist unbegründet, solange Behandler:innen den Maximen der Selbstbestimmung und Verantwortungsübergabe folgen. Problematisch ist, dass trans Personen i. d. R. fremdbestimmt bei uns vorstellig werden, um die Kriterien weiterführender Behandlungen zu erfüllen. Ihr Ziel ist dann eine Fremdbestätigung dessen, was sie oft seit Jahrzehnten erleben: ihre intrinsisch stimmige Geschlechtsidentität. Gefühlt verschiebt sich hier die Deutungsmacht, diese sollte jedoch insbesondere bei Abwesenheit begleitender psychischer Störungen zwingend bei der Person selbst bleiben: Sie ist nicht krank, und sie kennt sich selbst am besten. Auch im viel selteneren Fall, dass wir die Person durch die Selbstfindung begleiten dürfen, ist es nicht die Aufgabe der Behandler:innen, Transidentität zu »bestimmen«, sondern maximal gemeinsam ergebnisoffen zu entdecken. Arthur Kleinmann, Anthropologe und Psychiater, beschreibt im Feld der kultursensiblen Behandlung einen Ansatz, der für geschlechtersensible Behandlung übertragbar ist: Es ist zentral, dass die eigene, individuelle Erklärung für das Leiden und der eigene Ansatz der Heilung der Hypothese der Behandler:innen nicht untergestellt ist. Diese Haltung ist in der VT universell und wird in diesem Problemfeld ganz besonders relevant.

Weiterführende Literatur

Nieder, T. O. & Strauß, B. (2019). S3-Leitlinie zur Diagnostik, Beratung und Behandlung im Kontext von Geschlechtsinkongruenz, Geschlechtsdysphorie und Trans-Gesundheit: Hintergrund, Methode und zentrale Empfehlungen. Zeitschrift für Sexualforschung, 32, 70–79.

Rautenberg, M. (2022). Transgender und nonbinäre Menschen in der Psychotherapie: Diagnostik, Beratung und Begleitung. Göttingen: Hogrefe.

Viloria, H. & Nieto, M. (2020). The Spectrum of Sex: The Science of Male, Female, and Intersex. London: Jessice Kingsley Publishers.

73 Kultursensible Psychotherapie

Ulrike von Lersner

73.1 Hintergrund und allgemeine Merkmale

Unter dem Begriff der kultursensiblen Psychotherapie findet sich eine Reihe an therapeutischen Ansätzen, denen gemeinsam ist, dass sie dem kulturellen Hintergrund von Patient:innen gezielter eine große Bedeutung beimessen und therapeutisches Vorgehen, Beziehungsaufbau und Behandlungsplanung hierauf abstimmen.

Den Grundprinzipien der Verhaltenstherapie folgend ist ein wesentliches Ziel kultursensibler Psychotherapie, die Patient:innen »dort abzuholen, wo sie stehen«, d.h. den therapeutischen Prozess so an den kulturellen Kontext eines Individuums anzupassen, dass die therapeutische Beziehung positiv gestaltet und damit Behandlungsverläufe optimiert und Therapieerfolge verbessert werden.

Dabei ist von entscheidender Bedeutung, welches Kulturverständnis der Behandlung zugrunde gelegt wird. Während historische Definitionen von Kulturen als in sich homogene, voneinander abgrenzbare »Kugeln« (Herder, 1774) ausgingen, die einander gegenseitig abstoßen, setzen sich in jüngster Zeit Definitionen durch, welche die zugenommene globale Mobilität berücksichtigen und besser auf den Kontext der Psychotherapie anwendbar sind (Rathje, 2009). Der neue Kulturbegriff beinhaltet ein Bewusstsein dafür, dass Menschen parallel unterschiedlichen kulturellen Gruppen angehören (Multikollektivität), dass nicht alle Angehörigen einer Kultur diese Kultur in gleicher Weise leben (inhaltliche Differenz) und dass Kulturen einander partiell überlappen und nicht, wie im Kugelmodell angenommen, klar voneinander abgrenzbar sind (Durchdringung). Daraus ergibt sich auf der Handlungsebene eine radikale Individualität (Rathje, 2009), die es individuell zu verstehen gilt. Dieser Kulturbegriff liegt auch dem DSM-5/ICD-11 zugrunde.

Teil VII

Definition

Kultur beschreibt intersubjektive, vielschichtige Symbolsysteme, die die Wirklichkeit und Lebensprozesse von Gemeinschaften strukturieren. Sie werden im Sozialisationsprozess erlernt, später jedoch von den Angehörigen der Kultur habituell angewandt. Kultur wird hierbei vor allem als Prozess verstanden, bei dem es nicht nur um die Wiederholung von Traditionen geht, sondern um die Schaffung von Bedeutungsräumen. Damit sind Werte, Orte, Sprachen oder Gewohnheiten und Aktivitäten gemeint, die Menschen gemeinsam haben.

Der Bezug auf die regionale Herkunft als ausschlaggebendes Merkmal für die Zuordnung zu einer Kultur entfällt in dieser Definition. Auch in der Psychotherapie ist unbedingt anzuraten, sich nicht auf die regionale Herkunft einer Person zu beschränken, wenn es um kulturelle Zuordnung geht, sondern andere Dimensionen einzubeziehen, die die Lebenswirklichkeit von Menschen bzw. deren »Bedeutungsräume« maßgeblich prägen. Ein Ansatz, der diese Dimensionen explizit berücksichtigt und der in der kultursensiblen Psychotherapie Anwendung findet, ist der Diversity-Ansatz, der seine Wurzeln in der US-amerikanischen Antidiskriminierungsgesetzgebung vom Anfang des letzten Jahrhunderts hat (van Keuk et al., 2011).

Die »Big Six« des Diversity-Ansatzes sind:

- Geschlecht
- Alter
- Religion
- sexuelle Orientierung
- Behinderungen und Fähigkeiten
- soziokultureller Hintergrund

Soziokultureller Hintergrund meint hierbei im Einzelnen:

- Bildungsgrad
- Einkommen
- Migrationserfahrung
- Milieuzugehörigkeit
- Sprache
- urbaner oder ländlicher Lebensraum

  Die genannten Dimensionen beschreiben Charakteristika, die Menschen als maßgeblich für unterschiedliches Erleben und Verhalten in Gesellschaften beschreiben, zugleich sind es aber auch Dimensionen, aufgrund derer Menschen häufig Diskriminierung ausgesetzt sind.

Wichtig

Der **Diversity-Ansatz** sowie der neue Kulturbegriff ermöglichen eine differenziertere Wahrnehmung der Patient:innen und werden dem Individuum in seiner kulturellen Vielfalt gerecht. Es gilt in der klinischen Arbeit zu identifizieren, welche Diversitätsfacetten im konkreten Fall für die Psychotherapie relevant sind.

73.2 Diskriminierungssensibilität

Wie bereits deutlich wurde, ist eine Facette der kultursensiblen Psychotherapie der bewusste Umgang mit Diskriminierung und ihrer Auswirkung auf die Psyche. Dies setzt eine Sensibilität für die Lebensrealität von Patient:innen voraus und schließt den therapeutischen Raum – das heißt die Interaktion zwischen Patient:innen und Therapeut:innen – mit ein. Unter Diskriminierung wird die Benachteiligung von Personen aufgrund von Merkmalen wie z. B. ethnischer Herkunft, Religion, sexueller Identität, Geschlechtsidentität, Aussehen, Behinderung, Bildung oder Einkommen verstanden. In der Arbeit mit Menschen mit Migrationserfahrungen spielt häufig das Aussehen im Sinne von »gelesener Ethnie« (bzw. im Englischen »race«) als eine Dimension von Diskriminierung von Menschen, die nicht als weiß gelesen werden (vgl. https://www.amnesty.de/glossar-fuer-diskriminierungssensible-sprache), eine wichtige Rolle. Diese Menschen sind oft zeitlebens besonderem Minoritätenstress und Diskriminierung ausgesetzt.

In der Therapie spielen diese Erfahrungen eine große Rolle und sollten unbedingt Beachtung finden, auch wenn Patient:innen dies nicht unmittelbar von selbst einbringen. Denn auf Seiten der Klient:innen herrschen Scham und Unsicherheit, diese Erfahrungen anzusprechen. Häufig sind sich Klient:innen der Auswirkungen von Diskriminierung im Alltag nicht bewusst, oder sie sind sich unsicher, inwiefern solche Themen in der Psychotherapie einen Platz haben dürfen. Nicht selten sehen sich Klient:innen auch diskriminierendem Verhalten von Therapeut:innen ausgesetzt (vgl. Rassismusreport; DeZIM, 2022). Angeführt werden dabei in erster Linie Benachteiligungen bei der Vergabe von Therapieplätzen, rassistische Bemerkungen vonseiten der Therapeut:innen und ein Bagatellisieren von Rassismuserfahrungen, die von Patient:innen berichtetet werden.

In Kenntnis solcher Mechanismen sowie dem Wissen darum, welchen negativen Einfluss Mikroaggressionen und Diskriminierung auf die psychische Gesundheit von Menschen haben (z. B. Nadal et al., 2014; Williams et al., 2018; Donovan et al., 2013), ist es ratsam, die Thematik bei Angehörigen von Minderheitengruppen von Therapeutenseite offen anzusprechen und selbst nachzufragen, um den Raum in der Therapie hierfür zu öffnen. Eine Möglichkeit hierfür bietet das *Cultural Formulation Interview* (s. u.; Lewis-Fernandez et al., 2016). Ein Beispiel für diskriminierungssensibles Verhalten ist, abwertende Sprache nicht zu reproduzieren und stattdessen etwa »N-Wort« oder »Z-Wort« zu verwenden. Ebenso sollte den berichteten Rassismuserfahrungen im therapeutischen Rahmen Raum gegeben werden, um invalidierende Erfahrungen nicht zu replizieren, die erlebten Emotionen zu verarbeiten und hilfreiche Strategien im Umgang mit dieser Lebensrealität erarbeiten zu können.

Schütteler und Slotta (2023) weisen darauf hin, dass gesamtgesellschaftliche Muster struktureller Diskriminierung historisch verankert sind. Sie können sich sowohl in institutioneller und struktureller Diskriminierung, d. h. beispielsweise in Benachteiligung durch Organisationen und Gesetze, als auch in individuellen Begegnungen (Abwertung, Ausgrenzung) äußern. Häufig sind sich Menschen ihrer diskriminierenden Dynamiken und Verhaltensweisen aufgrund ihrer Sozialisierung in Gesellschaften, denen diskriminierende Mechanismen innewohnen, nicht bewusst. Es bedarf intensiver (Selbst-)Reflexion, um diese Strukturen offenzulegen. Dies gilt auch für Psychotherapeut:innen – nicht selten verwenden Therapeut:innen unbewusste Abwehrstrategien in Reaktion auf rassistische Erfahrungen von Klient:innen, wie etwa Verleugnung, Tone Policing, Rationalisierung oder Tokenismus (Beispiele bei Schütteler & Slotta, 2023). Dies ist nachvollziehbar, da eine offene Auseinandersetzung mit Rassismus und Diskriminierung bei vielen Menschen starke Emotionen und Hilflosigkeitserleben auslöst (*White Fragility*, Ogette, 2017; Schütteler & Slotta, 2023) und die genannten Abwehrstrategien davor schützen. Gleichzeitig replizieren Therapeut:innen damit ungewollt negative Erfahrungen ihrer Klient:innen, was dringend vermieden werden sollte.

Durch die bewusste Auseinandersetzung mit der eigenen Geschichte und die Reflexion sowohl von erfahrenen Privilegien als auch von Diskriminierungserfahrungen kann es Therapeut:innen gelingen, sich besser in die Lebenswelten von Klient:innen mit Rassismuserfahrungen hineinzuversetzen und Diskriminierung zu vermeiden. Ziel ist hierbei nicht die vollständige – und unrealistische – Eliminierung von Diskriminierung, sondern ein diskriminierungsbewusstes Verhalten.

73.3 Kulturelle Vielfalt und Ethnozentrismus

Ein Charakteristikum und möglicherweise auch die größte Herausforderung in der kultursensiblen Psychotherapie ist die große Heterogenität der Zielgruppen. So variieren bei Migrant:innen die Migrationsmotive sehr stark (Geflüchtete, Gastarbeiter:innen, Diplomat:innen, zugezogene Ehepartner:innen, Migrant:innen der zweiten oder dritten Generation) und wirken sich in unterschiedlicher Weise auf die Lebensumstände der Menschen aus.

Hinzu kommt, dass durch das Aufwachsen in unterschiedlichen soziokulturellen Kontexten häufig unterschiedliche Wertorientierungen vorhanden sind. Dabei sind es in aller Regel nicht die Werte als solche, die sich unterscheiden, sondern deren Umsetzung in der jeweiligen Kultur. Mit anderen Worten: Was als »normal« gilt, wird unterschiedlich definiert. Dies umfasst allgemeine Aspekte des menschlichen Miteinanders (z. B. wie wird Respekt gezeigt, was ist ein Tabu, wie wird verbal und nonverbal kommuniziert) als auch die Vorstellungen von und Erwartungen an Psychotherapie (z. B. was ist Psychotherapie, was wird von mir als Patient:in erwartet, was ist die Rolle des / der Therapeut:in). Es geht jedoch noch weit darüber hinaus und betrifft die Konzeption des Selbst (wie wird das Selbst wahrgenommen, welche Rolle spielt hierbei das soziale Umfeld) und auch den Umgang mit psychischen Belastungen.

Wie bereits angedeutet, ist eine wichtige Voraussetzung für eine erfolgreiche kultursensible Arbeit, von Konzepten wie *Norm* und *Normalität* Abstand zu nehmen. Dies ist nicht immer leicht, da die Herangehensweise der anderen Person aufgrund ihrer Fremdheit verunsichern kann. Menschen reagieren unbewusst und quasi automatisch mit Ethnozentrismus.

Definition

Unter **Ethnozentrismus** versteht man »jene Weltanschauung, nach der die eigene Gruppe das Zentrum aller Dinge ist und alle anderen im Hinblick auf sie einstuft und bewertet« (Sumner, 1906, S. 12). Dabei wird die Abweichung von eigenen kulturellen Werten als negativ empfunden und die eigene Kultur durch die vorgeprägte Sichtweise als überlegen angesehen. Bleibt dieser Mechanismus unreflektiert, kann er die Basis für Vorurteile und Diskriminierung darstellen.

Sozialpsychologisch lässt sich dies mit dem Konzept der sozialen Identität von Tajfel (1986) erklären. Ein Ausweg kann sein, die beiden Pole des Eigenen (resp. besseren) und des Fremden (resp. schlechteren) wertfrei und gleichrangig durch »das eine« und »das andere« zu ersetzen. So kann es gelingen, sich vorteilsbewusst in neue Realitäten hineinzuversetzen (cultural role taking), ohne eigene Wertvorstellungen infrage gestellt zu sehen (Sue & Sue, 2013).

73.4 Anpassung verhaltenstherapeutischer Strategien an den interkulturellen Kontext

Evidenzbasierte, gut wirksame verhaltenstherapeutische Strategien lassen sich sehr gut auf die kultursensible Psychotherapie anpassen. Dabei kommt eine weitere Betrachtungsebene hinzu. Während Therapeut:innen in der westlichen Standard-Psychotherapie in erster Linie auf die individuelle Ebene fokussieren, kommt in der kultursensiblen Therapie der kulturelle Hintergrund, sprich die Gruppenebene, hinzu. Dies ist dringend erforderlich, um sich besser auf die Wahrnehmungswelt und Bedürfnisse der Patient:innen einlassen zu können (Sue & Sue, 2013).

Kulturelle Leidenskonzepte und Krankheitsmodelle

Neben Aspekten des menschlichen Miteinanders unterscheiden sich Kulturen auch in der Präsentation von und im Umgang mit Symptomen. Tabelle 73.1 gibt einen Überblick über die Klassifikation kulturgebundener Leidenskonzepte nach DSM-5 (APA, 2013).

Tabelle 73.1 Klassifikation kulturgebundener Leidenskonzepte nach DSM-5 (APA, 2013)

Typus	Erklärung	Beispiel
Kulturelle Erklärungen und wahrgenommene Ursachen	Bezeichnungen, Zuschreibungen oder Eigenschaften eines Erklärungsmodells, die kulturell anerkannte Bedeutungen oder Ätiologien für Symptome, Krankheiten oder Leidenszustände kennzeichnen	*Verwünschung oder Verhexung* (z. B. in einigen Regionen Afrikas) *Der böse Blick* (z. B. in der Türkei) Religiöse Zuschreibung *Es ist Allahs Wille* (z. B. bei muslimischen Patienten)
Kulturelle Syndrome	Cluster von Symptomen und Zuschreibungen, die insbesondere bei Personen in spezifischen kulturellen Gruppen auftreten	*Khyâl cap* → »Windattacken«, die in den Betroffenen große Angst auslösen (z. B. in Kambodscha) *Dhat-Syndrom* →Angst männlicher Patienten vor Samenverlust (z. B. in Südasien) *Ataque de nervios*→ Gefühl des Kontrollverlusts, »Nervenzusammenbruch« (z. B. in Lateinamerika)
Kulturelle Leidensbegriffe	Lokal geprägte Formeln, um mentale Leidenszustände sprachlich auszudrücken	*Den Kopf gegessen haben* (Türkei) → das Gefühl, verrückt zu werden *Eine geplatzte Gallenblase haben* (Türkei) → sich überarbeitet fühlen oder Sorgen haben Ein gebrochenes Herz haben (Deutschland) → unglücklich verliebt sein

Kernmerkmale transkultureller Kompetenz im psychotherapeutischen Setting

Spezielles kulturspezifisches Hintergrundwissen ist für die Behandlung hilfreich, z. B. Wissen um Unterschiede und Konflikte zwischen einzelnen ethnischen oder religiösen Subgruppen oder Kenntnis über bestimmte kulturspezifische Tabus oder Rituale. Solches Hintergrundwissen kann jedoch niemals vollständig sein und ist für eine erfolgreiche Behandlung auch nicht zwingend erforderlich. Hier weicht die kultursensible Psychotherapie vom üblichen Anspruch an Therapeut:innen als allseits kompetente Person ab – an diese Stelle tritt die Fähigkeit zum offenen Umgang mit Wissenslücken. Patient:innen schätzen es in der Regel sehr, über die kulturellen Hintergründe aufzuklären, und es hilft beiden Beteiligten, Problemlagen besser zu verstehen. Tabelle 73.2 fasst zusammen, welche Eigenschaften und Verhaltensweisen transkulturelle Kompetenz in der Psychotherapie beinhaltet und welche nicht.

Tabelle 73.2 Eigenschaften und Verhaltensweisen transkulturelle Kompetenz

Transkulturelle Kompetenzbeinhaltet	Transkulturelle Kompetenz beinhaltet nicht
▶ Reflexion der eigenen kulturellen Eingebundenheit ▶ Fähigkeit zum Perspektivwechsel, wertfreier Umgang mit dem Fremden ▶ proaktiver Umgang mit Nicht-Wissen, d. h. Nachfragen ▶ Flexibilität und Methodenvielfalt ▶ Ambiguitätstoleranz ▶ vorurteilsbewusster Umgang mit Unvertrautem ▶ Berücksichtigung differenter Kulturmuster als EIN möglicher Einflussfaktor in der Therapie ▶ keine Reduzierung einer Person auf die regionale Herkunft ▶ flexibler Wechsel zwischen individueller, Gruppen- und universeller Perspektive	▶ eigene Wertvorstellungen zugunsten von Patient:innen aufzugeben ▶ Patient:innen eigene Wertvorstellungen aufzunötigen ▶ alles über die Kultur der Patient:innen wissen ▶ streng kulturspezifischen Handlungsanweisungen zu folgen ▶ Behandlungsmethoden aus dem Erfahrungskreis der Patient:innen aufzunehmen ▶ auf eigenem Vorgehen zu beharren ▶ davon auszugehen, es mit ganz neuen, anderen Störungsbildern zu tun zu haben ▶ Psychotherapie neu zu erlernen

Sprachliche Barrieren und der Einsatz von Sprachmittelnden

In der Psychotherapie ist es bei einigen Patient:innen angezeigt, eine:n Sprachmittler:in hinzuzuziehen. Hier gilt es, das sonst übliche Setting einer 1:1-Konstellation aufzubrechen zugunsten einer Triade. Während einige Autor:innen eine möglichst vollkommene Abstinenz der Sprachmittler:innen postulieren (quasi in der Rolle einer »Telefonleitung«), kommt die Mehrheit der Autor:innen und der im Feld praktizierenden Therapeut:innen zu dem Schluss, dass Sprachmittler:innen durchaus Einfluss auf den Therapieprozess nehmen und dies berücksichtigt und auch für die Behandlung genutzt werden sollte (Schriefers und Hadzic, 2018). Tabelle 73.3 fasst zentrale Regeln für den Einsatz von Sprachmittler:innen in der Therapie zusammen.

Tabelle 73.3 Regeln für den Einsatz von Sprachmittelnden

Umgebungsbedingungen / Voraussetzungen für Sprachmittler:innen	keine Familienangehörigen als Sprachmittler:innen
	gute Sprachkenntnisse in beiden Sprachen
	spezielle Schulungen für den Einsatz im klinischen Umfeld
	psychische Belastbarkeit
	kein Kontakt zwischen Sprachmittler:in und Patient:in außerhalb der Therapie
	möglichst gute Passung zwischen Sprachmittler:in und Patient:in (z. B. hinsichtlich Geschlecht, Religion und Ethnie)
	im Laufe einer Therapie möglichst durchgängig dieselbe Triade
	regelmäßige Supervision
Regeln für die Therapie	Klärung der Rollen jedes Einzelnen zu Beginn der Therapie in der Sitzung (und ggf. auch wiederholt im Prozess)
	Sitzanordnung in Form eines gleichschenkligen Dreiecks (aber auch andere Anordnungen sind möglich, z. B. dass Sprachmittelnde hinter Pat. sitzt)
	Unterteilung der Redebeiträge in überschaubare Einheiten, um die genaue Übersetzung zu ermöglichen
	wortgenaue, kommentarlose und unparteiische Übersetzung
	Übersetzung erfolgt simultan und in wörtlicher Rede
	Vor- und Nachgespräche mit der / dem Sprachmittler:in

Eine konkrete Schwierigkeit besteht darin, dass der aufwändige Einsatz von Sprachmittler:innen bislang in der Regel nicht von Krankenkassen übernommen wird und somit oft andere lokal verfügbare Möglichkeiten oder Drittmittel der Finanzierung gefunden werden müssen (z. B. Sozialamt, Kinder- und Jugendhilfegesetz, Sprachmittlerpools in Kliniken, Forschungsprojekte). Möglicherweise werden hier aber – gerade im Zusammenhang mit vermehrtem Psychotherapiebedarf von Geflüchteten – in der Zukunft neue Möglichkeiten geschaffen.

73.5 Praktische Durchführung

Anamnese

Nimmt man die oben genannte Definition von kultursensibler Psychotherapie wörtlich, handelt es sich in beinahe jeder Behandlung um eine transkulturelle Psychotherapie, da sich Bedeutungsgewebe und Lebenswelten von Menschen *immer* unterscheiden und gemäß des neuen Kulturbegriffs (Rathje, 2009) auch innerhalb einer »Leitkultur« stets verschiedene »Subkulturen« anzutreffen sind. Nichtsdestotrotz gibt es einige kulturelle Besonderheiten, die sich auf Menschengruppen übertragen lassen und deren Kenntnis die Arbeit erleichtert.

Voraussetzung für eine erfolgreiche Psychotherapie ist eine umfangreiche Diagnostik, die im transkulturellen Kontext den Bedeutungskontext der Patient:innen mit berücksichtigt. Zunächst gilt es, neben der psychiatrischen Symptomatik den kulturellen Hintergrund der Problematik zu eruieren. Im Anhang des DSM-5 befindet sich das (in mehreren Sprachen frei verfügbare) »Cultural Formulation Interview« (CFI).

Wichtig

Das frei verfügbare *Cultural Formulation Interview* (CFI; im Anhang des DSM-5) ist ein geeignetes Instrument zur kultursensiblen Exploration der subjektiven Sicht auf die Problematik (nicht zur Diagnosestellung, sondern zur Entwicklung und Vertiefung des kulturellen Verständnisses). Zentral sind Fragen dazu, was aus Sicht der Betroffenen das Problem bzw. die Störung eigentlich (nicht) ist, wo es herkommt, und was man wohl dagegen tun könnte. Dabei wird stets auch die Sichtweise des sozialen Umfelds der Patient:innen berücksichtigt. Dieser Leitfaden muss nicht unbedingt standardisiert abgearbeitet werden, sondern kann vielmehr als Anregung verstanden werden, welche Fragen nützlich sind, um kulturell bedingte Missverständnisse und eigene mögliche Tendenzen ethnozentrischer Überheblichkeit zu vermeiden.

Diagnostik

Bei der Diagnostik und Therapieplanung gilt es herauszuarbeiten, welche Verhaltensweisen der Patient:innen innerhalb ihres kulturellen Kontextes konform und welche als auffällig eingeordnet werden.

Spricht etwa eine Patientin aus der Sub-Sahara-Region von Geistern, die sie verfolgen, oder einem Fluch, den die Ahnen ihr auferlegt haben, kann dies kulturimmanent durchaus adäquat und nicht als wahnhaftes Verhalten einzuordnen sein (Adeponle, 2012). Ähnlich verhält es sich mit depressiven Verstimmungen, die sich im globalen Vergleich bei der Mehrheit der Menschen primär über somatische Symptome zeigen und dabei klar von der Somatisierungsstörung abzugrenzen sind (Koch & Kraus, 2005). Selbstverständlich muss dies stets im Einzelfall überprüft werden.

Hat man ein gutes Verständnis von der Erlebenswelt der Patient:innen und ihrer Symptome, ist zu erwägen, auch kulturimmanente Lösungsansätze zu verfolgen, um einen Therapieerfolg zu erreichen. Anderenfalls besteht das Risiko, dass Therapiemotivation und Compliance der Patient:innen abnehmen.

Fallbeispiel

Eine kollektivistisch geprägte libanesische Patientin mit den Diagnosen Agoraphobie und Depression kommt in die ambulante Psychotherapie. Sie lebt in einem traditionell orientierten Umfeld und klagt darüber, dass sie aufgrund der Erkrankungen ihre Rolle als Hausfrau und Mutter nicht in ausreichendem Maße erfüllen könne, worunter sie sehr leide. Es sei ihre Aufgabe, ihre Familie zu versorgen, und Schonung oder Neuorientierung seien nicht möglich.

Leitlinienorientierte Interventionen wie Aktivitätenaufbau und kognitive Neubewertung der Situation laufen bei dieser Patientin ins Leere. Therapieziele wie Emanzipation oder Selbstverwirklichung haben für sie keine Bedeutung. Mit ihr dennoch in diese Richtung zu arbeiten, ist zum einen nicht Therapieauftrag und könnte die Patientin zudem langfristig in weitere Schwierigkeiten bringen, wenn sie in der Konsequenz aus ihrem sozialen Gefüge fällt. Ein Lösungsansatz innerhalb des Systems könnte sein, zu schauen, wie andere Frauen mit ihrer Rolle umgehen und wie es diesen gelingt, dabei »psychisch gesund zu bleiben«.

T: Wie gehen Ihre Freundinnen mit ihrer Rolle als Hausfrau und Mutter um?

P: Sie kümmern sich um die Familie und sorgen gut für alle.

T: Was sagen Ihre Freundinnen, wenn Sie denen von Ihrer Situation erzählen?

P: Die halten mich für verrückt. Sie finden, ich übertreibe und sollte meinem Mann sagen, dass ich Ruhe brauche.

Eine Erörterung dieser Frage fördert zutage, dass die Patientin im Vergleich zu ihren Freundinnen etc. überdurchschnittlich stark auf ihre Rolle als Hausfrau fixiert ist und sich auf kulturelle Normen beruft, um ihren sozialen Rückzug und ihr Vermeidungsverhalten zu legitimieren. Nachdem diese Strategie mit der Patientin erkannt und disputiert werden konnte, war es möglich, unter Einbezug des sozialen Umfelds an ihren Ängsten zu arbeiten.

73.6 Typische Schwierigkeiten und Fehler

Zunächst sollten Schwierigkeiten und Fehler, wie sie in Tabelle 73.2 zu transkulturell kompetentem vs. nicht kompetentem Therapeutenverhalten aufgeführt sind, möglichst zeitnah identifiziert und vermieden werden.

Arbeiten von Auernheimer (2002) haben gezeigt, dass im transkulturellen Therapiesetting häufig dann auf den Faktor Kultur attribuiert wird, wenn es zu Schwierigkeiten im therapeutischen Prozess kommt. Analysiert man solche Prozesse genauer, lassen sich vier sogenannte »Kulturfallen« herausarbeiten:

(1) **Machtasymmetrien** (Ungleichheit des rechtlichen und sozialen Status oder auch ein Gefälle an Privilegien zwischen Therapeut:in und Patient:in)

(2) **Kollektiverfahrungen** (Migrationserfahrungen oder historische Erfahrungen zweier Kollektive, die in der Therapie in den Personen von Therapeut:in und Patient:in repräsentiert sein können)

(3) Fremdbilder (gesellschaftlich vermittelte Vorurteile und Stereotype)
(4) Differente Kulturmuster (unbewusste, konventionell vorgegebene »Drehbücher« im Sinne o. g. Kulturdefinition)

Diese vier hierarchisch angeordneten Aspekte sind zwar analytisch trennbar, aber ansonsten miteinander verschränkt. Erst Stufe 4, die differenten Kulturmuster, weist auf Missverständnisse hin, die auf kulturelle Unterschiede zurückzuführen sind, wie sie früher in diesem Kapitel erläutert wurden.

Es kann immer vorkommen, dass durch die Wert- und Moralvorstellungen von Patient:innen Tabugrenzen von Behandler:innen überschritten werden.

Wenn eigene Normen verletzt werden (z. B. ein:e Patient:in macht rassistische Äußerungen über andere kulturelle Gruppen), gilt es, zu reflektieren, inwiefern dies (a) das Erreichen der Therapieziele behindert (z. B. Patient lässt sich nicht auf den Therapieprozess ein) und (b) die Handlungsfähigkeit des / der Therapeut:in einschränkt (z. B. für Therapeutin werden aufgrund eigener Erfahrungen Wertgrenzen empfindlich überschritten). Wäre beides nicht gegeben, kann die Therapie fortgesetzt werden. Im anderen Fall sollte versucht werden, die Schwierigkeiten mit dem / der Patient:in oder in der Supervision / Selbstreflexion aufzulösen. Gelingt dies nicht, kann ein Behandlungsabbruch indiziert sein.

73.7 Kritische Einordnung

Studien haben gezeigt, dass die Berücksichtigung der kulturellen Prägung in der Therapie einen entscheidenden positiven Einfluss auf das Gelingen der Therapie hat (Norcross & Wampold, 2011). Dabei ist zu berücksichtigen, dass ein die Diversität berücksichtigendes Vorgehen im Grunde bei allen Patient:innen von Vorteil ist (vgl. auch personalisierte oder individualisierte Therapie, Kap. 13 und Kap. 80). Grenzen kultursensiblen Vorgehens werden zum Teil durch ungünstige Rahmenbedingungen gesetzt – wünschenswert wären hier z. B. die Übernahme von Sprachmittlerkosten oder die Einführung von Bezugspersonenstunden für Sprachmittler:innen im Erwachsenenbereich, ähnlich dem Konzept von zusätzlichen Bezugspersonenstunden für Eltern in der Kinder- und Jugendlichentherapie.

FAQ

Ist kultursensible Psychotherapie eine eigene Therapieform, die ich neu erlernen muss, um mit Patient:innen aus anderen Kulturen erfolgreich arbeiten zu können?
Kultursensible Psychotherapie ist keine eigenständige Therapieform. Bei der Therapieplanung wird jedoch neben der Psychopathologie der Patient:innen auch deren kultureller Kontext berücksichtigt und das therapeutische Vorgehen darauf abgestimmt. Daraus ergibt sich in der Summe eine größere Methodenvielfalt als in der monokulturellen Psychotherapie.

Teil VII

Muss ich die Kultur meiner Patient:innen genau kennen, um sie gut behandeln zu können?

Es ist zwar hilfreich, aber keine notwendige Bedingung für eine erfolgreiche Behandlung. Ein Merkmal der kultursensiblen Psychotherapie ist der proaktive Umgang mit kulturellem Nichtwissen und ggf. ausführliches Nachfragen seitens der Behandelnden. Diese Haltung wird von Klient:innen in der Regel positiv bewertet, da sie ihnen den Raum eröffnet, ihre eigene kulturelle Perspektive einzubringen bzw. möglicherweise erstmals darüber zu reflektieren.

Weiterführende Literatur

American Psychiatric Association (2013). Diagnostic and statistical manual of mental disorders (5th ed.) Washington, DC: American Psychiatric Publishing. Deutsche Ausgabe: Falkai, P. & Wittchen H.-U. (Hrsg.). (2015). Diagnostisches und statistisches Manual psychischer Störungen DSM-5. Göttingen: Hogrefe. (Das darin enthaltene Cultural Formulation Interview ist auf Deutsch abrufbar unter http://www.hogrefe.de/dsm-5-online-material.)

Auernheimer, G. (2002). Interkulturelle Kompetenz und Professionalität. Interkulturelle Studien (Bd. 13). Opladen: Leske + Budrich.

Kirmayer L.J. (2007). Psychotherapy and the cultural concept of the person. Transcultural Psychiatry, 44, 232–257.

von Lersner, U., Baschin, K., Wormeck, I. & Mösko, M. (2014). Kultursensibel – aber wie? Leitlinien für Trainings inter- / transkultureller Kompetenzen in der Aus-, Fort- und Weiterbildung von Psychotherapeut_innen. Abschlusspublikation des EIF Projektes. Berlin.

74 Verhaltenstherapie im Kontext der Klimakrise

Sarah Stapel • Eva-Lotta Brakemeier

74.1 Hintergrund, Besonderheiten und allgemeine Merkmale

Das Konzept der planetaren Gesundheit beschreibt die komplexen Wechselwirkungen zwischen Menschen, Tieren und ihren gemeinsamen Ökosystemen im Sinne eines transdisziplinären Ansatzes. Die fortschreitende Klimakrise und zunehmende Umweltzerstörungen gefährden dieses fragile Gleichgewicht in immer stärkerem Maße und haben tiefgreifende Auswirkungen auf die physische wie auch psychische Gesundheit. Insbesondere Extremwetterereignisse und Umweltveränderungen tragen nachweislich zur Zunahme psychischer Belastungen bei. Sie können Traumata, Depressionen, Trauerreaktionen (z. B. Solastalgie, die durch den Verlust oder die Zerstörung der eigenen Umwelt oder des eigenen Lebensraumes verursacht wird) und Angstzustände auslösen oder bestehende psychische Erkrankungen verstärken. Besonders betroffen sind junge Menschen, die im Verlauf ihres Lebens mehrfach und intensiver mit klimabedingten Krisen konfrontiert werden (Heinz et al., 2023).

Die aktuelle Forschung betont die dringende Notwendigkeit umfassender gesundheitspolitischer und gesellschaftlicher Reaktionen. Zugleich muss hervorgehoben werden, dass für dieses noch junge Themenfeld bislang keine fest etablierten, evidenzbasierten psychotherapeutischen Behandlungsempfehlungen vorliegen. Gerade angesichts der bereits spürbaren Auswirkungen der Klimakrise im therapeutischen Setting ist es von entscheidender Bedeutung, dass sich die Psychotherapie frühzeitig, aktiv und verantwortungsvoll mit den Herausforderungen und Gestaltungsmöglichkeiten einer ökologisch sensiblen psychischen Gesundheitsversorgung auseinandersetzt.

74.1.1 Auswirkungen der Klimakrise auf die psychische Gesundheit

Die Klimakrise beeinträchtigt die psychische Gesundheit auf vielfältige Weise (Abb. 74.1 in Anlehnung an Clayton et al., 2021; Walinski et al., 2023; Brakemeier et al., 2024). Zu den zentralen Mechanismen zählen steigende Durchschnittstemperaturen sowie klimabedingte Extremwetterereignisse, die als erhebliche psychische Stressoren wirken und bestehende psychische Erkrankungen verstärken oder neue Krankheitsbilder begünstigen können.

Auch Luftverschmutzung, ein weiterer zentraler Aspekt der Umweltkrise, ist zunehmend als Risikofaktor für psychische Erkrankungen anerkannt (Khan et al., 2019). Parallel dazu wirkt sich der Verlust natürlicher Lebensräume negativ auf das psychische

Wohlbefinden aus – insbesondere durch den Wegfall der heilsamen Effekte, die mit dem Aufenthalt und der Erholung in der Natur verbunden sind (Heinz et al., 2023).

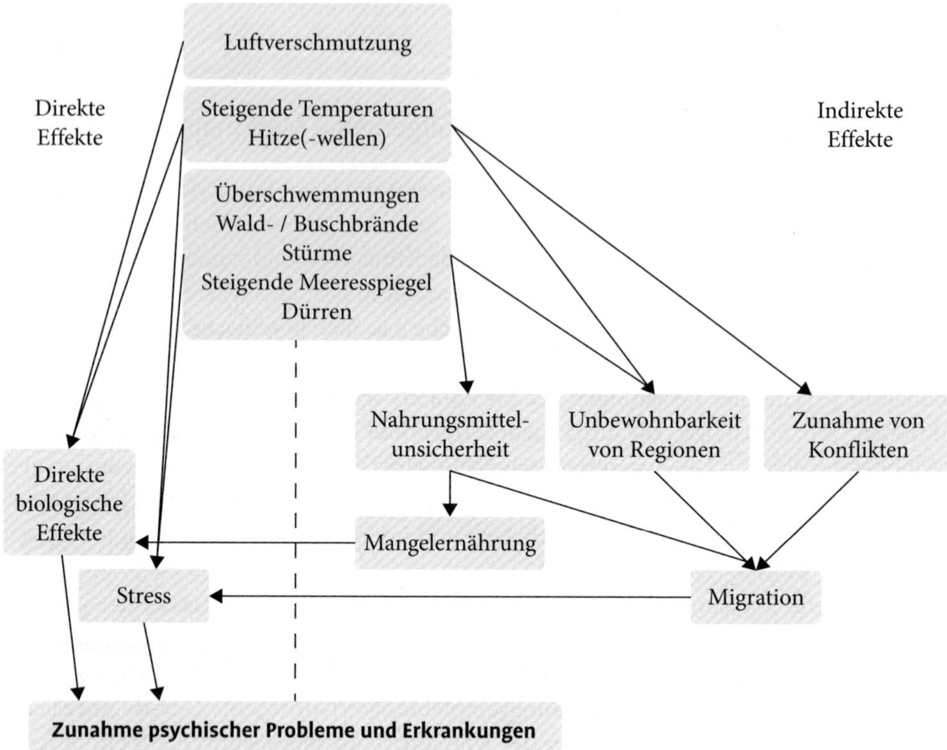

Abbildung 74.1 Direkte und indirekte Effekte der Klimakrise auf die Zunahme psychischer Probleme und Erkrankungen (in Anlehnung an Clayton et al., 2021; Walinski et al., 2023; Brakemeier et al., 2024)

Um auf diese Herausforderungen angemessen reagieren zu können, ist eine differenzierte Betrachtung erforderlich: Einerseits gilt es, allgemeine klimabezogene psychische Belastungen zu erkennen, andererseits spezifische, direkt durch die Klimakrise induzierte psychische Erkrankungen zu identifizieren. Diese Unterscheidung bildet eine zentrale Grundlage für die Entwicklung wirksamer Präventions-, Interventions- und Behandlungsstrategien. Tabelle 74.1 bietet eine systematische Übersicht über die verschiedenen Formen psychischer Beeinträchtigungen im Zusammenhang mit der Klimakrise sowie die sich daraus ergebenden Implikationen der Unterstützung.

Tabelle 74.1 Auswirkungen der Klimakrise auf die psychische Gesundheit einschließlich unterstützender Implikationen (nach Brakemeier et al., 2024)

	Bezeichnung	Beschreibung	Beispiele	Implikation
1	**Klimabezogene psychische Belastungen**	Klimakrise = Trigger von Stresserleben und Klimaemotionen	Angstsymptome (Klimaangst), Trauer (Solastalgie), Probleme mit dem Selbstbild, zwischenmenschliche Probleme	Selbsthilfestrategien, präventive Maßnahmen (wie Engagieren, Akzeptieren, Selbstfürsorge)
2	**Klimakrise als Trigger für psychische Störungen**	Klimakrise = Auslöser für Entwicklung von psychischen Störungen	Traumafolgestörung nach Naturkatastrophe, Depression während Hitzewelle	Leitliniengerechte Behandlung der zugrunde liegenden psychischen Störung unter Berücksichtigung der auslösenden Situation
3	**Klimakrise und bestehende psychische Störungen**	Klimakrise = zusätzlicher Stressfaktor bei bestehenden psychischen Störungen, kann diese aufrechterhalten oder verschlimmern	Klimaangst als weiterer Inhalt für Ängste und Sorgen, z. B. im Rahmen einer Generalisierten Angststörung	Anpassung der therapeutischen Strategien an die spezifischen Herausforderungen, die durch die Klimakrise entstehen
4	**Neue klimakrisenbedingte psychische Probleme und Störungen**	Klimakrise = Beitrag zur Entstehung neuer psychischer Probleme und Störungsbilder mit Behandlungsrelevanz (Forschungsbedarf bzgl. Kriterien)	Klimaangst oder Solastalgie mit deutlichem Leidensdruck über einen längeren Zeitraum	Anpassung der etablierten diagnostischen und therapeutischen Ansätze (vgl. Chmielewski, 2023)
5	**Klima als zusätzliche Belastung**	Klimakrise = erschwert adaptive Coping-Strategien neben bestehenden psychischen Störungen	während Hitzewellen aktiv sein (wie Sport in der Natur)	spezielle therapeutische Interventionen, z. B. unter Anwendung des SOK-Modells (selektive Optimierung mit Kompensation; vgl. Kap. 71)

74.1.2 Neue psychische Belastungsformen im Kontext der Klimakrise

Die psychischen Auswirkungen der Klimakrise reichen von vorübergehenden Belastungsreaktionen bis hin zu schwerwiegenden psychischen Störungen. In einer Studie von Abspoel et al. (2024) werden vier typische Belastungs- und Beschwerdebilder im Zusammenhang mit der Klimakrise beschrieben:

- Angst- und Spannungssymptome (z. B. Klimaangst)
- Stimmungsveränderungen und Trauerreaktionen (z. B. Solastalgie)
- Probleme im Selbstbild
- Zwischenmenschliche Schwierigkeiten

Gefühle wie Angst und Traurigkeit im Kontext der Klimakrise stellen menschliche und normale Reaktionen dar – sie sind keineswegs per se übertrieben oder pathologisch. Bei einigen Betroffenen können diese psychischen Belastungen jedoch so intensiv ausgeprägt sein, dass sie in klimakrisenbedingte psychische Störungen übergehen. Diese sind insbesondere dann behandlungsbedürftig, wenn sie mit erheblichem Leidensdruck und Einschränkungen im Funktionsniveau einhergehen. Über Prävalenzraten und spezifische Risikofaktoren liegen bislang jedoch nur wenige Erkenntnisse vor. Erste Hinweise deuten darauf hin, dass insbesondere Personen, die beruflich oder privat stark von der Klimakrise betroffen sind oder die unmittelbaren Folgen klimabedingter Ereignisse erleben, ein erhöhtes Risiko für schwerwiegende psychische Belastungen aufweisen.

Definition • Klimaangst und Solastalgie

Klimaangst beschreibt eine tiefe emotionale Reaktion auf die wahrgenommenen Bedrohungen durch die Klimakrise und ihre weitreichenden Folgen. Sie äußert sich in Gefühlen von Besorgnis, Traurigkeit, Wut oder Ohnmacht und kann sowohl durch direkte Erlebnisse von Extremwetterereignissen als auch durch das Bewusstsein globaler Veränderungen entstehen. Menschen mit Klimaangst denken oft intensiv über die Zukunft nach, sorgen sich um kommende Generationen und empfinden häufig Hilflosigkeit angesichts der eigenen begrenzten Einflussmöglichkeiten. Einerseits handelt es sich um eine Realangst, andererseits kann sie aber zum pathologischen Prozess werden, wenn sie unkontrollierbar wird und Betroffene ihre Wahrnehmungen und Bewertungen nicht mehr kontextangepasst steuern können.

Klimaangst hat sowohl individuelle als auch kollektive Dimensionen: Während einige Betroffene ihre Ängste in Engagement und Verhaltensänderungen umwandeln, reagieren andere mit Rückzug und Vermeidung. Eine differenzierte Auseinandersetzung mit Klimaangst ist zentral, um individuelle Belastungen zu mindern und konstruktive Bewältigungsstrategien zu fördern.

Solastalgie bezeichnet das Gefühl des Verlusts oder »Heimwehs ohne Weggehen«, das auftritt, wenn die vertraute natürliche Umgebung durch Umweltveränderungen, insbesondere im Zuge der Klimakrise, drastisch verändert wird. Dieses Phänomen zeigt die tiefe emotionale Bindung an die Natur und das Leid, das durch den

Verlust von Landschaften und Ökosystemen entsteht, die einst als Heimat galten. Solastalgie kann das psychische Wohlbefinden stark beeinträchtigen und Gefühle der Entwurzelung, Trauer oder Entfremdung hervorrufen. Sie verdeutlicht die Herausforderung, sich mit einer veränderten Umgebung auseinanderzusetzen, die emotional nicht mehr als sicherer Rückzugsort empfunden wird. In solchen Fällen ist oft Unterstützung erforderlich, um die emotionalen Belastungen zu bewältigen und mit der neuen Realität umzugehen.

74.2 Anpassung der verhaltenstherapeutischen Strategien

Die Bearbeitung klimabezogener Belastungen gewinnt in der psychotherapeutischen Praxis zunehmend an Bedeutung. Wenn diese Belastungen ein therapeutisch relevantes Ausmaß erreichen, ist es essenziell, dass Therapierende gemeinsam mit den Betroffenen an der Entwicklung adaptiver Bewältigungsstrategien arbeiten.

Angelehnt an die Überlegungen von Chmielewski (2023) lassen sich solche Strategien in drei übergeordnete Kategorien einteilen. Diese bieten gesunde Alternativen zu den klassischen Stressreaktionen des »Fight«, »Flight« und »Freeze«, wie sie im Zusammenhang mit Stress und Belastungen – so auch klimabedingten psychischen Belastungen – auftreten können. Ziel ist es, langfristig nicht-hilfreiche Reaktionsmuster durch nachhaltige, konstruktive Handlungsoptionen zu ersetzen und damit langfristig psychische Stabilität und Resilienz zu fördern (s. Abb. 74.2).

- **Von Überkompensation zu Engagement:** Die Tendenz zur Überkompensation oder zur übermäßigen Kontrolle (Fight) wird durch ein konstruktives Engagement ersetzt. Gemeint ist damit das aktive Mitwirken an klimaschützenden Maßnahmen – sei es im individuellen Alltag, in sozialen Gemeinschaften oder auf politischer Ebene. Dieses Engagement kann helfen, Ohnmachtsgefühle zu überwinden und ein Sinnempfinden zu stärken.
- **Von Erduldung zu Akzeptanz:** Anstelle einer passiven Haltung des Erleidens (Freeze) steht das bewusste Anerkennen der Realität der Klimakrise im Mittelpunkt. Diese Form der Akzeptanz bedeutet nicht Resignation, sondern eröffnet Raum für eine reflektierte, proaktive Haltung. Sie ermöglicht es, mit der Bedrohung realistisch umzugehen, ohne in Hoffnungslosigkeit zu verfallen.
- **Von Vermeidung zu Selbstfürsorge:** Statt sich durch Vermeidung oder Verleugnung (Flight) vor der belastenden Realität zu schützen, rückt die Selbstfürsorge in den Vordergrund. Dazu gehört, die eigenen Grenzen zu erkennen, Erholung und Regeneration zuzulassen und langfristig psychische Resilienz aufzubauen. Selbstfürsorge kann sich auch darin ausdrücken, bewusst informierte Entscheidungen zu treffen, die sowohl dem eigenen Wohlbefinden als auch dem Umweltschutz dienen.
- **Sich mit anderen verbinden:** Über alle drei Strategien hinweg ist die soziale Dimension zentral, welche auch – als vierte klassische Stressreaktion – als »tend-and-befriend« bezeichnet wird. Studien zeigen, dass positive Beziehungen und das Erleben

kollektiver Selbstwirksamkeit das psychische Wohlbefinden wesentlich fördern (vgl. Schramm, 2019). Im Kontext der Klimakrise bedeutet das, sich mit anderen zu vernetzen, unterstützende Beziehungen zu pflegen und gemeinsam positive Veränderungen anzustoßen. Diese Form des Miteinanders stärkt nicht nur das Individuum, sondern auch die gesellschaftliche Resilienz.

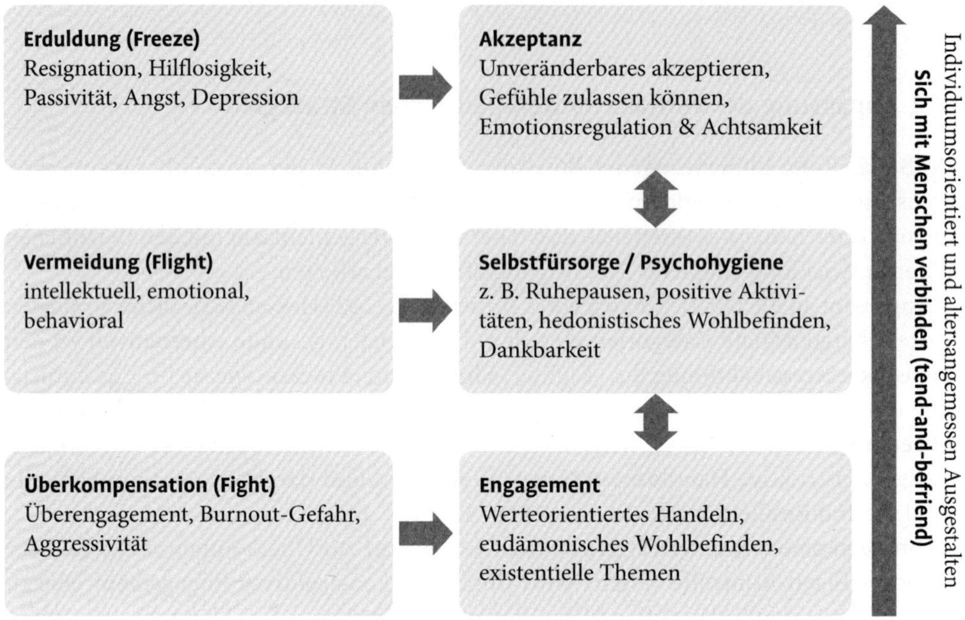

Abb. 74.2 Adaptive Krisenstrategien (in Anlehnung an Chmielewski, 2023; Brakemeier et al., 2024)

74.3 Praktische Durchführung: ein Fallbeispiel

Das folgende Fallbeispiel zeigt, wie ein konstruktiver therapeutischer Umgang mit der Klimakrise konkret aussehen kann.

Fallbeispiel

Leon Grundmann ist 20 Jahre alt und lebt in einer Großstadt. Bereits von klein auf war er mit der Realität der Klimakrise konfrontiert: Sein Vater arbeitet als Klimaforscher, seine Mutter ist seit Jahrzehnten in der Umweltbewegung aktiv. Themen wie globale Erwärmung, Biodiversitätsverlust oder Kipppunkte im Klimasystem gehörten zu seinem familiären Alltag. Während andere Kinder sich unbeschwerten Träumen hingaben, wuchs Leon Grundmann mit der ständigen Mahnung auf, dass die Zukunft der Erde ungewiss sei. Zunächst konnte Leon Grundmann mit diesem Wissen gut umgehen – auch, weil es in seiner Familie als selbstverständlich galt, sich umweltbewusst zu verhalten. Doch spätestens in der Oberstufe begannen sich die psychischen Belastungen zu verstärken. Der Druck des anstehenden Abiturs, gepaart mit einem wachsenden Gefühl der existenziellen Bedrohung durch die Klimakrise, wurde zunehmend erdrückend. Leon Grundmann fiel es schwer, Freude zu empfinden.

Er berichtete, sich seinen Mitschüler:innen entfremdet zu fühlen – ihre Pläne für Auslandsaufenthalte oder BWL-Studiengänge erschienen ihm sinnlos im Angesicht der ökologischen Krise. Gleichzeitig stellte sich für ihn die drängende Frage: Was soll ich tun – in einer Welt, die sich selbst zerstört? Leon Grundmann zog sich zunehmend zurück, sprach kaum noch mit Freund:innen, verlor das Interesse an Hobbys und litt unter anhaltender Niedergeschlagenheit. In einem Moment innerer Erschöpfung und dem Gefühl der absoluten Ausweglosigkeit entschloss er sich, professionelle Hilfe zu suchen.

In einem Erstgespräch bei einer Therapeutin schilderte Leon Grundmann seine Symptome. Die Therapeutin diagnostizierte eine depressive Episode, ausgelöst und verstärkt durch eine tiefgreifende Zukunftsangst, wie sie in der Fachliteratur zunehmend unter dem Begriff Klimaangst und auch ökologische Trauer beschrieben wird. Die Therapeutin machte Leon deutlich: »Ihre Empfindungen sind keine »Überreaktionen«, sondern verständliche emotionale Reaktionen auf reale Bedrohungen. Doch den daraus resultierenden Leidensdruck müssen wir ernst nehmen. Daher ist es gut, dass Sie nun bei mir sind. Sie erfüllen die Kriterien für eine depressive Störung.«

In der anschließenden Psychotherapie lernte Leon Grundmann, mit diesen Gefühlen umzugehen. Ein zentraler Schritt war die Differenzierung zwischen globalen Prozessen, die außerhalb seiner Kontrolle lagen, und jenen Handlungsmöglichkeiten, auf die er selbst Einfluss hatte. Anstelle von lähmender Ohnmacht entwickelte er allmählich eine Haltung der radikalen Akzeptanz gegenüber den nicht änderbaren Gegebenheiten und lernte gleichzeitig, wo er sich einbringen und aktiv gestalten konnte.

Ein Wendepunkt war die Entscheidung, ein Studium aufzunehmen, das seinen inneren Werten entsprach. Leon Grundmann entschied sich für Nachhaltigkeitsgeographie – ein Fach, das naturwissenschaftliche Grundlagen mit gesellschaftspolitischen Transformationsfragen verbindet. Das Studium ermöglichte ihm nicht nur, fundiertes Wissen über Umwelt- und Klimathemen zu vertiefen, sondern brachte ihn auch in Kontakt mit Gleichgesinnten. Das Gefühl der Isolation wich allmählich einem Erleben von Verbundenheit und Selbstwirksamkeit. Außerdem fand Leon Grundmann Wege, besser für sich selbst zu sorgen: Neben all seinem Engagement entschied er sich, einen Tanzkurs zu besuchen. Dort konnte er den Kopf frei bekommen, neue Energie schöpfen und seine Lebensfreude im Rhythmus der Musik ausdrücken.

Rückblickend sieht Leon Grundmann seine Verzweiflung als berechtigten seelischen Alarm. Durch Therapie, sinnstiftende Ausbildung und Engagement fand er einen neuen, hoffnungsvolleren Lebensweg.

74.4 Typische Schwierigkeiten und Fehler

Im therapeutischen Umgang mit globalen Krisen wie der Klimakrise treten besondere Herausforderungen auf. Emotionen wie Angst, Wut oder Trauer werden dabei oft entweder vorschnell als pathologisch eingestuft oder umgekehrt als rein natürliche Reaktionen bagatellisiert. Auch wenn solche Gefühle grundsätzlich verständlich und menschlich sind, können sie dennoch behandlungsbedürftig werden, wenn sie gänzlich unflexibel werden und das Wohlbefinden oder die Alltagsbewältigung erheblich beeinträchtigen.

Darüber hinaus ist es von zentraler Bedeutung, dass sich Therapeut:innen ihrer eigenen Betroffenheit und möglicher eigener Belastungen bewusst sind. Die eigene emotionale Nähe zum Thema sollte reflektiert werden und darf nicht unbewusst in die therapeutische Arbeit einfließen.

Eine besondere Herausforderung stellt sich zudem in Situationen, in denen Patient:innen im Rahmen von Aktivitätsaufbau oder Ressourcenarbeit klimaschädliche Verhaltensweisen entwickeln oder verstärken. Hier bedarf es einer klaren professionellen Haltung: Die eigenen Werte dürfen nicht über die Werte der Patient:innen gestellt werden. Vielmehr ist es entscheidend, die therapeutische Beziehung wertschätzend zu schützen und Veränderungsprozesse individuell und ergebnisoffen zu begleiten. Bei einer gefestigten therapeutischen Beziehung kann – und sollte – jedoch auf mögliche Inkonsistenzen oder innere Widersprüche hingewiesen werden.

Selbstverständlich ist es zudem notwendig einzuschreiten, wenn durch Verhalten oder Einstellungen grundlegende Menschenrechte verletzt werden oder bedroht sind.

74.5 Kritische Einordnung

Angesichts der zunehmenden psychischen Auswirkungen der Klimakrise – sowie vergleichbarer kollektiver Krisen wie Kriegen oder der Zunahme demokratiefeindlicher Tendenzen in der Gesellschaft – stößt das klassische Repertoire der Psychotherapie zunehmend an seine Grenzen. Viele Ängste und Sorgen der Betroffenen sind realistisch und rational begründet, was eine kognitive Umstrukturierung im Sinne der Identifikation und Modifikation »irrationaler Gedanken« erschwert. Zudem besteht die Gefahr, dass strukturelle Ursachen wie politische Untätigkeit oder globale Ungerechtigkeiten therapeutisch individualisiert werden, ohne ihren systemischen Charakter angemessen zu berücksichtigen. Erweiterte Ansätze sollten daher Schutzfaktoren wie kollektive Selbstwirksamkeit, soziale Verbundenheit und nachhaltige Lebensgestaltung integrieren.

Zukünftige Forschung ist erforderlich, um dahingehende innovative Konzepte systematisch zu prüfen, evidenzbasiert weiterzuentwickeln und langfristig in die psychotherapeutische Praxis sowie auch in Aus- und Weiterbildung zu integrieren.

Wichtig

Klassische verhaltenstherapeutische Methoden stoßen bei realistischen Ängsten und strukturellen Krisen an ihre Grenzen. Verhaltenstherapie muss durch kontextuelle, soziale und ökologische Ansätze erweitert werden, um den aktuellen gesellschaftlichen Herausforderungen gerecht zu werden.

FAQ

Sollte man als Therapeut:in das Thema Klimakrise in der Therapie aktiv ansprechen?
Grundsätzlich gilt in der Psychotherapie das Prinzip, die Anliegen der Patient:innen aufzugreifen und nicht eigene Themen einzubringen. Wenn jedoch deutlich wird, dass eine Person spürbar unter Sorgen, Ängsten oder Gefühlen im Zusammenhang mit der Klimakrise leidet – sei es durch direkte Hinweise oder indirekt über Symptome –, kann und sollte der/die Therapeut:in das Thema behutsam ansprechen. Eine mögliche Frage könnte lauten: »Spielt das Thema Klimakrise oder Zukunftsangst für Sie eine Rolle?«

In diesem Zusammenhang gewinnt eine neue therapeutische Kompetenz an Bedeutung: die sogenannte Klimasensibilität. Damit ist die Haltung gemeint, ökologische Krisen als mögliche Ursachen, Aufrechterhaltungsfaktoren oder Verstärker psychischer Belastungen ernst zu nehmen und sensibel in die therapeutische Arbeit zu integrieren. So kann bereits im Rahmen der Standarddiagnostik zu Beginn einer Therapie gezielt nach Belastungen durch die Klimakrise und andere Krisen gefragt werden.

Weiterführende Literatur

Brakemeier, E.-L., Karl, S., Stapel, S. & Meyer-Lindenberg, A. (2024). Psyche in der Klimakrise? Update zur ökologischen Psychiatrie und Psychotherapie. PSYCH up2date, 18(05), 425–440.

Chmielewski, F. (2023). Globale Krisen in der Psychotherapie: Therapeutisch konstruktiv in schwierigen Zeiten arbeiten. Weinheim: Beltz.

75 Verhaltenstherapie bei Arbeitsproblemen

Beate Muschalla

75.1 Hintergrund, Besonderheiten und allgemeine Merkmale

Zu viel Arbeit, Ungewissheit, was morgen passiert, Zeitdruck, nervige Kolleg:innen oder Überwachung durch Vorgesetzte können als »Nebenwirkungen« von Arbeitstätigkeit vorkommen und sind vielen Berufstätigen vertraut. Arbeitsplätze bieten meist weniger Freiheitsgrade und Toleranz als der Freizeitbereich, und Menschen mit psychischen Erkrankungen und Beeinträchtigungen fällt es oft nicht leicht, mit alltäglichen Arbeitsplatzproblemen zurechtzukommen. In modernen Arbeitswelten stellen verstärkte Anforderungen an ständiges Neulernen, Anpassung an (technische) Weiterentwicklungen, Flexibilität, Präsentationsfertigkeiten, Kund:innen- und Wettbewerbsorientierung besondere Schwierigkeiten und Belastungen für Betroffene dar. Doch es sind in der Regel nicht die Veränderungen in den Arbeitswelten selbst, die »krank machen«, sondern Passungsprobleme (mangelnder »person-environment-fit«), die bei Menschen mit psychischen Schwierigkeiten Probleme bereiten (Jacobi & Linden, 2018).

In der therapeutischen Arbeit bedarf es neben der Kenntnis von heutigen Arbeitswelten auch der Kenntnis von (u. a. gesetzlichen) Rahmenbedingungen und sozialmedizinischen Grundsätzen (z. B. Arbeits[un]fähigkeit). Im Rahmen der Neuordnung der Psychotherapeutenausbildung (PsychThApprO 2020) findet die Thematik *Arbeitsleben und soziale Teilhabe* sowie *Inklusion* in die Curricula Eingang, etwa im Rahmen des Faches Prävention und Rehabilitation im Psychologie-Studium, oder einer nun auch für Psychologische Psychotherapeut:innen möglichen Bereichsweiterbildung zum Zusatztitel *Sozialmedizin*.

Die Behandlung von Arbeitsplatzproblemen bei psychischen Erkrankungen bezieht sich zum einen auf die Reduktion von Leiden und Symptomatik, zum anderen auf die (Wieder-)Herstellung von Bewältigungsfähigkeiten im Arbeitsalltag. Die Behandlung von Arbeitsplatzproblemen hat damit immer auch die Krankheitsfolgenproblematik und sozialmedizinische Aspekte im Blick. Jenseits einer diagnostischen Einordnung der Psychopathologie bei den Patient:innen ist hierbei in besonderem Maße auch eine (diagnoseunabhängige) Bewertung von Behinderungen und Beeinträchtigungen von Rollenfunktionen – also von Teilhabe – bzw. Partizipationsstörungen – wichtig. Hierzu eignet sich die Orientierung an der *Internationalen Klassifikation von Fähigkeits- bzw. Kapazitätsstörungen* (ICF, WHO, 2001; Linden et al., 2009).

75.2 Anpassung oder Erneuerung verhaltenstherapeutischer Strategien

Zunächst einmal sind arbeitsplatzbezogene Probleme bei psychischen Erkrankungen oder isolierte psychische Probleme bei der Arbeit bei anderen Grunderkrankungen (z. B. somatische Erkrankungen) grundsätzlich verhaltenstherapeutisch behandelbar. Arbeitslosigkeit ist keine Kontraindikation zur Behandlung arbeitsbezogener psychischer Probleme. Insbesondere bei Patient:innen mit depressiven Problemen sollte darauf geachtet werden, dass sie keine folgenreichen arbeitsbezogenen Entscheidungen während ihrer Erkrankungsepisode treffen und umsetzen (z. B. aus depressionsbedingtem Insuffizienzerleben heraus kündigen) – es sei denn, eine arbeitsbezogene Veränderung (z. B. Wiedereingliederungsgespräch und -plan, Arbeitsplatzanpassung, Neubewerbung) ist Behandlungsgegenstand und wird therapeutisch geführt und begleitet.

Wichtig

Wenn die Beschwerden nicht durch eine psychische Erkrankung, sondern in erster Linie durch strukturell bedingte Arbeitsprobleme (ggf. in Kombination mit privater Überlastung, also bei zu hohem *total work load*) erklärbar sind, dann ist nicht Psychotherapie, sondern arbeitsfokussierte Interventionen (z. B. Coaching, Arbeitsorganisation) indiziert.

Folgende Strategien und sozialrechtliche Kontextbedingungen stehen im Mittelpunkt:

(1) **Symptomorientierte Behandlung:** Hier kann man aus dem Fundus der in der Verhaltenstherapie bekannten Behandlungskonzepten für Angst, affektive und anderen Erkrankungen schöpfen. Das Spektrum reicht von Situations- und Verhaltensbeschreibungen und -analysen (einschließlich lebensgeschichtlicher Makroanalysen zum Verständnis, warum gerade für diese Person, die Arbeitsprobleme so schwierig sind), über die Entwicklung von kognitiven und verhaltensbezogenen Bewältigungskompetenzen, Emotionsregulationsübungen, Bearbeitung von Anspruchsniveau und Perfektionismus, Prinzipien des Reframings, Konfliktklärungen, bis hin zu Übungen zur Symptomtoleranz und -akzeptanz (z. B. Linden & Hautzinger, 2022). Im Fall von Arbeitsplatzproblemen sind jedoch die Möglichkeiten von In-vivo-Expositionen und Übungen in der Regel begrenzt, sodass auf Simulation von arbeitsähnlichen Situationen oder Anforderungen z. B. mit Rollenspielen zurückgegriffen werden kann (Muschalla, 2019). Edukativ können bibliotherapeutische Materialien auch zur Selbsthilfe genutzt werden (Muschalla & Linden, 2013).

(2) Es kann, sofern passende Möglichkeiten vorhanden sind, auch eine **»berufliche Belastungserprobung«** an einem Probearbeitsplatz durchgeführt werden. Hierbei werden Patient:innen zur Hospitation in ausgewählte Kooperationsbetriebe oder arbeitsähnliche Umgebungen geschickt, was ihnen eine dosierte In-vivo-Konfrontation mit arbeitsplatzähnlichen Bedingungen und Interaktionssituationen ermög-

licht. Ein ähnlich graduierter Ansatz wäre eine stufenweise Wiedereingliederung am bestehenden Arbeitsplatz (SGB IX § 44; SGB V § 74; s. auch Tab. 75.1).

(3) **Fähigkeitsorientierte Behandlung:** Arbeitsplatzbezogene Probleme sind, zumindest in der Wahrnehmung der Patient:innen, immer auch »Realprobleme«. Hier muss diagnostisch unterschieden werden zwischen realen Problemen und psychopathologiebedingten Problemwahrnehmungen. In vielen Fällen liegt auch beides vor, z. B. eine reale Fehlbeanspruchung und eine übersteigerte Angst- oder Ärgerreaktion. Daraus ergibt sich, dass die Behandlung auch Kompetenzen vermitteln muss, mit einschlägigen Belastungen (z. B. Umgang mit Leistungsanforderungen und Kritik durch Vorgesetzte) effizient(er) umzugehen. Am bekanntesten sind Programme zur Förderung von Selbstsicherheit, sozialer Kompetenz oder Assertiveness (Kap. 21), Programme zur Behandlung pathologischen Aufschiebens (Prokrastination; Höcker et al., 2013), aber auch die Förderung benötigter fachlicher Qualifikationen, wie sie für Patient:innen im Rahmen von Leistungen zur Teilhabe am Arbeitsleben angeboten werden. In vielen Rehabilitationskliniken gibt es fähigkeitsorientierte Therapiegruppen, für die etablierte Manuale existieren und deren Wirksamkeit empirisch überprüft worden ist (z. B. Hillert et al., 2007; Muschalla, 2019). In Gruppentherapien (vgl. Kap. 78) wird inhaltlich auf Themen wie Stressmanagement, Arbeitsgestaltung und -organisation, Umgang mit sozialen Konflikten, Kommunikation mit Kolleg:innen und Vorgesetzten oder berufliche Neuorientierung fokussiert (z. B. Löffler et al., 2012).

(4) **Kontextorientierte Behandlung:** Wenn eine Rückbildung der Symptomatik nicht erreicht werden kann (Symptombehandlung) und auch die geforderten Belastungen absehbar nicht bewältigt werden können (Fähigkeitentraining), dann bleibt als weiterer therapeutischer Ansatz die Unterstützung bei der Veränderung von Kontextvariablen. Hierbei ist zu berücksichtigen, dass die Entpflichtung von Aufgaben bis hin zu längerer Krankschreibung die Gefahr in sich bergen, einerseits den Faktor Arbeit als Ressource (z. B. soziale Kontakte, Zeitstrukturierung, Sinnstiftung) aufzugeben, andererseits die Hürde zur Rückkehr an den Arbeitsplatz zu erhöhen (insbesondere, wenn arbeitsplatzbezogene Ängste im Spiel sind, die sich bei entsprechender Vermeidung langfristig ausweiten, anstatt sich zu verringern). Somit wäre die Schaffung eines »leidensgerechten Arbeitsplatzes« zu bevorzugen.

Tabelle 75.1 Sozialrechtliche Maßnahmen bei Arbeitsplatzproblemen

Maßnahme	(Sozial-)Rechtlicher Rahmen
Stufenweise Wiedereingliederung: Im Verlauf einiger Wochen wird die Arbeitszeit von wenigen Stunden bis zur vollen Zeit gesteigert; zu Lasten der gesetzlichen Krankenkassen oder der Rentenversicherung im Anschluss an eine stationäre medizinische Rehabilitationsbehandlung.	§ 74 SGB V, § 44 SGB IX

Tabelle 75.1 (Fortsetzung)

Maßnahme	(Sozial-)Rechtlicher Rahmen
Betriebliches Eingliederungsmanagement (BEM): In Zusammenarbeit mit dem Arbeitgeber, der Personalvertretung, dem Integrationsamt, Betriebsärzt:innen u. a. wird versucht, die Arbeitsumgebung oder Arbeitsaufgabe oder das personelle Umfeld so zu verändern, dass die bzw. der Patient:in / Mitarbeiter:in die veränderten Aufgaben wieder meistern kann.	§ 167 SGB IX
Leistungen zur Teilhabeam Arbeitsleben: Umschulungsmaßnahmen und qualifizierende Bildungsleistungen, Finanzierung technischer Arbeitshilfen, Sach- und Dienstleistungen sowie unterhaltssichernde Geldleistungen, welche von den Integrationsämtern an den Arbeitgeber erbracht werden und ermöglichen, dass ein:e Patient:in trotz unabänderlicher Minderleistung weiterhin in ihrem / seinem Beruf verbleiben kann.	§ 49 ff SGB IX

75.3 Praktische Durchführung

Trotz der großen Vielfalt von Symptomatik und Arbeitsplatzsituationen können einige praktische Aspekte benannt werden, die sich bei der Arbeit auf Symptom-, Fähigkeits- oder Kontextebene als hilfreich erwiesen haben.

Therapeutische Haltung bei der Behandlung von Arbeitsproblemen

Im therapeutischen Gespräch sollte darauf geachtet werden, dass negativ besetzte Begriffe bezüglich der Arbeit eher sparsam verwendet werden. Als Therapeut:in muss man daher bewusst entscheiden, ob es angebracht ist, von »Symptomen« oder »Reaktionen« zu sprechen, ob man die Vokabeln der Patient:innen aufgreift oder Worte mit anderer (neutraler oder positiver) Konnotation verwendet. Genauso entscheidet man auch, ob eher wertend von »Problemen« oder mehr neutral von einem »Phänomen«, einer »Situation«, »Umständen« oder »Herausforderungen« am Arbeitsplatz gesprochen wird.

Therapeut:innen sind für die Patient:innen auch gleichzeitig Modell. Sie lassen sich daher von unangenehmen Umständen an Arbeitsplätzen nicht übermäßig erschrecken, erwarten nicht, am Arbeitsplatz ständig glücklich zu sein, und zeigen sich nicht aufgeregt oder übermäßig beeindruckt bei Berichten von Patient:innen über alltägliche fordernde Arbeitssituationen. Sie sind stattdessen konkretisierend, wertschätzend, nachforschend und um sachliches Verständnis bemüht. Häufige unangenehme Phänomene am Arbeitsplatz (z. B. Lästern, Arbeit auf Kolleg:innen verschieben, fordernde Chefin) sollen entpathologisiert werden, tatsächlich sachlich schwierig erscheinende Probleme (z. B. tatsächlicher Personalmangel) jedoch als solche gewürdigt werden. Es wird ressourcenorientiert gearbeitet und gezeigt, dass man trotz unangenehmer Umstände bei der Arbeit etwas für sich tun kann und sich nicht hilflos ausgeliefert fühlen muss.

Umgang mit dem Phänomen »Vermeidung«

Vermeidungsimpulse und Vermeidungsverhalten sind bei Arbeitsplatzproblemen häufig und lassen sich leicht übersehen: Patient:innen versuchen, bestimmte Reize nicht nur am Arbeitsplatz, sondern auch das Reden darüber zu vermeiden. Therapeutisches Ziel ist es, nach einer initialen Klärung dysfunktionale Vermeidungstendenzen zu überwinden und mittels einer schrittweisen Annäherung an vormals vermiedene und für unmöglich gehaltene Aktivitäten die Selbstwirksamkeitserwartung und das Bewältigungsverhalten zu stärken – mit »Arbeitsplatzphobie« verhält es sich somit nicht anders als bei Angststörungen im Allgemeinen.

Beispiel • Inhalte einer fähigkeitsorientierten Behandlung bei Arbeitsplatzproblemen

Anhand der Items einer Coping-Skala bei Arbeitsplatzproblemen (Muschalla et al., 2015) lassen sich Zielfindung und Ansatzpunkte gut ableiten:

Stellen Sie sich vor, Sie wären heute an Ihrem aktuellen / letzten oder einem ähnlichen Arbeitsplatz. Wie sehr träfen folgende Aussagen heute auf Sie zu?

- Wenn ich bei der Arbeit unsicher oder nervös werde, kann ich mich selbst beruhigen.
- Ich kann es tolerieren, dass ich mich bei der Arbeit nicht immer wohl fühle.
- Ich kann mit meinen Kolleg:innen und Vorgesetzten sachbezogen zusammenarbeiten, auch mit solchen, die ich nicht persönlich mag.
- Wenn bei der Arbeit ein Konflikt entsteht, spreche ich diesen an oder helfe aktiv bei der Problemlösung.
- Wenn ich Probleme mit Arbeitsaufgaben oder -abläufen habe, besorge ich mir Informationen und frage den dafür Zuständigen um Rat.
- Wenn ich viel Arbeit habe, sage ich mir, dass ich es schon schaffen werde und fange erst einmal mit einem Arbeitsvorgang an.
- Wenn ich durch gesundheitliche Probleme bei der Arbeit beeinträchtigt bin, sorge ich dafür, dies den Vorgesetzten so mitzuteilen, dass sie Verständnis dafür gewinnen können und wir gemeinsam eine Lösung suchen.

Die Inhalte können entsprechend der jeweiligen Erkrankung mit der jeweils passenden verhaltenstherapeutischen Technik erarbeitet werden (Linden & Hautzinger, 2022).

75.4 Typische Schwierigkeiten, Fehler und Herausforderungen

Schwierigkeiten treten bei der Behandlung von Arbeitsplatzproblemen auf, wenn Therapeut:innen externalisierende Krankheitskonzepte von Patient:innen unhinterfragt übernehmen (z. B. »Die Arbeit hat mich krank gemacht«, »Meine Probleme sind durch Mobbing entstanden«). Dies kann zu einer iatrogenen Induktion oder Verstärkung arbeitsbezogener Ängste und Vermeidungsimpulse führen.

Somit sollte einerseits gefühlsvalidierend gegenüber den Patient:innen mit ihren aktuellen arbeitsbezogenen Leiden umgegangen werden, aber auch wertschätzend und motivierend gegenüber der Beschäftigung mit dem Thema Arbeit. Vermittelt werden kann eine im Grundsatz optimistische Zukunftsorientierung, die die eigenen Gestaltungsmöglichkeiten – einschließlich des emotionalen Umgangs mit widrigen Verhältnissen – betont.

75.5 Kritische Einordnung

Bei der Bewältigung von Arbeitsproblemen bei psychischen Erkrankungen steht die Bewältigungsförderung im Vordergrund. Therapieerfolg misst sich nicht (nur) an einer Symptomreduktion, sondern auch an einer verbesserten arbeitsbezogenen Bewältigungsfähigkeit, aufgehobener Arbeitsunfähigkeit oder eingeleiteter Wiedereingliederung. Entsprechende Inhalte können sowohl im Rahmen von Gruppen- als auch Einzeltherapien erarbeitet werden. Somit ist die Behandlung von Arbeitsproblemen eine komplexe Aufgabe, die in besonderem Maße auch Kontexte und Instanzen außerhalb des eigentlichen Therapiesettings berücksichtigen und einbeziehen muss. Dies gilt insbesondere bei der Behandlung schwerer psychischer Erkrankungen wie Psychosen (DGPPN, 2013).

Randomisierte kontrollierte Wirksamkeitsstudien bei psychischen Erkrankungen mit Arbeitsplatzproblemen fokussieren meist speziell auf arbeitsbezogene Outcomes. Die (Interventions-)Forschung zur Unterstützung der Rückkehr an die Arbeit bei psychischen Erkrankungen zeigt einerseits die Nützlichkeit einer Förderung arbeitsbezogener Selbstwirksamkeit, arbeitsbezogener Problemlösefähigkeiten und frühzeitiger Reintegration (z. B. Arends et al., 2012; Vlasfeld et al., 2013; Wahlin et al., 2012), allerdings kommt es auch gelegentlich zu verzögerter Rückkehr (Martin et al., 2013; Noordik et al., 2012). Bei Verschlechterungen oder Nichtansprechen ist demnach zu prüfen, ob dies an der Methode an sich liegt, am Zeitpunkt der Intervention oder dem Ausmaß arbeitsbezogener Konfrontation. Eine aktive Reflexion potenzieller Therapienebenwirkungen hat sich für die Stärkung der therapeutischen Beziehung als hilfreich erwiesen (Muschalla et al., 2022).

FAQ

Wie kann man verhindern, dass das Therapiegespräch zu stark in »gesellschaftliche Probleme« abdriftet, und dass »Jammern und Klagen über die Arbeitswelt« entstehen?
Das therapeutische Gespräch kann – unter Anerkennung der ggf. real schwierigen Situation der Patientin bzw. des Patienten – immer wieder auch auf die Betroffenen und ihre Handlungsmöglichkeiten zurückgelenkt werden. Eine korrigierende Erkenntnis, dass es Dinge bei der Arbeit gibt, die man nicht ändern kann, für die man dann aber auch nicht verantwortlich ist, kann entlastend wirken. Ggf. kann entdeckt werden, was auch unter begrenztem Spielraum bei der Arbeit gut ist und welche Situationen bei der Arbeit auch kleine Gestaltungsmöglichkeiten bieten.

Ein Patient klagt über einen verständnislosen Chef und zu viel Arbeit. Kann man herausbekommen, wie der Arbeitsplatz des Patienten tatsächlich beschaffen ist und was die Anforderungen sind?
Zumeist sind Therapeut:innen auf die Auskünfte der Patient:innen zu ihrer Arbeitssituation angewiesen und haben nicht die Möglichkeit, den Arbeitsplatz zu besichtigen. Die Exploration kann jedoch so gesteuert werden, dass man die notwendigen Informationen erhält. Wichtig ist dabei, dass die Exploration nicht befindensbezogen geführt wird (also nicht »Wie geht es Ihnen damit?«), sondern dass man die Patient:innen bei ihrem Bericht über die Arbeitssituation immer wieder dazu hinführt, die Umstände und Inhalte konkret zu beschreiben. Die Therapeut:innen sind dabei engagiert und interessiert zu verstehen, wie die Arbeitsanforderungen konkret aussehen und wer am Arbeitsplatz welche Rolle einnimmt (»Was ist da genau zu tun?« »Wer ist an dieser Aufgabe beteiligt?« und »Welche Fähigkeiten benötigen Sie für diese Aufgaben?« oder »Wie machen das die Kolleg:innen?«).

Weiterführende Literatur

Hillert, A., Müller-Fahrnow, W. & Radoschewski, F.M. (Hrsg.). (2009). Medizinisch-berufliche orientierte Rehabilitation. Köln: Deutscher Ärzte-Verlag.

Höcker, A., Engberding, M. & Rist, F. (2013). Prokrastination: Ein Manual zur Behandlung des pathologischen Aufschiebens. Göttingen: Hogrefe.

Hoffmann, N. & Hofmann, B. (2009). Arbeitsstörungen. Ursachen, Therapie, Selbsthilfe, Rehabilitation (2. Aufl.). Weinheim: Beltz.

Jacobi, F. & Linden, M. (2018). Macht die moderne Arbeitswelt psychisch krank – oder kommen psychisch Kranke in der modernen Arbeitswelt nicht mehr mit? Arbeitsmedizin – Sozialmedizin – Umweltmedizin (ASU), 53, 530–536.

Linden, M. & Hautzinger, M. (2022). Verhaltenstherapiemanual (9. Aufl.). Heidelberg: Springer.

Linden, M., Baron, S. & Muschalla, B. (2009). Mini-ICF-Rating für psychische Störungen (Mini-ICF-APP). Ein Kurzinstrument zur Beurteilung von Fähigkeits- bzw. Kapazitätsstörungen bei psychischen Störungen. Bern: Huber.

Muschalla, B. & Linden, M. (2013). Arbeitsplatzbezogene Ängste und Arbeitsplatzphobie. Phänomenologie, Differentialdiagnostik, Therapie, Sozialmedizin. Stuttgart: Kohlhammer.

Muschalla, B. (2019). Selbstmanagement am Arbeitsplatz. Ein Gruppentraining für Menschen mit Arbeitsängsten. Stuttgart: Kohlhammer.

76 Verhaltensmedizin

Johannes A. C. Laferton • Nikola M. Stenzel

76.1 Verhaltensmedizin: Begriff und Relevanz

Psychische Prozesse bei körperlichen Erkrankungen
Die Anwendung psychotherapeutischer Methoden ist nicht auf die Psychotherapie im engeren Sinne (Behandlung psychischer Störungen) beschränkt. Auch bei körperlichen Erkrankungen spielen bei Entstehung und Verlauf sowie bei der Krankheitsbewältigung psychologische Faktoren eine wichtige Rolle, und es gibt sehr viele Pfade und Wechselwirkungen, wie sich psychische Störungen und körperliche Erkrankungen wechselseitig bedingen oder beeinflussen können (z. B. Jacobi & Volkmann, 2021). Die Verhaltensmedizin stellt ein zunehmend wichtiges Arbeitsfeld für Klinische Psycholog:innen und Psychotherapeut:innen dar und birgt ein großes Potenzial zur Verbesserung der Gesundheitsversorgung in unserer Gesellschaft (»Public Health«).

Definition

»**Verhaltensmedizin** ist die Anwendung verhaltenstherapeutischer Methoden in der Medizin, d. h., sie umfasst

(1) die klinische Anwendung von Techniken, die aus der experimentellen Analyse von Verhalten abgeleitet sind und zur Evaluation, Prävention und Behandlung körperlicher Erkrankungen oder physiologischer Funktionsstörungen eingesetzt werden, und
(2) die empirische Erforschung der Zusammenhänge zwischen Verhalten, somatischen Erkrankungen und Problemen der Gesundheitsversorgung« (Ehlert, 2016, S. 6).

Die Verhaltensmedizin ist ein interdisziplinäres Gebiet, bestehend aus psychosozial orientierten Disziplinen (u. a. Psychologie, Soziologie, Ethnologie, Pädagogik) und biomedizinischen Disziplinen (u. a. Epidemiologie, Physiologie, Biochemie, Innere Medizin, Neurologie). Dabei bedient sich die Verhaltensmedizin der unterschiedlichen Erkenntnisse, Methoden und Techniken dieser Disziplinen, um einer multikausalen, biopsychosozialen Herangehensweise an die Entstehung und Aufrechterhaltung von Gesundheit gerecht zu werden (Ehlert, 2016; Dekker et al., 2016).

Facetten von »Krankheit« und klinisch-psychologische Ansatzpunkte im Gesamtbehandlungsplan

Eine im Englischen vorhandene sprachliche Differenzierung von »Krankheit« (vgl. Heinz, 2015) kann gut zur Verdeutlichung herangezogen werden, wie wichtig psychische Faktoren auch bei »eindeutig« somatischen Erkrankungen sind:

- **Disease** bezeichnet die objektivierbare Noxe oder wesentliche Störung lebensrelevanter Funktionsfähigkeiten (z. B. Tumor, Myokardinfarkt). Psychische Prozesse können hier einen begrenzten, aber dennoch kausalen Beitrag ausüben (z. B. vermittelt über chronische Stressreaktion oder über ungünstiges Gesundheitsverhalten hinsichtlich Ernährung und Bewegung).
- **Illness** bezeichnet das erlebte Kranksein (Leiden, sich als Kranker empfinden) und ist auch bei gegebener *Disease* hoch variabel – hier bieten sich mannigfaltige Ansatzpunkte, die gesundheitsbezogene Lebensqualität trotz objektiv vorhandener, auch chronischer, schwerer oder gar zum Tode führender körperlicher Zustände zu verbessern.
- **Sickness** bezeichnet die Krankenrolle im Sinne eingeschränkter Funktionen (z. B. Krankschreibung, Berentung), und auch hier bestehen Möglichkeiten, mit psychologischer Unterstützung selbstwertsteigernde Rollenfunktionen und gesellschaftliche Teilhabe trotz durch körperliche Schäden verursachter Behinderungen aufrechtzuerhalten.

Relevanz der Verhaltensmedizin

Durch die Fortschritte der letzten zwei Jahrhunderte hat sich die Häufigkeit bestimmter Krankheiten und Todesursachen deutlich verändert. Unter den führenden Ursachen für Sterblichkeit und Krankheitslast finden sich fast ausschließlich chronische körperliche Erkrankungen (Mathers et al., 2008), etwa kardiovaskuläre Erkrankungen, Krebserkrankungen, Muskel-Skelett-Erkrankungen, Diabetes oder chronische Lungenerkrankungen. In diesem Zusammenhang wird häufig auch von »Volkskrankheiten« gesprochen. Mit diesem Begriff werden nicht-übertragbare Erkrankungen bezeichnet, die wegen ihrer großen Verbreitung und wegen der hohen volkswirtschaftlichen Bedeutung, die sie haben (vgl. z. B. Arbeitsunfähigkeit, Behandlungskosten), eine besondere Bedeutung besitzen.

In Europa entfallen 86 Prozent aller Todesfälle und ein großer Teil der direkten und indirekten Krankheitslast allein auf chronische körperliche Erkrankungen, sodass diese neben psychischen Störungen zu den großen Herausforderungen unseres Gesundheitssystems zählen, für die klinisch-psychologische Interventionen relevant sind (z. B. Jacobi, 2012; Vögele, 2009).

Ein großer Anteil der Entstehung und des Verlaufs chronischer Erkrankungen ist durch das jeweilige Krankheitsverhalten der Betroffenen selbst beeinflusst. So schätzt Willett (2002), dass zwischen 70 und 90 Prozent der Erkrankungen an Typ-2-Diabetes, koronarer Herzerkrankung, Dickdarmkrebs und Schlaganfall vermeidbar wären, wenn die Betroffenen einen gesunden Lebensstil adaptieren würden. Weiterhin gehen chronische körperliche Erkrankungen oft mit weitreichenden Einschränkungen in verschiedenen Lebensbereichen einher. Zu einer funktionalen Krankheitsbewältigung gehören daher sowohl Anpassungen an Veränderungen im sozialen Umfeld als auch der funktionale Umgang mit der Erkrankung selbst. Auf diese Weise kann die Lebensqualität auch bei chronisch-progredienten Erkrankungen nachhaltig verbessert werden.

Jüngst zeigt uns die COVID-19-Pandemie, wie zentral die Berücksichtigung menschlichen Erlebens und Verhaltens für das Erkrankungsgeschehen auch bei Infektionskrankheiten sein kann (Bavel et al., 2020).

Wichtig

Wenn durch Verhalten beeinflussbare Faktoren so eine bedeutende Rolle im Rahmen körperlicher Erkrankungen spielen, liegt es nahe, die Erkenntnisse der Verhaltenswissenschaften, die zentral auf die Erklärung und Modifikation von Verhalten abzielt, auch auf die hier geschilderten Probleme im Bereich körperlicher Erkrankungen zu übertragen.

76.2 Grundlegende psychologische Mechanismen der Verhaltensmedizin

Lernprozesse: klassisches Konditionieren, operantes Konditionieren und Beobachtungslernen

Wichtig

Lernprozesse gehören zu den grundlegenden Konzepten in der Verhaltenstherapie, auch im Rahmen körperlicher Erkrankungen lässt sich deren Relevanz gut belegen.

Teil VII

Klassisches Konditionieren. Insbesondere bei der Erforschung sogenannter *Placebo-/Nocebo-Effekte* (positive / negative Effekte von Scheininterventionen ohne spezifische medizinische Wirkfaktoren) zeigt sich, dass Lernprozesse zu den zentralen psychologischen Mechanismen auch bei körperlichen Beschwerden zählen (Colloca, 2014; Enck et al., 2013). Aufgrund von *klassischen Konditionierungsprozessen* kann eine pharmakologisch unwirksame Substanz (z. B. eine Zuckerpille oder eine Fettcreme) nachweislich eine schmerzmindernde Wirkung erzeugen, wenn sie zuvor gepaart mit einer schmerzmindernden Intervention dargeboten wurde (Amanzio & Benedetti, 1999; Benedetti et al., 2007). Dabei ist eine solche Konditionierung physiologischer Prozesse nicht nur auf das Schmerzsystem beschränkt und kann auch in anderen Körpersystemen demonstriert werden (motorisches System, Immunsystem, endokrines System, autonomes Nervensystem, respiratorisches System; Benedetti et al., 2003; Enck et al., 2013).

Selbst ohne direkte persönliche Erfahrung lassen sich durch *Beobachtungslernen* Effekte auf körperliche Prozesse erzeugen. So kann allein die Beobachtung, dass eine andere Person auf einen bestimmten Stimulus weniger Schmerzen erlebt, dazu führen, dass die Beobachter:innen unter den gleichen Bedingungen selbst ein geringeres Level an Schmerzen erleben (Colloca & Benedetti, 2009; Hunter et al., 2014). Eine weitere wichtige Rolle spielt das Beobachtungslernen bei der Prägung des individuellen Krankheitsverhaltens. So gibt es Hinweise bei Patient:innen mit Somatischen Belastungsstörungen (Kap. 49), dass bereits deren Geschwister oder Eltern an chronischen Erkrankungen litten und dadurch als Modell für den Umgang mit körperlichen Symptomen dienten (Martin & Schieber, 2015).

Operantes Konditionieren. Als weiterer Lernmechanismus, der sowohl bei psychotherapeutischen als auch bei verhaltensmedizinischen Aspekten eine zentrale Bedeutung spielt, gilt das *operante Konditionieren*. Bei der Anwendung von Biofeedback werden die Veränderungen physiologischer Parameter einer Person gemessen und direkt an diese zurückgemeldet. Die Rückmeldung wünschenswerter körperlicher Reaktionen (z. B. Entspannung) dient dabei als positiver Verstärker (Martin & Schieber, 2015) und erhöht somit die Auftretenswahrscheinlichkeit des gezeigten Verhaltens (z. B. Atemübung).

Analog zu psychotherapeutischen Problemkonstellationen erklärt negative Verstärkung durch den Wegfall aversiver Konsequenzen ein Vermeidungsverhalten bei körperlichen Problemen. Ein Beispiel dafür ist das *Fear-avoidance*-Konzept (Vlaeyen & Linton, 2000), ein kognitiv-verhaltensbezogenes Erklärungsmodell für chronische Rückenschmerzen. Demnach führt eine katastrophisierende Bewertung wahrgenommener Schmerzen zu schmerzbezogener Angst, die in der Folge zu Schon- und Vermeidungsverhalten führt. Diese Prozesse können wiederum körperliche Abbauphänomene, eine Verstärkung der Beeinträchtigung und psychische Konsequenzen nach sich ziehen und somit zur Verschlimmerung und Chronifizierung der Rückenschmerzen beitragen.

Kognitions- und emotionspsychologische Mechanismen

> **Wichtig**
>
> Neben den klassischen Lernprozessen spielen kognitive und emotionale sowohl in der Verhaltenstherapie als auch in der Verhaltensmedizin eine wesentliche Rolle.

Informationsverarbeitungsprozesse. Selektive Aufmerksamkeit oder Interpretationsmechanismen spielen auch im Kontext körperlicher Erkrankungen und Beschwerden eine zentrale Rolle. Ein Beispiel hierfür illustriert das Konzept der *Somatosensorischen Amplifikation* von Barsky und Wyshak (1990). Demnach tendieren bestimmte Personen dazu, körperliche Sensationen genau und ständig zu beobachten. Dadurch rücken auch alltägliche, schwache körperliche Reaktionen mehr in den Fokus. Durch katastrophisierende Bewertungen entsteht bei diesen Personen Angst sowie eine noch weiter verstärkte Tendenz zur Symptombeobachtung, was wiederum zu mehr wahrgenommenen Symptomen führt – ein zirkulärer Aufschaukelungsprozess.

Subjektive Krankheitsmodelle und Behandlungserwartungen. Ein weiteres eindrückliches Beispiel für den Einfluss kognitiver Aspekte im Rahmen körperlicher Krankheiten stellen die subjektiven Krankheitsmodelle dar. Patient:innen bilden sich persönlichen Überzeugungen über ihre Krankheit, die (oft) nicht mit medizinischem Wissen übereinstimmen. Nach Leventhals' Selbstregulationstheorie (Leventhal et al., 1984) haben Patient:innen Überzeugungen zur Identität (Name, zugehörige Symptome), Kontrollüberzeugungen (eigene Beeinflussungsmöglichkeiten, Einfluss von Behandlungen), Konsequenzen, Zeitverlauf und Ursachen der Krankheit. Eine mittlerweile sehr reichhaltige Forschungslage zeigt, dass diese Überzeugungen ein wichtiger Prädiktor des Gesundheitsverhaltens und des Krankheit-/Behandlungsverlaufs bei vielen körperlichen Erkrankungen sind (Hagger & Orbell, 2003; Mewes et al., 2016; Petrie & Weinman, 2012; Zoeckler et al., 2014). Auch die Erwartungen, die Patient:innen im Rahmen einer medizinischen Behandlung haben, scheinen eine wichtige Rolle für die Wirksamkeit von Behandlungen zu spielen (Auer et al., 2016; Laferton et al., 2017, 2020; Petrie & Rief, 2019) und sind Ansatzpunkt für verhaltensmedizinische Interventionen (Rief et al., 2017).

Emotionale Prozesse. Weiterhin sind emotionale Prozesse zentraler Bestandteil psychischer Störungen, die auch im Rahmen körperlicher Erkrankungen eine wichtige Rolle einnehmen. So ist beispielsweise das Vorliegen von Angst und Depressivität bei Patient:innen verschiedenster chronischer körperlicher Erkrankungen deutlich erhöht (Härter et al., 2007; Moussavi et al., 2007). Dabei haben auch spezifisch auf die Erkrankung bezogene Ängste, wie etwa die Angst vor dem Fortschreiten der Krankheit (»Progredienzangst«; Herschbach et al., 2005), Angst vor Schockgabe bei Herzschrittmachern (Sears & Conti, 2002), herzbezogene Angst bei Herzerkrankungen (Hoyer & Lueken, 2011) oder atemnotbezogene Ängste bei Lungenerkrankungen (Keil et al., 2014; Stenzel et al., 2012) einen hohen Stellenwert. Im Gegensatz zu vielen Ängsten im Rahmen psychischer Störungen (vgl. Kap. 43 und 44) sind die krankheitsspezifischen Ängste dabei häufiger realbasiert (Dinkel, 2015).

Emotionale und affektive Zustände spielen jedoch nicht nur eine Rolle im Sinne komorbider Phänomene. Vielmehr beeinflussen sie auch die Entstehung und den Verlauf von körperlichen Erkrankungen signifikant. So sagen etwa Ärger und Feindseligkeit sowohl das Entstehen als auch einen schlechteren Verlauf einer Herzerkrankung vorher (Chida & Steptoe, 2009). Weiterhin sind Angst und Depressivität bei Patient:innen mit Herzerkrankungen bedeutende Risikofaktoren für einen negativen Krankheitsverlauf bis hin zu einer erhöhten Sterblichkeitsrate (Barth et al., 2004; Martens et al., 2010; Watkins et al., 2013). Auf der anderen Seite scheint positives Well-Being (vgl. Kap. 68) ein protektiver Faktor im Rahmen von Herzerkrankungen zu sein (Boehm & Kubzansky, 2012). Weitere Details zu grundlegenden psychologischen Mechanismen der Verhaltensmedizin finden sich bei Martin und Schieber (2015) oder bei Rief und Henningsen (2015).

76.3 Anwendungsfelder der Verhaltensmedizin

Verhaltensmedizin kommt zur Anwendung in der Prävention, Diagnostik, Intervention und Rehabilitation bei einer großen Breite an körperlichen Erkrankungen und Beschwerden (Herzerkrankungen, Krebserkrankungen, Adipositas, Atemwegs- und Lungenerkrankungen, Schmerzsyndrome usw.; Ehlert, 2015a). Dabei besteht der Hauptteil verhaltensmedizinischer Interventionen aus kognitiv-verhaltenstherapeutischen Techniken wie etwa Psychoedukation, Verhaltensänderung und -aktivierung, kognitive Umstrukturierung oder auch Techniken wie Biofeedback oder Entspannung (vgl. Rief & Henningsen, 2015). Die praktische Anwendung solcher Techniken soll am folgenden Fallbeispiel verdeutlicht werden.

Fallbeispiel

Herr Mauz ist ein 53-jähriger Büroangestellter, der nach der medizinischen Akutversorgung seines ersten Myokardinfarktes (MI) im Rahmen der interdisziplinären Anschlussheilbehandlung nun auch psychologisch vorstellig wird.

Bei der Exploration seines subjektiven Krankheitsmodells wird deutlich, dass Herr Mauz die Ursachen seiner koronaren Herzkrankheit vornehmlich in der familiären Vorbelastung (sein Vater hatte mehrere MI) und dem Stress auf der Arbeit sieht. Dabei gibt er an, dass er gegen seine Gene nichts unternehmen könne, und auch dem Stress auf der Arbeit stehe er hilflos gegenüber, da er finanziell auf den Job angewiesen sei.

Zunächst wird mit wird dem Patienten ein multifaktorielles Krankheitsmodell erarbeitet, wobei die Bedeutsamkeit des eigenen Verhaltens für Entstehung und vor allem den weiteren Verlauf seiner Erkrankung betont wird (z. B. Folgen von Vermeidungs- und Schonverhalten).

Davon motiviert setzt sich Herr Mauz als Ziel, seine Ernährung auf eine mediterrane Diät umzustellen und zu versuchen, mehr körperliche Bewegung in seinen Alltag zu integrieren. Allerdings scheitert Herr Mauz immer wieder an konkreten Problemen: Beispielsweise berichtet er, er habe seit seinem MI verstärkt Angst um sein Herz und achte daher nun ständig auf Veränderungen seines Herzschlags. Er habe die Sorge, durch sportliche Belastung sein Herz zu gefährden. Deswegen wird mittels Psychoedukation und Verhaltensexperimenten die symptomverstärkende Wirkung dysfunktionaler selektiver Aufmerksamkeitsprozesse aufgedeckt und eine adaptivere Aufmerksamkeitslenkung erarbeitet:

P: Immer wenn ich mich etwas mehr anstrenge, merke ich sofort, wie mein Herz schneller schlägt. Dann habe ich Angst, dass ich einen Herzinfarkt haben könnte.

T: Wenn Ihr Herz schneller schlägt, denken Sie, es könnte ein neuer Herzinfarkt sein. Das verstehe ich, nach der Erfahrung, die Sie gemacht haben. Können Sie mir denn schildern, was genau in einer solchen Situation in Ihnen vorgeht?

P: Nun ja, immer wenn mein Herz schneller schlägt, unterbreche ich, was ich gerade tue und setze mich hin. Ich beobachte dann ganz genau, wie sich mein Herzschlag entwickelt, oft messe ich auch meinen Puls.

T: Und was passiert dann?

P: Oft schlägt mein Herz noch eine Weile schnell, obwohl ich mich hingesetzt habe. Das beunruhigt mich noch mehr.

T: Hm … Möglicherweise spielt hier die Art und Weise eine Rolle, wie Sie körperliche Symptome betrachten. Ich möchte Ihnen gern eine kleine Frage stellen: Sie haben mir doch von Ihrem neuen Elektroauto erzählt. Können Sie sich noch an die Zeit erinnern, in der Sie Ihren Wagen gekauft haben?

P: Ja, klar. Ich habe mich damals schließlich intensiv vorbereitet und zu meinem Lieblingsmodell der E-Autos alle technischen Daten studiert.

T: Kam es da vielleicht vor, dass Ihnen das Modell auf der Straße viel häufiger aufgefallen ist, als in der Zeit, bevor sie sich mit dem Autokauf beschäftigt haben?

P: Das stimmt! Das war tatsächlich so. Komisch ...

T: Unsere Aufmerksamkeit funktioniert ähnlich wie ein Scheinwerfer. Dinge, auf die wir besonders achten, fallen uns in der Folge auch tatsächlich mehr auf. Und genau so ist es mit unseren Körperprozessen. Lassen Sie uns hierzu doch einmal eine kleine Übung machen.

Im Folgenden wird mit dem Patienten ein Verhaltensexperiment zur körperlichen Aufmerksamkeitslenkung durchgeführt.

Dies ist nur eine von vielen Möglichkeiten, die symptomverstärkende Wirkung selektiver Aufmerksamkeitsprozesse zu diskutieren. Letztendlich ist die Erarbeitung und Disputation katastrophisierender Annahmen ein therapeutischer Prozess, für den oft mehrere kognitive Interventionen und Verhaltensexperimente notwendig sind und der oft eine intensive Auseinandersetzung mit den Problemen des Patienten erfordert.

Im weiteren Verlauf der Behandlung werden gemeinsam mit Herrn Mauz Unterscheidungsmerkmale für ungefährliche Körpersignale von Alarmsignalen eines weiteren Herzinfarkts erarbeitet (z. B. erhöhte Atemfrequenz und Puls unter Belastung vs. mehrere Minuten andauernde, ausstrahlende Schmerzen oder Engegefühle im Brustkorb).

Durch die Interventionen kann Herr Mauz langfristig zunehmend beruhigt werden und eine realistischere Einschätzung seiner körperlichen Symptome erhalten. Zur weiteren Unterstützung des Transfers des Gesundheitsverhaltens in den Alltag werden mit dem Patienten konkrete Handlungspläne besprochen (z. B. Ergometertraining, Ernährung gemäß Kochbuch für Herzpatient:innen). Zum Erlernen von an die koronare Herzkrankheit angepasstem körperlichem Training wird er an eine Herzsportgruppe vermittelt.

Um Herrn Mauz auch einen verbesserten Umgang mit dem Arbeitsstress zu ermöglichen, werden adaptive und maladaptive Prozesse des körpereigenen Stresssystems besprochen und individuelle Stressmanagement-Skills erarbeitet (z. B. Balance von Anforderungen und Erholungsphasen). Auch wird er zur Verbesserung der Entspannungsfähigkeit zu einem Kurs für Progressive Muskelentspannung nach Jacobson (vgl. Kap. 27) angemeldet.

76.4 Kritische Einordnung

Das interdisziplinäre Gebiet der Verhaltensmedizin hat sich der biopsychosozialen Erklärung und Versorgung im Rahmen körperlicher Beschwerden und Krankheiten verschrieben. Auch wenn in diesem Bereich schon einige Fortschritte erzielt werden konnten (vgl. Hofmann et al., 2012), wird es sowohl für die Grundlagen- als auch die Interventionsforschung in der Verhaltensmedizin wichtig sein, zukünftig noch konsequenter alle Ebenen des biopsychosozialen Modells mit seinen multiplen Interaktionsmöglichkeiten zu berücksichtigen (Rief & Henningsen, 2015). In Bezug auf die Interventionsforschung gilt dies nicht nur für die Evaluation des Behandlungserfolgs. Es sollte auch verstärkt der Fokus auf die Erforschung biopsychosozialer Prozesse gelegt werden, die letztendlich den Effekt einer Intervention vermitteln.

Für die Verhaltensmedizin bestehen große Parallelen zu Grundkonzepten und Interventionsmethoden der Kognitiven Verhaltenstherapie. Verhaltenstherapeut:innen verfügen somit über zentrales Hintergrund- und Anwendungswissen für das Aufgabenfeld der Verhaltensmedizin – ein Aufgabenfeld von hoher Bedeutung und Zukunftspotenzial angesichts der Herausforderungen, die chronische Erkrankungen an die Betroffenen und das Gesundheitssystem stellen.

FAQ

Warum wird hier eigentlich nicht von »Psychosomatik« gesprochen – ist dieser Begriff nicht mehr aktuell?

Der Begriff »Verhaltensmedizin«, den wir hier verwendet haben (s.o. Definition), umfasst durchaus vieles, was auch mit »Psychosomatik« angesprochen. Der Begriff »Psychosomatik« hat eine psychodynamische Tradition und ist nicht verschwunden. Aber er wird zunehmend durch Begriffe ersetzt oder ergänzt, die aus Sicht vieler Forschender weniger stigmatisierend sind (dies wurde bisweilen im Feld der klassischen analytischen Psychosomatik so empfunden), wissenschaftlich anschlussfähiger, präziser und auch systemischer bzw. soziologischer sind – und die auch Gesundheitsförderung und Prävention im Blick haben. Interessant ist hierzu die Argumentation in der Zeitschrift »Psychosomatic Medicine«, die sich 2025 umbenannt hat in »BioPsychoSocial Science and Medicine«.

Weiterführende Literatur

Ehlert, U. (Hrsg.). (2016). Verhaltensmedizin (2. Aufl.). Heidelberg: Springer.

Rief, W. & Henningsen, P. (Hrsg.). (2015). Psychosomatik & Verhaltensmedizin. Stuttgart: Schattauer.

Vögele, C. (2009). Klinische Psychologie kompakt: Körperliche Erkrankungen. Weinheim: Beltz.

77 Einbezug von Familien und Bezugspersonen in die Verhaltenstherapie

Sabine Ahrens-Eipper • Eva-Lotta Brakemeier

77.1 Besonderheiten, Hintergrund und allgemeine Merkmale

Der Einbezug von Bezugspersonen ist in der Verhaltenstherapie eine grundlegend sinnvolle und häufig ausgesprochen hilfreiche Ergänzung – sowohl im Rahmen der Psychotherapie Erwachsener als insbesondere auch bei der Behandlung von Kindern und Jugendlichen.

Gerade wenn interpersonelle Schwierigkeiten, soziale Unsicherheiten oder chronische Beziehungskonflikte im Vordergrund stehen, sollte sich die therapeutische Arbeit nicht allein auf intrapsychische Prozesse konzentrieren. Vielmehr ist es in solchen Fällen angezeigt, das soziale System der Patientin oder des Patienten aktiv einzubeziehen – insbesondere Partner:innen, Eltern, Kinder oder andere enge Bezugspersonen.

Die Verhaltenstherapie trägt diesem Umstand im Sinne einer erweiterten funktionalen Analyse Rechnung, indem sie soziale Einflussfaktoren in Diagnostik und Therapieplanung systematisch berücksichtigt. Wo sinnvoll und möglich, werden Bezugspersonen strukturell in den Behandlungsprozess integriert.

Bei expliziten Partnerschaftsproblemen ist natürlich eine verhaltenstherapeutisch fundierte Paartherapie bzw. Paarberatung indiziert – mit beiden Partner:innen als gleichberechtigten Indexpersonen. Hierzu existieren bewährte deutschsprachige Ansätze, u. a. Bodenmann (2012), Ewald et al. (2021), Schindler et al. (2019) sowie schematherapeutische Tools zur Arbeit mit Paaren (Roediger & Valente, 2025).

Im Bereich der Kinder- und Jugendpsychotherapie stellt der Einbezug der Eltern, Pflegeltern oder Betreuer:innen in der Regel eine unverzichtbare Rahmenbedingung dar (vgl. Mattejat, 2006). Nur durch die aktive Mitwirkung der Bezugspersonen können psychotherapeutische Veränderungen stabil in den Familienalltag übertragen und langfristig wirksam verankert werden. Gleichzeitig lassen sich durch die enge Kooperation Störungen im therapeutischen Prozess verringern und die Wirksamkeit der Interventionen deutlich steigern.

77.2 Anpassung oder Erneuerung der therapeutischen Strategien

Beim Einbezug von Bezugspersonen in die Verhaltenstherapie sind gegenüber der klassischen Einzeltherapie in mehreren Bereichen spezifische Anpassungen erforderlich:

Aufbau eines erweiterten Arbeitsbündnisses. Psychotherapeut:innen müssen nicht nur mit den Patient:innen, sondern auch mit den beteiligten Bezugspersonen ein tragfähiges

Arbeitsbündnis aufbauen und pflegen. Eine wertschätzende, kooperative Grundhaltung – getragen von der Motivation, auch das Wohl der Bezugspersonen zu berücksichtigen, um indirekt den Therapieerfolg der Patient:innen zu fördern – ist hierfür zentral. So entsteht eine unterstützende, vertrauensvolle therapeutische Beziehung, die Veränderungsprozesse auf systemischer Ebene erleichtert.

Individuelle Lebensrealitäten berücksichtigen. Die Arbeit mit Bezugspersonen muss an die jeweilige Paar- oder Familiensituation sowie an die tatsächlichen Ressourcen und Veränderungsspielräume angepasst werden. Wirksam sind nur jene Interventionen, die für die Beteiligten praktikabel und im Alltag umsetzbar sind (vgl. Mattejat, 2006). Dies erfordert eine realistische Zielsetzung, passgenaue Interventionen und eine kontinuierliche Anpassung des therapeutischen Vorgehens an sich wandelnde familiäre Bedingungen und Bedürfnisse.

Systemische Ergänzung patientenzentrierter Maßnahmen. Interventionen, die sich an Eltern, Partner:innen oder andere Bezugspersonen richten, sollten eng mit patientenzentrierten Strategien verzahnt werden. Ziel ist es, das soziale Umfeld so zu gestalten, dass es stabilisierend, entlastend und entwicklungsfördernd wirkt. Durch die Veränderung dysfunktionaler Interaktionsmuster im System können nicht nur Symptome reduziert, sondern auch langfristige Veränderungen im Verhalten und Erleben der Patient:innen begünstigt werden.

77.3 Praktische Durchführung

77.3.1 Partner:innen in die Therapie einbeziehen

In der Verhaltenstherapie wird empfohlen, bereits im Rahmen der psychotherapeutischen Diagnostik wichtige Bezugspersonen einzubeziehen – etwa durch gemeinsame Gespräche, systemische Anamnesen oder Fremdbeurteilungen. Dies trägt maßgeblich dazu bei, ein differenziertes und kontextsensitives Verständnis der Problematik zu entwickeln und die Symptomatik in ihren interpersonellen Bedingungen realistisch einzuordnen. Auch wenn keine strukturierte Paar-, Familien- oder Gruppentherapie im engeren Sinne durchgeführt wird (vgl. von Sydow & Borst, 2018), ist innerhalb der Verhaltenstherapie weitgehend anerkannt, dass psychische Störungen nicht im sozialen Vakuum entstehen. Vielmehr beeinflussen partnerschaftliche, familiäre und soziale Kontexte wesentlich die Entstehung, Aufrechterhaltung und Bewältigung psychischer Beschwerden.

Gerade bei Konflikten in Paar-, Freundschafts- oder Arbeitsbeziehungen, bei eingeschränkter sozialer Kompetenz oder bei chronisch belastenden Beziehungsmustern ist es ausgesprochen sinnvoll, Partner:innen oder andere bedeutsame Bezugspersonen zeitweise oder dauerhaft in die Behandlung zu integrieren. Die therapeutische Arbeit kann dabei auf Konzepte der Interpersonellen Psychotherapie (insbesondere mit dem Fokus »Interpersonelle Konflikte«, vgl. Kap. 63), auf CBASP (Kap. 60), der Schematherapie (Kap. 66) sowie auf Methoden des Sozialen Kompetenztrainings (Kap. 21) und des Problemlösetrainings (Kap. 22) sowie des Kommunikationstrainings (Kap. 23) zurückgreifen. Diese Methoden und Techniken ermöglichen es, Paardynamiken besser zu verstehen, interaktionelle Fertigkeiten aufzubauen und dysfunktionale Beziehungsmuster gezielt zu verändern.

Ein hilfreiches Modell zur Analyse interpersoneller Muster ist dabei der Kiesler-Kreis (vgl. Kap. 60). Ergänzend kann das wechselseitige Ausfüllen des Impact Message Inventory (IMI; Caspar, 2002) dazu beitragen, dysfunktionale Kommunikations- und Beziehungsmuster sichtbar zu machen und im therapeutischen Dialog zu bearbeiten.

Fallbeispiel

Wolfgang Zick und Heribert Lick sind seit zehn Jahren verheiratet. Herr Zick befindet sich aufgrund chronischer Depressionen in einer CBASP-Behandlung. Im Rahmen der Liste prägender Bezugspersonen wird deutlich, dass er – geprägt durch eine emotional vernachlässigende Kindheit – eine tief verwurzelte Angst vor Verlassenwerden entwickelt hat. Diese zeigt sich in der Beziehung zu seinem Partner durch klammerndes Verhalten und ausgeprägte Eifersuchtsreaktionen. Herr Lick reagiert darauf zunehmend gereizt und beginnt, soziale Kontakte zu vermeiden, um Konflikte zu umgehen – leidet jedoch gleichzeitig unter dieser Isolation. In einem gemeinsamen Paargespräch wird mithilfe der IMI-Auswertungen im Kiesler-Kreis die interpersonelle Dynamik sichtbar: Nähebedürfnis und Rückzugsverhalten verstärken sich gegenseitig in einem dysfunktionalen Muster.

Als Herr Zick seinem Partner die im Therapieverlauf erarbeiteten Prägungen offenlegt, entsteht ein Moment tiefen Verständnisses: Beide sind emotional berührt, weinen und umarmen sich. In der weiteren therapeutischen Arbeit wird gemeinsam mit der Therapeutin erarbeitet, wie sie sich aus diesem Teufelskreis gegenseitiger Fehlinterpretationen und Schutzmechanismen lösen und eine neue, unterstützende Kommunikationsweise aufbauen können.

Teil VII

77.3.2 Kinder in die Erwachsenentherapie einbeziehen

Kinder als Ressource

Auch im Rahmen der Psychotherapie Erwachsener kann der Einbezug von Kindern – etwa als Ressource – hilfreich sein. In einigen Methoden, etwa im CBASP, werden im Rahmen der »Liste prägender Bezugspersonen« nicht selten auch Kinder genannt. Diese nehmen dabei mitunter eine besonders bedeutsame Rolle ein, da sie – anders als viele frühere Bezugspersonen – eine positiv prägende Erfahrung ermöglicht haben.

Fallbeispiel

Herr Zick und Herr Lick haben gemeinsam mit einem lesbischen Paar die Tochter Mia, die im Wechselmodell bei ihnen lebt. Im Verlauf seiner CBASP-Therapie benennt Herr Zick Mia als eine der wenigen Bezugspersonen, mit der er eine durchweg positive Beziehungserfahrung verbindet. Gemeinsam mit seiner Therapeutin formuliert er folgende Prägung: »Es gibt Menschen, für die ich uneingeschränkt Liebe empfinden kann.«

Schutz des Kindeswohls

Doch nicht nur im Sinne einer Ressourcennutzung ist es bedeutsam, in der Erwachsenentherapie nach dem familiären Kontext und insbesondere nach dem Wohlergehen eventuell vorhandener Kinder zu fragen. Ein weiterer zentraler Grund ist der Schutz des Kindeswohls. Gerade wenn psychische Erkrankungen schwerwiegend sind oder mit instabilen Lebensverhältnissen einhergehen, kann die Situation der Kinder mit einer latenten oder manifesten Gefährdung einhergehen – ein Aspekt, der sorgfältige diagnostische Aufmerksamkeit und ein strukturiertes therapeutisches Vorgehen erfordert.

Im Rahmen der therapeutischen Arbeit mit Eltern kann es vorkommen, dass eine Vermutung der Kindeswohlgefährdung aufkommt (z. B. Vernachlässigung, körperliche, psychische oder sexuelle Misshandlung gegenüber Kindern im Haushalt von Patient:in). »Eine Kindeswohlgefährdung ist eine gegenwärtige, in einem solche Maße vorhandene Gefahr, dass sich bei der weiteren Entwicklung eine erhebliche Schädigung mit ziemlicher Sicherheit voraussehen lässt« (Bundesgerichtshof, 1956). Auch wenn laut Artikel 6 des Grundgesetzes »Pflege und Erziehung der Kinder (…) das natürliche Recht der Eltern und die zuvörderst ihnen obliegende Pflicht« sind, so sind wir alle – und insbesondere Psychotherapeut:innen – verpflichtet einzuschreiten, wenn wir Kindeswohl nachhaltig gefährdet sehen. Gerade Psychotherapeut:innen können eine entscheidende Rolle sowohl bei der Erkennung von Kindeswohlgefährdung als auch bei der Herstellung des Schutzes für die betroffenen Kinder und Jugendlichen spielen. Sicheres Handeln in diesen hochsensiblen Kinderschutzfällen erfordert jedoch Kenntnis der verschiedenen Erscheinungsformen von Kindeswohlgefährdung, der rechtlichen Grundlagen und der Verfahrensabläufe, um diese fachkundig einschätzen und bei Indikation abwenden zu können (Ahrens-Eipper & Walter, 2024). Ob eine solche Situation durch Ansprache und Unterstützung gemeinsam mit Eltern, die in Therapie sind, lösbar ist, oder ob auch gegen deren Willen z. B. Jugendamt oder Polizei eingeschaltet werden müssen, ist in der Regel eine sehr heikle Angelegenheit. Eine sehr hilfreiche Anlaufstelle hierbei ist die Medizinische Kinderschutzhotline (https://kinderschutzhotline.de; 24/7 erreichbar unter 0800-1921000), um Beratung einzuholen hinsichtlich:

- grundsätzlicher Rechte und Pflichten bei Verdachtsfällen, Befugnisnorm und weitere Vorgaben und Vorgehen nach dem Bundeskinderschutzgesetz
- Informationen hinsichtlich Diagnostik und Dokumentation: z. B. Welche Verletzungen oder Auffälligkeiten können auf Misshandlung, Vernachlässigung oder Missbrauch hindeuten, und was ist bei der Dokumentation zu beachten?
- Wie sollten die Erziehungsberechtigte oder Begleitpersonen auf den Verdacht angesprochen werden?
- Welche Schritte sollen oder können in die Wege geleitet werden?

Erkundigen Sie sich möglichst nicht erst im akuten Verdachtsfall, welche Kinderschutzrichtlinien in Ihrer Behandlungseinrichtung existieren (analog zu Handreichungen zum Vorgehen bei akuter Suizidalität). In Ahrens-Eipper und Walter (2024) findet sich eine Schritt-für-Schritt Anleitung zum Vorgehen bei Verdacht auf Kindeswohlgefährdung in der psychotherapeutischen Praxis.

Umgang mit Diversität

Kinder und Jugendliche wachsen in unterschiedlichen Lebenswelten auf. Die Werte und Regeln, die innerhalb einer Familie gelten, können denen der Therapeutin oder des Therapeuten ähneln oder stark abweichen. Dies kann Haltungen und Einstellungen betreffen, die grundlegend und für die Psychotherapie und das Wohl des Kindes bedeutsam sind (liebevoller Umgang, Aufsicht, Bestrafungen etc.), aber auch alltägliche Dinge, etwa inwieweit das Erlernen eines Musikinstrumentes für eine Kind notwendig ist und ob Eltern dies erzwingen dürfen. Hier ist die Reflexion eigener Erfahrungen und Erwartungen, wie ein Kind aufwachsen sollte, dringend zu empfehlen, da diese implizit auf die Familie des / der Patient:in übertragen werden können, was zu einer unangemessenen kritischen Haltung führen und die Arbeitsbeziehung gefährden kann.

Da etwa ein Drittel der Kinder und Jugendlichen einen Migrationshintergrund haben, ist Kultursensitivität (vgl. Kap. 73) ein zentraler Bestandteil der Arbeit mit Kindern, Jugendlichen und deren Bezugspersonen (Schepker & Corpus, 2020). Die Reflexion des eigenen »Kulturbias« und dessen Annahmen sind unerlässlich, wie etwa wann Kinder im Bett zu sein haben oder dass sie nicht bis spät in der Nacht in Restaurants mitgenommen werden sollten, wer eigentlich die Kinder großzieht, wie viele Menschen maximal in einem Raum nächtigen sollten etc. (Keller, 2013). Die Erkundung der eigenen kulturellen Verortung und die Beschäftigung mit den Erlebenswelten der Familien ist unerlässlich, um psychotherapeutisch wirksam werden zu können und nicht an Kommunikationsproblemen und Unverständnis zu scheitern.

77.3.3 Eltern in die Kinder- und Jugendpsychotherapie einbeziehen

Die Einbeziehung von Eltern und anderen Bezugspersonen ist ein zentraler Bestandteil der verhaltenstherapeutischen Behandlung von Kindern und Jugendlichen – insbesondere bei jüngeren Kindern. Familiäre Bedingungen beeinflussen maßgeblich die Entstehung, Aufrechterhaltung und Überwindung psychischer Störungen.

Junges Alter. Säuglinge und Kleinkinder reagieren besonders sensibel auf die emotionale Befindlichkeit ihrer Bezugspersonen. Bei Regulationsstörungen wie exzessivem Schreien, Schlaf- oder Fütterproblemen ist die therapeutische Arbeit eng mit der Anleitung und Unterstützung der Eltern verbunden (Döpfner & Schürmann, 2020).

Internalisierende Störungen. Bei internalisierenden Störungen (z. B. Trennungsängsten oder Depressionen) kann überprotektives oder verstärkendes Verhalten von Bezugspersonen unbeabsichtigt zur Stabilisierung oder gar Verschärfung der Symptomatik beitragen. In der Therapie geht es darum, elterliches Verhalten behutsam zu reflektieren, alternative Handlungsmuster zu entwickeln und altersangemessene Autonomie zu fördern.

Externalisierende Verhaltensauffälligkeiten. Auch bei externalisierenden Problemen wie Impulsivität oder aggressivem Verhalten ist die therapeutische Arbeit mit Eltern essenziell. Ziel ist es, positive Interaktionen zu stärken, eskalierende Muster zu unterbrechen und konsequente, liebevolle Erziehungskompetenz aufzubauen.

Fallbeispiel

Leandra (6 Jahre) leidet unter ausgeprägter Trennungsangst. Sie klammert sich tagsüber an ihre Eltern, verweigert Besuche bei Freundinnen ohne elterliche Begleitung und zeigt starke somatische Beschwerden vor dem Schulbesuch. Ihre Eltern reagieren verständnisvoll, jedoch auch zunehmend vermeidend. Urlaubsreisen finden nicht mehr statt. In der Therapie werden gemeinsam mit den Eltern konkrete Verhaltensziele (z. B. allein im Zimmer spielen, Schulbesuch stabilisieren) und kleinschrittige Maßnahmen erarbeitet – etwa mithilfe einer Token Economy. Das Vorgehen orientiert sich am Selbstmanagementmodell von Kanfer et al. (1990) und beinhaltet u. a. Zielklärung, Verhaltensanalyse, Interventionsplanung und Rückfallprophylaxe (vgl. Kap. 25).

Psychotherapeutische Elterngruppen

Elterngruppen stellen eine bewährte Methode zur Unterstützung der Bezugspersonen bei der Behandlung kindlicher Verhaltensprobleme dar. Basierend auf lerntheoretischen und kommunikationspsychologischen Prinzipien vermitteln sie Strategien zur Verhaltensbeobachtung, positiven Verstärkung, Konfliktlösung und Stressbewältigung.

Ziele sind u. a.:
- Stärkung der elterlichen Selbstwirksamkeit
- Förderung der positiven Eltern-Kind-Interaktion
- Umsetzung und Evaluation konkreter Handlungsstrategien im Alltag

Aktuelle Programme beziehen zunehmend auch besondere Zielgruppen ein, etwa psychisch belastete oder suchtkranke Eltern, bei denen die Förderung der Mentalisierungsfähigkeit und Stressregulation im Vordergrund steht (Lenz, 2019; Klein et al., 2019).

Typische Bausteine einer (verhaltenstherapeutischen) Elterngruppe

(1) Aufbau von Kooperationsbereitschaft und einer vertrauensvollen Beziehung
(2) Diagnostik, Verhaltensbeobachtung, Verhaltensanalyse
(3) Erarbeitung des Hypothetischen Bedingungsmodells
(4) Störungsspezifische Psychoedukation
(5) Übermittlung der Diagnose, Diagnostikergebnisse
(6) Konkrete Beschreibung, Definition und Operationalisierung des problematischen Verhaltens sowie des Zielverhaltens
(7) Positive Verstärkung des erwünschten Verhaltens
(8) Erarbeitung angemessenen Elternverhaltens

77.4 Typische Schwierigkeiten und Fehler

Der Einbezug von Partner:innen, Eltern oder Kindern in die Psychotherapie eröffnet wertvolle therapeutische Möglichkeiten – birgt jedoch auch spezifische Herausforderungen. Eine gelingende Zusammenarbeit erfordert neben methodischem Wissen vor allem eine professionelle Haltung, interpersonelle Sensibilität und klare Kommunikation. Zentrale Aspekte einer hilfreichen therapeutischen Haltung sind:

- Einfühlsamkeit und echtes Interesse am Gegenüber
- Respekt gegenüber unterschiedlichen Lebensentwürfen und familiären Kulturen
- Transparenz in Diagnostik und Behandlung – auch bei belastenden Inhalten
- Verlässlichkeit, klare Absprachen und vertrauensvolle Beziehungsgestaltung
- Hoffnung und Zuversicht im Sinne einer ermutigenden Grundhaltung

Besonders wichtig ist eine Haltung auf Augenhöhe. Abwertende Bemerkungen, moralisierende Aussagen oder unterschwellige Vorwürfe – auch im Austausch mit Kolleg:innen – können die therapeutische Beziehung erheblich beeinträchtigen. Typische Fehler im Umgang mit Bezugspersonen (vgl. Rückert et al., 2000) sind folgende:

- Befehlen, belehren oder moralisieren
- Warnen, drohen oder beschämen
- Pauschale Ratschläge ohne gemeinsame Zielklärung
- Interpretationen ohne Abstimmung (»Sie machen das aus Schuldgefühlen …«)
- Überforderung durch zu viele Aufgaben und Unterlagen

Solche Interventionen können Widerstand auslösen, die Kooperation gefährden oder Scham- und Schuldgefühle verstärken. Besonders beim Einbezug von Eltern oder Partner:innen, die sich durch das Verhalten des / der Patient:in ohnehin belastet fühlen, ist eine ressourcenorientierte, verständnisvolle Haltung entscheidend.

77.5 Kritische Einordnung

Aktuell liegen keine methodisch hochwertigen Studien vor, die systematisch untersuchen, ob bzw. inwiefern der Einbezug von Bezugspersonen die Effektivität verhaltenstherapeutischer Interventionen bei Erwachsenen erhöht. Hier besteht eindeutig Forschungsbedarf.

Die Wirksamkeit verhaltenstherapeutischer Paartherapie gilt als gut belegt. Allerdings zeigen vergleichende Studien, dass auch andere Ansätze – etwa psychodynamische oder emotionsfokussierte Paartherapien – vergleichbare Effekte erzielen können (vgl. Roesler, 2019).

Für eltern- und familienbezogene Interventionen bei Kindern und Jugendlichen sprechen viele Studien für eine erhöhte Wirksamkeit gegenüber rein kindzentrierten Ansätzen. Allerdings ist die Studienlage uneinheitlich und teilweise widersprüchlich (z. B. Byrne et al., 2023; Cardy et al., 2020; Dippel et al., 2022; Steil, 2004; Mattejat, 2001). Zukünftige Forschung sollte gezielt untersuchen, unter welchen Bedingungen, bei welchen Störungsbildern und für welche Familienkonstellationen die aktive Einbeziehung von Eltern, Partner:innen oder anderen Bezugspersonen besonders wirksam ist – und in welcher Form diese Integration therapeutisch am sinnvollsten gestaltet werden kann.

FAQ

Was kann ich als Therapeut:in tun, wenn der einbezogene Partner sich als sehr schwierig erweist – etwa wenig einsichtsfähig ist oder sich destruktiv verhält?
In solchen Fällen ist es wichtig, das Beziehungsgeschehen sorgfältig zu reflektieren und offen mit dem/der Patient:in zu besprechen. Wenn deutlich wird, dass die Partnerschaft stark dysfunktionale Muster aufweist oder den therapeutischen Fortschritt erheblich behindert, kann es notwendig sein, auch über Formen der Abgrenzung oder Distanzierung zu sprechen – bis hin zur Trennungsüberlegung. Eine destruktive oder emotional schädigende Beziehung kann zur Aufrechterhaltung psychischer Störungen beitragen – nicht nur für den/die Patient:in, sondern möglicherweise auch für den Partner selbst. Die Aufgabe der Therapeutin ist es nicht, zur Trennung zu raten, wohl aber, den Raum für eine realistische und wertfreie Auseinandersetzung mit der Beziehungsdynamik zu schaffen und ggf. Veränderungsoptionen zu erarbeiten.

Wer sollte bei mehreren – auch getrenntlebenden – Erziehungsberechtigten einbezogen werden?
Bei einer Kinder- und Jugendlichentherapie werden idealerweise beide Elternteile von Beginn an in die Diagnostik und Behandlung einbezogen – auch bei Trennung oder Patchworkkonstellationen. Selbst wenn anfängliche Skepsis oder Widerstand bestehen (»hat keine Zeit«, »glaubt nicht an Psychotherapie«), lohnt es sich, frühzeitig Kontakt herzustellen. Oft gelingt es im Verlauf, auch zunächst zurückhaltende Eltern zur Mitarbeit zu motivieren. Bereits der telefonische Erstkontakt kann hier richtungsweisend sein. Wenn organisatorisch sinnvoll, können auch Online-Termine angeboten werden (vgl. Grieser, 2011).

Weiterführende Literatur

Ahrens-Eipper, S. & Walter, A. (2024). Verdacht auf Kindeswohlgefährdung in der psychotherapeutischen Praxis – Schritt für Schritt. KJP up2date, 01(02), 106–115.

Döpfner, M. & Schürmann, S. (2020). Eltern- und familienzentrierte Interventionen. In M. Döpfner, M. Hautzinger & M. Linden (Hrsg.), Verhaltenstherapiemanual: Kinder und Jugendliche. Heidelberg: Springer.

Mattejat, F. (2006). Kognitiv-behaviorale Elternarbeit und Familientherapie. In F. Mattejat (Hrsg.), Verhaltenstherapie mit Kindern, Jugendlichen und ihren Familien (Lehrbuch der Psychotherapie, Bd. 4, S. 363–382). München: CIP-Medien.

78 Verhaltenstherapie in Gruppen

Eva-Lotta Brakemeier • Valerija Sipos • Ulrich Schweiger • Frank Jacobi

78.1 Hintergrund, Besonderheiten und allgemeine Merkmale

Erfreulicherweise hat in den vergangenen Jahren die Gruppentherapie im Kontext von Versorgung, Aus- und Weiterbildung zunehmend an Bedeutung gewonnen. Bereits im Master-Studium der Klinischen Psychologie und Psychotherapie sind gruppentherapeutische Erfahrungen Teil der berufsqualifizierenden Tätigkeit. Zudem bieten gesetzliche Rahmenbedingungen mittlerweile auch finanzielle Anreize, Gruppentherapie vermehrt in die Regelversorgung zu integrieren. Daher möge dieses Kapitel motivieren, sich auf das »Abenteuer« Gruppentherapie mit Lernbereitschaft, Neugier und Freude einzulassen.

78.1.1 Besonderheiten des Gruppensettings

Unter Gruppentherapie versteht man ein therapeutisches Setting, in dem mehrere Patient:innen gemeinsam mit einer oder zwei Therapierenden arbeiten. Dieses Format eröffnet zahlreiche Chancen für therapeutisches Lernen und interpersonelle Entwicklung: So erleben die Teilnehmer:innen wertvolle Beziehungserfahrungen, tauschen sich mit anderen Menschen in ähnlichen Lebenssituationen aus, lernen von den anderen Betroffenen, erfahren und geben Unterstützung und erleben sich nicht länger allein mit ihren Problemen. Gruppen sind ein Ort für zwischenmenschliche Resonanz – sie bieten Raum für Selbstreflexion, Feedback, den Umgang mit Konflikten sowie das Erproben neuer Verhaltensweisen. Gerade Menschen mit psychischen Erkrankungen leiden häufig unter Einsamkeit oder sozialem Rückzug. In der Gruppentherapie erhalten sie die Möglichkeit, unter professioneller Anleitung Kontakt und korrigierende Beziehungserfahrungen mit anderen Betroffenen zu erleben – in einem wertschätzenden, geschützten und Selbstwirksamkeit fördernden Rahmen.

78.1.2 Verhaltenstherapie in der Gruppe

In der praktischen Durchführung kommt in Gruppen deutlich häufiger eine Mischung unterschiedlicher therapeutischer Methoden und Techniken zum Einsatz als in der Einzeltherapie. Die spezifischen Interventionen müssen an die Dynamik und Struktur der Gruppe angepasst werden. Verhaltenstherapeutische Standardtechniken (z. B. Psychoedukation, Rollenspiele, Einsatz von Aktivitätsplänen und Hausaufgaben; vgl. Teil III) ermöglichen ein konkretes Üben von Verhaltensfertigkeiten – sowohl in der Gruppe als auch zwischen den Sitzungen. Auch im Rahmen der Therapiemethoden der sog. dritten Welle (vgl. Teil IV und VI) wurden häufig Gruppentherapie-Angebote entwickelt. Damit in der Gruppe Verbindlichkeit und Vertrauen entstehen, werden Gruppenregeln entweder gemeinsam erarbeitet oder den Mitgliedern in Vorgesprächen bzw. beim Einstieg erläutert. Eine besonders wichtige Regel betrifft die Verschwiegenheit (»Offenheit nach innen, Verschwiegenheit nach außen«).

78.1.3 Kategorien von verhaltenstherapeutischen Gruppen

Generell lassen sich zwei Hauptkategorien verhaltenstherapeutischer Gruppen unterscheiden:

(1) störungsorientierte oder methodenspezifische Gruppen (indikative Gruppen) – meist zu spezifischen Problembereichen, mit eher homogenen Patientengruppen und häufig an Manualen orientiert

(2) transdiagnostische Gruppen (interaktionelle Gruppen) – meist mit individuellen, einzelfallorientierten Themen in jeder neuen Sitzung

Zudem unterscheidet man zwischen offenen, halboffenen und geschlossenen Gruppen. In offenen Gruppen können jederzeit Teilnehmende hinzukommen oder ausscheiden. Halboffene Gruppen nehmen neue Mitglieder nur zu bestimmten Zeitpunkten oder nach Erfüllung festgelegter Voraussetzungen auf. Geschlossene Gruppen hingegen beginnen mit einem festen Teilnehmerkreis, der die gesamte Therapie gemeinsam durchläuft, ohne dass Teilnehmende aus- oder zusteigen.

(1) Störungsorientierte bzw. methodenspezifische manualisierte Gruppen

Manualisierte Gruppen können präventiv, störungsspezifisch und methodenspezifisch gestaltet werden. Sie verfolgen das Ziel, die Patient:innen zu befähigen, Expert:innen der eigenen Probleme werden zu lassen und sie in der Krankheitsbewältigung zu unterstützen. Die Patient:innen erhalten in der Gruppe im Rahmen der Psychoedukation meist auch wichtige Informationen und Wissen über die Entstehung, Aufrechterhaltung und Behandlung der Erkrankung (vgl. Kap. 14). Zudem kommen – je nach Zielgruppe – spezifische Techniken zum Einsatz, die für Gruppentherapien modifiziert werden, etwa durch den Einbezug von Rollenspielen, dem Lernen am Modell, Gruppendiskussionen. Durch Arbeitsmaterialien sowie die Empfehlung von Hausaufgaben zwischen den Gruppensitzungen sollen sie das Gelernte in ihrem Alltag einüben und integrieren.

Typischerweise sind folgende Themen enthalten (vgl. Teil III: Basistechniken der Verhaltenstherapie), die in der Regel in einzelnen Sitzungen durchgearbeitet werden:

- generelle Information über die jeweilige Erkrankung,
- Modelle zur Entstehung und Aufrechterhaltung der Störung,
- Erstellen von Verhaltensanalysen zu dem für die Störung typischen Problemverhalten,
- eine Zieldefinition, die auf den Aufbau von erforderlichen Verhaltensfertigkeiten ausgerichtet ist,

- direkte Verhaltensmodifikation (wie z. B. Tagebuchtechniken, Exposition, Aufbau von Aktivitäten, Selbstsicherheitstraining),
- konkrete Hausaufgaben, die das Einüben des Zielverhaltens außerhalb der Sitzung sichern,
- Maßnahmen zur Rückfallprophylaxe.

Manuale aus der »Dritten Welle« der Verhaltenstherapie sind unter anderem an der Integration von folgenden Elementen erkennbar: Achtsamkeit, Akzeptanz, Emotionsregulation oder Techniken der metakognitiven Veränderung wie Defusion (vgl. Teil IV: Integrative Techniken).

Vorteile und Chancen. Es existieren zu jedem wesentlichen psychischen und psychosomatischen Störungsbereich manualisierte Gruppenangebote. Solche Konzepte haben den Vorteil, dass sie schwierige und möglicherweise störende Gruppensituationen reduzieren. Handlungsrelevante Therapieanweisungen bei Problemen im Ablauf sind in den Manualen in der Regel enthalten. Dadurch können therapeutische Fehler reduziert werden. Diese Art der Gruppentherapie ist an eher homogene Patientengruppen gerichtet. Dadurch kann in den Gruppen ein gutes Zusammengehörigkeitsgefühl entstehen. Es bestehen viele Möglichkeiten, von den Erfahrungen der Mitpatient:innen zu lernen. Die Vorstrukturierung der manualisierten Gruppenangebote bietet gewisse Vorteile insbesondere für Behandelnde, die am Anfang ihrer therapeutischen Tätigkeit stehen und sich neu in die Behandlung von psychischen Störungen einarbeiten.

Es stehen hilfreiche Handbücher zur Gruppentherapie zur Verfügung, die unter anderem praktische Anleitungen für die allgemeine Planung und Umsetzung gruppenbasierter Methoden und Techniken bieten, einschließlich Arbeitsblätter, strukturierender Hilfen für die Gestaltung von Sitzungen sowie Empfehlungen für Interaktionen in herausfordernden Situationen (z. B. Marwitz, 2025; Schweiger & Sipos, 2019).

Nachteile und Herausforderungen. Eine Einschränkung besteht darin, dass individuelle Anliegen von Patient:innen in manualisierten Gruppen nicht ausreichend behandelt werden können (oft besteht aber eine Kombination mit einer Einzeltherapie, in der dies dann aufgegriffen werden kann). Alle Beispiele, die in den Sitzungen zu Bearbeitung kommen, sollten in der Regel im leichten bis mittleren Schweregrad liegen. Ausgeprägte Selbstöffnung der Patient:innen wird meist eher vermieden. Patient:innen und Therapeut:innen können dadurch die Bearbeitung der Themen als nicht »tiefgreifend« genug erleben.

Die Geschwindigkeit, mit der Inhalte abgehandelt werden, wird an die Mehrheit der Patient:innen angeglichen, wodurch Einzelne sich nicht ausreichend gesehen fühlen mögen. Auch kann Manualisierung möglicherweise Therapeut:innen und Patient:innen darin behindern, eigene kreative Ideen in die Gruppensitzung einzubringen. Eine schwierige Situation in der Gruppe kann typischerweise dadurch entstehen, dass Patient:innen mit komorbiden Störungen in der Gruppe sind; hier können besonders Patient:innen mit Persönlichkeitsstörungen auffällig werden und die Gruppenkohäsion verändern. In einigen Manualen fehlt es an Empfehlungen im Umgang mit diesen schwierigen Situationen.

(2) Transdiagnostische und einzelfallorientierte Gruppen

Eine weitere Option der verhaltenstherapeutischen Gruppentherapie basiert auf dem Prinzip der einzelfallorientierten Gruppe, auch als interaktionelle Gruppe bezeichnet. Dabei übernimmt in jeder Sitzung eine andere teilnehmende Person die Rolle der Protagonist:in und bearbeitet ein individuelles Anliegen mit Unterstützung der Therapeut:innen und der übrigen Gruppenmitglieder.

Für die Funktionsfähigkeit dieser Gruppentherapieform ist es essenziell, dass angemessene instrumentelle Gruppenbedingungen und Gruppenregeln hergestellt und aufrechterhalten werden. In verhaltenstherapeutischen Gruppen liegt diese Verantwortung überwiegend bei den Therapeut:innen: Sie steuern die Gruppendynamik durch Verstärkung erwünschten Verhaltens und Reduktion störenden Verhaltens, um ein konstruktives therapeutisches Arbeitsumfeld zu gewährleisten.

Klassiker zu interpersonellen Gruppen stammen von Irvin Yalom, unter anderem zu existenziellen Themen in der Psychotherapie (vgl. Kap. 47). Ein empfehlenswertes Lehrbuch zur allgemeinen Theorie und Praxis der Gruppenpsychotherapie ist das Werk von Yalom et al. (2024), das umfassende Einblicke und praxisnahe Anleitungen gerade auch für die einzelfallorientierte Gruppentherapie bietet.

Vorteile und Chancen. Dank der Einzelfallorientierung lassen sich Aufgabenstellungen passgenau auf jede:n Teilnehmer:in zuschneiden – sogar komplexer, als es in der Einzeltherapie möglich wäre. Sämtliche Anliegen der Betroffenen können mit hoher Flexibilität und einem breiten methodischen Spektrum aufgegriffen werden; dabei profitieren Patient:innen mit ganz unterschiedlichen Krankheitsbildern gleichermaßen. Insbesondere die interaktiven Dynamiken einer Gruppe eröffnen unmittelbare Ansatzmöglichkeiten, um zwischenmenschliche Schwierigkeiten zu bearbeiten – ein zentrales Thema vieler Patient:innen.

Nachteile und Herausforderungen. Interaktionelle Gruppen stellen hohe Anforderungen an die Gruppenstruktur: Instrumentelle Rahmenbedingungen wie Gruppenregeln müssen konsequent auf hohem Niveau etabliert und gesichert werden, was die Anforderungen an Therapeut:innen erhöhen kann. Aufgrund der offenen Struktur ist eine spezifische Vorbereitung auf die jeweils entstehenden Themen sowohl für die Therapierenden als auch die Patient:innen nicht möglich; therapeutische Flexibilität und Erfahrung sind entscheidend. Für die Patient:innen erfordert das Setting die Notwendigkeit aktiver Mitarbeit und die Bereitschaft, wechselnde Rollen in der Gruppe einzunehmen, sowie ein hohes Maß an Offenheit und Belastbarkeit.

78.2 Indikation und Kontraindikation

Indikationen für Gruppentherapien umfassen grundsätzlich das gesamte Spektrum psychischer und psychosomatischer Störungen. Individuelle Kontraindikationen können sich z. B. aus einer fehlenden Bereitschaft zur aktiven Mitarbeit in einer Gruppe ergeben – etwa aufgrund der Sorge, dort auf Personen aus dem beruflichen oder privaten Umfeld zu treffen, aus Ängsten hinsichtlich der Vertraulichkeit oder aus Überforderungen im Umgang mit mehreren Menschen gleichzeitig. Weitere Kontraindikationen können sich aus Verhaltensweisen ableiten lassen, die eine kooperative Teilnahme unwahrscheinlich erscheinen lassen, zum Beispiel ausgeprägtes antisoziales Verhalten oder die Unfähigkeit, auch einfache Gruppenregeln infolge einer hohen oder chronischen Symptombelastung einzuhalten (Überblick bei Freyberger, 2016).

78.3 Durchführung

78.3.1 Wirkfaktoren und instrumentelle Gruppenbedingungen

Als Spezifika der Gruppentherapie gelten die instrumentellen Gruppenbedingungen, die wichtige Wirkfaktoren unterstützen:

(1) **Kooperative Arbeitshaltung:** Beachtung der Gruppenregeln, aktive Mitarbeit, Pünktlichkeit, Einhaltung von Absprachen

(2) **Zusammengehörigkeitsgefühl (Kohäsion):** »Wir sitzen in einem Boot, haben gemeinsame Interessen und Ziele, halten zusammen.«

(3) **Akzeptanz:** Jede:r Einzelne darf unterschiedlich und autonom sein und trotzdem zur Gruppe gehören.

(4) **Vertrauen:** Bereitschaft, sich auch schwierigen Themen und Verhaltensexperimenten zuzuwenden

(5) **Offenheit:** Bereitschaft, eigene Themen in der Gruppe offenzulegen

Im Folgenden liegt unser Schwerpunkt auf der Skizzierung der Durchführung von transdiagnostischen, einzelfallorientierten Gruppen. Störungsorientierten oder methodenspezifischen Gruppen werden in anderen Kapiteln dieses Buches beschrieben. Sie orientieren sich meist an gut umsetzbaren Manualen.

78.3.2 Transdiagnostische einzelfallorientierte Gruppen in der Verhaltenstherapie

Zu den ersten einzelfallorientierten Gruppen in der deutschen Verhaltenstherapie zählten die Problemlösegruppen nach Grawe. Hier wurde das Problemlösemodell von D'Zurilla und Goldfried (vgl. Kap. 22) auf das Gruppensetting übertragen (Grawe, 1980). Im Mittelpunkt steht dabei jeweils eine Person, die eine eigene problematische Situation vorbringt. Die Mitpatient:innen haben die Aufgabe, diese bei der Findung einer angemessenen Lösung zu unterstützen. Dabei wird die Gruppe als Ideenlieferant einbezogen, indem sie mithilfe der Brainstorming-Technik Lösungen generiert, die die Person im Fokus auswertet und anschließend erproben kann. Dieses Gruppenmodell zeichnet sich durch die Gebundenheit an eine Technik (Brainstorming) aus und zielt damit nur eingeschränkt auf den konkreten Fertigkeitenaufbau. Typischerweise findet die Einübung der Fertigkeit außerhalb der einzelfallorientierten Gruppensitzung statt, in der die Ideensammlung in den Mittelpunkt gestellt wird.

Modell der transdiagnostischen Gruppentherapie

Das Modell der transdiagnostischen Gruppentherapie (Sipos & Schweiger, 2013) greift das ursprüngliche Modell der Problemlösegruppen auf und führt es im Sinne der dritten Welle der Verhaltenstherapie weiter. Im Mittelpunkt steht der Fertigkeitenaufbau einzelner Patient:innen. Mitpatient:innen lernen dabei am Modell der Protagonistin und in Rollenspielen, mit denen sie die Protagonist:innen in der Bearbeitung ihres Themas unterstützen. Jede Gruppe ist strukturiert durch eine Eröffnungsrunde, Bearbeitungsphase und Abschlussrunde.

Eröffnungsrunde. Jede Sitzung beginnt mit einer Eröffnungsrunde, an der sich alle Patient:innen beteiligen. Sie benennen, mit welchen Themen sie sich aktuell beschäftigen und treffen die Entscheidung, ob sie das Thema im Anschluss an die Eröffnungsrunde bearbeiten wollen. Ziel der Eröffnungsrunde ist eine allgemeine Informationssammlung darüber, was die Patient:innen bewegt und wer die heutige Sitzung für sich nutzen möchte. Hierbei gilt Freiwilligkeit: Wenn jemand sein Thema nicht bearbeiten möchte, dann wird das akzeptiert. Indem jemand benannt hat, womit sie bzw. er sich beschäftigt, wurde bereits das für die Eröffnungsrunde erwünschte Verhalten gezeigt.

Wenn mehrere Patient:innen ihr Thema bearbeiten wollen, werden diese meist von den Therapeut:innen gebeten zu entscheiden, wer in der Sitzung Protagonist:in wird. An dieser Stelle entscheiden meist nur die Patient:innen, die in der Eröffnungsrunde den Wunsch formuliert haben, ihr Thema in der heutigen Sitzung bearbeiten zu wollen. Die anderen Teilnehmenden der Gruppen beteiligen sich in der Regel nicht an der Entscheidung, da sie sich ja bereits entschieden haben, keine eigenen Themen zu behandeln, sondern als Unterstützende zu fungieren; ihr Lerngewinn wird durch das Modelllernen entstehen. Die Eröffnungsrunde endet mit dem Benennen des oder der Protagonist:in.

Bearbeitungsphase: Einzelarbeit in der Gruppe. Zu Beginn der Einzelarbeit in der Gruppe setzt sich die Therapeutin neben den Protagonisten. Sie entwickeln zuerst ein Therapieziel für die aktuelle Sitzung. Therapeutin: »Wenn wir uns jetzt Ihrem Thema zuwenden, was wäre für Sie ein gutes Ergebnis am Ende der Sitzung?« Diese Frage dient der Zieldefinition. Das Ziel wird explizit benannt, damit alle Gruppenteilnehmer:innen wissen, in welche Richtung gearbeitet wird. Für die Zielbestimmung ist der Protagonist zuständig und darf entscheiden, was er am Ende der Sitzung mitnehmen möchte. Gute Ziele zeichnen sich dadurch aus, dass sie unter der Handlungskontrolle der Patient:innen liegen (vgl. Kap. 22). Annäherungs- und Verhaltensziele sind grundsätzlich besser geeignet als Vermeidungs- und Emotionsziele. Da der Protagonist hier als erstes Ziel nennt: »Ich möchte mich weniger unsicher fühlen«, hilft die Therapeutin, daraus ein positives Verhaltensziel zu formulieren, und fragt: »Was müssten Sie tun, damit Sie sich weniger unsicher fühlen?« Nach patientenseitiger Ratlosigkeit kommen weitere Unterstützungen, z. B.: »Würde es Ihnen helfen, wenn Sie eine bessere Strategie hätten, sich in der Situation zu behaupten?«

Nachdem nun das Ziel festgelegt ist, erfolgt die Bestimmung der Technik, mit der das Ziel erreicht wird. Therapeutin: »Haben Sie eine Idee, wie wir Ihr Ziel in der Gruppe erreichen können? Welche Art der Unterstützung wünschen Sie sich von der Gruppe?« Protagonist: »Ich möchte wissen, ob die anderen auch solche Probleme haben.« Die folgenden Kommentare aus der Gruppe führen zu einer Entlastung des Protagonisten, der die Erfahrung macht, nicht alleine mit dem Problem zu sein. In einem weiteren Schritt kommen dann Techniken zum Einsatz kommen, die dem tatsächlichen Fertigkeitenaufbau dienen (im vorliegenden Fall ein Rollenspiel und ein Verhaltensexperiment), was auch Mitpatient:innen die Möglichkeit gibt, sich aktiv an der Problembearbeitung zu beteiligen.

Beispiel • Anliegen: Familienkonflikt (einleitende Strukturierung durch Therapeutin)

T: Frau Meier, Sie haben in der Eröffnungsrunde gesagt, dass Sie heute gerne das Thema *Familienkonflikt* bearbeiten möchten. Wenn wir uns diesem Thema zuwenden, was wäre für Sie ein gutes Ergebnis am Ende der Sitzung?

P: Ich wünsche mir, mein Mann würde mich mehr gegen meinen Schwiegervater unterstützen.

T: Sie haben schon von den Konflikten in Ihrer Familie berichtet. Da ist es logisch, dass Sie sich Unterstützung wünschen. Können wir daraus ein Verhaltensziel für Sie entwickeln? Etwas, was Sie tun könnten oder zu Ihrem Mann sagen könnten, damit Sie seine Unterstützung bekommen?

P: Ich habe schon oft Andeutungen dazu gemacht. Da hat mein Mann nicht reagiert. Wenn ich eine direkte Forderung stellen würde, hätte ich Angst, dass das unserer Beziehung und dem Zusammenhalt unserer Familie schadet. Ein gutes Ergebnis wäre, eine Formulierung zu finden, die genau beschreibt, was ich möchte, aber nicht aggressiv wirkt. Hierzu bräuchte ich die Unterstützung der Gruppe.

T: Das ist ein gut gewähltes Ziel für die heutige Sitzung. Haben Sie schon eine Idee, wie wir es in der Gruppe umsetzen können?

P: Ich müsste noch einmal genau die Situation und meine Wünsche schildern. Dann könnte die Gruppe mir Vorschläge machen, welche Formulierung passend ist. Vielleicht könnte ich das Ganze auch in einem Rollenspiel ausprobieren, damit mir die anderen sagen, wie das wirkt.

Der Übergang von der Orientierungsphase in die Bearbeitungsphase sollte möglichst zügig erfolgen, und eine weitere Diskussion über das gewählte Ziel sollte nicht erfolgen. Mitpatient:innen, die für den oder die Protagonist:in andere Ziele formulieren würden, lernen zu akzeptieren, dass die Person im Mittelpunkt stets eigene Vorstellungen verfolgen darf. In der Bearbeitungsphase wird darauf geachtet, dass das Ziel mit den vereinbarten Techniken verfolgt wird. Prinzipien für die Bearbeitungsphase sind:

- Protagonist:in steht im Mittelpunkt.
- Mitpatient:innen dürfen nicht in den Fokus der Bearbeitung treten.
- Therapeut:in achtet auf die Einhaltung der Gruppenregeln, um die instrumentellen Gruppenbedingungen aufrecht zu erhalten.

- Therapeut:in wählt Rollenspiele zur Übung im meist mittleren Schwierigkeitsgrad aus und bezieht die anderen unterstützend in die Rollenspiele und Verhaltensexperimente mit ein.

Zum Abschluss der Bearbeitungsphase überprüfen Therapeut:in und Protagonist:in gemeinsam, ob das Ziel für die Sitzung erreicht wurde. Bei Zielerreichung endet die Bearbeitungsphase. Wenn das Ziel nicht erreicht ist, bittet die Therapeutin darum, ein »Teilergebnis« zu formulieren und bietet Protagonist:in an, das Thema in einer der weiteren Sitzungen wieder einzubringen.

Nach der Bearbeitungsphase kann die Gruppe in Form von Rückmeldungen einbezogen werden. Sollte eine Rückmeldung abgelehnt werden, dann kann der oder die Therapeutin zu der Gruppe sagen: »Frau Meier hat heute eine sehr gute Arbeit gemacht und wünscht sich keine weiteren Rückmeldungen. Das ist durchaus verständlich, denn nach einer längeren Problembearbeitung kann der Punkt kommen, an dem weitere Informationen nicht mehr aufgenommen werden können. Wenn jemand von Ihnen noch etwas aussprechen möchte, was Sie persönlich beschäftigt, dann möchte ich Sie bitten, dass Sie das zu mir sagen.«

Abschlussrunde. Jede Sitzung endet mit einer Abschlussrunde, an der sich möglichst alle Patient:innen beteiligen sollen. Es wird immer die gleiche Frage gestellt: »Was war für mich heute am wichtigsten?« In der Regel ist es nicht mehr erforderlich, die Aussagen der Patient:innen weiter therapeutisch zu kommentieren. Die Fragestellung ist von vornherein so, dass die Inhalte, die von den Patient:innen benannt werden, als erwünschtes Verhalten stehen bleiben können.

Besonderheiten der einzelfallorientierten Gruppe. Das Vorgehen in der einzelfallorientierten Gruppe ist darauf ausgerichtet, dass möglichst wenige schwierige Situationen entstehen – oder dass aufkommende Konflikte und Spannungen gemeinsam gelöst werden. Dazu müssen Angst und Scham so weit wie möglich reduziert werden und Sicherheit vorhanden sein. Alle Interventionen sind darauf ausgerichtet, dass die Patient:innen ein angemessenes soziales Verhalten zeigen. Störungen der instrumentellen Gruppenbedingungen werden durch die Therapeut:innen unterbrochen bzw. auf der Metaebene markiert.

Je schwieriger sich eine Situation in der Gruppe gestaltet, umso klarer gehört es in den Aufgabenbereich der Therapeut:innen, die Situation für die Gruppe zu regeln. Interaktionsorientierte Techniken können in schwierigen Gruppensituationen oft nicht an die Patient:innen delegiert werden. Patient:innen, die intensive Angst oder Scham fühlen, haben ein höheres Risiko, sich unangemessen zu verhalten. Damit kommt es zum Anstieg von Problemverhalten in der Gruppe, und die Wirkfaktoren der Gruppentherapie können nicht mehr ausreichend genutzt werden. Patient:innen sollen also davor geschützt sein, Situationen zu erleben, in denen sie keine Kontrolle darüber haben, was mit ihnen geschieht.

78.4 Typische Schwierigkeiten und Fehler

Unerwünschte Ereignisse treten in Gruppentherapien durchaus häufig auf (vgl. auch Kap. 83). In einer naturalistischen Untersuchung mit 180 stationär behandelten Patient:innen wurden potenzielle Nebenwirkungen verschiedener Gruppentherapien systematisch erfasst, Prädiktoren identifiziert und Zusammenhänge mit dem Behandlungserfolg analysiert (Schneibel et al., 2017). Etwa 60 bis 65 % der Patient:innen berichteten im Verlauf der Behandlung über negative Stimmungseinbrüche und / oder andere unerwünschte Effekte. Während sich unerwünschte Therapieeffekte im Verlauf der Behandlung tendenziell verringerten und negativ mit der Symptomverbesserung assoziiert waren, blieb die Rate an Stimmungseinbrüchen konstant und zeigte keinen klaren Zusammenhang mit dem Therapieergebnis. Die Abbruchrate in dieser Untersuchung lag bei 34 %. Als signifikante Prädiktoren für das Auftreten von Nebenwirkungen erwiesen sich sowohl individuelle Patientenmerkmale als auch ungünstige Gruppenbedingungen.

Die folgende Aufzählung fasst beobachtete spezifische Nebenwirkungen und typische Fehlerursachen (s. hierzu auch Freyberger, 2016) sowie charakteristische therapeutische Fehler, die vermieden werden sollten, zusammen.

- Zunahme sozialer Ängste und Ablehnung weiterer Gruppentherapie → typischerweise bedingt durch unzureichende Etablierung der notwendigen instrumentellen Gruppenbedingungen
- Imitation von Problemverhalten anderer Gruppenmitglieder: → häufig Folge einer fehlerhaften Gruppenleitung, insbesondere durch unbeabsichtigte Belohnung dysfunktionalen Verhaltens oder durch unzureichende Aufklärung über problematische Verhaltensmuster
- »Absetzeffekte« mit Verschlechterung depressiver Symptome nach Therapieende → mögliche Ursachen sind eine unzureichende Therapiedauer oder eine mangelnde Vorbereitung des Transfers der in der Gruppe erarbeiteten Veränderungen in den Alltag

Charakteristische therapeutische Fehler, die vermieden werden sollten:

- fehlende emotionale Validierung von Patient:innen
- Ausbleiben von Verstärkung angemessenen Verhaltens oder Sanktion störenden Verhaltens
- passive oder unklare therapeutische Leitung
- fehlende oder unzureichende Strukturierung der Sitzungen
- willkürlicher Wechsel zwischen einzelfallorientierter, störungsspezifischer und interaktionsorientierter Gruppenführung
- unklare, fehlende oder überrigide Gruppenregeln
- mangelnde Solidarität der Gruppenleitung gegenüber Außenseitern in der Gruppe
- feindseliges Verhalten der Gruppenleitung gegenüber einzelnen Patient:innen
- Tolerierung von wechselseitiger Aggression innerhalb der Gruppe
- Überforderung durch unangemessen intensive Expositionsübungen
- Verfolgung unrealistischer Therapieziele

- Missverständnis interaktioneller Probleme → werden ausschließlich als individuelles Defizit interpretiert, statt auch die Einflussfaktoren der Gruppendynamik zu berücksichtigen (stimulierende oder operante Bedingungen)

Bei Guhn et al. (2021) findet sich eine Sammlung schwieriger interaktioneller Situationen in der Gruppe – jeweils ergänzt durch konkrete Lösungsvorschläge.

78.5 Kritische Einordnung

International hat Gruppentherapie einen großen Stellenwert und eine Vielzahl an positiven Wirksamkeitsbefunden vorzuweisen (z. B. Burlingame & Strauss, 2021; Feng et al., 2011; Yalom et al., 2024). In einer Metaanalyse von Rosendahl et al. (2021) wiesen 329 kontrollierte Studien mit insgesamt rund 27.000 Patient:innen darauf hin, dass Gruppentherapie bei einer Vielzahl psychischer Störungen wirksamer ist als keine Behandlung, aber auch vergleichbar mit aktiven Kontrollbedingungen sowie anderen aktiven Behandlungsformen. Darüber hinaus fanden sich 67 kontrollierte Studien mit über 6.000 Patient:innen, die darauf verweisen, dass Gruppentherapie in ihrer Wirksamkeit vergleichbar mit Einzeltherapie ist – insbesondere im Hinblick auf Symptomverbesserung über verschiedene Störungsbilder hinweg.

Metaanalysen zur Wirksamkeit liegen auch für mehrere Methoden der dritten Welle der Verhaltenstherapie vor, die häufig im Setting Gruppentherapie oder in Kombination von Einzel- und Gruppentherapie implementiert werden, z. B. Dialektisch-Behaviorale Therapie (Kliem et al., 2010; Kap. 61) oder Behavioral Activation (Ekers et al., 2014; Kap. 59). Wie in der Einzeltherapie kann auch in der Gruppentherapie die Effektivität durch Routine Outcome Monitoring noch weiter gesteigert werden (Burlingame et al., 2018; vgl. Kap 80).

Zu berücksichtigen ist darüber hinaus, dass Psychotherapeut:innen heute zunehmend mit Patient:innen aus unterschiedlichen ethnokulturellen Kontexten arbeiten, was zu spezifischen Gruppendynamiken und Herausforderungen führen kann (s. Kap. 73). Auch der wachsende Einsatz von Online-Gruppentherapie eröffnet neue Chancen und bringt zugleich spezifische Herausforderungen mit sich (s. Kap. 79). Vor dem Hintergrund der umfangreichen Evidenz und der aktuellen Entwicklungen sollten gruppentherapeutische Kompetenzen zum festen Repertoire aller Psychotherapeut:innen gehören und der Einsatz von Gruppentherapien sowohl im stationären als auch im ambulanten Bereich als selbstverständlich gelten.

FAQ

Sollten Patient:innen mit interpersonell auffälligen Verhalten von der Gruppe ausgeschlossen werden?

Bei störungsspezifischen Gruppen (z. B. Depressionen, Angststörungen) kann ein Ausschluss sinnvoll sein, wenn sichergestellt sein muss, dass alle Teilnehmenden die sozialen Interaktionsstandards gemäß der Gruppenregeln einhalten. Diese Angebote richten sich an Patient:innen mit mittlerer Symptomschwere und ohne ausgeprägte Komorbidität. Wenn Betroffene – trotz ausführlicher Vorbereitung, Anleitung und Rückmeldung – dauerhaft störende Verhaltensweisen zeigen, sollte erwogen werden, sie von der Teilnahme auszuschließen und stattdessen beispielsweise zunächst intensiver einzeltherapeutisch zu behandeln.

Bei transdiagnostischen, einzelfallorientierten Gruppen hingegen ist der Ausschluss problematisch, da gerade die Integration aller Patient:innen Teil des therapeutischen Konzepts ist. Hier liegt es an den Therapeut:innen, über klare Gruppenregeln, gezielte Verstärker (positive und negative Konsequenzen) und strukturierende Interventionen störendes Verhalten zu reduzieren und konstruktive Interaktionen zu fördern.

Welcher Beginn ist in der Gruppe sinnvoll: das »Blitzlicht« zum aktuellen Befinden? Oder gibt es weitere Möglichkeiten?

Das sogenannte »Blitzlicht« hat sich zwar etabliert, ist aber weder in transdiagnostischen noch in störungsspezifischen Gruppen optimal. Wenn alle Patient:innen nur kurz schildern, wie es ihnen geht, liefern ihre Statements für den weiteren Sitzungsverlauf meist wenig verwertbare Ansatzpunkte. In transdiagnostischen Gruppen ist es das Ziel, dass einzelne Protagonist:innen ihr persönliches Thema bearbeiten; ein allgemeines Befindlichkeits-Update leistet hierfür keinen substanziellen Beitrag. In störungsspezifischen Gruppen wird meist einem festgelegten Thema oder Manual gefolgt, sodass auch hier die Bearbeitung des vorgegebenen Inhalts im Vordergrund steht und nicht das spontane Befinden der Teilnehmenden.

Viel sinnvoller ist daher ein themenzentrierter Einstieg. Beispielsweise kann zu Beginn jede:r kurz benennen, an welchem spezifischen Problem er oder sie heute arbeiten möchte. Anschließend legt jede:r sein oder ihr persönliches Ziel für die Sitzung fest. Schließlich lässt sich der Einstieg durch einen Rückblick auf die seit der letzten Sitzung erteilten Hausaufgaben abrunden, um zu klären, welche Fortschritte bereits erzielt wurden und wo noch Klärungsbedarf besteht. Auf diese Weise ergibt sich eine klare Orientierung für die gemeinsame Arbeit, und die Gruppe kann unmittelbar inhaltlich ansetzende Interventionen durchführen.

Teil VII

Weiterführende Literatur

Freyberger, H.J. (2016). Indikation zur Gruppentherapie. Psychotherapeut, 61, 314–317.

Lindenmeyer, J. (Hrsg.) (2024). Therapie-Tools Gruppentherapie 1 (4. Aufl.). Weinheim: Beltz.

Lindenmeyer, J. (Hrsg.) (2025). Therapie-Tools Gruppentherapie 2 (4. Aufl.). Weinheim: Beltz.

Marwitz, M. (2025). Verhaltenstherapeutische Gruppentherapie: Grundlagen und Praxis (2. Aufl.). Göttingen: Hogrefe.

Sipos, V. & Schweiger, U. (2019). Gruppentherapie. Göttingen: Hogrefe.

Yalom, I.D., Leszcz, M. & Junek, T. (2024). Theorie und Praxis der Gruppenpsychotherapie: Das Lehrbuch. Stuttgart: Klett-Cotta.

79 Digitale Interventionen

Thomas Berger • Jan Philipp Klein • Steffen Moritz

79.1 Überblick

Mit der fortschreitenden Digitalisierung wird auch die psychotherapeutische Behandlung zunehmend durch internet- und appbasierte Interventionen erweitert. Solche digitalen Interventionen sind niedrigschwellig zugänglich und zeigen ein großes Potenzial, viele Betroffene zu erreichen, die aus verschiedenen Gründen gegenwärtig nicht behandelt werden. Sie wurden in den letzten zwei Jahrzehnten intensiv beforscht, und seit Dezember 2019, mit der Einführung des Digitalen-Versorgungs-Gesetzes (DVG), sind digitale Gesundheitsanwendungen (DiGA) in die psychotherapeutischen Regelversorgung in Deutschland integriert. Spätestens seit der COVID-19-Pandemie sind auch Videosprechstunden zu einem festen Bestandteil der psychotherapeutischen Praxis in Deutschland geworden und werden wie DiGA in einem gewissen Umfang von gesetzlichen Krankenkassen bezahlt.

Das Spektrum internetbasierter Interventionen

Internetbasierte Interventionen im Bereich der Psychotherapie umfassen ein breites Spektrum. Grob kann man unterscheiden zwischen der vollständigen Fernbehandlung durch Psychotherapeut:innen mit der *Videosprechstunde* auf der einen Seite und vollautomatisierten *Selbstmanagement-Programmen* auf der anderen Seite, die von den Betroffenen selbständig bearbeitet werden. Dazwischen gibt es zahlreiche Übergänge und Kombinationen von Behandlungen. Bei der Videosprechstunde wird das Internet lediglich als Kommunikationsmedium verwendet. Die Selbstmanagement-Programme verwenden das Internet als interaktives Informationsmedium. Die Unterscheidung verschiedener Formen digitaler Interventionen ist wichtig, da sich die verschiedenen Anwendungen auch in ihren Voraussetzungen, Besonderheiten und in ihrer Wirkung bzw. Wirksamkeit unterscheiden. Zunehmend wird in diesem Feld auch Künstliche Intelligenz (KI) zum Einsatz kommen, zum Beispiel als Chatbot, als JITAI (*just-in-time adaptive intervention*)-Apps oder bei der Nutzung von Smartphone-basiertem Tracking zur Erkennung von Verhaltensmustern (vgl. Jacobi, 2024).

Unterscheidung verschiedener Formen digitaler Interventionen

- Unterscheidung nach Ausmaß und Form des Kontaktes mit Therapeut:innen:
  - unbegleitete Programme / Apps: Selbstmanagement-Programme ohne Kontakt mit Therapeut:innen (unguided self-help)
  - online begleitete Programme / Apps (guided self-help): Selbstmanagement-Programme mit regelmäßigen kurzen online Kontakten mit Therapeut:innen (meist textbasiert)
  - Blended Psychotherapie: Kombination von Face-to-Face-Psychotherapie und Online-Interventionen
  - Online-Psychotherapie (hierzu zählt auch die Videosprechstunde): analog zu traditioneller Therapie, aber Kommunikation via E-Mail, Chat oder Audio-/Videokonferenz
- Unterscheidung nach Kommunikationsformen zwischen Therapeut:innen und Patient:innen:
  - textbasiert und asynchron (zeitverzögert): z. B. E-Mail-Therapie
  - textbasiert und synchron (Live-Kommunikation): z. B. Chat-Therapie
  - audio- oder videobasiert: z. B. Videosprechstunden
- Unterscheidung nach theoretischer Fundierung:
  - Kognitive Verhaltenstherapie (KVT) versus andere Ansätze: Viele Online-Interventionen basieren auf Methoden der KVT sowie der sog. dritten Welle der KVT (vgl. Teil VI). Inzwischen gibt es aber auch Online-Interventionen, die dem psychodynamischen Ansatz, Interpersoneller Psychotherapie (IPT, Kap. 63) und anderen integrativen Ansätzen folgen.
  - störungsspezifische versus transdiagnostische und maßgeschneiderte Ansätze: Nebst störungsspezifischen (z. B. nur auf die Behandlung von Depression ausgerichteten) gibt es auch störungsübergreifende Interventionen (z. B. Depression und Angst), insbesondere transdiagnostische Ansätze (Fokus auf Mechanismen, die an der Entstehung und Aufrechterhaltung verschiedener psychischer Störungen beteiligt sind) und maßgeschneiderte Behandlungen (*tailored treatments*: Interventionsmodule werden je nach komorbiden Problemen der Nutzer:innen individuell zusammengestellt).
- Unterscheidung nach der Verbindung mit konventioneller Therapie:
  - vollständig via Internet durchgeführte Interventionen: ohne Kontakt von Angesicht zu Angesicht
  - Hybride Psychotherapie (blended treatments): konventionelle Psychotherapiesitzungen, die mit Online-Interventionen ergänzt werden.
  - Stepped-Care-Modelle: Internet-Interventionen als Behandlungsform mit niedriger Intensität z. B. für Patient:innen auf Wartelisten, mit einem möglichen Stepping-up zur regulären Psychotherapie oder im Rahmen eines Stepping-down-Modells zur Nachsorge und Rückfallprävention.

- Unterscheidung nach der Phase der psychosozialen Versorgung:
  - Gesundheitsförderung und Prävention: Mit Selbsthilfeprogrammen können mit geringem Aufwand große Populationen angesprochen werden.
  - Therapie: Behandlung von Menschen mit diagnostizierten psychischen Störungen
  - Nachsorge und Rückfallprävention: Nachbetreuung von Patienten, z. B. im Übergang von stationärer Therapie zum poststationären Alltag bzw. zu einer ambulanten Anschlussbehandlung

79.2 Vor- und Nachteile internetbasierter Interventionen

Internetbasierte Interventionen weisen im Vergleich zu konventionellen Therapien Besonderheiten auf, die jeweils sowohl mit Vor- als auch Nachteilen verbunden sind. So hat beispielsweise die leichte Verbreitbarkeit internetbasierter Interventionen den Vorteil, dass auch Menschen Hilfe erhalten, die in ihrer Mobilität eingeschränkt sind oder vor Ort keine Therapie finden. Die leichte Verbreitbarkeit hat aber gleichzeitig den Nachteil, dass auch Angebote mit zweifelhafter Professionalität ohne Qualitätssicherung verbreitet werden können. Dies gilt jedoch auch für konventionelle Angebote wie Selbsthilfeliteratur. Die wichtigsten Merkmale internetbasierter Interventionen und die damit verbundenen Vor- und Nachteile sind in Tabelle 79.1 zusammengefasst.

Tabelle 79.1 Vor- und Nachteile von digitalen Interventionen

Merkmale digitaler Interventionen	Vorteile	Nachteile
große Reichweite; leichte Verbreitbarkeit	▶ Erreichen von Patient:innen, die aufgrund geografischer Gegebenheiten, mangelnden Therapieplätzen oder eingeschränkter Mobilität keine Hilfe finden	▶ auch unkontrollierte Angebote mit zweifelhafter Professionalität können ohne Qualitätssicherung leicht verbreitet werden
Behandlung auf Distanz; Abwesenheit des physischen Kontaktes	▶ von zuhause durchführbar ▶ niedrige Hemmschwelle, Hilfe aufzusuchen, v. a. bei Ängsten gegenüber konventioneller psychiatrisch-psychotherapeutischer Behandlung ▶ größere Anonymität kann zu größerer Offenheit führen	▶ angemessene Reaktion in Krisensituationen nur eingeschränkt möglich ▶ unmittelbare Nutzung der therapeutischen Beziehung in der dyadischen Interaktion möglicherweise eingeschränkt ▶ Identität von Anbieter:innen und Klient:innen nicht gesichert ▶ Vertraulichkeit der Daten durch Übertragung und Speicherung gefährdet

Tabelle 79.1 (Fortsetzung)

Merkmale digitaler Interventionen	Vorteile	Nachteile
Flexible Verfügbarkeit; Nutzung zeitunabhängig	▶ Terminfindung fällt weg ▶ Nutzung auch außerhalb von üblichen Arbeitszeiten möglich ▶ Material kann zu einem günstigen Lernzeitpunkt mit flexiblem Tempo wiederholt bearbeitet werden ▶ Intervention kann im Alltag integriert werden	▶ Möglichkeiten des unmittelbaren, prozesshaften Austausches eingeschränkt ▶ fehlende zeitliche Struktur / Verpflichtung zur Teilnahme
Oft schriftlicher und asynchroner (zeitversetzter) Austausch zwischen Therapeut:in und Patient:in	▶ Möglichkeit, das Geschriebene wiederholt zu lesen und darüber zu reflektieren ▶ erhöhte Selbstbestimmung (Patient:innen bestimmen, worüber sie schreiben) ▶ Erfahrungen und damit verbundene Emotionen müssen in Worte gefasst werden; Schreiben wirkt therapeutisch	▶ Fehlen non- und paraverbaler Signale ▶ Verheimlichen bzw. Vermeiden schwieriger Themen leicht möglich ▶ Gefahr von Missverständnissen in der Kommunikation ▶ Schreibfertigkeiten als Voraussetzung
Standardisierung der Behandlungsinhalte	▶ gleichbleibende Qualität der Intervention ▶ Qualität ist nicht vom Kenntnisstand des Behandlers abhängig	▶ weniger Anpassung auf individuelle Besonderheiten der Patient:innen möglich

79.3 Praktische Durchführung

Die verschiedenen Interventionen unterscheiden sich auch bezüglich ihrer praktischen Durchführung. Im Folgenden wird neben Videosprechstunden vor allem auf die Anwendung internetbasierter Selbstmanagementprogramme bzw. Digitaler Gesundheitsanwendungen (DiGA) eingegangen, die in Deutschland bei allen gesetzlichen und einigen privaten Krankenkassen erstattungsfähig sind. Abschließend wird der begleitete Selbstmanagement-Ansatz anhand eines Beispiels dargestellt.

Videosprechstunden

Videosprechstunden haben während der COVID-19-Pandemie einen Durchbruch erlebt und können über Krankenkassen abgerechnet werden, wenn bestimmte Voraussetzungen erfüllt werden: Für die Eingangsdiagnostik, Indikationsstellung und Aufklärung müssen Patient:innen persönlich in der Praxis gewesen sein. Außerdem ist der Leistungsumfang als Videosprechstunde begrenzt. Die Abrechnung der Videosprechstunden ist nur möglich, wenn diese in den Praxisräumen der Therapeut:innen stattfinden und über einen zertifizierten Anbieter erfolgen (siehe www.kbv.de/html/videosprechstunde.php).

Digitale Gesundheitsanwendungen (DiGA)

DiGA sind digitale Gesundheitsanwendungen, die von Patient:innen genutzt werden und die Erkennung, Überwachung, Behandlung oder Linderung von Krankheiten oder Kompensierung von Verletzungen oder Behinderungen unterstützen (diga.bfarm.de). Im Bereich psychischer Erkrankungen entsprechen die verfügbaren DiGA den erwähnten Selbstmanagementprogrammen, die inhaltlich auf evidenzbasierten Therapien beruhen, in der Regel aus mehreren Kurs-Modulen bestehen und auf verschiedenen Endgeräten wie PC und Smartphone verwendet werden können. Tabelle 79.2 zeigt beispielhaft die Inhalte von deprexis, einer für die Depression im deutschsprachigen Raum am meisten erforschten DiGA (Twomey et al., 2020). Darüber hinaus bieten einige Krankenkassen ihren Versicherten direkt Selbstmanagementprogramme an (z. B. der Depressionscoach der Techniker Krankenkasse). Andere Selbstmanagementprogramme sind über Selektivverträge verfügbar, d. h. sie stehen den Versicherten verschiedener, aber nicht aller Krankenkassen zur Verfügung (z. B. mentalis).

Tabelle 79.2 Module der DiGA deprexis

Modul	Inhaltliche Beschreibung
Verhaltensaktivierung	Erläuterung des Zusammenhangs zwischen aufbauenden und verstärkenden Aktivitäten und Depression sowie Vorstellung des Konzepts der psychologischen Grundbedürfnisse und wie deren Befriedigung durch entsprechende Aktivitäten erreicht werden kann.
Kognitive Umstrukturierung	Erläuterung zum Umgang mit depressionsfördernden automatischen Gedanken und kognitiven Verzerrungen. Es werden verschiedene Techniken vorgestellt, mit denen negative Gedanken oder kognitive Verzerrungen erkannt und hinterfragt werden können bzw. dabei helfen können, sich von ihnen emotional zu distanzieren.
Entspannung, körperliche Aktivität und Lebensstiländerungen	Vorstellung verschiedener Entspannungstechniken zur Stressbewältigung (z. B. Atemübungen, meditative Visualisierungsübungen, progressive Muskelentspannung) und der Bedeutung von Lebensstiländerungen (z. B. gesunde Ernährung, körperliche Aktivität) für das psychische Wohlbefinden.

Tabelle 79.2 (Fortsetzung)

Modul	Inhaltliche Beschreibung
Akzeptanz und Achtsamkeit	Erläuterung der Schwierigkeiten, unerwünschte Gedanken und Gefühle kontrollieren oder unterdrücken zu wollen, und Vorstellung der Möglichkeit, derartige Gedanken und Gefühle als solche zu akzeptieren und mit ihnen umgehen zu lernen. Ferner werden Nutzer:innen darin unterstützt, persönliche Werte und Ziele zu reflektieren und diese trotz des Auftretens belastender Gedanken und Gefühle aktiv zu verfolgen.
Problemlösung	Erläuterung, wie man mit Problemen strukturiert umgehen und Lösungsmöglichkeiten entwickeln und umsetzen kann. Die Inhalte in diesem Abschnitt folgen den Prinzipien verhaltenstherapeutischer Problemlösetrainings.
Erfahrungen aus der Kindheit	Verhaltenstherapeutisch orientierte Vorstellung des Zusammenhangs früher Lernerfahrungen mit dem späteren Auftreten einer Depression und Erläuterung zum Umgang mit früheren problematischen Erfahrungen in der Kindheit.
Zwischenmenschliche Fähigkeiten	Verhaltenstherapeutisch orientierte Erläuterung des Zusammenhangs zwischen dem eigenen Verhalten gegenüber anderen Menschen und der Depression. Vorstellung, wie man positiv mit anderen Menschen kommunizieren kann und welche Auswirkungen dies auf die Stimmung haben kann.
Positive Psychologie	Verhaltenstherapeutisch orientierte Erläuterung der Kernelemente positiver Psychologie mit Fokussierung auf Exploration der persönlichen Stärken und Talente.
Traumarbeit (optional)	Verhaltenstherapeutisch orientierte Vorstellung vom Umgang mit Träumen als Ansatz für Problemlösungen im Alltag.
Zusammenfassung	Zusammenfassung der wichtigsten Schlüsselprinzipien und Techniken.

DiGA-Verzeichnis

Damit eine DiGA von der Krankenkasse verordnet werden kann, muss sie zuvor in das DiGA-Verzeichnis aufgenommen worden sein, das unter diga.bfarm.de eingesehen werden kann. Das Bundesinstitut für Arzneimittel und Medizinprodukte (BfArM) prüft, ob eine DiGA spezifische Kriterien hinsichtlich Indikation und Sicherheit erfüllt. Eine DiGA muss zudem als CE-gekennzeichnetes Medizinprodukt klassifiziert sein und weitreichende Anforderungen bezüglich Datenschutz, Informationssicherheit, Funktionalität und Benutzerfreundlichkeit erfüllen. Im DiGA-Verzeichnis wird zwischen *vorläufig* und *dauerhaft* aufgenommenen Anwendungen unterschieden. Während bei dauerhaft aufgenommenen DiGA ein sogenannter positiver Versorgungseffekt in einer

Studie nachgewiesen sein muss, liegt bei vorläufig aufgenommenen DiGA noch keine vom BfArM akzeptierte Studie, sondern lediglich ein Studienprotokoll vor. Kann eine vorläufig aufgenommene DiGA innerhalb eines festgelegten Erprobungszeitraums keinen positiven Versorgungseffekt nachweisen, wird sie aus dem Verzeichnis entfernt. Neben der Wirksamkeit werden auch andere Verbesserungen in der Versorgung, wie beispielsweise eine Verringerung des therapiebedingten Aufwands, als positive Versorgungseffekte anerkannt.

Verordnungsprozess

Psychotherapeut:innen und Ärzt:innen können DiGA, die im DiGA-Verzeichnis aufgeführt sind, auf Kosten der gesetzlichen und einiger privater Krankenkassen verordnen. Die Indikationsdiagnosen sind im DiGA-Verzeichnis und bei den einzelnen DiGA aufgeführt. Die Verschreibung erfolgt mit einem Arzneimittelrezept. Patient:innen reichen das Rezept bei ihrer Krankenkasse ein und erhalten anschließend einen 16-stelligen Freischaltcode sowie die URL des DiGA-Herstellers. Mit der Webadresse und dem Code können die Patient:innen die DiGA freischalten. Die DiGA-Hersteller rechnen im Anschluss direkt mit den Krankenkassen ab. Es besteht auch die Möglichkeit, dass Patient:innen eigenständig ohne eine Verordnung eine DiGA bei der Krankenkasse einfordern, vorausgesetzt, es wurde bereits eine entsprechende Diagnose gestellt und mit der Kasse abgerechnet.

DiGA-Anwendungsbereiche und Ziele

DiGA können sowohl als Ergänzung zur Therapie im Rahmen von Blended Care als auch als primäre Behandlungsmethode verwendet werden. Der therapieflankierende Einsatz zielt darauf ab, die in der Praxis stattfindende psychotherapeutische Behandlung zu optimieren. Dies kann beispielsweise die Übertragung der in der Therapiesitzung erlernten Inhalte in den Alltag der Patient:innen sowie zusätzliche Selbstmanagement-Elemente wie Psychoedukation oder Entspannungsübungen beinhalten, wodurch in der Psychotherapie mehr Zeit für Vertiefung und therapeutische Prozessarbeit bleibt. Durch den Einsatz einer DiGA kann somit eine Steigerung der Behandlungsintensität effizient erreicht werden. Wie Tabelle 79.1 zeigt, können DiGA auch innerhalb eines *Stepped-Care-Modells* als Behandlungsform niedriger Intensität vor oder nach einer Psychotherapie eingesetzt werden.

Im Weiteren können die meisten DiGA auch als alleinige Behandlungsform ohne zusätzliche therapeutische Kontakte im Sinne eines ungeleiteten Selbstmanagementansatzes verwendet werden. Dies ist beispielsweise dann der Fall, wenn DiGA von Hausärzt:innen verschrieben werden und wenn keine Psychotherapie erwünscht oder verfügbar ist.

Begleitete Selbstmanagement-Ansätze

Ein bekanntes Problem bei der Nutzung von DiGA ohne therapeutische Unterstützung ist die geringe Behandlungsadhärenz: Programme ohne Begleitung werden häufiger abgebrochen als solche mit Begleitung. Im Gegensatz zu Deutschland haben Länder wie Schweden, Kanada, Dänemark, Norwegen und Australien hauptsächlich begleitete

Selbstmanagement-Ansätze in ihre Routineversorgung integriert. Diese Ansätze werden über virtuelle Kliniken angeboten, die Patient:innen nach einer persönlichen oder telefonischen Abklärung und Diagnosestellung komplett online behandeln (Titov et al., 2018). Der Kontakt mit Therapeut:innen erfolgt dabei textbasiert und umfasst meist ein kurzes wöchentliches Feedback sowie das Beantworten von Fragen. Dieses regelmäßige Feedback schafft eine zeitliche Struktur und dient vor allem der Anerkennung und Verstärkung der selbstständigen Arbeit mit dem Programm. Auf einer sicheren Plattform können Therapeut:innen in der Regel nachvollziehen, welche Inhalte des Selbsthilfeprogramms bearbeitet wurden, wie intensiv und häufig sich die Patient:innen mit dem Programm und den Übungen beschäftigt haben, welche Einträge in Tagebücher gemacht wurden und wie sich die Symptomatik kürzlich verändert hat. Entsprechende geleitete Selbsthilfeansätze wurden bisher besonders häufig erforscht. Das Fallbeispiel zeigt den typischen Ablauf einer entsprechenden Behandlung.

Fallbeispiel

Herr Fink, ein 24-jähriger Student, meldet sich zur Teilnahme an einem internetbasierten, geleiteten Selbsthilfeprogramm für Angststörungen an und füllt zunächst eine Reihe von Online-Screening-Fragebogen aus. Die Ergebnisse der angstspezifischen Fragebogen deuten darauf hin, dass Herr F. unter einer Sozialen Angststörung leidet, was im telefonisch durchgeführten diagnostischen Interview auch bestätigt wird. Herr Fink gibt an, keine Suizidgedanken und -pläne zu haben, und es wird ein Notfallplan erarbeitet, in welchem definiert wird, an wen er sich vor Ort wenden kann, wenn er während der Intervention in eine Krise gerät. Herr Fink gibt an, dass er sich wieder bei der Psychotherapeutin melden würde, bei der er bis vor drei Monaten in Therapie gewesen sei und zu der er eine gute Beziehung aufgebaut habe.

Im Anschluss an den Abklärungsprozess erhält Herr Fink Zugang zum Selbsthilfeprogramm und trifft dort zunächst auf eine Begrüßungsnachricht der Therapeutin, die ihn während der Intervention begleiten wird. Aus Datenschutzgründen wird er nicht mit seinem richtigen Namen, sondern mit dem selbstgewählten Pseudonym »Phil22« angesprochen. Die Therapeutin stellt sich vor und erklärt Phil22, dass sie seine Arbeit mit dem Selbsthilfeprogramm verfolgen wird, einmal wöchentlich ein kurzes Feedback schreibt und auf Fragen innerhalb dreier Werktage antwortet. Er könne nun mit dem ersten Selbsthilfemodul beginnen.

Herr Fink stellt in der ersten Woche keine Fragen, arbeitet aber die erste Selbsthilfesitzung, in welcher nach psychoedukativen Informationen auch ein Angsttagebuch eingeführt wird, vollständig durch. Nach einer Woche schreibt ihm die Therapeutin: »Sehr geehrter Phil22, ich habe gesehen, dass Sie Modul 1 durchgearbeitet haben und auch das Angstprotokoll bereits intensiv verwenden. Die Gedanken, die Ihnen in den beschriebenen Situationen durch den Kopf gehen, sind ganz typisch für Menschen mit sozialen Ängsten. Wir können also davon ausgehen, dass das Programm gut passt. Es ist wichtig, dass Sie auch weiterhin angstauslösende Situationen protokollieren, weil die nächsten Module darauf aufbauen. So wird beispielsweise darauf hingearbeitet, die von Ihnen notierten Verhaltensweisen und Gedanken zu verändern. Wenn Sie Fragen haben, stehe ich hier gerne zur Verfügung. Gerne können Sie nun mit dem zweiten Modul beginnen.«

In Modul 2 erstellt Herr Fink unter anderem ein individuelles Erklärungsmodell und schreibt in einem längeren Text, wie sich seine sozialen Ängste in der Lebensgeschichte entwickelt haben. Er schreibt auch, dass das in Modul 2 dargestellte Modell zur Aufrechterhaltung sozialer Ängste sehr gut passe. So lege er sich beispielsweise bei Vorträgen alle Sätze vorher zurecht und lerne den Vortrag praktisch auswendig. Auch verstecke er während des Vortrages seine Hände hinter dem Körper, damit die Zuhörer:innen das Zittern der Hände nicht sehen könnten. Er habe verstanden, dass das subtiles Vermeidungsverhalten bzw. Sicherheitsverhalten sei, das zur Aufrechterhaltung der Ängste beitrage.

Nach einem kurzen lobenden Feedback der Therapeutin beginnt Herr Fink mit dem dritten Modul, in welchem er angeleitet wird, die negativen Gedanken, die er im Angstprotokoll notiert hat, zu hinterfragen und realistischere Gedanken zu finden. Nach kurzer Zeit schreibt er der Therapeutin, dass es ihm schwerfalle, realistischere Gedanken zu finden. Die Therapeutin normalisiert diese Probleme und schreibt, dass dies tatsächlich zu Beginn sehr schwierig sei und greift eine der im Tagebuch beschriebenen Angstsituationen heraus, um den Patienten mit gezielten Fragen auf mögliche alternative Gedanken und Erklärungen zu bringen. Herr Fink schreibt zurück, dass es ihm dank der Fragen schon besser gelinge und er weiter üben würde.

Nach einem weiteren Modul mit Aufmerksamkeits- und Achtsamkeitsübungen wird in Modul 5 das Expositionsrational und ein Tagebuch eingeführt, in welchem angstauslösende Situationen notiert werden, die in naher Zukunft aufgesucht werden sollen. Herr Fink beginnt daraufhin damit, sich in Seminaren häufiger zu melden und dabei schrittweise Sicherheitsverhalten wie das Sich-Zurechtlegen von Sätzen zu reduzieren. In den meisten Fällen gibt er im Protokoll an, dass die in der Situation beobachtete Angst geringer war als erwartet, und es wird ersichtlich, dass es ihm mit der Zeit immer leichter fällt, Sicherheitsverhalten zu unterlassen.

Nachdem Herr Fink auch noch ein Modul zu systematischem Problemlösen und allgemeinem Gesundheitsverhalten bearbeitet hat, arbeitet er nun acht Wochen mit dem Programm. Daher wird mit ihm noch einmal ein diagnostisches Interview durchgeführt. Zudem füllt er auch die Online-Fragebogen zum zweiten Mal aus. Hierbei zeigt sich, dass sich die Ängste zwar deutlich reduziert haben, er aber immer noch gewisse soziale Situationen vermeidet oder nur mit relativ starker Angst aushält. Herr Fink zeigt sich darüber aber nicht besonders beunruhigt, sondern betont, dass er schon viele Fortschritte gemacht habe und glaube, dass er einfach noch zu wenig Zeit hatte, um an den Ängsten zu arbeiten. Tatsächlich verwendet er das Programm auch nach den acht Wochen noch intensiv weiter. In einem diagnostischen Interview nach sechs Monaten erfüllt er die Kriterien der Sozialen Angststörung nicht mehr.

79.4 Typische Schwierigkeiten und Fehler

Typische Schwierigkeiten und Fehler ergeben sich aus den in Tabelle 79.1 dargestellten möglichen Nachteilen und Risiken internetbasierter Interventionen. In Tabelle 79.3 sind einige Dos and Don'ts zusammengefasst.

Tabelle 79.3 Dos and Don’ts bei typischen Schwierigkeiten internetbasierter Ansätze

Risiken in internetbasierten Ansätzen	Dos	Don’ts
Vertraulichkeit der Daten gefährdet	▶ Verwendung von geprüften DiGA, zertifizierten Videodienstanbietern und verschlüsselten E-Mail-Diensten	▶ Empfehlung frei verfügbarer Apps, ohne Einschätzung eines möglichen Datenschutzrisikos ▶ Nutzung unverschlüsselter Kommunikationssysteme (z. B. eines unverschlüsselten privaten E-Mail-Accounts) ▶ keine Aufklärung über Datenschutzrisiken, auch auf privaten Endgeräten
angemessene Reaktion in Krisensituationen nur eingeschränkt möglich	▶ Angabe von Notfallnummern und Adressen auf Homepage ▶ Abklären der Suizidalität ▶ Erarbeiten eines individuellen Notfallplans zu Beginn: An welche Fachperson können sich Klient:innen im Falle einer Krise wenden?	▶ Behandlung von akut schwer kranken Patient:innen ohne Erstellung eines Notfallplans ▶ Fehlende Aufklärung, dass keine unmittelbare Kommunikation und 24/7-Erreichbarkeit gewährleistet sind
Identität von Anbietern nicht gesichert / viele unkontrollierte Angebote mit zweifelhafter Professionalität	▶ Verwendung von geprüften DiGA oder vertrauenswürdigen Programmen, die in Studien untersucht wurden ▶ Angabe von Name, Adresse, und fachspezifischer Qualifikation (Ausbildung und Titel) auf Homepage bei Online-Psychotherapie-Angeboten	▶ Empfehlung von frei verfügbaren Apps ohne Nachweis der Qualität und Sicherheit ▶ keine Beschreibung des Angebots (inkl. Kosten und Rahmenbedingungen) ▶ Werbung auf Homepage
asynchrone Kommunikation / fehlende zeitliche Struktur	▶ Rahmenbedingung explizieren (z. B. »Ich werde Ihnen innerhalb von drei Werktagen zurückschreiben«) ▶ zeitliche Struktur schaffen (z. B. regelmäßig, einmal die Woche Kontakt aufnehmen; Termine für das Durchführen von Übungen definieren)	▶ keine Grenzen setzen (z. B. noch spät abends E-Mails lesen und beantworten) bzw. solches nicht bezüglich seiner Angemessenheit thematisieren
Fehlen non- und paraverbaler Signale in textbasierter Kommunikation / Gefahr von Missverständnissen	▶ häufiges Paraphrasieren ▶ mitteilen, was verstanden wurde und was nicht ▶ nachfragen, welche Gedanken und Gefühle ausgelöst wurden	▶ ironisch gemeinte Äußerungen ▶ Anliegen nicht ernst nehmen

79.5 Kritische Einordnung

Obwohl die Forschung zu internetbasierten Interventionen noch jung ist, gibt es bereits zahlreiche randomisierte kontrollierte Wirksamkeitsstudien sowie systematische Reviews und Metaanalysen zu fast allen psychischen Störungen. Besonders umfangreiche Evidenznachweise existieren für die Wirkung begleiteter und unbegleiteter Selbstmanagementprogramme bei den häufigen psychischen Störungen wie Depression, Angststörungen und Insomnie. Die Effekte, die für begleitete Selbsthilfeansätze gefunden werden, sind dabei mit den Effekten von konventionellen Psychotherapien vergleichbar (Carlbring et al., 2018). Verschiedene Metaanalysen verweisen darauf, dass unbegleitete Selbstmanagement-Programme im Schnitt etwas weniger wirksam sind als begleitete Programme (Karyotaki et al., 2021; Moshe et al., 2021), was vermutlich darauf zurückzuführen ist, dass unbegleitete Programme weniger genutzt werden als begleitete Programme (Bur et al., 2022). Dem regelmäßigen therapeutischen Kontakt in geleiteten Selbsthilfeansätzen scheint also eine wichtige Bedeutung zuzukommen, wobei der Einsatz von reinen Selbsthilfeprogrammen in der Prävention und Gesundheitsförderung trotz der reduzierten Wirkung sinnvoll sein kann, um breite Bevölkerungsgruppen kostengünstig erreichen zu können.

Die Annahme einer Wirksamkeitsäquivalenz von begleiteten Selbsthilfeprogrammen und herkömmlichen Therapien bedarf allerdings weiterer Forschung. Eine kürzlich publizierte Metaanalyse im Bereich Depression fand nur drei Studien, in denen begleitete Selbsthilfeprogramme direkt mit Sprechzimmertherapien verglichen wurden (Moshe et al., 2021). Die Annahme einer vergleichbaren Wirkung beruht größtenteils auf indirekten Vergleichen, wobei zu beachten ist, dass in den meisten Studien zu internetbasierten Interventionen die Teilnehmenden über Anzeigen, Zeitungsberichte und Internetforen aus der Allgemeinbevölkerung gewonnen wurden. Es handelt sich somit meist um selbstselektierte Stichproben von Proband:innen, die möglicherweise besonders geeignet und motiviert für Online-Interventionen sind. Eine aktuelle Metaanalyse zeigt, dass Teilnehmende an Studien zu internetbasierten Interventionen im Bereich der Depression weniger prognostische Risikofaktoren wie Komorbiditäten und soziodemografische Merkmale (z. B. geringe Bildung oder Arbeitslosigkeit) aufweisen, verglichen mit Patient:innen in Studien zu traditionellen Therapieformen (Merzhvynska et al., 2023). Daher sind zusätzliche Studien zu Selbstmanagementprogrammen erforderlich, die in der Routinepraxis mit regulären Patient:innen durchgeführt werden. Dies würde es ermöglichen, besser zu verstehen, ob DiGA – wie sie derzeit in Deutschland in der alltäglichen Praxis verschrieben werden – in der Behandlung von Routinepatient:innen ebenso effektiv und anwendbar sind wie in kontrollierten Studien mit selbstselektierten Proband:innen.

Im Gegensatz zu Selbstmanagementprogrammen gibt es im Bereich von Videosprechstunden noch verhältnismäßig wenig Evidenz. Eine neuere Metaanalyse kommt zum Schluss, dass die Zahl randomisiert-kontrollierter Studien noch beschränkt ist, die bisherige Evidenz allerdings darauf hindeutet, dass sich Therapien über Videosprechstunden in ihrer Wirksamkeit nicht von konventionellen Vor-Ort-Psychotherapien unterscheiden (Batastini et al., 2021).

FAQ

Kann in internetbasierten Ansätzen auch eine therapeutische Beziehung aufgebaut werden, und hat das eine ähnliche Bedeutung wie in konventionellen Therapien?
Verschiedene Studien legen nahe, dass laut Patienteneinschätzung auch über das Internet eine mit Face-to-Face-Ansätzen vergleichbar gute Beziehung aufgebaut werden kann (Berger, 2017). Das mag erstaunen. Auch in anderen Kontexten werden aber Beziehungen auf Distanz und via Internet aufgebaut (z. B. Beziehung zu einem Brieffreund; Menschen, die sich via Internet verlieben). Zum Zusammenhang zwischen Therapiebeziehung und Therapieergebnis liegen bisher gemischte Ergebnisse vor. Einige Studien fanden einen Zusammenhang, andere nicht. Es könnte also sein, dass der therapeutischen Beziehung in internetbasierten Ansätzen eine geringere Bedeutung zukommt als in konventionellen Psychotherapien.

Welche Rolle spielen Chatbots in der Psychotherapie?
Auch in der Psychotherapie wird zunehmend die Rolle von Chatbots diskutiert, insbesondere hinsichtlich ihres Potenzials, traditionelle therapeutische Methoden zu ergänzen oder sogar zu ersetzen (vgl. Jacobi, 2024). Es ist jedoch anzumerken, dass die Forschung zu Chatbots in der Psychotherapie bisher noch begrenzt ist. Eine Übersichtsarbeit, die Studien zu Chatbots im Kontext von Depression, Stress und Angststörungen untersuchte, konnte keine eindeutigen Schlussfolgerungen zur Wirkung von Chatbots ziehen (nur wenige Studien; Abd-Alrazaq et al., 2020). Die Integration von Chatbots in internetbasierte Interventionen könnte insbesondere vor dem Hintergrund der oft geringen Adhärenz bei unbegleiteten Selbsthilfeprogrammen interessant werden. Es stellt sich die Frage, ob die Dialoge mit Chatbots zur Umsetzung der Selbstmanagement-Interventionen motivieren und begleitende Therapeut:innen ersetzen können. Chatbots in der Psychotherapie werfen aber auch ethische Fragen auf. So generieren manche Chatbots möglichst empathisch wirkende Antworten, auch damit Nutzende eine Beziehung zum Chatbot aufbauen. Es stellt sich die Frage, ob Nutzende verstehen, dass der Chatbot sich nicht wirklich um sie kümmert. Selbst technisch fortgeschrittene Chatbots antworten in vielen Situationen nicht adäquat. Dies ist besonders problematisch in Gefährdungssituationen. In sozialen Medien gibt es viele Beispiele von unangemessenen oder gar potenziell gefährlichen Antworten von Chatbots beispielsweise auf Fragen von Personen in suizidalen Krisen.

Weiterführende Literatur

Andersson, G. & Berger T. (2021). Internet Approaches to Psychotherapy: Empirical Findings and Future Directions. In M. Barkham, W. Lutz, & L.G. Castonguay (Eds.), Bergin and Garfield›s Handbook of Psychotherapy and Behavior Change (pp. 749–772). Hoboken: Wiley.

Berger, T., Bur, O. & Krieger, T. (2019). Internet-Interventionen in der Psychotherapie. PSYCH up2date, 13(05), 435–448.

Klein, J.P., Knaevelsrud, C., Bohus, M., Ebert, D.D., Gerlinger, G. et al. (2018). Internetbasierte Selbstmanagementinterventionen. Qualitätskriterien für ihren Einsatz in Prävention und Behandlung psychischen Störungen. Der Nervenarzt, 89, 1277–1286.

VIII Weitere Aspekte professioneller Praxis

Editorial

Weitere Aspekte professioneller Praxis

Frank Jacobi • Eva-Lotta Brakemeier

Im abschließenden Teil dieses Buches widmen wir uns zentralen Aspekten professionellen psychotherapeutischen Handelns, die über methodisches Wissen und technische Fertigkeiten hinausgehen. Die Tätigkeit als Psychotherapeut:in ist in besonderem Maße durch Selbstverantwortung, ethisches Urteilsvermögen und kontinuierliche persönliche Weiterentwicklung geprägt – unabhängig davon, ob sie auf Grundlage der bisherigen Psychotherapieausbildung mit Fachkunde oder im Rahmen des neuen approbierten Ausbildungspfads mit anschließender fachpsychologischer Weiterbildung erfolgt.

Die zunehmende Professionalisierung unseres Berufsbildes schlägt sich nicht nur in Curricula und Weiterbildungsordnungen nieder, sondern zeigt sich auch im wachsenden Bewusstsein für berufsrechtliche, ethische und qualitätsbezogene Fragestellungen. Dabei geht es um weit mehr als formale Anforderungen – im Zentrum steht stets das Wohlergehen unserer Patient:innen und die Qualität unseres therapeutischen Handelns.

In diesem letzten Teil unseres Buches möchten wir daher dafür sensibilisieren, wie wichtig es ist, sich diesen »metatherapeutischen« Themen aktiv zu widmen. Sie ermöglichen eine bewusste Reflexion der eigenen therapeutischen Praxis – etwa im Hinblick auf Fragen der Spezialisierung, den Einsatz strukturierter Rückmeldesysteme, systematisches Üben (z. B. »Deliberate Practice«), die Integration von Elementen anderer Verfahren, der Sensibilisierung für Nebenwirkungen von Psychotherapien oder den bewussten Umgang mit eigenen therapeutischen Vorlieben. Ziel ist es, eine fundierte, reflektierte und integrative Praxis zu fördern und gleichzeitig einem beliebigen, markt- oder modenorientierten Methodenmix im Sinne eines »wilden Eklektizismus« (vgl. Teil VI) entgegenzuwirken.

Dieser letzte Buchabschnitt ist deshalb verfahrensübergreifend angelegt. Im Fokus steht die bewusste und reflektierte Gestaltung personalisierter bzw. integrativer Psychotherapie – unter Einbezug strukturierter Hilfsmittel, aber auch durch Nutzung von Inter- und Supervision, Selbsterfahrung und Fehlerreflexion. Eine gelebte Fehlerkultur ist dabei kein Zeichen von Schwäche, sondern Ausdruck professioneller Reife und zentraler Bestandteil einer nachhaltigen Qualitätssicherung und -entwicklung. Gerade im Umgang mit komplexen oder herausfordernden Therapieverläufen kommt diesen Aspekten große Bedeutung zu, etwa bei der kritischen Auseinandersetzung mit möglichen therapeutischen Fehlentwicklungen. Auch die Frage nach Nebenwirkungen in der Psychotherapie, die im Verlauf dieses Buches bereits mehrfach aufgegriffen wurde, wird hier systematisiert und um praxisnahe Hinweise hinsichtlich der Erfassung von und dem Umgang mit Nebenwirkungen ergänzt – einschließlich der oft vernachlässigten positiven Nebenwirkungen.

Ein weiterer Schwerpunkt liegt auf der Einordnung berufsrechtlicher und ethischer Fragen. Diese stellen sich in der Praxis häufig nicht als eindeutig dar, sondern verlangen differenzierte Abwägungsprozesse. Eine Orientierung an den ethischen Grundprinzipien kann in solchen Situationen Sicherheit geben, insbesondere dann, wenn sich eine therapeutische Dynamik dem kontrollierten Rahmen zu entziehen droht.

Abschließend greifen wir grundlegende Überlegungen zur Integration psychotherapeutischer Methoden und Verfahren auf: ein Thema, das die Psychotherapie seit Jahrzehnten begleitet und weiterhin lebhaft diskutiert wird. Integratives Denken bedeutet dabei nicht Beliebigkeit, sondern die reflektierte und begründete Verbindung verschiedener Ansätze mit Fokus auf die individuellen Bedürfnisse unserer Patient:innen.

In diesem Sinne schließt unser Verhaltenstherapie-Praxisbuch mit einem Plädoyer für ein verantwortungsbewusstes, methodenübergreifendes und patientenzentriertes Handeln. Es ist Ausdruck einer Haltung, die nicht am Rand des eigenen Verfahrens endet, sondern den Blick weitet – mit dem Ziel einer Psychotherapie, die ebenso professionell wie menschlich ist. Unsere Patient:innen mit ihren individuellen Bedürfnissen und Besonderheiten in den Mittelpunkt der Psychotherapie zu stellen und dabei auch über den Tellerrand des eigenen Verfahrens hinaus zu schauen, gehört zu den wichtigsten Aufgaben, aber auch Herausforderungen unserer Profession.

80 Datengestützte personalisierte Psychotherapie

Brian Schwartz • Eva-Lotta Brakemeier • Julian Rubel • Wolfgang Lutz

80.1 Hintergrund: Personalisierung von Psychotherapie

Bei der Kognitiven Verhaltenstherapie handelt es sich um eine Auswahl von Methoden und Techniken, die an die Bedürfnisse und Psychopathologie der Patient:innen angepasst sein müssen. Dabei stellt sich die Frage, welche Behandlung durch wen, unter welchen Bedingungen für ein:e Patient:in mit bestimmten Problemen am effektivsten ist (vgl. Paul, 1967). Die Anpassung des therapeutischen Vorgehens an einen individuellen Fall bezeichnen wir als Personalisierung (Auswahl des therapeutischen Ansatzes) bzw. Individualisierung (Anpassung des gewählten Ansatzes) in der Psychotherapie.

Wichtig

Bereits 1967 hat Gordon L. Paul eine zentrale Frage formuliert, die die Ergebnisforschung in der Psychotherapie lenken und alle in der Psychotherapieforschung relevanten Variablen einschließen sollte: »*What* treatment, by *whom*, is most effective for *this* individual with *that* specific problem, and under *which* set of cirsumstances?«

80.1.1 Klinische und statistische Entscheidungen

In der Psychotherapie kann Personalisierung von wenig formalisierten, individuellen therapeutischen Vorlieben geprägten Ad-hoc-Ansätzen bis zu hoch standardisierten, datengetriebenen statistischen Modellen reichen (Cohen et al., 2021). Dabei ist zu beachten, dass das informelle, intuitive Vorgehen durch den Rückgriff auf Heuristiken anfällig für kognitive Verzerrungen und systematische Fehler ist (Evans et al., 2022). Mit zunehmenden Forschungsbefunden auf Grundlage umfangreicher Patientendaten als empirische Grundlage steigt mittlerweile die Möglichkeit für die Formalisierung der Personalisierung (Lutz et al., 2022b).

Viele Studien weisen auf eine Überlegenheit von statistischen Modellen gegenüber menschlichen Entscheidungen hin, vor allem bei derVorhersage von negativen Therapieverläufen (Barkham et al., 2023; Lutz et al., 2022b), was durch den Positivitäts- oder »Besser als der Durchschnitt«-Bias erklärt werden kann, laut dem Menschen sich und ihre Erfolge häufig selbstwertschützend überdurchschnittlich gut einschätzen (vgl. Kap. 81). Daher soll hier auf formellere Personalisierungsansätze eingegangen werden, die auf empirisch erhobenen Daten von Patient:innen und statistischen Modellen beruhen, was auch als *datengestützte personalisierte Psychotherapie* bezeichnet wird.

80.1.2 Wissenschaftliche Grundlagen

Die vergleichende Ergebnisforschung, bei der die Wirksamkeit unterschiedlicher Behandlungsalternativen gegeneinander getestet wird, ermöglicht keine differenzierten Empfehlungen für individuelle Patient:innen, da die durchschnittlichen Wirksamkeitsunterschiede meist keine oder nur kleine Effekte finden (z. B. Cuijpers et al., 2019). Zudem zeigt diese Forschung, dass psychologische Behandlungen nicht bei allen Patient:innen erfolgreich sind. Patient:innen, die sich nicht bedeutsam verbessern oder gar negative Behandlungsreaktionen erleben, werden in den durchschnittlichen Effektstärken von klinischen Studien und Meta-Analysen meist nicht sichtbar.

Als Reaktion darauf geht die sogenannte patientenorientierte Forschung (POF) über durchschnittliche Veränderungsmuster hinaus und berechnet individuelle Veränderungsverläufe in der Routinebehandlung (Howard et al., 1996). Vor allem Patientenmerkmale wie die Symptomschwere, der Chronifizierungsgrad, vorherige Behandlungen, die Behandlungserwartung und das Funktionsniveau wurden als Prädiktoren dieser Verläufe herangezogen (Lutz et al., 2022b). Dadurch wird das Ziel verfolgt, negative Einzelverläufe frühzeitig zu erkennen und Behandlungsoptionen personalisiert an diese Verläufe anzupassen. Die POF stellt die wissenschaftliche Grundlage für empirische Entscheidungsregeln und formalisierte, also datenbasierte Personalisierung, dar. Parallel zur »personalisierten Medizin«, in der somatische Behandlungsoptionen nicht nach Diagnose, sondern auch nach individuellen Patientencharakteristika ausgewählt werden (*Precision Medicine*), werden bei personalisierter Psychotherapie (*Precision Mental Health*) klinische Entscheidungen durch empirische Daten und statistische Vorhersagemodelle optimiert (Delgadillo & Lutz, 2020; Lutz et al., 2021). Die Nutzung von Feedback durch regelmäßigen Fragebogeneinsatz wird auch als *Routine Outcome Monitoring* (ROM; Barkham et al., 2023) bezeichnet.

80.2 Indikation, Kontraindikation und Nebenwirkungen

Eine besondere Indikation hat ein personalisiertes Vorgehen bei Patient:innen, die sich nicht wie erwartet entwickeln (Barkham et al., 2023): Kontraintuitive Hinweise sind wertvoller als Hinweise, die bereits den eigenen Reflexionen entsprechen.

Da es sich bei der personalisierten Psychotherapie um eine Anpassung einer im Prinzip bereits existierenden Behandlung auf das Individuum und nicht um neuentwickelte therapeutische Interventionen handelt, gelten die (Kontra-)Indikationen und Nebenwirkungen der angewandten therapeutischen Techniken und Methoden – die wiederum in Relation zu individuellen Vulnerabilitätsprofilen der Patient:innen eingeschätzt werden müssen. Bisher sind keine negativen Effekte von Rückmeldungen an Therapeut:innen bekannt. Falsche Empfehlungen können aber entstehen, weil die Algorithmen keine perfekte Präzision in der Vorhersage haben können. Dateninformierte Empfehlungen müssen also von den Behandler:innen als Hinweise verstanden werden, die die therapeutische Entscheidungsfindung lediglich unterstützen und nicht ersetzen können (vgl. Jacobi, 2024; Lutz et al., 2022b).

80.3 Praktische Durchführung: Ansätze zur Personalisierung

Personalisierung kann zu unterschiedlichen Zeitpunkten stattfinden:

- vor Beginn der Behandlung im Sinne einer Behandlungsauswahl
- im Verlauf der Behandlung im Sinne einer adaptiven Behandlungsanpassung
- nach der Behandlung im Sinne einer individuellen Rückfallprophylaxe

80.3.1 Differentielle Behandlungsauswahl

Zu Beginn einer Therapie müssen im Rahmen der Indikationsstellung diverse Entscheidungen getroffen werden, z. B. welches Setting (Einzel- vs. Gruppentherapie, ambulant vs. stationär), welche Intensität (Behandlungsdauer) und welches Verfahren (z. B. Verhaltenstherapie vs. tiefenpsychologisch fundierte Psychotherapie) am erfolgversprechendsten für den individuellen Fall sind (vgl. Kap. 13). Leitlinien beruhen meistens auf randomisierten kontrollierten Studien, die die Heterogenität in den Behandlungseffekten vernachlässigen und somit nur sehr eingeschränkt Hinweise darauf geben, welches Vorgehen unter welchen Bedingungen bei welchem / welcher individuellen Patient:in die beste Prognose hat (Kaiser et al., 2022). Solche Entscheidungen können von prognostischen Modellen unterstützt werden, die das Therapieergebnis unter unterschiedlichen Bedingungen vorhersagen. Patient:innen mit unterschiedlichen Eigenschaften sprechen unterschiedlich auf alternative Behandlungsmöglichkeiten in Form von therapeutischen Ansätzen, Methoden oder Techniken an. Solche Patienteneigenschaften moderieren den Zusammenhang zwischen den Behandlungsalternativen und dem Therapieergebnis, sodass z. B. bei einer hohen Ausprägung eines Merkmals für die eine und bei einer geringen Ausprägung desselben Merkmals für die andere Behandlung ein prognostisch günstigeres Ergebnis vorhergesagt wird. Die Bedingung mit dem günstigsten Ergebnis wird entsprechend vom Algorithmus als die beste Alternative ausgewählt und empfohlen.

Manche modularisierten Ansätze gehen so weit, therapeutische Methoden und Techniken in variablen Modulen zu organisieren, deren Auswahl und zeitliche Abfolge in der Therapie individuell auf jede:n Patient:in zugeschnitten wird (Fisher et al., 2019; Ng et al., 2021; Rubel et al., 2018). So kann auch aus der breiten Auswahl an Methoden und Techniken innerhalb der KVT personalisiert ein individuelles und evidenzbasiertes Behandlungskonzept erstellt werden, das anhand von Entscheidungsregeln an die Charakteristika der Patient:innen angepasst ist.

Wichtig

Personalisierte Behandlungsauswahl bezeichnet die Vorhersage des Therapieerfolgs unter verschiedenen Behandlungsbedingungen und ermöglicht eine evidenzbasierte und dateninformierte Entscheidung bezüglich des prognostisch günstigsten therapeutischen Vorgehens.

Ein Beispiel für eine personalisierte Behandlungsauswahl aus dem *Trier Therapie Navigator* (TTN; Lutz et al., 2019) findet sich in Abbildung 80.1. Zu Therapiebeginn wird die Wahrscheinlichkeit für einen frühzeitigen Therapieabbruch berechnet und zurückgemeldet (Abb. 80.1 a), um das therapeutische Vorgehen ggf. auf das potenziell vorliegende Risiko auszurichten. Auch wird die durchschnittliche Effektstärke in den ersten zehn Sitzungen für ähnliche, bereits behandelte Patient:innen dargestellt, die mit einer von drei therapeutischen Strategien in der frühen Therapiephase behandelt worden sind (problemlöseorientiert, motivationsortientiert oder gemischt; Abb. 80.1 b). Die Strategie mit der höchsten Effektstärke wird für die ersten Sitzungen empfohlen.

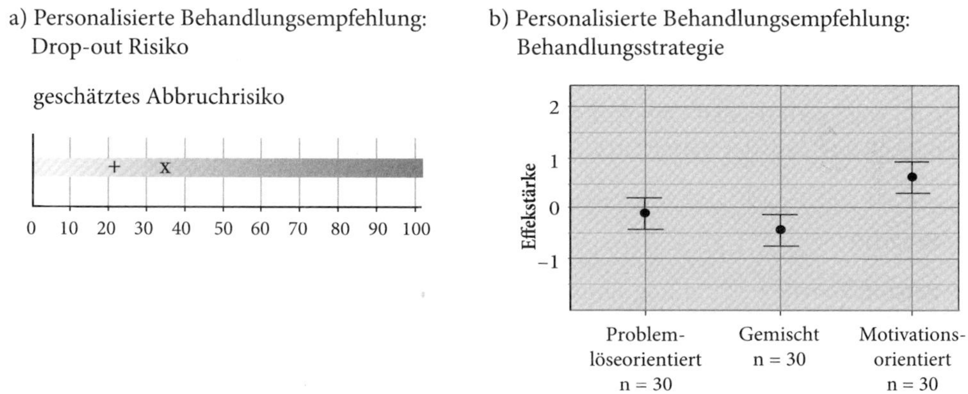

Abbildung 80.1 Personalisierte Behandlungsempfehlung im Trier Therapie Navigator

Anmerkungen. a: Das x in der Grafik zeigt die geschätzte Abbruchwahrscheinlichkeit des/der individuellen Patient:in, das + zeigt die durchschnittliche Abbruchwahrscheinlichkeit in der Hochschulambulanz der Universität Trier. b: Die Grafik zeigt Punktschätzungen und Konfidenzintervalle für die durchschnittliche Effektstärke in den ersten zehn Sitzungen von jeweils 30 Patient:innen, die mit einer von drei Strategien in den ersten zehn Sitzungen behandelt worden sind. Die gezeigte Konstellation weist also auf ein im Vergleich zum Durchschnitt erhöhtes Abbruchrisiko hin und empfiehlt, einen Fokus auf motivationsorientiertes Vorgehen zu legen.

80.3.2 Feedback und adaptive Behandlungsanpassung

Es kann auch ein personalisierter Ansatz nicht zum erwünschten Ergebnis führen, insbesondere wenn die Vorhersagen und Empfehlungen nur auf Informationen zum Zeitpunkt des Therapiebeginns beruhen und Veränderungen sowie zwischenzeitliches Geschehen nicht berücksichtigt werden. In solchen Fällen muss die Therapie angepasst werden. Eine kontinuierliche Erhebung von psychometrischen Daten, z. B. zu jeder Sitzung, erlaubt dabei ein enges Monitoring des Therapieverlaufs und unterstützt Therapeut:innen darin, negative Entwicklungen frühzeitig zu entdecken (Lambert et al., 2018; Lutz et al., 2021). Wird zusätzlich zu Therapiebeginn der erwartete Verlauf bei einer erfolgreichen Behandlung vorhergesagt, können die beobachteten mit den prognostizierten Fortschritten verglichen werden. Weichen die Werte der Patient:innen bedeutsam von dem erwarteten Verlauf ab, sind diese »not on track«, also nicht erwartungsgemäß. Solche Fälle gelten als Risiko für ein negatives Therapieergebnis. Derartige Rückmeldungen können Therapeut:innen darin unterstützen, negative Entwicklungen frühzeitig zu erkennen und somit zeitnah zu intervenieren, indem z. B. die Behandlungsstrategie adaptiv angepasst wird (Delgadillo & Lutz, 2020).

Das Monitoring von Symptomveränderungen kann durch klinische Unterstützungstools ergänzt werden, die Therapeut:innen auf Problembereiche aufmerksam machen und personalisierte Vorschläge für Interventionen anbieten. Indem Behandler:innen nicht nur die Information erhalten, dass der Therapieverlauf nicht erwartungsgemäß ist, sondern ihnen zusätzlich passende Methoden, Strategien oder Techniken zur Anpassung der Behandlung empfohlen werden, kann der Feedback-Effekt noch gesteigert werden, wobei der zusätzliche Effekt klein ausfällt (Barkham et al., 2023; Lambert et al., 2018). Solche klinischen Unterstützungstools sollten evidenzbasiert und individuell auf die Probleme des / der Patient:in zugeschnitten, also personalisiert sein.

Wichtig

Personalisierte Behandlungsanpassung meint die kontinuierliche Erhebung psychometrischer Daten und die zeitnahe Rückmeldung dieser Verläufe. Zusätzlich können Tools ergänzt werden, die Therapeut:innen Hilfestellung bieten, die Behandlung auf eine für den individuellen Fall geeignete Art und Weise zu verändern.

Der TTN beinhaltet das routinemäßige Überwachen von fünf Bereichen: (1) Risiko / Suizidalität; (2) Motivation / Therapieziele; (3) therapeutische Allianz; (4) soziale Unterstützung und kritische Lebensereignisse; (5) Emotionsregulation / Selbstregulation. Die Therapeut:innen sollen potenzielle Probleme in diesen Bereichen beachten, wenn Patient:innen vom erwarteten Verlauf abweichen. Sie erhalten zahlreiche personalisierte Empfehlungen für Anpassungen im therapeutischen Vorgehen in Form von Informationen zur Psychopathologie und zu Behandlungsmöglichkeiten, Videobeispielen, Audiodateien, Arbeitsblättern und vielem mehr.

Fallbeispiel

Die 19-jährige Sarah leidet seit der 9. Klasse unter ausgeprägten sozialen Ängsten, die nach schweren Mobbingerfahrungen bei gleichzeitig fehlender sozialer Unterstützung in der Schule entstanden sind. Begleitend entwickelten sich depressive Symptome wie Antriebslosigkeit, Niedergeschlagenheit und Konzentrationsstörungen. Ihre enge Bindung an eine dominante Mutter und emotionale Vernachlässigung durch den Vater haben früh ihre Autonomie eingeschränkt und adaptive Vermeidungsstrategien gefördert. In der Kognitiven Verhaltenstherapie verfolgte die Therapeutin gemeinsam mit Sarah zwei Hauptziele: die Reduktion der Depressionszeichen durch Tagesstruktur, angenehme Aktivitäten und kognitive Umstrukturierung sowie den Abbau sozialer Ängste durch Exposition, sozialkompetenzfördernde Übungen und korrigierende Erfahrungen. Mithilfe eines Routine-Feedback-Systems (GPNS) konnten frühzeitig Blockaden im Sitzungsablauf erkannt werden. Die Rückmeldung des »Not-on-track«-Status nach der 9. Sitzung veranlasste die Therapeutin dazu, den bisherigen Therapieverlauf basierend auf der Verschlechterung sowohl in ihrer Supervision als auch in der Therapie gemeinsam mit Sarah zu reflektieren. Beide konnten herausarbeiten, dass die Patientin sich vom Tempo der Therapeutin teilweise überrannt fühlte und sich der direkte Kontakt durch das Gegenübersitzen sehr unangenehm für die Patientin anfühlte. In Folge besprachen sie Veränderungen, zum Beispiel durch eine Sitzanordnung im 45°-Winkel und ein verlangsamtes Tempo. Bereits nach zehn Sitzungen zeigten sich erste Stabilisierungen der Symptome und eine verbesserte motivational-emotionale Beteiligung. (Fallbeispiel aus dem Greifswalder Psychotherapie Navigator System (GPNS) in Demir et al., 2022)

80.4 Weitere Therapieoptionen

Personalisierung im Sinne einer Behandlungsauswahl, die klassischerweise einen spezifischen Therapieansatz wie KVT oder psychodynamische Therapie differenziell empfiehlt (Schwartz et al., 2021), wurde erfolgreich darauf ausgedehnt, das optimale Setting (Gonzalez Salas Duhne et al., 2022) oder die optimale Behandlungsstrategie vorherzusagen (Gómez Penedo et al., 2022; Lutz et al., 2022a; Moggia et al., 2023; Rubel et al., 2018) oder Patient:innen gezielt passenden Therapeut:innen zuzuweisen (Delgadillo et al., 2020). Generell ist die formalisierte bzw. datengestützte Personalisierung mit den meisten Optionen kombinierbar, da es keine eigenständige distinkte Methode darstellt, sondern einen Ansatz, der in unterschiedlichen therapeutischen Szenarien und Settings angewandt werden kann.

80.5 Typische Vorbehalte und Schwierigkeiten

Zu den typischen Vorbehalten gegenüber dateninformierter Personalisierung in der Psychotherapie gehört die Sorge, dass bei Nutzung dieser Technologie die therapeutische Freiheit bedroht sein könnte (Jacobi, 2024). Therapeut:innen könnten demnach von Maschinen in ihren Entscheidungen überstimmt werden, oder Patient:innen und ihre Probleme nicht adäquat durch psychometrische Messungen abgebildet werden, so dass die wiederholten Fragebogenerhebungen und entsprechende Therapieempfehlungen den therapeutischen Prozess behindern könnten.

Tatsächlich zeigen erste Pilotstudien zu idiografischen Modellen in der klinischen Praxis, dass die Patient:innen diesen sehr offen gegenüberstehen und sie als hilfreich einschätzen, die Therapeut:innen sich hingegen eher skeptisch zeigen (Lutz et al., 2022b). Dabei sind eine gute wissenschaftliche und psychometrische Ausbildung der Behandler:innen sowie eine gelungene Implementation zentral bei der Umsetzung von Rückmeldesystemen in der Praxis (Lutz et al., 2022b). Das zeigt sich empirisch darin, dass die Qualität der Implementation, die Einstellung der Therapeut:innen gegenüber Feedback und die durch die Therapeut:innen wahrgenommene Nützlichkeit der Rückmeldungen wichtige Moderatoren der Wirksamkeit von Feedback sind (Deisenhofer et al., 2024; Herzog et al., 2023; Lutz et al., 2022a).

80.6 Verbreitung und kritische Einordnung

Multidimensionale Monitoring- und Feedbacksysteme, die in deutschen Hochschulambulanzen implementiert sind, sind das GPNS und der TTN. Der TTN existiert zudem in einer vereinfachten Praxis-Version, die ausschließlich auf lizenzfreien Fragebögen beruht und mit wenig Aufwand von niedergelassenen Kolleg:innen eingesetzt werden kann. Die Open-source-Version findet sich unter https://github.com/Psykli/Trier_Treatment_Navigator. Seit 2022 wird er in dieser Form als Therapie Navigator-Pro (TN-PRO) im Rahmen von Forschungskooperationen in einigen Praxen niedergelassener Kolleg:innen eingesetzt. Erste Rückmeldungen zeigen eine sehr positive Resonanz.

Es gibt eine Reihe international weit verbreiteter Monitor- und Rückmeldesysteme, zum Beispiel der Outcome Questionnaire-45 (Lambert et al., 2018). Aktuell existieren bereits einige auch in Deutschland in Erprobung befindliche weitere Monitor- und Feedback-Systeme aus dem psychotherapeutisch-klinischen Feld, z. B.:

- KLINDO (Hartkamp & Rausch, 2024; https://klindo.de/)
- QVA / QSP-Projekt (Benecke & Volz, 2023; Volz & Benecke, 2024; www.qsp-institut.de)
- SysDoc (Hunger-Schoppe et al., 2024; https://sysdok.de/de)
- Synergetisches Navigationssystem (SNS, Schiepek 2022; SNS – Synergetisches Navigationssystem (www.ccsys.de))

Der positive Einfluss von POF und Rückmeldungen auf den Behandlungserfolg konnte in zahlreichen Studien und Metaanalysen bestätigt werden, wobei insbesondere Patient:innen mit negativen Verläufen profitieren (Barkham et al., 2023; Lutzet al., 2021; Cohen et al., 2021). Bereits die Rückmeldungen von psychometrischen Daten an Therapeut:innen während der laufenden Behandlung konnten mit einem besseren Therapieergebnis, vor allem für Patient:innen mit nicht-erwartungsgemäßem Verlauf und mit einer kürzeren Therapiedauer bei positiven Verläufen assoziiert werden (Barkham et al., 2023; Lambert et al., 2018). Für den Einsatz von klinischen Unterstützungstools zusätzlich zum Monitoring konnte ein nochmals gesteigerter Effekt gefunden werden (Barkham et al., 2023; Lambert et al., 2018).

80.7 Fazit

Dieses Kapitel versucht, die Möglichkeiten einer datengestützten bzw. formalisierten personalisierten Psychotherapie aufzuzeigen, die sich auf empirisch validierte Methoden, Strategien und Techniken stützt. Durch ein kontinuierliches Ergebnismonitoring und den individuellen, personalisierten Einsatz von klinischen Unterstützungstools in

Form evidenzbasierter therapeutischer Methoden und Techniken bei vom erwarteten Therapieverlauf abweichenden Patient:innen kann die Wirksamkeit der Behandlung gesteigert werden (Lutz et al., 2022a). Therapeut:innen sollten dazu wissenschaftlich und psychometrisch ausgebildet sein, um die Informationen interpretieren, mit Patient:innen besprechen und therapeutische Indikationen ableiten zu können. Personalisierte Psychotherapie ermöglicht neben einer qualitativ hochwertigen Behandlung durch die Identifikation versorgungsrelevanter Inhalte auch einen direkten Einfluss der Praxis zurück auf die Psychotherapieforschung. Der so entstehende Austausch zwischen Wissenschaft und Praxis soll evidenzbasierte Weiterentwicklungen anregen und die Wissenschaftler-Praktiker-Kluft verringern (Lutz et al., 2022b).

FAQ

Verliert der klinische Eindruck von Therapeut:innen beim Einsatz der Monitoring- und Feedbacksysteme seine Bedeutung?

Die Monitoring- und Feedbacksysteme, die im Rahmen der datengestützten personalisierten Psychotherapie zum Einsatz kommen, sind als Hilfsmittel für Psychotherapeut:innen zu verstehen. Sie dienen der Entscheidungsunterstützung, indem sie eine weitere Perspektive ermöglichen, die ohne die Datenerhebung und -aufbereitung eventuell nicht verfügbar wäre. Therapeut:innen können also auf sie zurückgreifen, so wie sie u. a. Manuale, Leitlinien oder Intervisionsgruppen für die Therapieplanung und -anpassung nutzen.

Um die Wirksamkeit der Systeme sicherzustellen, müssen Therapeut:innen wissenschaftlich und psychometrisch gut ausgebildet sein. Zeitgleich soll die datengestützte personalisierte Psychotherapie keine bisher verfügbaren Elemente der psychotherapeutischen Aus-, Fort-, und Weiterbildung sowie Praxis beschneiden, sondern zusätzlich gelehrt und eingesetzt werden. Der klinische Eindruck verliert also nichts von seiner Relevanz, kann aber um Aspekte datengestützter Rückmeldungen ergänzt werden, bei denen die Anwender:innen im Einzelfall entscheiden, ob sie den Empfehlungen folgen oder die Rückmeldungen nicht in ihre Entscheidungen integrieren, wenn diese ihrem klinischen Eindruck widersprechen.

Weiterführende Literatur

Barkham, M., de Jong, K., Delgadillo, J. & Lutz, W. (2023). Routine Outcome Monitoring (ROM) and feedback: Research review and recommendations. Psychotherapy Research, 33(7), 841–855.

Cohen, Z. D., Delgadillo, J. & DeRubeis, R. (2021). Personalized treatment approaches. In M. Barkham, W. Lutz & L.G. Castonguay (Eds.), Bergin and Garfield's handbook of psychotherapy and behavior change (S. 673–703). New York: Wiley.

Lutz, W., Deisenhofer, A.-K., Rubel, J., Bennemann, B., Giesemann, J., Poster, K. & Schwartz, B. (2022a). Prospective evaluation of a clinical decision support system in psychological therapy. Journal of Consulting and Clinical Psychology, 90(1), 90–106.

Lutz, W., Schwartz, B. & Delgadillo, J. (2022b). Measurement-based and data-informed psychological therapy. Annual Review of Clinical Psychology, 18, 71–98.

81 Aktive Gestaltung der eigenen therapeutischen Entwicklung

Frank Jacobi • Sarah Schulte • Haris Tüter

In diesem Kapitel soll es um Qualitätsmanagement gehen, also darum, wie man die eigene therapeutische Arbeit verbessern kann.

Wichtig

Die (Weiter-)Entwicklung psychotherapeutischer Kompetenzen ist ein fortwährender Prozess – auch über Psychotherapiestudium, Therapieausbildung und -weiterbildung hinaus. In allen Stadien therapeutischer Entwicklung können Psychotherapeut:innen dabei ihre therapeutische Weiterentwicklung selbst in die Hand nehmen (vgl. Castonguay et al., 2023; Ronnestad & Skovholt, 2013). Denn es macht einen Qualitätsunterschied, wie systematisch wir am einzelnen Fall oder über Fälle hinweg lernen, Fortbildung betreiben, mit Fehlern umgehen, Tools zur Rückmeldung von Therapieverläufen einsetzen, Supervision und Intervision in Anspruch nehmen, an uns in der Selbsterfahrung arbeiten, oder auch wie wir Selbstfürsorge betreiben.

Wir möchten hier die Aufmerksamkeit auf folgende Bereiche lenken, die im Bereich der Psychotherapie allgemein und der Verhaltenstherapie im Besonderen entscheidende Facetten von Qualitätssicherung und Qualitätsentwicklung darstellen:

- **Fehlerkultur.** Dort, wo es ohnehin gut läuft, benötigen wir weniger Ressourcen für weitere Optimierungen als dort, wo es nicht gut läuft. Um uns aber mit unseren bisweilen schmerzhaften und schambesetzten Unzulänglichkeiten zu beschäftigen, braucht es eine gute Fehlerkultur, damit wir uns trauen können, dort für uns alleine oder zusammen mit Kolleg:innen (oder Trainer:innen) auch genau hinzuschauen. Und um das eigene Verhalten zu ändern, benötigen bekanntlich nicht nur Patient:innen viel Motivation und Zuversicht, die nicht durch Angst vor Fehlern beeinträchtigt werden darf. Allerdings gibt es auch gewisse Arten des Fehlverhaltens, die bei »bad therapists« (s. u. und Kap. 76) vorkommen und unbedingt vermieden werden sollten.
- **Supervision, Intervision und Selbsterfahrung.** Die kollegiale Reflexion der therapeutischen Praxis ist der Königsweg therapeutischer Qualitätssicherung und Qualitätsentwicklung. Hierzu möchten wir einige Grundprinzipien herausstellen und dabei auch für Noviz:innen in Studium, Aus- und Weiterbildung Hinweise liefern, woran sich denn ihre Lehrenden bei ihrer Arbeit mit den Lernenden orientieren.

- **Deliberate Practice.** Sich produktiv der Nutzung des Potenzials eigener Fehler zu bedienen, also aus Fehlern oder Unzulänglichkeiten zu lernen, wird im sogenannten »Deliberate Practice« systematisch praktiziert (Rousmaniere et al., 2017). Dieser Ansatz, der der Expertise-Forschung entstammt, hat ein besonders großes Potenzial dafür, aufbauend auf einer gelungenen Fehlerkultur das therapeutische Verhalten zu üben und sich damit als Therapeutin oder Therapeut positiv weiterzuentwickeln.

81.1 Zum Umgang mit Fehlern

81.1.1 Möglichst gute Therapie machen – aber Fehler kommen vor

Fehler kommen vor. In der Psychotherapie nehmen wir zum Beispiel nicht selten falsche Hypothesen an oder lehnen richtige Hypothesen ab – also ganz in Analogie zu Alpha- und Beta-Fehlern, wie sie im wissenschaftlich-statistischen Vorgehen auftreten. Im Bereich des Umgangs mit Qualitätsfragen (vgl. Jacobi, 2024) – ob in der Psychotherapie oder anderswo – müssen wir zwischen *Qualitätssicherung* (weniger schwerwiegende Fehler machen) versus *Qualitätsentwicklung* (besser werden und dabei auch aus Fehlern lernen) unterscheiden.

In diesem Spannungsfeld ist Fehlerkultur ein ganz zentrales Konzept. Der Begriff der Fehlerkultur stammt, obwohl eigentlich eine originär psychologische Domäne, aus den Sozial- und Wirtschaftswissenschaften und bezeichnet die Art und Weise, wie Gesellschaften, Kulturen und soziale Systeme mit Fehlern, Fehlerrisiken und Fehlerfolgen umgehen.

Der Begriff des Fehlers berührt verschiedene Facetten:

- **Ergebnis.** Etwas ist nicht so herausgekommen, wie es eigentlich erwünscht war. Beispiel: Im Rahmen einer psychotherapeutischen Behandlung kommt es zu einer (nicht nur vorübergehenden) Verschlechterung der Symptomatik (vgl. Kap. 78) und die gesteckten Ziele wurden nicht erreicht.
- **Anforderungen an Prozesse (1) – Kunstfehler.** Etwas wurde nicht so gemacht, wie es eigentlich allgemein anerkannter fachlicher Standard wäre (»Kunstfehler«). Beispiel: Eine verhaltenstherapeutische, expositionsbasierte Therapie wird nicht sachgerecht durchgeführt, etwa indem die Exposition nicht in Bezug auf das relevante Problemverhalten (z. B. abseits der patientenseitigen Kernbefürchtung) erfolgt, zu niedrig dosiert ist (z. B. in zu wenig Durchgängen und in zu wenig verschiedenen Kontexten), nicht konsequent (z. B. Vermeidungsverhalten wird während der Expositionsübungen nicht beachtet und unterbunden) oder gar ohne patientenseitige informierte Zustimmung erfolgt.
- **Anforderungen an Prozesse (2) – unerwünschte Ergebnisse.** Ein unerwünschtes Ergebnis trat in einem Kontext auf, für den gar keine allgemein anerkannten fachlichen Standards zur Hand waren. Beispiel: In einer Konstellation, für die es keine einer Therapeut:in zugängliche »Standardprozeduren« gab, zeigte ein eigens konstruiertes individualisiertes Therapiekonzept (auch nach »Nachsteuern« nach bestem Wissen auf Grundlage der psychologischen und therapeutischen Expertise) keinen Erfolg.

Teil VIII

- **Individuelles Fehlverhalten.** Es treten individuelle Verhaltensfehler und Unzulänglichkeiten oder gar unethisches Verhalten auf (diesem Aspekt widmen wir unten einen eigenen Abschnitt). Beispiel: Therapeut:in nimmt patientenseitiges Problemverhalten persönlich und reagiert abwertend und aggressiv.
- **Schuldfokus versus Ursachenfokus.** Entstandene Fehler können entweder personenbezogen verurteilt oder ressourcenorientiert hinsichtlich ihrer Entwicklung analysiert werden. Beispiel: In einer Gruppensupervision wird ein (mutmaßlich vermeidbarer) Therapieabbruch vorwurfsvoll und ärgerlich markiert (»Das hätte dir echt viel früher auffallen sollen, dass die Patientin in ihrer Motivation höchst ambivalent war!«) vs. es wird konstruktiv und respektvoll betrachtet, wie es zu dem Abbruch kam und damit auch eine Perspektive geschaffen (»Lass uns doch mal schauen, warum diese ungünstige Entwicklung der Therapie nicht früher aufgefallen ist, und lass uns daraus lernen…«).
- **Fehlermanagement.** Die Orientierung auf den Umgang mit Fehlern ist durch mehrere, jede für sich beeinflussbare Variablen charakterisiert, unter anderem durch Fehlerantizipation, Fehlerkompetenz, Fehlerlernen, Fehlerkommunikation und Fehlerrisikobereitschaft. Die Beschäftigung hiermit findet insbesondere in der Arbeits- und Organisationspsychologie statt (vgl. Frese & Keith, 2015).

Nicht nur in Organisationen und Unternehmen, sondern auch in der Psychotherapie können wir davon ausgehen, dass eine produktive Fehlerkultur die scheinbar kontroversen Strategien Fehlervermeidung und Fehlerfreundlichkeit integriert. Optimalerweise stehen Fehlerstrategien zur Verfügung, die funktions- und kontextspezifisch gezielt eingesetzt werden können und bei der die Fähigkeit vorhanden ist und gepflegt wird, kompetent aus Fehlern zu lernen.

Therapeutische Freiheit im Umgang mit Fehlern

»Therapeutische Freiheit« bezieht sich auf das Recht und die Verantwortung eines Therapeuten bzw. einer Therapeutin, die jeweils beste Behandlungsmethode für den Patienten oder die Patientin auszuwählen (Jacobi, 2024). In punkto therapeutischer Freiheit halten wir zur Fehlerkultur Folgendes fest:

- Eine gelungene Nutzung therapeutischer Freiheit bedeutet, sich des Fehlerpotenzials produktiv zu bedienen, also »Irren ist menschlich« (Seneca) bescheiden zu akzeptieren, aber dann aus Fehlern systematisch zu lernen.
- Eine schlechte bzw. fehlgeleitete Nutzung therapeutischer Freiheit bedeutete, nicht aus Fehlern zu lernen (oder sie gar nicht erst zu erkennen), also »Jeder Mensch kann irren, aber nur Dummköpfe verharren im Irrtum« (Cicero) bzw. »Wer einen Fehler gemacht hat und ihn nicht korrigiert, begeht einen zweiten« (Konfuzius).
- Eine ungünstige Einschränkung therapeutischer Freiheit wäre es wiederum, stets ängstlich nach (möglichst vollständiger) Fehlervermeidung zu streben, also »In Fehler führt uns die Flucht vor Fehlern« (Horaz).

81.1.2 Möglichst keine schlechte Therapie machen

Es ist zwar eine wichtige Perspektive, Qualitätsmanagement derart zu betreiben, dass man im Sinne einer guten Fehlerkultur aus Fehlern und Unzulänglichkeiten systematisch lernt, um sich weiterzuentwickeln. Das ist aber zu unterscheiden von »schlechtem Tun« im Sinne von nachlässiger Verletzung von Standards oder gar von gegen die Berufsordnung verstoßendem therapeutischen Handeln (vgl. Kap. 82). Eine wichtige Facette von Qualitätssicherung ist hierbei der Schutz von Patient:innen davor, fehlerhafte, schlechte oder sogar schädliche Behandlungen zu erhalten. Solcher Schaden unterscheidet sich von Nebenwirkungen einer Therapie, also unerwünschten Zuständen, die im Rahmen einer an sich sachgerecht durchgeführten Therapie auftreten können (vgl. Kap. 83).

In der Psychotherapie haben wir uns noch erstaunlich wenig mit dem Thema »Kunstfehler« beschäftigt. Wir müssen jedoch davon ausgehen, dass in der Versorgungspraxis solche nicht selten auftreten (Gawlytta et al., 2019; Frenzl et al., 2020). Bereits Rudolf Virchow (1879) definierte Kunstfehler als »die Gesundheitsschädigung eines Patienten aus Mangel an gehöriger Aufmerksamkeit oder Vorsicht und zuwider allgemein anerkannter Regeln der Heilkunde.« Ob solche vereinzelt mal passieren (akzidentiell) oder regelmäßig (ohne böse Absicht) oder gar vorsätzlich auftreten, hängt maßgeblich von der Person des Therapeuten bzw. der Therapeutin ab.

Es haben also nicht nur Problemlage, patientenseitige Psychopathologie und eingesetzte Intervention einen Einfluss auf das Therapieergebnis, sondern in besonderem Maße auch die Therapeut:innen. Wenn es um Qualitäten geht, die eine gute Therapeutin oder einen guten Therapeuten ausmachen, kommen uns meist recht schnell eine Reihe an Eigenschaften und Fertigkeiten in den Sinn (vgl. Editorial 1), die auch evidenzbasiert sind. Dazu gehören beispielsweise gute zwischenmenschliche Fertigkeiten, die Fähigkeit, Vertrauen und Zuversicht zu erzeugen, die Bereitstellung eines plausiblen, konsistenten, akzeptablen – und somit individuell angepassten – psychologischen Erklärungsmodells, gute Kenntnisse der eigenen psychologischen Prozesse (um möglichst keine eigenen Anteile und persönliches Material in die Therapie einzubringen), die Fähigkeit, schwierige und schmerzhafte Themen nicht zu vermeiden, gute Kenntnis des anerkannten Störungs- und Veränderungswissens, und manches mehr. Was aber möglicherweise eine schädliche Qualität ausmacht, fällt oft weniger leicht zu benennen.

»Bad therapists« – so möchten wir diejenigen nennen, in deren Therapien regelmäßig bzw. vorhersehbar und systematisch toxisch (wenn auch ggf. unbewusst und ohne üble Absicht) Kunstfehler und berufsethisch inakzeptables Handeln auftreten. In einem Diskussionsprozess unter Supervisor:innen sowie mit Psychotherapeut:innen in Ausbildung an der Psychologischen Hochschule Berlin (PHB) und der Berliner Akademie für Psychotherapie (BAP) haben wir 2020 eine Sammlung »Prototypischer Warnsignal-Konstellationen« entlang einiger weniger Problemfälle aus der Vergangenheit zusammengestellt, die in drei Bereiche unterteilt wurden (Tab. 81.1): 1. Direktes Fehlverhalten, Kunstfehler bzw. Unzulänglichkeiten in Therapien; 2. Personale und interpersonelle Defizite und Probleme; 3. Probleme in professionellen (oder Ausbildungs-) Kontexten und Prozessen.

Wichtig

Bei einigen der hier in Tabelle 81.1 aufgeführten Verhaltensweisen und Eigenschaften ist es in gewissem Umfang durchaus normal, dass einzelne Punkte (zeitweise) auf eine Therapeutin oder einen Therapeuten zutreffen. Keinesfalls sollte man sich also allzu sehr sorgen, wenn man sich möglicherweise in dem einen oder anderen Punkt »wiederfindet« – siehe »Fehlerkultur«: Wir wollen an dieser Stelle unbedingt Vorwurf und Schuldfokus vermeiden!

Nicht mehr tolerierbar wird es erst, wenn die genannten Punkte akkumulieren, oder wenn manifest gegen Standards und Berufsrecht verstoßen wird, oder dauerhaft nicht wahrgenommen wird, dass vorhandene Probleme vorliegen.

Wenn man als Therapeut:in an sich selbst solche »Warnsignale« oder Kompetenzlücken entdeckt, ist das also zunächst nicht per se schlimm, sondern kann als Ansporn betrachtet werden, entsprechend an sich zu arbeiten.

Tabelle 81.1 Manifestationen und Warnsignale für »bad therapists«: Beispiele aus einer Expert:innendiskussion (Jacobi, 2024)

Direktes Fehlverhalten, Kunstfehler bzw. Unzulänglichkeiten in Therapien	▶ Fehlende emotionale Abgrenzung, zu persönliche Involviertheit, »eigene Themen unreflektiert einbringen« ▶ durch Therapie von Patient:innen eigene Bedürfnisse befriedigen (z. B. Selbstwerterhöhung, »emotionaler Voyeurismus«, weltanschauliche Einstellung verbreiten wollen) ▶ Invalidierendes Verhalten gegenüber Patient:innen, ausschließliche Defizit-Orientierung (»negatives Menschenbild«) ▶ Nachhaltig negative Gefühle gegenüber Patient:innen (bis hin zum Hass), regelmäßig im Clinch mit Patient:innen (z. B. beim Thema »Ausfallhonorar«) ▶ Patient:in zu etwas zwingen, was sie / er nicht möchte ▶ Fehlende Zielklärung, Abwesenheit von Struktur ▶ Vermeiden indizierter Behandlungsmethoden (z. B. aus Angst), »Weichspül-Therapie« (Vermeiden jeglicher Konfrontation und von Ansprechen realer Probleme), Nichtbeachtung von Leitlinien ▶ Vernachlässigung von Sorgfaltspflichten (z. B. Nichtbeachtung von oder Nicht-Reagieren auf Warnsignale auf Suizidalität, Unzuverlässigkeit und Unpünktlichkeit, alkoholisiert / intoxikiert in Therapiesitzung gehen) ▶ Berufsrechtliche Verstöße (z. B. Schweigepflichtsverletzung, private Beziehungsangebote machen oder darauf eingehen, Abrechnungsbetrug; fahrlässig vs. vorsätzlich)

Tabelle 81.1 (Fortsetzung)

Personale und interpersonale Defizite und Probleme	▶ mangelnde Introspektions- und Reflexionsfähigkeit ▶ mangelnde interpersonelle Fähigkeiten und Fertigkeiten (vgl. Kap. 2), zwischenmenschliche Kälte ▶ mangelnde Problemeinsicht, unzugänglich gegenüber Kritik (bis hin zur Feindseligkeit) ▶ inflexibel und ambiguitätsintolerant (bis hin zur ideologischen Rigidität) ▶ fachliche Mängel (z. B. hinsichtlich Diagnostik, Behandlungswissen), unreflektierte Vernachlässigung von Leitlinien ▶ Organisationsprobleme, Unzuverlässigkeit, Schwierigkeiten, Regeln einzuhalten (z. B. Fristen, Regularien, Dokumentation)

Doch wie kann es nun praktisch umgesetzt werden, möglichst viel gute und möglichst wenig schlechte Therapie zu machen – bzw. aus Fehlern gut zu lernen, aber auch gewisses Fehlverhalten möglichst nie zu praktizieren?

81.2 Supervision und Intervision

Supervision und Intervision sind wichtige Hilfsmittel, um die eigene therapeutische Entwicklung voranzutreiben und neue Perspektiven auf die eigene Arbeit zu gewinnen. Die Außenperspektive ermöglicht es, eigene blinde Flecken aufzudecken und neue Anregungen für den therapeutischen Prozess zu gewinnen – nicht nur bei der Vorstellung eigener Fälle, sondern auch anhand der Fallbesprechungen anderer Psychotherapeut:innen. Supervision schafft durch die Begleitung durch erfahrene Therapeut:innen Orientierung und einen sicheren Rahmen für die eigenen Therapien. Sie dient sowohl der Vermittlung von Fachkenntnissen und Methodenkompetenz als auch der Qualitätssicherung der durchgeführten Behandlungen. Intervision – der fachliche kollegiale Austausch ohne Anwesenheit einer formal supervidierenden Person – findet hingegen in einem hierarchiefreien Setting statt. Sowohl Supervision als auch Intervision werden von vielen Psychotherapeut:innen auch nach Abschluss der Aus- oder Weiterbildung weiterhin regelmäßig in Anspruch genommen.

Supervisionspraxis

Es herrscht kein eindeutiger Konsens darüber, wie State-of-the-Art-Supervision gestaltet werden sollte. Allerdings gibt es einige Bestimmungsstücke, die regelmäßig genannt werden (vgl. Milne, 2007; Lohmann, 2020). Dazu zählen für die Supervision im Ausbildungskontext zum einen Aufgaben im Bereich der Fachaufsicht und Qualitätssicherung, also die Aufsicht über die Einhaltung fachlicher Standards und Wahrung ethischer Grundsätze in den Ausbildungstherapien, und zum anderen die Förderung der therapeutischen Kompetenzentwicklung der supervidierten Therapeut:innen durch:

- Vermittlung von Fachwissen und Übertragung dieses Wissens auf Anwendungsfälle. Dies umfasst Unterstützung bei Diagnostik, Antragstellung, Fallkonzeption und Durchführung von Therapien.
- Schaffung eines Reflexionsraums für die Therapieprozesse und den Umgang der Therapierenden mit verschiedenen Herausforderungen der therapeutischen Arbeit.
- Unterstützung bei der Ausbildung einer professionellen therapeutischen Identität und Haltung.

Die Expertiseforschung (auch in anderen Berufsgebieten) zeigt zum Beispiel, dass Professionelle mit Spitzenleistungen sich durch das laufende Berücksichtigen vieler Kontextinformationen auszeichnen. Für die Psychotherapie bedeutet dies, dass insbesondere gelernt werden muss, immer neue Konstellationen neu zu beurteilen und somit Fälle kreativ neu konstruieren zu können (»Es kommt darauf an, …«; Caspar 2017). Hierbei kann entsprechende Supervision bzw. eine »Draufsicht« dritter Personen gut dazu beitragen, wichtige Aspekte im komplexen Geschehen der Psychotherapie in den Blick zu nehmen und zu behalten (vgl. Kap. 13).

Anforderungen an eine gelungene Supervision in Studium, Aus- und Weiterbildungskontext

Manchmal wird Supervision als ein »Pflichttermin« oder eine kritische Prüfung der Kompetenzen gesehen – und natürlich ist Qualitätssicherung ein wichtiges Element von Supervision im gesamten Ausbildungskontext. Dabei geht es aber darum, die Lernenden durch den Input in der Supervision zu befähigen bzw. zu unterstützen, gelungene Therapien durchzuführen.

Supervisor:innen haben nicht den Anspruch, dass Therapeut:innen in Aus- oder Weiterbildung bereits »alles können« und unterstützen in der Regel gerne bei Fragen. Als PiA / PTW können Sie selbst einiges dafür tun, dass die Supervision für Sie gewinnbringend läuft:

(1) **Bedürfnisorientierung und individuelle Ausrichtung.** Die Supervision sollte Ihren Ausbildungsstand berücksichtigen und ausreichend Raum für Fragen bieten. Gleichzeitig tragen Supervisor:innen als erfahrene Therapierende die Verantwortung für die Durchführung fachgerechter Therapien. Es ist daher möglich, dass sie auf Grundlage ihrer Expertise auf Punkte hinweisen, die Sie selbst nicht besprochen hätten, oder andere Vorgehensweisen vorschlagen, als Sie im Kopf hatten.

(2) **Angstfreies Lernsetting.** Achten Sie bei der Auswahl der Supervidierenden darauf, dass diese dazu beitragen, ein angstfreies Lernsetting zu schaffen und unterstützend und konstruktiv auf Fehler und herausfordernde Situationen reagieren (s. o. »Fehlerkultur«).

(3) **Frequenz der Supervision an den Ausbildungsstand anpassen.** Die Frequenz der Supervision unterliegt im Aus- und Weiterbildungskontext bestimmten Anforderungen (z. B. im Durchschnitt eine Supervision pro vier Ausbildungstherapiesitzungen), kann und soll aber in gewissem Maße individuell angepasst werden. So kann es sinnvoll sein, bei höherem Supervisionsbedarf (etwa bei den ersten Behandlungsfällen oder im Rahmen der Probatorik und Fallkonzeption) eine höhere Frequenz

zu wählen und im Laufe der Behandlung die Supervisionsintervalle zu strecken. Dabei ist zu beachten, dass der vorgegebene Supervisionsschlüssel im Gesamtverlauf jeder Behandlung eingehalten wird.

(4) **Verschiedene Arbeitsweisen kennenlernen.** Es ist hilfreich, Supervidierende mit unterschiedlichen persönlichen Stilen und verschiedenen inhaltlichen Schwerpunkten zu wählen, um unterschiedliche Therapeutenpersönlichkeiten als Rollenvorbilder kennenzulernen.

(5) **Fehlerkultur.** Betrachten Sie Supervision als Lernraum. Je mehr konkrete Informationen Sie zu Ihren Fällen einbringen, desto fokussierter kann die Supervision sein. Bringen Sie deswegen konkrete Fragen zur Supervision mit und schicken Sie je nach Absprache mit den Supervidierenden auch Protokolle. Besonders hilfreich ist es, Videoaufnahmen eigener Therapien mitzubringen und diese gemeinsam unter verschiedenen Fragestellungen anzusehen.

Besonderheiten der Intervision

Die Verbindung mit Kolleg:innen, das Lernen an den Fällen und die Fragen der anderen, merken, was man eigentlich schon alles gelernt hat – Intervision bietet viele Vorteile. PiAs und PTWs bringen bereits vielfältiges Wissen und Kompetenzen mit, um sich gegenseitig zu unterstützen. In der Regel werden Intervision und Supervision insbesondere bei der Arbeit mit schwierigen Patient:innen als sehr hilfreich und entlastend erlebt.

Eine regelmäßige Intervisionsgruppe kann einen Rahmen bieten, um beispielsweise niedrigschwellig und ohne Zeitdruck Fragen zu besprechen, neu Erlerntes in Rollenspielen auszuprobieren und organisatorische Aspekte der Aus- und Weiterbildung zu klären. Auch Gruppensupervision profitiert als Format insbesondere durch die gemeinsame Reflexion, an der neben Supervisor:in und Supervisand:in, dessen / deren Fall gerade besprochen wird, auch die anderen Supervisand:innen teilnehmen.

Auch nach Abschluss der Ausbildung bleibt die Intervision ein wertvolles Mittel der professionellen Weiterentwicklung. Im Rahmen von formal angemeldeten Intervisionsgruppen, sogenannten »Qualitätszirkeln«, können daher Fortbildungspunkte bei der Psychotherapeutenkammer gesammelt werden.

81.3 (Verhaltenstherapeutische) Selbsterfahrung

Wichtig

In der Selbsterfahrung soll das Erleben und Verhalten der eigenen Person – insbesondere in herausfordernden Situationen – kennengelernt und reflektiert werden. Dazu werden therapeutische Arbeitsweisen und Methoden in der Klientenrolle an sich selbst erfahren. Die Selbsterfahrung ist ein zentraler Bestandteil der psychotherapeutischen Aus- und Weiterbildung und dient dazu, die professionelle Handlungskompetenz der angehenden Psychotherapeut:innen zu sichern und zu stärken.

(Angehende) Psychotherapeut:innen lernen in der Selbsterfahrung die eigene Persönlichkeit und Reaktionstendenzen genauer kennen, um die Vermischung eigener biografischer Themen mit Anliegen von Patient:innen zu vermeiden, persönliche »blinde Flecken« auszuleuchten und eigene Ressourcen als Therapierende zu fördern. Ein wichtiger Bestandteil der Selbsterfahrung besteht darin, die Klienten-/Patientenperspektive in der Psychotherapie kennenzulernen, um zu erfahren, was therapeutische Interventionen auslösen können und wie sich die Arbeit an eigenen Themen anfühlen kann.

Die Selbsterfahrung bzw. Selbstreflexion in Studium, Aus- und Weiterbildungskontext kann auch eine wertvolle Ressource darstellen, um die häufig als anstrengend und herausfordernd erlebte Ausbildungszeit gut zu gestalten und ein gesundes Arbeiten in einem emotional fordernden Beruf zu fördern. Natürlich kann Selbsterfahrung auch für die persönliche Weiterentwicklung sehr gewinnbringend sein.

Ambiguitätstoleranz fördert die Bewältigung von Komplexität

Psychotherapie ist ein komplexes Geschehen: Therapeut:innen haben oft nur unvollständige oder »weiche« Informationen, oft gibt es kein oder nur mehrdeutiges Feedback, unsere Kenntnis der pathologischen und therapeutischen Mechanismen sind lückenhaft, und das Wirken des eigenen Handelns ist schwer einschätzbar (Caspar, 2023a). Mehrdeutige Therapiesituationen ohne klare Bewertung oder Handlungsanweisung sind also in der psychotherapeutischen Arbeit häufig (vgl. Kap. 13) und werden von Noviz:innen oft als sehr herausfordernd erlebt (Skovholt & Rønnestad, 2003). Ambiguitätstoleranz bezeichnet die Fähigkeit, ungewisse oder mehrdeutige Situationen oder Verhaltensweisen zu ertragen (vgl. Wirtz, 2021). Mangelnde Ambiguitätstoleranz auf Therapeutenseite ist wiederum ein Risikofaktor für einen suboptimalen Umgang mit Komplexität, und somit ist die Förderung von Ambiguitätstoleranz (bzw. der adäquate Umgang mit eigenen Ambiguitäts-Intoleranzen) eines der zentralen Lernziele der Selbsterfahrung.

Auch Psychotherapeut:innen können mit ernsthaften psychischen Problemen kämpfen, die einer psychotherapeutischen Behandlung bedürfen (für einen Überblick vgl. von Sydow, 2014). Es kann ein Ergebnis der Selbsterfahrung sein, dass einige persönliche Themen noch in einer »richtigen« Psychotherapie vertieft werden sollten. Therapeut:innen sollten sich in diesen Fällen nicht scheuen, eine Behandlung wahrzunehmen, um ihre eigene Gesundheit zu schützen und (je nach Problemstellung) die Qualität ihrer therapeutischen Arbeit sicherzustellen. Erfolgreich überwundene psychische Belastungen können zu einem verbesserten Verständnis der Patient:innen beitragen. So entwickelte etwa James McCullough, der langjährig mit chronischen Depressionen kämpfte, die CBASP-Therapie für chronische Depression (McCullough, 2019; vgl. auch Kap. 56), Marsha Linehan, die Schöpferin der Dialektisch-Behavioralen Therapie (vgl. Kap. 57), war selbst als junge Frau stark von Borderline-Symptomen betroffen (Carey, 2011).

81.4 Deliberate Practice

Im Folgenden wollen wir nun einen besonders vielversprechenden Ansatz darstellen, der einerseits viel mit einer guten Fehlerkultur zu tun hat und sich andererseits sehr gut in Supervision bzw. Intervision integrieren lässt: das systematische Üben mit Deliberate Practice.

Wichtig

Deliberate Practice ist eine besondere Variante der Selbstreflexion und Kompetenzförderung. Dieser englische Begriff bedeutet so etwas wie »bewusstes Üben«, lässt sich aber nicht einfach ins Deutsche übersetzen. In »deliberate« stecken die englischen Begriffe »on purpose«, »intentional«, »well-considered«, »careful«, oder auch »to discuss / consult«. Der Begriff »Deliberate Practice« wurde in den 1990er Jahren geprägt durch den schwedischen Psychologen Anders K. Ericsson, einem Psychologen, der sich vorrangig mit Expertiseforschung auseinandersetzte (Ericsson et al., 1993; Ericsson, 1996).

Entwicklung der Erforschung psychotherapeutischer Expertise
Initiiert und erstmalig erforscht wurde das Konzept von Deliberate Practice in einer Studie von Ericsson et al. (1993), in der es unter anderem um Leistungsunterschiede zwischen Musikstudierenden ging. In dieser Studie fand man Zusammenhänge zum Umgang mit der Übezeit sowie zu den eingesetzten Übemethoden. Die besten Studierenden (»the best violinists«) wendeten überdurchschnittlich häufig einige charakteristische Lernmethoden an. Sie verbrachten im Durchschnitt mehr Zeit mit dem Üben ihres Instruments, was aber nicht allein die Leistungsunterschiede erklärte. Die besten Studierenden folgten folgenden Routinen: Sie…

(1) beobachteten systematischer ihre eigene Arbeit,
(2) nutzten häufiger Feedback von Expert:innen,
(3) setzten sich klar definierte Lernziele knapp außerhalb ihrer Komfortzone,
(4) übten wiederholt bestimmte Fähigkeiten / Aspekte und
(5) nutzten kontinuierliche Leistungsbeurteilung.

Ericsson wandte dieses Prinzip im Rahmen seiner Forschung auf verschiedene Arbeitsbereiche wie beispielsweise Sport, Musik, Medizin, Wirtschaft, Schreiben und Zeichnen an. Bis 2008 waren bereits viele Bereiche abgedeckt, in denen Expertise eine besondere Rolle spielt – aber in der Psychotherapie hatte man sich bis dahin bis auf Ausnahmen (Caspar, 1997, 2017) noch nicht systematisch mit den Ansätzen der Expertiseforschung auseinandergesetzt.

Scott D. Miller ist ein Psychologe aus den Vereinigten Staaten, der sich schon seit langer Zeit mit den Themen Wirksamkeit in der Psychotherapie, Feedbacksysteme und therapeutische Kompetenz beschäftigt. Er ist Gründer eines Instituts, welches dazu Forschungen und Workshops anbietet, u. a. zum Thema »Supershrinks« (besonders erfolgreiche Psychotherapeut:innen). Dabei stieß er auf das Konzept der »Deliberate Practice« von Ericsson und wandte es unter anderem unter Mitwirkung des (psychodynamischen) Psychotherapeuten Tony Rousmaniere auf die Psychotherapie an (Rousmaniere et al., 2017). Mittlerweile gibt es eine eigene Fachgesellschaft (International Deliberate Practice Society; https://www.idpsociety.com) und praxisnahe Publikationen wie die »Essentials of Deliberate Practice« mit unterschiedlichen Schwerpunkten. Ein Beispiel ist das Arbeitsbuch »Deliberate Practice in Cognitive Behavioral Therapy« (Boswell & Constantino, 2021), das Übungen und Anleitungen zur Umsetzung von Deliberate Practice im Praxisalltag enthält.

Zentrale Merkmale

Deliberate Practice in der Psychotherapie ist eine besondere Form der Selbstreflexion und Qualitätsentwicklung. Es geht hierbei um eine systematische Auseinandersetzung mit der eigenen therapeutischen Kompetenz und die gezielte Förderung von bestimmten prozessbasierten Fähigkeiten in der Psychotherapie durch Rollenspiele, die mit anschließender Rückmeldung geübt werden (vgl. Kap. 6). Im Vergleich zur traditionellen Ausbildung zum Psychotherapeuten bzw. zur Psychotherapeutin bzw. ist der Fokus bei Deliberate Practice prozessorientiert und weniger konzeptionell. Es geht darum, zusammen mit einem / einer Supervisor:in einen individuellen Lernplan zu erstellen, der Ziele enthält, die nur leicht außerhalb der eigenen »Komfortzone« liegen. Der Fokus liegt vor allem auf den Fähigkeiten zur Therapie-Prozessgestaltung, wobei diese Fähigkeiten in mehreren Runden mit anschließender Rückmeldung geübt werden. Das Üben und Wiederholen der Fähigkeiten geschieht also nicht in der Therapiestunde selbst, sondern außerhalb – nach dem Motto: Pilot:innen lernen auch zuerst im Flugsimulator – erst danach übernehmen sie in der Luft Verantwortung für Passagiere.

Übliches Vorgehen

Wie sieht nun ein typischer Ablauf von Deliberate Practice in der Psychotherapie aus? In einem Kreislauf-Modell von Deliberate Practice werden folgende fünf Schritte genannt (vgl. Boswell & Constantino, 2021; Rousmaniere et al., 2017):

(1) Der erste Schritt besteht darin, die eigene Arbeit zu beobachten. Um überhaupt an der eigenen therapeutischen Kompetenz zu arbeiten, ist es wichtig, diesbezüglich Daten zu sammeln. Es gibt einige Datenquellen, die man nutzen kann, wie z. B. Fragebögen von Patient:innen, Verlaufsfragebögen, Video- oder Audioaufnahmen und Rückmeldungen von Patient:innen. Anhand dieser Datenquellen kann man herausarbeiten, welche psychotherapeutischen Kompetenzen optimiert werden könnten. Hierzu gibt es auch ein systematisches Tool, das unterschiedliche Bereiche verfahrensübergreifend abdeckt (Taxonomy of Deliberate Practice Activities (TDPA); Miller et al, 2023). Eine weitere Möglichkeit ist die Nutzung der verfahrensspezifischen Bewertungsskala Cognitive Therapy Rating Scale (CTRS; Shaw et al., 1999), um in einer Sitzung als Selbst- oder Fremdratingskala zu bewerten, welche verfahrensspezifischen Fertigkeiten noch Verbesserungsbedarf haben. Weitere nützliche Arbeitsblätter (in vielen Sprachen) finden sich auf der Seite der International DP Society (https://www.idpsociety.com/forms).

(2) Der nächste Schritt dient dazu, eine Rückmeldung von Supervisor:innen oder intervisorischen Kolleg:innen einzuholen, um die Therapiefertigkeiten zu reflektieren und diejenigen Fertigkeiten zu identifizieren, an denen es sich lohnen würde zu arbeiten. Für die Rückmeldung ist es wichtig, gemeinsam diagnostische Ergebnisse zu reflektieren und sich Videoausschnitte von Therapiesitzungen anzuschauen. Hierbei empfiehlt es sich, insbesondere Videoausschnitte und Ergebnisse von Patient:innen auszuwerten, die »off-track« sind, d.h. bei festgefahrenen oder sich nicht verbessernden, sondern verschlechternden Fällen. Beim Auswerten der Videoausschnitte können die TDPA oder die CTRS genutzt werden, um die Fertigkeiten strukturierter und systematischer auszuwerten. Hier können unterschiedliche Bereiche identifiziert werden wie zum Beispiel: »Wie starte ich eine Sitzung?«; »Wie erarbeite ich ein Ziel zusammen mit der Patientin?«; »Wie gehe ich mit Wut des Patienten in der Sitzung um?« (siehe »Taxonomy of Deliberate Practice Activities«).
(3) Im dritten Schritt geht es darum, auf Grundlage der Daten und der Reflexion aus Schritt 2 ein konkretes Lernziel festzulegen. Dieser Schritt zielt darauf ab, sich ein Lernziel zu setzen, welches leicht außerhalb der eigenen bereits erreichten Kompetenz liegt (d.h. es darf nicht zu schwer erreichbar sein). Ein gutes Lernziel sollte konkret, spezifisch und gegebenenfalls in kleinere Teilschritte unterteilbar sein. So könnte das Lernziel zum Beispiel lauten, eine empathische Gesprächsführung zu entwickeln. Mögliche Teilschritte wären in diesem Fall das gezielte Üben verschiedener Aspekte der »Validierung«.
(4) Im vierten Schritt werden die zuvor definierten einzelnen Teilschritte konkret geübt. Das Üben erfolgt in Form von Rollenspielen entweder in der Supervisions- oder Intervisionsgruppe (d.h. nicht während einer tatsächlichen Therapiesitzung). Geübt wird entweder eine reale Situation aus der Therapie oder ein hypothetisches Szenario. Ein Beispiel: Angenommen, dass Ziel lautet, gemeinsam mit der Patientin Therapieziele zu erarbeiten. Die Patientin macht im Übungsfall die Aussage: »Sie sind der Experte, ich werde das tun was Sie mir sagen, damit es mir besser geht«. Das Rollenspiel würde mit diesem Satz beginnen, woraufhin der / die Therapeut:in zunächst so reagieren würde, wie sie oder er es üblicherweise tun würde.
(5) Anhand des Rollenspiels wird im fünften Schritt dem / der Übenden eine unmittelbare, individuelle und fokussierte Rückmeldung gegeben. Der Fokus der Rückmeldung liegt auf dem Lernziel. Rückgemeldet wird, was bereits gut gelungen ist, wo noch Entwicklungspotenzial besteht, und es wird ein konkreter Verbesserungsvorschlag gemacht. Zudem motivieren die Supervisor:innen die Supervisand:innen dazu, das Rollenspiel noch einmal unter Berücksichtigung der Rückmeldung durchzuführen. Die Supervisand:innen beurteilen nach dem Rollenspiel ihr Erleben (Beispiele siehe Boswell & Constantino, 2021).

Beispiel

Die Psychotherapeutin in Ausbildung (PiA) Lea Hunkemeier hat unterschiedliche Messinstrumente für die Eingangs- und Verlaufsdiagnostik benutzt und identifiziert eine »Off-Track«-Patientin, bei der die Therapie seit längerer Zeit zu keiner Verbesserung geführt hat (Schritt 1). Sie will den Ursachen auf den Grund gehen und reflektiert darüber mit ihrer Supervisorin. Zusammen schauen sie sich eine Videositzung mit der Patientin an und füllen dabei den CTRS aus (Schritt 2). Anhand des CTRS wird Frau Hunkemeier und ihrer Supervisorin klar, dass mit der Patientin bisher kein konkretes Ziel erarbeitet werden konnte, und dass die PiA Schwierigkeiten hatte, mit ihr ein Ziel zu spezifizieren. Also erarbeiten sie gemeinsam das Lernziel (Schritt 3) »Gemeinsam mit der Patientin ein Ziel erarbeiten«. Ziel ist, dass Lea Hunkemeier lernt, wie sie mit Situationen in der Therapie umgehen kann, in denen die Patientin vage oder unkonkrete Ziele formuliert. Nachdem das Lernziel formuliert ist, übt Lea Hunkemeier zusammen mit ihrer Supervisorin im Rollenspiel (Schritt 4). Sie selbst nimmt dabei die Rolle der Therapeutin ein, die Supervisorin die Rolle der Patientin. Das Rollenspiel dauert zunächst ca. fünf Minuten. Nach dem Rollenspiel gibt die Supervisorin eine Rückmeldung mit einem konkreten Verbesserungsvorschlag (Schritt 5). Anschließend wird das Rollenspiel erneut durchgeführt.

81.4 Kritische Einordnung

Studien zeigen, dass Therapeut:innen nicht einfach automatisch mit der Zeit und Erfahrung zu wirksameren Therapeut:innen werden (z. B. Lambert, 2017). Laut der vorhandenen Evidenz verlaufen bis zu 40–50 % der Therapien nicht wie gewünscht und zeigen eher unbefriedigende Ergebnisse (z. B. Jacobi et al., 2011), obwohl die Psychotherapie, unabhängig vom Verfahren, in vielen Studien ihre Wirksamkeit (efficacy) und Effektivität (effectiveness) gezeigt hat (vgl. Wampold et al., 2018). Das Ziel der hier vorgestellten Ansätze der therapeutischen Qualitätssicherung und Qualitätsentwicklung ist es, die eigenen therapeutischen Kompetenzen zu optimieren und darüber daran zu arbeiten, systematisch die »Misserfolgsquote« zu minimieren.

Es ist eine große methodische Herausforderung, die (langfristigen) Effekte von Supervision und Selbsterfahrung empirisch nachzuweisen, also zu zeigen, in welchem Umfang diese Methoden dazu beitragen, dass Therapeut:innen erfolgreichere Therapien durchführen. Dennoch gibt es einige ermutigende Evidenz sowie Bestätigungen von dahinterstehenden Konzepten (Bennett-Levy et al., 2015; Castonguay et al., 2023; Chow et al., 2015; Falender & Shafranske, 2007), die nahelegen, dass solches Vorgehen nicht nur »gefühlt« die psychotherapeutische Qualität sichert und verbessert.

81.5 Fazit

In diesem Kapitel wollen wir als fortwährend Lernende, die sich selbst in unterschiedlichen Entwicklungsstadien befinden, eine Meta-Perspektive auf die therapeutische Praxis einnehmen. Begriffe wie »Qualitätssicherung«, »Qualitätsentwicklung« und »Qualitätsmanagement« mögen auf den ersten Blick einen eher trockenen Beigeschmack haben und nicht unmittelbar therapienah wirken. Doch wir sehen darin ein großes Potenzial, insbesondere wenn wir uns systematisch mit diesen Themen auseinandersetzen. Die eigene therapeutische Weiterentwicklung aktiv selbst in die Hand zu nehmen, ist eine zentrale Aufgabe und Verantwortung, der wir uns bewusst stellen – auch wenn dies mit Aufwand verbunden ist und manchmal herausfordernd sein kann.

FAQ

»Es ist ganz normal, dass Fehler vorkommen« – ist dies nicht eine sehr leichtfertige Haltung, gerade in der Psychotherapie?
Eine gute Fehlerkultur, die anerkennt, das Therapeut:innen trotz bestem Bemühen Fehler machen, halten wir nicht für leichtfertig. Aus Fehlern lässt sich bekanntlich sehr gut lernen, und bereits Horaz sagte: »In Fehler führt uns die Flucht vor Fehlern.« Problematisch wird es allerdings, wenn das Fehlverhalten darin besteht, dass Sorgfaltspflichten vernachlässigt oder fachliche, ethische und berufsrechtliche Standards nicht eingehalten werden – oder wenn eigene Fehler erst gar nicht wahrgenommen werden.

Wie kann ich die Supervision optimal für mich nutzen?
Klären Sie zu Beginn die Erwartungen an die Supervision, nutzen Sie Supervisionsprotokolle und zeigen Sie gerne auch Videoaufnahmen von der eigenen Arbeit. Die Außenperspektive der supervidierenden Person kann aufschlussreiche neue Einblicke verschaffen, insbesondere bei Videoaufnahmen. Versuchen Sie, vor der Supervision konkrete Fragestellungen für die Sitzung zu überlegen. Rollenspiele sind hilfreich (wenn nicht gar notwendig) bei der gelungenen Erprobung neuer Fertigkeiten. Binden Sie auch (Verlaufs-)Diagnostik im Rahmen der Supervision ein.

Wie kann ich mit Deliberate Practice anfangen?
Ein guter Ausgangspunkt ist es, ein Video der eigenen Arbeit anzusehen. Anhand dessen kann eine Selbsteinschätzung der eigenen therapeutischen Kompetenzen in verschiedenen Bereichen vorgenommen werden, um den Status Quo kennenzulernen. Optimalerweise nutzen Sie hierfür zusätzlich eine Fremdeinschätzung (Supervision, gegebenenfalls auch Intervision). Einen möglichen Ausgangspunkt zur Einschätzung bietet die Tabelle »Taxonomy of Deliberate Practice Activities in Psychotherapy«, verfügbar im Buch »The Field Guide to Better Results« (Miller et al., 2023).

Weiterführende Literatur

Bennett-Levy, J., Thwaites, R., Haarhoff, B., Perry, H. (2015). Experiencing CBT from the Inside Out. A self-practice / self-reflection Workbook for Therapists. New York: Guilford Press.

Boswell, J.F. & Constantino, M.J. (2021). Deliberate Practice in Cognitive Behavioral Therapy. American Psychological Association. https://doi.org/10.1037/0000256-001

Brüderl, L., Riessen, I., Zens, C. (2021). Therapie-Tools Selbsterfahrung. Weinheim: Beltz.

Castonguay, L. et al. (2023). What competencies should therapists acquire and how should they acquire them? In L. G. Castonguay & C. E. Hill (Eds.), Becoming better psychotherapists: Advancing training and supervision (pp. 13–29). American Psychological Association.

Falender, C.A. & Shafranske, E.P. (2007). Competence in Competency-Based Supervision Practice: Construct and Application. Professional Psychology: Research and Practice, 38(3), 232-240.

Hoffmann, N. & Hofmann, B. (2020). Selbstfürsorge für Therapeuten und Berater: Grundlagen und Anwendung. Weinheim: Beltz.

Jacobi, F. (2024). Bedrohen KI-Algorithmen die psychotherapeutische Freiheit? Wie künstliche Intelligenz der psychotherapeutischen Qualität dienen kann. Berlin: Springer.

Miller, S., Chow, D., Malins, S. & Hubble, M. A. (2023). The Field Guide to Better results: Evidence-based Exercises to Improve Therapeutic Effectiveness. American Psychological Association (APA).

Rousmaniere, T., Goodyear, R., Miller, S.D., Wampold, B. (2017). Introduction: Using Deliberate Practice to Improve Supervision and Training. In T. Rousmaniere, R. Goodyear, S.D. Miller, B. Wampold (eds.), The Cycle of Excellence: Using Deliberate Practice to Improve Supervision and Training (pp. 3-21). Hoboken: Wiley.

Sulz, S. & Gräff-Rudolph, U. (2020). Supervision in der Verhaltenstherapie. Stuttgart: Kohlhammer.

Zarbock, G. (Hrsg.) (2016). Praxisbuch VT-Supervision: Konzepte und Materialien für eine Aufgaben- und Kompetenzorientierte Supervision (AKOS) von Verhaltenstherapie. Lengerich: Pabst.

82 Ethik und Berufsrecht

Martin Stellpflug • Frank Jacobi

Ethik und Berufsrecht hängen zusammen. Als akademische Disziplin sucht die Ethik Antworten auf die Frage: »Wie soll ich handeln?« (Wiesing, 2012). Ethik in der Psychotherapie sucht damit nach dem moralisch Gesollten, Erlaubten und Zulässigen (Schöne-Seifert, 2007) in der Psychotherapie. Das Berufsrecht und insbesondere die Berufsordnung beinhalten bereits Antworten auf diese Fragen und bestimmen für viele Konstellationen und Situationen Handlungspflichten und Handlungsoptionen der Psychotherapeut:innen. Die Einhaltung der Berufspflichten soll das Vertrauen zwischen Psychotherapeut:in und Patient:in erhalten und fördern, die Qualität der psychotherapeutischen Tätigkeit sicherstellen und gleichzeitig die Freiheit und das Ansehen des Psychotherapeutenberufes wahren (Stellpflug, 2013).

82.1 Vier zentrale Prinzipien der biomedizinischen Ethik

Psychotherapie ist keineswegs risikofrei oder nebenwirkungsarm, und es besteht sogar mehr als bei manchen anderen Arztgruppen eine Besonderheit der Intimität der Therapeut-Patient-Beziehung. Auch wenn Psychotherapeut:innen in der Regel »auf Augenhöhe« mit ihren Patient:innen arbeiten möchten und eine traditionelle paternalistische »Fürsorgeethik« (in väterlich-fürsorglicher Art für die Patient:innen bzw. anstelle der Patient:innen entscheiden, ggf. auch gegen deren Willen) heute nicht mehr adäquat erscheint, haben wir es in der Psychotherapie grundsätzlich mit einem Machtgefälle und einem Risiko von Abhängigkeit und Missbrauch zu tun. In diesem sensiblen Bereich herrscht also Regelungsbedarf.

Hierbei orientiert sich die Profession der Psychotherapie (in Deutschland insbesondere seit dem Psychotherapeutengesetz 1998 und der damit zusammenhängenden (Weiter-) Entwicklungen von Berufsordnungen) als Heilberuf an Prinzipien, wie sie auch in der Medizin gelten. Medizinethik ist ein weites Feld (vgl. z. B. Deutsches Referenzzentrum für Ethik in der Biomedizin; www.drze.de), aber es lassen sich vier »klassische« zentrale Prinzipen identifizieren (Beauchamp & Childress, 2013):

(1) Respekt vor der Autonomie der Patient:innen. Dies berührt beispielsweise die Schweigepflicht oder die informierte Einwilligung der Patient:innen (vgl. »informed consent« in wissenschaftlichen Studien), also Einwilligungsfähigkeit, Freiwilligkeit der Entscheidung zu einer Therapie, (ggf. schriftliche) Offenlegung aller für diese Entscheidung sachlich relevanten Informationen und Empfehlungen (inkl. Überprüfung, ob diese auch verstanden wurden) und die (ggf. schriftliche) Zustimmung. Besonders gestärkt wurde ganz allgemein für die medizinische Versorgung die Pa-

Teil VIII

tientenautonomie im Behandlungsprozess im Patientenrechtegesetz 2013 (für die Psychotherapie besonders relevante Neuerungen bei Aufklärungspflichten und Akteneinsichtsrecht).

(2) **Prinzip der Schadensvermeidung** (»non-malificence«). Rekurs auf das klassische hippokratische »primum non nocere«, also Vermeidung von negativen Therapiekonsequenzen für die Patient:innen selbst (z. B. alle Formen des narzisstischen oder sexuellen Missbrauchs in der Therapie), aber auch für deren Lebensumfeld (insbes. relevant bei Kindern und Jugendlichen) und für die Allgemeinheit (z. B. bei deviantem und fremdschädigendem Verhalten). Besonders heikel kann dieser Aspekt auch werden, wenn ein:e Therapeut:in von früheren Behandlungsfehlern oder gar Übergriffen in früheren Therapien erfährt (u. a. Loyalitätsproblematik).

(3) **Primat des Handelns zum Wohle der Patient:innen** (»beneficence«). Hierzu zählen die positiven Anfordernisse an eine Therapie, also z. B. umfassende Information über verfügbare therapeutische Angebote / Alternativen geben, »Passung« Therapeut:in-Patient:in kritisch hinterfragen, Abstimmung der Therapiedosis (Behandlungsdauer und -intensität) auf die Bedürfnisse der Patient:innen, adäquate Indikationsstellung (z. B. Einzel- vs. Gruppentherapie) sowie die Verpflichtung zur Fort- und Weiterbildung und zur Super- bzw. Intervision.

(4) **Prinzip der Gerechtigkeit und Fairness.** Die Versorgungschancen auf Patientenseite sind sehr unterschiedlich in Abhängigkeit von Region, Schweregrad / Chronizität oder auch Bildungsstand und Fertigkeiten, sich einen Psychotherapieplatz »zu ergattern«. So ist es zum Beispiel nicht legitim, als Psychotherapeut:in nicht eigentlich krankheitswertige Patient:innen (vgl. Linden, 2013a) schwereren Fällen vorzuziehen – umgekehrt muss eine Behandlung selbstverständlich auch für die Psychotherapeut:innen zumutbar sein.

Dies bildet den Hintergrund für die konkrete Umsetzung in Gesetzen, Richtlinien und Ordnungen.

82.2 Umsetzung in (Muster-)Berufsordnungen

Allgemeine Berufspflichten und Generalklauseln finden sich in den Kammer- und Heilberufsgesetzen der Länder. Vor allem aber findet sich dort die Rechtsgrundlage für den Erlass einer Berufsordnung durch die jeweilige Landespsychotherapeutenkammer oder Landesärztekammer (die Berufsordnungen der Ärztekammern unterscheiden sich in Teilen deutlich von denen der Psychotherapeutenkammern). Diese Berufsordnung ist für jedes (jeweilige) Kammermitglied (Zwangsmitgliedschaft durch Approbation) rechtlich verbindlich. Auf Bundesebene wurde durch die Bundespsychotherapeutenkammer eine Musterberufsordnung verabschiedet mit dem Ziel einer Vereinheitlichung der Berufsordnungen der einzelnen Landeskammern; rechtsverbindlich ist diese Musterberufsordnung jedoch nicht (Stellpflug & Berns, 2020).

Die Präambel der Musterberufsordnung zeigt die Verschränkung von Ethik und Berufsrecht und öffnet den Blick für Ziel und Anspruch solcher Regelungen.

Präambel der Musterberufsordnung

Die auf der Grundlage der Kammer- und Heilberufsgesetze beschlossene Berufsordnung regelt die Berufsausübung der Psychotherapeut:innen. Sie sieht sich im Einklang mit berufsethischen Traditionen von akademischen Heilberufen auf nationaler und internationaler Ebene und bezieht sich auf die ethischen Wertentscheidungen, wie sie in den Grundrechten des Grundgesetzes der Bundesrepublik Deutschland verankert sind. Die Berufsordnung stellt die Überzeugung der Psychotherapeut:innen zu berufswürdigem Verhalten gegenüber Patient:innen, Kolleg:innen, anderen Partnerinnen und Partnern im Gesundheitswesen sowie zum Verhalten in der Öffentlichkeit dar. Die Berufsordnung dient dem Ziel,

- das Vertrauen zwischen Psychotherapeut:innen und ihren Patient:innen zu fördern,
- den Schutz der Patient:innen zu sichern,
- die Qualität der psychotherapeutischen Tätigkeit im Interesse der Gesundheit der Bevölkerung sicherzustellen,
- die freie Berufsausübung zu sichern,
- das Ansehen des Berufs zu wahren und zu fördern und
- auf berufswürdiges Verhalten hinzuwirken und berufsunwürdiges Verhalten zu verhindern.

Die Generalklausel der Musterberufsordnung (§3) hebt die besondere Verantwortung im Psychotherapeutenberuf hervor: »Psychotherapeuten sind verpflichtet, ihren Beruf gewissenhaft auszuüben und dem ihnen entgegengebrachten Vertrauen zu entsprechen.« Doch wann kann ein:e Psychotherapeut:in für ein »nicht gewissenhaftes« Handeln berufsrechtlich oder gar strafrechtlich belangt werden? Eine klare Antwort kann darauf nicht gegeben werden, da meist Abwäge-Prozesse zwischen verschiedenen Rechtsgütern getroffen werden müssen. Grundsätzlich gilt aber: Wenn man sein Bestes tut, aber es kommt etwas Schlechtes dabei heraus, dann ist das i. d. R. nicht strafrechtlich / disziplinarrechtlich / berufsrechtlich relevant. Es gilt zu vermeiden, sich angreifbar zu machen durch

- Missachtung oder Vernachlässigung von Standards,
- nicht sorgfaltsgerechte Arbeit,
- Fahrlässigkeit (Außerachtlassen der erforderlichen Sorgfalt),
- Vorsatz (Wissen und Wollen der Verwirklichung gesetzlicher Tatbestandsmerkmale).

Ob einer oder mehrere dieser Tatbestände vorliegen, muss immer im Einzelfall festgestellt werden. Auch wenn zum Glück derartige Fälle selten sind, ist jeder einzelne Fall nicht nur mit einem Schaden auf Patientenseite, sondern auch mit einer Schädigung des Rufs der ganzen Profession verbunden.

82.3 Bereiche und Inhalte der Berufsordnung

Die Berufsordnung hat den Anspruch, möglichst konkrete Handlungsanweisungen für Situationen in der Psychotherapie zu geben, die entweder typisch sind und häufig vorkommen oder auch seltener vorkommen, aber erhebliches Konfliktpotenzial in sich bergen. Allein die Überschriften der 30 Paragrafen der Musterberufsordnung mögen verdeutlichen, wie breit das Spektrum berufsrechtlicher Handlungsanweisungen tatsächlich ist.

Die Berufsordnung gilt für alle approbierten Psychotherapeut:innen, also auch für diejenigen neu Approbierten nach der Novellierung des Gesetzes über den Beruf der Psychotherapeutin und des Psychotherapeuten (PsychThG; 2020), egal ob sie sich in Weiterbildung zur / zum Fachpsychotherapeut:in befinden oder nicht. Psychotherapeut:innen in der herkömmlichen Ausbildung zur / zum Psychologischen Psychotherapeut:in bzw. Kinder- und Jugendlichenpsychotherapeut:in unterliegen formal noch nicht dieser Berufsordnung, da sie noch keine Kammermitglieder sind, sollten sie aber selbstverständlich dennoch eingehend zur Kenntnis nehmen und sich daran orientieren.

Bereiche und Inhalte der Musterberufsordnung

Präambel **Grundsätze**	§ 16 Qualitätssicherung
§ 1 Berufsaufgaben	§ 17 Verhalten gegenüber anderen Kammermitgliedern und Dritten
§ 2 Berufsbezeichnungen	§ 18 Delegation
§ 3 Allgemeine Berufspflichten	§ 19 Psychotherapeut:innen als Arbeitgeber:innen oder Vorgesetzte
Regeln der Berufsausübung	**Formen der Berufsausübung**
§ 4 Allgemeine Obliegenheiten	§ 20 Ausübung psychotherapeutischer Tätigkeit in einer Niederlassung
§ 5 Sorgfaltspflichten	§ 21 Zusammenschlüsse zu Berufsausübungsgemeinschaften, zu Kooperationsgemeinschaften und sonstigen Organisationen
§ 6 Abstinenz	§ 22 Anforderungen der Praxis
§ 7 Aufklärungspflicht	§ 23 Informationen über Praxen und werbende Darstellung
§ 8 Schweigepflicht	§ 24 Aufgabe der Praxis

§ 9 Dokumentations- und Aufbewahrungspflicht	§ 25 Ausübung des Berufs in einem Beschäftigungsverhältnis
§ 10 Datensicherheit	§ 26 in Aus- und Weiterbildung tätige Psychotherapeut:innen
§ 11 Einsicht in Behandlungsdokumentationen	§ 27 Psychotherapeut:innen als Gutachter:innen
§ 12 Umgang mit minderjährigen Patient:innen	§ 28 Psychotherapeut:innen in der Forschung
§ 13 Umgang mit eingeschränkt einwilligungsfähigen Patient:innen	**Schlussbestimmungen**
§ 14 Honorierung und Abrechnung	§ 29 Pflichten gegenüber der Landespsychotherapeutenkammer
§ 15 Fortbildungspflicht	§ 30 Ahnden von Verstößen

Im vorliegenden Lehrbuch, das ja in besonderem Maße die Praxisorientierung im Blick hat, soll an dieser Stelle noch kurz auf das Thema Aufklärungspflichten zu Therapiebeginn eingegangen werden (vgl. auch Kap. 14 zu Psychoedukation). Psychotherapeut:innen gleich welcher therapeutischen Ausrichtung müssen ihre Patient:innen aufklären über

- Diagnose und Indikation,
- Art der Behandlung,
- Therapieplan,
- ggf. Behandlungsalternativen,
- mögliche Behandlungsrisiken und Nebenwirkungen,
- die Honorarregelungen,
- Häufigkeit und Dauer der Sitzungen,
- voraussichtliche Gesamtdauer der Behandlung.

Dies ist nicht immer einfach auszugestalten. So ist beispielsweise die Rückmeldung der Diagnose einer Persönlichkeitsstörung möglicherweise für manche Patient:innen verletzend. Ein ungeschicktes Aufzählen von möglichen Risiken und Nebenwirkungen könnte verunsichernd wirken oder eine positive Erwartungshaltung (wichtiger Wirkfaktor gerade zu Therapiebeginn) unnötig mindern. Allerdings gibt es auch hier keine eindeutigen, idealen Vorgaben, wie eine angemessene Aufklärung im Einzelfall auszusehen hat. Im Kapitel 83 zu Nebenwirkungen der Psychotherapie findet sich ein Beispiel, wie Therapeut:innen ihre Patient:innen ausgewogen über Risiken und Nebenwirkungen der Psychotherapie aufklären können.

Für die weiteren Aspekte, die sich weniger auf die direkte Interaktion mit Patient:innen, sondern eher auf die Organisation der eigenen Berufspraxis beziehen und somit auch gut weiter nachlesbar sind (Diel & Gibis, 2017), sei auf die bereits genannten Quellen sowie auf Stellpflug et al. (2013, 2014, 2020) verwiesen.

82.4 Weitere rechtliche Rahmenbedingungen

Neben der Berufsordnung sind weitere rechtliche Rahmenbedingungen und Rechtsquellen für die psychotherapeutische Tätigkeit in der GKV-Versorgung unmittelbar relevant.

Psychotherapierichtlinie (https://www.g-ba.de/richtlinien/20/): Die Richtlinie über die Durchführung der Psychotherapie bildet die *Grundlage für die Durchführung von Psychotherapie in der vertragsärztlichen Versorgung.* Sie regelt Näheres insbesondere zu den zu Lasten der gesetzlichen Krankenversicherung ambulant erbringbaren psychotherapeutischen Behandlungs- und Anwendungsformen und deren Anwendungsbereiche, zum Konsiliar-, Antrags- und Gutachterverfahren und zum Leistungsumfang. Sie wird regelmäßig aktualisiert; besonders wichtige Änderungen seit Einführung waren die Aufnahme von Psychosen in den Indikationskatalog ambulanter Psychotherapie (2015), Einführung der Psychotherapeutischen Sprechstunde und anderen strukturellen Weiterentwicklungen (2017), oder die Aufnahme der Systemischen Therapie als Richtlinienverfahren für Erwachsene (2020) und Kinder und Jugendliche (2024).

Psychotherapievereinbarung (PTV) (zu finden auf www.kbv.de): Gegenstand dieser Vereinbarung ist die *Anwendung und Umsetzung* von Leistungen nach der Psychotherapie-Richtlinie in der jeweils geltenden Fassung. Konkretisiert werden die Regelungen zur Berechtigung zur Ausübung von Psychotherapie, zur Durchführung (z. B. Antragstellung, Akutbehandlung, Rezidivprophylaxe, Videobehandlung), zur Abrechnung (z. B. Ziffern) und zum Informations- und Datenaustausch (z. B. Formblätter).

Sozialgesetzbücher (insb. SGB V) (https://www.sozialgesetzbuch-sgb.de/sgbv/1.html): Die konkreten Ziele und Aufgaben des Sozialstaates sind in den Sozialgesetzbüchern (SGB) als Bundesgesetze formuliert. Die Leistungen für Patient:innen werden in Deutschland nach den Regeln des SGB erbracht, welches somit ein einheitliches Gesetzgebungswerk für alle wesentlichen Bereiche der sozialen Sicherung darstellen soll. Das SGB gliedert sich in zwölf Bücher (SGB I–XII). Eine entscheidende Rolle in der psychiatrischen und psychotherapeutischen Diagnostik und Therapie nimmt dabei das fünfte Sozialgesetzbuch ein (SGB V, Gesetzliche Krankenversicherung). Weitere Informationen finden sich bei Jacobi et al. (2022).

Weiterhin sind relevant die jeweiligen **Heilberufekammergesetze** der Bundesländer, **Regelungen im BGB zum Behandlungsvertrag**, aber auch **Strafgesetze** (z. B. zur Verfolgung von sexuellem Missbrauch in einer Therapie oder von Abrechnungsbetrug).

FAQ

Es wurde hier immer auf Patientenrechte fokussiert – wie steht es eigentlich mit den Rechten der Therapierenden? Wie kann ich mich als Therapeut:in z. B. verhalten, wenn ich durch eine Patientin oder einen Patienten bedroht oder belästigt werde (Stalking)?
Therapeut:innen müssen Bedrohungen, Belästigungen oder anderes rechtswidriges Verhalten von Patient:innen (z. B. Verleumdung oder üble Nachrede) ebenso wenig wie andere Bürger hinnehmen. Wie »jedermann« dürfen sich Therapeut:innen mit den Mitteln des Rechts hiergegen wehren. Insbesondere die Schweigepflicht hindert Therapeut:innen in solchen Fällen nicht daran, geeignete Maßnahmen zu ergreifen.

Allerdings erlaubt die Schweigepflicht lediglich die Weitergabe von Informationen aus dem Behandlungsverhältnis in einem Umfang, der tatsächlich notwendig ist, um sich erfolgreich gegen solche Übergriffe zur Wehr zu setzen. Damit ist es möglich, Strafanzeige gegen einen Patienten oder eine Patientin zu erstatten und / oder Strafantrag zu stellen, beispielsweise nach § 238 StGB (Nachstellung). Im Falle des Stalkings besteht die Möglichkeit, eine einstweilige Anordnung nach dem Gewaltschutzgesetz zu beantragen. Nochmals aber der Hinweis auf § 8 Abs.8 der (Muster-)Berufsordnung: »In allen Fällen der Unterrichtung Dritter (...) hat sich die Psychotherapeutin oder der Psychotherapeut auf das im Einzelfall erforderliche Maß an Informationen zu beschränken.«

Weiterführende Literatur

Beauchamp, T. & Childress, J. (2019). Principles of Biomedical Ethics (8th ed.). New York: Oxford University Press.

Diel, F. & Gibis, B. (2017). QEP-Manual Manual für Psychotherapeuten zur professionellen Praxisorganisation. Köln: Deutscher Ärzteverlag.

Jacobi, F., Kunas, S.L., Annighöfer, M.L.D., Götz, T., Sammer, S., Schicktanz, P. & Gerlinger, G. (2022). Versorgungs- und Hilfesysteme für Menschen mit psychischen Erkrankungen und psychosozialem Hilfebedarf in Deutschland. In R. Haring (Hrsg.), Gesundheitswissenschaften (S. 1–20). Heidelberg: Springer.

Schöne-Seifert, B. (2007). Grundlagen der Medizinethik. Stuttgart: Kröner.

Stellpflug, M. (2013). Psychotherapeutenrecht (2. Aufl.). Heidelberg: Psychotherapeutenverlag.

Stellpflug, M. & Berns, I. (2020). Musterberufsordnung (4. Aufl.). Heidelberg: Psychotherapeutenverlag.

Wiesing, U. (Hrsg.). (2020). Ethik in der Medizin (5. Aufl.). Stuttgart: Reclam.

83 Nebenwirkungen von Psychotherapie

Eva-Lotta Brakemeier • Yvonne Nestoriuc • Frank Jacobi

83.1 Nebenwirkungen – ein Thema für die Psychotherapie?

Fallbeispiel

Berthold Wallenberger (Diagnose: Soziale Phobie): Herr Wallenberger trennt sich im Verlauf einer ambulanten Verhaltenstherapie von seiner Frau nach siebenjähriger Ehe. Er hat in der Therapie gelernt, seine Bedürfnisse zu kommunizieren und wieder aktiv seinen Hobbys und Interessen nachzugehen. »Bei uns ging es wohl nur gut, so lange ich schüchtern und unsicher war. Ich habe immer alles für sie getan und mich völlig zurückgenommen. Mit meiner neuen selbstsichereren Art kommt sie leider nicht klar. Sie kann auch keine Kompromisse eingehen und will keine Paartherapie oder mit in diese Therapie kommen. Ich denke, ich sollte sie verlassen.« Herr Wallenberger trennt sich, kurz darauf endet die Therapie, wobei die Soziale Phobie in der Remission ist und es ihm »rundum gut geht«. Nach sechs Monaten wird er jedoch erneut mit einer mittleren depressiven Episode vorstellig: »Seit dem Auszug aus unserer gemeinsamen Wohnung geht es mir zunehmend schlechter, vor allem, weil meine Frau sofort einen neuen Freund hatte, während ich für Frauen anscheinend nicht interessant bin. Ich fühle mich einsam in meiner Bude, schlafe schlecht und habe keinen Appetit mehr.«

Doris Darius (Diagnose: chronische Depression): Frau Darius ergeht es während der ersten Wochen eines stationären CBASP-Aufenthaltes zunehmend schlechter. Albträume und Suizidfantasien, die sie zuvor noch nie hatte, quälen sie. Der Zusammenhang zwischen der rapiden Verschlechterung und der intensiven CBASP-Psychotherapie, in welcher Frau Darius in Einzel- und Gruppentherapien schnell an ihre »wunden Punkte« kommt, die sie lange gut verdrängt hatte, wird deutlich. Frau Darius ist verzweifelter und hoffnungsloser als je zuvor.

2013 wurde das Gesetz zur Verbesserung der Rechte von Patientinnen und Patienten vom Deutschen Bundestag verabschiedet. Seitdem sind Ärzt:innen und Psychotherapeut:innen rechtlich verpflichtet, ihre Patient:innen vor jeder Behandlung mündlich aufzuklären (vgl. Kap. 82). Dies beinhaltet auch eine Aufklärung über die möglichen Nebenwirkungen und Risiken, die eine Psychotherapie bergen kann.

Der Erforschung von Nebenwirkungen in der Psychotherapie wurde lange Zeit kaum oder wenig Beachtung geschenkt bzw. die Existenz derselben sogar tabuisiert (vgl. Brakemeier et al., 2012b; Linden & Strauß, 2012; Margraf, 2009b). Erste Erfahrungsberichte wurden zu Beginn der 1990er Jahre publiziert, welche auf das Vorhandensein von Risiken und Nebenwirkungen hinwiesen (z. B. Kleiber & Kuhr, 1992). Zwischenzeitlich wird diesem wichtigen Thema jedoch erfreulicherweise mehr Beachtung geschenkt (vgl. z. B.

Gawlytta et al., 2025; Rosendahl et al., 2025), wobei diese überfällige »Nebenwirkungsorientierung in der Psychotherapie« (Haupt et al., 2012) bereits wichtige Klassifikationen, Instrumente und Ergebnisse hervorgebracht hat, die in einem Positionspapier des Arbeitsbündnisses Patientensicherheit zusammengefasst wurden (APS, 2022).

83.2 Definition von Nebenwirkungen

Für die Definition von Nebenwirkungen präferieren wir eine Klassifikation unerwünschter Ereignisse in der Psychotherapie, welche auf Linden et al. (2018) basiert und in Gawlytta et al., 2025 zusammengefasst wird.

Zunächst muss unterschieden werden, ob ein Ereignis, welches nicht als unmittelbares Ziel einer Psychotherapie zuvor festgelegt wurde, erwünscht (z. B. Selbstwertsteigerung) oder unerwünscht ist (z. B. zwischenmenschlicher Konflikt). Bei einem unerwünschten Ereignis gilt es im zweiten Schritt zu klären, ob dies durch die Therapie verursacht oder ob es sich um ein von der Therapie unabhängiges unerwünschtes Ereignis handelt. Eine Kündigung oder der Tod eines nahestehenden Menschen verschlechtert meist beispielsweise unabhängig von der Therapie das Befinden der Betroffenen. Bei den durch die Therapie verursachten unerwünschten Ereignissen gilt es zu klären, ob es sich um einen Behandlungsfehler oder ein unerwünschtes Ereignis handelt, welches im Rahmen einer korrekt durchgeführten Psychotherapie auftritt. Die durch formal korrekt durchgeführte Psychotherapien entstandenen Nebenwirkungen definieren wir als unerwünschte Ereignisse, die zumindest einen Funktions- oder Lebensbereich der Patient:innen betreffen. Dazu können beispielsweise die (vorübergehende) Verschlechterung der Symptomatik durch Problemaktualisierung oder neue Symptome gehören, Motivationseinbrüche während einer laufenden Behandlung, Angst vor Stigmatisierung bei Bekanntwerden der therapeutischen Behandlung oder auch eine übermäßige Abhängigkeit von der Psychotherapeutin oder dem Psychotherapeuten bzw. von der Psychotherapie.

Wichtig • Behandlungsfehler

Von Nebenwirkungen abzugrenzen sind unerwünschte Ereignisse, die auf eine unsachgemäß, d. h. formal nicht korrekt durchgeführte Behandlung, also auf Behandlungsfehler zurückgehen. Behandlungsfehler (auch als Therapiefehler bezeichnet) können unterteilt werden in

(1) Technikfehler (z. B. fehlerhaft durchgeführte Exposition, bei der keine umfassende Aufklärung vor der Exposition stattfand und sich das Vermeidungsverhalten nach der Expositionstherapie verstärkt statt verringert, vgl. Kap. 19),
(2) Indikationsfehler (z. B. Imagery Rescripting bei akuter Suizidalität, vgl. Kap. 31; Durchführung einer Traumatherapie trotz bestehendem Täterkontakt, vgl. Kap. 46),
(3) unethisches Verhalten (z. B. körperliche, soziale oder sexuelle Übergriffe).

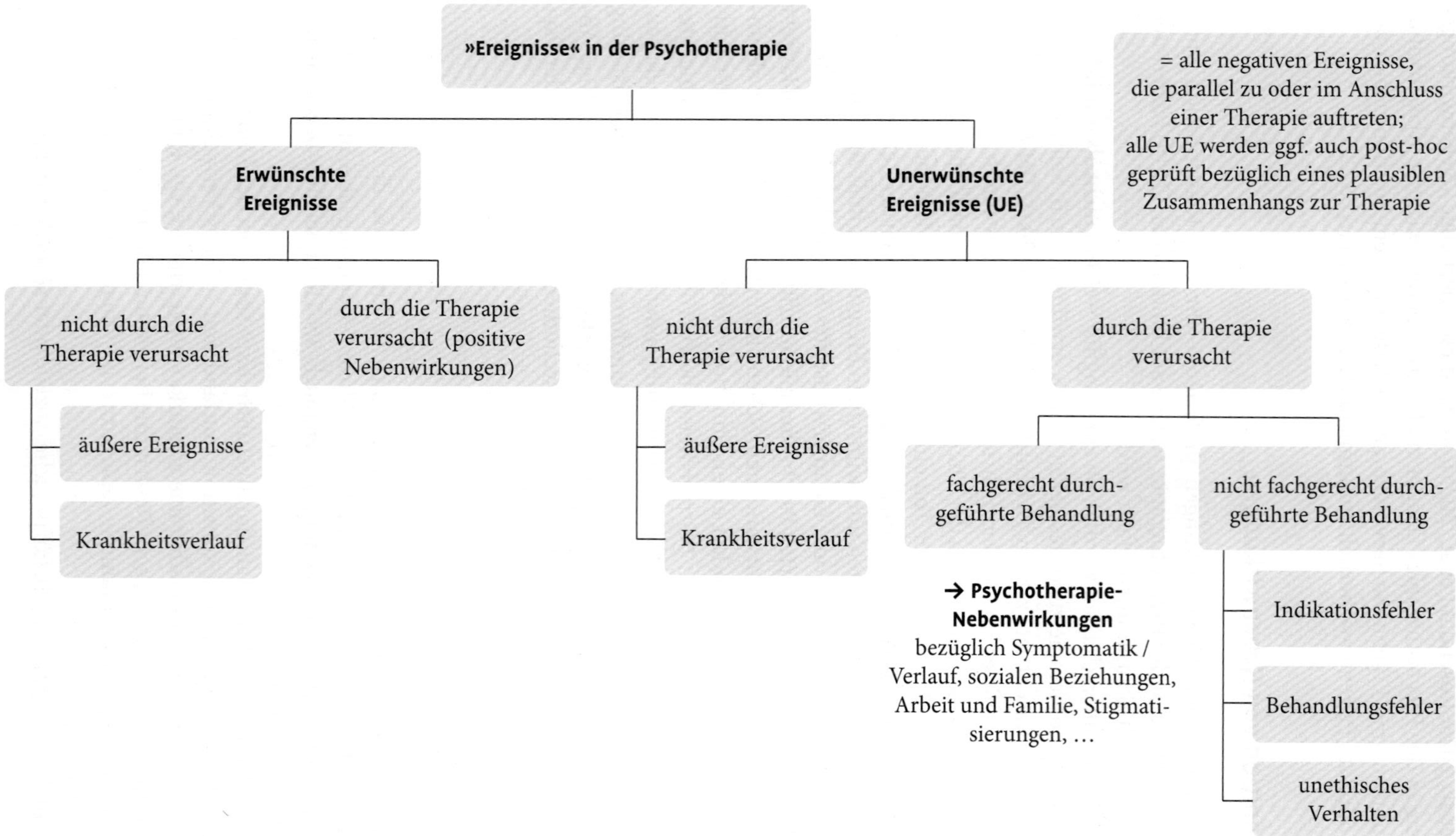

Abbildung 83.1 Klassifikation von Ereignissen in der Psychotherapie (modifiziert nach Gawlytta et al., 2025; Linden et al., 2018

Behandlungsfehler treten zum einen auf, wenn es zu Abweichungen von den Regeln und Pflichten bezüglich des Berufsrechts kommt und die Therapie nicht den ethischen Standards entspricht. Zum anderen treten sie auf, wenn therapeutisch nicht entsprechend der spezifischen Behandlungsleitlinien und -manuale agiert wird. Diese Behandlungsfehler lassen sich subsumieren unter dem Oberbegriff *malpractice, unethical behavior* (MUB; Ladwig et al., 2014). Die Unterscheidung zwischen Behandlungsfehlern und Nebenwirkungen ist deshalb bedeutsam, weil Behandlungsfehler eindeutige Kennzeichen einer nicht lege artis durchgeführten, schlechten therapeutischen Behandlung sind, Nebenwirkungen hingegen auch bei lege artis durchgeführten, guten Behandlungen auftreten. Wenn Nebenwirkungen den Bereich der Symptomatik betreffen, können wir auch von Misserfolgen sprechen. Der Term *negative effects (NEP,* Ladwig et al., 2014) bezieht sich sowohl auf die durch die Therapie verursachten unerwünschten Ereignisse resultierend aus Behandlungsfehlern als auch aus lege artis durchgeführten Therapien.

Definition

(Negative) Nebenwirkungen sind durch eine lege artis durchgeführte Therapie verursachte unerwünschte Ereignisse, welche mindestens einen Funktions- oder Lebensbereich der Patient:innen betreffen. Beispiele hierfür sind: (kurzfristige) Verschlechterung der Symptomatik, Sensibilisierung und übermäßige Selbstaufmerksamkeit, Motivationseinbrüche, Angstausweitung, Übertrainieren sozialer Fertigkeiten bis hin zum Egozentrismus, Probleme in der Partnerschaft bis hin zur Trennung / Scheidung, unangenehme Nebenwirkungen durch Verbesserungen der Symptomatik bei vorher bestehendem »Krankheitsgewinn«, Abhängigkeit von der Therapie, Verlieben in die Therapeutin bzw. den Therapeuten, Konflikte mit Mitpatient:innen oder Teammitgliedern bzw. Gefahr der Hospitalisierung bei stationären Aufenthalten etc.). Auch Pathologisierung, Stigmatisierung und Behinderung von Selbsthilfepotenzialen könnte als Nebenwirkung einer Therapie auftreten, wenn – quasi im Sinne einer selbsterfüllenden Prophezeiung – zuvor undiagnostizierte Patient:innen sich nun in einer Patientenrolle wiederfinden.

Und positive Nebenwirkungen der Psychotherapie?

Hoyer (2016) wirft die Frage auf, inwiefern sich die (biomedizinisch geprägte) Konzeption von Nebenwirkung als ausschließlich unerwünschtes Ereignis ohne Weiteres auf den Bereich psychotherapeutischer Interventionen anwenden lässt. Aus einer (gesundheits-)psychologischen Perspektive lasse sich weder logisch noch empirisch ein Grund dafür finden, dass »Nebenwirkungen« (bei jeder Art der Heilbehandlung) nur negativ und nicht auch positiv sein sollen. Hier besteht Forschungsbedarf – es sprechen allerdings bereits einige Argumente theoretischer (z. B. Netzwerkmodelle) und empirischer Art (z. B. Breite der gemessenen positiven »secondary outcomes« in Psychotherapiestudien) für spezifische Wirkungen der Psychotherapie auch jenseits ihrer »Hauptwirkung« (Symptomreduktion und Management von Defekten). In unserer Taxonomie

(Abb. 83.1) haben wir daher die positiven Nebenwirkungen als durch die Therapie verursachte erwünschte Ereignisse aufgenommen. Zur besseren Unterscheidung könnte daher auch von negativen vs. positiven Nebenwirkungen gesprochen werden – wobei wir aber anmerken wollen, dass der Begriff der »positiven Nebenwirkung« (noch) kein etablierter Begriff ist und in der Nebenwirkungsforschung zum Teil auch kritisch betrachtet wird.

83.3 Diagnostik zur Erfassung von Nebenwirkungen

Zur Erhebung von (negativen) Nebenwirkungen in der Psychotherapie wurden mehrere Instrumente mit jeweils verschiedenen Domänen und Anwendungsbereichen entwickelt. Herzog et al. (2019), ebenso wie Frenzl und Strauß (2022) geben einen systematischen Überblick über etablierte Erhebungsinstrumente. Bei Linden und Strauß (2022) werden spezifische Instrumente (in deutscher Sprache) präsentiert, die überwiegend lizenzfrei verwendbar sind.

Als Fremdbeurteilungsverfahren schlug Linden (2013b) eine Checkliste für unerwünschte Ereignisse bis hin zu unerwünschten Behandlungsreaktionen vor, in der explizit der Zusammenhang mit der Therapie auf einer Beurteilungsskala gestuft eingeschätzt wird. Die Mehrzahl der Instrumente sind Selbstbeschreibungsverfahren (vgl. Tab. 83.1), mit denen eine Reihe negativer Effekte bzw. »UE« abgefragt werden, teilweise verbunden mit einer zusätzlichen Einschätzung, ob bzw. wie sehr die Effekte auf die Therapie zurückgeführt werden. Es gilt zu beachten, dass durch Selbstbeurteilungen von Betroffenen Nebenwirkungen nur annähernd erfasst werden können, da auch eine allgemeine Unzufriedenheit mit der Therapie die Ergebnisse beeinflussen können. Für ein zeitökonomisches Monitoring von Nebenwirkungen erscheinen Selbstbeurteilungsskalen aktuell jedoch alternativlos. Sie sollten aber sorgfältig, ggf. auch durch aufwendigere qualitative Analysen (vgl. Vybiral et al., 2024) weiter validiert werden. Zudem betreffen offene Forschungsfragen die möglichen Domänen von Nebenwirkungen (z. B. Familie, Arbeit, Symptomatik), deren Gewichtung bzw. Schweregrade und die Kategorisierung (z. B. dimensional vs. kategorial). Eine Auflistung ausgewählter etablierter Instrumente zur Erfassung von unerwünschten Ereignissen in der Psychotherapie findet sich – in Anlehnung an Linden und Strauß (2022) – in Tabelle 83.1. Für einen systematischen Überblick über die psychometrischen Eigenschaften der etablierten Erhebungsverfahren für Nebenwirkungen von Psychotherapie empfehlen wir die Übersichtsarbeit von Herzog et al. (2019).

Tabelle 83.1 Ausgewählte Instrumente zur Erfassung von unerwünschten Ereignissen in der Psychotherapie (vgl. Herzog et al., 2019; Frenzl & Strauß, 2022; Gawlytta et al., 2025)

Instrument/ Hauptpublikation	Kurzbeschreibung
Vanderbilt Negative Indicators Scale (VNIS) (Suh et al., 1986; Strauß et al., 1992)	▶ Fremdbeurteilungsinstrument (durch Beurteilung von aufgezeichneten Sitzungen) ▶ 42 Items für folgende 5 Subskalen: individuelle Charakteristika der Patientin bzw. des Patienten, individuelle Charakteristika der Therapeutin bzw. des Therapeuten, Technikfehler, Pat.-Therapeut-Interaktion, globale Sitzungsratings
Nebenwirkungen stationärer Psychotherapie (NESTAP) (Brakemeier et al., 2012b)	▶ Selbstbeurteilungsinstrument zur Beurteilung von Nebenwirkungen nach stationärer Behandlung ▶ Erfassung folgender Bereiche: Verschlechterungen der psychopathologischen Symptome während der Behandlung, Konflikte mit Mitpatient:innen und Teammitgliedern während der Behandlung, Hospitalisierungsgefahr, Mangelnde Übertragbarkeit des Gelernten nach Entlassung, Enttäuschung durch mangelnden Therapieerfolg, Psychosoziale Veränderungen nach der Therapie (wie Trennungen oder Frühberentungen) ▶ Einsatz in mehreren stationären Studien (s. z. B. Brakemeier et al., 2018)
Experiences of Therapy Questionnaire (ETQ) (Parker et al., 2013; Blomert & Wittmann, 2022)	▶ Selbstbeurteilungsinstrument ▶ 63 Items zu folgenden Skalen: Negative Therapeutin bzw. Negativer Therapeut, Besorgniserregende Therapie, Wohltuende Therapie, Idealisierung der Therapeutin bzw. des Therapeuten
Unwanted Effects – Adverse Treatment Reaction checklist (UE-ATR) (Haupt & Linden, 2011; Linden, 2013)	▶ Erfassung von 16 UE-Kategorien (z. B. unzureichendes Therapieergebnis, Therapieverlängerung, Probleme in familiären Beziehungen) ▶ zusätzliches Rating des Entstehungskontexts, der Beziehung zur Therapie und des Schweregrades
Inventar zur Erfassung negativer Effekte von Psychotherapie (INEP) (Ladwig et al., 2014)	▶ Selbstbeurteilungsinstrument ▶ erfasst erlebte negative Effekte, deren Attribution auf die zurückliegende Therapie sowie Merkmale der zurückliegenden Therapie und Eigenschaften der Therapeutin bzw. des Therapeuten ▶ 21 Items zu den Skalen: Symptomveränderung, therapeutisches Fehlverhalten, Therapieerwartungen, Partnerschaft, Familie und Freunde, Arbeitsplatz und Schule sowie Stigmatisierung

Tabelle 83.1 (Fortsetzung)

Skala zur Erfassung unerwünschter Ereignisse im Rahmen einer Gruppenpsychotherapie (UE-G) (Linden et al., 2015)	▶ Selbstbeurteilungsinstrument ▶ 46 Items zur Erfassung der sechs Belastungsbereiche: 1) Gruppengröße oder Raum, 2) Belastungen durch besprochene Inhalte, 3) Mitpatienten, 4) Auftreten der Therapeutin bzw. des Therapeuten, 5) Folgewirkungen nach Gruppenteilnahme und 6) Globaleinschätzungen von Nebenwirkungen der Gruppe ▶ Erhebung des subjektiven Belastungsempfindens durch die Gruppentherapie
Fragebogen zu Nebenwirkungen in der Gruppentherapie und unerwünschten Gruppenerfahrungen (NUGE-24) (Strauß & Drobinskaya, 2018)	▶ Selbstbeurteilungsinstrument ▶ 24 Items zu den Bereichen / Skalen: 1) Belastung durch Gruppe, 2) Belastung durch Therapeut:in, 3) Belastung durch andere Patient:innen, 4) persönliche Überforderung
Negative Effects Questionnaire (NEQ) (Rozental et al., 2016)	▶ Selbstbeurteilungsinstrument ▶ 32 Items (Kurzform 20 Items) für die folgenden Skalen: Symptome, Qualität, Abhängigkeit, Stigma, Hoffnungslosigkeit und Misserfolg ▶ in 11 Sprachen verfügbar (siehe www.neqscale.com)
Positive and Negative Effects of Psychotherapy Scale (PANEPS) (Moritz et al., 2019)	▶ Selbstbeurteilungsinstrument ▶ 43 Items für die Skalen: Nebenwirkungen (NW), Kunstfehler (KF) und unethisches Fehlverhalten (UF)

83.4 Praxis: typische Nebenwirkungen sowie Aufklärung und Umgang damit

Anhand der beiden vorangestellten Fallbeispiele werden im Folgenden drei Fragen aufgeworfen:

(1) Handelt es sich bei den beiden dargestellten Fallbeispielen um Wirkungen oder Nebenwirkungen bzw. um erwünschte oder unerwünschte Ereignisse der Psychotherapie?

(2) Welche Konsequenz sollten die Therapeut:innen aus den jeweiligen Verläufen ziehen?

(3) Wie lässt sich verhindern, dass derartige Einzelfälle in Studien nicht in Mittelwerten und Effektstärken *untergehen?*

Handelt es sich bei den beiden dargestellten Fallbeispielen um Wirkungen oder Nebenwirkungen bzw. um erwünschte oder unerwünschte Ereignisse der Psychotherapie?
Nach dem Klassifikationsbaum (Abb. 83.1) haben wir es in beiden Fällen mit negativen Nebenwirkungen zu tun (kurzfristige Verschlechterung der Symptomatik bzw. Trennung mit Exazerbation einer psychischen Störung). Derartige Nebenwirkungen sollten erkannt und benannt werden. Gleichzeitig erscheint es relevant, diese in einen Zusammenhang zum kurzfristigen und vor allem zum langfristigen Therapieergebnis zu stellen. Beispielsweise konnte Frau Darius am Ende des stationären Aufenthaltes als Responderin klassifiziert werden. Sie wurde durch CBASP stationär behandelt, in welchem zu Beginn schwierige Beziehungserfahrungen aus der Kindheit thematisiert und im Verlauf bearbeitet werden (vgl. Kap. 5 und 60). »Die ersten Wochen waren unglaublich hart und schwer; aber ich denke, dass ich da durch musste, damit es mir jetzt so gut ergeht wie noch nie zuvor in meinem Leben. Mir half besonders, dass meine Therapeutin mich darauf durch den Wunden-Vergleich vorbereitet hatte: Eine schmerzende Wunde muss man manchmal nochmal aufmachen, damit sie richtig heilen kann«.

Auch bei Herrn Wallenberger sollte die weitere Entwicklung betrachtet werden, denn mithilfe seiner ambulanten Psychotherapie konnte er nach der Trennung von seiner Frau den depressiven Einbruch bearbeiten, seinen Selbstwert weiter stabilisieren und so auch allmählich einen neuen Freundeskreis aufbauen. Ein Jahr nach der Trennung findet auch er eine neue Partnerin, was er seiner Therapeutin bei einem Katamnese-Gespräch glücklich berichtet: »Mit ihr kann ich gleichberechtigt und auf Augenhöhe endlich eine liebevolle Beziehung führen.«

Insofern schlagen wir vor, diese beiden unerwünschten, durch die Therapie verursachten Ereignisse als *kurzfristige negative Nebenwirkung der Psychotherapie* zu bezeichnen und somit jedoch gleichzeitig auch den Begriff *Nebenwirkung* zu entdramatisieren. Denn analog zur Nebenwirkungsforschung von Medikamenten muss auch im Bereich der Psychotherapie der Verlauf im Ganzen bzw. das *Kosten-Nutzen-Verhältnis* betrachtet werden: Diese Kosten (vorübergehende Verschlechterung der Depression, Scheidung mit Einsamkeitsgefühlen) stehen in beiden Fällen langfristig deutlich hinter dem Nutzen zurück (erstmalig nach Jahren deutliche Symptomverbesserung und Lebensqualitätssteigerung bzw. Neubeginn eines selbstbestimmten Lebens). Wir möchten jedoch auch darauf hinweisen, dass es natürlich negative Nebenwirkungen gibt, welche sich auch langfristig negativ auf die Symptomatik und die Lebensqualität auswirken. Insbesondere in diesen Fällen sollten Therapeut:innen dafür sorgen, dass die Patient:innen nicht allein gelassen werden, sondern weiter adäquate therapeutische Hilfe bekommen.

Welche Konsequenz sollten die Therapeut:innen aus den Verläufen ziehen?
Zu Beginn einer Psychotherapie muss über mögliche negative Nebenwirkungen aufgeklärt werden. Über potenziell positive zusätzliche Nebenwirkungen sollten die Patient:innen jedoch zeitgleich informiert werden (nach Hoyer, 2017). Andernfalls würden durch eine einseitig gefahrenbezogene Aufklärung, die ausschließlich auf die negativen, nicht aber auf die positiven Nebenwirkungen der Psychotherapie fokussiert, überproportional negative Erwartungen provoziert (einschließlich des damit verbundenen No-

cebo-Effekts, Nestoriuc, 2015). Damit würde auch das Potenzial positiver Erwartungsinduktion verschenkt.

Eine derartige Aufklärung könnte folgende Bestandteile haben:

- Psychotherapie ist in der Regel ein wirksames und hilfreiches Behandlungsverfahren. Wie bei allen wirksamen Maßnahmen können jedoch auch Veränderungen auftreten, die wir nicht erwartet haben oder die nicht den vereinbarten Therapiezielen entsprechen. Wir können hier unterscheiden zwischen negativen und positiven Veränderungen.
- Psychotherapie erfordert Zeit, Energie und die Bereitschaft zur Auseinandersetzung. Dabei kann es vorkommen, dass Sie mit belastenden Themen oder neuen Sichtweisen auf Ihr Leben konfrontiert werden, die zunächst unangenehm erscheinen. Dies kann zu vorübergehenden emotionalen Belastungen oder sogar einer kurzfristigen Verschlechterung von Symptomen führen
- Auch Veränderungen im Erleben, Verhalten oder in Beziehungen sind möglich. Beispielsweise kann sich das Verhältnis zu Partner:innen, Freund:innen oder Familienmitgliedern durch neu gewonnene Einsichten oder Veränderungen im eigenen Verhalten verändern – im positiven wie im herausfordernden Sinne
- Gleichzeitig können auch positive Effekte auftreten, an denen wir nicht gezielt gearbeitet haben - die sich quasi beiläufig ergeben. Dazu zählen etwa das Erleben von Selbstwirksamkeit, die Entwicklung neuer Kompetenzen oder eine gestärkte psychische Widerstandskraft.
- Welche Veränderungen für Sie persönlich wünschenswert oder belastend sind, klären wir gemeinsam im Verlauf der Therapie.
- Sollten Sie Veränderungen – gleich welcher Art – wahrnehmen, bitte ich Sie, offen mit mir darüber zu sprechen. Gemeinsam können wir Wege finden, belastende Entwicklungen frühzeitig aufzufangen und förderliche Prozesse gezielt zu unterstützen.
- Es kann auch vorkommen, dass Sie das Gefühl haben, die Therapie hilft Ihnen nicht oder nicht so, wie Sie es sich wünschen. Auch solche Gedanken oder Zweifel sind wichtig und gehören in die Therapie – bitte sprechen Sie sie an, auch wenn es Ihnen schwerfällt.

Zudem ist es besonders bei Patient:innen mit früheren psychotherapeutischen Erfahrungen hilfreich, gezielt zu fragen, ob sie bereits Nebenwirkungen oder unerwünschte Effekte in vergangenen Therapien erlebt haben. So können mögliche Risiken besser erkannt und individuelle Schutzfaktoren gestärkt werden.

Abgesehen von der Vorbereitung auf kurzfristige Verschlechterung der Symptomatik (wie bei Frau Darius) sollten bei tatsächlicher Verschlechterung individuelle Maßnahmen ergriffen werden (z. B. bei akuten Krisen und Suizidalität, s. Kap. 26). Zudem sollte darauf geachtet werden, dass die Therapielänge entsprechend angepasst wird (z. B. Umwandlung einer Kurzzeittherapie in eine Langzeittherapie), damit ausreichend Zeit vorhanden ist, die Verschlechterung zu bearbeiten. Sollte die Verschlechterung anhalten, sind weitere Maßnahmen zu reflektieren (wie Verfahrens-, Therapeut:innen-, Behandlungswechsel; vgl. Not-on-Track-Verläufe, Kap. 80).

Wenn ein:e Patient:in über eine Trennung (wie Herr Wallenberger) während der Therapie nachdenkt, sollte therapeutisch auf mögliche negative Konsequenzen wie Verlust des Freundeskreises und Einsamkeitsgefühle bei der Trennung hingewiesen, diese Aspekte gemeinsam reflektiert und Strategien bzw. Lösungsmöglichkeiten für derartige Konsequenzen frühzeitig erarbeitet werden.

Wie lässt sich verhindern, dass derartige Einzelfälle in Studien nicht in Mittelwerten und Effektstärken *untergehen*?
Durch die Anwendung der entsprechenden Instrumente (vgl. Tab. 83.1) oder qualitativen Studien können diese Ereignisse identifiziert und quantifiziert werden. Wenn lediglich die Klassifikation in Erfolgsgruppen angewendet wird, sollte insbesondere – möglichst durch Einzelfallanalysen – der Gruppe der Patient:innen, die sich verschlechtert haben, Beachtung geschenkt werden. Spannend und relevant erscheint die Beforschung der Frage, ob es bestimmte valide klinische, psychologische oder demografische Prädiktoren auf Patient:innen, Therapeut:innen oder Therapieebene gibt, welche negative oder positive Nebenwirkungen vorhersagen. Bei einer Identifikation von validen und robusten Prädiktoren könnten Psychotherapien und Ausbildungen optimiert werden. Aber nicht nur für derlei Forschung ist der standardmäßige Einsatz solcher Instrumente hilfreich, denn er regt grundsätzlich zur Reflexion der eigenen durchgeführten Therapien an und dient damit auch der eigenen therapeutischen Weiterentwicklung (Kap. 81).

83.5 Häufigkeit von Nebenwirkungen in der Psychotherapie

Trotz vermehrter Forschungsaktivitäten in den letzten Jahrzehnten werden negative Nebenwirkungen immer noch zu selten systematisch erfasst, so dass ihre Häufigkeiten vermutlich unterschätzt werden (Linden, 2013; Ladwig et al., 2014; Moritz et al., 2019). Ein wesentlicher Mangel bezieht sich auf die uneinheitliche Definition und Erfassung unerwünschter Ereignisse in klinischen randomisiert-kontrollierten Studien (RCT). Klatte et al. (2023a) stellten fest, dass schwerwiegende negative Folgen (unerwünschte Ereignisse) zwar meist erfasst werden, weniger gravierende Nebenwirkungen jedoch nicht systematisch berücksichtigt werden. In einer Analyse von 85 publizierten RCTs berichteten 60 % über Nebenwirkungen, oft ohne zwischen direkt-kausalen und indirekten Effekten zu unterscheiden; unerwünschte Ereignisse traten in über 10 % der Fälle auf, schwerwiegende in mehr als 4,7 % (Klatte et al., 2023b; Honkalampi et al., 2024).

In einer repräsentativen Stichprobe fanden Strauß und Kolleg:innen (2021b) heraus, dass 56,6 % der Befragten negative Effekte direkt mit ihrer Psychotherapie verknüpften, während 83,2 % negative Effekte zumindest zeitlich im Zusammenhang mit der Behandlung sahen. Die häufigsten Nebenwirkungen bezogen sich auf das Wiederaufleben belastender Erinnerungen (57,8 %) sowie Schlafstörungen, Stress und unerwünschte Gefühle (je 27,9 %–36,9 %). Zudem berichteten 11 %–13 % der Befragten Verschlechterungen in Vitalität, körperlichem Befinden und Arbeitsfähigkeit. Ähnliche hohe Raten zeigt eine Studie von Herzog et al. (2021) bei 70 stationären Depressionspatient:innen nach einer stationären Behandlung mit CBASP (vgl. Kap. 60): Auch wenn das Therapieoutcome in dieser offenen Studie insgesamt sehr vielversprechend war (84 % Response, 44 % Remission, 40 % Relapse nach sechs Monaten), so berichteten 94 % mindestens eine Nebenwirkung (u. a. Verschlechterung der Symptomatik, gefühlte Abhängigkeit von der Therapie, Stigmatisierung). Einige wenige dieser Effekte ließen sich mit dem Therapieoutcomes in Verbindung bringen, insbesondere kurzfristige Verschlechterungen, die den Therapieerfolg negativ beeinflussten. Balder et al. (2024) berichten auf Basis verschiedener Erhebungsmethoden Prävalenzen zwischen 37,7 % und 94,0 % von Nebenwirkungen in psychodynamischen Therapien und der KVT. In Interviews mit 45 Patient:innen, die sich in ambulanten analystischen, psychodynamischen oder KVT Therapien sich befanden, nannten 95,6 % mindestens eine Nebenwirkung – von Symptomverschlechterungen über neu auftretende Beschwerden bis zu Spannungen in der therapeutischen Beziehung oder Konflikten in der Familie (Wittmann et al.. 2023). Verfahrensunabhängig zeigten sich nur geringe Unterschiede in Häufigkeit und Intensität. Allerdings deutete sich ein positiver Zusammenhang zwischen Therapiedauer und Nebenwirkungsrate an. Gruppentherapien können aufgrund der Komplexität (z. B. Belastungen durch andere Gruppenmitglieder, eigene soziale Ängstlichkeit o.ä.) zu spezifischen bzw. zusätzlichen negativen Effekten führen (Kap. 78; Freyberger, 2016; Schneibel et al., 2017).

Zusammenfassend deuten diese und weitere Befunde darauf hin, dass Nebenwirkungen weit verbreitet sind (vgl. auch Gawlytta et al., 2025). Die Forschung benötigt standardisierte, multimethodische Erhebungen, um spezifische Nebenwirkungsprofile in verschiedenen Settings, aus Perspektiven von Patient:innen, Therapeut:innen und Angehörigen sowie mittels Fragebogen und Interviews vergleichbar zu machen. Register- und Meldesysteme, wie sie in der Medizin existieren (APS 2022; Klatte et al., 2023b), könnten hierfür eine Grundlage schaffen und letztlich evidenzbasierte, personalisierte Handlungsempfehlungen ermöglichen. In Forschung und Praxis sollten Nebenwirkungen stets im Zusammenhang mit dem langfristigen Therapieergebnis und der Lebensqualität der Betroffenen betrachtet werden, um relevante und nachhaltig negative Nebenwirkungen von »benignen« zu unterscheiden.

83.6 Fazit

Wichtig

Psychotherapien können Nebenwirkungen haben – und sie *dürfen* dies auch, wenn der langfristige Nutzen wichtiger für die Patient:innen sind als die kurzfristigen Kosten. Bei gleich wirksamen Therapieoptionen ist im Einzelfall die verträglichere (d. h. nebenwirkungsärmere) zu wählen.

Zum Teil gehören Nebenwirkungen notwendigerweise zum Therapieprozess – Problemaktualisierung (im Sinne des Erlebens von Problemverhalten in der Therapie) zählt sogar zu den wichtigen Wirkfaktoren sensu Grawe (1995). Patient:innen sollten bei Therapiebeginn sorgsam sowohl über potenzielle negative als auch positive Nebenwirkungen individuell aufgeklärt werden. Während der Therapie sollte das mögliche Auftreten von Nebenwirkungen kontinuierlich beobachtet und entsprechend bearbeitet werden – mit einer einmaligen Aufklärung zu Therapiebeginn ist es also nicht getan. Eine Sensibilisierung von Therapeut:innen für das Auftreten von negativen Nebenwirkungen u. a. durch Fort- und Weiterbildungen oder durch den Einsatz entsprechender Fragebögen oder Befragungen ist erstrebenswert, um Nebenwirkungen schnell und früh zu erkennen und gemeinsam zu bearbeiten. In Forschung und Praxis sollten zur Qualitätssicherung negative, aber auch positive Nebenwirkungen stets im Zusammenhang mit dem langfristigen Therapieergebnis und der Lebensqualität der Patient:innen betrachtet werden, um relevante und nachhaltig negative Nebenwirkungen von »benignen« zu unterscheiden.

Weiterführende Literatur

Gawlytta, R., Bartholdy, S., Brakemeier, E-L. & Strauß, B. (2025). Zwischen Heilung und Schaden: Die komplexe Natur von Nebenwirkungen in der Psychotherapie. Verhaltenstherapie, 35(1), 44–52.

Herzog, P., Lauff, S., Rief, W. & Brakemeier, E.L. (2019). Assessing the unwanted: A systematic review of instruments used to assess negative effects of psychotherapy. Brain Behav., 9(12), e01447.

Linden, M. & Strauß, B. (2018). Unerwünschte Wirkungen, Nebenwirkungen und Schäden von Psychotherapie (2. Aufl.). Berlin: Medizinisch Wissenschaftliche Verlagsgesellschaft.

Linden, M. & Strauß, B. (2022). Erfassung von Psychotherapie-Nebenwirkungen. Berlin: Medizinisch Wissenschaftliche Verlagsgesellschaft.

Rosendahl, J., Klatte, R., Frenzl, D., Castonguay, L. G., Vybíral, Z., & Strauss, B. (2025). Contextualizing the negative effects of psychotherapy. Nature Reviews Psychology, 1-17.

84 Integration von Methoden und Verfahren

Frank Jacobi • Timo Storck • Josua Handerer • Eva-Lotta Brakemeier

84.1 Hintergrund

Die Beschäftigung mit Psychotherapie-Integration berührt sowohl das Selbstverständnis der Psychotherapie als Forschungsgegenstand als auch ihre gelebte Praxis. Ein »integratives Arbeiten« birgt allerdings einige Herausforderungen und Risiken (vgl. Kap. 57). Wir möchten an dieser Stelle wissenschaftliche und praktische Zugänge zur Psychotherapie-Integration darstellen und dabei durchaus für integratives Denken und Handeln werben – ohne jedoch eine »Integrative Psychotherapie« zum aktuellen Zeitpunkt entwerfen zu können oder zu wollen.

Zunächst soll auf eine grundsätzliche konzeptuelle Komplikation hingewiesen werden: Es existieren in den verschiedenen psychotherapeutischen Verfahren Begrifflichkeiten bzw. »Sprachen«, die in einigen Fällen möglicherweise (annähernd) das gleiche meinen, in anderen Fällen divergieren ihre Bedeutungen aber erheblich. Für systematische Integrationsbemühungen ist daher zunächst eine verfahrensübergreifende, gemeinsame Sprache zu entwickeln, um therapeutische Prozesse und Wirkmechanismen präzise beschreiben zu können. Die Basis integrativen Denkens müsste folglich eine vergleichende Begriffsarbeit sein, die Gemeinsamkeiten und Differenzen herausarbeitet – etwa zwischen den Konstrukten »Schema«, »Plan« und »Repräsentanz« oder zwischen verschiedenen Auffassungen von in der Therapie reaktivierten Beziehungserfahrungen und -erwartungen. Eine weitere konzeptuelle Schwierigkeit besteht in der relativen Nähe verhaltenstherapeutischer Konzepte zur *Psychologie*, psychodynamischer Konzepte zur *Philosophie*, humanistischer Konzepte zu verschiedenen *geisteswissenschaftlichen Ansätzen* oder systemischer Konzepte zu *Systemtheorien*. Eine solche Vielschichtigkeit kann nur »phänomenal« angegangen werden, d. h. indem klinische Phänomene zum Ausgangspunkt genommen werden (vgl. Storck et al., 2021, für den Vorschlag einer Orientierung an den jeweiligen »Arbeitsmodellen« von Psychotherapeut:innen).

Eine Forschungsagenda aus den 1980er-Jahren

Eine gelebte integrative Praxis sollte sich in jedem Fall einer wissenschaftlichen Untersuchung unterziehen. Die Erforschung von Psychotherapie-Integration ist aber nicht einfach. Eine diesbezügliche Forschungsagenda, die bereits Mitte der 1980er-Jahre entwickelt wurde (Wolfe & Goldfried, 1988), bezog sich auf die Elemente

(1) Klärung von Konzepten,
(2) Wirksamkeitsstudien systematisch-eklektischer Therapieformen,
(3) Rolle der herkömmlichen Prozessforschung und
(4) Ausbildung integrativer / eklektischer Therapeut:innen.

Die Empfehlungen aus dieser Agenda sind bis heute immer noch nicht abgearbeitet und sowohl der Evidenzgrad für integratives Vorgehen als auch die Bestimmung dessen, wie ein solches überhaupt aussähe, sind nach wie vor weitgehend unklar.

Einen umfassenden Überblick zur Ideengeschichte verschiedener Psychotherapien (Theorien, Konzepte, Methoden) bieten Strauß et al. (2021). Darin enthalten ist auch eine ideengeschichtliche Darstellung zum Thema »Integrative Psychotherapie« (Jacobi & Brodrück, 2021). Zu Unterschieden des jeweiligen Wissenschaftsverständnis findet sich eine kurze Übersicht bei Jacobi (2020) und zu konzeptuellen Grundlagen von Psychotherapie-Integration und modularer Psychotherapie bei Storck (2025a).

Exkurs • Schlüsselbegriffe und Konzepte der Psychotherapie-Integration

- Therapieschulen, Therapieverfahren, therapeutische Orientierung
- verfahrensspezifische und unspezifische Methoden / Techniken / Interventionen
- (theoretische / konzeptuelle) Integration
- (technischer) Eklektizismus, »wilder Eklektizismus«
- Assimilation von Techniken und Methoden
- (interdisziplinärer) Grundlagenbezug
- allgemeine und spezifische Wirkfaktoren
- »dritte Welle der Verhaltenstherapie«
- »Allgemeine Psychotherapie«, »Psychologische Therapie« (sensu K. Grawe et al.)
- »Prozessbasierte Therapie« (sensu Hayes & Hofmann)
- »Theoriebasierte Psychotherapie« (sensu C. Benecke)
- Transtheoretische psychologische Therapie
- Generische Prinzipien (sensu G. Schiepek)
- »Integrative Therapie« (z. B. sensu H. Petzold)
- unified protocols (sensu D. Barlow et al.)
- Modulare Psychotherapie
- selektive / differenzielle / adaptive Indikation
- individualisierte / personalisierte Psychotherapie (treatment matching / tailoring / customizing / adaption / stratification / precision psychotherapy)
- Rahmenbedingung Gesundheitssystem (in Deutschland z. B. Psychotherapeutengesetz, Wissenschaftlicher Beirat Psychotherapie, Gemeinsamer Bundesausschuss (G-BA), Psychotherapierichtlinie …)

84.2 Gelebte integrative Praxis

Historisch betrachtet waren die Psychiatrie und die damals darin enthaltene Psychotherapie seit ihren modernen Anfängen im 19. Jahrhundert allgemein, differenziell, eklektisch, integrativ sowie schulen- und methodenübergreifend. Die im 20. Jahrhundert entwickelten Therapieschulen – mit ihren Hauptströmungen psychoanalytisch bzw. psychodynamisch, verhaltenstherapeutisch, humanistisch und systemisch – setzten jeweils theoretische und praktische Akzente, differenzierten sich aber auch schulenintern immer weiter aus. Insbesondere die Verhaltenstherapie als psychotherapeutische Grundorientierung (vgl. Margraf, 2011) entfaltete eine große integrative Kraft (z.B. Alford & Beck, 1997). So wurde etwa hier die »kognitive Wende« als Überwindung eines ausschließlichen Behaviorismus bereits in den frühen 1960er-Jahren noch vor anderen Teilen der wissenschaftlichen Psychologie vollzogen. Auch die Weiterentwicklungen der letzten Jahrzehnte unter Zuhilfenahme ursprünglich VT-fremder Strategien und Techniken, wie sie auch in den Teilen IV und VI dieses Buches beschrieben werden, weisen einen integrativen Charakter auf (vgl. Kap. 57).

Fallbeispiel

Die 40-jährige Patientin Katharina-Elisa Baumeister (Lehrerin) kommt mit vielfältigen depressiven und ängstlichen Symptomen in die Therapie, die nicht klar einer bestimmten Diagnose zuzuordnen sind (eine Dysthymie kommt am ehesten in Betracht). Sie hat in der Vergangenheit bereits drei längere Therapien absolviert und scheint, so der Eindruck ihrer (VT-)Therapeutin, in den Sitzungen einem Skript zu folgen. Dabei schildert sie ausführlich Biografisches und Probleme ihres Alltags. Allerdings wirkt sie dabei emotionsvermeidend und durchgehend rational-intellektualisierend. Ihr Erleben kreist insbesondere um eigene Defizite, es fällt ihr jedoch schwer, Gefühle zu benennen, und ihre Ausführungen hierzu sind diffus und global.

Die Therapeutin sieht die gegebene Belastung und Beeinträchtigung als hinreichend an, um die Indikation für eine Richtlinien-VT zu stellen. Allerdings kann sie keine klaren Empfehlungen aus der Depressionsleitlinie ableiten. Auch ein Einsatz von CBASP (vgl. Kap. 60) oder der IPT (vgl. Kap. 63) scheint ihr nicht primär angezeigt, weil keine interpersonellen Probleme im Vordergrund stehen. Sie entscheidet sich, basierend auf ihrer Fallkonzeptualisierung (vgl. Kap. 13), in der die genannten emotionalen Auffälligkeiten dominieren, anstatt rein verbaler Intervention auch erlebnisaktivierende Techniken einzusetzen. Sie bedient sich hierbei sowohl körperbasierter Techniken (vgl. Kap. 36), legt einen Schwerpunkt auf Emotionsfokussierte Therapie (Kap. 56) und setzt auch euthyme Techniken (Kap. 17) ein.

Insbesondere die intensive EFT-Stühlearbeit (vgl. Kap. 34) ermöglicht es der Patientin im weiteren Verlauf, Zugang zu ihren eigenen Bedürfnissen (die in vielen früheren Lebensphasen frustriert worden waren) zu finden und eine adaptivere Emotionsverarbeitung zu entwickeln. Eine bemerkenswerte Steigerung des Selbstwertes wird auch unterstützt durch einen besseren Zugang dazu, Dinge, die ihr guttun, zu identifizieren und umzusetzen.

Zum Ende der Therapie ordnete die Therapeutin rückblickend die gemachten Fortschritte mehreren realisierten Wirkfaktoren zu: Klärungsprozesse hinsichtlich der emotionalen Selbstwahrnehmung, Problemaktualisierung durch Erleben bislang »gedeckelter« Gefühle, sowie Ressourcenaktivierung via Kompetenzsteigerung im Umgang mit Stress durch verbesserte Selbstfürsorge.

Im genannten Fall sollten die Integrationsmaßnahmen übrigens keine Kollision mit der geltenden Psychotherapierichtlinie darstellen (Kap. 83). Grundsätzlich darf jedoch nichts »Verfahrensfremdes« ohne Weiteres in eine Richtlinienpsychotherapie einbezogen werden. Diesbezüglich ist allerdings der Spielraum der VT durchaus groß.

Die Begründer von Therapieverfahren wie Freud, Perls, Rogers, Ellis oder Kanfer wichen durchaus von den originalen Regeln ihrer eigenen Schulen ab, wenn sie es bei bestimmten Patient:innen in bestimmten Kontexten für angebracht hielten. Dies wird in Fallberichten oder vergleichenden Therapievideos deutlich: Die (hier in der Tat männlichen) Schulengründer haben jeweils einen eigenen Stil und die Demonstration ihrer therapeutischen Interventionen sagt oft mindestens ebenso viel über die jeweilige Person aus wie über das demonstrierte Therapieverfahren (Goldsamt et al., 1992). Ebenso findet man bei erfahrenen Vertreter:innen derselben Therapierichtung eine große Verschiedenheit im Vorgehen. Umgekehrt ist es oft nicht einfach, anhand eines Therapieausschnittes eindeutig festzustellen, welchem Verfahren der Therapierende angehört, und viele Praktiker:innen bezeichnen ihr eigenes therapeutisches Vorgehen als integrativ (vgl. Senf & Broda, 2020).

Angesichts dieser gelebten Methodenvielfalt ist es bemerkenswert, dass in Deutschland (anders als in vielen anderen Ländern) seit Inkrafttreten des Psychotherapeutengesetzes die Grenzen der wissenschaftlich anerkannten Verfahren nur wenig durchlässig scheinen. Der »Schulenstreit« in der akademischen Klinischen Psychologie und Psychotherapie wird immer noch heftig ausgetragen. Entsprechende Debatten (zu finden zum Beispiel im *Psychotherapeutenjournal*) haben nicht nur einen wissenschaftlichen oder therapietheoretischen Hintergrund, sondern sind teils auch politisch aufgeladen, sei es im Zusammenhang mit der Nicht-Anerkennung der Humanistischen Psychotherapie als Richtlinienverfahren oder bei der Neukonzeption des Studiums »Klinische Psychologie und Psychotherapie« mit anschließender fachpsychotherapeutischer Weiterbildung.

Empfehlenswerte internationale Quellen zu verfahrensübergreifendem Arbeiten

International wird die Vielfalt der gelehrten und beforschten Verfahren und ihr wechselseitiger Austausch intensiver als in Deutschland gepflegt. Wichtige wissenschaftliche Foren sind die *Society for Psychotherapy Research* (SPR; http://www.psychotherapyresearch.org) oder die *Society for the Exploration of Psychotherapy Integration* (SEPI, http://www.sepiweb.org).

Auch das umfassendste Kompendium zur Psychotherapieforschung, mittlerweile mit über 50jähriger Tradition, ist schulenübergreifend angelegt (*Handbook of Psychotherapy and Behavior Change*; Barkham, Lutz & Castonguay, 2021). Ebenso hat das *Handbook of Psychotherapy Integration* (Norcross & Goldfried, 2019) als »the bible of the integration movement« schon mehrere überarbeitete Auflagen erlebt.

Psychotherapy Skills and Methods That Work (Hill & Norcross, 2023) ist das Ergebnis einer mehrjährigen Taskforce, die das Ziel verfolgte, erfolgreiche Forschungsergebnisse und klinische Praktiken zu psychotherapeutischen Fähigkeiten und Methoden, die in verschiedenen therapeutischen Ansätzen eingesetzt werden, zu ermitteln, zusammenzustellen und zu verbreiten.

Ein *Sonderheft zu »Transtheoretischer Psychologischer Therapie«* (vgl. Lutz & Rief, 2024) widmet sich einem breiten Spektrum an Themen in der aktuellen Debatte über transtheoretische und integrative Konzepte sowie über spezifische Interventionen, klinische Methoden oder Strategien, einschließlich Metamodelle.

Einen ebenfalls interessanten Beitrag zur Verschränkung von Wissenschaft und Praxis, der insbesondere durch eine systemische Perspektive geprägt ist, liefern Schiepek und Pincus (2023) in ihrem Artikel *Complexity science: A framework for psychotherapy integration*.

84.3 Aufforderung zum integrativen Denken und Vorgehen

Auch wenn es zwischen einem integrativen Ansatz und dem Vorschlag einer *Allgemeinen Psychotherapie* Unterschiede gibt, berühren beide Konzepte doch gemeinsame Fragen. Zu den wichtigsten Protagonisten einer allgemeinen, schulenungebundenen Psychotherapie im deutschsprachigen Raum zählte Klaus Grawe, der unter anderem über die Identifikation psychotherapeutischer Wirkfaktoren versuchte, die vielfältigen Befunde zu Therapieprozess und -ergebnis zu integrieren.

Wichtig

Grawe (2000) verweist auf eines der wichtigsten wissenschaftlichen Grundprinzipien, nämlich die Pflicht zur Rezeption *aller* Fakten, die zum Aussagebereich einer Theorie gehören: Es gibt keine verhaltenstherapeutischen, systemischen oder psychoanalytischen Fakten. Inzwischen können wir auf eine äußerst umfangreiche, interdisziplinär und auch grundlagenwissenschaftlich gewonnene Befundlage zurückgreifen, deren Existenz mittlerweile in weiten Teilen von den ursprünglichen Theorien unabhängig geworden ist. Es ist somit zu fordern, die ganze Bandbreite dieser Erkenntnisse auf verschiedenen Ebenen zu nutzen (z. B. hinsichtlich Störungsverständnis und Psychopathologie sowie Wirkfaktoren).

Wenn bei der therapeutischen Hypothesenbildung unterschiedliche Konzepte zueinander ins Verhältnis gesetzt werden, steigt die Wahrscheinlichkeit, für die Behandlung optimale Strategien, Erklärungs- und Lösungsversuche zu finden. Somit stehen die unterschiedlichen Therapieschulen eher in einem Ergänzungsverhältnis als in echter Konkurrenz zueinander. »Integration« bedeutet aus dieser Perspektive weniger eine Vereinheitlichung von – zum Teil schwer vereinbaren – unterschiedlichen Therapiekonzepten, als vielmehr die Erweiterung therapeutischer Handlungsspielräume, die dann differenziert und personalisiert genutzt werden können.

Unserer Ansicht nach eröffnet ein integratives Denken und Handeln den größten Mehrwert, wenn es sich zwischen zwei Polen bewegt. Zum einen betrifft dies die *Integration* im eigentlichen Sinn, also den Einbezug jeweils »verfahrensfremder« Techniken oder Interventionsformen, wie es zum Beispiel bei der DBT (Kap. 61) hinsichtlich Meditation und Achtsamkeit geschieht. Zum anderen erscheint uns eine *Positionierung* hilfreich: ein auf Transparenz und Nachvollziehbarkeit beruhendes Selbstverständnis der eigenen therapeutischen Arbeit. Damit ist gemeint, dass sowohl ein klares Selbstverständnis über den grundlegenden Rahmen der eigenen Arbeit als auch dessen Kommunikation gegenüber Patientin:innen (also eine Positionierung im Hinblick auf Verfahren, Methoden, Evidenz oder Menschenbild) es wesentlich erleichtern, integrativ vorzugehen und weitere Bestandteile und Techniken einzubeziehen (Sell & Benecke, 2020, bezeichnen das als »persönliche Integration«). Eine solche Betrachtungsweise würde eine Binnendifferenzierung dessen ermöglichen, was überhaupt miteinander integriert wird, und damit die Grundlage für ein flexibles, prozessorientiertes Vorgehen liefern. Auf diese Art können eine genau begründbare Behandlungsplanung und ein therapeutischer Rahmen geschaffen werden, die beide gewährleisten, dass ein integratives Vorgehen einer Patientin bzw. einem Patienten auch wirklich zugutekommt.

84.4 Zugangswege zur Integration

Teil VIII

Wichtige Zugangswege zur Integration in der Psychotherapie sind die Entwicklung phänomennaher bzw. störungsorientierter Erklärungs- und Behandlungsmodelle, die Assimilation von Konzepten und Techniken anderer Richtungen, sowie die Orientierung an psychotherapeutischen Wirkfaktoren (vgl. Arkovitz, 1997; Jacobi & Brodrück, 2021).

- **Orientierung am Phänomen und Bezug auf Grundlagenwissenschaften (insbesondere aus der Psychologie).** Ein gutes Störungs- bzw. psychopathologisches Wissen – hiermit ist nicht notwendigerweise ein Diagnosebezug sensu ICD oder DSM gemeint – kann eine phänomenorientierte, differenzielle Indikation voranbringen, die auf eine Schulenorientierung nicht mehr angewiesen ist, ja sogar durch eine solche unnötig eingeschränkt zu werden droht (vgl. Prozessbasierte Therapie; Kap. 69). Ebenso originär integrativ ist die Nutzung von insbesondere psychologischen Befunden aus den Grundlagenwissenschaften (z.B. allgemeine Psychologie von Lern-, Gedächtnis- und motivationalen Prozessen, Bindungsforschung, Entwicklungs-, Persönlichkeits- und Sozialpsychologie). Besonders interessant für die individuelle Entwicklung therapeutischen Könnens sind hier auch Erkenntnisse, die nicht unmittelbar klinische Phänomene betreffen, sondern aus der Expertiseforschung stammen (vgl. Kap. 82). Auch neurobiologische Forschung findet Eingang in manche psychotherapeutischen Weiterentwicklungen, zum Beispiel im Zusammenhang mit der seit einiger Zeit recht prominenten Behandlung bzw. Augmentation mit Psychedelika (vgl. Sonderheft »Die Psychotherapie«, 60(2)/2024). Allerdings muss hierbei auch erwähnt werden, dass sich die in den vergangenen drei Jahrzehnten (zum Teil vehement) geschürten Hoffnungen bezüglich der Nutzung neurobiologischer Befunde für neuartige Behandlungen psychischer Störungen alles andere als erfüllt haben – selbst in der Psychiatrie, die ja als medizinische Disziplin besonders nah an neurobiologischer Forschung verortet ist (Fuchs, 2017). Allerdings gibt es in den Neurowissenschaften durchaus Fortschritte hinsichtlich des Verständnisses psychopathologischer Prozesse (zum Beispiel *memory reconsolidation*; Lane & Nadel, 2020), die theoretisch insbesondere im psychodynamischen Bereich aufgegriffen werden. Systemisch inspirierte Konzepte zur Verfahrensintegration nutzen die Erkenntnisse der Komplexitätswissenschaften (v.a. Synergetik und Chaostheorie), um analog zu allgemeinen Wirkfaktoren (s.u.) generische Prinzipien zu formulieren, die als Bedingungen für menschliche Veränderungsprozesse gelten können (z.B. Schiepek & Pincus, 2023). Die praktische Umsetzung dieser Prinzipien (z.B. Schaffung von Stabilitätsbedingungen, Identifikation von Mustern, Energetisierung und Motivation, Destabilisierung / Fluktuationsverstärkung) kann dabei auf unterschiedliche Weise erfolgen und ist insofern nicht an bestimmte Methoden oder Techniken gebunden (Schiepek et al., 2013). So können beispielsweise konfrontierende Interventionen (TP / PA) genauso zur Destabilisierung bestehender Muster und / oder Energetisierung beitragen wie Verhaltensexperimente (VT) oder zirkuläre Fragen (ST). Entscheidend für den Therapieerfolg ist nach dieser Auffassung weniger die Anwendung und Kombination spezifischer Interventionen, als vielmehr das »Schaffen von Bedingungen für selbstorganisierten Musterwandel im bio-psycho-sozialen System« der Patient:innen (ebd., S.27).

- **Assimilative Integration.** Die Einnahme einer verfahrensübergreifenden Perspektive bietet die Chance, durch bedachte Assimilation von Konzepten und Techniken aus anderen Richtungen mit dem eigenen Verfahren weiter zu wachsen. Derartige Weiterentwicklungen verhaltenstherapeutischer Behandlungskonzepte und die Frage der Methodenintegration durchziehen weite Teile des vorliegenden Buches (insbesondere Teile IV–VI). Exemplarisch sei hier der Einbezug früher interpersoneller Prägungen und Übertragungshypothesen in CBASP (Kap. 60) genannt – also ursprünglich psychoanalytischer Konzepte. Ein Beispiel aus dem psychodynamischen Bereich ist das Konzept struktureller Beeinträchtigungen, die durch eingeschränkte strukturelle Funktionen (Selbst- und Objektwahrnehmung, Steuerung, Kommunikation, innere Bindung und äußere Beziehung) geprägt sind. Die daran ansetzende Strukturbezogene Psychotherapie (Rudolf, 2012) hat sich dabei von der klassisch-analytischen Therapie in entscheidenden Punkten entfernt.
- **Orientierung an gemeinsamen Wirkfaktoren (common factors).** Metamodelle beschreiben auf unterschiedliche Weise therapeutische Gemeinsamkeiten, um the-

rapeutische Veränderungen zu erklären (Wampold et al., 2018). Wenn über verschiedene therapeutische Orientierungen hinweg allgemeine psychotherapeutische Wirkfaktoren und -mechanismen identifiziert werden können (z. B. Bastine, 1992; Grawe, 2000), dann kann systematisch untersucht werden, welche verschiedenen Techniken man (integrativ) einsetzen kann, um diese Wirkfaktoren optimal zu aktivieren und zur Wirkung zu bringen.

Wichtig

Mit Pfammatter und Tschacher (2016, S. 3) kann man hier fragen: »Welche Wirkfaktoren werden bei welchen Patient:innen wann durch welche Techniken aktiviert, und durch welche allgemeinen Wirkfaktoren werden umgekehrt welche Wirkungen spezifischer Therapietechniken vermittelt?«

Ein besonders prominenter Ansatz von Grawe (1995, 2000), der vier allgemeine Wirkfaktoren im Rahmen des therapeutischen Prozesses postuliert, gilt bereits bei vielen Praktiker:innen als etabliert, insbesondere aufgrund seiner großen heuristischen Nützlichkeit. Diese Faktoren sind: *Bewältigungserfahrungen* (auf Handlungskompetenz bezogen; etwas [wieder] besser können), *Klärungserfahrungen* (auf neu gewonnene Erkenntnisse und Einsichten bezogen, z.B. besseres Verstehen und Verändern motivationaler Ziele und Schemata), *Ressourcenaktivierung* (bezogen auf die bestehenden oder brachliegenden Fähigkeiten, Fertigkeiten und motivationale Bereitschaften) und *Problemaktualisierung* (bezogen auf die emotionale Aktivierung im Verlauf einer Therapie, die notwendig ist, um ein festgefahrenes System in Bewegung zu bringen). Insbesondere eine psychodynamische Betrachtungsweise kann hier ergänzend das in den Blick nehmen, was in einer einzelnen Behandlung überraschend, ungewöhnlich oder untypisch ist und fallspezifische Adaptionen erfordert (Storck, 2024).

Exkurs • Technischer Eklektizismus und »Modulare Psychotherapie«

Eklektizismus bezeichnet die Verwendung von Techniken aus verschiedenen Richtungen der Psychotherapie ohne explizite konzeptionelle bzw. theoretische Einbindung. Ein solches Vorgehen gilt als verbreitet in der Praxis. So ist etwa im stationären psychiatrischen Bereich in Deutschland ein Trend zur »modularen Psychotherapie« auszumachen, bei der je nach Problemlage ein verfahrensübergreifendes »Baukastenprinzip« angewendet werden kann (Herpertz & Schramm, 2022; vgl. für eine konzeptuelle Betrachtung Storck, 2025a). Zwar nimmt dieser Ansatz für sich in Anspruch, die Selektion der jeweiligen Module »evidenzbasiert und ergebnisorientiert (…) anhand von Algorithmen bzw. Flussdiagrammen, die theoriegeleitet, datenorientiert oder datenbasiert entwickelt werden« vorzunehmen (Herpertz & Schramm, 2022, S. 26). Ob solches erfolgreich sein kann, etwa indem dadurch Personalisierung und Individualisierung besser gelingen (vgl. Kap. 81), ist allerdings noch unklar.

Am Beispiel des eklektischen Vorgehens in der Therapie lassen sich Differenzen zwischen Forschung und Praxis gut darstellen. Wenn als Leitbild die Indikationsfrage hinzugezogen wird (in der Formulierung von Paul, 1967 [S.111, Hervorhebung durch den Verfasser]: »*Welche* Behandlung, durch *wen* durchgeführt, ist für *dieses Individuum* mit *diesem spezifischen Problem* unter *diesen Umständen* am effektivsten?«) – werden auch zwei Pole des eklektischen Vorgehens sichtbar. Zum einen gibt es Vorteile einer pluralistischen Freiheit von Behandelnden, bedachtsame Entscheidungen zu treffen, die kreativ, wissenschaftsinformiert oder innovativ sein können. Zum anderen kann der Einsatz von verfahrensfremden bzw. mit aus einem »Werkzeugkoffer« herausgegriffenen Techniken als nicht leitlinienkonform, beliebig, selektiv und unter Umständen wenig nutzbringend oder gar schädlich diskutiert werden (vgl. Kap. 57).

84.5 Verfahrensorientierung in der praktischen Aus- und Weiterbildung

Im seit 2020 in Deutschland eingeführten Masterstudium »Klinische Psychologie und Psychotherapie« ist vorgesehen, dass Studierende theoretisch und praxisbasierte Einblicke in alle wissenschaftlich anerkannte Verfahren und Methoden erhalten sollen, wobei aufgrund der begrenzten Zeit in den klinisch-praktischen Studienbestandteilen vor allem verfahrensübergreifende Haltungen und Interventionen vermittelt werden (können). Die intensive, verfahrensspezifische Weiterbildung, die früher die Therapieausbildung gemäß dem Psychotherapeutengesetz von 1999 war, führt dann erst zur Erlangung der Fachkunde (verhaltenstherapeutisch, psychoanalytisch oder tiefenpsychologisch fundiert, systemisch), die Fachpsychotherapeut:innen (bislang: Psychologische Psychotherapeut:innen) ermöglicht, selbstständig zu praktizieren und mit Krankenkassen abzurechnen.

Eine verfahrensübergreifende bzw. integrative Psychotherapieausbildung oder -weiterbildung ist aktuell also nicht zulässig. Ob dies wirklich sinnvoll ist, kann bezweifelt werden. Zwar gibt es Hinweise für den Nutzen einer verfahrensorientierten Identität. In der umfangreichen Forschung zum Erwerb therapeutischer Expertise und zur professionellen Entwicklung von Psychotherapeut:innen (z. B. Orlinsky & Ronnestad, 2005) wird jedoch regelmäßig herausgestellt, dass es für die Kompetenzentwicklung förderlich sei, zunächst einmal *ein* Verfahren vertieft zu erlernen und sich darin zuhause zu fühlen, bevor man sich um Integration bzw. Anreicherung »verfahrensfremder« Methoden bemüht (zu den Herausforderungen, die mit der Aneignung verschiedener Verfahren einhergehen können, vgl. Handerer, 2022 sowie Kap. 57). Andererseits gibt es keine klaren Belege dafür, dass das Herausbilden einer psychotherapeutischen Identität unbedingt einen herkömmlichen Verfahrensbezug braucht. Könnte man nicht von Beginn des Lernens und Praktizierens an eine »integrative Psychotherapeut:innen-Identität« entwickeln? In jedem Fall wird es eine große Herausforderung bleiben, die unterschiedlichen Menschenbilder und Theorien der verschiedenen Therapieschulen zu integrieren, denn eine allgemein akzeptierte integrative Psychotherapietheorie (*unifying theory*) ist nicht in Sicht (vgl. Norcross & Goldfried, 2019; Sell & Benecke, 2020; Strauß et al., 2021).

Therapieschulenübergreifend wichtig im Aus- und Weiterbildungskontext bleibt die Schulung von Fähigkeiten zur reflektierten Gestaltung der Therapiebeziehung und zur Erarbeitung eines ganzheitlichen Fallverständnisses, aus dem das jeweils optimale Vorgehen abgeleitet wird (vgl. Kap. 13, 82). Die Förderung allgemeiner (und damit auch integrativer) Therapeutenkompetenzen darf auch in verfahrensbezogenen praktischen Ausbildungen nicht fehlen. Dies betrifft zum Beispiel das Training von *Responsiveness* (die Fähigkeit, sich auf verschiedenste Patientenpersönlichkeiten und -kontexte im Verlauf adaptiv einzustellen; Stiles et al., 1998; Caspar, 2023). Auch in allen psychotherapeutischen Verfahren notwendig ist die Übung darin, eigene (negative) Affekte in Reaktion auf die Beziehungsgestaltung der Patient:innen zwar zuzulassen, ihnen aber keine (womöglich rächenden) Affekt*handlungen* folgen zu lassen, sondern die Beziehung gerade anders als die übliche Umwelt der Patient:innen zu gestalten (Buchholz, 2002).

Ein integratives Denken zu pflegen, das den Ausgang von klinischen Phänomenen nimmt und diesen Bezug beibehält und ferner den Nutzen für die Patient:innen in den Mittelpunkt stellt, gehört zu den wichtigsten Aufgaben der Zukunft der Psychotherapie.

FAQ

Wie gehe ich damit um, wenn Patient:innen in der Vergangenheit bereits eine Therapie in einem anderen Verfahren als meinem gemacht haben?

Viele Patient:innen haben therapeutische Vorerfahrungen mit anderen Therapieformen, Institutionen und Therapeut:innen. Da diese Vorerfahrungen einen starken Einfluss darauf haben, was sie von ihrer aktuellen Therapie erwarten (sowohl im Positiven als auch im Negativen), lohnt es sich, die Erfahrungen aus früheren Therapien schon in der Probatorik gut zu explorieren (»Wie haben die Kolleg:innen versucht, Ihnen zu helfen? Was davon haben Sie als hilfreich erlebt und was eher nicht?«). Die Schilderungen der Patient:innen sollten dabei empathisch validiert, aber nicht unreflektiert übernommen werden (»Wie erklären Sie sich, dass Sie das Vorgehen XY als hilfreich bzw. als nicht hilfreich erlebt haben?«). Nach einer genauen Exploration und Reflexion können sämtliche Vorerfahrungen (also sowohl die positiven als auch die negativen), als wertvolle Lernerfahrungen gewürdigt und für den aktuellen Prozess nutzbar gemacht werden (»Was sollte in unseren Gesprächen genauso und was sollte anders laufen?«). Im Sinne eines integrativen Vorgehens gilt es dabei, möglichst nicht in Konkurrenz zu den vorbehandelnden Kolleg:innen zu treten, sondern konstruktiv an deren Arbeit anzuknüpfen. In der Praxis erscheint es deshalb unerlässlich, anderen Verfahren prinzipiell wertschätzend gegenüberzustehen und deren Konzepte und Methoden in den Bezugsrahmen des eigenen Verfahrens einordnen und gegebenenfalls »übersetzen« zu können.

Weiterführende Literatur

Barkham, M., Lutz, W. & Castonguay, L.G. (Eds.) (2021). Bergin and Garfield's Handbook of Psychotherapy and Behavior Change (7th Ed.). New York: Wiley.

Grawe, K. (2000). Psychologische Therapie. Göttingen: Hogrefe.

Jacobi, F. & Brodrück, D. (2021). Integrative Psychotherapie: Ideengeschichtliche Darstellung der grundlegenden Theorien und Konzepte. In B. Strauß, M. Galliker, M. Linden & J. Schweitzer (Hrsg.), Ideengeschichte der Psychotherapieverfahren – Theorien, Konzepte, Methoden (S. 86–106). Stuttgart: Kohlhammer.

Lane, R.D. & Nadel, L. (Eds.) (2020). Neuroscience of Enduring Change. Cambridge: Oxford University Press.

Lutz, W. & Rief, W. (2024). Transtheoretical Psychological Therapy – New Perspectives for Clinical Training and Practice. Clinical Psychology in Europe, 6, e13891.

Norcross, J.C. & Goldfried, M.R. (2019). Handbook of Psychotherapy Integration (3nd ed.). Cambridge: Oxford University Press.

Sell, C. & Benecke, C. (2020). Methodenintegration in der psychodynamischen Psychotherapie. Möglichkeiten, Grenzen und neue Möglichkeiten. Psychodynamische Psychotherapie, 19(2), 185–200.

Schiepek, G. & Pincus, D. (2023). Complexity science: A framework for psychotherapy integration. Counseling & Psychotherapy Research. https://doi.org/10.1002/capr.12641

Strauß, B., Galliker, M., Linden, M. & Schweitzer, J. (Hrsg.). (2021). Ideengeschichte der Psychotherapieverfahren – Theorien, Konzepte, Methoden. Stuttgart: Kohlhammer.

Wampold, B.E., Imel, Z.E. & Flückiger, C. (2018). Die Psychotherapie-Debatte: Was Psychotherapie wirksam macht. Göttingen: Hogrefe.

Anhang

Literatur

Abbass, A.A., Kisely, S.R., Town, J.M., Leichsenring, F., Driessen, E., De Maat, S., Gerber, A., Dekker, J., Rabung, S., Rusalovska, S. & Crowe, E. (2024). Short-term psychodynamic psychotherapies for common mental disorders. Cochrane Database of Systematic Reviews, 7, CD004687.

Abd-Alrazaq, A., Rababeh, A., Alajlani, M., Bewick, B. & Househ, M. (2020). Effectiveness and Safety of Using Chatbots to Improve Mental Health: Systematic Review and Meta-Analysis. Journal of Medical Internet Research, 22(7), e16021.

Abdel Shaheed, C., Maher, C. G., Williams, K. A., Day, R. & McLachlan, A. J. (2016). Efficacy, tolerability, and dose-dependent effects of opioid analgesics for low back pain: A systematic review and meta-analysis. JAMA, 176 (7), 958–968.

Abdolmohammadzadeh, S., Agahheris, M., Aghayousefi, A. & Malek, M. (2021). The Effectiveness of »Affect Regulation Training« on Cognitive Emotion Regulation and Glycosylated Hemoglobin Levels in Women with Type 2 Diabetes. Journal of Health Promotion Management, 11(1), 12–25.

Abramowitz, J. S., Deacon, B. J. & Whiteside, P.H. (2012). Exposure therapy for anxiety: Principles and practice. New York: Guilford.

Abspoel, C., Helmink, S. & Siepert, M. (2024). Behandlungsbuch Toolkit Klimapsychologie.

Ackerman, S. J. & Hilsenroth, M. J. (2003). Review of therapist characteristics and techniques positively impacting the therapeutic alliance. Clinical Psychology Review, 23, 1–332.

Adams, N., Hitomi, M. & Moody, C. (2017). Varied reports of adult transgender suicidality: Synthesizing and describing the peer-reviewed and gray literature. Transgender Health, 2(1), 60–75.

Ahlers, C.J., Schaefer, G.A. & Neier, K.M. (2004). Erhebungsinstrumente in der klinischen Sexualforschung und der sexualmedizinischen Praxis – Ein Überblick über die Fragebogenentwicklung in Sexualwissenschaft und Sexualmedizin. Sexuologie, 11 (3/4), 74-97.

Ahrens-Eipper, S. & Walter, A. (2024). Verdacht auf Kindeswohlgefährdung in der psychotherapeutischen Praxis – Schritt für Schritt. KJP up2date, 01(02), 106-115.

Ailey, S. H., Friese, T. R. & Nezu, A. M. (2012). Modifying a social problem-solving program with the input of individuals with intellectual disabilities and their staff. Research in Nursing & Health, 35 (6), 610–623.

Ainsworth, M. & Bowlby, J. (2001). Frühe Bindung und kindliche Entwicklung. München: Reinhardt.

Aktionsbündnis Patientensicherheit e.V. (APS) (2022). Patientensicherheit und Nebenwirkungen in der Psychotherapie. APS: Berlin.

Albani, C., Schmutzer, G., Blaser, G., Körner, A., Nawroth, C., Geyer, M. & Brähler, E. (2006). Die Entwicklung einer Kurzversion (U-Bogen-24) des Unsicherheitsfragebogens von Ullrich und Ullrich de Muynck. Psychotherapie, Psychosomatik, Medizinische Psychologie, 56, 118–127.

Aldao, A., Nolen-Hoeksema, S., & Schweizer, S. (2010). Emotion-regulation strategies across psychopathology: A meta-analytic review. Clinical psychology review, 30(2), 217–237.

Alford, B.A. & Beck, A.T. (1997a). The integrative power of cognitive therapy. New York: Guilford Press.

Alford, B.A. & Beck, A.T. (1997b). The Relation of Psychotherapy Integration to the Established Systems of Psychotherapy. Psychotherapy Integration, 7(4), 275–289.

Alford, B.A. & Norcross, J.S. (1991). Cognitive Therapy as Integrative Therapy. Journal of Psychotherapy Integration, 1(3), 175–190.

Ali, A., Hall, I., Blickwedel, J. & Hassiotis, A. (2015). Behavioural and cognitive-behavioural interventions for outwardly-directed aggressive behaviour in people with intellectual disabilities. The Cochrane Database of Systematic Reviews, 4, CD003 406.

Alonso, J., Angermeyer, M. C., Bernert, S., Bruffaerts, R., Brugha, T. S., Bryson, H. et al. (2004). Prevalence of mental disorders in Europe: Results from the European Study of the Epidemiology of Mental Disorders (ESEMeD) project. Acta Psychiatrica Scandinavica. Supplementum, 420, 21–27.

Alsleben, H. & Hand, I. (2013). Soziales Kompetenztraining: Leitfaden für die Einzel- und Gruppentherapie bei Sozialer Phobie. Heidelberg: Springer.

Althobaiti, S., Kazantzis, N., Ofori-Asenso, R., Romero, L., Fisher, J., Mills, K. E. et al. (2020). Efficacy of interpersonal psychotherapy for post-traumatic stress disorder: A systematic review and meta-analysis. Journal of Affective Disorders, 264, 286–294.

Amanzio, M. & Benedetti, F. (1999). Neuropharmacological dissection of placebo analgesia: Expectation-activated opioid systems versus conditioning- activated specific subsystems. The Journal of Neuroscience, 19 (1), 11.

Ambiguitätstoleranz. (2021). In M. A. Wirtz (Hrsg.), Dorsch Lexikon der Psychologie. Hogrefe. https://dorsch.hogrefe.com/stichwort/ambiguitaetstoleranz

American Academy of Sleep Medicine (2014). International classification of sleep disorders (3rd ed.). Darien, IL: American Academy of Sleep Medicine.
American Psychiatric Association (Ed.). (2000). Diagnostic and Statistical Manual of Mental Disorders DSM-IV-TR. Washington, DC: American Psychiatric Association.
American Psychiatric Association (Ed.). (2013). Diagnostic and Statistical Manual of Mental Disorders. DSM-5®. Arlington: APA Publishing. Deutsch: Falkai, P. & Wittchen, H.-U. (Hrsg.). (2015). Diagnostisches und Statistisches Manual Psychischer Störungen DSM-5®. Göttingen: Hogrefe.
American Psychiatric Association. (2017). Definitions of Gender, Sex, and Sexual Orientation and Pronoun Usage. https://www.psychiatry.org/psychiatrists/diversity/education/transgender-and-gender-nonconforming-patients/definitions-and-pronoun-usage
American Psychological Association (2021). Resolution on Sexual Orientation Change Efforts. https://www.apa.org/about/policy/resolution-sexual-orientation-change-efforts.pdf
American Psychological Association. (2015). Guidelines for psychological practice with transgender and gender nonconforming people. American Psychologist, 70, 832–864.
American Psychological Association. (2022). Gender. https://apastyle.apa.org/style-grammar-guidelines/bias-free-language/gender
American Psychological Association. (2024). APA Policy Statement on Affirming Evidence-Based Inclusive Care for Transgender, Gender Diverse, and Nonbinary Individuals, Addressing Misinformation, and the Role of Psychological Practice and Science. https://www.apa.org/about/policy/transgender-nonbinary-inclusive-care.pdf
Anderson, J. R. (1996). Kognitive Psychologie (2. Aufl.). Heidelberg: Spektrum.
Andrews, D. A. & Bonta, J. (2010). The psychology of criminal conduct (5th ed.). Newark, NJ: LexisNexis.
Angermeyer, M. C., Kilian, R. & Matschinger H. (2000). WHOQOL-100 und WHOQOL-BREF. Göttingen: Hogrefe.
Antons, S., Engel, J., Briken, P., Krüger, T. H. C., Brand, M. & Stark, R. (2022). Treatments and interventions for compulsive sexual behavior disorder with a focus on problematic pornography use: A preregistered systematic review. Journal of Behavioral Addictions, 11(3), 643–666.
Arbeitsgemeinschaft der Wissenschaftlichen Medizinischen Fachgesellschaften (AWMF) (2021). Autismus-Spektrum-Störungen im Kindes-, Jugend- und Erwachsenenalter – Teil 2: Therapie. URL: https://register.awmf.org/de/leitlinien/detail/028-047Arbeitsgemeinschaft der Wissenschaftlichen Medizinischen Fachgesellschaften (AWMF) (2021). S3-Leitlinie. Screening, Diagnose und Behandlung alkoholbezogener Störungen. URL: https://register.awmf.org/de/leitlinien/detail/076-001
Arbeitsgemeinschaft der Wissenschaftlichen Medizinischen Fachgesellschaften (2018). S3-Leitlinie Funktionelle Körperbeschwerden. URL: https://register.awmf.org/de/leitlinien/detail/051-001
Arbeitsgemeinschaft der Wissenschaftlichen Medizinischen Fachgesellschaften (AWMF). (2017). Aufmerksamkeitsdefizit-/Hyperaktivitätsstörung (ADHS) im Erwachsenenalter: S3-Leitlinie und nationale Versorgungsleitlinie (NVL), Langfassung – Version 1.0. AWMF. URL: https://register.awmf.org/de/leitlinien/detail/028-045
Arbeitskreis OPD (2024). Operationalisierte Psychodynamische Diagnostik OPD-3. Das Manual für Diagnostik und Therapieplanung. Bern: Huber.
Arch, J. J., Dimidjian, S. & Chessick, C. (2012). Are exposure-based behavioral therapies safe during pregnancy? Archives of Women´s Mental Health, 15 (6), 445–457.
Arends, I., Bruinvels, D. J., Rebergen, D. S., Nieuwenhuijsen, K., Madan, I., Neumeyer-Gromen, A. et al. (2012). Interventions to facilitate return-to-work in adults with adjustment disorders. The Cochrane Database of Systematic Reviews, 12, CD006 389.
Arkowitz, H. (1997). Integrative theories of therapy. In: P. L. Wachtel & S. B. Messer (ed.). Theories of psychotherapy: Origins and evolution (S. 227–288). Clark: APA.
Arnett, J. J. (2000). Emerging Adulthood: A theory of development from the late teens through the twenties. American Psychologist, 55, 469–480.
Arnow, B. A., Steidtmann, D., Blasey, C., Manber, R., Constantino, M. J., Klein, D. N. et al. (2013). The relationship between the therapeutic alliance and treatment outcome in two distinct psychotherapies for chronic depression. Journal of Consulting and Clinical Psychology, 81 (4), 627–638.
Arnow, B.A. & Constantino, M.J. (2003). Effectiveness of psychotherapy and combination treatment for chronic depression. Journal of Clinical Psychology, 59, 893–905.
Arntz, A. (2011). Imagery rescripting for personality disorders. Cognitive and Behavioral Practice, 18, 466–481.
Arntz, A. (2012). Imagery rescripting as a therapeutic technique: Review of clinical trials, basic studies, and research agenda. Journal of Experimental Psychopathology, 3 (2), 189–208.
Arntz, A. & van Genderen, H. (2010). Schematherapie bei Borderline-Persönlichkeitsstörung. Weinheim: Beltz.

Arntz, A. & Weertman, A. (1999). Treatment of childhood memories: Theory and practice. Behaviour Research and Therapy, 37 (8), 715–740.
Arntz, A., Jacob, G. A., Lee, C. W., Brand-de Wilde, O. M., Fassbinder, E., et al. (2022). Effectiveness of Predominantly Group Schema Therapy and Combined Individual and Group Schema Therapy for Borderline Personality Disorder: A Randomized Clinical Trial. JAMA Psychiatry, 79(4), 287–299.
Arntz, A., Tiesema, M. & Kindt, M. (2007). Treatment of PTSD: A comparison of imaginal exposure with and without imagery rescripting. Journal of Behavior Therapy and Experimental Psychiatry, 38, 345–370.
Ashouri, A., Atef-Vahid, M.-K., Gharaee, B. & Rasoulin, M. (2013). Effectiveness of meta-cognitive and cognitive-behavioral therapy in patients with major depressive disorder. Iranian Journal of Psychiatry and Behavioral Science, 7, 24–34.
Assmann, N., Jacob, G., Schaich, A., Berger, T., Zindler, T., et al. (in Revision). Effectiveness of a Digital Therapeutic Intervention for People with Borderline Personality Disorder: A Randomized Controlled Trial. The Lancet.
Assmann, N., Schaich, A., Arntz, A., Wagner, T., Herzog, P. et al. (2024). The Effectiveness of Dialectical Behavior Therapy Compared to Schema Therapy for Borderline Personality Disorder: A Randomized Clinical Trial. Psychotherapy and Psychosomatics, 93(4), 249–263.
A-Tjak, J., Davis, M., Morina, N., Powers, M., Smits, J. & Emmelkamp, P. (2015). A meta-analysis of the efficacy of acceptance and commitment therapy for clinically relevant mental and physical health problems. Psychotherapy and Psychosomatics, 84 (1), 30–36.
A-Tjak, J.G.L., Morina, N., Topper, M., Emmelkamp, P.M.G. (2021). One year follow-up and mediation in cognitive behavioral therapy and acceptance and commitment therapy for adult depression. BMC Psychiatry, 21, 41.
Attoe, D. E. & Climie, E. A. (2023). Miss. Diagnosis: A systematic review of ADHD in adult women. Journal of Attention Disorders, 27(7), 645–657.
Auer, C.J., Glombiewski, J.A., Doering, B.K., Winkler, A., Laferton, J.A.C., Broadbent, E. & Rief, W. (2016). Patients' Expectations Predict Surgery Outcomes: A Meta-Analysis. International Journal of Behavioral Medicine, 23(1), 49–62.
Augedal, A. W., Hansen, K. S., Kronhaug, C. R., Harvey, A. G. & Pallesen, S. (2013). Randomized controlled trials of psychological and pharmacological treatments for nightmares: A meta-analysis. Sleep Medicine Reviews, 17, 143–152.
Auszra, L., Greenberg, L.S. & Herrmann, I. (2014). Client emotional productivity*optimal client in-session emotional processing in experiential therapy. Psychotherapy Research, 23(6), 732–746.
Auszra, L., Herrmann, I. R. & Greenberg, L. S. (2017). Emotionsfokussierte Therapie – Ein Praxismanual. Göttingen: Hogrefe.
Babiak, P., Neumann, C. S. & Hare, R. D. (2010). Corporate psychopathy: Talking the walk. Behavioral Sciences & the Law, 28, 174–193.
Babinski, D. E. & Libsack, E. J. (2024). Adult diagnosis of ADHD in women: A mixed methods investigation. Journal of Attention Disorders.
Bach, B. & Simonsen, S. (2021). How does level of personality functioning inform clinical management and treatment? Implications for ICD-11 classification of personality disorder severity. Current Opinion in Psychiatry, 34(1), 54–63.
Bach, P. & Hayes, S. C. (2002). The use of acceptance and commitment therapy to prevent the rehospitalization of psychotic patients: A randomized controlled trial. Journal of Consulting and Clinical Psychology, 70, 1129–1139.
Bach, P., Hayes, S. C. & Gallop, R. (2011). Long-term effects of brief acceptance and commitment therapy for psychosis. Behavior Modification, 36 (2), 165-181.
Bachem, R. (2022). Anpassungsstörung. In M. Linden & M. Hautzinger (Hrsg.), Verhaltenstherapiemanual – Erwachsene (9. Aufl., S. 447–454). Göttingen: Hogrefe.
Bachmann, M. & El-Akhras, A. (2014). Lust auf Abstinenz: Ein Therapiemanual bei Alkohol-, Medikamenten- und Drogenabhängigkeit. Heidelberg: Springer.
Baer, R., Crane, C., Miller, E. & Kuyken, W. (2019). Doing no harm in mindfulness-based programs: Conceptual issues and empirical findings. Clinical Psychology Review, 71, 101-114.
Bahrke, U. & Nohr, K. (2013). Katathym Imaginative Psychotherapie. Heidelberg: Springer.
Balder, T., Linden, M. & Rose, M. (2024). Side effects in psychodynamic and cognitive behavior therapy. Journal of Contemporary Psychotherapy, 54, 235–244.
Baljé, A. E., Greeven, A., Deen, M., van Giezen, A. E., Arntz, A. & Spinhoven, P. (2024). Group schema therapy versus group cognitive behavioral therapy for patients with social anxiety disorder and comorbid avoidant personality disorder: A randomized controlled trial. Journal of Anxiety Disorders, 104, 102860.
Baltes, P. B. & Baltes, M. M. (1989). Optimierung durch Selektion und Kompensation. Ein psychologisches Modell erfolgreichen Alterns. Zeitschrift für Pädagogik, 35, 85–105.
Bamelis, L. L., Evers, S. M., Spinhoven, P. & Arntz, A. (2013). Results of a multicenter randomized controlled trial of the clinical effectiveness of

schema therapy for personality disorders. American Journal of Psychiatry, 171 (3), 305–322.
Bamelis, L. L., Renner, F., Heidkamp, D. & Arntz, A. (2011). Extended schema mode conceptualizations for specific personality disorders: An empirical study. Journal of Personality Disorders, 25, 41–58.
Bancroft, J. & Jannsen, E. (2000). The dual control model of male sexual response: A theoretical approach to centrally mediated erectile dysfunction. Neuroscience & Biobehavioral Review, 24, 571–579.
Bandura, A. (1977). Self-efficacy. Toward a unifying theory of behavioral change. Psychological Review, 84 (2), 191–215.
Bandura, A. (1997). Self-Efficacy: The exercise of control. Basingstoke: Palgrave Macmillan.
Bankoff, S. M., Karpel, M. G., Forbes, H. E. & Pantalone, D. W. (2012). A systematic review of dialectical behavior therapy for the treatment of eating disorders. Eating Disorders, 20 (3), 196–215.
Barkham, M., de Jong, K., Delgadillo, J. & Lutz, W. (2023). Routine Outcome Monitoring (ROM) and feedback: Research review and recommendations. Psychotherapy Research, 33(7), 841–855.
Barkham, M., Lutz, W., Castonguay, L.G. (Eds.) (2021). Bergin and Garfield's Handbook of Psychotherapy and Behavior Change, 7th Edition. Wiley.
Barkley, R. A. (2012). Attention deficit hyperactivity disorder in adults. Boston: Jones & Bartlett.
Barlow, D. H., Ellard, K. K., Farchione, T. J., Sauer-Zavala, S., Latin, H. M., Bullis, J. R., Bentley, K. H., Boettcher, H. T. & Cassiello-Robbins, C. (2019). Transdiagnostische Behandlung emotionaler Störungen: Therapeutenmanual. Übersetzung und Herausgeber der deutschen Ausgabe: F. Caspar. Bern: Hogrefe.
Barlow, D. H. (Ed.). (2002). Anxiety and its disorders. New York: Guilford.
Barlow, D. H., Allen, L. B. & Choarte, M. L. (2004). Toward a unified treatment for emotional disorders. Behavior Therapy, 35, 205–230.
Barnow, S. (2012). Emotionsregulation und Psychopathologie. Psychologische Rundschau, 63 (2), 111–124.
Barnow, S., Arens, E. A., Sieswerda, S., Dinu-Biringer, R., Spitzer, C. & Lang, S. (2010). Borderline personality disorder and psychosis: A review. Current Psychiatry Reports, 12, 186–195.
Baron-Cohen, S. (2002). Mind Reading: The interactive guide to emotions. London: Jessica Kingsley Publishers.
Baron-Cohen, S., Wheelwright, S., Skinner, R., Martin, J. & Clubley, E. (2001). The autism-spectrum quotient (AQ): Evidence from Asperger syndrome/highfunctioning autism, males and females, scientists and mathematicians. Journal of Autism and Developmental Disorders, 31(1), 5–17.Barrett-Lennard, G. T. (1993). The phases and focus of empathy. British Journal of Medical Psychology, 66(1), 3–14.
Barsky, A. J. & Wyshak, G. (1990). Hypochondriasis and somatosensory amplification. The British Journal of Psychiatry: The Journal of Mental Science, 157, 404–409.
Barth, B., Kroczek, A., Deppermann, S., Dresler, T., Fallgatter, A. & Ehlis, A.-C. (2015). Epidemiologie und Pathogenese der Komorbidität von Aufmerksamkeitsdefizit-/Hyperaktivitätsstörung (ADHS) und Sucht: Die Rolle der Exekutivfunktionen. Sucht, 61, 5, 279–291.
Barth, J., Schumacher, M. & Herrmann-Lingen, C. (2004). Depression as a risk factor for mortality in patients with coronary heart disease: A meta-analysis. Psychosomatic Medicine, 66 (6), 802–813.
Bartling, G., Echelmeyer, L. & Engberding, M. (2016). Problemanalyse im therapeutischen Prozess (6. Aufl.). Leitfaden für die Praxis. Stuttgart: Kohlhammer.
Basco, M. R. (2012). Schluss mit dem Prokrastinieren. Bern: Huber.
Bass, J. K., Annan, J., McIvor Murray, S., Kaysen, D., Griffiths, S., Cetinoglu, T. et al. (2013). Controlled trial of psychotherapy for Congolese survivors of sexual violence. New England Journal of Medicine, 368 (23), 2182–2191.
Bassler, M., Potratz B. & Krauthauser, H. (1995). Der »Helping Alliance Questionnaire« (HAQ) von Luborsky. Psychotherapeut, 40, 23–32.
Basson, R. (2005). Women's sexual dysfunction: revised and expanded definitions. CMAJ, 172(10), 1327–133.
Bastien, C. H., Vallières, A. & Morin, C. M. (2001). Validation of the Insomnia Severity Index as an outcome measure for insomnia research. Sleep Medicine, 2 (4), 297–307.
Bastine, R. (1992). Psychotherapie. In R. Bastine (Hrsg.), Klinische Psychologie (Band II, S. 179–301). Stuttgart: Kohlhammer.
Batastini, A.B., Paprzycki, P., Jones, A.C.T. & MacLean, N. (2021). Are videoconferenced mental and behavioral health services just as good as in-person? A meta-analysis of a fast-growing practice. Clinical Psychology Review, 83, 101944.
Bateman, A. & Fonagy, P. (2004). Psychotherapy for borderline personality disorder. Mentalization-based treatment. New York: Oxford University Press.
Bateman, A. & Fonagy, P. (2006). Mentalization-based treatment for borderline personality disorder. A practical guide. New York: Oxford University Press.

Bateman, A. W., Gunderson, J. & Mulder, R. (2015). Treatment of personality disorder. The Lancet, 385 (9969), 735–743.
Bateson, G. (1987). Geist und Natur: Eine notwendige Einheit. Frankfurt a.M.: Suhrkamp.
Batra, A. & Bilke-Hentsch, O. (Hrsg.). (2022). Praxisbuch Sucht. Stuttgart: Thieme.
Batra, A., Müller, C. A., Mann, K. & Heinz, A. (2016). Abhängigkeit und schädlicher Gebrauch von Alkohol: Diagnostik und Behandlungsoptionen. Deutsches Ärzteblatt, 113 (17), 301–309.
Bauer, M. & Pfingsten, U. (2015). Empirische Erkenntnisse zu den Interventionstechniken des GSK. In R. Hinsch & U. Pfingsten (Hrsg.), Gruppentraining sozialer Kompetenzen (6. Aufl., S. 113–129). Weinheim: Beltz.
Baumann, U. & Stieglitz, R.-D. (2008). Multimodale Diagnostik – 30 Jahre später. Zeitschrift für Psychiatrie, Psychologie und Psychotherapie, 56 (3), 191–202.
Baumeister, R. F. & Tierney, J. (2011). Willpower: Rediscovering our greatest strength. New York: Penguin.
Baumeister, R. F., Campbell, J. D., Krueger, J. I. & Vohs, K. D. (2003). Does high self-esteem cause better performance, interpersonal success, happiness, or healthier lifestyles? Psychological Science in the Public Interest, 4 (1), 1–44.
Baumeister, R.F. &Tierney, J. (2022). Die Macht der Disziplin. Wie wir unseren Willen trainieren können. Frankfurt: Campus.
Bäuml, J. & Pitschel-Walz, G. (2008). Psychoedukation: Bei schizophrenen Erkrankungen. Konsensuspapier der Arbeitsgruppe »Psychoedukation bei schizophrenen Erkrankungen«. Stuttgart: Schattauer.
Bäuml, J., Behrendt, B., Hennigsen, P. & Pitschel-Walz, G. (2016). Handbuch der Psychoedukation für Psychiatrie, Psychotherapie und Psychosomatische Medizin. Stuttgart: Schattauer.
Bäuml, J., Pitschel-Walz, G., Berger, H., Gunia, H. & Heinz, A. (2010). Arbeitsbuch PsychoEdukation bei Schizophrenie (APES). Stuttgart: Schattauer.
Bavel, J. J. V., Baicker, K., Boggio, P. S., Capraro, V., Cichocka, A., Cikara, M., Crockett, M. J., Crum, A. J., Douglas, K. M., Druckman, J. N., Drury, J., Dube, O., Ellemers, N., Finkel, E. J., Fowler, J. H., Gelfand, M., Han, S., Haslam, S. A., Jetten, J., … Willer, R. (2020). Using social and behavioural science to support COVID-19 pandemic response. Nature Human Behaviour, 4(5), 460–471.
Beauchamp, T. L. & Childress, J. F. (2013). Principles of biomedical ethics (7th ed.). Oxford: Oxford University Press.
Beaulieu, D. (2013). Impact-Techniken für die Psychotherapie. Stuttgart: Carl Auer.
Beck, A. (1991). Cognitive therapy as the integrative therapy. Journal of Psychotherapy Integration, 1(3), 191–198.
Beck, A. T., Emery, G., & Greenberg, R. L. (1985). Anxiety disorders and phobias: A cognitive perspective. New York, NY: Basic Books.
Beck, A. T., Rush, A. J., Shaw, B. F. & Emery, G. (1979). Cognitive therapy of depression. New York, NY: Guilford Press.
Beck, A. T. & Freeman, A. (1999). Kognitive Therapie der Persönlichkeitsstörungen (4. Aufl.). Weinheim: Beltz.
Beck, A. T. (1976). Cognitive therapy and the emotional disorders. New York: International University Press.
Beck, A. T., Rector, N. A., Stolar, N. & Grant, P. (2009). Schizophrenia. Cognitive theory, research and therapy. New York: Guilford.
Beck, A. T., Rush, A. J., Shaw, B. F. & Emery, G. (2010). Kognitive Therapie der Depression (4. Aufl.). Weinheim: Beltz.
Beck, A.T. (1970). Cognitive therapy: Nature and relation to behavior therapy. Behavior Therapy, 1(2), 184–200.
Beck, A.T. (1983). Cognitve therapy of depression: New perspectives. In P. J. Clayton & J. E. Barett (Eds.), Treatment of depression. Old controversies and new approaches (S. 265-290). New York: Raven Press.
Beck, J. (2013). Praxis der Kognitiven Verhaltenstherapie (2. Aufl.). Weinheim: Beltz.
Becker, E. & Hoyer, J. (2005). Generalisierte Angststörung. Fortschritte der Psychotherapie, Bd. 25. Göttingen: Hogrefe.
Becker-Weidman, E., Jacobs, R., Reinecke, M., Silva, S. & March, J. S. (2010). Social problem-solving among adolescents treated for depression. Behaviour Research and Therapy, 48, 11–18.
Bedics, J. D., Atkins, D. C., Harned, M. S. & Linehan, M. M. (2015). The therapeutic alliance as a predictor of outcome in dialectical behavior therapy versus nonbehavioral psychotherapy by experts for borderline personality disorder. Psychotherapy (Chic), 52 (1), 67–77.
Beesdo-Baum, K., Zaudig, M., & Wittchen, H.-U. (2019a). SCID-5-CV Strukturiertes Klinisches Interview für DSM-5® – Störungen. Göttingen: Hogrefe.
Beesdo-Baum, K., Zaudig, M., & Wittchen, H.-U. (2019b). SCID-5-PD Strukturiertes Klinisches Interview für DSM-5® – Persönlichkeitsstörungen. Göttingen: Hogrefe.
Behrendt, B. & Krischke, N. R. (2005). Psychoedukative Interventionen und Patientenschulungen zur Förderung von Compliance, Coping und Empowerment. In B. Behrendt & A. Schaub (Hrsg.), Handbuch Psychoedukation und Selbstmanagement. Verhaltenstherapeutische Ansätze

für die klinische Praxis (S. 15–29). Tübingen: dgvt.
Behrendt, B. & Schaub, A. (2005). Psychoedukation und Selbstmanagement. Tübingen: dgvt.
Beidel, D. C., Alfano, C. A., Kofler, M. J., Rao, P. A., Scharfstein, L. & Sarver, N. W. (2014). The impact of social skills training for social anxiety disorder: A randomized controlled trial. Journal of Anxiety Disorders, 28 (8), 908–918.
Beier, K.M. & Loewit, K. (2011). Praxisleitfaden Sexualmedizin – Von der Theorie zur Therapie. Heidelberg: Springer.
Beier, K.M., Bosinski, H.A.G. & Loewit, K.K. (2005). Sexualmedizin (2. Aufl.). München: Elsevier.
Belaise, C., Fava, G. A. & Marks, I. M. (2005). Alternatives to debriefing and modifications to cognitive behavior therapy for posttraumatic stress disorder. Psychotherapy and Psychosomatics, 74 (4), 212–217.
Bell, A. C. & D' Zurilla, T. J. (2009). Problem-solving therapy for depression: A meta-analysis. Clinical Psychology Review, 29, 348–353.
Bell, T., Montague, J., Elander, J. & Gilbert, P. (2022). Multiple emotions, multiple selves: Compassion focused therapy chairwork. Cognitive Behaviour Therapy, 14, 180.
Bellack, A. S., Mueser, K. T., Gingerich, S. & Agresta, J. (2004). Social skills training for schizophrenia: A step-by-step guide (2nd ed.). New York: Guilford.
Bellack, A. S., Sayers, M., Mueser, K. T. & Bennett, M. (1994). Evaluation of social problem solving in schizophrenia. Journal of Abnormal Psychology, 103, 371–378.
Belz, M. & Caspar, F. (2017). Emotionen und Plananalyse. Verhaltenstherapie & psychosoziale Praxis, 49(3), 575–586.
Belz-Merk, M. & Caspar, F. (2002). Emotionen in der Verhaltenstherapie. Psychotherapie im Dialog, 3 (2), 134–141.
Bem, D. J. (1972). Self-perception theory. In L. Berkowitz (Ed.), Advances in experimental social psychology (Vol. 6; pp. 1–62). New York: Academic Press.
Bem, S.L. (1993). The lenses of gender: Transforming the debate on sexual inequality. Cambridge: Yale University Press.
Bendtsen, L., Ashina, S., Moore, A. & Steiner, T. J. (2016). Muscles and their role in episodic tension-type headache: Implications for treatment. European Journal of Pain, 20 (2), 166–175.
Benecke, C. (2014). Klinische Psychologie und Psychotherapie. Ein integratives Lehrbuch. Stuttgart: Kohlhammer.
Benecke, C. (2016). Psychodynamische Therapien und Verhaltenstherapie im Vergleich. Zentrale Konzepte und Wirkprinzipien. Göttingen: Vandenhoeck & Ruprecht
Benecke, C. (2019). Die Zukunft der Psychotherapieverfahren im neuen Psychotherapiestudium. Psychotherapeutenjournal, 19(4), 393–404.
Benedetti, F., Pollo, A. & Colloca, L. (2007). Opioid-mediated placebo responses boost pain endurance and physical performance: Is it doping in sport competitions? Journal of Neuroscience, 27 (44), 11 934–11 939.
Benedetti, F., Pollo, A., Lopiano, L., Lanotte, M., Vighetti, S. & Rainero, I. (2003). Conscious expectation and unconscious conditioning in analgesic, motor, and hormonal placebo/nocebo responses. Journal of Neuroscience, 23 (10), 4315–4323.
Benfer, N., Spitzer, E.G. & Bardeen, J.R. (2021). Efficacy of third wave cognitive behavioral therapies in the treatment of posttraumatic stress: A meta-analytic study. Journal of Anxiety Disorders, 78, 102360.
Bennett-Levy, J., Butler, G., Fennell, M., Hackmann, A., Mueller, M. & Westbrook, D. (2004). Oxford guide to behavioural experiments in cognitive therapy. New York: Oxford University Press.
Bennett-Levy, J., Thwaites, R., Haarhoff, B. & Perry, H. (2015). CBT from the inside out: A self-practice/self-reflection workbook for therapists. New York: Guilford.
Bennett-Levy, J., Thwaites, R., Haarhoff, B., Perry, H. (2015). Experiencing CBT from the Inside Out. A self-practice/self-reflection Workbook for Therapists. New York: Guilford Press.
Berger, T. (2017). The therapeutic alliance in internet interventions: a narrative review and suggestions for future research. Psychotherapy Research, 27, 511-524.
Bergmann-Warnecke, K. & Lutz, W. (2014). Diagnostik bei Persönlichkeitsstörungen. Psychotherapie im Dialog, 15 (3), 32–35.
Berking, M. (2008). Training emotionaler Kompetenzen: TEK – Schritt für Schritt. Heidelberg: Springer.
Berking, M. (2014). Training Emotionaler Kompetenzen (3. Aufl., 4. Aufl. 2017b). Heidelberg: Springer.
Berking, M. (2017a). Emotieregulatie. Houten: Bohn Stafleu van Loghum.
Berking, M. (2017b). Training emotionaler Kompetenzen (4. Aufl.). Psychotherapie. Heidelberg: Springer.
Berking, M. (2020). TEK – Training emotionaler Kompetenzen. URL: https://tekonline.info/
Berking, M. (2024). Emotion regulation and mental health: current evidence and beyond. World Psychiatry, 23(3), 438–439.
Berking, M. & Lukas, C. (2015). The Affect Regulation Training (ART): A transdiagnostic approach to the prevention and treatment of mental disorders. Current Opinion in Psychology, 3, 64–69.

Berking, M. & Whitley, B. (2014). Affect regulation training: A practitioners‘ manual. New York: Springer.
Berking, M. & Wupperman, P. (2012). Emotion regulation and health: State of the art. Current Opinion in Psychiatry, 25 (2), 128–134.
Berking, M. & Znoj, H.-J. (2008). Entwicklung und Validierung eines Fragebogens zur standardisierten Selbsteinschätzung emotionaler Kompetenzen (SEK-27). Zeitschrift für Psychiatrie, Psychologie und Psychotherapie, 56 (2), 141–152.
Berking, M., Ebert, D., Cuijpers, P. & Hofmann, S.G. (2013). Emotion-regulation skills training enhances the efficacy of cognitive behavioral therapy for major depressive disorder. Psychotherapy and Psychosomatics, 82, 234–245.
Berking, M., Eichler, E., Luhmann, M., Diedrich, A., Hiller, W. & Rief, W. (2019). Affect regulation training reduces symptom severity in depression - A randomized controlled trial. PloS One, 14(8), e0220436.
Berking, M., Eichler, E., Naumann, E. & Svaldi, J. (2022). The efficacy of a transdiagnostic emotion regulation skills training in the treatment of binge-eating disorder-Results from a randomized controlled trial. British Journal of Clinical Psychology, 61(4), 998–1018.
Berking, M., Meier, C. & Wupperman, P. (2010). Enhancing emotion-regulation skills in police officers – Results of a controlled study. Behavior Therapy, 41, 329–339.
Berking, M., Wupperman, P., Reichardt, A., Pejic, T., Dippel, A. & Znoj, H. (2008). General emotion-regulation skills as a treatment target in psychotherapy. Behaviour Research and Therapy, 46 (11), 1230–1237.
Bernardy, K. & Köllner, V. (2011). Psychoedukation. In H. R. Adler, W. Herzog, P. Joraschky, K. Köhle, W. Langewitz, W. Söllner, W. Wesiack & Uexküll (Hrsg.), Psychosomatische Medizin. Theoretische Modelle und klinische Praxis (S. 450–456). München: Urban & Fischer.
Bernhard, B. & Meyer, T. D. (2014). Psychotherapie und Psychoedukation bei bipolaren Störungen – Empfehlungen der S3-Leitlinie. Nervenheilkunde, 33, 858–863.
Bernstein, A., Hadash, Y. & Fresco, D.M. (2019). Metacognitive processes model of decentering: emerging methods and insights. Current Opinion in Psychology, 28, 245-251.
Bernstein, D. P., Arntz, A. & de Vos, M. (2007). Schema focused therapy in forensic settings: Theoretical model and recommendations for best clinical practice. International Journal of Forensic Mental Health, 6, 169–183.
Bernstein, D. P., Keulen-de Vos, M., Clercx, M., de Vogel, V., Kersten, G. C. M. et al. (2023). Schema therapy for violent PD offenders: A randomized clinical trial. Psychol Med, 53(1), 88–102.
Bernstein, D. A. & Borkovec, T. D. (1973). Progressive relaxation training. Champaign, IL: Research Press.
Bernstein, D. A., Borkovec, T. D. & Ullmann, L. P. (2004). Entspannungs-Training: Handbuch der »progressiven Muskelentspannung« nach Jacobson (11. Aufl.). Stuttgart: Klett-Cotta.
Bhabha, H. K. (1994). The Location of Culture. New York: Routledge.
Biederman, J., Fried, R., DiSalvo, M., Driscoll, H., Green, A., et al. (2020). A novel digital health intervention to improve patient engagement to stimulants in adult ADHD in the primary care setting: Preliminary findings from an open label study. Psychiatry Research, 291, 113158.
Binder, R., Schöller, F. & Weeß, H.-G. (2024). Therapie-Tools Schlafstörungen (2. Aufl.). Weinheim: Beltz.
Birbaumer, N., Ruiz, S. & Sitaram, R. (2013). Learned regulation of brain metabolism. Trends in Cognitive Science, 17, 295–302.
Biscaldi, M., Rauh, R., Tebartz van Elst, L. & Riedel, A. (2012). Autismus-Spektrum-Störungen vom Kindes- bis ins Erwachsenenalter. Nervenheilkunde, 31, 498–507.
Bisson, J. & Andrew, M. (2007). Psychological treatment of post-traumatic stress disorder (PTSD) (Review). New York: Wiley.
Bisson, J. I., Roberts, N. P., Andrew, M., Cooper, R. & Lewis, C. (2013). Psychological therapies for chronic post-traumatic stress disorder (PTSD) in adults. The Cochrane Database of Systematic Reviews, 12, CD003 388.
Bisson, J.I., Berliner, L., Cloitre, M., Forbes, D. et al. (2019). The International Society for Traumatic Stress Studies New Guidelines for the Prevention and Treatment of Posttraumatic Stress Disorder: Methodology and Development Process. Journal of Trauma and Stress, 32(4), 475–483.
Blagys, M. D. & Hilsenroth, M. J. (2002). Distinctive activities of cognitive-behavioral therapy: A review of the comparative psychotherapy process literature. Clinical Psychology Review, 22, 671–706.
Blanchard, V. L., Hawkins, A. J., Baldwin, S. A. & Fawcett, E. B. (2009). Investigating the effects of marriage and relationship education on couples' communication skills: A meta-analytic study. Journal of Family Psychology, 23, 203–214.
Blatt, S. J. (2008). Polarities of experience: Relatedness and self-definition in personality development, psychopathology, and the therapeutic process. Washington, DC: American Psychological Association.

Bleichhardt, G. & Weck, F. (2019). Kognitive Verhaltenstherapie bei Hypochondrie und Krankheitsangst (4. Aufl.). Heidelberg: Springer.
Blomert, E. & Wittmann, L. (2022). Experience of Therapy Questionnaire (ETQ). In M. Linden & B. Strauß (Hrsg.), Erfassung von Psychotherapie-Nebenwirkungen (S. 137–148). Berlin: Medizinisch Wissenschaftliche Verlagsgesellschaft.
Bluett, E. J., Homan, K. J., Morrison, K. L., Levin, M. E. & Twohig, M. P. (2014). Acceptance and commitment therapy for anxiety and OCD spectrum disorders: An empirical review. Journal of Anxiety Disorders, 28, 612–624.
Bock, T., Heumann, K. & Hornung, W. P. (2015). Debatte (Pro & Contra): »Psychoedukation ist ein überholtes paternalistisches Konzept«. Psychiatrische Praxis, 42, 296–298.
Bodenmann, G. (2012). Verhaltenstherapie mit Paaren: Ein bewältigungsorientierter Ansatz. Bern: Huber.
Boehm, J. K. & Kubzansky, L. D. (2012). The heart's content: The association between positive psychological well-being and cardiovascular health. Psychological Bulletin, 138 (4), 655–91.
Bogaert, A.F. (2004). Asexuality: Prevalence and associated factors in a national probability sample. Journal of Sex Research, 41(3), 279-87.
Bohlmeijer, E., Smit, F. & Cuijpers, P. (2003). Effects of reminiscence and life review on late life depression: a meta-analysis. International Journal of Geriatric Psychiatry, 18, 1088–1094.
Bohus, M. (2007). Zur Versorgungssituation von Borderline-Patienten in Deutschland. Persönlichkeitsstörungen – Theorie und Therapie, 11, 149–153.
Bohus, M. (2012). Modulare Psychotherapie – ein Werkzeugkoffer für Psychotherapeuten? In H. Znoj & T. Berger (Hrsg.), Die Kunst und Wissenschaft der Psychotherapie (S. 116–183). Bern: Huber.
Bohus, M. (2015). Elfenbeintürme im Treibsand oder: Was macht es so schwierig, Erkenntnisse aus der Forschung in der therapeutischen Praxis umzusetzen? Verhaltenstherapie, 25, 145–155.
Bohus, M. & Wolf-Arehult, M. (2013). Interaktives Skillstraining für Borderline-Patienten: das Therapeutenmanual. Stuttgart: Schattauer.
Bohus, M., Dyer, A., Priebe, K., Krüger, A., Kleindienst, N., Schmahl, C. et al. (2013). Dialectical behaviour therapy for post-traumatic stress disorder after childhood sexual abuse in patients with and without borderline personality disorder: A randomised controlled trial. Psychotherapy and Psychosomatics, 82, 221–233.
Bohus, M., Haaf, B., Simms, T., Schmahl, C., Unckel, C. & Linehan, M. (2004). Effectiveness of inpatient dialectical behavioral therapy for borderline personality disorder: A controlled trial. Behaviour Research and Therapy, 42, 487–499.
Bohus, M., Kleindienst, N., Hahn, C., Müller-Engelmann, M., Ludäscher, P. et al. (2020). Dialectical Behavioral Therapy for Posttraumatic Stress Disorder (DBT-PTSD) compared with Cognitive Processing Therapy (CPT) in complex presentations of PTSD in women survivors of childhood abuse: a randomized clinical trial. JAMA Psychiatry 77: 1235–1245.
Bohus, M., Limberger, M. F., Frank, U., Chapman, A. L., Kühler, T. & Stieglitz, R.-D. (2007). Psychometric Properties of the Borderline Symptom List. Psychopathology, 40, 126–132.
Bohus, M., Limberger, M. F., Frank, U., Sender, I., Grathwol, T. & Stieglitz, R.-D. (2001). Entwicklung der Borderline-Symptom-Liste. Psychotherapie, Psychosomatik, Medizinische Psychologie, 51, 201–211.
Bola, J.J. (2020). Sei kein Mann: Warum Männlichkeit ein Albtraum für Jungs ist. München: Hanser.
Bolier, L., Haverman, M., Westerhof, G., Riper, H., Smit, F. & Bohlmeijer, E. (2013). Positive psychology interventions: A meta-analysis of randomized controlled studies. BMC Public Health, 13, 119.
Bollmann, S. & Brakemeier, E.-L. (2017). Stationäre Psychotherapie mit dem Cognitive Behavioral Analysis System of Psychotherapy (CBASP) bei einer 81-jährigen chronisch depressiven Patientin. »Nicht geschimpft ist genug gelobt!« Psychotherapie im Alter.
Bollmann, S., Köhler, S., Guhn, A., Schamong, I., Sterzer, P. & Brakemeier, E.-L. (2021). Differentielle Beziehungsgestaltung in der Verhaltenstherapie: Auf dem Weg zu einer evidenzbasierten individualisierten Beziehungsgestaltung. Verhaltenstherapie, 31(4), 267–285.
Bollmann, S., Spies, J. & Brakemeier, E.-L. (2016). Die interpersonelle Mauer überwinden: CBASP als Behandlungsstrategie gegen frühe traumatisierende Beziehungserfahrungen bei chronisch depressiven Patienten mit Persönlichkeitsstörungen. Vortrag auf dem dgvt Kongress 2016, Berlin.
Bölte, S. & Poustka, F. (2006). FSK: Fragebogen zur sozialen Kommunikation – Autismus- Screening. Deutsche Fassung des Social Communication Questionnaire (SCQ) von Michael Rutter, Anthony Bailey und Catherine Lord. Bern: Hans Huber.
Bölte, S. & Poustka, F. (2008). SRS: Scala zur Erfassung sozialer Reaktivität. Dimensionale Autismus-Diagnostik. Deutsche Fassung der Social Responsiveness Scale (SRS) von John N. Constantino und Christian P. Gruber. Bern: Hans Huber.
Bölte, S., Rühl, D., Schmötzer, G. & Poustka, F. (2006). ADI-R: Diagnostisches Interview für Autismus – Revidiert. Deutsche Fassung des Autism Diagnostic Interview – Revised (ADI-R) von

Michael Rutter, Ann Le Couteur und Catherine Lord. Bern: Hans Huber.
Bölte, S. & Poustka, F. (2007). Skala zur Erfassung sozialer Reaktivität - Dimensionale Autismus-Diagnostik. Göttingen: Hogrefe.
Bölte, S., Feineis-Matthews, S., Leber, S., Dierks, S., Hubl, D. & Poustka, F. (2002). The development and evaluation of a computer-based program to test and to teach the recognition of facial affect. International Journal of Circumpolar Health, 62 (2), 61–68.
Bölte, S., Poustka, F., Rühl, D., Schmötzer, G. (2006). Diagnostisches Interview für Autismus – Revidiert. Göttingen: Hogrefe.
Bonanno, G. A., Wortman, C. B., Lehman, D. R., Tweed, R. G., Haring, M., Sonnega, J., Carr, D. & Nesse, R. M. (2002). Resilience to loss and chronic grief: A prospective study from preloss to 18-months postloss. Journal of personality and social psychology, 83(5), 1150–1164.
Bongartz, W. & Bongartz, B. (2000). Hypnosetherapie. Göttingen: Hogrefe.
Bonnet, U., Harries Hedder, K., Leweke, F. M., Schneider, U. & Tossmann, H. P. (2006). Cannabisbezogene Störungen. In L. G. Schmidt, M. Gastpar, P. Falkai & W. Gaebel (Hrsg.), Evidenzbasierte Suchtmedizin. Behandlungsleitlinie Substanzbezogene Störungen (S. 143). Köln: Deutscher Ärzte Verlag.
Bonnín, C. D. M., Reinares, M., Martínez-Arán, A., Jiménez, E., Sánchez-Moreno, J., Solé, B., Montejo, L. & Vieta, E. (2019). Improving Functioning, Quality of Life, and Well-being in Patients With Bipolar Disorder. The international journal of neuropsychopharmacology, 22(8), 467–477.
Boothe, B. & Riecher-Rössler, A. (Hrsg.). (2013). Frauen in Psychotherapie. Grundlagen – Störungsbilder – Behandlungskonzepte. Stuttgart: Schattauer.
Boschann, A., Krähnke, U., Wiegand-Grefe, S., & Kessler, E.-M. (2022). How young psychotherapists experience working with older patients. Journal of Counseling Psychology, 69, 518–530.
Boswell, J.F. & Constatino, M.J. (2021). Deliberate Practice in Cognitive Behavioral Therapy. American Psychological Association.
Bottlender, M., Köhler, J. & Soyka, M. (2006). Effektivität psychosozialer Behandlungsmethoden zur medizinischen Rehabilitation alkoholabhängiger Patienten. Fortschritte der Neurologie und Psychiatrie, 74 (1), 19–31.
Bouchard, S., Mendlowitz, S. J., Coles, M. E. & Franklin, M. (2004). Consideration in the use of exposure in children. Cognitive and Behavioral Practice 11, 56–65.
Boulanger, J., Hayes, S. C., & Pistorello, J. (2010). Experiential avoidance as a functional contextual concept. In A. Kring, & D. Sloan (Eds.), Emotion Regulation and Psychopathology (pp. 107-136). New York: Guilford.
Bouton, M. E. (2002). Context, ambiguity, and unlearning: Sources of relapse after behavioral extinction. Biological Psychiatry, 52 (19), 976–986.
Bowen, S., Chawla, N. & Marlatt, G. A. (2023). Achtsamkeitsbasierte Rückfallprävention bei Substanzabhängigkeit. Das MBRP-Programm (2. Aufl.). Weinheim: Beltz.
Braathen, T. N., Veiersted, K. B. & Heggenes, J. (2007). Improved work ability and return-to-work following vocational multidisciplinary rehabilitation of subjects on long-term sick leave. Journal of Rehabilitation Medicine, 39, 493–499.
Bradley, R., Greene, J., Russ, E., Dutra, L. & Westen, D. (2005). A multidimensional meta-analysis of psychotherapy for PTSD. American Journal of Psychiatry, 162, 214–227.
Braet, C. (2019). Emotieregulatietraining Bij Kinderen en Adolescenten: Therapeutenboek. Houten: Bohn Stafleu en van Loghum.
Brakemeier, E.-L., Dobias, J., Hertel, J., Bohus, M., Limberger, M. F. et al. (2018). Childhood Maltreatment in Women with Borderline Personality Disorder, Chronic Depression, and Episodic Depression, and in Healthy Controls. Psychother Psychosom, 87(1), 49-51.
Brakemeier, E.-L., Guhn, A., Stapel, S., Reinhard, M. A. & Padberg, F. (2023). Stationäre Psychotherapie depressiver Störungen: Möglichkeiten und Herausforderungen [Inpatient psychotherapy of depressive disorders: options and challenges]. Der Nervenarzt, 94(3), 213–224.
Brakemeier, E.-L. & Buchholz, A. (2013). Die Mauer überwinden. Wege aus der chronischen Depression. Weinheim: Beltz.
Brakemeier, E.-L. & Frase, L. (2012). Interpersonal Psychotherapy (IPT) in major depressive disorders. European Archives of Psychiatry and Clinical Neuroscience, 262 (2), 117–121.
Brakemeier, E.-L. & Hautzinger, M. (2008). Kognitive Verhaltenstherapie (KVT). In T. Bschor (Hrsg.), Behandlungsmanual therapieresistente Depression: Pharmakotherapie – somatische Therapieverfahren – Psychotherapie (S. 330–367). Stuttgart: Kohlhammer.
Brakemeier, E.-L. & Herpertz, S.C. (2019). Innovative Psychotherapieforschung: auf dem Weg zu einer evidenz- und prozessbasierten individualisierten und modularen Psychotherapie. Der Nervenarzt, 90 (11), 1125–1134.
Brakemeier, E.-L. & Jacobi, F. (2017). Verhaltenstherapie in der Praxis. Beltz Video-Learning (DVD). Weinheim: Beltz.
Brakemeier, E.-L. & Knoop, R. (2016). Cognitive Behavioral Analysis System of Psychotherapy bei Suizidalität. In T. Teismann, C. Koban, F. Ille & A.

Oermann (Hrsg.), Psychotherapie suizidaler Patienten (S. 125–133). Göttingen: Hogrefe.
Brakemeier, E.-L. & Lammers, C.-H.(2021). CBASPersonalized für Narzissmus (CNP). In S. Doering, H.-P. Hartmann, O.F. Kernberg (Hrsg.). Narzissmus. Stuttgart: Schattauer.
Brakemeier, E.-L. & Normann, C. (2012). Praxisbuch CBASP: Behandlung chronischer Depression. Weinheim: Beltz.
Brakemeier, E.-L. (2024). IPT in Germany. In M. Weissman & J. Mootz, Interpersonal psychotherapy: A global reach (pp. 239ff.). Oxford, UK: Oxford University Press.
Brakemeier, E.-L. (Hrsg.). (2019). Schwierige Situationen in der modernen Psychotherapie: CBASP, DBT, MBT und Schematherapie: Beltz Video-Learning. Weinheim: Beltz.
Brakemeier, E.-L., Breger, V. & Spitzer, C. (2012b). Nebenwirkungen von ambulanter und stationärer Psychotherapie. Verhaltenstherapie & psychosoziale Praxis, 41(3), 569–578.
Brakemeier, E.-L., Guhn, A. & Normann, C. (2021). Praxisbuch CBASP. Behandlung chronischer Depression (2. Aufl.). Weinheim: Beltz.
Brakemeier, E.-L., Hauck, S. & Harder, F. (2023). Interpersonelle Psychotherapie (IPT): Ein evidenzbasiertes und praxisorientiertes Update zur Wirksamkeit, Durchführung und zu Weiterentwicklungen. PSYCH up2date, 17 (04), 337–357.
Brakemeier, E.-L., Herzog, P., Radtke, M., et al. (2018). CBASP als stationäres Behandlungskonzept der therapieresistenten chronischen Depression: Eine Pilotstudie zum Zusammenhang von Nebenwirkungen und Therapieerfolg. Psychotherapie, Psychosomatik, Medizinische Psychologe, 68(09/10), 399–407.
Brakemeier, E.-L., Marchner, J., Gutgsell, S., Engel, V., Radtke, M., Tuschen-Caffier, B. et al. (2013). CBASP@home: Ein internetbasiertes Situationsanalysen-Training zur Stabilisierung des Therapieerfolges nach stationärer Therapie für chronisch depressive Patienten. Themenheft: »Internetbasierte Psychotherapie«. Verhaltenstherapie, 23, 190–203.
Brakemeier, E.-L., Merkl, A., Wilbertz, G., Quante, A., Regen., F., Bührsch, N. et al. (2014). Continuation treatment after electroconvulsive therapy in patients with unipolar depression. Biological Psychiatry, 76 (3), 194–202.
Brakemeier, E.-L., Radtke, M., Engel, V., Zimmermann, J., Tuschen-Caffier, B., Schramm, E. et al. (2015). Overcoming treatment-resistance in chronic depression: A pilot study on outcome and feasibility of the Cognitive Behavioral Analysis System of Psychotherapy as an inpatient treatment program. Psychotherapy and Psychosomatics, 84 (1), 51–56.
Brakemeier, E.-L., Rump, S., Spies, J. & Schouler-Ocak, M. (2016). Interpersonelles integratives Modellprojekt für Flüchtlinge mit psychischen Störungen (IIMPF): Ein interkulturelles Kurzzeit-Hilfsprogramm für Flüchtlinge mit psychischen Störungen zur Unterstützung und Förderung der Integration in die Arbeits- und Sozialwelt. Report Psychologie, 11/12, 442–443.
Brakemeier, E.-L., Schramm, E. & Hautzinger, M. (2012). Chronische Depression. Fortschritte der Psychotherapie. Göttingen: Hogrefe.
Brand, M., Rumpf, H.-J., Demetrovics, Z., Müller, A., Stark, R., King, D. L. et al. (2020). Which conditions should be considered as disorders in the International Classification of Diseases (ICD-11) designation of „other specified disorders due to addictive behaviors"? Journal of Behavioral Addictions, 11(2):150–9.
Brandmeyer, T., Delorme, A. & Wahbeh, H. (2019). The neuroscience of meditation: Classification, phenomenology, correlates, and mechanisms. In N. Srinivasan (Ed.), Progress in Brain Research: Meditation (pp. 1–29). London: Elsevier.
Braun, D., Helmes, A., & Bengel J. (2023). Therapie-Tools Angst bei Menschen mit geistiger Behinderung, Weinheim: Beltz.
Breil, J. (2012). Hausaufgaben in der Psychotherapie: Was Therapeuten bei der Gestaltung beachten sollten. Zeitschrift für Psychiatrie, Psychologie und Psychotherapie, 60, 121–130.
Breivik, H., Collett, B., Ventafridda, V., Cohen, R. & Gallacher, D. (2006). Survey of chronic pain in Europe: Prevalence, impact on daily life, and treatment. European Journal of Pain, 10 (4), 287–333.
Brennan, N., Bryce, M., Pearson, M., Wong, G., Cooper, C., Archer, J. (2017). Towards an understanding of how appraisal of doctors produces its effects: a realist review. Medical Education, 51(10), 1002–1013.
Breslin, F. C., Zack, M. & McMain, S. (2002). An information-processing analysis of mindfulness. Implications for relapse prevention in the treatment of substance abuse. Clinical Psychology: Science and Practice, 9, 275–299.
Brewin, C. R., Dalgleish, T. & Joseph, S. (1996). A dual representation theory of posttraumatic stress disorder. Psychological Review, 103 (4), 670–686.
Briken, P., Dekker, A., Cerewenka, S., Pietras, L., Wiessner, C., von Rüden, U. & Matthiesen, D. (2021). Die GeSiD-Studie „Gesundheit und Sexualität in Deutschland" – eine kurze Einführung. Bundesgesundheitsblatt, 64, 1334–1338.
Bringmann, L. F., Elmer, T., Epskamp, S., Krause, R. W., Schoch, D., Wichers, M., Wigman, J. T. W. & Snippe, E. (2019). What do centrality measures measure in psychological networks? Journal of Abnormal Psychology, 128(8), Article 8.

Britton, P., Patrick, H., Wenzel, A. & Williams, G. (2011). Integrating motivational interviewing and self-determination theory with cognitive behavioral therapy to prevent suicide. Cognitive and Behavioral Practice, 18, 16–27.

Britton, W. B., Lindahl, J. R., Cooper, D. J., Canby, N. K. & Palitsky, R. (2021). Defining and Measuring Meditation-Related Adverse Effects in Mindfulness-Based Programs. Clinical Psychological Science, 9(6), 1185-1204.

Broadbent, D. E. (1958). Perception and communication. Oxford: Pergamon.

Brom, D., Stokar, Y., Lawi, C., Nuriel-Porat, V., Ziv, Y., Lerner, K. & Ross, G. (2017). Somatic experiencing for posttraumatic stress disorder: A randomized controlled outcome study. Journal of traumatic stress, 30(3), 304–312.

Bronisch, T., Hiller, W., Mombour, W. & Zaudig, M. (1995). IDCL-P Internationale Diagnosen Checkliste für Persönlichkeitsstörungen nach ICD-10 und DSM-IV. Bern: Huber.

Brown, F. J. & Hooper, S. (2009). Acceptance and commitment therapy (ACT) with a learning disabled young person experiencing anxious and obsessive thoughts. Journal of Intellectual Disabilities, 13 (3), 195–201.

Brown, J. F., Brown, M. Z. & Dibiasio, P. (2013). Treating individuals with intellectual disabilities and challenging behaviors with adapted dialectical behavior therapy. Journal of Mental Health Research in Intellectual Disabilities, 6 (4), 280–303.

Brown, K.W. & Ryan, R.M. (2004). Perils and promise in defining and measuring mindfulness: Observations from experience. Clinical Psychology: Science and Practice, 11, 242–248.

Brown, T. A. & Barlow, D. H. (2009). A proposal for a dimensional classification system based on the shared features of the DSM-IV anxiety and mood disorders: Implications for assessment and treatment. Psychological Assessment, 21 (3), 256–271.

Brüderl., L., Riessen, I. & Zens, C. (2021). Therapie-Tools Selbsterfahrung (2. Aufl.). Weinheim: Beltz.

Brunner, A. (1996). Widerstand in Psychotherapien. Eine explorative Untersuchung. Unveröffentlichte Diplomarbeit, Universität Bern.

Bschor, T. & Grüner, S. (2019). Psychiatrie fast (5. Aufl.). Grünwald: Börm Bruckmeier.

Buchholz, M. B. (2002). Der interpersonelle Charakter von Störungen. Psycho-Newsletter Nr. 1. http://dgpt.de/fileadmin/download/psychonewsletters/pnl-1.pdf [23.09.2016].

Budge, S. L., Adelson, J. L. & Howard, K. A. S. (2013). Anxiety and depression in transgender individuals: The roles of transition status, loss, social support, and coping. Journal of Consulting and Clinical Psychology, 81(3), 545–557.

Bühringer, G. (2008). Alcohol use disorders: Abstinence vs. controlled drinking. In H.-R. Kranzler & P. Korsmeyer (Eds.), Encyclopedia of drugs, alcohol, and addictive behavior (3rd ed., pp. 129–136). Woodbridge: Macmillan Reference.

Bundesinstitut für Arzneimittel und Medizinprodukte (bfarm) (2022). ICD-11. (https://www.bfarm.de/DE/Kodiersysteme/Klassifikationen/ICD/ICD-11/_node.html, Stand 11/2022.

Bundesverband Trans* (2018). Leitfaden Trans Gesundheit in der Art einer Patient_innenleitlinie zur Leitlinie: Geschlechtsinkongruenz, Geschlechtsdysphorie und Trans-Gesundheit: S3 Leitlinie zur Diagnostik, Beratung und Behandlung (AWMF-Registernr. 138/001).

Bundeszentrale für gesundheitliche Aufklärung (BZgA) (2011). Standards für die Sexualaufklärung in Europa – Rahmenkonzept für politische Entscheidungsträger, Bildungseinrichtungen, Gesundheitsbehörden, Expertinnen und Experten. https://www.bzga-whocc.de/fileadmin/user_upload/BZgA_Standards_German.pdf

Bur, O.T., Bielinski, L.L., Krauss, S., Häfliger, A., Guggisberg, J. et al. (2022). Working alliance and adherene mediate the effect of guidance in a web-based program for participants with mild to moderate depressive symptoms: A secondary mediation analysis. Internet Interventions, 30, 100593.

Burger, J., Epskamp, S., Van Der Veen, D. C., Dablander, F., Schoevers, R. A., Fried, E. I. & Riese, H. (2022). A clinical PREMISE for personalized models: Toward a formal integration of case formulations and statistical networks. Journal of Psychopathology and Clinical Science, 131(8), Article 8.

Burgess, M., Gill, M. & Marks, I. (1998). Postal self-exposure treatment of recurrent nightmares. Randomised controlled trial. The British Journal of Psychiatry, 172, 257–262.

Burian, R. (2015). Der Stahlhelm der Sozialisten. ACT im Konsiliardienst bei Patienten mit körperlichen Erkrankungen. In M. Waadt, J. Martz & A. Gloster (Hrsg.), Arbeiten mit der Akzeptanz- und Commitment-Therapie (ACT). Ein Fallbuch (S. 241–275). Bern: Hogrefe.

Burian, R. (2021). Implementierung von ACT als berufsgruppen-übergreifendes Therapiekonzept in klinischen Teams. In Romanczuk-Seiferth, N., Burian, R., & Diefenbacher, A. (Hrsg.), ACT in Klinik und Tagesklinik. Arbeiten mit der Akzeptanz- und Commitment-Therapie in multiprofessionellen Teams. (S. 52–59). Stuttgart: Kohlhammer.

Burlingame, G.M. & Strauss, B. (2021). Efficacy of small group treatment. Foundations for evidence based practice. In M. Barkham, W. Lutz & L.G. Castonguay (Eds.), Bergin and Garfields Hand-

book of Psychotherapy and Behavior Change (pp. 583-624). Hoboken: Wiley.
Burlingame, G.M., Whitcomb, K.E., Woodland, S.C., Olsen, J.A., Beecher, M. & Gleave, R. (2018). The effects of relationship and progress feedback in group psychotherapy using the Group Questionnaire and Outcome Questionnaire–45: A randomized clinical trial. Psychotherapy, 55(2), 116–131.
Burmeister, K., Chrysanthou, C., Pflügler, S. & Höschel, K. (2013). DBT-ACES: Die zweite Stufe der Behandlung mit Dialektisch-Behavioraler Therapie – erste Erfahrungen bei der Anwendung der zweiten Behandlungsstufe der Dialektisch-Behavioralen Therapie in Deutschland. Psychotherapie in Psychiatrie, Psychosomatischer Medizin und Klinischer Psychologie, 18, 133–149.
Burmeister, K., Höschel, K., von Auer, A. K., Reiske, S., Schweiger, U., Sipos, V. et al. (2014). Dialektisch Behaviorale Therapie – Weiterentwicklungen und empirische Evidenz. Psychiatrische Praxis, 41, 242–249.
Buruck, G. & Dörfel, D. (2018). Emotionsregulation in der Arbeit am Beispiel Rettungsdienst (iga.Report No. 37). Dresden.
Buruck, G., Brom, S. S., Horváth, I. & Richter P. (2014). Erhöhung von Kompetenzen der Emotionsregulierung bei Beschäftigten in der Altenpflege. Ergebnisse einer kontrollierten Studie. Bochum: 49. Kongress der Deutschen Gesellschaft für Psychologie.
Buruck, G., Dörfel, D., Kugler, J. & Brom, S.S. (2016). Enhancing well-being at work: The role of emotion regulation skills as personal resources. Journal of Occupational Health Psychology, 21(4), 480–493.
Buscemi, N., Vandermeer, B., Friesen, C., Bialy, L., Tubman, M., Ospina, M. et al. (2007). The efficacy and safety of drug treatments for chronic insomnia in adults: A meta-analysis of RCTs. Journal of General Internal Medicine, 22, 1335–1350.
Bustos, V.P., Bustos, S.S., Mascaro, A., Del Corral, G., Forte, A.J., Ciudad, P., Kim, E.A., Langstein, H.N. & Manrique, O.J. (2021). Regret after Gender-affirmation Surgery: A Systematic Review and Meta-analysis of Prevalence. Plastic and Reconstructive Surgery. Global Open, 9(3), e3477.
Butler, A. C., Chapman, J. E., Forman, E. M. & Beck, A. T. (2006). The empirical status of cognitive-behavioral therapy: A review of meta-analyses. Clinical Psychology Review, 26, 17–31.
Butler, J. (1988). Performative Acts and Gender Constitution: An Essay in Phenomenology and Feminist Theory. Theatre Journal, 40(4), 519–531.
Butler, R. (1963). The life review: An interpretation of reminiscence in the aged. Psychiatry, 26, 65–76.
Büttner, M. & Paschinger, K. (2018). Integrative psycho- und körpertherapeutische Behandlung von sexuellen Störungen nach sexuellen Gewalterfahrungen. In M. Büttner (Hrsg.), Sexualität und Trauma. Grundlagen und Therapie traumaassoziierter sexueller Störungen (S. 210–321). Stuttgart: Schattauer.
Buur, C., Zachariae, R., Komischke-Konnerup, K. et al. (2024). Risk factors for prolonged grief symptoms: A systematic review and meta-analysis. Clin Psychol Rev, 107, 102375.
Buwalda, F. M., Bouman T. K. & Duijn, M. A. J. (2006). Psychoeducation for hypochondriasis: A comparison of a cognitive-behavioural approach and a problem-solving approach. Behaviour Research and Therapy, 45, 887–899.
Buysse, D. J., Reynolds, C. F., Monk, T. H. & Berman, S. R. (1989). The Pittsburgh Sleep Quality Index: A new instrument for psychiatric practice and research. Psychiatry Research, 28, 193–213.
Byrne, S., Cobham, V. E., Richardson, M. & Imuta, K. (2023). Do parents enhance cognitive behavior therapy for youth Anxiety? An overview of systematic reviews over time. Clinical Child and Family Psychology Review, 26(3), 773–788.
Cahn, B. R. & Polich, J. (2006). Meditation states and traits: EEG, ERP, and neuroimaging studies. Psychological Bulletin, 132, 180–211.
Callesen, P., Reeves, D., Heal, C., & Wells, A. (2020). Metacognitive Therapy versus Cognitive Behaviour Therapy in Adults with Major Depression: A Parallel Single-Blind Randomised Trial. Scientific Reports, 10, 7878.
Cammin-Nowak, S., Helbig-Lang, S., Lang, T., Gloster, A. T., Fehm, L., Gerlach, A. L. et al. (2013). Specificity of homework compliance effects on treatment outcome in CBT: Evidence from a controlled trial on panic disorder and agoraphobia. Journal of Clinical Psychology, 69, 616–629.
Campbell, D.T. & Fiske, D.W. (1959). Convergent and discriminant validation by the multi-trait-multimethod matrix. Psychological Bulletin, 56(2), 81–105.
Cardy, J., Waite, P., Cocks, F. & Creswell, C. (2020). A Systematic review of parental involvement in cognitive behavioural therapy for adolescent anxiety disorders. Clinical Child and Family Psychology Review, 23(4), 483–509.
Carey, B. (23.2011). Expert on Mental Illness Reveals Her Own Fight. The New York Times. https://www.nytimes.com/2011/06/23/health/23lives.html
Carlbring, P., Andersson, G., Cuijpers, P., Riper, H., Hedman-Lagerlöf, E. (2018). Internet-based vs. face-to-face cognitive behavior therapy for psychiatric and somatic disorders: an updated sys-

tematic review and meta-analysis. Cognitive Behaviour Therapy, 47(1), 1-18.
Carlson, C. R. & Hoyle, R. H. (1993). Efficacy of abbreviated progressive muscle relaxation training: A quantitative review of behavioral medicine research. Journal of Consulting and Clinical Psychology, 61 (6), 1059–1067.
Carter, J. D., McIntosh, V. V., Jordan, J., Porter, R. J., Frampton, C. M. & Joyce, P.R. (2013). Psychotherapy for depression: a randomized clinical trial comparing schema therapy and cognitive behavior therapy. Journal of affective disorders, 151(2), 500–505.
Carver, C. S. & Scheier, M. F. (1998). On the self-regulation of behavior. Cambridge: Cambridge University Press.
Carver, C. S. & Scheier, M. F. (2002). Control processes and self-organization as complementary principles underlying behavior. Personality and Social Psychology Review, 6, 304–315.
Casement, M. D. & Swanson, L. M. (2012). A meta-analysis of imagery rehearsal for post-trauma nightmares: Effects on nightmare frequency, sleep quality, and posttraumatic stress. Clinical Psychology Review, 32, 566–574.
Caspar, F. & Berger, T. (2011). Allgemeine Psychotherapie. In B. Dulz, S. C. Herpertz, O. F. Kernberg & U. Sachse (Hrsg.), Handbuch der Borderline-Störungen (2. Aufl., S. 667–680). Stuttgart: Schattauer.
Caspar, F. & Ecker, S. (2008). Treatment of an avoidant patient with comorbid psychopathology: A plan analysis perspective. Journal of Clinical Psychology, 64 (2), 139–153.
Caspar, F. (1987). Problemanalyse in der Psychotherapie: Bestandsaufnahme und Perspektiven. Tübingen: dgvt.
Caspar, F. (1993). Widerstand. In A. Schorr (Hrsg.), Handwörterbuch der Angewandten Psychologie (S. 731–735). Bonn: Deutscher Psychologen Verlag.
Caspar, F. (1997). What goes on in a psychotherapist´s mind. Psychotherapy Research, 7 (2), 105–125.
Caspar, F. (1998). Selbsterfahrung und Psychotherapie als kreatives Handeln. In H. Lieb (Hrsg.), Selbsterfahrung für Psychotherapeuten (S. 69–90). Göttingen: Verlag für Angewandte Psychologie.
Caspar, F. (2002). Das Impact Message Inventory von Kiesler. In E. Brähler, J. Schumacher & B. Strauss (Hrsg.), Diagnostische Verfahren in der Psychotherapie (S. 214–216). Göttingen: Hogrefe.
Caspar, F. (2007). »Das kriegen wir schon hin!« – Überlegungen zur therapeutischen Beziehung. Verhaltenstherapie & psychosoziale Praxis, 39 (2), 321–333.
Caspar, F. (2008). Motivorientierte Beziehungsgestaltung – Konzept, Voraussetzungen bei den Patienten und Auswirkungen auf Prozess und Ergebnisse. In M. Hermer & B. Röhrle (Hrsg.), Handbuch der therapeutischen Beziehung, Bd 1: Allgemeiner Teil (S. 527–558). Tübingen: dgvt.
Caspar, F. (2009). Therapeutisches Handeln als individueller Konstruktionsprozess. In J. Margraf & S. Schneider (Hrsg.), Lehrbuch der Verhaltenstherapie. Band 1 (S. 213–225). Heidelberg: Springer.
Caspar, F. (2013). Beziehungsgestaltung. In M. Belz, F. Caspar & E. Schramm (Hrsg.), Therapieren mit CBASP (S. 233–250). München: Elsevier.
Caspar, F. (2016). Selbstregulation. In Herpertz, S.C., Caspar, F., & Lieb, K. (Hrsg.), Psychotherapie. Funktions- und störungsorientiertes Vorgehen (S. 245-255). München: Elsevier.
Caspar, F. (2017) Professional expertise in psychotherapy. In: Castonguay LG, Hill CE (Hrsg) How and why are some therapists better than others? Understanding therapist effects, S. 193–214. American Psychological Association.
Caspar, F. (2017). Emotionen und Plananalyse. VPP, 49(3), 575–586.
Caspar, F. (2018). Beziehungen und Probleme verstehen. Eine Einführung in die psychotherapeutische Plananalyse. (4. Aufl.). Göttingen: Hogrefe.
Caspar, F. (2021). Kognitionen und der Berner Ansatz. Schwerpunktheft zum 100. Geburtstag von A.T. Beck. Verhaltenstherapie & psychosoziale Praxis, 53(3), 593–607.
Caspar, F. (2023). Über die Herausforderung von Komplexität und Ungewissheit. Vortrag auf den 73. Lindauer Psychotherapiewochen, 09. bis 21. April 2023 in Lindau. Als Video: https://auditorium-verlag.de/detailview?no=44264
Caspar, F. (2024a). A longitudinal view of an approach to responsiveness: Principles followed and lessons learned. Psychotherapy Research, 34(8), 1019–1034.
Caspar, F. (2024b). Responsivität. Die Psychotherapie, 69, 40–48.
Caspar, F. (Hrsg.). (1996). Psychotherapeutische Problemanalyse. Tübingen: dgvt.
Caspar, F., Berger, T., grosse Holtforth, M., et al. (2023). The impact of integrating emotion focused components into psychological therapy: A randomized controlled trial. Journal of Clinical Psychology, 79, 296–315.
Caspar, F., Deisenhofer, A.-K., Evers, O., Laireiter, A.-R., Lutz, W., Prinz, J., Rief, W., Strauß, B. & Taubner, S. (2021). Psychotherapeutische Kompetenzen. In W. Rief, E. Schramm & B. Strauß (Hrsg.), Psychotherapie – Ein kompetenzorientiertes Lehrbuch (S. 3–29). München: Elsevier.
Caspar, F., Grossmann, C., Unmüssig, C. & Schramm, E. (2005). Complementary therapeutic relationship: Therapist behavior, interpersonal

patterns, and therapeutic effects. Psychotherapy Research, 15, 91–102.
Caspar, F., Rothenfluh, T. & Segal, Z. V. (1992). The appeal of connectionism for clinical psychology. Clinical Psychology Review, 12, 719–762.
Caspar, F. (2023c). Responsivität [Responsiveness]. Die Psychotherapie, 69(1), 40–48.
Castonguay, L. G. (2000). A common factors approach to psychotherapy training. Journal of Psychotherapy Integration, 10 (3), 263–282.
Castonguay, L. G., Nelson, D. L., Boutselis, M. A., Chiswick, N. R., Damer, D. D., Hemmelstein, N. A. et al. (2010). Psychotherapists, researchers, or both? A qualitative analysis of psychotherapists' experiences in a practice research network. Psychotherapy: Theory, Research, Practice, Training, 47 (3), 345–354.
Castonguay, L., Boswell, J. F., Caspar, F., Friedlander, M. L., Gómez, B., Hayes, A. M., Holtforth, M. g., Messer, S. B., Newman, M. G. & Strauss, B. M. (2023). What competencies should therapists acquire and how should they acquire them? In L. G. Castonguay & C. E. Hill (Eds.), Becoming better psychotherapists: Advancing training and supervision (pp. 13–29). American Psychological Association.
Chadwick, P. (2006). Person based cognitive theory for distressing psychosis. Chichester: Wiley.
Chadwick, P., Birchwood, M. & Trower, P. (1996). Cognitive therapy for delusions, voices and paranoia. Chichester: Wiley.
Chadwick, P., Newman-Taylor, K. & Abba, N. (2005). Mindfulness groups for people with psychosis. Behavioural and Cognitive Psychotherapy, 33, 351–359.
Chakhssi, F., Kersten, T., de Ruiter, C. & Bernstein, D. P. (2014). Treating the untreatable: A single case study of a psychopathic impatient treated with schema therapy. Psychotherapy, 51 (3), 447–61.
Charles, A. (2017). Migraine. New England Journal of Medicine, 377(17), 1698-1699.
Charles, S. T. & Carstensen, L. L. (2010). Social and emotional aging. Annual Review of Psychology, 61, 383–409.
Chase, B. W., Cornille, T. A. & English, R. W. (2000). Life satisfaction among persons with spinal cord injuries. Journal of Rehabilitation, 66 (3), 14–20.
Chatterton, M. L., Stockings, E., Berk, M., Barendregt, J. J., Carter, R., & Mihalopoulos, C. (2017). Psychosocial therapies for the adjunctive treatment of bipolar disorder in adults: network meta-analysis. The British Journal of Psychiatry, 210(5), 333–341.
Chaudhary, U., Birbaumer, N., Curado, M. R. (2015). Brain-machine interface (BMI) in paralysis. Annals of Physical and Rehabilitation Medicine, 58, 9–13.
Cheng, C., Lau, Y.-C., Chan, L. & Luk, J. W. (2021). Prevalence of social media addiction across 32 nations: Meta-analysis with subgroup analysis of classification schemes and cultural values. Addictive Behaviors, 117, 106845.
Cheng, Y., Fang, Y., Zheng, J., Guan, S., Wang, M. & Hong, W. (2024). The burden of depression, anxiety and schizophrenia among the older population in ageing and aged countries: An analysis of the Global Burden of Disease Study 2019. General Psychiatry, 37 (1), e101078.
Chida, Y. & Steptoe, A. (2009). The association of anger and hostility with future coronary heart disease. A meta-analytic review of prospective evidence. Journal of the American College of Cardiology, 53 (11), 936–946.
Chiesa, A. & Serretti, A. (2010). A systematic review of neurobiological and clinical features of mindfulness meditations. Psychological Medicine, 40, 1239–1252.
Chivers, M. L., & Brotto , L. A. (2017). Controversies of women's sexual arousal and desire. European Psychologist, 22, 5–26.
Chmielewski, F. & Hanning, S. (2021). Therapie-Tools Selbstwert. Weinheim: Beltz.
Choi, W. S., Woo, Y. S., Wang, S. M., Lim, H. K. & Bahk, W. M. (2022). The prevalence of psychiatric comorbidities in adult ADHD compared with non-ADHD populations: A systematic literature review. PLoS One, 17(11), e0277175. https://doi.org/10.1371/journal.pone.0277175
Chorpita, B. F. & Barlow, D. (1998). The development of anxiety: The role of control in the early environment. Psychological Bulletin, 124 (1), 3–21.
Chow, D. L., Miller, S. D., Seidel, J. A., Kane, R. T., Thornton, J. A. & Andrews, W. P. (2015). The role of deliberate practice in the development of highly effective psychotherapists. Psychotherapy, 52(3), 337–345.
Ciarrochi, J. V. & Bailey, A. (2010). Akzeptanz- und Commitmenttherapie in der KVT. Weinheim: Beltz.
Clark, D. A., Beck, A. T. & Alford, B. A. (1999). Scientific foundations of cognitive therapy and therapy of depression. New York: Wiley.
Clark, D. M., Ehlers, A., Hackmann, A., McManus, F., Fennell, M., Grey, N. et al. (2006). Cognitive therapy versus exposure and applied relaxation in social phobia: A randomized controlled trial. Journal of Consulting and Clinical Psychology, 74 (3), 568.
Clark, D. M., Salkovskis, P. M., Hackmann, A., Wells, A., Fennell, M., Ludgate, J. et al. (1998). Two psychological treatments for hypochondriasis. British Journal of Psychiatry, 173, 218–225.
Clark, D.A. (2020). Cognitive-Behavioral Therapy for OCD and Its Subtypes. New York: Guilford.

Clark, L. A., Shapiro, J. L., Daly, E., Vanderbleek, E. N., Oiler, M. R. & Harrison, J. (im Druck). Empirically validated diagnostic and assessment methods. In W. J. Livesley (Ed.), Handbook of personality disorders (2nd ed.). New York: Guilford.

Clark, L.A., Corona-Espinosa, A., Khoo, S., Kotelnikova, Y., Levon-Aspenson, H.F., Serapio-Garcia, G. & Watson, D. (2021). Preliminary Scales for ICD-11 Personality Disorder: Self and Interpersonal Dysfunction Plus Five Personality Disorder Trait Domains. Frontiers in Psychology, 12.

Clarkin, J. F., Yeomans, F. E. & Kernberg, O. F. (2001). Psychotherapie der Borderline-Persönlichkeit. Manual zur psychodynamischen Therapie. Stuttgart: Schattauer.

Clayton, S. (2021). Climate Change and Mental Health. Current Environmental Health Reports, 8(1), 1–6.

Cleckley, H. M. (1976). The mask of sanity (5th ed.). St. Louis, MO: Mosby.

Clement, U. (1998). Sexualität in der systemischen Therapie. Familiendynamik, 23 (4), 366–376.

Clement, U. (2004). Systemische Sexualtherapie. Stuttgart: Klett-Cotta.

Cloitre, M., Cohen, L.R. & Koenen, K.C. (2014). Sexueller Missbrauch und Misshandlung in der Kindheit: Ein Therapieprogramm zur Behandlung komplexer Traumafolgen. Göttingen: Hogrefe.

Cohen, Z. D., Delgadillo, J. & DeRubeis, R. (2021). Personalized treatment approaches. In M. Barkham, W. Lutz & L.G. Castonguay (Eds.), Bergin and Garfield's handbook of psychotherapy and behavior change (S. 673–703). Hoboken: Wiley.

Coid, J., Yang, M., Tyrer, P., Roberts, A. & Ullrich, S. (2006). Prevalence and correlates of personality disorder in Great Britain. British Journal of Psychiatry, 188, 423–431.

Coid, J., Yang, M., Ullrich, S., Roberts, A. & Hare, R. D. (2009). Prevalence and correlates of psychopathic traits in the household population of Great Britain. International Journal of Law and Psychiatry, 32, 65–73.

Collard, J. (2024). Use of self-practice/self-reflection (SP/SR) exercises for competency-based training and assessment in CBT. The Cognitive Behaviour Therapist, 17, e1.

Colloca, L. & Benedetti, F. (2009). Placebo analgesia induced by social observational learning. Pain, 144 (1–2), 28–34.

Colloca, L. (2014). Placebo, nocebo, and learning mechanisms. In F. Benedetti, P. Enck, E. Frisaldi & M. Schedlowski (Eds.), Handbook of experimental pharmacology (pp. 17–35). New York: Springer.

Comtois, K. A., Kerbrat, A. H., Atkins, D. C., Harned, M. S. & Elwood, L. (2010). Recovery from disability for individuals with borderline personality disorder: A feasibility trial of DBT-ACES. Psychiatric Services, 61, 1106–1111.

Conrad, A. (2010). Nebenwirkungen von Psychotherapie aus Klientensicht. Vortrag auf dem 26. dgvt-Kongress für Klinische Psychologie, Psychotherapie und Beratung Berlin, 5.–9. März 2010.

Cook, J. M., Schnurr, P. P. & Foa, E. B. (2004). Bridging the gap between posttraumatic stress disorder research and clinical practice: The example of exposure therapy. Psychotherapy: Theory/Research/Practice/Training, 41 (4), 374–387.

Cooke, D. J., Michie, C., Hart, S. D. & Clark, D. A. (2004). Reconstructing psychopathy: clarifying the significance of antisocial and socially deviant behavior in the diagnosis of psychopathic personality disorder. Journal of Personality Disorders, 18 (4), 337–357.

Cooper, K., Gregory, J. D., Walker, I., Lambe, S., & Salkovskis, P. M. (2017). Cognitive behaviour therapy for health anxiety: Asystematic review and meta-analysis. Behavioural and Cognitive Psychotherapy, 45, 110–123.

Cooper, M. J., Todd, G. & Turner, H. (2007). The effects of using imagery to modify core beliefs: An experimental pilot study. Journal of Cognitive Psychotherapy, 21, 117–122.

Corrigan, P.W., Larson, J. E. & Rüsch, N. (2009). Self-stigma and the «why try" effect: impact on life goals and evidence-based practices. World Psychiatry, 8, 75–81.

Cramer, A. O. J., Waldorp, L. J., Van Der Maas, H. L. J. & Borsboom, D. (2010). Comorbidity: A network perspective. Behavioral and Brain Sciences, 33(2–3), Article 2–3.

Crane, C., Crane, R. S., Eames, C., Fennell, M. J. V., Silverton, S., Williams, J. M. G. & Barnhofer, T. (2014). The effects of amount of home meditation practice in mindfulness-based cognitive therapy on hazard of relapse to depression in the staying well after depression trial. Behaviour Research and Therapy, 63, 17–24.

Cranston, C. C., Davis, J. L., Rhudy, J. L. & Favorite, T. K. (2011). Replication and expansion of «Best practice guide for the treatment of nightmare disorder in adults". Journal of Clinical Sleep Medicine, 7, 549–553.

Craske, M. (2015). Optimizing exposure therapy for anxiety disorders: An inhibitory learning and inhibitory regulation approach. Verhaltenstherapie, 25, 134–143.

Craske, M. G., Kircanski, K., Zelikowsky, M., Mystkowski, J., Chowdhury, N., Baker, A. (2008). Optimizing inhibitory learning during exposure therapy. Behavior Research and Therapy, 46, 5–27.

Craske, M.G., Treanor, M., Conway, C., Zbozinek, T. & Vervliet, B. (2014). Maximizing Exposure Therapy: An Inhibitory Learning Approach. Behavior Research and Therapy, 58, 10–23.
Cuijpers P., van Straten, A. & Warmerdam, L. (2007a). Problem solving therapies for depression: A meta-analysis. European Psychiatry, 22, 9–15.
Cuijpers, P., Donker, T., Weissman, M. M., Ravitz, P. & Cristea, I. A. (2016). Interpersonal psychotherapy for mental health problems: A comprehensive meta-analysis. American Journal of Psychiatry, 173 (7), 680–687.
Cuijpers, P., Geraedts, A. S., van Oppen, P., Andersson, G., Markowitz, J. C. & van Straten, A. (2011). Interpersonal psychotherapy for depression: A meta-analysis. American Journal of Psychiatry, 168 (6), 581–592.
Cuijpers, P., Karyotaki, E., Eckshtain, D., Ng, M. Y., Corteselli, K. A., Noma, H., Quero, S. & Weisz, J. R. (2020). Psychotherapy for Depression Across Different Age Groups: A Systematic Review and Meta-analysis. JAMA Psychiatry, 77(7), 694–702.
Cuijpers, P., Karyotaki, E., Harrer, M. & Stikkelbroek, Y. (2023). Individual behavioral activation in the treatment of depression: A meta analysis. Psychotherapy Research, 33(7), 886–897.
Cuijpers, P., Karyotaki, E., Pot, A. M., Park, M. & Reynolds, C. F. (2014a). Managing depression in older age: Psychological interventions. Maturitas, 79, 160–169.
Cuijpers, P., Miguel, C., Ciharova, M., Harrer, M., Basic, D., Cristea, I. A., ... & Karyotaki, E. (2024). Absolute and relative outcomes of psychotherapies for eight mental disorders: A systematic review and meta-analysis. World Psychiatry, 23(2), 267–275.
Cuijpers, P., Munoz, R. F., Clarke, G. N. & Lewinsohn, P. M. (2009). Psychoeducational treatment and prevention of depression: The 'coping with depression' course thirty years later. Clinical Psychology Review, 29, 449–458.
Cuijpers, P., Noma, H., Karyotaki, E., Vinkers, C. H., Cipriani, A.,& Furukawa, T. A. (2020). A network meta-analysis of the effectscof psychotherapies, pharmacotherapies and their combination in the treatment of adult depression. World Psychiatry, 19(1), 92–107.
Cuijpers, P., Quero, S., Noma, H. et al. (2021). Psychotherapies for depression: A network meta-analysis covering efficacy, acceptability and long-term outcomes of all main treatment types. World Psychiatry, 20, 283–293.
Cuijpers, P., Reijnders, M., & Huibers, M. J. H. (2019). The role of common factors in psychotherapy outcomes. Annual Review of Clinical Psychology, 15, 207–231.
Cuijpers, P., van Straten, A. & Andersson, G. (2008). Psychotherapy for depression in adults: A meta-analysis of comparative outcome studies. Journal of Consulting and Clinical Psychology, 76 (6), 909–922.
Cuijpers, P., van Straten, A. & Warmerdam, L. (2007b). Behavioral activation treatments of depression: A meta-analysis. Clinical Psychology Review, 27 (3), 318–326.
Cuijpers, P., van Straten, A., Hollon, S. D. & Andersson, G. (2010a). The contribution of active medication to combined treatments of psychotherapy and pharmacotherapy for adult depression: A meta-analysis. Acta Psychiatrica Scandinavica, 121, 415–423.
Cuijpers, P., van Straten, A., Schuurmans, J., van Oppen, P., Hollon, S. D. & Andersson, G. (2010b). Psychotherapy for chronic major depression and dysthymia: A meta-analysis. Clinical Psychological Review, 30 (1), 51–62.
Cuijpers, P., Weitz, E., Twisk, J., Kuehner, C., Cristea, I., David, D. et al. (2014b). Gender as predictor and moderator of outcome in cognitive behavior therapy and pharmacotherapy for adult depression: An „individual patient data" meta-analysis. Depression and Anxiety, 31 (11), 941–951.
Cuijpers, P., Quero, S., Noma, H., Ciharova, M., Miguel, C., Karyotaki, E., Cipriani, A., Cristea, I.A. & Furukawa, T.A. (2021) Psychotherapies for depression: a network meta-analysis covering efficacy, acceptability and long-term outcomes of all main treatment types. World Psychiatry 20(2):283–293
Currier, J. M., Neimeyer, R. A. & Berman, J. S. (2008). The effectiveness of psychotherapeutic interventions for bereaved persons: A comprehensive quantitative Review. Psychological Bulletin, 134 (5), 648–661.
Curtis, J. & Silberschatz, G. (1996). Strukturierte psychodynamische Fallkonzeptionen: Der Mt. Zion Ansatz. In F. Caspar (Hrsg.), Psychotherapeutische Problemanalyse (S. 303–313). Tübingen: dgvt.
Cuthbert, B. (2022). Research Domain Criteria (RDoC): Progress and Potential. Current Directions in Psychological Science, 31(2).
D'Amelio, R. (2009). Coaching. In R. D'Amelio, W. Retz, A. Philipsen & M. Rösler (Hrsg.), Psychoedukation und Coaching. ADHS im Erwachsenenalter (S. 129–148). München: Elsevier.
D'Zurilla T. J & Goldfried, M. R. (1971). Problem solving and behavior modification. Journal Of Abnormal Psychology, 78, 107–126.
D'Zurilla, T. J. & Nezu, A. M. (2010). Problem-solving therapy. In K. S. Dobson (Ed.), Handbook of Cognitive-behavioral Therapies (pp. 197–225). New York: Guilford.

D'Zurilla, T. J., Nezu, A. M. & Maydeu-Olivares, A. (2002). Social Problem-Solving Inventory – Revised (SPSI-R): Manual. North Tonawanda: Multi-Health Systems.

Dahl, J., Luciano, C. & Wilson, K. G. (2005). Acceptance and commitment therapy for chronic pain. Oakland, CA: New Harbinger.

Daig, I., Bermpohl, F. & Kienast, T. (2011). Psychotherapie von Patienten mit Borderline Persönlichkeitsstörung und Abhängigkeitserkrankung. Sucht, 57, 363–371.

Damasio, A. R. (1995). Descartes' Irrtum. Fühlen, Denken und das menschliche Gehirn. München: List.

Dambacher, C. & Samaan, M. (2020). Akzeptanz- und Commitmenttherapie in der Gruppe. Weinheim: Beltz.

Dammann, G., Zimmermann, J., Hörz-Sagstetter, S. & Benecke, C. (2016). Inventar der Persönlichkeitsorganisation. In K. Geue, B. Strauß & E. Brähler (Hrsg.), Diagnostische Verfahren in der Psychotherapie (3. Aufl., S. 288–294). Göttingen: Hogrefe.

Davies, H., Fox, J., Naumann, U., Treasure, J., Schmidt, U. & Tchanturia, K. (2012). Cognitive remediation and emotion skills training for anorexia nervosa: an observational study using neuropsychological outcomes. European Eating Disorders Review, 20(3), 211–217.

de Graaf, R., Bijl, R., Spijker, J., Beekman, A. T. F. & Vollebergh, W. A. M. (2003). Temporal sequencing of lifetime mood disorders in relation to comorbid anxiety and substance use disorders. Social Psychiatry and Psychiatric Epidemiology, 38, 1–11.

de Shazer, S. (2012). Der Dreh. Überraschende Wendungen und Lösungen in der Kurzzeittherapie. Heidelberg: Carl Auer.

de Zwaan, M., Gruss, B., Müller, A., Graap, H., Martin, A., Glaesmer, H. et al. (2012). The estimated prevalence and correlates of adult ADHD in a German community sample. European Archives of Psychiatry Clinical Neuroscience, 262, 79–86.

de Zwaan, M., Herpertz, S., Zipfel, S., Svaldi, J., Friederich, H. C., Schmidt, F., Mayr, A., Lam, T., Schade-Brittinger, C. & Hilbert, A. (2017). Effect of internet-based guided self-help vs individual face-to-face treatment on full or subsyndromal binge eating disorder in overweight or obese patients: The INTERBED randomized clinical trial. JAMA Psychiatry, 74(10), 987-995.

Deisenhofer, A.K., Barkham, M., Beierl, E.T. et al. (2024). Implementing precision methods in personalizing psychological therapies: Barriers and possible ways forward. Behaviour research and therapy, 172, 104443.

Dekker, J., Stauder, A. & Penedo, F. J. (2016). Proposal for an Update of the Definition and Scope of Behavioral Medicine. International Journal of Behavioral Medicine.

Delgadillo, J. & Lutz, W. (2020). A Development Pathway Towards Precision Mental Health Care. JAMA psychiatry, 77(9), 889–890.

Delgadillo, J., Ali, S., Fleck, K., Agnew, C., Southgate, A., Parkhouse, L., Cohen, Z.D., de Rubeis, R.J. & Barkham, M. (2022). Stratified care vs stepped care for depression: A cluster randomized clinical trial. JAMA psychiatry, 79(2), 101–108.

Delgadillo, J., Rubel, J. & Barkham, M. (2020). Towards personalized allocation of patients to therapists. Journal of Consulting and Clinical Psychology, 88(9), 799–808.

Delmo, C., Weiffenbach, O., Gabriel, M., Stadler, C., & Poustka, F. (2001). Diagnostisches interview kiddie-sads-present and lifetime version (K-SADS-PL). 5. Auflage der deutschen Forschungsversion, erweitert um ICD-10-Diagnostik. Frankfurt: Klinik für Psychiatrie und Psychotherapie des Kindes-und Jugendalters.

Demir, S., Schwarz, F. & Kaiser, T. (2022). Therapy from my point of view: A case illustration of routine outcome monitoring and feedback in psychotherapeutic interventions. Journal of Clinical Psychology, 78(10), 2029–2040.

Demmert, A. & Fassbinder, E. (2021). Therapie-Tools Schematherapie in der Gruppe. Weinheim: Beltz.

Demontis, D., Walters, G. B., Athanasiadis, G., Walters, R., Therrien, K., Nielsen, T. T., et al. (2023). Genome-wide analyses of ADHD identify 27 risk loci, refine the genetic architecture and implicate several cognitive domains. Nature Genetics, 55, 198–208.

Denny, B. T. & Ochsner, K. N. (2014). Behavioral effects of longitudinal training in cognitive reappraisal. Emotion, 14(2), 425.

DeRubeis, R. J. & Crits-Christoph, P. (1998). Empirically supported individual and group psychological treatments for adult mental disorders. Journal of Consulting and Clinical Psychology, 66 (1), 37–52.

DeRubeis, R. J., Hollon, S. D., Amsterdam, J. D., Shelton, R. C., Young, P. R., Salomon, R. M. et al. (2005). Cognitive therapy vs medications in the treatment of moderate to severe depression. Archives of General Psychiatry, 62, 409–416.

Detweiler-Bedell, J. B. & Whisman, M. A. (2005). A lesson in assigning homework: Therapist, client and task characteristics in cognitive therapy for depression. Professional Psychology: Research and Practice, 36, 219–223.

Deutsche Gesellschaft für Bipolare Störungen (DGBS) & Deutsche Gesellschaft für Psychiatrie und Psychotherapie, Psychosomatik und Nervenheilkunde (DGPPN) (Hrsg.). (2012). S3-Leitlinie zur Diagnostik und Therapie Bipolarer Störun-

gen. https://www.dgppn.de/fileadmin/user_upload/_medien/download/pdf/kurzversion-leitlinien/s3-leitlinie-bipolar.pdf [21.09.2016].
Deutsche Gesellschaft für Neurologie (DGN) (Hrsg.). (2012). Diagnostik und Therapie der erektilen Dyfunktion. http://www.dgn.org/images/red_leitlinien/LL_2014/PDFs_Download/030112_DGN_LL_Erektile_Dysfunktion_final.pdf [21.09.2016].
Deutsche Gesellschaft für Psychiatrie und Psychotherapie, Psychosomatik und Nervenheilkunde (DGPPN) (Hrsg.). (2009). S2-Praxisleitlinien in Psychiatrie und Psychotherapie. Behandlungsleitlinie Persönlichkeitsstörungen (Bd. 1). Heidelberg: Springer.
Deutsche Gesellschaft für Psychiatrie und Psychotherapie, Psychosomatik und Nervenheilkunde (DGPPN) (Hrsg.). (2013). S3-Leitlinie Psychosoziale Therapien bei schweren psychischen Erkrankungen. Heidelberg: Springer.
Deutsche Gesellschaft für Psychiatrie und Psychotherapie, Psychosomatik und Nervenheilkunde (DGPPN) (Hrsg.). (2019). S3-Praxisleitlinien in Psychiatrie und Psychotherapie. Behandlungsleitlinie Schizophrenie (Bd. 1). Heidelberg: Springer.
Deutsche Gesellschaft für Psychiatrie und Psychotherapie, Psychosomatik und Nervenheilkunde (DGPPN) (Hrsg.). (2022a). S3-Leitlinie Zwangsstörungen. Heidelberg: Springer.
Deutsche Gesellschaft für Psychiatrie und Psychotherapie, Psychosomatik und Nervenheilkunde e.V. (DGPPN) (Hrsg.) (2022b). S3-Leitlinie Borderline-Persönlichkeitsstörung. Version 2.0 vom 14.11.2022. (https://www.awmf.org/leitlinien, Zugriff am 31.05.2023).
Deutsche Gesellschaft für Psychiatrie und Psychotherapie, Psychosomatik und Nervenheilkunde (DGPPN), Bundesärztekammer (BÄK), Kassenärztliche Bundesvereinigung (KBV), Arbeitsgemeinschaft der Wissenschaftlichen Medizinischen Fachgesellschaften e. V. (AWMF) (Hrsg.). (2022). S3-Leitlinie/Nationale Versorgungsleitlinie. Unipolare Depression (3. Aufl.). Heidelberg: Springer.
Deutsche Gesellschaft für Psychiatrie und Psychotherapie, Psychosomatik und Nervenheilkunde (DGPPN) (2024). DGPPN-Referat „Psychoedukation". URL: https://www.dgppn.de/die-dgppn/referate/psychoedukation.html
Deutsche Gesellschaft für Psychiatrie und Psychotherapie, Psychosomatik und Nervenheilkunde e.V. (DGPPN) (Hrsg.) (2022). S3-Leitlinie Borderline-Persönlichkeitsstörung. Version 2.0 vom 14.11.2022. (https://www.awmf.org/leitlinien, Zugriff am 31.05.2023.
Deutsches Institut für Medizinische Dokumentation und Information (2015). ICD-10-GM (Internationale statistische Klassifikation der Krankheiten und verwandter Gesundheitsprobleme, 10. Revision, German Modification). URL: http://www.dimdi.de/static/de/klassi/icd-10-gm/kodesuche/onlinefassungen/htmlgm2016/index.htm [21.09.2016]
Deutsches Institut für Medizinische Dokumentation und Information (DIMDI) (2017). Architektur der ICD-11. URL: www.dimdi.de [22.05.2023].
DGPPN (Hrsg.). (2019). S3-Leitlinie Schizophrenie—Langfassung. Version 1.0, zuletzt geändert am 15. März 2019. https://www.awmf.org/leitlinien/detail/ll/038-009.html
Dickhaut, V. & Arntz, A. (2013). Combined group and individual schema therapy for borderline personality disorder: A pilot study. Journal of Behavior Therapy and Experimental Psychiatry, 45, 242–251.
Diedrich, A., Grant, M., Hofmann, S. G., Hiller, W. & Berking, M. (2014). Self-compassion as an emotion regulation strategy in major depressive disorder. Behaviour Research and Therapy, 58, 43–51.
Diedrich, A., Hofmann, S. G., Cuijpers, P. & Berking, M. (2016). Self-compassion enhances the efficacy of explicit cognitive reappraisal as an emotion regulation strategy in individuals with major depressive disorder. Behaviour Research and Therapy, 82, 1–10.
Diel, F. & Gibis, B. (2017). QEP-Manual Manual für Psychotherapeuten zur professionellen Praxisorganisation. Köln: Deutscher Ärzteverlag.
Dilling, H. & Freyberger, H. (2013). Taschenführer zur ICD-10-Klassifikation psychischer Störungen. Bern: Huber.
Dilling, H., Mombour, W. & Schmidt, M. H. (2005). Internationale Klassifikation psychischer Störungen. ICD-10 Kapitel V (F). Klinisch-diagnostische Leitlinien (5. Aufl.). Bern: Huber.
Dilling, H., Mombour, W., Schmidt, M. H. & Schulte-Markwort, E. (Hrsg.). (2004). Internationale Klassifikation psychischer Störungen: ICD-10 Kapitel V (F) – Diagnostische Kriterien für Forschung und Praxis (3. Aufl.). Bern: Huber.
Dimidjian, S., Barrera, M., Jr., Martell, C., Munoz, R. F. & Lewinsohn, P. M. (2011). The origins and current status of behavioral activation treatments for depression. Annual Review of Clinical Psychology, 7, 1–38.
Dinkel, A. (2015). Progredienzangst und spezifische krankheitsbezogene Ängste. In W. Rief & P. Henningsen (Hrsg.), Psychosomatik & Verhaltensmedizin (S. 79–84). Stuttgart: Schattauer.
Dippel, N., Christiansen, H. & Brakemeier, E.-L. (2023). CBASP@YoungAge. Behandlungsprogramm für Depressionen im Kindes- und Jugendalter. Mit E-Book inside und Arbeitsmaterial. Beltz: Weinheim.
Dippel, N., In-Albon, T., Schneider, S., Christiansen, H. & Brakemeier, E.-L. (2022). Investigating the

feasibility and effectiveness of a modular treatment program for children and adolescents with depression and interpersonal problems: study protocol of a quasi-experimental pilot feasibility trial (CBASP@YoungAge). Pilot and feasibility studies, 8(1), 145.
Dippel, N., Szota, K., Cuipers, P., Christiansen, H. & Brakemeier, E.-L. (2022). Family involvement in psychotherapy for depression in children and adolescents: Systematic review and meta-analysis. Psychology and Psychotherapy: Theory, Research and Practice. 95(3), 656–679.
Dippel, N., Zimmermann, J., Brakemeier, E.-L. & Christiansen, H. (2023). Capturing Impact Messages in Parent-Child Interactions: Adapting and Validating the Impact Message Inventory. European Journal of Psychological Assessment, 0(0).
Dirksmeier, C. (1991). Erfassung von Problemlösefähigkeit: Konstruktion und erste Validierung eines diagnostischen Inventars. Münster: Waxmann.
Ditrich, I., Philipsen, A. & Matthies, S. (2021). Borderline personality disorder (BPD) and attention deficit hyperactivity disorder (ADHD) revisited – A review-update on common grounds and subtle distinctions. Borderline Personality Disorder and Emotion Dysregulation, 8(1), 22.
Ditzen, B. & Ehlert, U. (2014). Stress und stressabhängige körperliche Störungen. In D. Vaitl & F. Petermann (Hrsg.), Entspannungsverfahren. Das Praxishandbuch (3. Aufl., S. 175–189). Weinheim: Beltz.
Division 12 American Psychological Association. (2015). Emotion-focused therapy for depression. URL: http://www.div12.org/psychological-treatments/treatments/emotion-focused-therapy-for-depression/ [1.9.2016].
Dobkin, P.L., Irving, J. A. & Amar, S. (2012). For whom may participation in a mindfulness-based stress reduction program be contraindicated? Mindfulness, 3, 44–50.
Dobrosavljevic, M., Larsson, H. & Cortese, S. (2023). The diagnosis and treatment of attention-deficit hyperactivity disorder (ADHD) in older adults. Expert Review of Neurotherapeutics, 23(10), 883–893.
Doering, S., Renn, D., Höfer, S., Rumpold, G., Smrekar, U., Janecke, N. et al. (2007). Validierung der deutschen Version des Fragebogens zur Erfassung von DSM-IV Persönlichkeitsstörungen (ADP-IV). Zeitschrift für Psychosomatische Medizin und Psychotherapie, 53, 111–128.
Dolhanty, J. & Greenberg, L. (2007). Emotion-focused therapy in the treatment of eating disorders. European Psychotherapy, 7, 97–116.
Dombert, B., Schmidt, A. F., Banse, R., Briken, P., Hoyer, J., Neutze, J. & Osterheider, M. (2015). How Common is Men's Self-Reported Sexual Interest in Prepubescent Children? The Journal of Sex Research, 53(2), 214–223.
Donath, C., Graessel, E., Baier, D., Bleich, S. & Hillemacher, T. (2014). Is parenting style a predictor of suicide attempts in a representative sample of adolescents? BMC Pediatrics, 14, 113–125.
Döpfner, M. & Schürmann, S. (2020). Eltern- und familienzentrierte Interventionen. In M. Döpfner, M. Hautzinger & M. Linden (Hrsg.), Verhaltenstherapiemanual: Kinder und Jugendliche. Heidelberg: Springer.
Dorn, C., Spindler, G., Kullik, A., Petermann, F. & Barnow, S. (2013). Erfassung von Emotionsregulationsstrategien – eine Übersicht. Psychologische Rundschau, 64(4), 217–227.
Dorn, C., Spindler, G., Kullik, A., Petermann, F. & Barnow, S. (2013). Erfassung von Emotionsregulationsstrategien – eine Übersicht. Psychologische Rundschau, 64, 217–227.
Dorrmann, W. (2012). Suizid: Therapeutische Interventionen bei Selbsttötungsabsichten. Stuttgart: Klett-Cotta.
Došen, A. (2018). Psychische Störungen und Verhaltensauffälligkeiten bei Menschen mit intellektueller Beeinträchtigung: Ein integrativer Ansatz für Kinder und Erwachsene (2. Aufl.). Göttingen: Hogrefe.
Doubrawa, R. (2006). Progressive Relaxation – neuere Forschungsergebnisse zur klinischen Wirksamkeit. Entspannungsverfahren, 23, 6–18.
Dozois, D. J., & Beck, A. T. (2011). Cognitive therapy. In J.D. Herbert & E.M. Forman (Eds), Acceptance and mindfulness in cognitive behavior therapy: Understanding and applying the new therapies (pp. 26–56). New Jersey: Wiley.
Drummond, D. C., Cooper, T. & Glautier, S. P. (1990). Conditioned learning in alcohol dependence: Implications for cue exposure treatment. British Journal of Addiction, 85, 725–743.
Durkin, K. (1995). Developmental social psychology: From infancy to old age. Malden: Blackwell.
Dworkin, B. R. (1993). Learning and physiological regulation. Chicago: The University of Chicago Press.
Dykierek, P., Scheller, E. & Schramm, E. (Hrsg.) (2021). Interpersonelle Psychotherapie im Alter (IPT-Late Life). Stuttgart: Kohlhammer.
Dziobek, I. (2011). SCOTT: The Social Cognition Training Tool. URL: http://www.scott-training.de/ [20.3.2016].
Dziobek, I. & Stoll, S. (2024). Hochfunktionaler Autismus bei Erwachsenen: Ein kognitiv-verhaltenstherapeutisches Manual (2. Aufl.). Stuttgart: Kohlhammer.
Dziobek, I. & Stoll, S. (2024). Hochfunktionaler Autismus bei Erwachsenen: Ein kognitiv-verhaltenstherapeutisches Manual (2. Aufl.). Stuttgart: Kohlhammer.

EACLIPT Task Force On »Competences of Clinical Psychologists« (2019). Competences of Clinical Psychologists. Clinical Psychology in Europe, 1(2), Article e35551.
Ebert, D., Christ, O. & Berking, M. (2013). Entwicklung und Validierung eines Fragebogens zur emotionsspezifischen Selbsteinschätzung emotionaler Kompetenzen (SEK-ES). Diagnostica, 59 (1), 17–32.
Ebert, D., Fangmeier, T., Lichtblau, A., Peters, J., Biscaldi-Schäfer, M. & Tebartz van Elst, L. (2013). Asperger-Autismus und hochfunktionaler Autismus bei Erwachsenen: Ein Therapiemanual der Freiburger Autismus-Studiengruppe. Göttingen: Hogrefe.
Eckert, J., Barnow, S. & Richter, R. (2010). Das Erstgespräch in der Klinischen Psychologie. Diagnostik und Indikation in der Psychotherapie. Bern: Huber.
Edinger, J. D. & Wohlgemuth, W. K. (1999). The significance and management of persistent primary insomnia: The past, present and future of behavioral insomnia therapies. Sleep Medicine Reviews, 3, 101–118.
Edinger, J. D. (2009). Is it time to step up to stepped care with our cognitive-behavioral insomnia therapies? Sleep, 32, 1539–1541.
Edwards, D. (2007). Restructuring implicational meaning through memory-based imagery: Some historical notes. Journal of Behavior Therapy and Experimental Psychiatry, 38, 306–316.
Ehlers, A. & Clark, D. M. (2000). A cognitive model of posttraumatic stress disorder. Behaviour Research and Therapy, 38 (4), 319–345.
Ehlers, A. (1999). Posttraumatische Belastungsstörung. Fortschritte der Psychotherapie, Bd. 8. Göttingen: Hogrefe.
Ehlers, A., Clark, D. M., Hackmann, A., McManus, F. & Fennell, M. (2005). Cognitive therapy for post-traumatic stress disorder: Development and evaluation. Behaviour research and therapy, 43 (4), 413–431.
Ehlers, A., Grey, N., Wild, J., Stott, R., Liness, S., Deale, A. et al. (2013). Implementation of cognitive therapy for PTSD in routine clinical care: effectiveness and moderators of outcome in a consecutive sample. Behaviour research and therapy, 51 (11), 742–752.
Ehlert, U. (2015a). Anwendung der Verhaltensmedizin. In U. Ehlert (Hrsg.), Verhaltensmedizin (S. 100–110). Heidelberg: Springer.
Ehlert, U. (2015b). Was ist Verhaltensmedizin? In U. Ehlert (Hrsg.), Verhaltensmedizin (S. 3–12). Heidelberg: Springer.
Ehlert, U. (Hrsg.). (2016). Verhaltensmedizin (2. Aufl.). Heidelberg: Springer.
Ehrenthal, J., Dinger, U., Horsch, L., Komo-Lang, M., Klinkerfuß, M., Grande, T. et al. (2012). Der OPD-Strukturfragebogen (OPD-SF): Erste Ergebnisse zu Reliabilität und Validität. Psychotherapie, Psychosomatik, Medizinische Psychologie, 62 (1), 25–32.
Ehret, A. M., Kowalsky, J., Rief, W., Hiller, W. & Berking, M. (2014). Reducing symptoms of major depressive disorder through a systematic training of general emotion regulation skills: Protocol of a randomized control trial. BMC Psychiatry, 14, 20–31.
Ehret, A. M. & Berking, M. (2013). DSM-IV und DSM-5: Was hat sich tatsächlich verändert? Verhaltenstherapie, 23, 258–266.
Eichenberg, C. (2007). Online-Sexualberatung: Wirksamkeit und WirkweiseEvaluation eines Pro Familia-Angebots. Zeitschrift für Sexualforschung, 20, 247–262.
Eich-Höchli, D., Seyfritz, E. & Eich, P. (2015). Pharmakotherapie der ADHS: Eine Bestandsaufnahme. Zeitschrift für Psychiatrie, Psychologie und Psychotherapie, 63, 15–24.
Eifert, G. & Forsyth, J. (2008). Akzeptanz- und Commitment-Therapie für Angststörungen. Ein praktischer Leitfaden zur Anwendung von Achtsamkeit, Akzeptanz und wertgeleiteten Verhaltensänderungsstrategien. Tübingen: dgvt.
Eifert, G. H. (2011). Akzeptanz- und Commitment-Therapie. Göttingen: Hogrefe.
Eilenberg, T., Kronstrand, L., Fink, P. & Frostholm, L. (2013). Acceptance and commitment group therapy for health anxiety – results from a pilot study. Journal of Anxiety Disorders, 27, 461–468.
Eiling, A., Schlipfenbacher, C., Hörz-Sagstätter, S. & Jacobi, F. (2014). Über die Zukunft der evidenzbasierten Psychotherapie und die Beziehung zwischen Praxis und Forschung. Psychotherapeutenjournal, 2, 175–183.
Eindecker, J. & Gerlach, A. L. (2009) Kognitiv-verhaltenstherapeutische Behandlung von Angststörungen im hohen Erwachsenenalter. Zeitschrift für Psychiatrie, Psychologie und Psychotherapie, 57, 177–184.
Einsle, F. & Hummel, K. (2024). Kognitive Umstrukturierung. Techniken der Verhaltenstherapie (2. Aufl.). Weinheim: Beltz.
Ekers, D., Webster, L., Van Straten, A., Cuijpers, P., Richards, D. & Gilbody, S. (2014). Behavioural activation for depression. An update of meta-analysis of effectiveness and sub group analysis. PLoS One, 9, e100100.
Elliott, H., Jones, P. J. & Schmidt, U. (2020). Central Symptoms Predict Posttreatment Outcomes and Clinical Impairment in Anorexia Nervosa: A Network Analysis. Clinical Psychological Science, 8(1), Article 1.
Elliott, R. et al. (2021). Research on humanistic-experiential psychotherapies: Updated review. In M. Barkham et al. (Eds.), Bergin and Garfield's Handbook of Psychotherapy and Behavior Change (7th ed., pp. 421–464). Hoboken: Wiley.

Elliott, R., Watson, J. C., Goldman, R. N. & Greenberg, L. S. (2007). Praxishandbuch der Emotionsfokussierten Therapie. München: CIP-Medien.
Ellis, A. & Becker, I. (1982). A guide to personal happiness. Hollywood, CA: Melvin Powers Wilshire Book Company.
Ellis, A. & Dryden, W. (2007). Practice of rational emotive behavior therapy (2nd ed.). New York: Springer.
Ellis, A. (1962). Reason and emotion in psychotherapy. Lyle Stuart.
Ellis, A. (1979). On Joseph Wolpe's espousal of cognitive-behavior therapy. American Psychologist, 34(1), 98–99.
Ellis, A. (1993). Changing rational-emotive therapy (RET) to rational emotive behavior therapy (REBT). The Behavior Therapist, 16, 257–258.
Ellis, A. (1994) Die revidierte ABC Theorie der Rational-emotiven Therapie (RET). Zeitschrift für Rational-Emotive Therapie & Kognitive Verhaltenstherapie, 5, 23–44.
Ellis, A. (1996) Die revidierte ABC Theorie der Rational-emotiven Therapie. Teil II. Zeitschrift für Rational-Emotive Therapie & Kognitive Verhaltenstherapie, 7, 5–30.
Ellison, J. A., Greenberg, L. S., Goldman, R. N. & Angus, L. (2009). Maintenance of gains following experiential therapies for depression. Journal of Consulting and Clinical Psychology, 77 (1), 103–112.
Else-Quest, N.M. & Shibley Hyde, J. (2022). The Psychology of Women and Gender: Half the Human Experience. Los Angeles: Sage.
Elstner, S., Diefenbacher, A. & Schade, C. (Hrsg.). (2012). DBToP-gB-Manual für die Gruppenarbeit. An der Dialektisch-Behavioralen Therapie orientiertes Programm zur Behandlung Emotionaler Instabilität bei Menschen mit geistiger Behinderung. Bielefeld: Bethel.
Elstner, S., Diefenbacher, A. & Sterkenburg, P. (in submission). Psychotherapy for people with intellectual and developmental disabilities – a literature search.
Emerson, E. & Einfeld, S. L. (2011). Challenging behaviour (3rd ed.). Cambridge: Cambridge University Press.
Emmrich, A., Beesdo-Baum, K., Gloster, A. T., Knappe, S., Höfler, M. & Arolt, V. (2012). Depression does not affect the treatment outcome of CBT for panic and agoraphobia: Results from a multicenter randomized trial. Psychotherapy and Psychosomatics, 81 (3), 161–172.
Enck, P., Bingel, U., Schedlowski, M. & Rief, W. (2013). The placebo response in medicine: Minimize, maximize or personalize? Nature Reviews Drug Discovery, 12 (3), 191–204.
Eng, A. G., Nirjar, U., Elkins, A. R., Sizemore, Y. J., Monticello, K. N. & Petersen, M. K. (2024). Attention-deficit/hyperactivity disorder and the menstrual cycle: Theory and evidence. Hormones and Behavior, 158, 105466.
Erickson, M. H. & Rossi, E. L. (1995–1998). Gesammelte Schriften von Milton H. Erickson. Heidelberg: Carl Auer.
Ericsson, K. A. (1996). The road to excellence: The Acquisition of Expert Performance in the Arts and Sciences, Sports and Games.
Ericsson, K. A., Krampe, R. & Tesch-Römer, C. (1993). The role of deliberate practice in the acquisition of expert performance. Psychological Review, 100(3), 363–406. https://doi.org/10.1037/0033-295x.100.3.363
Erretkamps, A., Kufner, K., Schmid, S., Bengel, J. (2017). Therapie-Tools Depression bei Menschen mit geistiger Behinderung. Weinheim: Beltz.
Espie, C. A., Broomfield, N. M., MacMahon, K., Macphee, L. M. & Taylor, L. M. (2006). The attention-intention-effort pathway in the development of psychophysiologic insomnia: A theoretical review. Sleep Medicine Reviews, 10, 215–245.
Eubanks, C.F., Muran, J.C. & Safran, J.D. (2018). Alliance rupture repair: A meta-analysis. Psychotherapy, 55(4), 508–519.
European Union Agency for Fundamental Rights. (2014). Being Trans in the European Union—Comparative analysis of the EU LGBT survey data (FRA-Studie). https://fra.europa.eu/en/publication/2014/being-trans-eu-comparative-analysis-eu-lgbt-survey-data
European Union Agency for Fundamental Rights. (2020a). EU-GBBTI II: A long way to go for LGBTI equality: Technical report. (FRA-Studie). https://fra.europa.eu/sites/default/files/fra_uploads/fra-2020-lgbti-equality-technical-report_en.pdf
European Union Agency for Fundamental Rights. (2020b). LGBT-Erhebung in der EU: Erhebung unter Lesben, Schwulen, Bisexuellen und Transgender-Personen in der Europäischen Union. Ergebnisse auf einen Blick. (FRA-Studie). https://fra.europa.eu/sites/default/files/eu-lgbt-survey-results-at-a-glance_de.pdf
Evans, D.L., Herbert, J.D., Nelson-Gray, R.O. & Gaudiano, B.A. (2002). Determinants of diagnostic prototypicality judgments of the personality disorders. Journal of Personality Disorders, 16(1),95–106.
Ewald, E. (2021). Verhaltenstherapeutische Paartherapie (Psychotherapie kompakt). Stuttgart: Kohlhammer.
Fahrenberg, J. & Wilhelm, F. H. (2009). Psychophysiologie und Verhaltenstherapie. In J. Margraf & S. Schneider (Hrsg.), Lehrbuch der Verhaltenstherapie (S. 163–179). Heidelberg: Springer.
Fairburn, C. G. & Beglin, S. J. (1994). Assessment of eating disorders: Interview or self-report questionnaire? International Journal of Eating Disorders, 16, 363–370.

Fairburn, C. G. & Cooper, Z. (1993). The eating disorder examination. In C. G. Fairburn & G. T. Wilson (Eds.), Binge eating: Nature, assessment and treatment (pp. 317–360). New York: Guilford.
Falkai, P. & Wittchen, H.-U. (Hrsg.). (2015). Diagnostisches und statistisches Manual psychischer Störungen. DSM-5®. Göttingen: Hogrefe.
Fallon, B. A., Harper, K. M., Landa, A., Pavlicova, M., Schneider, F. R., Carson, A. et al. (2012). Personality disorders in hypochondriasis: Prevalence and comparison with two anxiety disorders. Psychosomatics, 53, 566–574.
Faraone, S. V., Bellgrove, M. A., Brikell, I., Cortese, S., Hartman, C. A., et al. (2024). Attention-deficit/hyperactivity disorder. Nature Reviews Disease Primers, 10(1).
Farrell, J. M. & Shaw, I. A. (2013). Schematherapie in Gruppen. Therapiemanual für die Borderline-Persönlichkeitsstörung. Weinheim: Beltz.
Farrell, J. M., Shaw, I. A. & Webber, M. A. (2009). A schema-focused approach to group psychotherapy for outpatients with borderline personality disorder: a randomized controlled trial. Journal of Behavior Therapy and Experimental Psychiatry, 40, 317–328.
Faßbinder, E. & Jacob, G. (2014). Stuhldialoge in der Psychotherapie (DVD). Beltz Video Learning. Weinheim: Beltz.
Faßbinder, E., Hauer, A., Schaich, A., Schweiger, U., Jacob, G. & Arntz, A. (2015). Integration of e-Health Tools into face-to-face psychotherapy for borderline personality disorder: A chance to close the gap between demand and supply? Journal of Clinical Psychology, 71, 764–777.
Faßbinder, E., Schweiger, U. & Jacob, G. (2013, 3. Aufl. 2024). Therapie-Tools Schematherapie. Weinheim: Beltz.
Fava, G. A. & Tomba, E. (2009). Increasing psychological well-being and resilience by psychotherapeutic methods. Journal of Personality, 77 (6), 1903–1934.
Fava, G. A. (1999). Well-being therapy: Conceptual and technical issues. Psychotherapy and Psychosomatics, 68 (4), 171–179.
Fava, G. A. (2016). Well-being therapy. Treatment manual and clinical applications. Basel: Karger.
Fava, G. A., Rafanelli, C., Cazzaro, M., Conti S. & Grandi, S. (1998a). Well-being therapy. A novel psychotherapeutic approach for residual symptoms of affective disorders. Psychological Medicine, 28 (2), 475–480.
Fava, G. A., Rafanelli, C., Grandi, S., Conti, S. & Belluardo, P. (1998b). Prevention of recurrent depression with cognitive behavioral therapy: Preliminary findings. Archives of General Psychiatry, 55 (9), 816–820.
Fava, G. A., Rafanelli, C., Tomba, E., Guidi, J. & Grandi, S. (2011). The sequential combination of cognitive behavioral treatment and well-being Therapy in cyclothymic disorder. Psychotherapy and Psychosomatics, 80 (3), 136–143.
Fava, G. A., Ruini, C. & Belaise, C. (2007). The concept of recovery in major depression. Psychological Medicine, 37 (3), 307–317.
Fava, G. A., Ruini, C., Rafanelli, C., Finos, L., Salmaso, L., Mangelli, L. & Sirigatti, S. (2005). Well-being therapy of generalized anxiety disorder. Psychotherapy and Psychosomatics, 74 (1), 26–30.
Fawcett, E. J., Power, H. & Fawcett, J. M. (2020). Women Are at Greater Risk of OCD Than Men: A Meta-Analytic Review of OCD Prevalence Worldwide. The Journal of Clinical Psychiatry, 81(4), 19r13085.
Fayyad, J., Sampson, N. A., Hwang, I., Adamowski, T., Aguilar-Gaxiola, S., et al. (2017). The descriptive epidemiology of DSM-IV Adult ADHD in the World Health Organization World Mental Health Surveys. Attention Deficit and Hyperactivity Disorders, 9, 47–65.
Fehm, L. & Helbig, S. (2008). Hausaufgaben in der Psychotherapie. Strategien und Materialien für die Praxis. Göttingen: Hogrefe.
Fehm, L. & Mrose, J. (2008). Patients' perspective on homework assignments in cognitive-behavioral therapy. Clinical Psychology and Psychotherapy, 15, 320–328.
Fehm, L. & Weidmann, A. (2023). Selbstwertbezogene Interventionen. Göttingen: Hogrefe.
Feldman, G., Harley, R., Kerrigan, M., Jacobo, M. & Fava, M. (2009). Change in emotional processing during a dialectical behavior therapy-based skills group for major depressive disorder. Behaviour Research and Therapy, 47 (4), 316–21.
Feng, C. Y., Chu, H., Chen, C. H., Chang, Y. S., Chen, T. H., Chou, Y. H. et al. (2011). The effect of cognitive behavioral group therapy for depression: A meta-analysis 2000-2010. Worldviews on Evidence Based Nursing, 9, 2–17.
Fennell, N. (2016). Overcoming low self-esteem. A self-help guide using cognitive behavioural techniques. (2nd ed.). London: Robinson.
Ferguson, J. (2021). Appraisers' Experience of Brennan's Outcomes of Appraisal (Self-affirmation, Dissonance, and Denial). URL: https://www.wessexappraisal.org/howmillershiddenpyramidmayshiftdenialtodissonance (Stand: 01.10.2024)
Fernández, B., Barros, J., Machado, E., Maldonado, E., Moreira, A. R. & Gomes, H. J. (2024). Neurofeedback treatment for Attention Deficit Hyperactivity Disorder in adults. European Psychiatry, 67(S1), S621.
Ferrari, M., Hunt, C., Harrysunker, A., Abbott, M. J., Beath, A.P. & Einstein, D.A. (2019). Self-compassion interventions and psychosocial outcome: A meta-analysis of RCTs. Mindfulness, 10(8), 1455–1473.

Fiedler, P. & Herpertz, S. (2022). Persönlichkeitsstörungen (8. Aufl.). Weinheim: Beltz.
Fiedler, P. & Willutzki, U. (2022). Ressourcenorientierung in der Psychotherapie. In R. Frank & Ch. Flückiger (Hrsg.), Therapieziel Wohlbefinden (4. Aufl., S. 67–83). Heidelberg: Springer.
Fiedler, P. (2004). Sexuelle Orientierung und sexuelle Abweichung. Weinheim: Beltz.
Fiedler, P. (2005). Verhaltenstherapie in Gruppen. Weinheim: Beltz.
Fiedler, P. (2012). Phänomenologisch orientierte Indikation: Gemeinsame Herausforderung für die Therapieschulen. In P. Fiedler (Hrsg.), Die Zukunft der Psychotherapie. Wann ist endlich Schluss mit der Konkurrenz? (S. 149–162). Heidelberg: Springer.
Fiedler, P. (2014). Integrative Behandlung von Persönlichkeitsstörungen. Psychotherapie im Dialog, 15 (3), 90–93.
Fiedler, P. (2016). Ressourcenorientierte Psychotherapie. In R. Frank (Hrsg.), Therapieziel Wohlbefinden (3. Aufl., S. 19–31). Heidelberg: Springer.
Figge, P. (1982). Dramatherapie bei Kontaktstörungen. München: Kösel.
Figlioli, P. & Caspar, F. (2014, June). Moments of tension and strain in psychotherapy and how they promote a good alliance and outcome. Präsentation am 45th International Annual Meeting of the Society for Psychotherapy Research (SPR). Copenhagen, Denmark.
Figlioli, P. (2009). Motivorientierte Beziehungsgestaltung vs. Konfrontation: Wie viel ist jeweils notwendig? Unveröffentlichte Masterarbeit. Bern: Universität Bern.
Fischer, S. & Nater, U. M. (2013). Aetiopathogenese funktioneller somatischer Syndrome. Verhaltenstherapie und Verhaltensmodifikation. Verhaltenstherapie und Verhaltensmedizin, 34 (4), 419–443.
Fischer-Klepsch, M., Münchau, N. & Hand, I. (2009). Misserfolge in der Verhaltenstherapie. In J. Margraf & S. Schneider (Hrsg.), Lehrbuch der Verhaltenstherapie (3. Aufl., S. 261–275). Berlin, Heidelberg: Springer.
Fisher, A.J., Bosley, H.G., Fernandez, K.C., Reeves, J.W., Soyster, P.D., Diamond, A.E. & Barkin, J. (2019). Open trial of a personalized modular treatment for mood and anxiety. Behaviour Research and Therapy, 116, 69–79.
Fitzcharles, M. A., Cohen, S. P., Clauw, D. J., Littlejohn, G., Usui, C. & Häuser, W. (2021). Nociplastic pain: towards an understanding of prevalent pain conditions. Lancet (London, England), 397(10289), 2098–2110.
Flatten, G., Gast, U., Hofmann, A., Knaevelsrud, C., Lampe, A., Liebermann, P. et al. (2011). S3-Leitlinie Posttraumatische Belastungsstörung. Trauma & Gewalt, 3 (5), 202–210.
Fleischhaker, C., Böhme, R., Sixt, B., Brück, C., Schneider, C. & Schulz, E. (2011). Dialectical behavioral therapy for adolescents (DBT-A): A clinical trial for patients with suicidal and self-injurious behavior and borderline symptoms with a one-year Follow-up. Child Adolescent Psychiatry and Mental Health, 5 (1), 3.
Fleischhaker, C., Sixt, B. & Schulz, E. (2010). DBT-A. Dialektisch-Behaviorale Therapie für Jugendliche. Heidelberg: Springer.
Fleischmann, H. (2015). Entwöhnungsbehandlung Alkoholabhängiger und andere Formen der Postakutbehandlung. PSYCH up2date, 9 (2), 73–88.
Fliegel, S. & Kämmerer, A. (Hrsg.). (2007). Psychotherapeutische Schätze. Tübingen: dgvt.
Fliegel, S. & Kämmerer, A. (Hrsg.). (2009). Psychotherapeutische Schätze II. Tübingen: dgvt.
Flückiger, C. & Kosfelder, J. (2010). Ressourcenaktivierung – Kapitalisierung in der Psychotherapie. In W. Lutz (Hrsg.), Lehrbuch Psychotherapie (S. 357–375). Bern: Huber.
Flückiger, C. & Regli, D. (2007). Die Berner Ressourcen-Taskforce: Ein Praxis-Forschungs-Netzwerk zur Erkundung erfolgreicher Wirkfaktor-Muster. Verhaltenstherapie & psychosoziale Praxis, 38 (4), 777–790.
Flückiger, C. & Wüsten, G. (2008). Ressourcenorientierung. Ein Manual für die Praxis. Bern: Huber.
Flückiger, C. & Wüsten, G. (2021). Ressourcenaktivierung: Ein Manual für Psychotherapie, Coaching und Beratung. Göttingen: Hogrefe.
Flückiger, C., Munder, T., Del Re, A. C. & Solomonov, N. (2023): Strength-based methods – a narrative review and comparative multilevel meta-analysis of positive interventions in clinical settings, Psychotherapy Research, 33(7), 856–872.
Foa, E. B. & Kozak, M. J. (1986). Emotional processing of fear: Exposure to corrective information. Psychological Bulletin, 99 (1), 20–35.
Foa, E. B. & Rothbaum, B. O. (1998). Treating the trauma of rape: Cognitive-behavioral therapy for PTSD. New York: Guilford.
Foa, E. B., Keane, T. M., Friedman, M. J. & Cohen, J. A. (2008). Effective treatments for PTSD: Practice guidelines from the International Society for Traumatic Stress Studies. New York: Guilford.
Foa, E. B., Liebowitz, M. R., Kozak, M. J., Davies, S., Campeas, R., Franklin, M. E. et al. (2005). Randomized, placebo controlled trial of exposure and ritual prevention, clomipramine, and their combination in the treatment of obsessive-compulsive disorder. American Journal of Psychiatry, 162 (1), 151–161.
Forkmann, T., Brähler, E., Gauggel, S. & Glaesmer, H. (2012). Prevalence of suicidal ideation and related risk factors in the German general population. Journal of Nervous and Mental Disease, 200, 401–405.

Fowler, D., Garety, P. & Kuipers, E. (1995). Cognitive Behaviour Therapy for Psychosis. Theory and Practice. Chichester: Wiley.
Frank, E., Kupfer, D. J., Thase, M. E., Mallinger, A. G., Swartz, H. A., Fagiolini, A. M. et al. (2005). Two-year outcomes for Interpersonal and social rhythm therapy in individuals with bipolar I disorder. Archives of General Psychiatry, 62, 996–1004.
Frank, J. D. (1961). Persuasion and healing. Baltimore: Johns Hopkins University Press.
Frank, R. (2010). Wohlbefinden fördern. Stuttgart: Klett-Cotta.
Franke, G. H. (2000). BSI, Brief Symptom Inventory von LR Derogatis (Kurzform der SCL-90-R). Deutsches Manual. Göttingen: Hogrefe.
Frankl, V. (1995). Ärztliche Seelsorge. Grundlagen der Logotherapie und Existenzanalyse. Frankfurt a. M.: Fischer.
Fredrickson, B. L. (2013). Positive Emotions Broaden and Build. In: Devine, P & Plant, A. (Hrsg.): Advances in Experimental Social Psychology, Bd. 47. Burlington: Elsevier Science (Advances in Experimental Social Psychology), S. 1–53.
Frenzl, D. & Strauß, B. (2022). Messinstrumente zur Erfassung unerwünschter Wirkungen in der Psychotherapie. In M. Linden M & B. Strauss (Hrsg.), Erfassung von Risiken und Nebenwirkungen von Psychotherapie (S. 15–40). Berlin: Medizinisch Wissenschaftliche Verlagsgesellschaft.
Frenzl. D, Gawlytta, R., Schleu, A., Strauß, B. (2020). Pilotstudie zur Erfassung von Fehlhandlungen in der Psychotherapie aus TherapeutInnensicht. Psychotherapeut. 65, 475–486.
Frese, M. & Keith, N. (2015). Action Errors, Error Management, and Learning in Organizations. Annual Review of Psychology, 66 (1), 661–687.
Freyberger, H.J. (2016). Indikation zur Gruppentherapie. Psychotherapeut, 61, 314–317.
Fricke, S. (2021). Therapie-Tools Zwangsstörungen. Weinheim: Beltz.
Fried, E. I. & Nesse, R. M. (2015). Depression is not a consistent syndrome: An investigation of unique symptom patterns in the STAR*D study. Journal of Affective Disorders, 172, 96–102.
Friedman, E. S. & Thase, M. E. (2006). Cognitive-behavioral therapy for depression and dysthymia. In D. J. Stein, D. J. Kupfer & A. F. Schatzberg (Eds.), Textbook of Mood Disorders (pp. 353–371). Washington, DC: American Psychiatric Publishing.
Frijda, N. H. (1986). The emotions. Cambridge: Cambridge University Press.
Fruzzetti, A. (2006). The high-conflict couple: A dialectical behavior therapy guide to finding peace, intimacy, and validiation. Oakland: New Harbinger.
Fruzzetti, A. E. (2019). Konfliktreiche Paarbeziehungen: Zu einer liebevollen Beziehung finden mit der Dialektisch-Behavioralen Therapie. München: CIP-Medien.
Fülep, M., Pilárik, Ľ., Novák, L. & Mikoška, P. (2021). The effectiveness of emotion-focused therapy: A systematic review of experimental studies. Československá psychologie, 65(5), 459–473.
Fullen, T., Jones, S. L., Emerson, L. M. & Adamou, M. (2020). Psychological treatments in adult ADHD: A systematic review. Journal of Psychopathology and Behavioral Assessment, 42(3), 500–518.
Furukawa, T. A., Efthimiou, O., Weitz, E. S., Cipriani, A., Keller, M. B. et al. (2018). Cognitive-Behavioral Analysis System of Psychotherapy, Drug, or Their Combination for Persistent Depressive Disorder: Personalizing the Treatment Choice Using Individual Participant Data Network Metaregression. Psychother Psychosom, 87(3), 140-153.
Fydrich, T. & Bürgener, F. (1999). Ratingskala für soziale Kompetenz. In J. Margraf & K. Rudolf (Hrsg.), Soziale Kompetenz – Soziale Phobie. Anwendungsfelder, Entwicklungslinien, Erfolgsaussichten (S. 81–96). Hohengehren: Schneider.
Fydrich, T. (2002). Soziale Kompetenz und soziale Performanz bei Sozialer Phobie. In U. Stangier & T. Fydrich (Hrsg.), Soziale Phobie und Soziale Angststörung. Psychologische Grundlagen, Diagnostik und Therapie (S. 181–203). Göttingen: Hogrefe.
Fydrich, T. (2008). Persönlichkeitsstörungen. In B. Röhrle, F. Caspar & P. F. Schlottke (Hrsg.), Lehrbuch der klinisch-psychologischen Diagnostik (1. Aufl., S. 755–769). Stuttgart: Kohlhammer.
Fydrich, T., Renneberg, B., Schmitz, B. & Wittchen, H.-U. (1997). Strukturiertes Klinisches Interview für DSM-IV. Achse II: Persönlichkeitsstörungen. Göttingen: Hogrefe.
Gaebel, W. & Zielasek, J. (2015). Schizophrenia in 2020: Trends in diagnosis and therapy. Psychiatry and Clinical Neurosciences, 69(11), 661–673.
Garamoni, G. L., Reynolds, C. F., Thase, M. E., Frank, E., Berman, S-R. & Fasiczska A. L. (1991). The balance of positive and negative affects in major depression. Psychiatry Research, 39 (2), 99–108.
Garety, P. A., Kuipers, L., Fowler, D. & Bebbington, P. E. (2001). A cognitive model of the positive symptoms of psychosis. Psychological Medicine, 31, 189–195.
Gartlehner, G., Gaynes, B.N., Amick, H.R., Asher, G., Morgan, L.C. et al. (2015). Nonpharmacological Versus Pharmacological Treatments for Adult Patients With Major Depressive Disorder. Comparative Effectiveness Review No. 161. (Prepared

by the RTI International–University of North Carolina Evidence-based Practice Center under Contract No. 290-2012-00008-I.) AHRQ Publication No. 15(16)-EHC031-EF. Rockville, MD: Agency for Healthcare Research and Quality; December 2015. www.effectivehealthcare.ahrq.gov/reports/final.cfm

Gaskell, C., Simmonds-Buckley, M., Kellett, S., Stockton, C., Somerville, E., Rogerson, E. & Delgadillo, J. (2023). The effectiveness of psychological interventions delivered in routine practice: systematic review and meta-analysis. Administration and Policy in Mental Health and Mental Health Services Research, 50(1), 43–57.

Gawlytta, R., Bartholdy, S., Brakemeier, E-L. & Strauß, B. (2025). Zwischen Heilung und Schaden: Die komplexe Natur von Nebenwirkungen in der Psychotherapie. Verhaltenstherapie, 35(1), 44–52.

Gawlytta, R., Schleu, A., Schönherr, D. & Strauß, B. (2019). Unerwünschte Ereignisse durch unsachgemäß durchgeführte Psychotherapie. Psychiatrische Praxis, 46(08), 460-467.

Gawronski, A., Pfeiffer, K. & Vogeley, K. (2012). Hochfunktionaler Autismus im Erwachsenenalter. Verhaltenstherapeutisches Gruppenmanual. Weinheim: Beltz.

Gawronski, A., Kuzmanovic, B., Georgescu, A., Kockler, H., Lehnhardt, F.G. et al. (2011). Erwartungen an eine Psychotherapie von hochfunktionalen erwachsenen Personen mit einer Autismus-Spektrum-Störung. Fortschritte der Neurologie · Psychiatrie 79, 647-654.

Geertz C. (1987). Dichte Beschreibung. Beiträge zum Verstehen kultureller Systeme. Frankfurt a.M.: Suhrkamp.

Geiger-Brown, J. M., Rogers, V. E., Liu, W., Ludeman, E. M., Downton, K. D. & Diaz-Abad, M. (2015). Cognitive behavioral therapy in persons with comorbid insomnia: A meta-analysis. Sleep Medicine Reviews, 23, 54–67.

Geissner, E. & Koch., S. (2021). Von A wie Angst bis Z wie Zwang – Störungsspezifsche Messinstrumente zur Evaluation von Psychotherapie (Erwachsene). Psychotherapeutenjournal, 4. 312–322.

Gendlin, E. T. (1985). Focusing. Technik der Selbsthilfe bei der Lösung persönlicher Probleme. Salzburg: Müller.

Germer, C. & Neff, K. (2021). Achtsames Selbstmitgefühl unterrichten. Freiburg: Arbor.

Germer, C. K. (2005). Mindfulness. What is it? What does it matter? In C. K. Germer, R. D. Siegel & P. R. Fulton (Eds.), Mindfulness and psychotherapy (pp. 3–27). New York: Guilford.

Germer, C. K. (2012). Der achtsame Weg zur Selbstliebe. Freiburg: Arbor.

Gibbon, S., Duggan, C., Stoffers, J., Huband, N., Völlm, B. A., Ferriter, M. et al. (2010). Psychological interventions for antisocial personality disorder. The Cochrane Database of Systematic Reviews, 16, CD007 668.

Gibson, P. G., Coughlan, J., Wilson, A. J., Abramson, M., Bauman, A., Hensley, M. J. & Walters, E. H. (2001). Self-management education and regular practitioner review for adults with asthma Cochrane Review (Vol. 2). Oxford: Update Software.

Giesen-Bloo, J., van Dyck, R., Spinhoven, P., van Tilburg, W., Dirksen, C., van Asselt, T. et al. (2006). Outpatient psychotherapy for borderline personality disorder. Archives of General Psychiatry, 63, 649–658.

Gilbert, P. & Procter, S. (2006). Compassionate mind training for people with high shame and self-criticism: Overview and pilot study of a group therapy approach. Clinical Psychology & Psychotherapy, 13(6), 353–379.

Gilbert, P. (2010). Compassion focused therapy: Distinctive features. The CBT distinctive features series. New York: Routledge.

Gilbert, P. (2013). Compassion Focused Therapy. Paderborn: Junfermann.

Gloaguen, V., Cottraux, J. Cucherat, M. & Blackburn, I. M. (1998). A meta-analysis of the effects of cognitive therapy in depressed patients. Journal of Affective Disorders, 49 (1), 59–72.

Glombiewski, J. A., Hansmeier, J., Haberkamp, A., Rief, W. & Exner, C. (2021). Metacognitive Therapy versus exposure and response prevention for obsessive-compulsive disorder–A pilot randomized trial. Journal of Obsessive-Compulsive and Related Disorders, 30.

Gloster, A.T., Walder, N, Levin, M.E., Twohig, M.P. & Karekla, M (2020). The empirical status of acceptance and commitment therapy: A review of meta-analyses. Journal of Contextual Behavioral Science, 18, 191–192.

Göbel, H., Petersen-Braun, M. & Soyka, D. (1993). Die Prävalenz von Kopfschmerzen in Deutschland. Schmerz, 7 (4), 287–297.

Goerigk, S., Elsaesser, M., Reinhard, M.A., Kriston, L., Härter, M., Hautzinger, M., Klein, J.P., McCullough, J.P. Jr., Schramm, E. & Padberg, F. (2024). Childhood Trauma Questionnaire-based child maltreatment profiles to predict efficacy of the Cognitive Behavioral Analysis System of Psychotherapy versus non-specific psychotherapy in adults with early-onset chronic depression: cluster analysis of data from a randomised controlled trial. Lancet Psychiatry, 11(9), 709-719.

Goldberg, S.B., Riordan, K.M., Sun, S. & Davidson, R.J. (2022). The empirical status of mindfulness-based interventions: A systematic review of 44 meta-analyses of randomized controlled trials.

Perspectives on Psychological Science, 17(1), 108-130.
Goldberg, S.B., Tucker, R.P., Greene, P.A., Davidson, R.J., Kearney, D.J. & Simpson, T.L. (2019). Mindfulness-based cognitive therapy for the treatment of current depressive symptoms: A meta-analysis. Cognitive Behaviour Therapy, 48(6), 445-462.
Goldberg, S.B., Tucker, R.P., Greene, P.A., Davidson, R.J., Wampold, B.E., Kearney, D.J. & Simpson, T.L. (2018). Mindfulness-based interventions for psychiatric disorders: A systematic review and meta-analysis. Clinical Psychology Review, 59, 52-60.
Goldfried, M. R. (1971). Systematic desensitization as training in self-control. Journal of Consulting and Clinical Psychology, 37(2), 228–234.
Goldfried, M.R. (2019). Obtaining Consensus in Psychotherapy: What Holds Us Back? American Psychologist, 74(4), 484–496.
Goldman, R. N., Greenberg, L. S. & Angus, L. (2006). The effect of adding emotion-focused interventions to the client-centered relationship conditions in the treatment of depression. Psychotherapy Research, 16 (5), 536–546.
Goldsamt, L.A., Goldfried, M.R., Hayes, A.M. & Kerr, S. (1992). Beck, Meichenbaum, and Strupp: A comparison of three therapies on the dimension of therapist feedback. Psychotherapy, 29(2), 167–176.
Gómez Penedo, J.M., Schwartz, B., Giesemann, J., Rubel, J.A., Deisenhofer, A.-K. & Lutz, W. (2022). For whom should psychotherapy focus on problem coping? A machine learning algorithm for treatment personalization. Psychotherapy Research, 32(2), 151–164.
Gönner, S., Ecker, W., Leonhart, R. (2009). Obsessive-Compulsive Inventory Revised. (OCI-R). Deutsche Adaptation. Frankfurt a.M.: Pearson.
Gonzalez Salas Duhne, P., Delgadillo, J. & Lutz, W. (2022). Predicting early dropout in online versus face-to-face guided self-help: A machine learning approach. Behaviour Research and Therapy, 159, 104200.
Good, G. E., Thomson, D. A. & Brathwaite, A. D. (2005). Men and therapy: Critical concepts, theoretical frameworks, and research recommendations. Journal of Clinical Psychology, 61 (6), 699–711.
Goodman, W. K., Price, L. H., Rasmussen, S. A., Mazure, C., Fleischmann, R. L., Hill, C. L. et al. (1989). The Yale-Brown Obsession Compulsive Scale, I. Development, use, and reliability. Archives of General Psychiatry, 46, 1006–1011.
Goth, K., Birkhölzer, M. & Schmeck, K. (2018). Assessment of Personality Functioning in Adolescents With the LoPF-Q 12–18 Self-Report Questionnaire. Journal of Personality Assessment, 100(6), 680–690.
Gottman, J. M. (1993). A theory of marital dissolution and stability. Journal of Family Psychology, 7, 57–75.
Gottschalk, J. M., Bleichhardt, G., Kleinstäuber, M., Berking, M. & Rief, W. (2015). Erweiterung der kognitiven Verhaltenstherapie um Emotionsregulationstraining bei Patienten mit multiplen somatoformen Symptomen: Ergebnisse einer kontrollierten Pilotstudie. Verhaltenstherapie, 25, 13–21.
Granholm, E., Holden, J., Link, P. C. & McQuaid, J. R. (2014). Randomized clinical trial of cognitive behavioral social skills training for schizophrenia: Improvement in functioning and experiential negative symptoms. Journal of Consulting and Clinical Psychology, 82 (6), 1939–2117.
Grant, B. F., Chou, S. P., Goldstein, R. B., Huang, B., Stinson, F. S., Saha, T. D. et al. (2008). Prevalence, correlates, disability, and comorbidity of DSM-IV borderline personality disorder: Results from the Wave 2 National Epidemiologic Survey on Alcohol and Related Conditions. Journal of Clinical Psychiatry, 69, 533–545.
Gratz, K. L. & Roemer, L. (2004). Multidimensional assessment of emotion regulation and dysregulation: Development, factor structure, and initial validation of the difficulties in emotion regulation scale. Journal of Psychopathology and Behavioral Assessment, 26(1), 41–54.
Grawe, K. & Caspar, F. (2011). Allgemeine Psychotherapie. In W. Senf & M. Broda (Hrsg.), Praxis der Psychotherapie (5. Aufl., S. 33–47). Stuttgart: Thieme.
Grawe, K. & Dziewas, H. (1978). Interaktionelle Verhaltenstherapie. Mitteilungen der dgvt, Sonderheft 1, 27–49.
Grawe, K. & Grawe-Gerber, M. (1999). Ressourcenaktivierung – ein primäres Wirkprinzip der Psychotherapie. Psychotherapeut, 44, 63–73.
Grawe, K. (1980). Verhaltenstherapie in Gruppen. München: Urban & Schwarzenberg.
Grawe, K. (1995). Grundriss einer Allgemeinen Psychotherapie. Psychotherapeut, 40, 130–145.
Grawe, K. (1997). Research-informed psychotherapy. Psychotherapy Research, 7, 1–20.
Grawe, K. (1998). Psychologische Therapie. Göttingen: Hogrefe.
Grawe, K. (2000). Psychologische Therapie (2. Aufl.). Göttingen: Hogrefe.
Grawe, K. (2004). Neuropsychotherapie. Göttingen: Hogrefe.
Grawe, K., Caspar, F. & Ambühl, H. R. (1990). Die Berner Therapievergleichsstudie: Fragestellung und Versuchsplan. In Differentielle Psychotherapieforschung: Vier Therapieformen im Vergleich. Themenheft der Zeitschrift für Klinische Psychologie, 4, 19, 294–315.

Grawe, K., Donati, R. & Bernauer, F. (1994). Psychotherapie im Wandel: Von der Konfession zur Profession. Göttingen: Hogrefe.
Grawe, K., Dziewas, H. & Wedel, S. (1980). Problemlösegruppen – ein verhaltenstherapeutisches Gruppenkonzept. In K. Grawe (Hrsg.), Verhaltenstherapie in Gruppen (S. 266–306). München: Urban & Schwarzenberg.
Greenberg, L. S. (2002). Emotion-focused therapy: Coaching clients to work through their feelings. Washington, DC: American Psychological Association.
Greenberg, L. S. & Pascual-Leone, J. (2001). A dialectical constructivist view of the creation of personal meaning. Journal of Constructivist Psychology, 14, 165–186.
Greenberg, L. S. & Safran, J. D. (1987). Emotion in psychotherapy: Affect, cognition and the process of change. New York: Guilford.
Greenberg, L. S. & Watson, J. C. (1998). Experiential therapy of depression: Differential effects of client-centered relationship conditions and process interventions. Psychotherapy Research, 8 (2), 210–224.
Greenberg, L. S. (2002). Emotion-focused therapy: Coaching clients to work through their feelings. Washington, DC: American Psychological Association.
Greenberg, L. S. (2006). Emotionsfokussierte Therapie. Tübingen: dgvt.
Greenberg, L. S. (2011). Emotionsfokussierte Therapie. München: Reinhardt.
Greenberg, L. S. (2015). Emotion-focused therapy: Coaching clients to work through their feelings (2nd ed.). Washington, DC: American Psychological Association.
Greenwood, K. E., Sweeney, A., Williams, S., Garety, P., Kuipers, E., Scott, J. & Peters, E. (2010). CHoice of Outcome In Cbt for psychosEs (CHOICE): The development of a new service user-led outcome measure of CBT for psychosis. Schizophrenia Bulletin 36, 126–135.
Greeven, A., van Balkom, A., Visser, S., Merkelbach, J. W., van Rood, Y. R., van Dyck, R. et al. (2007). Cognitive behavior therapy and paroxetine in the treatment of hypochondriasis: A randomized controlled trial. American Journal of Psychiatry, 164, 91–99.
Grevenhaus, C.J., Flückiger, C., Theimer, L. & Benecke, C. (2024). Does technique matter? A multilevel meta-analysis on the association between psychotherapeutic techniques and outcome. Research in Psychotherapy: Psychopathology, Process and Outcome, 27, 803.
Gries, S. T., Longley, M., Kästner, D. & Gumz, A. (2020). Therapeutenmerkmale und Therapieabbruch. Psychotherapeut, 65(6), 425–443.
Grieser, J. (2011). Elternarbeit in Kindertherapien. UndKinder, 78, 17–24.
Grob, A. & Horowitz, D. (2014). FEEL-E. Fragebogen zur Erhebung der Emotionsregulation bei Erwachsenen [Testbox mit Manual, 10 Fragebögen, 10 Auswertungs- und Profilbögen sowie 2 Auswerteschablonen]. Bern: Huber.
Grober, C., Heidenreich, T. & Rief, W. (2016). Existenzielle Themen in der kognitiven Verhaltenstherapie. Psychotherapeut, 61 (3), 229–236.
Gronau, W., Meyer-Lindenberg, A. & Dreßing, H. (2015). Begutachtung von Traumafolgestörungen. Eine komplexe ärztliche Aufgabe. Versicherungsmedizin, 67, 19–24.
grosse Holtforth, M. & Grawe, K. (2000). Fragebogen zur Analyse Motivationaler Schemata (FAMOS). Zeitschrift für Klinische Psychologie und Psychotherapie: Forschung und Praxis, 29 (3), 170–179.
grosse Holtforth, M. (2019). The List of Competences of Clinical Psychologists as a Professional Asset. Clinical Psychology in Europe, 1(2), Article e37420.
grosse Holtforth, M., Hayes, A. M., Sutter, M., Wilm, K., Schmied, E., Laurenceau, J.-P. & Caspar, F. (2012). Fostering cognitive-emotional processing in the treatment of depression: a preliminary investigation in exposure-based cognitive therapy. Psychotherapy and Psychosomatics, 81 (4), 259–260.
Grüner, S. & Bschor, T. (2006). Psychiatrie fast – der 6 h Chrashkurs. Grünwald: Börm Bruckmeier.
Guay, J.-P., Ruscio, J., Knight, R. A. & Hare, R. D. (2007). A taxometric analysis of the latent structure of psychopathy: Evidence for dimensionality. Journal of Abnormal Psychology, 116, 701–716.
Guhn, A., Köhler, S. & Brakemeier, E.-L. (2019). Kiesler-Kreis-Training: Manual zur Behandlung interpersoneller Probleme. Weinheim: Beltz.
Guhn, A., Köhler, S. & Klein, J. P. (2022). CBASP – eine evidenzbasierte und praxisorientierte Einführung. PSYCH up2date 16(04), 341–361.
Gumz, A. (2020). Umgang mit Spannungen und Krisen in der Therapiebeziehung – Konzepte und Techniken. Psychotherapeut, 65, 119–132.
Gumz, A., Longley, M., Franken, F., Janning, B., Hosoya, G., Derwahl, L. & Kästner, D. (2023). Who are the skilled therapists? Associations between personal characteristics and interpersonal skills of future psychotherapists. Psychotherapy Research, 34(6), 817–827.
Gumz, A., Reuter, L., Flückiger, C., Marx, C., Rugenstein, K., Schlipfenbacher, C., Schmidt, L. & Munder, T. (2019). Umgang mit Spannungen und Krisen in der therapeutischen Beziehung: Erste Erfahrungen mit einem handlungsorientierten Ausbildungs- und Supervisionskonzept. Psycho-

therapie, Psychosomatik, medizinische Psychologie 70(3), 122–129.
Gunderson, J. G., Frank, A. F., Ronningstam, E. F., Wachter, S., Lynch, V. J. & Wold, P. J. (1989). Early discontinuance of borderline patients from psychotherapy. The Journal of Nervous and Mental Disease, 177, 38–42.
Gühne, U., Weinmann, S., Riedel-Heller, S.G. & Becker, T. (Hrsg.). (2019). S3-Leitlinie psychosoziale Therapien bei schweren psychischen Erkrankungen. Heidelberg: Springer.
Günzler, C. & Berner, M.M. (2012). Efficacy of Psychosocial Interventions in Men and Women with Sexual Dysfunctions—A Systematic Review of Controlled Clinical Trials. The Journal of Sexual Medicine, 9 (12), 3108–3125.
Guzick, A., McCabe, R. & Storch, E. (2021). A Review of Motivational Interviewing in Cognitive Behavioral Therapy for Obsessive-Compulsive Disorder. Journal of Cognitive Psychotherapy, 35, 116–132.
Haarig, F., Berndt, C., Kühnert, M., Fuchs, S., Bräunig, P. & Mühlig, S. (2016). Was ist Betroffenen wichtig? Bestimmung patientennaher Therapiezieldimensionen in der Behandlung von bipolaren Störungen. Zeitschrift für Psychiatrie, Psychologie und Psychotherapie, 62 (2), 111–120.
Habenstein, A. (2024). Therapie-Tools Anpassungsstörungen. Weinheim: Beltz.
Habermas, J. (1991). Erläuterungen Zur Diskursethik. Frankfurt am Main: Suhrkamp.
Hacker, T., Stone, P. & MacBeth, A. (2016). Acceptance and commitment therapy – Do we know enough? Cumulative and sequential meta-analyses of randomized controlled trials. Journal Of Affective Disorders, 190, 551–565.
Hackmann A., Bennett-Levy J. & Holmes E.A. (2012). Imaginationstechniken in der Kognitiven Therapie. Weinheim: Beltz.
Haddock, G., McCarron, J., Tarrier, N. & Faragher, E. B. (1999). Scales to measure dimensions of hallucinations and delusions: The Psychotic Symptom Rating Scales (PSYRATS). Psychological Medicine, 29, 879–889.
Haenel, F. (1997). Spezielle Aspekte und Probleme in der Psychotherapie mit Folteropfern unter Beteiligung von Dolmetschern. Systhema, 11 (2), 136–144.
Hafkemeijer, L., Starrenburg, A., van der Palen, J., Slotema K. & de Jongh, A. (2021). Does EMDR therapy have an effect on memories of emotional abuse, neglect and other types of adverse events in patients with a personality disorder? Preliminary Data. Journal of Clinical Medicine, 10(19), 4333.
Hagger, M. & Orbell, S. (2003). A meta-analytic review of the common-sense model of illness representations. Psychology & Health, 18 (2), 141–184.
Hagl, M., Powell, S., Rosner, R. & Butollo, W. (2014). Dialogical exposure with traumatically bereaved Bosnian women: Findings from a controlled trial. Clinical Psychology and Psychotherapy. [Epub ahead of print]. New York: Wiley.
Hahlweg, K. & Richter, D. (2010). Prevention of marital instability and distress. Results of an 11-year longitudinal follow-up study. Behaviour Research and Therapy, 48, 377–383.
Hahlweg, K., Dürr, H., Dose, M. & Müller, M. J. (2006). Familienbetreuung schizophrener Patienten. Ein verhaltenstherapeutischer Ansatz zur Rückfallprophylaxe. Göttingen: Hogrefe.
Hahn, T., Kircher, T., Straube, B., Wittchen, H.-U., Konrad, C., Ströhle, A. et al. (2014). Predicting treatment response to cognitive-behavioral therapy in panic disorder with agoraphobia by integrating local neural information. JAMA Psychiatry, 72, 68–74.
Hähner, U., Niehoff, U. & Sack, R. (2016). Vom Betreuer zum Begleiter – Ein Handbuch zur Leitidee der Selbstbestimmung, 9. Aufl. Marburg: Lebenshilfe Verlag.
Hallion, L. S., Sockol, L. E. & Wilhelm, S. (2015). Obsessive-Compulsive Disorder. In D. J. Stein & B. Vythilingum (Eds.), Anxiety disorders and gender (pp. 69–88). New York: Springer.
Halm, M. A. (2009). Relaxation: A self-care healing modality reduces harmful effects of anxiety. American Journal of Critical Care, 18 (2), 169–172.
Hälterlein, O. & Franz, A. (2020). Das Jungfernhäutchen gibt es nicht. MaroHeft #2. Augsburg: Maro Verlag.
Hamm, A. (2006). Spezifische Phobien. Fortschritte der Psychotherapie, Bd. 27. Göttingen. Hogrefe.
Hamm, A. (2014). Progressive Muskelentspannung. In F. Petermann & D. Vaitl (Hrsg.), Entspannungsverfahren. Das Praxishandbuch (5. Aufl., S. 143–164). Weinheim: Beltz.
Han, D. H. & Renshaw, P. F. (2012). Bupropion in the treatment of problematic online game play in patients with major depressive disorder. Journal of Psychopharmacology, 26(5), 689–696.
Hand, I. (1986). Verhaltenstherapie und kognitive Therapie in der Psychiatrie. In K. P. Kinsker, H. Lauter, J. E. Meyer et al. (Hrsg.), Psychiatrie der Gegenwart (S. 277–306). Heidelberg: Springer.
Handerer, J. (2022). „Verwendungszweck: Lehrgeld" Fallvignette: Von einem Kollegen, der Psychologischer Psychotherapeut werden und Systemiker bleiben wollte. In Ebel. P., Kleve, H. & Strecker, J. (Hrsg.). Systemische Supervision in Lehre und Praxis (S.207-237). Heidelberg: Carl-Auer.

Hans, E. & Hiller, W. (2013). A meta-analysis of nonrandomized effectiveness studies on outpatient cognitive behavioral therapy for adult anxiety disorders. Clinical Psychology Review, 33, 954–64.

Hansen, K., Höfling, V., Kröner-Borowik, T., Stangier, U. & Steil, R. (2013). Efficacy of psychological interventions aiming to reduce chronic nightmares: A meta-analysis. Clinical Psychology Review, 33, 146–155.

Hansen, N. B., Lambert, M. J. & Forman, E. M. (2002). The psychotherapy dose – Response effect and its implications for treatment delivery services. Clinical Psychology: Science and Practice, 9, 329–343.

Hapke, U., Bretschneider, J. & Thom, J. (2017): Depression in der Bevölkerung: Diagnoseraten im Versorgungskontext und epidemiologische Befunde. Epidemiologisches Bulletin, (14), 121–123.

Hare, R. D. & Neumann, C. S. (2008). Psychopathic traits in a large community sample: Links to violence, alcohol use, and intelligence. Journal of Consulting and Clinical Psychology, 76 (5), 893–899.

Hare, R. D. & Neumann, C. S. (2010). The role of antisociality in the psychopathy construct: Comment on Skeem and Cooke (2010). Psychological Assessment, 22, 446–454.

Hare, R. D. (1996). The Hare Psychopathy checklist-revised (PCL-R). Deutsche Fassung. Haina: Institut für gerichtliche Psychiatrie. [Originalausgabe: Hare, R. D. (1991), The Hare Psychopathy Checklist-Revised [PCL-R]). Toronto: Multi-Health Systems.]

Hare, R. D. (2003). The Hare Psychopathy checklist-revised (PCL-R). Technical Manual (2. Aufl.) Toronto: Multi-Health Systems.

Harley, R., Sprich, S., Safren, S., Jacobo, M. & Fava, M. (2008). Adaptation of dialectical behavior therapy skills training group for treatment-resistant depression. The Journal of Nervous and Mental Disease, 196(2), 136-143.

Harned, M. S. & Linehan, M. M. (2008). Integrating dialectical behavior therapy and prolonged exposure to treat co-occuring borderline personality disorder and PTSD: Two case studies. Cognitive and Behavioral Practice, 15, 263–276.

Harris, G. T., Rice, M. E. & Cormier, C. A. (1991). Psychopathy and violent recidivism. Law and Human Behavior, 15, 625–637.

Harris, J., Lack, L., Kemp, K., Wright, H. & Bootzin, R. (2012). A randomized controlled trial of intensive sleep retraining (ISR): A brief conditioning treatment for chronic insomnia. Sleep, 35, 49–60.

Harris, R. (2020). ACT leicht gemacht. Ein grundlegender Leitfaden für die Praxis der Akzeptanz- und Commitment-Therapie. Freiburg: Arbor.

Hart, S. D., Cox, D. N. & Hare, R. D. (1995). Hare Psychopathy Checklist – Screening Version (PCL–SV). Toronto: Multi-Health Systems.

Härter, M., Baumeister, H., Reuter, K., Jacobi, F., Höfler, M., Bengel, J. & Wittchen, H.-U. (2007). Increased 12-month prevalence rates of mental disorders in patients with chronic somatic diseases. Psychotherapy and Psychosomatics, 76 (6), 354–60.

Hasin, D. S., Sarvet, A. L., Meyers, J. L., Saha, T. D., Ruan, W. J., Stohl, M. & Grant, B. F. (2018). Epidemiology of Adult DSM-5 Major Depressive Disorder and Its Specifiers in the United States. JAMA Psychiatry, 75(4), 336–346.

Hassiotis, A., Robotham, D., Canagasabey, A., Romeo, R., Langridge, D., Blizard, R. et al. (2009). Randomized, single-blind, controlled trial of a specialist behavior therapy team for challenging behavior in adults with intellectual disabilities. The American Journal of Psychiatry, 166 (11), 1278–1285.

Hauch, M. (Hrsg.). (2019). Paartherapie bei sexuellen Störungen. Das Hamburger Modell: Konzept und Technik. Stuttgart: Thieme.

Haupt, M. & Linden, M. (2011). Nebenwirkungen und Nebenwirkungserfassung in der Psychotherapie – Das ECRS-ATR-Schema. Psychologie & Sozialwesen 2011 (2), 9–27.

Haupt, M.-L., Linden, M. & Strauß, B. (2012). Definition und Klassifikation von Psychotherapie-Nebenwirkungen. In M. Linden & B. Strauß (Hrsg.), Risiken und Nebenwirkungen von Psychotherapie (S. 1-13). Berlin: MWV.

Häuser, W., Schmutzer, G., Brähler, E. & Glaesmer, H. (2011). Misshandlungen in Kindheit und Jugend: Ergebnisse einer Umfrage in einer repräsentativen Stichprobe der deutschen Bevölkerung. Deutsches Ärzteblatt International, 108 (17), 287–294.

Hautzinger, M. & de Jong-Meyer, R. (2003). Depressionen. In H. Reinecker (Hrsg.), Lehrbuch der Klinischen Psychologie und Psychotherapie. Modelle psychischer Störungen (S. 215–257). Göttingen: Hogrefe.

Hautzinger, M. & Meyer, T. D. (2011). Bipolare affektive Störungen. Fortschritte der Psychotherapie. Göttingen: Hogrefe.

Hautzinger, M. (2013). Kognitive Verhaltenstherapie bei Depressionen (7. Aufl.). Weinheim: Beltz.

Hautzinger, M. (2016). Depression im Alter. Psychotherapeutische Behandlung für das Einzel- und Gruppensetting (2. Aufl.). Weinheim: Beltz.

Hautzinger, M. (2021). Kognitive Verhaltenstherapie bei Depressionen. Weinheim: Beltz.

Hautzinger, M., Keller, F. & Kühner, C. (2007). Beck Depression Inventar (rev. 2. Aufl.). Frankfurt a. M.: Pearson Tests.

Hawkins, A. J., Blanchard, V. L., Baldwin, S. A. & Fawcett, E. B. (2008). Does marriage and relationship education work? A meta-analytic study. Journal of Consulting and Clinical Psychology, 76, 723–734.

Hayes, A. M., Beevers, C. G., Feldman, G. C., Laurenceau, J.-P. & Perlman, C. (2005). Avoidance and processing as predictors of symptom change and positive growth in an integrative therapy for depression. International Journal of Behavioral Medicine, 12 (2), 111–122.

Hayes, S. C. & Hofmann, S. G. (2021). »Third-wave« cognitive and behavioral therapies and the emergence of a process-based approach to intervention in psychiatry. World Psychiatry, 20(3), Article 3.

Hayes, S. C. & Hofmann, S. G. (Hrsg.). (2018). Process-based CBT: The science and core clinical competencies of cognitive behavioral therapy. New Harbinger Publications, Inc.

Hayes, S. C., Ciarrochi, J., Hofmann, S. G., Chin, F. & Sahdra, B. (2022). Evolving an idionomic approach to processes of change: Towards a unified personalized science of human improvement. Behaviour Research and Therapy, 156, 104155.

Hayes, S. C., Ciarrochi, J., Hofmann, S. G., Chin, F. & Sahdra, B. (2022). Evolving an idionomic approach to processes of change: Towards a unified personalized science of human improvement. Behaviour Research and Therapy, 156, 104155.

Hayes, S. C., Hofmann, S. G. & Ciarrochi, J. (2020). A process-based approach to psychological diagnosis and treatment:The conceptual and treatment utility of an extended evolutionary meta model. Clinical Psychology Review, 82, 101908.

Hayes, S. C., Hofmann, S. G. & Wilson, D. S. (2020). Clinical psychology is an applied evolutionary science. Clinical Psychology Review, 81, 101892.

Hayes, S. C., Hofmann, S. G., Stanton, C. E., Carpenter, J. K., Sanford, B. T., Curtiss, J. E. & Ciarrochi, J. (2019). The role of the individual in the coming era of process-based therapy. Behaviour Research and Therapy, 117, 40–53.

Hayes, S. C. & Lillis, J. (2012). Acceptance and commitment therapy. Washington, DC: American Psychological Association.

Hayes, S. C. (2004). Acceptance and commitment therapy, relational frame theory, and the third wave of behavioral and cognitive therapies. Behavior Therapy, 35, 639–665.

Hayes, S. C. (2015). ACT II: Skill-building in acceptance and commitment therapy. Workshop bei der ACBS Annual World Conference 13, Berlin.

Hayes, S. C., Barnes-Holmes, D. & Roche, B. (2001). Relational frame theory. A post-skinnerian account of human language and cognition. New York: Kluwer Academic.

Hayes, S. C., Follette, V. M. & Linehan, M. (2004). Mindfulness and acceptance. Expanding the cognitive-behavioral tradition. New York: Guilford.

Hayes, S. C., Strosahl, K. D. & Wilson, K. G. (1999). Acceptance and commitment therapy: An experiential approach to behaviour change. New York: Guilford.

Hayes, S. C., Strosahl, K. D. & Wilson, K. G. (2012). Acceptance and commitment therapy: The process and practice of mindful change (2nd ed.). New York: Guilford.

Hayes, S.C. & Hofmann, S. G. (2021). "Third-wave" cognitive and behavioral therapies and the emergence of a process-based approach to intervention in psychiatry. Word Psychiatry, 20, 363–375.

Hayes, S.C. & Hofmann, S. G. (Hrsg.). (2018). Process-based CBT: The science and core clinical competencies of cognitive behavioral therapy. Oakland: New Harbinger.

Heber, E., Lehr, D., Riper, H. & Berking, M. (2014). Emotionsregulation: Überblick und kritische Reflexion des aktuellen Forschungsstandes. Zeitschrift für Klinische Psychologie und Psychotherapie. 43, 147–162.

Heckhausen, H. (1987a). Wünschen – Wählen – Wollen. In H. Heckhausen, P.M. Gollwitzer & F. E. Weinert (Hrsg.), Jenseits des Rubikon. Der Wille in den Humanwissenschaften (S. 3–9). Heidelberg: Springer.

Heckhausen, H. (1987b). Vorsatz, Wille und Bedürfnis: Lewins frühes Vermächtnis und ein zugeschütteter Rubikon. In H. Heckhausen, P. M. Gollwitzer & F. E. Weinert (Hrsg.), Jenseits des Rubikon. Der Wille in den Humanwissenschaften (S. 86–96). Heidelberg: Springer.

Heidenreich, T. & Chmitorz, A. (2022). Entspannung. Göttingen: Hogrefe.

Heidenreich, T. & Michalak, J. (Hrsg.). (2013). Die »dritte Welle« der Verhaltenstherapie. Weinheim: Beltz.

Heidenreich, T., Tuin, I., Pflug, B., Michal, M. & Michalak, J. (2006). Mindfulness-based cognitive therapy for persistent insomnia: A pilot study. Psychotherapy and Psychosomatics, 75, 188–189.

Heimberg, R. G., Salzman, D. G., Holt, C. S. & Blendell, K. A. (1993). Cognitive-behavioral group treatment for social phobia: Effectiveness at five-year follow up. Cognitive therapy and Research, 17 (4), 325–339.

Heinz, A. (2015). Krankheit vs. Störung: Medizinische und lebensweltliche Aspekte psychischen Leidens. Der Nervenarzt, 86, 36–41.

Heinz, A., Meyer-Lindenberg, A., DGP-PN-Task-Force „Klima und Psyche" et al. (2023). Klimawandel und psychische Gesundheit. Positionspapier einer Task-Force der DGPPN. Der Nervenarzt, 94(3), 225–233.

Helbig, S. & Fehm, L. (2004). Problems with homework in CBT – Rare exception or rather frequent? Behavioural and Cognitive Psychotherapy, 32, 291–301.
Helbig, S. & Fehm, L. (2005). Der Einsatz von Hausaufgaben in der Psychotherapie. Empfehlungen und ihre empirische Fundierung. Psychotherapeut, 50, 122–128.
Helmchen, H., Baltes, M. M., Geiselmann, B., Kanowski, S., Linden, M., Reischies, F. M. et al. (2010). Psychische Erkrankungen im Alter. In U. Lindenberger, J. Smith, K. U. Mayer & P. B. Baltes (Hrsg.), Die Berliner Altersstudie (S. 209–244). Berlin: Akademie Verlag.
Hendricks, M. L. & Testa, R. J. (2012). A conceptual framework for clinical work with transgender and gender nonconforming clients: An adaptation of the Minority Stress Model. Professional Psychology: Research and Practice, 43(5), 460–467.
Henningsen, P. (2015). Still modern? Developing the biopsychosocial model for the 21st century. Journal of Psychosomatic Research, 79, 362–363.
Hentschel, A. G. & Livesley, W. J. (2013). The General Assessment of Personality Disorder (GAPD): Factor structure, incremental validity of self-pathology, and relations to DSM-IV personality disorders. Journal of Personality Assessment, 95 (5), 479–485.
Herbert, J., Gaudiano, B., Rheingold, A., Myers, V., Dalrymple, K. & Nolan, E. (2005). Social skills training augments the effectiveness of cognitive behavioral group therapy for social anxiety disorder. Behavior Therapy, 36 (2), 125–138.
Herder, J. G. (1774/1994). Auch eine Philosophie der Geschichte zur Bildung der Menschheit. In J. Brummack & M. Bollacher (Hrsg.), Herder Werke. Schriften zu Philosophie, Literatur, Kunst und Altertum 1774–1787 (S. 9–107). Frankfurt a.M.: Deutscher Klassiker Verlag.
Hergenröther, D. (2018). Praxisbuch VT-Bericht: Berichterstellung und Gutachterverfahren in der Verhaltenstherapie (mit Schritt-für-Schritt-Übungen). Berlin: Deutscher Psychologen Verlag.
Hermer, M. & Röhrle, B. (Hrsg.). (2008). Handbuch der therapeutischen Beziehung. Band I: Allgemeiner Teil & Band 2: Spezieller Teil. Tübingen: dgvt.
Hermes, V. (2023). Beratung und Therapie bei Erwachsenen mit Lernschwierigkeiten. Bern: Hogrefe.
Herpertz, S., Herpertz-Dahlmann, B., Fichter, M., Tuschen-Caffier, B. & Zeeck, A. (Eds.). (2019). S3-Leitlinie (2. Auflage) Diagnostik und Behandlung der Essstörungen. Heidelberg: Springer.
Herpertz, S.C. & Schramm, E. (Hrsg.) (2022). Modulare Psychotherapie. Ein Mechanismusbasiertes, personalisiertes Vorgehen. Stuttgart: Schattauer.
Herrmann, I. R., Greenberg, L. S. & Auszra, L. (2014). Emotion categories and patterns of change in experiental therapy for depression. Psychotherapy Research, 1–18.
Herschbach, P., Berg, P., Dankert, A., Duran, G., Engst-Hastreiter, U., Waadt, S. et al. (2005). Fear of progression in chronic diseases: Psychometric properties of the Fear of Progression Questionnaire. Journal of Psychosomatic Research, 58 (6), 505–11.
Hertenstein, E., Thiel, N., Lüking, M., Külz, A. K., Schramm, E., Baglioni, C. et al. (2014). Quality of life improvements after acceptance and commitment therapy in nonresponders to cognitive behavioral therapy for primary insomnia. Psychotherapy and Psychosomatics, 83, 371–373.
Hertenstein, E., Trinca, E., Schneider, C. L., Fehér, K. D., Johann, A. F. & Nissen, C. (2024). Acceptance and commitment therapy, combined with bedtime restriction, versus cognitive behavioral therapy for insomnia: A randomized controlled pilot trial. Psychotherapy & Psychosomatics, 93(2), 1–15.
Herzog, P., Häusler, S., Normann, C. & Brakemeier, E.-L. (2021). Negative effects of a multimodal inpatient CBASP program: rate of occurrence and their impact on treatment outcome in chronic and treatment-resistant depression. Frontiers in Psychiatry, 12, 575837.
Herzog, P., Kaiser, T., & de Jongh, A. (2023). Wie Mythen der traumafokussierten Psychotherapie eine adäquate Versorgung erschweren. Psychotherapeutenjournal, 1, 30–36.
Herzog, P., Kaiser, T., Brakemeier, E.-L. (2022). Praxisorientierte Forschung in der Psychotherapie: Entwicklung, Gegenwart und Zukunft. Zeitschrift für Klinische Psychologie und Psychotherapie, 51 (2), 127–148.
Herzog, P., Kube, T. & Rubel, J. (2023). Why some psychotherapists benefit from feedback on treatment progress more than others: A belief updating perspective. Clinical Psychology: Science and Practice, 30(4), 468–479.
Herzog, P., Lauff, S., Rief, W. & Brakemeier, E.-L. (2019). Assessing the unwanted: A systematic review of instruments used to assess negative effects of psychotherapy. Brain and Behaviour, 9(12), e01447.
Hesslinger, B., Philipsen, A. & Richter, H. (2004). Psychotherapie der ADHS im Erwachsenenalter. Ein Arbeitsbuch. Göttingen: Hogrefe.
Hesslinger, B., Tebartz van Elst, L., Nyberg, E., Dykierek, P., Richter, H., Berner, M. & Ebert, D. (2002). Psychotherapy of attention deficit hyperactivity disorder in adults. European Archives of Psychiatry and Clinical Neuroscience, 252 (4), 177–184.

Hilbert, A. & Tuschen-Caffier, B. (2010). Essanfälle und Adipositas: Ein Manual zur kognitiv-behavioralen Therapie der Binge-Eating-Störung. Göttingen: Hogrefe.
Hilbert, A. & Tuschen-Caffier, B. (2016). Eating Disorder Examination. Deutschsprachige Übersetzung (2. Aufl.). Tübingen: dgvt.
Hilbert, A., Petroff, D., Herpertz, S., Pietrowsky, R., Tuschen-Caffier, B., Vocks, S. & Schmidt, R. (2019). Meta-Analysis of the Efficacy of Psychological and Medical Treatments for Binge-Eating Disorder. Journal of Consulting and Clinical Psychology, 87, 91–105.
Hilbert, A., Pike, K. M., Goldschmidt, A. B., Wilfley, D. E., Fairburn, C. G., Dohm, F. A. et al.(2014). Risk factors across the eating disorders. Psychiatry Research, 220 (1–2), 500–506.
Hilbert, S., Goerigk. S., Padberg, F., Nadjiri, A., Übleis, A., Jobst, A. et al. (2019). The role of self-esteem in depression: a longitudinal study. Behavioural and Cognitive Psychotherapy, 47(2), 244–250.
Hill, C. & Lambert, M. J. (2013). Methodische Aspekte der psychotherapeutischen Prozess- und Ergebnisforschung. In M. J. Lambert (Ed.), Bergin und Garfields Handbuch der Psychotherapie und Verhaltensmodifikation (S. 159–241). Tübingen: dgvt.
Hill, C. & Norcross, J.C. (Eds.) (2023). Psychotherapy Skills and Methods That Work. Oxford University Press.
Hillebrand, T. & Niedermeier, N. (2014). Intensive ambulante Expositionsbehandlung bei schweren Zwängen – zwei Modelle aus der Praxis für die Praxis. Verhaltenstherapie, 24, 201–210.
Hiller, W., Schindler, A., Andor, T. & Rist, F. (2011). Vorschläge zur Evaluation regulärer Psychotherapien an Hochschulambulanzen im Sinne der Phase-IV-Therapieforschung. Zeitschrift für Klinische Psychologie und Psychotherapie, 40 (1), 22–32.
Hiller, W., Zaudig, M. & Mombour, W. (1995). Internationale Diagnosen Checklisten für ICD-10 und ICD-10 Symptom Checkliste für psychische Störungen (SCL) von der Weltgesundheitsorganisation (WHO). Bern: Huber.
Hillert, A., Koch, S. & Hedlund, S. (2007). Stressbewältigung am Arbeitsplatz. Ein stationäres Gruppentherapieprogramm. Göttingen: Vandenhoeck & Ruprecht.
Hinrichsen, G.A. (2019). Assessment and treatment of older adults: A guide for mental health professionals. Washington, D.C.: American Psychological Association.
Hinsch, R. & Pfingsten, U. (2015). Gruppentraining sozialer Kompetenzen (GSK). Grundlagen, Durchführung, Anwendungsbeispiele (6. Aufl.). Weinheim: Beltz.
Hinsch, R. & Pfingsten, U. (2023). Gruppentraining sozialer Kompetenzen GSK. (7. Aufl.) Weinheim: Beltz.
Hoch, E., Zimmermann, P., Henker, J., Rohrbacher, H., Noack, R., Bühringer, G. & Wittchen, H.-U. (2010). Modulare Therapie von Cannabisstörungen – Das CANDIS-Programm. Göttingen: Hogrefe.
Höcker, A., Engberding, M. & Rist, F. (2013). Prokrastination: Ein Manual zur Behandlung des pathologischen Aufschiebens. Göttingen: Hogrefe.
Hoffmann, N. & Hofmann, B. (2012). Expositionen bei Ängsten und Zwängen (2. Aufl.). Weinheim: Beltz.
Hoffmann, N. & Hofmann, B. (2020). Selbstfürsorge für Therapeuten und Berater: Grundlagen und Anwendung. Weinheim: Beltz.
Hoffmann, N. (2009). Therapeutische Beziehung und Gesprächsführung. In J. Margraf & S. Schneider (Hrsg.), Lehrbuch der Verhaltenstherapie (Bd. 1, S. 467–474). Heidelberg: Springer.
Hoffmann, N. (2015). Psychotherapie, Verhaltenstherapie und Therapietechniken. In M. Linden und M. Hautzinger (Hrsg.), Verhaltenstherapiemanual (S. 7–11). Heidelberg: Springer.
Hoffmann, S. O., Rudolf, G. & Strauß, B. (2008). Unerwünschte und schädliche Wirkungen von Psychotherapie: Eine Übersicht mit dem Entwurf eines eigenen Modells. Psychotherapeut, 53(1), Article 1.
Hofmann, S. G., Asnaani, A., Vonk, I. J. J., Sawyer, A. T. & Fang, A. (2012). The efficacy of cognitive behavioral therapy: A review of meta-analyses. Cognitive Therapy and Research, 36 (5), 427–440.
Hofmann, A. (2014). EMDR Praxishandbuch zur Behandlung traumatisierter Menschen. Stuttgart: Thieme.
Hofmann, B. & Hoffmann, N. (2005). Subjektkonstituierung als Ziel bei der Bewältigung von Zwangsstörungen. In H. Ambühl (Hrsg.), Psychotherapie der Zwangsstörungen (2. Aufl., S. 144–154). Stuttgart: Thieme.
Hofmann, E. (2012). Progressive Muskelentspannung. Ein Trainingsprogramm (Bd. 3). Göttingen: Hogrefe.
Hofmann, S. G. & Hayes, S. C. (2019). The Future of Intervention Science: Process-Based Therapy. Clinical Psychological Science, 7(1), Article 1.
Hofmann, S. G., Curtiss, J. & McNally, R. J. (2016). A Complex Network Perspective on Clinical Science. Perspectives on Psychological Science, 11(5), Article 5.
Hofmann, S. G., Hayes, S. C. & Lorscheid, D. N. (2021). Learning Process-Based Therapy: A Skills Training Manual for Targeting the Core Processes of Psychological Change in Clinical Practice. Context Press.

Hofmann, S. G. & Smits, J. A. J. (2008). Cognitive-behavioral therapy for adult anxiety disorders: A meta-analysis of randomized placebo-controlled trials. Journal of Clinical Psychiatry, 69, 621–632.

Hofmann, S. G., Fang, A. & Gutner, C. A. (2014). Cognitive enhancers for the treatment of anxiety disorders. Restorative Neurology and Neuroscience, 32, 183–195.

Hofmann, S. G., Sawyer, A. T., Witt, A. A. & Oh, D. (2010). The effect of mindfulness-based therapy on anxiety and depression: A meta-analytic review. Journal of Consulting and Clinical Psychology, 78 (2), 169–183.

Hofmann, S.G. & Asmundson, G.J. (2008). Acceptance and mindfulness-based therapy: New wave or old hat? Clinical Psychology Review, 28, 1–16.

Hofvander, B., Delorme, R., Chaste, P, Nydén, A., Wentz, E., Ståhlberg, O. et al. (2009). Psychiatric and psychosocial problems in adults with normal-intelligence autism spectrum disorders. BMC Psychiatry, 9, 35.

Holland, J.M., Currier, J.M. & Gallagher-Thompson, D. (2009). Outcomes from the Resources for Enhancing Alzheimer's Caregiver Health (REACH) program for bereaved caregivers. Psychol Aging, 24(1). 190–202.

Hollon, S. D., DeRubeis, R. J., Shelton, R. C., Amsterdam, J. D., Salomon, R. M., O'Reardon, J. P. et al. (2005). Prevention of relapse following cognitive therapy vs medications in moderate to severe depression. Archives of General Psychiatry, 62, 417–422.

Holmes, E. A. & Mathews, A. (2010). Mental imagery in emotion and emotional disorders? Clinical Psychology Review, 30, 349–362.

Holmes, T. H. & Rahe, R. H. (1967). The social readjustment rating scale. Journal of Psychosomatic Research, 11, 213–218.

Honkalampi, K., Urhonen, H.R. & Virtanen, M. (2024). Negative effects in randomized controlled trials of psychotherapies and psychological interventions: A systematic review. Psychotherapy Research, 1–12.

Hood, H. K., Carney, C. E. & Harris, A. L. (2011). Rethinking safety behaviors in insomnia: Examining the perceived utility of sleep-related safety behaviors. Behavior Therapy, 42, 644–654.

Hopko, D. R., Magidson, J. F. & Lejuez, C. W. (2011). Treatment failure in behavior therapy: Focus on behavioral activation for depression. Journal of Clinical Psychology, 67, 1106–1116.

Hoppmann, F. & Kessler, E.M. (2024). Gruppenpsychotherapie mit älteren Menschen. Psychotherapie, 69, 379–385.

Hornung, W.P. (2015). Psychoedukation ist ein überholtes paternalistisches Konzept – Kontra. Psychiatrische Praxis, 42, 297-298.

Horowitz, L.M., Strauss, B.M. & Kory, H. (2000). Das Inventar zur Erfassung interpersonaler Probleme (Deutsche Version) – Testmappe. (2. Aufl.). Weinheim: Beltz Test.

Hörz-Sagstetter, S., Mokros, A. & Zimmermann, J. (in Druck). Strukturiertes Klinisches Interview für das alternative DSM-5-Modell für Persönlichkeitsstörungen (SCID-5-AMPD). Göttingen: Hogrefe.

Hötzel, K. & von Brachel, R. (2022). Änderungsmotivation fördern. Göttingen: Hogrefe.

Hötzel, K. (2023). Gesprächsführung in Psychotherapie und Beratung. Ein Übungsbuch mit Rollenspielen zur Vorbereitung auf die Approbationsprüfung. Heidelberg: Springer.

Howard, K.I., Moras, K., Brill, P.L., Martinovich, Z. & Lutz, W. (1996). Evaluation of psychotherapy: Efficacy, effectiveness, and patient progress. American Psychologist, 51(10), 1059–1064.

Hoxhaj, E. & Philipsen, A. (2015). Psychotherapie bei ADHS im Erwachsenenalter: Eine Bestandsaufnahme. Zeitschrift für Psychiatrie, Psychologie und Psychotherapie, 63, 25–31.

Hoyer, J. & Lueken, U. (2011). Herzangst. Psychokardiologie, 57 (2), 70–74.

Hoyer, J. & Tuschen-Caffier, B. (2014). Die sogenannte Dritte Welle? Evidenzbasiert, nützlich oder überflüssig? Ein Plädoyer für Skeptizismus. Zeitschrift für Klinische Psychologie und Psychotherapie, 43(4), 279–284.

Hoyer, J. & Vogel, D. (2018). Verhaltensaktivierung. Weinheim: Beltz.

Hoyer, J. (2015). Sexuelle Funktionsstörungen und ambulante Psychotherapie. Psychotherapeut, 58, 371–378.

Hoyer, J. (2016). »Positive Nebenwirkungen« von Psychotherapie: Ein Plädoyer für die Erfassung multifinaler Wirkeffekte. Zeitschrift für Klinische Psychologie und Psychotherapie, 44, 80–87.

Hoyer, J., Helbig, S. & Margraf, J. (2005). Diagnostik der Angststörungen. Göttingen: Hogrefe.

Hoyer, J., Jacobi, F. & Leibing, E. (2003). Gesprächsführung in der Verhaltenstherapie. In W. Hiller & E. Leibing (Hrsg.), Lehrbuch der Psychotherapie. Verhaltenstherapie (Bd. 2; S. 85–102). München: CIP-Medien.

Hoyer, J., Klein, V., Schierz, K. & Briken, P. (2015b). Screening für sexuelle Funktionsstörungen nach DSM-5. Zeitschrift für Sexualforschung, 28, 36–42.

Hoyer, J., Velten, J., Benecke, C., Berking, M., Heinrichs, N., In-Albon, T. et al. (2015a). Koordination der Forschung an Hochschulambulanzen für Psychotherapie: Status quo und Agenda. Zeitschrift für Klinische Psychologie und Psychotherapie, 44 (2), 80–87.

Huang, A. X., Delucchi, K., Dunn, L. B. & Nelson, J. C. (2015). A systematic review and meta-analysis

of psychotherapy for late-life depression. The American Journal of Geriatric Psychiatry: Official Journal of the American Association for Geriatric Psychiatry, 23(3), 261–273.
Huber, G. & Köllner, V. (2013). Bewegung und Ausdauertraining. In W. Senf, M. Broda & B. Wilms (Hrsg.), Techniken der Psychotherapie. Ein methodenübergreifendes Kompendium (S. 202–206). Stuttgart: Thieme.
Hubert, B. & Bengel. J. (2020). Der Umgang mit belastenden Lebensereignissen: Ein Ratgeber zu Anpassungsstörungen. Göttingen: Hogrefe.
Hudson, J. I., Hiripi, E., Pope, H. G., Jr. & Kessler, R. C. (2007). The prevalence and correlates of eating disorders in the National Comorbidity Survey Replication. Biological Psychiatry, 61 (3), 348–358.
Hülsebusch, J. & Michalak, J. (2010). Die Rolle der Übungshäufigkeit in der Achtsamkeitsbasierten Kognitiven Therapie. Zeitschrift für Klinische Psychologie und Psychotherapie, 39 (4), 261–266.
Hunter, T., Siess, F. & Colloca, L. (2014). Socially-induced placebo analgesia: A comparison of a pre-recorded versus live face-to-face observation. European Journal of Pain, 18, 914–922.
Huppertz, M. (2011). Achtsamkeitsübungen. Paderborn: Junfermann.
Huprich, S. K., Bornstein, R. F. & Schmitt, T. A. (2011). Self-report methodology is insufficient for improving the assessment and classification of Axis II personality disorders. Journal of Personality Disorders, 25 (5), 557–570.
Hutton, P. & Taylor, P.J. (2014). Cognitive behavioural therapy for psychosis prevention: A systematic review and meta-analysis. Psychological Medicine, 44, 449–468.
Hyde, J.S., Bigler, R.S., Joel, D., Tate, C.C. & van Anders, S.M. (2019). The future of sex and gender in psychology: Five challenges to the gender binary. The American Psychologist, 74(2), 171–193.
ILGA Europe (2023). Annual Report of the Human Rights Situation of Lesbian, Gay, Bisexual, Trans, and Intersex People in Europe and Central Asia. https://www.ilga-europe.org/sites/default/files/2023/full_annual_review.pdf
Illy, D. (2023). Behandlungsmanual Soziale-Netzwerke-Nutzungsstörung. Verhaltenstherapeutisch orientierte Gruppenbehandlung zur Teilabstinenz bei Adoleszenten: das „Git Gud in Social-Life“-Programm (1. Auflage). München: Elsevier.
Institut für medizinische und Pharmazeutische Prüfungsfragen (2004). Gegenstandskatalog für die schriftlichen Prüfungen nach dem Psychotherapeutengesetz. Ausbildungsgang für Psychologische Psychotherapeuten. Mainz: IMPP.
Ishikawa, S. S., Raine, A., Lencz, T., Bihrle, S. & LaCasse, L. (2001). Autonomic stress reactivity and executive functions in successful and unsuccessful criminal psychopaths from the community. Journal of Abnormal Psychology, 110, 423–432.
Jacob, G. & Arntz, A. (2013). Schema therapy for personality disorders – A review. International Journal of Cognitive Therapy, 6 (2), 171–185.
Jacob, G. & Arntz, A. (2024). Schematherapie in der Praxis (3. Aufl.). Weinheim: Beltz.
Jacob, G. & Tuschen-Caffier, B. (2011). Imaginative Techniken in der Verhaltenstherapie. Psychotherapeutenjournal, 10, 139–145.
Jacob, G. (2014). Schematherapie. Psychotherapie im Dialog 15 (3), 68–71.
Jacob, G., Lieb, K. Normann, C., Jähne, A. (2023). Schwierige Gesprächssituationen in Psychiatrie und Psychotherapie (3. Aufl.). München: Elsevier.
Jacobi, F. & Barnikol, U. B. (2015). Abschätzung von Prävalenz und Behandlungsbedarf psychischer Störungen. Das Problem diagnostischer Schwellen. Der Nervenarzt, 86 (1), 42-50.
Jacobi, F. & Brodrück, D. (2021). Integrative Psychotherapie: Ideengeschichtliche Darstellung der grundlegenden Theorien und Konzepte. In B. Strauß, M. Galliker, M. Linden & J. Schweitzer (Hrsg.), Ideengeschichte der Psychotherapieverfahren – Theorien, Konzepte, Methoden (S. 86–106). Stuttgart: Kohlhammer.
Jacobi, F. & Chaker, S. (2010). Erstinterviews bei Angstpatienten. In J. Eckert, S. Barnow & R. Richter (Hrsg.), Das Erstgespräch in der Klinischen Psychologie (S. 114–135). Bern: Huber.
Jacobi, F. & Linden, M. (2018). Macht die moderne Arbeitswelt psychisch krank – oder kommen psychisch Kranke in der modernen Arbeitswelt nicht mehr mit? Arbeitsmedizin – Sozialmedizin – Umweltmedizin (ASU), 53, 530–536.
Jacobi, F. & Reinecker, H. (2017). Psychotherapieforschung. In J. Margraf & S. Schneider (Hrsg.), Lehrbuch der Verhaltenstherapie (Bd. 1, 4. Aufl.). Heidelberg: Springer.
Jacobi, F. & Volkmann, H. (2021). Körperliche Erkrankungen bei psychischen Störungen. Aktuelle Befunde und Bedarfe. Report Psychologie, 46 (09/2021), 10-18.
Jacobi, F. (2012). Warum sind psychische Störungen Volkskrankheiten? In: Vorstand des BDP (Hrsg.): Die großen Volkskrankheiten, S. 16-24. Berlin: Deutscher Psychologen Verlag.
Jacobi, F. (2020a). Zum Wissenschaftsverständnis der Verhaltenstherapie. VPP aktuell, 50, 6–9.
Jacobi, F. (2020b). Entwicklung und Beurteilung therapeutischer Interventionen. In J. Hoyer & S. Knappe (Hrsg.), Klinische Psychologie und Psychotherapie, S.471-503. Heidelberg. Springer.
Jacobi, F. (2024). Bedrohen KI-Algorithmen die psychotherapeutische Freiheit? Wie künstliche Intel-

ligenz der psychotherapeutischen Qualität dienen kann. Heidelberg: Springer.
Jacobi, F., Grafiadeli, R., Volkmann, H., Schneider, I. (2021). Krankheitslast der Borderline-Persönlichkeitsstörung: Krankheitskosten, somatische Komorbidität und Mortalität. Der Nervenarzt, 92, 660–669.
Jacobi, F., Höfler, M. Strehle, J., Mack, S., Gerschler, A., Scholl, L. et al. (2014). Psychische Störungen in der Allgemeinbevölkerung: Studie zur Gesundheit Erwachsener in Deutschland und ihr Zusatzmodul »Psychische Gesundheit« (DEGS1-MH). Der Nervenarzt, 85, 77–87.
Jacobi, F., Kunas, S.L., Annighöfer, M.L.D., Götz, T., Sammer, S., Schicktanz, P. & Gerlinger, G. (2022). Versorgungs- und Hilfesysteme für Menschen mit psychischen Erkrankungen und psychosozialem Hilfebedarf in Deutschland. In R. Haring (Hrsg.), Gesundheitswissenschaften (S. 1–20). Heidelberg: Springer.
Jacobi, F., Reetz, L., Winterer, J. (2023). Spezifische Phobien: Erscheinungsformen, Differenzialdiagnostik und Behandlung. PSYCH up2date 2023; 17 (2): 1–18.
Jacobi, F., Uhmann, S. & Hoyer, J. (2011). Wie häufig ist therapeutischer Misserfolg in der ambulanten Psychotherapie? Zeitschrift für Klinische Psychologie und Psychotherapie, 40(4), 246–256.
Jacobs, D. & Brewer, M. (2004). APA practice guideline provides recommendations for assessing and treating patients with suicidal behaviors. Psychiatric Annals, 34, 373–380.
Jacobson, E. (2006). Entspannung als Therapie. Progressive Relaxation in Theorie und Praxis (6. Aufl.). Stuttgart: Klett-Cotta.
Jahoda, A., Dagnan, D., Stenfert Kroese, B., Pert, C. & Trower, P. (2009). Cognitive behavioural therapy: From face to face interaction to a broader contextual understanding of change. Journal of Intellectual Disability Research, 53 (9), 759–771.
Jahoda, M. (1958). Current concepts of positive mental health. New York: Basic Books.
Jakob, M., Weck, F., Schornick, M., Krause, T. & Bohus, M. (2015). Wenn der Supervisor zuschaut. Qualitative Analyse der Akzeptanz von Live-Supervision. Psychotherapeut, 60 (3), 210–215.
Jansen, A. (2010). Cue exposure and response prevention for obesity: The protocol. Psychotherapy and Psychosomatics, 80, 186–188.
Jansen, J.E., Gleeson, J., Bendall, S., Rice, S. & Alvarez-Jimenez, M. (2020). Acceptance- and mindfulness-based interventions for persons with psychosis: A systematic review and meta-analysis. Schizophrenia Research, 215, 25-37.
Jelinek, L., Hauschildt, M. & Moritz, S. (2015). Metakognitives Training bei Depression (D-MKT). Weinheim: Beltz.
Jobst, A., Brakemeier, E.-L., Buchheim, A., Caspar, F., Cuijpers, P., Ebmeier, K. P. et al. (2016). European Psychiatric Association on Psychotherapy in Chronic Depression across Europe. European Psychiatry, 33, 18–36.
Johannsen, M., Damholdt, M., Zachariae, R. et al. (2019). Psychological interventions for grief in adults: A systematic review and meta-analysis of randomized controlled trials. Journal of Affective Disorders, 253, 69–86.
Johansson, R. & Andersson, G. (2012). Internet-based psychological treatments for depression. Expert Review of Neurotherapeutics, 12, 861–870.
Johnson, J. G., Cohen, P., Brown, J., Smailes, E. M. & Bernstein, D. P. (1999). Childhood maltreatment increases risk for personality disorders during early adulthood. Archives of General Psychiatry, 56, 600–606.
Johnson, S. M., Hunsley, J., Greenberg, L. & Schindler, D. (1999). Emotionally focused couples therapy: Status and challenges. Clinical Psychology: Science and Practice, 6 (1), 67–79.
Johnstone, M. & Linquist, T. (2008). Mein schwarzer Hund: Wie ich meine Depression an die Leine legte. Kunstmann Verlag.
Joiner, T. E. (2005). Why people die by suicide. Cambridge, Mass: Harvard University Press.
Joiner, T. E., Van Orden, K. A., Witte, T. K. & Rudd, M. D. (2009). The interpersonal theory of suicide: Guidance for working with suicidal clients. Washington: APA.
Jonsson, H. & Hougaard E. (2009). Group cognitive behavioural therapy for obsessive-compulsive disorder: A systematic review and meta-analysis. Acta Psychiatrica Scandinavica, 119, 98–106.
Jordan, J., Carter, J. D., McIntosh, V. V. W., Fernando, K., Frampton, C. M. A., Porter, R. J. et al. (2014). Metacognitive therapy versus cognitive-behavioural therapy for depression: a randomized pilot study. Australian and New Zealand Journal of Psychiatry, 48 (10), 932-943.
Josek, A. K., Schaich, A., Braakmann, D., Assmann, N., Jauch-Chara, K., Arntz, A., Schweiger, U. & Fassbinder, E. (2023). Chairwork in schema therapy for patients with borderline personality disorder—A qualitative study of patients' perceptions. Frontiers in Psychiatry, 14, 1180839.
Juganavar, A. & Joshi, K. S. (2022). Chronic Pelvic Pain: A Comprehensive Review. Cureus, 14(10), e30691.
Jung, K. & Steil, R. (2012). The feeling of being contaminated in adult survivors of childhood sexual abuse and its treatment via a two-session program of cognitive restructuring and imagery modification: A case study. Behavior Modification, 36, 67–86.

Jung, K. & Steil, R. (2013). A randomized controlled trial on cognitive restructuring and imagery modification to reduce the feeling of being contaminated in adult survivors of childhood sexual abuse suffering from posttraumatic stress disorder. Psychotherapy and Psychosomatics, 82, 213–220.

Jungbluth, N. J. & Shirk, S. R. (2013). Promoting homework adherence in cognitive-behavioral therapy for adolescent depression. Journal of Clinical Child and Adolescence Psychology, 42, 545–553.

Kabat-Zinn, J. (2005). Full catastrophe living: Using the wisdom of your body and mind to face stress, pain, and illness (15th anniversary ed.). New York: Delta Trade Paperback/Bantam Dell.

Kabat-Zinn, J. (2010). Im Alltag Ruhe finden. München: Knaur.

Kabat-Zinn, J. (2019). Gesund durch Meditation: Das große Buch der Selbstheilung mit MBSR. München: Knaur.

Kaczmarek, S. & Strauß, B. (2012). Empirische Befunde zum Spektrum und zur Häufigkeit von unerwünschten Wirkungen, Nebenwirkungen und Risiken von Psychotherapie. In M. Linden & B. Strauß (Hrsg.), Risiken und Nebenwirkungen von Psychotherapie (S. 15–32). Berlin: MWV.

Kagee, A. (2002). Concerns about the effectiveness of critical incident stress debriefing in ameliorating stress reactions. Critical Care, 6 (1), 88.

Kaiser, T., Volkmann, C., Volkmann, A., Karyotaki, E., Cuijpers, P. & Brakemeier, E.-L. (2022). Heterogeneity of treatment effects in trials on psychotherapy of depression. Clinical Psychology: Science and Practice, 29(3), 294–303.

Kaluza, G. (2015). Stressbewältigung. Trainingsmanual zur psychologischen Gesundheitsförderung (3. Aufl.). Heidelberg: Springer.

Kandel, E. R., Schwartz, J. H., Jessell, T. M., Siegelbaum, S. A. & Hudspeth, A. J. (2012). Principles of neural science. New York: McGraw Hill.

Kanfer, F. H. & Schefft, B. K. (1987). Self-management therapy in clinical practice, In N. S. Jacobson (Ed.), Psychotherapists in clinical practice: Cognitive and behavioral perspectives (pp. 10–77). New York: Guilford.

Kanfer, F. H. (1970). Self-regulation: Research, issues and speculations. In C. Neuringer & J. L. Michael (Eds.), Behavior Modification in Clinical Psychology (pp. 178–220). New York: Appleton-Century-Crofts.

Kanfer, F. H., Reinecker, H. & Schmelzer, D. (2012). Selbstmanagement-Therapie (5. Aufl.). Heidelberg: Springer.

Kanfer, F.H. & Saslow, G. (1969). Behavioral diagnosis. In C.M. Franks (Ed.), Behavior therapy: Appraisal and status. New York: McGraw-Hill.

Kanfer, F.H. & Saslow, G. (1976). Verhaltenstheoretische Diagnostik. In D. Schulte (Hrsg.), Diagnostik in der Verhaltenstherapie (S. 24–59). München: Urban & Schwarzenberg.

Kanning, U. P. (2006). Development and validation of a German-language version of the Interpersonal Competence Questionnaire (ICQ). European Journal of Psychological Assessment, 22 (1), 43.

Kanter, J. W., Busch, A. M. & Rusch, L. C. (2009). Behavioral Activation. New York: Routledge.

Karyotaki, E., Efthimiou, O., Miguel, C., Bermpohl, F.M.G., Furukawa, T.A., et al. (2021). Internet-Based Cognitive Behavioral Therapy for Depression: A Systematic Review and Individual Patient Data Network Meta-analysis. JAMA Psychiatry, 78(4), 361-371.

Kast, V. (2013). Trauern. Phasen und Chancen des psychischen Prozesses (3. Aufl.). Stuttgart: Kreuz.

Kathmann, N. (2015). Evidenzbasierte Psychotherapie bei Zwangsstörungen. Empfehlungen der S3-Leitlinien für die Praxis und Konsequenzen für die Forschung. Zeitschrift für Klinische Psychologie und Psychotherapie 44 (4), 219–227.

Kathmann, N., Jacobi, T., Elsner, B., Reuter, B. (2022). Effectiveness of Individual Cognitive-Behavioral Therapy and Predictors of Outcome in Adult Patients with Obsessive-Compulsive Disorder. Psychotherapy and Psychosomatics, 91 (2), 123–135.

Kay, S. R., Fiszbein, A. & Opler, L. A. (1987). The Positive and Negative Syndrome Scale (PANSS) for schizophrenia. Schizophrenia Bulletin 13 (2), 261–276.

Kazantzis, N., Deane, F. P. & Ronan, K. R. (2000). Homework assignments in cognitive and behavioral therapy: A meta-analysis. Clinical Psychology: Science and Practice, 7 (2), 189–202.

Kazantzis, N., Whittington, C. & Dattilio, F. M. (2010). Meta-analysis of homework effects in cognitive and behavioral therapy: A replication and extension. Clinical Psychology: Science and Practice, 17, 144–156.

Kazdin, A. E. (2007). Mediators and mechanisms of change in psychotherapy research. Annual Revision of Clinical Psychology, 3, 1–27.

KBV: Reihe PraxisWissen. URL: https://www.kbv.de/media/sp/PraxisWissen_Psychotherapeuten.pdf [07.01.2024]

Keil, D. C., Stenzel, N. M., Kühl, K., Vaske, I., Mewes, R., Rief, W. & Kenn, K. (2014). The impact of chronic obstructive pulmonary disease-related fears on disease-specific disability. Chronic Respiratory Disease, 11 (1), 31–40.

Keller, H. (2013). Interkulturelle Praxis in der Kita. Freiburg: Herder.

Keller, M. B., McCullough, J. P., Klein, D. N., Arnow, B., Dunner, D. L, Gelenberg A. J. et al. (2000). A comparison of nefazodone, the cognitive behavio-

ral-analysis system of psychotherapy, and their combination for the treatment of chronic depression. The New England Journal of Medicine, 342, 1462–1470.
Kelly, J, Gooding, P., Pratt, D. et al. (2012). Intelligent real-time therapy: Harnessing the power of machine learning to optimize the delivery of momentary cognitive-behavioral interventions. Journal of Mental Health, 21 (4), 404–414.
Kemper, M.F. (2024). Mama, Mami, Elter – und Kind? Bedürfnisse und Hürden bei Regenbogenfamilien. Report Psychologie, 49(6), 10–12.
Keng, S. L., Smoski, M. J. & Robin, C. J. (2011). Effects of mindfulness on psychological health: A review of empirical studies. Clinical Psychology Review, 31, 1041–1056.
Kernberg, O.F. (1987). Personality disorders: Psychotherapeutic strategies. New Haven: University Press.
Keski-Rahonen, A. & Mustelin, L. (2016). Epidemiology of eating disorders in Europe: Prevalence, incidence, comorbidity, course, consequences and risk factors. Current Opinion in Psychiatry, 29, 340–345.
Kessler, E.-M. & Bowen, C. E. (2015). Images of aging in the psychotherapeutic context. GeroPsych – The Journal of Gerontopsychology and Geriatric Psychiatry, 2, 47–55.
Kessler, E.-M. (2014). Psychotherapie mit sehr alten Menschen – Überlegungen aus Sicht der Lebensspannenpsychologie. Psychotherapie im Alter, 2, 145–161.
Kessler, E.-M. (2021a). PSY-CARE MANUAL – Psychotherapie mit pflegebedürftigen Patient:innen mit Depression. Tübingen: dgvt-Verlag.
Kessler, E.-M. (2021b). Psychotherapeutisches Arbeiten mit alten und sehr alten Menschen. Stuttgart: Kohlhammer.
Kessler, E-M. (2024). Suizidprävention im Alter. In P. Gellert & H.W. Wahl (Hrsg.), Interventionsgerontologie: 100 Schlüsselbegriffe für Forschung, Lehre und Praxis (S. 202–207). Stuttgart: Kohlhammer.
Kessler, R. C., Aguilar-Gaxiola, S., Alonso, J., Benjet, C., Bromet, E. J., Cardoso, G., ... & Koenen, K. C. (2017). Trauma and PTSD in the WHO world mental health surveys. European journal of psychotraumatology, 8(5), 1353383.
Kessler, R. C., Berglund, P., Demler, O., Jin, R., Merikangas, K. R. & Walters, E. E. (2005). Lifetime prevalence and age-of-onset distributions of DSM-IV disorders in the National Comorbidity Survey Replication. Archives of General Psychiatry, 62 (6), 593–602.
Kessler, R. C., Sonnega, A., Bromet, E., Hughes, M. & Nelson, C. B. (1995). Posttraumatic stress disorder in the National Comorbidity Survey. Archives of General Psychiatry, 52 (12), 1048–1060.
Kessler, R.C., Petukhova, M., Sampson, N.A., Zaslavsky, A.M. & Wittchen, H.U. (2012). Twelve-month and lifetime prevalence and lifetime morbid risk of anxiety and mood disorders in the United States. International Journal of Methods in Psychiatric Research, 21(3).
Khan, A., Plana-Ripoll, O., Antonsen, S., Brandt, J., Geels, C., Landecker, H., Sullivan, P. F., Pedersen, C. B. & Rzhetsky, A. (2019). Environmental pollution is associated with increased risk of psychiatric disorders in the US and Denmark. PLOS Biology, 17(8), e3000353.
Khoury, B., Lecomte, T., Fortin, G., Masse, M., Therien, P., Bouchard, V. et al. (2013). Mindfulness-based therapy: A comprehensive meta-analysis. Clinical Psychology Review, 33, 763–771.
Kienast, T., Lindenmeyer, J., Löb, M., Löber, S. & Heinz, A. (2007). Alkoholabhängigkeit. Ein Leitfaden zur Gruppentherapie. Stuttgart: Kohlhammer.
Kiesler, D. J. & Schmidt J.A. (1993). The Impact Message Inventory: Form IIA. Octant Scale Version. Paolo Alto, CA: Mind Garden.
Kiesler, D. J. (1996). Contemporary interpersonal theory and research: Personality, psychopathology, and psychotherapy. New York: Wiley.
Kim, J. S. (2008). Examining the effectiveness of solution-focused brief therapy: A meta-analysis. Research on Social Work Practice, 18, 107–116.
Kim, S. & Birbaumer, N. (2014). Real-time functional MRI neurofeedback: a tool for psychiatry. Current Opinion in Psychiatry, 27, 332–336.
Kingdon, D. G. & Turkington, D. (2004). Cognitive therapy of schizophrenia. New York: Guilford.
Kirby, J. N., Tellegen, C. L., Steindl, S. R. (2017). A meta-analysis of compassion-based interventions: Current state of knowledge and future directions. Behavior Therapy 48(6), 778–792.
Kirmayer L. J. (2007). Psychotherapy and the cultural concept of the person. Transcultural Psychiatry, 44, 232–257.
Kivity, Y. & Huppert, J. D. (2016). Does cognitive reappraisal reduce anxiety? A daily diary study of a micro-intervention with individuals with high social anxiety. Journal of Consulting and Clinical Psychology, 84(3), 269–283.
Klainin-Yobas, P., Oo, W. N., Suzanne Yew, P. Y. & Lau, Y. (2015). Effects of relaxation interventions on depression and anxiety among older adults: A systematic review. Aging and Mental Health, 19 (12), 1043–1055.
Klatte, R., Strauss, B., Flückiger, C. & Rosendahl, J. (2023b). Adverse events in psychotherapy randomized controlled trials: A systematic review. Psychother Res, 13, 1–16.
Klatte, R., Strauss, B., Flückiger, C., Färber, F. & Rosendahl, J. (2023a). Defining and assessing adverse events and harmful effects in psychotherapy

study protocols: A systematic review. Psychotherapy (Chic), 60(1), 130–148.

Klaus, K., Rief, W., Brähler, E., Martin, A., Glaesmer, H. & Mewes, R. (2015). Validating psychological classification criteria in the context of somatoform disorder: A one- and four-year follow-up study. Journal of Abnormal Psychology, 124 (4), 1092-1101.

Kleiber, D. & Kuhr, A. (1992). Handlungsfehler und Misserfolge in der Psychotherapie. Tübingen: dgvt.

Klein, J. P., Hauer-von Mauschwitz, A., Berger, T., Fassbinder, E., Mayer, J., Borgwardt, S., Wellhofer, B., Schweiger, U. & Jacob, G. (2021). Effectiveness and safety of the adjunctive use of an internet-based self-management intervention for borderline personality disorder in addition to care as usual: results from a randomised controlled trial. BMJ Open, 11(9), e047771.

Klein, J. P., Stahl, J., Hüppe, M., McCullough, J. P., Schramm, E. et al. (2020). Do interpersonal fears mediate the association between childhood maltreatment and interpersonal skills deficits? A matched cross-sectional analysis. Psychother Res, 30(2), 267-278.

Klein, J.P. & Belz, M. (2014). Psychotherapie chronischer Depression. Praxisleitfaden CBASP. Göttingen: Hogrefe.

Klein, J.P., Kensche, M., Becker-Hingst, N., Stahl, J., Späth, C., Mentler, T. et al. (2015). Development and psychometric evaluation of the Interactive Test of Interpersonal Behavior (ITIB): A pilot study examining interpersonal deficits in chronic depression. Scandinavian Journal of Psychology, 57, 83–91.

Klein, M. (2006). Hilfen für Kinder aus alkoholabhängigen Familien. Verhaltenstherapie & psychosoziale Praxis 38 (1), 9–16.

Klein, M., Moesgen, D. & Dyba, J. (2019). SHIFT – ein Elterntraining für drogenabhängige Mütter und Väter von Kindern zwischen 0 und 8 Jahren. Göttingen: Hogrefe.

Kleindienst, N. & Bohus, M. (2009). Borderline-Persönlichkeitsstörung. In C. Schmahl & C. Stiglmayr (Hrsg.), Selbstverletzendes Verhalten bei stressassoziierten Erkrankungen (S. 95–105). Stuttgart: Kohlhammer.

Kleinman, A. (1989). Illness narratives: Suffering, healing and the human condition. New York: Basic Books.

Kleinstäuber, M., Allwang, C., Bailer, J., Berking, M. et al. (2019). Cognitive behaviour therapy complemented with emotion regulation training for patients with persistent physical symptoms: A randomised clinical trial. Psychother Psychosom, 88, 287–299.

Kleinstäuber, M., Witthoft, M. & Hiller, W. (2011). Efficacy of short-term psychotherapy for multiple medically unexplained physical symptoms: a meta-analysis. Clinical Psychology Review, 31 (1), 146–160.

Kleinstäuber, M., Witthöft, M., Steffanowski, A., van Marwijk, H., Hiller, W. & Lambert, M. J. (2014). Pharmacological interventions for somatoform disorders in adults. The Cochrane Database of Systematic Reviews, 11, CD010628.

Kliem, S., Kroger, C. & Kosfelder, J. (2010). Dialectical behavior therapy for borderline personality disorder: a meta-analysis using mixed-effects modeling. Journal of Consulting and Clinical Psychology, 78, 936–951.

Klinger, R., Hasenbring, M. & Pfingsten, M. (2016). Die Multiaxiale Schmerzklassifikation: Psychosoziale Dimension MASK-P. Hamburg: Deutscher Schmerzverlag.

Klos, H. & Görgen, W. (2009). Rückfallprophylaxe bei Drogenabhängigkeit. Ein Trainingsprogramm. Göttingen: Hogrefe.

Klose, M. & Jacobi, F. (2004). Can gender differences in the prevalence of mental disorders be explained by sociodemographic factors? Archives of Women's Mental Health, 7, 133–148.

Knappe, S., Hoyer, J. & Wittchen, H.U. (2020). Diagnostische Prozesse in der Klinischen Psychologie und Psychotherapie. In J. Hoyer & S. Knappe (Hrsg.), Klinische Psychologie & Psychotherapie (S. 519–556). Heidelberg: Springer.

Knies, E.M., Backenstrass, M. & Brakemeier, E.-L. (2016). Feasibility and outcome of a short-term group therapy for inpatients with comorbid substance abuse disorders and depression: The Inter-Personal Kiesler-Circle Training (IPKCT). Psychotherapy and Psychosomatics, 85, 311–313.

Knight, B. G. & Poon, C. Y. (2008) Contextual adult life span theory for adapting psychotherapy with older adults. Journal of Rational-Emotive Cognitive-Behavior Therapy, 26 (4), 232–249.

Knight, B. G. Juang, Ch. & Poon, C. Y. M. (2015). Lebensspannenpsychologischer Ansatz der Alterspsychotherapie. In A. Maercker (Hrsg.), Alterspsychotherapie und Klinische Gerontopsychologie (S. 71–88). Heidelberg: Springer.

Koban, C. & Willutzki, U. (2001). Die Entwicklung positiver Perspektiven in der Psychotherapie: Die Interventionsmethode EPOS. Verhaltenstherapie und Psychosoziale Praxis, 34, 225–239.

Koch, E. & Kraus, M. (2005). Andere Kulturen – anders depressiv. Ärztliche Praxis Neurologie und Psychiatrie, 3, 12–14.

Koch, J. L. A. (1891) Die psychopathischen Minderwertigkeiten. Ravensburg: Maier.

Kocsis, J. H., Gelenberg, A. J., Rothbaum, B. O., Klein, D. N., Trivedi, M. H., Manber, R. et al. (2009). Cognitive behavioral analysis system of psychotherapy and brief supportive psychotherapy for augmentation of antidepressant nonresponse in chronic depression: The REVAMP Trial. Archives of General Psychiatry, 66 (11), 1178–1188.

Koehler, A., Eyssel, J. & Nieder, T.O. (2018). Genders and Individual Treatment Progress in (Non-)Binary Trans Individuals. The Journal of Sexual Medicine, 15(1), 102–113.

Köhler, S., Guhn, A., Betzler, F., Stiglmayr, C., Brakemeier, E.-L. & Sterzer, P. (2017). Therapeutic Self-Disclosure within DBT, Schema Therapy, and CBASP: Opportunities and Challenges. Frontiers in Psychology, 8, 2073.

Köhlke, H.-U. (1992). Aktuelle verhaltenstherapeutische Standardprogramme: Moderner Rückschritt in die Symptomtherapie? Verhaltenstherapie, 2, 256–262.

Köhnen, M., Kriston, L., Härter, M., et al. (2021). Effectiveness and acceptance of technology-based psychological interventions for the acute treatment of unipolar depression: A systematic review and meta-analysis. Journal of Medical Internet Research, 2021; 23(6):e24584.

Kohring, C., Akmatov, M.K., Holstiege, J., Heuer, J., Dammertz, L., Bätzing, J. (2023). Inzidenztrends psychischer sowie Entwicklungs- und Verhaltensstörungen bei Kindern und Jugendlichen in der ambulanten Versorgung – Entwicklungen zwischen 2014 und 2021. Zentralinstitut für die kassenärztliche Versorgung in Deutschland (Zi). Versorgungsatlas-Bericht Nr. 23/05. Berlin 2023.

Kolubinski, D. C., Frings, D., Nikčević, A. V., Lawrence, J. A. & Spada, M.M. (2018). A systematic review and meta-analysis of CBT interventions based on the Fennell model of low self-esteem. Psychiatry Research, 267, 296–305.

König, J., Resick, P. A., Karl, R. & Rosner, R. (2012). Posttraumatische Belastungsstörung: Ein Manual zur Cognitive Processing Therapy. Göttingen: Hogrefe.

Konnopka, A., Klingberg, S., Wittdorf, A. & König, H.-H. (2007). Die Kosten der Schizophrenie in Deutschland: Ein systematischer Literaturüberblick. Psychiatrische Praxis, 36, 211–218.

Kooij, J. J. S., Bijlenga, D., Salerno, L., Jaeschke, R., Bitter, I., et al. (2019). Updated European Consensus Statement on diagnosis and treatment of adult ADHD. European Psychiatry, 56, 14–34.

Körkel, J. & GK Quest (2005). Kontrolle im selbstbestimmten Substanzkonsum (KISS). Teilnehmerhandbuch und Trainermanual. Heidelberg: GK Quest Akademie.

Körkel, J. & Schindler, Ch. (2010). Rückfallprävention mit Alkoholabhängigen. Das strukturierte Trainingsmanual S.T.A.R. (2. Auf.). Heidelberg: Springer.

Körkel, J. & Veltrup, C. (2003). Motivational Interviewing: Eine Übersicht. Suchttherapie, 4, 115–124.

Körkel, J. (2002). Kontrolliertes Trinken: Eine Übersicht. Suchttherapie, 3, 87–96.

Körkel, J. (2009). Zieloffene Suchtarbeit, KISS – Kontrolle im selbstbestimmten Substanzkonsum. http://www.kiss-heidelberg.de/download/pdf/kiss_programm.pdf [2.9.2016].

Körkel, J. (2014). Das Paradigma Zieloffener Suchtarbeit: Jenseits von Entweder – Oder. Suchttherapie, 15, 165–173.

Korrelboom, Maarsingh, M. & Huijbrechts, I. (2012). Competitive Memory Training (COMET) for treating low self-esteem in patients with personality disorders: a randomized clinical trial. Depression and Anxiety, 29(2), 102–110.

Kossak, H.-C. (2013). Hypnose. Lehrbuch für Psychotherapeuten und Ärzte (5. Aufl.). Weinheim: Beltz.

Kossak, H.-C. (2014). Hypnose. In F. Petermann & D. Vaitl (Hrsg.), Entspannungsverfahren (5. Aufl., S. 99–115). Weinheim: Beltz.

Kosslyn, S. M., Ganis, G. & Thompson, W. L. (2001). Neural foundations of imagery. Nature Reviews: Neuroscience, 2, 635–642.

Kotov, R., Ruggero, C. J., Krueger, R. F., Watson, D., Yuan, Q. & Zimmerman, M. (2011). New dimensions in the quantitative classification of mental illness. Archives of General Psychiatry 68 (10), 1003–1011.

Kozak, M. J. & Cuthbert, B. N. (2016). The NIMH Research Domain Criteria Initiative: Background, issues, and pragmatics. Psychophysiology, 53 (3), 286–297.

Kraepelin, E. (1899). Lehrbuch der Psychiatrie. Ein Lehrbuch für Studierende und Ärzte (6. Aufl.). Leipzig: Barth.

Krahé, B. & Scheinberger-Olwig, R. (2002). Sexuelle Aggression. Göttingen: Hogrefe.

Krahé, B. (2000). Sexual scripts and heterosexual aggression. In T. Eckes & H.M. Trautner (Eds.), The developmental social psychology of gender. New York: Taylor & Francis.

Krakow, B. & Zadra, A. (2006). Clinical Management of Chronic Nightmares: Imagery Rehearsal Therapy. Behavioral sleep medicine, 4 (1), 45–70.

Krakow, B., Kellner, R., Pathak, D. & Lambert, L. (1996). Long-term reduction of night-mares with imagery rehearsal treatment. Behavioural and Cognitive Psychotherapy, 24, 135–148.

Kramer U., Kolly S., Berthoud L., Keller S., Preisig M., Caspar F. et al. (2014). Effects of motiveoriented therapeutic relationship in a ten-session general psychiatric treatment of borderline personality disorder: A randomized controlled trial. Psychotherapy and Psychosomatics, 83 (3), 176–186

Kraus, L., Pabst, A., Gomes de Matos, E. & Piontek, D. (2013). Kurzbericht Epidemiologischer Suchtsurvey 2012. Tabellenband: Prävalenz der Medikamenteneinnahme und medikamentenbezogener Störungen nach Geschlecht und Alter im Jahr 2012. München: IFT Institut für Therapieforschung.

Kraus, L., Piontek, D., Pabst, A. & Bühringer, G. (2011). Alkoholkonsum und alkoholbezogene Mortalität, Morbidität, soziale Probleme und Folgekosten in Deutschland. Sucht (57), 119–129.

Krause, G. & Schroeter-Rupieper, M. (2018). Menschen mit Behinderung in ihrer Trauer begleiten. Ein theoriegeleitetes Praxisbuch, Göttingen: Vandenhoeck & Ruprecht.

Krause-Utz, A., Winter, D., Niedtfeld, I. & Schmahl, C. (2014). The latest neuroimaging findings in Borderline Personality Disorder. Current Psychiatry Reports, 16, 438.

Kristeller, J. L. & Hallett, C. B. (1999). An exploratory study of a meditation-based intervention for binge eating disorder. Journal of Health Psychology, 4, 357–363.

Kriz, J. (2023). Humanistische Psychotherapie in Deutschland – Report einer Blockade. Psychotherapie-Wissenschaft, 13(2), 73–81.

Kröger, C., Heinrichs, N. & Hahlweg, K. (2009). Kompetenz-, Kommunikations- und Problemlösetraining. In M. Hautzinger & P. Pauli (Hrsg.), Enzyklopädie der Psychologie. Bd. 2: Psychotherapeutische Methoden (S. 460–519). Göttingen: Hogrefe.

Kröger, U., van Beek, K., van der Wolf, P., van Geest, H. & Geraerts, B. (2012) Behandlung von Psychopathie A mission impossible? Ein Behandlungsprogramm für Patienten mit hohen Psychopathieausprägungen in der Van der Hoeven Klinik (Kriminalpädagogische Praxis). Oldenburg: Kriminalpädagogischer Verlag.

Krohmer, K., Naumann, E., Tuschen-Caffier, B. & Svaldi, J. (2022). Mirror exposure in binge-eating disorder: Changes in eating pathology and attentional biases. Journal of Consulting and Clinical Psychology, 90, 613–625.

Krueger, R. F. & Markon, K. E. (2014). The role of the DSM-5 personality trait model in moving toward a quantitative and empirically based approach to classifying personality and psychopathology. Annual Review of Clinical Psychology, 10 (1), 477–501.

Krueger, R. F. (2013). Personality disorders are the vanguard of the post-DSM-5.0 era. Personality Disorders: Theory, Research, and Treatment, 4 (4), 355–362.

Kübler-Ross, E. & Kessler, D. (2006). Dem Leben neu vertrauen. Stuttgart: Kreuz.

Kuhl, J. & Kazén, M. (2009). Inventory of Personality Styles and Disorders. Persönlichkeits-Stil-und-Störungs-Inventar (PSSI) (2. Aufl.). Göttingen: Hogrefe.

Kühner, C., Schricker, I.F. & Nayman, S. (2021). Depressive Störungen in der ICD-11: Was bleibt, was ist neu? Psychotherapeutenjournal, 4, 330-338

Kuhr, A. (2004). Bericht über die 37. Jahrestagung der AABT (Association for Advancement of Behavior Therapy) vom 20.-23.11.2003 in Boston. Verhaltenstherapie und Psychosoziale Praxis, 36, 22–23.

Kulla, P., Schlegl, S., Külz, A. K., Förstner, U., Warschburger, P. & Voderholzer, U. (2015). Funktionalitäten von Zwangsstörungen. Psychother Psych Med, 65, 213–222.

Külz, A. K., Lumpp, A., Herbst, N., Stelzer, N. Förstner, U, Voderholzer, U. (2010). Welche Funktionen erfüllen Zwangssymptome? – Ergebnisse einer Analyse im stationären Setting. Verhaltenstherapie, 20, 101–108.

Kurtz, M. M. & Mueser, K. T. (2008). A meta-analysis of controlled research on social skills training for schizophrenia. Journal of Consulting and Clinical Psychology, 76 (3), 491–504.

Kuyken, W., Byford, S., Taylor, R. S., Watkins, E., Holden, E., White, K. et al. (2008). Mindfulness-based cognitive therapy to prevent relapse in recurrent depression. Journal of Consulting and Clinical Psychology, 76 (6), 966–978.

Kuyken, W., Hayes, R., Barrett, B., Byng, R., Dalgleish, T., Kessler, D. et al. (2015). Effectiveness and cost-effectiveness of mindfulness-based cognitive therapy compared with maintenance antidepressant treatment in the prevention of depressive relapse or recurrence (PREVENT): A randomised controlled trial. The Lancet, 386, 63–73.

Kuyken, W., Padesky, C. A. & Dudley, R. (2011). Collaborative case conceptualization. New York: Guilford.

Kuyken, W., Warren, FC, Taylor, R.S., Whalley, B., Crane, C., Bondolfi, G. et al. (2016). Efficacy of mindfulness-based cognitive therapy in prevention of depressive relapse: An individual patient data meta-analysis from randomized trials. JAMA Psychiatry, 73(6), 565-74.

Kverno, K. & Ramos-Marcuse, F. (2024). Reducing risk in the treatment of attention-deficit/hyperactivity disorder among adults with comorbidities. Journal of Psychosocial Nursing and Mental Health Services, 62(1), 8–11.

Ladwig, I., Rief, W. & Nestoriuc, Y. (2014). Welche Risiken und Nebenwirkungen hat Psychotherapie? Entwicklung des Inventars zur Erfassung negativer Effekte von Psychotherapie (INEP). Verhaltenstherapie, 24 (4), 252–263.

Laferton, J. A. C., Kube, T., Salzmann, S., Auer, C. J., & Shedden-Mora, M. C. (2017). Patients' Expectations Regarding Medical Treatment : A Critical Review of Concepts and their Assessment. Frontiers in Psychology, 8, 233.

Laferton, J. A. C., Oeltjen, L., Neubauer, K., Ebert, D. D., & Munder, T. (2020). The effects of patients' expectations on surgery outcome in total hip and knee arthroplasty: a prognostic factor meta-analysis. Health Psychology Review, 0(0), 1–17.

Lafrance Robinson, A., McCague, E. A. & Whissell, C. (2014). "That chair work thing was great": A pilot study of group-based emotion-focused therapy for anxiety and depression. Person-Centered and Experiential Psychotherapies, 13, 263–277.

Laidlaw, K. & Kishita, N. (2015). Age-appropriate augmented cognitive behavior therapy to enhance treatment outcome for late-life depression and anxiety disorders. GeroPsych: The Journal of Gerontopsychology and Geriatric Psychiatry, 28(2), 57–66.

Laireiter, A. R. (2001). Diagnostik in der Psychotherapie. Psychotherapeut, 46, 90–101.

Lakatos, A. & Reinecker, H. (2016). Kognitive Verhaltenstherapie bei Zwangsstörungen (2.Aufl.). Ein Therapiemanual. Göttingen: Hogrefe.

Lam, D. H., Hayward, P., Watkins, E. R., Wright, K. & Sham, P. (2005). Relapse prevention in patients with bipolar disorder: Cognitive therapy outcome after 2 years. American Journal of Psychiatry, 162 (2), 324–329.

Lambert, M. J. & Ogles, B. M. (2004). The efficacy and effectiveness of psychotherapy. In M. J. Lambert, A. E. Bergin & S. L. Garfield (Hrsg.), Bergin and Garfield's handbook of psychotherapy and behavior change (5. Aufl., S. 139–193). New York: Wiley.

Lambert, M. J. (2013). The efficacy and effectiveness of pychotherapy. In M. J. Lambert (Ed.), Bergin and Garfield's Handbook of Psychotherapy and Behavior Change (6th ed., pp. 169–218). New York: Wiley.

Lambert, M. J., Whipple, J. L., Smart, D. W., Vermeersch, D. A. & Nielsen, S. L. (2001). The effects of providing therapists with feedback on patient progress during psychotherapy: Are outcomes enhanced? Psychotherapy Research, 11 (1), 49–68.

Lambert, M.J. & Ogles, B.M. (2013). Die Wirksamkeit und Effektivität von Psychotherapie. In: M.J. Lambert (Hrsg.), Bergin & Garfields Handbuch der Psychotherapie und Verhaltensmodifikation [Deutsche Herausgabe von M. Richard und H. Vogel] (S. 243–328). Tübingen: dgvt.

Lambert, M.J. (2016). Maximizing Psychotherapy Outcome beyond Evidence-Based Medicine. Psychotherapy and Psychosomatics, 86, 80–89.

Lambert, M.J., Whipple, J.L. & Kleinstäuber, M. (2018). Collecting and delivering progress feedback: A meta-analysis of routine outcome monitoring. Psychotherapy (Chicago, Ill.), 55(4), 520–537.

Lammers, C.-H., Jacob, G. & Eismann, G. (2014). Psychotherapie narzisstisch gestörter Patienten. Ein verhaltenstherapeutisch orientierter Ansatz. Stuttgart: Schattauer.

Lancee, J., Spoormaker, V. & van den Bout, J. (2010). Cognitive-behavioral self-help treatment for nightmares: A randomized controlled trial. Psychotherapy and Psychosomatics, 79, 371–377.

Landin-Romero, R., Moreno-Alcazar, A., Pagani, M. & Amann, B.L. (2018). How does eye movement desensitization and reprocessing therapy work? A systematic review on Suggested mechanisms of action. Frontiers in Psychology, 13(9), 1395.

Lane, R.D. & Nadel, L. (Eds.) (2020). Neuroscience of Enduring Change. Oxford University Press.

Lang, T., Helbig-Lang, S., Westphal, D., Gloster, A. T. & Wittchen, H.-U. (2018). Expositionsbasierte Therapie der Panikstörung mit Agoraphobie: Ein Behandlungsmanual (Therapeutische Praxis). Göttingen: Hogrefe.

Lautenbacher, S. & Güntürkün, O. (Hrsg.). (2007). Gehirn und Geschlecht: Neurowissenschaft des kleinen Unterschieds zwischen Frau und Mann. Heidelberg: Springer.

Laws, D.R., Ward T. (2011). Desistance and sexual offending: Alternatives to throwing away the keys. New York, NY: Guilford.

Lazarus, A. (1993). Tailoring the therapeutic relationship, or being an authentic chameleon. Psychotherapy, 30(3), 404–407.

Lazarus, A. A. (1978). Fragebogen zur Lebensgeschichte. Tübingen: dgvt.

Lazarus, A. A. (1995). Praxis der Multimodalen Therapie. Tübingen: dgvt.

Lazarus, A. A. (2006). Innenbilder: Imagination in der Therapie und als Selbsthilfe (2. Aufl.). Stuttgart: Klett-Cotta.

Lazarus, A.A. & Messer, S.B. (1991). Does Chaos Prevail? An Exchange on Technical Eclecticism and Assimilative Integration. Journal of Psychotherapy Integration, 1(2), 143-158.

Lazarus, R. S., Kanner, A. & Folkman, S. (1972). Emotions: A cognitive-phenomenological analysis. In R. Plutchik & H. Kellermann (Eds.), Theories of emotion (pp. 189–217). New York: Academic Press.

Leahy, R. L. (2007). Techniken kognitiver Therapie. Ein Handbuch für Praktiker. Paderborn: Junfermann.

Leahy, R. L. (2015). Emotional Schema Therapy. New York: Guilford.

Leary, T. (1957). Interpersonal diagnosis of personality. New York: Ronald.

LeDoux, J. E. (2009). Neural architecture of emotion. In D. Sander & K. R. Scherer (Eds.), The Oxford Companion to Emotion and the Affective Sciences (pp. 276–279). New York: Oxford University Press.

Lee, J., Semple, R. J., Rosa, D. & Miller, L. (2008). Mindfulness-based cognitive therapy for children: Results of a pilot study. Journal of Cognitive Psychotherapy: An International Quarterly, 22 (1), 15–28.
Legato, M. J. (2009). Principles of Gender-Specific Medicine. Cambridge: Academic Press.
Legenbauer, T. & Vocks, S. (2013). Manual der kognitiven Verhaltenstherapie bei Anorexie und Bulimie. Heidelberg: Springer.
Leichsenring, F., Abbass, A., Beutel, M., Gündel, H. et al. (2019). Vom Sinn des Verfahrenskonzepts und der Verfahrensvielfalt – und warum das Baukasten-System in der Psychotherapie nicht funktioniert. Zeitschrift für Psychosomatische Medizin und Psychotherapie, 65, 321–340.
Leichsenring, F., Abbass, A., Fonagy, P., Levy, K. N., Lilliengren, P., Luyten, P., Midgley, N., Milrod, B. & Steinert, C. (2024). WHO treatment guideline for mental disorders. The Lancet Psychiatry, 11(9), 676–677.
Leising, D., Erbs, J. & Fritz, U. (2010). The letter of recommendation effect in informant ratings of personality. Journal of Personality and Social Psychology, 98 (4), 668–682.
Lenz, A. (2019). Ressourcen psychisch kranker und suchtkranker Eltern stärken. Ein Gruppenprogramm zur Prävention von Kindesmisshandlung und -vernachlässigung. Göttingen: Hogrefe.
Leucht, S., Komossa, K., Rummel-Kluge, C., Corves, C., Hunger, H., Schmid, F. et al. (2009). A meta-analysis of head-to-head comparisons of second-generation antipsychotics in the treatment of schizophrenia. American Journal of Psychiatry, 166 (2), 152–163.
Leucht, S., Leucht, C., Huhn, M., Chaimani, A., Mavridis, D., et al. (2017). Sixty years of placebo-controlled antipsychotic drug trials in acute schizophrenia: Systematic review, Bayesian meta-analysis, and meta-regression of efficacy predictors. American Journal of Psychiatry, 174(10), 927–942.
Leventhal, H., Nerenz, D. & Steele, D. (1984). Illness representation and coping with health threats. In A. Baum & J. Singer (Eds.), A Handbook of Psychlogy and Health (pp. 219–252). Hillsdale, NJ: Erlbaum.
Levi, U. & Rosenstreich, E. (2019). Mindfulness and memory: A review of findings and a potential model. Journal of Cognitive Enhancement, 3, 302-314.
Lewinsohn, P. M. (1974). A behavioral approach to depression. In R. J. Friedemann & M. M. Katz (Eds.), The psychology of depression. Contemporary theory and research (pp. 157–178). Oxford: Wiley.
Lewinsohn, P. M., Youngren, M. A. & Grosscup, S. J. (1979). Reinforcement and depression. In R. A. Depue (Ed.), The psychobiology of depressive disorders (pp. 291–315). New York: Academic Press.
Lewis, C., Roberts, N.P., Andrew, M., Starling, E. & Bisson, J.I. (2020). Psychologival therapies für post-traumatic stress disorder in adults: Systematic review and meta-analysis. European Journal of Psychotraumatology, 11(1), 1729633.
Li, H., Jin, R., Yuan, K., Zheng, B., Zheng, Z., Luo, Y. et al. (2017). Effect of electro-acupuncture combined with psychological intervention on mental symptoms and P50 of auditory evoked potential in patients with internet addiction disorder. Journal of Traditional Chinese Medicine = Chung I Tsa Chih Ying Wen Pan, 37(1), 43–48.
Li, M., Wang, L., Jiang, M., Wu, D., Tian, T. & Huang, W. (2020). Relaxation techniques for depressive disorders in adults: a systematic review and meta-analysis of randomised controlled trials. International Journal of Psychiatry in Clinical Practice, 24(3), 219-226.
Lieb, K. & Stoffers-Winterling, J. (2020). Die neuen S3-Richtlinien: Borderline Persönlichkeitsstörung. Psychotherapie Forum 24: 87-88..
Lieb, K., Linehan, M. M., Schmahl, C., Zanarini, M. & Bohus, M. (2004). Borderline personality disorder. Lancet, 364, 453–461.
Lilienfeld, S.O. (2005). The 10 Commandments of Helping Students Distinguish Science from Pseudoscience in Psychology. Observer, 18(9). http://www.psychologicalscience.org/index.php/publications/observer/2005/september-05/the-10-commandments-of-helping-students-distinguish-science-from-pseudoscience-in-psychology.html [23.09.2024].
Limpächer, C., Kindt, T. & Hoyer, J. (2024). A training to enhance reward experiencing versus gratitude writing against subclinical anhedonia: An online pilot study. Clinical Psychology in Europe, 6(2), e13751.
Lincoln, T. (2014). Kognitive Verhaltenstherapie der Schizophrenie. Ein individuenzentrierter Ansatz (2. Aufl.). Göttingen: Hogrefe.
Lincoln, T. M. & Pedersen, A. (2019). An overview of the evidence for psychological interventions for psychosis: Results from meta-analyses. Clinical Psychology in Europe, 1(1), e31407.
Lincoln, T. M. (2019). Kognitive Verhaltenstherapie der Schizophrenie. Ein individuenzentrierter Ansatz (3. überarbeitete Auflage). Göttingen: Hogrefe.
Lincoln, T. M., Ziegler, M., Mehl, S., Lüllmann, E., Kesting, M. L., Westermann, S. & Rief, W. (2012). Moving from efficacy to effectiveness in CBT for psychosis: A randomized-controlled clinical practice trial. Journal of Consulting and Clinical Psychology, 80(4), 674–686.

Lincoln, T. M., Suttner, C. & Nestoriuc, Y. (2008). Wirksamkeit kognitiver Interventionen für Schizophrenie. Eine Meta-Analyse. Psychologische Rundschau, 59 (4), 217–232.

Lincoln, T. M., Wilhelm, K. & Nestoriuc, Y. (2007). Effectiveness of psychoeducation for relapse, symptoms, knowledge, adherence and functioning in psychotic disorders: A meta-analysis. Schizophrenia Research, 96, 232–245.

Lincoln, T., Pedersen, A., Hahlweg, K., Wiedl, K. & Frantz, I. (2019). Evidenzbasierte Leitlinie zur Psychotherapie von Schizophrenie und anderen psychischen Störungen. Göttingen: Hogrefe.

Lincoln, T., Schulze, L., Renneberg, B. (2022). The role of emotion regulation in the characterization, development and treatment of psychopathology. Nature Reviews Psychology, 1, 272–286.

Linden, M. & Hautzinger, M. (2022). Verhaltenstherapiemanual (9. Aufl.). Heidelberg: Springer.

Linden, M. & Strauß, B. (2018). Unerwünschte Wirkungen, Nebenwirkungen und Schäden von Psychotherapie (2. Aufl.). Berlin: Medizinisch Wissenschaftliche Verlagsgesellschaft.

Linden, M. & Strauß, B. (2022). Erfassung von Psychotherapie-Nebenwirkungen. Berlin, Medizinisch Wissenschaftliche Verlagsgesellschaft.

Linden, M. (2013a). Diagnose Gesundheit. Psychotherapeut, 58, 249–256.

Linden, M. (2013b). How to define, find and classify side effects in psychotherapy: From unwanted events to adverse treatment reactions. Clinical Psychology & Psychotherapy, 20, 286–296.

Linden, M. (2016). Die Langzeitperspektive in der Richtlinienpsychotherapie: Rehabilitationspsychotherapie. Verhaltenstherapie, 26, 80–81.

Linden, M., Walter, M. Fritz, K. & Muschalla, B. (2015). Unerwünschte Therapiewirkungen bei verhaltenstherapeutischer Gruppentherapie. Häufigkeit und Spektrum. Der Nervenarzt, 86, 1371–1382.

Linden, M., Baron, S. & Muschalla, B. (2009). Mini-ICF-Rating für psychische Störungen (Mini-ICF-APP). Ein Kurzinstrument zur Beurteilung von Fähigkeits- bzw. Kapazitätsstörungen bei psychischen Störungen. Göttingen: Hogrefe.

Linden, M., Strauß, B., Scholten, S., Nestoriuc, Y., Brakemeier, E.-L. & Wasilewski, J. (2018). Definition und Entscheidungsschritte in der Bestimmung und Erfassung von Nebenwirkungen von. Psychother Psychosom Med Psychol, 68(9-10), 377–382.

Linden, M., Zubraegel, D., Baer, T., Franke, U. & Schlattmann, P. (2004). Efficacy of cognitive behaviour therapy in generalized anxiety disorders. Psychotherapy and psychosomatics, 74 (1), 36–42.

Linden, W. (1994). Autogenic training: A narrative and quantitative review of clinical outcome. Biofeedback and Self Regulation, 19 (3), 227–264.

Lindenberg, K., Kewitz, S. & Lardinoix, J. (2023). Internet- und Computerspielsucht bei Kindern und Jugendlichen (Klinische Psychologie und Psychotherapie bei Kindern, Jugendlichen und jungen Erwachsenen, 1. Auflage). Stuttgart: W. Kohlhammer GmbH.

Lindenberg, K., Kindt, S. & Szász-Janocha, C. (2020). Internet addiction in adolescents. The PROTECT program for evidence-based prevention and treatment. Cham: Springer.

Lindenberg, K., Szász-Janocha, C., Schoenmaekers, S., Wehrmann, U. & Vonderlin, E. (2017). An analysis of integrated health care for Internet Use Disorders in adolescents and adults. Journal of Behavioral Addictions, 6(4), 579–592

Lindenmeyer, J. (2013). Ich bin kein Alkoholiker. Ambulante Psychotherapie bei Alkoholproblemen. Heidelberg: Springer.

Lindenmeyer, J. (2016). Lieber schlau als blau (9. Aufl.). Weinheim: Beltz.

Lindenmeyer, J. (2022). Lieber schlau als blau (10. Aufl.). Beltz: Weinheim.

Lindenmeyer, J. (Hrsg.) (2024). Therapie-Tools Gruppentherapie 1 (4. Aufl.). Weinheim: Beltz.

Lindenmeyer, J. (Hrsg.) (2025). Therapie-Tools Gruppentherapie 2 (4. Aufl.). Weinheim: Beltz.

Lindsay, W. R., Tinsley, S., Beail, N., Hastings, R. P., Jahoda, A., Taylor, J. L. & Hatton, C. (2015). A preliminary controlled trial of a trans-diagnostic programme for cognitive behaviour therapy with adults with intellectual disability. Journal of Intellectual Disability Research, 59 (4), 360–369.

Linehan M. M., Schmidt, H., Dimeff, L. A., Craft, J. C., Kanter, J. & Comtois, K. A. (1999). Dialectical behaviour therapy for patients with borderline personality disorder and drug-dependence. The American Journal of Addictions, 8, 279–292.

Linehan, M. M. (1993). Cognitive-Behavioral Treatment of Borderline Personality Disorder. New York: Guilford.

Linehan, M. M. (1996a). Dialektisch-Behaviorale Therapie der Borderline-Persönlichkeitsstörung. München: CIP-Medien.

Linehan, M. M. (1996b). Trainingsmanual der Dialektisch-Behavioralen Therapie der BPS. München: CIP-Medien.

Linehan, M. M. (2015a). DBT Skills Training Manual (2nd ed.). New York: Guilford.

Linehan, M. M. (2015b). DBT Skills Training Handouts and Worksheets (2nd ed.). New York: Guilford.

Linehan, M. M. (2016a). Handbuch der Dialektisch-Behavioralen Therapie (DBT) Band 1: Skills Training Manual: Zur Behandlung psychischer Störungen. München: CIP.

Linehan, M. M. (2016b). Handbuch der Dialektisch-Behavioralen Therapie (DBT). Band 2: Arbeitsbuch: Arbeitsbuch mit Handouts und Arbeitsblätter. München: CIP.

Linehan, M. M., Schmidt, H., Dimeff, L. A., Craft, J. C., Kanter, J. & Comtois, K. A. (1999). Dialectical behaviour therapy for patients with borderline personality disorder and drug-dependence. The American Journal of Addictions, 8(4), 279–292.

Linehan, M. M., Dimeff, L. A. Reynolds, S. K. Comtois, K. A., Welch, S. S., Heagerty P. & Kivlahan, D. R. (2002). Dialectical behavior therapy versus comprehensive validation therapy plus 12-step for the treatment of opioid dependent women meeting criteria for borderline personality disorder. Drug and Alcohol Dependence, 67, 13–26.

Linkovski, O., Kalanthroff, E., Henik, A. & Anholt, G. E. (2016). Stop checking: Repeated checking and its effects on response inhibition and doubt. Journal of Behavior Therapy and Experimental Psychiatry, 53, 84–91.

Lipinski, S., Sünkel, U., Totzeck, C., Dresler, T., Baskow, I., Bea, M., ... & Dziobek, I. (2024). Patient and Public Involvement am Deutschen Zentrum für Psychische Gesundheit: Erreichtes und Herausforderungen. Der Nervenarzt, 95(5), 458–466.

Liu, J. J., Ein, N., Gervasio, J. & Vickers, K. (2019). The efficacy of stress reappraisal interventions on stress responsivity: A meta-analysis and systematic review of existing evidence. PLoS ONE, 14(2), e0212854.

Löffler, S., Gerlich, C., Lukasczik, M., Wolf, H. D. & Neuderth, S. (2012). Arbeits- und berufsbezogene Orientierung in der medizinischen Rehabilitation. Praxishandbuch (3. Aufl.). Universität Würzburg: Arbeitsbereich Rehabilitationswissenschaften.

Lohmann, B. (2020). Effiziente Supervision (8. Auflage, Hrsg.). wbv Publikation. https://doi.org/10.3278/9783763965168

Long, L.R., Foster, M., Burr, K., Penberthy, J.K., Baker, T.N. & McCullough, J.P., Jr. (2024). Pilot study dismantling the cognitive behavioral analysis system of psychotherapy: Identifying the active ingredients. Cognitive Therapy and Research, 48(4), 757–765.

López-Pinar, C., Rosen, H., Selaskowski, B., Staerk, C., Jans, T. & Retz, W. (2024). Exploring the relationship between adherence to therapy, treatment acceptability, and clinical outcomes in adults with attention-deficit/hyperactivity disorder: Results from the COMPAS multicenter randomized controlled trial. Psychotherapy and Psychosomatics, 93(1), 46–64.

Lösel, F. (2001). Is effective treatment of psychopathy possible? What we know and what we need to know. In A. Raine & J. Sanmartín (Eds.), Violence and psychopathy (pp. 171–195). New York: Kluwer.

Löwe, B. et al (2021). Somatic symptom disorder: a scoping review on the empirical evidence of a new diagnosis. Psychological Medicine, 1–17.

Lu, C., Zou, L., Becker, B., Griffiths, M. D., Yu, Q., Chen, S.-T., et al. (2020). Comparative effectiveness of mind-body exercise versus cognitive behavioral therapy for college students with problematic smartphone use: A randomized controlled trial. International Journal of Mental Health Promotion, 22(4), 271–282.

Lugnegard, T., Hallerbäck, M.U. & Gillberg, C. (2011). Psychiatric comorbidity in young adults with a clinical diagnosis of Asperger syndrome. Research in Developmental Disabilities 32(5), 1910-1917.

Lukas, C. A., Ebert, D. D., Fuentes, H. T., Caspar, F. & Berking, M. (2018). Deficits in general emotion regulation skills – Evidence of a transdiagnostic factor. Journal of Clinical Psychology, 74(6), 1017-1033.

Lundström, L., Flygare, O., Andersson, E., Enander, J., Bottai, M., Ivanov, V.Z., Boberg, J., Pascal, D., Mataix-Cols, D. & Rück, C. (2022). Effect of Internet-Based vs Face-to-Face Cognitive Behavioral Therapy for Adults With Obsessive-Compulsive Disorder. A Randomized Clinical Trial. JAMA, 5(3), e221967.

Luoma, J., Hayes, S. C. & Walser, R. D. (2009). ACT-Training: Handbuch der Acceptance & Commitment Therapie. Ein Lernprogramm in zehn Schritten. Paderborn: Junfermann.

Luoma, J.B., Hayes, S.C. & Walser, R.D. (2007). Learning ACT. An Acceptance & Commitment Therapy Skills-Training Manual for Therapists. New Harbinger Publications.

Lutz, R. & Koppenhöfer, E. (1983). Kleine Schule des Genießens. In R. Lutz (Hrsg.), Genuß und Genießen (S. 112–125). Weinheim: Beltz.

Lutz, R. & Mark, N. (1995). Wie gesund sind Kranke? Göttingen: Verlag für Angewandte Psychologie.

Lutz, R. (1992). Was ist richtig: »Gesundheit« und »Krankheit« oder »Gesundheit« versus »Krankheit«? In H. Lieb & R. Lutz (Hrsg.), Verhaltenstherapie. Ihre Entwicklung – ihr Menschenbild (S. 46–50). Göttingen: Verlag für angewandte Psychologie.

Lutz, R. (1998). Indikatoren von Gesundheit und Krankheit: zur Bedeutung des Itemformats. In J. Margraf, J. Siegrist & S. Neumer (Hrsg.), Gesundheits- oder Krankheitstheorie? Saluto- versus pathogenetische Ansätze im Gesundheitswesen (S. 85–99). Heidelberg: Springer.

Lutz, R. (2009). Gesundheit und Genuß: Euthyme Grundlagen der Verhaltenstherapie. In J. Margraf & S. Schneider (Hrsg.), Lehrbuch der Verhaltens-

therapie (Bd. 1, S. 233–247). Heidelberg: Springer.
Lutz, R. (2016). Werden durch die Kleine Schule des Genießens negative Effekte bei Patienten induziert? www.rainerlutz.com [2.9.2016].
Lutz, W. & Böhnke, J. R. (2008). Der »Fragebogen zur Evaluation von Psychotherapieverläufen« (FEP-2): Validierungen und Manual. Trierer Psychologische Berichte, 3 (35).
Lutz, W. & Rief, W. (2024). Transtheoretical Psychological Therapy – New Perspectives for Clinical Training and Practice. Clinical Psychology in Europe, 6(Special Issue), Article e13891.
Lutz, W., de Jong, K., Rubel, J.A. & Delgadillo, J. (2021). Measuring, predicting and tracking change in psychotherapy. In M. Barkham, W. Lutz & L. G. Castonguay (Hrsg.), Bergin and Garfield's handbook of psychotherapy and behavior change (7th ed., pp. 89–133). New York: Wiley.
Lutz, W., Deisenhofer, A.-K., Rubel, J., Bennemann, B., Giesemann, J., Poster, K., & Schwartz, B. (2022a). Prospective evaluation of a clinical decision support system in psychological therapy. Journal of Consulting and Clinical Psychology, 90(1), 90–106.
Lutz, W., Rubel, J. A., Schwartz, B., Schilling, V., & Deisenhofer, A.-K. (2019). Towards integrating personalized feedback research into clinical practice: Development of the Trier Treatment Navigator (TTN). Behaviour Research and Therapy, 120, 103438.
Lutz, W., Schwartz, B., & Delgadillo, J. (2022b). Measurement-based and data-informed psychological therapy. Annual Review of Clinical Psychology, 18, 71–98.
Lynch, T. R., Cheavens, J. S., Cukrowicz, K. C., Thorp, S. R., Bronner, L. & Beyer, J. (2007a). Treatment of older adults with co-morbid personality disorder and depression: A dialectical behavior therapy approach. International Journal of Geriatric Psychiatry, 22, 131–143.
Lynch, T. R., Trost, W. T., Salsman, N. & Linehan, M. M. (2007b). Dialectical behavior therapy for borderline personality disorder. Annual Reviews in Clinical Psychology, 3 (1), 181–205.
Ma, T., Yuen, A.S. & Yang, Z. (2023). The Efficacy of Acceptance and Commitment Therapy for Chronic Pain: A Systematic Review and Meta-analysis. The Clinical Journal of Pain, 39(3), 147–157.
Maaß, U., Hofmann, L., Perlinger, J. et al. (2022). Effects of bereavement groups: A systematic review and meta-analysis. Death Stud, 46(3), 708–718.
Maaß, U., Kühne, F., Maas, J., Unverdross, M. & Weck, F. (2020). Psychological Interventions for HealthAnxiety and Somatic Symptoms: A Systematic Review and Meta-Analysis. Zeitschrift für Psychologie, 228(2), 68–80.
Macina, C., Kerber, A., Zimmermann, J., Ohse, L., Kampe, L., Mohr, J., Walter, M., Hörz-Sagstetter, S. & Wrege, J. S. (2023). Evaluating the psychometric properties of the German Self and Interpersonal Functioning Scale (SIFS). Journal of Personality Assessment, 106, 711–723.
MacLeod, A. K. & Moore, R. (2000). Positive thinking revisited: Positive cognitions, well-being and mental health. Clinical Psychology and Psychotherapy, 7 (1), 1–10.
Maercker, A. & Forstmeier, S. (2024). Der Lebensrückblick in Therapie und Beratung (2. Aufl.). Heidelberg: Springer.
Maercker, A. (2015). Alterspsychotherapie und klinische Gerontopsychologie. Heidelberg: Springer.
Maercker, A. (Hrsg.). (2019). Traumafolgestörungen. Heidelberg: Springer.
Maercker, A., Forstmeier, S., Wagner, B., Glaesmer, H. & Brähler, E. (2008). Posttraumatische Belastungsstörungen in Deutschland. Ergebnisse einer gesamtdeutschen epidemiologischen Untersuchung. Der Nervenarzt, 79 (5), 577–586.
Maercker, A., Hecker, T., Augsburger, M. & Kliem, S. (2018). ICD- 11 Prevalence prevalence rates of posttraumatic stress disorder and complex posttraumatic stress disorder in a German nationwide sample. Journal of Nervous and Mental Disease, 206(4), 270–276.
Malouff, J. M., Thorsteinsson, E. B. & Schutte N. S. (2005). The efficacy of problem solving therapy in reducing mental and physical health problems: a meta-analysis. Clinical Psychology Review, 27, 46–57.
Manber, R., Arnow, B., Blasey, C., Vivian, D., McCullough, J. P. et al. (2003). Patient's therapeutic skill acquisition and response to psychotherapy, alone or in combination with medication. Psychological medicine, 33(4), 693–702.
Mandler, G. (1975). Mind and emotion. New York: Wiley.
Mannherz, M., Peters, J., Fangmeier, T. & Tebartz van Elst, L. (2021). Das Freiburger Autismus-Spezifische Therapiekonzept für Erwachsene. In L. Tebartz van Elst (Hrsg.), Autismus-Spektrum-Störungen im Erwachsenenalter (S. 355-362). Berlin: Medizinisch Wissenschaftliche Verlagsgesellschaft.
Manzoni, G. M., Pagnini, F., Castelnuovo, G. & Molinari, E. (2008). Relaxation training for anxiety: a ten-years systematic review with meta-analysis. BMC Psychiatry, 8, 41.
Manzoni, G. M., Pagnini, F., Castelnuovo, G. & Molinari, E. (2008). Relaxation training for anxiety: A ten-years systematic review with meta-analysis. BMC Psychiatry, 8, 41.
Mao, L., Li., P., Wu. Y., Luo, L. & Hu, M. (2023). The effectiveness of mindfulness-based interventions for ruminative thinking: A systematic review and

meta-analysis of randomized controlled trials. Journal of Affective Disorders, 321, 83-95.
Maraz, A., Griffiths, M. D. & Demetrovics, Z. (2016). The prevalence of compulsive buying: A meta-analysis. Addiction, 111(3), 408–419.
Marchewka, J., Neuvians, A., Franke, G. & Jacobi, F. (2023). Sexuelle Gesundheit, sexuelle Störungen und Geschlechtsinkongruenz im Klassifikationssystem ICD-11. Entwicklung und Veränderungen im gesellschaftlichen Kontext. Report Psychologie, 48(2), 16–27.
Marchewka, J., Tomaszewa, P., Schuster, I. & Krahé, B. (2022). Unacknowledged and missed cases of sexual victimization: A comparison of responses to broad versus behaviorally specific questions. Aggressive Behavior, 48, 573–582.
Margraf, J. & Lieb, R. (1995). Was ist Verhaltenstherapie? Versuch einer zukunftsoffenen Neucharakterisierung. Editorial. Zeitschrift für Klinische Psychologie, 24, 1–7.
Margraf, J. (2009a). Hintergründe und Entwicklung. In J. Margraf & S. Schneider (Hrsg.), Lehrbuch der Verhaltenstherapie. Bd. 1: Grundlagen, Diagnostik, Verfahren, Rahmenbedingungen (3. Aufl., S. 3–46). Heidelberg: Springer.
Margraf, J. (2009b). Risiken und Nebenwirkungen. In J. Margraf & S. Schneider (Hrsg.), Lehrbuch der Verhaltenstherapie (3. Aufl., S. 277–296). Berlin, Heidelberg: Springer.
Margraf, J., Cwik, J.C., Suppiger, A., Schneider, S. (2017). DIPS Open Access – Diagnostisches Interview bei Psychischen Störungen. https://www.kli.psy.ruhr-uni-bochum.de/dips-interv/
Marin, M.-F., Camprodon, J. A., Dougherty, D. D. & Milad, M. R. (2014). Device-based brain stimulation to augment fear extinction: Implications for PTSD treatment and beyond. Depression and Anxiety, 31, 269–278.
Markert, C., Storz, F., Golder, S., Rechmann, J., Rubel, J. A., Lalk, C., et al. (2023). On the current psychotherapeutic situation for persons with pornography use disorder in Germany. Journal of Behavioral Addictions, 12(2), 421–434.
Markman, H.J., Hawkins, A.J., Stanley, S.M., Halford, W.K. & Rhoades, G. (2022). Helping couples achieve relationship success: A decade of process in couple relationship education research and practice, 2010-2019. Journal of Marital and Family Therapy, 48(1), 251-282.
Markowitz, J. C. & Weissman, M. (2012). Casebook of Interpersonal Psychotherapy. New York: Oxford University Press.
Markowitz, J. C., Petkova, E., Neria, Y., Van Meter, P. E., Zhao, Y., Hembree, E. et al. (2015). Is exposure necessary? A randomized clinical trial of interpersonal psychotherapy for PTSD. American Journal of Psychiatry, 172 (5), 1–11.
Martell, C. R., Dimidjian, S., Herman-Dunn, R., Winter, L., Kahl, K. G., Sipos, V. & Schweiger, U. (2015). Verhaltensaktivierung bei Depression: Eine Methode zur Behandlung von Depression. Stuttgart: Kohlhammer.
Martens, E. J., de Jonge, P., Na, B., Cohen, B. E., Lett, H. & Whooley, M. a. (2010). Scared to death? Generalized anxiety disorder and cardiovascular events in patients with stable coronary heart disease:The Heart and Soul Study. Archives of General Psychiatry, 67 (7), 750–8.
Martin, A. & Schieber, K. (2015). Psychologische Grundkonzepte der Verhaltensmedizin. In U. Ehlert (Hrsg.), Verhaltensmedizin (S. 44–63). Heidelberg: Springer.
Martin, A. & Schmidt, J. (2023). Biofeedback und Neurofeedback. Göttingen, Hogrefe.
Martin, M. H., Nielsen, M. B., Madsen, I. E., Petersen, S. M., Lange, T. & Rugulies, R. (2013). Effectiveness of a Coordinated and Tailored Return-to-Work Intervention for Sickness Absence Beneficiaries with Mental Health Problems. Journal of Occupational Rehabilitation, 23, 621–630.
Marwitz, M. (2025). Verhaltenstherapeutische Gruppentherapie: Grundlagen und Praxis (2. Aufl.). Göttingen: Hogrefe.
Maß, R., Bauer, R. & Briken, P. (2021). Das Hamburger Modell der Sexualtherapie Evaluation der Intensivtherapien 1995 bis 2011. Stuttgart: Thieme.
Masters, W. H. & Johnson, V. E. (1970/1973). Impotenz und Anorgasmie (Human sexual inadequacy. Boston: Little, Brown & Comp.). Frankfurt a.M.: Goverts, Krüger & Stahlberg.
Mathers, C., Fat, D. & Boerma, J. (2008). The global burden of disease 2004 update. Geneva: World Health Organization.
Matheson, S. L., Shepherd, A. M. & Carr, V. J. (2014). How much do we know about schizophrenia and how well do we know it? Evidence from the Schizophrenia Library. Psychological Medicine, 44(16), 3387–3405.
Matos, M., Duarte, C., Duarte, J., Pinto-Gouveia, J., Petrocchi, N., Basran, J. & Gilbert, P. (2017). Psychological and physiological effects of compassionate mind training: A pilot randomised controlled study. Mindfulness, 8, 1699-1712.
Matson, J. L. & Boisjoli, J. A. (2009). The token economy for children with intellectual disability and/or autism: A review. Research in Developmental Disabilities, 30 (2), 240–248.
Mattejat, F. (2001). Kinder mit psychisch kranken Eltern: Was wir wissen und was zu tun ist. In F. Mattejat & B. Lisofsky (Hrsg.). Nicht von schlechten Eltern. Kinder psychisch Kranker (S. 66–78). Bonn: Psychiatrie-Verlag.
Mattejat, F. (2006). Kognitiv-behaviorale Elternarbeit und Familientherapie. In F. Mattejat (Hrsg.), Verhaltenstherapie mit Kindern, Jugend-

lichen und ihren Familien (Lehrbuch der Psychotherapie, Bd. 4, S. 363–382). München: CIP-Medien.
McCann, R. A., Ball, E. M. & Ivanoff, A. (2000). DBT with an inpatient forensic population: The CMHIP forensic model. Cognitive and Behavioural Practice, 7, 447–456.
McCullough, J. P. (2021). Characteristics of the Optimal Cognitive Behavioral Analysis System of Psychotherapy (CBASP) Therapist Role. Frontiers in Psychiatry 11, 609954.
McCullough, J. P., Jr. (2019). Swimming Upstream: A Story about Becoming Human. Dorrance Publishing.
McCullough, J. P. (2000). Treatment for chronic depression. Cognitive Behavioral Analysis System of Psychotherapy. New York: Guilford.
McCullough, J. P. (2006). Treating chronic depression with disciplined personal involvement. Cognitive behavioral analysis system of psychotherapy. New York: Springer.
McCullough, J. P., Schramm, E. & Penberthy, K. (2015). CBASP as a distinctive treatment for persistent depressive disorder. New York: Routledge.
McIntosh, V.V.W., Jordan, J., Carter, J.D., Frampton, C.M.A., McKenzie, J.M., Latner, J.D. & Joyce, P.R. (2016). Psychotherapy for transdiagnostic binge eating: A randomized controlled trial of cognitive-behavioural therapy, appetite-focused cognitive-behavioural therapy, and schema therapy. Psychiatry Res, 240, 412–420.
McMain, S. F., Links, P. S., Gnam, W. H., Guimond, T., Cardish, R. J., Korman, L. & Streiner, D. L. (2009). A randomized trial of Dialectical Behavior Therapy versus general psychiatric management for borderline personality disorder. American Journal of Psychiatry, 166, 1365–1374.
McManus, F., Surawy, C., Muse, K., Vazquez-Montes, M. & Willimas, J. M. G. (2012). A randomized clinical trial for mindfulness-based cognitive therapy versus unrestricted services for health anxiety (hypochondriasis). Journal of Consulting and Clinical Psychology, 80, 817–828.
McMurran, M. & Christopher, G. (2009). Social problem solving, anxiety, and depression in adult male prisoners. Legal and Criminological Journal Psychology, 14, 101–107.
McNally, R. J. (2007). Mechanisms of exposure therapy: How neuroscience can improve psychological treatments for anxiety disorders. Clinical Psychology Review, 27 (6), 750–759.
Mehl, S. & Heibach, E. (2022). Therapie-Tools Psychosen. Weinheim: Beltz.
Meichenbaum, D. (1977). Cognitive-behavior modification. New York: Erlbaum.
Meichenbaum, D. (1985). Stress inoculation training. Elmsford, NY: Pergamon Press.
Meier, S, Fricke, S., Moritz, S., Hand, I. & Rufer, M. (2006). Ambulante verhaltenstherapeutische Gruppentherapie bei Zwangsstörungen – ein effektiver Behandlungsansatz? Verhaltenstherapie, 16, 173–182.
Meili, D., Dober, S. & Eyal, E. (2004). Jenseits des Abstinenzparadigmas – Ziele in der Suchttherapie. Suchttherapie, 5, 2–9.
Meißner, J. & Jacobi, F. (2025). Allgemeiner Therapiekompass Erlebensorientierter Methoden („ATEM“). Therapeutische Wippe zwischen Affektregulation und -evokation. Verhaltenstherapie und Psychosoziale Praxis (VPP).
Meißner, J. & Jacobi, F. (2025). Aber mit Gefühlen arbeiten wir doch alle, oder nicht? Gefühle und ihr zentraler Stellenwert im Therapieprozess. Verhaltenstherapie und Psychosoziale Praxis, 1/25.
Mennin, D. & Farach, F. (2007). Emotion and Evolving Treatments for Adult Psychopathology. Clinical Psychology: Science and Practice, 14, 329–352.
Mennin, D. S. & Fresco, D. M. (2014). Emotion regulation therapy. In J. J. Gross (Ed.), Handbook of emotion regulation (2nd ed., pp. 469-490). New York: Guilford Press.
Mennin, D. S., Fresco, D. M., O'Toole, M. S. & Heimberg, R. G. (2018). A randomized controlled trial of emotion regulation therapy for generalized anxiety disorder with and without co-occurring depression. Journal of Consulting and Clinical Psychology, 86(3), 268–281.
Mennin, D.S. & Fresco, D. M. (2024). Emotion Regulation Therapy. In B.Q. Ford & J.J. Gross (Eds.), Handbook of Emotion Regulation (3rd ed., pp. 383–390). New York: Guilford.
Merzhvynska, M., Wolf, M., Krieger, T., Berger, T., Munder, T., & Watzke, B. (2023). Prognostic risk factors in randomized clinical trials of face-to-face and internet-based psychotherapy for depression. JAMA Psychiatry. Published online October 11, 2023.
Metzig, W. & Schuster, M. (2009). Prüfungsangst und Lampenfieber. Bewertungssituationen vorbereiten und meistern (4. Aufl.). Heidelberg: Springer.
Metzig, W. & Schuster, M. (2010). Lernen zu lernen. Lernstrategien wirkungsvoll einsetzen (8. Aufl.). Heidelberg: Springer.
Mewes R (2022) Recent developments on psychological factors in medically unexplained symptoms and somatoform disorders. Front. Public Health, 10, 1033203.
Mewes, R., Rief, W., Kenn, K., Ried, J. & Stenzel, N. (2016). Psychological predictors for health-related quality of life and disability in persons with chronic obstructive pulmonary disease (COPD). Psychology & Health, 31, 470–486.

Meyer, I.H. (2003). Prejudice, social stress, and mental health in lesbian, gay, and bisexual populations: Conceptual issues and research evidence. Psychological Bulletin, 129(5), 674.

Meyer, T. D. & Hautzinger, M. (2013). Bipolare Störungen. Kognitiv-verhaltenstherapeutisches Behandlungsmanual. Weinheim: Beltz.

Michalak, J., grosse Holtforth, M. & Berking, M. (2007). Patientenziele in der Psychotherapie. Psychotherapeut, 52, 6–15.

Michalak, J., Heidenreich, T. & Williams, J. (2021). Achtsamkeit – Fortschritte der Psychotherapie (2. Aufl.). Göttingen: Hogrefe.

Michalak, J., Heidenreich, T. & Williams, J. M. G. (2012b). Achtsamkeitsübungen für die klinische Praxis und den Alltag. Audio-CD. Göttingen: Hogrefe.

Michalak, J., Heidenreich, T. & Williams, J.M.G. (2022). Achtsamkeit (2. Aufl.). Göttingen: Hogrefe.

Michalak, J., Kosfelder, J., Meyer, F. & Schulte, D. (2003). Messung des Therapieerfolgs. Veränderungsmaße oder retrospektive Erfolgsbeurteilung. Zeitschrift für Klinische Psychologie und Psychotherapie, 32 (2), 94–103.

Michalak, J., Schultze, M., Heidenreich, T. & Schramm, E. (2015). A randomized controlled trial on the efficacy of mindfulness-based cognitive therapy and a group version of Cognitive Behavioral Analysis System of Psychotherapy for chronically depressed patients. Journal of Consulting and Clinical Psychology, 83 (5), 951–963.

Miegel, F., Moritz, S., Hottenrott, B., Demiralay, C. & Jelinek, L. (2021). Metacognitive training for obsessive-compulsive disorder: A randomized controlled trial. Journal of Obsessive-Compulsive and Related Disorders, 30, 100647.

Miklowitz, D. J. (2022). Familienfokussierte Psychotherapie bei Bipolarer Störungen. Weinheim: Beltz.

Miklowitz, D.J. & Scott, J. (2009). Psychosocial treatments for bipolar disorder: Cost-effectiveness, mediating mechanisms, and future directions. Bipolar Disorders, 11 (2), 110–122.

Miklowitz, D.J. (2010). Bipolar disorder. A family-focused treatment approach (2nd ed.). New York: Guilford.

Miklowitz, D.J., Efthimiou, O., Furukawa, T.A., Scott, J., McLaren, R., Geddes, J.R. & Cipriani, A. (2021). Adjunctive Psychotherapy for Bipolar Disorder: A Systematic Review and Component Network Meta-analysis. JAMA psychiatry, 78(2), 141–150.

Millard, L.A., Wan, M.W., Smith, D.M. & Wittkowski, A. (2023). The effectiveness of compassion focused therapy with clinical populations: A systematic review and meta-analysis. Journal of Affective Disorders, 326, 168-192.

Miller, A. L., Rathus, J. H. & Linehan, M. M. (2007). Dialectical behavior therapy adapted for suicidal adolescents. New York: Guilford.

Miller, G. A., Galanter, E. & Pribram, K. H. (1960). Plans and the structure of behavior. New York: Holt, Rinehart & Winston.

Miller, G.E. (1990). The Assessment of Clinical Skills/Competence/Performance. Academic Medicine, 65(9), 63–67.

Miller, S., Chow, D., Malins, S. & Hubble, M. A. (2023). The Field Guide to Better results: Evidence-based Exercises to Improve Therapeutic Effectiveness. American Psychological Association (APA).

Miller, S., Duncan, B. & Hubble, M. (2008). Supershrinks: What is the secret of their success? Psychotherapy in Australia, 14(4), 14.

Miller, W. R. & DiPilato, M. (1983) Treatment of nightmares via relaxation and desensitization: A controlled evaluation. Journal of Consulting and Clinical Psychology, 51, 870–877.

Miller, W. R. & Rollnick, S. (2012). Motivational Interviewing: Helping People Change (3rd ed.). New York: Guilford.

Miller, W. R. & Rollnick, S. (2015). Motivierende Gesprächsführung (3. Aufl.). Freiburg: Lambertus.

Mindoudis, P., Shaw, J. & Craissati, J. (2012). The London Pathways Project: Evaluating the effectiveness of a consultation model for personality disordered offenders. Criminal Behaviour and Mental Health, 22, 218–232.

Minzenberg, M. J., Fan, J., New, A. S., Tang, C. Y. & Siever, L. J. (2007). Fronto-limbic dysfunction in response to facial emotion in borderline personality disorder: an event-related fMRI study. Psychiatry Research, 155, 231–243.

Moggi, F. & Donati, R. (2004). Psychische Störungen und Sucht: Doppeldiagnosen. Göttingen: Hogrefe.

Moggia, D., Saxon, D., Lutz, W., Hardy, G.E. & Barkham, M. (2023). Applying precision methods to treatment selection for moderate/severe depression in person-centered experiential therapy or cognitive behavioral therapy. Psychotherapy Research, 1–16.

Molenaar, P. C. M. (2008). On the implications of the classical ergodic theorems: Analysis of developmental processes has to focus on intra-individual variation. Developmental Psychobiology, 50(1), 60-69.

Mombour, W., Zaudig, M., Berger, P., Gutierrez, K., Berner, W., Berger, K. et al. (1996). International Personality Disorder Examination (IPDE). ICD-10 Modul von A. W. Lorranger. Bern: Huber.

Money, C., Davies, H. & Tchanturia, K. (2011). A case study introducing cognitive remediation and

emotion skills training for anorexia nervosa inpatient care. Clinical Case Studies, 10(2), 110–121.
Monson, C. M., Schnurr, P. P., Resick, P. A., Friedman, M. J., Young-Xu, Y. & Stevens, S. P. (2006). Cognitive processing therapy for veterans with military-related posttraumatic stress disorder. Journal of Consulting and Clinical Psychology, 74 (5), 898–907.
Morey, L. C. & Hopwood, C. J. (2013). Stability and change in personality disorders. Annual Review of Clinical Psychology, 9, 499–528.
Morin C & Jarrin D (2022). Epidemiology of Insomnia: Prevalence, Course, Risk Factors, and Public Health Burden. Sleep Med Clin 17(2), 173–191.
Morin, C. M. & Colecchi, C. A. (1994). Clinical guidelines for the treatment of insomnia. In L. VandeCreek, S. Knapp & T. L. Jackson (Eds.), Innovations in clinical practice: A source book (pp. 179–195). Sarasota, FL: Professional Resource Press/Exchange.
Morina, N., Hoppen, T.H. & Kip, A. (2021). Study quality and efficacy of psychological interventions for posttraumatic stress disorder: a meta-analysis of randomized controlled trials. Psychological medicine, 51(8), 1260–1270.
Moritz, S. & Hauschildt, M. (2011). Erfolgreich gegen Zwangsstörungen: Metakognitives Training – Denkfallen erkennen und entschärfen (2. Aufl.). Heidelberg: Springer.
Moritz, S., Fieker, M., Hottenrot, B., Seralan, T., Kohlbeck, K., Gallinat, J. & Nestoriuc, Y. (2015). No pain, no gain? Adverse effects of psychotherapy in obsessive-compulsive disorder and its relationship to treatment gains. Journal of Obsessive-Compulsive and Related Disorders, 5, 61–66.
Moritz. S., Nestoriuc, Y., Rief, W., Klein, J.P., Jelinek, L. & Peth, J. (2019). It can't hurt, right? Adverse effects of psychotherapy in patients with depression. Eur Arch Psychiatry Clin Neurosci, 269(5), 577-586.
Morres, I.D., Hatzigeorgiadis, A., Stathi, A. et al. (2019). Aerobic exercise for adult patients with major depressive disorder in mental health services: A systematic review and meta-analysis. Depression and Anxiety 2019;36:39-53
Morrison, A. P., Pyle, M., Chapman, N., French, P., Parker, S. K. & Wells, A. (2014). Metacognitive therapy in people with schizophrenia spectrum diagnosis and medication resistant symptoms: a feasibility study. Journal of Behavior Therapy and Experimental Psychiatry, 45, 280–284.
Morrison, A. P., Renton, J. C., Dunn, H., Williams, S. & Bentall, R. P. (2004). Cognitive therapy for psychosis. A formulation-based approach. New York: Brunner-Routledge.
Morrison, A. P., Turkington, D., Pyle, M., Spencer, H., Braban, A., Dunn, G. et al. (2014). Cognitive therapy for people with schizophrenia spectrum disorders not taking antipsychotic drugs: A single-blind randomised controlled trial. The Lancet, 383, 1395–1403.
Morrison, T., Dinno, A. & Salmon, T. (2021). The Erasure of Intersex, Transgender, Nonbinary, and Agender Experiences Through Misuse of Sex and Gender in Health Research. American Journal of Epidemiology, 190(12), 2712–2717.
Moshe, I., Terhorst, Y., Philippi, P., Domhardt, M., Cuijpers, P., et al. (2021). Digital Interventions for the Treatment of Depression: A Meta-Analytic Review. Psychological Bulletin, 147, 749-786.
Mottillo, S., Filion, K. B., Bélisle, P., Joseph, L., Gervais, A., O'Loughlin, J. et al. (2009). Behavioural interventions for smoking cessation: A meta-analysis of randomized controlled trials. European Heart Journal, 30 (6), 718–730.
Moussavi, S., Chatterji, S., Verdes, E., Tandon, A., Patel, V. & Ustun, B. (2007). Depression, chronic diseases, and decrements in health: Results from the World Health Surveys. Lancet, 370 (9590), 851–858.
Moye, J, Karel, M.J., Stamm, K.E., Qualls, S.H., Segal, D.L., Tazeau, Y.N., DiGilio, D.A. (2019). Workforce analysis of psychological practice with older adults: Growing crisis requires urgent action. Train Educ Prof Psychol 13(1), 46–55.
Mühlig, S. & Poldrack, A. (2011). Kognitive Therapieverfahren. In H.-U. Wittchen & J. Hoyer (Hrsg.), Klinische Psychologie (2. Aufl., S. 543-562). Heidelberg: Springer.
Mühlig, S. (2004). Ziel Compliance der Patientenschulung: Formen und messmethodische Fragen. Praxis Klinische Verhaltensmedizin und Rehabilitation, 17 (65), 45–52.
Mühlig, S., Schulz, M., de Vries, U. & Petermann, F. (2000). Grundlagen der Patientenschulung bei Asthma. In F. Petermann & P. Warschburger (Hrsg.), Asthma bronchiale (S. 147–174). Göttingen: Hogrefe.
Müller, A., Brand, M., Claes, L., Demetrovics, Z., Zwaan, M. de, Fernández-Aranda, F. et al. (2019). Buying-shopping disorder-is there enough evidence to support its inclusion in ICD-11? CNS Spectrums, 24(4), 374–379.
Müller, A., Laskowski, N. M. & Tahmassebi, N. (2020). Therapie-Tools Kaufsucht. Mit E-Book inside und Arbeitsmaterial. Weinheim, Basel: Beltz.
Müller, A., Laskowski, N. M., Thomas, T. A., Antons, S., Tahmassebi, N., Steins-Loeber, S. et al. (2023). Update on treatment studies for compulsive buying-shopping disorder: A systematic review. Journal of Behavioral Addictions, 12(3):631-651.
Müller, E. (2002). Du spürst unter deinen Füßen das Gras: Autogenes Training in Phantasie-und Märchenreisen. Frankfurt a.M.: Fischer.

Müller, K. W. & Wölfling, K. (2020). Glücksspielstörung (Sucht, 1. Auflage). Stuttgart: Verlag W. Kohlhammer.
Müller, T. & Paterok, B. (2015). Schlaftraining: Ein Therapiemanual zur Behandlung von Schlafstörungen. Göttingen: Hogrefe.
Muschalla, B. & Linden, M. (2013). Arbeitsplatzbezogene Ängste und Arbeitsplatzphobie. Phänomenologie, Differentialdiagnostik, Therapie, Sozialmedizin. Stuttgart: Kohlhammer.
Muschalla, B. (2019). Selbstmanagement am Arbeitsplatz. Ein Gruppentraining für Menschen mit Arbeitsängsten. Stuttgart: Kohlhammer.
Muschalla, B., Fay, D. & Hoffmann, K. (2016a). Entwicklung eines Inventars zur Erfassung arbeitsbezogener Copingfähigkeiten und Rückkehrintention (JoCoRi). Diagnostica, 62, 143-156.
Muschalla, B., Linden, M. & Jöbges, M. (2016b). Effects of a short term cognitive behavior therapy group on work-anxiety and sickness absence in rehabilitation patients. Results from a cluster-randomized controlled trial. Journal of Occupational and Environmental Medicine, online published.
Muschalla, B., Müller, J., Grocholewski, A. & Linden, M. (2022). Talking about side effects in psychotherapy did not impair the therapeutic alliance in an experimental study. Psychotherapy and Psychosomatics, 91(5), 360–362.
Müther, M. (2009). Bericht an den (VT-)Gutachter (2. Aufl.). Tübingen: dgvt.
Mynors-Wallis, L. M. & Gath, D. H. (1995). Randomised controlled trial comparing problem solving treatment with amitriptyline and placebo for major depression in primary care. British Medical Journal, 310, 441–445.
Mynors-Wallis, L. M. (2005). Problem-solving treatment for anxiety and depression: A practical guide. Oxford: Oxford University Press.
Nadel, L., Hupbach, A., Gomez, R. & Newman-Smith, K. (2012). Memory formation, consolidation and transformation. Neuroscience and Biobehavioral Reviews, 36, 1640–1645.
Nadorff, M. R., Lambdin, K. K. & Germain, A. (2014). Pharmacological and non-pharmacological treatments for nightmare disorder. International Review of Psychiatry, 26, 225–236.
Nadort, M., Arntz, A., Smit, J. H., Giesen-Bloo, J., Eikelenboom, M., Spinhoven, P., van Asselt, T., Wensing, M. & van Dyck, R. (2009). Implementation of outpatient schema therapy for borderline personality disorder with versus without crisis support by the therapist outside office hours: A randomized trial. Behav. Res. Ther, 47(11), 961–973.
Nahum-Shani, I., Smith, S.N., Spring, B.J., Collins, L.M., Witkiewitz, K., Tewari, A., Murphy, S. (2016). Just-in-Time Adaptive Interventions (JITAIs) in Mobile Health: Key Components and Design Principles for Ongoing Health Behavior Support. Annals of Behavioral Medicine 2016.
Nandrino, J.-L., Claisse, C., Duprez, C., Defrance, L., Brunelle, E., Naassila, M. & Gandolphe, M.-C. (2021). Training emotion regulation processes in alcohol-abstinent individuals: A pilot study. Addictive Behaviors, 114, 106652.
Nash-Wright, J. (2011). Dealing with anxiety disorders in the workplace: Importance of early intervention when anxiety leads to absence from work. Professional Case Management, 16, 55–59.
National Institute for Health and Care Excellence (NICE). (2018). Attention deficit hyperactivity disorder: Diagnosis and management (NICE guideline NG87). Abgerufen am 13. September 2019 von https://www.nice.org.uk/guidance/ng87
Nees, F., Ditzen, B. & Flor, H. (2022). When shared pain is not half the pain: enhanced central nervous system processing and verbal reports of pain in the presence of a solicitous spouse. Pain, 163(9), e1006-e1012.
Neff, K. (2022). Selbstmitgefühl Schritt für Schritt. Freiburg: Arbor-Verlag.
Negt, P., Brakemeier, E.-L., Michalak, M., Winter, L., Bleich, S. & Kahl, K. G. (2016). The treatment of chronic depression with Cognitive Behavioral Analysis System of Psychotherapy (CBASP): A systematic review and meta-analysis of randomized-controlled clinical trials. Brain and Behavior, 0(0), e00 486.
Nemeroff, C. B., Heim, C. M., Thase, M. E., Klein, D. N., Rush, A. J., Schatzberg, A. F. et al. (2003). Differential responses to psychotherapy versus pharmacotherapy in patients with chronic forms of major depression and childhood trauma. Proceedings of the National Academy of Sciences, 100 (24), 14 293–14 296.
Nenov-Matt, T., Barton, B. B., Dewald-Kaufmann, J., Goerigk, S., Rek, S. et al. (2020). Loneliness, Social Isolation and Their Difference: A Cross-Diagnostic Study in Persistent Depressive Disorder and Borderline Personality Disorder. Front Psychiatry, 11, 608476.
Nentzl, J. & Scherner, G. (2021). Therapiebeginn, Dropout und Follow-up – Untersuchungen im Präventionsprojekt Dunkelfeld. Sexuologie. 28 (3–4), 249–258.
Nestmann, F. (1996). Psychosoziale Beratung – ein ressourcentheoretischer Entwurf. Verhaltenstherapie und Psychosoziale Praxis, 28, 359–376.
Nestoriuc, Y. & Rief, W. (2012). Risiken und Nebenwirkungen von Verhaltenstherapie. In M. Linden & B. Strauß (Hrsg.), Risiken und Nebenwirkungen von Psychotherapie (S. 59–74). Berlin: MWV.
Nestoriuc, Y. (2015). Risiken und Nebenwirkungen psychotherapeutischer Behandlung. Wie und warum sollten sie erfasst werden? Psychotherapie im Dialog, 16(4), 36–40.

Netter, A.L., Beintner, I. & Brakemeier, E.-L. (2022). Adding an App-Based Intervention to the Cognitive Behavioral Analysis System of Psychotherapy in Routine Outpatient Psychotherapy Treatment: Proof-of-Concept Study. JMIR formative research, 6(8), e35482.
Neudeck, P. & Mühlig, S. (2020). Therapie-Tools Verhaltenstherapie. Therapieplanung, Probatorik, Verhaltensanalyse (2. Aufl.). Weinheim: Beltz.
Neudeck, P. & Wittchen, H.-U. (2004). (Hrsg.). Konfrontationstherapie bei psychischen Störungen. Göttingen: Hogrefe.
Neudeck, P. & Wittchen, H.-U. (2013). Exposure therapy: Rethinking the model, refining the method. New York: Springer.
Neudeck, P. (2015). Expositionsverfahren. Techniken der Verhaltenstherapie. Weinheim: Beltz.
Neudeck, P., Heinig, I., Hummel, K., im Brahm, C. & Hamm, A. O. (2024). Erwartungsveränderung und Neulernen. Ein Manual zur expositionsbasierten Behandlung von Ängsten. Göttingen: Hogrefe.
Nezu, A. M. (2004). Problem solving and behavior therapy revisited. Behavior Therapy, 35, 1–33.
Nezu, A. M., Nezu, C. M. & D'Zurilla, T. J. (2012). Problem-solving therapy: A treatment manual. New York: Springer.
Ng, M.Y., Schleider, J.L., Horn, R.L. & Weisz, J.R. (2021). Psychotherapy for children and adolescents: From efficacy to effectiveness, scaling, and personalizing. In M. Barkham, W. Lutz, & L.G. Castonguay (Eds.), Bergin and Garfield's handbook of psychotherapy and behavior change (7th ed., pp. 625–670). New York: Wiley.
NICE (2013). National clinical practice guide line 72: Attention deficit hyperactivity disorder: Diagnosis and management of ADHD in children, adolescents and adults. Leicester and London: The British Psychological Society and the Royal College of Psychiatrists.
NICE (2014). Psychosis and Schizophrenia in Adults. THE NICE GUIDELINE ON TREATMENT AND MANAGEMENT. Updated edition 2014. Leicester and London: The British Psychological Society and the Royal College of Psychiatrists.
Nicholas, M., Vlaeyen, J. W. S., Rief, W., Barke, A., Aziz, Q., Benoliel, R. et al. (2019). The IASP classification of chronic pain for ICD-11: chronic primary pain. Pain, 160(1), 28-37.
Niebel, G. (1981). Asymptomatische Verhaltenstherapie bei ängstlichen Kurpatienten. Frankfurt a. M.: Peter Lang.
Nieder, T.O. & Strauß, B. (2019). S3-Leitlinie zur Diagnostik, Beratung und Behandlung im Kontext von Geschlechtsinkongruenz, Geschlechtsdysphorie und trans-gesundheit. Zeitschrift für Sexualforschung, 32(02), 70–79.
Nieder, T.O., Elaut, E., Richards, C. & Dekker, A. (2016). Sexual orientation of trans adults is not linked to outcome of transition-related health care, but worth asking. International Review of Psychiatry, 28(1), 103–111.
Niemic, R. (2014). Mindfulness and character strengths. A practical guide to flourishing. Göttingen: Hogrefe.
Nilsson, J., Lundh, L. & Viborg, G. (2012). Imagery rescripting of early memories in social anxiety disorder: An experimental study. Behaviour Research and Therapy, 50, 387–392.
Nock, M. K., Borges, G. & Ono, Y. (2014). Suicide. Global perspectives from the WHO World Mental Health Survey. Cambridge: Cambridge University Press.
Nöllenheidt, C. & Brenscheidt, S. (2016). Arbeitswelt im Wandel: Zahlen 2 Daten – Fakten. Dortmund: Bundesanstalt für Arbeitsschutz und Arbeitsmedizin, BAuA. URL: http://www.baua.de/de/Publikationen/Broschueren/A95.html [23.09.2016].
Noordik, E., van der Klink, J. J., Geskus, R. B., de Boer, M. R., van Dijk, F. J. & Nieuwenhuijsen, K. (2012). Effectiveness of an exposure-based return-to-work program for workers on sick leave due to common mental disorders: A cluster-randomized controlled trial. Scandinavian Journal of Public Health, 39, 144–154.
Norcross, J. C. & Goldfried, M. R. (2019). Handbook of Psychotherapy Integration (3nd ed.). Oxford: Oxford University Press.
Norcross, J. C. (2011). Psychotherapy relationships that work: Evidence based responsiveness. Oxford: Oxford University Press.
Norcross, J. C. & Wampold, B. E. (2011). Evidence-based therapy relationships: Research conclusions and clinical practices. Psychotherapy, 48 (1), 98–102.
Norcross, J.C. (2005). A primer on psychotherapy integration. In J.C. Norcross & M.R. Goldfried (Eds.), Handbook of psychotherapy integration (2nd ed., pp. 3–23). New York, NY: Oxford University Press.
Nordahl, H. M., Borkovec, T. D., Hagen, R., Kennair, L. E., Hjemdal, O., Solem, S., ... Wells, A. (2018). Metacognitive therapy versus cognitive–behavioural therapy in adults with generalised anxiety disorder. BJPsych Open, 4(5), 393–400.
Normann, N., & Morina, N. (2018). The Efficacy of Metacognitive Therapy: A Systematic Review and Meta-Analysis. Frontiers in Psychology, 9, 2211.
Norman, S. B., Capone, C., Panza, K. E., Haller, M., Davis, B. C. et al. (2022). A clinical trial comparing trauma-informed guilt reduction therapy (TrIGR), a brief intervention for trauma-related guilt, to supportive care therapy. Depression and Anxiety, 39(4), 262-273.

Norman, S. B., Wilkins, K. C., Myers, U. S. & Allard, C. B. (2014). Trauma informed guilt reduction therapy with combat veterans. Cognitive and Behavioral Practice, 21(1), 78-88.

Normann, N., van Emmerick, A. A. P. & Morina, N. (2014). The efficacy of metacognitive therapy for anxiety and depression: a meta-analytic review. Depression and Anxiety, 31, 402–411.

Noyon, A. & Heidenreich, T. (2011). Existenzielle Therapieansätze: Entwicklungen und Potential für die kognitive Verhaltenstherapie. Verhaltenstherapie und Psychosoziale Praxis, 43, 571–581.

Noyon, A. & Heidenreich, T. (2012). Existenzielle Perspektiven in Psychotherapie und Beratung. Weinheim: Beltz.

Noyon, A. & Heidenreich, T. (2020). Schwierige Situationen in Therapie und Beratung: 30 Probleme und Lösungsvorschläge (3. Aufl.). Weinheim: Beltz.

Nusbaum, M. R., Gamble, G., Skinner, B. & Heiman, J. (2000). The high prevalence of sexual concerns among women seeking routine gynecological care. The Journal of Family Practice, 49 (3), 229–232.

Nutt, D. J. & Sharpe, M. (2008). Uncritical positive regard? Issues in the efficacy and safety of psychotherapy. Journal of Psychopharmacology, 22, 3–6.

O`Connor, R. C. & Nock, M. (2014). The psychology of suicidal behavior. The Lancet Psychiatry, 1, 73–85.

Ochs, B. & Bschor, T. (2022). Posttraumatische Intrusionen – eine psychopathologische Erörterung. Psychotherapeut, 67, 235–239.

Oelkers, C. & Hautzinger, M. (2013). Zwangsstörungen: Ein kognitiv-verhaltenstherapeutisches Behandlungsmanual (2. Aufl.). Weinheim: Beltz.

Oermann A., Claßen A. & Gey C. (2013). Dialektisch-Behaviorale Therapie – Forensik. Unveröffentlichtes Manual.

Ohayon, M. M. (2002). Epidemiology of insomnia: What we know and what we still need to learn. Sleep Medicine Reviews, 6, 97–111.

Okun, M. A., Olding, R. W. & Cohn, C. M. G. (1990). A meta-analysis of subjective well-being interventions among elders. Psychological Bulletin, 108 (2), 257–266.

Olatunji, B. O., Kauffman, B. Y., Meltzer, S., Davis, M. L., Smits, J. A. J. & Powers, M. B. (2014). Cognitive-behavioral therapy for hypochondriasis/health anxiety: A meta-analysis of treatment outcome and moderators. Behaviour Research and Therapy, 58, 65–74.

Oldham, J. M. & Morris, L. B. (2021). Ihr Persönlichkeits-Portrait: Warum Sie genauso denken, lieben und sich verhalten, wie Sie es tun. Magdeburg: Klotz.

Olsen, R. B., Bruehl, S., Nielsen, C. S., Rosseland, L. A., Eggen, A. E. & Stubhaug, A. (2013). Hypertension prevalence and diminished blood pressure-related hypoalgesia in individuals reporting chronic pain in a general population: The Tromsø study. Pain, 54, 257–262.

Oltmanns, T. F. & Turkheimer, E. (2006). Perceptions of self and others regarding pathological personality traits. In R. F. Krueger & J. L. Tackett (Eds.), Personality and psychopathology (pp. 71–111). New York: Guilford.

Ong, C. W., Hayes, S. C. & Hofmann, S. G. (2022). A process-based approach to cognitive behavioral therapy: A theory-based case illustration. Frontiers in Psychology, 13, 1002849.

Ong, J. C., Manber, R., Segal, Z., Xia, Y., Shapiro, S. & Wyatt, J. K. (2014). A randomized controlled trial of mindfulness meditation for chronic insomnia. Sleep, 37, 1553–1563.

Orlinsky, D.E. & Ronnestad, M.H. (2005). Therapists look into the mirror. How psychotherapists develop: A study of therapeutic work and professional growth. Washington: American Psychological Association.

Öst, L. G., & Sterner, U. (1987). Applied tension. A specific behavioral method for treatment of blood phobia. Behaviour Research and Therapy, 25(1), 25–29.

Öst, L.-G. (2014). The efficacy of acceptance and commitment therapy: An updated systematic review and meta-analysis. Behaviour research and therapy, 61, 105–121.

Pabst, A., Kraus, L., Gomes de Matos, E. & Piontek, D. (2013). Substanzkonsum und substanzbezogene Störungen in Deutschland im Jahr 2012. Sucht, 59 (6), 321–331.

Paivio, S. C. & Greenberg, L. S. (1995). Resolving „unfinished business“: Efficacy of experiential therapy using empty-chair dialogue. Journal of Consulting and Clinical Psychology, 63 (3), 419–425.

Paivio, S. C. & Nieuwenhuis, J. A. (2001). Efficacy of emotion focused therapy for adult survivors of child abuse: A preliminary study. Journal of Traumatic Stress, 14 (1), 115–133.

Paivio, S. C. & Pascual-Leone, A. (2010). Emotion-focused therapy for complex trauma: An integrative approach. Washington, DC: American Psychological Association.

Palazzolo, F. & Bettman, C. (2020). Exploring the lived experience of problematic users of internet pornography: A qualitative study. Sexual Addiction & Compulsivity, 27(1-2), 45–64.

Panksepp, J. (2012). The archaeology of mind: Neuroevolutionary origins of human emotions. New York: Norton.

Parfy, E. & Lenz, G. (2009). Menschenbild. In J. Margraf & S. Schneider (Hrsg.), Lehrbuch der Verhaltenstherapie. Bd. 1: Grundlagen, Diagnostik, Verfahren, Rahmenbedingungen. (3. Aufl., S. 63–82). Heidelberg: Springer.

Parker, G., Fletcher, K., Berk, M. & Paterson A. (2013). Development of a measure quantifying adverse psychother- apeutic ingredients: The Experiences of Therapy Questionnaire (ETQ). Psychiatry Research, 206(2--3), 293–301.

Parloff, M. B., Kelman, H. C. & Frank, J. D. (1954). Comfort, effectiveness, and self-awareness as criteria of improvement in psychotherapy. American Journal of Psychiatry, 111 (5), 343–352.

Parpart, H., Krankenhagen, M., Albantakis, L., Henco, L., Friess, E. & Schilbach, L. (2018). Schematherapie-informiertes, soziales Interaktionstraining. Psychotherapeut 63(3), 235-242.

Paul, G.L. (1967). Strategy of outcome research in psychotherapy. Journal of Consulting Psychology, 31, 109–118.

Penberthy, J. K., Gioia, C., Konig, M., Cockrell, S. & Meshberg-Cohen. S. (2014). Cooccurring chronic depression and alcohol dependence: A novel treatment approach. Addictive Disorders and Their Treatment, 13, 54–67.

Penney, D., Sauve, G., Mendelson, D., Thibaudeau, E., Moritz, S. & Lepage, D. (2022). Immediate and sustained outcomes and moderators associated with metacognitive training for psychosis: A systematic review and meta-analysis. JAMA Psychiatry. https://doi.org/10.1001/jamapsychiatry.2022.0277

Perel, E. (2020). Was Liebe aushält – Untreue überdenken. Harper Collins bei Lübbe Audio.

Petermann, F. & Vaitl, D. (2014). Entspannungsverfahren. Das Praxishandbuch (5. Aufl.). Weinheim: Beltz.

Peters, J., Ebert, D., Fangmeier, T., Lichtblau, A., Biscaldi-Schäfer, M. & Tebartz van Elst, L. (2021). Psychotherapie. In L. Tebartz van Elst (Hrsg.), Autismus-Spektrum-Störungen im Erwachsenenalter (S. 324-332). Berlin: Medizinisch Wissenschaftliche Verlagsgesellschaft.

Peters, M. (2014). Psychotherapie älterer Patienten – Auf dem Weg zu neuen Ufern. Psychotherapeutenjournal, 1, 24–30.

Peters, M., Becker, T. & Jeschke, K. (2024). Ältere PatientInnen in der psychotherapeutischen Praxis – eine Replikationsstudie. Psychotherapie 69, 122–128.

Peters, M., Jeschke, K., Lindner, J. & Peters, L. (2014). Therapeutischer Stil und psychotherapeutische Behandlung älterer Patienten. Psychotherapeut, 59, 239–245.

Petrie, K. J. & Weinman, J. (2012). Patients' perceptions of their illness. The dynamo of Volition in Health Care. Current Directions in Psychological Science, 21, 60–65.

Petrie, K.J. & Rief, W. (2019). Psychobiological Mechanisms of Placebo and Nocebo Effects: Pathways to Improve Treatments and Reduce Side Effects. Annual Review of Psychology, 70(1), 599–625.

Pfammatter, M. & Tschacher, W. (2016). Klassen allgemeiner Wirkfaktoren und ihr Zusammenhang mit Therapietechniken. Zeitschrift für Klinische Psychologie und Psychotherapie, 45(1), 1–13.

Pfeifer, A. C., Ditzen, B., Neubauer, E. & Schiltenwolf, M. (2016). Wirkung von Oxytocin auf das menschliche Schmerzerleben. Der Schmerz, 30(5), 457–469.

Philipp, R., Kriston, L., Lanio, J., Kühne, F., Härter, M., Moritz, S. & Meister, R. (2019). Effectiveness of metacognitive interventions for mental disorders in adults—A systematic review and meta-analysis (METACOG). Clinical Psychology & Psychotherapy, 26(2), 227–240.

Philipsen, A., Jans, T., Graf, E. & Comparison of Methylphenidate and Psychotherapy in Adult ADHD Study (COMPAS) Consortium (2015). Effects of Group Psychotherapy, Individual Counseling, Methylphenidate, and Placebo in the Treatment of Adult Attention-Deficit/Hyperactivity Disorder: A Randomized Clinical Trial. JAMA Psychiatry, 72 (12), 1199–1210.

Piaget, J. (1972). Sprechen und Denken des Kindes. Düsseldorf: Schwann.

Piaget, J. (1981). Intelligence and Affectivity: Their relationship during child development. Palo Alto, CA: Annual Reviews.

Piet, J. & Hougaard, E. (2011). The effect of mindfulness-based cognitive therapy for prevention of relapse in recurrent major depressive disorder: A systematic review and meta-analysis. Clinical Psychology Review, 31, 1032–1040.

Pincus, A. L., Lukowitsky, M. R. & Wright, A. G. C. (2010). The interpersonal nexus of personality and psychopathology. In T. Millon, R. Kreuger & E. Simonsen (Eds.), Contemporary directions in psychopathology: Scientific foundations for DSM-V and ICD-11 (pp. 523–552). New York: Guilford.

Pirnia, B. & Assadi, R. (2015). Examining the Effectiveness of Well-Being Group Therapy on Mental Health in Methamphetamine-Dependent Men. International Journal of Review in Life Sciences, 5 (1), 1048–1057.

Pittig, A., Heinig, I., Goerick, S. et al. (2021). Efficacy of temporally intensified exposure for anxiety disorders: A multicenter randomized clinical trial. Depression and Anxiety, 38(11), 1169–1181.

Pittig, A., Stevens, S., Vervliet, B., Treanor, M., Conway, C. C., Zbozinek, T. & Craske, M. G. (2015). Optimierung expositions-basierter Therapie: Der Ansatz des inhibitorischen Lernens. Psychotherapeut, 60, 401–418.

Pittig, A., van den Berg, L. & Vervliet, B. (2016). The key role of extinction learning in anxiety disor-

ders: Behavioral strategies to enhance exposure-based treatments. Current Opinion in Psychiatry, 29 (1), 39–47.
Pleger, M., Schade, C., Diefenbacher, A. & Burian, R. (2015). Akzeptanz- und Commitment Therapie (ACT). Zeitschrift für Klinische Psychologie und Psychotherapie, 43 (4), 241–250.
Pluess, M., Conrad, A. & Wilhelm, F. H. (2009). Muscle tension in generalized anxiety disorder: A critical review of the literature. Journal of Anxiety Disorders, 23 (1), 1–11.
Ponniah, K., Magiati, I. & Hollon, S. D. (2013). An update on the efficacy of psychological treatments for obsessive-compulsive disorder in adults. Journal of Obsessive-Compulsive and Related Disorders 2, 207–218.
Poston, J. M. & Hanson, W. E. (2010). Meta-analysis of psychological assessment as a therapeutic intervention. Psychological Assessment, 22(2), 203–212.
Potenza, M. N., Balodis, I. M., Derevensky, J., Grant, J. E., Petry, N. M., Verdejo-Garcia, A. et al. (2019). Gambling disorder. Nature Reviews. Disease Primers, 5(1), 51.
Potreck F. (2023). Von der Freude, den Selbstwert zu stärken (17. Aufl.). Stuttgart: Klett-Cotta.
Potreck, F. (2021). Ich bin genug! Wege zu einem starken Selbstwert. Stuttgart: Klett-Cotta.
Potreck-Rose, F. & Jacob, G. (2021). Selbstzuwendung, Selbstakzeptanz und Selbstvertrauen. Psychotherapeutische Interventionen zum Aufbau von Selbstwertgefühl (13. Aufl.). Stuttgart: Klett-Cotta.
Potreck-Rose, F. (2016). Von der Freude, den Selbstwert zu stärken (11. Aufl.). Stuttgart: Klett-Cotta.
Poustka, L., Rühl, D., Feineis-Mathews, S., Poustka, F., Hartung, M., Bölte, S. (2015). Diagnostische Beobachtungsskala für Autistische Störungen – 2. Göttingen: Hogrefe.
Poustka, L., Rühl, D., Feineis-Matthews, S., Bölte, S., Poustka, F. & Hartung, M. (2015). Diagnostische Beobachtungsskala für Autistische Störungen – 2. Deutschsprachige Fassung des ADOS-2. Bern: Hans Huber.
Preißmann, C. (2023). Psychotherapie und Beratung bei Menschen mit Asperger-Syndrom: Konzepte für eine erfolgreiche Behandlung aus Betroffenen- und Therapeutensicht. Stuttgart: Kohlhammer.
Preuss, H., Pinnow, M., Schnicker, K. & Legenbauer, T. (2017). Improving inhibitory control abilities (ImpulsE)—A promising approach to treat impulsive eating? European Eating Disorders Review, 25(6), 533-543.
Priebe, K., Schmahl, C. & Stiglmayr, C. E. (2014). Dissoziation. Heidelberg: Springer.
Priebe, S., Bhatti, N., Barnicot, K., Bremner, S., Gaglia, A., Katsakou, C. et al. (2012). Effectiveness and cost-effectiveness of dialectical behaviour therapy for self-harming patients with personality disorder: A pragmatic randomised controlled trial. Psychotherapy and Psychosomatics, 81, 356–365.
Priebe, S., Huxley, P., Knight, S. & Evans, S. (1999). Application and results of the Manchester Short Assessment of Quality of Life (MANSA). International Journal of Social Psychiatry, 45 (1), 7–12.
Prigerson, H. G., Horowitz, M. J., Jacobs, S. C., Parkes, C. M., Aslan, M., Goodkin, K. et al. (2009). Prolonged grief disorder: Psychometric validation of criteria proposed for DSM-5 and ICD-11. PLoS Medicine 6: e1000 121, 20.
Prior, M. (1999). MiniMax-Interventionen. 15 minimale Interventionen mit maximaler Wirkung. Heidelberg: Carl Auer.
Prior, M. (2012). Beratung und Therapie optimal vorbereiten: Informationen und Interventionen vor dem ersten Gespräch. Heidelberg: Carl Auer.
Pro familia Bundesverband (2016). Psychosoziale Beratung von inter* und trans* Personen und ihren Angehörigen: Ein Leitfaden. URL: https://www.profamilia.de/fileadmin/publikationen/Fachpublikationen/Inter_Trans_Beratung_Leitfaden.pdf
Prochaska, J. O. & DiClemente, C. C. (1982). Transtheoretical therapy: Toward a more integrative model of therapy. Psychology and Psychotherapy. Theory, Research and Practice, 19, 267–288.
Prochaska, J. O. & DiClemente, C. C. (1992). Stages of change in the modification of problem behaviors. In M. Hersen, R. M. Eisler & P. Miller (Eds.), Progress on behavior modification (pp. 184–214). Sycamore: Sycamore Press.
PTK NRW & LPK RW (2017. Basiswissen Sucht. URL: https://www.ptk-nrw.de/fileadmin/user_upload/meldungen/2017/Basiswissen_Sucht_PTK_NRW_LPK_RP_11-2017.pdf (06.02.2025)
Pugh, M. (2017). Chairwork in cognitive behavioural therapy: A narrative review. Cognitive Therapy and Research, 41(1), 16–30.
Pukrop, R., Gentil, I., Steinbring, I. & Steinmeyer, E. (2001). Factorial structure of the German version of the Dimensional Assessment of Personality Pathology-Basic Questionnaire in clinical and nonclinical samples. Journal of Personality Disorders, 15 (5), 450–456.
Radtke, M. (2021). Autismus-Spektrum-Störungen und Depressionen. In L. Tebartz van Elst (Hrsg.), Autismus-Spektrum-Störungen im Erwachsenenalter (S. 215-222). Berlin: Medizinisch Wissenschaftliche Verlagsgesellschaft.
Radtke, M. & Domschke, K. (2021). Autismus-Spektrum-Störungen und Angsterkrankungen In L. Tebartz van Elst (Hrsg.), Autismus-Spektrum-Störungen im Erwachsenenalter (S. 223-229). Berlin: Medizinisch Wissenschaftliche Verlagsgesellschaft.

Ranney, R. M., Bruehlman-Senecal, E. & Ayduk, O. (2017). Comparing the effects of three online cognitive reappraisal trainings on well-being. Journal of Happiness Studies, 18, 1319–1338.

Rashid, T. & Seligman, M. (2021). Positive Psychotherapie. Ein Therapiemanual. Göttingen: Hogrefe.

Rashid, T., Gillham, J. & Anjum, A. (2023). Strengths-Based Resilience. A Positive Psychology Program. Göttingen: Hogrefe.

Rask, C. U., Elberling, H., Skovgaard, A. M., Thomsen, P. H. & Fink, P. (2012). Parental-reported health anxiety symptoms in 5- to 7-year-old children: The Copenhagen Child Cohort CCC 2000. Psychosomatics, 53, 58–67.

Rathus, J. & Miller, A. (2002). Dialectical behavior therapy for suicidal adolescents. Suicide and Life-Threatening Behavior, 32, 146–157.

Raue, P., Castonguay, L. & Goldfried, M. (1993). The working alliance: A comparison of two therapies. Psychotherapy Research, 3(3), 197–207.

Raue, P., Goldfried, M.R. & Barkham, M. (1997). The therapeutic alliance in psychodynamic-interpersonal and cognitive-behavioral therapy. Journal of Consulting and Clinical Psychology, 65(4), 582.

Rauschert, C., Muckl, J., Seitz, N.N., Wilms, N., Olderbak & S., Kraus, L. (2022). Konsum psychoaktiver Substanzen in Deutschland. Ergebnisse des Epidemiologischen Suchtsurvey 2021. Dtsch Arztebl Int, 119, 527–534.

Ray, J. V., Hall, J., Rivera-Hudson, N., Poythress, N. G. & Lilienfeld, S. O. (2013). The relation between self-reported psychopathic traits and distorted response styles: A meta-analytic review. Personality Disorders: Theory, Research, and Treatment, 4, 1–14.

Rebergen, D. S., Bruinvels, D. J., Bos, C. M., van der Beek, A. J. & van Mechelen, W. (2010). Return-to-work and occupational physicians´ management of common mental health problems – process evaluation of a randomized controlled trial. Scandinavian Journal of Work, Environment and Health, 36, 488–498.

Reddemann, L. (2001). Imagination als heilsame Kraft. Stuttgart: Klett-Cotta.

Reddemann, L. (2004). Psychodynamisch Imaginative Traumatherapie. PITT – Das Manual. Stuttgart: Klett-Cotta.

Reddemann, L. (2013). Psychodynamisch-imaginative Traumatherapie (PITT). In A. Maercker (Hrsg.), Posttraumatische Belastungsstörungen (S. 281–296). Heidelberg: Springer.

Rees, C. & von Koesveld, K. E. (2008). An open trial of group metacognitive therapy for obsessive-compulsive disorder. Journal of Behavior Therapy and Experimental Psychiatry, 39, 451–458.

Regli, D. & Brunner, S. (o.J.). https://www.allgemeinepsychotherapie.de/kurzform-des-re-s/

Rehahn-Sommer, S. (2015). Verhaltenstherapeutische Praxis in Fallbeispielen: Leben statt Überleben und andere Geschichten. Heidelberg: Springer.

Rehmann-Sutter, C., Hiort, O., Krämer, U.M., Malich, L. & Spielmann, M. (2023). Is sex still binary? Medizinische Genetik: Mitteilungsblatt Des Berufsverbandes Medizinische Genetik e.V, 35(3), 173–180.

Reinecker, H. (2005). Grundlagen der Verhaltenstherapie. Weinheim: Beltz.

Reinecker, H. (2009). Selbstmanagement. In J. Margraf & S. Schneider (Hrsg.), Lehrbuch der Verhaltenstherapie. Bd. 1: Grundlagen, Diagnostik, Verfahren, Rahmenbedingungen (3. Aufl., S. 629–643). Heidelberg: Springer.

Reisner, S.L., Poteat, T., Keatley, J., Cabral, M., Mothopeng, T., Dunham, E., Holland, C.E., Max, R. & Baral, S.D. (2016). Global health burden and needs of transgender populations: A review. The Lancet, 388(10042), 412–436.

Rek, K., Thielmann, I., Henkel, M., Crawford, M., Piccirilli, L., Graff, A., Mestel, R. & Zimmermann, J. (2020). A psychometric evaluation of the Standardized Assessment of Severity of Personality Disorder (SASPD) in clinical and non-clinical German samples. Psychological Assessment, 32, 984–990.

Renn, B.N., Areán, P.A. & Unützer, J. (2020). Epidemiology of selected mental disorders in later life. In N. Hantke, A. Etkin & R. O'Hara (Hrsg.), Handbook of mental health and aging (pp. 7–22). San Diego, CA: Academic Press.

Renneberg, B., Schmitz, B., Doering, S., Herpertz, S. & Bohus, M. (2010). Behandlungsleitlinie Persönlichkeitsstörungen. Psychotherapeut, 55 (4), 339–354.

Rescorla, R. A. & Wagner, A. R. (1972). A theory of Pavlovian conditioning: Variations in the effectiveness of reinforcement and nonreinforcement. In A. H. Prokasy (Ed.), Classical Conditioning II: Current Research and Theory (pp. 64–99). New York: Appleton-Century-Crofts.

Resick, P. A. & Schnicke, M. K. (1993). Cognitive processing therapy for rape victims. Newbury Park, CA: Sage.

Reul, S., Schultz-Venrath, U., Vogeley, K. Krämer, K. (2020). Mentalisierungsbasierte Gruppentherapie bei Erwachsenen mit Autismus-Spektrum-Störung. PiD - Psychotherapie im Dialog, 21, 71–76.

Revenstorf, D. & Peter, B. (2015). Hypnose in Psychotherapie, Psychosomatik und Medizin: Manual für die Praxis (3. Aufl.). Heidelberg: Springer.

Rice M. E., Harris G. T. & Cormier C. (1992). Evaluation of a maximum security community for psy-

chopaths and mentally disordered offenders. Law and Human Behavior, 16, 399–412.
Richter, D., Brähler, E. & Strauß, B. (Hrsg.). (2014). Diagnostische Verfahren in der Sexualwissenschaft (Diagnostik für Klinik und Praxis, Bd. 7). Göttingen: Hogrefe.
Riddle, M. A. (1987). Individual and parental psychotherapy in autism. In D. J. Cohen & A. M. Donnellan (Eds.), Handbook of Autism and Pervasive Developmental Disorders (pp. 528–544). New York: Wiley.
Riedel, A. (2021). Einzelpsychotherapie. In L. Tebartz van Elst (Hrsg.), Autismus-Spektrum-Störungen im Erwachsenenalter (S. 333-342). Berlin: Medizinisch Wissenschaftliche Verlagsgesellschaft.
Rief, W. & Henningsen, P. (Hrsg.). (2015). Psychosomatik & Verhaltensmedizin. Stuttgart: Schattauer.
Rief, W. & Hiller, W. (2010). Somatisierungsstörung. Göttingen: Hogrefe.
Rief, W. & Martin, A. (2014). How to use the DSM-5 somatic symptom disorder diagnosis in research and practice: a critical evaluation and a proposal for modifications. Annual Review of Clinical Psychology, 10, 339–367.
Rief, W. (2019). Von der verfahrensorientierten zur kompetenzorientierten Psychotherapie-Qualifikation. Psychotherapeutenjournal, 18(3), 261–268.
Rief, W., Mewes, R., Martin, A., Glaesmer, H. & Braehler, E. (2010). Are psychological features useful in classifying patients with somatic symptoms? Psychosomatic Medicine 72 (7), 648–655.
Rief, W., Shedden-Mora, M. C., Laferton, J. A. C., Auer, C. J., Petrie, K. J., Salzmann, S., Schedlowski, M., & Moosdorf, R. (2017). Preoperative optimization of patient expectations improves long-term outcome in heart surgery patients: Results of the randomized controlled PSY-HEART trial. BMC Medicine, 15(4).
Riemann, D. & Perlis, M. L. (2009). The treatments of chronic insomnia: A review of benzodiazepine receptor agonists and psychological and behavioral therapies. Sleep Medicine Reviews, 13, 205–214.
Riemann, D., Spiegelhalder, K., Feige, B., Voderholzer, U., Berger, M., Perlis, M. et al. (2010). The hyperarousal model of insomnia: A review of the concept and its evidence. Sleep medicine reviews, 14, 19–31.
Riemann, R. & Allgöwer, A. (1993). Eine deutschsprachige Fassung des Interpersonal Competence Questionnaire (ICQ). Zeitschrift für Differentielle und Diagnostische Psychologie, 14 (3), 153–163.
Riggio, R. E. & Zimmerman, J. (1991). Social skills and interpersonal relationships: Influences on social support and support seeking. Advances in Personal Relationships, 2, 133–155.
Rimer, J., Dwan, K., Lawlor, D. A. et al. (2012). Exercise for depression. The Cochrane Database of Systematic Reviews, 11, 7, CD 004366.
Ritvo, R. A., Ritvo, E. R., Guthrie, D., Ritvo, M. J., Hufnagel, D. H. et al. (2011). The Ritvo Autism Asperger Diagnostic Scale-Revised (RAADS-R): A scale to assist the diagnosis of autism spectrum disorder in adults: An international validation study. Journal of Autism and Developmental Disorders, 41(8), 1076–1089.
Roberts, S. L. & Sedley, B. (2016). Acceptance and commitment therapy with older adults: Rationale and case study of an 89-year-old with depression and generalized anxiety disorder. Clinical Case Studies, 15 (1), 53–67.
Rodebaugh, T. L., Tonge, N. A., Piccirillo, M. L., Fried, E., Horenstein, A. et al. (2018). Does centrality in a cross-sectional network suggest intervention targets for social anxiety disorder? Journal of Consulting and Clinical Psychology, 86(10):831-844.
Roder, V., Brenner, H. D. & Kienzle, N. (2008). Integriertes Psychologisches Therapieprogramm bei schizophren Erkrankten IPT (6. Aufl.). Weinheim: Beltz.
Roediger, E. & Valente, M. (2025). Schematherapie: Kontextuell – prozessbasiert – interpersonal (4. Aufl.). Stuttgart: Schattauer.
Roediger, E. (2009). Praxis der Schematherapie. Stuttgart: Schattauer.
Roesler, C. (2019). Die Wirksamkeit von Paartherapie. Teil 1: Eine Übersicht über den Stand der Forschung. Familiendynamik, 43, 332–341.
Rogers, C. R. (1959/1987). Eine Theorie der Psychotherapie, der Persönlichkeit und der zwischenmenschlichen Beziehungen. Köln: GwG.
Rogers, C. R. (2009). Eine Theorie der Psychotherapie, der Persönlichkeit und der zwischenmenschlichen Beziehungen (Personzentrierte Beratung und Therapie). München: Reinhardt.
Rohde, A. & Marneros, A. (Hrsg.). (2006). Geschlechtsspezifische Psychiatrie und Psychotherapie. Stuttgart: Kohlhammer.
Romero, B. (2009). Rehabilitationsprogramme und psychoedukative Ansätze für Demenzkranke und betreuende Angehörige. In H. Förstl (Hrsg.), Demenzen in Theorie und Praxis (S. 411–430). Heidelberg: Springer.
Rønnestad, M.H. & Skovholt, T.M. (2013). The developing Practitioner. Growths and Stagnation of Therapists and Counselors. New York: Routledge.
Rosa-Alcázar, A. I., Sánchez-Meca, J., Gómez-Conesa, A. & Marín-Martínez, F. (2008). Psychological treatment of obsessive-compulsive disorder: A meta-analysis, Clinical Psychology Review, 28 (8), 1310–1325.

Rosendahl, S., Sattel, H. & Lahmann, C. (2021). Effectiveness of Body Psychotherapy. A Systematic Review and Meta-Analysis. Frontiers in Psychiatry, 12, 709798.

Rosendahl, J., Klatte, R., Frenzl, D., Castonguay, L. G., Vybiral, Z., & Strauss, B. (2025). Contextualizing the negative effects of psychotherapy. Nature Reviews Psychology, 1–17.

Rosenthal, R. N. & Westreich, L. (1999). Treatment of persons with dual diagnoses of substance use disorder an other psychological problems. In B. S. McCrady & E. E. Epstein (Eds.), Addictions: A comprehensive guidebook (pp. 439–476). New York: Oxford University Press.

Roth, A. & Fonagy, P. (2004). What Works For Whom? A Critical Review of Psychotherapy Research (2. Aufl.). New York: Guilford.

Roth, M. & Steins, G. (2024). Anmerkungen zur Problematik fehlender Psychotherapieplätze. Psychologische Rundschau, 75 (4), 289–300.

Rousmaniere, T. (2017). Deliberate practice for psychotherapists. A guide to improving clinical effectiveness. New York: Routledge.

Rousmaniere, T. (2019). Mastering the Inner Skills of Psychotherapy: A Deliberate Practice Manual. Gold Lantern Books.

Rousmaniere, T., Goodyear, R., Miller, S.D., Wampold, B. (2017). Introduction: Using Deliberate Practice to Improve Supervision and Training. In T. Rousmaniere, R. Goodyear, S.D. Miller, B. Wampold (eds.), The Cycle of Excellence: Using Deliberate Practice to Improve Supervision and Training (pp. 3-21). Hoboken: Wiley.

Rozental, A., Kottorp, A., Boettcher, J., Andersson, G. & Carlbring, P. (2016). Negative Effects of Psychological Treatments: An Exploratory Factor Analysis of the Negative Effects Questionnaire for Monitoring and Reporting Adverse and Unwanted Events. http://journals.plos.org/plosone/article?id=10.1371%2Fjournal.pone.0157503 [23.09.2016].

Rubel, J.A., Fisher, A.J., Husen, K. & Lutz, W. (2018). Translating person-specific network models into personalized treatments. Psychotherapy and Psychosomatics, 87(4), 249–251.

Rückert, E., Schnabel, M. & Minsel, B. (2000). Kommunikationsfördernde Gesprächsführung mit Eltern in Kindertageseinrichtungen. Ergebnisse von Video-Elterngesprächen. Bericht 10/2000. München: Staatsinstitut für Frühpädagogik.

Rudd, M. D., Joiner, T. & Rajab, M. (2001). Treating suicidal behavior: An effective time limited approach. New York: Guilford.

Rüger, U., Dahm, A., Dieckmann, M. & Neher, M. (2015). Faber-Haarstrick, Kommentar Psychotherapierichtlinien (10. Aufl.). München: Elsevier.

Ruini, C., Ottolini, F., Tomba, E., Belaise, C., Albieri, E., Visani, D. et al. (2009). School intervention for promoting psychological well-being in adolescence. Journal of Behavior Therapy and Experimental Psychiatry, 40 (4), 522–532.

Rummel, C., Pitschel-Walz, G. & Kissling, W. (2005). »Angehörige informieren Angehörige« – Angehörige als Gruppenleiter für psychoedukative Gruppen bei Schizophrenie. Psychiatrische Praxis, 32, 87–92.

Rump, M. J. & Maß, R. (2015). Sexualtherapeutische Versorgung auf dem Lande. Zeitschrift für Sexualforschung, 28, 22–35.

Rumpf, H. J., Hapke, U. & John, U. (2001). LAST Lübecker Alkoholabhängigkeits- und -missbrauchs-Screening-Test. Göttingen: Hogrefe

Rumpf, H.-J., Batra, A., Bischof, A., Hoch, E., Lindenberg, K., Mann, K., et al. (2021). Vereinheitlichung der Bezeichnungen für Verhaltenssüchte. Sucht: Zeitschrift für Wissenschaft und Praxis, 67(4), 181–185.

Rüsch, N., Berger, M., Finzen, A. & Angermeyer, A. (2004). Psychische Erkrankungen – Klinik und Therapie, elektronisches Zusatzkapitel Stigma. URL: http://www.berger-psychische-erkrankungen-klinik-und-therapie.de/ergaenzung_ruesch.pdf [17.5.2016]

Ruscio, A. M., Stein, D. J., Chiu, W. T. & Kessler, R. C. (2010). The epidemiology of obsessive-compulsive sisorder in the National Comorbidity Survey Replication. Molecular Psychiatry, 15 (1), 53–63.

Russell, S.T., Pollitt, A.M., Li, G., & Grossman, A.H. (2018). Chosen name use is linked to reduced depressive symptoms, suicidal ideation, and suicidal behavior among transgender youth. Journal of Adolescent Health, 63(4), 503–505.

Ryff, C. D. & Singer, B. H. (1996). Psychological well-being: Meaning, measurement, and implications for psychotherapy research. Psychotherapy and Psychosomatics, 65 (1), 14–23.

Ryff, C. D. (2014). Psychological well-being revisited: Advances in the science and practice of eudaimonia. Psychotherapy and Psychosomatics, 83 (1), 10–28.

Rynearson, E., Schut, H. & Stroebe, M. (2013). Complicated grief after violent death. In M. Stroebe, H. Schut & J. van den Bout (Eds.), Complicated Grief: Scientific Foundations for Health Care Professionals (p. 278). East Sussex: Routledge.

Saccò, M., Meschi, M., Regolisti, G., Detrenis, S., Bianchi, L., Bertorelli, M. et al. (2013). The relationship between blood pressure and pain. Journal of Clinical Hypertension, 15, 600–605.

Sachse, R. (1993). Empathie. In A. Schorr (Hrsg.), Handwörterbuch der Angewandten Psychologie (S. 170–173). Bonn: Deutscher Psychologen Verlag.

Sachse, R. (1997). Persönlichkeitsstörungen. Psychotherapie dysfunktionaler Interaktionsstile. Göttingen: Hogrefe.
Sachse, R. (2001). Psychologische Psychotherapie der Persönlichkeitsstörungen (3. Aufl.). Göttingen: Hogrefe.
Sachse, R. (2006a). Psychotherapie-Ausbildung aus Sicht der Expertise-Forschung. URL: http://www.ipp-bochum.de/n-kop/expertise-supervision.htm [22.5.2016]
Sachse, R. (2006b). Therapeutische Beziehungsgestaltung. Göttingen: Hogrefe.
Sachse, R. (2010). Persönlichkeitsstörungen verstehen. Zum Umgang mit schwierigen Klienten. Bonn: Psychiatrie-Verlag.
Sachse, R. (2019). Persönlichkeitsstörungen. Leitfaden für die Psychologische Psychotherapie (3. Aufl.). Göttingen: Hogrefe.
Sachse, R., Fasbender, J. & Sachse, M. (2011). Klärungsorientierte Psychotherapie von Persönlichkeitsstörungen. Grundlagen und Konzepte. Göttingen: Hogrefe.
Sachse, R., Püschel, O., Fasbender, J. & Breil, J. (2008). Klärungsorientierte Schema-Bearbeitung. Göttingen: Hogrefe.
Sachse, R., Schirm, S. & Kramer, U. (2015). Klärungsorientierte Psychotherapie systematisch dokumentieren. Die Skalen zur Erfassung von Bearbeitung, Inhalt und Beziehung im Therapieprozess (BIBS). Göttingen: Hogrefe.
Sachse, R., Schülken, T. & Leisch, M. (2006) Die Bochumer Beziehungs- und Bearbeitungsskalen BBBS: Skalenprüfung und erste Validierung. In R. Sachse & P. Schlebusch (Hrsg.), Perspektiven Klärungsorientierter Psychotherapie (S. 228–254). Lengerich: Pabst.
Sack, M. & Gromes, B. (2020). Schonende Traumatherapie – Ressourcenorientierte Behandlung von Traumafolgestörungen (2. Aufl.). Stuttgart: Schattauer.
Sack, M., Sachsse, U. & Schellong, J. (2022). Komplexe Traumafolgestörungen – Diagnostik und Behandlung von Folgen schwerer Gewalt und Vernachlässigung (2. Aufl.). Stuttgart: Schattauer.
Sack, M., Zehl, S., Otti, A., Lahmann, C., Henningsen, P., Kruse, J. & Stingl, M. (2016). A comparison of dual attention, eye movements, and exposure only during eye movement desensitization and reprocessing for posttraumatic stress disorder: Results from a randomized clinical trial. Psychotherapy and Psychosomatics, 85(6), 357–365.
Safer, D. L., Robinson, A. H. & Jo, B. (2010). Outcome from a randomized controlled trial of group therapy for binge eating disorder: Comparing dialectical behavior therapy adapted for binge eating to an active comparison group therapy. Behavior Therapy, 41, 106–120.
Safran, J. D. & Muran, J. C. (2000). Negotiating the therapeutic alliance: A relational treatment guiede. New York: Guilford.
Safran, J.D. (1990a). Towards a refinement of cognitive therapy in light of interpersonal theory: I. Theory. Clinical Psychology Review, 10, 87–105.
Safran, J.D. (1990b). Towards a refinement of cognitive therapy in light of interpersonal theory: II. Practice. Clinical Psychology Review, 10, 107–121.
Safran, J.D., Muran, J.C. & Eubanks-Carter, C. (2011). Repairing Alliance Ruptures. Psychotherapy, 48, 80–87.
Salcedo, S., Gold, A. K., Sheik, S., Marcus, P. R., Nierenberg, A. A., Deckersbach, T. & Sylvia, L. G. (2016). Empirically supported psychosocial interventions for bipolar disorder: Current state of the research. Journal of Affective Disorders, 201, 203–214.
Salter, A. (1949). Conditioned reflex therapy. New York: Creative Age.
Samaan, M., Diefenbacher, A., Schade, C., Dambacher, C., Pontow, I. M., Pakenham, K. & Fydrich, T. (2021). A clinical effectiveness trial comparing ACT and CBT for inpatients with depressive and mixed mental disorders. Psychotherapy Research, 31(3), 372–385
Samami, E., Shahhosseini, Z., Khani, S. & Elyasi, F. (2023). Pain-focused psychological interventions in women with endometriosis: A systematic review. Neuropsychopharmacology Reports, 43(3), 310-319.
Samuel, D. B. (2015). A review of the agreement between clinicians' personality disorder diagnoses and those from other methods and sources. Clinical Psychology: Science and Practice, 22 (1), 1–19.
Sansone, R. A., Levitt, J. L. & Sansone, L. A. (2005). The prevalence of personality disorders among those with eating disorders. Eating Disorders, 13(1), 7–21.
Santangelo, P., Reinhard, I., Mussgay, L., Steil, R., Sawatzki, G., Klein, C. et al. (2014). Specificity of affective instability in patients with borderline personality disorder compared to posttraumatic stress disorder, bulimia nervosa, and healthy controls. Journal of Abnormal Psychology, 123, 258–272.
Santiago, N. J., Klein, D. N., Vivian, D., Arnow, B. A., Blalock, J. A., Kocsis, J. H. et al. (2005). The therapeutic alliance and CBASP specific skill acquisition in the treatment of chronic depression. Cognitive Therapy and Research, 29 (6), 803–817.
Santini, Z. I., Koyanagi, A., Tyrovolas, S., Mason, C. & Haro, J. M. (2015). The association between social relationships and depression: A systematic review. Journal of Affective Disorders, 175 (1), 53–65.

Sappok, T., Burtscher, R., Grimmer, A. (2021). Einfach sprechen über Gesundheit und Krankheit – Medizinische Aufklärungsbögen in Leichter Sprache. Göttingen: Hogrefe.

Sappok, T., Zepperitz, S. (2019). Das Alter der Gefühle – über die Bedeutung der emotionalen Entwicklung bei geistiger Behinderung. Göttingen: Hogrefe.

Sato, M., Iizuka, T., Watanabe, A., Iwase, N., Otsuka, H., Terada, N. & Fujisawa, M. (2015). Electromyogram biofeedback training for daytime clenching and its effect on sleep bruxism. Journal of Oral Rehabilitation, 42, 83–89.

Sattel, H., Lahmann, C., Gundel, H., Guthrie, E., Kruse, J., Noll-Hussong, M. et al. (2012). Brief psychodynamic interpersonal psychotherapy for patients with multisomatoform disorder: Randomised controlled trial. The British Journal of Psychiatry 200 (1), 60–67.

Scelles, C. & Bulnes, L.C. (2021). EMDR as treatment option for conditions other than PTSD: A systematic review. Frontiers in Psychology, 12, 644369.

Schacht, T.E. (1984). The varieties of integrative experience. In H. Arkowitz & S.B. Messer (Eds.), Psychoanalytic therapy and behavior therapy: Is integration possible? (pp. 107–131). New York: Plenum Press.

Schäfer, I., Gast, U., Hofmann, A., Knaevelsrud, C., Lampe, A., Liebermann, P., Lotzin, A., Maercker, A. et al. (Hrsg.). (2019). S3-Leitlinie Posttraumatische Belastungsstörung. Heidelberg: Springer.

Schanze, C. (Hrsg.) (2018). Psychiatrische Diagnostik und Therapie bei Menschen mit Intelligenzminderung – Ein Arbeits- und Praxisbuch für Ärzte, Psychologen, Heilerziehungspfleger und -pädagogen, Stuttgart: Schattauer.

Schaub, A., Bernhard, B. & Gauck, L. (2004). Kognitiv-psychoedukative Therapie bei bipolaren Erkrankungen. Ein Therapiemanual. Göttingen: Hogrefe.

Schauer, M., Neuner, F. & Elbert, T. (2011). Narrative Exposure Therapy (NET). A short-term intervention for traumatic stress disorders (2nd ed.). Cambridge, Mass.: Hogrefe.

Scheffer, M., Bascompte, J., Brock, W. A., Brovkin, V., Carpenter, S. R., Dakos, V., Held, H., Van Nes, E. H., Rietkerk, M. & Sugihara, G. (2009). Early-warning signals for critical transitions. Nature, 461(7260), 53–59.

Schefft, C., Heinitz, C., Guhn, A., Brakemeier, E. L., Sterzer, P. & Köhler, S. (2023). Efficacy and acceptability of third-wave psychotherapies in the treatment of depression: a network meta-analysis of controlled trials. Frontiers in Psychiatry, 14, 1189970.

Schepker, R. & Corpus, N. (2020). Kultursensitive Kinder- und Jugendlichen-Psychotherapie. In M. Döpfner, M. Hautzinger & M. Linden (Hrsg.), Verhaltenstherapiemanual: Kinder und Jugendliche. Psychotherapie: Praxis (S. 43–47). Heidelberg: Springer.

Scherer, K. R. (2000). Psychological models of emotion. In J. Borod (Ed.), The neuropsychology of emotion (pp. 137–162). New York: Oxford University Press.

Schiepek, G. (2022). Prozessfeedback und Prozesssteuerung in der Psychotherapie: Erfahrungen mit dem Synergetischen Navigationssystem (SNS). psychopraxis. Neuropraxis, 6.

Schiepek, G., Eckert, H. & Kravanja, B. (2013). Grundlagen systemischer Therapie und Beratung. Psychotherapie als Förderung von Selbstorganisationsprozessen. Göttingen: Hogrefe.

Schiepek, G., Pincus, D. (2023). Complexity science: A framework for psychotherapy integration. Counseling & Psychotherapy Research, 23 (4), 941-955

Schindler, L., Hahlweg, K. & Revenstorf, D. (2019). Partnerschaftsprobleme: Diagnose und Therapie. Handbuch für Therapeuten (2. Aufl.). Heidelberg: Springer.

Schleidgen, S., Klinger, C., Bertram, T., Rogowski, W. H. & Marckmann, G. (2013). What is personalized medicine: Sharpening a vague term based on a systematic literature review. BMC Medical Ethics 2013, 14, 55.

Schlier, B. & Lincoln, T. M. (im Druck). Blinde Flecken? Individuelle und strukturelle Stigmatisierung von Menschen mit Schizophrenie in der stationären und ambulanten Behandlung. Verhaltenstherapie.

Schmidt, S. J. & Schimmelmann, B. G. (2015). Fortschritte, Herausforderungen und neue Perspektiven der Psychotherapieforschung bei Kindern und Jugendlichen. Zeitschrift für Kinder- und Jugendpsychiatrie und Psychotherapie, 43, 85–90.

Schmidtke, A., Sell, R. & Löhr, C. (2008). Epdemiology of suicide in older persons. Zeitschrift für Gerontologie und Geriatrie, 42 (1), 3–13.

Schmidt-Traub, S. (2014). Panikstörung und Agoraphobie. Ein Therapiemanual. Göttingen: Hogrefe.

Schmitz, B., Schuhler, P., Handke-Raubach, A. & Jung, A. (2002). Kognitive Verhaltenstherapie bei Persönlichkeitsstörungen und unflexiblen Persönlichkeitsstilen. Lengerich: Pabst.

Schnarch, D. (2009/2011). Intimität und Verlangen: Sexuelle Leidenschaft in dauerhaften Beziehungen (Intimicy & Desire – Awaken the passion in your relationship. New York: Beaufort). Stuttgart: Klett-Cotta.

Schneibel, R., Wilbertz, G., Scholz, C. et al. (2017). Adverse events of group psychotherapy in the in-patient setting – Results of a naturalistic trial. Acta Psychiatrica Scandinavica, 136(3), 247–258.

Schneider, K. (1923). Die psychopathischen Persönlichkeiten. In G. Aschaffenburg (Hrsg.), Handbuch der Psychiatrie. Leipzig: Deutike.
Schneider, S. & Margraf, J. (Hrsg.). (2006). Diagnostisches Interview bei psychischen Störungen (DIPS für DSM-IV-TR). Heidelberg: Springer.
Schneider, S., Pflug, V., In-Albon, T., Margraf, J. (2017). Diagnostisches Interview bei psychischen Störungen im Kindes- und Jugendalter – Open Access, Kinder-DIPS-OA. https://www.kli.psy.ruhr-uni-bochum.de/dips-interv/kkjp/kinder-dips/index-de.html
Schneider, W. & Lockl, K. (2006). Entwicklung metakognitiver Kompetenzen im Kindes- und Jugendalter. In W. Schneider & B. Sodian (Hrsg.), Kognitive Entwicklung (2. Aufl., S. 721–767). Göttingen: Hogrefe.
Schofield, W. (1964). Psychotherapy. The purchase of friendship. Englewood-Cliffs: Prentice Hall.
Schöne, C. & Stiensmeier-Pelster, J. (2016). SEKJ: Selbstwertinventar für Kinder und Jugendliche. Göttingen: Hogrefe.
Schöne-Seifert, B. (2007). Grundlagen der Medizinethik. Stuttgart: Kröner.
Schore, A. N. (2003). Affect dysregulation and disorders of the self. New York: Norton.
Schöttke, H., Lange, J., Imholz, M. & Wiedl, K. H. (2011). Entwicklung eines Screening-Verfahrens zur Diagnostik von Persönlichkeitsstörungen. Das Persönlichkeitsstörungs-Screening – Kurzform (PSS-K). Verhaltenstherapie, 21 (3), 154–161.
Schramm, E. & Berger, M. (2013). Interpersonelle Psychotherapie bei arbeitsstressbedingten Erkrankungen. Der Nervenarzt, 84, 813–822.
Schramm, E., Fangmeier, R. & Brakemeier, E.-L. (2012). CBASP in der Gruppe: Das Kurzmanual. Stuttgart: Schattauer.
Schramm, E., Grawe, K. & Schnyder, U. (2019). Interpersonelle Psychotherapie: Mit dem Original-Therapiemanual von Klerman, Weissman, Rounsaville und Chevron (4. aktualisierte Auflage). Schattauer.
Schramm, E., Kriston, L., Elsaesser, M., Fangmeier, T., Meister, R. et al. (2019). Two-Year Follow-Up after Treatment with the Cognitive Behavioral Analysis System of Psychotherapy versus Supportive Psychotherapy for Early-Onset Chronic Depression. Psychother Psychosom, 88(3), 154-164.
Schramm, E., Kriston, L., Zobel, I., Bailer, J., Wambach, K. et al. (2017). Effect of Disorder-Specific vs Nonspecific Psychotherapy for Chronic Depression: A Randomized Clinical Trial. JAMA Psychiatry 74(3), 233–242.
Schramm, E., Mack, S., Thiel, N., Jenkner, C., Elsaesser, M., Fangmeier, T. (2020). Interpersonal Psychotherapy vs. Treatment as Usual for Major Depression Related to Work Stress: A Pilot Randomized Controlled Study. Front. Psychiatry, 11, 193.
Schramm, E., Thiel, N. & Zehender, N. (2022). Interpersonelle Psychotherapie in der Gruppe. Das Therapiemanual (2. Aufl.). Stuttgart: Schattauer.
Schramm, E., Zobel, I., Dykierek, P., Kech, S., Brakemeier, E.-L., Külz, A. & Berger, M. (2011). Cognitive behavioral analysis system of psychotherapy versus interpersonal psychotherapy for early-onset chronic depression: A randomized pilot study. Journal of Affective Disorders, 129, 109–116.
Schramm, E., Zobel, I., Schoepf, D., Fangmeier, T., Schnell, K., Walter, H. et al. (2015). Cognitive Behavioral Analysis System of Psychotherapy versus Escitalopram in Chronic Major Depression. Psychotherapy and Psychosomatics, 84 (4), 227–240.
Schuhler, P. & Schmitz, B. (2016). Psychotherapie bei Abhängigkeitserkrankungen und komorbider Persönlichkeitsstörung. In M. Vogelsang & P. Schuhler (Hrsg), Psychotherapie der Sucht. Methoden. Komorbidität und klinische Praxis. Lengerich: Pabst.
Schulte, D. (1993). Wie soll Therapieerfolg gemessen werden? Zeitschrift für Klinische Psychologie, 22, 374–393.
Schulte, D. (1998). Therapieplanung (2. Aufl.). Göttingen: Hogrefe.
Schulte, D. (2015). Therapiemotivation. Göttingen: Hogrefe.
Schultz, J. H. (1973). Das autogene Training: konzentrative Selbstentspannung (13. Aufl.). Stuttgart: Thieme.
Schulz von Thun, F. & Stegemann, W. (Hrsg.). (2004). Das Innere Team in Aktion. Praktische Arbeit mit dem Modell. Reinbek: Rowohlt.
Schulz, P. M., Resick, P. A., Huber, L. C. & Griffin, M. G. (2006). The effectiveness of cognitive processing therapy for PTSD with refugees in a community setting. Cognitive and Behavioral Practice, 13 (4), 322–331.
Schulze, L., Schmahl, C. & Niedtfeld, I. (2016). Neural correlates of disturbed emotion processing in borderline personality disorder: A multimodal meta-analysis. Biological Psychiatry, 79 (2), 97–106.
Schütz, A. & Sellin, I. (2006). MSWS – Multidimensionale Selbstwertskala. Göttingen. Hogrefe.
Schütz, A. (2005). Selbstwertgefühl – Je mehr desto besser? Licht und Schatten positiver Selbstbewertung. Weinheim: Beltz.
Schütz, A., Rentzsch, K. & Sellin, I. (2016). MSWS – Multidimensionale Selbstwertskala (2. Aufl.). Göttingen. Hogrefe.
Schützwohl, M. & Sappok, T. (2020). Psychische Gesundheit bei Personen mit Intelligenzminderung. Nervenarzt, 91, 271-281.

Schützwohl, M., Voß, E., Salize, H.J., Stiawa, M., Puschner, B. & Koch, A. (2017). Self-and proxy-rated needs in adults with mild to moderate intellectual disabilities: Perspective matters. Journal of Applied Research in Intellectual Disabilities, 31, 285–295.
Schwartz, B., Cohen, Z. D., Rubel, J.A., Zimmermann, D., Wittmann, W.W. & Lutz, W. (2021). Personalized treatment selection in routine care: Integrating machine learning and statistical algorithms to recommend cognitive behavioral or psychodynamic therapy. Psychotherapy Research, 31(1), 33–51.
Schwartz, B., Flowers, J. V. & Lazarus, A. A. (2015). Was Therapeuten falsch machen: 50 Wege, Ihre Klienten zu vergraulen. Stuttgart: Klett-Cotta.
Schwartz, J. (1997). Brain Lock. Free Yourself from obsessive compulsive behavior. New York: Harper Collins.
Schwenkhagen, A. (2011). Lust auf Rezept? Medikamentöse Therapieoptionen bei Frauen mit sexuellen Problemen. Zeitschrift für Sexualforschung, 24, 49–76.
Scogin, F., Welsh, D., Hanson, A., Stump, J. & Coates, A. (2005). Evidence-based psychotherapies for older depression. Clinical Psychology-Science And Practice, 4, 12–16.
Scott, J., Colom, F. & Vieta, E. (2007). A meta-analysis of relapse rates with adjunctive psychological therapies compared tom usual psychiatric treatment for bipolar disorders. International Journal of Neuropsychopharmacology, 10, 123–129.
Sears, S. F. & Conti, J. B. (2002). Quality of life and psychological functioning of icd patients. Heart, 87 (5), 488–493.
Seebauer, L. & Jacob, G. (2021). Imaginatives Überschreiben. Göttingen: Hogrefe.
Segal, Z. V., Williams, J. M. G. & Teasdale, J. D. (2002). Mindfulness-based cognitive therapy for depression: A new approach for preventing relapse. New York: Guilford.
Segal, Z. V., Williams, J. M. G. & Teasdale, J. D. (2008). Die Achtsamkeitsbasierte Kognitive Therapie der Depression. Ein neuer Ansatz zur Rückfallprävention. Tübingen: dgvt.
Segal, Z. V., Williams, J. M. G. & Teasdale, J. D. (2015). Die Achtsamkeitsbasierte Kognitive Therapie der Depression (2. Aufl.). Tübingen: dgvt.
Segal, Z., Williams, J.M.G. & Teasdale, J. (2018). Mindfulness-Based Cognitive Therapy for Depression. New York: Guilford.
Segrin, C. & Givertz, M. (2003). Methods of social skills training and development. In J. O. Greene & B. R. Burleson (Eds.), Handbook of communication and social interaction (pp. 135–175). Mahwah: Erlbaum.
Seiffge-Krenke, I. (2015). »Emerging Adulthood«: Forschungsbefunde zu objektiven Markern, Entwicklungsaufgaben und Entwicklungsrisiken. Zeitschrift für Psychiatrie, Psychologie und Psychotherapie, 63, 165–173.
Seligman, M. (2015). Wie wir aufblühen. Die fünf Säulen des persönlichen Wohlbefindens. München: Goldmann.
Seligman, M. E. P. (1975). Learned helplessness. San Francisco: Freeman.
Seligman, M. E. P. (2012). Flourish – Wie Menschen aufblühen. Die Positive Psychologie des gelingenden Lebens (2. Aufl.). München: Kösel.
Sell, C. & Benecke, C. (2020). Methodenintegration in der psychodynamischen Psychotherapie. Möglichkeiten, Grenzen und neue Möglichkeiten. Psychodynamische Psychotherapie, 19(2), 185-200.
Senckel, B. & Luxen U. (2021). Der entwicklungsfreundliche Blick – Entwicklungsdiagnostik bei normal begabten Kindern und Menschen mit Intelligenzminderung. Weinheim: Beltz.
Senf, W. & Broda, M. (Hrsg.). (2020) Praxis der Psychotherapie. Ein integratives Lehrbuch für Psychoanalyse und Verhaltenstherapie (6. Aufl.). Stuttgart: Thieme.
Senf, W., Broda, M. & Wilms, B. (2013). Techniken der Psychotherapie: Ein methodenübergreifendes Kompendium. Stuttgart: Thieme.
Shadish, W. R., Matt, G.E., Navarro, A.M. & Phillips, G. (2000). The effects of psychological therapies under clinically representative conditions: A meta-analysis. Psychological Bulletin, 126(4), 512–529.
Shahar, B., Carlin, E. R., Engle, D. E., Hegde, J., Szepsenwol, O. & Arkowitz, H. (2012). A pilot investigation of emotion-focused two-chair dialogue intervention for self-criticism. Clinical Psychology and Psychotherapy, 19, 496–507.
Shapiro, F. (1989). Eye movement desensitization: A new treatment for post-traumatic stress disorder. Journal of Behavior Therapy and Experimental Psychiatry, 20 (3), 211–217.
Shapiro, F. (1995). Eye movement desensitization and reprocessing: Basic principles, protocols, and procedures. New York: Guilford.
Shapiro, F. (2022). EMDR – Grundlagen & Praxis (3. Aufl.). Paderborn: Junfermann.
Shapiro, J. R., Berkman, N. D., Brownley, K. A., Sedway, J. A., Lohr, K. N. & Bulik, C. M. (2007). Bulimia nervosa treatment: A systematic review of randomized controlled trials. International Journal of Eating Disorders, 40 (4), 321–336.
Shavelson. R. J., Hubner, J. J. & Stanton, D. C. (1976). Self-concept. Validation of construct interpretations. Review of Educational Research, 46, 407–441.
Shear, M. K., Frank, E., Houck, P. & Reynolds, C.F. (2005). Treatment of complicated grief: A randomized controlled trial. JAMA, 293, 2601–2608.

Shear, M. K. (2015). Complicated grief. The New England Journal of Medicine, 372 (2), 153–160.
Shear, M.K., Reynolds, C.F., Simon, N.M. et al. (2016). Optimizing treatment of complicated grief: A randomized clinical trial. JAMA Psychiatry, 73, 685–694.
Shear, M.K., Wang, Y., Skritskaya, N. et al. (2014). Treatment of complicated grief in elderly persons: A randomized clinical trial. JAMA Psychiatry, 71, 1287–1295.
Shedden-Mora, M. C., Alberts, J., Petrie, K. J., Laferton, J. A. C., von Blanckenburg, P., Kohlmann, S., Nestoriuc, Y., & Lowe, B. (2023). The Treatment Expectation Questionnaire (TEX-Q): Validation of a generic multidimensional scale measuring patients' treatment expectations. PLoS ONE, 18(1), e0280472.
Shiffman, S., Stone, A. A. & Hufford, M. R. (2008). Ecological momentary assessment. Annual Review of Clinical Psychology, 4, 1–32.
Shifren, J. L., Monz, B. U., Russo, P. A., Segreti, A. & Johannes, C. B. (2008). Sexual problems and distress in United States women: Prevalence and correlates. Obstetrics & Gynecology, 112, 970–978.
Siegel, R. J. (2013). Absolventenzahlen der Psychotherapieausbildung. Entwicklung und mögliche Implikationen für den Berufsstand. Psychotherapeutenjournal, 12, 256–261.
Simon, N. M., Shear, M. K., Thompson, E. H., Zalta, A. K., Permaln, C., Reynolds, C. F. et al.(2007). The prevalence and correlates of psychiatric comorbidity in individuals with complicated grief. Comprehensive Psychiatry, 48, 395–399.
Simons, M. (2014). Metakognitive Therapie. In O. Kunz & T. Teismann (Hrsg.), Moderne Ansätze in der Depressionsbehandlung (S. 107–130). Tübingen: dgvt.
Simons, M. (2018). Metakognitive Therapie mit Kindern und Jugendlichen. Weinheim: Beltz.
Simons, M. & Kursawe, A. L. (2019). Metacognitive therapy for posttraumatic stress disorder in youth: A feasibility study. Frontiers in Psychology, 10, 264.
Simons, M., Schneider, S. & Herpertz-Dahlmann, B. (2006). Metacognitive therapy versus exposure and response prevention for pediatric obsessive-compulsive disorder. Psychotherapy and Psychosomatics, 75, 257–264.
Singh, N. N., Lancioni, G. E., Winton, A. S. W., Adkins, A. D., Singh, J. & Singh, A. N. (2007). Mindfulness training assists individuals with moderate mental retardation to maintain their community placements. Behavior Modification, 31 (6), 800–814.
Singh, N. N., Wahler, R. G., Adkins, A. D., Myers, R. E. & Mindfulness Research Group (2003). Soles of the feet: A mindfulness-based self-control intervention for aggression by an individual with mild mental retardation and mental illness. Research in Developmental Disabilities, 24 (3), 158–169.
Sipos, V. & Schweiger, U. (2003). Stationäre Behandlung von Frauen und Männern mit Borderline-Persönlichkeitsstörung und weiterer Komorbidität. In B. Renneberg (Hrsg.), Borderline-Persönlichkeitsstörung (S. 269–287). Lengerich: Pabst.
Sipos, V. & Schweiger, U. (2012). Therapie der Essstörung durch Emotionsregulation. Stuttgart: Kohlhammer.
Sipos, V. & Schweiger, U. (2013). Gruppentherapie. Ein Handbuch für die ambulante und stationäre verhaltenstherapeutische Praxis. Stuttgart: Kohlhammer.
Sipos, V. & Schweiger, U. (2019). Gruppentherapie. Göttingen: Hogrefe.
Sipos, V. & Schweiger, U. (2022). Therapie der Essstörungen durch Emotionsregulation. 3. Auflage. Stuttgart: Kohlhammer.
Sipos, V., Bohus, M. & Schweiger, U. (2011). Dialektisch-Behaviorale Therapie für Essstörungen (DBT-E). Psychotherapie, Psychosomatik, Medizinische Psychologie, 61, 87–91.
Skeem, J. L. & Cooke, D. J. (2010). Is criminal behavior a central component of psychopathy? Conceptual directions for resolving the debate. Psychological Assessment, 22, 433–445.
Skodol, A. E., Gunderson, J. G., Pfohl, B., Widiger, T. A., Livesley, W. J. & Siever, L. J. (2002). The borderline diagnosis I: Psychopathology, comorbidity, and personality structure. Biological Psychiatry, 51, 936–950.
Skovholt, T. M., & Rønnestad, M. H. (2003). Struggles of the Novice Counselor and Therapist. Journal of Career Development, 30(1), 45–58. https://doi.org/10.1177/089484530303000103
Smith, C.A., Haynes, K.N., Lazarus, R.S., pope, L.K. (1993). In Search of the „Hot" Cognitions: Attributions, Appraisals, and Their Relation to Emotion. Journal of Personality and Social Psychology, 65(5), 916–929.
Smith, D. P., et al. (2013). Assessing randomised clinical trials of cognitive and exposure therapies for gambling disorders: A systematic review. Behavior Change, 30, 139–158.
Smith, M. T., Perlis, M. L., Park, A., Smith, M. S., Pennington, J., Giles, D. E. et al. (2002). Comparative meta-analysis of pharmacotherapy and behavior therapy for persistent insomnia. The American Journal of Psychiatry, 159, 5–11.
Smucker, M. R. & Köster, R. (2014). Praxishandbuch IRRT. Imagery Rescripting & Reprocessing Therapy bei Traumafolgestörungen, Angst, Depression und Trauer. Stuttgart: Klett-Cotta.
Smucker, M. R., Dancu, C., Foa, E. B. & Niederee, J. L. (1995). Imagery rescripting: A new treatment

for survivors of childhood sexual abuse suffering from posttraumatic stress. Journal of Cognitive Psychotherapy, 9, 3–17.

Soegaard, H. J. & Bech, P. (2009). The effect on length of sickness absence by recognition of undetected psychiatric disorder in long-term sickness absence. A randomized controlled trial. Scandinavian Journal of Public Health, 37, 864–871.

Soldati, L., Bianchi-Demicheli, F., Schockaert, P. et al. (2021). Association of ADHD and hypersexuality and paraphilias. Psychiatry Research, 295, 113638.

Soler-Gutiérrez, A. M., Pérez-González, J. C. & Mayas, J. (2023). Evidence of emotion dysregulation as a core symptom of adult ADHD: A systematic review. PLoS ONE, 18(1).

Solmi, M., Radua, J., Olivola, M., Croce, E., Soardo, L., Salazar de Pablo, G. et al. (2022). Age at onset of mental disorders worldwide: Large-scale meta-analysis of 192 epidemiological studies. Molecular Psychiatry, 27(1), 281–295.

Solomon, R. L. & Corbit, J. D. (1974). An opponent-process theory of motivation: I. Temporal dynamics of affect. Psychological Review, 81, 2, 119–145.

Solomon, R. L. (1980). The opponent-process theory of acquired motivation. The costs of pleasure and the benefits of pain. American Psychologist, 35, 691–712.

Sondermann, S., Stahl, J., Grave, U., Outzen, J., Moritz, S. & Klein, J. P. (2020). Preoperational Thinking as a Measure of Social Cognition Is Associated With Long-Term Course of Depressive Symptoms. A Longitudinal Study Involving Patients With Depression and Healthy Controls

Sonneck, G., Kapusta, N., Tomandl, G. & Voracek, M. (2012). Krisenintervention und Suizidverhütung. Wien: Facultas.

Sørensen, P., Birket-Smith, M., Wattar, U., Buemann, I. & Salkovskis, P. (2011). A randomized clinical trial of cognitive behavioural therapy versus short-term psychodynamic psychotherapy versus no intervention for patients with hypochondriasis. Psychological Medicine, 41, 431–441.

Soyka, M. (2014). Affektive und Angststörungen und komorbide Suchterkrankungen. In M. Walter & E. Gouzoulis-Mayfrank (Hrsg.), Psychische Störungen und Suchterkrankungen: Diagnostik und Behandlung von Doppeldiagnosen (S. 88–104). Stuttgart: Kohlhammer.

Speers, A. J., Bhullar, N., Cosh, S. & Wootton, B. M. (2022). Correlates of therapist drift in psychological practice: A systematic review of therapist characteristics. Clinical Psychology Review, 93, 102132.

Speierer G. W. (2015). Unkonditionales Akzeptieren. In M. Linden & M. Hautzinger (Hrsg.), Verhaltenstherapiemanual (8. Aufl., S. 277–280). Heidelberg: Springer.

Spek, A. A., van Ham, N. C. & Nyklíček, I. (2013). Mindfulness-based therapy in adults with an autism spectrum disorder: A randomized controlled trial. Research in Developmental Disabilities, 34 (1), 246-253.

Spek, V., Cuijpers, P., Nyklicek, I., Riper, H., Keyzer, J. & Pop, V. (2007). Internet-based cognitive behaviour therapy for symptoms of depression and anxiety: A meta-analysis. Psychological Medicine, 37 (3), 319–328.

Spiegelhalder, K., Backhaus, J. & Riemann, D. (2011). Schlafstörungen. Göttingen: Hogrefe.

Spinhoven, P., Giesen-Bloo, J., van Dyck, R., Kooiman, K. & Arntz, A. (2007). The therapeutic alliance in schema-focused therapy and transference-focused psychotherapy for borderline personality disorder. Journal of Consulting and Clinical Psychology, 75 (1), 104–115.

Spitzer, C., Müller, S., Kerber, A., Hutsebaut, J., Brähler, E., & Zimmermann, J. (2021). Die deutsche Version der Level of Personality Functioning Scale-Brief Form 2.0 (LPFS-BF): Faktorenstruktur, konvergente Validität und Normwerte in der Allgemeinbevölkerung. Psychotherapie - Psychosomatik - Medizinische Psychologie, 71, 284-293.

Spitzer, R. L., Gibbon, M., Skodol, A. E., Williams, J. B. W. & First, M. B. (2002). DSM-IV-TR casebook. A learning companion to the Diagnostic and statistical manual of mental disorders (4th ed.). Washington, DC: American Psychiatric Association.

Sponsel, R. (1995). Handbuch Integrativer Psychologischer Psychotherapie. Erlangen: iec-Verlag.

Spoormaker, V. (2008). A cognitive model of recurrent nightmares. International Journal of Dream Research, 1, 15–22.

Springer, K.S., Levy, H.C. & Tolin, D. F. (2018). Remission in CBT for adult anxiety disorders: a meta-analysis. Clinical psychology review, 61, 1–8.

Stangier, U. (2015). Psychotherapeutische Kompetenzen in der kognitiven Verhaltenstherapie. Psychotherapeut, 60, 193–198.

Stangier, U. (2019). Prozessbasierte Kognitive Verhaltenstherapie – Integration von Kognitiver Verhaltenstherapie und Dritter Welle unter der Perspektive der Prozessorientierung. Psychotherapeutenjournal, 18, Article 18.

Stangier, U., Clark, D. M., Ginzburg, M. & Ehlers, A. (2016). Soziale Angststörung. Fortschritte der Psychotherapie, Bd. 28. Göttingen: Hogrefe.

Stangier, U., Heidenreich, T. & Peitz, M. (2009). Soziale Phobien. Ein kognitiv-verhaltenstherapeutisches Behandlungsmanual. Weinheim: Beltz.

Stangier, U., Strauß, B., Rief, W. & Hofmann, S. G. (2023). Prozessbasierter Ansatz in der Psychotherapie. Die Psychotherapie, 69, 15–23.

Stanley, B. & Brown, G. K. (2012). Safety planning intervention: A brief intervention to mitigate suicide risk. Cognitive and Behavioral Practice, 19, 256–264.

Stanovich, K. E. (2011). Rationality and the reflective mind. New York: Oxford University Press.

Stark, R. (2020). Ratgeber sexuelle Sucht. Informationen für Betroffene und Angehörige. Göttingen: Hogrefe.

Statistisches Bundesamt (2014). Todesursachenstatistik. http://www.destatis.de [1.9.2016].

Staudinger, U. M. (2000). Viele Gründe sprechen dagegen, und trotzdem geht es vielen Menschen gut: Das Paradox des subjektiven Wohlbefindens. Psychologische Rundschau, 51 (4), 185–197.

Stavemann, H. H. (2005). Der typische Ablauf ambulanter KVT. In H. H. Stavemann (Hrsg.), KVT-Praxis – Strategien und Leitfäden für die Kognitive Verhaltenstherapie (2. Aufl., S. 15–77). Weinheim: Beltz.

Stavemann, H. H. (2013). Psychotherapeutische sokratische Gesprächsführung. In W. Senf, M. Broda & B. Wilms (Hrsg.), Techniken der Psychotherapie. Ein methodenübergreifendes Kompendium (S. 134–140). Stuttgart: Thieme.

Stavemann, H. H. (2014). KVT-Praxis: Strategien und Leitfäden für die Integrative KVT (3. Aufl.). Weinheim: Beltz.

Stavemann, H. H. (2024). Sokratische Gesprächsführung in Therapie und Beratung (4. Aufl.). Weinheim: Beltz.

Stavemann, H. H. (Hrsg.). (2015). Therapie-Tools Integrative KVT. Weinheim: Beltz.

Stavemann, H.H., Scholz, A. & Scholz, K. (2020). Integrative KVT bei Selbstwertproblemen. Weinheim: Beltz.

Stefanis, N. C., Hanssen, M., Smirnis, N. K., Avramopoulos, D. A., Evdokimidis, I. & Stefanis, C. N. (2002). Evidence that three dimensions of psychosis have a distribution in the general population. Psychological Medicine 32, 347–358.

Steffen, A., Thom, J., Jacobi, F., Holstiege, J. & Bätzing, J. (2020). Trends in prevalence of depression in Germany between 2009 and 2017 based on nationwide ambulatory claims data. Journal of Affective Disorders, 271, 239–247.

Steffgen, G. (1993). Ärger und Ärgerbewältigung: empirische Prüfung von Modellannahmen und Evaluation eines Ärgerbewältigungstrainings. Münster: Waxmann.

Steil, R. (2004). Posttraumatische Belastungsstörung. In S. Schneider (Hrsg.), Angststörungen bei Kindern und Jugendlichen (S. 275–310). Heidelberg: Springer.

Steil, R., Dyer, A., Priebe, K., Kleindienst, N. & Bohus, M. (2011b). Dialectical behavior therapy for posttraumatic stress disorder related childhood sexual abuse: A pilot study on an intensive residential treatment program. Journal of Traumatic Stress, 24, 102–106.

Steil, R., Dyer, A., Priebe, K., Kleindienst, N. & Bohus, M. (2011). Dialectical behavior therapy for posttraumatic stress disorder related to childhood sexual abuse: A pilot study of an intensive residential treatment program. Journal of Traumatic Stress, 24(1), 102–106.

Steil, R., Jung, K. & Stangier, U. (2011a). Efficacy of a two-session program of cognitive restructuring and imagery modification to reduce the feeling of being contaminated in adult survivors of childhood sexual abuse: A pilot study. Journal of Behavior Therapy and Experimental Psychiatry, 42, 325–329.

Stein, D.J., McLaughlin, K.A., Koenen, K.C., Atwoli, L., Friedman, M.J. et al. (2014). DSM-5 and ICD-11 definitions of posttraumatic stress disorder: investigating „narrow" and „broad" approaches. Depression Anxiety, 31(6), 494–505.

Stellpflug, M. & Berns, I. (2020). Musterberufsordnung (4. Aufl.). Heidelberg: Psychotherapeutenverlag.

Stellpflug, M. (2013). Psychotherapeutenrecht (2. Aufl.). Heidelberg: Psychotherapeutenverlag.

Stellpflug, M., Jacobi, F. & Brakemeier, E.-L. (2014), Behandlungsverträge in der Psychotherapie: Wirtschaftliche Informationspflicht. Deutsches Ärzteblatt PP, 12 (10), 452–454.

Stenzel, N. & Rief, W. (2011). Operationalisierte Fertigkeitsdiagnostik zur Therapieplanung. Klinische Diagnostik und Evaluation, 4, 111–132.

Stenzel, N., Krumm, S. & Rief, W. (2010). Therapieplanung mithilfe des Interviews zur operationalisierten Fertigkeitsdiagnostik (OFD): Evaluation an einer klinischen Stichprobe. Verhaltenstherapie, 20, 109–117.

Stenzel, N., Rief, W., Kühl, K., Pinzer, S. & Kenn, K. (2012). Progredienzangst und End-of-Life-Ängste bei COPD-Patienten Zusammenhänge mit allgemeiner psychischer Symptomatik und Lebensqualität. Pneumologie, 66, 111–118.

Stetter, F. & Kupper, S. (2002). Autogenic training: a meta-analysis of clinical outcome studies. Applied Psychophysiological Biofeedback, 27 (1), 45–98.

Stevens, M. W. R., King, D. L., Dorstyn, D. & Delfabbro, P. H. (2019). Cognitive-behavioral therapy for Internet gaming disorder: A systematic review and meta-analysis. Clinical Psychology & Psychotherapy, 26(2), 191–203.

Stevens, M. W., Dorstyn, D., Delfabbro, P. H. & King, D. L. (2021). Global prevalence of gaming disorder: A systematic review and meta-analysis. Australian and New Zealand Journal of Psychiatry, 55(6), 553–568.

Stiegler, J. R., Binder, P.-E., Hjeltnes, A., Stige, S. H. & Schanche, E. (2018). 'It's heavy, intense, horrendous and nice': Clients' experiences in two-chair

dialogues. Person-Centered and Experiential Psychotherapies, 17, 139–159.
Stieglitz, R. D. & Rösler, M. (2015). Diagnostik der ADHS im Erwachsenenalter: Eine Bestandsaufnahme. Zeitschrift für Psychiatrie, Psychologie und Psychotherapie, 63, 7–13.
Stieglitz, R.-D. & Freyberger, H.-J. (2016). Diagnostik in der Psychotherapie: Ein Praxisleitfaden. Stuttgart: Kohlhammer.
Stieglitz, R.-D. & Spitzer, C. (2018). Diagnostik in der Psychotherapie. Psychotherapeut, 63, 423–440.
Stieglitz, R.-D., Nyberg, E. & Hofecker-Fallahpour, M. (2012). ADHS im Erwachsenenalter. Göttingen: Hogrefe.
Stiglmayr, C. & Gunia, H. (2016). Die Dialektisch-Behaviorale Therapie zur Behandlung der Borderline-Persönlichkeitsstörungen. Ein Manual für die ambulante Therapie. Göttingen: Hogrefe.
Stiglmayr, C. (2023). Dialektisch-Behaviorale Therapie (DBT). Stuttgart: Kohlhammer.
Stiglmayr, C. E. & Leihener, F. (Hrsg.). (2015). Fallbuch DBT. Weinheim: Beltz.
Stiglmayr, C. E., Stecher-Mohr, J., Wagner, T., Meißner, J., Spretz, D., Steffens, C. et al. (2015). Effectiveness of dialectical behavioral therapy in routine outpatient care: The Berlin Borderline Study. Borderline Personality Disorder and Emotion Dysregulation, 1, 20.
Stiglmayr, C., Grathwol, T., Linehan, M. M., Ihorst, G., Fahrenberg, J. & Bohus, M. (2005). Aversive tension in patients with borderline personality disorder: A computer-based controlled field study. Acta Psychiatrica Scandinavica, 111, 372–379.
Stiles, W.B. & Horvath, A.O. (2017). Appropriate responsiveness as a contribution to therapist effects. In L.G. Castonguay & C.E. Hill (Eds.), How and why are some therapists better than others? Understanding therapist effects (pp. 71–84). Washinton, D.C.: APA Publishing.
Stiles, W.B., Honos-Webb, L. & Surko, M. (1998). Responsiveness in psychotherapy. Clinical Psychology – Science and Practice, 5(4), 439–458.
Stocker, J. E., Koppe, G., Reich, H., Heshmati, S., Kittel-Schneider, S., Hofmann, S. G., Hahn, T., van der Maas, H. L. J., Waldorp, L. & Jamalabadi, H. (2023). Formalizing psychological interventions through network control theory. Scientific Reports, 13(1), Article 1.
Stoffers, J. M., Völlm, B. A., Rücker, G., Timmer, A., Huband, N. & Lieb, K. (2012). Psychological therapies for people with borderline personality disorder. The Cochrane Database of Systematic Reviews, 8, CD005652.
Stoffers-Winterling, J., Taubner, S., Renneberg, B. & Lieb, K. (2023). S3-Leitlinie Borderline-Persönlichkeitsstörung. Die Psychotherapie, 5.
Stone, A.A., Schneider, S., Smyth, J.M. (2023). Evaluation of Pressing Issues in Ecological Momentary Assessment. Annual Review of Clinical Psychology, 19, 107-131.
Storch, M. & Krause, F. (2009). Selbstmanagement – resourcenorientiert. Grundlagen und Trainingsmanual für die Arbeit mit dem Züricher Ressourcen Modell (ZRM). Bern: Huber.
Storch, M., B., Hüther, G. & Tschacher, W. (2010). Embodiment. Die Wechselwirkung von Körper und Psyche verstehen und nutzen. Göttingen: Hogrefe.
Storck, T. (2024). The 'Uncommon' Factor in Psychotherapy and the Role of Negative Skills: Why and How Psychoanalysis Offers an Important Contribution for Mental Health Practice Today. J Contemp Psychother, 54, 245–251.
Storck, T. (2025a). Konzeptuelle Grundlagen von Psychotherapie-Integration und modularer Psychotherapie. Die Psychotherapie, 70, 73–79.
Storck, T. (2025b). Übertragung und Gegenübertragung. Ein Leitfaden für die psychotherapeutische Praxis. Göttingen: Hogrefe.
Storck, T., Volkert, J., Brauner, F. & Sell, C. (2021). Psychotherapeutische Arbeitsmodelle in unterschiedlichen Verfahren: Skizze einer konzeptvergleichenden Psychotherapieforschung. Forum Psychoanal, 37(2), 149-163.
Storebø, O., Stoffers-Winterling, J. M., Völlm, B. A., Kongerslev, M. T.et al. (2020). Psychological therapies for people with borderline personality disorder. Cochrane Database of Systematic Reviews 5. CD012955.
Stovner, L. J., Hagen, K., Linde, M. & Steiner, T. J. (2022). The global prevalence of headache: an update, with analysis of the influences of methodological factors on prevalence estimates. The Journal of Headache and Pain, 23(1), 34.
Strauß, B. & Drobinskaya, A. (2018). Erste Erfahrungen mit dem „Fragebogen zu Nebenwirkungen in der Gruppentherapie und unerwünschten Gruppenerfahrungen" (NUGE 24). Psychother Psychosom Med Psychol, 68(09/10), 437-442.
Strauß, B., Galliker, M., Linden, M., Schweitzer, J. (Hrsg.) (2021a). Ideengeschichte der Psychotherapieverfahren – Theorien, Konzepte, Methoden. Stuttgart: Kohlhammer.
Strauß, B., Gawlytta, R., Schleu, A. & Frenzl, D. (2021b). Negative effects of psychotherapy: Estimating the prevalence in a random national sample. BJPsych Open, 7(6), e186.
Strauß, B., Strupp, H.H., Burgmeier-Lohse, M., Storm, S. & Wille, H. (1992). Deutsche Version der Vanderbilt-Psychotherapie-Prozeßskalen: Beschreibung und Anwendung in zwei Kurztherapien. Zeitschrift für Klinische Psychologie, Psychopathologie und Psychotherapie, 40, 411–430.

Strauss, C., Cavanagh, K., Oliver, A. & Pettman, D. (2014). Mindfulness-based interventions for people diagnosed with a current episode of an anxiety or depressive disorder: A meta-analysis of randomized controlled trials. PLOS One, 9(4), e96110.

Stroebe, M. & Schut, H. (1999). The dual process model of coping with bereavement: Rationale and description. Death studies, 23, 197–224.

Stroebe, M., Hannson, R. O., Stroebe, W. & Schut, H. (Eds.). (2001). Handbook of bereavement research. Consequences, coping, and care. Washington, DC: American Psychological Association.

Stroebe, M., Schut, H. & Stroebe, W. (2007). Health outcomes of bereavement. Lancet, 370 (9603), 1960–1973.

Struck, N., Gartner, T., Kircher, T. & Brakemeier, E.-L. (2020). Social Cognition and Interpersonal Problems in Persistent Depressive Disorder vs. Episodic Depression: The Role of Childhood Maltreatment. Front Psychiatry, 11, 608795.

Struck, N., Krug, A., Yuksel, D., Stein, F., Schmitt, S., Meller, T., Brosch, K., Dannlowski, U., Nenadić, I., Kircher, T. & Brakemeier, E.-L. (2020). Childhood maltreatment and adult mental disorders - the prevalence of different types of maltreatment and associations with age of onset and severity of symptoms. Psychiatry research, 293, 113398.

Stuhler, H., Kontny, L., Schleu, A. & Strauß, B. (2019). Von schleichenden Grenzverletzungen zu sexuellem Missbrauch in Psychotherapien: Systematische Auswertung von Patientenberichten. Psychotherapeut, 64(6), 470–475.

Sue, D. W. & Sue, D. (2013). Counseling the culturally diverse (6th ed.). Hoboken: Wiley.

Suh, C.S., Strupp, H.H., O'Malley, S.S. (1986). The Vanderbilt process measures: The Psychotherapy Process Scale (VPPS) and the Negative Indicators Scale (VNIS). In: Greenberg, L.S., Ed. The psychotherapeutic process: A research handbook (p. 285–323). New York, NY, US: Guilford Press.

Sulz, S. & Gräff-Rudolph, U. (2020). Supervision in der Verhaltenstherapie. Stuttgart: Kohlhammer.

Sumner, W. G. (1906). Folkways. A study of the sociological importance of usages, manners, customs, mores, and morals. New York: Ginn.

Sunderland, M., Newby, J. M. & Andrews, G. (2013). Health anxiety in Australia: Prevalence, comorbidity, disability and service use. British Journal of Psychiatry, 202, 56–61.

Svaldi, J. & Tuschen-Caffier, B. (2018). Bulimia nervosa. Fortschritte der Psychotherapie. Göttingen: Hogrefe.

Svaldi, J., Schmitz, F., Baur, J., Hartmann, A. S., Legenbauer, T., Thaler, Ch., von Wietersheim, J., de Zwaan, M. & Tuschen-Caffier, B. (2019). Efficacy of psychotherapies and pharmacotherapies for bulimia nervosa. Psychological Medicine, 49, 898-910.

Sverre, K. T., Nissen, E. R., Farver-Vestergaard, E., Johannsen, M. & R., Z. (2023). Comparing the efficacy of mindfulness-based therapy and cognitive-behavioral therapy for depression in head-to-head randomized controlled trials: A systematic review and meta-analysis of equivalence. Clinical Psychology Review, 100. doi:10.1016/j.cpr.2022.102234

Swain, J., Hancock, K., Hainsworth, C. & Bowman, J. (2013). Acceptance and Commitment Therapy in the treatment of anxiety: A systematic review. Clinical Psychology Review, 33, 965–978.

Tajfel, H. & Turner, J. C. (1986). The social identity theory of intergroup behavior. In S. Worchel & W. G. Austin (Eds.), Psychology of intergroup relations (pp. 7–24). Chicago: Nelson-Hall.

Tanck, J., Hartmann, A., Svaldi, J., Hagena, S., Osen, B., Stierle, C. & Vocks, S. (2022). What happens in the course of positive mirror exposure? Effects on eating pathology, body satisfaction, affect, and subjective physiological arousal in patients with anorexia and bulimia nervosa. European Eating Disorders Review, 30, 797–814.

Tarrier, N., Taylor, K. & Gooding, P. (2008). Cognitive-behavioral interventions to reduce suicide behavior. A systematic review and meta-analysis. Behavior Modification, 32, 77–108.

Taub, E., Uswatte, G., Mark, V. W., Morris, D. M. (2006). The learned nonuse phenomenon: implications for rehabilitation. Europa Medicophysica, 42, 241–256.

Taubner, S., Stumpe, A. & Kächele, H. (2009). »Shedler-Westen Assessment Procedure« (SWAP-200). Psychotherapeut, 54 (1), 27–36.

Taylor, J. L., Lindsay, W. R. & Willner, P. (2008). CBT for People with Intellectual Disabilities: Emerging Evidence, Cognitive Ability and IQ Effects. Behavioural and Cognitive Psychotherapy, 36, 723–733.

Taylor, M. J., Martin, J., Butwicka, A., Lichtenstein, P., D'Onofrio, B., Lundström, S., et al. (2023). A twin study of genetic and environmental contributions to attention-deficit/hyperactivity disorder over time. Journal of Child Psychology and Psychiatry, 64(11), 1608–1616.

Tchanturia, K., Doris, E. & Fleming, C. (2014). Effectiveness of cognitive remediation and emotion skills training (CREST) for anorexia nervosa in group format: a naturalistic pilot study. European Eating Disorders Review, 22(3), 200-205.

Teasdale, J. D. & Barnard, P. J. (1993). Affect, cognition, and change: re-modelling depressive thought. Hove, Hillsdale: Lawrence Erlbaum Associates.

Teasdale, J. D., Moore, R. G., Hayhurst, H., Pope, M., Williams, S. & Segal, Z. V. (2002). Metacognitive awareness and prevention of relapse in depression: Empirical evidence. Journal of Consulting and Clinical Psychology, 70, 275–287.

Tebartz van Elst, L. (2021). Medikamentöse Therapie im Erwachsenenalter. In L. Tebartz van Elst (Hrsg.), Autismus-Spektrum-Störungen im Erwachsenenalter (S. 309-323). Berlin: Medizinisch Wissenschaftliche Verlagsgesellschaft.

Tebartz van Elst, L., Biscaldi-Schäfer, M. & Riedel, A. (2021). Asperger-Syndrom, Autismus-Spektrum-Störungen und Autismusbegriff: historische Entwicklung und moderne Nosologie. In L. Tebartz van Elst (Hrsg.), Autismus-Spektrum-Störungen im Erwachsenenalter (S. 3-16). Berlin: Medizinisch Wissenschaftliche Verlagsgesellschaft.

Tebartz van Elst, L., Fangmeier, T., Schaller, U.M., Henning, O., Kieser, M. et al. (2021). FASTER and SCOTT&EVA trainings for adults with high-functioning autism spectrum disorder (ASD): study protocol for a randomized controlled trial. Trials 22(1), 261.

Teismann, T. & Dorrmann, W. (2014). Suizidalität. Göttingen: Hogrefe.

Teismann, T. & Ertle, A. (2011). Verhaltensexperimente in der kognitiven Therapie. Verhaltenstherapie, 21, 117–124.

Teismann, T. & Simons, M. (2014). Metakognitive Therapie. Zeitschrift für Klinische Psychologie und Psychotherapie, 43, 251–258

Teismann, T., Dymel, W., Schulte, D. & Willutzki, U. (2011). Ressourcenorientierte Akutbehandlung unipolarer Depressionen: Eine randomisierte kontrollierte Psychotherapiestudie. Psychotherapie, Psychosomatik und Medizinische Psychologie, 61, 295–302.

Teismann, T., Hanning, S., von Brachel, R. & Willutzki, U. (2012). Kognitive Verhaltenstherapie depressiven Grübelns. Heidelberg: Springer.

Telch, C. F., Agras, W. S. & Linehan, M. M. (2001). Dialectical behavior therapy for binge eating disorder. Journal of Consulting and Clinical Psychology, 69, 1061–1065.

Telch, M. J. & Lancaster, C. L. (2012). Is there room for safety behaviors in exposure therapy for anxiety disorders? In P. Neudeck & H.-U. Wittchen (Eds.), Exposure Therapy: Rethinking the Model - Refining the Method (pp. 313–334). New York: Springer.

Temes, C.M. & Zanarini, M.C. (2018). The longitudinal course of borderline personality disorder. Psychiatric Clinics of North America, 41, 685–694.

Temes, C.M., Frankenburg, F.R., Fitzmaurice, G.M. & Zanarini, M.C. (2019). Deaths by suicide and other causes among patients with borderline personality disorder and personality-disordered comparison subjects over 24 years of prospective follow-up. The Journal of Clinical Psychiatry, 80, 18m12436.

Thase, M. E. & Callan, J. A. (2006). The role of homework in cognitive behavior therapy of depression. Journal of Psychotherapy Integration, 16, 162–177.

Thieme, K., Gromnica-Ihle, E. & Flor, H. (2003). Operant behavioral treatment of fibromyalgia: A controlled study. Arthritis & Rheumatology, 49 (3), 314–320.

Thomas, A., Brähler, E. & Strauß, B. (2011). IIP-32: Entwicklung, Validierung und Normierung einer Kurzform des Inventars zur Erfassung interpersonaler Probleme. Diagnostica, 57 (2), 68–83.

Thompson, R. M. & Rapee, R. M. (2003). The effect of situational structure on the social performance of socially anxious and non-anxious participants. Journal of Behavior Therapy and Experimental Psychiatry, 33, 91–102.

Thomson, A. & Page, L. (2007). Psychotherapies for hypochondriasis. The Cochrane Database of Systematic Reviews, 4, CD006 520.

Titov, N., Dear, B., Nielssen, O., Staples, L., Hadjistavropoulos, H., Nugent, M. et al. (2018). ICBT in routine care: A descriptive analysis of successful clinics in five clinics. Internet Interventions, 13, 108-115.

Tolin, D. F. & Maltby, N. (2010). Motivation von Zwangspatienten, die die Behandlung ablehnen. In H. Arkowitz, H. A. Westra, W. R. Miller, S. Rollnick (Hrsg.), Motivierende Gesprächsführung bei der Behandlung psychischer Störungen (S. 91-116). Weinheim: Beltz.

Tolin, D. F. (2010). Is cognitive-behavioral therapy more effective than other therapies? A meta-analytic review. Clinical Psychology Review, 30, 710–720.

Tomba, E., Belaise, C., Ottolini, F., Ruini, C., Bravi, A., Albieri, E. et al. (2010). Differential effects of well-being promoting and anxiety-management strategies in a non-clinical school setting. Journal of Anxiety Disorders, 24 (3), 326–333.

Topping, K., Bremner, W. & Holmes, E. (2000). Social competence: The social construction of the concept. In R. Bar-On & J. D. A. Parker (Eds.), The handbook of emotional intelligence: Theory, development, assessment, and application at home, school, and in the workplace (pp. 28–39). San Francisco, CA: Jossey-Bass.

Torgersen, S., Kringlen, E. & Cramer, V. (2001). The prevalence of personality disorders in a community sample. Archives of General Psychiatry, 58, 590–596.

Treml, J., Linde, K., Brähler, E. et al. (2024). Prolonged grief disorder in ICD-11 and DSM-5-TR: Differences in prevalence and diagnostic criteria. Frontiers in Psychiatry, 15, 1266132.

Trentowska, M., Svaldi, J. & Tuschen-Caffier, B. (2014). Efficacy of body exposure as treatment component for patients with eating disorders.

Journal of Behavior Therapy and Experimental Psychiatry, 45 (1), 178–185.
Tritt, K., von Heymann, F., Zaudig, M., Söllner, W., Klapp, B., Loew, T. et al. (2010). Der Fragebogen ICD-10-Symptom-Rating (ISR) - Kurzdarstellung der Normierung. http://www.iqp-online.de/index.php?page=download [2.9.2016].
Trull, T., Jahng, S., Tomko, R., Wood, P. & Sher, K. (2010). Revised NEARC personality disorder diagnoses: Gender, prevalence, and comorbidity with substance dependence disorders. Journal of Personality Disorders, 24 (4), 412–426.
Turner-Stokes, L. (2009). Goal attainment scaling (GAS) in rehabilitation: A practical guide. Clinical Rehabilitation, 23(4).
Tuschen, B. & Fiegenbaum, W. (2000). Systemimmanente kognitive Therapie. In J. Margraf (Hrsg.), Verhaltenstherapie (Bd. 1, 2. Aufl., S. 499–507). Heidelberg: Springer.
Tuschen-Caffier, B. & Fiegenbaum, W. (2000). Systemimmanente kognitive Therapie. In J. Margraf (Hrsg.), Verhaltenstherapie (Bd. 1, 2. Aufl., S. 499–507). Heidelberg: Springer.
Tuschen-Caffier, B. & Florin, I. (2012). Teufelskreis Bulimie. Ein Manual zur psychologischen Therapie (2. Aufl.). Göttingen: Hogrefe.
Tuschen-Caffier, B. & Herpertz, S. (2012). Behandlung von Essstörungen: Welche Empfehlungen gibt die S3-Behandlungsleitlinie? Verhaltenstherapie, 22 (3), 191–198.
Tuschen-Caffier, B. & Hilbert, A. (2016). Binge-Eating-Störung. Fortschritte der Psychotherapie. Göttingen: Hogrefe.
Tyrer, P., Mulder, R., Kim, Y.-R. & Crawford, M. J. (2019). The development of the ICD-11 classification of personality disorders: An amalgam of science, pragmatism, and politics. Annual Review of Clinical Psychology, 15, 481–502.
Tyrer, P., Reed, G. M. & Crawford, M. J. (2015). Classification, assessment, prevalence, and effect of personality disorder. The Lancet, 385, 717–726.
Ubben, B. (2015). Planungsleitfaden Verhaltenstherapie: Sitzungsaufbau, Probatorik, Bericht an den Gutachter (2. Aufl.). Weinheim: Beltz.
Udo, T. & Grilo, C. M. (2019). Psychiatric and medical correlates of DSM-5 eating disorders in a nationally representative sample of adults in the United States. International Journal of Eating Disorders, 52, 42–50.
Ullrich, R. & Ullrich de Muynck, R. (2001, 2003, 2004). Das Assertiveness-Trainings-Programm (ATP). 3 Bände. Stuttgart: Klett-Cotta.
Ullrich, R. & de Muynck, R. (2006). ATP2: Einübung von Selbstvertrauen – Grundkurs (8. Aufl.). Stuttgart: Klett-Cotta.
UN-BRK (2009). Behindertenrechtskonvention der Vereinten Nationen. URL: https://www.bmas.de/DE/Soziales/Teilhabe-und-Inklusion/Politik-fuer-Menschen-mit-Behinderungen/Behindertenrechtskonvention-der-Vereinten-Nationen/behindertenrechtskonvention-der-vereinten-nationen.html
Üstün, T. B., Kostanjsek, N., Chatterji, S. & Rehm, J. (2010). Measuring Health and Disability: Manual for WHO Disability Assessment Schedule (WHODAS 2.0). Geneva: World Health Organization.
Vaitl, D. (2014). Autogenes Training. In F. Petermann & D. Vaitl (Hrsg.), Entspannungsverfahren (5. Aufl., S. 62–80). Weinheim: Beltz.
Valiente-Gómez, A., Moreno-Alcázar, A., Treen, D., Cedrón, C., Colom, F., Pérez, V. & Amann, B.L. (2017). EMDR beyond PTSD: A Systematic Literature Review. Frontiers in Psychology, 8, 1668.
van Anders, S.M., Herbenick, D., Brotto, L.A., Harris, E.A. & Chadwick, S. B. (2021). The heteronormativity theory of low sexual desire in women partnered with men. Archives of Sexual Behavior, 23, 1–25.
van Dam-Baggen, R. & Kraaimaat, F. (2000). Group social skills training or cognitive group therapy as the clinical treatment of choice for generalized social phobia? Journal of Anxiety Disorders, 14 (5), 437–451.
van de Velde, S., Bracke, P. & Levecque, K. (2010). Gender differences in depression in 23 European countries. Cross-national variation in the gender gap in depression. Social Science & Medicine, 71(2), 305–313.
van den Heuvel, O. A., Veale, D. & Stein, D. J. (2014). Hypochondriasis: Considerations for ICD-11. Revista Brasileira de Psiquiatria, 36, S12–S27.
van den Kamp, M.M., Scheffers, M., Hatzmann, J., Emck, C., Cuijpers, P. & Beek, P.J. (2019). Body- and movement-oriented interventions for posttraumatic stress disorder: A systematic review and meta-analysis. Journal of Traumatic Stress, 32, 967–976.
van der Hart, O., Brown, P. & van der Kolk, B. A. (1989). Pierre Janet's treatment of post-traumatic stress disorder. Journal of Traumatic Stress, 2, 379–395.
van der Heiden, C., Muris & van der Molen, H. T. (2012). Randomized controlled trial on the effectiveness of metacognitive therapy and intolerance-of-uncertainty therapy for generalized anxiety disorder. Behaviour Research and Therapy, 50, 100–109.
van der Heiden, C., Melchior, K., Dekker, A., Damstra, M. & Deen, M. (2016). Metacognitive therapy for obsessive-compulsive disorder: A pilot study. Journal of obsessive-compulsive and related disorders, 9, 24–29.
van der Kolk, B. A., Burbridge, J. A. & Suzuki, J. (1997). The psychobiology of traumatic memo-

ries: Clinical implications of neuroimaging studies. Annals of the New York Academy of Sciences, 821, 99–113.
van Dessel, N., den Boeft, M., van der Wouden, J.C., Kleinstäuber, M. et al. (2014). Non-pharmacological interventions for somatoform disorders and medically unexplained physical symptoms (MUPS) in adults. Cochrane Database Syst Rev, 11, CD011142.
van Emmerik, A. A., Kamphuis, J. H., Hulsbosch, A. M. & Emmelkamp, P. M. (2002). Single session debriefing after psychological trauma: A meta-analysis. Lancet, 360 (9335), 766-771.
van Keuk, E., Ghaderi, C., Joksimovic, L. & David, M. (Hrsg.). (2010). Transkulturelle Kompetenz in klinischen und sozialen Arbeitsfeldern. Stuttgart: Kohlhammer.
van Praag, H. N. (2000). Nosologomania: A Disorder of Psychiatry. The World Journal of Biological Psychiatry, 1 (3), 151–158.
van Reekum, R., Links, P. S. & Federov, C. (1994). Impulsivity in borderline personality disorder. In K. R. Silk (Ed.), Biological and neurobehavioral studies of borderline personality disorder (pp. 1–22). Washington, DC: American Psychiatric Press.
Vervliet, B., Craske, M. G. & Hermans, D. (2013). Fear extinction and relapse: State of the art. Annual Review of Clinical Psychology, 9 (1), 215–248.
Vezer, E. (2021). Bug-in-the-Eye Supervision: A Critical Review. Training and Education in Professional Psychology, 15 (3), 250–257.
Victor, P.P., Schürmann, J., Muermans, M.M., Teismann, T., Willutzki, U. (2019). Wittener Ressourcenfragebogen (WIRF). https://www.uni-wh.de/fileadmin/user_upload/03_G/09_Psychologie/05_Lehrstuehle/Klinische_Psychologie_I/WIRF_Fragebogen.pdf
Viloria, H. & Nieto, M. (2020). The spectrum of sex: The science of Male, female, and intersex. Jessica Kingsley Publishers.
Vittengl, J. R., Clark, L. A., Dunn, T. W. & Jarrett, R. B. (2007). Reducing relapse and recurrence in unipolar depression: a comparative meta-analysis of cognitive-behavioral therapy‘s effects. Journal of Consulting and Clinical Psychology, 75 (3), 475.
Vlaeyen, J. W. S. & Linton, S. J. (2000). Fear-avoidance and its consequences in chronic musculoskeletal pain: A state of the art. Pain, 85 (3), 317–332.
Vlasfeld, M. C., van der Feltz-Cornelis, C. M., Adèr, H. J., Anema, J. R., Hoedeman, R., van Mechelen, W. & Beekman, A. T. (2013). Collaborative care for sick-listed workers with major depressive disorder: A randomized controlled trial from the Netherlands Depression Initiative aimed at return-to-work and depressive symptoms. Occupational and Environmental Medicine, 70, 223–230.
Vocks, S., Bauer, A. & Legenbauer, T. (2018). Körperbildtherapie bei Anorexia und Bulimia nervosa: Ein kognitiv-verhaltenstherapeutisches Behandlungsprogramm. Göttingen: Hogrefe.
Voderholzer, U. & Barton, B. (2016). Langfristige Wirkung von Psychotherapie bei nichtchronischen Depressionen: Ein systematisches Review von Studien im Vergleich mit Pharmakotherapie. Verhaltenstherapie, 26, 108–115.
Vögele, C. (2009). Klinische Psychologie kompakt: Körperliche Erkrankungen. Weinheim: Beltz.
Voigt, W. (2012). Trauma und Sucht. Die Entdeckung der Komorbidität. Konturen: Fachzeitschrift zu Sucht und sozialen Fragen, 33, 1, 14–19.
Volkert, J., Gablonski, T.C. & Rabung, S. (2018). Prevalence of personality disorders in the general adult population in western countries: Systematic review and meta-analysis. British Journal of Psychiatry, 213, 709–715.
Volkert, J., Gablonski, T.-C. & Rabung, S. (2018). Prevalence of personality disorder in the general adult population in Western countries: systemnatic review and meta-analysis. British Journal of Psychiatry, 213, 709–715.
Volkert, J., Schulz, H., Härter, M., Wlodarczyk, O. & Andreas, S. (2013). The prevalence of mental disorders in older people in Western countries: A meta-analysis. Aging Research Reviews, 12, 339–353.
Volpato, E., Banfi, P., Rogers, S. M. & Pagnini, F. (2015). Relaxation techniques for people with chronic obstructive pulmonary disease: A systematic review and a meta-analysis. Evidence-Based Complementary and Alternative Medicine, 1–22.
Von Auer, A. K. & Bohus, M. (2017). Skillstraining für Jugendliche mit Problemen der Gefühlsregulation. Stuttgart: Schattauer.
Von Auer, A. K. & Kaess, M. (2022). Ratgeber Borderline-Persönlichkeitsstörung: Informationen für Betroffene, Eltern, Lehrkräfte und weitere Bezugspersonen (Ratgeber Kinder- und Jugendpsychotherapie). Göttingen: Hogrefe.
von Franqué, F., Voulgaris, A. & Briken, P. (2023). Sexualdelinquenz. In B. Völlm & B. Schiffer (Hrsg.), Forensische Psychiatrie (S. 249–265). Heidelberg: Springer.
von Klipstein, L., Servaas, M. N., Schoevers, R. A., Van Der Veen, D. C. & Riese, H. (2023). Integrating personalized experience sampling in psychotherapy: A case illustration of the Therap-i module. Heliyon, 9(3), Article 3.
von Lersner, U., Baschin, K., Wormeck, I. & Mösko, M. (2014). Kultursensibel – aber wie? Leitlinien für Trainings inter-/transkultureller Kompetenzen in der Aus-, Fort- und Weiterbildung von Psychotherapeut/innen. Abschlusspublikation des

EIF Projektes. http://www.agem-ethnomedizin.de/download/HH_Broschuere-Leitlinien-KsPt-web.pdf [2.9.2016].
von Schlippe, A. & Schweitzer, J. (2016). Lehrbuch der systemischen Therapie und Beratung. Das Grundlagenwissen (3. Aufl.). Göttingen: Vandenhoeck & Ruprecht.
von Sydow, K. & Borst, U. (Hrsg.). (2018). Systemische Therapie in der Praxis. Weinheim: Beltz.
von Sydow, K. & Seiferth, A. (2015). Sexualität in Paarbeziehungen. Göttingen: Hogrefe.
von Sydow, K. (1994). Die Lust auf Liebe bei älteren Menschen (2. Aufl.). München: Reinhardt.
von Sydow, K. (2014). Psychotherapeuten und ihre psychischen Probleme: Forschungsstand zu einem Klischee. Psychotherapeut, 59(4), 283–292.
von Wachter, M. & Kappis, B. (2019). Therapie-Tools Schmerzstörungen. Weinheim: Beltz.
Vuijk, R, Deen, M., Geurts, H.M. & Arntz, A. (2023). Schema therapy for personality disorders in autistic adults: Results of a multiple case series study. Clinical Psychology & Psychotherapy 30(2), 458-472.
Vybíral, Z., Ogles, B.M., Řiháček, T., Urbancová, B. & Gocieková, V. (2024). Negative experiences in psychotherapy from clients' perspective: A qualitative meta-analysis. Psychotherapy Research, 34(3), 279–292.
Wächtler, C. (2013). Psychotherapie der Altersdepression. Zeitschrift für Gerontologie und Geriatrie; 46, 120–126.
Waddington, L. (2002). The therapy relationship in cognitive therapy: A review. Behavioural and Cognitive Psychotherapy, 30(2), 179–191.
Wadsworth, M. E. & Markman, H. J. (2012). Where's the action? Understanding what works and why in relationship education. Behavior Therapy, 43, 99–112.
Wagner, B. (2013). Komplizierte Trauer. Heidelberg: Springer.
Wagner, B. (2024). Wann ist Trauer eine Krankheit? Anhaltende Trauerstörung als neues Störungsbild in der ICD-11. Neurologie & Psychiatrie, 2, 55-63.
Wagner, B., Knaevelsrud, C. & Maercker, A. (2006). Internet-based cognitive-behavioral therapy for complicated grief: A randomized controlled trial. Death Stud, 30(5), 429–453.
Wagner, B., Rosenberg, N., Hofmann, L. et al. (2020). Web-based bereavement care: A systematic review and meta-analysis. Frontiers in Psychiatry, 11, 525.
Wagner, B., Schulz, W. & Knaevelsrud, C. (2012). Efficacy of an Internet-based intervention for posttraumatic stress disorder in Iraq: A pilot study. Psychiatry Research, 195 (1–2), 85–88.
Wagner, T., Fydrich, T., Stiglmayr, C. E., Marschall, P., Salize, H.-J., Renneberg, B. et al. (2014). Societal cost-of-illness in patients with borderline personality disorder one year before, during and after dialectical behavior therapy in routine outpatient care. Behaviour Research and Therapy, 61, 12–22.
Wagner, T., Roepke, S., Marshall, P., Stiglmayr, C., Renneberg, B., Gieb, D. et al. (2013). Krankheitskosten der Borderline-Persönlichkeitsstörung aus gesellschaftlicher Perspektive. Zeitschrift für Klinische Psychologie und Psychotherapie, 42, 242–255.
Wahlin, C., Ekberg, K., Persson, J., Bernfort, L. & Oberg, B. (2012). Associations between clinical and work-related interventions and return-to-work for patients with musculoskeletal or mental disorders. Journal of Rehabilitation Medicine, 44, 355–362.
Waldinger, M.D., Quinn, P., Dilleen, M., Mundayat, R., Schweitzer, D.H. & Boolell, M. (2005). Ejaculation disorders: A multinational population survery of intravaginal ejaculation latency time. Journal of Sexual Medicine, 2, 492–497.
Walinski, A., Sander, J., Gerlinger, G., Clemens, V., Meyer-Lindenberg, A. & Heinz, A. (2023). The effects of climate change on mental health. Deutsches Ärzteblatt international.
Walter, J. L. & Peller, J. E. (2015). Lösungs-orientierte Kurzzeittherapie. Ein Lehr- und Lernbuch (7. Aufl.). Dortmund: verlag modernes lernen.
Walton, K. M. & Ingersoll, B. R. (2013). Improving social skills in adolescents and adults with autism and severe to profound intellectual disability: A review of the literature. Journal of Autism and Developmental Disorders, 43 (3), 594–615.
Wampold, B. E. (2011). Qualities and actions of effective therapists. Continuing Education in psychotherapy of the American Psychological Association (APA, Education Directorate). www.apa.org/education/ce/effective-therapists.pdf [23.09.2016].
Wampold, B. E. (2015) How important are the common factors in psychotherapy? An update. World Psychiatry, 14, 270–272.
Wampold, B.E., Imel, Z.E. & Flückiger, C. (2018). Die Psychotherapie-Debatte: Was Psychotherapie wirksam macht. Göttingen: Hogrefe.
Ware, J. E., Kosinski, M., Bjorner, J. B., Turner-Bowker, D. M., Gandek, B. & Maruish, M. E. et al. (2007). User's manual for the SF-36v2 health survey (2nd ed.). QualityMetric Incorported. Lincoln, RI: QualityMetric Inc. [deutsch: Berlin: Robert-Koch-Institut]
Watkins, L. L., Koch, G. G., Sherwood, A., Blumenthal, J. A., Davidson, J. R. T., O'Connor, C. & Sketch, M. H. (2013). Association of anxiety and depression with all-cause mortality in individuals with coronary heart disease. Journal of the American Heart Association, 2 (2), e000 068.

Watson, J. C., Gordon, L. B., Stermac, L., Kalogerakos, F. & Steckley, P. (2003). Comparing the effectiveness of process-experiential with cognitive-behavioral psychotherapy in the treatment of depression. Journal of Consulting & Clinical Psychology, 71 (4), 773.

Watson, J.C. & Wiseman, H. (Eds.). (2021). The Responsive Psychotherapist. American Psychological Association.

Watters, C. A. & Bagby, R. M. (2018). A meta-analysis of the five-factor internal structure of the Personality Inventory for DSM–5. Psychological Assessment, 30(9), 1255–1260.

Watts, B. V., Schnurr, P. P, Mayo, L., Young-Xu, Y., Weeks, W. B. & Friedman, M. J. (2013). Meta-analysis of the efficacy of treatments for posttraumatic stress disorder. Journal of Clinical Psychiatry, 74 (6), 541–550.

Weck, F. & Neng, J.M.B. (2015). Response and remission after cognitive and exposure therapy for hypochondriasis. Journal of Nervous and Mental Disease, 203, 883–885.

Weck, F. (2013). Psychotherapeutische Kompetenzen: Theorien, Erfassung, Förderung. Basel: Karger.

Weck, F., Gropalis, M., Hiller, W. & Bleichhardt, G. (2015a). Effectiveness of cognitive-behavioral group therapy for patients with hypochondriasis (health anxiety). Journal of Anxiety Disorders, 30, 1–7.

Weck, F., Neng, J. M. B., Richtberg, S., Jakob, M. & Stangier, U. (2015b). Cognitive therapy versus exposure therapy for hypochondriasis (health anxiety): A randomized controlled trial. Journal of Consulting and Clinical Psychology, 83, 665–676.

Weck, F., Richtberg, S. & Neng, J. (2014). Epidemiology of hypochondriasis and health anxiety: Comparison of different diagnostic criteria. Current Psychiatry Reviews, 10, 14–23.

Weck, F., Ritter, V. & Stangier, U. (2012). Variants of exposure in body dysmorphic disorder and hypochondriasis. In P. Neudeck & H.-U. Wittchen (Eds.), Exposure therapy: Rethinking the model – refining the methods (pp. 217–244). New York: Springer.

Weck, F., Wald, A. & Kühne, F. (2019). Erfassung therapeutischer Kompetenzen in der Forschung und Praxis. PiD – Psychotherapie im Dialog, 20(4), 23–27.

Weertman, A. & Arntz A. (2007). Effectiveness of treatment of childhood memories in cognitive therapy for personality disorders: A controlled study contrasting methods focusing on the present and methods focusing on childhood memories. Behaviour Research and Therapy, 45, 2133–2143.

Weiner, B. (1986). An attributional theory of motivation and emotion. New York: Springer.

Weisman, J. S. & Rodebaugh, T. L. (2018). Exposure therapy augmentation: A review and extension of techniques informed by an inhibitory learning approach. Clinical Psychology Review, 59, 41–51.

Weiss, M., Nordlie, J. W. & Siegel, E. P. (2005). Mindfulness-based stress reduction as an adjunctive to outpatient psychotherapy. Psychotherapy and Psychosomatics, 74, 108–112.

Weissman, M. & Mootz, J. (2024). Interpersonal psychotherapy: A global reach. Oxford, UK: Oxford University Press. [darin: Brakemeier, E.-L. (2024). IPT in Germany.]

Weizmann-Henelius, G., Viemerö, V. & Eronen, M. (2004). Psychological risk markers in violent female behavior. International Journal of Forensic Mental Health, 3, 185–196.

Wells, A. & Simons, M. (2014). Metacognitive therapy: Thinking differently about thinking. In S. G. Hofmann (Ed.), The Wiley Handbook of Cognitive Behavioral Therapy (pp. 107–130). Hoboken: Wiley.

Wells, A. (2000). Emotional Disorders and Metacognition: Innovative Cognitive Therapies. Hoboken: Wiley.

Wells, A. (2006). Detached mindfulness in cognitive therapy: A metacognitive analysis and ten techniques. Journal of Rational-Emotive & Cognitive-Behavior Therapy, 23, 337–355.

Wells, A. (2011). Metakognitive Therapie bei Angststörungen und Depression. Weinheim: Beltz.

Wells, A. (2013). Advances in metacognitive therapy. International Journal of Cognitive Therapy, 6, 186–201.

Wells, A., Walton, D., Lovell, K. & Proctor, D. (2015). Metacognitive therapy versus prolonged exposure in adults with chronic post-traumatic stress disorder: A parallel randomized controlled trial. Cognitive Therapy and Research, 39, 70–80.

Wells, A., Welford, M., King, P., Papageorgiou, C., Wisley, J. & Mendel, E. (2010). A pilot randomized trial of metacognitive therapy vs. applied relaxation in the treatment of adults with generalized anxiety disorder. Behaviour Research and Therapy, 48, 429–434.

Wengenroth, M. (2012). Therapie-Tools. Akzeptanz- und Commitmenttherapie (ACT). Weinheim: Beltz

Wengenroth, M. (2016). Das Leben annehmen: So hilft die Akzeptanz–und Commitment–Therapie (ACT). Göttingen: Hogrefe.

Wenzel, A., Brown, G. & Beck, A. T. (2009). Cognitive therapy for suicidal patients: Scientific and clinical applications. Washington, DC: American Psychiatric Association.

Werber, D.-I. A. & Schiltenwolf, M. (2012). Chronische Rückenschmerzen. Der Nervenarzt, 83(2), 243-258.

Werber, D.-I. A. & Schiltenwolf, M. (2012). Chronische Rückenschmerzen. Der Nervenarzt, 83 (2), 243–258.

Westen, D. & Weinberger, J. (2004). When clinical description becomes statistical prediction. American Psychologist, 59 (7), 595–613.

Westwood, S. J., Aggensteiner, P. M., Kaiser, A., Nagy, P., Donno, F., et al. (2024). Neurofeedback for attention-deficit/hyperactivity disorder: A systematic review and meta-analysis. JAMA Psychiatry, 82(2), 118–129.

Wetzelaer, P., Farrell, J., Evers, S., Jacob, G. A., Lee, C. W., Brand, O. et al. (2014). Design of an international multicentre RCT on group schema therapy for borderline personality disorder. BMC Psychiatry, 14, 319.

Wheatley, J., Brewin, C. R., Patel, T., Hackmann, A., Wells, A., Fisher, P. et al. (2007). «I'll believe it when I can see it": Imagery rescripting of intrusive sensory memories in depression. Journal of Behavior Therapy and Experimental Psychiatry, 38, 371–385.

Whelton, W.J. (2004). Emotional Processes in Psychotherapy: Evidence Across Therapeutic Modalities. Clinical Psychology and Psychotherapy, 11, 58–71.

Widiger, T. A. & Samuel, D. B. (2005). Evidence-based assessment of personality disorders. Psychological Assessment, 17 (3), 278–287.

Wiersma, J. E., Hovens, J.G., van Oppen, P., Giltay, E.J., van Schaik, D.J., Beekman, A.T. & Penninx, B.W. (2009). The importance of childhood trauma and childhood life events for chronicity of depression in adults. Journal of Clinical Psychiatry, 70 (7), 983–989.

Wiersma, J., van Schaik, D.J.F., Hoogendorn, A.W., Dekker, J. J., Jan, H. L., Schoevers, R. A. et al. (2014). The effectiveness of the cognitive behavioural analysis system of psychotherapy for chronic depression: A randomized controlled trial. Psychotherapy and Psychosomatics, 83 (5), 263–269.

Wiesing, U. (Hrsg.). (2012). Ethik in der Medizin. Ein Studienbuch. Stuttgart: Reclam.

Wild, B. (2016). Humor in Psychiatrie und Psychotherapie Neurobiologie – Methoden – Praxis (2. Aufl.). Stuttgart: Schattauer.

Wild, J. & Clark, D. M. (2011). Imagery rescripting of early traumatic memories in social phobia. Cognitive and Behavioral Practice, 18, 433–443.

Wilhelm, S. & Steketee, G. (2006). Cognitive therapy for obsessive-compulsive disorder: A guide for professionals. Oakland, CA: New Harbinger.

Wilken, B. (2015). Methoden der Kognitiven Umstrukturierung – Ein Leitfaden für die psychotherapeutische Praxis (7. Aufl.). Stuttgart: Kohlhammer.

Willett, W. C. (2002). Balancing life-style and genomics research for disease prevention. Science, 296 (5568), 695–698.

Willi, J. (1996). Ökologische Psychotherapie. Göttingen: Hogrefe.

William, S., Horrocks, M., Richmond, J., Hall, C. L. & French, B. (2024). Experience of CBT in adults with ADHD: A mixed methods study. Frontiers in Psychiatry, 15. https://doi.org/10.3389/fpsyt.2024.1341624

Williams, A. C., Eccleston, C. & Morley, S. (2012). Psychological therapies for the management of chronic pain (excluding headache) in adults. The Cochrane Database of Systematic Reviews, 11, CD007 407.

Williams, J. M. G., Teasdale, J. D., Segal, Z. V. & Kabat-Zinn, J. (2009). Der achtsame Weg durch die Depression. Freiburg: Arbor.

Williams, J. M. G., Teasdale, J. D., Segal, Z. V. & Soulsby, J. (2000). Mindfulness-based cognitive therapy reduces overgeneral autobiographical memory in formerly depressed patients. Journal of Abnormal Psychology, 109, 150–155.

Williams, J.C. & Lynn, S.J. (2010). Acceptance: An historical and conceptual review. Imagination, cognition and personality, 30(1), 5–56.

Willner, P., Rose, J., Jahoda, A., Kroese, B. S., Felce, D., Cohen, D. et al. (2013). Group-based cognitive-behavioural anger management for people with mild to moderate intellectual disabilities: Cluster randomised controlled trial. The British Journal of Psychiatry: The Journal of Mental Science, 203 (3), 288–296.

Willutzki, U. & Teismann T. (2013). Ressourcenaktivierung in der Psychotherapie. Göttingen: Hogrefe.

Willutzki, U., Haas, H., Neumann, B., Koban, C. & Schulte, D. (2004). Zur Psychotherapie sozialer Ängste: Kognitive Verhaltenstherapie im Vergleich zu einem kombiniert ressourcenorientierten Vorgehen. Eine randomisierte kontrollierte Interventionsstudie. Zeitschrift für Klinische Psychologie und Psychotherapie, 33, 42–50.

Willutzki, U., Ülsmann, D., Schulte, D., & Veith, A. (2013). Direkte Veränderungsmessung in der Psychotherapie. Zeitschrift für Klinische Psychologie und Psychotherapie, 42(4).

Wilmers, F., Munder, T., Leonhart, R., Herzog, T., Plassmann, R., Barth, J. & Linster, H. W. (2008). Die deutschsprachige Version des Working Alliance Inventory – short revised (WAI-SR). Ein schulenübergreifendes, ökonomisches und empirisch validiertes Instrument zur Erfassung der therapeutischen Allianz. Klinische Diagnostik und Evaluation, 1, 343–358.

Wingenfeld, K., Schäfer, I., Terfehr, K., Grabski, H., Grabe, H. J., Driessen, M., Löwe, B. & Spitzer, C. (2011). Reliable, valide und ökonomische Erfas-

sung früher Traumatisierung: Erste psychometrische Charakterisierung der deutschen Version des Adverse Childhood Experiences Questionnaire (ACE). Psychotherapie, Psychosomatik, Medizinische Psychologie, 61 (1), 42–45.
Wirtz, M.A. (Hrsg.) (2021). Dorsch Lexikon der Psychologie. Hogrefe. https://dorsch.hogrefe.com/stichwort/ambiguitaetstoleranz
Wisco, B. E., Marx, B. P., Miller, M. W., Wolf, E. J., Krystal, J. H., Southwick, S. M. & Pietrzak, R. H. (2017). A comparison of ICD-11 and DSM criteria for posttraumatic stress disorder in two national samples of US military veterans. Journal of affective disorders, 223, 17–19.
Wiser, S. & Telch, C. F. (1999). Dialectical behavior therapy for binge-eating disorder. Journal of Clinical and Consulting Psychology, 55(6), 755–768.
Witkiewitz, K., Marlatt, G. A. & Walker, D. (2005). Mindfulness-based relapse prevention for alcohol and substance use disorders. Journal of Cognitive Psychotherapy: An International Quarterly, 19(3), 211-228.
Wittchen, H.-U., Jacobi, F., Rehm, J., Gustavsson, A., Svensson, M., Jönsson, B. et al. (2011). The size and burden of mental disorders and other disorders of the brain in Europe 2010. European Neuropsychopharmacology, 21, 655–679.
Wittmann, B. (2008). Antisoziale Abwehr versus Psychopathie. In F. Lackinger, G. Dammann & B. Wittmann (Hrsg.), Psychodynamische Psychotherapie bei Delinquenz (S. 171–183). Stuttgart: Schattauer.
Wittmann, B. (2010). Psychodynamische Therapie bei »psychopathy«. Recht und Psychiatrie, 28, 3–9.
Wittmann, L., Blomert, E. & Linden, M. (2023). Patients' perception of side effects in cognitive-behavior, psychodynamic, and psychoanalytic outpatient psychotherapy. Psychother Res, 35(1), 112–124.
Wolf, G., Fünfgeld, M., Oehler, R. & Andrae, S. (2015). Empfehlungen zur Psychotherapie und Beratung mit lesbischen, schwulen und bisexuellen Klient_innen. Verhaltenstherapie & Psychosoziale Praxis, 47 (1), 21–48.
Wolf, H. (2007). Interventionen auf dem Prüfstand: Psychiatriepatienten bewerten ihre Therapie. Unveröffentlichte Diplomarbeit. Marburg: Universität Marburg, Fachbereich Psychologie.
Wolf, M. & Diefenbacher, A. (2021). ACT im psychiatrisch-psychotherapeutischen Konsiliardienst bei Menschen mit körperlichen Erkrankungen. In N. Romanczuk-Seiferth, R. Burian & A. Diefenbacher (Hrsg.), ACT in Klinik und Tagesklinik. Arbeiten mit der Akzeptanz- und Commitment-Therapie in multiprofessionellen Teams. (S. 372–382). Stuttgart: Kohlhammer.
Wölfling, K., Jo, C., Bengesser, I., Beutel, M. E. & Müller, K. W. (2013). Computerspiel- und Internetsucht. Ein kognitiv-behaviorales Behandlungsmanual (Störungsspezifische Psychotherapie). Stuttgart: Kohlhammer.
Wolpe, J. (1978). Cognition and causation in human behavior and its therapy. American Psychologist, 33(5), 437.
Wood, A. M. & Joseph, S. (2010). The absence of positive psychological (eudamonic) well-being as a risk factor for depression: A ten year cohort study. Journal of Affective Disorders, 122 (3), 213–217.
Woodling, C, Wygant, D.B, Umlauf, R.L. & Marek, R.J. (2022). Somatoform's placement and validity in the hierarchical taxonomy of psychopathology (HiTOP). Psychiatry Res, 313, 114593.
Worden, W. (2008). Grief counseling and grief therapy (4th ed.). London: Routledge.
World Health Organization (2001). International Classification of Functioning, Disability and Health: ICF. Geneva: World Health Organization.
World Health Organization (2005). ICD 10 International Statistical Classification of Diseases and Related Health Problems: Tenth Revision. Geneva: World Health Organization.
World Health Organization (World Health Organization, Hrsg.). (2018). WHO releases new International Classification of Diseases (ICD 11). Verfügbar unter: https://www.who.int/news/item/18-06-2018-who-releases-new-international-classification-of-diseases-(icd-11)
World Health Organization. (2022). ICD-11 clinical descriptions and diagnostic requirements for mental and behavioural disorders. https://icd.who.int/browse11/l-m/en
Wright, A. G. C. & Zimmermann, J. (2015). At the nexus of science and practice: Answering basic clinical questions in personality disorder assessment and diagnosis with quantitative modeling techniques. In S. K. Huprich (Ed.), Personality disorders. Toward theoretical and empirical integration in diagnosis and assessment (pp. 109–144). Washington, DC: American Psychological Association.
Wright, A.J., Pade, H., Gottfried, E.D., et al. (2022). Evidence-Based Clinical Psychological Assessment (EBCPA): Review of Current State of the Literature and Best Practices. Professional Psychology: Research and Practice, 53 (4), 372–386.
Yalom, I. (2010a). Der Panama-Hut: oder was einen guten Therapeuten ausmacht. München: btb.
Yalom, I. (2010b). Existenzielle Psychotherapie (5. Aufl.). Köln: Edition Humanistische Psychologie.
Yalom, I.D., Leszcz, M. & Junek, T. (2024). Theorie und Praxis der Gruppenpsychotherapie: Das Lehrbuch. Stuttgart: Klett-Cotta.

Yeomans, F. E., Clarkin, J. F. & Kernberg, O. F. (2015). Psychotherapy for borderline personality disorder. A clinical guide. Washington: APA.

Young, J. E., Klosko, J. S. & Weishaar M. E. (2008). Schematherapie – Ein praxisorientiertes Handbuch (2. Aufl.). Paderborn: Junfermann.

Yunitri, N., Chu, H., Kang, X.L., Wiratama, B.S., Lee, T.Y., Chang, L.F., ... & Chou, K.R. (2023). Comparative effectiveness of psychotherapies in adults with posttraumatic stress disorder: A network meta-analysis of randomised controlled trials. Psychological Medicine, 1–13.

Zachar, P., Krueger, R. F. & Kendler, K. S. (2016). Personality disorder in DSM-5: An oral history. Psychological Medicine, 46(1), 1–10.

Zajac, K. et al. (2020). Treatments of internet gaming disorder: a systematic review of the evidence. Expert Reviews of Neurotherapeutics, 20, 85-93.

Zanarini, M. C. (2004). Update on pharmacotherapy of borderline personality disorder. Current Psychiatry Reports, 6, 66–70.

Zanarini, M. C., Frankenburg, F. R., Hennen, J. & Silk, K. R. (2003). The longitudinal course of borderline psychopathology: 6-year follow-up of the phenomenology of borderline personality disorder. American Journal of Psychiatry, 160, 274–283.

Zarbock, G. (Hrsg.) (2016). Praxisbuch VT-Supervision: Konzepte und Materialien für eine Aufgaben- und Kompetenzorientierte Supervision (AKOS) von Verhaltenstherapie. Lengerich: Pabst.

Zens, C. & Jacob, G. (2014). Schwierige Situationen in der Schematherapie. Weinheim: Beltz.

Zielke, M. & Kopf-Mehnert, C. (1978). Der Veränderungsfragebogen des Erlebens und Verhaltens VEV. Weinheim: Beltz Test.

Zietlow, A.-L., Harder, F., Buse, J. & Brakemeier, E.-L. (2024). Grenzen überwinden: Kultursensitiv angepasste Interpersonelle Psychotherapie für schutzsuchende ukrainische Kinder und Jugendliche in Deutschland. Kindheit Und Entwicklung, 33(4), 246–255.

Zigler, E., Bennett-Gates, D., Hodapp, R. & Henrich, C. C. (2002). Assessing personality traits of individuals with mental retardation, American Journal on Mental Retardation, 107 (3), 181–193.

Zimmer, D. (2011). Therapeut-Patient-Beziehung. In M. Linden & M. Hautzinger (Hrsg.), Verhaltenstherapie Manual (7. Aufl., S. 39–44). Heidelberg: Springer.

Zimmermann, J. (2014). Paradigmenwechsel in der Klassifikation von Persönlichkeitsstörungen: Die neuen Modelle in DSM-5 und ICD-11. Psychotherapie im Dialog, 15 (3), e1–e10.

Zimmermann, J., Altenstein, D., Krieger, T., grosse Holtforth, M., Pretsch, J., Alexopoulos, J. et al. (2014). The structure and correlates of self-reported DSM-5 maladaptive personality traits: Findings from two German-speaking samples. Journal of Personality Disorders, 28 (4), 518–540.

Zimmermann, J., Böhnke, J. R., Eschstruth, R., Mathews, A., Wenzel, K. & Leising, D. (2015b). The latent structure of personality functioning: Investigating criterion A from the alternative model for personality disorders in DSM-5. Journal of Abnormal Psychology, 124 (3), 532–548.

Zimmermann, J., Brakemeier, E.-L. & Benecke, C. (2015a). Alternatives DSM-5-Modell zur Klassifikation von Persönlichkeitsstörungen. Psychotherapeut, 60 (4), 269–279.

Zipfel, S., Wild, B., Groß, G., Friederich, H.-C., Teufel, M., Schellberg, D. et al. (2014). Focal psychodynamic therapy, cognitive behaviour therapy, and optimised treatment as usual in outpatients with anorexia nervosa (ANTOP study): Randomised controlled trial. Lancet, 383, 127–137.

Znoj, H. (2016). Trennung, Tod und Trauer. Geschichten zum Verlusterleben und dessen Transformation. Göttingen: Hogrefe.

Zoeckler, N., Kenn, K., Kuehl, K., Stenzel, N. & Rief, W. (2014). Illness perceptions predict exercise capacity and psychological well-being after pulmonary rehabilitation in COPD patients. Journal of Psychosomatic Research, 76, 146–151.

Autorenverzeichnis

Dr. Sabine Ahrens-Eipper
Sabine.Ahrens-Eipper@opk-info.de

Dr. Marie-Christin Atzor
marie.atzor@ukbonn.de

Dr. Lars Auszra
lars.auszra@gmx.de

Dr. Martina Belz
martina.belz@gmx.net

Prof. Dr. Cord Benecke
benecke@uni-kassel.de

Prof. Dr. Thomas Berger
thomas.berger@unibe.ch

Prof. Dr. Matthias Berking
matthias.berking@fau.de

Vincent Bohnacker, Dipl.-Psych.
v.bohnacker@psychotherapie-wilmersdorf.de

Simon Bollmann, Dipl.-Psych.
s.bollmann@psychotherapie-wilmersdorf.de

Prof. Dr. Maria Böttche
maria.boettche@fu-berlin.de

Prof. Dr. Johanna Böttcher
j.boettcher@phb.de

Prof. Dr. Eva-Lotta Brakemeier
eva-lotta.brakemeier@uni-greifswald.de

Prof. Dr. Tom Bschor
bschor@mailbox.tu-dresden.de

Dr. Ronald Burian
r.burian@keh-berlin.de

Prof. em. Dr. Franz Caspar
franz.caspar@unibe.ch

Prof. Dr. Andrea Chmitorz
Andrea.Chmitorz@hs-esslingen.de

Claudia Dambacher, Dipl.-Psych.
dambacher@psychotherapie-dinges-dambacher.de

Anna-Maria de Veer, M.Sc. Psych.
kontakt@psychotherapie-deveer.de

Prof. Dr. Beate Ditzen
b.ditzen@psychologie.uzh.ch

Dr. Andrea Ertle
andrea.ertle@psychologie.hu-berlin.de

PD Dr. Eva Faßbinder
eva.fassbinder@gmail.com

Prof. Dr. Lydia Fehm
Lydia.Fehm@hu-berlin.de

Prof. Dr. Dr. h.c. Dr. h.c. Herta Flor
herta.flor@zi-mannheim.de

Prof. Dr. Martin grosse Holtforth
martin.grosse@unibe.ch

Josephine Händel, Dipl.-Psych.
josephine.haendel@uni-greifswald.de

Josua Handerer, Dipl.-Psych.
j.handerer@phb.de

Prof. Dr. Thomas Heidenreich
thomas.heidenreich@hs-esslingen.de

Dr. Sylvia Helbig-Lang
helbig-lang@pta-hamburg.de

Dr. Imke R. Herrmann
info@psychotherapie-praxis-muenchen.com

PD Dr. Elisabeth Hertenstein
elisabeth.hertenstein@unige.ch

Prof. Dr. Stefan G. Hofmann
stefan.hofmann@uni-marburg.de

Karlin Hossner. M.Sc. Psych.
karlin.hossner@uni-marburg.de

Dr. Katrin Hötzel
katrin.hoetzel@rub.de

Prof. Dr. Jürgen Hoyer
juergen.hoyer@tu-dresden.de

PD Dr. Gitta Jacob
gitta.jacob@gaia-group.com

Prof. Dr. Frank Jacobi
f.jacobi@phb.de

Prof. Dr. Charlotte Jaite
jaite@uni-hildesheim.de

Dr. Agnes Justen-Horsten
mail@justen-horsten.de

Dr. Sandra Kamping
skamping@tabea-krankenhaus.de

Miki Kandale, Dipl.-Psych.
kandale@praxis-berlin-mitte.de

Marie Keinert, M.Sc. Psych.
marie.keinert@fau.de

Prof. Dr. Eva-Marie Kessler
eva-marie.kessler@medicalschool-berlin.de

Dr. Eva Kischkel
eva.kischkel@hu-berlin.de

Prof. Dr. Jan Philipp Klein
Philipp.Klein@uksh.de

Prof. Dr. Christine Knaevelsrud
christine.knaevelsrud@fu-berlin.de

Rebecca Knoop, M.Sc. Psych.
r.knoop@vt.phb.de

Claudia Köppen, Dipl.-Psych.
psychotherapie.koeppen@gmx.de

Prof. Dr. Joachim Kosfelder
joachim.kosfelder@hs-duesseldorf.de

Dr. Paula Kröger
psychotherapie.kroeger@posteo.de

Prof. Dr. Johannes A.C. Laferton
johannes.laferton@hmu-potsdam.de

Dr. Thomas Lang
tlang@ipp-bremen.de

Dr. Claudia Lex
Claudia.Lex@aau.at

Prof. Dr. Tania Lincoln
tania.lincoln@uni-hamburg.de

Prof. Dr. Katajun Lindenberg
katajun.lindenberg@psychologie.uni-heidelberg.de

Dr. Christian Aljoscha Lukas
christian.aljoscha.lukas@fau.de

Dr. Rainer Lutz
rainer.lutz@posteo.de

Prof. Dr. Wolfgang Lutz
lutzw@uni-trier.de

Antje Manthey, M.Sc. Psych.
antje.manthey@posteo.net

Juliette Marchewka, M.Sc. Psych.
julie.marchewka@googlemail.com

PD Dr. Dr. Ricarda Mewes
ricarda.nater-mewes@univie.ac.at

PD Dr. Thomas D. Meyer
Thomas.D.Meyer@uth.tmc.edu

Prof. Dr. Johannes Michalak
Johannes.michalak@uni-wh.de

Prof. Dr. Steffen Moritz
moritz@uke.de

Jana Mrose, Dipl.-Psych.
janamrose@gmx.de

Prof. Dr. Stephan Mühlig
stephan.muehlig@psychologie.tu-chemnitz.de

Marzena Mucha, Dipl.-Psych.
m.mucha@vt.phb.de

Prof. Dr. Dr. Astrid Müller
Mueller.Astrid@mh-hannover.de

Prof. Dr. Beate Muschalla
b.muschalla@tu-braunschweig.de

Prof. Dr. Urs M. Nater
urs.nater@univie.ac.at

Prof. Dr. Yvonne Nestoriuc
y.nestoriuc@hsu-hh.de

Prof. Dr. Peter Neudeck
peterneudeck@gmx.de

Dr. Helen Niemeyer
helen.niemeyer@fu-berlin.de

Prof. Dr. Christoph Nissen
christoph.nissen@hug.ch

Dr. René Noack
Rene.Noack@uniklinikum-dresden.de

Jeanine Paulick, M.Sc. Psych.
jeanine.paulick@psychologie.tu-chemnitz.de

Prof. Dr. Alexandra Philipsen
Alexandra.Philipsen@ukbonn.de

Prof. Dr. Andre Pittig
andre.pittig@uni-goettingen.de

Dr. Andreas Poldrack († 2024)

PD Dr. Friederike Potreck
post@drpotreck.de

Hicham Quintarelli, M.Sc. Psych.
hicham.quintarelli@uni-marburg.de

Dr. Anna Radkovsky
anna.radkovsky@staff.uni-marburg.de

Dr. Martina Radtke
radtke@drcerff.de

Dr. Sabine Rau
praxis-psychotherapie-rau@online.de

Prof. Dr. Babette Renneberg
b.renneberg@fu-berlin.de

Prof. Dr. Dieter Riemann
dieter.riemann@uniklinik-freiburg.de

Prof. Dr. Martin Sack
info@martinsack.de

Prof. Dr. Harriet Salbach
h.salbach@start-psychotherapie.de

Dr. Mareike Samaan
m.samaan@keh-berlin.de

Dr. Eva Schäflein
eva.schaeflein@ukdd.de

Silja K. Schenk, M.Sc. Psych.
s.schenk@phb.de

Dr. Lena Schindler-Gmelch
lena.gmelch@fau.de

Dr. Rebecca Schneibel
Praxis.schneibel@posteo.de

Christine Scholz, M.Sc. Psych.
christine.scholz@schlosspark-klinik.de

Sarah Schulte, M.Sc. Psych.
ptschulte@posteo.de

Prof. Dr. Ulrich Schweiger († 2022)

Dr. Laura Seebauer
praxis@psychotherapie-seebauer.de

Dr. Michael Simons
msimons@ukaachen.de

Dr. Valerija Sipos
sipos@ift-nord.de

Dr. Rüdiger Spielberg
r.spielberg@online.de

Prof. Dr. Jan Spies
jan.spies@mobile-university.de

Sarah Stapel, M.Sc. Psych.
sarah.stapel@uni-greifswald.de

Prof. Dr. Rudolf Stark
rudolf.stark@psychol.uni-giessen.de

Prof. Martin Stellpflug
m.stellpflug@phb.de

Prof. Dr. Nikola Maria Stenzel
n.stenzel@phb.de

PD Dr. Christian Stiglmayr
christian.stiglmayr@awp-berlin.de

Prof. Dr. Timo Storck
t.storck@phb.de

Prof. Dr. Jennifer Svaldi
jennifer.svaldi@uni-tuebingen.de

Prof. Dr. Tobias Teismann
tobias.teismann@rub.de

Haris Tüter, M.Sc. Psych.
info@tueter.de

Prof. Dr. Brunna Tuschen-Caffier
tuschen@psychologie.uni-freiburg.de

Dr. Dominik Ülsmann
d.uelsmann@fvbk.de

Dr. Ruth Uwer
r.uwer@bap-berlin.de

Dr. Ulrike von Lersner
info@psychotherapie-berlin-von-lersner.de

Prof. Dr. Kirsten von Sydow
kirsten.von-sydow@medicalschool-hamburg.
de

Friederike Wardenga, Dipl.-Psych.
praxis.wardenga@posteo.de

Prof. Dr. Florian Weck
florian.weck@uni-potsdam.de

Sabine Weidenfeller, M.Sc. Psych.
sabine.weidenfeller@fernuni-hagen.de

Dr. Marlon Westhoff
marlon.westhoff@uni-marburg.de

Dr. Sarah Weusthoff
s.weusthoff@tu-braunschweig.de

Prof. Dr. Ulrike Willutzki
Ulrike.Willutzki@uni-wh.de

Sarah Wyka, M.Sc. Psych.
s.wyka@phb.de

Prof. Dr. Johannes Zimmermann
jz@uni-kassel.de

Prof. Dr. Hansjörg Znoj
hansjoerg.znoj@unibe.ch

Über die Herausgeber:innen

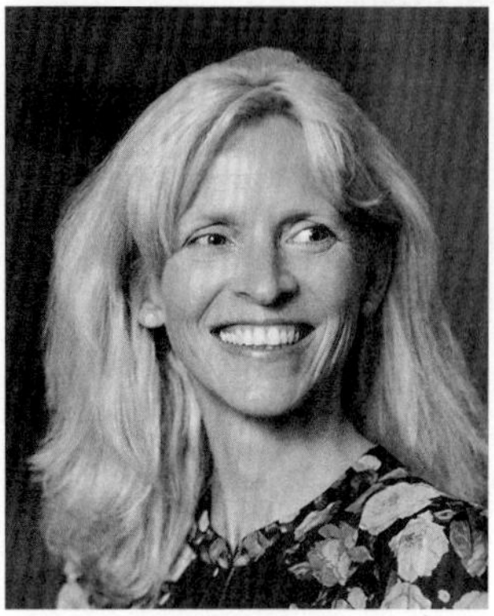

Eva-Lotta Brakemeier (*1976) ist approbierte Verhaltenstherapeutin sowie zertifizierte Supervisorin und Trainerin in drei integrativen Methoden: dem Cognitive Behavioral Analysis System of Psychotherapy (CBASP), der Interpersonellen Psychotherapie (IPT) und der Well-Being-Therapie (WBT).

Eva-Lotta Brakemeier studierte zunächst Querflöte an der Hochschule für Musik Franz Liszt in Weimar und schloss ihr Studium im künstlerischen Diplomstudiengang ab. Nach dem weiteren Studium der Psychologie an der Freien Universität Berlin promovierte sie an der Humboldt-Universität zu Berlin zur Optimierung von Stimulationsverfahren (rTMS und EKT) bei therapieresistenten Depressionen. Ihre Studien führte sie als Stipendiatin der Studienstiftung des deutschen Volkes an der Charité – Universitätsmedizin Berlin durch.

Wissenschaftlich-klinisch war sie zunächst an der Universitätsklinik Freiburg tätig, wo sie maßgeblich an der Entwicklung, Implementierung und Evaluation des stationären CBASP-Behandlungskonzepts beteiligt war. Von 2012 bis 2016 hatte sie eine Professur für Klinische Psychologie und Psychotherapie mit dem Schwerpunkt Verhaltenstherapie und schulenübergreifende Methoden an der Psychologischen Hochschule Berlin inne. Es folgte eine Stiftungsprofessur für Psychotherapieforschung an der Philipps-Universität Marburg (2016–2019). Seit 2019 ist Eva-Lotta Brakemeier Professorin für Klinische Psychologie und Psychotherapie an der Universität Greifswald und leitet dort als Direktorin das Zentrum für Psychologische Psychotherapie (ZPP). Zudem ist sie Gründerin und aktuell Vizepräsidentin des Vereins »Gemeinsam für psychische Gesundheit e.V.«, der sich im Sinne der Third-Mission dem Transfer psychologischer Erkenntnisse in die Gesellschaft widmet.

Auf wissenschaftspolitischer Ebene wurde sie im Februar 2024 in den Wissenschaftsrat der Bundesregierung berufen. Für die Amtsperiode 2024–2026 wurde sie zudem zur Präsidentin der Deutschen Gesellschaft für Psychologie (DGPs) gewählt. In beiden Ehrenämtern engagiert sie sich für eine stärkere Sichtbarkeit und Wirkung der Psychologie in gesellschaftlichen Diskursen und bei der Bewältigung aktueller Krisen.

Neben ihren wissenschaftlichen, klinischen und wissenschaftspolitischen Tätigkeiten behandelt Eva-Lotta Brakemeier während ihrer gesamten Laufbahn mit großer Leidenschaft selbst Patient:innen psychotherapeutisch. Damit verkörpert sie in besonderer Weise das Scientist-Practitioner-Leitbild, das die enge Verbindung von Forschung, Lehre und Praxis in der Psychologie betont.

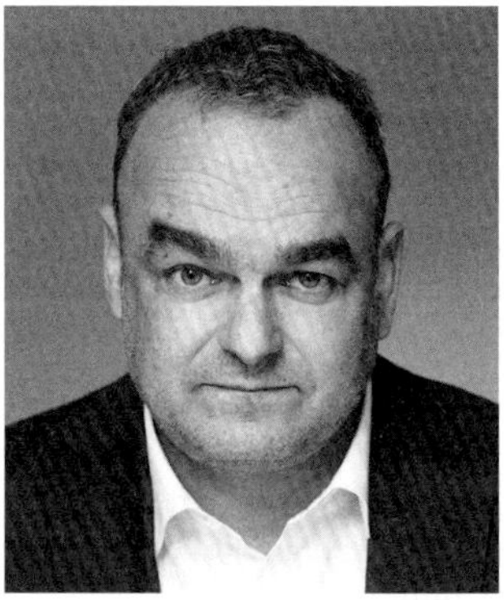

Frank Jacobi (*1967) ist approbierter Verhaltenstherapeut sowie zertifizierter Supervisor und staatlicher Prüfer (Weiterbildungsbefugnis durch die Psychotherapeutenkammer Berlin 2024).

Frank Jacobi studierte Psychologie in Trier und Berlin (1988–1994), absolvierte ein internationales Master-Programm (European Certificate in Anxiety and Mood Disorders, MSc. in Affective Neuroscience an der Universiteit Maastricht) und promovierte an der TU Dresden zum Thema Kosten-Nutzen-Analyse psychologischer Angstbehandlung (2002). Seine Habilitation an der TU Dresden erfolgte 2008 zur großen Bedeutung psychischer Störungen auf bevölkerungsbezogener Ebene.

Er ist seit 1995 psychotherapeutisch tätig und strebt kontinuierlich an, wissenschaftliche und praktisch-therapeutische Arbeit zu verbinden, u. a. in der Christoph-Dornier-Stiftung Dresden (1995–1999), in eigener Praxis (1999–2001) sowie in der Hochschulambulanz der TU Dresden (IAP, 2007–2010).

Frank Jacobi ist mit über 200 – oft vielzitierten – Fachpublikationen und seiner Beteiligung an zahlreichen klinisch-psychologischen Forschungsprojekten wissenschaftlich exzellent ausgewiesen. Seine Forschungsschwerpunkte, u.a. zu Epidemiologie und Krankheitslast psychischer Störungen sowie zu therapeutischem Misserfolg, bewegen sich stets in Bereichen mit gesellschaftlicher und versorgungsbezogener Relevanz.

2010 erhielt Frank Jacobi einen Ruf als Professor für Klinische Psychologie und Psychotherapie an die Psychologische Hochschule Berlin (PHB). Dort ist er zudem Prorektor und wirkte seitdem an Aufbau und Weiterentwicklung der Einrichtung maßgeblich mit. Neben seiner Forschung sowie Lehrtätigkeit in den Psychologie- und Psychotherapiestudiengängen ist Frank Jacobi an der PHB und der Berliner Akademie für Psychotherapie (BAP) auch als Ausbildungs- und Ambulanzleitung tätig.

Sachwortverzeichnis

Verhaltenstherapie in der Praxis – die Lernvideos

Um psychotherapeutische Expertise zu erwerben, ist das Zuschauen – also der direkte unmittelbare Einblick in den Psychotherapieraum – eines der wichtigsten didaktischen Mittel. Die Videos zeigen einen repräsentativen und umfassenden Querschnitt wichtiger Strategien und Techniken der klassischen und modernen Verhaltenstherapie – sowohl im einzel- als auch im gruppentherapeutischen Setting. Expert:innen führen zahlreiche Interventionen und Ansätze vor. So erlernen Sie das konkrete und fachlich kompetente Vorgehen.

- Über 10 Stunden lebendiges, praxisnahes Videomaterial
- Therapeutinnen und Therapeuten mit ausgewiesener Expertise interagieren in realitätsnahen Therapiesituationen
- Zuschaltbare Untertitel geben wertvolle therapeutische Hinweise

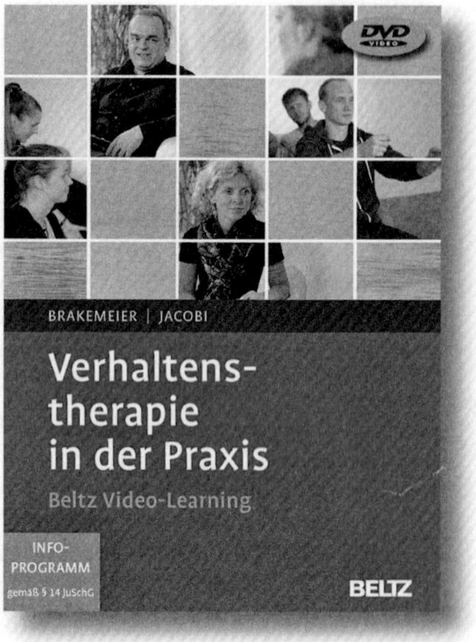

Die Videos können als Playlist auf **psychotherapie.tools** erworben werden.

www.beltz.de **BELTZ**